böhlau

Armin Dietz

„Denn wo dein Schatz ist, da ist auch dein Herz"

Die Herzbestattung:
Geschichte und Bedeutung

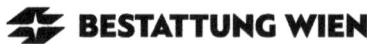

BESTATTUNG WIEN

Die Drucklegung dieses Buches wurde von der Bestattung Wien GmbH gefördert.

Bibliografische Information der Deutschen Nationalbibliothek:
Die Deutsche Nationalbibliothek verzeichnet diese Publikation in der Deutschen Nationalbibliografie; detaillierte bibliografische Daten sind im Internet über http://dnb.d-nb.de abrufbar.

© 2024 by Böhlau, Zeltgasse 1, 1080 Vienna, Austria, ein Imprint der Brill-Gruppe (Koninklijke Brill BV, Leiden, Niederlande; Brill USA Inc., Boston MA, USA; Brill Asia Pte Ltd, Singapore; Brill Deutschland GmbH, Paderborn, Deutschland; Brill Österreich GmbH, Wien, Österreich)
Koninklijke Brill BV umfasst die Imprints Brill, Brill Nijhoff, Brill Schöningh, Brill Fink, Brill mentis, Brill Wageningen Academic, Vandenhoeck & Ruprecht, Böhlau, und V&R unipress

Alle Rechte vorbehalten. Das Werk und seine Teile sind urheberrechtlich geschützt. Jede Verwertung in anderen als den gesetzlich zugelassenen Fällen bedarf der vorherigen schriftlichen Einwilligung des Verlages.

Umschlagabbildung: Herzgefäß der Anne de Bretagne © Pymouss (https://commons.wikimedia.org/wiki/File:Reliquaire_Anne_de_Bretagne_-_Musée_de_Bretagne_20141102-02.JPG), https://creativecommons.org/licenses/by-sa/4.0/legalcode

Einbandgestaltung: Michael Haderer, Wien
Layout und Satz: Christopher Dietz, Wien
Korrektorat: Christine Hehle, Wien
Druck und Bindung: Hubert & Co, Ergolding
Gedruckt auf chlor- und säurefrei gebleichtem Papier
Printed in the EU

Vandenhoeck & Ruprecht Verlage | www.vandenhoeck-ruprecht-verlage.com

ISBN: 978-3-205-22147-0

Vorwort

Mit dem Phänomen der Herzbestattung wurde ich erstmals als Schüler bei einem Sonntagsausflug mit meinen Eltern konfrontiert, als ich im ehemaligen Zisterzienserkloster Ebrach im Steigerwald die im Bauernkrieg 1525 leer geplünderten Nischen gezeigt bekam, in denen die Herzen der Würzburger Fürstbischöfe aufbewahrt waren. Bei meinem Studium in Würzburg lernte ich dann bei einem Besuch der Kapelle der bischöflichen Marienburg die postmortale Mehrfachteilung dieser Kirchenfürsten kennen und wurde auf die Tatsache aufmerksam, dass häufig auch die Bestattung der Eingeweide, seltener weiterer Organe mit dieser Begräbnisform verbunden war. Dass das Herz des Gründers der Würzburger Universität, des Fürstbischofs Julius Echter († 1617), in deren Aula, der säkularisierten, von ihm erbauten Neubaukirche in einem neu errichteten Sandsteinmonument ruht, bot mir endgültig der Anlass, mich systematisch mit dieser Funeraltradition zu beschäftigen.

Beim Studium in Wien lernte ich die Habsburger Tradition dieser Begräbnisform kennen, die Habsburger vorwiegend in ihrer Residenzstadt praktizierten. Den Anstoß, mich eingehender mit diesem Gebiet, mit dem Mythos des Herzens überhaupt, zu befassen, gaben die Herzbestattungen der Wittelsbacher in der Gnadenkapelle in Altötting, dem sogenannten Herzen Bayerns, in dessen Nähe, in Burghausen an der Salzach, ich als Kardiologe tätig war.

Anlässlich eines Vortrags zu diesem Thema ermunterte mich dann der Medizinjournalist und Chefredakteur der *Münchner Medizinischen Wochenschrift*, Jochen Aumiller, darüber ein Buch zu schreiben. Dieses populärwissenschaftlich verfasste Werk erschien 1998 und führte zum Entschluss, diese Herzbestattungen weltweit, insbesondere in Europa, möglichst vollständig zu erfassen und, falls möglich, näher zu beschreiben.

Die bereits existierende Literatur, vor allem seit dem 19. Jahrhundert, ist umfangreich, beschränkt sich aber auf die Herzbestattung im Zusammenhang mit thanatologischen Themen, mit Veröffentlichungen und Forschungsprojekten aus der Kunst- und Kulturgeschichte, der Archäologie, der Anthropologie, der Ahnenforschung, Soziologie und verwandten Gebieten, mit der Geschichte der europäischen Eliten und Dynastien. Sie beschränkt sich dabei meist auf Länder, Regionen, heimatgeschichtliche Publikationen, auf Familien, Personengruppen oder einzelne Personen. Zu wenig ist bekannt, dass bei dieser Funeralpraxis – also der Teilung des Leichnams –, wenn auch selten und nur zu bestimmten Zeiten und nur bei bestimmten Persönlichkeiten, Familien sowie Geschlechtern, auch dem Begräbnis der Eingeweide und anderer Körperteile eine der Herzbestattung gleichrangige Bedeutung zukam.

Eine monographische Behandlung dieses wenig bekannten, für den modernen Menschen eher bizarren Ritus existierte bisher nicht.

Daneben faszinierte mich als Kardiologen in diesem Kontext auch die Repräsentation dieses Organs in der Menschheitsgeschichte. Sie hält nur wenig vermindert und wenig verändert bis in unsere säkulare Gegenwart an. Für mich ist der Wunsch, für das Herz nach dem Tode besondere Sorge zu tragen, die eindrucksvollste Verkörperung der Auffassung vom Herzen als Sitz der Seele, des Mutes und der Liebe in jeder Form.

Dieses Buch ist das Ergebnis jahrzehntelanger Literaturrecherchen, nationaler und internationaler Korrespondenz mit Personen und Institutionen, von denen Informationen über die Mehrfachbestattung zu erwarten waren, und Reisen zu entsprechenden Orten. Mit dem 2011 Otto von Habsburg, dessen Herz wohl als letztes bestattet wurde, hatte ich in diesem Zusammenhang brieflichen Kontakt.

Eine wesentliche Informationserweiterung ist dem Internet zu verdanken: Nicht nur ist ein Teil der Quellen, zurückreichend bis zum zeitlichen Beginn dieser Begräbnisform, digitalisiert, auch die Literatursuche ist über die Bibliografien und Verzeichnisse der im Internet vorhandenen Veröffentlichungen wesentlich erleichtert. Vor allem erlauben digitale Suchfunktionen, Namen und Begriffe, die mit der Herzbestattung und der getrennten Bestattung zusammenhängen, zu finden und weiter zu recherchieren. Erst das Internet ermöglichte eine weitreichende, wenn auch nicht vollständige Erfassung des in Frage kommenden Personenkreises. Dass darunter auch historisch nicht eindeutig belegbare Angaben sind, wurde mitunter in Kauf genommen. Meine Website (https://www.herzbestattung.de) führte zu Mitteilungen von Herzbestattungen oder anderen Informationen aus der ganzen Welt.

Da es bisher keine umfassende Behandlung dieses Themas gibt, kam Recherchen in der Heimatforschung, in kirchlichen und sonstigen Archiven eine besondere Bedeutung zu. Trotzdem hat das Ergebnis dieser Recherchen keinen Anspruch auf Vollständigkeit. Sicher existieren noch viele einzelne Herz- und Eingeweidegräber und kleinere Grablegen, insbesondere des Adels und geistlicher Würdenträger, außerhalb der großen Städte und der bedeutenden Sakralbauten, also der Kathedralen und Klöster. Im Vergleich zu anderen Begräbnisformen, insbesondere des ungeteilten Leichnams, ermöglicht aber die monografische Bearbeitung der Herzbestattung, überhaupt der getrennten Bestattung, mit wissenschaftlichem Anspruch einen weitgehend vollständigen Überblick über den in Frage kommenden Personenkreis, die zugrundeliegenden Motive, über die gesellschaftliche und regionale Verteilung, Chronologie und Häufigkeit dieser Funeralpraxis, über Architektur und Ikonografie der Gräber und über Form und Zusammensetzung der Behältnisse dieses Organs.

Da oft Vorbilder, Erlebnisse, Lebensumstände und Herkunft für den Wunsch einer getrennten Bestattung innerer Organe verantwortlich waren, war es sinnvoll, falls möglich, die Biografien der behandelten Personen mit einzubeziehen.

Kernländer der Herzbestattung waren die mehrheitlich katholischen Länder Europas, weniger der überwiegend protestantische Norden und außereuropäische Staaten. In Staaten mit orthodoxer Religion wurde sie nicht praktiziert.

Vorwort

Im Kontext der bevorzugten Behandlung dieses zentralen menschlichen Organs gehe ich auf Analogien in der Theologie und der Totenbehandlung des alten Ägyptens ein, schildere die Behandlung des zentralen Organs in der Gerichtsbarkeit vergangener Jahrhunderte, in der Reliquienverehrung, in der Literatur, der Sagenwelt und in der Volkskunde.

Wenn auch ein Großteil der Herzgräber verschwunden ist, so erlaubt doch das in diesem Buch verwendete Bildmaterial einen gewissen Überblick über das Spektrum der Kardio- und Enterotaphe und Monumente (s. Kap. 16).

Der Titel des Buches stammt aus dem Matthäus-Evangelium (Mt 6,21) und steht für ein häufiges Motiv des Betreffenden für die Wahl seines Herzgrabes. Entsprechend häufig wird der Satz auch in den Inschriften von Kardiotaphen benutzt.

Die sachkundige Überarbeitung, das Lektorat und den Satz des Manuskripts übernahm mein Sohn Christopher Dietz. Ich verdanke seiner Erfahrung, seiner Geduld, seiner Sorgfalt und seiner konstruktiven Kritik dessen Druckreife. Der Medizinjournalist Jochen Aumiller gab den Anstoß, das zum Thema gesammelte Material in Buchform zu veröffentlichen. Die Altphilologen Norbert Behringer und Johann Dorner übersetzten die lateinischen Texte.

Mein Dank gilt darüber hinaus den vielen Personen und Institutionen, die durch Informationen und Bildmaterial zu diesem Buch beigetragen haben.

Armin Dietz
Burghausen, im September 2024

Inhaltsverzeichnis

Vorwort V

1 Ursprung und Geschichte der getrennten Bestattung des Leichnams 1
1.1 Der Mythos des Herzens und die Herzbestattung 1
1.2 Motive zur Teilung des Leichnams – Eviszeration 2
1.3 Behandlung des entnommenen Herzens 5
1.4 Gründe für die bevorzugte postmortale Behandlung des Herzens . 6
1.5 Mos teutonicus 7
1.6 Gesonderte Behandlung des abgetrennten Hauptes 8
1.7 Frühe Berichte über die Teilung des Leichnams 9
1.8 Dokumentierte Herzbestattungen im Hochmittelalter 14
1.9 Die Bulle *Detestandae feritatis abusum* Bonifaz' VIII. – Spätmittelalter, Gotik und Renaissance 16
1.10 Barock und Gegenreformation 19
1.11 Aufklärung und Romantik, außereuropäische Herzgräber 20
1.12 20. und 21. Jahrhundert 21

2 Das Herz im alten Ägypten 33

3 Das Herz in der mittelalterlichen Gerichtsbarkeit, im Volksglauben, in Sage und Märchen 37
3.1 Gerichtsbarkeit 37
3.2 Verbrannte Herzen 38
3.3 Verzehrte Herzen 39
3.4 Volksglauben, Vampirismus, Zauberei, Märchen 40

4 Das Herausschneiden des Herzens und die Herzbestattung in Dichtung, Literatur und in den Medien 43

5 Herz- und Eingeweidegräber und -behältnisse 47
5.1 Grabformen, Ikonografie und Inschriften 47
5.2 Eingeweidegräber 48
5.3 Formen der Herz- und Eingeweidebehältnisse 48
5.4 Herzvereinigung 49
5.5 Herzgefäße in Museen 51

Inhaltsverzeichnis

6	Öffnung von Herzgräbern, wissenschaftliche Analysen	53
7	Herz- und Eingeweidebestattungen in Zeiten der Kreuzzugsbewegung	59
8	Herz- und Mehrfachbestattung in Frankreich	63
8.1	Vorbemerkung	63
8.2	11.–13. Jahrhundert	65
8.3	Geteilte Bestattung und Kreuzzugsbewegung in Frankreich	69
8.4	Haus Capet – Mittelalter	76
8.5	Haus Valois – Ende des Mittelalters	80
8.6	Haus Valois-Angoulême: Die Renaissance in Frankreich	96
8.7	Die ersten Bourbonen	114
8.8	Regierungszeiten Ludwigs XIII. und Ludwigs XIV.	125
8.9	Val-de-Grâce – Herzgruft der königlichen Familie	142
8.10	Regierungszeiten Ludwigs XV. und Ludwigs XVI.	150
8.11	Die Französische Revolution	157
8.12	Napoléon und seine Zeit	162
8.13	Herzbestattungen auf dem Friedhof Père Lachaise in Paris	169
8.14	Die Restauration und das Ende der Herzbestattung in Frankreich	172
9	Die Herzbestattung in England, Irland und Schottland	217
9.1	Vorbemerkung	217
9.2	Westminster Abbey als Grablege der Plantagenets	218
9.3	Normannenherzen in England	219
9.4	Herzbestattungen bei den Plantagenets	219
9.5	Königliche Herzbestattungen der Häuser Lancaster bis Hannover	226
9.6	Sonstige Herzbestattungen in England	233
9.6.1	12. und 13. Jahrhundert, Kreuzzüge	233
9.6.2	14. und 15. Jahrhundert	242
9.6.3	16. Jahrhundert	245
9.6.4	17. Jahrhundert	248
9.6.5	18.–20. Jahrhundert	254
9.7	Anonyme Herzbestattungen in England	260
9.8	Herzbestattungen in Schottland	266
9.9	Herzbestattungen in Irland	269
10	Die Herzbestattung in Deutschland und Österreich	297
10.1	Heiliges Römisches Reich deutscher Nation bis ins 16. Jahrhundert	297
10.2	Die Wittelsbacher	306
10.2.1	Erste Herz- und Eingeweidebestattungen der Wittelsbacher	307
10.2.2	Wittelsbacher Herz- und Eingeweidegrablege in Ingolstadt	308
10.2.3	Weitere Herz- und Eingeweidebestattungen des Hauses Wittelsbach bis zum Dreißigjährigen Krieg	309
10.2.4	Wittelsbachisch-habsburgische Allianz im Dreißigjährigen Krieg	310
10.2.5	Das Beispiel des Souveräns	316

10.2.6	Die Wittelsbacher Fürstengruft in Neuburg an der Donau	318
10.2.7	Die Sulzbacher Fürstengruft	320
10.2.8	Die Wittelsbacher und das „Herz Bayerns"	322
10.2.9	Königsherzen in der Altöttinger Gnadenkapelle	325
10.2.10	Weitere Herzgrablegen der Wittelsbacher in Bayern	330
10.2.10.1	Kloster Banz	330
10.2.10.2	Hofkapelle der Münchner Residenz	330
10.2.10.3	Theatinerkirche München	331
10.2.11	Die Herzen der Leuchtenberg	332
10.2.12	Weitere Herzen des bayerischen Adels	335
10.3	Das Haus Habsburg	338
10.3.1	Die Babenberger	338
10.3.2	Historisch nicht belegte Herzbestattungen des Geschlechts im 13. Jahrhundert	338
10.3.3	Eingeweidebestattungen bei Habsburgern im 15. Jahrhundert	339
10.3.4	Friedrich III. und Maximilian I.	340
10.3.5	Von Ferdinand I. bis Rudolf II.	341
10.3.6	Die kaiserliche Herzgruft in der Loretokapelle	343
10.3.7	Herzen und Viscera in der Herzogsgruft des Stephansdoms	346
10.3.8	Herzen in der Kapuzinergruft	346
10.3.9	Autopsie, Einbalsamierung und Zeremoniell der Herz- und Eingeweidebestattung im Haus Habsburg 17.–20. Jahrhundert	347
10.3.10	Die Herzbestattung im Hause Habsburg seit dem Dreißigjährigen Krieg	349
10.3.11	Die Eingeweidebestattung der Habsburger	359
10.3.12	Weitere Herzbestattungen in Österreich	360
10.3.13	Habsburger Herz- und Eingeweidebestattungen in Graz	365
10.3.14	Habsburger Herz- und Eingeweidebestattungen in Innsbruck	367
10.4	Sonstige Herzbestattungen im deutschen Sprachraum 17.–21. Jahrhundert	367
10.4.1	17. Jahrhundert	368
10.4.2	18. Jahrhundert	371
10.4.3	19.–21. Jahrhundert	373
10.4.4	Das Haus Hessen	379
10.4.5	Das Haus Löwenstein-Wertheim-Rochefort	381
10.4.6	Das Haus Fürstenberg	382
10.4.7	Das Haus Waldburg	384
10.4.8	Das Haus Württemberg	386
10.4.9	Die Markgrafen von Baden-Baden im Kloster Lichtenthal	388
10.4.10	Nassauische Linien	392
10.4.11	Das Haus Schaumburg-Lippe	396
10.4.12	Das Haus Wettin	397
10.4.13	Das Haus Braunschweig	399
10.4.14	Der Braunschweiger Dom	401
10.4.15	Grablege des Hauses Braunschweig-Wolfenbüttel	403

Inhaltsverzeichnis

10.4.16	Weitere Herzgrabstätten der Welfen	404
11	Herzbestattungen im übrigen Europa	443
11.1	Griechenland	443
11.2	Malta	444
11.3	Zypern	447
11.4	Italien	447
11.5	Schweiz	459
11.6	Belgien, die Niederlande und Luxemburg	462
11.7	Polen	470
11.7.1	Polnische Könige	471
11.7.2	Sonstige Herzbestattungen in Polen seit dem 16. Jahrhundert	479
11.8	Tschechien	498
11.9	Ungarn	500
11.10	Slowenien	502
11.11	Slowakei	503
11.12	Rumänien und Bulgarien	504
11.13	Spanien	506
11.14	Portugal	509
11.15	Schweden und Litauen	511
12	Außereuropäische Herzbestattungen	527
12.1	Osmanisches Reich und Naher Osten, Armenien	527
12.2	Nord-, Mittel- und Südamerika	529
12.3	Sonstige	534
13	Geistliche Fürsten	539
13.1	Allgemeines zur Herzbestattung geistlicher Fürsten	539
13.2	Herzen geistlicher Fürsten im Heiligen Römischen Reich deutscher Nation	540
13.2.1	Würzburger Fürstbischöfe	540
13.2.1.1	Julius Echter	540
13.2.1.2	Fürstbischöfliche Herzen im Kloster Ebrach	542
13.2.1.3	Begräbnisordnung der Fürstbischöfe im Bistum Würzburg	544
13.2.1.4	Nach Julius Echter bis zur Säkularisation des Bistums	545
13.2.2	Erzbistum Bamberg	547
13.2.3	Bistum Mainz	552
13.2.4	Bistum Speyer	557
13.2.5	Bistum Worms	561
13.2.6	Bistum Trier	562
13.2.7	Erzbistum Köln	565
13.2.8	Bistum Fulda	567
13.2.9	Bistum Passau-Altötting	569
13.2.10	Sonstige geistliche Fürsten im Heiligen Römischen Reich deutscher Nation	573

13.3	Fürsterzbistum Salzburg	581
13.4	Herzen geistlicher Fürsten in Österreich	586
13.5	Herzen geistlicher Fürsten in der Schweiz	590
13.6	Herzen geistlicher Fürsten in Frankreich	594
13.6.1	Bistum Besançon	594
13.6.2	Sonstige Herzbestattungen in der Franche-Comté	598
13.6.3	Erzbistum Paris	599
13.6.4	Erzbistum Reims	602
13.6.5	Bistum Amiens	604
13.6.6	Nevers	606
13.6.7	Erzbistum Rouen	607
13.6.8	Übrige Bistümer	608
13.7	Herzen geistlicher Fürsten in England, Irland und Schottland	622
13.7.1	13. Jahrhundert	623
13.7.2	14.–18. Jahrhundert	627
13.8	Herzen geistlicher Fürsten in Polen	630
13.9	Herzen geistlicher Fürsten im übrigen Europa und außerhalb	638
13.9.1	Italien	638
13.9.2	Holland und Belgien	642
13.9.3	Tschechien	643
13.9.4	Ungarn	644
13.9.5	Rhodos und Malta	646
13.9.6	Mittelamerika	646
13.10	Teil- und Herzbestattungen von Päpsten	647
14	Herzreliquien	691
14.1	Herzreliquien in Europa	691
14.2	Außereuropäische Herzreliquienverehrung	709
15	Herz- und Eingeweidebestattungen in Zahlen	719
16	Herzbestattung, Eingeweidebestattung und Herzreliquien in Bildern	723
Abbildungsverzeichnis und Bildnachweis		755
Verwendete Literatur		761
Namens-, Orts- und Sachregister		831

1 Ursprung und Geschichte der getrennten Bestattung des Leichnams

1.1 Der Mythos des Herzens und die Herzbestattung

Bereits der steinzeitliche Jäger deutete das Hämmern in seiner Brust in der Erregung des Kampfes, in Freude und Trauer als das Lebenssignal schlechthin, er wusste, dass der pulsierende rote Strom aus der Brust seines Beutetiers, aber auch seines besiegten Gegners das Ende des Lebens anzeigte. Die Bewohner des Zweistromlandes, die Griechen und danach die Etrusker und die Römer, besonders aber die Ägypter, sahen das Herz als das zentrale Organ, den Sitz des Gemütes, des Charakters, sogar der Seele. Das Judentum und die frühen Christen übernehmen ganz selbstverständlich diese Auffassung – es bedurfte erst des lange diskutierten Konzilbeschlusses von Vienne (Burgund, im Jahre 1311) zur Klarstellung, dass die Seele ganz im ganzen Körper und ganz in jedem seiner Teile, also nicht nur im Herzen des Menschen beheimatet sei. Der Mystiker Konrad von Megenberg vertrat noch 40 Jahre später in seinem *Buch der Natur* den Kompromiss, die Seele sei halb im Herzen, halb im Gehirn verborgen.[1] Die westliche Welt hat sich bis auf den heutigen Tag nicht vollständig von der Überzeugung der Pharaonen und ihrer Untertanen trennen können, dass das Herz für den ganzen Menschen bürge. Kein Substantiv wird, wie Marcel REICH-RANICKI meint, zumindest von den Europäern so häufig und in so vielen Verbindungen gebraucht wie das Herz.[2] Legion sind die Werke der Schriftsteller und Poeten, die sich mit diesem Thema beschäftigen, und kein nichtgeometrisches Symbol, vielleicht vom Kreuz abgesehen, wird so oft in Kunst, Malerei, Architektur, Graphik, Werbung und Dekoration benutzt wie das rote Spielkartenherz.

Einer der merkwürdigsten von den Mächtigen und Reichen dieser Welt gewünschten Riten, die von dieser eigentlich atavistischen Vorstellung des Herzens als Sitz der Seele verursacht und geprägt wurden, ist der seit vielen Jahrhunderten, vorwiegend im west- und mitteleuropäischen Raum in die Tat umgesetzte Wunsch, das Herz möge nach dem Tode an einem Ort bestattet werden, ja vielleicht sogar fortleben, der dem Toten zu Lebzeiten besonders bedeutungsvoll oder lieb geworden war. Diese Herzbestattung verkörpert auf ganz besondere und eindrucksvolle Weise die eigenartige Faszination, die dieses so einzigartig fühlbare Organ, dessen Tod früher mit dem leiblichen Tod gleichgesetzt wurde, auf die Gedanken- und Gefühlswelt des Menschen ausübte und bis auf den heutigen Tag ausübt. Es hat auch in unserer naturwissenschaftlich-technisch-ökonomisch geprägten, säkularen Welt nichts von seiner Faszination als materielles Substrat der Seele verloren.

Dabei handelte es sich um eine elitäre Sepulchralsitte auch unter den Eliten: Unter den zahllosen, sicher in die Hunderttausende gehenden Gräbern des Adels,

1. Ursprung und Geschichte der getrennten Bestattung

der Geistlichkeit und der übrigen Zelebritäten in sakralen Stätten und Bereichen, insbesondere in Kirchen und Klöstern in Europa, machten die etwa zweitausend Herzbestattungen nur einen winzigen Teil aus. Die Tatsache, dass diese Gräber oder Urnen sich vorwiegend in Kirchen, nur selten in Friedhöfen oder anderen offenen Stätten befinden, spricht für die vermeintliche Höherwertigkeit des Herzens im Vergleich zum gesamten Leichnam und häufig auch für den Wunsch des Verstorbenen, sein kostbarstes Organ, aus seiner Sicht Sitz seiner unsterblichen Seele, möglichst nahe bei Gott, der Jungfrau Maria oder bei kostbaren Reliquien zu wissen.[3] Die ersten dokumentierten Herzbegräbnisse fanden im 11. Jahrhundert statt. Da mit dem Vermächtnis ein Repräsentationswunsch und der Anspruch auf die Ewigkeit verbunden war, war diese Funeralsitte über Jahrhunderte ein Vorrecht des Hochadels, der Souveräne, hoher Militärs und der geistlichen Fürsten, wegen der religiösen Motivation auf Europa – und hier vorwiegend auf die katholischen Länder – beschränkt und anfangs ein überwiegend männliches Privileg. Dementsprechend betitelte die erste Schriftstellerin, die eine Übersicht über Personen, deren Herzen getrennt bestattet wurden, zusammentrug, Emily Sophia HARTSHORNE, ihr Werk mit *Enshrined Hearts*.[4]

1.2 Motive zur Teilung des Leichnams – Eviszeration

Die eigentliche Wurzel der Herzbestattung war eine praktische Notwendigkeit, die Herausnahme der Eingeweide eines Gestorbenen:[5] Wenn ein Heerführer, ein König auf einem Raub- oder Feldzug oder später auf einem Kreuzzug in der Fremde fiel, war die Balsamierung oder auch nur die Mitführung des Leichnams häufig unmöglich. Und doch wollten die Angehörigen und Untertanen, die Mitkämpfer und Soldaten den Toten in geliebter oder geweihter Erde, in ihrer Nähe, in seiner Heimat, seinem Reich bestattet haben.

Die Verbrennung der Leiche war im Christentum des frühen Mittelalters unter Androhung der Todesstrafe verboten, weil die Auffassung bestand, dass dabei die Seele zerstört und die Möglichkeit der Auferstehung am Jüngsten Tage genommen würde.[6] Sie kam nur bei Verbrechern zur Anwendung, denn die hatten sich durch ihre Taten selbst aus der menschlichen Gemeinschaft ausgeschlossen. Die Kirche verlangte aber auch, dass der menschliche Leichnam, der „Tempel der Seele" vor dem Tode, unangetastet bleiben sollte, war man doch davon überzeugt, dass der Körper zum Jüngsten Gericht als Ganzes wieder auferstehen werde.[7]

Seziert wurden ab dem Spätmittelalter, ab Beginn des 14. Jahrhundert allenfalls hingerichtete Verbrecher, das anatomische menschliche Herz war den damaligen Ärzten nicht bekannt.[8] Die scholastische Medizin des Mittelalters war vom römischen Arzt Galen geprägt, anatomische Studien wurden, wenn überhaupt, nur an Tieren durchgeführt.[9] Der profane, praktische Grund für die Herausnahme der Eingeweide beim Versuch der Leichenkonservierung bzw. Einbalsamierung waren die Verlangsamung des Verwesungsprozesses, da sich die Viscera bereits wenige Stunden nach Todeseintritt zu zersetzen begannen und zu Geruchsbelästigung

1.2. Motive zur Teilung des Leichnams – Eviszeration

führten, sowie die Angst vor Vergiftung durch den verwesenden Leichnam. Dies galt vor allem auch, wenn der Verstorbene längere Zeit für die öffentliche Trauer aufgebahrt werden sollte.[10] Noch im Jahre 1595 schrieb der berühmte französische Chirurg und Leibarzt des Königshauses, Ambroise PARÉ, in seinem Werk *Opera chirurgica*, dass die Leichen der französischen Könige, Prinzen und anderer Nobilitäten, obwohl ausgeweidet, mit Branntwein und Essig gewaschen und mit aromatischen Substanzen eingerieben, nach fünf bis sechs Tagen unerträglich röchen, sodass man sie in Blei einschließen müsse.[11]

Dazu kam die beim Adel des Mittelalters verbreitete, religiös gestützte Vorstellung, dass das Verfaulen des Leichnams mit dem Verlust der persönlichen Integrität, ja der Seele assoziiert sei.[12]

In einer frühen englischen Version des *Rolandsliedes*, *Otuel and Roland* aus dem frühen 14. Jahrhundert, wird der tote Held „aus Sorge vor der Fäulnis" vor dem Transport zum Begräbnisort mit Balsam und Myrrhe einbalsamiert.[13]

Auch die bereits im Alten Testament bezeugte Auffassung, dass es für den Toten verderblich sei, wenn er bei den ersten Anzeichen der Fäulnis noch immer nicht bestattet sei, spielte eine Rolle.[14]

Darüber hinaus wurden den Eingeweiden bereits in der Antike magische Kräfte zugesprochen,[15] wobei bald das Herz, das in den meisten antiken Hochkulturen als Sitz der Seele, als Äquivalent der Persönlichkeit galt, eine bevorzugte Beachtung erfuhr.

Eine einfache Entsorgung der Eingeweide eines Prominenten am Ort seines Todes kam aber nicht in Frage – auch dieser Teil des Leichnams musste mit der gebotenen Ehrfurcht – wenn auch meist ohne großes Zeremoniell – in einem Gefäß mit einer Inschrifttafel, aber auch ohne, bestattet werden. Weniger häufig wurden die Eingeweide in Gefäßen mit dem konservierten Leichnam mitgeführt.

Häufig wurde die Entscheidung der Hinterbliebenen, des Gefolges oder des Hofstaates eines prominenten Verstorbenen durch die Vorstellung beeinflusst, den Leichnam über mehrere Orte zum mehrfachen Gedenken oder zur Demonstration seines Machtanspruches zu verteilen. Als sich dann im Laufe der Zeit die selektive Bestattung des Herzens zu einem besonderen, bedeutungs- und häufig folgenschweren Begräbnisritual entwickelte, wurde ein solcher Wunsch bereits zu Lebzeiten zu einem häufig testamentarisch geäußerten Vermächtnis, später manchmal zu einer dynastischen Verpflichtung des oder der Betreffenden.

Die Motive blieben bzw. nahmen zu, also durch das Herz als leibliches Substrat der unsterblichen Seele über den Tod hinaus, aber auch als Sitz der Liebe in jeder Form, sowie der Tapferkeit, einen Machtanspruch auf ein bestimmtes Gebiet, eine Provinz, die Liebe zu bestimmten Orten, zu vorher Verstorbenen, insbesondere auch zu deren Herzen, zu demonstrieren, möglichst nahe bei einem Heiligenbild, einer Reliquie, einer sakralen Einrichtung zu sein und von der Fürbitte von Untertanen, Familienmitgliedern, Ordensleuten und anderen Klerikern, Wallfahrern etc. möglichst an mehreren Orten zu profitieren.[16]

Gelegentlich spielten weitere, sehr individuelle Gründe eine Rolle: So ordnete der Stadtvogt von Viterbo, Pietro de Vico, 1268 an, „bewogen durch Gottesfurcht und himmlische Eingebung",[17] sein Leichnam möge in sieben Teile geteilt werden

1. Ursprung und Geschichte der getrennten Bestattung

als Zeichen seiner Abneigung gegen die sieben Todsünden, die er zu Lebzeiten immer wieder begangen habe. Der Ritter und Vizedom Jacques d'Anniviers ordnete 1284 an, im Falle seines Todes in der Kirchenprovinz von Tarentaise sollte sein Fleisch getrennt von den Knochen, „de la manière la plus adéquate possible", in der Kirche Sainte-Euphémie d'Anniviers begraben werden, die Knochen zur Hälfte bei den Zisterziensern von Hauterive und zur Hälfte bei den Zisterziensern von Maigrauge.[18]

Die Exenteration bzw. Eviszeration wurde im Mittelalter durch Mönche, die dem Sterbenden beistanden und die Bestattung vorbereiteten, oder durch Mitglieder des Gefolges, des Hofstaates, durchgeführt. Im 12. Jahrhundert wurden gelegentlich auch Köche für die Einbalsamierung herangezogen: Sie konnten ihre Erfahrungen beim Schlachten und bei der Zerteilung von Tieren, beim Herausschneiden von Organen, insbesondere von Eingeweiden, und ihre Erfahrungen mit Methoden der Fleischzubereitung einbringen und mit konservierenden Verfahren, mit Pflanzen, Gewürzen und geruchsverbessernden Substanzen umgehen.[19]

Später, insbesondere nach kirchlicher Sanktionierung der Sektion von Leichen durch die Kirche im 14. Jahrhundert, erfolgte die Autopsie durch Ärzte bzw. Chirurgen, die lange noch zu den Scherern und Badern gerechnet wurden.[20] Für die Einbalsamierung wurden Apotheker, später Chemiker konsultiert, die mit pflanzlichen, z.T. exotischen Tinkturen, Chemikalien und desinfizierenden Lösungen umgehen konnten.[21] Dabei folgte man bis zum Ende des 16. Jahrhundert im Wesentlichen den Methoden des persischen Arztes Rhazes († 925), wie sie von dem niederländischen Arzt Pieter van Foreest († 1597) beschrieben wurden.[22]

Ab dem 12. Jahrhundert wurden prominente Leichen zur längeren Konservierung häufig einer Wachsbehandlung unterzogen. So wurde der Leichnam der Gemahlin Rudolfs I., der in Wien 1281 verstorbenen Königin Anna,[23] die in Basel bestattet werden wollte, am Sterbeort eviszeriert, die Bauchhöhle wurde mit Asche und Sand gefüllt, der Leichnam dann mit wachsdurchtränkten Tüchern umwickelt und in kostbare Seidengewänder gekleidet. Dann wurde er, von 40 Pferden gezogen, nach Basel überführt, im dortigen Dom mehrere Tage öffentlich aufgebahrt und dann begraben (s. Kap. 10.3.2). Derartige Wachsbehandlungen werden auch von französischen Adeligen und Königen, italienischen Eliten, insbesondere auch von Päpsten berichtet.[24]

Bereits aus dem späten Mittelalter sind Beschreibungen zu konservierenden Leichenbehandlungen überliefert, z.B. im *Liber Regalis*, einem Manuskript der Westminster Abbey aus dem 14. Jahrhundert, das sich auf noch frühere Quellen bezieht.[25] Auf dem Blatt (folio) 33 ist unter der Überschrift „De exequiis regalibus cum ipsos ex hoc seculo migrare contigerit" zu lesen:

> Cum Rex inunctus migraverit ex hoc seculo. Primo a suis cubiculariis corpus ejusdem aqua calida sive tepida lavari debet. Deinde balsamo et aromatibus unguetur per totum. Et postea in panno lineo cerato involveretur, ita tamen quod facies et barba illius tantum pateant. Et circa manus et digitos ipsius dictus pannus ceratus ita erit depositus ut quilibet digitus cum pollice utriusque manus singillatim insuatur per se ac si manus eius cirotecis lineis essent operte. De

1.3. Behandlung des entnommenen Herzens

cerebro tamen visceribus caveant cubicularii praedicti. Deinde corpus induetur tunica [...][26]

Ab dem 15. Jahrhundert erschienen zur autoptischen Methodik der Herz-, Hirn- und Eingeweideentnahme und zur Technik der Einbalsamierung entsprechende Publikationen.[27] So beschreibt das Buch *Traité des embaumements selon les anciens et les modernes* von Louis PÉNICHIER, 1699 in Paris gedruckt, die Entnahme und Aufbereitung des Herzens vor dessen Bestattung.[28] Marcel FOSSEYEUX zitiert Quellen und Berichte zur Herzentnahme und -aufbereitung bei den französischen Königen des 18. Jahrhundert.[29]

Die Autopsie und wissenschaftliche Untersuchung mumifizierter Toter durch die moderne Paläopathologie gibt exakte Aufschlüsse über die Sektionsmethoden und die Einbalsamierung prominenter Verstorbener.[30] Die Leichenöffnung erfolgte mit Messer bzw. Skalpell und Schere, die Brusteingeweide wurden meist durch einen Längsschnitt durch das Brustbein, die Baucheingeweide durch einen zweiten Schnitt vom Schwertfortsatz bis zum Schambein vollständig entfernt. Die Bauchhöhle, seltener die Brusthöhle, wurde mit aromatischen Kräutern, z.B. Rosmarin, Salbei, Thymian, Minze, Aloe vera, Lavendel, Cannabis, sowie mit weiterem Füllmaterial wie Weizen, Olivenblättern, Walnuss- und Eichenblättern etc. ausgestopft.[31]

Manchmal erfolgte eine Kraniotomie (Schädelöffnung), also eine Entnahme des Gehirns, manchmal eine Resektion größerer Muskelpartien und bei übergewichtigen Leichen auch von Fettgewebe.[32] Bedeutungsschwer, aber selten waren die Herausnahme der Augen, der Zunge, der Leber, die Konservierung von Extremitätenteilen, insbesondere der rechten Hand.

1.3 Behandlung des entnommenen Herzens

Zur Einbalsamierung des Herzens schrieb PÉNICHIER, dass es nach der Entnahme gereinigt, in Weingeist oder Terpentin gelegt und dann getrocknet wurde. Anschließend wurde es mit aromatischen Essenzen bestrichen, in Pflanzenblätter, dann in Ölzeug eingewickelt und in einer Bleibox versiegelt. Diese wurde in die eigentliche Herzurne eingeschlossen.[33]

Beim Öffnen von Herzbehältnissen, z.B. im Rahmen von Exhumierungen, finden sich manchmal stark geschrumpfte Gewebefragmente, meist aber mit pflanzlichen Resten und sonstigen Konservierungssubstanzen vermengte amorphe Partikel. Lediglich aus dem 19. Jahrhundert sind mit Formaldehyd oder anderen chemischen Konservierungslösungen behandelte, anatomisch weitgehend erhaltene Organe bekannt wie das Trockenpräparat des Herzens von Karl August von Hardenberg in Neuhardenberg oder jenes des Kaisers Dom Pedro I. von Brasilien in Porto, Portugal.

Das älteste Herz, dessen postmortale Behandlung mit biomedizinischen Methoden der Paleopathologie untersucht wurde, war jenes des 1199 verstorbenen englischen Königs Richard Löwenherz.[34]

Ein frühes Bildzeugnis einer Herzentnahme ist auf dem „Märtyrerfenster" im südlichen Seitenschiff des Freiburger Domes vom Ende des 13. Jahrhundert dargestellt.

1. Ursprung und Geschichte der getrennten Bestattung

Es demonstriert eindrücklich, dass dieser Eingriff in dieser Zeit bekannt war und durchgeführt wurde.

Der heilige Ignatius von Antiochien wird den Löwen zum Fraß vorgeworfen. Die Legende erzählt, seine Peiniger hätten ihn gefragt, warum er so oft den Namen Jesu rufe. Er habe geantwortet: „Ich kann von seinem Namen nicht lassen, denn er ist eingeschrieben in mein Herz." Die Heiden wollten wissen, ob das wahr sei, und schnitten ihm das Herz aus der Brust. Darauf sei mit goldenen Buchstaben der Name Jesus Christus geschrieben gewesen.[35]

In dem runden Fenster liegt der Heilige mit geöffneter Brust auf dem Boden, über ihm ein Löwe, bereit zum Zubeißen. Rechts und links von ihm stehen zwei Knechte, der eine hält ein Messer, der andere das Herz des Heiligen in der Hand, darüber ist Gottes Hand in einer *corona vitae* abgebildet (s. Abb. 1).

1.4 Gründe für die bevorzugte postmortale Behandlung des Herzens

Die selektive ritualisierte Bestattung des Herzens hat sich also aus der mit der Einbalsamierung verbundenen Mehrfachbestattung des prominenten Leichnams, somit aus der Eingeweidebestattung entwickelt (s.o.). Die Dominanz des zentralen Organs innerhalb der Eingeweide, also die besondere Bedeutung, die die Menschen, insbesondere das Christentum des frühen Mittelalters, dem Herzen zumaßen, führte dazu, dass immer häufiger nur oder besonders das Herz des edlen Toten mit all den damit verbundenen Wünschen und Absichten bestattet wurde.

Die dynastische Etablierung der postmortalen Sonderbehandlung des Herzens insbesondere im französischen Königshaus, aber auch im englischen, bei den Wittelsbachern und Habsburgern könnte auch in der alttestamentarischen Metapher vom Herzen des Königs in der Hand Gottes aus dem Buch der Sprüche Salomos (21,1) begründet gewesen sein.[36] Erstmals gebrauchte Papst Johannes II. diese Allegorie 534 n. Chr. in einem Brief an Kaiser Justinian, im Hochmittelalter taucht sie in der römischen Liturgie der „Missa pro regibus" auf und erscheint mehrfach in französischen Buchillustrationen.[37] Die Inschrift auf dem Herzmonument König Franz' II. von Frankreich beginnt mit den Worten „Cor Regis in Manu Dei".

Für die bevorzugte Behandlung des Herzens könnte neben der bereits beschriebenen mystischen Bedeutung des Organs im Bewusstsein der Menschen auch die aus der Antike überlieferte postmortale Behandlung der Pharaonenherzen im alten Ägypten eine Rolle gespielt haben (s. u.). Balsamierung, Eviszeration und getrennte Aufbewahrung der verschiedenen Viscera wurden z.B. von Herodot überliefert.[38]

Eben weil in der Auffassung der im Mittelalter und der frühen Neuzeit dominierenden Stände, des Adels und der hohen Geistlichkeit, die aristokratischen und spirituellen Eigenschaften im Herz lokalisiert wurden, blieb dessen Bestattung lange ein Privileg dieser gesellschaftlichen Gruppierungen. Erst im 19. Jahrhundert entschieden sich Romantiker, Dichter und Künstler, Politiker, Wissenschaftler und das Großbürgertum in größerer Zahl für diese Begräbnisart.

1.5. Mos teutonicus

Die Dreiteilung des Körpers mit Einbalsamierung und Mehrfachgräbern blieb bis in die Moderne ein weiterhin genutztes Funeralritual.

1.5 Mos teutonicus

Im Hochmittelalter wurden prominente Leichen, bei denen der Tod in großer Distanz zum gewünschten Begräbnisort eingetreten war, oft auch gekocht, zerteilt, Fleisch und Knochen wurden gesondert geborgen, transportiert und an unterschiedlichen Orten bestattet. Nicht selten wurden wie bei der Einbalsamierung zuerst die Eingeweide entfernt und mit mehr oder weniger Feierlichkeit am Sterbeort beigesetzt, seltener mitgeführt. Diese Form der Leichenbehandlung war die Alternative zur Einbalsamierung mit Entfernung der Viscera.[39]

Beziehungsreich nannten die zeitgenössischen Geschichtsschreiber Richard von San Germano und der Florentiner Boncompagnus[40] die Sitte einen *mos teutonicus*, einen deutschen Brauch, oder *mors teutonica*, also den deutschen Tod.[41]

In BONCOMPAGNUS' Schrift *Liber primus de forma litterarum scolastice conditionis. 1.27.2 De consuetudinibus Sepelentium / De corporibus, que balsamo vel aromatibus condiuntur aut preciosis unguntur unguentis vel humectantur cum aqua salita*[42] lautet ein Absatz:

> Teutonici autem eviscerant corpora excellentium virorum, qui moriuntur in provinciis alienis, et reliqua membra tamdiu faciunt in caldariis decoqui, donec tota caro, nervi et cartilagines ab ossibus separantur, et postmodum eadem ossa, in odorifero vino lota et aspersa pigmentis, ad patriam suam deportant.[43]

Der Archidiaconus Heinrich schreibt darüber an den Gegner Friedrichs I. Barbarossa, den Erzbischof von Salzburg, Adelbert von Böhmen († 1200):

> Cum tanta esset strages in exercitu, multique amicos suos mortuos relinquere in terra hostili erubescerent, cadavera eorum coquere et sale aspergere ac sic secum ad terram patrum suorum reducere cogitabant. Cumque frater quidam fratrem coqueret, alter pro caldario misit summopere rogando, ut sibi mitteretur ad opus simile necessarium, respondit ille, „fieri non posse eo quod, fratre suo cocto, se ipsum prius coqui necesse esset", quod et factum est.[44]

Die *More-teutonico*-Behandlung des Leichnams wurde bis ins 15. Jahrhundert durchgeführt.[45]

Auf dem vierten Italienfeldzug Barbarossas führten die Erzbischöfe Rainald von Dassel und Christian von Mainz einen Teil des Heeres gegen Rom und eroberten die Stadt. Dabei brach eine schwere Seuche aus, wahrscheinlich Pest oder Malaria. Unter den Opfern waren eine Reihe prominenter Persönlichkeiten, von denen zeitnahe Chroniken berichten und deren Leichname *more teutonico* behandelt wurden, um sie zu Hause bestatten zu können. Die *Historia Welforum Weingartensis* (Mon. Germ. SS. XXI, 471) nennt sechs Bischöfe und vier Fürsten.[46]

Von dem dabei verstorbenen Kölner Erzbischof und kaiserlichen Kanzler Rainald von Dassel († 14.8.1167) wird in den Regesten der Kölner Erzbischöfe berichtet:

1. Ursprung und Geschichte der getrennten Bestattung

„Cujus carnes et viscera ibidem sepulta, ossa vero in domo sancti Petri recondita sunt."[47]

Im Übrigen teilten Rainalds Vorgänger Friedrich von Altena († 1158 in Pavia) und Nachfolger Philipp von Heinsberg († 1191 vor Neapel) dessen Schicksal: Das gekochte Fleisch und die Eingeweide Friedrichs blieben in Pavia, jene Philipps in Neapel, die *ossa* kamen nach Köln.

Kaupo von Turaida, der erste Führer der Liven, der den christlichen Glauben annahm, fiel 1217 im Kampf gegen die heidnischen Esten und wurde *more teutonico* behandelt.[48]

In der späteren Geschichtsschreibung wird häufig auch der Begriff des *mos regis* oder *regius*, also des königlichen Brauches, benutzt, da im Mittelalter vor allem königliche Leichen so behandelt wurden.[49] In dieser Periode hatte bereits der Symbolismus des trotz seines leiblichen Todes weiterlebenden Königs, der später in die kirchen- und säkularrechtliche Auffassung von den zwei Körpern des Königs mündete, zu diesem Bestattungsritus beigetragen.[50] Insbesondere in Frankreich und England postulierte diese seit dem späten Mittelalter existierende These einen zweiten, einen institutionellen Körper für den König, der nicht starb, sondern im Königtum stets weiterlebte („Rex, qui numquam moritur" – „König ist, wer niemals stirbt"). In Frankreich lautete eine seit dem 16. Jahrhundert existierende Devise: „Le roi ne meurt jamais."[51] Die Vorstellungen vom Herzen als Sitz der unsterblichen Seele oder vom Herzen des Königs in der Hand Gottes haben möglicherweise die Entwicklung der gesonderten Bestattung bei Königsdynastien beeinflusst.

1.6 Gesonderte Behandlung des abgetrennten Hauptes

Bis ins 8. Jahrhundert gibt es keine Hinweise auf Eingeweide- oder gar Herzbestattungen in den frühen Königsgrabkirchen.

Tote wurden bereits in prähistorischen Zeiten aus kultischen Gründen bewusst zerteilt.[52] Von der Eisenzeit bis in die frühen nachchristlichen Jahrzehnte wurde in vielen Kulturen, in Europa vor allem bei den skandinavischen und germanischen Völkern, der menschliche Kopf als wichtigster Teil des Körpers angesehen, postmortal abgetrennt und in Gräbern entsprechend behandelt. Vor allem den abgeschlagenen Häuptern der Gegner wurden übernatürliche Kräfte zugeschrieben, bei den Kelten gab es einen Kopfkult, der sich in der Behandlung und Aufbewahrung solcher Köpfe manifestierte.[53]

Noch im frühen Mittelalter wurde über die gesonderte Bestattung des Hauptes des Burgunderkönigs Chodomer († 523) in Orléans und von Edwin of Northumbria († 633) im Münster von York berichtet. Der Letztere, ein Angelsachse, fand den Schlachtentod, sein Kopf wurde zunächst nach germanischer Kriegssitte aufgespießt und später, als Edwin als Heiliger und Märtyrer verehrt wurde, als Reliquie im Münster aufbewahrt.[54] Auch die Häupter des Merowingers Dagobert I. († 639), des Erbauers von Saint-Denis, und seiner vierten Gattin Nantechild († 642) fanden

1.7. Frühe Berichte über die Teilung des Leichnams

die Revolutionäre 1799 bei Eröffnung ihres Grabes in der Basilika vom Leibe abgetrennt.[55]

Auch hier ist später die Verbindung mit dem Reliquienkult offensichtlich, Extremitäten- und Kopfreliquiare sind seit dem 11. Jahrhundert häufige, künstlerisch wertvolle Bestände der Schatzkammern von Domen und anderen Sakralbauten.[56] So wird im Kapitelhaus des Domes zu Merseburg die abgeschlagene Hand des Gegenkönigs Heinrichs IV., des Rudolf von Schwaben († 1080), aufbewahrt.

Dazu kam, dass nach römischem Recht das Grab des Verstorbenen dort war, wo sich der Kopf befand.[57]

1.7 Frühe Berichte über die Teilung des Leichnams

Die ersten Hinweise auf eine Entnahme und Verwahrung des Herzens eines gefallenen Helden oder Herrschers stammen ausschließlich aus der katholisch geprägten Welt des frühen Mittelalters: Das Herz galt als Sitz Gottes im Menschen, als Sitz der Seele – die zentrale Vorstellung der ägyptischen Mythologie blieb für die Geistes- und Religionsgeschichte Europas bedeutsam.

Die germanische Adelsschicht der Merowinger und Karolinger, die nach dem Zerfall des Römischen Reiches Mitteleuropa beherrschte, förderte den Reliquienkult des erstarkenden Christentums und stattete damit selbst gegründete Klöster aus, um ein mit der Christianisierung verloren gegangenes heidnisches Führungscharisma durch christliche Heiligung zu ersetzen.

Frühe Königsgrablegen der Franken, Burgunder, Langobarden und Angelsachsen wie Saint-Germain-des-Prés, St. Augustine's vor Canterbury, San Salvatore vor Pavia lagen bei den Pfalzen, entwickelten sich zu dynastischen Grablegen und erfuhren ihre Wertschätzung durch die Untertanen durch sogenannte „Translationen", also Übertragung von Reliquien frühchristlicher Heiliger und Funden aus dem Leben Christi, seiner Mutter und seiner Jünger. Sie waren Orte von Kirchenversammlungen beim herrscherlichen Zeremoniell der Königseinholung, Orte der Eidesleistung und der Huldigung für den König, Stätten des Gebetes für das Herrscherhaus. Damit waren Königsgrablegen ähnlich wie die *palatia* (Pfalzen) nach ihrer politischen Funktion und geistlichen Bedeutung herausragende herrscherliche Institutionen und als Teil der frühmittelalterlichen „Staatlichkeit" zu begreifen.

Diese Bedeutung lässt den Wunsch der Souveräne verständlich erscheinen, durch die gesonderte Bestattung ihrer Herzen bestimmte Kirchen und Klöster und damit Städte bzw. Teile ihres Reiches über den Tod hinaus an sich und ihre Dynastie zu binden. Darüber wollten sie ihr Heil über den Tod hinaus durch das Begräbnis ihres Herzens, d.h. ihrer Seele, unter einem segensreichen Patrozinium in der Nähe des Altars, bei Reliquien von Heiligen und Märtyrern sichern. Auf den ewigen Nutzen der Bestattung bei den Heiligen *(ad sanctos)* weist Thomas von Aquin († 1274) in seiner *Summa theologiae* besonders hin.

Die Nachkommen konnten so dem Verstorbenen ewiges Gedenken bewahren. Auch die Vorstellung, die Aufteilung der sterblichen Überreste auf mehrere Kirchen

1. Ursprung und Geschichte der getrennten Bestattung

und Klöster würde die Zahl der Fürbittenden und Gedenkenden vermehren, spielte eine Rolle.[58]

Zweifelhaft ist ein entsprechender Wunsch des Verstorbenen, wenn herausgenommene Eingeweide oder sogar das Herz im oder neben dem Sarg des Toten mit dem Corpus bestattet wurden, wie jene Kaiser Rudolfs II. auf der Prager Burg oder von Mitgliedern des englischen Königshauses in Westminster Abbey. Vielmehr mussten wegen der meist mehrtägigen Aufbahrung (Katafalk,[59] Castrum doloris[60]) mindestens die Baucheingeweide, die Viscera, entnommen werden, um eine schnelle Fäulnis der oft einbalsamierten Leiche zu verhindern. Oft wurde dann auch das Herz mit entnommen, wobei hier sicher neben dem praktischen Aspekt der dynastisch-traditionelle eine Rolle spielte. Der Respekt vor diesen Teilen des Leichnams und die Familientradition erforderten dann die Verwahrung der Brust- und Baucheingeweide in schlichten, meist beschrifteten Metallurnen wie bei Maximilian II. und Rudolf II. auf dem Hradschin in Prag.[61]

Beispielhaft hierfür ist auch die Behandlung der Viscera des Großherzogs Francesco I. de' Medici und seiner Gattin Bianca Capello, die an zwei aufeinanderfolgenden Tagen im Jahre 1587 an einer bis heute nicht geklärten Ursache verstarben. Da der Bruder und Nachfolger Kardinal Ferdinando I. eine Vergiftung annahm, ordnete er eine Autopsie an. Die dabei entnommenen Eingeweide der beiden mussten geziemend behandelt werden und wurden in der Nähe ihres Sterbeortes in der Kirche Santa Maria Assunta a Bonistallo begraben (s. Kap. 11.4).

Erstmals wird bei den Nachfahren Karls des Großen von einer Entnahme und Verwahrung von Eingeweiden gesprochen, und es ist wohl kein Zufall, dass in karolingischer Zeit auch der Reliquienkult besonders blühte.[62] Neben der besseren Konservierbarkeit des Leichnams durch diese Maßnahme scheint den Intestina vor anderen Körperteilen damals ein besonderer Glaube entgegengebracht worden zu sein.[63] Die Überzeugung, dass in ihnen starke Kräfte wirksam seien, wurde bereits angesprochen: Sie wurden auf seltsame Weise ausgeweidet, gekocht und konserviert.

Als 754 (oder 755) der über 80-jährige „Apostel der Deutschen", der Missionserzbischof und päpstliche Legat für Germanien, Bischof von Mainz, Gründer des Klosters Fulda, der aus England stammende Wynfreth, mit kirchlichem Namen Bonifatius, mit mehr als 50 Begleitern in Dokkum, Friesland, von heidnischen Friesen erschlagen wurde, setzten unmittelbar danach eine kultische Verehrung und ein Streit um die Reliquien des Märtyrers zwischen seinem Amtssitz Mainz und dem von ihm als Grablege auserkorenen Kloster in Fulda ein.

Der Leichnam wurde über die Zuidersee nach Utrecht, dann vom Mainzer Bischof Lullus rheinaufwärts erst nach Mainz transportiert, dort im Dom aufgebahrt und dann nach Fulda gebracht. Auf Anordnung von Lullus wurde der Leichnam in Mainz gewaschen. Das mit Blut vermischte Waschwasser wurde in einem Tongefäß aufgefangen und in einem Bodengrab beigesetzt.[64] Nach anderen Quellen wurden gleichzeitig die Eingeweide entnommen und der Blutreliquie hinzugefügt. Die historischen Belege dazu sind nicht eindeutig:

1.7. Frühe Berichte über die Teilung des Leichnams

In der mittelalterlichen Abteilung des Dom- und Diözesanmuseums Mainz wird der sogenannte Priesterstein gezeigt, der 1857 bei Baumaßnahmen im Garten des ehemaligen Kapuzinerklosters[65] gefunden worden war.[66] Als ursprünglicher Standort werden das Benediktinerkloster St. Alban oder die Nikomedeskirche angenommen. Der stark beschädigte Steinblock zeigt eine männliche Figur im Priestergewand mit einem Kreuzstab in der rechten und einem aufgeschlagenen Buch mit einer Schrift in der linken Hand in einer Säulenarkatur. Er wird in die zweite Hälfte des 9. Jahrhunderts datiert und wurde möglicherweise vom Nachfolger des Märtyrers, dem Erzbischof Hrabanus Maurus, zu seinem 100. Todestag im Jahre 854 gestiftet.[67] Dem Monument wird eine in den Gedichten des Hrabanus Maurus überlieferte Inschrift zugeordnet, die wahrscheinlich auf einem Pfeiler neben dem Reliquiengrab platziert war und in einer süddeutschen Handschrift aus dem 10. Jahrhundert überliefert ist:

> Postquam Martyrium Explevit Bonifacius Almus
> De Fresia Huc Vectus Cum Theca Hac Rite Locatus
> Sanguinis Hic Partem Liquerat Hinc Abiens
> Desuper Hunc Tumulum Hrabanus Condere Iussit
> Ad Laudem Sancti Exiguus Famulus
> Indignus Praesul Vernaculus Attamen Huius
> Pro Quo Tu Lector Funde Preces Domino:[68]

Somit gehörte der Stein mit hoher Wahrscheinlichkeit zum Reliquiengrab des Bonifatius.[69]

In anderen Versionen wird eine Entnahme der Eingeweide berichtet, die in seiner Bischofskirche, der alten Domkirche St. Martin, einer karolingischen Taufkirche, seit dem 11. Jahrhundert St. Johanniskirche betitelt, begraben worden seien. Darüber wurde später eine Seitenkapelle errichtet.[70]

Ein Enterotaph, eine 1357 vom Erzbischof Gerlach III. von Nassau in Auftrag gegebene Tumbagrabplatte aus rotem Sandstein, soll das Eingeweidegrab bedeckt haben, das auch das Wasser, mit dem der Leichnam gewaschen, und die blutigen Tücher, mit denen er getrocknet worden sein soll, enthielt.

1602 wird das von Gittern umgebene, mit neuem Schmuck versehene Eingeweidegrab in St. Johannis beschrieben.[71] Die Viscera seien in einem schmucklosen Kasten unter dem Grabmal beigesetzt gewesen. Neben der Gewinnung von Reliquien war wohl auch hier die Verhinderung der Fäulnis der über eine große Entfernung zu transportierenden Leiche der Grund für eine Exenteration.

Die gotische Grabplatte wurde im 19. Jahrhundert bemalt und 1837 dem 1036 geweihten „Neuen Dom" übereignet, in dessen Mittelschiff sie jetzt steht.[72] Eine Inschrift lautet:

> Dreizehnhundertsiebenundfünfzig, im Jahre des Herrn
> Hat Erzbischof Gerlach erneuert in Blüte und Ehren
> Das Grabmal, das die Eingeweide umschließt
> Von Bischof Bonifaz, himmlischer Segen dort fließt.[73]

Die für den Weitertransport präparierten Gebeine seien aufgrund eines zu Lebzeiten von Bonifatius geäußerten Wunsches von seinem Schüler und Nachfolger

1. Ursprung und Geschichte der getrennten Bestattung

Sturmius den Main hinauf und dann nach Fulda in den Dom gebracht worden, wo im Barock ein prunkvolles Grabmal geschaffen wurde.

1708 habe das Johannisstift vom Abt von Fulda eine Bonifatiusreliquie in Herzform, gefertigt von dem bedeutenden Goldschmied J. Ledent, erhalten. 1850 sei eine aus St. Johannis stammende Reliquienkapsel mit Eingeweideresten des Heiligen nach St. Bonifaz in München gekommen.[74]

Schlussendlich bleibt unklar, ob die Eingeweide entnommen und bestattet wurden. Da frühere Generationen vom Eingeweidereliquiengrab in St. Johannis überzeugt waren, beginnt noch heute von dort der traditionelle Pilgerweg zum Grab des Heiligen im Fuldaer Dom.[75] In den Wänden zu beiden Seiten des Bonifatiusgrabes sind hinter schlichten Steinplatten die Herzen von acht Fuldaer Fürstäbten bzw. Fürstbischöfen eingeschlossen (s. Kap. 13.2.8).

Historisch ebenfalls unsicher ist die Entnahme der Eingeweide des westfränkischen Königs Karls des Kahlen, die an unbekannter Stelle bestattet worden seien. Karl soll am 13. Oktober 877 beim Rückzug aus Italien im Arc-Tal an einem Gift gestorben sein, das ihm sein Leibarzt verabreicht hatte.[76] Sein Körper wurde nach Entnahme der Eingeweide in Nantua in einem mit Leder überzogenen, mit Pech abgedichteten Weinfass geborgen, begraben und später nach Saint-Denis bei Paris übergeführt, während die Viscera im ursprünglichen Grab verblieben (s. auch Kap. 8).[77]

Rund ein Jahrhundert später, am 7. Mai 973, starb Kaiser Otto I. in seiner Pfalz in Memleben. Der Geschichtsschreiber Thietmar berichtet,[78] dass in der Nacht die Eingeweide vom Körper gelöst und später in der Marienkirche von Memleben, die Gebeine in einem Marmorsarkophag im Chor des Magdeburger Domes bestattet worden seien.[79]

Sein Urenkel, Otto III., starb 1002 in Süditalien. Seine Eingeweide wurden in zwei getrennten Behältnissen von seinen Gefolgsleuten ins Reich zurückgebracht und in St. Afra in Augsburg bestattet (s. Kap. 10.1).

Die ersten Berichte über eine gesonderte Beisetzung des Herzens vermischen Sage und Realität, beweisen aber, dass dem frühen Mittelalter die Vorstellung einer Trennung des Herzens vom Körper und seiner besonderen Behandlung nicht fremd war:

879 starb der Begründer des Hauses Flandern, Balduin I. Eisenarm (Bras de Fer, Ferreorum brachiorum), angeblich in der Abtei Saint-Bertin in Gent, wo er seine letzte Lebensphase als Mönch verbracht hatte. Dort sei er begraben worden. Sein Herz und seine Eingeweide seien nach Saint-Pierre-de-Gand (Gent)[80] gebracht worden, nach einer anderen Version in Saint-Bertin in Gent geblieben.[81]

In der *Chanson de Rolande* (um 1100, Oxforder Handschrift) lässt Karl der Große die Leichname seiner drei Paladine Roland, Olivier und Turpin, die die Nachhut seines Heeres auf dem Rückzug aus Spanien führten und im Tal von Roncesvalles fielen (historisches Datum 15. August 778), vor seinen eigenen Augen öffnen.[82] Er bettet die Herzen in ein Bahrtuch und lässt die sterblichen Reste der drei Edlen mit aromatischen Essenzen und Wein säubern, waschen und „in Säcken aus Hirschleder bergen". Das *Rolandslied* kündet von drei weißen Sarkophagen in der Klosterkirche

1.7. Frühe Berichte über die Teilung des Leichnams

in Blaye (Gironde), der Grabkirche des heiligen Romanus († 385) zu Füßen des Blaviensis castellum an der Heer- und Pilgerstraße[83] nach Spanien, wo die Leiber der drei Paladine ruhen sollen.[84] Eine lokale Sage berichtet, dass das Herz Rolands zu seiner Braut Hilda in ein Nonnenkloster auf einer Rheininsel gekommen sei.[85] Diese literarischen Zeugnisse beschreiben die im Dunkel der Geschichte verborgene Realität, d.h. bereits bei der Niederschrift des Epos müssen Herzbestattungen durchgeführt worden sein. Die genauen Begräbnisorte der Herzen blieben unklar, die zeitgenössischen bzw. später abgefassten Berichte waren widersprüchlich, die Herzen erhielten kein eigenes Monument, wohl auch kein dauerhaftes Gefäß.

Über 100 Jahre später, 994, erkrankte der Hl. Wolfgang von Regensburg, volksnaher Nothelfer, charismatischer Reformer, Zeitgenosse der Kaiser Otto III. und Heinrich II., auf einer Donaureise in die Ostgebiete seines Bistums an einem Fieber. Er ließ sich in die nahe Kapelle des Hl. Othmar zu Pupping bei Linz bringen, legte am Altar die Beichte ab und starb hier im Beisein der Dorfbevölkerung am 13. Oktober. Sein Herz und seine Eingeweide sollen hier beigesetzt worden sein, sein Leichnam wurde zurück nach Regensburg gebracht und dort in der Krypta der Klosterkirche von St. Emmeram bestattet.[86]

Hubert SCHRADE berichtet von der abenteuerlichen Überführung der sterblichen Reste des Normannenkönigs Robert Guiskard. Der verwegene Heerführer war auf einem Raubzug gegen Konstantinopel auf der Insel Kefalonia 1085 an der Pest gestorben.[87] Trotz gewaltiger Stürme, bei denen sogar das Schiff, das den Leichnam trug, sank, gelang es seinen Gefolgsleuten, den Leichnam nach Italien zu bringen. Den Körper vertrauten die Normannen der Abbazia della Trinità vor Venosa an,[88] das Herz kam in die Krypta des Domes von Otranto, den Roberts Sohn Bohemund um 1080 zu bauen begonnen hatte. Hier, an der östlichsten Spitze Italiens, sollte das Herz die ewige Präsenz des Abenteurers in seinem eroberten Reich dokumentieren; eines Mannes, der trotz seiner Tollkühnheit und Grausamkeit von der Überzeugung geprägt war, im Auftrag Gottes zu kämpfen. Sein Zeitgenosse, der Geschichtsschreiber Wilhelm von Apulien, berichtet in seinen *Gesta Roberti Wiscardi*:

>Iamque rates fuerant secus Appula litora ductae,
>Tempestas tumidum quatit intolerabilis aequor.
>Naufragium passi quam plures sunt ibi nautae;
>Pars hominum cum classe poerit, fractaeque procellis,
>Qua fuerat corpus transvectum nobile navi,
>In mare delapsum non absque labore cadaver
>Extrahitur. Foetor ne prodeat inde nocivus,
>Viscera corque ducis subhumari iussit Idronti
>Praedita consiliis semper prudentibus uxor,
>Et multo reliquum condivit aromate corpus,
>Hinc deportari Venusinam fecit ad urbem,
>Qua fuerant fratrum constructa sepulchra priorum.

1. Ursprung und Geschichte der getrennten Bestattung

Hos prope cum magno dux est subhumatus honore.
Urbs Venusina nitet tantis decorata sepulchris.[89]

Diese Zeilen stehen am Ende des fünfbändigen Epos, das zwischen 1088 und 1111 entstand,[90] und dürften historische Ereignisse schildern. Sie sind darüber hinaus bemerkenswert, weil sie einen frühen Hinweis auf Motiv und Form der Eingeweideentnahme enthalten.

Roberts Landsmann Wilhelm der Eroberer († 9.9.1087 in Rouen), der Sieger über Graf Harald bei Hastings 1066, Stifter der englisch-normannischen Dynastie, ließ seinen Leib in Saint-Étienne in Caen zur Ruhe betten, sein Herz in der Kathedrale von Rouen und seine Eingeweide in der Kirche zu Chalus.[91] Die diesbezüglichen Quellen sind allerdings unsicher.

1.8 Dokumentierte Herzbestattungen im Hochmittelalter

Während beim ersten Salierkaiser Konrad II. († 1039), dessen Herz und Eingeweide im Boden des Sankt-Martin-Domes von Utrecht ruhen (s. Kap. 10.1), noch ein entsprechender Wunsch des Verstorbenen zweifelhaft ist, gilt dies nicht für seinen Sohn Heinrich III., dessen Herzgrab das erste noch vorhandene in der Geschichte dieser Begräbnisform überhaupt ist.

Dieser hatte erstmals bewusst testamentarisch die Bestattung seines Herzens an seinem Lieblingsort verfügt, um dem sächsischen Goslar imperiale Bedeutung zu verleihen, sowie als Ausdruck seiner väterlichen Liebe zu seiner schon verstorbenen Tochter Mathilde (s. Kap. 10.1).

Die nächsten Berichte über getrennte Bestattungen geteilter Leichname, z.B. von Robert Guiskard in Italien, Robert d'Arbrissel in Frankreich, Heinrich IV. in Belgien, Heinrich V. in Holland, einer größeren Zahl englischer Kreuzfahrer und geistlicher Fürsten (s. in den jeweiligen Kapiteln), sind bis ins 12. Jahrhundert entweder Eingeweideentnahmen – bei denen manchmal unklar bleibt, ob sie als Funeralzeremonie gedacht waren, insbesondere ob das Herz besonders gewürdigt wurde –, oder sie sind historisch unsicher, jedenfalls die Gräber als solche nicht mehr vorhanden, und die Aufzeichnungen stammen aus späteren Jahrhunderten.

1190 starb Ludwig III., der Milde, Landgraf von Thüringen, auf der Rückkehr vom Dritten Kreuzzug auf Zypern. Von seiner Leiche heißt es: „Der bruder sin gebeine von dem fleische reine / Er luteret un machte ez in in ein shones chofselin / Er pulverte daz hertze sin."[92] Die Eingeweide seien in Zypern an nicht mehr bekannter Stelle bestattet worden. Das Kästchen mit dem Herzen sollen seine Mannen mit den übrigen sterblichen Überresten nach Hause gebracht haben.[93] Zumindest die Letzteren kamen ins Kloster Reinhardsbrunn, die Grabplatte später nach St. Georg in Eisenach.

Eine ähnliche Behandlung erfuhr Friedrich Barbarossas Körper nach seinem Tod im Flusse Saleph am 10. Juni 1190. Ein Teil der Eingeweide blieb in Tarsus, ein anderer kam nach Antiochia, die Gebeine wurden in Tyrus, vielleicht in Antiochia

1.8. Dokumentierte Herzbestattungen im Hochmittelalter

bestattet, sie erreichten nicht Jerusalem, die Stadt der Verheißung, wie es der Kaiser sich sehnlichst gewünscht hatte (s. Kap. 10.1).

An der Wende zum 13. Jahrhundert erfolgte dann eine der am häufigsten zitierten, von zeitgenössischen Chronisten mehrfach beschriebenen Herzbestattungen, die auch unzweifelhaft eine hohe Suggestionswirkung auf Zeitgenossen und nachfolgende Generationen hatte: jene von Richard Löwenherz in der Kathedrale von Rouen (s. Kap. 8).

Die nun folgenden Jahrhunderte des ausgehenden Mittelalters bis zur Renaissance brachten einen ersten Höhepunkt der gesonderten Bestattung des Herzens, auch wenn die Totengräber, die Chirurgen oder Angehörigen bzw. Gefolgsleute ein Sakrileg begingen, wenn sie das Herz entnahmen.

Bestimmt war diese erste Periode durch den Reliquienkult, der so seltsam mit dem kirchlichen Gebot der Erhaltung der Einheit des Körpers kontrastierte, und durch die Kreuzzüge (s. Kap. 8.3).

Die drei Kernländer der Herzbestattung, vornehmlich Frankreich, dann England und das Heilige Römische Reich deutscher Nation, dominierten auch die Kreuzzugsbewegung.[94]

In einem weiteren mitteleuropäischen Land, dem Königreich Polen, fanden nach dessen später Christianisierung und der Herzbestattung des ersten katholisch getauften Königs Władysław II. († 1434) bis ins 20. Jahrhundert weit über 100 solcher Bestattungen weltlicher und geistlicher Prominenter statt, meist im Land selber, daneben in den angrenzenden, vorübergehend zu diesem Reich gehörenden Ländern und in anderen europäischen Staaten.[95]

In den Mittelmeeranrainerländern war die Körperteilung nach dem Tode mit getrennter Bestattung ein eher selten praktiziertes Ritual. Katherine PARK versucht dies mit der gegenüber Italien unterschiedlichen Auffassung der oben genannten, in Mittel- und Westeuropa liegenden Kernländer zum Verbleib der Seele im Leichnam im späten Mittelalter und der frühen Neuzeit zu erklären: In Italien sah man den physischen Tod als schnelle und radikale Trennung von Körper und Seele, den Leichnam somit als „inaktiv", seelenlos, wohingegen die Mitteleuropäer ihn als langsamen, progredienten, unaufhaltsamem Verfall des Körpers mit Reduktion auf das Skelett begriffen und den Körper in dieser Phase, für die sie ein Jahr ansetzten, als „aktiv", eingeschränkt noch mit einem Lebensrest behaftet, betrachteten. Während in Italien Ende des 13. Jahrhunderts die Sektion eingeführt wurde, gab es dort keine Mehrfachteilung des Leichnams.[96] Möglicherweise hat auch das päpstliche Verbot der Teilung des Leichnams zu diesem geographischen Unterschied beigetragen.

Außerdem fehlte in Italien mit seinen Stadtstaaten, seiner Zugehörigkeit zu Byzanz im frühen Mittelalter, das zentrale dynastische Vorbild. Hier wurde allerdings eine größere Zahl von Adligen und Geistlichen begraben, die auf der Durchreise starben oder in diesem Land lebten und wirkten.

Ähnliches wie für Italien galt für die Balkanländer.

Griechenland war ein Teil des Byzantinischen, später des Osmanischen Reiches, wo der Herzmythos keine überragende Bedeutung hatte.

1. Ursprung und Geschichte der getrennten Bestattung

Auf der Pyrenäenhalbinsel stand der Kampf gegen die Mauren auf eigenem Territorium im Vordergrund, Anlass und Art dieser Kreuzzugsbewegung waren anders als im Heiligen Land.

1.9 Die Bulle *Detestandae feritatis abusum* Bonifaz' VIII. – Spätmittelalter, Gotik und Renaissance

Die Teilung des Leichnams, die Entnahme und Bestattung von Herz und Eingeweiden wurde im Hochmittelalter von Kirchenlehrern kontrovers diskutiert.[97]

Papst Bonifaz VIII. versuchte in einer Bulle[98] am 27. September 1299 „vom Vorsatz frommer Absicht geleitet, [...] kraft unserer Würde, den Missbrauch der verabscheuungswürdigen Unsitte, den manche Gläubige aufgrund jener grässlichen Gewohnheit gedankenlos begehen" (*detestandae feritatis abusum*) zu bannen, „damit nicht dieser äußerste Wahnsinn einer zu Lebzeiten befohlenen Unsitte den menschlichen Körper zerstöre, Auge und Ohr der Gläubigen mit Schrecken erfülle".[99]

Um seinem Bann Nachdruck zu verleihen, wiederholte er ihn am 18. Februar 1300 und sprach auch die Sünder wider die Unteilbarkeit des Leibes an, über deren Ansichten und die daraus resultierenden Entscheidungen zugunsten einer „dilaceratio corporis" seit Jahrzehnten eine theologische Debatte geführt wurde: „Vorwiegend sind es nämlich Gläubige, die sich jener verwerflichen Gewohnheit befleißigen, die von Adel oder mit einem besonderen Amt ausgestattet sind", also seine hochwürdigen Kleriker.[100]

Der Papst drohte Zuwiderhandelnden mit dem Bann, die Zahl der Herzbestattungen ging im 14. und 15. Jahrhundert deutlich zurück (s. Tab. 15.1, S. 719), blieb aber auf niedrigerem Niveau konstant.

Im Formelbuch der Päpste von Avignon ist zu lesen: „[...] ut post ejus obitum corpus suum possit in duas partes dividi et duobus locis sepeliri."[101]

In Kenntnis des päpstlichen Verbotes bat der französische König Philipp IV. vorsorglich für sich und seine Frau Johanna (s. Kap. 8) in Sorge um ihre Herzen um eine Ausnahmegenehmigung und erhielt die päpstliche Indulgenz vom Nachfolger:

> Ut postquam fueris rebus humanis exempta corpus tuum exenterari et in duas partes dividi, sic quod partes ipse divise in duobus locis sepulture ecclesiastice tradi valeant licite et impune felicis recordationis Bonifacii VIII. predecessoris nostri et aliis constitutionibus contrariis nequaquam obstantibus devotioni tue auctoritate indulgemus.[102]

Zu dieser Zeit hatten schon Richard Löwenherz und seine Brüder aus dem Hause Anjou ihre Leichname zerteilen lassen, ebenso deutsche Kaiser, Guiskards Herz ruhte bereits im Dom von Otranto, viele Kreuzfahrerherzen waren in die Heimat zurückgebracht worden. Die ersten Sektionen sollen dann von Henri de Mondeville, vielleicht auch von Mondino de Luzzi in Bologna durchgeführt worden sein, und zwar in den Jahren 1315 und 1316.[103] Ein Jahrhundert später förderten die Päpste

1.9. Die Bulle „Detestandae feritatis abusum" Bonifaz' VIII.

Sixtus IV. (1404–1484) und Clemens VII. (1478–1534) das Studium der Medizin und empfahlen sogar Sektionen.[104]

Nun fielen endgültig auch die Barrieren gegen die Entnahme der Eingeweide, SCHRADE weist auf ein großartiges Beispiel einer Herzentnahme bzw. einer Sektion in der Kunst hin, auf die Reliefs, die Donatello in den Jahren 1445–1448 für den Hochaltar der Wallfahrtskirche des heiligen Antonius, den Santo in Padua, schuf.[105] Eine der Bronzetafeln stellt die Legende dar, in welcher der Heilige anlässlich des Todes eines geizigen Reichen die Leichenpredigt hält. Er bezieht sich auf das Evangelistenwort „Verkaufet, was ihr habt, und gebt Almosen. Machet euch Säckel, die nicht veralten, einen Schatz, der nimmer abnimmt im Himmel [...]. Denn wo euer Schatz ist, da wird auch euer Herz sein" (Lk 12,33f.; Mt 6,20f.).

Antonius kündigt an, dass das Herz des verstorbenen Geizhalses sich nicht mehr in der Brust, sondern in seiner Geldkiste befände, man solle nur beide öffnen. In der bewegten Szene scharen sich die Neugierigen um die aufgebahrte Leiche, deren Brust der Chirurg bereits geöffnet hat, ohne das Herz zu finden. Neben ihm steht der Heilige inmitten seiner Anhänger und weist auf den Toten. Links stehen vor der geöffneten Schatztruhe Männer, die das Herz hier gefunden haben. SCHRADE meint, dass keine andere Darstellung den Titelholzschnitt des Stephan von Kalkar zu Vesals *De humani corporis fabrica* aus dem Jahre 1543 so vorwegnehme, wie es das Relief Donatellos tut. Der Künstler war mit den Sektionen in der berühmten Anatomie der zweitältesten italienischen Universität Padua sicher wohlvertraut. Allerdings hat er einen der Irrtümer der damaligen – noch von der Antike geprägten – Anatomie übernommen und ein sogenanntes Trachealherz, also ein Herz, in das die Luftröhre mündet, abgebildet.[106]

Das erwähnte Matthäuswort „Ubi thesaurus, ibi cor" wurde später häufig auf den Inschriften der Kardiotaphe verwendet, um das Motiv des ewigen Verbleibs des Herzens bzw. der Seele an einem Ort, der dem Verstorbenen zu Lebzeiten besonders lieb war, eben „am Herzen lag", zu betonen.

Auch Kirchenfürsten mussten nun nicht mehr die posthume Verurteilung durch die Mutter Kirche befürchten. Ein berühmter Glaubensmann verfügte in seinem Testament fünf Tage vor seinem Tod, dass sein Herz dorthin zurückgebracht würde, wo er geboren war: Nikolaus von Kues verstarb am 11. August 1464 in Todi in Umbrien. Den Körper ließ Pius II. in Nikolaus' Titular-Kirche San Pietro in Vincoli nach Rom zurückbringen, das Herz kam nach Norden, in Nikolaus' Heimatstadt, und wurde im Altarraum der dortigen Hospitalkapelle beigesetzt (s. Kap. 13.2.10).

Was die erste Periode der Herzbestattung betrifft, so ist es kein Zufall, dass die drei großen Nationen, deren Eliten einen solchen Funeralritus durchführen ließen, stabile und mächtige katholische Monarchien waren. Das Begräbniszeremoniell war Ausdruck der Macht des Verstorbenen und sollte darüber hinaus den Machtanspruch seiner Dynastie dokumentieren.

Die englischen Königsbegräbnisse waren schon seit dem 12., die französischen seit dem 14. Jahrhundert durch einen umfangreichen und konstanten Kult um den Verstorbenen geprägt: Einbalsamierung und mehrtägige bis mehrwöchige Aufbahrung und Verehrung der Leiche, Anfertigung einer *effigies*, eines hölzernen oder

1. Ursprung und Geschichte der getrennten Bestattung

wächsernen Ebenbildes des Verstorbenen als Äquivalent des Corpus für Aufbahrung und Leichenzug.[107] Die Königsbegräbnisse im Heiligen Römischen Reich des Spätmittelalters bis Mitte des 14. Jahrhunderts mussten hingegen meist in Ausnahmesituationen, z.B. beim Tod in der Fremde usw., und mit eher geringem Aufwand durchgeführt werden. Erst mit Karl IV. († 1378) vergrößerte und verfestigte sich das Zeremoniell und bekam rituelle Züge. Daher sind Herzbestattungen als Teil des gesamten Begräbniszeremoniells im 12. und 13. Jahrhundert in England und Frankreich häufiger (s. Tab. 15.1, S. 719), im Heiligen Römischen Reich eher seltener (s. Kap. 10.1).

Der auffallende statistische Gipfel im 13. Jahrhundert (s. Tab. 15.1, S. 719) ist durch die englischen Herzbestattungen und diese wiederum durch die Suggestionskraft der Herzbestattung von Löwenherz und der rückgeführten Kreuzfahrerherzen bedingt.

In der einschlägigen Literatur werden die Zeremonien beim Begräbnis des Herzens häufig nicht oder nur kurz erwähnt: Die eigentliche, institutionalisierte Machtdemonstration, die in dem zentralen Satz „Le roi ne meurt jamais" gipfelte (s. S. 8), geschah beim Corpusbegräbnis; die intimere, in kleinerem Personenkreis, ohne große Teilnahme der Untertanen stattfindende Herzbestattung war eher das persönliche, metaphysisch geprägte Anliegen des Verstorbenen, ein familiäres Ritual. Sie hatte meist nicht die juristisch-monarchische, hegemoniale Bedeutung der Ersteren.

In der Neuzeit, besonders im Barock, wurden insbesondere bei den dynastischen Herzbegräbnissen – z.B. der Habsburger und der Wittelsbacher, oder bei geistlichen Fürsten – doch zeremonielle, z.T. pompöse Prozessionen und Beisetzungsfeierlichkeiten üblich. In dieser Periode bekommen manchmal Eingeweidegräber durchaus eine den Herzgräbern entsprechende Bedeutung, auch, was Gestaltung und Inschrift betrifft.

Bei der Wahl des Bestattungsortes wurden im ausgehenden Mittelalter die Mendikantenorden bevorzugt.[108] Diese stritten sich oft um die fürstliche Reliquie, weil damit Spendenfluss und Ansehen stiegen. So spottet die Chronik von St. Albans, Hertfordshire, über die Londoner Franziskanermönche, die um das Herz der Eleonore von der Provence baten, sie seien so gierig auf die Überreste von hochstehenden Verstorbenen wie Hunde, die auf ihren Bissen vom Kadaver warteten: „[...] aliquid de corporibus quorumcumque potentium morientium sibimet vendicabant, more canum cadaveribus assistentium, ubi quisque suam particulam avide consumendam expectat."[109] Beim testamentarischen Wunsch einer Mehrfachbestattung spielte damals nicht zuletzt auch die Überzeugung eine Rolle, dass die Fürbitten der Armen eher erhört würden als jene der Reichen und Fürsten.[110]

Im Barock, in der Gegenreformation wurden die wohlhabenden und einflussreicheren Klöster, z.B. die der Jesuiten, berücksichtigt.

18

1.10 Barock und Gegenreformation

Das Zeitalter des Barock – insbesondere die Gegenreformation – sah die größte Zahl von Herzbestattungen (s. Kap. 15, Tab. 15.1), vor allem in den katholischen Ländern Europas im Zusammenhang mit der Verehrung der Gottesmutter und des Herzens Jesu.

Die Motivation für die Beisetzung des Herzens an einem bestimmten Ort hatte sich inzwischen geändert; insbesondere war der praktische Zweck der besseren Konservierbarkeit der Leiche durch die Eviszeration in den Hintergrund getreten. Parallel zur Herz-Jesu-Verehrung der Gegenreformation stand jetzt die überragende metaphysische Einschätzung des wichtigsten Körperorgans[111] im Vordergrund, befördert durch die Erkenntnisse der Medizin, aber auch abgeleitet aus der Philosophie Platons und Aristoteles', der Stoa, aus der Behandlung des Herzmythos im Alten und Neuen Testament, in der mittelalterlichen Mystik und generell in der antiken griechisch-römischen Literatur.

Große Dynastien, zunächst die französischen Kapetinger, die englischen Plantagenets, später in der Ars moriendi des Barock auch die Habsburger in Österreich und die Wittelsbacher in Bayern „verlobten" ihr Herz einer kirchlichen Stätte, im Barock besonders der Gottesmutter Maria.[112] Die Habsburger und die Wittelsbacher wählten etwa zur gleichen Zeit das gleiche Gnadenbild, eine „Schwarze Madonna" in Wien (s. Kap. 10.3.10) und Altötting (s. Kap. 10.2.4). Vorbild war zumindest in Wien die Madonna von Loreto, bei der keine Herzbestattungen stattfanden. Der Reisende Johann Georg KEYSSLER[113] berichtet aber im 18. Jahrhundert, dass bei der Casa Santa[114] ein Gemälde hing, das einen dalmatinischen Priester zeigte, der sein Herz und seine Eingeweide der Muttergottes darbietet. Im 16. Jahrhundert habe dieser fromme Mann den Aufforderungen der Türken widerstanden, seinem Glauben abzuschwören. Die wütenden Peiniger hätten ihm dann, während er laut eine Wallfahrt zur wundertätigen Jungfrau von Loreto gelobt habe, Herz und Eingeweide aus dem Leib gerissen, sie ihm in die Hände gelegt und ihn ermahnt, sein Gelübde auch zu erfüllen.

> Der halbtote Märtyrer begiebt sich mit seinem ausgenommenen Herzen und Eingeweide auf den weiten Weg (aus der Türkey), und gelanget endlich nach Verfließung vieler Tage zu Loreto an, woselbst er seine ledige Brust und den leeren Leib nebst den herausgenommenen Theilen, die er auf den Händen vor sich hertrug, zeiget, den Verlauf des ganzen Handels erzählt, und endlich nach abgelegter Beichte und empfangenem h. Abendmahle seinen Geist aufgibt.

Der Jesuit Tursellinus fügt in seiner *Historia lauretana* (lib. II, c. 18) hinzu, man habe diese Eingeweide lange Zeit als ein Andenken in der Kirche aufgehängt gehabt,

> und als sie sich endlich verzehrt, andere aus Holze nachgemachte an ihre Stelle gebracht, welche der Pabst Paulus der dritte wegnehmen lassen, weil das gemeine Volk anfing diesen Eingeweiden fast mehr Ehre als der h. Maria selbst zu erweisen.[115]

Diese Verquickung von Reliquienkult und lauretanischer Marienverehrung, die andernorts zur Verbringung von Fürstenherzen zur Loreto-Madonna führte, war

1. Ursprung und Geschichte der getrennten Bestattung

also auch am Ursprungsort dieses Kultes bekannt und präsent. Der Hofstaat der Souveräne, ihre Vasallen und die oft mit großer weltlicher Macht ausgestatteten Kirchenfürsten, Fürstbischöfe und Äbte, ahmten das Beispiel ihrer Herrscherhäuser nach. Die Kunstgeschichte verdankt dieser Prozedur viele Denkmäler von hohem Rang. Mehr und mehr Herzmonumente waren von exquisiter skulpturaler und architektonischer Qualität, wurden von berühmten Künstlern der Epoche erstellt.

Die Kirchenfürsten hatten an einer marianischen Verlobung naturgemäß besonderes Interesse. Groß ist die Zahl der Äbte und Bischöfe, die ihr Herz zur Madonna oder in ihre Heimatkirche bringen ließen, wie etwa der Abt August Müller (1751–1768) des Zisterzienserklosters St. Urban bei Solothurn in der Schweiz. Er verstarb auf der Rückreise vom Mutterkloster Cîteaux in Paris. Seine Mitbrüder bestatteten seinen Leib im Collège des Bernardins in Paris und brachten das Herz ins Kloster zurück (s. Kap. 13.5). Hier liegt es unter einer bronzenen Grabplatte. Sein Amtsbruder, der Fürstabt Plazidus Zurlauben, hatte schon 45 Jahre früher, 1723, im Kloster so für sein Herz Sorge getragen.[116]

1.11 Aufklärung und Romantik, außereuropäische Herzgräber

Die Französische Revolution und das Zeitalter der Aufklärung nahmen dem Herzen mitnichten seine mystische Bedeutung. Die Jakobiner, die die Gräber und Herzdenkmäler ihrer verhassten Unterdrücker schändeten und deren Sitten und Gebräuche verachteten, sorgten für das Herz Marats und später für jenes des ersten Grenadiers Frankreichs, Théophile de la Tour d'Auvergne.

Die Herzverehrung der nicht konfessionsgebundenen Romantiker veranlasste nun auch Wissenschaftler, bürgerliche Emporkömmlinge, Politiker, Dichter und Künstler, für ihr Herz post mortem einen besonderen Platz vorzusehen.

Der preußische Staatsmann Karl August Fürst von Hardenberg war ein direkter Verwandter des romantischen Dichters Novalis. Wegen seiner Verdienste um den preußischen Staat in den Fürstenstand erhoben, bekam er die Standesherrschaft Neuhardenberg verliehen. Er verstarb auf einer Reise durch Norditalien in Genua am 26. November 1822. Zu Lebzeiten hatte er bestimmt, dass sein Herz in der von Schinkel erbauten Kirche verwahrt würde (s. Kap. 10.4). Das konservierte Organ wird als Trockenpräparat in einer Nische hinter dem Altar gezeigt.

Hardenbergs Gartenarchitekt Fürst Pückler-Muskau († 1871), der an der Anlage des Schlossparkes von Neuhardenberg mitgewirkt hatte, hat sich möglicherweise das Beispiel seines Auftraggebers zu Herzen genommen, als er sein eigenes Herz nach seinem Tod in seinem Park in Branitz in einer aus Erde aufgetürmten, von Gras bedeckten Pyramide bestatten ließ (s. Kap. 10.4).

Ein „Romantiker auf dem Thron", Preuße wie Hardenberg, König Friedrich Wilhelm IV. († 1861), ahmte auch des Letzteren Vorbild nach. Der Sohn der legendären Königin Luise zählte ebenfalls Schinkel zu seinen Freunden, und ein Romantiker, Friedrich de la Motte Fouqué, war sein Lieblingsdichter. Friedrich Wilhelms IV. Herz fand seine letzte Ruhe zu Füßen seiner Eltern Friedrich Wilhelm III. und

1.12. 20. und 21. Jahrhundert

Königin Luise im Mausoleum von Schloss Charlottenburg, Berlin, sein Leib in der Friedenskirche in Potsdam (s. a. S. 377).

Auch berühmte Künstler des 19. Jahrhunderts ließen sich vom Zeitgeschmack leiten. Der neben Thorvaldsen größte Bildhauer des Klassizismus, Antonio Canova (†1822), war bereits in jungen Jahren ein hochberühmter Mann. Mitglied der französischen Akademie der Künste, vom Papst zum Marquis von Ischia ernannt, verbrachte er die letzten Lebensjahre in inniger Eintracht bei seinem Bruder, dem Hellenisten Abbé Canova im Frari-Kloster in Venedig. Dort ruht auch sein Herz in einer klassizistischen Pyramide aus weißem Carraramarmor. Den Entwurf hatte Canova selbst für Tizian, der in der gleichen Basilika bestattet ist, vorgesehen. Canovas Schüler schufen das Projekt zunächst als Denkmal für Maria Christina von Österreich, die schließlich in der Augustinerkirche in Wien, der kaiserlichen Hofpfarrkirche, bestattet wurde. Als dann der Meister am 13. August 1822 das Zeitliche segnete, fand sein Herz hinter dem Eingang der Pyramide seine letzte Ruhe (s. Kap. 11.4).

Der Geschichtsprofessor und Rhein-Romantiker Niklas Vogt (†1836) ließ Herz und Hirn in einen Rheinfelsen einmauern (s. Kap. 10.4). Ein ähnlicher Anlass bestand für den Balladenkomponisten Carl Loewe († 1869) (s. Kap. 10.4), sein Herz in goldener Kapsel in der Höhlung der großen C-Flöte seiner Orgel in St. Jacobi in Stettin (Szczecin) einschließen zu lassen, wo er zuletzt Musikdirektor war.

Außergewöhnlich ist auch die Herzurne des belgisch-französischen Opernkomponisten André-Ernest-Modeste Grétry präsentiert, für alle sichtbar in einer vergitterten Nische im Sockel seines monumentalen Denkmals vor der Oper von Liège (s. Kap. 11.6).

Das 19. Jahrhundert interessierte sich auch für den Inhalt der Herzkapseln. So wurden beispielsweise die Behältnisse Heinrichs III. in Goslar und Karls V. in Rouen geöffnet und die amorphen Reste sogar chemisch analysiert.[117] Im 20. und 21. Jahrhundert kamen dann komplexe paläopathologische Untersuchungsmethoden mit molekularen und genetischen Techniken zum Einsatz (s. Kap. 6).

Für ein von der Alten Welt inspiriertes getrenntes Begräbnis des Herzens gibt es in den anderen Erdteilen, so auch auf dem amerikanischen Kontinent, wenig Beispiele (s. Kap. 12). In anderen Religionen existiert diese Funeralpraxis nicht.

Vereinzelte Herzbestattungen in Afrika, Südamerika und im Buddhismus sind wohl durch europäische Vorbilder inspiriert bzw. betreffen Europäer, die dort gelebt haben (s. Kap. 12).

1.12 20. und 21. Jahrhundert

Bis in die Gegenwart bestimmten Zelebritäten und Traditionalisten für ihr Herz den Platz ihrer Sehnsucht:

Das Herz Pierre de Coubertins, des Begründers der modernen Olympischen Spiele, wurde nach seinem Tod 1937 in eine neoklassische Stele in den Heiligen Hain

1. Ursprung und Geschichte der getrennten Bestattung

von Olympia gebracht, die Wittelsbacher ließen ihre Herzen bis 1954 in Altötting bestatten. Und auch ihre kaiserlichen Verwandten, die Habsburger, hielten bis ins 20. Jahrhundert an diesem Brauch fest bzw. nahmen ihn wieder auf, nachdem Franz Joseph I. sich dazu nicht hatte entschließen können. Sein Nachfolger, Karl I., dankte nach dem Zusammenbruch der Donaumonarchie am Ende des Ersten Weltkriegs am 11. November 1918 ab und wurde von den Siegermächten gezwungen, ins Exil nach Madeira zu gehen. Hier starb er am 1. April 1922, 35 Jahre alt, an einer Grippe. Da man ihn in Anlehnung an das habsburgische Bestattungszeremoniell fünf Tage lang in Uniform aufbahren wollte, wurde eine Konservierung durch Injektionen versucht; in der dritten Nacht wurde das Gefäß mit dem entnommenen Herzen neben den Leichnam gestellt. Unter großer Anteilnahme der Bevölkerung wurde er dann in der einfachen Wallfahrtskirche „Nossa Senhora do Monte" begraben, die er zu Lebzeiten gerne besucht hatte.[118] In der Kaisergruft in Wien erinnert lediglich ein Denkmal in lateinischer Schrift an ihn.[119]

Die „Gebetsliga für den Weltfrieden" betrieb die Seligsprechung des „Dieners Gottes aus dem Hause Österreichs". Am 1. April 1972 fand deshalb eine kirchlich vorgeschriebene Öffnung seines Sarges statt.[120] 2004 wurde das Verfahren zum Abschluss gebracht.

Karls kristallene Herzurne begleitete die Familie auf allen Stationen ihres Exils von Madeira nach Spanien und Belgien, dann auf der Flucht vor den Nationalsozialisten nach Frankreich, Portugal, Spanien, in die USA, nach Kanada und Luxemburg. 1971 fand das Herz in einem Silbergefäß mit dem Chronogramm „CAROLI AUSTRIAE IMPERATORIS AC HUNGARIAE REGIS COR IN DEO QUIESCAT"[121] endlich in der Kaisergruft in Muri bei Zürich seine letzte Ruhe. Damit schloss sich nach 28 Generationen ein Kreis: Der Stammvater der Habsburger, Radbot, hatte das Kloster 1027 gegründet und zum Hauskloster des Geschlechtes bestimmt.

Die Gattin Karls I., Kaiserin Zita, überlebte ihn um fast 70 Jahre. Eheliche Treue, aber auch dynastisches Traditionsbewusstsein und Stolz bestimmten ihren Wunsch, das Herz ihres Gatten immer bei sich zu haben. In letzter Konsequenz wünschte sie, dass ihr Herz neben dem ihres Gatten ruhen sollte, wie das der Kurfürstin Amalie vereint mit dem ihres Gatten Karl Albrecht in Altötting.

Zita verstarb am 14. März 1989 im Johannesstift in Zizers/Schweiz im Alter von 97 Jahren (*9. Mai 1892). Die Sektion und Einbalsamierung erfolgte im Kantonsspital in Chur, die sterblichen Überreste wurden dann nach Wien gebracht, nachdem die Republik Österreich das Verbot aufgehoben hatte, das Habsburgern die Heimkehr in ihr Stammland untersagte. Der Leichnam der letzten Kaiserin wurde unter großer Anteilnahme der Bevölkerung im Stephansdom aufgebahrt und am 8. Mai 1991 in die Kapuzinergruft in den Gedenkraum für ihren Gatten verbracht.[122]

Das Herz war auf ihren Wunsch bereits am 17. Dezember 1989 in einem Silbergefäß mit dem ihres Gatten in der Loretokapelle im Kreuzgang des Klosters Muri in der sogenannten Kaisergruft, die so schlicht gestaltet ist wie die Loretoherzgruft in Wien, vereint worden (s. Abb. 76, S. 753; s. a. Kap. 11.5). Eine einfache Marmorplatte hinter einem Gitter trägt die Aufschrift:

1.12. 20. und 21. Jahrhundert

†
CAROLUS I.
D. G. AUSTR. IMPERATOR
HUNG. AP. REX H. NOM. V.
BOH. DALM. CRO. ETC. REX
MDCCCLXXXVII–MCMXXII

ZITA
FIDELISSIMA EIUS UXOR
MDCCCXCII–MCMLXXXIX[123]

Weitere Kupferplatten decken die Särge anderer Familienmitglieder und einer mit der Familie befreundeten Gräfin.[124]

Dynastischer Stolz und demonstratives Traditionsbewusstsein haben wohl ihren Sohn Otto von Habsburg, den letzten österreichischen Kronprinzen,[125] veranlasst, als wahrscheinlich letzter Mensch dieses bizarre und doch nachvollziehbare fürstliche Privileg noch einmal Wirklichkeit werden zu lassen: Er verfügte, dass sein Herz nach seinem Tod (4. Juli 2011) in jenes Land gebracht werde, dessen Kronprinz er bis 1921 war, nach Ungarn, in das Benediktinerkloster von Pannonhalma, wo er mehrere Jahre zur Schule gegangen war. Seine Ehefrau Regina von Sachsen-Meiningen († 3. Februar 2010) wollte, dass ihr Herz bei ihrer Familie, in der Gruft der thüringischen Veste Heldburg, wo sie aufgewachsen war, bleibe. Die Corpora des Paares wurden unter großer Anteilnahme der Öffentlichkeit und intensiver weltweiter medialer Aufmerksamkeit in der Kapuzinergruft in Wien, der Grablege des Hauses Habsburg, beigesetzt. Es ist anzunehmen, dass mit diesen beiden Herzbestattungen diese tausendjährige Begräbnissitte ein Ende gefunden hat.

Ottos Herzbestattung und weitere Ereignisse dieser Art im ausgehenden 20. Jahrhundert und die damit verbundene Reaktion der Öffentlichkeit zeigen in besonders nachdrücklicher Weise die Aura, die dieses Organ auch im Bewusstsein des modernen Menschen umgibt:

1977 wurde ein Gefäß mit dem Herzen des orthodoxen Kirchenfürsten und ersten Präsidenten der Republik Zypern, des Erzbischofs Makarios III., im Schlafzimmer seiner Residenz, dem Erzbischofspalast in Nikosia, aufgestellt. Der derzeitige Erzbischof möchte die Urne in einen Friedhof umbetten lassen, was in der zypriotischen Öffentlichkeit kontrovers diskutiert wird (s. Kap. 11.3).[126]

Das polnische Volk wollte unmittelbar nach dem Tod seines berühmten Landsmannes, des Papstes Johannes Paul II., am 2. April 2005, dessen Herz zurückhaben, um es mit anderen großen Polen auf dem Wawel in Krakau zu vereinen (s. Kap. 13.10).

Die Herzbestattung ist Thema in der Gegenwartsliteratur und im Kino, Herzurnen werden in Museen und Ausstellungen präsentiert und die letzten Begräbnisse dieser Art, die erneute Bestattung des gentechnisch identifizierten Herzens von Ludwig XVII. in Saint-Denis (s. Kap. 8.11), und die des Ehepaares von Habsburg, fanden weltweite Beachtung in den Medien. So sehr der moderne Mensch sich noch vom Herzen faszinieren lässt, so wenig kann er sich in einer schnelllebigen, von den Medien und den Leistungen der Technik und Naturwissenschaften, von schwindender Religiosität geprägten Zeit mit der Vorstellung abfinden, dass es, nach seinem Tod der Brust entnommen, an einem anderen Ort „weiterleben" soll.

Und dennoch leben manche Herzen Gestorbener in der Epoche unbegrenzter Möglichkeiten weiter, zumindest auf eine begrenzte Zeit: Die Herztransplantation ermöglicht, dass der Todgeweihte durch das Herz eines bereits Gestorbenen weiterleben kann.

Anmerkungen zu Kapitel 1

[1] Vgl. Albert WALZER: Das Herz im christlichen Glauben. In: DR. KARL THOMAE GMBH (Hrsg.). Bd. 1: Im Umkreis des Glaubens. Biberach an der Riß: Dr. Karl Thomae GmbH 1965, S. 107–110, hier S. 110.

[2] Vgl. Marcel REICH-RANICKI: Das Herz – Der Joker der Deutschen Dichtung. In: ders. (Hrsg.): Herz, Arzt und Literatur. Zürich: Ammann 1987.

[3] Literatur zur posthumen Teilung des Körpers und zu Mehrfachbegräbnissen z.B. Agostino PARAVICINI BAGLIANI: The corpse in the middle ages: The Problem of the division of the body. In: Peter LINEHAN/Janet L. NELSON (Hrsg.): The Medieval World. London: Routledge 2003, S. 327–341; Elizabeth A.R. BROWN: Death and the Human Body in the later Middle Ages: The Legislation of Boniface VIII on the Division of the Corpse. In: Viator Medieval and Renaissance Studies 12 (1981), S. 221–270; Armin DIETZ: Ewige Herzen. Kleine Kulturgeschichte der Herzbestattungen. München: MMV Medien & Medizinverlag 1998; Alain ERLANDE-BRANDENBURG: Le Roi est mort. Étude sur les funérailles, les sépultures et les tombeaux des rois de France jusqu'à la fin du XIIIe siècle. Bd. 7 (Bibliothèque de la Société française d'archéologie). Geneva: Arts et Métiers Graphiques 1975; Dietrich SCHÄFER: Mittelalterlicher Brauch bei der Überführung von Leichen. In: PREUSSISCHE AKADEMIE DER WISSENSCHAFTEN (Hrsg.): Sitzungsberichte der Preussischen Akademie der Wissenschaften zu Berlin (Mitteilung vom 11.3., Sitzung vom 20.5.1920). 1920, S. 478–498; Danielle WESTERHOF: Celebrating Fragmentation: The Presence of Aristocratic Body Parts in Monastic Houses in Twelfth- and Thirteenth-Century England. In: Jackie HALL/Christine KRATZKE (Hrsg.): Sepulturae Cistercienses (Citeaux Special Publications 14, Vol. 56). Forges-Chimay 2005, S. 27–45; Estella WEISS-KREJCI: Excarnation, Evisceration and Exhumation in Medieval and Post-Medieval Europe. In: J.E.B. GORDON/F.M. RAKITA (Hrsg.): Interacting with the Dead. Perspectives on Mortuary Archeology for the New Millennium. University Press of Florida 2005, S. 155–172 etc.

[4] Emily Sophia HARTSHORNE: Enshrined Hearts of Warriors and Illustrious People. London: Robert Hardwicke 1861. Das Werk erschien 1861 in einer limitierten Auflage von 250 Exemplaren bei Robert Hardwicke in London, die Subskribenten waren am Anfang des Buches mit Namen und Adresse aufgeführt.

[5] Vgl. E. A. BROWN: Death and the Human Body in the later Middle Ages; ERLANDE-BRANDENBURG: Le Roi est mort; Patrice GEORGES: Les Cœurs des Princes de Condé. In: Bulletin du musée Condé 6 (Dez. 2003), S. 21–30; D. SCHÄFER: Mittelalterlicher Brauch bei der Überführung von Leichen; WEISS-KREJCI: Excarnation, Evisceration and Exhumation.

[6] Vgl. Estella WEISS-KREJCI: Restless corpses: „secondary burial" in the Babenberg and Habsburg dynasties. In: Antiquity 75 (2001), S. 769–780, hier S. 771.

[7] Vgl. PARAVICINI BAGLIANI: The corpse in the middle ages; E. A. BROWN: Death and the Human Body in the later Middle Ages.

[8] Vgl. Armin DIETZ: Die Herzen unserer Ur-Ur-Ahnen. In: Cardio News 9 (2009), S. 29, S. 29.

[9] Vgl. Walter ARTELT: Die ältesten Nachrichten über die Sektion menschlicher Leichen im mittelalterlichen Abendland. In: Abhandlungen zur Geschichte der Medizin und der Naturwissenschaften 34 (1940), S. 1–27.

[10] Vgl. Anthony HARVEY/Richard MORTIMER: The Funeral Effigies of Westminster Abbey. Woodbridge: The Boydell Press 1994; Charles Angell BRADFORD: Heart Burial. London: Allen & Unwin 1933; GEORGES: Les Cœurs des Princes de Condé; E. A. BROWN: Death and the Human Body in the later Middle Ages.

Anmerkungen zu Kapitel 1

[11] Vgl. Ambroise PARÉ: Œuvres complètes d'Ambroise Paré. In: J.-F. MALGAIGNE (Hrsg.). Bd. 3. Paris: Baillière 1841, S. 478–479, zit. n. Ralph E. GIESEY: The Royal Funeral Ceremony in Renaissance France. Geneve: E. Droz 1960, S. 27.

[12] Vgl. WEISS-KREJCI: Restless corpses, S. 771; WESTERHOF: Celebrating Fragmentation, S. 15. Zur Auffassung bezüglich Leib und Seele nach dem Tod im christlichen Glauben des Mittelalters s. E. A. BROWN: Death and the Human Body in the later Middle Ages.

[13] Vgl. Danielle WESTERHOF: Death and the Noble Body in Medieval England. Woodbridge: Boydell Press 2008.

[14] Vgl. Peter AUFGEBAUER: Der tote König. Grablegen und Bestattungen mittelalterlicher Herrscher (10.–12. Jahrhundert). In: Geschichte in Wissenschaft und Unterricht 45 (1994), S. 680–693, hier S. 683.

[15] Vgl. Ernst BARGHEER: Eingeweide. Lebens- und Seelenkräfte des Leibesinneren im Deutschen Glauben und Brauch. Berlin, Leipzig: Walter de Gruyter & Co 1931, S. 8–13.

[16] Vgl. Alexandre BANDE: Les voyages des cœurs royaux en val de Loire (fin XIVe – début XVIe siècle). In: François MICHAUD-FRÉJAVILLE/Noëlle DAUPHIN/Jean-Pierre GUILHEMBET (Hrsg.): Entrer en ville. Rennes: Presses Universitaires 2006, S. 231–243; Alain BOUREAU: Le simple corps du roi. L'impossible sacralité des souverains français XVe–XVIIIe siècle. Paris: Les Editions de Paris 1988; E. A. BROWN: Death and the Human Body in the later Middle Ages; A. DIETZ: Ewige Herzen; Murielle GAUDE-FERRAGU: Le cœur „couronné". Tombeaux et funérailles de cœur en France à la fin du Moyen Age. In: Micrologus XI (Il cuore/The heart) (2003), S. 241–265; dies.: D'or et de cendres. La mort et les funérailles des princes dans le royaume de France au bas Moyen Âge. Villeneuve-d'Ascq: Presses Universitaires du Septentrion 2005; Jean NAGLE: La civilisation du cœur. Paris: Fayard 1998, S. 14.

[17] C. CALISSE: I prefetti di Vico. In: Archivio della società Romana di Storia Patria LVIII.10 (1887), S. 1–136, zit. n. PARAVICINI BAGLIANI: The corpse in the middle ages, hier S. 331.

[18] Vgl. Agostino Paravicini BAGLIANI: Démembrement et intégrité du corps au XIIIe siècle. In: Terrain 18 (1992), S. 26–32, hier S. 26.

[19] Vgl. Philippe CHARLIER: Evolution of embalming methodology in medieval and modern France. In: Medicina nei secoli 18.3 (2006), S. 777–797, hier S. 777.

[20] Vgl. ARTELT: Die ältesten Nachrichten über die Sektion menschlicher Leichen im mittelalterlichen Abendland, S. 12f.

[21] Vgl. CHARLIER: Evolution of embalming methodology in medieval and modern France.

[22] Vgl. Magdalena HAWLIK-VAN DE WATER: Der schöne Tod. Zeremonialstrukturen des Wiener Hofes bei Tod und Begräbnis zwischen 1640 und 1740. Wien, Freiburg, Basel: Herder 1989, S. 207.

[23] Auch Gertrud von Hohenberg.

[24] Vgl. Dominic OLARIU: Körper, die sie hatten – Leiber, die sie waren. Totenmaske und mittelalterliche Grabsklkultur. In: Hans BELTING/Dietmar KAMPER/Martin SCHULZ (Hrsg.): Quel corps? Eine Frage der Repräsentation. München: Fink 2002, S. 85–104.

[25] In: BRADFORD: Heart Burial, S. 24.

[26] Zit. n. ebd., S. 24.

[27] Literatur bei PARAVICINI BAGLIANI: The corpse in the middle ages; GEORGES: Les Cœurs des Princes de Condé; HAWLIK-VAN DE WATER: Der schöne Tod.

[28] Zit. n. C. REGNIER: The heart of the Kings of France: „cordial immortality". In: Medicographia 31.4 (2009), S. 430–439, S. 433.

[29] Vgl. Marcel FOSSEYEUX: Communication sur les ceremonies qui accompagnaient les translations de cœurs dans les monuments parisiens. In: Commission municipale du Vieux Paris 8 (1920), S. 233–239.

[30] Vgl. DIVISIONE DI PALEOPATOLOGIA DELL'UNIVERSITÀ DI PISA: Alcune Pubblicazioni Della Divisione di paleopatologia Dell'Università Di Pisa. URL: http://www.paleopatologia.it/articoli/aticolo.php?recordID=71 (besucht am 04.01.2017).

[31] Bei der Einbalsamierung der Leiche des Abtes Godefried Kröll von St. Peter, Salzburg, 1753 wurden folgende Substanzen bzw. Gewürze bzw. Kräuter verwendet: Myrrhe, Weihrauch, Aloe, Coloquintae, Gewürznägel, Storax, Veiglwurzen, Cinna momum, Muskat, Radix galanga, dann die wohlriechenden Kräuter Salvia, Betonica, Absynth, Rutha, Melissae, Mentha, Origanum, Serpillum, Flores camomillae Romanae, Lavendulae, Cheyri, Rosae rubrae, Tunicae oder Blätter von Gartennelken, Liliae convalles, Anthos, Flores tiliae, Flores ballanstiorum oder malorum granatorum, Majoran, Thymian, zusammen neunundzwanzig, Waschung mit warmem Wein (Otto GUETRATHER: Adnotationes, Stiftsarchiv St. Peter

Hs. 151, 2, 169. In: Alois Proschko (Hrsg.): Die Todeskrankheiten der Erzbischöfe von Salzburg. Gesellschaft für Salzburger Landeskunde 1946/1947 (Bd. 86/87), S. 93).

[32] Vgl. G. Fornaciari/V. Giuffra: The Blessed Christina from Spoleto: a case of 15th century artificial mummy from Umbria (central Italy). 2008. URL: http://hdl.handle.net/11568/123600 (besucht am 09.01.2008); G. Fornaciari: The mummies of the Abbey of Saint Domenico Maggiore in Naples. In: Archivia per l'Antropologia e la Etnologia 115 (1985), S. 215–226.

[33] Vgl. Louis Pénichier: Traité des embaumements selon les anciens et les modernes. Paris 1699, zit. n. Regnier: The heart of the Kings of France: „cordial immortality", S. 433.

[34] Vgl. Philippe Charlier u. a.: The embalmed heart of Richard the Lionheart (1199 A. D.): a biological and anthropological analysis. In: Scientific Reports 3.1296 (2013), S. 1–7. URL: http://www.ncbi.nlm.nih.gov/pmc/articles/PMC3584573/ (besucht am 30.10.2014). Vgl. auch Kap. 6.

[35] Vgl. Erna Melchers/Hans Melchers: Das große Buch der Heiligen. 9. Aufl. München: Südwest Verlag 1986, S. 677.

[36] Vgl. Andreas Bräm: Vom Herzen. Ein Beitrag zur systemischen Ikonographie. In: Micrologus XI (Il cuore/The heart) (2003), S. 159–192, S. 184.

[37] Vgl. ebd. „Sicut divisiones aquarum, ita cor regis in manu Domini quocumque voluerit inclinabit illud" („Wie ein Wasserbach ist das Herz des Königs in der Hand des Herrn; er lenkt es, wohin er will", Buch der Sprüche 21:1, Einheitsübersetzung). Siehe auch H. Hattenhauer: Das Herz des Königs in der Hand Gottes. Zum Herrscherbild der Spätantike und Mittelalter. In: Zeitschrift der Savigny-Stiftung für Rechtsgeschichte, Kanonistische Abteilung 67 (1981), S. 1–35.

[38] Vgl. A. Dietz: Ewige Herzen, S. 45; mehr zu den dort erwähnten Praktiken der Eviszeration bei Westerhof: Celebrating Fragmentation.

[39] Vgl. Reinhold Röhricht: Zur Geschichte des Begräbnisses more teutonico. In: Zeitschrift für deutsche Philologie 24 (1892), S. 505.

[40] Vgl. Bargheer: Eingeweide, S. 10.

[41] Literatur bei Aufgebauer: Der tote König; Erlande-Brandenburg: Le Roi est mort; Giesey: The Royal Funeral Ceremony in Renaissance France; Rudolf J. Meyer: Königs- und Kaiserbegräbnisse im Spätmittelalter. Von Rudolf von Habsburg bis zu Friedrich III. Wien, Köln, Weimar: Böhlau 2000, S. 202; Röhricht: Zur Geschichte des Begräbnisses more teutonico; D. Schäfer: Mittelalterlicher Brauch bei der Überführung von Leichen.

[42] Vgl. Boncompagnus: Liber primus de forma litterarum scolastice conditionis. 1.27.2 De consuetudinibus Sepelentium / De corporibus, que balsamo vel aromatibus condiuntur aut preciosis unguntur unguentis vel humectantur cum aqua salita. URL: http://scrineum.unipv.it/wight/bon127.htm (besucht am 08.01.2017).

[43] Anon.: de.wikipedia.org: Mos teutonicus. 31. Aug. 2022. URL: https://de.wikipedia.org/wiki/Mos_teutonicus (besucht am 25.04.2024). Üb. d. Verf.: „Die Deutschen aber schneiden die Eingeweide aus den Leichnamen berühmter Männer, die in der Fremde versterben, und kochen den Rest in heißen Wasserkesseln, bis das gesamte Fleisch, die Nerven und Knorpel von den Knochen gelöst sind, und bringen dann diese Gebeine, in duftendem Wein gewaschen und mit Spezereien vermischt, in seine Heimat."

[44] Üb. Norbert Behringer: „Da das Gemetzel im Heer so groß war und viele sich schämten, ihre Freunde im Feindesland zurückzulassen, beabsichtigten sie, die Leichen zu kochen und mit Salz zu bestreuen und so mit sich in das Land ihrer Väter zurückzuführen. Und als ein Bruder seinen Bruder kochte, schickte ein anderer nach dem Kochkessel mit der dringenden Bitte, daß man ihm [den Kessel] zu einem ähnlich notwendigen Werk schicken sollte, da antwortete jener, das könne nicht geschehen, deshalb weil, nachdem sein Bruder gekocht worden sei, er selbst vorher gekocht werden müsse, was auch geschehen ist"; B. Pez: Thesaurus anecdotorum novissimus II, 3, S. 199, zit. n. D. Schäfer: Mittelalterlicher Brauch bei der Überführung von Leichen, S. 483.

[45] Vgl. Weiss-Krejci: Restless corpses, S. 772.

[46] „Quorum omnium pene ossa carnibus per excoctionem consumptis ad propria reducta sunt [...]" (Üb. d. Verf.: „Fast aller deren Knochen, durch Kochen vom Fleisch gelöst, wurden in die Heimat zurückgebracht"), zit. n. D. Schäfer: Mittelalterlicher Brauch bei der Überführung von Leichen, S. 483f.). In einer anderen Quelle (Mon. Germ. Annal. Ottenberg. Isingrini SS. XVII, 315) steht zu lesen: „[...] in caccabis excocti sepultis intestinis ossibus solis utribus insutis sic ad propria sunt reportata" (Üb. Norbert Behringer: „Nachdem die Eingeweide des in Kochtöpfen Gekochten bestattet worden waren, wurden

Anmerkungen zu Kapitel 1

die Gebeine allein in Schläuche eingenäht und so in ihre Heimat zurückgebracht"); zit. n. RÖHRICHT: Zur Geschichte des Begräbnisses more teutonico.

Zur Behandlung des jungen Welf VII., dessen Hauskloster Weingarten war, steht geschrieben: „Translata sunt autem et ossa Guelfonis nostri et in monasterio Staingadem a patre suo fundato reposita sunt [...]" („Zurückgebracht wurden aber auch die Gebeine unseres Welfen und im Kloster Steingaden, das sein Vater gegründet hatte, begraben"; Üb. d. Verf.), zit. n. D. SCHÄFER: Mittelalterlicher Brauch bei der Überführung von Leichen, S. 483. Dazu schreibt auch Otto von St. Blasien: „[...] ossa Welfonis in Allemanniam translata a patre Welfone duce cunctisque ipsius terrae majoribus apud Stasingadin reconduntur [...]" (Üb. d. Verf.: „Die Knochen des Welfen wurden vom Vater, dem Welfen-Herzog, nach Deutschland zurückgebracht und in Anwesenheit aller Edlen dieses Landes bei Steingaden begraben"), und erwähnt, dass auch die *ossa* des Friedrich IV. von Rothenburg in dessen Heimat, nach Ebrach im Steigerwald, zurückgebracht wurden: „[...] necnon et Fridrici ducis de Rotinburch simili modo apud Hebera tumulantur [...]" (Üb. d. Verf.: „[...] wie auch jene des Herzogs Friedrich von Rothenburg in ähnlicher Weise in Ebrach bestattet wurden [...]"); zit. n. ebd., S. 483.

Unter den Verstorbenen war auch der Prager Bischof Daniel I., den Abt Gerlach von Mühlhausen anführt: „[...] Cujus carnes ibi reconditae, sed ossa sunt Pragam delata" („Dessen Fleisch wurde an Ort und Stelle beerdigt, seine Knochen jedoch wurden nach Prag überführt"; Üb. d. Verf.); zit. n. ebd., S. 483.

[47] Zit. n. ebd., S. 484. Üb. d. Verf.: „Dessen Fleisch und Eingeweide wurden dort (am Ort des Todes) begraben, die Knochen aber im Dom des heiligen Petrus [Kölner Dom; Anm. d. Verf.]."

[48] Vgl. ebd., S. 492.

[49] Vgl. AUFGEBAUER: Der tote König, S. 687, 690.

[50] Vgl. Ernst H. KANTOROWICZ: Die zwei Körper des Königs. Eine Studie zur politischen Theologie des Mittelalters. München: dtv 1994.

[51] Vgl. ebd., S. 406.

[52] Literatur bei Katharina REBAY-SALISBURY/Marie-Louise STIG SØRENSEN/Jessica HUGHES (Hrsg.): Body Parts and Bodies Whole. Oxford: Oxbow Books 2010.

[53] Vgl. Ian ARMIT: Porticos, pillars and severed heads: the display and curation of human remains in the southern French Iron Age. In: Katharina REBAY-SALISBURY/Marie-Louise STIG SØRENSEN/Jessica HUGHES (Hrsg.): Body Parts and Bodies Whole. Oxford: Oxbow Books 2010, S. 89–99, S. 89.

[54] Vgl. Alan THACKER: Membra disjecta: The Division of the Body and the Diffusion of the Cult. In: Clare STANCLIFFE/Eric CAMBRIDGE (Hrsg.): Northumbrian King to European Saint. Stamford: Paul Watkins 1995, S. 97–127, S. 101, 107.

[55] Vgl. ANON.: The History of Paris from the earliest period to the present day etc. – to which is added an appendix containing a notice of the church of Saint-Denis; An account of the violation of the royal tombs etc. Bd. 3. London/Paris: G. B. Whittaker / A. und W. Galignani 1825, S. 414.

[56] Vgl. Henk van OS: Der Weg zum Himmel. Reliquienverehrung im Mittelalter. Regensburg: Schnell und Steiner 2001; Alfred LÄPPLE: Reliquien. Verehrung, Geschichte, Kunst. Augsburg: Pattloch 1990, S. 114–116.

[57] Vgl. GIESEY: The Royal Funeral Ceremony in Renaissance France, S. 20.

[58] So bestimmte der König von Neapel, Robert von Anjou († 1343), testamentarisch, sein Leichnam möge auf vier Klöster verteilt werden; er hatte sich vorsorglich ein päpstliches Privileg besorgt: „[...] quod post tuum decessum corpus tuum postquam incineratum et carnis tegumento nudatum extiterit in quatuor partes dividi ipsiusque corporis ossa in quatuor monasteriis in quibus devotionem habere dinosceris specialem et apud Deum orationes pro tua anima continue effundatur sepeliri valeas" (Üb. Johann Dorner: „Wir gestatten, dass nach Deinem Tod Dein Leichnam, nachdem er eingeäschert und von der fleischlichen Hülle befreit ist, in vier Teile zerteilt wird und dass die Gebeine Deines Körpers in vier Klöstern, in denen Du bekanntlich besondere Verehrung genießt und wo bei Gott für Dein Seelenheil beständig Gebete verrichtet werden, bestattet werden"). (ASV, Reg. Vat., 121, n. 361, Reg. Av. 49, fol. 203 r-v, zit. n. Lorenz ENDERLEIN: Die Grablegen des Hauses Anjou in Unteritalien. Totenkult und Monumente 1266–1343 (Römische Studien der Bibliotheca Hertziana Bd. 12). Worms: Werner'sche Verlagsgesellschaft 1997, S. 168, FN 12.)

[59] Gerüst, auf dem der Sarg platziert wurde.

[60] Meist prunkvoll geschmücktes hölzernes Gerüst zur Aufbahrung und Zurschaustellung eines prominenten Leichnams vor seiner endgültigen Beisetzung.

Anmerkungen zu Kapitel 1

[61] Vgl. Milena BRAVERMANOVÁ/Jana KOBRLOVÁ/Alena SAMOHÝLOVÁ: Textilie z hrobu Maxmiliána II. Habsburského z Colínova mauzolea v katedrále sv. Víta na Pražském hrade. [Textilien aus dem Grab Maximilians II. von Habsburg aus dem Colin-Mausoleum im St. Veitsdom in der Prager Burg]. In: Archaelogia Historica 20 (1995), S. 497–521.

[62] Vgl. Hubert SCHRADE: Das Herz in Kunst und Geschichte. In: DR. KARL THOMAE GMBH (Hrsg.). Bd. 2: Im Umkreis der Kunst. Biberach an der Riß: Dr. Karl Thomae GmbH 1966, S. 9–62, S. 15.

[63] Vgl. BARGHEER: Eingeweide, S. 8–13.

[64] LEVISON (Hrsg.): Vitae sancti Bonifatii archiepiscopi Moguntinensis (MGH SS rer. Germ. [57]) 1905, S. 102; HAARLÄNDER: Mainzer Vita IV (2005), S. 247, zit. n. Rüdiger FUCHS/Britta HEDTKE/Susanne KERN: Deutsche Inschriften Online: DI 1, Mainz, SN1, Nr. 1. 2011. URL: www.inschriften.net,urn:nbn: de:0238-di002mz00k0000103 (besucht am 20.01.2017).

[65] 1793 bei der Belagerung von Mainz zerstört.

[66] Vgl. ebd.

[67] Vgl. Mechtild SCHULZE-DÖRRLAMM: Das steinerne Monument des Hrabanus Maurus auf dem Reliquiengrab des Hl. Bonifatius († 754) in Mainz. In: Jahrbuch des Römisch-germanischen Zentralmuseums Mainz 51 (2004), S. 281–334, S. 328.

[68] Codex 266 (1269), Stiftsbibliothek Einsiedeln, zit. n. ebd., S. 281. Die Übersetzung lautet (ausführlich bei FUCHS/HEDTKE/KERN: Deutsche Inschriften Online: DI 1, Mainz, SN1, Nr. 1): „Nachdem Bonifatius, der segenspendende Blutzeuge und Bischof, das Martyrium erlitten hatte und seine Seele in den Himmel emporgestiegen war, wurde sein Leichnam von Friesland hierher gebracht und im Sarg an dieser Stelle feierlich abgesetzt. Bevor er weiter zog, ließ er einen Teil seines Blutes hier zurück. Darüber ließ Hrabanus zum Ruhm des Heiligen dieses Denkmal errichten, sein geringer Diener und unwürdiger Bischof, aber doch mit ihm aus einem Hause stammend, für ihn bete du, Leser, zum Herrn." Im Codex waren die Verse überschrieben mit: „IN ECCLESIA SANCTAE MARIAE IUXTA SEPULCHRUM SANCTI BONIFACII" (Üb. d. Verf.: „In der Kirche der heiligen Maria neben dem Grab des Hl. Bonifazius"). Somit müssen Reliquiengrab und Priesterstein sich ursprünglich in einer Marienkirche befunden haben. Die Frage bleibt offen, ob es sich um eine eigenständige Kirche nördlich der heutigen Johanniskirche oder um eine Marienkapelle im alten Dom gehandelt hat. In der Inschrift ist keine Rede von den Eingeweiden des Heiligen.

[69] Vgl. SCHULZE-DÖRRLAMM: Das steinerne Monument des Hrabanus Maurus auf dem Reliquiengrab des Hl. Bonifatius († 754) in Mainz, S. 281, 328.

[70] Vgl. Fritz ARENS: Die Kunstdenkmäler der Stadt Mainz. Kirchen St. Agnes bis Hl. Kreuz. Bd. 1. Berlin, München: Deutscher Kunstverlag 1961, S. 422.

[71] Vgl. ebd., S. 435, 439.

[72] Vgl. ders.: Der Dom zu Mainz. Darmstadt: Wissenschaftliche Buchgesellschaft 1998, S. 101.

[73] August SCHUCHERT/Wilhelm JUNG: Der Dom zu Mainz. Mainz: Schmidt & Bödige 1972, S. 31.

[74] Vgl. ARENS: Die Kunstdenkmäler der Stadt Mainz, S. 440.

[75] www.bonifatius-route.de, abgerufen am 24.01.2017.

[76] Vgl. Gerhard JAECKEL: Die Deutschen Kaiser. Hamburg, München: Stalling 1980, S. 36.

[77] Vgl. E. A. BROWN: Death and the Human Body in the later Middle Ages, S. 226. Im Bericht des Mönches Folkwin über den Tod des Kaisers ist allerdings von einer Teilung des Leichnams nicht die Rede, hingegen von den Konsequenzen der Verwesung: „De morte Karoli imperatoris: / Post haec eodem anno Karolus imperator Romam properare volens, post medium Iulium de Francia iter arripuit, et in Italiam veniens, Papia obviam habuit Iohannem papam. Venitque Karlomannus, nepos Karoli, cum multis milibus bellatorum de Baioaria et reliquis Germanorum orientalibus, contradicens illi Italiae regnum. Et cum non haberet copiam Karolus rex resistendi, papae donariis sancti Petri commendatis, reversus est, infirmatusque, intra Alpes obiit 3. Nonas Octobris. Cuius corpus milites 15 diebus aromatibus conditum ferentes, cum foetore propter calorem gravarentur, miserunt in tonnam vinariam alios 15 dies. Tandem nimio foetore gravati – nam ad Sanctum Dionisium eum transferre cupierant –, demum victi, in monasterio Nantuato Burgundiae, quod dicitur ad Sanctum Marcellum, sepelierunt" (FOLKWIN VON LAUBACH: Gesta abbatum S. Bertini Sithiensium. In: Oswald HOLDER-EGGER (Hrsg.): MGH SS 13. 1881, S. 600–635, S. 622; Üb. Norbert Haug: „Zum Tode Kaiser Karls. / Danach im gleichen Jahr wollte Kaiser Karl nach Rom reisen, er begann nach Mitte Juli von Frankreich aus die Reise, und nach Italien kommend begegnete er in Pavia Papst Johannes. Und es kam Karlmann, der Enkel Karls, mit vielen tausend Kriegern aus Baiern und weiteren (Kriegern) aus dem Osten Deutschlands, wobei sich ihm das Königreich Italiens widersetzte. Und da König Karl nicht genügend Truppen zum Widerstand hatte,

Anmerkungen zu Kapitel 1

kehrte er um, nachdem er Geschenke für den Papst von Sankt Peter angeordnet hatte, wurde krank und starb in den Alpen am 3. Tag vor den Nonen des Oktober. Seinen einbalsamierten Leichnam trugen 15 Tage die Krieger, und da sie wegen der Hitze vom Gestank belastet wurden, gaben sie ihn weitere 15 Tage in ein Weinfass. Endlich, vom allzu starken Gestank belästigt, denn sie hatten vorgehabt, ihn zum Heiligen Dionysius [nach Sankt Denis; Anm. d. Verf.] zu bringen, begruben sie ihn, vollends erschöpft, im Kloster Nantua in Burgund, das zum Heiligen Marcellus genannt wird").

[78] Thietmar von Merseburg (975–1018), Thietmari Merseburgensis episcopi Chronicon (1012–1018); vgl. SCHRADE: Das Herz im Umkreis der Kunst, S. 11.

[79] „Sequenti vero nocte viscera eius soluta in ecclesia sanctae Mariae sunt tumulata; corpus autem eiusdem aromatibus conditum ad Parthenopolim translatum est ibique honorabiliter atque lacrimabiliter susceptum marmoreoque inpositum sarcophago sepultum est" (Üb. d. Verf: „Aber in der folgenden Nacht wurden seine Eingeweide herausgenommen und in der Kirche der Heiligen Maria begraben. Sein Leichnam aber wurde mit aromatischen Substanzen einbalsamiert, nach Magdeburg gebracht und dort mit allen Ehren und mit Trauer empfangen, in einen Marmorsarg gelegt und begraben"); Thietmari chronicon II, 43, zit. n. D. SCHÄFER: Mittelalterlicher Brauch bei der Überführung von Leichen, S. 479.

[80] P. ANSELME: Histoire Généalogique et Chronologique de la Maison Royale de France, Senechaux, Konnetabels, Chanceliers & Marechaux de France etc. Bd. III. Paris: Compagnie des Libraires Associez. 1728, zit. n. BRADFORD: Heart Burial, S. 38. Die Abtei wurde 1830 abgerissen.

[81] Vgl. FOLKWIN VON LAUBACH: Gesta abbatum S. Bertini Sithiensium, S. 623.

[82] Vgl. Philippe ARIÈS: Geschichte des Todes. München: dtv 1982, S. 188.

[83] Auch der Codex Calixtinus, der Pilgerführer des Jakobsweges nach Santiago de Compostela aus dem 12. Jahrhundert, berichtet, dass in der 1676 abgerissenen Basilika des heiligen Romanus in Blaye die Reliquien des heiligen Märtyrers Roland und seiner Gefährten ruhen (zit. n. Ulrich MÜLLER: Herrscher, Helden, Heilige. Hrsg. v. Ulrich MÜLLER/Werner WUNDERLICH. St. Gallen: UVK Fachverlag für Wissenschaft und Studium 2001).

[84] Vgl. A. G. KRÜGER: Die Bestattung der bei Ronceval gefallenen Paladine. In: Zeitschrift für deutsche Philologie 58 (1933), S. 105–116. In den verschiedenen Fassungen dieses Heldenepos gibt es eindeutige Passagen (zit. n. D. SCHÄFER: Mittelalterlicher Brauch bei der Überführung von Leichen, S. 490) zur Herz- und Eingeweidebestattung. Im altfranzösischen *Rolandslied* (zwischen 1075 und 1110 entstanden, zit. n. ANON.: Das altfranzösische Rolandslied. Altfranzösische Bibliothek. Hrsg. v. Wendelin FOERSTER. Bd. 7. Henninger 1886), heißt es: „Ly emperiere fait Roullant coiffier / Et Olivier, qui fut de grant air, / Les XII pairs fait devant lui ouvrir / et les entrailles en paille ensevelir, / Dessoubz un pin font une fosse ouvrir, / En un serquel les font bien enfouir / En cuirs de cerf font les corps couvrir."

Wilhelm HERTZ übersetzt diesen Passus der *Chanson de Rolande* wie folgt: „213. Aussetzen ließ der Kaiser Graf Roland / Und Oliver und Erzbischof Turpin, / Und öffnen ließ er sie vor seinen Augen / Und ihre Herzen all in Purpur hüllen, / Drauf barg man sie in einem Marmorsarg. / Dann nahm man auf die Leichen der Barone / Und wusch sie wohl mit Wein und mit Pigment [wohl: Piment; Anm. d. Verf.], / Dann wurden sie gehüllt in eine Hirschhaut. / Und Karl besandte Tedbald und Gebwin / Herrn Markgraf Otun und den Grafen Milun, / Und auf drei Wägen luden sie die Todten, / Alexandrinische Tücher legt man drüber" (Wilhelm HERTZ: Das Rolandslied. Das älteste französische Epos. Stuttgart: Cotta'scher Verlag 1861, S. 218).

Im deutschen *Rolandslied* (um 1170, herausgegeben von Karl BARTSCH) steht ähnlich: „Ther keiser hiez ime gewinnen / Sine heimgesinden / Hirzine hiute, / Tha man in siute, / Thie heren lichenamen; / Ire geweide sie uz in namen; / Sie bestatenz in thie gruobe."

Ähnlich ist die Behandlung der toten Helden in *La Prise de Pampelune* (13. Jh., zit. n. Adolfo MUSSAFIA: La Prise de Pampelune: Ein altfranzösisches Gedicht. Bd. 1. Nabu Press 2012, Vers 3855ff.) beschrieben: „Alour fu despoilé / Le cors e fu boili e cuit et desevré / Les osses da la car(n), com Zarlle oit commandié. / La zarn fu enteree au grand temple sacré, / Et les osses furent par mout gran dignitié / Lavés et embaumés e en un paile rosé / Furent envolupiés e sens fer autre plé / a tout mil civalers garnis et adobé / Fu acompagnié le cors de Guron le alousé / En Bretagne."

Und die *Turpini historia Karoli Magni et Rotholandi* (12. Jh., zit. n. Ferdinand CASTETS: Turpini historia Karoli magni et Rotholandi. Paris: Maisonneuve 1880, Kap. 27) berichtet:

„Tunc defunctorum corpora amici eorum diversis aromatibus condierunt; alii myrrha, alii balsamo, alii sale diligenter perfuderunt; multi corpora per ventrem et stercora ejiciebant et sale, alia aromata non habentes, condiebant." (Üb. Norbert Behringer: „Dann balsamierten die Körper der Verstorbenen deren Freunden mit verschiedenen Gewürzen ein, die einen mit Myrrhe, andere mit Balsam, wieder andere rieben sie sorgfältig mit Salz ein; viele entfernten aus den Leichen den Kot und balsamierten sie mit Salz ein, weil sie keine anderen Aromastoffe hatten.")

[85] Vgl. Emil ENGELMANN: Germania's Sagenborn. Eßlingen: Paul Neff 1889.

[86] Vgl. Petra STRENG: Sankt Wolfgang. Das Leben eines Heiligen im Spiegel der Überlieferung. In: Ulrich MÜLLER/Werner WUNDERLICH (Hrsg.). St. Gallen: UVK 1996, S. 665–680, S. 672.

[87] Vgl. SCHRADE: Das Herz im Umkreis der Kunst, S. 12.

[88] Vgl. ebd., S. 12f.

[89] Guillelmus APULIENSIS: Gesta Roberti Wiscardi. URL: http://www.thelatinlibrary.com/williamapulia.html (besucht am 31.01.2017). Üb. Norbert Behringer: „Schon waren die Schiffe an die apulische Küste gelangt, / Da wühlte ein unerträglicher Sturm das brandende Meer auf. / Wieviele Seeleute haben dort schon Schiffbruch erlitten! / Ein Teil der Menschen geht mit der Flotte zugrunde, zerschellt durch die Stürme, / Und der edle Leib glitt vom Schiff, auf dem er hinübergeführet, / Ins Meer, und nicht ohne Mühe wird der Leichnam / Herausgezogen. Und dass kein schädlicher Geruch daraus entweiche, / Ließ die Eingeweide und das Herz des Herzogs in Hydruntum [Otranto] bestatten / Die stets mit klugem Rat begabte Gattin / Und ließ den übrigen Leib mit vielen Spezereien einbalsamieren. / Von da ließ sie ihn zur Stadt Venusia [Venosa] überführen, / Wo die Grabmale der früheren Brüder errichtet waren. / Neben ihnen ist der Herzog mit großer Ehre begraben worden. / Es glänzt die Stadt Venusia, geehrt mit so bedeutenden Gräbern."

[90] Vgl. Bettina MARQUIS/Charlotte BRETSCHER-GISIGER/Thomas MEIER (Hrsg.): Lexikon des Mittelalters. Stuttgart, Weimar: J.B. Metzler 1999, Eintrag „Wilhelm von Apulien", Bd. 9, S. 161f.

[91] Vgl. Erwin PANOFSKY: Grabplastik. Hrsg. v. Horst W. JANSON. Köln: DuMont 1993, S. 87.

[92] F. K. von der HAGEN: Des Landgrafen Ludwigs des Frommen Kreuzfahrt. Leipzig 1854, zit. n. D. SCHÄFER: Mittelalterlicher Brauch bei der Überführung von Leichen, S. 489.

[93] Dietrich SCHÄFER zitiert dazu die „Cronica Reinhardsbrunnensis" MS XXX, 546: „Cujus comites post sufficientia lamenta et crebros planctus ad Cyprum applicuerunt, ubi evisceratis ejusdem principis visceribus et in sarthagine excocto cadavere, quicquid medullosum fuerat, in quodem cypri sacello sepultum est. In quantis vero periculis quantisque laboribus ejusdem principis ossa per tumultuosa pelagi portenta ad Venecie littora delata fuerint, in hujus processu calami exaratum apparebit" (Üb. Norbert Behringer: „Seine Gefährten landeten nach angemessener Klage und häufigen Trauerbekundungen in Zypern, wo, nachdem die Eingeweide dieses Fürsten herausgenommen worden waren und sein Leichnam in einem Tiegel ausgekocht war, alles Markartige in einem Heiligtum Zyperns bestattet wurde. Unter welch großen Gefahren und welch großen Anstrengungen die Gebeine dieses Fürsten durch die unruhigen Schrecken des Meeres an die Küsten Venetiens gelangt sind, wird im Verlauf dieser Beschreibung ausführlich dargestellt werden").

[94] Vgl. Alain DEMURGER: Die Ritter des Herrn. München: C.H. Beck 2003; Hans PRUTZ: Die Geistlichen Ritterorden. Berlin: Haude & Spener 1908; Steven RUNCIMAN: Geschichte der Kreuzzüge. München: C.H. Beck 1995.

[95] Vgl. Mieczysław CZUMA/Leszek MAZAN: Poczet Serc Polskich. Kraków: Anabasis 2005.

[96] Vgl. Katherine PARK: The Life of the Corpse: Division and Dissection in Late Medieval Europe. In: Journal of the History of Medicine and allied Sciences 50 (1995), S. 111–132, S. 115.

[97] Vgl. E. A. BROWN: Death and the Human Body in the later Middle Ages.

[98] Vgl. dazu ebd., S. 222; D. SCHÄFER: Mittelalterlicher Brauch bei der Überführung von Leichen, S. 497. Anlass für die Verkündigung soll das ihm zur Kenntnis gebrachte Testament des französischen Kardinals Nicolas de Nonancourt, verstorben am 23. September 1299 in Rom, gewesen sein, der eine Körperteilung wünschte, vgl. PARK: The Life of the Corpse, S. 113; E. A. BROWN: Death and the Human Body in the later Middle Ages, S. 248f.

[99] Henri de SPONDE, Annales ecclesiastici, an. 1299. Corpus Juris Canonici, extravag. commun. Lib. III, tit. 6, c. 1, zit. n. GIESEY: The Royal Funeral Ceremony in Renaissance France, S. 22.

[100] Vgl. ebd. S. 22; PARAVICINI BAGLIANI: The corpse in the middle ages, S. 338; Alexandre BANDE: Le cœur du roi. Paris: Tallandier 2009, S. 77.

[101] Michael TANGL: Die päpstlichen Kanzleiordnungen von 1200–1500, Innsbruck 1894 (ND Aalen 1959), zit. n. D. SCHÄFER: Mittelalterlicher Brauch bei der Überführung von Leichen, S. 497. Üb. d. Verf.: „[...] damit nach dessen Tod sein Körper in zwei Teile geteilt und an zwei Orten begraben werden kann."

[102] Zit. n. ebd., S. 497. Üb. Norbert Behringer: „Damit, nachdem du von den menschlichen Dingen befreit sein wirst, dein Körper ausgenommen und in zwei Teile geteilt, sodass die geteilten Teile

selbst an zwei Orten der kirchlichen Bestattung übergeben werden können, erlaubt und ohne Nachteil, eingedenk der seligen Erinnerung an Bonifaz VIII., unseren Vorgänger, und ohne Einwände anderer gegensätzlicher (päpstlicher) Verordnungen, gewähren wir deiner Bitte kraft unseres (apostolischen) Amtes die Erlaubnis."

[103] Vgl. ARTELT: Die ältesten Nachrichten über die Sektion menschlicher Leichen im mittelalterlichen Abendland, S. 20; Charles SINGER: A Short History of Anatomy & Physiology from the Greeks to Harvey. New York: Dover 1957, S. 71

[104] Vgl. André DELMAS: Geschichte der Anatomie. In: J.-Ch. SOURNIA/J. POULET/M. MARTINY (Hrsg.): Illustrierte Geschichte der Medizin. Bd. 3. Salzburg: Andreas & Andreas 1980, S. 871–930, S. 888.

[105] Vgl. SCHRADE: Das Herz im Umkreis der Kunst, S. 17.

[106] Vgl. A. DIETZ: Die Herzen unserer Ur-Ur-Ahnen.

[107] Vgl. Mary Jackson HARVEY: Death and Dynasty in the Bouillon Tomb Commissions. In: College Art Association 72.2 (1992), S. 271–296; GIESEY: The Royal Funeral Ceremony in Renaissance France, S. 80–85; KANTOROWICZ: Die zwei Körper des Königs, S. 415–432.

[108] Vgl. Christopher DANIELL: Death and Burial in Medieval England 1066–1550. London, New York: Routledge 1997.

[109] Rishanger Chronica, S. 129, Rolls Ser., zit. n. Carsten DILBA: Das Memorialprogramm für Eleonore von Kastilien. Manifestation königlichen Selbstanspruchs Eduards I. von England 1290–1300. Dissertation. Philosophische Fakultät der Universität Bonn, 2005, S. 366. Üb. d. Verf.: „[...] sie beanspruchten einen Anteil von den Körpern aller möglicher prominenter Verstorbener, wie Hunde bei den Kadavern lauernd, wo ein jeder gierig wartet, sein Stück zu bekommen."

[110] Siehe dazu auch E. A. BROWN: Death and the Human Body in the later Middle Ages, S. 266.

[111] S. auch Walter MICHEL: Herzbestattungen und der Herzkult des 17. Jahrhunderts. In: Archiv für mittelrheinische Kirchengeschichte 23 (1971), S. 121–139, S. 125.

[112] Bereits im England des Mittelalters wurde die Nähe zur Muttergottes als Begräbnisplatz in Kirchen bevorzugt (DANIELL: Death and Burial in Medieval England 1066–1550, S. 98).

[113] Vgl. Johann Georg KEYSSLER: Neueste Reisen durch Deutschland, Böhmen, Ungarn, die Schweiz, Italien und Lothringen. Bd. Band 2. Hannover: Nicolai Förster und Sohns Erben 1751. URL: http://www.zeno.org/nid/20007753888 (besucht am 24.08.2009).

[114] Innere Kapelle in Loreto mit dem Muttergottesbild.

[115] Zit. n. ebd.

[116] Vgl. A. DIETZ: Ewige Herzen, S. 17.

[117] Vgl. Jean-Benoît-Désiré COCHET: Découverte, Reconnaisance et Déposition du cœur du Roi Charles V, Dans la Cathédrale de Rouen en Mai et Juin 1862. Havre: Costey Freres 1862, S. 20.

[118] Vgl. Erich FEIGL: Zita Kaiserin und Königin. München, Wien: Amalthea 1991, S. 398.

[119] Üb. d. Verf.: „Karl, Kaiser Österreichs und Apostolischer König von Ungarn, geboren 1887 auf Schloss Persenbeug, gestorben in der Fremde 1922. Nicht mit seinem Leichnam, aber mit seinen guten Werken ist er dem Vaterland immer gegenwärtig."

[120] Vgl. Magdalena HAWLIK-VAN DE WATER: Die Kapuzinergruft. Freiburg, Basel, Wien: Herder 1993, S. 36.

[121] Üb. d. Verf.: „Das Herz Karls, des Kaisers von Österreich und Königs von Ungarn, ruhe in Gott."

[122] Vgl. ebd., S. 309–311.

[123] Neben dem Altar weist eine Bronzetafel auf die Herzgräber hin: „Plus pour vous que pour moi – Hinter diesem Altar ruht nun auch in Gottes heiligem Frieden das leidgeprüfte Herz Ihrer Majestät der Kaiserin und Königin Zita Prinzessin von Bourbon und Parma geboren in Pianore am 9. Mai 1892, selig im Herrn entschlafen am 14. März 1989 im Johannesstift zu Zizers nach 67-jähriger Trennung vereint mit dem Herzen ihres am 1. April 1922 in Madeira zu seinem Schöpfer heimgekehrten Gemahls, Kaisers Karl I. von Österreich, apostolischen Königs von Ungarn, Königs von Böhmen, Kroatien, Galizien, Dalmatien etc. etc." (Brigitta LAURO: Die Grabstätten der Habsburger. Wien: Christian Brandstätter 2007, S. 12).

[124] Vgl. ebd., S. 9.

[125] Bis 1918.

[126] Vgl. Jean CHRISTOU: Persönliche Mitteilung an den Verfasser. Journalist, Cyprus Mail, Nicosia. 10. Dez. 2012.

2 Das Herz im alten Ägypten

Keine der antiken Hochkulturen in der Welt hat die Religionsgeschichte und die Theologie ihrer Nachbarn und damit auch anderer Völker so früh und tiefgreifend beeinflusst wie die des Landes am Nil. Leben und Tod waren für die Ägypter nur Stationen auf einem Kreislauf ohne Ende, der Tod hatte für den Gerechten keine Schrecken, sondern kündigte lediglich die Geburt zum ewigen Leben an. Daraus entstand der Wunsch, den Körper für die Ewigkeit zu bewahren.

Und kein anderes Volk der damaligen Zeit hat dem Herzen eine so hohe Bedeutung beigemessen. Dieses Organ war der Sitz der Vernunft und des Verstandes, des Willens, aber auch der Gefühle, also der Liebe, des Hasses, des Mitleids, der guten oder der lasterhaften Wünsche und Eigenschaften.

Im religiösen Sinne war es Gottes Wohnung, der Sitz des Lebensgeheimnisses, der Summe der guten und bösen Taten, also der Lebensbilanz seines Trägers, und der Speicher der Lehren des Lebens. Der Erfahrungsschatz der ägyptischen Ärzte über Herz und Blutgefäße trug zu seiner Einstufung als zentrales Organ des Körpers, als Sitz der Seele und des Gemütes bei.[1]

Die Auffassung vom Herzen als Kern der Persönlichkeit, als Speicher der Lebensbilanz des Verstorbenen, als göttliche Wohnung bestimmte die Vorstellungen der Ägypter von Sterben und Tod, beeinflusste über Jahrtausende entscheidend die Bestattung zumindest der Pharaonen und der Reichen und Mächtigen und führte zur Konservierung der Verstorbenen für ein ewiges Leben und eine leibliche Auferstehung und damit zur besonderen Behandlung ihrer Herzen.

Die „Balsamierer" waren die Garanten des Überlebens der körperlichen Hülle und damit der Unsterblichkeit. Ihr Beruf, wenn auch im Volke übel angesehen, war wegen der notwendigen Fachkenntnisse erblich und wohl auch lukrativ. Der Paraschist, der „Einschneider", begann mit der Eröffnung des Körpers und der Entfernung von Eingeweiden und Organen. Zuerst wurde das Gehirn, das für die Ägypter keine Bedeutung hatte, z.T. mit einem krummen Eisen durch die Nasenlöcher oder durch die Augenhöhlen herausgezogen, z.T. durch Eingießen einer Flüssigkeit verfestigt. Dann entnahm der Taricheut die Gedärme mit Bauchfell, Leber, Lunge, Magen, Milz und Nieren, reinigte sie und füllte sie, mit Myrrhe und Natron vermischt, in Gefäße, die sogenannten Kanopen. Durch das Zwerchfell drang er dann in den Brustraum vor, durchtrennte Luft- und Speiseröhre und entfernte die Lunge.

Das Herz wurde wegen seiner Rolle vor dem Totenrichter im Brustkorb belassen oder später in die Binden über der Brustwand eingewickelt. Lunge, Leber, Magen, Darm wurden in vier Kanopen, Krügen aus Kalkstein oder Marmor, am Fuße des Sarges aufgestellt. Diese waren mit Angaben zur Person beschriftet, die Deckel trugen die Köpfe der vier Horussöhne, die seit dem Mittleren Reich besondere Schutzgötter der Toten waren.[2] Seltener, z.B. bei Tutanchamun, wurden die Eingeweide in kostbaren Miniatursärgen aufbewahrt.

Die Angst der Pharaonen, das Herz könne sich weigern, sie ins Jenseits zu begleiten, führte zum Versuch, es durch ein anderes zu ersetzen. Diese sogenannten Herzskarabäen, Käfersteine, wurden im Brustkorb deponiert oder über der linken Brust in die Binden eingewickelt, die den mumifizierten Leichnam umgaben.[3]

Dem griechischen Historiker Herodot (490/480–424 v. Chr.) verdanken wir eine frühe Schilderung der Einbalsamierung:

> Und solchermaßen ist nun die sorgfältigste und teuerste Art der Einbalsamierung: Sie entfernen zuerst mit einem krummen Eisen durch die Nasenlöcher das Gehirn, und zwar zum Teil so, indem sie es herausziehen, teils indem sie Arzneien hineingießen. Dann öffnen sie mit einem scharfen äthiopischen Steinmesser die Bauchhöhle und nehmen die ganzen Eingeweide heraus; sie reinigen sie, spülen sie mit Palmwein aus und bestreuen sie mit zerriebenem Räucherwerk. Dann füllen sie die Bauchhöhle mit reiner zerriebener Myrrhe, mit Kaisablättern und anderem Räucherwerk, untermischt mit Weihrauch, und nähen die Leiche wieder zu. Dann legen sie die Leiche in Natron, 70 Tage lang; länger darf man sie nicht darinnen liegen lassen. Sind diese 70 Tage vorüber, dann waschen sie die Leiche und binden den ganzen Leib mit Binden aus feinem Byssosleinen und bestreichen sie mit Gummi, den die Ägypter vielfach statt Leim verwenden. Dann übernehmen wieder die Angehörigen die Leiche und machen einen hölzernen Sarg in Menschengestalt, legen die Leiche hinein und bewahren sie in der Grabkammer auf, wo sie die Leiche an die Wand stellen.

Das Herz als allwissender Zeuge war im Glauben der Ägypter eine eigene, nur beschränkt dem Willen seines Trägers unterworfene personifizierte Instanz. Es trennte sich dann auch vor dem Totengericht von seinem Herrn und trat selbständig vor den Richter Osiris. Der Tote, geführt vom schakalköpfigen Gott Anubis, der zuvor seine Mumifizierung geleitet hatte, beobachtete, wie sein Herz gegen die Feder der Maat, der Göttin der Gerechtigkeit, aufgewogen wurde.

Viele Papyri und Grabbeigaben enthalten Beschwörungen, die das Herz beim Totengericht veranlassen sollten, günstig über seinen Träger auszusagen. So findet sich der folgende Spruch auf der Unterseite eines Herzskarabäus (*ateuchus sacer*) des Neuen Reiches um ca. 1500 v. Chr.:

> Mein Herz von meiner Mutter her, mein Herz von meiner Entwicklung her, steh' nicht auf gegen mich als Zeuge. Laß' Dich nicht veranlassen zum Widerspruch gegen mich im Gericht. Übe keine Feindseligkeit gegen mich vor dem Wägemeister. Du bist ja doch meine Lebenskraft, die in meinem Leibe ist. Du sollst doch aus dem Totengericht hervorgehen entsprechend allem Guten, dessen wir uns beflissen haben. Mach unseren Namen nicht stinkend für die Gerichtsräte, die die Menschen in ihre Stellung einordnen, damit es gut sei für uns, gut sei für die Verhörenden und damit sich freue das Wort dessen, der über die Aussagen urteilt. Ersinne keine Lügen gegen mich vor dem großen Gott. Sieh', das ist deine Pflicht, auf daß du wahr befunden wirst an Stimme.[4]

Der ibisköpfige Schreiber Thot, der Gott des Mondes, der Wissenschaften, der Weisheit und der Zeitrechnung, hielt die guten und die schlechten Taten des

Verblichenen fest. Senkte sich die Feder der Maat, auf den Papyri eine Straußenfeder als Hieroglyphe, wurde das Herz „gewogen und zu leicht befunden", verschlang es das Ungeheuer „Menschenfresser", ein Zwitter aus Krokodil, Löwe und Nilpferd. Sein Träger war als Schatten von der Weiterexistenz ausgeschlossen.

Auch dieses Gleichnis wird von der christlichen Religion, vor allem in der Bildkunst des Mittelalters und der Renaissance, übernommen. Die Seelenwaage ist ein häufiges Motiv der Tympana und Reliefs der romanischen und gotischen Dome,[5] der Fresser Vorbild des Höllenrachens und die Metapher der Herzwaage ist sogar Vorbild für Herzdarstellungen im Zusammenhang mit der körperlichen Liebe in der Kunst und der Lyrik späterer Epochen.

Ganz zweifellos beeinflusste diese zentrale Stellung des Herzens in der ägyptischen Kultur und Religionsgeschichte die hebräische, griechische und römische Antike in Philosophie, Religion und Kultur, damit auch die frühchristliche Gedankenwelt und Religiosität und in der Folge die mittelalterliche Mystik. Sie war damit von entscheidender Bedeutung für die Geistes- und Kulturgeschichte der Menschheit, die mit diesem Organ bis auf den heutigen Tag eine Reihe magischer und mystischer Vorstellungen verbindet.[6]

Man geht wohl nicht zu weit, wenn man annimmt, dass nicht nur die außerordentliche Stellung des Herzens in der ägyptischen Kultur, sondern auch die Einbalsamierung und die damit verbundene Sonderbehandlung von Herz und Eingeweiden für das christlich geprägte Europa zumindest mittelbar Vorbilder gewesen sind.

Die Balsamierkunst der Ägypter war seit der Antike bekannt, nicht zuletzt auch aus der Bibel, durch Herodot und danach durch Diodor (1. Jh. v. Chr.). Im Mittelalter wurde aus den Körpern von Mumien gewonnenes Pulver als Heilmittel benutzt.[7]

Anmerkungen zu Kapitel 2

[1] Vgl. Wolfhart WESTENDORF: Erwachen der Heilkunst. Die Medizin im Alten Ägypten. Zürich: Artemis & Winkler 1992, S. 40–46.
[2] Vgl. Renate GERMER: Das Geheimnis der Mumien. Ewiges Leben am Nil. München, New York: Prestel 1997, S. 20.
[3] Vgl. Hellmut BRUNNER: Das Herz im ägyptischen Glauben. In: DR. KARL THOMAE GMBH (Hrsg.). Bd. 1: Im Umkreis des Glaubens. Biberach an der Riß: Dr. Karl Thomae GmbH 1965, S. 81–106, S. 102.
[4] ebd., S. 103.
[5] Vgl. ARIÈS: Geschichte des Todes, S. 130.
[6] Vgl. Eric JAGER: The Book of the Heart. Chicago und London: The University of Chicago Press 1957. S. XIII–XXI.
[7] Vgl. GERMER: Das Geheimnis der Mumien, S. 95.

3 Das Herz in der mittelalterlichen Gerichtsbarkeit, im Volksglauben, in Sage und Märchen

3.1 Gerichtsbarkeit

Am 18. April 1567 wurde Wilhelm von Grumbach auf dem Marktplatz von Gotha vor einer johlenden Menge geviertelt, nachdem ihm der Henker mit dem Ausruf „Sieh, Grumbach, dein falsches Herz" das Herz aus dem Leibe gerissen und mehrfach „um das Maul geschlagen hatte".[1]

Die Grumbach'schen Händel hatten zuvor den Fürstbischöfen von Würzburg viel Ärger bereitet. Der fränkische Adelige plünderte und erpresste im Bündnis mit Markgraf Albrecht Alcibiades von Brandenburg-Kulmbach Würzburg und andere fränkische Städte und wurde schließlich mit der Reichsacht belegt. Daraufhin rückte Kurfürst August von Sachsen mit einem Exekutionsheer vor Gotha, nahm Grumbach gefangen und überantwortete ihn dem Richter.

Wenige Jahrzehnte später, 1605, wurde Michael Heinrich dingfest gemacht, bevor er sein geplantes Attentat auf den Kurfürsten Christian II. ausführen konnte. Die Schergen legten ihn auf den Tisch, „darauf er sollte in vier Stücke geschnitten werden". Der Henker, Meister Conrad, „that den Schnitt, nahm ihm das Herze heraus, so hat er ihm das selbige vor die Augen gehalten und gesagt: Da siehest du dein loses schelmisches Herze, das den frummen Kurfürsten hat erschießen sollen, und hat ihm das selbige drei mal in das Gesichte geschmissen".[2]

Die Gerichtsbarkeit, insbesondere der Strafvollzug des ausklingenden Mittelalters und der Renaissance, zollten dem Herzen als Kern der Persönlichkeit und Sitz der Seele seines Trägers ihren Tribut: Die hochnotpeinliche Halsgerichtsordnung Karls V., die *Carolina*, die über drei Jahrhunderte die Strafprozessordnung des Heiligen Römischen Reiches deutscher Nation bestimmte, sah für besonders schwere Fälle das Herausreißen des Herzens bei lebendigem Leibe vor. Dieser barbarische Akt fand auch als Strafe in der mittelalterlichen Inquisition und den Hexenprozessen immer wieder Anwendung.[3]

In der englischen Rechtsordnung des 12. Jahrhunderts war die komplette Zerstörung des Täters Ausdruck der schwerstmöglichen Strafe. Neben der Vierteilung und dem Verbrennen kamen Enthauptung und Verstümmelung einschließlich Kastration und Ausstechen der Augen zur Anwendung. Mit der zunehmenden Rezeption der Bedeutung der Viscera wurden Verbrecher ab dem 13. Jahrhundert während der Hinrichtung auch ausgeweidet,[4] wie der 1305 in London hingerichtete Freiheitskämpfer William Wallace: Unter der Anklage eines Sakrilegs wurden Herz, Lunge und Leber und alle inneren Organe („omnia interiora ipsius Willielmi"), „von welchen seine perversen Gedanken gekommen waren", aus dem Körper genommen und auf der Stelle verbrannt.[5] Arme und Beine wurden in verschiedene englische Städte geschickt, der Kopf auf einen Pfahl auf der London Bridge aufgespießt.

Der Günstling und Kämmerer des englischen Königs Edward II., Hugh le Despenser der Jüngere, wurde am 4. November 1326 als Verräter gehängt, geköpft, kastriert und geviertelt. Eingeweide und Herz wurden herausgerissen, der Kopf wie der von Wallace auf der London Bridge, die Körperviertel über den Stadttoren von Newcastle, York, Dover und Bristol aufgestellt. Im Jahr 2008 wurde sein Skelett auf dem Friedhof der Hulton Abbey exhumiert und wissenschaftlich untersucht.[6]

Bereits 1283 hatte Edward I. seinen Gegner, den letzten Prinzen von Wales, Dafydd ap Gruffydd, gefangennehmen, hinter einem Pferd schleifen, hängen und vierteilen lassen. Diese Kapitalstrafe wurde in England bis ins 18. Jahrhundert praktiziert.

Wegen der ideologischen Überhöhung des Herzens war seine Vernichtung insbesondere bei adeligen Hochverrätern unter der Anklage eines Sakrilegs Ausdruck der körperlichen und seelischen Bestrafung, der Zerstörung der persönlichen Identität. Wegen der Schwere dieser Bestrafung wurde sie in dieser Zeit nur bei extremen Verbrechen angewandt, Danielle WESTERHOF berichtet von acht unter 51 Fällen.[7]

Zu den grausamsten Hinrichtungen der schottischen Justiz zählte die des Onkels und Mörders des schottischen Königs Jakob I., des Walter Steward, Earl of Athole, im Jahre 1437, dem nach zweitägigen Martern am dritten Tage die Gedärme und das Herz herausgerissen wurden, bevor er dann enthauptet und geviertelt wurde.[8]

Zahllos sind legendenhafte Berichte dieser Kapitalstrafe von Zeitgenossen wie der von Anthony Wood über das Herausreißen von Herz und Eingeweiden vor der Vierteilung des Everard Digby (1606), eines Mitverschwörers beim Gunpowder Plot des Guy Fawkes. Der Scharfrichter habe das Herz der Menge gezeigt und gerufen: „Hier ist das Herz eines Verräters", worauf Digby geantwortet habe: „Du lügst!"[9]

Grausam war die Hinrichtung des Attentäters Balthasar Gérard, der Wilhelm von Oranien, den Führer im niederländischen Unabhängigkeitskrieg, am 10. Juli 1584 getötet hatte, in Delft. Nach brutaler Folter am 14. Juli wurde die Pistolenhand verbrannt, das Herz herausgerissen, ins Gesicht geschlagen, der Kopf abgeschlagen und aufgespießt und der Körper geviertelt.[10]

Noch am 28. April 1772 wurde der Arzt und dänische Minister Johann Friedrich Struensee durch Abschlagen der rechten Hand, Enthauptung, Vierteilung mit Herausreißen von Herz und Leber hingerichtet. Das Gleiche geschah mit seinem Vertrauten Brandt.[11]

Diese Kapitalstrafen waren – wie im Übrigen auch die Opferriten der Azteken mit dem Herausreißen des Herzens des lebenden Opfers[12] – Ausdruck der Bedeutung, die diese Organe für die Menschen damals hatten.

3.2 Verbrannte Herzen

Im Volksglauben erweist sich das Herz bestimmter heroisierter Personen oder auch von Verbrechern als unzerstörbar, wie etwa das der Jeanne d'Arc († 1431), das sich in der Asche ihres Scheiterhaufens unversehrt fand.[13] Nach der Aussage des Kanzlisten Jean Fleury habe der Henker festgestellt, dass trotz der Verbrennung

3.3. Verzehrte Herzen

des Körpers, der bald zu Asche geworden war, Johannas Herz unverbrannt und gefüllt mit Blut geblieben war.[14]

Jeanne d'Arcs Kampfgefährte, Held des Hundertjährigen Krieges und Marschall von Frankreich unter Karl VII., Gilles de Rais, ein berüchtigter Kinderschänder und -mörder, soll seinen Opfern manchmal Augen und Herz herausgerissen haben. Er wurde am 26. Oktober 1440 verurteilt und gehängt, sein Leichnam verbrannt. Auch hier sagt die Legende, dass sein Herz unversehrt in der Asche gefunden worden sei.[15]

Der Lordkanzler und Philosoph Francis Bacon (1561–1626) berichtet in seinem medizinischen Werk *History of Life and Death* von einer Hinrichtung:

> I remember I have seen the heart of one that was bowelled, as suffering for high treason, that being cast into the fire, leaped at the first at least a foot and a half in height, and after, by degrees, lower and lower, for the space, as I remember, of seven or eight minutes.[16]

Das nach der Verbrennung des Leichnams „unversehrte" Herz des heiligen Märtyrers Roque González de Santa Cruz S.J. wird noch heute in seiner Geburtsstadt Asunción in Paraguay verehrt (s. Kap. 14.2)

Sogar in der Moderne, im Buddhismus, existieren Berichte über angeblich unversehrte Herzen bei der Selbstverbrennung von Mönchen: Bei dem politisch folgenschweren, weltweit beachteten suizidalen Protest des Mönches Thich Quang Duc gegen das südvietnamesische Regime von Ngo Dinh Diem in Saigon im Jahre 1963 wurde sein Herz geborgen und das nur oberflächlich verschmorte, erhaltene Organ als Reliquie zunächst in einem Glasbehälter in einer Pagode aufbewahrt und später in die Reserve Bank von Vietnam gebracht.[17]

1948 wurde bereits über ein unversehrtes Herz nach der Selbstverbrennung eines buddhistischen Mönches in der chinesischen Stadt Harbin berichtet, der gegen die Behandlung seiner Glaubensgenossen durch das kommunistische Regime protestieren wollte.[18]

Pathologen halten es für möglich, dass Organe wie Herz und Eingeweide in der Asche des Scheiterhaufens (oder eben nach Selbstverbrennung) manchmal noch einigermaßen intakt gefunden wurden, weil sie wegen ihres hohen Wassergehaltes den Flammen länger widerstehen.[19]

3.3 Verzehrte Herzen

Das Herausreißen, sogar der Verzehr des Herzens eines gefallenen Gegners war ein seit Urzeiten geübtes Ritual: Der Nordgermane schnitt dem Erschlagenen die Brust auf, um sein Herz zu sehen.[20] War es klein und zitterte noch, so war der Feind

3. Mittelalterliche Gerichtsbarkeit, Volksglaube, Sage und Märchen

feige und kleinmütig gewesen. In primitiven Kulturen und animistischen Religionen symbolisierte diese blutige Tat bis in die jüngste Zeit einerseits den Sieg über und die endgültige Vernichtung des Gegners und sollte andererseits dem Sieger die Aufnahme der Kräfte und der guten Eigenschaften des Besiegten ermöglichen.

Solche phantastischen Vorstellungen finden sich dann natürlich auch in der Sagen- und Märchenwelt verschiedener Völker der vergangenen Jahrhunderte: In der nordischen Edda verzehrt Siegfried das Herz des von ihm erschlagenen Drachen Fafnir, im Atlilied setzt Gudrun ihren Gatten, dem Hunnenkönig Atli (Attila), die Herzen ihrer Kinder zur Mahlzeit vor, und im Volksmärchen verlangt Schneewittchens Stiefmutter nach dem Herzen des Mädchens.

In der Minneliteratur des Hoch- und Spätmittelalters ist das Verzehren des Herzens des Liebhabers durch die ahnungslose Geliebte als Rache des eifersüchtigen Ehemannes ein gerne behandeltes Sujet, so in der *Herzmäre* des Konrad von Würzburg aus dem 13. Jahrhundert oder in dem altfranzösischen Versroman des Kastellan von Coucy aus der gleichen Epoche.[21] Boccaccio in seinem *Decamerone* und Uhland in seinem Gedicht *Der Kastellan von Coucy* griffen später das Motiv auf.

Burchard von Worms erzählt in seinem *Liber Corrector* um 1012 von nächtlichen Flügen der Hexen zu Herzschmausfeiern, bei denen aber die Herzlosen am Leben geblieben seien, nur wurde ihnen Stroh oder Holz anstelle des Herzens in den Leib gestoßen.[22]

Der Familie Liehmann, die 1661 angeklagt und hingerichtet wurde, wurde unter anderem vorgeworfen, sie habe „16 Herzen gefressen".[23]

Historisch belegte Berichte über die schauerliche Sitte, das Herz des Gegners zu verzehren, sind von der süditalienischen, besonders neapolitanischen Blutrache bis ins 17. Jahrhundert überliefert.

Als sich die Hofdame der Königin Marie Antoinette, die Prinzessin Marie-Louise de Lamballe, weigerte, vor dem revolutionären Pöbel einen Eid gegen die Monarchie zu schwören, verstümmelte man sie in einer Blutorgie am 3. September 1792. Sie wurde enthauptet, Brüste und Genitalien seien abgeschnitten, das Herz sei herausgerissen und verschlungen worden.[24]

Noch in der chinesischen Kulturrevolution in der Mitte des 20. Jahrhunderts sollen fanatische Revolutionäre in der Provinz Guangxi mehreren Dutzend „Klassenfeinden" Herz und Leber herausgerissen und verspeist haben.[25]

3.4 Volksglauben, Vampirismus, Zauberei, Märchen

Ein weit verbreiteter Aberglaube war, die Seele des Verbrechers, der Hexe, des Zauberers würde in deren Herzen auch im Grabe weiterleben. Deshalb stießen die

3.4. Volksglauben, Vampirismus, Zauberei, Märchen

siebenbürgischen Vampirjäger dem Wiedergänger, dem Blutsauger, einen Pfahl ins Herz, um ihn endgültig zu töten. Ein 1751 ins Deutsche übersetzter Bericht des Abtes Augustinus des Klosters Senoun in Lothringen erzählt von einem Ereignis in Ungarn im Jahre 1727, bei dem die Leiche eines Verdächtigen 40 Tage nach der Bestattung aus dem Grabe geholt wurde: „Der Richter des Ortes nun, welcher im Vampyrenhandel ein erfahrener Mann ware, ließ ihm, dem Gebrauch nach, einen spitzigen Pfal durchs Hertz schlagen, wobey Arnold Paul einen so gewaltigen Schrey tath, als wenn er lebendig waere."[26]

Im mittelalterlichen England wurden Selbstmörder, aber auch aus der Gesellschaft Ausgestoßene außerhalb von Friedhöfen begraben, nachdem man ihnen einen Pfahl in Herz gestoßen hatte.[27]

Jakob Grimm berichtet über die deutschen, besonders aber die serbischen Hexensagen, dass darin die Zauberinnen „den Leuten das Herz aus dem Leibe essen".[28]

Ähnliche Wurzeln hat der „Herzzauber", durch den bei bestimmten Volksgruppen eine andere Person beeinflusst oder gar geschädigt werden soll.[29] Man sticht mit einer Nadel ins Herz eines Wachsbildes, das den Betreffenden darstellt, oder in das Herzass einer Spielkarte, oder in eine brennende Kerze, die das Herz des Liebhabers symbolisiert, z.B. in England:

> It is not this candle alone I stick
> But my lovers heart I mean to prick
> Whether he be asleep or awake
> I'd have him come to me and speak.

Eine umfangreiche Sammlung von Berichten und Quellen zum „Herzzauber" und zur Verwendung des Herzens in der Volksmedizin findet sich bei Ernst BARGHEER.[30] Menschenherzen, insbesondere solche von ermordeten Kindern, herausgeschnittenen Embryonen, Tierherzen und entsprechende Surrogate, wie Amulette etc., spielen in der Zauberei, der Volksmedizin und der Weissagerei eine große Rolle.

Märchen und Sagen kennzeichnen das Herz aber vor allem als Sitz der Liebe, des Hasses, des Mutes und der Feigheit: Trauernde Liebe lässt den Eisernen Heinrich im Märchen drei Reifen ums Herz schmieden, damit es nicht zerspringe. Beim Tode des Geliebten äußert sich der Schmerz der Dame im mittelhochdeutschen Versroman *Wigalois*, „daz ir herze brach lûte als ein dürrer Ast",[31] Peter Munks kaltes Steinherz pocht nicht mehr nach seinem Handel mit dem Holländermichel in Hauffs *Das kalte Herz* und REICH-RANICKI meint am Ende seines Essays *Das Herz – Der Joker der Deutschen Dichtung*, dass auch die Dichter unserer Zeit das Herzsymbol bräuchten, das uralte Zeichen der Liebe, „die ominöse und sentimentale und eben doch nicht ersetzbare Vokabel".[32]

Sage und Realität vermischen sich in der Magie des Herzens, das hier für die Liebe und die Tapferkeit, aber auch die Bosheit seines Trägers steht, dessen Tod sein Ende bedeutet und dessen Eigenschaften im Sieger weiterleben, ihn stärken und beflügeln.

Anmerkungen zu Kapitel 3

[1] Werner DETTELBACHER: Würzburg – ein Gang durch seine Vergangenheit. Würzburg: Stürtz Verlag 1974, S. 74.

[2] BARGHEER: Eingeweide, S. 56.

[3] Vgl. Bruno Emil KÖNIG: Geschichte der Hexenprozesse. Berlin-Schöneberg: A. Bock 1930, S. 81.

[4] Vgl. WESTERHOF: Death and the Noble Body in Medieval England, S. 113.

[5] Vgl. ebd., S. 116.

[6] Vgl. Mary E. LEWIS: A traitor's death? The identity of a drawn, hanged and quartered man from Hulton Abbey, Staffordshire. In: Antiquity 82 (2008), S. 113–124.

[7] Vgl. WESTERHOF: Death and the Noble Body in Medieval England, S. 128.

[8] Vgl. William BLACKWOOD: The New Statistical Approach of Scotland. Bd. X. Edinburgh und London: William Blackwood & Sons 1845, S. 31.

[9] Vgl. Robert CHAMBERS: The Book of Days: Heart-Bequests. Bd. 2. London & Edinburgh: W. & R. Chambers 1832. Kap. Heart Bequests, S. 414–418, S. 414 (Oct. 5).

[10] Vgl. Catrien SANTING: „And I Bear Your Beautiful Face Painted on My Chest." The Longevity of the Heart as the Primal Organ in the Renaissance. In: Catrien SANTING/Barbara BAERT/Anita TRANINGER (Hrsg.): Disembodied Heads in Medieval and Early Modern Culture. Bd. 28. Leiden: Koninklijke Brill NV 2013, S. 271–306, S. 227.

[11] Vgl. Stefan WINKLE: Johann Friedrich Struensee. Arzt, Aufklärer, Staatsmann. Stuttgart: Fischer 1983, S. 297–300.

[12] Vgl. A. DIETZ: Ewige Herzen, S. 49.

[13] Vgl. Herbert NETTE: Jeanne d'Arc. Reinbek bei Hamburg: Rowohlt 1977, S. 107.

[14] Befragung des Priesters Jean Massieu am 17. Dezember 1455 und am 12. Mai 1456, in: Ruth SCHIRMER-IMHOF (Hrsg.): Der Prozess Jeanne d'Arc. München: dtv 1961, S. 214.

[15] Vgl. Arend Jan DUNNING: Extreme. Betrachtungen zum menschlichen Verhalten. Frankfurt am Main: Eichborn 1992, S. 37.

[16] Zit. n. BRADFORD: Heart Burial, S. 118.

[17] Vgl. ANON.: en.wikipedia.org: Thich Quang Duc. URL: https://en.wikipedia.org/wiki/Thich_Quang_Duc (besucht am 07.01.2018).

[18] Vgl. Ellen J. HAMMER: A Death in November: America in Vietnam, 1963. New York: Oxford University Press 1988, S. 46.

[19] Vgl. Declan BUTLER: Joan of Arc's relics exposed as forgery. In: Nature 446 (2007), S. 593.

[20] Vgl. Karl WEINHOLD: Altnordisches Leben. Berlin: Weidemann'sche Buchhandlung 1856, S. 316.

[21] Vgl. Bruno Paulin Gaston PARIS: Le roman du Châtelain de Coucy. Paris: Société des amis de la Romania 1872.

[22] Vgl. Hanns BÄCHTOLD-STÄUBLI: Handwörterbuch des deutschen Aberglaubens. Bd. 3. Berlin, New York: Walter de Gruyter 2000. Kap. Herzkrankheiten, S. 1810–1813, S. 1811.

[23] Michaela HOHKAMP u. a.: Verzehren, regieren und bestatten. Vorstellungen vom Herzen in der europäischen Geschichte – eine Annäherung. In: fundiert – Das Wissenschaftsmagazin der FU Berlin 1 (2000). URL: http://www.elfenbeinturm.net/archiv/2000/ges2.html (besucht am 05.10.2000).

[24] Vgl. Antonia FRASER: Marie Antoinette. New York: Doubleday 2001.

[25] Vgl. Kai STRITTMATTER: Das große Mißtrauen. In: Süddeutsche Zeitung, 13. Mai 2016, S. 49.

[26] Zit. n. BÄCHTOLD-STÄUBLI: Handwörterbuch des deutschen Aberglaubens, S. 1799.

[27] Vgl. Michael MACDONALD: The Secularization of Suicide in England 1660–1800. In: Past and Present 111 (1986), S. 50–100.

[28] Rolf SELBMANN: Vom Herzen. Frankfurt am Main: Insel 1988, S. 127.

[29] Vgl. BÄCHTOLD-STÄUBLI: Handwörterbuch des deutschen Aberglaubens, S. 1806.

[30] Vgl. BARGHEER: Eingeweide, S. 28–57.

[31] Vgl. BÄCHTOLD-STÄUBLI: Handwörterbuch des deutschen Aberglaubens, S. 1803.

[32] REICH-RANICKI: Das Herz – Der Joker der Deutschen Dichtung, S. 63.

4 Das Herausschneiden des Herzens und die Herzbestattung in Dichtung, Literatur und in den Medien

Vom Herausschneiden, Opfer und vom Verzehr des Herzens ist bereits in der Sagenwelt antiker Völker, die diesem Organ eine besondere Bedeutung zumaßen, die Rede, so in der sumerisch-babylonischen, der ägyptischen und der griechischen Mythologie.

Auch Lieder und Epen des frühen Mittelalters, vor allem aber des Hochmittelalters, als das Herz zur Metapher der irdischen Liebe wurde, haben dieses Sujet zum Inhalt:

In der Oxford-Fassung des *Rolandsliedes* lässt Karl der Große die Leichname seiner drei gefallenen Paladine vor seinen Augen öffnen und deren Herzen in Bahrtücher betten.[1]

Nur das „herzebluot" einer freigeborenen reinen Jungfrau, die sich freiwillig ihm opfere, kann den vom Aussatz befallenen armen Heinrich in der um 1195 entstandenen gleichnamigen Verslegende des Minnesängers und Kreuzzugsteilnehmers Hartmann von Aue retten.

In Wolfram von Eschenbachs *Parzival* des 13. Jahrhunderts wünscht sich der alte Ritter Gurnemanz bei Parzivals Abschied, sein Herz möge nach seinem Tode in vier Teile geteilt werden, der Anzahl seiner verlorenen Söhne entsprechend.[2]

Um 1260 schrieb der mittelhochdeutsche Dichter Konrad von Würzburg die Versnovelle *Herzmäre*.[3] Er griff den Stoff einer Wandererzählung auf, die um 1100 von Indien nach Europa kam und zuerst in Frankreich mehrfach bearbeitet wurde.[4] Die verbreitetste Fassung dieser Erzählung verbindet sich mit dem Kastellan von Coucy, einem historisch bezeugten Troubadour namens Renault de Coucy, der auf einem Kreuzzug den Tod fand. Er wurde im 14. Jahrhundert zum Gegenstand eines Versromans (s. a. Kap. 8).

In dieser Legende verliebt sich der Kastellan der Burg von Coucy hoffnungslos in die Dame von Fayel und wird durch deren Ehemann auf den Dritten Kreuzzug gelockt. Durch einen vergifteten Pfeil tödlich verwundet, lässt er durch seinen treuen Diener sein einbalsamiertes Herz und eine Locke der Dame von Fayel zu dieser bringen. Der eifersüchtige Gatte nimmt dem Überbringer das Herz, brät es und lässt es seiner Frau vorsetzen. Nachdem diese erfährt, was sie verzehrt hat, schwört sie, nach so edler Speise niemals mehr zu essen. Ihr Hungertod veranlasst ihren Gatten, sich auf eine lebenslange Pilgerfahrt zu begeben, um Buße für seine Tat zu tun.

Das ähnlich aufgebaute *Herzmäre* soll in der Form „des gegessenen Herzens"[5] noch einmal die alles andere ausschließende Minne verdeutlichen, das einbalsamierte Herz ist ins Sakramentale überhöht, nach seinem Genuss darf keine irdische

43

4. Herzbestattung in Dichtung, Literatur und Medien

Speise je mehr die Lippen berühren, erst der Tod der Liebenden führt zur eigentlichen Vereinigung.

Im Text wird deutlich, dass der Dichter eine Vorstellung von der Herzbestattung hatte, wenn er den Ritter seinen Knappen beauftragen lässt:

> Wenn ich gestorben bin
> Und tot daliege
> Wegen dieser herrlichen Frau,
> dann laß mir den Leib aufschneiden,
> und nimm mein Herz gänzlich heraus,
> blutend und trauerfarben, wie es ist.
> Das sollst du dann
> Völlig einbalsamieren,
> damit es lange erhalten bleibt.
> Höre, was ich dir noch auftrage:
> Richte ein zierliches Kästchen her
> Aus Gold und Edelsteinen;
> Dorthinein bette mein totes Herz,
> und lege den Ring dazu,
> den mir meine Herrin gegeben hat.
> Wenn Herz und Ring zusammen
> Eingeschlossen und versiegelt sind,
> dann bringe beide so verwahrt
> meiner Herrin [...].

Am Ende bekennt Konrad von Würzburg als seine Überzeugung: „Wer reinen Herzens recht zu handeln immer sich bemüht, mag diese Geschichte sich zu Herzen nehmen als Beispiel, die Minne in Reinheit zu üben. Jedes edle Herz soll so handeln."[6]

Das Motiv des gegessenen Herzens taucht auch in den Versromanen *Tristan* des Thomas d'Angleterre (zweite Hälfte des 12. Jh.) und im *Tristan* Gottfrieds von Straßburg (um 1200) auf, wenn die Königin Isolt ein Lied von der wundersamen Liebe singt,

> wie der Herr Guirun überrascht und wegen der Liebe zu der Dame, die er über alles liebte, getötet wurde, und wie der Graf danach das Herz Guiruns seiner Gattin aus Bosheit eines Tages zu essen gab, und von dem Schmerz der Dame, als sie den Tod ihres Geliebten erfuhr.[7]

In den überlieferten *Vidas* des okzitanischen Troubadours Guilhem de Cabestanh (Wilhelm von Cabestany, 1162–1212), in denen autobiographische Episoden vermutet werden, verliebt sich der Held in eine schöne Dame, wird ertappt und getötet. Der eifersüchtige Gatte reißt ihm das Herz heraus, lässt es würzen, braten und seiner Gattin vorsetzen.[8]

Im *Lai d'Ignaure* (um 1200) des Renaut de Beaujeu wird der Liebhaber Ignaure von den Ehemännern seiner zwölf Geliebten getötet und sein Herz und Geschlechtsteil als Pastete den Frauen serviert.[9]

Das Motiv wird bis in die Neuzeit verarbeitet, so von Hans Sachs und Gottfried August Bürger.[10] Auch die Bearbeitungen von Boccaccio und Ludwig Uhland wurden bereits erwähnt (vgl. S. 40).

Moritz von Strachwitz (1822–1847) schildert in seiner Ballade *Das Herz von Douglas*, wie dieser, beauftragt, das Herz König Roberts (the Bruce, s. Kap. 9.8) nach Jerusalem zu bringen, im Kampf gegen die Heiden fällt.

Walter Scott (1771–1847) zitiert in den Anmerkungen zu seinem Epos *Marmion* eine alte Ballade:[11]

> I will ye charge, efter yat I depart
> To holy grawe, and thair bury my heart ;
> Let it remane ever BOTHE TYME AND HOWR,
> To ye last day I sie my Saviour.

Ein literarisches Zeugnis für das Wiederaufleben des Wunsches in der Romantik, sein Herz besonders zu versorgen, diesmal auch in der bürgerlichen Welt, ist Ludwig Börnes (1786–1832) Novelle *Gretrys Herz*. Ironisch befasst sie sich mit der Irrfahrt des einbalsamierten, in eine zinnerne Büchse versiegelten Herzens eines berühmten Tondichters, das zum Zankapfel der Familienmitglieder, Juristen und Politiker wird. Glücklich, meint der Dichter, sind diejenigen, deren Herz erst nach dem Tode beunruhigt wird.

Gottfried Keller (1819–1890) erzählt in seiner heiteren Novelle *Das Herz in der Büchse* vom Grabmal eines burgundischen Ritters, dessen Herz nach langer Irrfahrt und Frauenmisshandlung endlich an einem letzten Verrate brach und neben seinem Grabstein in einer Bronzebüchse mit einer Kette am Brustharnisch des Totenbildes befestigt wurde. Zwei junge Damen versuchen nächtens einen Liebeszauber und schütteln die Büchse, bis „das eingetrocknete Etwas, das seit vierhundert Jahren darin verschlossen lag, deutlich zu hören wär". Sie werden dann vom Erzähler, der verborgen den Geist des Verstorbenen mit Grabesstimme nachahmt, zu Tode erschreckt.

Auch in unserer Zeit finden Herzentnahme und -bestattung gelegentliches Interesse: Im Roman *Legends of the Fall*[12] von Jim HARRISON schneidet der Soldat Tristan das Herz seines gefallenen Bruders heraus, konserviert es in einem Munitionskanister in geschmolzenem Paraffin und bringt es zurück auf die einsame Ranch in Montana zu seinem Vater. Der Stoff wurde 1994 verfilmt.

Die Hauptfigur des Romans *Die Pilgerin*[13] von Iny LORENTZ, das Mädchen Tilla, begibt sich im 14. Jahrhundert auf die lange Wallfahrt nach Santiago de Compostela, weil sie ihrem Vater versprochen hatte, sein Herz dorthin zu bringen. Das Buch wurde vom Zweiten Deutschen Fernsehen verfilmt und 2014 gesendet.

Die Nachrichtenagentur The Associated Press berichtete am 10. Dezember 2013, dass die Eltern eines durch Suizid in Athen gestorbenen amerikanischen Marinesoldaten das Verteidigungsministerium verklagten, weil der Leichnam ohne Herz in die Heimat überführt worden war. Im Rahmen einer Autopsie am Sterbeort sei das Herz zur toxikologischen Untersuchung entnommen worden. Ein später übersandtes Organ sei nicht das ihres Sohnes gewesen.[14]

Die erneute Bestattung des gentechnisch identifizierten Herzens des Dauphins Ludwig XVII. († 1795) in der Basilika Saint-Denis bei Paris im Jahr 2004, der Wunsch des polnischen Volkes, das Herz seines prominenten Sohnes, des Papstes Johannes Paul II. († 2005), in dessen Heimat, auf dem Wawel von Krakau, bei anderen berühmten Landsleuten, begraben zu lassen (s. Kap. 11.7), und die Bestattung des Herzens des letzten habsburgischen Kaisersohnes Otto von Habsburg († 2011) (s. Kap. 11.9) fanden weltweite mediale Resonanz.

Anmerkungen zu Kapitel 4

[1] Vgl. KRÜGER: Die Bestattung der bei Ronceval gefallenen Paladine, s. auch weiter oben S. 12.

[2] Vgl. Susanne KNÄBLE: Höfisches Erzählen von Gott. Funktion und narrative Entfaltung des Religiösen in Wolframs „Parzival". Berlin–New York: Walter de Gruyter 2011, S. 246f.; Eberhard NELLMANN: Gurnemanz' viergeteiltes Herz zu Parz. In: Zeitschrift für deutsche Philologie 120 (2001), S. 421–425.

[3] KONRAD VON WÜRZBURG: Das Herzmaere. Stuttgart: Philipp Reclam jun. 1968.

[4] ANON.: Herzmaere. In: Kindlers Literatur Lexikon. Bd. 6. München: Deutscher Taschenbuch Verlag 1986, S. 4405.

[5] Mehr zu „Herzessen" s. Susanne HAHN: Pars pro toto: Leichenteile. In: Norbert STEFENELLI (Hrsg.): Körper ohne Leben. Begegnung und Umgang mit Toten. Wien, Köln, Weimar: Böhlau 1998, S. 756–770, S. 757.

[6] Heinz RÖLLEKE: Zum Aufbau des Herzmaere Konrads von Würzburg. In: ZfdA 98 (1969), S. 126–133.

[7] Nikolaus HENKEL: Die Geschichte von Tristan und Isolde im Deutschen Mittelalter. In: Schriftenreihe der Universität Regensburg 17 (1990), S. 71–96, S. 83.

[8] Vgl. Fritz KNAPP: Kleinepik, Tierepik, Allegorie und Wissensliteratur. Berlin, Boston: Walter de Gruyter 2013. Kap. 2.3. Das gegessene Herz, S. 29–35.

[9] Vgl. Albert GIER: Herzmäre. In: Rolf Wilhelm BREDNICH u. a. (Hrsg.): Enzyklopädie des Märchens. Bd. 6. Berlin, New York: Walter de Gruyter 1990, S. 933–939.

[10] ANON.: de.wikipedia.org: Herzmäre. URL: https://de.wikipedia.org/wiki/Herzmaere (besucht am 04.05.2017).

[11] Walter SCOTT: Marmion. Hrsg. v. William J. ROLFE. Boston: Ticknor & Co. 1885, S. 306.

[12] Jim HARRISON: Legends of the Fall. New York: Dell 1979.

[13] Iny LORENTZ: Die Pilgerin. München: Droemer Knaur 2006.

[14] Vgl. ANON.: Marine's family sues Greek entities for lost heart. URL: https://ktar.com/story/121796/marines-family-sues-greek-entities-for-lost-heart/ (besucht am 17.06.2017).

5 Herz- und Eingeweidegräber und -behältnisse

5.1 Grabformen, Ikonografie und Inschriften

Die frühen Herz- und Eingeweidebestattungen, wie sie seit dem 8. Jahrhundert berichtet werden, gehen meist auf Legenden zurück oder ihre Stätten sind längst verschwunden. Die ersten historisch belegten Herz- und Eingeweidegräber werden im 11. Jahrhundert beschrieben, einige wenige existieren sogar noch. Es handelt sich um Stein- oder Metallplatten im Kirchenboden, wie die über Herz und Eingeweiden Kaiser Konrads II. († 1039), nicht immer beschriftet, um Kardiotaphe mit Angaben zur Person, kleine Steinmonumente bzw. Mausoleen, wie das von Robert d'Abrissel oder Theobald II. († 1270), und vor allem um Gisants, also Liegefiguren bedeutender Personen auf Steinbasen oder Tumben, wie die von Heinrich III. († 1056) in Goslar oder Richard Löwenherz († 1199) in Rouen, um Tischgräber, seltener um Stehfiguren wie die des Karl von Anjou († 1285) in Saint-Denis, um Sarkophage wie der von Alfonso X. „El Sabio" († 1284) in Murcia oder um pyramidenförmige Tumben wie die von Theobald V. († 1270) in Provins. Die Gisants halten manchmal ihr Herz oder den Beutel mit den Eingeweiden in der Hand (Karl von Anjou, Karl V. von Frankreich).

Die prunkvollen Renaissance-Herzgräber der französischen Könige, z.B. Herzurnen auf Säulen, beginnend mit dem von Franz I. († 1547), mit religiösen, vor allem aber weltlichen Reliefdarstellungen verkörpern einen neuen Typ monumentaler Gräber mit hohem künstlerischem Anspruch, als Ausdruck des den Tod überdauernden Ruhmes, als königliche Repräsentation über den Tod hinaus, mit z.T. poetischen Preisinschriften, mit Wappen und Allegorien der weltlichen Macht. Der Herzbehälter an sich wurde sichtbar und selbst zum Kunstwerk.[1] Eingeweidegräber in Gisants-Form verschwinden.

Solche aufwendigen Herzgräber sind in England und im deutschen Sprachraum seltener. Hier werden weiterhin häufig Kardiotaphe aus Bronze oder Marmor verwendet, die ikonographisch den Epitaphen der Corpusgräber entsprechen, jetzt auch mit ausführlichen Elogen, Bibelzitaten und Bitten beschriftet, etwa das von Tilly († 1632) und seinem Kriegsherrn Maximilian I. († 1651) in Altötting (s. Abb. 37, S. 741). Im England des Spätmittelalters sind anonyme Herzgräber ohne Inschrift und sonstigen Zierrat nicht selten (s. Kap. 9). Schlichte beschriftete Grabplatten, Sarkophage, Monumente wie Säulen, Obeliske, Stelen, Pyramiden, freistehende Urnen bleiben in der Architektur dieser Gräber erhalten.

Die Wittelsbacher und Habsburger bauten ab dem 17. Jahrhundert für ihre Familien Herzgrüfte, in denen mehr oder weniger prunkvolle Herzurnen bei einem Muttergottesbild aufgereiht sind, hielten aber an der Tradition der Eingeweide- bzw. der Dreifachbestattung fest. Die Herzgruft in Val-de-Grâce in Paris nahm die Herzen der französischen Bourbonen auf (s. Kap. 8). Auch andere Adelsfamilien,

Kirchenfürsten, wie Bischöfe, besonders Fürstbischöfe, ließen solche Gruften bzw. Mausoleen errichten.

Im Barock erreichten Herzgräber manchmal die Dimensionen und den Prunk von Corpusgräbern, andererseits wollten weltliche, besonders aber geistliche Fürsten ihr Herz aus Demut und Bußfertigkeit unter schlichten, z.T. sogar unbeschrifteten Steinplatten, unter den Füßen des zelebrierenden Priesters oder der zur Kommunion schreitenden Gläubigen begraben haben. Ein immer wieder benutztes Symbol ist das Spielkartenherz über oder unter dem Inschriftenbereich.

Die romantische Herzverehrung des 19. Jahrhunderts veranlasste Individualisten zur Wahl ungewöhnlicher Bestattungsformen und -orte wie eine Orgelpfeife für das Herz des Komponisten Loewe († 1869, s. S. 21) oder eine grasbewachsene Pyramide in einem kleinen See für jenes des Gartenarchitekten Fürst von Pückler († 1871, s. S. 20).

In der Moderne variierten die Gräbertypen zwischen künstlerisch gestalteten Stelen und Monumenten, Gruften und Mausoleen und schlichten Stein- und Metallplatten. Die Inschriften beschränken sich auf persönliche Daten.

5.2 Eingeweidegräber

In der Frühzeit der getrennten Bestattung von Leichnamen wurden Herz und Eingeweide häufig zusammen begraben, auf dem Epitaph oder dem Behältnis war in der Regel nur „viscera" bzw. „intestina" zu lesen.

Aus der Frührenaissance sind insbesondere in Frankreich einige künstlerisch aufwendig gestaltete Eingeweidegräber bekannt wie die von Karl IV. und seiner Frau Jeanne d'Évreux (s. Abb. 11, S. 728) und das Karls V. (s. Abb. 13, S. 729). Ohnehin war das Dreifachbegräbnis (Corpus, Herz, Eingeweide) in Frankreich und im Heiligen Römischen Reich häufiger als z.B. in England, wo der Adel Zweifachbegräbnisse (Corpus, Herz) bevorzugte und die Eingeweide, wenn überhaupt, ohne Enterotaph und ohne Zeremoniell begraben wurden.[2]

Später wurden Eingeweidegräber meist wesentlich schlichter als Herzgräber gestaltet. Selten wurden isolierte Eingeweidegrabstätten, wie die der Würzburger Fürstbischöfe in der Kapelle der Festung Marienberg in Würzburg, angelegt.

Die Viscera adliger Familien und geistlicher Fürsten wurden in einfachen Metallgefäßen, z.T. mit Angaben zur Person, nie mit Elogen beschriftet, z.T. unbeschriftet, in eigenen Gewölben wie bei den Habsburgern oder bei den Herzurnen oder den Corpussärgen oder hinter einfachen Enterotaphen aufbewahrt.

5.3 Formen der Herz- und Eingeweidebehältnisse

Als das Spielkartenherz als Symbol des Organs noch nicht in Gebrauch war, wurde das entnommene Herz in Häute, kostbare Textilien, später in Kästchen, meist aus Blei, diese wiederum in weitere Kästen, meist aus Holz, eingeschlossen. In der späten Renaissance, vorwiegend aber ab der Barockzeit, wurden bevorzugt (spielkarten)herzförmige Behälter aus Metall, meist aus Zinn, Messing, auch Silber

5.4. Herzvereinigung

und selten aus purem Gold verwendet, auf denen nicht nur biographische Daten und Fürbitten, sondern auch z.T. umfangreiche Elogen, Wappen, Schmuckornamente eingraviert waren. Diese wurden meist wieder in Metall- oder Holzkästen eingeschlossen.

Häufiger dienten Urnen in verschiedenen Formen, besonders aus der griechischen Vasen- und Graburnenkunst, und pokalähnliche Behälter als Gefäße, die nicht selten direkt auf dem Monument postiert oder in das Monument integriert waren. Manchmal wurden Kisten aus Metall wie bei Moritz von Sachsen († 1750) oder sogar ein anatomisch geformtes Herz als Behälter benutzt wie bei René de Chalon († 1544) (s. Kap. 8).

Im 19. Jahrhundert wurden durch Konservierung vollständig erhaltene Herzen für die Öffentlichkeit sichtbar präsentiert, etwa als Trockenpräparat unter einem Glassturz wie jenes von Karl August von Hardenberg († 1822) in Neuhardenberg, oder in einem mit Flüssigkeit gefüllten Glasgefäß wie jenes des brasilianischen Kaisers Peter I. († 1834), oder sogar in einem anatomischen Schaugefäß wie jenes des Hanno von Auersperg († 1861).

Eine einheitliche Form der Eingeweidebehälter existierte nicht. Da diesen Körperteilen bei Personen hohen Ranges eine Art Heiligkeit anhaftete,[3] erhielten sie, wenn auch ohne Zeremoniell, ein gesondertes Begräbnis. Die Gefäße waren schlicht und, wenn überhaupt, nur mit Angaben zur Person des/der Verstorbenen beschriftet.

5.4 Herzvereinigung

Die Verbringung eines Herzens zum Grab eines geliebten Angehörigen war ein wichtiges Motiv für einen solchen Wunsch zu Lebzeiten, die Zusammenführung von Herzen in Herzgrüften und Mausoleen aus dynastischen Gründen selbstverständlich. Dazu seien nur einige faszinierende Beispiele genannt.

Ein besonders eindrückliches Symbol der den Tod überdauernden Liebe war der Einschluss zweier Herzen in einer Urne. Augustinus nimmt in seinen *Confessiones* den Wunsch nach Vereinigung zweier Herzen als Metapher für die Verschmelzung der Seelen zweier Liebender vorweg.[4] Hier spielte vor allem auch die Auffassung vom Herzen als Sitz der Liebe in jeder Form eine wesentliche Rolle. Die wohl eindrucksvollste Doppelherzurne birgt die Herzen von Kaiser Karl VII. († 1745) und seiner Frau Maria Amalia († 1756) in Altötting (s. Abb. 49, S. 745).[5]

Schon 1290 wollte Königin Eleonore von Kastilien († 1290) ihr Herz mit dem ihres frühverstorbenen Sohnes Alphonso († 1284) und dem ihres Vertrauten und Begleiters auf dem Siebten Kreuzzug, John de Vescy († 1289), begraben haben.[6]

Im Musée d'art religieux von Blois, Frankreich, ist ein großes, herzförmiges Bleigefäß mit den Herzen von Vater und Sohn, von Antoine de Lavardin († 1583) und Hector († 1593) ausgestellt (s. Kap. 8.10).

5. Herz- und Eingeweidegräber und -behältnisse

Caterina de' Medici († 1589) wollte ihr Herz mit dem ihres Gatten Heinrich II. († 1559) vereint haben, für den Zusammenschluss der Herzen von Anna d'Este († 1607) mit dem ihres ersten Gatten Franz von Lorraine († 1563) hatte Primaticcio bereits einen Entwurf gefertigt.

In der Kirche von Chilly-Mazarin sind die Herzen des Gatten, des Marschalls Antoine Coëffier de Ruzé d'Effiat († 1632), seiner Frau († 1670) und ihrer beider Tochter († 1633) in drei schwarzen Marmorurnen in einem Monument vereinigt.

Der erwähnte Heinrich II. selbst wollte sein Herz neben dem seines Vertrauten und Feldherrn Anne de Montmorency († 1567) ruhen lassen. Tatsächlich wurden die Herzen von König und Feldherr zunächst in einer gemeinsamen Gruft in der ehemaligen Pariser Cölestinerkirche beigesetzt, bevor sie später wieder getrennt wurden.[7]

Heinrich III. († 1589) wollte sogar ein eigenes Mausoleum für sein und seiner Nachfolger Herzen errichten.[8]

Die Herzen von Kurfürst Maximilian I. († 1651) und seinem treuen Gefolgsmann und Feldherrn Tilly († 1632) ruhen nebeneinander im Boden der Gnadenkapelle von Altötting vor ihrer Schutzpatronin, der Muttergottes.[9]

Die Altöttinger Gnadenkapelle mit den Herzen der Wittelsbacher, die Loretokapelle in der Wiener Augustinerkirche mit denen der Habsburger seien hier als Beispiele für die aus dynastischen Gründen erfolgte Zusammenführung von Herzen genannt.

In der Kirche des Konvents der Kapuzinerinnen in Paris wurde das Herz der Françoise de Lorraine († 1669) mit den Herzen der Eltern, Philippe-Emmanuel de Lorraine († 1602) und Marie de Luxembourg († 1623), zusammen begraben.

In der Familiengruftkapelle des Schlosses Monthorin, Frankreich, sind die Herzen von Vater und Sohn vereint: General Lariboisière (s. Kap. 8) hatte mit seiner Artillerie Napoleons Heer bei Borodino im September 1812 vor einer vollständigen Niederlage bewahrt, sein Sohn Ferdinand war dabei gefallen. Der Vater starb wenige Wochen später, am Ende seiner Kräfte, voll Gram über den Tod seines Sohnes. Die Herzen wurden in die Heimat zurückgebracht.

Eleonore von Schwarzenberg († 1741) ließ nicht nur ihr Herz mit dem ihres Gatten Adam Franz († 1732) in der St. Veitskirche in Český Krumlov, Tschechien, vereinen, sondern auch ihre Eingeweide in St. Ägidius in Třeboň.

Noch im 20. Jahrhundert wurde das Herz des polnischen Staatsmannes Józef Klemens Piłsudski († 1935) ein Jahr nach seinem Tod in feierlicher öffentlicher

5.5. Herzgefäße in Museen

Zeremonie mit der Asche seiner Mutter auf dem Rasos-Friedhof in Vilnius vereint (s. a. S. 496).[10]

Noch Ende des 20. Jahrhunderts demonstrierte die letzte Kaiserin von Österreich, Zita von Bourbon-Parma († 1989), ihre Treue zu ihrem früh verstorbenen Gatten Karl I. und ließ ihr Herz zu dem seinen in die Loretokapelle des Klosters Muri in der Schweiz bringen.[11]

5.5 Herzgefäße in Museen

Bis in die Gegenwart bleiben Herzbestattungen außerhalb von Sakralräumen, also z.B. auf Friedhöfen oder sonstigen Gedenkstätten, wie etwa die von Coubertin († 1937) im Hain von Olympia, die Ausnahme. Durch die Profanierung von Herzgräbern finden Kardiotaphe und andere Herzmonumente, aber auch Herzurnen häufig einen Platz als Schauobjekte in Museen:

- So die Interiora der Kaiser Ferdinand I., Maximilian II. und Rudolf II. auf der Prager Burg;[12]
- das Herz der Anne de Bretagne im Musée départemental Thomas-Dobrée von Nantes;
- das von Richard Löwenherz im Museum von Rouen;
- das Kardiotaph von Enguerrand VII. und das Herz der Madame le Cirier im Museum von Soissons;
- das Herzbehältnis des Parlamentariers Jean Barrin de Boisgeoffroi und einer unbekannten Person im Musée de Bretagne in Rennes;
- Herz- und Eingeweidedenkmäler von Jeanne de Bourbon, Karl V., Franz I., Heinrich II., Ludwig XIII., Anne de Montmorency, Pierre de Bérulle, Henri I. d'Orléans, Louis de Cossé de Brissac und Victor-Thérèse Charpentier im Louvre;
- die Herzurne von Henry Sidney im British Museum von London;
- eine unbeschriftete Herzurne im County Museum von Taunton, England;
- das Kardiotaph von Joan de St. Edmond im London Museum;
- das Herzgefäß des John Peck im Folk Museum von Ryedale;
- das des Erzherzogs Ernst von Österreich in der Schatzkammer des Brüsseler Domes;
- das des François de Verdugo im Depot des Musée National d'Histoire et d'Art/Luxembourg;

- das Herz von Fürstbischof Sebastian von Pötting im Germanischen Nationalmuseum von Nürnberg;

- die Herzkapsel des Grafen Johann Ludwig II. von Sulz im Tiengener Heimatmuseum;

- Herz und Eingeweide des Moritz von Sachsen im Pfarramt St. Thomas in Straßburg;

- das Herz des Admirals Andreas Miaoulis im Museum der griechischen Insel Hydra;

- das Herz des Flugpioniers Alberto Santos Dumont im Museu Aeroespacial in Rio de Janeiro.

Diese Aufzählung ist bei Weitem nicht vollständig.

Bei Ärzten führte die Verquickung von wissenschaftlichen und persönlichen Motiven sogar zu dem Wunsch, ihr Herz der Nachwelt als anatomisches Präparat zu präsentieren: Der englische Chirurg John Hunter († 1793) wollte sein Herz in dem von ihm gegründeten Anatomiemuseum aufgestellt wissen. Sein Wunsch wurde allerdings nicht erfüllt.[13] Im Museum Anatomicum der Universität Marburg wird das Herz des Chirurgen Christian Heinrich Bünger († 1842) in einer Silberdose aufbewahrt (s. Kap. 10.4).

Anmerkungen zu Kapitel 5

[1] Vgl. Julian BLUNK: Das Taktieren mit den Toten: Die französischen Königsgrabmäler in der Frühen Neuzeit. Wien, Köln, Weimar: Böhlau 2011, S. 234.
[2] Vgl. WESTERHOF: Celebrating Fragmentation, S. 39.
[3] Vgl. PANOFSKY: Grabplastik, S. 87; BARGHEER: Eingeweide, S. 11.
[4] Vgl. Semjon DREILING: Herzvereinigung von König und Konnetabel. In: Marburger Jahrbuch für Kunstwissenschaft 36 (2009), S. 145–183, S. 172.
[5] Vgl. A. DIETZ: Ewige Herzen, S. 130f.
[6] Vgl. DILBA: Das Memorialprogramm für Eleonore von Kastilien, S. 65.
[7] Vgl. DREILING: Herzvereinigung von König und Konnetabel, S. 146.
[8] Germain-Francoix POULLAIN DE SAINT-FOIX: Essais historiques sur Paris. Bd. 4. London: Duchesne 1766, S. 83, zit. n. ebd., S. 175.
[9] Vgl. A. DIETZ: Ewige Herzen, S. 126f.
[10] Vgl. CZUMA/MAZAN: Poczet Serc Polskich, S. 463.
[11] Vgl. A. DIETZ: Ewige Herzen, S. 22.
[12] Vgl. Milena BRAVERMANOVÁ: Persönliche Mitteilung an den Verfasser. Archäologische Sammlung, Prager Burg. 16. Feb. 2010.
[13] Vgl. BRADFORD: Heart Burial, S. 236f.

6 Öffnung von Herzgräbern, wissenschaftliche Analysen

Ein großer Teil von Herzgräbern ging bei der Säkularisation und der Umwidmung oder Zerstörung der Sakralbauten und Monumente, in denen sie sich befanden, verloren. Häufig wurden Herzgräber auch geplündert, besonders in der Französischen Revolution, oder der Inhalt, die Herzurne, in Museen verbracht. Manchmal wurden Herzbehälter im Rahmen von Renovierungen exhumiert, sodass man sich Vorstellungen vom Aufwand des Grabes, von Herzgefäß und Inhalt machen konnte.

Die Mehrzahl moderner systematischer paläoanatomischer, pathologischer und anthropologischer Untersuchungen des Inhalts von Herzurnen kommt aus dem französischen Sprachraum. Eine der ersten dürfte die des Herzens von Jean de Gros († 1623) aus dem Jahr 1987 sein, der in St. Jacques im belgischen Brügge begraben wurde. Sein Herz in einem zylindrischen Bleibehälter wurde in der Kirche St. Brixius in Ooigem exhumiert und anatomisch, histologisch und histochemisch untersucht.[1]

Eine umfassende biomedizinische Analyse der Überreste eines einbalsamierten Herzens wurde im Mai 2012 von einem Pathologenteam des Universitätshospitals Raymond Poincaré von Garches, Frankreich, durchgeführt:[2] Das bleierne Kästchen mit dem Herzen des 1199 verstorbenen englischen Königs Richard Löwenherz war während Renovierungsarbeiten in der Kathedrale von Rouen, Frankreich entdeckt worden (s. Kap. 8.2). Es enthielt weißliche und bräunliche pulverige Reste und Fragmente von Leinengewebe, in das das Organ ursprünglich eingewickelt war. Der gesamte Inhalt wurde in ein luftdicht abgeschlossenes Glaskästchen eingeschlossen und im Musée départemental des Antiquités von Rouen aufbewahrt.

Der Paleopathologe Philippe Charlier erhielt 2012 die Erlaubnis, von diesem 80 Gramm schweren Inhalt zwei Gramm zu mikroskopischen und biomedizinischen Untersuchungen zu entnehmen. Diese geringe Probenmenge erlaubte keine DNS- und Radiocarbontests zur Altersbestimmung des Untersuchungsmaterials, die jedoch später mit hinreichender Genauigkeit durch das Ergebnis der biomedizinischen Analyse möglich wurde.

Nachgewiesen wurden Leinenreste, zahllose vegetabile Zellverbände, Pollen, Pilze und Bakterien und anorganische Substanzen. Die Pollen stammten von der Myrte, von Gänseblümchen, Minze, Pinien, Eichen, Pappeln, Plantanen und Glockenblumen. Diese Pflanzen wurden offensichtlich zur Einbalsamierung des Herzens benutzt oder waren Verunreinigungen während der Einbalsamierung und Einsargung, wie auch die Bakterien und Pilze, deren Nachweis also nicht zur Klärung der Todesursache beitrug. Die bei der anorganischen Analyse nachgewiesenen Spuren von Blei, Zinn, Eisen, Kupfer, Quecksilber, Antimon, Wismut, Kalzium und Aluminium stammten z.T. von dem Bleikästchen oder wurden, wie beispielsweise

6. Öffnung von Herzgräbern, wissenschaftliche Analysen

Quecksilber, zur Konservierung benutzt. Auch das Teerdestillat Kreosol wurde im Mittelalter zur Leichenkonservierung herangezogen. Das weißliche Puder wurde als Weihrauch identifiziert, der dem Herzen des Monarchen wohl aus spirituellen Gründen beigefügt wurde. Herzgewebe und Muskelfasern waren nicht mehr nachweisbar, aber die Antikörperreaktion auf Myoglobin, das Herzmuskelprotein, war positiv.

Neben den spezifischen Erkenntnissen zur postmortalen Behandlung des königlichen Herzens erbrachte diese Untersuchung wesentliche Erkenntnisse zu Einbalsamierungspraktiken, insbesondere von Herz und Brust- bzw. Baucheingeweiden, des Hochmittelalters.

Eine weitere archäo-anthropologische Entdeckung und nachfolgende Untersuchung in Rennes in Frankreich machte exemplarisch unter anderem auch klar, dass eine vollständige quantitative Erfassung aller Herzgräber in Europa nicht möglich sein wird, weil zwar viele örtlich bekannte Herzgräber existieren, viele aber nicht mehr gefunden werden:

Beim Bau eines Kongresszentrums an der Stelle des ehemaligen Jakobinerkonvents von Rennes wurden unter mehr als 800 Gräbern auch sechs Bleisarkophage und fünf aufklappbare Herzurnen aus Blei in Spielkartenherzform gefunden, davon drei beschriftet.[3] Der relativ gut erhaltene Leichnam einer über 60-jährigen Frau in klösterlichem Habit, der 1656 verstorbenen Witwe Louise de Quengo, die sich offensichtlich am Ende ihres Lebens ins Kloster zurückgezogen hatte, wurde wissenschaftlich untersucht, man fand unter anderem, dass ihr Herz entnommen worden war. Sieben Jahre vor ihr war ihr Gatte Toussaint de Perrin gestorben; sein Herzgefäß lag bei dem Sarg seiner Frau und war beschriftet:

> Cy git le Cœur de [...] Toussainct de
> Perrien Cheuali [...] de Brefeillac & c
> Dont le Corps repose [...] Sauueur
> Pres Carhay Convent des Carmes
> Deschaus qu'il à fonde, et mourut
> à Rennes le 30me aout 1649

Zwei Herzurnen könnten dem Ehepaar zuzuordnen sein, die Zugehörigkeit der übrigen ist nicht bekannt.[4] Die Grabfunde wurden ausführlich paläontologisch untersucht. Von den fünf Herzen war eines ohne pathologische Veränderungen, drei wiesen Zeichen einer Atherosklerose der Herzkranzgefäße auf, drei Herzmuskelleiden, eines war nicht untersuchbar. Darüber hinaus erbrachten die umfangreichen medizinisch-wissenschaftlichen Untersuchungen erstaunliche Detailerkenntnisse zu dieser Bestattungsform:[5] Die Herzen waren eng in die spielkartenherzförmigen, luftdicht verschlossenen, beschrifteten Bleibehälter zusammen mit Kräutern, ohne Flüssigkeit, eingepresst, z.T. mit pflanzlichem Material (in den Kammern) ausgestopft und wiesen z.T. einen fast normalen Erhaltungszustand auf. Bei entsprechender Erfahrung war es also bereits damals möglich, das Organ langfristig zu konservieren.

Ebenfalls wissenschaftlich untersucht wurde ein herzförmiges Behältnis aus Blei, das bei Ausgrabungen im Jahr 2014 in der Kleinstadt Flers, ca. 100 Kilometer entfernt von Rennes, gefunden wurde.[6] Es lag auf einem von zwei Bleisärgen in Körperform, die ins späte 17. oder frühe 18. Jahrhundert datiert wurden und die in steinausgemauerten Gräbern vor dem Haupteingang der heutigen Pfarrkirche lagen, wo sich früher der Altar der 1924 zerstörten Kirche Saint-Germain befand. In der geöffneten Urne fand sich ein gut erhaltenes mumifiziertes Organ, eingebettet in körniges pflanzliches Material mit intensivem Pfefferminzgeruch, ohne pathologische Veränderungen.[7] Die Wissenschaftler ordneten die sterblichen Reste anhand der Kirchenbücher Angehörigen der Familie Pellevé, einst Grafen von Flers, zu.[8]

Eine ähnliche spielkartenherzförmige Bleiurne wurde im November 2019 im Boden der Kapelle der Anges musiciens der Kathedrale von Le Mans entdeckt, die ebenfalls wissenschaftlich untersucht wird. Sie war ursprünglich in einen mit Stroh gefüllten Stoffbeutel eingewickelt und lag in einem ein Meter langen Holzsarg. Alter und Herkunft sind nicht bekannt.[9]

Die gleiche Entdeckung, eine herzförmige Bleiurne, machte ein Archäologe im Jahre 2019 bei Ausgrabungen im Schloss Milandes in der Dordogne. Sie lag 15 cm unter der Erde, am Fuße der ersten Stufe der in die Krypta der Kapelle im Innenhof führenden Treppe.[10] Möglicherweise umschloss sie das Herz des ersten Herrn des Schlosses, des François de Caumont († 1514).

Bei archäologischen Grabungen anlässlich von Straßenbahnarbeiten im Bereich der alten Kirche Saint-Jacques und des angrenzenden Friedhofes der nordfranzösischen Stadt Douai im Jahr 2007 wurde ein spielkartenherzförmiges Bleigefäß mit einem gut erhaltenen einbalsamierten Herzen, das einen blumigen Duft[11] verströmte, gefunden.[12] Die gut erhaltene Beschriftung lautete:

> Ci dedans répose le cœur de noble dame
> Anne de Lens de son vivant feme
> de Messire Adrien de Dion
> … dudict lieu Wandosme
> … anein sin.
> Laquelle trespassa
> le Xe de novembre
> 1580[13]

Anne de Lens war die Frau von Adrien de Dion und lebte im belgischen Dorf Dion-le-Val, wo sie auch begraben wurde. Bei einer genetischen Analyse wurde nun festgestellt, dass das Herz von einem Mann stammte. Er konnte nicht identifiziert werden.[14]

In der Schneekapelle bei Arnstorf, Niederbayern, wurde 1985 bei der Renovierung der Kirche und des Altars das Herz des Grafen Maximilian Joseph von Closen

(† 1760, s. Kap. 10.2) exhumiert. Die Bodenplatten des Grabes wurden angehoben. Der Arzt und Heimatforscher Hummel fand einen Eisenkessel, in dem ein ovales Kupfergefäß eingeschlossen war. Der Inhalt der Kupferurne erschien dem Untersucher als grünliche „gallertige Masse", durchsetzt von weißen Maden. Die Gefäße wurden wieder verschlossen und am ursprünglichen Platz in 60 cm Tiefe beigesetzt.[15]

Im Jahre 1991 wurde das Herz des Pfarrrektors von Kuppenheim, Franz-Josef Herr, in der Kirche des Klosters Lichtenthal, Baden-Baden, im Rahmen des Einbaus einer neuen Orgel exhumiert. Nach Öffnung der Herzgruft fand man ein Zinngefäß, eingewickelt in ein rötliches Ölpapier, ohne Siegel. Das Gefäß war am Boden oxydiert, sodass man den Boden ohne Schwierigkeiten lösen konnte. Darin lag ein männerfaustgroßes erdiges Gebilde und lose Erde, jedoch kein Dokument. Im Bericht steht weiter:

> Wir reinigten das Behältnis, legten die lose Erde und das Gebilde sorgfältig hinein, löteten den Boden wieder auf, umhüllten das Gefäß mit dem alten Ölpapier und steckten das Ganze in eine Plastikhaut, die zugeklebt wurde. Dann setzten wir das Behältnis in eine neu gemauerte Herzgruft an der Nordwand des oberen Chores, neben dem Betstuhl der Frau Äbtissin.
>
> So geschehen am Herz-Jesu-Fest, dem 7. Juni 1991.
>
> S. Adelgundis Selle O. Cist., Äbtissin zu Lichtenthal. Paul Wik, Spiritual, M. Laurentia Kast O. Cist., S. Irmengardis Bielk, Chronistin.[16]

Im Jahre 2002 wurde das Herzgrab des Erbauers der Wallfahrtskirche Marienberg bei Burghausen, Oberbayern, des Abtes Emanuel II. Mayr, im Rahmen einer Innenrenovierung unter dem Marmorboden vor der Altarschranke freigelegt und vom Heimatpfleger Wolfgang HOPFGARTNER im Beisein des Pfarrers Franz Aicher eröffnet.[17] Das Kardiotaph aus rotem Marmor wies Bruchspuren auf, vermutlich war ein schwerer Gegenstand bei früheren Renovierungsarbeiten der Kuppel darauf gestürzt. Unter der Platte musste zunächst eine 10 cm dicke Schicht Bauschutt manuell beseitigt werden. Unter dem oberen Teil des Kardiotaphs kamen zwei vermauerte Dachschindeln zum Vorschein, die entfernt wurden. Darunter fand sich ein quadratischer Schacht von 26 cm Durchmesser. Auf dem Boden lag ein herzförmiges Zinngefäß mit einer Breite von 18,5 cm, einer Länge von 18 cm und einer Tiefe von 10,5 cm, auf dessen gut erhaltener Oberseite folgende Inschrift eingraviert war:

COR MARIANUM
EMANUELIS II : ABBATIS
RAITENHASLAC
MORT. XX. IUN
1780

Die Unterseite war durch Zinnfraß durchlöchert. Mit einem Endoskop ließen sich die Reste sichtbar machen. Es fanden sich wie bei den meisten Untersuchungen des

Inhalts solcher Herzgefäße lediglich amorphe, bröckelige Strukturen und die Reste des Lederbeutels, in den das Organ eingehüllt gewesen war. Das Gefäß war aus einem Stück aus Zinn gegossen, lediglich auf der Unterseite fanden sich die Nähte einer 7,5 cm breiten Öffnung, durch die das Herz eingebracht worden war. Urne und Kardiotaph wurden an ihren angestammten Platz zurückgelegt, auf die Urne kam eine gravierte Bleiplatte mit der Inschrift:

> Bedingt durch die Innenrenovierung der Wallfahrtskirche wurde der Marmorboden ausgebaut und die Deckplatte entfernt. Am 7. Juli 2002 wurde die Herzurne exhumiert und am 6. Dezember 2002 wieder beigesetzt. Pfarrer Aicher, Heimatpfleger Hopfgartner. R.I.P.

1877 wurde das Herzgefäß des Fürstbischofs Karl Theodor von Dalberg († 1817, s. Kap. 13.2.3) in der Stiftskirche von Aschaffenburg erstmals geöffnet. Das einbalsamierte Organ wirkte lederartig, weitgehend intakt. Der Weingeist in dem Glasbehälter hatte sich verflüchtigt, es roch teils balsamisch, teils modrig. 2014 wurde das Gefäß im Rahmen einer Renovierung erneut geöffnet, vom Herzen war nur noch bräunliches, bröckeliges Sediment geblieben.

Es existiert eine Reihe weiterer Berichte über die Eröffnung von Herzgräbern und -gefäßen, von genetischen Analysen und anderen wissenschaftlichen Untersuchungsmethoden, z.B. von

- Kaiser Heinrich III. († 1056), erstmals im 19. Jahrhundert, zuletzt 1987,
- dem englischen König Heinrich III. († 1272),
- Nicholas Ely († 1279) im Jahre 1887,
- Theobald V. († 1270) im Jahre 1807,
- Robert the Bruce († 1329) im Jahr 1996,
- Nikolaus von Kues († 1464),
- Karl V., König von Frankreich († 1380), im Jahre 1862,
- Edward Bruce, 1. Lord Kinloss († 1613) im Jahr 1808,
- Melchior Klesl, einem österreichischen Kardinal († 1630), im Jahre 1979,
- Anselm Franz von Ingelheim, Fürstbischof von Mainz († 1695), im Jahr 1925,
- Frédéric de Wangen, Fürstbischof von Basel († 1782), im Jahr 1980,
- Ludwig XVII., französischer Dauphin († 1795), im Jahr 2002,
- einem anonymen Herzgefäß, 1644 im Friedhof der Black Friars von Oxford exhumiert und geöffnet,
- einem anonymen Ritter aus dem 11. Jahrhundert im Friedhof der Abtei Ganagobie, im Jahr 2004 und
- der Herzreliquie der seligen Anne-Madeleine Rémusat, im Jahr 2014.

Anmerkungen zu Kapitel 6

[1] Vgl. P. A. JANSSENS: Examen Paleopathologique et Microscopique du Cœur de Jean de Gros (mort le 10 Avril 1623). In: Paleobios 3.1 (1987), S. 5–11.

[2] Vgl. CHARLIER u. a.: The embalmed heart of Richard the Lionheart.

[3] Vgl. INSTITUT NATIONAL DE RECHERCHES ARCHÉOLOGIQUES PRÉVENTIVES: L'exceptionnelle sépulture de Louise de Quengo, dame du XVIIe siècle. 2. Juni 2015. URL: http://www.inrap.fr/l-exceptionnelle-sepulture-de-louise-de-quengo-dame-du-xviie-siecle-5407 (besucht am 04.06.2017).

[4] Vgl. Fatima-Zohra MOKRANE: Is it Possible to Investigate Archeological Hearts Using CT and MRI? About Five Archeological Hearts. In: RSNA, Dez. 2015. Die wissenschaftlichen Untersuchungen wurden vom Institut National de Recherches Archeologiques Préventives de France (INRAP) durchgeführt.

[5] Vgl. F.Z. MOKRANE u. a.: Old hearts for modern investigations. CT and MR for archaelogical human heart remains. In: Forensic Science International 268 (2016), S. 14–24.

[6] Vgl. Jarrett A. LOBELL: Buried with Care. In: Archaeology 1/2 (2015).

[7] Vgl. Hélène DUPONT: À cœur ouvert, le Cardiotaphe de Flers (Orne). Inrap. 15. Dez. 2020. URL: https://www.inrap.fr/coeur-ouvert-le-cardiotaphe-de-flers-orne-15415 (besucht am 30.12.2020).

[8] Genannt werden Philippe René de la Motte-Ango, Louis Antoine de Pellevé oder Pierre de Pellevé.

[9] Vgl. ANON.: maville.com: Le Mans. Un reliquaire en forme de cœur découvert à la cathédrale Saint-Julien. 26. Nov. 2019. URL: https://lemans.maville.com/actu/actudet_-le-mans.-un-reliquaire-en-forme-de-coeur-decouvert-a-la-cathedrale-saint-julien_fil-3919673_actu.Htm (besucht am 08.01.2020).

[10] Vgl. Sébastien BOUWY: Franceinfo: Une découverte rarissime au château des Milandes: un cœur reliquaire en plomb vieux de 5 siècles. 9. Aug. 2019. URL: https://france3-regions.francetvinfo.fr/nouvelle-aquitaine/dordogne/perigord/decouverte-rarissime-au-chateau-milandes-coeur-reliquaire-plomb-vieux-5-siecles-1709138.html (besucht am 24.03.2021).

[11] Die botanisch-chemische Analyse wies eine Reihe von Pollen und aromatischen Pflanzenresten nach.

[12] Vgl. William DEVRIENDT u. a.: Découverte d'un cœur – reliquaire à Douai: Approche pluridisciplinaire de l'embaumement à l'époque moderne. In: Archéologie Médiévale 42 (2012), S. 23–43.

[13] C. L.-S.: L'enquête sur le cœur reliquaire de Douai avance pas à pas. In: La Voix du Nord, 12. Juli 2008; Auslassungspunkte dort.

[14] Vgl. ebd.

[15] Vgl. Guenter SURNER: Persönliche Mitteilung an den Verfasser. Apotheker, Arnstorf. 6. Okt. 1998.

[16] S. unter 10.4.9.

[17] Vgl. Wolfgang HOPFGARTNER: Die Herzurne von Abt Emanuel II. Mayr vom Zisterzienserkloster Raitenhaslach, beigesetzt in der Wallfahrtskirche Marienberg. Raitenhaslach/Burghausen: Eigenverlag 2002.

7 Herz- und Eingeweidebestattungen in Zeiten der Kreuzzugsbewegung

Die Kreuzzugsbewegung zur Rückeroberung Palästinas aus den Händen der Muslime war nicht der Anlass für den Beginn der Herzbestattung, aber sie führte zur ersten Häufung dieser Begräbnisform in Europa. Grund war in erster Linie der Wunsch der in der Fremde Verstorbenen, in heimatlicher Erde begraben zu werden, oder der Wunsch der Familie des Verstorbenen oder seines Gefolges, den Verstorbenen bzw. den wichtigsten Teil seines Körpers zu Hause, in seinem Reich, begraben zu wissen. Dieses Motiv war nicht neu, aber zum einen war die Zahl der fern von der Heimat Gefallenen oder sonstwie Gestorbenen über einen langen Zeitraum sehr hoch, zum anderen die Suggestionskraft dieser neuen Form der Grablegung unter den Teilnehmern der Kreuzzüge, aber auch in den Heimatländern des teilnehmenden Adels enorm.

Auch vom Heimtransport von Herzen von Gattinnen, die ihren adligen Gemahl ins Heilige Land begleiteten, wie von Isabella von Frankreich († 1271), oder von friedlichen Jerusalempilgern, wie von Richard Clough († 1570), existieren Berichte.

Eines der ersten Herzen, die in die Heimat nach England zurückgebracht wurden, stammte von William de Percy, einem englischen Normannen, Teilnehmer des Ersten Kreuzzuges, der 1096 vor der Eroberung Jerusalems starb, dann in Antiochia begraben wurde. Sein Herz soll in der von ihm neu erbauten Benediktinerabtei Whitby, Yorkshire, wo sein Bruder Serlo als Mönch lebte, begraben worden sein (s. Kap. 9).[1]

Ebenfalls am Ersten Kreuzzug teilgenommen hatte Robert Earl of Mellent and Leicester, der 1118 in der Abtei Saint-Pierre de Preaux in der Normandie starb. Sein Herz wurde in das Hospital von Brackley gebracht (s. S. 233).[2]

In den folgenden Jahrhunderten, vor allem im 13., wurde eine größere Zahl englischer Kreuzfahrerherzen gesondert begraben (s. Kap. 9), z.T. auch anonym oder ohne Grabinschrift.[3] Diese beträchtliche Zahl derartiger Kardiotaphe im 13. Jahrhundert findet sich nur in England, die Auftraggeber und Steinmetze orientierten sich offensichtlich an bereits vorhandenen Grabmonumenten.

Niedriger war die Zahl französischer Herzbestattungen von Kreuzfahrern. Hier waren es vor allem Ludwig IX., der Heilige, der den Siebten, ausschließlich französischen Kreuzzug initiierte und anführte, und mehrere seiner Verwandten, deren Herzen ein gesondertes Begräbnis erhielten (s. Kap. 8).

Gering war auch die Zahl von getrennt bestatteten Kreuzfahrerherzen aus dem Heiligen Römischen Reich deutscher Nation und anderen europäischen Ländern.

Im Heiligen Land selbst sind keine Herzgräber von Kreuzfahrern bekannt. Lediglich Herz und Eingeweide Kaiser Barbarossas wurden in Tarsus in der heutigen Türkei begraben, die Stelle ist unbekannt.

7. Herz- und Eingeweidebestattungen in Zeiten der Kreuzzugsbewegung

Herzbestattungen von Kreuzfahrern

England

- William de Percy, † 1096
- Robert de Beaumont, 1. Earl of Leicester, † 1118
- William de Warenne, 3. Earl of Surrey, † 1148
- William de Mandeville, † 1189
- Richard Löwenherz, † 1199
- Saer de Quincy, † 1219
- Henry de Bohun, 1. Earl of Hereford, † 1220
- Ranulf de Blondeville, 4. Earl of Chester, † 1232
- Philip d'Aubigny, † 1236
- Henry de Turberville, † 1239
- Roger de Quincy, 2. Earl of Winchester, † 1264
- Roger of Leybourne, † 1271
- Henry d'Almaine, † 1271
- Richard von Cornwall, † 1272
- John de Vescy, † 1289
- Giles de Berkeley, † 1294
- John Fynes, † 1300
- Eduard I., † 1307

Frankreich

- Jean I. de Dreux, † 1249
- Guillaume IV. de Tancarville, † 1260
- Amaury VI. de Montfort, † 1241
- Theobald I., † 1253
- Ludwig IX. (der Heilige), † 1270

Anmerkungen zu Kapitel 7

- Theobald II., † 1270
- Johann von Damiette, † 1270 (*more teutonico*)
- Alphonse de Poitiers, † 1271
- Pierre d'Alençon, † 1284
- Enguerrand VII. de Coucy, † 1397
- Philippe de Mézières, † 1405

Heiliges Römisches Reich deutscher Nation

- Friedrich I. Barbarossa, † 1190
- Ludwig III. von Thüringen, † 1190
- Friedrich I. (der Christliche), † 1198
- Hadmar II. von Kuenring, † 1217

Pilger, Angehörige von Kreuzfahrern

- Isabella von Frankreich, † 1271
- Isabella von Aragón, † 1271
- Richard Clough, † 1570

Anmerkungen zu Kapitel 7

[1] Vgl. BRADFORD: Heart Burial, S. 39.
[2] Vgl. CHAMBERS: The Book of Days: Heart-Bequests, S. 415.
[3] Vgl. BRADFORD: Heart Burial, S. 41–45.

8 Herz- und Mehrfachbestattung in Frankreich

8.1 Vorbemerkung

Es existiert kein definierter Zeitpunkt für das Ende der fränkischen und den Beginn der französischen Geschichte. Das 843 begründete Westfrankenreich Karls des Kahlen gilt in der Geschichtsschreibung als Teil des fränkischen Großreiches, erst der Robertiner Odo vollzog 888 die Abkehr vom karolingischen Herrscherhaus. Die Idee des „Königs von Frankreich" entstand mit dem endgültigen Aufstieg der Robertiner/Kapetinger zur Königswürde mit Hugo Capet im Jahre 987.[1] Die Kapetinger stellten 32 französische Könige, Capet war der Stammvater aller Könige bis zum Revolutionsjahr 1848. Die Häuser Valois bis 1589, Bourbon bis 1792 und 1814/15–1830 und Orléans waren Nebenlinien dieser Dynastie.

Innerhalb des fränkischen Reiches hatten die Merowinger im 6. Jahrhundert ein Teilkönigreich Paris inne. In dieser Stadt hatte die Hl. Genoveva um 475 über dem Grab des Märtyrers Dionysius von Paris († Mitte des 3. Jahrhunderts) auf einem gallo-römischen Friedhof eine Basilika errichten lassen. Diese wurde nach der Abtei Saint-Vincent-Sainte-Croix, später Saint-Germain-des-Prés, einer merowingischen Grablege, als Abteikirche Saint-Denis zur Hauptnekropole der französischen Könige mit einer der größten Ansammlungen von Grabdenkmälern in der Welt.[2] Beginnend mit Aregunde, der zweiten Frau des Merowingerkönigs Chlotar I. († 561), mehreren weiteren Merowingern und Karolingern, fanden 29 Kapetinger und mit wenigen Ausnahmen alle folgenden Könige Frankreichs über sieben Jahrhunderte dort ihre ewige Ruhe. Erst durch das Wüten der Französischen Revolution wurde diese Ruhe unterbrochen: Im Oktober 1793 öffneten Arbeiter die Särge der Bourbonen, rissen die Leichname heraus und warfen sie in eine Grube.[3]

Napoleon befahl die Restaurierung, Ludwig XVIII. ließ die Königsgräber und Grabmäler aus anderen zerstörten Kirchen und Klöstern zurückbringen. Nach dem Zweiten Weltkrieg fanden die königlichen Gebeine ihre letzte Ruhe im Boden der restaurierten Bourbonengruft.

Die Herzen der Könige, ihrer Familien und des Hofadels kamen nur selten in die Kathedrale: In der jetzigen Basilika stammen die ersten Grabmäler aus dem 12. Jahrhundert, das erste, jetzt nicht mehr nachweisbare von etwa zehn bis 15 Herzen könnte das der Marguerite de Brabant († 1271), einer Tochter Ludwig des Heiligen, gewesen sein.[4] Ohnehin verlor die Abtei unter den Bourbonen ihre politische Bedeutung und ihren Repräsentationswert.[5] Wesentlich mehr Herzen, nämlich mehr als 40, wurden im 17. und 18. Jahrhundert in die Abtei Val-de-Grâce gebracht, die auch von den Revolutionären geplündert und später in ein Militärhospital umgewandelt wurde, oder zu den Cölestinern (mehr als 40), deren Konvent ebenfalls verschwunden ist.

Weitere von der königlichen Familie, dem Militär und dem Adel bevorzugte Herzgrabstätten in der Hauptstadt waren das Kolleg und die Kirchen der Jesuiten (insbesondere Saint-Paul-Saint-Louis, mit zwei isolierten Eingeweidebestattungen, insgesamt 17), Saint-Germain-des-Prés (vier Herzen), der Couvent des Cordeliers (sechs Herzen), während und nach der Revolution der Invalidendom (sechs Herzen), Saint-Louis des Invalides (neun Herzen), und das Panthéon (sechs Herzen), das von Engländern bevorzugte Scots College (vier Herzen), das Kloster der Jakobiner (Dominikaner) in der Rue Saint-Jacques (sechs Herz-, zwei Eingeweidebestattungen), das Kloster der Kapuzinerinnen an der Place Vendôme (fünf), jenes der Feuillants, eines zisterziensischen Reformordens (sieben), die Abtei Montmartre und eine Reihe weiterer Sakralbauten in Paris, die zum Teil zerstört bzw. säkularisiert sind.

Eher ungewöhnlich für die Wahl von Herzgräbern waren 13 solcher Bestattungen auf dem Friedhof Père Lachaise in der napoleonischen Zeit und einige Jahrzehnte danach. Die Zahlen sind wegen der unterschiedlichen Qualität der herangezogenen Quellen nicht zuverlässig.

Im zentralistisch regierten Frankreich der Monarchie entfiel ein Großteil der historisch nachweisbaren oder vermuteten Herzbestattungen (mehr als 700) auf die Hauptstadt, der Rest verteilte sich auf das ganze Land. In der Provinz waren es meist einzelne Personen, die eine solche Verfügung trafen, selten mehrere wie in den Kathedralen von Reims (vier), Rouen (sechs), Orléans (vier), in der Abtei von Maubuisson (vier Eingeweide- und zwei Herzbestattungen) oder in der von den Jansenisten[6] gewählten Abtei Port-Royal des Champs bei Versailles (16).

Einige Herzbehältnisse und -monumente wurden zu musealen Exponaten profaniert, wie das Herzgrabmal Heinrichs II. und anderer, insgesamt zehn, im Louvre,[7] jenes von Enguerrand in Soissons, der Herzbehälter von Richard Löwenherz in Rouen, jener der Anne de Bretagne in Nantes und mindestens einer im Musée de Cluny, Paris (s. Kap. 5.5).

Unter den europäischen Nationen, in denen die Herz- bzw. Mehrfachbestattung von Eliten üblich war, war Frankreich diejenige, in der dieses Ritual am häufigsten und meist – insbesondere im Königshaus, beim Hofadel und hohen Klerus – mit großem Aufwand und Zeremoniell zelebriert wurde, was Aufbahrung und sonstige Begräbnisfeierlichkeiten und die Qualität des Monumentes betraf. Gründe hierfür waren neben der Rezeption des Herzmythos durch Volk, Klerus und Souveräne im französischen Anteil an der Kreuzzugsbewegung, in der zentralistischen Staatsstruktur und im frühen Beispiel des Herrscherhauses zu suchen. Die Auffassung des Herzens als Symbol der Tapferkeit erklärt die Neigung hochrangiger Militärs – so mehrerer Marschälle von Frankreich und der napoleonischen Generäle –, ihrem Herzen ein eigenes Grab angedeihen zu lassen. Darüber hinaus führte die Popularität dieser Bestattungsform zur Berücksichtigung bzw. Erwähnung in zahlreichen religiösen und säkularen Sammelwerken, Almanachen, genealogischen Handbüchern und Stammlisten des Adels und in Chroniken besonders in Frankreich, wobei hier die Angaben häufig nicht nachprüfbar sind. Einer der Ersten, der in Frankreich in seinem Artikel *Recherches sur le cœur et le foie* eine Übersicht über Herzbestattungen in seinem Heimatland, aber auch im übrigen Europa zusammenstellte, war der Arzt Félix ANDRY (1808–1880).[8]

Wie im übrigen Europa fanden die meisten Herzbestattungen im 17. und 18. Jahrhundert statt, die ersten sind historisch nicht gesichert (s. Kap. 15).

Immerhin spricht die in der *Chanson de Roland* Ende des 11. Jahrhunderts besungene, durch Karl den Großen veranlasste Bergung der Herzen der drei gefallenen Paladine in hirschledernen Beuteln[9] dafür, dass die Herzentnahme damals bereits üblich war.[10]

Berichte zeitgenössischer Historiker zu Eingeweidebestattungen, so die von Karl dem Kahlen[11] († 877) und Balduin I. von Flandern[12] († 879), sind noch älter, wenngleich Zweifel angebracht sind, ob hier religiöse Gründe dominierten.

Im Übrigen etablierte sich die Dreiteilung des Leichnams in Frankreich nicht so umfassend wie im Heiligen Römischen Reich deutscher Nation oder bei den Habsburgern, wo sie aus dem *mos teutonicus* entstand.[13]

Karl der Kahle starb 877 bei der Überquerung des Mont Cenis. Man entfernte die Eingeweide, um ihn nach Saint-Denis bringen zu können, wie er es sich gewünscht hatte. Da sein Gefolge den Geruch nicht ertragen konnte, wurde die eviszerierte, mit aromatischen Kräutern gefüllte Leiche in eine außen und innen mit Pech abgedichtete, mit Wein gefüllte Tonne gelegt, die mit Leder umhüllt wurde. Auch so sei der Gestank nicht auszuhalten gewesen, sodass man den Leichnam vorerst in Nantua bestattete. Erst Jahre später wurden die Gebeine exhumiert und nach seinem letzten Willen nach Saint-Denis gebracht.[14]

Die gleiche Notwendigkeit, nämlich den Leichnam für einen längeren Transport zu konservieren, bestand für den in Metz verstorbenen Grafen von Anjou, Fulko III. „Nerra" († 1040), der in dem von ihm gegründeten Kloster Beaulieu-lès-Loches begraben werden wollte und wurde.[15] Seine Eingeweide wurden gleich in Metz entnommen und immerhin unter einem Gedenkstein auf einem Kirchenfriedhof begraben.[16]

Die Chronik des Benediktinerabtes Richard von St. Vanne, der 1046 in Verdun starb, berichtet, dass dieser den Leichnam eines bei Verdun verstorbenen Adligen kurz nach dessen Beerdigung exhumierte, eviszerierte, die Eingeweide in Leder eingewickelt im ursprünglichen Grab beließ („viscera corio insuta ibi reposuit") und den Corpus nach Saint-Vanne holte.[17]

8.2 11.–13. Jahrhundert

Für eine frühe, im 11. Jahrhunderte erfolgte Herzentnahme bei einem gefallenen Ritter spricht die osteo-archäologische Untersuchung eines Skeletts aus dem Friedhof der Abtei Ganagobie in den französischen Alpen. Neben schweren, tödlichen Verletzungsfolgen am Skelett fanden die Wissenschaftler ein vollständig längs eröffnetes Brustbein (s. Abb. 2, S. 724), durch das zweifellos das Herz zum Begräbnis entnommen worden war.[18]

8. Herz- und Mehrfachbestattung in Frankreich

Die erste historisch valide Herzbestattung in Frankreich könnte die des Erzbischofs Hugues de Salins († 1066) in der Kirche Sainte-Madeleine von Besançon gewesen sein (s. Kap. 13.6).

Angeblich soll das Herz Wilhelm des Eroberers († 1087) in seine Normandie, in die Kathedrale von Rouen zurückgebracht worden sein. Herz und Eingeweide seines Sohnes, des englischen Königs und Herzogs der Normandie, Heinrich I. († 1135), sollen ebenfalls nach Frankreich, in die von ihm gegründete Abtei Notre-Dame-du-Pré bei Rouen gebracht worden sein[19] (s. Kap. 9), wohingegen der Corpus in der Kirche Saint-Étienne („Abbaye aux hommes") in Caen verblieb.[20] Allerdings differieren die Angaben zur Leichenteilung und zum Ort der Begräbnisse in der Literatur: Alexandre BANDE zitiert Quellen, wonach der „präparierte" Corpus zunächst in die Kathedrale von Rouen, ein Jahr später nach England, in die Abtei von Reading, gebracht worden sei.[21] Hirn, Zunge, Augen und Eingeweide (mit dem Herzen) seien im Kloster Notre-Dame-du-Pré, dem Tochterkloster der Abtei du Bec, begraben worden. Dazu heißt es in der zeitgenössischen *Historia ecclesiastica* des Ordericus Vitalis:

> Ibi noctu a perito carnifice in archipresulis conclavi pingue cadaver apertum est, et balsamo suave olente conditum est. Intestina vero eius Ermentrudis ad villam in vase delata sunt; et in ecclesia sanctae Mariae de Prato quam mater eius inchoaverat sed ipse perfecerat reposita sunt.[22]

Auf dem Grabstein sei, vom Erzbischof Arnaud de Lisieux verfasst, gestanden:

> Super Sepulcrum Regis Henrici
> In quo cerebrum et cor eius sepulta sunt.
> Henrici cuius celebrat vox publica nomen
> Hoc pro parte iacent membra sepulta loco,
> Quem neque viventem capiebat terra nec unus
> Defunctum potuit consepelire locus.
> In tria partibus sua iura quibusque resignat
> Partibus illustrens sic tria regna tribus:
> Spiritui celum, cordi cerebroque dicata est
> Neustria, que dederat Anglia corpus habet.
> Pars bona, pars melior, pars optima, pars sua cuique
> Anglis, Normannis, Celitibusque data est.[23]

England habe also die *pars bona*, den Corpus, die Normandie die *pars melior*, Herz, Hirn und Eingeweide, bekommen.

Im ehemaligen Kloster Saint-Pierre-et-Saint-Paul in Cluny wird eine marmorne Urne mit einer modernen Inschrift aufbewahrt, die besagt, dass darin das Herz des cluniazensischen Abtes Hugo von Cluny († 1109) eingeschlossen war (s. Kap. 13.6).

Historisch glaubhafter wirkt, dass das Herz des Gründers der Abtei Fontevraud, Robert d'Arbrissel († 1117) in Orsan, bestattet wurde.[24]

D'Arbrissels Körper kam in die von ihm erbaute Kirche in Fontevraud, wo später einer der berühmtesten englischen Könige, Richard I. Löwenherz, bei seinen Eltern

8.2. 11.–13. Jahrhundert

Heinrich II. von England und Eleonore von Aquitanien seine letzte Ruhe fand. Richards Leben hat die Fantasie der Chronisten, besonders aber die des Volkes, wie kein anderes seiner Zeitgenossen beschäftigt. Blond, großgewachsen, tapfer bis zur Tollkühnheit, freigiebig und ritterlich, verdankte er seinen Beinamen seiner Person und seiner Vorliebe für das Bild des Löwen, das er im angevinischen Wappen führte. Seine zehnjährige Regierungszeit war für England nicht segensreich, er verbrachte nur knapp drei Monate bei seinen Untertanen auf der Insel, deren sächsische Sprache er nicht verstand. Bezeichnenderweise wollte er auch sein „Löwenherz" nicht der Insel überlassen, als er ohne Nachkommen an den Folgen einer Schulterwunde, die er bei der Belagerung des französischen Chalus erhalten hatte, am 6. April 1199 verstarb. Es sollte in die Kathedrale von Rouen kommen, wegen seiner Verbundenheit mit seinem Herzogtum, der Normandie,[25] wie er es bestimmt hatte.[26] In den zeitgenössischen *Annales (monastici) de Wintonia* heißt es: „Cor autem jussu ipsius extractum a corpore deportatum est Rothomagum et juxta fratrem suum Henricum reconditum."[27] Eine normannische Chronik berichtete, er habe sein Herz den Kanonikern von Rouen „en remembrance d'amour" versprochen.[28]

Bei der Herausnahme sei das Organ überraschend groß gewesen. Das spätestens ein halbes Jahrhundert nach Richards Tod[29] errichtete Herzgrab stand ursprünglich südlich vom Hochaltar der Kathedrale und war von einer Silberbalustrade umgeben, die 1250 eingeschmolzen und dem Lösegeld für Ludwig IX. beigefügt wurde.[30] Noch 1780 beschrieb Richard GOUGH dieses Monument, das dann aber verschwand.[31]

Nach einer Zeichnung[32] lag die 1838 zusammen mit einem Herzkästchen aus Blei[33] wieder aufgefundene Liegefigur[34] ursprünglich auf einer von Löwen gestützten Grabplatte in der Nähe des Hochaltars, das einzige erhaltene Herzgrabmal eines englischen Herrschers aus dem 12. und 13. Jahrhundert.[35] Sie zeigt den Toten als lebenden Herrscher, den gekrönten Kopf auf einem Kissen, die Augen geöffnet, in einer Tunika mit fließendem Faltenwurf, Gürtel und Schulterumhang, mit beiden Händen ein Szepter haltend, die Füße auf einem Löwen stehend. Nach Jean ADHEMAR/Gertrude DORDOR[36] ähnelt die jetzt auf einem schlichten Steinsarg liegende, noch erhaltene Figur dem nicht mehr existierenden Gisant auf dem Körpergrabmal seines älteren Bruders, Heinrichs des Jüngeren († 1183, s.u.) in derselben Kathedrale.[37] Die Inschrift des Monuments verweist auf den Ruhmesnamen des Königs und nennt immerhin England als einen Herrschaftsbereich des Gefallenen: „HIC COR CONDITUM EST RICARDI / ANGLORUM REGIS QUI COR LEONIS DICTUS / OBIIT AN M C XC IX" (s. Abb. 6, S. 726).

Der Rest seines Herzens, einem „welken Blatt" ähnelnd, wurde bei Grabungen in der Kathedrale im Jahr 1838[38] in einer zugemauerten Wandnische neben dem Gisant gefunden, eingeschlossen in zwei Bleikästchen, das äußere ca. 42 cm × 27 cm × 15 cm groß, das innere versilbert, mit der grob eingravierten Majuskel-Inschrift: „HIC JACET COR RICARDI REGIS ANGLORUM" (s. Abb. 7, S. 726).

Das Letztere befindet sich in der Kathedrale von Rouen.[39] Sein Inhalt wurde in einen luftdicht abgedichteten Glasbehälter eingeschlossen und im Musée Départmental de Antiquités in Rouen aufbewahrt.

2012 analysierte der Anthropologe Philippe CHARLIER erneut mit biomedizinischen Methoden ca. zwei Gramm des Inhalts[40] des 12,2 cm × 23 cm × 17 cm großen Glasbehälters: Herzmuskelstrukturen fanden sich nicht mehr, wohl hingegen Antikörper gegen Herzmuskulatur, Leinen- und Fadenreste, Pollen, Pflanzenöle, Quecksilber, Kreosot (Teeröl), Kalk, außerdem Spuren von Blei, Antimon, Zinn und Wismut aus dem Herzkästchen. Die Einbalsamierer hatten das Herz also erst konserviert, anschließend mit aromatischen Substanzen wie Weihrauch, Extrakten aus Gänseblümchen, Minze, Myrte, Zitronen und pflanzlichen Ölen behandelt, bevor sie es in Leinen einwickelten. Die verschiedenen Sorten von Blütenpollen stammten entweder von den benutzten Pflanzen oder aus der Luft.[41]

Im Sterben hatte der König angeordnet, dass sein Körper in Fontevraud, also auch innerhalb seines kontinentalen Erbes, bei seinen Eltern Heinrich II. und Eleonore von Aquitanien seine letzte Ruhe finden sollte.[42]

Die Eingeweide kamen in die Festungskapelle der Stadt, vor deren Mauern Löwenherz die tödliche Wunde empfangen hatte, nach Chalus,[43] als postmortale Rache an seinen Gegnern, den rebellischen Baronen des Poitou, wie das der Chronist Roger of Wendover interpretiert: „Pictavensibus quoque propter notam proditionis stercora sua reliquit, quos non alia sui corporis portione dignos judicavit."[44]

Entsprechende Spuren fehlen. Im Jahre 1259 nahmen die Franzosen die Normandie in Besitz, Richards Herz befand sich damit im Exil.

Corpus, Gehirn und Eingeweide seines älteren Bruders und Vorgängers als König von England, Heinrichs des Jüngeren, des „jungen Königs" (1155–1183), waren bereits in den Besitzungen der Krone auf dem französischen Festland verblieben, der Corpus ebenfalls in der Kathedrale von Rouen, Eingeweide, Augen und Gehirn am Ort seines frühen Todes, der Burg Martel in der Dordogne,[45] nach einer anderen Quelle in der Abtei Grandmont im Limousin.[46] Wegen eines Streits zwischen dem Erzbischof von Rouen und den Bürgern von Le Mans seien zwischen Entnahme der Eingeweide und der Bestattung des Corpus einige Wochen vergangen.[47]

Zu solcher Teilung entschlossen sich auch sein jüngerer Bruder und Nachfolger Johann Ohneland († 1216, s. unter Kap. 9) und einer seiner schärfsten Gegner, der französische König Philipp II. August († 1223). Die Quellenlage zur Bestattung des Letzteren ist sekundärhistorisch und unsicher.[48] Sein Körper ruht in Saint-Denis, sein Herz soll, wie von ihm gewünscht, in der Kirche von Mantes-la-Jolie in der Île-de-France, wo er gestorben war, begraben worden sein.[49] 1862 wurden zwei Bleigefäße mit Herz und Eingeweiden unter den zum Hochaltar führenden Stufen entdeckt, die dem Kapetinger gehört haben könnten.[50]

Sein ältester Sohn Ludwig VIII. (1187–1226) war der erste französische König, dessen Eviszeration und Eingeweidebestattung in der Abtei Saint-André de Clermont gesichert sind.[51]

Das Beispiel Richards I. könnte auch den Kreuzfahrer Guillaume de Tancarville, einen Seneschall der Normandie, veranlasst haben, sein Herz in Rouen, bei den Cordeliers, im Kirchenchor bestatten zu lassen. Er hatte kurz vor seinem Tod 1260 in Ägypten seinen Begleiter Nicolas de Saint-Laurent gebeten, sein Herz in seine

Heimat, zu den Cordeliers von Rouen, zurückzubringen.[52] Eine Abbildung des Bronzekardiotaphs existiert in der Sammlung Gaignières:[53] Ein barhäuptiger Ritter in Kettenhemd und Tunika steht auf einem Hund, dem Sinnbild der Treue. In der linken Hand hält er einen Schild, der das Schwert weitgehend verdeckt, in der rechten über der Brust sein Herz in Spielkartenherzform. Dies ist eine ungewöhnlich frühe, im 13. Jahrhundert eher unübliche Darstellung des Herzens, die ja nicht der anatomischen Form entspricht.[54] Ähnliche Beispiele finden sich auf englischen Kardiotaphen nur wenig später. Die Inschrift im Rahmen der Bronzeplatte identifiziert den Toten, dessen Corpus in Ägypten blieb.

> ICI GIST LE CUER MONSEIGNEUR GUILLAUME CHAMBELLAN DE TANQUARVILLE QUI TRESPASSA EN L'AN DE GRACE MCC ET SOIXANTE LE VI IOUR DU MOIS D'APVRIL. PRIEZ DIEZ POR LI. [55]

Das Kloster existiert nicht mehr.

8.3 Geteilte Bestattung und Kreuzzugsbewegung in Frankreich

Die Kreuzzüge hatten aus den bereits beschriebenen Gründen auch in Frankreich eine Zunahme von Herzbegräbnissen zur Folge, zumal die Kreuzzugsidee gerade dort viele Anhänger fand.

Baudouin de Boulogne, Graf von Verdun, König von Jerusalem, starb 1118 auf der Rückkehr von Ägypten in el-Arish. Da er an seinem Regierungssitz bei seinem Bruder Godefroy de Bouillon die letzte Ruhe finden sollte, wurden die Eingeweide entnommen, am Sterbeort begraben,[56] der Leichnam von seinem Küchenmeister innen und außen eingepökelt, in einer Rinderhaut eingerollt nach Jerusalem gebracht und in der Grabeskirche beigesetzt.

Amaury VII. aus der Montfort-Familie, die mehrere Kreuzfahrer stellte, nahm am Kreuzzug des Theobald de Champagne 1239 teil, geriet in Gefangenschaft, wurde in Kairo eingekerkert und starb nach seiner Freilassung auf der Rückreise in Otranto, Apulien, im Jahr 1241. Er wurde an Ort und Stelle evisziert und ist somit der erste französische Adlige, der eine getrennte Bestattung erhielt.[57] Der Corpus soll in der Lateransbasilika (oder in St. Peter) in Rom begraben worden sein, sein Herz aber wurde in die Familiengrablege in Hautes Bruyères[58] zurückgebracht.[59]

Einer der Anführer[60] jenes „Kreuzzuges der Barone" (1239–1241), Theobald I., König von Navarra,[61] gründete das Kloster der Cordelières des Mont-Sainte-Cathérine-lès-Provins in Provins. Als er 1253 in Pamplona starb, wurde er in der dortigen Kathedrale begraben, sein Herz aber kam zu den Cordelières.

Sein Sohn, Theobald II., starb auf der Rückreise vom Siebten Kreuzzug in Trapani auf Sizilien im Jahr 1270.[62] Der Schwiegersohn Ludwigs des Heiligen, mit Isabella von Frankreich verheiratet, war Zeuge des Sterbens seines Schwiegervaters; er selbst starb am 4. Dezember, wenige Monate später folgte ihm seine Frau im Tode nach (s.u. S. 70). Testamentarisch hatte er verfügt, sein Leib sollte bei den Cordelières, beim väterlichen Herzen, sein Herz im Kloster der Jakobiner (Dominikaner) der gleichen Stadt Provins bestattet werden. Die Kirche der Cordelières, in die auch

8. Herz- und Mehrfachbestattung in Frankreich

der Corpus seiner Gattin Isabella kam, wurde im Hundertjährigen Krieg zerstört. In den Revolutionswirren gingen die Gebeine verloren, das Herzmonument kam 1791 in das 1743 in ein Hospital umgewandelte Kloster der Cordelières[63] und wurde so gerettet. 1843 wurde es neu gefasst, 1932 wurden die Restaurierungen wieder entfernt.[64]

Das Kardiotaph in der ehemaligen Kapelle des Konvents ist ein schönes Beispiel eines solchen Denkmals am Ende des 13. Jahrhunderts. Ein Steinquader mit Farbspuren in Form eines Miniaturgebäudes (wohl angeregt durch sog. Turmreliquiare) trägt eine pyramidenförmige kupferverkleidete Spitze (Höhe 87cm) mit einem kleinen Herzen aus Bergkristall. An den Seiten sitzen unter Blendarkaden sechs Dominikaner, die für das Seelenheil, das Herz des Verstorbenen beten; das vergoldete Dach zeigt das Wappen des Kreuzfahrers. Das Monument trägt die folgende Inschrift in Mittelfranzösisch: „Ici gist le gantieu queur le roi Tiebaut, roi de Navarre, queins palatins de Champoigne et de Brie."[65] Seine Eingeweide wurden wie bei anderen Kreuzfahrern am Sterbeort, also in Trapani, beigesetzt. In den *Gesta Philippi Tertii* von Guillaume de Nangis steht dazu:

> Theobaldus, rex illustris Navarrae, et comes Campaniae in lectum mortis decidens, vitae suae diem clausit extremum. [...] Cujus corporis interiora trahentes ministri talis officii, quia diu propter sui putrefactionem deferri non possent, in quadam villae ecclesia eo more debito terrae tradiderunt. Corpus vero multa lotione mundatum, sale et odoriferis aromatibus ad putrefactionis et odoris pestiferi remedium diligenter conditum, sui in loculo reservantes, secum in Franciam detulerunt, et apud Pruvinum in Bria in fratrum Minorum ecclesia honorifice sepelierunt [...].[66]

Seine Gattin Isabella von Frankreich, die ihn begleitet hatte, folgte ihm wenige Monate später im Tode nach. Ihr Leichnam und die Eingeweide sollen zum Grab ihres Gatten nach Provins, das Herz in die Abtei von Clairvaux, „dans une tombe splendide", gebracht worden sein.[67]

Der Siebte Kreuzzug wurde vom französischen König Ludwig IX., dem Heiligen, angeführt (s. S. 73). Dessen Familie und Hofstaat waren in besonderem Maße vom posthumen Weiterleben des Herzens überzeugt und sind beispielhaft für die Suggestionskraft und den Traditionszwang dieser Funeralsitte: Seine Mutter, Blanka (Blanche) von Kastilien (1188–1252), die ihn während des Sechsten Kreuzzugs als Regentin vertrat, Heilige der katholischen Kirche, ließ ihr Herz in das von ihr gegründete Zisterzienserkloster Notre-Dame-du-Lys bringen.[68] 1226 waren schon die Eingeweide und das Herz ihres Gatten Ludwig VIII. († 1226) getrennt vom Corpus bestattet worden (s. S. 68).[69]

Blanka war eine der bedeutendsten Frauengestalten des Mittelalters in Frankreich, eine zeitweise auch militärisch erfolgreiche Regentin für ihren Sohn. Sie war die erste Königin, die erste der Capets, ja die erste Frau in ihrem Land, die testamentarisch eine Dreifachbestattung ihres Leichnams anordnete,[70] dem Beispiel ihrer Onkel Richard Löwenherz und Johann Ohneland, vielleicht auch des

8.3. Geteilte Bestattung und Kreuzzugsbewegung in Frankreich

heiligen Edmund[71] folgend, ihrerseits Beispiel für ihre Familie. Es sollte dies auch eine politische Demonstration sein: Der Corpus kam in die von ihr geförderte, von ihrem Sohn Ludwig IX. gegründete Abtei Notre-Dame-la-Royale von Maubuisson, die Eingeweide in die Abtei Saint-Corentin-lès-Mantes,[72] ihr Herz in die Abtei Notre-Dame de la Visitation de Dammarie-lès-Lys bei Melun, die sie gegründet hatte.[73] Kloster und Kirche existieren nur noch als Ruinen, die Abtei brannte 1358 nieder und wurde 1796 weitgehend zerstört.[74] Auch der schwarzmarmorne Gisant vom Herzmonument der Königin verschwand während der Revolution.[75]

Blanka hatte als französische Regentin 1227 die Freilassung des Ferdinand (Ferrand) von Portugal, Graf von Flandern und Hennegau, veranlasst, der sich der Felonie gegen ihren Gatten schuldig gemacht hatte und deshalb 15 Jahre lang im Louvre gefangen gehalten wurde. Er wurde dann zu einem treuen Gefolgsmann ihres Sohnes Ludwig IX. und starb 1233 in Noyon. Während er bei seiner Gattin in dem von dieser gegründeten Kloster Marquette beigesetzt wurde, wurden Herz und Eingeweide in der Kapelle des Heiligen Eligius (Saint-Éloi) in der Kathedrale von Noyon begraben. Das Kardiotaph gab in Form eines Distichons an: „Fernandi, proavos Hispania, Flandria corpus / Cor cum visceribus continet iste locus."[76]

Kurze Zeit später könnte das Herz einer weiteren Frau bestattet worden sein, das der Beatrix von Savoyen († 1266), der Mutter der Eleonore von der Provence, der englischen Königin (s. Kap. 9.4), in der Chartreuse von Bourgfontaine. Sie wollte ursprünglich dort in toto begraben werden, was die Mönche aufgrund ihrer Regeln verweigerten. Stattdessen kam ihr Herz dort zur Ruhe.[77]

Der Leichnam des Sohnes und Nachfolgers des Hl. Ludwig, Philipps III., des Kühnen, der auf einem Feldzug gegen Aragón 1285 vor Perpignan an der Ruhr verstarb, wurde auf drei Grabstätten verteilt,[78] die Gebeine nach Saint-Denis zu seinem Vater, das (gekochte) Fleisch und die Eingeweide in die Kathedrale Saint-Just-et-Saint-Pasteur de Narbonne[79] auf den Wunsch des dortigen Erzbischofs und das Herz in die Kirche des Jakobinerklosters, zu den Dominikanern (Fratres Praedicatores) in Paris,[80] die so zu einer Herzgruft der Kapetinger wurde.[81]

Er selbst hatte ein Grab in Saint-Denis gewünscht: „[...] totum elegerat corpus suum apud Sanctum Dionysium sepeliri".[82]

Um sein Herz stritten sich die Mönche dieser Abtei mit den Dominikanern mit dem Argument, der König habe festgelegt, dass sein Leichnam „simpliciter et integraliter", also mit dem Herz, in Saint-Denis begraben werden sollte – ein Disput um den prestigeträchtigen Besitz dieser Reliquie, der sich in der Geschichte der Herzbestattung zwischen den Orden häufig ereignete.[83]

In seinen *Gesta Philippi Tertii* berichtet Guillaume de Nangis (Nangiaco) über die Behandlung der Leiche:

> Exequiis ergo regis Philippi expletis et ossibus per excoctionem a carne seiunctis, carnem quidem et viscera apud Narbonam in maiori ecclesia sunt sepelientes, cum redissent Parisius barones et praelati, ossa apud sanctum Dionysium cum honore praecipuo juxta patrem suum Ludovicum regem sanctissimum tumularunt.[84]

8. Herz- und Mehrfachbestattung in Frankreich

In seiner Chronik *Chronicon abbreviatum regum Francorum* spricht Guillaume de Nangis von einem Streit der Mönche über den Ort der Herzbestattung des Königs:

> [...] cuius caro et viscera apud Narbonam in maiori ecclesia sunt sepulta et ossa cum corde apud sanctum Dionysium in Francia deportata. Sed antequam ibidem traderetur sepulturae, inter monachos dicti loci et fratres Praedicatores Parisius commorantes propter illud cor regium magna dissensio fuit orta. Volebant etenim dicti fratres monachis invitis illud cor ad sepeliendum in sua Parisiensi ecclesia obtinere [...].[85]

Philipp und seine erste Frau waren bei Ludwigs Tod in Tunis dabei, die Letztere, Isabella von Aragón, starb auf der Rückkehr vom Kreuzzug schwanger an den Folgen eines Reitunfalls und einer dadurch provozierten Frühgeburt in Cosenza in Kalabrien. Im dortigen Dom befindet sich ein Denkmal, das König und Königin betend zu Seiten einer Madonna zeigt, angeblich enthält es Herzen und Eingeweide, die Knochen seien nach Saint-Denis zurückgebracht worden.[86] Das Herz seiner zweiten Gattin, der Maria von Brabant († 1321), sei mit dem seinen in der Jakobinerkirche vereinigt worden.[87]

Ludwigs bedeutendster Bruder war Karl I. von Anjou (1220–1284/86). Dieser begleitete ihn auf dem Sechsten und Siebten Kreuzzug, beide geprägt von gegenseitigen Eifersüchteleien und Streitigkeiten. Karl kaufte sich später sogar den Titel des Königs von Jerusalem. Die Brüder gerieten in Ägypten, auf dem Sechsten Kreuzzug, in eine ausweglose Gefangenschaft, aus der sie nur durch Zahlung eines hohen Lösegeldes freikamen. Auf dem Siebten Kreuzzug veranlasste Karl die Teilung und Bestattung des Leichnams seines Bruders.[88] Er wurde von Papst Clemens IV. mit Neapel und Sizilien belehnt, bekämpfte erfolgreich die Hohenstaufer und ließ am 29. Oktober 1268 den letzten Staufer Konradin auf dem Marktplatz von Neapel enthaupten. Seine Rache an den staufischen Anhängern und den Sarazenen war grausam, seine Herrschaft wurde von der Bevölkerung als Joch empfunden. Nachdem Sizilien den Franzosen wieder verloren gegangen war, starb Karl auf einem Winterfeldzug gegen die aufrührerische Insel im Januar 1284.

Er wurde im Dom San Gennaro von Neapel bestattet, sein Herz kam zurück nach Frankreich, in die Jakobinerkirche Saint-Jacques nach Paris, seine Eingeweide blieben in der Kathedrale von Foggia, wo bereits die Praecordia[89] Friedrichs II. ruhten.[90]

In verschiedenen Dokumenten wird ein St. Blasius-Altar als Begräbnisort genannt und auf Stiftungen des Verstorbenen und seines Sohnes Karl II. hingewiesen, die im Zusammenhang mit diesem Grab, das nach mehrfachen und umfangreichen Umbauten des Domes nicht mehr existiert, gemacht wurden.[91]

Für das heimgebrachte Herz ließ seine Urenkelin, die französische Königin Clémence von Ungarn (1293–1328), deren Herz in die Kirche Notre-Dame-de-Nazareth in Aix-en-Provence kam,[92] 1326 im Jakobinerkloster in der Rue Saint-Jacques, Paris, wo sie selber später begraben wurde, in einer Kapelle für ihren Urgroßvater ein Monument errichten, auf dem der jugendliche Karl seine Herzurne in der linken Hand hält.[93] Es wurde 1820 nach Saint-Denis überführt. Der Gisant

8.3. Geteilte Bestattung und Kreuzzugsbewegung in Frankreich

aus weißem Marmor lässt etwas von der Härte des „Staufenschlächters" ahnen: Der König trägt Krone, Kettenhemd, Schildgürtel, den Schild mit dem Anjou-Wappen und hält in der rechten Hand sein (in der Zwischenzeit abgebrochenes) Schwert. Um den Rand der Tumba aus schwarzem Marmor läuft die Inschrift: „Ci gist li coers du grant roy Charles q. conquit sezile q. fu freres de mo seigneur s. Loys de france et li fist faire ceste tombe la royne Clemence sa niece." Auf der Rückseite präzisiert eine weitere Schrift: „Li cuers fu enterré l'an de grace MCCCXXVI, le chapitre général des frères precheurs a paris a penthecoste."[94]

Unsicher bleibt, ob auch das Herz seines Sohnes nach Saint-Denis gebracht worden ist: Karl II. „der Lahme", König von Neapel, starb 1309 in Neapel. Er wollte also nur vorläufig in San Domenico Maggiore in Neapel, endgültig hingegen in Notre-Dame-de-Nazareth in Aix-en-Provence begraben werden. 1310 wurde der Sarg nach Aix überführt, Herz und Eingeweide blieben in San Domenico,[95] der silberne, herzförmige Behälter mit eingearbeitetem Kristall soll folgendermaßen beschriftet gewesen sein: „COR REGIS CAROLI II ILLUSTRISSIMI REGIS FUNDATORIS CONVENTUS ANNO DOMINI 1309."[96]

Eine Marmorstatue des thronenden Königs, die später auf den Architrav des Hauptportals gesetzt wurde, soll zu diesem Grab gehört haben. SUMMONTE schrieb dazu im 2. Band seiner *Historia* von 1675:

> Sù la porta del cortile si vede il suo vero simulacro, che per adietro stava posto appresso la Cappella maggiore, sotto il quale si leggono i seguenti versi:
>
> MCCCIX
> CAROLUS EXTRUXIT: COR NOBIS PIGNUS AMORIS
> SERVANDUM LIQUIT.COETERA MEMBRA SUIS,
> ORDO COLET NOSTER, TANTO DEVICTUS AMORE,
> EXTOLLETQUE VIRUM LAUDE PERENNE PIUM[97]

Sein Sohn brachte seinen Sarg mit dem Corpus nach Notre-Dame-de-Nazareth, ein vom Vater gegründetes Kloster.[98] Herz- und Körpergrab sind nicht mehr erhalten.[99]

Ein weiblicher Gisant auf einer emaillierten Kupferplatte in Saint-Denis, der sein Herz in der Hand hält, stellt eine Nichte Karls dar, die erste Tochter Ludwigs des Heiligen, Blanche von Frankreich (1240–1243), Enkelin der Blanche von Kastilien († 1252, s. S. 70). Das Kind wurde im Kloster Royaumont begraben, die Grabplatte wurde 1820 nach Saint-Denis überführt. Vielleicht deckte die auf einem Hund stehende Bronzefigur früher das Grab des kindlichen Herzens.[100]

Das Herz ihres Vaters, des Rex sanctus Ludwig IX., der 1270 auf seinem zweiten Kreuzzug im Feldlager vor Tunis starb, hatten seine Getreuen in Nordafrika für sich reklamiert. Die Leiche wurde einbalsamiert, nach einer anderen zeitgenössischen Version nach Herausnahme der Eingeweide in Wein und Wasser *more teutonico* gekocht, das Fleisch von den Knochen gelöst.[101] Die *interiora* erbat sich sein Bruder Karl I., damals König von Sizilien und Mitstreiter beim Kreuzzug, vom Sohn und Nachfolger des Toten, Philipp III., für die Kathedrale von Monreale (s. Kap. 11.4).

Stephen PERKINSON berichtet, dass die „dusty vestiges of the saintly king reside in a simple urn".[102]

Der Rest, die Gebeine, gelangte nach einer langen und beschwerlichen Trauerfahrt[103] am 21. Mai 1271 nach Paris und wurde nach einer Messe in Notre-Dame in Saint-Denis beigesetzt. Zum Schicksal und Verbleib von Eingeweiden und Herz existiert eine Reihe von Berichten und Spekulationen, historisch belegte Gräber gibt es nicht mehr. Das Eingeweidegrab im barocken Altar des Hl. Ludwig in der Kathedrale von Monreale soll Reliquien enthalten, aber keine Eingeweide, auf die eine Tafel über dem Bild des Heiligen noch hinweist.[104] Reliquien des Heiligen werden in verschiedenen Ländern verehrt.

Um die Reihe der Herzbestattungen im Umfeld des von Papst Bonifaz VIII. – der im Übrigen die Zerteilung des Leichnams per Bulle verboten hatte (s. S. 16) – 1297 heiliggesprochenen Königs zu komplettieren, wäre noch nachzutragen, dass die Eingeweide und wahrscheinlich das Herz seines jüngeren Bruders Alfons I., Comte de Poitiers, der ebenfalls auf der Rückreise vom katastrophal verlaufenen Kreuzzug zusammen mit seiner Frau in Siena[105] am 21. August 1271 mit 51 Jahren verstarb, in der Kathedrale der Stadt begraben wurden,[106] während der Corpus nach Saint-Denis gebracht wurde.

Alfons selbst wollte sein Herz beim Grab seiner Mutter in der Abtei von Maubuisson bestattet wissen.[107] Murielle GAUDE-FERRAGU berichtet von einem Mausoleum aus weißem Marmor und einem Epitaph in der Abtei, die in der Revolution säkularisiert und zerstört wurde.[108] Von einem weiteren möglichen Bestattungsort berichtet BANDE: Auf dem Epitaph des Peter I. von Alençon bei den Dominikanern in Paris sei zu lesen gewesen: „Ici repose le cœur et les entrailles d'Alphonse, comte de Poitiers frere de roi Louis."[109] Somit bleibt der definitive Ruheort des Herzens unklar.

Dieser Sohn Ludwigs IX., Peter I. von Alençon, wurde während des Sechsten Kreuzzuges im Heiligen Land geboren. Er zog mit seinem Vater auf den Siebten Kreuzzug, kämpfte mit seinem Onkel Karl I. von Anjou im Königreich Neapel und bestimmte folgerichtig, dass sein „faules Fleisch" zu den Franziskanern nach Paris in den Couvent des Cordeliers, sein „böses Herz" hingegen zu den Dominikanern gebracht werden sollte.[110]

Dies geschah dann auch, als er 1283 in Apulien starb, wo sein Corpus zunächst in einem Zisterzienserkloster blieb.[111] Zu Lebzeiten hatte er Saint-Denis eine größere Summe gespendet im Andenken an seine Schwester Margarete von Frankreich, die 1271 im Kindbett gestorben und deren Herz in die Basilika gekommen war.[112] Seine Gattin Johanna von Châtillon hatte in ihrem kurz vor ihrem Tod verfassten Testament den gleichen Wunsch geäußert:

> Item je elis ma sepouture en ceste maniere qui ensuit, c'est assavoir si je muir entre Paris et Chartres, je veill que mon cors soit enterrez an freres Meneurs de Paris et mon cuer as freres Preschures de celi lieu, et s'ainsi estoit que je moreusse dès Chartres an là, je eslis ma sepouture en m'abbaye de la Guiche.[113]

8.3. Geteilte Bestattung und Kreuzzugsbewegung in Frankreich

Als sie dann am 29. Januar 1291 starb, wurden der Corpus zum Grab der Eltern Jean de Châtillon und Alix de Bretagne in die Abtei La Guiche bei Blois, das Herz zu den Dominikanern von Paris gebracht.[114]

Das Herz des jüngsten Sohnes, des Robert von Clermont (1256–1317), des Stammvaters der Bourbonen, der nicht an dem verhängnisvollen Kreuzzug teilgenommen hatte, kam in den Konvent der Cordeliers von Paris.

Ein Waffengefährte Ludwigs auf dem Sechsten Kreuzzug, Jean I. Comte de Dreux et de Braine, verstarb noch vor dem Ziel 1249 in Nikosia auf Zypern. Sein Herz wurde nach Frankreich zurückgebracht und später beim Grab seiner Gattin Maria von Bourbon († 1274) in der Grablege der de Dreux in der Abtei Saint-Yved de Braine beigesetzt.[115] Marias Herz kam in die von ihr gegründete Kapelle de la Vierge, Collégiale Saint-Étienne de Dreux.[116] Eine Abbildung aus der Sammlung Gaignières zeigte eine Steinplatte mit einer lateinischen Inschrift und der betenden Herzogin.[117]

Ebenfalls in der Sammlung wird eine Abbildung eines Enterotaphs eines Sohnes der beiden, des Robert IV. de Dreux et de Braine († 1282), aufbewahrt. Seine Eingeweide, möglicherweise auch das Herz, wurden mit dem Herzen seiner Mutter vereint.[118]

In Dreux, in der Kirche Saint-Pierre, wurden die Interna zweier Offiziere nebeneinander beerdigt, die beide während der französischen Religionskriege in der Schlacht von Dreux am 23. Dezember 1562 fielen: Die Eingeweide des Marschalls von Frankreich, Jacques d'Albon de Saint-André, der zusammen mit Anne I., dem Duc de Montmorency (s. Kap. 8.5), das Heer des Königs anführte, und Herz und Eingeweide eines Sohnes von Anne I., des Gabriel de Montmorency, Baron de Monbron (Montbrun). Das Epitaph wurde während der Revolution zerstört.[119]

Eine der faszinierendsten Kreuzfahrerpersönlichkeiten, deren Herz in die Heimat zurückkam, war auch eine der Letzten. Sein Leben hat die amerikanische Historikerin Barbara TUCHMAN[120] in einem populärwissenschaftlichen Geschichtswerk über das 14. Jahrhundert beschrieben:

Enguerrand VII. war der letzte Seigneur de Coucy, Graf von Soissons, und entstammte einem berühmten Geschlecht aus einer der stärksten Festungen Europas. Zweimal lehnte er aus Gründen, die wir nicht kennen, das Angebot seines Souveräns, des französischen Königs Karl V., das prestigeträchtige Amt des Konnetabels (Oberbefehlshabers) von Frankreich zu übernehmen, ab. Karl V. war zu diesem Zeitpunkt schon schwer krank, Enguerrand nahm den Kampf gegen die Engländer, gegen das Expeditionsheer und den Herzog von Buckingham wieder auf, übernahm diplomatische Missionen bei Aufständischen in den Kronländern, bei den Medici in Italien, zog gegen die Berber und Sarazenen und kämpfte in einem politischen, militärischen und finanziellen Feldzug für Ludwig von Orléans um die Herrschaft von Genua, längst schon unter dem 14-jährigen Nachfolger auf dem Königsthron, Karl VI. 1393 eroberten die Truppen des Sultans Bayezid Nikopol, die stärkste bulgarische Festung an der Donau. Dem bedrängten König von Ungarn, Sigismund, schickte Karl VI. seine besten Ritter zu Hilfe, an der Spitze Enguerrand VII. Vor Nikopol, am 25. September 1396, wurde das französische Ritterheer in einer Schlacht,

8. Herz- und Mehrfachbestattung in Frankreich

die von Historikern als der „letzte Kreuzzug" bezeichnet wird, aufgerieben. Enguerrand VII. de Coucy geriet in Gefangenschaft und wurde nach Bursa, in die osmanische Hauptstadt Kleinasiens, gebracht. Am 16. Februar 1397 diktierte er seinen letzten Willen. Sein Körper sollte, sofern er in die Heimat zurückkäme, in Nogent, seiner Klosterstiftung für die Cölestiner,[121] sein Herz in seiner Stiftung Saint-Trinité in Soissons begraben werden. Nachdem er mit inniger Sorge um jedes Detail seiner körperlichen Überreste und die Bestattungsform seine Vollstrecker mit der getrennten Rückführung seiner Gebeine und seines Herzens beauftragt hatte, verstarb der Seigneur de Coucy und Graf von Soissons, der Letzte seines Stammes, zwei Tage später, am 18. Februar, in Bursa. Tuchman zitiert einen zeitgenössischen Biographen: „Dieser Enguerrand wurde als der größte Ritter seiner Zeit angesehen."[122]

Ein mit der Auslösung des Enguerrand beauftragter Adeliger brachte im April das einbalsamierte Herz und die Gebeine zur trauernden Gattin. Die sorgfältig ziselierte Bronzegrabplatte befindet sich noch heute im Musée municipial von Soissons. In der oberen Hälfte steht in gotischen Minuskeln geschrieben:

> Soubz ceste lame est le cœur de tres noble et
> puissant seigneur messire enguerrant jadis
> chevalier ét seigneur de coucy: et conte
> de soissons: premier fondeur de ce present
> monastere dez celestins de villeneufue lez
> ledit soissons: lequel a pres grandes vail
> lances faictes par luy pour la foy catho
> lique: ey la journee qui fut ey lpgueric
> contre les turcs: la trespassa come luy
> et de nostr pien: Lan mil CCC []
> le xviii^e jo^r de fevrier: Priez dieu po^r luy

Darunter halten zwei Engel das Herz in der Spielkartenform auf dem Coucy-Wappen in beiden Händen (s. Abb. 16, S. 732).

Sein Schwiegersohn und Mitgefangener Heinrich von Bar starb auf der Heimreise, nachdem Lösegeld für ihn gezahlt worden war, an der Pest. Enguerrands Tochter und Erbin wurde damit vaterlos und gleichzeitig Witwe, das Geschlecht erlosch in der männlichen Linie.[123]

8.4 Haus Capet – Mittelalter

Die auf Ludwig den Heiligen folgenden Kapetinger übernahmen überwiegend die Tradition der Herz- und Eingeweidebestattung: Sein Sohn Philipp III., „der Kühne", der 1285 auf der Rückkehr von einem Feldzug gegen Peter III. von Aragón bei Narbonne starb, wurde *more teutonico* behandelt und bedachte die Jakobiner in Paris mit seinem Herzen.[124] Dessen Sohn Philipp IV., „der Schöne" („Le Bel") († 1314), Vater der drei folgenden französischen Könige, schenkte sein Herz dem von ihm gegründeten Kloster Saint-Louis de Poissy.[125] Das 1327–1329 gefertigte Herzgrabmal aus weißem und schwarzem Marmor mit dem König als Gisant,

8.4. Haus Capet – Mittelalter

mit Krone und Szepter auf einer Kastentumba mit den Wappen Frankreichs und Navarras, eines der ersten seiner Art,[126] stand im Klerikerchor der Kirche. Es wurde zerstört, eine Abbildung ist in der Sammlung Clairambault[127] erhalten.[128] Die Reste des Herzens wurden 1687 bei einer Kirchenrenovierung in ein neues Behältnis aus zwei Silberschalen eingeschlossen, eine darauf befestigte Kupferplatte trug die Inschrift: „Ci deden est le cueur du Roy Philippe qui fonda cette Eglise, qui trépassa à Fontainebleau la veille de S. André 1314."[129]

Das Herz seiner Gattin Johanna I. von Navarra († 1305) soll in die Kirche von Avon gekommen sein, ist dort jedoch nicht mehr nachweisbar.[130]

Philipps III. jüngerer Bruder, der ehrgeizige Karl von Valois (1270–1325), Stammvater dieser Dynastie, hatte Papst Bonifaz VIII. nach dessen Verbot zur Teilung des Körpers nach dem Tode 1299 um eine Sondererlaubnis ersucht und diese erhalten (s. auch Kap. 1.9):[131]

> [...] auctoritate tibi presentium indulgemus ut hujusmodi corpus tuum, postquam diem claudere te continget extremum, dividi et sepeliri valeat prout in testamento [...] Bonifacii papa VIII. Datum Vienne, VI° idus aprilis, pontificatus nostri anno septimo.[132]

Der entsprechende Passus in seinem Testament lautete:

> Je ellis la sépulture de mon corps en l'eglise des freres Prescheurs de Paris entre les deux sépultures de mes deux cheres compagnes, de mon cuer en l'eglise des freres meneurs de la dite vile au plus près du lieu ou ma tres chere compagne Mahaut de Saint-Pol avait sa sepulture.[133]

Sein Herz fand dann auch Aufnahme im Couvent des Cordeliers bei seiner dritten Frau Mathilde (Mahaut) von Châtillon,[134] der Corpus im Jakobinerkloster in der Rue Saint-Jacques von Paris beim Herzen seines Vaters und den Corpora seiner beiden ersten Frauen.

Seine erste Gattin, Marguerite von Anjou-Sizilien († 1299), hatte ihr Herz testamentarisch der Kathedrale von Angers verlobt.[135] 1902 wurde die Urne mit den Organresten geborgen. Sie hatte die Form des Spielkartenherzens mit einem Kreuz auf dem Deckel und den Wappen des Ehepaares in Emaille auf beiden Seiten.[136] Herz und/oder Eingeweide seiner zweiten Ehefrau, der Titularkaiserin von Konstantinopel, Catherine de Courtenay († 1308), sollen in der (nicht mehr existierenden) Kapelle Saint-Hippolyte der Abtei Maubuisson begraben worden sein.[137]

König Ludwig X. († 1316) wurde ungeteilt in Saint-Denis begraben.[138] Seine einzige Tochter, Johanna II., Königin von Navarra, heiratete einen Enkel König Philipps III., den Grafen Philipp III. von Évreux, der so König von Navarra wurde. Er fiel 1343 mit 42 Jahren in Jerez de la Frontera bei der Reconquista, sein Corpus fand in der Kathedrale Santa Maria la Real in Pamplona seine letzte Ruhe. Johanna bewahrte sein Herz bis zu ihrem Tode – sie starb 1349 an der Pest – auf. Dann wurden ihrer beider Herzen in einem von ihrer Tochter, der Königin Blanche, veranlassten Doppelgrab in der Kirche des Jakobinerklosters in der Rue Saint-Jacques in Paris vereint.[139] Auf einer Tumba aus schwarzem Marmor mit rechteckigem Grundriss lag das Paar aus weißem Marmor mit gefalteten Händen, über ihren Häuptern je ein Baldachin. Die Inschriften, den Rand der Grabplatte umlaufend, lauteten:

> Cy gist le cuer du roy philippe par la grace de dieu roy de navarre et comte d'Evreux lequel trespassa au siege devant larsegisse au royaume de grenade lequel il avait mis contre les mescreans à la foy l'an mil CCC XLIII le XVI jour de Septembre.

und

> Cy gist le cœur de Jehanne par la grace de dieu Royne de Navarre Comtesse d'Evreux fille de Loys Roy de France aisne fils du Roy Phelippe le Bel laquelle trespassa a Conflans les Paris l'an mil CCC XLIX le VI jour d'Octobre ce a faire cette Sepulture leur fille la Royne Blanche.

Bei der Zerstörung des Klosters wurde auch das Monument zerschlagen, eine Abbildung existiert in der Sammlung Gaignières, die Köpfe der Gisants werden im Louvre aufbewahrt.

Philipp V., der Sohn Philipps des Schönen († 1322), wollte, dass seine Eingeweide zum Herzen seines Großvaters, Philipps III., in die Jakobinerkirche und sein Herz in den Konvent der Cordeliers von Paris kämen.[140] Testamentarisch hatte er die Dreiteilung seines Körpers gewünscht:

> Philippe par la grace de Dieu Roy de France et de Navarre scavoir faisons à tous. Considerant que nulle chose n'est plus certaine de la mort et moins certaine de l'heure voulons pourvoir au salut de nostre ame et a l'ordenance de nous, avons ajouté et ajoutons par ce present codicille a nostre testament que nous avons autrefois fait les choses qui s'ensuivent: Premierement nous ordenons voulons et comandons que notre cuer soit enterez dedans leglise des freres meneurs de paris et nos entrailles en leglise des freres prescheurs de paris.[141]

Die Obsequien beim Herzbegräbnis am 8. Januar 1322 in der Kirche des Konvents waren aufwendig, mit tuchverhängten Wänden des Klosters, einer „chapelle ardente"[142] für die Herzurne, mit dem königlichen Wappen.[143]

Der König hatte den letzten Willen seiner Gattin Johanna II. von Burgund († 1330) gekannt, den sie bereits 1319 verfasst hatte. Ihr Herz sollte zu Füßen ihres Gatten in Saint-Denis liegen, die Eingeweide sollten ins Franziskanerkloster Longchamp kommen.[144]

Der letzte Kapetinger, der bereits mit 32 Jahren 1328 verstorbene Karl IV., „der Schöne", wie seine beiden Vorgänger ein Sohn Philipps IV., veranlasste eine Dreiteilung seines Körpers:[145]

Sein Corpus kam nach Saint-Denis, seine Eingeweide zusammen mit denen seiner dritten Frau Johanna von Évreux in die Abtei von Maubuisson, sein Herz zu den Jakobinern (= Dominikanern) in die Pariser Rue Saint-Jacques. In einer anonymen Chronik wird die Vollstreckung des Testamentes bestätigt:

8.4. Haus Capet – Mittelalter

> L'an mil CCC XXX VIII Charles le roy de France mourut la veille de la Purification Nostre Dame (1er février 1328) et fu son corps devisé en III parties: le corps fu mis à Saint Denys en France et son cuer en l'eglise des Jacobins de Paris et ses entrailles furent mises aux nonnains de Pontoyse.[146]

Johanna, die 43 Jahre nach ihrem Gatten im Jahre 1371 starb, hatte den Hofbildhauer des Nachfolgers ihres Gatten, König Karls V., Jean de Liège, um 1370 beauftragt, ein Grabdenkmal für beider Eingeweide zu schaffen.[147] Hieraus wird nicht nur die sakrale Absicht der Königin deutlich, einen Teil ihres Körpers dem Schutz und der Fürbitte des Klosters anzuvertrauen, sondern auch ihr Wunsch, durch die eher ungewöhnliche postmortale Vereinigung der Eingeweide Gattenliebe über den Tod hinaus zu demonstrieren.[148]

Der Künstler schuf zwei Gisants aus Marmor, früher vergoldet, die je ein Szepter in der rechten und den Beutel mit ihren Eingeweiden in der linken Hand tragen. Der König trägt eine zeitgenössische Tracht mit langer Tunika, engen Ärmeln, einen Mantel, mit einer Kordel gegürtet und eine achtzackige Krone, an seinen Füßen liegen Löwen als Symbol seiner Kraft und seines Mutes. Die Kleidung der Königin ist die einer Witwe, eher einer Nonne, mit Tunika, Mantel und Schleier. Zu ihren Füßen liegen Hunde, ihre Treue verkörpernd (s. Abb. 11, S. 728).[149]

Das Kloster wurde während der Revolution verstaatlicht, die Statuen wurden verkauft und befinden sich seit 1907 im Louvre. Ob ihr Herz zu den Cordeliers nach Paris gekommen oder bei den Eingeweiden in Maubuisson geblieben ist, ist nicht mehr bekannt.[150]

Ihrer beider Tochter Blanche von Frankreich (1328–1394) folgte dem Beispiel ihrer Mutter. Ihre Eingeweide lagen unter einer trapezförmigen Marmorplatte in der säkularisierten Zisterzienserabtei Pont-aux-Dames bei Crecy beim Grab ihres Bruders, des mit neun Jahren gestorbenen Philippe de La Marche. Die Inschrift lautet:

> Ci gisent les entrallies de
> dame de noble memoire ma
> dame blanche jadis fille du roy
> charles roy de France et de navarre et
> de la royne Jehanne d'evreux sa femme la
> quelle fille fust femme de mon seigneur le
> duc d'orleans conte de Valois + de beaumont
> jadis fill du roy philippe de valois + de la royne
> Jehanne de bourgogne qui trespassa l'an · mil · m
> IIII + [...] · en mois de Fevrier · priez pour l'ame delle [151]

Das Herz wurde mit großem Zeremoniell zum Grab ihres Gatten Philipp von Valois, Herzog von Orléans, in die Kathedrale von Orléans gebracht, wo es nicht mehr nachweisbar ist.[152] Der Gisant ihres Corpus befindet sich in Saint-Denis.

Die Schwiegermutter der beiden königlichen Brüder – sie verheiratete ihre Töchter Johanna mit Philipp V. und Blanka mit Karl IV. –, Mathilde (Mahaut), Gräfin von Artois, starb 1329 im Alter von 59 Jahren in Paris. Auf ihren testamentarischen

Wunsch wurde ihr Herz im Grab ihres mit 15 Jahren gestorbenen Sohnes Robert im Konvent der Cordeliers in Paris, ihr Corpus bei ihrem Vater, Graf Robert II., in der Abtei Maubuisson beigesetzt:

> Verum tamen quia a Summo Pontifice concessum est mihi ut corpus meum dividi liceat eligo sepulturam cordis mei in ecclesia fratrum Minorum apud Parisius et juxta sepulturam Roberti carissimi filii mei.[153]

Das letzte Herz, das nach dem Willen seiner Trägerin in Maubuisson unter einer weißen Marmorplatte mit einer umfangreichen französischen Inschrift über Lebensdaten und Eigenschaften bestattet wurde, stammte von Marie-Sylvie-Brabantine de La Trémoïlle, die mit 29 Jahren 1662 in Paris gestorben war.[154]

8.5 Haus Valois – Ende des Mittelalters

Längst hatten die Nachfolger Bonifaz' VIII. auf die Bitten des französischen Königshauses reagiert und die Teilung des Körpers mit Verbringung zu verschiedenen Stätten wieder erlaubt. So kam das Herz des ersten Valois auf dem Thron,[155] jenes Philipps VI. († 1350), nach seinem Wunsch[156] in einem Bleibehälter in den Kartäuserkonvent nach Bourgfontaine,[157] den er und sein Vater Karl IV. gegründet und gefördert hatten.

Es existiert eine Rechnung des königlichen Finanzministers de La Fontaine zu den Kosten der Körperteilung, Einbalsamierung durch den Chirurgen Raymond du Noc und der Obsequien mit dem Titel: „Ce sont les choses que Pierre Paumier a délivrées pour la préparation du corps du Roi notre sire, qui Dieux absoille a maistre Remon du Noc, chirurgien."[158] Das großdimensionierte Herzmonument, eine rechteckige Platte mit einem Sockel in der Mitte des Chores der Klosterkirche, wurde im Religionskrieg 1567 zerstört.[159] Die Inschrift entlang dem Rand der Platte lautete: „Ci – gist le cuer du Roy Philippe le vray catholique qui regna 22 ans et trespassa le 28 jour d'aoust l'an de grâce 1350, priés à Dieu qu'il en ait l'âme amen." Das Organ selbst war in einem von zwei Engeln gehaltenen Bleigefäß eingeschlossen.[160]

Vom Eingeweidegrab bei den Jakobinern in der Rue Saint-Jacques[161] existiert eine Beschreibung in der Sammlung Clairambault:

> Tombeau de marbre noir et la figure de marbre blanc dans le chœur des Jacobins de Paris pour les entrailles du Roy Philippe de Valois et autour est escrit: cy gissent les entrailles du Roy Philipes le vray catholique qui régna 22 ans et trespassa le 28 d'aoust l'an 1350, priés à Dieu qu'il en ait l'âme amen (une fleur de lys) Et a fait faire cette sépulture la Reine Blanche son épouse (une fleur de lys).[162]

Der Gisant habe in der rechten Hand ein Szepter, in der linken über dem Herzen einen Beutel (mit den Eingeweiden) gehalten.[163] Auch dieses Grabmal wurde während der Revolution zerstört, wie im Übrigen auch das seines Corpus in Saint-Denis.

8.5. Haus Valois – Ende des Mittelalters

Seine erste Gemahlin, Johanna von Burgund, 1348 an der Pest verstorben, hatte eine Dreiteilung ihres Leichnams gewünscht: „[...] nostre cueur divise des entrailles et de nostre corps soit posé en leglise de Cisteaux en Bourgogne[164] [...] nos entrailles devisier et de nostre cueur et de nostre corps soient posés en Moncel près du Pont Saint Maixance."[165]

Der Corpus der Königin kam dann aber zu dem ihres Gatten nach Saint-Denis. Die Eingeweide wurden in der nicht mehr existierenden Kirche der Abtei Saint-Jean-Baptiste du Moncel bei Pontpoint, die sie zu Lebzeiten gefördert hatte, begraben.[166] Das Herz sei zu den elterlichen Gräbern nach Cîteaux gebracht worden.[167] Seine zweite Gattin, Blanca von Navarra, hatte eine Teilung ihres Leichnams hingegen testamentarisch abgelehnt.[168]

Dagegen wurde der Bruder von Johanna dreigeteilt: Das Herz von Odo IV. († 1350), des Herzogs von Burgund, soll in die von ihm erbaute Kartause von Beaune,[169] die Eingeweide in die Privatkapelle der Burgunderherzöge, in die Sainte-Chapelle von Dijon,[170] und der Corpus in die St.-Georgs-Kapelle der Abtei von Cîteaux gekommen sein.[171]

Das Herz des Sohnes und Nachfolgers Philipps VI., Johanns II., des „Guten", wurde in die Orléanskapelle der Cölestinerkirche nach Paris zurückgebracht, wo bereits das seiner Gattin Johanna I. von Auvergne († 1360) ruhte.[172] Sicher dokumentiert ist der Vorgang nicht, da Johann erst zwei Tage vor seinem Tod am 9. April – er befand sich auf einer diplomatischen Mission in London – bestimmt hatte, er wolle ungeteilt in Saint-Denis begraben werden.[173] Der Historiker John Hardyng berichtet im 15. Jahrhundert, seine Eingeweide seien in Poules, sein Körper in Frankreich begraben worden.[174] Louys BEURRIER beschrieb das Herzgrab des Ehepaares vor dem Hochaltar der Cölestinerkirche.[175]

Eindeutiger ist der Verbleib des geteilten Leichnams seines Sohnes Karls V., den man den Weisen, Beredten und Gelehrten nannte.[176] Dieser hatte einen großen Teil der verlorenen französischen Gebiete von den Engländern zurückgewonnen mit Hilfe seiner Feldherren Bertrand du Guesclin und Enguerrand VII. (s. S. 75). Nicht nur im Kampf erfolgreich, gründete er auch die königliche Bibliothek von Paris, erbaute die Bastille und trieb in der Verwaltung die Zentralisierung seines Landes voran. Er verstarb am 16. September 1380, wenige Monate nach dem Tod seines treuen Konnetabels du Guesclin, in den Armen seines Kammerherrn Bureau de la Rivière mit erst 42 Jahren, nachdem er bereits zu Lebzeiten für das Begräbnis seines geteilten Leichnams, vor allem seines Herzens, Vorsorge getroffen hatte.[177] Sein Körper ruht in der Karls-Kapelle in Saint-Denis neben seinem Feldherrn.[178] In seinem Testament hatte er 1374 für seinen Leichnam angeordnet:

> Nous avons ordoné que apres ce que notre corps sera enterré en notre sainte chappelle de saint Denys soit porté notre cuer en l'eglise de Rouen et enterré ou lieu que nous y avons fait faire et ordoner, et que en ladite esglise audit enterrement de notre cuer soit fait service honnorablement et le plus grandement que faire se devra après y celui de notre corps.[179]

Für sein Herz stiftete er jährliche Messen:

> Item voulons que pour le dit service faire et pour petites messes chanter au jour de l'enterrement de notre dit cuer soient distribuez trois cens frans d'or aux personnes de la sainte eglise et de ceulz qui diront les dites petites messes selon l'ordenance et disposicion de noz executeurs. Item, voulons que ce meismes jour soient distribuez et donnez pour Dieu et donnee criee et pour le salut et proffit de notre ame mil francs [...].[180]

Die Beisetzung des Herzens erfolgte aus alter Anhänglichkeit in der Kathedrale von Rouen mit großem Zeremoniell und unter Anwesenheit der wichtigsten Hofbeamten und der hohen Geistlichkeit. Für seine Eingeweide hatte er bestimmt:

> C'est assavoir notre corps este mis [...] et nos entrailles en l'esglise Notre Dame la royale dite Maubuisson emprès Pontoise prés le corps et sépulture de notre trés chière Dame et mère que Dieu absoille.[181]

So geschah es, sie wurden in die Abtei von Maubuisson zu seiner Mutter Bonne von Luxemburg († 1349) gebracht. Auch für dieses Grab hatte der König dezidierte Anordnungen erlassen.[182]

Das von André Beauneveu, dem Hofbildhauer Karls, gefertigte Grabmal kam durch die Wirren der Revolution aus der Abtei in den Louvre.[183] Der König hält hier wie sein Vorgänger Karl IV. mit seiner Gattin Johanna (s. S. 79) seine Innereien in einem Beutel auf der Brust (s. Abb. 13, S. 729). Diese künstlerisch anspruchsvolle, mit den Herzmonumenten vergleichbare Gestaltung von Eingeweidegräbern war nur für eine kurze Periode am französischen Hof üblich, später wurden diese Gräber wieder deutlich schlichter als die des Herzens.

Der Bildhauer der „tombeaux des entrailles" dieses königlichen Paares, Jean de Liège (Johann von Lüttich), wurde 1367 beauftragt, ein Herzmonument für Karl V. zu erstellen, und schuf das erste für einen französischen König, das seinen Zweck erkennen lässt, denn auch hier hielt der König sein Herz[184] in der rechten, ein Szepter in der linken Hand.[185] Eine Zeichnung der Sammlung Gaignières dokumentiert das Grab, einen Gisant des Königs auf einer schwarzmarmornen Tumba mit rechteckigem Grundriss, den gekrönten Kopf auf einem Kissen, auf zwei Löwen stehend, in der linken Hand das Lilienszepter, in der rechten ein Herz in Spielkartenherzform vor der Brust, wie der Gisant des Guillaume de Tancarville († 1260) im Franziskanerkloster von Rouen. Dessen Darstellung ähnelt dem Herzmonument des Königs so deutlich, dass es als Vorbild gedient haben könnte. Der fromme König hatte seine Herzgruft für die Kathedrale von Rouen wie so häufig im Mittelalter schon 13 Jahre vor seinem Tod entworfen und eine Reihe wohltätiger Stiftungen gelobt.

Am Kopfende des Grabmals mit dem herzhaltenden Gisant,[186] das zunächst im Chor dem Bischofsthron gegenüberlag, später aber versetzt wurde, befand sich das Organ in einer Höhlung in einer Zinnbüchse in Herzform hinter einem Eisengitter verschlossen (wie später das Herz Ferdinands III.[187] in Graz). Dort wurde es 1862 wiederentdeckt, das Behältnis aus Blei und Zinn wurde erneuert und an den angestammten Platz in feierlicher Zeremonie zurückgebracht, nachdem der Inhalt untersucht wurde.[188]

8.5. Haus Valois – Ende des Mittelalters

Die Inschrift auf der Bleikassette lautete: „Cor Caroli francorum regis recognitum ann. DNI. MDCCCLXII".[189] Am Grab selbst wurde eine 130 cm × 90 cm große Marmortafel mit einer Inschrift unter einem gekrönten Herzen angebracht:

> Hic
> In Pace quiescit
> Beatam Resurrectionem Expectans
> COR
> CAROLI V
> Franc. Regis et Norman. Ducis
> Quod Sapientissimus Princeps,
> Ardenti Mentis Desiderio Motus,
> Ecclesiae Rotomagensi Dederat.
> Depositum Anno MCCCLXXX.
> Recognitum ac de Novo Reconditum
> Anno MCCCLXII[190]

Das Grab existiert nicht mehr, es wurde im Februar 1737 im Rahmen der Renovierung des Chorbodens beseitigt. Die Kassette ist in der öffentlich zugänglichen Krypta ausgestellt.[191]

Der Gisant des Corpusgrabes in Saint-Denis stammt von André Beauneveu. Auch er war zu Lebzeiten des Königs gefertigt worden, die Züge des frühzeitig gealterten kränklichen Monarchen sind realistisch wiedergegeben. Daneben lag der Corpusgisant seiner Gattin Johanna von Bourbon, Gräfin der Auvergne (1338–1378), mit der er neun Kinder hatte. Dieser wurde 1793 zerstört und später durch das Eingeweidegrabmal der Königin ersetzt. Dieses befand sich ursprünglich in der Cölestinerkirche in einer Tumba mit dem Gisant aus weißem Marmor und der Inschrift:

> Icy reposent les Entrailles de la Madame la Royne Jeanne de Bourbon, espouse de Charles le Quint, fille de Tres-noble Prince Monseigneur Pierre de Bourbon, qui regna avec sondit Espoux treize ans & dix mois, & trespassa l'an 1377, en Fevrier.[192]

Daneben soll das Herz des letzten Königs von Kleinarmenien, Leons IV. († 1393), gelegen haben.[193]

Der Gisant der Königin, in einem etwas kleineren Format (das einzige Eingeweidegrabmal der Kathedrale), hält ihre Eingeweide in einem Lederbeutel über der linken Brust.[194]

Das Herz der Königin sollen die Pariser Cordeliers bekommen haben, der Corpus liegt ebenfalls in Saint-Denis.[195]

Der Leichnam ihrer Mutter Isabella von Valois (1313–1383) sollte auf deren ausdrücklichen Wunsch fünf Jahre später an zwei Orten begraben werden:

> Nous eslisons la sepulture d'icel nostre corps en l'eglise des freres meneurs de Paria en la fosse et soubz la tumbe ou sepulture de marbre blan où le corps de feu nostre tres chiere dame et mere que dieu absolve gist [...] item sepulture de nostre cuer au prieure des noirs moines de Souvigny.

Allerdings lässt sich in den Begräbnisrechnungen kein Posten, ein Herzbegräbnis betreffend, nachweisen.[196]

Zwei der treuesten und militärisch erfolgreichsten Diener Karls V. führten seine Soldaten im Hundertjährigen Krieg gegen die englische Krone in Frankreich: Der eine war Enguerrand VII. († 1397), der Letzte seines Stammes, von dem bereits die Rede war (s. S. 75) und dessen Herz in Soissons ruht. Der zweite war ein Kriegsmann aus verarmtem bretonischem Adel, rau, dunkelhäutig, im Volksmund „der hässlichste Mann zwischen Rennes und Dinan", Bertrand du Guesclin. Das „Wildschwein in Eisen" sammelte früh Kampferfahrung in den ständigen Zwistigkeiten, Streitereien und Kriegszügen seiner streitbaren Heimat, war verschlagen und grausam, skrupellos, hart und bedenkenlos, aber auch ritterlich, zum Führer geboren und seinem König bedingungslos ergeben. Dieser betraute ihn zunächst mit der Führung eines geplanten Kreuzzuges, später mit Feldzügen in Nordspanien und vor allem – es war die Zeit des Hundertjährigen Krieges – gegen die Engländer auf französischem Boden.

Wegen seiner Verdienste um die Sache des Dauphins und späteren Königs wurde Bertrand du Guesclin zum Marschall der Normandie, später wegen seiner militärischen Erfolge in Nordspanien für den König von Kastilien zum Grafen von Kastilien und von Burgos und endlich vom französischen König zum Konnetabel von Frankreich, dem militärischen Oberbefehlshaber des Reiches, ernannt, ein Rang, der ihn noch über den königlichen Prinzen stellte. In ständigen Kämpfen nahm er den Engländern nahezu alle ihre Besitzungen in Frankreich ab.

Von ihm geht die Sage, dass seine Tapferkeit die Stadt Dinan vor der Einnahme durch die Engländer bewahrte: Er besiegte den tapfersten Ritter der Belagerer im Zweikampf vor den Mauern der Stadt und gewann damit das Herz der schönsten Bürgerin von Dinan, Tiphaïne Raguenel, die dann seine erste Gattin wurde.

Dinan nahm dann auch das Herz des Bertrand auf: Als er 1380 bei der Belagerung der von den Engländern gehaltenen Festung Châteauneuf-de-Randon,[197] angeblich nach einem kalten Trunk, plötzlich starb, wurde sein Leichnam seziert und *more teutonico* behandelt. Das Fleisch kam in die von den Revolutionären 1793 zerstörte Kirche der Cordeliers in Montferrand, die Eingeweide in einen heute noch existierenden Enterotaph in der Kirche von Saint-Laurent in Le Puy-en-Velay.[198] Am Boden einer von einem Bogen überwölbten, mit verblasstem fleckigen Blau ausgemalten Nische mit Lilienwappen, Engeln, Figuren der Muttergottes und weiblicher Heiliger liegt der barhäuptige Gisant des Ritters mit zum Gebet gefalteten Händen, einen Hund zu Füßen. Die Inschrift besagt: „Ci gist tres noble tre z vaillät messire berträd du clairkin / conte de lõgue ville Jadis connestable de france / Qui trepassa lan mil CCC lxxx le xiiii iour de Jul" (s. Abb. 15, S. 731).

Du Guesclin wollte in seiner Heimat begraben werden. So kam sein Herz in den Jakobinerkonvent der Stadt. Im Juli 1810 wurde es in die Basilika Saint-Sauveur gebracht. Eine große schwarze zweihenkelige Bronzeurne in Vasenform im Empire-Stil mit Girlanden und einem Pinienzapfen-gekrönten Deckel aus dem 18. Jahrhundert steht heute auf einem Kardiotaph (s. Abb. 14, S. 730). Dieses umrahmt die ursprüngliche Steinplatte aus dem 14. Jahrhundert mit seinem Wappen, dem

8.5. Haus Valois – Ende des Mittelalters

doppelköpfigen Adler, darunter einem Spielkartenherzen und mit der Inschrift in goldenen gotischen Buchstaben:

> Cy : gist : le : cueur : de
> missire : bertran : du : gucaqui :
> en : soy : binat : conestable : de
> frãce : qui : trespassa : le : xiii^e
> Jour : de: iullet : lan : mil : iii^e
> iiii^{FF} : dont : son : corps : repose
> avecques : ceulx : des : ROYS
> asainct : denis : en : france.[199]

Eine Bleiurne mit dem Herzen soll sich hinter der Platte befinden. Somit hätte die Urne auf dem Denkmal nur symbolischen Charakter.

HARTSHORNE schreibt in ihrer romanhaften Biografie des Bertrand, dass das Herz der bereits 1372 verstorbenen Tiphaïne mit dem ihres Gatten in der Kapelle der Jakobiner vereint worden sei. 1810 seien die beiden Urnen dann in die Saint-Saveur-Kirche an ihren jetzigen Platz verbracht worden.[200] Für diese Vereinigung lässt sich heute kein Anhalt mehr finden.

1374 heiratete Bertrand du Guesclin ein zweites Mal, und zwar die adlige Jeanne de Tinténiac. Jeanne überlebte ihn und heiratete 1384 seinen Cousin Guy XII., den Grafen von Laval. Sie starb 1437 und ließ ihr Herz zum Grab des zweiten Gatten bringen, in die vom Ehepaar gegründete Abtei de Clermont.[201]

Sein dankbarer Herrscher wollte seinen treuen Feldherrn auf ewig bei sich haben: „Als wäre er eines Königs Sohn", wurden seine Knochen in Saint-Denis bei Paris zu Füßen des nur wenige Wochen später verstorbenen Karl V. beigesetzt.[202] 1793 wurde sein Grab geplündert, die Gebeine wurden in ein Massengrab geworfen. Sein Gisant mit betend gefalteten Händen, Schild und Schwert befindet sich noch heute in Saint-Denis.

In Dinan, im Museum des Schlosses, ist ein zweites Herzgefäß ausgestellt. Es barg das Herz des in der Jakobinerkirche begrabenen Adligen François de Coëtquen († 1557), das mehrere Jahrhunderte im Grab seiner Ehefrau Françoise de Malestroit in der Kirche des nahegelegenen Plouasne lag. Bei Restaurierungsarbeiten wurde es 1905 entdeckt und von der Familie dem Museum überantwortet. Es handelt sich um einen flachen, schmucklosen Bleibehälter in Spielkartenherzform, mit am Rand eingeritztem Namen und Titel.[203]

Das Herz eines Enkels Karls V., des Valois Jean d'Orléans, Graf von Angoulême (1404–1467), kam in die Herzgrablege bei den Cölestinern in Paris, das Corpusgrab befindet sich in der Kathedrale von Angoulême.[204]

Mit Ausnahme Karls VII. und seines Sohnes Ludwig XI. ließen deren Valois-Nachfolger auf dem Thron bis einschließlich Ludwig XII. ihre Herzen gesondert bestatten. Die Ehefrau Karls VII., Maria von Anjou, starb 1463 mit 59 Jahren auf der Rückkehr von einer Wallfahrt zum Apostel Jakobus nach Santiago de

Compostela nach kurzer Erkrankung in der Zisterzienserabtei des Châtelliers im Poitou. Wahrscheinlich um den Leichnam für den Rücktransport nach Saint-Denis zu konservieren, wurden ihre Eingeweide (wohl mit dem Herzen) in einem Grab im Boden der – nicht mehr existierenden – Kirche des Klosters beigesetzt.[205]

Einige aus dem Hof- und sonstigen Adel sind es wert, erwähnt zu werden, die Herzbestattungen des Klerus werden an anderer Stelle behandelt:
Die Herzogin von Bourbon, Isabella von Valois, wollte für ihren in der Schlacht bei Maupertuis mit 45 Jahren am 19. September 1356 gefallenen Gatten Peter I. von Bourbon „une tumbe de marbre et un ymaige d'alabastre a notre semblance tenant en ses mains jointes un cuer".[206] Unklar ist, ob das Herz, wie es auch der Verstorbene gewünscht hatte, unter dem Gisant des Herzogs in der Cluniazenserabtei Souvigny zu liegen kam. Das Kloster wurde während der Revolution zerstört, eine Abbildung des Toten aus der Sammlung Gaignières zeigt ihn mit gefalteten Händen ohne Herz.
Einige heute nicht mehr existierende Herzgrabmäler sind noch als Zeichnungen in dieser Sammlung erhalten, die Roger de Gaignières Ende des 17. Jahrhunderts anlegen ließ und die sich heute in der Bibliothèque Nationale in Paris und der Bodleian Library in Oxford befindet.[207]

Der Soldat, Schriftsteller, Erzieher des späteren Königs Karls VI., Philippe de Mézières († 1405), ließ sein Herz an nicht mehr bekannter Stelle bestatten, veranlasst vielleicht durch seine Teilnahme an einem Kreuzzug 1346 oder durch seinen zeitweisen Aufenthalt im Cölestinerkonvent in Paris, der damals bereits als Herzgrabstätte diente.[208]

Die Liebe zu ihrem 1407 ermordeten Gatten, Louis de Valois, Sohn König Karls V.,[209] soll seine Gattin Valentina Visconti, die ein Jahr später im Alter von 42 Jahren „an gebrochenem Herzen", starb, veranlasst haben, ihrer beider Herzen im Tode zu vereinen; der genaue Ort in Paris ist nicht mehr bekannt.[210]

Ebenfalls nicht sicher ist der Ort des Herzbegräbnisses eines Bruders Karls V., Jean de Valois, Herzog von Berry („Jean le Magnifique", † 1416),[211] bekannt als Mäzen und Eigner der *Très Riches Heures*, des berühmtesten Stundenbuches des Mittelalters, der zeitweise die Regierungsgeschäfte für den jungen Karl VI. führte: Möglicherweise kam es nach Saint-Denis,[212] der Corpus wurde in der Krypta der Kathedrale von Bourges begraben,[213] die Eingeweide in Saint-André-des-Arts, Paris.[214]

Widersprüchlich sind die Angaben der Zeitgenossen zur Erfüllung des Testaments der Wittelsbacherin Isabeau de Bavière (Isabella von Bayern), der Gattin Karls VI. Diese hatte in ihrem Testament ausdrücklich verfügt, ihr Leichnam solle „ungeteilt, ungeöffnet"[215] bei ihrem Gatten in Saint-Denis beerdigt werden. Nach ihrem Tod (1435) sei dieser Wunsch missachtet und ihr Herz bei den Cölestinern in Paris begraben worden.[216] Beweisbar ist dies nicht. Im Übrigen hatte auch Karl VI.

8.5. Haus Valois – Ende des Mittelalters

(† 1422) lediglich seine Beerdigung in Saint-Denis angeordnet. Trotzdem soll auch sein Herz zu den Cölestinern gekommen sein, aus Sparsamkeit ohne Kardiotaph.[217]

Herz und Eingeweide des englischen Königs Heinrich V., des Siegers von Azincourt, seien in Frankreich, in Kloster Saint-Maur-des-Fossés, verblieben, als er auf einem Feldzug in Frankreich am 14. August 1422 in der Nähe von Paris an der Ruhr verstarb.[218] Möglicherweise waren es nur die Eingeweide, die entnommen werden mussten, um eine zu schnelle Fäulnis des Leichnams (hier vor dem Transport nach Westminster Abbey) zu verhindern.

Einer seiner Gegner in der von Frankreich so bitter verlorenen Schlacht von Azincourt war Louis I. de Bourbon, Graf der Vendôme, Großmeister von Frankreich und Unterhändler im Hundertjährigen Krieg mit England. Als er 1446 mit 70 Jahren starb, wurde sein Herz in der Kapelle der Verkündigung (Chapelle de Vendôme) in der Kathedrale von Chartres beigesetzt.

Eine der berühmtesten Mätressen des französischen Königshauses, Agnes Sorel, die Geliebte Karls VII., starb, wie anlässlich einer Exhumierung im Jahre 2004 festgestellt wurde, im Alter von 28 Jahren nach der Geburt ihrer vierten Tochter am 9. Februar 1449 (oder 1450) an einer Quecksilbervergiftung.[219] Ihr Körper kam in die Stiftskirche nach Loches, das Herz (und die Eingeweide[220]) auf ihren Wunsch hin in die Kapelle der Heiligen Jungfrau der Abtei von Jumièges. Auf dem schwarzmarmornen Grabmal sei Agnes kniend dargestellt gewesen, ihr Herz der barmherzigen Muttergottes entgegenhaltend. Am Fußende des Monuments habe sich ein zweites Herz befunden, diesmal aus weißem Marmor.[221] Ihr Grabmal wurde im 16. Jahrhundert von den Calvinisten teilweise, während der Französischen Revolution endgültig zerstört, eine Marmorplatte sei noch im 19. Jahrhundert an einem Haus in Rouen zu sehen gewesen.[222] Von der Abtei sind nur noch Ruinen erhalten, das Herz soll jetzt unter einer Marmorplatte in einer Seitenkapelle liegen.

Ein erfolgreicher Feldherr Karls VII. im Hundertjährigen Krieg gegen die Engländer, der frühzeitig auf die Hilfe von Jeanne d'Arc setzte, war der „Bastard von Orléans",[223] Jean d'Orléans (1402–1468). Auf seinen Wunsch hin wurde er postmortal evisziert und einbalsamiert, der Corpus kam in einen Bleisarg:

> La dépouille fut recouverte d'un poêle en drap et velours noir et fut déposée sur un chariot peint en noir conduit par deux pages montés sur des chevaux. Suivait un cortège réglé avec précision par le défunt, composé de Gentilshommes, officiers et serviteurs, vêtus de noir, portant bannières, étendards et guidons aux armes du Bâtard.[224]

Nach einem 16-stündigen Trauerzug kam der Leichnam in die Notre-Dame de Cléry, die Eingeweide nach Beaugency. Von dort begleiteten 50 Bettler, Fackeln und die Waffen des Verstorbenen tragend, das Herz nach Châteaudun:

> Le cœur, enfermé dans une caisse de plomb couverte d'un voile noir, se trouvait sur un chariot. Tout comme pour le corps, le clergé des villes traversées se

> portait à la rencontre du convoi et le chariot entrait dans les églises où il passait la nuit. Ainsi, à La Ferté-Villeneul, le curé vint avec la croix au devant du cœur.[225]

Am nächsten Tag gingen die Exequien mit dem gleichen Aufwand wie für die Corpusbestattung weiter:

> Le lundi 3 décembre 1468 fut inhumé à Chateaudun, dans la Sainte-Chapelle, le cœur du défunt noble prince, monseigneur Jean, comte de Dunois, accompagné par plusieurs nobles hommes et ecclésiastiques, monseigneur Miles, l'abbé et les religieuses de la bienheureuse Marie-Madeleine de Chateaudun, le collège de Saint-André et un grand nombre de prêtres.[226]

Mit großem Zeremoniell, wie er es gewünscht hatte,[227] wurde das Herz mit dem seiner vier Jahre früher verstorbenen zweiten Gattin Marie d'Harcourt[228] in einer Gruft unter dem Altar der Schlosskirche Sainte-Chapelle de Châteaudun vereint. Die Eingeweide wurden durch einen Küfer in einem hölzernen Fass versiegelt und in die Abtei von Beaugency überführt.[229]

Die Schlosskirche wurde so zu einer Grablege der d'Orléans, denn dort kamen in kleinen Wandnischen weitere Herzen der Familie zur Ruhe:[230] jenes ihrer beider Sohn, des Großkämmerers und Konnetabels von Frankreich, François I. d'Orléans-Longueville († 1491); jenes von dessen Gattin, Agnes von Savoyen († 1508); jene der Söhne François II. († 1513) und Louis I. († 1516); sowie jenes des Erzbischofs und Kardinals Jean d'Orléans-Longueville († 1533).[231]

Ein Mitkämpfer des Feldherrn, Gaston IV., Graf von Foix, einer der mächtigsten Feudalherren Südfrankreichs, starb 1472 in Roncevaux, wo sein Herz und seine Eingeweide in der Kirche Notre-Dame blieben. Allerdings hatte er am Abend vor seinem Tod testamentarisch verfügt, sein Leichnam solle in die Familiengrablege zurückgebracht werden, ohne ausdrücklich eine Teilung zu wünschen.[232]

1498 starb Johanna (Jeanne) de Laval, die zweite Gemahlin des „Guten Königs René", Renés I. von Anjou, des Königs von Neapel, Titularkönig von Jerusalem. Aus Liebe zu ihrem 1480 verstorbenen Gatten hatte sie in ihrem Testament gewünscht, dass ihr Körper zu dem ihres Gatten in ihre Hochzeitskirche, die Kathedrale von Angers, käme, dass aber auch ihre Herzen bei den Cordeliers der gleichen Stadt vereint würden:[233] „Item voulons et ordonnons que nostre cueur soit ensepulturé en l'eglise S. Bernardin delés la gran eglise des Cordeliers d'Angiers, avec celuy de feu mon tres redouté seigneur et époux le roy René."[234]

René war zu Lebzeiten ein Förderer von Dichtung und Wissenschaften gewesen, ein Liebhaber der provençalischen Troubadourliteratur, der selbst einen berühmten Versroman des ausgehenden Mittelalters geschrieben hatte, in dem er und sein Herz auch die Hauptrolle spielen: *Le Livre du cœur d'amour épris* oder *Das Buch vom liebentbrannten Herzen*.[235] Vielleicht hat diese seine Vorliebe für den letzten Wunsch seiner Frau eine Rolle gespielt.

René hatte ebenfalls festgelegt, dass sein Herz mit dem seiner Gattin in der von ihm erbauten Kapelle Saint-Bernardin[236] im Couvent des Cordeliers d'Angers in einer kleinen Herznekropole vereinigt werden sollte:[237]

8.5. Haus Valois – Ende des Mittelalters

> Ledit seigneur ordonne que son cuer soit porté le lendemain de son obit à l'église des frères mineurs dudit lieu d'Angers, pour estre inhumé et sépulturé en chapelle de saint Bernhardin, qu'il a fait ériger, édifier, parer et fournir, contigue à l'église des frères mineurs.[238]

Dabei spielte auch seine Neigung für die Franziskaner und zu seinem früheren Beichtvater, dem heiliggesprochenen Bernhard von Siena, eine Rolle.[239] Das Herz wurde in einem silbernen Behältnis auf einer mit einem goldenen, schwarzumrandeten Tuch verhüllten Sänfte in einer ungewöhnlich aufwendigen und pompösen Prozession nach der Grablegung seines Corpus in der Kathedrale von Angers ins Kloster gebracht.[240] Das Kardiotaph trug die Inschrift:

> Cy gist le cueur de très haut et très puissant roi René, roy de jérusalem et de Sicile, duc d'Anjou et de Bar, comte de provence, l'an IIIIc IIIIxx le Xe jour de juillet, duquel le corps fut très honorablement mis en sépulture en l'église de Saint Maurice d'Angers en l'an ensuyvant.[241]

Der dritte Teil seines Leichnams, die Eingeweide, kamen in die nicht mehr existente Eglise des Carmes in Aix-en-Provence, wo er gestorben war und wo sie unter einer Eisenplatte mit einem Herzsymbol mit folgendem Text lagen: „Hic sunt viscera serenissimi Siciliae et Jerusalem regis Renati Andegavensis ac Barii ducis et Provinciae comitis."[242]

Bereits das Herz seines Großvaters, des in Bisceglia bei Bari 1384 verstorbenen Ludwig I. d'Anjou, eines Sohnes König Johanns II., der versuchte, seinen Anspruch auf das Königreich Neapel durchzusetzen, war zusammen mit den Viscera in seine Residenzstadt Angers zurückgebracht und auf Anordnung der Witwe Marie de Blois und des Bruders Jean de Berry[243] mit großem Zeremoniell am Stadttor empfangen worden. Eine Prozession mit hohen geistlichen und weltlichen Würdenträgern geleitete Ludwigs Herz in die Kathedrale zu seinem Grab. Die Eingeweide wurden in die Kathedrale Saint-Martin de Tours gebracht.[244] Der Corpus verblieb am Sterbeort.[245]

Auch der Bruder Renés, Ludwig III., dessen Erbe er antrat, verstarb in Italien, in Cosenza, 1434 an Malaria und auch sein Herz wurde in die Kathedrale Saint-Maurice nach Angers zurückgebracht. Beide hatten diesen Wunsch testamentarisch geäußert.[246]

Beider Vater, Ludwig II., bestimmte in seinem ersten Testament 1410 die Verteilung seines Leichnams auf drei Plätze, das Herz nach Saint-Julien du Mans, die Viscera nach Saint-Martin de Tours, den Corpus in die Kathedrale von Angers. Im zweiten Testament 1417 widerrief er diesen Wunsch und wurde ungeteilt in Saint-Maurice in Angers begraben († 1417).[247]

Eine Enkelin Renés I. war die Herzogin von Alençon, Margarete von Lothringen (1463–1521). Verheiratet mit Herzog René von Alençon, führte sie ein sehr religiös bestimmtes Leben, wurde früh Witwe und trat in das von ihr gestiftete Klarissenkloster von Alençon ein. Sie wurde dort bestattet, ihr Herz in einem Kästchen auf ihrem Corpus platziert[248] und die Seligsprechung eingeleitet, in deren Rahmen das Grab

8. Herz- und Mehrfachbestattung in Frankreich

1624 geöffnet wurde. Dabei sei der Leichnam „unverwest" (erhalten) gefunden worden. Er wurde später durch die französischen Revolutionäre auf einem Friedhof verscharrt, das Herz befindet sich als Reliquie in der Pfarrkirche von Argentan.

Aus dem Haus Burgund bestimmte der Königssohn Philipp der Kühne („le Hardi") (1342–1404), Begründer des jüngeren Hauses Burgund als Seitenzweig der Valois, wie sein Vater und sein älterer Bruder Karl V. eine Teilung seines Leichnams. Als er mit 63 Jahren auf einer Reise in Halle im Hennegau unerwartet starb, wurde er einbalsamiert, Herz und Eingeweide blieben in Halle, in der Kirche St. Martin.[249] Der Corpus wurde zunächst in die Chartreuse von Champmol, 1792 dann in die Kathedrale von Dijon gebracht. Jetzt befindet sich das renovierte Grabmonument im ehemaligen Herzogspalast, der ein Teil des Musée des Beaux-Arts von Dijon ist.[250]

Das Herz Philipps des Guten, des Stifters des Ordens vom Goldenen Vlies († 1467), blieb am Sterbeort Brügge in der Kirche Sint-Donatianus (s. Kap. 11.6), der Corpus kam in die Familiengruft in der Kartause von Champmol in Dijon.[251]

Auch einige Herzöge des Hauses Savoyen sorgten sich besonders um das Schicksal ihres Herzens. Amadeus VIII. (1383–1451) könnte der Erste gewesen sein, der testamentarisch sein Herz in der Mauritiuskirche der Abtei von Ripaille bestattet haben wollte. Nach dem Tode seiner Frau Maria, einer Tochter Philipps des Kühnen (s. o.), mit der er neun Kinder hatte, lebte er als Einsiedler und wurde wegen seines Lebenswandels und seiner Abkunft auf dem Konzil von Basel unter dem Namen Felix V. als Gegenpapst zu Eugen IV. gewählt. Er wurde dann allerdings in toto in der Abtei begraben.[252]

Offensichtlich war sein nicht erfüllter Wunsch Anlass für seinen Sohn und Nachfolger Ludwig I., Herzog von Savoyen („den Älteren"), der 1465 in Lyon starb, Herz und Eingeweide dort, bei den Cölestinern,[253] begraben zu lassen, so wie später, 1482, für seinen Enkel, den mit 17 Jahren verstorbenen Herzog Philibert I.

Eine Tochter Ludwigs, Charlotte, heiratete den französischen König Ludwig XI. Ihr Herz und ihre Eingeweide wurden 1483 in der Kirche Saint-Florentin in Amboise begraben (s. S. 92).

Ein weiterer Nachfolger Ludwigs, sein Sohn Philipp II., der sich in seiner Jugend sogar gegen seinen Vater erhoben hatte, starb 1497 im Kloster von Lémunc in seiner Residenzstadt Chambéry. Herz, Eingeweide und Hirn blieben in einem Monument in der Klosterkirche.[254]

Dessen Sohn Philibert II., „der Schöne", König von Zypern, Jerusalem und Armenien, wurde 1504, mit 24 Jahren an den Folgen eines Jagdunfalls verstorben, in der Kirche des Klosters Brou in Bourg-en-Bresse, das seine zweite Gattin Margarete von Österreich als ihrer beider Grablege prunkvoll ausbauen ließ, bestattet. Sein Herz blieb in der Kapelle seines Schlosses in Pont-d'Ain.

Margarete, später Statthalterin der Niederlande, bestimmte Brügge für den Verbleib ihres Herzens (s. Kap. 11.6).

Das der Luise von Savoyen († 1531) wurde in Notre-Dame in Paris beigesetzt (s. Kap. 8.5).

8.5. Haus Valois – Ende des Mittelalters

1659 kam das Herz des Heinrich II. von Savoyen, des 7. Herzogs von Nemours, zu den anderen bei den Pariser Jesuiten in die Kirche Saint-Paul-Saint-Louis.[255]

Später ließen die einer Seitenlinie des savoyardischen Hauses angehörigen Eugen Moritz von Savoyen-Carignan († 1673) und sein Sohn Eugen, der „Prinz Eugen" († 1736), ihr Herz an einem Ort ihrer Wahl bestatten (s. Kap. 8.8 und 10.3.12).

Andere Geschlechter, z.B. die Herzöge de Berry, d'Orléans, die meisten Burgunder, die Familien de Bretagne, de Bar, die Grafen de Foix-Béarn oder d'Armagnac, bevorzugten die In-toto-Bestattung, bei den Brüdern Herzog Johann II. († 1488) und Peter II. von Bourbon († 1503), die ein Herzgrab in der Kirche Notre-Dame de Moulins wünschten, ist nicht bekannt, ob diesem Wunsch entsprochen wurde.[256]

Das Herz des Gefolgsmannes von Karl VII., Philippe de Moulins († 1506), der Karl während der Schlacht von Fornovo das Leben gerettet hatte und dafür reich belohnt worden war, liegt vor dem Hochaltar der von ihm erbauten Kirche Saint-Hilaire in seinem Besitz Lassay-sur-Croisne unter einer früher bemalten Kalksteintumba mit drei Wappenschilden und einem Gisant. Zu Füßen des Gisants in Ritterrüstung liegt ein Löwe, die nur teilweise erhaltenen Hände sind über der Brust gefaltet, der Kopf fehlt, der daneben liegende Helm ist ebenfalls demoliert, die ursprünglich an den vier Ecken der Tumba angebrachten Evangelistenfiguren fehlen. Die Inschrift lautet:

> Ci gist le ... [cœur] de noble et puissat sieur messire Phls du Moli en so vivat cha z sieur d'hier, coseiller z chambellan odinaire du roy, capitaine de XK Laces des ordonnances du st segnr z soldats de l'église de ceas, y trespassa le samedi XII de septebre mil V cens z VI. [...] [257]

1833 wurde das beschädigte Monument in die Grabkapelle versetzt.

1498 kam nach längerem Intervall wieder das Herz eines französischen Königs getrennt von seinem Körper zur Ruhe. Karl VIII. starb mit 28 Jahren am 7. April 1498 an einer Hirnblutung, die er sich in seinem Lieblingsschloss Amboise zugezogen hatte, als er auf dem Weg zu einem Ballspiel mit dem Kopf gegen einen Balken stieß. Er war der letzte der unmittelbar auf den Vater folgenden Valoiskönige. Sein Herz kam zum Grab seines Vaters, Ludwig XI., in die Basilika Notre-Dame de Cléry in Cléry-Saint-André. Dieser hatte gelobt, sein eigenes Gewicht in Gold für den Wiederaufbau der Marienwallfahrtskirche zu spenden, wenn er die Engländer, die sie zerstört hatten, besiegen würde.[258]

Das Herzgefäß wurde in einem prunkvollen Festzug, begleitet von Geistlichen, Höflingen, der Leibwache, Armbrustschützen unter großer Anteilnahme der Bevölkerung auf einem vom ersten Kammerherrn La Trémoille begleiteten Wagen, dem ein zweiter mit der königlichen Krone und dem Szepter folgte, in die Kirche gebracht.

1873 wurde das Grab im Kirchenschiff eröffnet, es fand sich ein hermetisch verlötetes Bleikästchen, 14 cm × 14 cm Bodenfläche, 9 cm hoch, eingeschlossen in ein Eichenholzkästchen.[259] Geblieben ist eine mit Eisenklammern an der Wand befestigte schlichte Steintafel mit einem diagonal verlaufenden Pfeil, dessen unteres Ende eine stilisierte Lilie (Fleur-de-Lys) bildet. Sie trägt die Inschrift: „C'est le Cœur du Roy Charles huictiesme."

In einer Kostenrechnung[260] für das Begräbnis seiner Mutter, der Königin Charlotte von Savoyen († 1483),[261] der Gattin Ludwigs XI., ist festgehalten, dass deren Herz ohne Zeremoniell in der nicht mehr existierenden Kapelle Saint-Florentin des Schlosses Amboise bestattet wurde.[262] In den Aufzeichnungen ist zu lesen:

> A luy la somme de 6 l.12 s.t. pour 12 torches par le dit morin livrées pour servir a enterrer le cueur et entrailles de ladit feue dame en l'esglise de sainct florentin du chastel d'amboise pesant chascune torche deux livres est pour lesdites torches XII torches XVIII livres qui montent ensemble audit pris de 5 s 6 d t. la livre a ladite première somme de 6 l 12 s t a luy payé pour sa quictance rendu comme dessous [...][263]

Mit Karl ging nicht nur dynastisch, sondern auch politisch eine Epoche zu Ende, die im Erwerb der Bretagne, dem Ende der eineinhalb Jahrhunderte dauernden Kriege mit England und damit in einer Konsolidierung der Territorialherrschaft der französischen Könige kulminierte.

Die bis dahin von Frankreich unabhängige Bretagne war das Brautgeschenk bei einer Hochzeit, die nach einer äußerst komplexen Vorgeschichte zustande kam. Karl heiratete die letzte Herzogin der Bretagne, Anne, die bereits mit seinem Schwiegervater, dem Kaiser des Heiligen Römischen Reiches, Maximilian I., verheiratet war.[264] Dazu verstieß er seine erste Frau Margarete, die Tochter Maximilians, nach Annullierung dieser Ehe durch den Papst. Die neue Ehe, prunkvoll 1491 auf Schloss Langeais an der Loire geschlossen, zwischen dem untersetzten König und dem etwas hinkenden, doch anmutigen Mädchen wurde wider Erwarten glücklich, allerdings verstarben Thronfolger und drei weitere Kinder, sodass Karl ohne Erben blieb. So kam es, dass nach seinem frühen Tod Thron und – vertraglich bei Eheschließung vereinbart – Ehefrau an den Herzog Ludwig aus dem Hause Orléans übergingen.[265] Der Urenkel König Karls V. stand an nächster Stelle in der Thronfolge und wurde am 27. Mai 1498 in Reims als Ludwig XII. gekrönt. Er ließ wenige Monate später die Ehe mit seiner ungeliebten ersten Frau Jeanne, der Tochter König Ludwigs XI., annullieren[266] und heiratete die 22-jährige Königinwitwe am 8. Januar 1499. Fortan verzichtete er auf seine zahlreichen Mätressen und war seiner Anne bis an deren Lebensende zugetan.

Anne starb mit 37 Jahren am 9. Januar 1514 in Blois und bleibt bis auf den heutigen Tag für die Bretonen die vielgeliebte „gute Herzogin", fast eine Heilige. Sie wollte ihr Herz im Sarg ihres Vaters in der Krypta der Karmeliterkirche von Nantes, inmitten ihrer treuen Landsleute beigesetzt haben, „en sa cité et sa ville de Nantes avec ses pères et mères, duquel cueur elle faisait présent aux Bretons, comme ses bons amys et loyaux subjectz",[267] ein dringender Wunsch der Rückkehr des Herzens zu den Kindern, den Eltern, zur alten Liebe wie früher bei Heinrich III. in Goslar († 1056) (s. Kap. 10.1), wie bei ihrem ersten Gatten Maximilian I. († 1519) wenige Jahre nach ihrem Tod, der sein Herz zu seiner ersten Gattin nach Brügge bringen

8.5. Haus Valois – Ende des Mittelalters

ließ (s. Kap. 10.3.4), später bei Friedrich Wilhelm IV. von Preußen († 1861) (s. Kap. 10.4.3), bei manchen Habsburgern in der Kapuzinergruft und vielen anderen.

Es wurde dann auch mit einer prächtigen herzförmigen Kapsel aus Gold umhüllt, die sich jetzt im Musée départemental Thomas-Dobrée in Nantes befindet (s. Abb. 19, S. 734). Dieses Behältnis besteht aus zwei Schalen, die durch eine an beiden Seiten verlaufenden goldene Kordel optisch zusammengehalten werden, mit einer goldenen Krone aus Lilien und Kleeblättern. Diese wiederum verdeckt einen Verschluss in Form eines dunkelgrün emaillierten römischen M. Auf den Schalenaußenseiten ist in erhabenen römischen Buchstaben ein poetischer Nachruf geschrieben (Vorder- bzw. Rückseite):

> EN:CE:PETIT:VAISSEAV:
> DE:FIN:OR:PVR:ET:MYNDE:
> REPOSE:UNG:PLVS:GRAND:CUEUR:
> QVE:ONCQVE:DAME:EVT:AV:MYNDE:
> ANNE:FUT:LE:NOM:DELLE:
> EN:FRANCE:DEVX:FOIS:ROINE:
> DUCHESSE:DES:BRETONS:
> ROYALE:ET:SOVVERAINE:
> C.
> M:V:XIII

> CE:CVEVR:FUT:SI:TRES:HAVLT:
> QUE:DE:LA:TERRE:AVX:CIEVLX
> SA:VERTV:LIBERALLE:
> ACROISSOIT:MIEVLX:
> MAIS:DIEV:EN:A:REPRINS:
> SA:PORTION:MEILLEVRE:
> ET:CESTE:PART:TERRESTRE:
> EN:GRAND:DVEIL:NOVS:DEMEVRE:
> IX JANVIER

Der Reif der Krone trägt eine weitere Inschrift auf rotem Emaille, von sieben goldenen Kordeln gerahmt, in römischen Lettern, die Worte durch smaragdene Punkte getrennt, die da lautet: „Cueur de vertus orne dignement couronne." Auf den emaillierten Innenflächen steht geschrieben:

> O cueur caste et pudicque
> juste et benoit cueur
> Cueur magnanime et franc
> De tout vice vainqueur
> Cueur digne entre tous
> De couronne celeste Ore est ton cler esprit Hord de paine et moleste

Am unteren Ende des Gefäßes, der Herzspitze, diente ein heute nicht mehr vorhandenes dunkel emailliertes gotisches S zwischen den Enden der beiden seitlichen Kordeln dazu, das untere Scharnier zu verbergen. Die Buchstaben M und S könnten als Monogramm für „Mater Salvatoris" (Mutter des Heils) gestanden haben.[268]

Nicht nur dieses handwerkliche und literarische Kunstwerk, sondern auch der Ablauf der Herzbestattung zeigen die Liebe und den Respekt, den der Gatte, aber vor allem die Bretonen für ihre letzte Herrscherin aufbrachten. Für ihre Untertanen war das Herzgrab ein vollwertiger Ersatz für den in Saint-Denis gebliebenen Corpus.

Das Organ wurde wie eine Reliquie von der Leibwache der Königin von Blois nach Nantes gebracht.[269] Der Konvoi erreichte die Stadt am 13. März 1514. Die Herzkapsel wurde auf das Grab von Annes Großonkel, des Herzogs Arthur III. de Richemont, in der Kartäuserkirche gelegt und es wurden mehrstündige Messen gelesen.

Am 19. März begleitete eine Prozession aus 400 Bürgern und 100 Bedürftigen der Stadt, Mitgliedern des Parlaments, des Magistrats und vielen Adligen das vom Kanzler der Bretagne getragene Herz in die Karmeliterkirche, wo die Totenmesse vom Erzbischof von Dol gefeiert wurde und die Herzkapsel zunächst den Trauernden in einer „Chapelle ardente"[270] präsentiert wurde.

Anschließend wurde das Gefäß zwischen die Särge von Franz II. und Margarete von Foix,[271] den Eltern, in der Familiengruft in einer von der Königin selbst bereits im Jahre 1500 in Auftrag gegebenen Tumba deponiert unter dem prächtigen Renaissancegrabmal, das nach der Zerstörung der Kirche während der Revolution in die Krypta der Kathedrale kam. Ein Herold deklamierte dabei die folgenden Verse:

> La tres crestienne royne et duchesse
> nostre souveraine dame et maistresse
> son corps gist à Saint-Denys en France
> et son cueur repose soubz cette lame
> Noblesse, l'église, l'universel monde
> Priez Dieu qu'il ayt mercy de son ame.[272]

Das Herzgefäß, das bereits 1727 bei einer Graböffnung überprüft worden war,[273] verschwand nach der Grabschändung durch die Revolutionäre, die nicht wagten, es einzuschmelzen. Nach seiner Wiederauffindung kam es ins Musée départemental Thomas-Dobrée.[274] Im April 2018 wurde der Herzschrein geraubt, nach einer Woche wiedergefunden.[275]

Der Witwer heiratete dann ein Jahr später nochmals eine junge Dame, da alle Söhne aus seinen vorangegangenen Ehen gestorben waren. Er überlebte die Verbindung mit der lebenslustigen und schönen Maria, der Schwester Heinrichs VIII. von England, nur knapp drei Monate und starb am 1. Januar 1515 ohne Thronfolger.

Sein Nachfolger Franz I. errichtete dem Ehepaar, dessen Leichname in Saint-Denis bestattet wurden, ein großartiges Grabmal, das, 1531 von Guido Mazzoni entworfen, von Giusti ausgeführt wurde. Das zweistöckige Monument ist das erste einer Reihe großer sogenannter „Doppeldecker"-Gräber in Saint-Denis, die als Hauptwerke der Grabkunst und der Kunst überhaupt berühmt geworden sind[276] und die die „représentation de la mort" mit der „représentation au vif" von Personen höheren Standes verbinden sollen. Das untere Lager nimmt der verwesende Leichnam ein, aller Insignien seiner Macht und Größe entkleidet, während oben das stolze Bild des Königs und seiner Frau deren Bedeutung zu Lebzeiten wiedergibt.[277]

8.5. Haus Valois – Ende des Mittelalters

Von selten eindrucksvoller, ja überhöhter Realität ist die Darstellung des Paares auf dem fiktiven gemeinsamen Totenbett. Der Geschmack der Hoch-Renaissance stellte den Toten in seinem letzten Kampf oder in der Verwesung dar.[278] Ludwigs Kopf sinkt mit einem letzten Seufzer auf die Brust, während der seiner Gattin bereits im Tode nach hinten gefallen ist.

Zum ersten Male stellt der Bildhauer in einem zum Gedächtnis eines regierenden Königs und einer Königin von Frankreich errichteten Denkmal die Bilder der Toten in einer künstlerisch überhöhten, fast transparenten Schönheit dar, erspart uns aber nicht den erschreckenden Anblick der Bauchnähte, die von der Entfernung des Herzens und der Eingeweide während der Balsamierung herrühren.[279]

In diesem Grab liegt auch des Königs Herz, wie auf dem Epitaph zu lesen ist:

> Cy gist le corps avec le cœur de tres-haut, tres-excellent, tres-puissant prince louis XII roy de France, lequel trespassa à Paris à l'hostel des Tournelles le premier jour de janvier l'an 1514. Ses entrailles sont avec son pere aux Celestins dudit Paris.[280]

BEURRIER behauptet allerdings, Herz und Eingeweide seien feierlich in die Orléanskapelle der Cölestinerkirche überführt worden.[281]

Im gleichen Jahr wie Anne von Bretagne, am 11. März 1514, starb die Herzogin Charlotte d'Albret, Gattin des Cesare Borgia, in ihrem Schloss La Motte-Feuilly und wurde nach ihrem Wunsch bei den Annunziaten in Bourges begraben. Ihr Herz kam unter einem künstlerisch anspruchsvollen Monument mit ihrem liegenden Gisant aus Alabaster, das ihre Tochter Louise vom Bildhauer Claustre fertigen ließ, in dem von ihr geliebten Kirchlein Saint-Hilaire neben dem Schloss bei einer marmornen Loreto-Madonna zur Ruhe.[282] Das Herzgrab wurde nach der Revolution von Fanatikern beschädigt, existiert aber noch. Seine Inschrift lautet:

> Cy git le cœur de trés haute et trés puissante dame, Madame Charlotte d'Albret, en son vivant veuve de trés haut et trés puissant prince don César de Borgia, duc de Valentinois, comte de Diois, seigneur d'Issondun et de la Motte de Feuilly, laquelle trespassa au dit lieu de la Motte de Feuilly, le onzieme du mois de mars de l'an de grace mil cinq cent quatorze.[283]

Unter Annes beiden königlichen Gatten, Karl VIII. und Ludwig XII., war Guy de Rochefort (1447–1507) Kanzler von Frankreich und Präsident des Parlaments von Burgund. Er wurde neben seiner zweiten Gattin Marie Chambellan in der Nekropole der burgundischen Herzöge in der Kirche der Abtei von Cîteaux. begraben. Sein Herz befand sich hinter einer Kupfertafel an einer Säule des Chors der Kirche.[284]

Hinter dem Hauptaltar soll sich auch das Herz des Papstes Calixt II. unter einem schlichten Obelisk aus Stein befunden haben[285] (s. Kap. 13.10). Die gesamte Abtei wurde 1790 weitgehend zerstört.

Die Gattin des Marschalls von Frankreich unter Ludwig XII., des Charles II. d'Amboise, Jeanne Malet de Graville (1475–1540), wurde an ihrem Sterbeort, ihrem Schloss in Marcoussis, begraben, ihr Herz unter ihrem Gisant auf einem

Sockel mit den sieben Tugenden im Kloster der Annunziatinnen in Bourges. Der zeitgenössische Chronist Guillaume Pijart schreibt dazu:[286]

> [...] son cœur repose au couvent des sœurs de l'Annonciade à Bourges, selon qu'elle avoit ordonné par testament du 30 juillet 1540 pardevant Guillaume Bistel tabellion à Marcoussis, lequel n'a eu son effet à nostre esgard pour ce que la messe quotidienne et à perpétuité qu'elle avoit ordonée n'a esté fondée.

Sie war wohl dem Beispiel ihres Vaters gefolgt, des Marschalls von Frankreich, Louis Malet de Graville († 1516), dessen Herz in der Abteikirche von Graville liegen soll.[287]

8.6 Haus Valois-Angoulême: Die Renaissance in Frankreich

Mit Franz I., dem Schwiegersohn Ludwigs XII., Sohn des Grafen Karl von Angoulême, dem ersten König aus dem Hause Valois-Angoulême, begann eine neue Epoche der französischen Geschichte. Seine Regierung legte das Fundament für die absolute Monarchie in Frankreich. Die Renaissance bestimmte nun Kunst und Architektur in seinem Reich, die Bildhauer kamen vom Bild am Eingeweidegrabmal ab und vervollkommneten stattdessen den Ruheplatz des Herzens. Der kunst- und prunkliebende Renaissancefürst, der erfolgreiche Streiter gegen den Habsburger Karl V., Zeitgenosse Heinrichs VIII. von England, Förderer Leonardo da Vincis, starb mit 53 Jahren nach längerem Leiden am 31. März 1547 im Schloss von Rambouillet.

Bereits am nächsten Tag wurden Organentnahmen und Einbalsamierung durch die Barbiere und Hofchirurgen vollzogen. Der Corpus wurde mit Blei ummantelt und in einem vorläufigen hölzernen Sarg mit prominentem Gefolge in die nahegelegene Abtei Notre-Dame-des-Hautes-Bruyères bei Yvelines[288] gebracht und von dort umgebettet über mehrere Stationen mit dem damals üblichen großen Zeremoniell nach Saint-Denis[289] überführt.

Herz, Hirn und Eingeweide hatte er definitiv der Abtei bestimmt,[290] die beiden Urnen wurden in einer feierlichen Prozession im Rahmen eines Gottesdienstes in den Chor der Abteikirche gebracht, vier Kammerherren des Königs trugen die Eingeweide, der Admiral d'Annebaut das Herz. Sie kamen in eine Gruft, über der später eine Marmorsäule errichtet wurde.[291]

1556 schuf Pierre Bontemps, ein Schüler von Primaticcio, das Herzmonument, das nach den Revolutionswirren, die es wunderbarerweise unbeschädigt überstanden hatte, ebenfalls nach Saint-Denis verbracht wurde und dort im dunklen Querschiff steht (s. Abb. 21, S. 734).[292] Bontemps schuf mit diesem Monument einen neuen Typ eines solchen Grabmals, denn bisher wurden Herz und Eingeweide meist in Tumbengräbern mit Gisants oder hinter Steinplatten mit oder ohne Inschrift bestattet.[293]

Auf einem Marmorsockel steht, von Löwenklauen getragen, die ovale, einer großen Terrine ähnliche Herzurne aus weißem, vom Alter patinierten Marmor mit vier Rundreliefs, auf denen Figurengruppen die Architektur, Skulptur, Malerei und Geometrie verkörpern. Dazwischen sind das Lilienwappen, die königlichen

8.6. Haus Valois-Angoulême: Die Renaissance in Frankreich

Initialen, ein flammenspeiender Salamander (das Emblem des Königs), Masken und Draperien abgebildet. Auf der Urne, die von einem Pinienzapfen, früher von einem Herzen gekrönt war,[294] ruhen zwei freundliche Putten, nach unten gesenkte Fackeln haltend. Auf den vier Seiten des Piedestals sind Grabsymbole, insbesondere ein Totenschädel mit Skelettarmen, darüber ornamental gerahmte Rundreliefs, die Astronomie, Instrumentalmusik, den Gesang und die Poesie personifizierend, abgebildet. Über jedem Relief sind die Tugenden des Verstorbenen als Schirmherrn der Künste beschrieben. Eine Inschrift, vom liebenden Sohn Heinrich II. veranlasst, nimmt mit antikisierendem Bezug zur Person des Toten und zum Inhalt der Urne Stellung:

> Rex Francisce, tuum superis quum fata dedere
> Ocyus Iliacae fata severa domus,
> Contemptis lacrymis desiderioque recenti
> Amplius hoc quo te prosequeremur erat:
> Pulvere in exiguo quum magni pectoris exta
> Cor quantum Hectorea strenuitate iacet.
> Christianiss. Regi Francisco primo, victori,
> triumphatori Anglico, Hispanico, Germanico, Burgundico
> Justiss. Clementiss. Principi
> Henricus secundus Rex Christianiss.
> Amantiss. Patri, pientiss. Filius
> B.M.F.[295]

Die Ikonografie der Medaillons verrät, dass das Herz des Königs mehr den praktischen, der Wissenschaft und Kunst verbundenen, als den abstrakten, intellektuellen bzw. geistigen Fähigkeiten des Menschen gehörte und dass er sich von einem Leben nach dem Tode nichts erwartete: Nicht Theologie, Rhetorik, Dialektik und Philosophie sind dargestellt, sondern Astronomie, Geometrie, Physik, Musik, Poesie und die drei bildenden Künste der Architektur, Skulptur und Malerei.[296]

Eine in der Nähe des Hauptaltars angebrachte Inschrifttafel in der Abtei de Hautes-Bruyères gab Auskunft zur Person, zur Herzbestattung und deren Motiv:[297]

> Hic obstat paries ne possis cernere quo sit
> Cor conditum Regis loco.
> At non intercedat, uti ne pectore fundas
> Ex intimo preces Deo.
> Det Regi aeternam secum placidamque quietem,
> Suoque iam vultu frui.
> De Regibus Francisco demortuo, et Henricus ejus
> Filio ex asse haerede.
> Vobis, Camoenae, flere iam laceris iam comis,
> Vobis quoque artes ingenuae, urbis simul
> Et disciplinae omnes vel ad unam bonae
> Collacrymare iam liceret plurimum;
> Quod ille libertatis assertor pius
> Vindexque vestrae, quod Camillus et parens
> Vester, paterno qui sinu vos usque aluit

8. Herz- und Mehrfachbestattung in Frankreich

> Et vita abiit, mortalis et esse desiit.
> Et cana fides fleret, et adeo ipsa ecclesia
> Demortuo: nisi contigisset optimus
> Et gnatus et haeres, qui vel aequet vel superet
> Posthac patrem pietate animoque in vos bono.
> Ergo placida iam pace fruatur spiritus
> Ille, ille Francisci parentis optimi,
> Ac filio Henrico duplo datur melior.

Die Leichname des Königs und seiner ersten Gemahlin Claude, der Tochter seines Vorgängers, kamen von Anfang an nach Saint-Denis. Der Sohn, Heinrich II., hatte das gewaltige, noch immer zweistöckige Grabmal in Auftrag gegeben. Philibert de L'Orme, François Carmoy, François Marchand und schließlich auch Pierre Bontemps schufen eine Trumpharchitektur mit herrlichem Skulpturenschmuck, auf der oberen Etage betend das königliche Paar mit seinen drei früh verstorbenen Kindern. Unten befinden sich die Sarkophage mit dem König und der Königin als Liegefiguren, im Schlaf, nur die Lenden verhüllt.

Das 16. Jahrhundert sah auch in Frankreich eine gesteigerte Neigung der Eliten, für das Herz nach dem Tode besonders zu sorgen. Aus dem Umfeld von Franz hatten sein Vater Karl von Valois (1459–1496) sein Herz zu den Cölestinern,[298] seine Mutter Luise von Savoyen (1476–1531) ihr Herz und ihre Eingeweide vor den Hauptaltar von Notre-Dame von Paris bringen lassen.[299]

Noch 1699 fand sich vor den Stufen zum Hochaltar der Kathedrale eine kleine Kupfertafel, graviert mit den Wappen von Frankreich und Savoyen, bekrönt von einem Herzen, mit der Inschrift: „Cor magnorum opifex, qua Francum et viscera, regem / Portavere, hic sunt spiritus in superis."[300] Darunter fand man ein Bleikästchen mit den Überresten.[301]

Das Herz von Franz' Schwester Margarete von Angoulême (1492–1549), einer der mächtigsten Frauen des damaligen Frankreich, mit großem Einfluss auf ihren Bruder, den Künsten, Wissenschaften und dem Protestantismus zugeneigt, selbst Schriftstellerin, kam zu den Reformierten Augustinern in Paris.[302]

Mindestens drei seiner Kinder erhielten eine Herzbestattung. Der Erste war der junge Dauphin und Herzog der Bretagne, Franz III., der bereits mit 18 Jahren am 10. August 1536 nach dem Genuss eines Glases Wasser starb, weswegen man von einer Vergiftung sprach. Sein Sekretär Graf Montecuccoli gestand die Tat unter der Folter, die moderne Forschung bezweifelt den Vorgang. Sein Herz liegt unter einer schlichten quadratischen Steinplatte mit einem Herzornament ohne Inschrift im Boden vor dem Hauptaltar der Kathedrale Saint-Maurice in Vienne (s. Abb. 20, S. 734).

Als sein Vater nach der verlorenen Schlacht von Pavia (1525) in die Gefangenschaft Kaiser Karls V. geriet, musste der achtjährige Dauphin mit seinem ein Jahr jüngeren Bruder Heinrich für vier Jahre in Geiselhaft an den spanischen Hof. Dieser wurde als Heinrich II. 1547 König von Frankreich und erlitt ebenfalls ein spektakuläres Ende. Darauf und auf das Schicksal seines Herzens wird noch einzugehen sein.

8.6. Haus Valois-Angoulême: Die Renaissance in Frankreich

Das dritte Herz, das zu den Cölestinern in Paris gekommen sein soll,[303] stammte von Karl von Valois-Angoulême, seinem jüngsten Sohn, der 1545 kinderlos und erst 23 Jahre alt starb.

Einer der wichtigsten Höflinge Franz' I. war Louis de Brézé († 1531), erster Kammerherr, Kapitän von Rouen, Seneschall der Normandie und Ehemann der Diane de Poitiers, nach seinem Tod Mätresse Heinrichs II., Franz' Sohn und Nachfolger. Dessen Herz wurde in der Abtei von Coulombs,[304] die Eingeweide in seinem Familienbesitz, dem Schloss von Anet, der Corpus in der Kathedrale von Rouen begraben.[305] Angeblich sei das Herz von Diane, die 1566 im Alter von 67 Jahren starb, später in dieses Grabmonument eingeschlossen worden.

Sicher ist hingegen die Herzbestattung der ersten Tochter des Ehepaares, der Françoise de Brézé († 1577) in der Kirche Saint-Sulpice von Nogent-le-Roi, vielleicht sogar mit den Herzen von dreien ihrer neun Kinder.[306]

Ein weiterer wichtiger Hofbeamter, Schatzkanzler Ludwigs XII. und Franz I., Pierre le Gendre, bestimmte testamentarisch 1524, dass sein Leichnam getrennt begraben werden sollte, was dann ein Jahr später, 1525, auch geschah: Der Corpus liegt in der Chapelle de la Trinité der Kirche Saint-Germain-l'Auxerrois bei Paris, das Herz „dedans la cave devout le maistre autel, entre iceluy et le letrain" in der von ihm umgebauten Kirche Notre-Dame de la Nativité in Magny-en-Vexin.[307]

Ein eindrucksvoller, künstlerisch anspruchsvoller und stark symbolträchtiger Kardiotaph barg in einer Herzkapsel das Herz eines Zeitgenossen und Gegners Franz I., des René de Chalon, Prinz von Oranien, Statthalter Kaiser Karls V. in Holland. Bei der Belagerung von Saint-Dizier durch die Armeen des Kaisers im Jahr 1544 fiel der 25-Jährige, der Kaiser weilte an seinem Sterbebett. Während der Körper ins holländische Breda in die Grote Kerk ins Familiengrab kam, erhielt das Herz ein heute noch vorhandenes Monument, geschaffen durch den berühmten lothringischen Bildhauer Ligier Richier, in der Kirche Saint-Etienne in Bar-le-Duc. Der Offizier reckt sein Herz, jetzt eine ovale weißmarmorene Kapsel,[308] empor zu Gott in einer Geste, wie sie später, insbesondere in der Barockzeit, häufig abgebildet wurde, wenn die flammende Liebe zu Gott, aber auch die Liebe in der säkularen Kunst dargestellt werden sollte. Über ihm ist sein Wappen, darüber ein Helm mit geschlossenem Visier angebracht. Das Besondere an dem Denkmal ist die Darstellung des Gefallenen als stehender „Transi"[309] mit nur noch in Fetzen vorhandener Haut des Kopfes und Oberkörpers als Sinnbild der Vergänglichkeit von Jugend und Ruhm (s. Abb. 23, S. 735).

Franz' I. zweitem Sohn und Nachfolger, Heinrich II., hatte der Magier Nostradamus sein Ende in einem Vierzeiler vorausgesagt:

> Der jüng're Löwe wird den alten schlagen.
> In einem Duell steht Mann gegen Mann.
> Zwei Schläge durchs Visier ins Auge jagend,
> Der Tod kommt dann so schnell er kommen kann.[310]

8. Herz- und Mehrfachbestattung in Frankreich

1559 fand die Doppelhochzeit der Töchter des Königs statt, von denen eine Philipp II. von Spanien angetraut wurde. Die Heirat sollte eine spanisch-französische Versöhnung in die Wege leiten. Dem Ereignis angemessen fand ein großes Turnier statt, und im letzten Duell trat der König selbst gegen den Hauptmann der schottischen Garde, Gabriel de Lorges, Graf von Montgomery, an. Das erste Treffen endete unentschieden, der König verlangte ein zweites. Dabei brach Montgomerys Lanze, ein Splitter durchdrang den Hals des Königs, ein anderer durchschlug das Visier und drang durch das Auge ins Gehirn. Nach zehntägigem Todeskampf verstarb der Monarch am 10. Juli 1559. Obwohl er seiner schönen, um 20 Jahre älteren Mätresse Diane de Poitiers bis zuletzt verfallen war, war seine weniger attraktive Gattin Katharina von Medici, die als Regentin ihrer anschließend aufeinanderfolgenden Söhne das Königreich beherrschen sollte, vor Schmerz von Sinnen. Bereits wenige Jahre nach der Aufstellung des Herzdenkmals für Franz I. fertigte in ihrem Auftrag Germain Pilon 1560–1563, beeinflusst vom Stil Primaticcios,[311] das berühmte Denkmal für das Herz und die Eingeweide ihres Gatten, das ursprünglich in der Pariser Cölestinerkirche neben dem Herzgrabmal Montmorencys (vgl. S. 50) stand. Eine Wandtafel wies mit folgenden Zeilen darauf hin:[312]

COR JVNCTVM AMBORVM LONGVM TESTATVR AMOREM
ANTE HOMINES IVNCTVS, SPIRITVS ANTE DEVM
COR QVONDAM CHA-
RITVM SEDEM, COR
SVMMA SECVTVM, TRES CHARITES
SVMMO VERTICE
IVRE FERVNT
HIC COR DEPOSVIT REGIS CATHARINA MARITI,
ID CVPIENS PROPRIO CONDERE POSSE SINV.[313]

Auf einer Marmortafel an der Kirchenwand war das folgende „Elegiacum Carmen" in Distichen eingraviert:

De pio Regis Henrici huius nominis secundi Corde.
Huius Pyramidos si quis mysteria gliscit
Nosse, sub ista suo cor pede Regis habet.
Virgineos habet haec triplici sub imagine vultus,
At charites ternas signat.
Prima fidem proprie signat, spem rite secunda,
Tertia dilectam denotat esse Charim.
Quas Rex Henricus miro possedit amore,
Has veluti sponsas totus habebat amans:
Firma fides Regis, spes certa, carique perennis,
Nullis temporibus deseruere virum.
Hinc fit ut admixtas cernantur iungere dextras,
Quod nusquam fuerit, Rex pius absque tribus.
Iure manus igitur coniunctas semper habentes,
Absque tribus scandit, nullus ad astra docent.
Carminis istius Lectorem quemque monebo,
Hoc regina suum cor cupit esse loco.

8.6. Haus Valois-Angoulême: Die Renaissance in Frankreich

> Dum vitae Lachesis praesentes fiet annos,
> Et fuerit proprium morte secuta virum:
> Ut quorum fuerit cor unum atque una voluntas,
> Dum simul amborum mutua vita foret,
> Corporibusque suis unum vivendo cubile,
> Ut fuit, et vivis spiritus unus erat,
> Sic quoque mors properans nimium divisit utrosque,
> Ut fuit illorum, sic erit unus amor,
> Illius ergo rei sit pyramis optima testis,
> Quae simul amborum corda ligata tenet.
>
> Hic sua rex regina simul statuere reponi
> Corda, locus veri pignus amoris erit.[314]

Die drei Grazien werden folgendermaßen charakterisiert: „Prima fidem proprie signat, spem rite secunda, / Tertia dilectam denotat esse charim."[315]

Einer seiner Vertrauten, sein Stallmeister, Gouverneur des Bourbonnais und des Forez, der bretonische Adlige François de Carnavalet, starb 1571 in Paris und erhielt ein Grab in der Kirche Saint-Germain-l'Auxerrois. Sein Herz liegt im Boden der Kirche Saint-Blaise-et-Sainte-Vierge in Noyen-sur-Seine, wo er ein Schloss besaß, unter einem schlichten Kardiotaph mit der Inschrift:

> CY GIST LE CŒUR DE HAVLT ET
> PVISSANT SEIGNEVR MESSIRE
> FRANCOIS DE CARNEVNOV EN
> SON VIVANT CHEVALIER DEL OR
> DRE DV ROY CONSEILLER EN SES
> CONSEIL DESTAT ET PRIVE GOV
> VERNEVR DE MONSEIGNEVR DE
> DVC DANICV.FILZ ET FRERE DE
> ROY CHEF DE SON CONSEIL SV
> PERINTENDANT DE SES MASOS
> ET AFFAIRES ET GOVVERNEVR
> DANIOV BOVRBONNOIS ET FORES
> LIEVTENANT DECENT HOMMES
> DARMES DE LA COMPAIGNE DVDI
> S DVC DANIOV DE PRESENT ROY DE
> FRANCE ET DE POLLOGNE LEQVE
> DECEDA LE 18 IOVR D'AVRIL 1571.[316]

Ein weiterer königlicher Stallmeister, Claude Gouffier, der selbst ungeteilt begraben wurde, ließ die Herzen seiner zweiten und dritten Gattin in die Kirche Saint-Maurice von Oiron bringen, wo sich sein Schloss befand. Das erste Grab trug die Inschrift:

> Ci – git le cœur de dame Francoise Bretaigne, en son vivant femme de messire Claude Gouffier, chevalier de l'ordre, comte de Caravax et de Maulévrier, seigneur de Boissy, grand écuyer de France et capitaine de cent gentilshommes

8. Herz- und Mehrfachbestattung in Frankreich

de la maison du roi; laquelle mourut le seiziéme jour de novembre, à Mainvit, que l'on disait 1558,

das zweite

Ci – git le cœur de dame Marie de Gaignon, en son vivant femme de messire Claude Gouffier etc. laquelle mourut le quinzième jour de mars, que l'on disait 1565.[317]

Der Sohn von Heinrich und Katharina, Franz II., durch Heirat mit der jungen und schönen Maria Stuart auch König von Schottland, war unreif, kränklich und psychisch labil. Durch den Unfalltod seines Vaters bereits mit 15 Jahren auf den Thron gezwungen, verstarb er bereits ein Jahr später, 1560, in Orléans. Der Leichnam wurde in einer Phase politischer Unruhe ohne Zeremonien nach Saint-Denis überführt. Das balsamierte Herz wurde vom Gerichtshof in eine „Chambre ardente"[318] des Hôtel Groslot und dann ohne öffentliche Anteilnahme in die Kathedrale Sainte-Croix von Orléans gebracht, begleitet lediglich von den zwei Erziehern des Prinzen und dem Bischof von Senlis, und vor dem Hauptaltar in einer vergoldeten, von einem Engel gehaltenen Bronzeurne mit Krone auf der Spitze eines eleganten Monumentes platziert, das ursprünglich sogar das Herz Maria Stuarts enthalten habe.[319] Die von Primaticcio entworfene, von Jean Picart ausgeführte, der Antike nachempfundene weiße Marmorsäule war ursprünglich für das Grab Franz' I. vorgesehen. An ihre Basis, ein dreieckiges Piedestal aus Porphyr, lehnen sich drei anmutige Putten aus weißem Marmor, mit erloschenen Fackeln. Herzförmige Flammen steigen an der Säule empor und sollen die Feuersäule symbolisieren, die die Israeliten in der Wüste geführt hat. Auf dem Postament sind nur Symbole des Todes, nicht des Glaubens abgebildet. Es trägt die Inschrift:

COR REGIS IN MANU DEI
HOC ORACULO DIGNUM FUIT COR
FRANCISCI II: REGIS CHRISTIANISSIMI
URNA HUIC COLUMNAE SUPERPOSITA
CONCLUSUM: TANTO VERAE FIDEI ASSERTORI
GENEROSAM CHRISTI MARTYREM
MARIAM STUART CONJUGEM HABUISSE
QUAEDAM FUIT VERAE IMMORTALITATIS
ASSERTIO
LUMEN RECTIS
TALE FUIT EMBLEMA HIEROGLIPHICUM FRANCISCI II,
PIISSIMI FRANCORUM REGIS, CUIUS COR HIC SITUM EST:
HIC, INSTAR IGNEM COLUMNA ISRAELI NOCTU PRAELUCENTIS,
RECTITUDINEM, ET PRO AVITA RELIGIONE FLAGRANTEM
ZELUM, ADVERSUS PERDUELLES HAERETICOS
SEMPER PRAE SE TULIT
D.O.M.
PERENNI MEMORIAE FRANCISCI II,
FRANCORUM REGIS, CAROLUS NONUS,
EJUS IN REGNO SUCCESSOR, SUADENTE REGINA MATRE CATHARINA,

8.6. Haus Valois-Angoulême: Die Renaissance in Frankreich

HAEC COLUMNAM ERIGI CURAVIT,
ANNO SALUTIS 1562[320]

Ursprünglich hatte Primaticcio mit dem Entwurf für die Kathedrale von Orléans begonnen. Sein Mitarbeiter Frémyn Roussel sollte die Statue der Geschichte, Girolamo della Robbia die beiden anderen Genien erstellen. Letzterer starb während der Arbeiten am Monument, das Projekt wurde geändert und der von Roussel gefertigte Engel aus weißem Marmor, der das Leben von Franz II. niederschreibt, kam als Einzelstück in die Kathedrale von Saint-Denis, dann wie viele andere Denkmäler der während der Revolution geplünderten sakralen Bauwerke in das Musée des Monuments Français und von dort in den Louvre. Die Säule, die zwischenzeitlich in die Cölestinerkirche in Paris gebracht worden war, wurde schließlich neben der seines Bruders Heinrich III. (s. S. 110) in Saint-Denis aufgestellt. Das Herz war schon in Orléans durch die marodierenden Protestanten des Prinzen von Condé herausgenommen und verbrannt worden,[321] die Bronzeurne in der Revolution eingeschmolzen.[322]

Der früh verstorbene König hatte sich mit Vater und Großvater einen der bedeutendsten Feldherrn Frankreichs geteilt. Anne de Montmorency (1493–1567) kämpfte als Connétable von Frankreich unter vier Königen[323] gegen Karl V., die Spanier und Engländer und den Fürsten von Condé im Hugenottenkrieg. Er erfocht glänzende Siege, geriet in Gefangenschaft, fiel in Ungnade, wurde zurückgerufen und starb schließlich an den Wunden, die er in der Schlacht bei Saint-Denis gegen den protestantischen Condé erhalten hatte. Wie der Leichnam von Bertrand du Guesclin, einem seiner Vorgänger (s. S. 84), mit dem seines Königs, Karls V., in Saint-Denis vereinigt wurde, kam sein Herz zu denen seiner Souveräne Heinrich II. und Franz II. in die Cölestinerkirche in Paris.[324]

Aus der überlieferten Aufstellungsgenehmigung Karls IX. vom 14. Februar 1573[325] geht der Wunsch Heinrichs II. hervor, ihrer beider Herzen nebeneinander zu bestatten, eine einmalige reale Verbindung und damit eine symbolische Verschmelzung der Herzen von König und obersten Feldherrn, Beweis für die wechselseitige Wertschätzung, aber auch eine singuläre Auszeichnung des treuen Dieners:

> AVIOVRD'HUVY XIV. de Fevrier M.DLXXIII. Le Roy estant à Paris, mettant en consideration les tres-grands, vertueux, & recommendables services, que feu Messire ANNE DE MONTMORENCY luy vivant Pair & Connestable de France a faits à ceste Couronne, & que le feu Roy Henry pere de sa Maiesté l'a tant aymé, & a eu telle confiance en luy, qu'il luy a durant sa vie communiqué ses plus secrets & importans affaires, & s'est reposé sur luy de la direction & maniment d'iceux, dont il s'est tousiours tres soigneusement & fidelement acquité à sa tresgrande satisfaction & contentement. Au moyen & pour tesmoignage dequoy l'intention dudit feu Seigneur Roy a esté, que apres leurs trespas, leurs cœurs fussent inhumez en un mesme lieu l'un prés l'autre.[326]

Diese reale und doch symbolische „Verschmelzung" der Herzen von Herrscher und erstem Diener, die auch durch die Inschriften auf dem Herzgrab in bisher nie dagewesener Weise Absicht und Intensität des königlichen Wunsches wiedergibt, reiht sich in einmaliger Weise in die Beispiele ein, in denen die Vereinigung der damals wichtigsten Organe des Menschen für Seelenverwandtschaft, Freundschaft und bedingungslose Treue steht.

Zunächst wurden die Herzen von König und Konnetabel in einer gemeinsamen Gruft der Cölestinerkirche beigesetzt. Annes Herz war in einer kleinen Bleiurne ohne Zeremoniell vom Hotel de Montmorency in die Kirche gebracht worden. Zum Transport und der anschließenden feierlichen Beisetzung existiert ein Bericht:[327]

> Le XVII. iour le Novembre M. DLXVII. ledit Cœur fut mis dans un petit cercueil de plomb, & porté sans aucune ceremonie depuis le logis dudit feu Seigneur iusques en ladite Eglise des Celestins, en une Chapelle, en laquelle fut mis celuy du feu Roy Henry: où il reposa depuis le matin iusques sur les quatre ou cinq heures du soir, & à ladite heure fut transporté proceßionnairement de ladite Chapelle iusques au grand autel de ladite Eglise, & porté par le SEIGNEUR DE FOSSEUX COUSIN DUDIT SEIGNEUR, ayant un carreau de drap d'or sur ses deux bras, & ledit cercueil dreßé. Et dessous ledit cercueil avoit un taffetas noir contenant trois aulnes, trainant en terre de deux costez. Devant lequel, & au dessoubz dudit autel, en un caveau, où fut enterré le cœur dudit feu Roy Henry, fut mis celuy dudit feu, ung petit au dessoubz, & un pied & demy prés, dans une petite colonne de pierre, qui fut faite & plantée, sur laquelle a esté emboitée une pierre carrée du longueur & largeur dudit cœur. Et entre le cœur dudit feu Roy & celuy dudit Seigneur, fut fait une petite muraille por servir de separation.

Die Feierlichkeiten sind bei Semjon DREILING nachzulesen, wie bei Heinrich II. folgten dem Herzen die Repräsentanten von Kirche und Reich in pompöser Prozession.[328] Am Schluss nahm ein Herold die Urne in Empfang, stieg mit ihr in die Gruft hinab, küsste sie wie bei Heinrich II. und stellte sie auf die in der Gruft errichtete „petite colonne de pierre". Sodann beauftragten die Witwe Madeleine von Savoyen und der Sohn François den Architekten der Familie, Jean Bullant, und den Bildhauer Martin Lefort mit dem Entwurf des Grabmals, der deutlich von der Architektur der Herzmonumente Heinrichs II. und Franz' II. beeinflusst war und 1571 von Barthélemy Prieur ausgeführt wurde.[329] 1573 wurde dann das Herz des Feldherrn in diese seine endgültige Ruhestätte neben dem Eingang zur Orléanskapelle überführt. Das Monument war dem daneben errichteten Herzgrabmal Heinrichs II. (s. Abb. 22, S. 734) und dem von Orléans hierher gebrachten von Franz II. in Pracht und künstlerischer Qualität ebenbürtig.[330]

Um eine zentrale, von einer Girlande umschlungene, weiße, drei Meter hohe Marmorsäule mit Intarsien aus rosafarbenem kampanischen Marmor gruppieren sich drei ca. 1,30 m hohe allegorische Frauenfiguren aus Bronze, die in den Nischen eines 1,78 m hohen Postamentes stehen (s. Abb. 24, S. 736). Zu ihren Füßen ließ die Gattin drei schwarzmarmorne Platten mit elegischen Grabinschriften anbringen (s.u.). Auch dieses Kunstwerk hat keinen religiösen Bezug: Fortuna oder der Überfluss hält ein Füllhorn mit Trauben und Kornähren, Pax verbrennt die Waffen des Krieges, Justitia hält das Schwert und statt der Waage einen Olivenzweig als Symbol des Friedens und des Ausgleichs in ihren Händen. Ihr Mantel ist mit Sternen bedeckt. Damit ist sie gleichzeitig die Personifikation der Göttin Astraea, die nach den blutigen Kriegen die Wiederkehr des Goldenen Zeitalters verkörpern soll.

8.6. Haus Valois-Angoulême: Die Renaissance in Frankreich

Auf der rotmarmornen Basis der Säule sind Concordia, die Eintracht, und wieder Justitia in weißmarmornen Reliefs abgebildet.

Unter der dem Kardiotaph Heinrichs II. zugewandten Frauenfigur stand auf einer Marmortafel:

> Cy dessous gist un cœur plein de vaillance,
> Un cœur d'honeur, un cœur qui tout scanoit,
> Cœur de vertu, qui mille cœurs auoit,
> Cœur de trois Rois, & de toute la France.
> Cy gist ce cœur qui fut nostre asseurance,
> Cœur qui le cœur de iustice viuoit,
> Cœur qui de force & de conseil seruoit,
> Cœur qui le Ciel honora dés l'enfance,
> Cœur non iamais, ny trop haut, ny remis,
> Le Cœur des siens, l'effroy des ennemis,
> Cœur qui fut Cœur du Roy Henri son maistre,
> Roy qui voulut qu'un sepulchre commun
> Les enfermast apres leur mort, pour estre
> Comme en viuant deux mesmes cœurs en un.[331]

Der Text unter der zweiten lautete:

> D.O.M.S.
> Siste parum, & audi viator: in Anna Duce Montmorancio tan-
> Ta fuit rei militaris scientia, & in tractandis & explicandis nego-
> Tjis vigilantia, ut paulatim tanquam per scalarum gradus, virtutis ergo
> ascensum
> Sibi ad honoris altissimum gradum parauerit.
> Quem, dum vixit, tenuit honorificentissimè cum Henrici secundi
> Regis potentissimi approbatione maxima, qui eam ipsam amplissimè quam à
> Rege Francisco patrè consecutus erat:
> Annas dignitatem augere si potuisset cogitabat,
> Ut incomparabilem & penè in auditum suum erga clarissimum virum amo-
> Rem declararet. Et si plerique ijque Principes viri imminuere
> Quibus poterant artificiis conarentur, au-
> Gebat tamen obtrectatio amorem, ut nihil penitus de iure publico aut priuato
> Statueret, quod Annae non probaretur.
> Vt iam unum animum in duobus corporibus facilè cerneres,
> Quae voluntatum & animorum summa
> Coniunctio, ut posteris monumento innotesceret memorabili, voluit
> Henricus amborum corda in eadem iacere aede,
> Igitur consentientibus Carolo nono et Catherina Regina, matre eius.
> Lectissima femina
> Magdalena coniux & Franciscus filius, pijssimus moerentes. P P.[332]

Unter der dritten stand:

> Adsta viator, non leue pretium morae,
> Hic grande paruo cor duplex iacet loco

> Regis, Ducisque Regis, Henrici, Ducis
> Momorantij Annae, per gradus qui singulos,
> Ad militaris ordinis fastigium
> Peruenit, & res maximas sub maximis,
> Domi forisque Regibus gessit tribus,
> Francisco & Henrico ultimoque Carolo.
> Sed praecipua quo singularis & fides
> Inter Ducemque Regem, & Henricum foret
> Testata, corda iussit amborum simul
> Rex ipse poni, pignus haud dubitabile
> Quod iuncta eorum vita perpetuo fuit,
> Hic iuncta quorum mors habet vitalia.[333]

Auf dem Kompositkapitell der Säule mit Abakus thronte eine Bronze- oder Kupferurne mit dem Herzen, die während der Revolution eingeschmolzen wurde. Auf Wunsch des Königs steht darauf geschrieben: „Hier ruht das Herz, dem unser Vertrauen galt, ein Herz von Tapferkeit, ein Herz von Ehre – das Herz von drei Königen."[334] Sie war von einer Girlande umwunden und bekrönt durch eine von einem vergoldeten Kupferherz überragte vierblättrige Königslilie. Verloren gegangen sind sowohl ein Eisengitter, das die einzelnen Sockelelemente verband, und ein heraldisches Adlerfries, das den oberen Sockelrand umlief. Später folgte das säkularisierte Monument dem seines Herrn Heinrichs II. in den Louvre. Dem angeblichen Wunsch Heinrichs II., auch den Körper seines Marschalls bei dem seines Königs in Saint-Denis begraben zu lassen, hatte dieser sich verschlossen.[335]

Sein Sohn Heinrich I. von Montmorency, Vertrauter Heinrichs IV., ebenfalls Marschall und Connétable von Frankreich, starb 1614 80-jährig in seinem Haus in Pézenas. Er wurde bei den Kapuzinern der nahen Stadt Agde begraben, sein Herz kam in die von seinem Vater vollendete Kirche Saint-Martin in Montmorency.[336]

Das Herz eines von Annes Waffengefährten, des Feldherrn François de Lorraine, duc de Guise (1519–1563), soll in die Kathedrale Notre-Dame gekommen sein.[337] Dieser war bis zu seiner Ermordung durch einen Hugenotten mit der berühmten und am französischen Hof einflussreichen italienischen Prinzessin Anna d'Este[338] (1531–1607) verheiratet, die seinen Tod zu rächen versuchte und dadurch möglicherweise die Bartholomäusnacht mit den Hugenottenmorden auslöste.[339] Testamentarisch wünschte sich Anna zwar, dass ihr Körper ungeöffnet bliebe,[340] wollte aber dann doch nach ihrem Tode mit beiden Gatten (sie hatte später den Herzog von Nemours und Genevois, Jacques de Savoie, geheiratet) vereint werden. So wurde sie nach ihrem Tod in Paris am 17. Mai 1607 doch einbalsamiert, da ihr Corpus in die Kirche Notre-Dame de Liesse nach Annecy zum Grab des zweiten Gatten transportiert werden musste.

Die entnommenen Eingeweide kamen in die Kirche des Augustinerkonvents in Paris, an den Hauptaltar unter einen schlichten Stein mit der Inschrift: „Cy dessoubs reposent les entrailles de feue tres haulte et tres puissante princesse madame Anne d'Este."[341] 25 Jahre später kamen die *entrailles* ihres jüngsten Sohnes, Henri de Savoie (1572–1632), dazu.

8.6. Haus Valois-Angoulême: Die Renaissance in Frankreich

Für die Vereinigung der Herzen von Anna und François, ihrem ersten Gemahl, in einem gemeinsamen Monument hatte möglicherweise Primaticcio oder einer seiner Mitarbeiter einen Entwurf angefertigt, der heute im Louvre aufbewahrt wird.[342] Offensichtlich war dieses gemeinsame Monument dann nicht realisierbar, und so kam das Herz zum Corpus von François in die Gruft der Schlosskirche Saint-Laurent in Joinville, der Grablege der Joinvilles. Alle diese Grablegen sind heute – insbesondere aufgrund der Zerstörungen zur Zeit der Französischen Revolution – nicht mehr vorhanden.

Das „Tombeau des Entrailles" für René de Chalon und die Herzgrabmäler der letzten Valois und des französischen Hochadels ihrer Zeit verkörpern einen Höhe-, aber auch einen Wendepunkt der französischen Sepulchralkunst: Die Renaissance verzichtete von nun an auf prunkvolle Eingeweidegrabmäler und vervollkommnete stattdessen die Monumente für die Herzen der Eliten.[343]

Katharina von Medici, die Gattin Heinrichs II., tyrannische, skrupellose, kunstliebende Renaissancekönigin, regierte Frankreich, als ihr zweiter Sohn Karl IX. noch Dauphin war. Sie war zumindest mitschuldig an der Bartholomäusnacht, die in Paris 1500–2000 Menschen, vorwiegend Hugenotten, das Leben kostete, und sah auch noch ihren dritten Sohn und Liebling, Heinrich III., auf dem französischen Thron. Sie hatte ursprünglich eine Chapelle des Valois an der Basilika Saint-Denis als Mausoleum für sich, ihren Gemahl und ihre Kinder geplant. Diese wurde nie vollendet und 1719 abgerissen. Katharina wollte hier begraben werden. Wegen der Tumulte der Pariser im Zusammenhang mit dem Tod der verhassten Königinwitwe kam ihr Leichnam zunächst in die Erlöserkirche in Blois, später nach Saint-Denis. HARTSHORNE berichtet, dass ihr Herz in die von ihr in Auftrag gegebene Herzurne ihres Gatten Heinrich II. zu den Cölestinern in Paris gekommen sei, die jetzt im Louvre gezeigt wird.[344] Dafür sprächen die Inschrift von den vereinigten Herzen auf Heinrichs Herzgrab und die letzten Zeilen einer Elegie, die auf einer Tafel neben dem Herzgrab in der Cölestinerkirche stand[345] (s. S. 100), dagegen, dass das Monument zwischen 1561 und 1563 gefertigt wurde, die Königin aber erst 1589 starb. Sie müsste den Text bereits zu Lebzeiten veranlasst haben. Zumindest wünschte sie eine gemeinsamen Herzurne wie später die des Wittelsbachers Kaiser Karl VII. und seiner Gattin in Altötting.

Ferdinand GUILHERMY/Robert de LASTEYRIE schreiben in ihren *Inscriptions de la France du Ve siècle au XVIIIe recueillies et publiées*, dass das Herz Katharinas in ihres Gatten Urne beigesetzt worden sei und eine kleine Inschriftentafel dies angezeigt habe.[346] Verlässliche Quellen fehlen.

Auch das Herz des jüngsten Sohnes des Paares, des François-Hercule de Valois-Angoulême (1555–1584), wurde zu denen seiner Familie in die Cölestinerkirche gebracht.[347] HARTSHORNE behauptet sogar, es sei in Heinrichs (und Katharinas?) Urne eingeschlossen worden, wofür allerdings keine sonstigen Quellen sprechen.[348]

Zur Legende, die sich nachvollziehbarerweise um die Herzurne Heinrichs rankt, passt auch, dass das Herz Karls IX., seines dritten Sohnes und Nachfolgers, hinein-

8. Herz- und Mehrfachbestattung in Frankreich

gelegt worden sei, wie es der Bestandskatalog des Musée des Monuments Français angab.[349] Sicher scheint zu sein, dass das Herz des schwachen, früh verstorbenen Königs (1550–1574) ebenfalls mit denen seiner Familie in der Cölestinerkirche vereint wurde,[350] die so zu einem bedeutenden Herzmausoleum der französischen Könige und des Hofadels, vor allem der Valois-Orléans-Linie, wurde.[351]

In der seitlich an den Chorbereich angrenzenden Orléanskapelle der Cölestinerkirche, die Ludwig XII., ein Orléansspross, zu einer Familiengrablege ausgebaut hatte,[352] neben dem Herzen Königs Heinrichs II., stand ein von Étienne Le Hongre, einem Schüler Sarrazins, geschaffenes Monument, bei dem sich der Bildhauer am Kardiotaph von Franz II. in derselben Kapelle und an anderen von der Antike beeinflussten Grabmälern dieser Epoche orientiert haben dürfte. Es barg das Herz des Generalleutnants der Bretagne, Louis de Cossé, Duc de Brissac (1625–1661), in einer vergoldeten Bronzeurne auf dem mit vier Adlern besetzten korinthischen Kapitell einer weißmarmornen Säule, die mit Herzogskronen und den Initialen des Verstorbenen geschmückt war. Zu beiden Seiten stand je ein Genius, von denen der eine den Wappenschild des Verstorbenen hielt, der andere nachdenklich-trauernd auf das Herz des Verstorbenen in seiner Hand blickte.

An der Vorderwand des hohen Piedestal aus weißem Marmor mit seitlichem Wappen- und Waffenreliefs[353] wiesen drei schwarzmarmorne Tafeln auf drei Verstorbene der Brissac-Familie hin. Auf der ersten stand:

> LUDOVICO COSSAEO, DUCI BRISSACI
> et Belli-Fratuli: pari Franciae;
> Cujus hic cor situm est:
> Cor gratiarum omnium et virtutum sedes;
> Quem cum summi infimique amarent, etiam inimici venerabantur;
> Sanctissime obiit, 26. Feb. an. 1661, aetatis suae 35.[354]

Für diesen Louis wurde das Denkmal errichtet.

Auf der zweiten standen mehrere Elogen über den 1569 gefallenen Infanteriegeneral Timoléon de Cossé, der wegen seiner Verdienste um das Königshaus in der Kapelle begraben wurde. Für die Angabe von Aubin-Louis MILLIN und HARTSHORNE, dass dessen Herz hier, von Corpus getrennt, gelegen hätte, gibt es keinen Anhaltspunkt.[355] Bei BEURRIER ist nur von einem Corpusgrab die Rede, die abgedruckten Elogen weisen nicht auf ein Herz hin.[356]

Die dritte Tafel enthielt eine Grabinschrift für Jean Armand de Cossé († 1658). Das Grabmal, von dessen ursprünglicher Ausführung eine Abbildung in der Sammlung Gaignières existiert,[357] wurde während der Revolution wie die von Heinrich II., Anne de Montmorency und anderer in das Musée des Monuments Français und 1855 ohne Herzurne in den Louvre gebracht.

Der achte Herzog des Hauses Cossé-Brissac, Louis Hercule Timoléon de Cossé-Brissac, Gouverneur von Paris und Kommandeur der Leibgarde König Ludwigs XVI., wurde von den Revolutionären am 9. September 1792 in Versailles guillotiniert. Man schändete seinen Leichnam, riss das Herz heraus und trug es auf den Straßen

8.6. Haus Valois-Angoulême: Die Renaissance in Frankreich

von Versailles herum. Den Kopf warf man in den Salon seiner Mätresse, der Madame du Barry.[358]

Weitere Herzen bei den Cölestinern waren das des Louis de Luxembourg, Comte de Roussy († 1571),[359] der Marie de Clèves, Prinzessin von Condé († 1574), des Herzogs François de Luxembourg aus der Linie Luxemburg-Ligny († 1613) und die von Heinrich I. und II., Herzöge von Longueville (1568–1595 und 1595–1663)[360] sowie jene mehrerer Bischöfe.

Die Herzen der Herzöge von Longueville ruhten in einem imposanten, 4,3 m hohen Monument, das der Sohn 1661 durch François Anguier hatte errichten lassen und das sich jetzt ebenfalls im Louvre befindet. Die antike Grabarchitektur war Vorbild für einen Obelisken aus Marmor und Bronze auf einem Piedestal, umgeben von den Marmorstatuen der vier Tugenden Klugheit, Gerechtigkeit, Mäßigkeit und Tapferkeit. Die Gerechtigkeit hält ein Liktorenbündel, die Tapferkeit ist als Herkules gewandet, mit Brustpanzer und der Haut des Nemeischen Löwen auf dem Kopf, eine Keule in der Hand. Die zwei übrigen Seiten sind mit Wappen und Trophäen der Familie geschmückt. Die Reliefs auf dem Piedestal stellen ebenfalls die Tugenden dar. Dem Geschmack der Zeit entsprechend fehlen auch hier christliche Symbole. Die weißmarmornen Halbreliefs auf dem schwarzen Obelisken preisen die militärischen Taten und die Macht, aber auch das Mäzenatentum der Longuevilles.

Ein weiteres Monument von Anguier im Louvre stand früher im Chor der Kirche der Malteser in Paris, in Saint-Jean-de-Latran. Der Offizier, Malteserritter und Abt des Mont-Saint-Michel Jacques de Souvré (1600–1670) hatte es bereits zu Lebzeiten errichten lassen. Post mortem barg es dann nur seine Eingeweide.[361] Der kriegerische Abt liegt als Herkules vor einem behelmten Harnisch auf einem schwarzen Marmorsarkophag, ein weinender geflügelter kleiner Genius fasst ihn sacht am Arm.

Bei der Belagerung von Montpellier im Jahre 1623 starb Léonor d'Orléans, Duc de Saint-Paul, Duc de Fronsac mit 23 Jahren an seiner Verwundung. Seine Mutter ließ sein Herz in der Chapelle de la Vierge der Kathedrale von Orléans hinter einem Kardiotaph aus weißem und schwarzen Marmor beisetzen, der 1792 von den Revolutionären zerstört wurde.[362]

Jean-Baptiste Gaston, Herzog von Orléans, Sohn Heinrichs IV. (s. S. 114), und seine Frau Marguerite de Lorraine brachten die Herzen ihrer früh verstorbenen Kinder, des Jean Gaston, Herzog von Valois (1650–1652), und seiner vier Jahre später mit drei Jahren verstorbenen Schwester, der Marie Anne de Chartres, in einer kleinen, goldenen, gravierten Urne in eine Seitenkapelle, mit einem Nachruf der liebenden Eltern für den Sohn:

> Blandulus, eximius, pulcher, dulcissimus infans
> Deliciae matris, deliciaeque patris
> Hic situs est teneris raptus Valesius annis,
> Ut rosa quae subitis imbribus icta cadit[363]

8. Herz- und Mehrfachbestattung in Frankreich

Wie bereits beschrieben, entwickelte sich die Kirche des im 14. Jahrhundert von Karl V. gestifteten Cölestinerkonvents, Église de l'Annonciation (oder des Célestins) in Paris, zu einer bedeutsamen Herzgrablege des französischen Adels und des Klerus, insbesondere der Orléans, und wurde so neben der Abtei Val-de-Grâce die größte Herzgrablege Frankreichs und eine der größten in Europa.

Der Mönch BEURRIER schrieb 1634 eine Geschichte des Konvents (*Histoire du Monastère et Couvent des Pères Célestins de Paris*), die allerdings bei einer Reihe von Fakten und Personen fehlerhaft oder unvollständig ist. So erstellte er auch eine Liste der Gräber und der Herz- bzw. Eingeweidegräber in der Kirche, insbesondere der Orléanskapelle. Insgesamt benannte er 43 Personen,[364] wobei Fehlaussagen beispielsweise den Verbleib der Herzen der Anne von Bretagne, des Gian Galeazzo Visconti, des Dauphins Franz und anderer Personen betreffen.

Der Konvent der Cölestiner existiert nicht mehr, heute verläuft dort der Boulevard Henri IV. Nur einige Grabsteine wurden von Alexandre Lenoir[365] geborgen und sind jetzt im Musée du Louvre oder im Musée de Cluny etc. zu sehen oder haben sich als Abbildungen in Sammlungen wie denen von Gaignières bzw. Clairambault erhalten.

Der letzte Valois, König Heinrich III., der dritte Sohn von Heinrich und Katharina, starb ohne Nachkommen wenige Monate nach seiner Mutter an den Folgen eines Attentats: Jacques Clément, ein Dominikaner, verletzte den vom Papst Exkommunizierten 1589 tödlich.[366] Dieser hatte sogar geplant, sein Herz mit denen seiner Nachfolger in einem grandiosen Mausoleum zu vereinigen, wovon der Historiker und Schriftsteller POULLAIN DE SAINT-FOIX berichtet:

> Henri avait conçu un projet bien singulier; c'étoit de percer dans le bois de Boulogne six allées qui auroient abouti au même centre; il auroit fait élever dans ce centre un magnifique mausolée pour y déposer son cœur et ceux des rois ses successeurs; chaque chevalier du Saint-Esprit se seroit fait bâtir un tombeau de marbre avec sa statue, et ces tombeaux dans ce bois.[367]

Dazu kam es nicht, sein Herz wurde in eine vergoldete Bronzeurne[368] mit drei Putten auf dem Akanthuskapitell einer rotmarmornen, nach dem Vorbild der Säulen des Tempels Salomons in sich gedrehten Barocksäule eingeschlossen, gefertigt von Jean Pageot zwischen 1633 und 1635 aus einem einzigen Marmorblock, die der Herzog von Epernon, ein Favorit Ludwigs XIII., in der Stiftskirche von Saint-Cloud (Collegiale de Saint-Cloud) aufstellen ließ.[369] 1792 wurde die Kirche zerstört, Säule und Urne wurden profaniert. Sie kamen vorübergehend ins Musée des Monuments Français von A. Lenoir und wurden 1817 Ludwig XVIII. angeboten, der sie 1818 nach Saint-Denis bringen ließ. Die Säule und ein vom Sekretär Heinrichs gestiftetes Basrelief aus Alabaster befinden sich jetzt in der Kathedrale, die herzförmige, schwarze, von zwei Frauen gehaltene Marmortafel trägt die goldene Inschrift:

> D.O.M.
> Eternae memoriae Henrici III, Galliae et Poloniae
> Regis

8.6. Haus Valois-Angoulême: Die Renaissance in Frankreich

> Adsta Viator et dole regum vicem
> Cor regis isto conditum est sub marmore
> Qui iura gallis sarmatis iura dedit:
> Tectus cucullo hunc sustulit sicarius
> Abi viator et dole regum vicem!
> Quod ei optaveris, tibi eveniat
>
> C. Benoise scriba regius, et magister rationum domino suo beneficentissimo,
> meritissimo P. A.
> 1594[370]

Eine zweite, französische Inschrift befand sich im Chor der königlichen Kapelle von Saint-Cloud auf zwei getrennten Marmortafeln.[371] Auf dem mit Fruchtfriesen verzierten Sockel der Säule waren zwei Reliefs gemeißelt, das eine mit einer schlummernden Nymphe, Tod und Auferstehung symbolisierend, das andere Apoll und Marsyas darstellend. Die ursprüngliche Herzurne wurde Ende des 19. Jahrhunderts durch ein Bronzegefäß ersetzt.

Der Leib des ermordeten Monarchen kam zunächst in der Abtei Saint-Corneille in Compiègne zur Ruhe, 1610 dann in der Krypta der Rotonde des Valois in der Kathedrale von Saint-Denis, dann in der dortigen Kapelle Notre-Dame-la-Blanche.[372] Während der Revolution wurde das Grab geschändet.

Mit Heinrich III. endete das Geschlecht der Valois nach 261 Jahren. Noch sterbend bestätigte er seine früher gemachte Zusage an den Nächsten in der königlichen Erbfolge, den ersten Bourbonen auf dem Lilienthron, Heinrich von Navarra, einen Abkömmling Ludwigs des Heiligen.

Die Säulenform der Herzmonumente der Brüder Franz II. und Heinrich III. fand im Frankreich der Epoche zahlreiche Nachahmungen, so das Denkmal des Kardinals Louis II. de Bourbon in Saint-Denis (s. Kap. 13.6), das des Charles de Balzac, früher in der Kathedrale von Noyon, das des Konnetabels Anne de Montmorency, des Marschalls von Frankreichs, des Jugendgefährten und Grandmaître Franz' I., Favoriten Heinrichs II., Gegner des Humanismus und Protestantismus, das den Mittelpunkt einer ganzen Kapelle bildete, und das des Louis de Cossé im Louvre.

Ein enger Vertrauter Heinrichs III., eine der mächtigsten Persönlichkeiten des Königreichs, war Jean Louis de Nogaret de la Valette, duc d'Epernon, unter anderem Colonel général der Infanterie, Admiral, Gouverneur der Provence, der Normandie, der 1642 mit 88 Jahren, von Richelieu verbannt, in Loches starb. Begraben wurde er in der Collégiale Saint-Blaise von Cadillac, wo das Familienschloss stand, sein Herz in der Kathedrale Saint-Pierre in Angoulême, wo er bereits für das Herz seiner ersten Frau, der Marguerite de Foix-Candale, die mit 26 Jahren 1593 verstorben war, in der Kapelle der Dreifaltigkeit im Jahre 1622 ein Mausoleum hatte errichten lassen.

Das Herz der Jungverstorbenen in einer Silberurne krönte eine schwarze Marmorsäule auf dem Monument, jeden Tag wurde eine Gedenkmesse zelebriert und wurden die Glocken geläutet. 1793 wurde das Mausoleum zerstört, die Urne kam wahrscheinlich in die Münze von La Rochelle, die Organreste lagen in den

8. Herz- und Mehrfachbestattung in Frankreich

Trümmern des zerstörten Mausoleums. Auch das Kardiotaph des Gouverneurs ist verschwunden. Die Säule, mit dem Monogramm „MV" für Marguerite de Foix (verh. de la Valette), steht noch im Nordgarten der Kathedrale, als „Epernon-Säule" bezeichnet.[373]

Von einer unbekannten Zahl vergessener Herzgräber dieser Zeit in der Provinz sei das des Freiherrn von Vauvillers, Marc de Vienne († 1598), beschrieben, das nach seinem testamentarisch geäußerten Willen in der Kirche seines Adelssitzes Vauvillers, neben dem Katharinenaltar, platziert wurde und von einer steinernen Inschriftenplatte bedeckt ist, auf der zu lesen ist: „cit gist le cœur de Hault et puissant seigneur messire Marc de Vienne vivant seigneur de Vauvilliers et de Demangevelle en partie Clervans Chateauvieux où il est mort et inhumé le 1598 IBT."[374]

Nicolas VERNOT hat weitere Herzbestattungen in der Franche-Comté recherchiert:[375] Das Herz des im Januar 1604 in Prag verstorbenen und dort in St. Thomas begrabenen Diplomaten und Vizegouverneur von Besançon, Pierre II. Bichet, wurde von seinem Sekretär Hugues Morel nach Besançon zurückgebracht und am 15. Februar in der Kirche der Karmeliter feierlich begraben.[376]

Ähnlich waren Schicksal und Ortswahl des Herzgrabes des Diplomaten Antoine Brun, des Gesandten des spanischen Königs zum Westfälischen Friedenskongress in Münster (die Franche-Comté war bis 1659 spanisch), der 1654 in Den Haag starb. Er hatte testamentarisch festgelegt, in der Familiengrabstätte in Poligny bestattet zu werden, wohingegen sein Herz ebenfalls zu den Karmelitern nach Besançon gebracht werden sollte. Wegen der Entfernung des Sterbeortes konnte dieser Wunsch nicht realisiert werden.[377]

Auch das Herz der schönen Béatrix de Cusance (1614–1663), der zweiten Gattin Karls IV. von Lothringen, befindet sich in dieser Region. Der Heerführer in kaiserlichen Diensten hatte sie 1637 geehelicht, obwohl er noch mit Nicole von Lothringen verheiratet war, und wurde prompt exkommuniziert. Béatrix verstarb an einer Bauchfellentzündung in Besançon. Sie wurde autopsiert, Herz und Corpus wurden auf ihren Wunsch in die Kapelle der heiligen Colette des Klarissenklosters in Besançon gebracht. Das Herz verschwand später und wurde Ende des 19. Jahrhunderts wieder aufgefunden. Jetzt ist die herzförmige Bleikapsel mit der rundum laufenden Inschrift „Icy est le cœur de Beatrix Cuisance, Duchesse de Lorraine" in einer Vitrine in der Kapelle des Schlosses Belvoir, dem Ort ihrer Geburt, in der Franche-Comté, zu sehen. Dorthin wurde auch ihr Corpusepitaph gebracht.[378]

In der Kirche der kleinen Gemeinde Rupt-sur-Saône soll sich das Herz der bei der Geburt eines Sohnes verstorbenen Gräfin Marie Louise Albertine Amélie d'Orsay, de Croÿ (1748–1772) befinden.[379]

An der rechten Wand des Kirchenschiffs von Saint-Martin in Feigneux, Oise, vor dem Marienaltar, ist eine quadratische Marmorplatte (25 cm × 25 cm) angebracht, deren Inschrift und Wappen mit Grafenkrone während der Revolution zur

8.6. Haus Valois-Angoulême: Die Renaissance in Frankreich

Unkenntlichkeit zerkratzt worden sind. Sie wurde früher dem Herzgrab eines lokalen Edelmannes namens Villegagnon zugeordnet, dessen einbalsamierte Leiche in der Kirche des nahegelegenen Weilers Morcourt begraben worden war. Auf der Platte sind noch die Buchstaben „cor", „urna" und am unteren Rand die Ziffern „[...]49" lesbar. Es ist deshalb wahrscheinlicher, dass es sich um das Herzgrab des François Paul de Mansan, Seigneur de Morcourt, handelt, der am 29. Juni 1649 in Paris starb. Sein Leichnam wurde innerhalb von vier Tagen zurückgebracht und in der Kirche von Morcourt 40 Tage lang aufgebahrt, bevor er in der Gruft des Gotteshauses bestattet wurde. Wenn auch in den verfügbaren Quellen nicht von einer Eviszeration und Einbalsamierung die Rede ist, so muss wegen der langen Aufbahrungsphase bei sommerlichen Außentemperaturen eine solche Behandlung stattgefunden haben. Das Herz könnte dann in der zu seinem Besitz gehörenden Kirche von Feigneux, um deren Restaurierung er sich besonders gesorgt hatte, hinter die Steinplatte gekommen sein.[380]

1632 ließ Madeleine de Mutterel für das Herz ihres 1631 verstorbenen Gatten Nicolas de Lannoy, Conseiller des Königs, Connétable des Boulonais, vom Bildhauer des Königs, Nicolas Blasset, ein prunkvolles Grabmal im Chor der Kirche der Cordeliers in Amiens, Picardie, die die Familie sehr gefördert hatte, errichten.[381] 15 Jahre später, im April 1647, wurde ihr eigenes Herz mit dem ihres Gatten vereint.[382] 1889 brachte man den Kardiotaph in die neue, neoklassizistische Kirche Saint-Remi und fand dabei die zwei unbeschrifteten Bleigefäße mit den Herzen des Paares in der Basis des Monuments.

Vom Entwurf her hatte sich der Künstler an den Königsgräbern in Saint-Denis orientiert. In der oberen Etage, auf deren Dach zwei Urnen und zwei Totenschädel stehen, sitzt zwischen zwei Säulen eine geflügelte allegorische Figur, der Engel des Ruhms, den Wappenschild der de Lannoys haltend. Zu beiden Seiten knien die Eheleute als „priants", als Betende. Darunter liegen die Verstorbenen als „transis", verwesende Leichen nebeneinander in einer bogenförmig überwölbten Nische, darüber ein rundes weißmarmornes Halbrelief mit Christi Auferstehung. Auf schwarzen Marmortafeln beschreiben lateinische Elogen in Distichen die Gattenliebe und den Schmerz von Madeleine und den Ruhm und die Verdienste von Nicolas.[383]

Der Historiker Roger RODIÈRE berichtet über weitere Herzbestattungen in der Umgebung von Amiens, der Picardie: das Herz des Maximilien de Melun, Gouverneur von Arras († 1572) in der Kirche von Cambron; jenes der Anne d'Aymeries († 1603), vor dem Hochaltar der gleichen Kirche; jenes des Jean de Melun, Seigneur d'Antoing et de Caumont († 15[]) und das seiner Gattin Marie de Sarrebruch († 1508) in der Nikolauskapelle der Kirche von Caumont; jenes der Marie de Mailly († 1470) in der Kirche Notre-Dame von Humbercourt und jenes des Antoine de Rambures († 1499) in derselben Kirche.[384]

8.7 Die ersten Bourbonen

Dem ersten Bourbonen, Heinrich IV., protestantisch erzogen, war Paris bekanntermaßen „eine Messe wert": Er konvertierte zum katholischen Glauben, um sich auf dem französischen Thron zu behaupten. Der ehemalige hugenottische Feldhauptmann und überzeugte Protestant wurde als König zum ebenso konsequenten Vertreter der katholischen Religion und gilt in der Geschichte Frankreichs als Begründer der absoluten Monarchie. Auch er starb 17 Jahre nach seinem Vorgänger durch die Hand eines religiös motivierten Attentäters, des Laienbruders Ravaillac, auf dem Weg zum Louvre am 4. Mai 1610. Er hatte seine früheren Todfeinde, die Jesuiten, nach Paris zurückgerufen und ihnen noch wenige Tage vor seinem Tod 100.000 Taler zur Vollendung der Kapelle ihres Kollegs La Flèche[385] übergeben, die er zur Ruhestätte seines und seiner Gattin Maria de' Medici Herzens bestimmt hatte: „[...] faire bâtir l'église et le collège selon le dessein et projet que nous en avons fait faire, laquelle église nous avons choisie pour être le domicile de notre cœur et celui de notre très chère épouse après notre décès".[386]

Der Mörder hatte mit dem zweiten Stich sein Herz getroffen, später sagte er aus, er habe „wie in ein Heubündel gestoßen". In seinen Taschen fand man ein von drei Stichen durchlöchertes Herz aus Stofflappen.[387] Die Wundärzte, die den Leichnam des Königs öffneten, fanden das Herz „klein, fest und rund" und übergaben es den Jesuiten, die es am 9. Mai nach einer dreitägigen Zurschaustellung in der Kirche Saint-Paul-Saint-Louis in Paris nach La Flèche brachten.[388] Der Orden, die Speerspitze der Gegenreformation, genoss die ausdrückliche Gunst des Königs und stellte die Beichtväter für ihn und seinen Nachfolger. Die prestigeträchtige Bewahrung des prominenten Herzens war den Jesuiten ein dringendes Anliegen. Da der Mörder Ravaillac ein Jesuitenschüler war und die zahlreichen Gegner des Ordens ihn der Kollaboration bezichtigten, war es für die Jesuiten entscheidend, ihre Loyalität dem Königshaus gegenüber öffentlich zu dokumentieren.[389]

So erregten die mit der Bestattung verbundenen Feierlichkeiten[390] im ganzen Land und darüber hinaus Beachtung und standen der Corpusbestattung in Saint-Denis in nichts nach: Der Transport der auf einem schwarzen Samtkissen liegenden herzförmigen Silberurne, die der Beichtvater des Toten, der Jesuitenpater Coton, auf seinem Schoß trug, erfolgte in einer von zwölf fackeltragenden Reitern eskortierten, von sechs Pferden gezogenen schwarzen Kalesche, auf deren Weg die Volksmassen zusammengeströmt seien, um das Herz ihres Souveräns zu sehen. Das gemeine Volk konnte das Kissen, der Adel die Herzurne mit den Lippen berühren. Die neun Tage dauernde Prozession machte in der Kathedrale von Chartres Halt, wo die Urne eine Nacht zur Verehrung aufgestellt wurde.

In La Flèche habe der Herzog von Montebazon die vergoldete Silberurne in Empfang genommen und einem Herold übergeben, der sie auf den Hochaltar der Kirche Saint-Louis des Jesuitenkollegs gestellt und mit lauter Stimme verkündet habe: „Hier ruht das Herz Heinrichs IV., des hohen, mächtigen und allerchristlichen Königs von Frankreich und Navarra." Dann habe er dreimal wiederholt: „Der König ist tot, betet für seine Seele!"[391] Pater Coton habe in seiner Grabrede gesagt, das Herz in beiden Händen haltend:

8.7. Die ersten Bourbonen

> Wo, meine Herren, wird dieses göttliche Herz endlich Ruhe finden? In der Erde, in einer dunklen Kammer, die uns schaudern läßt? Nein, nein, meine Herren, es braucht ein lebendes, atmendes Grab, und so lange einer von uns auf Erden wandelt, wird es ruhen, wird es leben in unserer Mitte, wird es in unserer Erinnerung verankert sein.[392]

Die Herzurne[393] ruhte auf einer vierseitigen Marmorpyramide im Chor der Kirche mit den Allegorien von vier dem Toten zugeschriebenen Tugenden, Frömmigkeit, Scharfsinn, Mut und Milde, und wahrscheinlich mit kleineren Bronzedarstellungen des Königspaares.[394] Während der Bestattungszeremonie war das ganze Kolleg schwarz drapiert. Beendet wurde sie mit Trompetenschall, das Volk wünschte laut dem neuen König Ludwig XIII. ein langes Leben.[395]

Es wurde bestimmt, dass alljährlich am 4. Juni, dem Jahrestag dieser Zeremonie, eine Gedenkfeier, die „Henriade", stattfinden sollte.[396] Im folgenden Jahr erschien die Predigt, die zum Jahrestag gehalten wurde, im Druck. Beigebunden waren 300 Seiten Poesie, die die Herzsymbolik zum Thema hatte.[397] Das Herzgrabmal fand seinen Platz in einer überwölbten Nische in Höhe der Chorwölbung links vom Hauptaltar. Heinrich IV. hatte testamentarisch festgelegt, dass sein Herz mit der Krone, seiner Büste und zwei allegorischen Figuren, der Macht und der Gerechtigkeit, geschmückt würde.[398]

Diese privilegierte Position hatte Pater Coton in seiner Totenrede begründet:

> Es muss für jeden sichtbar sein, erhöht im heiligen, geweihten Tempel Gottes, bei dem seine Seele im Himmel ist. Jeder muss sagen, wenn er eintritt: Hier ist das Herz Heinrichs des Großen, des Glücklichen, des Starken, des Tapferen, des Weisen, des Großmütigen. Hier ist das Herz des Vaters der Franzosen, des Beschützers der Schuldlosen, des ersten Monarchen der Welt. Hier ist das Herz Frankreichs, das dort ruht, wo er es sich gewünscht hat, um die Guten zu bewahren, vor den Bösen zu schützen.[399]

1643 wurde das Herz der Königin mit dem des Gatten vereint, in einer Nische auf der anderen Seite des Altars. 1761 wurden die Jesuiten vertrieben, das Kolleg geschlossen und in eine Militärschule, später Militärakademie umgewandelt. Heinrichs Eingeweide sollten nach seinem Wunsch zu seinem Corpus nach Saint-Denis kommen.[400] Dieses Grab wurde in der Revolution geschändet, die Überreste in ein Massengrab geworfen. Dabei wurde der Schädel entwendet, blieb über Jahrhunderte im Besitz privater Sammler, zuletzt eines französischen Finanzbeamten. Im Jahre 2010 untersuchten und identifizierten Wissenschaftler diesen Skelettteil, der dann in Saint-Denis bestattet wurde.[401] Inzwischen sind allerdings Zweifel an dieser Zuordnung aufgetaucht.[402]

Der Herzog von Montebazon, Hercule de Rohan (1568–1653), unter anderem Gouverneur von Paris, der das Herz seines Souveräns als Letzter tragen durfte, war mit ihm in der Kutsche gesessen und ebenfalls verwundet worden. Er nahm sich dessen Beispiel „zu Herzen" und veranlasste die Beisetzung seines eigenen Herzens in der Kirche des nicht mehr existierenden Couvent des Récollets[403] von Nantes, dessen Gouverneur er war, am 10. November 1654.[404] Die künstlerisch gestaltete

8. Herz- und Mehrfachbestattung in Frankreich

Urne mit dem Buchstaben „H" auf der Vorderseite stand auf einem Podest mit der Inschrift:

> Herculis de Rohan, ex primâ et antiquâ minoris Britanniae Regum et Principum stipe masculâ, Paris Franciae, ducis de Montbazon, cor magnanimum hâc urnulâ continetur. Quod egregium fecit servat historia : optimè imperavit, obtemperavit optimè. Obiit XVII Kal. novembris anno à Christo MDCLIV, aetatis LXXXVI.[405]

Wie vom Gatten gewünscht, wurde auch das Herz von König Heinrichs zweiter Frau, der Maria von Medici, nach La Flèche gebracht. Die despotische, launenhafte, herrschsüchtige, aber auch kunstliebende Italienerin wurde nach der Ermordung Heinrichs Regentin für ihren gemeinsamen, noch unmündigen Sohn Ludwig XIII. Da sie sich mit dem französischen Adel, ihrem ursprünglichen Protegé Richelieu und später mit ihrem eigenen Sohn überwarf, sodass ihr sogar Hochverrat vorgeworfen wurde, musste sie ins Exil und starb im Haus des kaiserlichen Feldmarschalls von Gronsfeld in der Sternengasse 10 in Köln am 3. Juli 1642.

Der Rat der Stadt Köln hatte sie eingeladen und dann mit großem Pomp empfangen. Der Pfarrer Arnold Meshov, zu dessen Pfarrei sie gehörte, schrieb, sie habe „ihre Leidenschaften, wodurch sie über sich und andere Verwirrung und Unheil gebracht hatte, längst gebüßt, in Köln lebte sie nur frommen Übungen, abgeschieden von der Welt, suchte sie nur Umgang frommer Nonnen, deren Friede sich auch in ihr Herz senkte".[406]

Ihr Leichnam wurde evisziert, einbalsamiert und kam später nach Saint-Denis. Herz und Eingeweide wurden im Kölner Dom unmittelbar vor dem Dreikönigsschrein beigesetzt, der damals noch in der Dreikönigskapelle stand. Bis zum Beginn des 19. Jahrhunderts erinnerte eine Messingtafel an das Herz der Königin.[407] Es ist allerdings nicht hier geblieben.[408] Nach dem Ende des Zweiten Weltkrieges fanden Archäologen im bombengeschädigten Dom in der Apsis einen runden, kleinen Ziegelsteinschacht ohne Inhalt, bei dem es sich wahrscheinlich um das leere Eingeweidegrab der Maria von Medici handelte.[409] Im Domarchiv fehlen Dokumente dazu.[410]

Das Herz der Königin hingegen war bereits am 12. April 1643, also ein Jahr nach ihrem Tode, von den Jesuiten feierlich in Empfang genommen worden. Sie hatten Ludwig XIII. an das Testament seines Vaters erinnert.[411] Dieser habe den Sarg seiner Mutter öffnen lassen und das Herz an Père Le Mairat, den Jesuitenoberen von La Flèche, übergeben lassen, „pour le porter à La Flèche auprès de celuy du Roy Henry IV, leur fondateur". Man legte es in einen mit karminrotem Velours bedeckten Bleibehälter und das Ganze in einen Schrein.

1648 wurden dann in der St. Ludwigskirche von La Flèche beiderseits des Altares in Höhe des Chordeckengewölbes zwei große Loggien mit der jeweiligen Inschrift „Henrici Magni" und „Mariae Medicae" eingerichtet. Die Herzbehältnisse der Eheleute kamen in die etwa zwei Meter hohen, ähnlich gestalteten Nischen, deren Architekt nicht mehr bekannt ist. Die Figuren stammen wahrscheinlich vom Bildhauer Noël Mérillon.[412] Jeweils zwei allegorische Frauenfiguren flankierten die ursprünglichen Herzbehältnisse, die Tapferkeit und die Gerechtigkeit das von Heinrich IV., Klugheit und Mäßigkeit die nicht mehr vorhandene Urne von Maria.

8.7. Die ersten Bourbonen

Darüber befanden sich Terrakottabüsten des Paares. Diese wurden 1793 zerschlagen, der Inhalt der Urnen wurde am 13. September auf der Place de la Libération verbrannt.[413] Die Asche habe ein Dr. Boucher, korrespondierendes Mitglied der königlichen Akademie der Chirurgen, geborgen. In den ersten Tagen der Restauration sei dieser Rest feierlich in eine neue – diesmal gemeinsame – Urne gekommen, die jetzt anstelle der alten im Herzmonument Heinrichs IV. stehe.[414] Es handelt sich um ein vergoldetes Spielkartenherz, darüber eine goldene Krone. Nach einer anderen Version habe der Chirurg die Asche in eine Flasche mit der Aufschrift „Cineres cordis Henrici Magni" gefüllt, die verloren gegangen sei.[415]

Das Jesuitenkolleg von La Flèche, das Heinrich 1603 gestiftet hatte, wurde 1764 in eine Kadettenschule umgewandelt, 1808 wurde die Militärschule Prytanée de Saint-Cyr hierher verlegt. Die heutigen Herzmonumente, ohne Büsten, mit jeweils vier schwarzmarmornen Säulen in der Kirche Saint-Louis de La Flèche repräsentieren nach den Zerstörungen der Revolution nur bedingt das ursprüngliche Erscheinungsbild, das durch Zeichnungen der Sammlung Gaignières überliefert ist.[416]

Von Heinrichs erster Gattin, der berühmt-berüchtigten Margarete von Valois, der „Reine Margot" (1553–1615), die mit Maria de' Medici in ihren letzten Jahren sogar befreundet war, heißt es, sie habe die Herzen ihrer – nicht immer ohne ihre Schuld verstorbenen – Liebhaber in rotes Saffianleder eingenäht im Saum ihres Rockes getragen.[417] Ihr eigenes sei in die Kapelle des 1609 von ihr gegründeten Klosters der Petits-Augustins gekommen, heute ein Museum in der Staatlichen Hochschule der Schönen Künste in Paris.

Heinrichs und Marias Sohn Jean Baptiste Gaston de Bourbon, duc d'Orleans (1608–1660), war in erster Ehe mit der reichen Erbin Marie de Bourbon verheiratet, die am 4. Juni 1627 mit 21 Jahren im Kindbett starb. Sie wurde autopsiert, einbalsamiert, feierlich im Louvre und in den Tuilerien aufgebahrt und am 30. Juni in Saint-Denis bestattet. Herz und Eingeweide wurden bereits am 8. Juni im damaligen Kapuzinerinnenkloster in Paris beigesetzt. Das Kardiotaph ging in der Revolution verloren. Aus dem Kind wurde die berühmte „Grande Mademoiselle", Anne Marie Louise d'Orléans († 1693), die ebenfalls geteilt begraben wurde (s. Kap. 8.8).

Gaston schloss eine zweite Ehe mit Marguerite de Lorraine, die 1672 in Saint-Denis begraben wurde und deren Herz in der Abtei Montmartre seine letzte Ruhe fand. Der Gatte starb nach einem ereignisreichen, von wechselnden Schicksalen geprägten Leben 1660 im Schloss von Blois im Exil und wurde ebenfalls in Saint-Denis begraben, sein Grab während der Revolution geplündert. Das Herz blieb in Blois, in der Jesuitenkirche, die Eingeweide kamen in die Erlöserkirche der Stadt.

Die Herzen zweier früh verstorbener Kinder des Prinzen (Jean Gaston, 1650–1652, und Marie Anne, 1652–1656, wurden zu den Pariser Cölestinern gebracht (s. S. 109).

Bereits das Herz des Großvaters, Heinrichs II., d'Albret, des Königs von Navarra († 1555), war in einem Kloster, in der Kapelle des Collège de Juilly, bestattet worden.

8. Herz- und Mehrfachbestattung in Frankreich

Ein treuer Soldat des Souveräns, Marschall von Frankreich, Gouverneur der Normandie, Guillaume de Hautemer de Grancey, der sich besonders in den Religionskriegen bewährt hatte, starb mit 75 Jahren am 14. November 1613 auf seinem Schloss in Fervaques in der Normandie, wurde eviszeriert und einbalsamiert. Begraben wurde er in der Kathedrale St. Peter des nahegelegenen Lisieux, Hirn und Eingeweide fanden in der Kathedrale Notre-Dame de Rouen, das Herz in der Pfarrkirche von Fervaques ihre letzte Ruhe.[418]

Das Gleiche geschah mit dem Herzen seiner zweiten Gattin Anne d'Alègre, das in die Kapelle der Familienburg von Laval, Mayenne, gebracht wurde. 1987 fand man in der Kapelle einen körperförmigen Bleisarg und analysierte Gebeine und sonstigen Inhalt. Neben dem Sarg lag ein unbeschriftetes Herzgefäß aus Blei, das der Adligen zugeschrieben wurde.[419]

Die beiden Heinrichs und ihre Frauen waren Bewunderer des großen Schriftstellers und Essayisten Michel de Montaigne (1533–1592). Der Humanist und Vermittler zwischen den verfeindeten Parteien in den französischen Religionskriegen starb auf dem Schloss seiner Vorfahren in Saint-Michel-de-Montaigne in der Dordogne, wo er auch geboren worden war. Sein Herz soll in einem Pfeiler der dortigen Pfarrkirche Saint-Michel eingeschlossen sein. Eine Inschrift oder sonstige Hinweise fehlen.

Der Hofbeamte, Botschafter in Spanien, Mitverfasser des Edikts von Nantes, Vertrauter Heinrichs III. und IV., Pierre Forget de Fresnes, soll aus Gram über die Ermordung seines Souveräns im gleichen Jahr, 1610, mit 66 Jahren gestorben sein. Beigesetzt wurde er in Saint-Eustache in Paris. Sein Herz hingegen wurde in der Abtei Montmartre begraben und später mit dem seiner Gattin Anne de Beauvilliers († 1636), der Schwester der Äbtissin jener Abtei, Marie de Beauvilliers, vereint.

Ebenfalls im Hofstaat Heinrichs IV. wirkte der Diplomat und Schriftsteller Pierre Jeannin als Finanzminister. Das Herz des mit 82 Jahren Verstorbenen wurde in seine Baronie, in die Pfarrkirche von Chagny, gebracht.[420]

Ein weiterer Zeitgenosse war der flämische Humanist, Diplomat und Botaniker Ogier Ghislain de Busbecq (1522–1592). In diplomatischem Dienst Kaiser Karls V. blieb er zeitlebens den Habsburgern verbunden, als Botschafter in Konstantinopel verhandelte er mit Sultan Süleyman I. Er brachte die Tulpe und die Hyazinthe nach Europa, sammelte antike Handschriften und schilderte in seinen Briefen ausführlich das Alltagsleben, aber auch die Kultur und das politische System des Osmanischen Reiches. Als er als kaiserlicher Botschafter am französischen Hof auf einer Reise in die flämische Heimat die Normandie durchquerte, wurde er dort von marodierenden Soldaten überfallen und zog sich eine hochfieberhafte Erkrankung zu, an der er 70-jährig in Saint-Germain-sous-Cailly, nördlich von Rouen, verstarb. Er wurde in der dortigen Schlosskapelle begraben, sein Herz wurde in einer Bleikapsel zurück in die Familiengruft nach Bousbecque an der

8.7. Die ersten Bourbonen

belgischen Grenze gebracht. Am Eingang des Mausoleums in der Kapelle des Hl. Antonius der Kirche Saint-Martin deckt eine gravierte Platte das Herzgrab.[421]

***

Unter weiteren zeitgenössischen Herzbestattungen sind neben denen der geistlichen Fürsten (s. Kap. 13) folgende anzuführen:

Dem Jean de Laval-Montmorency, Marquis de Nesle etc. († 1578), königlicher Kammerherr, ließ dessen Gattin Françoise de Birague in der Église de Sainte-Cathérine-de-la-Culture in Paris ein Kardiotaph mit folgender Inschrift setzen:

> Hic situm est Cor
> Illustrissimi viri D. Joannis de Laval Nigellae Marchionis,
> Iuniacensis & Maleacensis Comitis etc.
> Verus amor qualis catos est inter amantes
> Qui subiere duo conjugiale jugum,
> Non umquam moritur prius hoc moriente, vel illa,
> Simplice sub tumulo cor stat utrumque duplex
> Namque; ego quae duxi Francisca Biraga maritum
> Valleum Joannem fida superstes amans
> Ejus in hoc loculo posui cor, donec eodem
> Cor quoque ponatur post mea fata meum,
> Filia & amborum jacet hic sita Margaris ut sit
> Amborum fidi foederis ipsa fides.
> Obiit XII: Cal. Octobris
> M.D. LXXVIII.[422]

Françoise starb später, das Todesdatum ist unbekannt. Ihr Herz wurde mit dem ihres Gatten vereint.[423]

Das Herz der aus dem Hause Guise stammenden Herzogin Catherine-Marie de Lorraine (1552–1596) wurde im später durch die Revolutionäre zerstörten Couvent des Filles-Dieu in Paris im Chor der Kirche hinter einem schwarzen Kardiotaph beigesetzt:

> Cy gist le cœur de très-haute & très-illustre Princesse, Madame CATHERINE DE LORRAINE, femme & épouse de très-haut & très puissant Prince, Monseigneur LOUIS DE BOURBON, Pair de France, Duc de Montpensier, Souverain de Dombes, laquelle décéda le 6. de Mai l'an 1596.

Ein weiteres Kardiotaph in Altarnähe birgt das kindliche Herz des Charles de Lorraine. Die Grabschrift lautete:

> Cy gist le cœur de CHARLES DE LORRAINE, cinquieme fils de Monseigneur CLAUDE DE LORRAINE, Duc d'Aumale & Pair de France, & de Madame LOUISE DE BREZÉ, qui mourut à Paris le 17. de Mai 1568. âgé de 16. mois treize jours.[424]

8. Herz- und Mehrfachbestattung in Frankreich

Das Herz des António von Crato wurde im heute nicht mehr existierenden Couvent de l'Ave Maria in der Pariser Rue des Barres beigesetzt.[425] Crato, Mitglied des portugiesischen Königshauses, allerdings von illegitimer Abstammung, hatte sich 1580 sogar zum König von Portugal ausrufen lassen, war damit aber gescheitert. Er starb 1595 mit 64 Jahren verarmt im Pariser Exil und wurde bei den dortigen Cordeliers begraben.[426] Unter seiner Herzurne an der Wand links vom Hauptaltar der Kirche des Couvents des Dames stand zu lesen:

> Hoc angusto loco conditur augustissimum cor serenissimi regis Portugalliae, D. Antonii, hujus nominis primi, qui, paterno jure, ac populi electione, regno succedens, ab eo per vim expulsus est: [...] Illud quoque non parvum regiae magnanimitatis argumentum est, quod, secto post mortem corpore, omnia ejus viscera tabida ac corrupta inventa sunt, praeter cor, quod, quia in manu Dei erat, ab eo incorruptum et illaesum semper servatum fuit. Obiit Parisiis, plenus pietate, et in summa paupertate, anno aetatis suae 64. Dominicae vero incarnationis 1595". die 26. Augusti. Requiescat in pace.[427]

Der Urne des Portugiesen gegenüber, auf der rechten Seite des Altars, zwischen den Gräbern seiner Eltern, befindet sich das Herzgrab des Louis de Harlay, Marquis von Champvallon. Dieser war, 26-jährig, 1674 durch eine Musketenkugel im Gefecht von Senef getötet und in der Kirche von Charleroy begraben worden.[428]

Der hugenottische Heerführer Philippe-Emmanuel de Lorraine, Herzog von Mercœur (1558–1602), wurde von Heinrich III., seinem Schwager, zum Gouverneur der Bretagne ernannt, wechselte die Seiten und versuchte, sich zum unabhängigen Herrn der Provinz zu erheben. Er wurde von Heinrich IV. besiegt, unterwarf sich diesem, trat in die Dienste Kaiser Rudolfs II. und kämpfte gegen die Türken. Er starb auf seiner Rückkehr in die Heimat in Nürnberg, sein Herz wurde bei den Kapuzinerinnen an der Place Vendôme in Paris 1624 mit dem seiner später verstorbenen Frau Marie de Luxembourg († 1623), die den Konvent gestiftet hatte, und noch später mit dem ihrer beider Tochter, der Françoise de Lorraine († 1669), vereint.[429] Auf der schwarzen Marmorplatte, die das Grab der Eltern in der Kirchenwand verschloss, war zu lesen:

> Cy gissent les cœurs de Philippe Emmanuel de Lorraine, Duc de Mercœur, frere de la Royne Louyse et Lieutenant general de l'Empereur en ses armées de Hongrie, qui deceda en Allemagne l'an MDCII, et de Marie de Luxembourg, son epouze, qui a faict bastir ce convent et qui a esté enterrée le vi de septembre MDCXXIV.[430]

Die Inschrift auf dem Grab der Tochter lautete:

> Icy est le cœur de tres haute, tres puissante, tres illustre Princesse Madame Françoise de Lorraine, fondatrice de ce convent, fille et unique heretiere des vertus et des biens de tres haut, tres puissant, tres illustre et tres pieux prince Monseigneur Philippe Emmanuel de Lorraine, duc de mercœur, et de tres haute, tres puissante, tres illustre et tres pieuse princesse Madame Marie de Luxembourg, et veuve de tres haut, tres puissant, tres illustre et tres pieux

8.7. Die ersten Bourbonen

> Prince Monseigneur Caesar, Duc de Vendôme, pair et Amiral de France, laquelle Madame Françoise de Lorraine a vescu en sainte et est morte de la mort des sainte, en son hostel a Paris le VIII septembre, l'an MDCLXIX, agée de LXXXII ans, X mois.[431]

Das Herz und die Eingeweide der mit 77 Jahren gestorbenen Catherine de Parthenay (1554–1631), Hugenottin, Dichterin, Mathematikerin und Gegnerin Kardinal Richelieus, wurden in der Kirche von Montargis bestattet. Über dem nicht mehr existierenden[432] Herz- und Eingeweidegrab ließ Catherines Sohn, der hugenottische Heerführer Henri II. de Rohan, ein Kardiotaph mit folgender Inschrift anbringen:

> En ce lieu repose le cœur, à Bleinq[433] le corps, au ciel l'âme, de celle qui dans disgrâces des plus grands monarchies a montré un courage invincible, dans l'embarras d'un siècle corrompu une vertu inimitable, et dans la persécution de l'Eglise un zèle incomparable. Passant, considère sa vie, tu y verras reluire sa foy, sa piété et sa justice, en telle mesure que tu seras obligé de confesser que Dieu a retiré à soy cette belle âme pour ce que le monde n'etait pas digne d'en jouir davantage.[434]

Am 14. Mai 1643 starb der Sohn Heinrichs IV. und der Maria von Medici, König Ludwig XIII. Die Leiche wurde evisziert und einbalsamiert, Corpus und Eingeweide wurden von seinem Sterbeort Saint-Germain-en-Laye in einem großen Trauerzug[435] nach Saint-Denis gebracht. Sein Sohn Ludwig XIV. befahl nach Lektüre des väterlichen Testamentes[436] die Verbringung der Eingeweide nach Notre-Dame, wohin sie der Domherr de Ventadour auch umgehend brachte[437] und wo sie vor dem Hauptaltar in einem Holzfässchen unter einem quadratischen schwarzmarmornen Stein vor den Altarstufen beigesetzt wurden.[438]

Sein politisches und kulturelles Vermächtnis war im Urteil der Geschichte anfänglich durch die Regentschaft seiner Mutter, dann aber vor allem von seinem Ersten Minister und Kanzler Kardinal Richelieu entscheidend mitgeprägt worden. Auch er sympathisierte mit den Jesuiten und unterstützte den Bau der Kirche Saint-Paul-Saint-Louis in Paris, die zur bedeutendsten Jesuitenkirche Frankreichs wurde. Sein und seines Sohnes (s. Kap. 8.8) Herzen kamen dort in Monumenten zur Ruhe.[439]

Das ursprüngliche Monument ist in einer Zeichnung der Sammlung Gaignières zu sehen: Für eine große Arkade, durch die man zur Kapelle der Madonna der sieben Schmerzen gelangte, links neben dem Hauptaltar, schuf der Bildhauer Jacques Sarrazin, Direktor der königlichen Akademie für Malerei und Skulptur, beauftragt durch die Königin Anna von Österreich, vier ovale Halbreliefs aus Marmor, die auf der Innenseite der Pilaster zusammen mit zwei Inschriftentafeln angebracht wurden. Sarrazin war durch einen mehrjährigen Romaufenthalt von der italienischen Renaissance beeindruckt und beeinflusst durch die Grabmonumente seiner Vorgänger Pilon und Primaticcio. Wie beim Herzgrab der Eltern des Königs waren die vier Kardinaltugenden Gerechtigkeit, Klugheit, Tapferkeit und Mäßigkeit als weibliche Allegorien dargestellt. Im Arkadenbogen trugen zwei fliegende, in Bronzegewänder gehüllte, vergoldete Silberengel das Herz des Königs in einer bekrönten, flammenden, herzförmigen Goldurne himmelwärts. Eine der Tafeln zwischen den Medaillons, die heute durch eine schwarze Marmortafel ersetzt ist, trug die vom Jesuiten Charles de La Rue formulierte Inschrift:

> Augustissimum
> Ludovici XIII
> Justi Regis
> Basilicae Huius
> Fundatoris
> Magnifici
> COR
> Angelorum
> Hic in Manibus
> In Coelo
> In Manu Dei[440]

Gegenüber hatte seine Gattin Anna eine Marmortafel anbringen lassen:

> Serenissima Anna Austriaca
> Ludovici XIV.
> Regis Mater
> Et Regina regens
> Praedilecti
> Conjugis sui
> Cordi Regio
> Amoris Hoc Monumentum
> Anno Salutis
> MDCXLIII[441]

Während der Revolution wurde die Inneneinrichtung geplündert, die erhaltenen Teile des Monumentes kamen in das Musée des Monuments Français. Napoléon ließ dann die Engel einschmelzen und das Metall für die Statue des Friedens von Chaudet (ebenfalls im Louvre) verwenden. Lediglich die vier Medaillons mit den Tugenden und zwei Epitaphien sind heute noch dort zu sehen.

Abgebildet sind die Gerechtigkeit, eine sitzende Frau, die ein Schwert in der Hand hält und der ein geflügelter Putto eine Waage präsentiert; die Klugheit, eine ebenfalls nach antikem Vorbild frisierte und gewandete Sitzende, die eine große Schlange in der Linken hält und der ein Putto einen Spiegel vorhält; die Tapferkeit, eine sitzende Pallas Athene, die eine Säule berührt und der ein Putto die Symbole des Sieges, Palmzweig und Lorbeer überreicht; die Mäßigkeit, die einen Krug vor einem jubelnden Putto ausgießt. Die antike Sitte, den Wein mit Wasser zu verdünnen, soll hier die Mäßigung symbolisieren.

Ludwigs Gattin Anna, die sein Herz so rühmte und ihn so liebte, während er sie wegen ihrer Herkunft zeitlebens eher als Feindin behandelte, brach mit der Tradition der bisherigen Herzbestattungen und wählte die Abtei Val-de-Grâce in Paris für ihr Herz und jene ihrer Nachkommen (s. Kap. 8.9).

Ludwigs erster Kammerdiener, enger Vertrauter, General der Schweizer Garden, Intendant von Versailles, von Marly, Gouverneur von Rennes, Alexandre Bontemps,

8.7. Die ersten Bourbonen

starb mit 75 Jahren im Jahre 1701 im Schloss von Versailles und ließ sich wie sein Herr getrennt bestatten, den Corpus in seiner Pariser Pfarreikirche Saint-Louis-en-l'Île, seine Eingeweide in der Kirche von Marly und sein Herz bei den Feuillants de la rue Saint-Honoré, Paris.[442]

Ein weiterer Höfling, Antoine Pluvinel, ein bedeutender Vertreter der französischen Reitkunst, Reitlehrer des Königs, wurde posthum – er starb 1620 – seiner Bedeutsamkeit entsprechend dreigeteilt. Der Corpus wurde bei den Jakobinern von Saint-Honoré beigesetzt, die Eingeweide in der Église Saint-Roch, das Herz kehrte in seine Geburtsstadt Crest zurück, in die Église Saint-Barthélemy.[443]

Wie sein Vater versprach der „Sonnenkönig" Ludwig XIV., einer der berühmtesten Herrscher der Geschichte, nach Elisabeth II. der Monarch mit der längsten Regierungszeit der Welt, König des volkreichsten, mächtigsten und reichsten Staates in Europa, den Jesuiten sein Herz, die es unbedingt für ihre Hauptkirche auf französischem Boden haben wollten. Er hatte seinen Vater, den er bereits als Fünfjähriger verloren hatte und der auf ihn sehr stolz gewesen war, sehr geliebt und ihm zeit seines Lebens eine hohe Wertschätzung bewahrt.[444] Auf dem Sterbebett ordnete er an, dass sein Herz zu dem seines Vaters käme: „Aussitôt que je serai mort, vous expédierez un brevet pour faire porter mon cœur à la maison professe des jésuites et l'y faire placer de la même manière que celui du feu Roi mon père."[445] Pomp bei seinem Begräbnis lehnte er ab.

Er starb am 1. September 1715. Als Erstes wurden die Eingeweide in die Kathedrale Notre-Dame gebracht, in einem von seinem Hofkaplan, Abbé de Froulai, angeführten Trauerzug, und im Chor unter den Altarstufen neben die seines Vaters platziert.[446] Drei Tage später wurde das einbalsamierte Herz in einem Kästchen mit zwei Silber- und zwei Bronzeengeln, die ein silbernes Herz trugen, in einer vom Kardinal de Rohan angeführten Prozession, eskortiert von den fackeltragenden Soldaten der Leibwache, ohne zeremoniösen Prunk ins Jesuitenkloster Saint-Paul-Saint-Louis in der Rue Saint-Antoine gebracht[447] und dort vom Rektor und sechs Mönchen in Empfang genommen.

Der Schriftsteller Duc de Saint-Simon berichtete: „Cardinal Rohan carried the heart to the Grand Jesuits with very little accompaniment and pomp. Other than the purely necessary and minimal service, it was noted that not even six members of the Jesuit court were present at the ceremony."[448]

Im Kirchenschiff wurde es hinter einer schwarzen Marmorplatte an einem Pfeiler bestattet mit einer kurzen Inschrift zum Inhalt.[449] 1720 ließ dann Philipp II. von Bourbon, als Neffe Ludwigs XIV. von 1715–1723 Regent von Frankreich, ein Herzgrabmal errichten. Das von Coustou geschaffene Monument wurde gegenüber dem des Vaters aufgestellt, sodass sich eine symmetrische Anordnung ergab. Das durch eine Zeichnung aus der Sammlung Gaignières überlieferte Monument nahm zwar das Motiv der durch zwei Engel gen Himmel getragenen, flammenden und herzförmigen Urne wieder auf, verzichtete aber gegenüber dem Denkmal des Vaters auf Tugendreliefs.[450] Wie beim Grabmal des väterlichen Herzens bildete eine Kartusche mit dem Wappen Frankreichs auf dem Arkadenbogen den Abschluss. Eine Tafel am Pilaster nannte den „Sonnenkönig" und sein Motiv:

8. Herz- und Mehrfachbestattung in Frankreich

> REGI SAECULORUM
> IMMORTALI
> LUDOVICUS XIV.
> FRANCIAE ET NAVARRAE REX
> REBUS BELLO ET PACE
> PER ANNOS TRES ET SEPTUAGINTA
> FORTITER ET RELIGIOSE GESTIS
> ORBIS SUFFRAGIO MAGNUS
> COR SUUM
> PATERNO EXEMPLO
> HAS PIANDUM AD ARAS
> DEPONI MORIENS JUSSIT
> DIE SEPTEMB:
> ANNO CHRISTI
> M.DCC.XV.
> AETATIS LXXVII[451]

Eine zweite Tafel nannte den Stifter, den Regenten Philipp II. von Bourbon.

Mit dem Corpus in Saint-Denis,[452] den Eingeweiden in Notre-Dame, dem Herzen in Saint-Paul-Saint-Louis hatte er sich der Fürbitte der Kleriker der drei wichtigsten Pariser Kirchen versichert.

Im September 1792 wurden die Urnen wegen ihres Metallwertes von der staatlichen Münze eingeschmolzen, die beiden Herzen seien an den Maler Alexandre Pau verkauft worden.[453] Dieser habe nur ein Fragment des Herzens von Ludwig XIV. zur Farbherstellung genutzt und den Rest zusammen mit dem Herzen Ludwigs XIII. in der Restaurationszeit mit dem Grafen de Pradel, einem Minister Ludwigs XVIII., gegen eine Tabaksdose getauscht. Die Organreste seien in einer Kupferbüchse nach Saint-Denis in die Bourbonenkrypta gekommen.[454] Einen weiteren Teil habe der Maler Drolling erstanden.[455]

Derzeit geht man davon aus, dass in einem der Gefäße im Regal in der Bourbonengruft von Saint-Denis Aschenreste des Herzens des „Sonnenkönigs" enthalten sind.

1994 analysierten zwei Wissenschaftler ein Gemälde Paus aus dem Jahr 1793 mit dem Titel „Vue de Caen" aus dem Museum von Pontoise. Sie fragten sich, ob „die dunkelrote Farbe der Kleider der dargestellten Personen im Vordergrund vom Herzen Ludwigs XIV. stammen könnte".[456]

Das zweite Kind aus der Liaison des „Sonnenkönigs" mit Madame de Montespan war Louis Auguste de Bourbon, legitimiert als „prince du sang", der im Alter von 66 Jahren 1736 im Schloss von Sceaux starb und in der Stadtkirche begraben wurde. Sein Herz wurde mit dem seines Vaters in der Jesuitenkirche Saint-Paul-Saint-Louis in Paris vereint.

Die Herzen von Louis-Alexandre de Bourbon, comte de Toulouse († 1737), einem ebenfalls legitimierten Sohn Ludwigs XIV. mit der Marquise de Montespan, und seiner Gattin Marie-Victoire-Sophie de Noailles († 1766) wurden in der Karmelitenkirche von Compiègne begraben, die Corpora kamen in die Familiengrabstätte des Kollegs von Saint-Etienne de Dreux.

8.8 Regierungszeiten Ludwigs XIII. und Ludwigs XIV.

Im Rahmen der Zunahme der Herzbestattungen im Frankreich des Absolutismus entschlossen sich neben dem Hofadel und adligen Militärs auch mehr und mehr Kleriker (s. Kap. 13.6), aber auch Wissenschaftler und Kulturschaffende, dem Beispiel ihrer Monarchen zu folgen, und ließen für ihr Herz prunkvolle Monumente erschaffen, wohingegen die Bourbonen auf das Valois-Konzept der aufwendigen Corpusgrabmäler verzichteten.[457] In den Jahren zwischen dem Tod Ludwigs XIII. (1643) und jenem Ludwigs XIV. (1715) waren es wahrscheinlich deutlich über 80 Personen. Davon sollen im Folgenden nur die wichtigsten aufgrund ihrer Prominenz, ihres Motivs oder der künstlerischen Bedeutung ihres Grabmals genannt werden.

Ludwigs wichtigster Minister und Vertrauter, Kardinal Armand-Jean du Plessis, duc de Richelieu, wurde nach seinem Tod am 4. Dezember 1642 seziert, einbalsamiert und nach seinem Wunsch in der alten Kapelle der Sorbonne begraben. Seine Eingeweide wurden in der Krypta der Kirche in einer Bleiurne beigesetzt und sind seit dem Neubau der Kapelle verschwunden.[458]

Sein Außenminister Simon Arnauld de Pomponne, der 81-jährig im Jahre 1699 in Fontainebleau starb und in der Pariser Kirche Saint-Merry begraben wurde, wollte, dass sein Herz in seiner Heimatkirche ruhen solle, in Saint-Pierre-Saint-Paul in Pomponne.[459]

Weiter zum unmittelbaren Hofadel zählte das Haus Condé, eine Seitenlinie der Bourbonen, sog. „Erste Prinzen von Geblüt" (premier princes du sang), also potenzielle Thronfolger im Falle des Aussterbens der Hauptlinie. Heinrich II. von Bourbon, Prinz von Condé (1588–1646), musste vor dem Zorn seines Königs fliehen, weil er seine schöne Gattin vor den Nachstellungen Heinrichs IV. zu bewahren versuchte, indem er sie ins Ausland schickte. Später stritt er sich mit dessen Witwe Maria de' Medici und wurde drei Jahre inhaftiert. Danach unterstützte er doch wieder die Krone, kämpfte gegen die Hugenotten und wurde sogar einflussreiches Mitglied des Kronrates Ludwigs XIV.

Seine Eingeweide kamen in die Kapelle Saint-François-de-Paule des Couvent des Minimes, Paris (1798 zerstört), sein Herz erhielt von Sarrazin in Saint-Paul-Saint-Louis in Paris, in der Kapelle des Heiligen Ignatius, bei seinen Königen, ein künstlerisch ähnliches Grabmal, von dem noch sechs allegorische Bronzefiguren übriggeblieben sind, die sich heute in der Kapelle des Schlosses Chantilly befinden (s.u.). Ursprünglich war das Grab von vier Bronzestatuen, den Allegorien der Religion, der Gerechtigkeit, der Weisheit und der Frömmigkeit auf marmornen Piedestals, sowie einem Relief mit den Emblemen des Todes, des Ruhmes, der Zeit und der Ewigkeit umgeben. „Religion" hält einen kleinen Tempel in der rechten Hand, in dem das Herz Heinrichs II. eingeschlossen war.

Zwei seiner Kinder folgten dem Beispiel ihres Vaters, Ludwig II. (1621–1686), „Le Grand Condé", des großen französischen Feldherren, dessen Herz ebenfalls zu den

8. Herz- und Mehrfachbestattung in Frankreich

Jesuiten nach Saint-Paul-Saint-Louis kam,[460] und seine Tochter Anne Geneviève de Bourbon-Condé, Herzogin von Longueville, berühmt durch ihre Schönheit, ihr Talent und ihre Affären (1616–1679). Im Alter, in Ungnade beim königlichen Hof, suchte sie ihre Erfüllung im Glauben und wurde zu einer Förderin und Beschützerin der Jansenisten und insbesondere des Klosters Port-Royal des Champs,[461] denen sie auch ihr Herz vermacht haben soll.[462]

Das Herz von Anne Genevièves 1663 verstorbenem Gatten, Heinrichs II. d'Orléans-Longueville, war zu den Cölestinern gekommen, das zugehörige Monument befindet sich heute im Louvre. Die Eingeweide Annes kamen in die von ihr geförderte Kirche Saint-Jacques-du-Haut-Pas, Paris,[463] wo der von ihr verehrte jansenistische Abt von Saint-Cyran, Duvergier de Hauranne († 1643), begraben lag. Ihr Corpus wurde bei den Pariser Karmelitinnen bestattet.

Das Herz ihrer Vorgängerin, der ersten Gattin Heinrichs II., Louise de Bourbon-Condé-Soissons (1603–1637), befand sich in der (zerstörten) Kirche des Kartäuserklosters von Gaillon.

Nach Saint-Paul-Saint-Louis kamen auch die Herzen weiterer Condés, so jene von Vater Henri Jules und Sohn Louis, Herzöge von Bourbon-Condé, die 1709 und 1710 verstarben, von Louis Henri († 1740), Charles († 1760) und Louis († 1771). Nach der Zerstörung der Jesuitenkirche während der Revolution ließ der Prinz von Condé im Exil in Turin die Herzen seiner Vorfahren 1791 in die Kirche Notre-Dame-de-l'Assomption von Chantilly, den Sitz seiner Familie, bringen. Dort wurden sie in einem gesicherten Schrank über der Sakristei verwahrt.

Auch Notre-Dame wurde 1793 säkularisiert, in einen „Tempel der Vernunft" verwandelt, die Prinzenherzen in Bleiurnen wurden im Friedhof neben der Kirche vergraben, der dann ebenfalls geschändet wurde. Ein Privatmann namens Petit erwarb diese Urnen und verbarg sie bis 1814 in seinem Keller. Während der Restauration wurden sie an die Condés zurückgegeben. Eine Bürgerdelegation bat König Louis Philippe um das Herz des letzten Bourbonenherzogs, Louis VI., das 1830 mit den übrigen vereint wurde.

Dessen Erbe, Henri-Eugène-Philippe-Emmanuel d'Orléans, duc d'Aumale, ließ dann in Notre-Dame von Chantilly von Grisart ein Monument errichten, in das 1854 die Herzen eingeschlossen wurden. Das heute noch vorhandene klassizistische Denkmal besteht aus einer von Pilastern und zwei Löwen gerahmten Marmortafel mit der Inschrift

> CONDAEORVM. CORDA
> PER TRIGINTA ANNOS
> HOC SVB MARMORE
> CIVIVM FIDEI. CREDITA
> INTRA. CANTILIACVM. DOMVM
> RECEPIT.
> PIVS. NEPOS. ET. HERES
> HENRICVS AVRELIANENSIS
> ANNO MDCCCIII
> MENSE SEPTEMBRI[464]

8.8. Regierungszeiten Ludwigs XIII. und Ludwigs XIV.

Darüber sitzt ein Engelchen, nachdenklich eine Tafel betrachtend.

1866 kam das letzte Herz, das des ersten Sohnes des Duc d'Aumale, des jungen François Louis Marie Philippe d'Orléans, dazu, der am 24. Mai des Jahres auf einer Australienreise an Typhus verstorben war.[465]

Der Duc d'Aumale ließ das während der Revolution zerstörte Schloss von Chantilly wieder aufbauen und 1883 die neun Condé-Herzen in den rückwärtigen Teil einer neu erbauten Kapelle transferieren, in das von Sarrazin gefertigte Bronze-Herzmonument von Henri II. von Bourbon aus Saint-Paul-Saint-Louis, Paris.

Auf den Basispfeilern der in Kreisform angeordneten marmornen Umrandung stehen die weiblichen Figuren der Frömmigkeit mit dem Pelikan, dem Symbol der christlichen Liebe, und der Religion mit einem Tempel in der rechten und einem Herzen in der linken Hand. Die Letztere wird flankiert von einem Storch[466] und einem weinenden Engelchen. Zu Seiten des schweren vergoldeten Bronzetors stehen zwei geflügelte kleine Genien, der eine mit dem Wappenschild der Condés, der andere einen Schild mit folgender Inschrift haltend:

HENRICO BORBONIO
CONDAEO
PRIMO REGII SANGUINIS
PRINCIPI
CUIUS COR HIC CONDITUM
IOANNES PERRAULT
IN SUPREMA
REGIARUM RATIONUM CURIA
PRAESES
PRINCIPI OLIM A SECRETIS QUAERENS
DE PUBLICA PRIVATAQUE IACTURA
PARCIUS DOLERE POSUIT
ANNO M DC LXIII[467]

Diesem Tor gegenüber, an der Kapellenwand, steht ein verschlossener vergoldeter Metallschrank mit den herzförmigen Bleiurnen in den einzelnen Fächern. Er wurde 2002 und 2003 zur Untersuchung geöffnet.[468]

Aus einer weniger bedeutenden Seitenlinie der Condés, den Contis, ließ Prinzessin Anne Marie Martinozzi (1637–1672), eine Nichte Kardinal Mazarins, ihr Herz ins jetzt nicht mehr existierende Pariser Karmelitinnenkloster in die Rue Saint-Jacques, ihre Eingeweide ins jansenistische Kloster Port-Royal des Champs bei Versailles bringen.[469]

Die mit dem Bourbonen Henri Jules, einem Sohn des Grand Condé, verheiratete Anne Henriette Julie de Bavière, genannt Princesse Palatine, starb 1723 mit 74 Jahren und wurde bei den Pariser Karmelitinnen begraben. Dort blieb auch ihr Herz in einem mit ihren Lebensdaten und Titeln beschrifteten spielkartenherzförmigen Bleigefäß.[470]

8. Herz- und Mehrfachbestattung in Frankreich

Weitere berühmte Geschlechter, deren Angehörige manchmal dem Vorbild ihrer Souveräne folgten, waren die Orléans, Lorraine, Guise, Bouillon, Montmorency, Tour d'Auvergne samt Nebenlinien:

Die Cousine des „Sonnenkönigs", Anne Marie Louise d'Orléans, Herzogin von Montpensier, „La Grande Mademoiselle", eine der reichsten Erbinnen und einflussreichsten Prinzessinnen Frankreichs, berühmte Memoirenschreiberin, einzige Tochter von Gaston Jean-Baptiste d'Orléans († 1660) und Marie de Bourbon (s. S. 117), blieb trotz zahlreicher Heiratskandidaten bis zu ihrem Tod mit 66 Jahren am 5. April 1693 unverheiratet. Der Duc de Saint-Simon schreibt in seiner Biographie Ludwigs XIV.,[471] das Gefäß mit ihren Eingeweiden sei während des Transportes zu den Cölestinern zu Bruch gegangen und habe einen unerträglichen Gestank verbreitet, der die ganze Trauergesellschaft verjagt habe. Der Leichnam kam nach Saint-Denis, das Herz nach Val-de-Grâce.[472]

Henri II. de Montmorency, Enkel des Anne de Montmorency, wurde mit 37 Jahren nach einem Aufstand unzufriedener Adliger gegen Richelieu 1632 hingerichtet. Mit ihm erlosch die direkte Linie des Geschlechtes. Seine Witwe Maria Felicia Orsini († 1666) beauftragte den Bildhauer Anguier mit der Errichtung eines gewaltigen barocken Grabmals für ihrer beider Leichname in der Kapelle des Monastère de la Visitation[473] in Moulins, in dem sie auch die Herzurne ihres Gatten aufbewahren ließ.[474] Nach einer anderen Quelle soll das Herzgrab sich in der Kapelle des Schlosses Brumare in Brestot, Eure, befinden.[475] In einer jüngeren Beschreibung des Monuments im Lycée Théodore-de-Banville und seiner Geschichte ist von einer Herzbestattung keine Rede.[476]

Die Herzurne der am Königshof einflussreichen Herzogin von Guise, Catherine de Clèves (1548–1633), Patenkind der Katharina von Medici, erste Ehrendame der Maria von Medici, steht auf einer schwarzen Marmorsäule in der Kollegiatskirche Notre-Dame-et-Saint-Laurent in Eu.

In einer unter dem Hauptaltar der Kirche von Châtillon-sur-Colmont angelegten Familienkrypta fanden sich zwischen sieben Bleisärgen ein Bleieimer und ein spielkartenherzförmiger Bleibehälter mit Namen und Lebensdaten. Sie enthielten die Eingeweide und das Herz der 1645 verstorbenen Madeleine du Plessis-Châtillon.[477]

Ein wichtiger Hofbeamter des „Sonnenkönigs", Politiker, Kanzler von Frankreich, Schirmherr und Mitglied der Académie Française, Pierre Séguier, starb mit 82 Jahren im Jahre 1672. Er hatte den Bau der Kirche Notre-Dame de Nazareth des Ordens der Väter von Nazareth in Paris veranlasst. Seine Herzurne stand bis zur Zerstörung des Gotteshauses 1791 dort in der Grabkapelle seiner Familie.[478]

Vielleicht war die Auffassung vom Herzen als Sitz der soldatischen Tapferkeit ein Motiv für eine Reihe von Marschällen von Frankreich, des höchsten militärischen Ranges des Staates, ihr Herz gesondert bestatten zu lassen. Ein besonderes Grabmal dieser Art steht in der Kirche von Chilly-Mazarin bei Paris. Der 1631 von Ludwig XIII.

8.8. Regierungszeiten Ludwigs XIII. und Ludwigs XIV.

zum Marschall ernannte Antoine Coëffier de Ruzé d'Effiat starb 1632 in Lützelstein im Elsass und wurde in seinem Besitz, in Effiat, begraben. Sein Herz in einem von einem Kreuz gekrönten schwarzen Marmorbehälter steht zwischen den Herzurnen seiner Frau Marie de Fourcy († 1670) und seiner Tochter Marie Coëffier de Ruzé d'Effiat († 1633) in einem großen wandständigen Monument mit Inschriften in der Kirche Saint-Étienne.[479]

Ein weiterer Marschall, Jean Baptiste Budes de Guébriant, kämpfte im Dreißigjährigen Krieg auf protestantischer Seite und starb 1643 an den Folgen einer Verwundung im schwäbischen Rottweil. Die Eingeweide des zum Heimtransport eviszerierten Leichnams wurden im Chor der Rottweiler Dominikanerkirche eingegraben, das Herz kam ins Hospice des Incurables in Paris, der Corpus in die Kapelle des Hl. Eustachius in Notre Dame.[480]

Drei Jahre später, 1646, fiel César-Pierre de Chastellux, ebenfalls ein Marschall von Frankreich, in der Schlacht von Nördlingen. Sein Herz ruht hinter einem rechteckigen Wandkardiotaph mit der Büste des Toten, umrahmt von Wappen, Fahnen und anderen Kriegstrophäen in der Kirche Saint-Germain von Chastellux-sur-Cure, mit folgender Inschrift:

> ICY EST LE CŒUR DE HAUT
> ET PUISSANT SEIGNEUR [] CESAR
> PIERRE DE CASTELLOUX []
> BARON DE []
>
>
> COUP DE CANON A LA
> BATAILLE DE NORLINGUE []
> LA CHARGE DE MARECHAL DE BATAILLE
> LE 3 AOUST 1646[481]

Unter der Inschriftentafel ist ein Spielkartenherz mit gekreuzten Lorbeerzweigen abgebildet.

Ein weiterer Marschall von Frankreich, der im Dreißigjährigen Krieg gegen die Kaiserlichen kämpfte, François de L'Hospital, starb 1660 mit 77 Jahren in Paris und erhielt ein Grab in der Kirche Saint-Eustache. Bevor er sich für die Militärlaufbahn entschied, war er Abbé von Sainte-Geneviève in Paris und wurde zum Bischof von Meaux ernannt. Deshalb fand sein Herz seine letzte Ruhe in der dortigen Kathedrale.[482]

Auch der aus einer der ältesten Familien Frankreichs stammende Louis Victor de Rochechouart de Mortemart, dessen Schwester als Madame de Montespan die Mätresse Ludwigs XIV. war, war von diesem zum Marschall von Frankreich ernannt worden. Militärisch erfolgreich zu Land und zu Wasser, Vertrauter Ludwigs XIV., starb er 52-jährig im Jahre 1688 in Chaillot. Sein Herz blieb in der Kirche des dortigen Klosters der Visitation, sein Leichnam wurde bei seiner Mutter bei den Cordeliers von Poitiers bestattet.[483]

Ebenfalls von Ludwig XIV. wurde Guy Aldonce de Durfort († 1702), ein Neffe Turennes (s.u.), wegen seiner militärischen Erfolge zum Marschall von Frankreich ernannt. Begraben wurde er in Chaillot, das Herz kam zu den Nonnen von Conflans bei Paris.[484]

Marschall von Frankreich unter dem „Sonnenkönig" war auch Bernardin Gigault de Bellefonds, der 1692 im Schloss von Vincennes starb, in dessen Sainte-Chapelle Corpus und Herz begraben wurden.[485]

In Paris, im Couvent des Minimes de Chaillot ou des Bonshommes,[486] wollte der Marschall von Frankreich und Vize-Admiral Jean d'Estrées († 1707 mit 83 Jahren) sein Herz bestattet haben. Seine Tochter Elisabeth Rosalia ließ von Jean Coustou ein Kardiotaph errichten, auf dem ein Genius, umgeben von Trophäen und Palmenzweigen, ein ovales Medaillon mit dem Porträt des Verstorbenen hält. Eine Inschrift zählt Titel, Würden und Taten des Marschalls auf:

> HIC SITUM EST
> Cor perillustris et praepotentis viri DD. Joannis d'Estrées, comes de Tourpes etc.
> christiana morte vitam praeclarissime peractam clausit XIV kalend. Junii, anno
> aetatis octuagesimo tertio reparatae salutis M.D.C.C.VII. Marguerita Morin,
> conjux amantissima decessit idibus maii anno M.D.C.C.XIV.
>
> Moriens hic cor suum condi voluit, ne quod Deus conjunxerat mors ipsa
> separaret. Optime et bene meritis parentibus, Elisabetha Rosalia, filia
> natuminima, aeternae pietatis monumentum posuit moerens[487]

1714 sei das Herz seiner Frau, der Marie-Marguerite Morin († 1583), hinzugefügt worden.[488]

1659 kam das Herz des Heinrich II. von Savoyen, des 7. Herzogs von Nemours, zu den anderen bei den Pariser Jesuiten in die Kirche Saint-Paul-Saint-Louis.[489]

In der während der Revolution aufgehobenen königlichen Abtei Montmartre befanden sich die Herzen von Louis Joseph de Lorraine, des Herzogs von Guise (1650–1671) und der Marguerite de Lorraine, der Herzogin von Orléans (1615–1672).[490]

Verlässliche Zahlen für die einzelnen Gräber und Familiengrablegen existieren nicht, Charles Angell BRADFORD berichtet allein von über 20 separat bestatteten Herzen der verwandten Häuser Orléans und Lorraine.[491]

Unter den Herzbestattungen der Familie La Tour d'Auvergne wäre die des berühmtesten Mitglieds hervorzuheben, die des Henri de La Tour d'Auvergne, Vicomte de Turenne (1611–1675), eines Enkels des Connétable Anne de Montmorency

8.8. Regierungszeiten Ludwigs XIII. und Ludwigs XIV.

(s. Kap. 8.6), selbst Konnetabel von Frankreich, Mitkämpfer und Gegner des „Grand Condé" (s. Kap. 8.8), ihm an militärischem Talent, aber auch Schlachtenglück mindestens ebenbürtig. Er wurde am 27. Juli 1675 vor Beginn der Schlacht bei Sasbach gegen die Kaiserlichen unter Montecuccoli (s. Kap. 10.3) von einer Kanonenkugel getötet und in Saint-Denis begraben. Die plündernden Revolutionäre ließen seine sterblichen Reste unbehelligt, die auf Anordnung von Napoléon dann in den Invalidendom kamen. Sein Herz, das zunächst bis 1693 in der Abtei von Cluny bestattet lag, wird von der Familie im Schloss von Saint-Paulet, Aude, aufbewahrt. Die bleierne herzförmige Urne trägt auf einem vergoldeten Täfelchen die Inschrift: „Ici est renfermé le cœur du très haut et très puissant prince Henri de La Tour d'Auvergne, vicomte de Turenne, colonel général de la cavalerie légère de France, gouverneur du haut et bas Limousin, et maréchal général des camps et armées du Roi."[492]

Nach anderen Quellen soll die Urne im Karmeliterkloster in der Rue Saint-Jacques in Paris begraben worden sein.[493]

An einer Säule im Chor der Kirche Saint-Antoine in Paris bezeichnete eine Marmortafel das Herzgrab eines weiteren französischen Soldaten, des Marschalls von Frankreich Philippe de Clérambault († 1665), und seiner Gattin Louise Bouthillier († 1722).[494]

In der Kirche von Saint-Germain-des-Prés in Paris liegen die vereinigten Herzen des Generalleutnants Olivier de Castellan (gefallen 1644 bei der Belagerung von Tarragona) und seines 1669 bei der Belagerung von Candia, Kreta, durch die Türken gefallenen Sohnes und Brigadiers der Infanterie, Louis de Castellan. Das von Girardon geschaffene Denkmal[495] in der Chapelle Sainte-Marguerite besteht aus einem Piedestal aus schwarzem Marmor, auf dem eine weißmarmorne, vasenähnliche Urne steht. Zu beiden Seiten halten stehende Frauenfiguren, die Allegorien der Treue und der Frömmigkeit, Medaillons mit Porträts der Gefallenen in den Händen. Eine lateinische Inschrift enthält Lebens- und Personendaten und Elogen zu Vater und Sohn. Errichtet wurde das Denkmal durch den zweiten Sohn Charles († 1677), Abt von Saint-Èvre de Toul et de la Sauve, dessen Herz auf seinen Wunsch bei denen seiner Angehörigen begraben wurde.

Am 30. April 1645 fiel der Letzte der Familie Chabot-Charny, Jacques Chabot, bei der Belagerung von Lerida in Spanien. Sein Herz wurde in eine Säule der Sainte-Chapelle des Herzogspalastes von Dijon eingeschlossen und ging mit deren Zerstörung im Jahre 1802 verloren.[496]

Der einflussreiche Minister König Ludwigs XIV., François Michel Le Tellier de Louvois, verstarb am 16. Juli 1691 mit 50 Jahren plötzlich an einem Schlaganfall in seinem Palast in Versailles. Er wurde autopsiert, der Leichnam kam zunächst nach Paris in die Kirche Saint-Louis-des-Invalides, die Eingeweide ins Kapuzinerkloster von Meudon, wo er ein Schloss besaß, das Herz zu den Pariser Kapuzinerinnen an der Place Vendôme.[497] Der Corpus wurde später mehrfach umgebettet, zunächst in den neuen Kapuzinerinnenkonvent der Hauptstadt in einem von den Bildhauern F. Girardon, C. de Cleves und M. Desjardins geschaffenen Marmorsarg mit den Gisants des Ehepaars, Wappen und zwei allegorischen Bronzefiguren. Nachdem auch dieser Konvent säkularisiert wurde, kam das Grabmonument 1819 in das Museum Hôtel-Dieu in Tonnerre, Burgund.

In der kleinen romanischen Kirche Saint-Etienne des Familienbesitzes der Le Tellier de Louvois, der Kleinstadt Montmirail an der Marne, sind zwei Kardiotaphe an der Wand des Querschiffs angebracht, die mit goldenen Majuskeln vorwiegend zu Herkunft und Titeln der Verstorbenen beschrieben sind.[498] Sie verschlossen die Herzgräber des ersten Sohnes des Michel-François Le Tellier de Courtenvaux († 1721 mit 58 Jahren) und seines Enkels, Jean-François Michel Le Tellier († 1706 mit 13 Jahren), in der nicht mehr existierenden Zisterzienserinnen-Abtei des Ortes.

Ebenfalls in Montmirail, in der Pfarrkirche Notre-Dame de l'Assomption, ruht in einem tumbenförmigen, reliefierten Steinmonument das Herz der Marie de Melun († 1552). Die Inschrift lautete: „DE HAVTE ET PVISSANTE DAME MARIE DE MELVN [] / SON CORPS GIST A LA PALISSE []"[499]

Im Hotel-Dieu von Tonnerre lag das Herz eines weiteren Familienmitgliedes der Telliers, des Militärs und Wissenschaftlers François-César Le Tellier de Courtenvaux, Urenkel des Michel-François Le Tellier de Louvois, Verwalter des Hotel-Dieu, gestorben in seinem Stadthaus in Paris 1781. Kopf und Oberkörper sind im Profil als Halbrelief in einem ovalen Medaillon an der Wand abgebildet, von einem schwarzen Marmorkardiotaph daneben ist nur die obere Hälfte erhalten mit einer Inschrift, die aus Angaben zu Namen, Titeln, Besitz und Lebensdaten des Verstorbenen besteht. Der Marquis hatte testamentarisch ein Mausoleum im großen Saal des Hospitals gewünscht. Der Silberbehälter mit dem Herzen wurde unter die Bodenplatten neben das Grabmal der Gründerin, Marguerite de Bourgogne, gelegt. Nach den Zerstörungen während der Revolution wurde das Herzbehältnis erneut begraben, das Medaillon repariert und zusammen mit der Tafel neu befestigt.[500]

Trotz der Zugehörigkeit seines Trägers zum geistlichen Stand[501] soll hier als Nächstes vom Herzen des mächtigsten französischen Politikers seiner Epoche, des Kardinals Mazarin (1602–1661), die Rede sein: Es kam auf seinen Wunsch zu den Theatinern am Quai Voltaire in Paris, in die Kapelle Sainte-Anne-la-Royale,[502] in die Kirche, die er finanziert und mit einem reichen Reliquienschatz ausgestattet hatte.[503] Die Eingeweide blieben in der Sainte-Chapelle des Schlosses von Vincennes, in dem er verstorben war.[504]

Seine Nichte Maria Anna Mancini († 1714) überantwortete ihr Herz den Jesuiten von Saint-Paul-Saint-Louis in der Rue Saint-Antoine,[505] begraben wurde sie beim Herzen ihres Onkels im Couvent des Théatins. Ihr Gatte, Godefroy-Maurice de la Tour d'Auvergne († 1721), Großkanzler von Frankreich unter Ludwig XIV., dem sie zehn Kinder gebar, ließ später sein Herz mit dem ihren vereinen.

Einer der effizientesten Generäle des „Sonnenkönigs" kam aus niedrigem burgundischem Landadel und wurde im Dienste des Königs zum berühmtesten Festungs-

8.8. Regierungszeiten Ludwigs XIII. und Ludwigs XIV.

baumeister seiner Zeit: Sébastien Le Prestre de Vauban (1633–1707), Marschall von Frankreich, hatte dem König in einem historischen Schreiben empfohlen, Frankreich vernünftige und besser zu verteidigende Grenzen zu verschaffen, die Monarchie zu einem „pré carré" zu machen.[506] Diese Konzeption setzte der Festungsingenieur, der sich auch mit Fragen der Stadtplanung, der Landwirtschaft, des Verkehrs, der Religion und der Philosophie befasste, in die Realität um. Als er am 30. März 1707 an einer Lungenentzündung in seinem Pariser Stadtpalais starb, wurden Leichnam und Herz in die Grablege der Familie, die Sebastianskapelle der Pfarrkirche Saint-Hilaire von Bazoches (Dépt. Nièvre), gebracht. Revolutionäre brachen 1793 in die Gruft ein und gossen Kanonenkugeln aus den Bleisärgen. Bei Bauarbeiten fand man 1804 die separat bestattete Bleiurne mit dem Herzen des Marschalls. Sie wurde am 28. Mai 1808 auf Befehl Napoléons feierlich im Invalidendom (s. Kap. 8.12) in ein von Trepsat geschaffenes Denkmal eingebracht, das 1847 durch ein klassizistisches Grabmal von Antoine Étex in der östlichen Seitenkapelle ersetzt wurde. Zwei stehende Frauenfiguren, Statuen der Wissenschaft und des Krieges, legen ihren Arm auf den schwarzen Marmorsarkophag mit den goldenen Lettern „Vauban", auf dem der Marschall liegt, gestützt auf seine Bücher, einen Zirkel in der linken Hand, mit Allongeperücke. Hinter ihm erhebt sich ein schwarzmarmorner Obelisk, flankiert von gesenkten Fahnen.

Ein Zeitgenosse Vaubans, Festungsbaumeister wie er, Offizier, Festungskommandant, Architekt und Gouverneur der Festungsstadt Saarlouis, war der französische Adlige Thomas de Choisy, Marquis de Moigneville. Er starb 1710 mit 78 Jahren in dieser Stadt und wurde in der Familiengruft in der Kapelle des Schlosses in Moigneville begraben. Sein Herz blieb nach seinem Wunsch in der Wand der neu erbauten Pfarrkirche St. Ludwig in Saarlouis neben dem Muttergottesaltar hinter einer Statue des Gouverneurs, kniend, in Uniform. Sie wurde während der Französischen Revolution zerstört. Auch die Kirche wurde profaniert und später wegen baulicher Mängel durch einen neugotischen Bau ersetzt. 1965 legte ein Bagger bei Renovierungsarbeiten die Bleiurne mit dem Herzen und das dazugehörige Kardiotaph frei, das dabei in zwei Teile zerbrach. Auch die Bleikapsel wurde aufgerissen, die Konservierungsflüssigkeit lief aus und musste im örtlichen Krankenhaus ersetzt werden, wobei das Organ noch weitgehend erhalten gefunden wurde. Eine neue Bleihülle wurde mit der Inschrift versehen: „Herz des Comte Thomas de Choisy, Marquis de Moigneville, 1632–1710". Auf dem neuen, künstlerisch gestalteten Kardiotaph aus rötlichem Marmor steht jetzt: „Ici repose le Cœur du General Thomas de Choisy, premier Gouverneur de Sarrelouis 1679–1710."[507]

Das Herz des erfolgreichsten Admirals Ludwigs XIV., des Hugenotten Abraham Duquesne († 1688), kam nach Aubonne, in die reformierte Schweiz (s. unter Kap. 11.5).

Der General und Gouverneur Jean de Vins († 1732) wollte in der Kirche Saint-Eustache in Paris begraben werden, weil dort bereits das Herz seines in der Schlacht von Steenkerke am 3. August 1692 gefallenen Sohnes Simon César de Vins lag.[508]

8. Herz- und Mehrfachbestattung in Frankreich

Eine liebende Gattin, Maria Judith de Vienne, ließ das Herz ihres mit 36 Jahren jung gestorbenen Ehemannes Joseph-François de Damas, Seigneur de Commarin († 1736), Gouverneur der Dombes, in einer Urne vor einem weißmarmornen Kardiotaph in der Kirche Saint-Thibault in Commarin beisetzen und veranlasste die folgende Inschrift auf einer Schieferplatte:

> D.O.M.
> HIC SITUM EST COR
> FRANCISCI DAMAS, MARCHIONIS
> D'ANTIGNY, COMITIS DE RUFFEY, COMITIS
> DE COMMARAIN, BARONIS DE CHEVREAU
> DOMINI DUBREUIL CATERVARUM MILITARIUM
> DUCTORIS, LEGIONIS BONONIENSIS TRIBUNI
> DOMBARUM PRAEFECTI.
> HIC ANTIQUISSIMO ET NOBILISSIMO GENERE ORTUS,
> ANIMI DOTIBUS NOBILIOR,
> DUS STRENUUS AMICUS FIDELIS,
> CIVIS MODESTUS MARITUS CONCORS,
> OMNIBUS VITAE OFFICIIS AEQUABILIS,
> CAETERAS VIRTUTES RELIGIONE CONSECRAVIT.
> QUID PLURA, REGI QUI CUM; INSTITUTUS FUERAT
> MORIENS DESIDERIUM SUI FECIT.
> OBIIT BORBONIAE DIE 30. MAII. ANNO 1736, AETATIS 36.
> Has Mariti Exuvias Maria Judith Vienne
> De commarain, Orbitatis suae Triste
> Solatium Sub Hoc Monumento Cum
> Lacrymis condidit
> Anno 1737.[509]

Nun trugen auch Laien, Politiker, Wissenschaftler, Juristen, Schauspieler und Philosophen post mortem Sorge für ihr Herz: Mehrere „Unsterbliche", also Mitglieder der 1635 auf Betreiben Richelieus gegründeten Académie Française, erhielten auf ihren Wunsch oder den ihrer Mitbürger ein eigenes Grab für ihr wichtigstes Organ, also nicht das Gehirn, zur Erinnerung für die Nachwelt: Das des Kanzlers von Frankreich, Pierre Séguier († 1672) kam in die Pariser Kirche der Pères de Nazareth in der Rue du Temple von Paris,[510] das eines weiteren Akademiemitgliedes, des Historikers François Eudes de Mézeray († 1683), ins Karmeliterkloster[511] in Paris. Dessen Kardiotaph trug die Inschrift:

> D.O.M.
>
> Cy-devant repose le Cœur de François Eudes de Mezeray, Historiographe de France, Secretaire Perpetuel de l'Académie Francaise.
>
> Ce Cœur après sa foi vive en Jesus-Christ, n'eut rien de plus cher que l'amour de sa patrie. Il fut constant ami des bons, et ennemi irréconciliable des méchans. Ses écrits rendront témoignage à la posterité de l'excellence et de la liberté de son esprit, amateur de la verité, incapable de flatterie, qui, sans aucune affectation de plaire, s'était uniquement proposé de servir à l'utilité publique.
> Il cessa de respirer le 10 de Juillet, 1683.[512]

8.8. Regierungszeiten Ludwigs XIII. und Ludwigs XIV.

In diese Kirche soll auch das Herz des Vaters des berühmten Feldherrn in Österreichs Diensten, des Prinzen Eugen, des Eugen Moritz von Savoyen-Carignan († 1673), gekommen sein,[513] auch dieser ein berühmter Feldherr, allerdings in Diensten Ludwigs XIV. Sein Corpus wurde mit allen Ehren in der – nicht mehr existierenden – Kartause von Gaillon bestattet.

Unklar ist der Verbleib der sterblichen Hülle des Philosophen und Mathematikers René Descartes (1596–1650), der auf Bitten der Königin Christina von Schweden nach Stockholm kam und dort starb. Zunächst wurde er dort beerdigt, später wurden die Überreste nach Paris in die Abtei Saint-Germain-des-Prés gebracht. Dort sei das Herz verblieben, der Rest habe auf Wunsch des revolutionären Nationalkonventes 1792 seine letzte Ruhe im Panthéon gefunden.[514] Nach anderen Quellen wurden die Gebeine nach mehreren Umbettungen wieder nach Saint-Germain-des-Prés zurückgebracht und hinter einen Gedenkstein zwischen zwei Mönchsgräbern gebettet. Heute ist nur eine schwarzmarmorne Wandtafel mit einer Eloge in goldenen Lettern ohne Erwähnung des Herzens in der Kirche vorhanden. Den Schädel bewahrt das Pariser Musée de l'Homme auf.[515]

In Saint-Germain-des-Prés ruht auch das Herz eines zu Lebzeiten berühmten Literaten, des Nicolas Boileau-Despréaux (1636–1711),[516] der sich in seinen letzten Lebensjahren, im Stift Notre-Dame einsam und verbittert lebend, dem Jansenismus zugewandt hatte. Begraben wurde er in der Sainte-Chapelle von Paris.

Ein Bekämpfer des Jansenismus in seinem Amt als Generalleutnant der Polizei, der die Nonnen aus Port-Royal des Champs vertreiben ließ, war der Staatsmann Marc René de Voyer de Paulmy, Marquis d'Argenson (1652–1721), der den 1801 säkularisierten Couvent de la Madeleine de Traisnel in Paris förderte. Nach seinem Willen wurde sein Herz in der Kapelle Saint-René der Klosterkirche begraben.

1737 wurde der Leichnam des Staatsmannes Victor-Marie d'Estrées, Vizeadmiral und Marschall von Frankreich, geteilt, der Corpus kam in den Couvent des Feuillants von Soissons, das Herz in das Monastère des Religieuses du Saint-Sacrement du Faubourg Saint-Germain von Paris.[517]

1778 wurde das Herz Voltaires begraben (s. Kap. 8.10).

Zehn Jahre später starb der Naturforscher Georges-Louis Leclerc de Buffon (1707–1788). Er war ein platonischer Verehrer und häufiger Gast der berühmten Pariser Salondame Suzanne Curchod, der Madame Necker, die ihn regelmäßig auf seinem Sterbelager besuchte und auch sein Herz erhalten haben soll. Später sei es verloren gegangen. Das Hirn des Wissenschaftlers ist im Sockel seiner Statue von Pajou im Naturhistorischen Museum von Paris eingeschlossen.[518] 2006 wurden seine Gebeine in der Familiengruft der Kirche Saint-Urse von Montbard exhumiert und wissenschaftlich untersucht.[519]

8. Herz- und Mehrfachbestattung in Frankreich

Das Herz eines Philhellenen, Diplomaten und Historikers, des Marie-Gabriel-Florent-Auguste de Choiseul-Gouffier (1752–1817), Mitglied der Académie Française, ist in einem von einer Urne gekrönten Cippus aus schwarzem Marmor in der Pariser Kirche Saint-Louis-d'Antin eingeschlossen.[520]

Ebenfalls ständiger Gast im Salon einer Dame der Pariser Gesellschaft, bei Anne-Catherine de Ligniville Helvétius, war der Arzt und Philosoph Pierre-Jean-Georges Cabanis (1757–1808), Mitglied der Académie Française und Freimaurer. Sein Corpus erhielt ein Ehrengrab im Panthéon, sein Herz wurde im Friedhof des Wohnsitzes der Helvétius, in Auteuil, im Grab seiner Ehefrau Charlotte (geb. de Grouchy,[521] † 1822) bestattet.

Auf dem schlichten, von einem Eisengitter umgebenen, klassizistischen Kardiotaph steht:

> FAMILLE CABANIS
> ICI REPOSENT,
> DANS LE MÊME CERCUEIL
> CHARLOTTE FÉLICITÉ GROUCHY
> VEUVE CABANIS
> DÉCÉDÉE LE 20. OCTOBRE 1844
> DANS SA 77EME ANNÉE.
> ET LE CŒUR DE SON ÉPOUX
> PIERRE JEAN GEORGES CABANIS
> MEMBRE DE L'INSTITUT DE
> FRANCE ET DU SENAT.
> DONT LE CORPS EST DÉPOSÉ AU
> PANTHÉON ET QUI DÉCÉDA.
> LE 6. MAI 1808
> A L'AGE DES 51 ANS.[522]

Auch Madame Helvétius († 1800) liegt dort.

Ein weiteres Akademiemitglied, der Bischof von Orléans, Félix Dupanloup († 1878), trat aus der Akademie aus Protest gegen die Freimaurerei aus. Nach seinem Tod wurde er in seiner Kathedrale, Sainte-Croix in Orléans, unter einem prächtigen Marmormonument begraben. Sein Herz kehrte in seinen Heimatort zurück, in die Dorfkirche von Saint-Félix in Obersavoyen (s. Kap. 13.6).

Über den sprichwörtlichen Herzenswunsch eines weiteren „Unsterblichen", des umstrittenen rechtskonservativen Schriftstellers Charles Maurras (1868–1952), existieren skurrile Geschichten: Er habe sein Herz ins Nähkästchen seiner Mutter eingeschlossen haben wollen.[523] Es kam dann schließlich in den Garten seiner geliebten Villa Chemin de Paradis in Martigues, während sein Corpus in der kleinen Familienkapelle auf dem Friedhof von Roquevaire ruht.

Nach Sainte-Geneviève du Mont in Paris soll das Herz des Physikers und Philosophen Jacques Rohault (1618–1672) gebracht worden sein;[524] jenes des Juristen,

8.8. Regierungszeiten Ludwigs XIII. und Ludwigs XIV.

Parlamentspräsidenten und Anhänger des Jansenismus Guillaume de Lamoignon († 1677) wurde in die Paris Kirche Saint-Leu-Saint-Gilles zum Grab seiner Mutter gebracht.[525]

Mindestens zwei aus dem Reigen der königlichen Mätressen sorgten posthum für ihr Herz, das zu Lebzeiten Ludwig XIV. gehörte: Die schöne Marie Angélique de Scoraille de Roussille, die kaum 20-jährig in Port-Royal des Champs[526] starb († 1681), gelobte ihr Herz der Abtei von Chelles.[527] Jenes der von ihr verdrängten Rivalin, der Françoise Athénaïs de Rochechouart, Madame de Montespan (1641–1707), soll nach La Flèche zu den Jesuiten gekommen sein.[528]

Aber auch prominente Ausländer und Exilanten ließen ihr Herz in Paris:
Johann II. Kasimir, König von Polen, aus dem Hause Wasa (1609–1672), stand zeit seines Lebens im Schatten seines älteren Bruders und Vorgängers, Władysław IV. Er musste aufgrund seiner verfehlten Politik 1668 abdanken und starb im Exil in der Abtei von Saint-Martin bei Nevers, wurde in Paris in Saint-Germain-des-Prés begraben, 1676 exhumiert und in die polnische Königskirche auf den Wawel in Krakau verbracht. Das Herz blieb in Saint-Germain, in der St. Kasimirkapelle der Abtei, zu deren Abt er in seinen letzten Lebensjahren gewählt worden war.[529]
Das von den Bildhauern und Brüdern Gaspard und Balthazar Marsy geschaffene Grabmal stellt den knienden König in priesterlichem Habit dar, Krone und Szepter dem Altar entgegenhaltend, zu seinen Füßen Wappenschilde, Rüstung, Fahnen und andere Symbole des Krieges und der Macht. Zwei ihn flankierende Sklaven sind heute nicht mehr vorhanden. Auf dem Piedestal ist eine Schlacht im Halbrelief dargestellt, darüber steht „D.O.M. / ETERNAE MEMORIAE REGIS CASIMIRI" (s. Abb. 41, S. 742).[530]

Die jüngste Tochter Heinrichs IV., Henrietta Maria (1609–1669), heiratete, obwohl katholisch, aus dynastischen Gründen den anglikanischen König von England, Karl I., entfremdete sich ihren Untertanen und starb schließlich im Land ihrer Geburt, das sie aus gesundheitlichen Gründen aufgesucht hatte, im Schloss Colombes. Ihr Herz (mit Eingeweiden) kam zu den Nonnen in den Konvent nach Chaillot (Monastère de la Visitation), den sie zu Lebzeiten gefördert hatte.[531] Auf dem silbernen Herzgefäß standen, in Latein eingraviert, ihr Name, ihre Titel und ihre Herkunft. Bei der Zerstörung des Klosters ging es verloren.[532] In Saint-Denis, bei ihren königlichen Vorfahren, ruht ihr Leib, der während der Revolution geschändet wurde.
Zwei ihrer Söhne nahmen sich das Beispiel der Mutter zu Herzen: König Karl II. († 1685), dessen Herz in der Westminster Abbey ruht (s. Kap. 9.5), und der nächste englische König Jakob II., ihr zweiter Sohn (1633–1701). Auch dieser, der letzte Katholik auf dem Thron, war bei seinem Volk unbeliebt und wurde in der „Glorreichen Revolution" (1688/89) zur Abdankung und zum Exil in Frankreich gezwungen. Er lebte unter der Protektion Ludwigs XIV. ein strenges Büßerleben im Schloss von Saint-Germain-en-Laye und wünschte sich ein schlichtes Begräbnis ohne Zeremoniell und ohne Monument in der Pfarrkirche von Saint-Germain. Dieser Wunsch ging

8. Herz- und Mehrfachbestattung in Frankreich

nicht in Erfüllung: Sein Herz erhielten die Nonnen des Klosters der Visitation in Chaillot, die bereits das seiner Mutter Henrietta Maria, der englischen Königin (s. S. 137), verwahrten. Nach der Zerstörung des Konvents[533] kam es in die Kapelle des Hl. Edmund bei den Englischen Benediktinern in der Rue Saint-Jacques nach Paris. Auch hier fand es keine Ruhe, sondern wurde bei deren Zerstörung während der Revolution vernichtet. Allerdings werden im Chiddingstone Castle in Kent ein silberner Behälter in Spielkartenherzform mit eingravierter Krone, der zumindest einen Teil des königlichen Herzens enthalten soll, und ein Reliquiar mit Blut und Haaren des Verstorbenen aufbewahrt.[534]

Seine Eingeweide teilten sich die Pfarrkirche in Saint-Germain-en-Laye und das englische Jesuitenkolleg in Saint-Omer, Frankreich.[535] Der Corpus kam ebenfalls zu den Benediktinern nach Paris. Ungewöhnlich war die Aufbewahrung des Gehirns in einem Bronzegefäß in der Kapelle des Schottenkollegs in Paris.[536] Die Zerteilung seiner Leiche – Fleischteile wurden aus dem rechten Arm entnommen, Leinentücher seien mit seinem Blut benetzt, Kopfhaare abgeschnitten worden – ist wohl auch auf den Wunsch seiner verbliebenen Anhänger zurückzuführen, Reliquien des von ihnen als heilig verehrten Monarchen zu bewahren. Die sonstigen sterblichen Überreste gingen in den Wirren des 19. Jahrhunderts verloren, fanden also nicht ihren angestammten Platz in der Westminster Abbey.[537]

Jakobs zweite Gattin, Maria Beatrice d'Este († 1718), und ihre gemeinsame, mit 20 Jahren an den Pocken verstorbene Tochter, Louisa Maria Teresa Stuart († 1712), wurden ebenfalls nach ihrem Tode geteilt. Diesmal kamen beider Eingeweide ins Schottenkolleg,[538] die Herzen zu dem ihres Vaters bzw. Gatten nach Chaillot, dann in die Pfarrkirche von Saint-Germain-en-Laye.[539]

Ihre Corpora wurden zum Grab des Gatten bzw. Vaters bei den Benediktinern in die Rue Saint-Jacques gebracht.[540]

Zum Angedenken an die drei ließ der englische König Georg IV. auf der rechten Seite des Haupteinganges der Pfarrkirche von Saint-Germain eine Erinnerungstafel anbringen, die 1855 von Queen Victoria durch eine neue ersetzt wurde.

Die Hofdame der Maria Beatrice, Mary, Herzogin von Perth († 1726), wollte ihr Herz neben den Eingeweiden ihrer Herrin im Schottenkolleg begraben haben.[541] Neben dem Eingeweidegrab der Königin liegt ihr Gedenkstein, auf dem ein von Tränen umgebenes Herz eingraviert ist, mit der Inschrift:

> HIC SITUM EST
> COR
> MARIAE DE GORDON DE HUNTLY
> DUCISSAE DE PERTH
> PRIMARIAE APUD REGINAM MAGN. BRTI.
> MATRONAE.
> OBIIT XIII. MARTII
> AN. DOM. M.DD.XXVI.

Das Schottenkolleg, das Zentrum des schottischen Katholizismus im Paris der Epoche, wurde so vorübergehend zu einem Mausoleum schottischer Exilanten.[542]

8.8. Regierungszeiten Ludwigs XIII. und Ludwigs XIV.

Der Außenminister, oberste Hofgeistliche und Biograph des expatriierten Königs, Louis Innes, war auch Leiter des Scots College in seinem Exil und ließ sein Herz in die Kapelle bringen († 1738), ebenso Michel de Roncherolles, Marquis de Pont-Saint-Pierre († 1754).[543]

BRADFORD zählt weitere englische Peers auf, deren Herzen in Paris blieben oder dorthin gebracht wurden, so das des Royalisten James Radclyffe, 3. Earl of Derwentwater, der 1716 im Tower enthauptet wurde, in die Kirche der Englischen Augustiner, das des Philip Roper, 9. Baron Teynham († 1727), zu den Englischen Schwestern von Fossés-Saint-Victor und das des William, Earl of Stafford († 1734), zu den „Blue Nuns", in die Kirche des Ordens der Unbefleckten Empfängnis.[544]

Das Herz einer Irin, der Honora de Burgo (1675–1698), mit ihrem zweiten Gatten, dem Duke of Berwick, im Exil in Saint-Germain-en-Laye in Frankreich, wurde in der Kirche von Pézenas in Südfrankreich begraben. Sie hatte den Ort wegen einer Lungenerkrankung aufgesucht und war dort gestorben.[545] Der einbalsamierte Corpus wurde zu den Englischen Benediktinerinnen von Pontoise gebracht.

Im 17. Jahrhundert wurden die Herzen von sieben Adligen in der Kirche des Konvents der Feuillants[546] in der Rue Saint-Honoré in Paris begraben: die des Ehepaares Octavien Doni, Baron de la Ferté und seiner Gattin Valence de Marillac, beide 1617 verstorben,[547] am Fuß des Altars der Kapelle des Heiligen Bernhard unter einer Kupferplatte, jenes der Anne Judith de Lièvre († 1690) bei weiteren Mitgliedern der Familie. Ihr Kardiotaph trug die Inschrift:

<pre>
            A.E.R.M.
   Ici repose le cœur noble et pieulx
      de haute et puissante princesse
            ANNE DE LIEVRE,
            comtesse de Vertus,
première baronne de Bretaigne et d'Avaulgour.
        Elle a voulu que ses entrailles
    fussent réunies aux reliques de ses ancestres
         en attendant la résurrection.
              MDCXC
</pre>

Schließlich jenes der Anne Hurault de Cheverny († 1635), von dem noch eine Abbildung von 1790 vorhanden ist, die in einer Nische eine quadratische Basis mit Inschrift zeigte, auf der eine ionische Säule aus flandrischem Marmor, flankiert von zwei trauernden Frauen, stand. Das Kapitell trug zwei Wappen, auf denen zwei trauernde Genien saßen, und die Herzurne.[548]

Im Boden des Kirchenschiffs lagen die Herzen von Alexandre Le Vasseur, „un gentilhomme servant ordinaire du roi" (Sterbedatum nicht bekannt), des Marquis Michel de Beauclerc (1604–1645), der Marie Charlotte de Lude († 1658) und die Eingeweide der Anne de Montafié, Comtesse de Soissons († 1644).[549]

8. Herz- und Mehrfachbestattung in Frankreich

In der Krypta der Pfarrkirche Saint-Martin von Daillecourt im Nordosten Frankreichs sind neben den Corpora von Mitgliedern der Adelsfamilie de Choiseul, zu deren Lehen der Ort gehörte, auch zwei Herzen begraben, das des Kavalleriegenerals Jacques-François de Choiseul († 1686) und des Armeegenerals Charles-Marie de Choiseul († 1769), beide Seigneurs de Daillecourt. Die schlichten Steine tragen neben dem Familienwappen auf dem von einem kleinen Kreuz gekrönten Kapitell folgende Inschriften:

>ICI GIT LE CŒVR
>DE MESSIRE JACQVE
>FRANÇOIS DE
>CHOISEVL EN SON
>VIVANT LIEVTEN
>ANT GENERAL
>AV GOVERNEM
>ENT DE CHAMP
>AGNE MARECHAL
>DES CAMPS DES
>ARMEES DU ROI
>COMMANDANT AV
>CHASTEAV DE DIN
>ANT ET SES DESP
>ENDANCES INSPEC
>TEVR DE CAVALERIE ENTRE
>SAMBRE ET MEVSE
>DECEDE A DINA
>NT LE 13 JUIN 1686:

und

>ICI GIT LE CŒUR DE HAUT ET TRES
>PUISSANT SEIGNEUR
>CHARLES MARIE LIEUTENANT GENERAL
>DES ARMEES DU ROI
>LIEUTENANT DE LA PROVINCE DE CHAMPAGNE
>SEIGNEUR DE DAILLECOURT
>BARON D'IS ET MEUVY
>CHEVALIER D'HONNEUR
>DE LA REINE DE POLOGNE DUCHESSE
>DE LORRAINE ET DE BAR
>INHUME LE 6 AVRIL 1769
>CONFORMEMENT A SES DERNIERES VOLONTES
>JEAN-BAPTISTE ETIENNE CURE DUDIT LIEU

Das Herz eines weiteren Familienmitgliedes, des Marschalls von Frankreich Claude de Choiseul-Francières († 1711), wurde auf den Friedhof Père Lachaise in Paris gebracht (s. Kap. 8.14).

In der Kirche des nicht mehr existierenden Klosters der Minimes de la Place Royale in Paris[550] befanden sich ebenfalls einige Herzgräber: das des Generalkon-

8.8. Regierungszeiten Ludwigs XIII. und Ludwigs XIV.

trolleurs der königlichen Finanzen, Philippe de Castille († 1607), in einer von ihm gestifteten Kapelle, während sein Corpus am Sterbeort Avignon blieb; das des Vaters der Marquise de Sévigné,[551] des im Kampf gegen die Engländer 1627 gefallenen Celse-Bénigne de Rabutin; das des 1622 vor Montpellier ebenfalls gefallenen François de Valois; schließlich die Eingeweide von Heinrich von Bourbon, Prinz von Condé († 1646, s. S. 125).

Als 1710 die bei Versailles gelegene Abtei Port-Royal des Champs, ein Frauenkloster des Zisterzienserordens, wegen ihrer jansenistischen Prägung vom Papst und vom französischen König aufgelöst und zerstört wurde, exhumierte man die zahlreichen Gräber in Kirche und Friedhof und bettete die sterblichen Reste um. Darunter befanden sich auch 16 Herzurnen, überwiegend Bleibehälter in Herzform, sieben davon mit Inschrift.[552] Ursprünglich waren sie unter kleinen Platten im Nonnenchor der Abteikirche und in der Chapelle des Reliques begraben.[553] Sie wurden mit sonstigen sterblichen Resten und vier Corpussärgen in die nahegelegene Kirche Saint-Germain-de-Paris von Magny-les-Hameaux überführt. Elf Gefäße wurden dort bei Renovierungsarbeiten 1860 erneut herausgenommen und zwei Jahre später rechts neben dem Marienaltar endgültig begraben.[554]

Weitere Herzurnen brachte man in das Tochterkloster Port-Royal in Paris, das während der Revolution aufgelöst wurde,[555] die sterblichen Überreste der Arnauld-Familie kamen in die Kirche Saint-Martin von Palaiseau und etwa 3000 Leichen in ein Massengrab auf dem Friedhof Saint-Lambert und weitere benachbarte Friedhöfe.[556]

Unter den Herzgefäßen von Port-Royal des Champs stammte ein beschriftetes von der Äbtissin Angélique Arnauld (1591–1661), die den Orden im Sinne des Jansenismus reformierte. Die eiserne Dose war verrostet und musste ersetzt werden. Arnauld stand wesentlich unter dem Einfluss des Abtes und maßgeblichen Vertreters des Jansenismus, Jean Duvergier de Hauranne († 1643), dessen Herz möglicherweise das erste der Reihe in der Abteikirche war.

Andere Herzurnen waren am ehesten anderen Mitgliedern der Familie Arnauld zuzuordnen; dem Priester, Schüler de Hierannes und späteren Mitglied der Abtei Port-Royal, Antoine Singlin († 1664); dem Mitglied des Parlaments Guillaume de Gué de Bagnols († 1657); dem Theologen Antoine de Baudry de Saint-Gilles d'Asson († 1668); dem Abt und Neffen Kardinal Richelieus, Sébastien-Joseph du Cambout de Pontchâteau († 1690); dem Bruder der Äbtissin Angélique, dem Theologen und Philosophen Antoine Arnauld († 1694).

Eine Urne enthielt die Eingeweide der Nichte des Kardinals Mazarin, Anna Maria Martinozzi († 1672, s. S. 127).

Das Herz der Herzogin Anne Geneviève de Bourbon-Condé, einer Förderin der Jansenisten und der Abtei Port-Royal († 1679), wurde auf ihren Wunsch in der Abteikirche begraben, wo sie bereits das Herz ihres zweiten Sohnes hatte bestatten lassen. Dieser Charles Paris d'Orléans-Longueville, unter anderem Kandidat auf den polnischen Thron, fiel mit 23 Jahren am 12. Juni 1672 bei der Rheinpassage bei Tolhuis im französisch-holländischen Krieg. Auf seinem nicht mehr vorhandenen Kardiotaph stand:

> Hic situm est cor CAROLI I. AURELIANENSIS, Ducis Longavillei, Principis Novi Castri Helvetiorum, & c. Adolescentis sapientia, fide, solertia, munificentia, magnanimitate, fortitudine, & incredibili inter homines nedum inter Principes humanitate vere Principis; quem expeditione Belgica anni 1672 omnibus militia partibus strenue functum, indole, factis disciplina, fama inclycum, atque adeo mox spontaneis Optimatum Polonorum studiis Regem sufficiendum; sed majora, hoc est, aeterna regnumque caelorum serio cogitantem, anteacta vitae errores alto corde lugentem, Rex Regum aetatis impendentisque dignitatis lubricum misertum, Rheno ad Tolhusium trajecto fortissime dimicantem, annos 23. natum, adhuc coelibem, totius orbis expectationi, Polonorum votis, & difficillimis rebus eripuit pridie Id. Jun. an. Salus. 1672.
> Anna-Genovefa Borbonia mater tanto dolori, Deo volente, superstes, desiderii speique M.P.[557]

Das mütterliche Herz wurde nach der Auflösung der Abtei 1711 in die Kirche Saint-Jacques-du-Haut-Pas, Paris, gebracht, wo schon der von ihr verehrte Duvergier de Hauranne (s.o.) und ihre Eingeweide begraben lagen.

Eine weitere Anhängerin des Jansenismus und Wohltäterin der Abtei, wo sie zuletzt als Novizin lebte, war Cathérine de Vertus († 1692). Sie wollte aus Demut nicht in der Kirche, sondern auf dem Friedhof begraben werden. 1711 wurden ihre sterblichen Reste in die Abtei Malnoue gebracht, wo sich bereits ihr Herz befand.

8.9 Val-de-Grâce – Herzgruft der königlichen Familie

Die bereits erwähnte Mutter des „Sonnenkönigs", die spanische Habsburgerin Anna von Österreich (1601–1666), zog sich nach Übernahme der Regierungsgeschäfte durch den Sohn zunehmend vom Hofleben zurück und verweilte häufig im Kloster Val-de-Grâce, das auf ihr Betreiben vom Val Profond nach Paris in einen alten Herrensitz des Faubourg Saint-Jacques verlegt wurde.

Sie soll gewünscht haben, dass künftig die Herzen der gesamten königlichen Familie in diesem Kloster, zu dem sie sich hingezogen fühlte, ihre ewige Ruhe finden sollten. Den Jesuiten von Saint-Paul-Saint-Louis, die ihr nahelegten, ihr Herz nach ihrem Tod mit dem ihres Gatten, Ludwig XIII., in ihrer Kirche zu vereinen, habe sie entgegnet: „Mes pères, il y a long-temps que j'ai donné mon cœur, et celles qui l'ont possédé pendant ma vie, l'aurent encore après ma mort."[558]

Die Grundsteinlegung für den Neubau fand am 1. Juli 1624 statt. Als nach 23-jähriger kinderloser Ehe ihre flehentlichen Bitten um einen Thronfolger erhört wurden, erfüllte sie ein Gelöbnis, das sie in ihrer Not abgelegt hatte, nämlich den Neubau der Kirche der Abtei. Der siebenjährige Dauphin durfte 1645 den Grundstein für den Bau legen, den der berühmte Architekt Mansart entworfen hatte und der dann wegen der beim Bau aufgetretenen Schwierigkeiten erst 1665 vollendet wurde. Der vollständige Name der Abtei lautete Abbaye de Val-de-Grâce de Notre-Dame-de-la-Crèche, d.h. die Gnadentalkirche war aufgrund des Gelübdes der Monarchin der Muttergottes der Krippe geweiht. Für den Hochaltar schuf Anguier eine Marmorgruppe mit dem Erlöser in der Krippe, die Altarvorderwand

8.9. Val-de-Grâce – Herzgruft der königlichen Familie

nahm aber ein Bronzerelief ein, das die Grablegung Christi zeigte. Geburt und Tod sollten also zusammengesehen werden. Und so entstand im linken Querschiff eine der Namenspatronin der Königin, der Hl. Anna, geweihte Kapelle, die die Herzurnen der königlichen Familie aufnehmen sollte.

Unter Tränen habe Anna ihren Sohn gebeten, selbst ihr Herz nach Val-de-Grâce zu bringen. Als es dann ein Jahr nach der Vollendung der Kirche, 1666, so weit war, habe der „Sonnenkönig" das Herz seiner geliebten Mutter mit großem Zeremoniell auf einem schwarzen Samtkissen der Äbtissin Marguerite d'Arbouze mit den Worten übergeben: "Ma mère, voilà un cœur que je vous apporte pour le joindre bientôt au mien."[559]

Das Organ war vom ersten Chirurgen des Hofes entnommen, einbalsamiert und in einer Bleiummantelung in ein Silberherz gegeben worden, mit folgender Inschrift:

> C'est le cœur de très-haute, très-excellente et très-puissante princesse Anne d'Autriche, par le grace de Dieu, reine de France et de Navarre, cy-devant épouse du roy Louis-le-juste, XIII du nom, et après son décès régente en France, mère de Louis XIV, à présent régnant; laquelle est décédée au château du Louvre, le vendredy 20 jour de janvier 1666.

Es blieb, von Trauerflor und -emblemen eingehüllt, noch ein Jahr im Chor der Kirche.

Die ersten Begräbnisse betrafen allerdings die Herzen von Kindern, zwei von Ludwig XIV. und Marie Thérèse, eines vom Bruder des Königs, Philipp I. von Bourbon, und der Henriette von England.

Als die Königinmutter die letzten Tage des Jahres 1662 in der Abtei verweilte und von ihrem Sohn besucht wurde, erhielt dieser die dringliche Nachricht, dass sein wenige Wochen altes Töchterlein, Anne-Élisabeth, im Sterben läge. Die Äbtissin habe die Königin bedrängt, im Falle des Todes des Kindes dessen Herz den Nonnen zu überlassen. So könne Val-de-Grâce zur Herzgrabstätte der königlichen Familie werden wie Saint-Denis für die Leichname. Ludwig habe der Bitte seiner Mutter zugestimmt. Das Herz des Säuglings sei konserviert, in ein Bleigefäß und dieses in eine silberne herzförmige Urne mit einer Lilienkrone und der Inschrift eingeschlossen worden:

> C'est icy le cœur de madame Anne Elisabeth de France, fille de Louis XIV., roy de France et de Navarre, et de la reine Marie-Thérèse d'Autriche, son épouse, et petite-fille de la reine Anne d'Autriche, mère du roy, fondatrice de cette abbaye royale du Val-de-Grâce, décédée au Louvre, le 30 décembre 1662, agée de quarante-trois jours.

Am 31. Dezember brachte die Königinmutter selbst das Herz ihrer Enkelin nach Val-de-Grâce und übergab es der Äbtissin. Zwei Jahre später wurde das Herz ihrer Schwester, der nur 40 Tage alt gewordenen Marie Anne († 26. Dez. 1664), in die Abtei gebracht.

8. Herz- und Mehrfachbestattung in Frankreich

Hier kam auch das Herz ihrer Schwiegertochter, der Gattin Ludwigs XIV., der frommen Maria Teresa von Spanien, die 1683 mit 44 Jahren an einem Armabszess starb, zur Ruhe.

Ihr Gatte und dessen Bruder Philipp I. von Bourbon veranlassten Herzbestattungen weiterer Familienmitglieder und weitere Familien schlossen sich ihrem Beispiel an, so der „Grand Dauphin" Louis de Bourbon, der Sohn Ludwigs XIV., Philipp II. von Orléans († 1723), „der Regent", der für den minderjährigen Ludwig XV. von 1715–1723 die Regierungsgeschäfte führte, dessen Sohn, Louis I. de Bourbon, Herzog von Orléans († 1752), Ludwig, der Dauphin von Frankreich, Herzog von Burgund († 1712), und dessen Enkel, der Dauphin Louis Ferdinand de Bourbon († 1765), dessen Herz nach Saint-Denis kam.

Auch Philipps I. Herz blieb in Val-de-Grâce, die Eingeweide wurden in der Kirche von Saint-Cloud begraben. So hielt es auch sein Sohn, der eben erwähnte Philippe II. de Bourbon († 1723), der sein Herz nach Val-de-Grâce, die Eingeweide in die Kirche seiner Geburtsstadt Saint-Cloud bringen ließ. Sein Herz tauchte allerdings nach der Plünderung von Val-de-Grâce wieder auf, die Urne steht seit 1841 in der neuzeitlichen Grablege der Orléans, in der Chapelle royale de Dreux, in der sich noch ein weiteres Herz befindet, das der Françoise de Montpensier (1816–1818), Tochter von Louis-Philippe I., des letzten Königs von Frankreich.[560]

Insgesamt nahm Val-de-Grâce bis zur Revolution 46 fürstliche Herzen auf:[561]

1. Anne-Élisabeth de France, erste Tochter Ludwigs XIV. und der Marie-Thérèse von Österreich, † 30. Dez. 1662, 43 Tage alt

2. Anne-Marie de France, Tochter Ludwigs XIV. und der Marie-Thérèse, † 26. Dez. 1664, 41 Tage alt

3. Mademoiselle d'Orléans, zweite Tochter Philipps I. von Bourbon, des einzigen Bruders Ludwigs XIV., und der Henriette von England, † 9. Juni 1665 (kurz nach der Geburt)

4. Anna von Österreich, Königin von Frankreich, Gattin Ludwigs XIII., Mutter Ludwigs XIV., Gründerin von Val-de-Grâce, † 20. Jan. 1666, 64 Jahre alt

5. Philippe-Charles d'Orléans, Herzog von Valois, erster Sohn Philipps I. von Bourbon, Herzog von Orléans, und der Henriette von England, † 8. Dez. 1666, zwei Jahre und vier Monate alt

6. Henriette-Anne von England, Gattin Philipps I. von Bourbon, † 30. Juni 1670, 26 Jahre alt

7. Philippe-Charles de France, duc d'Anjou, Sohn Ludwigs XIV. und der Marie-Thérèse von Österreich, † 2. Juli 1671, drei Jahre und zwei Monate alt

8. Marie-Thérèse von Frankreich, Tochter Ludwigs XIV. und der Marie-Thérèse von Österreich, † 1. März 1672, fünf Jahre und zwei Monate alt

8.9. Val-de-Grâce – Herzgruft der königlichen Familie

9. Louis-François de France, duc d'Anjou, † 4. Nov. 1672, vier Monate und 22 Tage alt

10. Alexandre von Orléans, Herzog von Valois, Sohn Philipps von Frankreich und der Elisabeth Charlotte von der Pfalz, † 16. März 1676, zwei Jahre und zehn Monate alt

11. Marie-Thérèse, Infantin von Spanien, Gattin Ludwigs XIV., † 30. Juli 1683, 44 Jahre und zehn Monate alt

12. Marie Anne Christine Victoire von Bayern, Gattin von Louis, Dauphin von Frankreich, † 20. Apr. 1690, 29 Jahre und fünf Monate alt

13. Anne Marie Louise von Orléans, Tochter von Gaston, Herzog von Orléans, † 5. April 1693, 66 Jahre alt

14. Mademoiselle von Valois, erste Tochter von Philippe von Orléans, Herzog von Chartres, und der Marie Anne von Bourbon, † 16. Okt. 1694, zehn Monate alt

15. Philipp I. von Bourbon, Herzog von Orléans, einziger Bruder Ludwigs XIV., † 9. Juni 1701, 61 Jahre alt

16. Ludwig, 1. Herzog der Bretagne, erster Sohn des Louis de Bourbon, Dauphin de Viennois von Frankreich, und seiner Gattin Marie-Adelaide von Savoyen, † 14. Apr. 1705, neuneinhalb Monate alt

17. Marie-Adelaide von Savoyen, Gattin des Louis de Bourbon, Dauphin de Viennois von Frankreich, † 12. Feb. 1712, 26 Jahre und zwei Monate alt

18. Dauphin Ludwig von Frankreich, Sohn des Dauphins Ludwig von Frankreich und der Marie Anne Victoire von Bayern, † 18. Feb. 1712, 29 Jahre und sechs Monate alt

19. Ludwig Dauphin von Frankreich, Sohn des Ludwig Dauphin von Frankreich und seiner Gattin Marie-Adelaide von Savoyen, † 8. März 1712, fünf Jahre und zwei Monate alt

20. Charles, Herzog von Alençon, Sohn des Charles, Herzog von Berry, und der Marie Louise Elisabeth von Orléans, † 16. Apr. 1713, 21 Tage alt

21. Charles von Frankreich, Herzog von Berry, Sohn des Dauphins Ludwig und der Marie Anne Victoire von Bayern, † 4. Mai 1714, 27 Jahre und acht Monate alt

22. Marie Louise Elisabeth, Tochter des Charles von Frankreich, Herzogs von Berry, und der Marie Louise Elisabeth von Orléans, † 17. Juni 1714, einen Tag alt

23. Marie Louise Elisabeth von Orléans, Herzogin von Berry, † 20. Juli 1719, 24 Jahre alt

8. Herz- und Mehrfachbestattung in Frankreich

24. Elisabeth Charlotte de Bavière, princesse Palatine („Liselotte von der Pfalz"), † 1722, 70 Jahre alt[562]

25. Philipp, Herzog von Orléans, Sohn Philipps von Frankreich und der Elisabeth Charlotte von Bayern, † 2. Dez. 1723, 49 Jahre alt[563]

26. Auguste Marie Jeanne von Baden-Baden, Herzogin von Orléans, † 8. Aug. 1726, 21 Jahre und 8 Monate alt (Corpus- und Cor-Bestattung)

27. Louise Madeleine von Orléans, † 14. Mai 1728, 21 Monate und neun Tage alt (nur Corpus)

28. Louise Marie von Frankreich, dritte Tochter Ludwigs XIV., † 19. Feb. 1733, vier Jahre und sechs Monate alt

29. Philippe Louis von Frankreich, Sohn des Königs Ludwig XV. und seiner Gattin Marie Leszczyńska, † 17. Apr. 1733, drei Jahre alt

30. Philippine Elisabeth von Orléans, „Mademoiselle de Beaujolais", fünfte Tochter Philipps II. von Orléans (Regent von Frankreich 1715–1723) und seiner Gattin Françoise Marie von Bourbon, † 21. Mai 1734, 19 Jahre alt (evtl. nur Corpusbestattung)

31. Louise Diane von Orléans, Prinzessin de Conti, sechste Tochter Philipps II. von Orléans und der Françoise Marie de Bourbon, † 26. Sept. 1736, 20 Jahre alt

32. Marie Thérèse Antoinette Raphaëlle von Bourbon, erste Gattin des Dauphins Louis Ferdinand von Frankreich, † 22. Juli 1746, 20 Jahre alt

33. Marie-Thérèse von Frankreich, Tochter des Dauphins Louis Ferdinand und der Marie Thérèse Antoinette Raphaëlle von Bourbon, † 27. Apr. 1748, zwei Jahre alt

34. Françoise Marie de Bourbon, Herzogin von Orléans, † 1749, 72 Jahre alt

35. Louis I. de Bourbon, Herzog von Orléans, Sohn Philipps II. von Orléans, des „Regenten", † 4. Feb. 1752, 49 Jahre alt

36. Anne Henriette von Frankreich, erste Tochter Ludwigs XV. und der Marie Leszczyńska, † 10. Feb. 1752, 24 Jahre alt

37. Xavier Marie Joseph von Frankreich, Herzog von Aquitanien, Sohn des Dauphins de Viennois Louis Ferdinand von Frankreich, † 22. Feb. 1754, zwei Jahre alt

38. Marie Zéphyrine von Frankreich, Tochter des Louis Ferdinand Dauphin de Viennois, † 1. Sept. 1757, fünf Jahre alt

39. Louise Henriette de Bourbon-Conti, Herzogin von Orléans, Cousine König Ludwigs XV., † 9. Feb. 1759, 33 Jahre alt

8.9. Val-de-Grâce – Herzgruft der königlichen Familie

40. Charlotte Aglaé von Orléans, Herzogin von Modena, dritte Tochter Philipps II. von Orléans, † 19. Jan. 1761, 61 Jahre alt

41. Louis Joseph Xavier, Herzog von Burgund, Sohn von Louis Ferdinand de Bourbon, Dauphin de Viennois und der Maria Josepha von Sachsen, † 22. März 1761, neuneinhalb Jahre alt

42. Adelaide (Mademoiselle) d'Orléans, † 1782, fünf Jahre alt[564]

43. Mademoiselle d'Artois, † 1783, sieben Jahre alt

44. Louis-Philippe d'Orléans, duc d'Orléans, † 1785, 60 Jahre alt

45. Marie Hélène Sophie Beatrice de France, † 1787, ein Jahr alt

46. Louis Joseph Xavier François de Bourbon, Dauphin de Viennois, Premier Dauphin von Frankreich, † 4. Juni 1789, Sohn des Königs Ludwig XVI. und der Marie Antoinette

Weitere Eingeweide- oder Herz-Bestattungen:

47. Pierre César du Cambout, marquis de Coislin, conte de Crécy, † 1641, 28 Jahre alt

48. Honorat de Beauvilliers, Comte de Saint-Aignan, † 1662 [recte: 1622; Anm. d. Verf.], 55 Jahre alt (Viscera)

49. Marie de Luxembourg, Herzogin von Mercœur, † 1623 (Viscera, evtl. cum corde)

50. Philippe [sic!] de Beurges, Dame de Seury et de la Moguelaye, † 1636

Das erste dort bestattete Herz der königlichen Familien war das der ersten, nach sechs Wochen verstorbenen Tochter Ludwigs XIV., Anne-Élisabeth, im Jahre 1662, das letzte jenes des 1789 mit sieben Jahren verstorbenen Erstgeborenen Ludwigs XVI. und Marie Antoinettes, des Premier Dauphin, Louis Joseph Xavier François de Bourbon. Mindestens sechs weitere adelige Herzen kamen, teilweise später, hinzu.

Allerdings kamen die meisten nicht mehr in die Annenkapelle. Ludwig XIV. hatte in späteren Jahren an der Aufstellung Anstoß genommen, vielleicht, weil ihn der Anblick zu sehr an den Tod erinnerte. Die Urnen aus Blei und feuervergoldetem Silber standen aufgereiht auf tumbenförmigen Sockeln. Der König befahl 1696, dass alle Urnen mit Ausnahme der seiner Mutter und seines Bruders, des Herzogs von Orléans, in eine Krypta unter der Annenkapelle verbracht würden. Diese war mit schwarzem Marmor ausgekleidet und mit silbernen Tränen geschmückt. Die Herzbehälter standen in Nischen.[565]

1792 zerstörten die Jakobiner das Innere der Krypta, brachen die Urnen auf und verstreuten den Inhalt. Die Metallgefäße kamen in die republikanische Münze. Angeblich benutzte der Maler Drolling den Inhalt von elf bei einem Trödler

8. Herz- und Mehrfachbestattung in Frankreich

eingekauften Herzurnen zur Herstellung von Farben. 1845 erstand ein Vicomte de Becdelièvre die Inschriftschilder von neun Herzurnen bei einem Krämer und vermachte sie 1891 dem Museum Crozatier in Le Puy-en-Velay. Es handelt sich um schlichte, gravierte Kupferplättchen in Spielkartenherzform ohne Schraublöcher.[566] Der Text ist in Stil und Inhalt einheitlich, enthält Namen, Lebensdaten und Abstammung.[567]

Wahrscheinlich war die überwiegende Mehrzahl der Herzurnen mit Ausnahme der ersten von der gleichen Machart.

Val-de-Grâce, das bis zu seiner Zerstörung zu den größten Herzgrablegen Europas zählte, wurde erst in eine Entbindungsanstalt und später in ein Militärhospital, jetzt das größte seiner Art in Frankreich, umgewandelt. In der Krypta der Kirche ist noch ein leeres Regal vorhanden, in dem Herzurnen standen. Einige wenige gerettete Urnen stehen heute in dem „Armoire des cœurs" genannten Regal in der Prinzenkapelle von Saint-Denis (s. S. 160).

Im Hof des Hospitals, das erst in den Achtzigerjahren des 20. Jahrhunderts modern umgebaut wurde und das wichtigste seiner Art in Frankreich ist, steht die 1843 von Pierre Jean David d'Angers geschaffene Statue des großen Militärchirurgen Dominique Larrey (1766–1842).

Dieser starb mit 76 Jahren auf der Rückreise von einer Inspektion der Militärhospitäler in Algerien im Beisein seines Sohnes Hippolyte, Professor in Val-de-Grâce, Inspekteur der algerischen Lazarette, am 25. Juli 1842 im Hôtel de Provence von Lyon. Die Leiche wurde im Militärhospital aux Genettes von vier Ärzten seziert und einbalsamiert, wobei Herz und Eingeweide entnommen und in Gefäße eingebracht wurden. Corpus, Herz und Eingeweide wurden dann in seiner Pfarrkirche Saint-Germain-l'Auxerrois aufgebahrt. Testamentarisch hatte Dominique Larrey ein Grab „dans un petit coin du jardin de l'infirmerie des Invalides" gewünscht, was aber vom Kriegsminister Marschall Soult verweigert wurde. Die Stadt Paris zeigte sich großzügiger und bot ein Grab auf dem Friedhof Père Lachaise an, wo Larrey am 12. August 1842 in einem von seinem Sohn errichteten Grabmal in der Division 37 bestattet wurde.[568]

Erst später, 1854, wurde das Herz zusammen mit dem einer Engländerin namens Mary Damby nach Val-de-Grâce, dem „Panthéon der Militärmedizin", gebracht. Die Eingeweide, Darm und Magen, blieben im Militärhospital in Lyon und folgten erst am 12. August 1945, kurz nach Kriegsende, nach Val-de-Grâce.

In diesem Militärhospital wird das Andenken an Larrey, der dort zum ersten Professor der Anatomie und Chirurgie ernannt worden war, aufrechterhalten. Das Gefäß mit dem linken Teil seines Herzens, der Eichenkasten, in dem es aufbewahrt wurde, die Urne mit den Eingeweiden, eine Moulage seiner rechten Hand, seine Totenmaske, der Degen, den ihm Napoléon nach der Schlacht von Eylau überreicht hatte, und eine Autographensammlung des Chirurgen sind im Musée du Service de Santé des Armées au Val-de-Grâce ausgestellt.[569] Das gelbliche Herzgewebe ist, wie für anatomische Präparate typisch, in einem flaschenähnlichen Gefäß mit Glasstopfen in Flüssigkeit konserviert. Der Boden des Gefäßes trägt die von Hand geschriebene Etikettierung:

8.9. Val-de-Grâce – Herzgruft der königlichen Familie

> Voy cet article Photocopie dans le dossier de D. Larrey
> Cœur gauche
> de Larrey
> V Historique
> in suppl. ie. Progres
> medical 1926
> P.91

An dem quadratischen Eichenholzkasten mit Grundplatte und Deckel ist ein Messingschildchen befestigt, auf dem zu lesen ist: „CŒUR DU BARON J. D. LARREY 1766–1842."

Ursprünglich nahm man an, dass das im Militärhospital aux Genettes in Lyon verbliebene Gefäß einen Teil des Herzens enthalte und der andere sich in der Krypta von Val-de-Grâce in Paris befände, und zwar in jenem Marmorschrank, in dem die Herzen der Prinzen und Prinzessinnen Frankreichs aufbewahrt wurden.

1924 sollte das Herzgefäß in Val-de-Grâce einen angemessenen Platz erhalten. Dazu wurde eine Anfrage an das Militärhospital in Lyon gerichtet. Dort, im Chor der Kapelle des Militärhospitals aux Genettes, waren zwei Tafeln angebracht, von denen eine die Inschrift „J. D. LARREY; né a Beaudéan le 8 Juillet 1766. Mort à Lyon le 22. Juillet 1842", die kleinere darunter die Inschrift „Son Cœur est déposé ici" trug.

In einem Bericht des damaligen Leiters des Hospitals, Pierrot, aus dem Jahr 1899 war zu lesen, dass in einem Brief von Larrey der Wunsch gestanden habe, sein, Larreys, Herz möge inmitten seiner Soldaten ruhen. Das ursprünglich lediglich unter anderen anatomischen Präparaten abgestellte Herzgefäß sei auf Veranlassung des Kaplans Giraudier hinter der Tafel in der Kapelle beigesetzt worden.

Am 9. Februar 1925 wurde die Tafel in der Kapelle dann entfernt. Zum Vorschein kam eine große, amphorenähnliche Urne mit den Lettern LARREY. Darauf lag eine bronzene Medaille mit dem Antlitz von Larrey und der Inschrift „J. D. Larrey, né à Beaudean (Hautes-Pyreénées) le 8 juillet 1766, mort le 22 juillet 1842."[570]

Auf der Rückseite war eine Allegorie der Medizin abgebildet, darunter das Datum MDCCCXXXXVII. In der Urne befanden sich, trocken konserviert, Magen und Darm des Verstorbenen. Der Wurmfortsatz war deutlich zu erkennen. Der Dünndarm wies mehrere Ligaturen durch einen roten Faden auf. An einer dieser Ligaturen hing ein Säckchen, das ein Papier mit folgender Aufschrift enthielt:

> Entrailles du Baron LARREY, Inspecteur Général du Service de Santé militaire, ex-premier chirurgien de la Grande Armée et de la Garde Impériale, déposées dans cette urne le 29 Septembre 1849. MM. Angelot, Brée, Laporta, ses anciens Elèves étaient Officiers de Santé en Chef de l'hopital militaire de Lyon.

Die Urne wurde in die Nische zurückgestellt, das Schild mit der falschen Aufschrift entfernt. 1946 wurde sie nach Val-de-Grâce ins Museum gebracht. Der Verbleib des rechten Herzens bzw. Herzteils ist unbekannt.

Larreys und Dambys Herzen sind die letzten, die in der ehemals königlichen Abtei ihre letzte Ruhe fanden.

8. Herz- und Mehrfachbestattung in Frankreich

Ein kleiner Teil von Larreys Darm ist seit 1992 in einem Gefäß in einer Vitrine des Bibliotheksaals der Académie Nationale de Médicine ausgestellt[571] – eine bemerkenswerte Form der säkularen Reliquienverehrung in unserer Zeit.

8.10 Regierungszeiten Ludwigs XV. und Ludwigs XVI.

Beim Tode seines Vorgängers und Urgroßvaters Ludwigs XIV. am 1. September 1715 war der neue König gerade fünfeinhalb Jahre alt. Daher führte sein Großonkel, der Regent Philipp II. de Bourbon, Herzog von Orléans, bis zu seiner, Ludwigs, Krönung in Reims 1722 die Regierungsgeschäfte. Die 59-jährige Regierungszeit Ludwigs XV. wird von den Historikern unterschiedlich beurteilt. Sie war aber trotz aller Missstände und Schwächen für Frankreich eine glanzvolle Epoche der Künste, Wissenschaften, der Literatur und des Geisteslebens, befördert durch weitgehenden Frieden im Inneren, ohne Invasionen von außen. Ludwig XV. hinterließ allerdings seinem Nachfolger viele ungelöste Probleme und Schwierigkeiten, ein Königreich in Dauerkrise mit einem riesigen Schuldenberg. Das Ansehen der Monarchie hatte sehr gelitten.[572] Als der 64-Jährige am 29. April 1774 plötzlich an den Pocken verstarb, nahm die Öffentlichkeit auch kaum Notiz. Der Leichnam wurde aus Furcht vor Ansteckung in einer Kutsche, eskortiert von 40 Mitgliedern seiner Leibgarde, von Versailles nach Saint-Denis gebracht und mit schlichtem Zeremoniell in toto bestattet.[573]

Hingegen kam das Herz seiner sieben Jahre älteren Ehefrau, der polnischen Königstochter Maria Karolina Katarzyna Leszczyńska (1703–1768), die ihm trotz seiner Mätressen zehn Kinder gebar, zu ihrem Vater, dem entthronten polnischen König Stanislaus Leszczyński in die Kirche Notre-Dame-de-Bonsecours von Nancy, wo es hinter einem bescheidenen, von ihrem Gatten veranlassten Marmormedaillon von Claude-Louis Vassé ruht, das von zwei weinenden Genien gehalten wird, mit einem Porträt der Verstorbenen. Auf dem Sockel steht:

D.O.M.
MARIAE SOPHIAE
LUDOVICI XV UXORIS STANISLAI FILIAE
REGNO PATRE COELO DIGNISSIMAE
COR IN TESTAMENTO OBIIT VERSAILIIS 24 JUNII 1768

Die Gebeine ihres Vaters († 1766), die bei denen seiner Gattin in einem großen barocken Grabmal, ebenfalls von Vassé skulptiert, in der Krypta ruhten, wurden später in die Wawel-Kathedrale nach Krakau überführt, die Grabkirche der polnischen Könige und Eliten. Sein Eingeweidegrab befindet sich in der von seinem Architekten Héré gebauten Kirche Saint-Jacques in Lunéville links neben dem Haupteingang (s. Kap. 11.7).

Élisabeth Charlotte d'Orléans, durch Heirat Prinzessin, zeitweise sogar Regentin von Lothringen, Mutter von Franz I. Stephan, Kaiser des Heiligen Römischen Reiches, starb 1744 mit 68 Jahren an einem Schlaganfallrezidiv im Schloss von Commercy und wurde in der Grablege der Lothringer Herzöge, bei den Cordeliers

8.10. Regierungszeiten Ludwigs XV. und Ludwigs XVI.

in Nancy, begraben. Herz und Eingeweide wurden mit gebührendem Zeremoniell am Altar der Kapelle des Hospitals Saint-Charles dieser Stadt bestattet.[574]

Im Musée d'art sacré von Sarlat-la-Canéda ist die spielkartenherzförmige, silberne Herzkapsel der Jeanne Chapt de Rastignac[575] ausgestellt, die früher in der Kapelle des Hôpital Général der Stadt aufbewahrt und als Reliquie verehrt wurde. Die früh zur Witwe gewordene Adelsdame hatte sich in das Hospital zurückgezogen, das sie förderte und wo sie sich den Kranken und Bedürftigen widmete. Sie starb 1768 dort und wurde auf dem Armenfriedhof der Stadt begraben, nachdem ein Chirurg ihr Herz entnommen hatte.[576]

In der Kirche Saint-Pierre der Stadt Plaisir stehen drei herzförmige Bleiurnen mit Inschriften zu Namen und Lebensdaten nebeneinander in einer Nische. Sie wurden bei der Renovierung 2013 in einem Kupferkasten gefunden und stammen aus dem Benediktinerpriorat Notre-Dame der Stadt, das 1791 verkauft wurde. Die darin eingeschlossenen Herzen stammten von Mitgliedern der Familie Guillot, der Witwe Marie-Françoise Raveneau († 1770), des Abtes von Notre-Dame, Pierre Guillot de Montdésir († 1783), und des Abtes von Conflans-Sainte-Honorine, François de Montjoie († 1783).[577]

Mehrere Herzbestattungen wurden in der Stadt Blois im Département Loir-et-Cher beschrieben:
In der Jesuitenkirche Saint-Vincent-de-Paul blieb das Herz der französischen Frau des polnischen Königs Johann III. Sobieski (s. Kap. 11.7.1), der Marie Casimire Louise de La Grange d'Arquien (s. Kap. 11.7), die auf einer Reise in Blois am 30. Januar 1716 verstarb. Ihr Leichnam kam zu dem ihres Gatten, zuletzt in die Wawel-Kathedrale in Krakau.
Zu beiden Seiten des der Muttergottes geweihten Hauptaltars der Kirche stehen allegorische Figurengruppen von Gaspard d'Imbert. Die weibliche Gestalt links hatte das Herz des in Blois verstorbenen Prinzen, des Bruders Ludwigs XIII., Gaston de Bourbon, duc d'Orléans († 1660), in der linken Hand gehalten (s. Kap. 8.7). Beide Herzen sind bei der Plünderung des Gotteshauses während der Revolution 1793 verloren gegangen.
In der nicht mehr existierenden Kirche Saint-Honoré lag das Herz einer Adligen, der Madeleine Brulart, die Ende des 16. Jahrhunderts gestorben war.[578]
Im Musée d'art religieux von Blois wird in einer Vitrine ein gewichtiges Bleiherz gezeigt, das zwei Herzen enthielt, eine seltene Variante der Herzbestattung (s. Kap. 5.4): das des Vaters, Antoine de Lavardin, Seigneur de Montoire († 1583), und das des Sohnes Hector († 1593). Der ursprüngliche Aufbewahrungsort war ein Grab in der ehemaligen Kirche der Augustiner in Montoire.[579]
Der Bischof von Blois, Marie-Auguste Fabre des Essarts, hatte die Gründung des Ordens der Sœurs Notre-Dame de la Providence in Blois gefördert. Als er 1850 starb, bekamen die Nonnen sein Herz für die Kapelle ihrer Kirche, sein Corpus liegt in der Bischofsgruft der Kathedrale seiner Residenzstadt.[580]

8. Herz- und Mehrfachbestattung in Frankreich

Der General Louis-Marie Fouquet de Belle-Isle wurde im Siebenjährigen Krieg in der Schlacht von Krefeld schwer verwundet, starb mit 26 Jahren im nahen Neuss am 16. Juni 1758 und wurde wahrscheinlich im Quirinus-Münster der Stadt begraben. Sein Herz liegt hinter einer Steinplatte mit der Inschrift „CY GIST / Le Cœur de très-haut et très puissant Seigneur Louis-Marie Fouquet, Comte de Gisors, Prince du Saint-Empire, etc. / mort à Nuits, le 16 juin 1758, agê de 26 ans 3 mois du coup dont il avoit été frappé à la bataille de Trevelt" in der Kirche Collégiale Notre-Dame in Vernon in der Normandie.

Der französische Admiral François Joseph Paul de Grasse kämpfte im amerikanischen Unabhängigkeitskrieg auf Seiten der Amerikaner. Er starb 1788 zu Hause auf seinem Schloss in Tilly (Yvelines), wo sein Herz in der Pfarrkirche Eglise de la Nativité-de-la-Très-Sainte-Vierge blieb, während sein Corpus in Paris, in Saint-Roch, begraben wurde.[581]

In der Familienkapelle der Bodin de Boisrenard der Kirche Saint-Aignan in Saint-Laurent-Nouan nördlich von Blois ist an der Wand zum danebenliegenden Friedhof unter drei Reliquienschreinen eine Holzplatte angebracht, auf der auf zwei Kupfertafeln die Herzbestattung, die Namen und Lebensdaten eines Ehepaares aufgeführt sind, beim Ehemann, der die Kapelle erbauen ließ, zusätzlich das Wappen und eine umfangreiche Aufzählung seiner Stiftungen und testamentarischen Anordnungen für die 1603 erbaute Kapelle. Die linke Tafel betrifft die Ehefrau Jacquette de Marivets († 1655), die rechte den Ehemann und Erbauer, Eigentümer des örtlichen Schlosses, den Gouverneur von Chambord, Jacques Bodin de Boisrenard († 1653). Die Platte deckt wahrscheinlich die Nische mit den Herzen.[582]

Am 16. Juni 1790 berührten die Offiziere, Kadetten und Soldaten der Nationalgarde Metz der revolutionären Armee Frankreichs bei der Feier der rheinischen Union mit ihren Degen das Herz eines Mannes, den sie als Helden Frankreichs und vorbildlichen Heerführers verehrten, der aber ein Sachse und ein Royalist war.[583]

Moritz von Sachsen, illegitimer Sohn des Kurfürsten Friedrich August I. von Sachsen, des „Starken" (s. Kap. 10.4.12), und der Maria Aurora von Königsmarck, geboren am 28. Oktober 1696 in Goslar, war ein glänzender Abenteurer mit Hang zu schönen Frauen und Ausschweifungen. Auch errang er Meriten als Schriftsteller; seine *Rêveries*, militärtheoretische Schriften, seine Briefwechsel und Memoiren fanden internationale Beachtung.[584]

Vor allem aber war er ein erfolgreicher Soldat. Schon als 13-Jähriger focht er in Flandern unter Prinz Eugen und Marlborough mit Auszeichnung, 1717 nahm er unter Eugen in Ungarn am Feldzug gegen die Türken teil. 1720 trat er dann in französische Dienste, erhielt bald ein Regiment, zeichnete sich in den polnischen und österreichischen Erbfolgekriegen, in Flandern und in Belgien gegen die Engländer aus und wurde 1744 zum Marschall von Frankreich und zum Oberbefehlshaber der eroberten Niederlande ernannt. Ludwig XV. schenkte ihm wegen seiner Verdienste um Frankreich das Schloss Chambord an der Loire, das Moritz zum Sammelpunkt von Gelehrten, Künstlern und Philosophen machte. Im Ruhestand beschäftigten ihn weiterhin abenteuerliche Pläne, etwa die Rückführung der Juden nach Palästina. Darüber hinaus wollte er sich zum König von Korsika aufwerfen.

8.10. Regierungszeiten Ludwigs XV. und Ludwigs XVI.

Der standhafte Protestant kam nie ins französische Marschallskollegium, und als sein König seinen Feldherrn nach dessen Tod 1750 in Chambord in Saint-Denis bestatten lassen wollte, widersetzten sich die Franzosen dann doch: Der Fremde sollte nicht neben du Guesclin, Turenne und den französischen Königen ruhen. So nahm eine lutherische Kirche den Leichnam auf, Saint-Thomas in Straßburg. Hier schuf der Bildhauer der Madame de Pompadour, Jean Baptiste Pigalle, 1765–1776 ein großartiges Grabmal.[585] Der Held in Siegerpose, den Feldherrnstab in der Rechten, steht triumphierend vor einem obeliskartigen marmornen Denkmal. Es trägt die von seinem Kriegsherrn veranlasste Inschrift:

> MAURITIO SAXONI
> CURLANDIAE ET SEMIGALLIAE DUCI
> SUMMO REGIORUM EXERCITUUM PRAEFECTO
> SEMPER VICTORI
> LUDOVICUS XV
> VICTORIARUM AUCTOR ET IPSE DUX
> PONI JUSSIT
> OBIIT XXX NOV. AN. MDCCL. AETATIS LV[586]

Zu seiner Rechten liegen die zerbrochenen Fahnen und Wappentiere seiner Gegner, der österreichische Adler, der flandrische Löwe und der britische Leopard. Seine linke Hand hält flehentlich das trauernde Frankreich in Gestalt einer Frau, die den Tod zurückweist, der bereits den Sargdeckel geöffnet hat und ein Stundenglas hält. Auf der anderen Seite des Sarges verkörpert Herkules die moralische und physische Kraft des nie besiegten „Maréchal de France". Die Fahnen seiner vielen Siege wehen auf der rechten Seite. Davor flieht ein kleiner Genius, der die verlöschende Lebensfackel zur Erde senkt. Am Fuße des Sarges ist das sächsische Wappen, durchkreuzt von zwei Marschallstäben, mit dem Moritz verliehenen polnischen weißen Adlerorden.

Eine kleine Treppe zur Rechten des Monuments führte in eine Grabkammer mit dem Sarkophag des Marschalls, darüber die vergoldete Herzkapsel,[587] die 1780 in einen trapezförmigen Zinnbehälter kam, in einer vergitterten Nische. Die beiden Gefäße werden jetzt in der Kirchenverwaltung, dem Chapître de Saint-Thomas, in einer mit blauem Samt ausgeschlagenen Vitrine aufbewahrt (s. Abb. 51, S. 745). In das goldene Herzgefäß mit dem lodernden Flammenkranz der Liebe ist das Wappen des Marschalls mit der kurländischen Krone und dem polnischen Adlerorden eingraviert, darunter die Inschrift:

> MAURICE DE SAXE DUC DE COURLANDE
> ET SEMIGALIE MARECHAL GENERAL DES CAMPS
> ET ARMEES DU ROY MORT AU CHATEAU ROYAL DE CHAMBORT
> LE 30 octobre 1750 AGE DE 54 Ans

Eine Besonderheit ist der sorgfältig gefertigte Kasten in Trapezform für die Herzurne mit vier Füßen in Löwentatzenform, den Initialen des Zinngießers[588] und wiederum mit Marschallwappen und dem weißen Adlerorden auf dem gewölbten Deckel, mit Scharnieren und Handgriff zum Öffnen.

Die Eingeweide wurden in ein unbeschriftetes Kupferbehältnis eingeschlossen, das in eine ovale Bodennische unter dem Sarkophag eingelassen war. In der Mitte des Deckels ist eine durch eine Bleischeibe verschlossene runde Öffnung von 15 cm Durchmesser. In Berichten über den Transport der sterblichen Überreste des Marschalls ist davon die Rede, dass bei der letzten Aufbahrung in Straßburg, im Palast des Marschalls von Coigny, ein Kupferbehälter mit den Eingeweiden, eingeschlossen in ein Bleikästchen, auf der rechten Seite des Sarges platziert war. Aus diesem Behältnis wurde der Inhalt offenbar schließlich in die ovale Bodennische unter dem Sarkophag „umgefüllt".[589]

Moritz hatte in einem eigenhändig geschriebenem Testament vom 1. März 1746 zwar gewünscht, sein Körper solle mit ungelöschtem Kalk bestreut werden, damit in dieser Welt nichts von ihm bliebe als das Andenken seiner Freunde, sein König hatte sich aber über seinen Wunsch hinweggesetzt.[590]

Der Wunsch des Marschalls und die Tatsache, dass Herz, Eingeweide und Corpus im gleichen Mausoleum begraben wurden, zeigt auch hier, dass damals die Entnahme der Eingeweide in erster Linie die Verwesung verzögern sollte. Nur so waren die pompösen und langdauernden Transporte, die Exposition des Leichnams und die terminalen umfangreichen Begräbnisriten möglich.[591] Die adäquate Behandlung der Eingeweide, besonders des Herzens dieses berühmten und verdienten Feldherrn war dann nur konsequent.

Das ändert nichts daran, dass Denkmal, Herz- und Eingeweideurnen und Zeremonien der Bestattung zu den prunkvollsten und eindrücklichsten ihrer Art zählen.[592]

1745 kämpfte unter Moritz' Kommando ein General, der 1783 wegen seiner militärischen Erfolge von Ludwig XVI. zum Marschall von Frankreich ernannt wurde, Noël de Jourdan, Comte de Vaux († 1788). Nach seinem Wunsch wurde sein Herz in dem ihm gehörenden Ort Paray-Vieille-Poste beigesetzt. Es ruht unter einem übermannsgroßen Obelisk auf freiem Feld, auf dem nur sein Name, sein Sterbeort und -datum stehen. Sein Corpus kam in die Familiengruft der Kirche von Retournac.[593]

Einer der brillantesten Geistesgrößen des 18. Jahrhunderts wurde wegen ihrer Kritik an der Kirche ein Begräbnis in geweihter Stätte zunächst verweigert: Voltaire, bürgerlich François-Marie Arouet (1694–1778), wurde seziert, die Eingeweide in die Latrine entsorgt, das Hirn soll der Apotheker Mithouart erhalten haben, der es in Alkohol kochte und in einem Marmeladeglas mit nach Hause nahm.[594] Das Herz ging an seinen Protegé der letzten Lebensjahre, den Marquis de Villette, der es in ein vergoldetes Silbergefäß einschloss. Er kaufte das Schloss Ferney in der Schweiz, in dem der Philosoph vor seiner letzten Rückkehr nach Paris gelebt hatte. Ein Kupferstich aus dem Jahr 1781 zeigt ein Zimmer dieses Schlosses mit einer Nische, in der ein Kardiotaph steht mit der Aufschrift: „Sein Geist ist überall und sein Herz ist hier. Meine Manen sind getröstet, da mein Herz von Dir umfangen ist."[595]

Offensichtlich bewahrte Villette das Herz seines Mentors zunächst bei sich auf, bis er das Landgut wieder verkaufte. Über den folgenden Verbleib der Urne bis

8.10. Regierungszeiten Ludwigs XV. und Ludwigs XVI.

1864 (s.u.) ist nichts bekannt, das ursprünglich getrennt aufbewahrte Gehirn ging später verloren, der Rest des Leichnams wurde dann doch in der Abtei Sellières in der Champagne begraben.[596]

Der Marquis de Villette machte als Bürger Villette während der Revolution Karriere und schlug am 9. November 1790 im Jakobinerklub vor, die sterblichen Reste Voltaires nach Paris zu überführen und in die Kirche Sainte-Geneviève umzubetten, die zu einem Panthéon für die großen Männer der Nation umgestaltet werden sollte. Die Revolutionäre, die den Freigeist Voltaire hoch verehrten, folgten diesem Vorschlag und überführten den Sarg in einem Triumphzug, an dem die gesamte Bevölkerung teilnahm, „um das posthume Königtum der Intelligenz zu ehren", in den neuen Ruhmestempel. 1814 sollen seine Gebeine von Ultraorthodoxen gestohlen und auf den Müll geworfen worden sein. Allerdings wurden die Särge Voltaires und Rousseaus am 18. Dezember 1897 eröffnet und wissenschaftlich untersucht. Dabei stellte der Chemiker Berthelot fest, dass die Überreste Voltaires und Rousseaus im Panthéon in ihren Särgen existieren.[597]

1864 wurde ein Metallkästchen mit der – vermutlich zinnernen – Herzurne des Philosophen, die doch nicht verloren gegangen war, in den Sockel seiner von Houdon geschaffenen Statue in der Bibliothèque Nationale in Paris eingeschlossen[598] und hat so auch den Umzug in die neue Bibliothèque Nationale 1994 mitgemacht. Dem Beschluss der Generalstände von Seine-Port, die Reliquie mit den Gebeinen im Panthéon zu vereinen, wurde nicht stattgegeben.[599]

Ebenfalls von Houdon stammt das klassizistische marmorne Herzgrabmal des Victor-Thérèse Charpentier, Comte d'Ennery, des Gouverneurs der französischen Kolonien in Amerika, der 1776 in Port-au-Prince auf Haiti ermordet wurde. Er wurde auf dem dortigen Friedhof begraben, das Herz in die Heimat zurückgebracht, in die Kirche Saint-Aubin d'Ennery. Die Witwe und die Schwester gaben den Auftrag für die Skulptur, die der Louvre 1943 ankaufte. Sie steht jetzt im Pavillon de Flore des Museums.

Zwei trauernde Frauen stehen zu beiden Seiten eines eben enthüllten Grabsteins, die rechte führt ein Kind heran, das die Hände gefaltet hat. Unter der Inschrift des Cippus[600] ist ein Medaillon mit dem Bild des Governeurs und der Inschrift „A TOUT PAR GUERRE ET FERMETE" angebracht.

Der General, Höfling und Kunstfreund Louis Philippe I., Herzog von Orléans, Vater des während der Revolution guillotinierten Philippe Égalité, starb 1785 und wurde in Val-de-Grâce begraben. Sein Herz liegt in der kleinen Kirche Saint-Sulpice von Seine-Port bei Paris hinter einer vom König Louis-Philippe 1834 zu seinem Gedächtnis angebrachten Tafel, auf der geschrieben steht:

Ici
Est déposé le cœur de
LOUIS-PHILIPPE; DUC D'ORLEANS;
mort à Saint-Assise, sur la paroisse de Seine-Port,
Le 18 novembre 1785.
Louis-Philippe, roi des Français, son petit-fils,

8. Herz- und Mehrfachbestattung in Frankreich

a érigé ce monument
comme témoignage d'attachement à la mémoire de son
aieul et de respect filial pour ses dernières volontés.
Anno 1834.

Das Herz seiner 1759 mit 32 Jahren verstorbenen ersten Frau, Louise Henriette von Bourbon, wurde zusammen mit ihrem Corpus in Val-de-Grâce begraben, ihre Eingeweide kamen hinter ein weißes Marmor-Enterotaph in der Kirche Saint-Eustache der Hauptstadt.[601]

In den letzten Jahren vor der Revolution wurde das Herz der Anne Désirée Gräfin von Watteville, der Ehefrau des Ferdinand Heinrich Freiherrn vom Stain zu Niederstotzingen, Generalleutnant Kaiser Karls VI., Hofdame der Statthalterin der Niederlande und ältesten Schwester Karls VI., Erzherzogin Maria Elisabeth, bei ihrem Corpus in der Kirche von Sirod, Franche-Comté, in der Familiengruft bestattet.[602] Vielleicht hatte sich die Aristokratin von der dynastischen Herzbestattung der Habsburger inspirieren lassen. Sie starb am 4. Januar 1781 mit 80 Jahren als Stiftsdame in der Abtei Château-Chalon und wurde zu ihren Vorfahren gebracht. Am ersten Pfeiler im linken Kirchenschiff ist ein Marmorepitaph angebracht:

CY ♡ GIST
DU DAME ANNE
DESIREE COMTESSE
DE WATTEWILLE DOUAIRIERE DE
MES[SIRE] FERDINAND HENRY BARON
DE STAIN, LIEUTE[NANT] GENERAL DE SA
MAJ. L'EMPEREUR CHARLES VI. DAME D'HON
NEUR DE MAD. L'ARCHIDUCHE ELIZABETH
D'AUTRICHE, ANCIENNE CHANOINESSE DE
MONS ET DAME DE L'ORDRE DE LA CROIX
ETOILLEE QUI ETANT DÉCEDEE LE 4 JAN-
VIER 1781 EN L'ABBAYE ROYALE DE CHATEAU
CHALON FUT TRANSFÉRÉE A SIROD
LE 5 DUD[IT] MOIS ET INHUMEE LE 6 DANS
LE TOMBEAU DE SES ANCÊTRES:
DIEU AIT SON AME:[603]

Die oberen Zeilen umrahmen eine der Spielkartenherzform angenäherte flache Nische, die für das Wort „Cœur" eingemeißelt wurde. Hier soll sich das Herz in einem Glasgefäß befunden haben, das von den Revolutionären herausgerissen und zertreten worden sei.

1787 wurde das Herz des Kavalleriegenerals Charles-Emmanuel-Polycarpe de Saint-Mauris in der Kirche von Cour-Saint-Maurice, später in der Friedhofskapelle des Ortes begraben.[604]

8.11 Die Französische Revolution

Auch die Revolutionäre, die so radikal mit allen feudalen Traditionen brachen, die die Herzgräber ihrer verhassten Herrscher zerstörten und die Behälter und Urnen einschmolzen, erlagen der magischen Ausstrahlung des leiblichen Herzens.

Nach der Ermordung Marats durch Charlotte Corday am 13. Juli 1793[605] wurde sein Herz bei einem Fest im Palais Luxembourg, das am 28. Juli 1797 zu seiner Ehre gegeben wurde, „auf einem Altar" in einer wertvollen, edelsteinbesetzten Achatvase präsentiert.[606] Anschließend wurde es im Jakobinerklub der Cordeliers im Gewölbe über dem Versammlungstisch der Revolutionäre aufgehängt und sei später in die Königsgruft von Saint-Denis gekommen. Nach anderen Quellen sei es in der säkularisierten Kirche der Cordeliers geblieben.[607]

In Nachrufen wurde das Herz des Revolutionärs mit dem Herzen Jesu verglichen: „O cor Jesus, o cor Marat! Cœur de Jesus, cœur de Marat! Vous avez les mêmes droits à nos hommages..."[608]

Hinter der Kirche der Cordeliers in Paris, dem Haus der Ermordung gegenüber, in einem von dem berühmten Gartenarchitekten Le Nôtre gestalteten Garten seien seine sterblichen Reste zur Ruhe gekommen, die Inschrift habe gelautet: „Heiliges Herz von Marat, bitte für uns." Später kamen sie ins Panthéon, von dort auf den Friedhof der Kirche Saint-Étienne-du-Mont.

Das Volk hatte bereits vor dem Sturm auf die Bastille nicht nur Pietät für die Herzen seiner Souveräne übrig: Mit Spott wurde berichtet, dass 1723 das Herz des eben verstorbenen Philipp II., des Herzogs von Orléans, des „Regenten" (s. S. 123) herausgenommen und in eine Schachtel gelegt worden war, um es nach Val-de-Grâce zu bringen. Während der Körper einbalsamiert wurde, habe sich der dänische Hund des Prinzen auf das Herz seines Herrn gestürzt und drei Viertel davon gefressen, bevor man ihn daran hindern konnte.[609] Die Trivialliteratur zur Herzbestattung kennt mehrere solcher Episoden (s.u.). Auf einem Stich von William Hogarth aus dem Jahre 1751, der die Sektion eines gehängten Verbrechers in einem Theatrum anatomicum darstellt, ist ebenfalls ein Hund zu sehen, der das neben dem ausgeweideten Leichnam liegende Herz – übrigens in Spielkartenherzform – frisst.

Trotz des Hasses der Bevölkerung auf alles, was mit Adel und Kirche zu tun hatte, diskutierte der Nationalkonvent über die ehrenvolle Aufbewahrung von Herzen revolutionärer Helden im Panthéon. Auf Antrag Robespierres sollten die Herzen zweier Jugendlicher, die beide für die Revolution im Jahre 1793 gefallen waren, des 13-jährigen Joseph Agricol Viala und des 14-jährigen Joseph Bara, zusammen mit den übrigen sterblichen Resten in Urnen in feierlicher Prozession in den neuen Ruhmestempel überführt werden.[610] Wegen der Entmachtung Robespierres fand diese Ehrung der jungen Nationalhelden dann doch nicht statt.

Ein Antrag in der Gesetzgebenden Versammlung der Revolution, das Herz des Delegierten Thomas-Augustin de Gasparin (1754–1793) im Panthéon zu bestatten, wurde abgelehnt.

8. Herz- und Mehrfachbestattung in Frankreich

Der jüngere Bruder eines der frühen Wortführer der Revolution, des Präsidenten des Jakobinerclubs, Honoré Gabriel de Riquetti, comte de Mirabeau, André Boniface Louis, der „Mirabeau-Tonneau", überwarf sich mit seinem Bruder und den Revolutionären und ging 1790 ins deutsche Exil. Er formierte dort ein Freicorps aus französischen Deserteuren, um sich dem Kampf gegen das revolutionäre Frankreich anzuschließen. Er blieb sieglos und verstarb 1792 in Freiburg an einem Schlaganfall. Bei seiner Beerdigung habe man das einbalsamierte Herz des Vicomte in ein Bleigefäß gelegt und an den Schaft der Flagge seines Bataillons, der Légion Mirabeau, gebunden.[611]

Mit dem Leichnam seines Bruders († 1791) sei auch dessen Herzurne ins Panthéon gekommen. Als dann aber in posthum aufgefundenen Dokumenten seine während der Revolution weiterbestehenden royalistischen Kontakte offenbar wurden, wurden die sterblichen Reste 1793 in das Massengrab eines Vorhoffriedhofes geworfen.

In der Provinz hielt man sich manchmal noch an das Beispiel der Könige: Bei Renovierungsarbeiten im Chor der Kirche Saint-Léonard in der Gemeinde L'Haÿ-les-Roses wurde 1972 das Herzgefäß der Madeleine Julie Coustou, der Tochter des königlichen Architekten Charles-Pierre Coustou, gefunden, die 1795 verstorben war. Die aus zwei durch Scharniere zusammengehaltenen Hälften bestehende Kapsel aus vergoldetem Blei hat eine Spielkartenherzform, misst 14 cm × 11 cm × 6 cm und trägt die Gravur:

> Ici est le cœur
> De Madeleine Julie décédée en 1795.
> Fille de Charles pierre COUSTOU architecte
> Du Roi, Mort en 1797.
> Nièce de Guillaume † 1778
> Petite fille d'autre Guillaume † 1746
> Petite Niece de Nicolas † 1733
> Tous Trois Sculpteurs Celebres.
> Qui ont rendu le nom de COUSTOU illustre.
> Elle épousa en 1782 Henri Auguste orfevre du Roi
> Et fut mère de Charles Louis et de Jules-Robert
> Qu'elle laisse en bas age.
> Puissent ses enfants
> Receuillir un jour l'heritage
> de leur talent et de leur vertu.

Der General Auguste Marie Henri Picot de Dampierre (1756–1793) erlernte das Kriegshandwerk noch in der königlichen Armee und beim preußischen Militär in Berlin, wurde dann General der Revolutionsarmee und erlitt als Oberbefehlshaber der Nordarmee im Kampf gegen die Österreicher bei Raismes am 8. Mai 1793 eine schwere Verletzung, der er am nächsten Tag erlag. Sein Herz liegt in der Kirche des Familienstammsitzes Dampierre und trägt die Inschrift:

> CŒUR
> MARQUIS DE DAMPIERRE

8.11. Die Französische Revolution

> COMMANDANT EN CHEF DES ARMEES DU NORD
> BLESSE PAR UN BOULET DE CANON
> DECEDE LE 10 MAI 1793
> A L'AGE DE 37 ANS
>
> A LA MEMOIRE
> ACHILLE PICOT DE DAMPIERRE
> SON FILS AINE 1795 21 MAI 1802

Das Herz wurde so mit dem seines Vaters, des königlichen Generals Pierre Picot de Dampierre (1722–1783), in der gleichen Kirche vereint. Die Inschrift auf dessen Kardiotaph lautet:

> ICI REPOSE LE CŒUR DE PIERRE PICOT
> MARQUIS DE DAMPIERRE
> MARECHAL DES CAMPS
> ET ARMEE DU ROI
> AU MILIEU DE SES VASSAUX
> DONT IL ETOIT LE PERE
> Il mourut à Paris le dix-neuf Janvier 1783, Agé de 61 ans
> Anne Emelie le PRESTRE à la mémoire de son époux BIEN AIME

Ansonsten zerstörte das Wüten des revolutionären Pöbels in beispielloser Weise unter anderem die Gräber des Adels und des Klerus, so auch einen großen Teil der Herzgräber in der Hauptstadt, aber auch in der Provinz und im späteren Belgien. Als besonders eindrückliches Beispiel mag die Plünderung der Königsgräber in Saint-Denis, der französischen Königsgrablege, gelten:[612] Aufgrund des Beschlusses des Nationalkonventes 1792 (s.u.) ordnete das Bürgermeisteramt der Stadt Saint-Denis (damals Franciade) am 12. Oktober 1793 die Durchführung des Beschlusses vor Ort an. Alle Grüfte der Basilika wurden geöffnet, die sterblichen Überreste der Könige, ihrer Familienangehörigen und des Hofadels aus den Särgen herausgerissen, teilweise umgebettet, aber vorwiegend in zwei große Gruben geworfen und mit Ätzkalk und Erde zugeschüttet. Der Erhaltungszustand der Exhumierten variierte, auch aufgrund unterschiedlicher Balsamierungstechniken, zwischen Skelettresten, verfaulenden Corpora und gut erhaltenen, mumifizierten Leichen, der Gestank führte teilweise zu akuten Erkrankungen der Arbeiter. Die Grabbeigaben blieben in den Händen der Plünderer, kamen ins Museum oder wurden eingeschmolzen, die letztere Verarbeitung erfuhren vor allem auch die Metallsärge und die bleiernen Herzbehälter.[613]

Auf Anordnung von Napoléon begann dann die Restaurierung der Basilika, unter den Bourbonen wurden 1817 die Massengräber geöffnet und die Knochenreste in zwei Ossarien in der Krypta beigesetzt.

Bei der Öffnung der Grüfte waren die Arbeiter auch auf einige Herz- und Eingeweideurnen gestoßen: Aus der größten Bourbonengruft entfernten sie die Herzen des einzigen Sohnes Ludwigs XV. und der Marie Leszczyńska, des Dauphins Ludwig von Frankreich († 1765), und seiner zwei Jahre später mit 36 Jahren verstorbenen zweiten Gattin Maria Josepha von Sachsen.[614] Die versilberten bzw. vergoldeten

Bleiurnen in Herzform wurden dem Regierungskommissär im Rathaus überbracht, der Inhalt kam ins Massengrab auf dem Friedhof der Valois bei Saint-Denis.

In der kleineren Gruft Heinrichs II. fanden sich zwei sehr kleine, unbeschriftete Herzurnen, vielleicht mit Kinderherzen, in einer weiteren Gruft zu Füßen des Steinsarges Philipps V. († 1322) in einem kleinen Hohlraum das Herz der 1348 verstorbenen Königin und Gemahlin Philipps VI., Johanna von Burgund, in einer Holzkiste mit einer beschrifteten Bleiplatte.[615] Die bleiernen Eingeweideurnen, die unter den eisernen Traggestellen mancher Särge standen, kamen in den Schmelzofen, der Inhalt ins Massengrab.

Insgesamt ist in *The History of Paris Vol. III* von einer unbekannten Zahl von Eingeweideurnen unbekannter Provenienz und von fünf Herzurnen in Saint-Denis die Rede.[616]

Nicht zuletzt auch zur Kontrolle der landesweiten Plünderungen richtete die Nationalversammlung nach Enteignung des Adels und der Kirche mehrere Depots ein, in denen die nationale Erbschaft geborgen und inventarisiert werden sollte. So entstand im säkularisierten Kloster der „Petits Augustins" ein Depot, das 1795 zum Musée des Monuments Français gemacht wurde, nachdem der Nationalkonvent am 14. August 1792 die Zerstörung aller Symbole der verhassten geistlichen und weltlichen Tyrannei angeordnet hatte. Hierher, in den 1793 durch Beschluss der Nationalversammlung zum Museum umgewandelten Louvre und in ähnliche Depots wurden unzählige erhaltene oder nur noch in Fragmenten vorhandene Skulpturen und Monumente des Landes zusammengetragen, die dann während der Restauration, wenn auch im Falle der Herzurnen als leere Gefäße, ihren Weg zurück an den ursprünglichen Aufstellungsort oder mehrheitlich in andere Ensembles, insbesondere auch Museen, fanden.

Napoléons Architekten bauten die Bourbonengruft in Saint-Denis um, um in ihr die Grabstätte der kaiserlichen Familie entstehen zu lassen. Ludwig XVIII. ließ dann ihren alten Zustand wiederherstellen. Die Herzgrablege der Bourbonen in der Prinzenkapelle nahe dem Grufteingang im südlichen Teil des Querschiffes ist ein besonders anrührendes Beispiel für das „Sic transit gloria mundi", den gesprochenen Satz bei der Papstkrönung.

In einem kargen, weißen, offenen Regal aus Stein mit neun quadratischen Fächern, genannt „armoire des cœurs", werden in zwei flachen, runden Metalldöschen Reste der Leichname von Ludwig XIV. und Heinrich IV., in größeren, spielkartenherzförmigen Dosen Reste der Herzen von Charles-Ferdinand d'Artois, Herzog von Berry, der Könige Ludwig XIII, XIV. und XVIII. und der Eingeweide der nach der Geburt am 14. Juli 1817 verstorbenen Louise-Isabelle d'Artois, der Tochter des Herzogs von Berry, aufbewahrt (s. Abb. 46, S. 744). Neben dem Regal steht ein größerer zylinderförmiger Behälter mit den Eingeweiden Ludwigs XVIII.[617]

Vom Schicksal eines weiteren Gefäßes, das früher im Armoire stand, dem des Herzens Ludwigs XVII., soll hier die Rede sein, da es unmittelbar mit der Revolution verknüpft ist:[618]

Am 8. Juni 2004 wurde das Herz Ludwigs XVII. von Frankreich in einer feierlichen Zeremonie unter Teilnahme vieler Mitglieder des europäischen Hochadels

8.11. Die Französische Revolution

in Saint-Denis erneut beigesetzt. Fachpresse und sämtliche Medien berichteten ausführlich über das Ereignis und seine Vorgeschichte.

Louis Charles, der königliche Prinz von Frankreich, war am 8. Juni 1795 im Temple-Gefängnis in Paris mit zehn Jahren an einer Kachexie, einer Auszehrung, wahrscheinlich aufgrund einer Tuberkulose, gestorben. Die Revolutionäre hatten seine Eltern, das Königspaar Ludwig XVI. und Marie Antoinette, 1793 guillotiniert und auf dem Friedhof La Madeleine begraben.

Der Leichnam des Prinzen wurde am 9. Juni 1795 von vier Ärzten seziert, die Todesursache lautete auf eine chronische scrofulöse Erkrankung, eine Diagnose, die damals für Tuberkulosefolgen gebraucht wurde. Einer der Ärzte, der Professor der Chirurgie am Hôtel-Dieu, Philippe-Jean Pelletan, konservierte heimlich das Herz in einem alkoholgefüllten Krug.

Der Corpus kam in ein Massengrab im Friedhof St. Margaret, wurde vom Totengräber exhumiert und in einem Bleisarg erneut beerdigt, später mehrfach ausgegraben, das Skelett untersucht. Mittlerweile ist es verschwunden.[619]

Über das nun folgende Schicksal des königlichen Herzens, das Ort und Besitzer häufig wechselte, existieren zahllose Berichte und Geschichten. Pelletan hatte anscheinend versucht, das Organ in der Restaurationszeit an die königliche Familie zurückzugeben. Diese lehnte die Annahme ab, weil sie offensichtlich einen Betrug befürchtete. 1828 habe Pelletan das Herz dem Erzbischof von Paris, Hyacinthe-Louis de Quélen, überreicht, der es in der Schatzkammer seines Palastes bewahrt habe. Diese wurde während der Julirevolution 1830 geplündert, der Krug sei zu Bruch gegangen. Angeblich hätte des Arztes Sohn Gabriel-Philippe das Herz auf einem Sandhaufen gefunden und gerettet. Bis 1895 liegt dann sein Schicksal im Dunkeln. In diesem Jahr wurde eine Vase, die das vertrocknete Herz, „gehalten durch einen Kupferzylinder", enthielt, dem Grafen Urbain de Maillé, dem Repräsentanten des Herzogs von Madrid, Don Carlos, des französischen Thronanwärters, übergeben. Das Gefäß sei, gehüllt in einen blutverschmierten Schal, den Marie Antoinette auf dem Schafott getragen habe, in die Kapelle von „Froshdorf" bei Wien[620] gebracht worden.

1975 übergaben es die Töchter des Don Carlos, die Prinzessinnen Massimo, dem Herzog von Bauffremont, dem Präsidenten des „Mémorial du France" von Saint-Denis.[621]

Seither stand in dem steinernen Regal in der Bourbonengruft wenig beachtet ein etwa 25 cm hohes eiförmiges Bleikristallgefäß mit Dekorationsgravuren und einem von einem Strahlenkranz umgebenen „L" mit der römischen Zahl XVII. auf der Vorderseite. Darin hing ein längliches braunes Gewebestück, der angebliche Rest des königlichen Herzens.

Seit den 1990er Jahren wurde versucht, das Gewebe genetisch zuzuordnen. Dies gelang zwei unabhängig voneinander forschenden Genetikern,[622] denen als Referenzmaterial Haare der Mutter Marie Antoinette zur Verfügung standen. Eine zweite Interpretation, es könne sich um das Herz des bereits 1789 verstorbenen ersten Sohnes Ludwigs XVI., Louis Joseph Xavier François, handeln, ist weniger wahrscheinlich. Bei dem Inhalt der Herzvase handelt es sich um Gewebe, das in Alkohol konserviert wurde, was zu den Angaben Pelletans passt. Das Herz Louis

Joseph Xavier François hingegen wurde 1789 noch einbalsamiert und in Val-de-Grâce bestattet.[623]

Seit 2004 steht der Rest des Herzens von Ludwig XVII. bei den Epitaphien seiner Eltern im Kirchenschiff von Saint-Denis in einer Nische des Kardiotaphs, das in der oberen Hälfte ein Medaillon mit dem Gesicht des Kindes und der Inschrift „Louis Roi de France et de Navarre" aufweist. Seine Geschichte ist ein Beispiel für die Suggestionskraft, die das Herz auch in unserer areligiösen, technik- und wissenschaftsgläubigen Welt ausübt.

Ein typischer Vertreter des Absolutismus war der zum Hofe Ludwigs XVI. gehörende Joseph Hyacinthe François de Paule de Rigaud, Comte de Vaudreuil, der nach dem Sturm auf die Bastille in die Niederlande floh und von dort, später von England aus, gegen das revolutionäre Regime agierte. Nach dem Ende des ersten Kaiserreiches kehrte er in sein Heimatland zurück und starb 1817 mit 77 Jahren in Paris. König Ludwig XVIII., der ihn zum Gouverneur der Tuilerien ernannt hatte, ließ sein Herz in die Kapelle Saint-Pierre-et-Saint-Paul der Kirche Saint-Germain-l'Auxerrois in Paris bringen.

8.12 Napoléon und seine Zeit

Der revolutionäre Kult der Heldenverehrung führte in der napoleonischen Zeit zu einem Wiederaufleben der Herzbestattung bei einflussreichen Bürgern, vor allem aber bei verdienten Militärs, wenn auch die absoluten Zahlen infolge der Aufklärung und aufgrund des schwindenden Einflusses der Kirche deutlich niedriger waren (s. Kap. 15).

Über das Herz von Napoléon selbst existieren abenteuerliche Geschichten, verlässliche Quellen zum Verbleib sind nicht bekannt. Zweifellos war L'Empéreur von der Symbolkraft des Organs überzeugt und nutzte die Metapher vom Herzen, das sich für Volk und Vaterland – und vor allem auch für seine Soldaten – opfert, häufig und gerne in seinen Reden und bei Gesprächen.

Angeblich habe der Kaiser im Exil seinem General Bertrand gegenüber geäußert, sein Herz solle, in Weingeist konserviert, seiner „lieben Marie Luise"[624] nach Parma gebracht werden. „Sagen Sie ihr, dass ich sie zärtlich geliebt und niemals aufgehört habe, sie zu lieben." Marie Louise habe das Geschenk abgelehnt – und, so der Napoléon-Biograph Vincent CRONIN, sie habe es auch nicht verdient.[625]

Napoléon starb am 5. Mai 1821 in seinem Exil auf der Insel St. Helena an Magenkrebs und wurde auf seinen Wunsch von seinem Leibarzt Antommarchi seziert. Dieser beschrieb das Herz als normal.[626] Dieses sei anschließend in einer silbernen Urne, deren Deckel ein Adler zierte, neben dem in einem Mahagonisarg aufgebahrten Leichnam aufgestellt worden. Antommarchi hatte seinen Sektionsbericht folgendermaßen geschlossen: „J'avais terminé cette triste opération. Je détachai le cœur, l'estomac et les mis dans une vase d'argent rempli d'esprit-de-vin. Je réunis ensuite les parties séparées, les assemblai par une suture, je lavai le corps et fis place au valet de chambre [...]."[627]

8.12. Napoléon und seine Zeit

Im Übrigen wird auch vom Herzen Napoléons erzählt, Ratten hätten es gefressen, während die autopsierenden Ärzte Mittagspause machten, und es sei daraufhin durch ein Kalbsherz ersetzt worden.[628]

Die Leiche wurde in vier ineinandergeschachtelten Särgen auf der Insel begraben,[629] Herz und Eingeweide[630] in zwei Silberurnen zwischen den Füßen platziert. 1840 wurde sie exhumiert, die Urnen zwischen den Beinen wurden wiedergefunden. Zur Zahl der Särge, der Urnen, sogar zur Identität des dann nach Paris in den Invalidendom überführten Leichnams existieren ebenfalls unterschiedliche, widersprüchliche Berichte. Die offizielle Version lautete, dass der erstaunlich gut erhaltene Verstorbene in sechs Särgen, das Herz in einer Silbervase mit einem Adler auf dem Deckel an den Füßen, seine endgültige Ruhe in einem gigantischen antikisierenden Porphyrsarkophag in einer von Visconti geschaffenen Krypta gefunden hat. Damit ging schließlich sein testamentarisch geäußerter Wunsch in Erfüllung.[631] Vor seinem Standbild ruhen die sterblichen Reste seines Sohnes, des Königs von Rom, des 1832 verstorbenen Herzogs von Reichstadt, dessen Herz in Wien geblieben ist (s. Kap. 10.3.10).

Das Herz von Napoléons I. Mätresse, der polnischen Gräfin Marie Walewska (1786–1817), die in Paris gestorben war, ist in einer Urne auf einer weißen Säule in der Familiengruft ihres zweiten Gatten, des Grafen Philippe-Antoine d'Ornano, auf dem Friedhof Père Lachaise in Paris eingeschlossen.[632] Lediglich ihr Name, ihr Titel, ihr Sterbedatum und Wappen geben davon Kunde.[633] Ihre sterblichen Überreste waren ursprünglich ebenfalls hier begraben, wurden aber auf Wunsch ihrer Familie nach Polen in die Familiengruft nach Kiernozia zurückgebracht.

Der Mythos des treuen und tapferen Herzens veranlasste den Kaiser, für die Herzen seiner treuen Soldaten besonders zu sorgen. Dieser Mythos brachte aber auch eine Reihe seiner Generäle dazu, ihr Herz posthum an einen Ort bringen zu lassen, der für ihr Leben schicksalshafte Bedeutung hatte.

Das Hôtel des Invalides mit dem Invalidendom Église du Dôme und der benachbarten Soldatenkirche Saint-Louis-des-Invalides war von Ludwig XIV. zur Aufnahme und Versorgung verdienter Soldaten, insbesondere Kriegsversehrter, in Auftrag gegeben worden, vor allem aber sollte eine Heldengedenkstätte entstehen. Napoléon, der ursprünglich aus dynastischen Ambitionen Saint-Denis als Grabstätte für seine Familie vorgesehen hatte, bestimmte die beiden Gedenkkirchen für seine Verwandten und verdiente Soldaten seiner Armeen und schuf damit zwei weitere bedeutende Herzgrablegen.[634]

Insgesamt liegen im Invalidendom neben dem monumentalen Porphyrsarkophag des Kaisers im Zentrum neben einer Reihe weiterer Corpussarkophage sechs Herzen verteilt in den verschiedenen Räumen der Gedenkkirche:

Da ist einmal das Herz des Generals Charles Victoire Emmanuel Leclerc d'Ostin, des Gatten von Napoléons Schwester Pauline, der 1802 an Gelbfieber in der Karibik verstorben war. Seine ihm nicht immer treue Gattin ließ auf die goldene Urne folgenden Text schreiben:

> Paulette Bonaparte, mariée au général Leclerc, le 20 prairial an V, a enfermé dans cette urne son amour auprès du cœur de son époux dont elle avait partagé

8. Herz- und Mehrfachbestattung in Frankreich

les dangers et la gloire. Son fils ne recueillera pas le titre et le cher héritage de son père, sans recueillir celui de ses vertus.

Angeblich habe sie auch das Herz ihres gemeinsamen Sohnes, des als Kind an einem epileptischen Anfall 1806 verstorbenen Dermide, in das väterliche Gefäß einschließen lassen.[635] Dieses wechselte mehrmals den Besitzer und wurde endlich in einer vasenähnlichen Steinurne eingeschlossen in einem Seitengang des Domes aufgestellt. Eine Inschrift fasst Namen, Lebensdaten und Titel des Generals zusammen.

Ebenfalls in der Nähe des Kaisers befindet sich das Herz der Katharina von Württemberg, der zweiten Ehefrau Jérôme Bonapartes, des jüngsten Bruder Napoléons, gestorben 1835 in Lausanne, in Ludwigsburg bei Stuttgart[636] begraben. Es wurde zu ihrem Gatten in die Chapelle Saint-Jérôme des Invalidendoms zurückgebracht.

Die Chapelle Saint-Grégoire birgt das in zwei Blei- und eine Silberurne eingeschlossene Herz von Théophile Malo Corret de La Tour d'Auvergne (1743–1800), eines unehelichen Abkömmlings des alten Geschlechts. Dieser hatte sich als Soldat schon unter Ludwig XVI. ausgezeichnet, diente dann als Hauptmann in der Revolutionsarmee und wurde 1795 verabschiedet. Im Jahr 1799 wurde er, der auch ein bedeutender Sprachforscher war, wieder einfacher Soldat und fiel am 28. Juni 1800 bei Oberhausen durch den Lanzenstoß eines Ulanen ins Herz. Napoléon verlieh ihm den Ehrentitel „Le premier grenadier des Armées de la Republique" und befahl, dass sein Name stets auf den Meldelisten bliebe.[637] 1889 wurde sein Leichnam ins Panthéon überführt. Die Silberurne mit dem Herzen, eingeschlossen in zwei Bleibehälter, begleitete sein Regiment von 1800–1807 auf allen Schlachten und ging dann in den Besitz der Familie über. 1927 fand der Herzbehälter in einer vasenähnlichen Marmorurne im Rahmen einer großen patriotischen Zeremonie seine Aufstellung auf einem Podest in einer Nische der Chapelle Saint-Grégoire, wo bereits sein Vorfahr, der Marschall Turenne, ruhte. Auf dem Podest steht:

> ICI REPOSE
> LE CŒUR DE
> LA TOUR
> D'AUVERGNE
> PREMIER GRENADIER
> DE LA REPUBLIQUE
> 1743–1800[638]

1808 wurde das Herz Vaubans in die Theresienkapelle gebracht (s. S. 132).

In der Krypta der Gouverneure der zweiten Gedenkkirche, der Cathédrale Saint-Louis-des-Invalides, stehen in ihrer Form identische schwarzmarmorne Herzurnen von acht napoleonischen Generälen[639] auf marmornen Cippen, gekennzeichnet durch Name und Datum der Aufstellung. Die neunte enthält das Herz der einzigen Frau, der literarisch verewigten Volksheldin Marie-Maurille Virot de Sombreuil, der „héroine au verre de sang", die von den Jakobinern gezwungen worden sein soll, das Blut eines Hingerichteten zu trinken, um ihren Vater zu retten. Als sie später, 1823, in Avignon starb, kam ihr Herz zu den dortigen Cölestinern, der Leichnam in

8.12. Napoléon und seine Zeit

den Cimetière Saint-Veran. 1850 brachte eine Veteranenabordnung die Reliquie per Schiff nach Paris, wo sie bei den anderen Heroen Aufstellung fand. Die schwarze Marmorurne trägt die Inschrift

CŒUR
DE MAURISSE DE SOMBREUIL
C^{SSE} DE VILLELUME
15 MAI 1821

Die anderen Herzen stammen von einem Offizier Ludwigs XIV., Jean Beryrand, Lord of Senneric († 1691), sowie von den Generälen Jean-Baptiste Kléber, der von einem muslimischen Attentäter am 14. Juni 1800 in Giza, Ägypten, ermordet worden war und dessen sterbliche Überreste in seine Geburtsstadt Straßburg zurückgebracht wurden; Jean-Joseph Ange d'Hautpoul, am 14. Februar 1807 den Folgen einer schweren Verwundung in der Schlacht bei Preußisch Eylau erlegen; Baptiste-Pierre-François de Bisson, in seinem Palast im italienischen Marmirolo mit 44 Jahren an einem Schlaganfall gestorben; Louis Baraguey d'Hilliers, der 1813 in Berlin an einer Überdosis Morphium starb, nachdem sich seine Division 1812 im Russlandfeldzug dem Feind ergeben hatte und er deswegen bei Napoléon in Ungnade gefallen war; Jean Baptiste Eblé, geschwächt durch die Strapazen des Russlandfeldzuges, am 21. Dezember 1812 in Königsberg verstorben; Vincent Martel Deconchy, mit 55 Jahren 1823 bei der Belagerung von Pamplona gestorben; François-Marie-Casimir Négrier, der beim Pariser Juni-Aufstand am 25. Juni 1848 auf den Barrikaden gegen die Aufständischen erschossen wurde.

Andere hohe Militärs oder ihre Angehörigen wollten ihr Herz an einem Ort ihrer Wahl begraben haben:

Das des Generals Gabriel Louis de Caulaincourt († 1808) liegt im Familiengrab in Caulaincourt in der Picardie – sein Corpus erhielt ein Ehrengrab im Panthéon.

Ähnlich verfuhr man mit dem bei Kaiserebersdorf bei Wien 1809 gefallenen Marschall und engen Freund von Napoléon, Jean Lannes:[640] Der Leichnam kam ins Panthéon, das Herz in das Mausoleum der Familie Guéhenec im Montmartre-Friedhof in Paris.

In einer kleinen Kapelle des Schlosses Monthorin bei Louvigné-du-Desert in der Bretagne steht ein klassizistischer Sarkophag mit folgender Inschrift:

J.A. BASTON, Comte de LARIBOISIÈRE, Général de Division premier
Inspecteur Gen. de l'Artillerie, Grand – Officier de l'Emp" et de la Legion
d'Honneur
Grand etc., etc., etc., décédé a Konigsberg, le 21.Xeme 1812.
Son cœur a été déposé ici avec celui de son fils Ferdinand de LARIBOISIÈRE
Officier au 17 Brig des Carabiniers. Ch." de la Legion d'Honneur, mort à l'age
de 21
ans des honorables blessures qu'il recut à la bataille de la Mozkowa.[641]

Napoléons wichtigster und höchstrangiger Artilleriegeneral Jean Ambroise Baston de Lariboisière, dessen Fähigkeiten der Kaiser eine Reihe siegreicher Schlachten verdankte, starb im Alter von 53 Jahren in Königsberg am 21. Dezember 1812,

8. Herz- und Mehrfachbestattung in Frankreich

einige Wochen nach der Schlacht von Borodino, bei der die von ihm befehligte Artillerie eine Katastrophe verhindern konnte. In diesem entscheidenden Gefecht war sein 21-jähriger Sohn Ferdinand, Leutnant im 1. Regiment der Carabiniers-à-Cheval, tödlich verwundet worden. Er lebte noch fünf Tage. Sein Bruder hatte angeordnet, sein Herz herauszunehmen und in die Heimat zu bringen, was 24 Stunden nach seinem Tod geschah.[642] Das Organ wurde in einem Glasgefäß mit Weingeist transportiert und der Leichnam an Ort und Stelle begraben. Die Herzen von Vater und Sohn sind in dem Sarg in der Kapelle des Familienschlosses vereint. Der Corpus des Vaters kam zu anderen prominenten Toten in den Invalidendom.

Ein Marschall, den Napoléon ebenso seinen Freund nannte, war Jean-Baptiste Bessières. Er wurde 1813 bei Lützen von einer Kanonenkugel getötet. Er fand seinen Platz im Invalidendom, sein Herz zunächst in der Kirche von Thilay, dann, anlässlich seines 200. Todestages 2013, in der Kirche Saint-Barthélemy von Prayssac, seinem Geburtsort.[643]

Auch Marschall Jean-Victor Moreau starb an einer Verletzung. Der berühmte General hatte aber die Seiten gewechselt und gegen Napoléon gekämpft. In der Schlacht bei Dresden hatte ihm am 27. August 1813 eine Kanonenkugel beide Beine zerschmettert.[644] Er verstarb wenige Tage später und wurde in Prag einbalsamiert. Die amputierten Beine ließen die russischen Verbündeten unter einem Denkmal auf dem Kampfplatz, der Höhe von Räcknitz bei Dresden, beisetzen,[645] der Leichnam kam nach Sankt Petersburg in die Kirche der heiligen Ekaterina. Das Herz wurde zurück in die Heimat gebracht, auf den Friedhof de la Chartreuse in Bordeaux ins Grab seiner Frau.

Zwei Jahre später, in der Schlacht bei Waterloo, ließ General Gourgaud auf persönlichen Befehl Napoléons, als die Schlacht schon verloren war, die letzten Kanonenkugeln abfeuern. Eine riss das linke Bein des Lords Uxbridge ab, der überlebte und seinen Körperteil in einem Garten am Eingang des Dorfes Waterloo mit einem an Inschriften reichen Grabstein bestatten ließ.[646]

Der Schriftsteller W. SCHÄFER berichtet über eine ähnlich makabre Teilbestattung: Am Martinstag des Jahres 1771 läuteten die Glocken des Mainzer Domes, als der kaiserliche Oberst Ringier eine Hand in einer polierten Kiste zu Grabe trug. Er hatte sie dem französischen Gesandten im Streit abgeschlagen. Nach heftigen diplomatischen Verhandlungen zwischen Paris und Wien war der Hand ein ehrenvolles Begräbnis in Gegenwart des kaiserlichen Obersts zugebilligt worden.[647]

Das Herz des im Invalidendom beigesetzten, in der Schlacht von Bautzen am 22. Mai 1813 gefallenen Marschalls Géraud Christophe Michel Duroc befindet sich im Familienmausoleum auf dem Friedhof Saint-Martin von Pont-à-Mousson, seinem Geburtsort.

1859 wurde das Herz des Brigadegenerals Georges Beuret, der in der Schlacht von Montebello in Italien fiel, in seine Heimat zurückgebracht.[648]

Das nach antikem Vorbild geschaffene Panthéon, die frühere Abteikirche Sainte-Geneviève, wurde bereits von den Revolutionären aufgrund eines Beschlusses der

8.12. Napoléon und seine Zeit

Nationalversammlung vom 4. April 1791 zur säkularen Grabstätte für die verdienten Männer des Vaterlandes, auch deren Herzen, umgewidmet.

Am selben Tag wurden Sarg und Herzurne Mirabeaus in eine Gruft der Kirche gestellt (s. S. 158). Wenige Monate später hielten die sterblichen Überreste Voltaires in feierlich-theatralischem Zeremoniell Einzug (s. S. 154). 1808 wurden das Herz des Generals Jean-Pierre Firmin Malher, 1809 die Herzen der Politiker Girolamo-Luigi Durazzo[649] und Jean-Pierre Sers,[650] des Admirals Justin Bonaventure Morard de Galles, 1810 des Generals Alexandre-Antoine Hureau de Sénarmont und als Letztes im Jahr 1920 das des 1882 verstorbenen Politikers Léon Gambetta (s. S. 173) beigesetzt.

Ins Panthéon kamen auch die Gebeine des holländischen Admirals Jan Willem de Winter († 1812), der für die Revolutionäre und dann für Napoléon gekämpft hatte. Das Herz blieb in seinem Geburtsort Kampen in Holland (s. Kap. 11.6).

Ebenfalls ein Ehrengrab im Panthéon auf Anordnung Napoléons bekam der 1813 verstorbene Politiker und Pädagoge Jean Rousseau. Sein Herz erhielt das Familiengrab auf dem Gemeindefriedhof von Witry-lès-Reims (Marne), seinem Geburtsort.

Auch Herzen hoher Militärs, denen der Tod in der Schlacht erspart blieb, wurden getrennt bestattet. Das Herz des Marschalls Catherine-Dominique de Pérignon († 1818) liegt in einem Mausoleum in Form einer Kapelle im Familienschloss der Pérignons in Finhan, sein Corpus auf dem Friedhof Père Lachaise.

François-Christophe Kellermann hatte den Preußen die berühmte Kanonade von Valmy geliefert, Napoléon ernannte ihn später deshalb zum „Herzog von Valmy". Kellermann starb, 85 Jahre alt, im Jahre 1820. Ludwig XVIII. ließ ihm zu Ehren auf dem ehemaligen Schlachtfeld eine Pyramide errichten, unter der nach seinem auf dem Steinmonument festgehaltenen Willen sein Herz bei seinen gefallenen Soldaten beigesetzt wurde (s. Abb. 57, S. 747). Dort steht:

> ICI SONT MORTS LES BRAVES
> DU 20 7BRE 1792 UN SOLDAT QUI
> LES COMMANDAIT CE JOUR
> LE GAL KELLERMANN MARÉCHAL
> DUC ET PAIR DE FRANCE A VOULU
> EN MOURANT QUE SON CŒUR
> FUT PLACÉ AU MILIEU D'EUX

1892 wurde dann der Pyramide gegenüber noch ein Denkmal errichtet, das den General mit Degen und erhobenem Dreispitz darstellt.

Der Advokat und spätere Präsident des Jakobinerclubs, Roger Ducos, hatte für die Hinrichtung Ludwigs XVI. plädiert, wurde deshalb nach der zweiten Restauration als Königsmörder geächtet und ging ins deutsche Nachbarland ins Exil. Dort starb er bei einem Unfall seiner Kutsche in der Gegend von Ulm am 17. März 1816. Er wurde auf dem Friedhof von St. Michael zu den Wengen begraben. Sein Herz wurde auf seinen Wunsch in die Kirche von Narrosse, wo er Grundbesitz hatte,

8. Herz- und Mehrfachbestattung in Frankreich

heimgebracht. Bei Renovierungsarbeiten 1989 exhumierte man die Zinnurne mit Gewebefragmenten unter dem Boden vor dem Altar und setzte sie unter der gleichen, schlichten, mit Namen und Todesdatum beschrifteten Steinplatte an anderer Stelle wieder ein.[651]

Zu den interessantesten Persönlichkeiten im Frankreich des 18. Jahrhunderts zählte Louis-Antoine de Bougainville, Offizier, Weltumsegler, Naturforscher und Schriftsteller. Bereits unter Ludwig XV. als Soldat, später als Admiral erfolgreich und zu dessen persönlichem Sekretär ernannt, überstand er dann mit viel Glück den Terror der Revolution, wurde von Napoléon mit hohen Auszeichnungen und Würden bedacht und starb hochbetagt, mit 82 Jahren, 1811 in Paris. Er erhielt ein Staatsbegräbnis im Panthéon, sein Herz ruht bei seiner Gattin und seinem zweiten Sohn im Friedhof der Kirche Saint-Pierre de Montmartre. Auf einem ungepflegten Grab steht ein Säulenstumpf, auf dessen Basis eine erst vor einigen Jahren angebrachte Metalltafel die folgende Inschrift trägt:

> LOUIS ANTOINE BOUGAINVILLE
> PARIS 1729 – 1811 PARIS
> CAPITAINE DE VAISSEAU
> EXPLORATEUR – NAVIGATEUR
> SÉNATEUR
> MEMBRE DE L'INSTITUT
> COMTE DE L'EMPIRE
> GRAND OFFICIER DE LA
> LÉGION D'HONNEUR
> Ici repose son cœur – son corps est au Panthéon
> Ville de Paris – 2006 – Souvenir français

Vor Bougainville war ein anderer berühmter Botaniker und Arzt, der ihn auf seiner Weltumseglung (1766–1769) begleitet hatte, gestorben: Philibert Commerson hatte mit seiner Begleiterin Jeanne Baret die Expedition 1768 vorzeitig verlassen und war zu Forschungszwecken auf Mauritius verblieben. 1773, nach fünf Jahren, verstarb er dort mit 45 Jahren und wurde auch dort begraben. Vor seiner Abreise hatte er ausdrücklich in seinem Testament festgehalten, sein Herz solle bei seiner 1762 verstorbenen Gattin Antoinette Beau unter einer Marmorplatte mit der Inschrift „Unitis etiam in cinere conjugibus"[652] in der Kirche von Toulon-sur-Arroux ruhen.[653] Sein Leichnam sollte in der Anatomie seziert, das Skelett zu Ausbildungszwecken ausgestellt werden.[654]

Ein weiteres Herzgrab ist eines der vielen Zeugnisse dieser Art für die Liebe des zurückgebliebenen Gatten: Als die 27-jährige Gattin des Grafen Daillecourt, Adèle-Félix-Françoise d'Astorg, am 19. August 1818 im Kurort Bagnères-de-Bigorre verstarb, wurde ihr Herz in einer Urne hinter einem schlichten klassizistischen Kardiotaph an der Wand einer Seitenkapelle neben der Sakristei der Kathedrale von Orléans eingeschlossen. Auf der schwarzmarmornen Tafel steht:

> ICI REPOSE LE CŒUR
> DE

8.13. Herzbestattungen auf dem Friedhof Père Lachaise in Paris

>ADÈLE-FÉLIX-FRANÇOISE D'ASTORG,
>COMTESSE DE DAILLECOURT,
>DÉCÉDÉE AUX EAUX DE BAGNÈRES-DE-BIGORRE,
>LE 19 AOUT 1818
>DANS SA 27ᵉ ANNÉE.
>
>ENLEVÉE SI JEUNE
>A LA TENDRESSE D'UN PÈRE, D'UN ÉPOUX,
>A L'AMOUR DE SES ENFANS,
>AUX VŒUX DU PAUVRE,
>MAIS FORTE DES PROMESSES DE DIEU,
>ELLE CRUT NE QUITTER LA VIE
>QUE POUR EN TROUVER UNE MEILLEURE.[655]

Nicht belegt ist die Geschichte des Herzens des von Napoléon hingerichteten Bourbonenherzogs Louis Antoine Henri de Bourbon-Condé, duc d'Enghien (1772–1804). Napoléon hatte ihn aus dem deutschen Ettenheim entführen lassen, wo er im Exil mit der verheirateten Charlotte de Rohan-Rochefort († 1841) zusammenlebte. Seine Gebeine ruhen in der Sainte-Chapelle von Vincennes, wo er erschossen wurde. Sein Herz sei entnommen, konserviert und in das Rohan-Schloss Sychrov im heutigen Tschechien gebracht worden. Eine Nachfahrin der im Friedhof Picpus von Paris begrabenen Charlotte, Gräfin Kottulinsky-Rohan, habe das Herz vor der Besetzung des Schlosses durch die Kommunisten 1945 in Sicherheit gebracht und im Grab seiner Geliebten beigesetzt.[656]

8.13 Herzbestattungen auf dem Friedhof Père Lachaise in Paris

Eher ungewöhnlich und in der Zahl für einen solchen Ort einmalig sind die Herzbestattungen auf dem zu Beginn des 19. Jahrhunderts angelegten größten Friedhof von Paris, dem Père Lachaise, überwiegend solche von napoleonischen Generälen, aber auch von Politikern, Wissenschaftlern und Prominenten aus der ersten Hälfte des 19. Jahrhunderts. Oft wurden die Herzen erst Jahre nach ihrem Tod dort bestattet.

General Jacques Nicolas Gobert fiel 1808 mit 48 Jahren auf dem Spanienfeldzug in Guarromán. 1837 wurden seine Gebeine, 1845 sein Herz zum Père Lachaise gebracht. Sein Grabmal wurde von David d'Angers geschaffen und zeigt den tödlich Getroffenen auf seinem Pferd.[657]

Am 24. November 1813 starb der General Frédéric-Henri Walther mit 52 Jahren im pfälzischen Kusel an Spätfolgen des Russlandfeldzuges. Napoléon ließ ihn im Panthéon beisetzen, sein Herz kam ins Familiengrab auf dem Père Lachaise zu seiner Gattin und seinem kleinen Sohn.[658] Es ist in einer auf einer Säule und einem rechteckigen Piedestal stehenden ovalen Urne eingeschlossen. Dahinter steht das Grab seines mit 15 Monaten am 11. Dezember 1811 verstorbenen Sohnes Napoléon Frédéric Louis mit einer sehr ähnlichen Urne auf einem rechteckigen Piedestal. Auch wenn die Inschrift lediglich lautet: „Il aurait fait le bonheur et la gloire de ses parents", könnte das Herz des Kleinkindes in der Urne eingeschlossen sein.

8. Herz- und Mehrfachbestattung in Frankreich

1850 wurde das Herz des Claude de Choiseul-Francières, Marschall von Frankreich, in einer Bleikiste mit den Gebeinen auf dem Père Lachaise beigesetzt. Der bereits 1711 Verstorbene hatte zunächst in der Kirche der Picpus-Nonnen in Paris seine letzte Ruhe gefunden.[659]

Am Rande des Schlachtfeldes von Smolensk starb ein langjähriger treuer Gefolgsmann Bonapartes an der letzten, nun tödlichen Verwundung am 22. August 1812: Napoléon lohnte Charles Etienne Gudin de La Sablonnière seine Treue und ließ dessen Herz in die Heimat zurückbringen, in eine Grabkapelle auf dem Père Lachaise zu dessen Gattin Caroline.[660] Die Grabinschrift weist darauf hin:

> Charles César Étienne comte GUDIN, général de division, commandant de la 7e division du 1er corps de la grande armée, né à Montargis (Loiret) le 13 février 1768, tué à Valoutina-Gora (Russie) le 19 aout 1812. Son corps a été inhumé dans la chapelle de Smolensk (Russie). Son cœur rapporté en France par ordre de l'empereur Napoléon Ier repose ici.[661]

1835 starb der Marschall von Frankreich Adolphe Édouard Mortier im Alter von 67 Jahren bei einem Attentat auf König Louis-Philippe und wurde mit 13 weiteren Opfern in der Crypte des Gouverneurs von Saint-Louis des Invalides begraben. Sein Herz ruht in der Familiengruft im Père-Lachaise-Friedhof hinter einer schlichten Namenstafel.[662]

Ebenfalls im Jahre 1835 starb, 64 Jahre alt, der kampferprobte, mehrfach verwundete General Charles Antoine Louis Alexis Morand und wurde in einer Kapelle auf dem Père Lachaise begraben. Sein Herz blieb hier, seine und seiner Frau Émilie Parys († 1868) sterbliche Reste wurden auf Betreiben der Familie 1885 in seinen Geburtsort Montbenoit überführt. In die Kapelle wurde später der Leichnam eines seiner Söhne gebracht, des Generals Louis Morand († 1870).[663]

1854 erlag ein Sohn des Marschalls Michel Ney, der Brigadegeneral Michel Louis Félix Ney, während der Belagerung von Sewastopol im Krimkrieg der Cholera. Sein Herz soll in das väterliche Grab auf dem Friedhof Père Lachaise, wo auch ein Bruder liegt, zurückgebracht worden sein.[664]

Das Herz des Politikers und Präfekten des französischen Departments Léman, Ange Marie d'Eymar, wurde 15 Jahre nach seinem Tod 1803 in das Grab seiner Witwe Anne Catherine Rosalie Decourt eingeschlossen. Auf einer Längsseite des klassizistischen Steinsarges auf dem Père Lachaise steht deshalb:

> Ici reposent réunis pour jamais après quinze ans d'une séparation douloureuse la dépouille mortelle de De Anne Catherine Rosalie DECOURT, décédée le 16 novembre 1818 âgée de 42 ans, veuve de Ange Marie d'EYMAR, membre de l'assemblée constituante, ambassadeur de France à Turin, préfet du dépt du Léman, et le cœur de ce digne époux qui fit la gloire de sa femme et lui dut le bonheur de sa vie.[665]

Herz und Gebeine des berühmten Mathematikers Jérôme Lalande, Mitglied internationaler Akademien, der 1807 verstorben war, wurden 1852 in den Cimetière de l'Est des Père-Lachaise-Friedhofs gebracht.[666]

8.13. Herzbestattungen auf dem Friedhof Père Lachaise in Paris

Ebenfalls auf den Père Lachaise 1821 zurückgebracht wurde das Herz des Arztes Antoine François Jenin de Montègre, der mit 45 Jahren 1818 in Santo Domingo an einer fieberhaften Erkrankung verstorben war. Die Inschrift auf dem schlichten klassizistischen Gedenkstein lautet:

> Ici à eté déposé le cœur d'A. J. F. Jenin de MONTEGRE Docteur en Médecine. Né à Belley département de l'Ain le VI mai MDCCXXIX. Mort à S. Domingue à la fleur de l'âge victime de son zèle ardent pour l'àvancement des connaissances et pour la cause de l'humanité le IV septembre MDCCCXXV. Ce simple monument [...] d'une douleur partagée par de vrais amis à été élevé par sa veuve le III février MDCCCXXV.[667]

Ein weiterer bekannter Mediziner, der Chirurg Jean Zuléma Amussat, starb 1856. Er wurde auf dem Père Lachaise begraben, das Herz wurde dann aber ein Jahr später in den Friedhof seines Geburtsortes Saint-Maixent überführt.[668]

Der Physiologe und Zoologe Frédéric Cuvier († 1838) wurde an seinem Sterbeort Straßburg begraben, sein Herz wegen seiner Verdienste auf dem Père Lachaise.[669]

Das Herz der Mätresse von Napoléon I., Marie Walewska († 1817), wurde mit ihrem zweiten Gatten, einem Cousin des Kaisers, Graf Philippe Antoine d'Ornano, auf dem Père Lachaise vereint (s. S. 163).

Der prominenteste Maler der Revolution, aber auch der napoleonischen Ära war zweifellos Jacques-Louis David (1748–1825). Er starb durch einen Unfall in Brüssel und durfte wegen seiner revolutionären Vergangenheit nicht im Paris der Restauration beerdigt werden.[670] Das Herz jedoch brachte sein Sohn zurück nach Paris, auf den Friedhof Père Lachaise ins Familiengrab zu seiner Gattin. Das Monument besteht aus einer steinernen Tumba mit einem klassizistischen Grabstein mit dem Kopf des Malers in einem Bronzemedaillon. Darunter steht:

> A LA MEMOIRE
> DE JACQUES LOUIS DAVID PEINTRE FRANÇAIS
> DÉCÉDÉ EN EXILE 29. XII^{ieme} 1825
> SON CŒUR EST DÉPOSÉ DANS CE CAVEAU
> PRÈS DU CORPS DE SON ÉPOUSE,
> COMPAGNE DE SES MALHEURES

Der französische, im belgischen Liège (Lüttich) geborene Komponist André-Ernest-Modeste Grétry († 1813) wurde von Voltaire nach Paris geholt. Hier schrieb er seine erfolgreichste Oper, *Richard Cœur de Lion*. Er starb in Rousseaus Haus in Montmorency und wurde auf dem Père Lachaise begraben. 15 Jahre nach seinem Tod wurde dann sein Geburtsort Liège mit seinem Herz bedacht (s. Kap. 11.6).

Ebenso befand sich das Herz der polnischen Schriftstellerin Klementyna Hoffmanowa, die 1845 in Paris gestorben war, zunächst beim Corpus auf dem Père Lachaise. Es wurde 15 Jahre post mortem nach Krakau gebracht (s. Kap. 11.7).

8.14 Die Restauration und das Ende der Herzbestattung in Frankreich

Unter den letzten Bourbonen nahm sich lediglich Ludwig XVIII. das Vorbild seiner Ahnen zu Herzen. Nach seinem Tod in Paris im Jahre 1824 wurden sein Corpus und sein Herz in einer prachtvollen Prozession nach Saint-Denis gebracht, das Letztere trug der „Grand Aumonier"[671] auf seinen Knien und brachte es zum Altar vor den Katafalk, wo es während des Trauergottesdienstes verblieb.[672] Jetzt befinden sich die Reste in einer schlichten herzförmigen Dose im Regal der Bourbonenkrypta bei den Herzen seiner Vorfahren (s. S. 160). Dort steht auch die Eingeweideurne mit zwei Henkeln und einem beschrifteten Deckel aus vergoldetem Silber.

Vier Jahre vorher war Charles-Ferdinand d'Artois, duc de Berry, der Sohn Karls X. – des Bruders Ludwigs XVIII. und letzten französischen Königs – einem spektakulären Attentat zum Opfer gefallen: Er wurde am 14. Februar 1820 von dem Sattler Louis-Pierre Louvel beim Verlassen der Pariser Oper niedergestochen. Seine Witwe ließ sein Herz entnehmen, es wurde zusammen mit dem Corpus in einem ähnlich pompösen Trauerzug nach Saint-Denis gebracht, wo der Gottesdienst gefeiert wurde. Anschließend nahm die Witwe die Bleiurne an sich und ließ sie in einer eigens errichteten Kapelle im Hospice Saint-Charles in Rosny-sur-Seine bestatten. Diese wurde von deutschen Truppen im Zweiten Weltkrieg geplündert, die Urne verschwand. 1967 wurde sie wiedergefunden und nach Saint-Denis gebracht.[673] Ein herzförmiges, vergoldetes, flaches Gefäß mit dem, was vom Organ übriggeblieben ist, steht ebenfalls im Bourbonenregal (s. S. 160) der Krypta.

Die Eingeweide des Herzogs liegen in der Kirche Saint-Maurice in Lille in einem klassizistischen Grabmal aus weißem Marmor von Edme-François-Etienne Gois auf einem schwarzen Marmorblock. Eine fast lebensgroße, sitzende Frau, die Stadt Lille, umfängt mit dem linken Arm die Eingeweideurne. Die rechte, stehende Frau in Nonnentracht, die Religion, zeigt mit der Hand über der Urne gen Himmel. Auf dem Steinblock ist eine Tafel mit der Inschrift

A LA MEMOIRE
CHARLES FERDINAND
D'ARTOIS
FILS DE FRANCE
DUC DE BERRY
1778–1820

angebracht.

In der Schatzkammer von Saint-Denis wird eine silberne Urne aufbewahrt, die die Eingeweide seiner unmittelbar nach der Geburt am 14. Juli 1817 verstorbenen Tochter Louise-Isabelle d'Artois[674] enthielt. Hier befindet sich auch die zylindrische silberne Büchse mit Henkeln, die früher die Eingeweide Ludwigs XVIII. barg (s.o.).

Das Herz der Mutter des Herzogs von Berry, Maria Theresia von Sardinien, der Gemahlin König Karls X., die 1805 im Exil in Graz starb und dort in der Herzgruft des Domes (s. Kap. 10.3.13) begraben liegt, soll in die Grablege der Könige von Neapel und Sizilien, in die Kirche Santa Chiara in Neapel, gekommen sein.

8.14. Die Restauration und das Ende der Herzbestattung in Frankreich

1829 wurde das Herz einer natürlichen Tochter des Herzogs Karl Eugen von Württemberg, der in Paris verstorbenen Eleonore de Franquemont, verheiratet mit Albert Grimaud, comte d'Orsay, in das Familiengrab der Orsay in die Kirche von Rupt-sur-Saône gebracht.[675]

In der Kirche Saint-Roch in Paris liegt das Herz des Generals und Diplomaten Constantin Gravier de Vergennes (1761–1832) unter einer schlichten Bodenplatte, die die Inschrift trägt:

> ICI EST DEPOSÉ LE CŒUR
> DE Mr CONSTANTIN GRAVIER
> COMTE DE VERGENNES
> NE LE 1er NOVEMBER 1761
> DECEDÉ LE 12 SEPTEMBRE 1832
> PRIEZ DIEU POUR LUI

Der zu Lebzeiten berühmte Komponist François-Adrien Boieldieu († 1834), Professor des Pariser Konservatoriums, Ritter der Ehrenlegion, hatte seine frühe Ausbildung vom Organisten der Kathedrale von Rouen, seiner Geburtsstadt, bekommen. Sein Herz erhielt ein Ehrengrab dieser Stadt auf dem Cimetière monumental, sein Corpus auf dem Pariser Friedhof Père Lachaise.

Vielleicht war es eine Folge der Aufklärung, vielleicht der durch die Auswirkungen der Revolution gebrochenen monarchischen Tradition, dass im laizistischen Frankreich des 19. Jahrhunderts nur noch einige wenige Herzbestattungen stattfanden. Sie waren dann aber besonders vom Mythos dieses Organs, der romantischen Vorstellung des Herzens als Personifikation des Verstorbenen, als Inkarnation der unsterblichen Seele geprägt.

So wurde ein berühmter Politiker der Dritten Republik lange nach seinem Tod 1882 durch die Aufnahme seines Herzens ins Panthéon, die französische Ruhmeshalle, besonders geehrt: Léon Gambetta, ursprünglich italienischer Abstammung, Innen- dann Kriegsminister, entschiedener Befürworter des Revanchismus gegenüber Deutschland nach dem Krieg 1870/71, zuletzt Premierminister, starb 1882 mit 44 Jahren an einer Blutvergiftung. Er wurde autopsiert, durch Injektion von Formaldehyd in die Arterien einbalsamiert, seine Organe wurden untersucht.[676] Sein Parteigänger und Freund, der Physiologe Paul Bert, war durch unter ungeklärten Umständen in den Besitz seines Herzens gelangt und wollte, dass dieses in das Monument eingeschlossen würde, das in Paris für den Verstorbenen errichtet werden sollte. Er starb aber vor der Verwirklichung seines Wunsches. Über lange Zeit blieb der Verbleib des Gambetta-Herzens ein Mysterium.[677] Sein Corpusgrab befindet sich im damaligen Wohnort seiner Familie in Nizza, im Cimetière du Chateau.

Am 11. November 1920 wurde das Herz zusammen mit den sterblichen Resten eines unbekannten französischen Gefallenen ins Panthéon gebracht.[678] Eine lange Kolonne aller Streitkräfte marschierte vor einem vergoldeten Wagen mit dem

Herzen des Staatsmannes, gefolgt von einer Geschützlafette mit dem schlichten Sarg des unbekannten Soldaten.[679]

In einer Wandnische der Treppe zur Krypta steht eine dunkel-rötliche Urne mit dem Herzen auf einem Piedestal, flankiert von zwei bronzenen Liktorenbündeln des republikanischen Frankreichs. Darüber steht in metallenen Lettern:

> ICI REPOSE
> LE CŒUR DE LEON GAMBETTA
> SOLENNELLEMENT TRANSFÉRÉ AU PANTHÉON
> LE 11. NOVEMBRE 1920
> SUIVANT LA VOLONTE NATIONALE
> LOI DU I^e SEPTEMBRE 1920

Der deutsch-französische Krieg von 1870/71 war auch Anlass für den Bau der Basilika Sacré-Cœur in Paris, der steingewordenen Kulmination der Herz-Jesu-Verehrung im Frankreich des 19. Jahrhunderts. Ein vermögender und einflussreicher Unternehmer und Industrieller hatte ein Gelübde für den Bau getan und ihn dann auch gefördert: Alexandre Legentil (1821–1889) war auch Präsident einer Vinzenz-von-Paul-Gesellschaft, Philanthrop, Förderer humanitärer, besonders religiöser Projekte, so auch der Ordensgemeinschaft des Hl. Franz von Sales (s. Kap. 14). Er gründete die patriotische Vereinigung „Vœu national", die sich die Realisierung der Erbauung von Sacré-Cœur zur Aufgabe gemacht hatte, und er wünschte, dass sein Herz dann dort auch seine letzte Ruhe finden sollte. Seine Frau Marie ließ dem Toten vor seiner Bestattung auf dem Père Lachaise das Herz entnehmen und mit Zustimmung des Kardinals Richard in die Krypta der Basilika bringen. Sie wollte, dass das ihre posthum mit dem ihres Gatten vereint werde, was dann auch 1920 mit großer Diskretion geschah.[680]

Die Marmorurne steht in einer eklektizistisch ausgestalteten Nische auf einer Säule. An der Rückwand steht geschrieben:

> ICI REPOSE
> SELON SON DESIR
> LE CŒUR D'ALEXANDRE LEGENTIL
> QUI EUT L'INSPIRATION DU VŒU NATIONAL
> ET S'EST CONSACRÉ AVEC SON BEAU FRÈRE
> HUBERT ROHAULT DE FLEURY DE LA REALISER
> MDCCCXXI – MDCCCLXXXIX.[681]

Der Text auf der Urne stellt das Gelübde des Verstorbenen heraus:

> VIVENS
> TIBI DOMINE SE TOTO
> CORDE DEVOVIT
> MORIENS
> CORDI TUO COR
> SUUM VOVIT.[682]

8.14. Die Restauration und das Ende der Herzbestattung in Frankreich

Sofia Fjodorowna Rostoptschina, Tochter eines russischen Generals, heiratete einen Comte de Ségur und wurde als Sophie de Ségur eine bekannte Romanschriftstellerin und Kinderbuchautorin. Als sie im Jahr 1874 75-jährig in Paris starb, wurde sie auf ihren Wunsch seziert, ihr Herz wurde entnommen, einbalsamiert, in Seide eingewickelt, in ein Zedernholzkästchen und dieses in ein Bleigefäß gelegt. Im vorderen Chor der Kapelle des Couvent de la Visitation in der Rue Vaugirard, wo ihre Tochter Sabine gestorben war, ist es begraben. Sieben Jahre später fand daneben das Herz ihres ältesten Sohnes, des Prälaten und religiösen Schriftstellers Louis Gaston de Ségur (1820–1881), seine letzte Ruhe.[683]

Die heute weitgehend vergessene, aber zu ihrer Zeit unter anderen von Marcel Proust sehr geschätzte Poetin Anna de Noailles, geborene Bibesco de Brancovan, Tochter eines moldawischen Fürsten, war eine zu Lebzeiten bewunderte Schönheit, eine Dichterin vorwiegend romantisch geprägter Lyrik, in deren Pariser Salon sich die geistige Elite ihrer Zeit traf. Sie verbrachte ihre Sommer überwiegend in dem kleinen Dorf und Thermalbad Amphion-les-Bains über dem Südufer des Genfer Sees, der sie auch in ihrem dichterischen Œuvre inspirierte. Sie wollte ihr Herz bei den Klarissen von Evian begraben haben und hatte in einem Gedicht in ihrem Lyrikband *Forces Éternelles* geschrieben:

> Pousse la porte en bois du couvent des Clarisses,
> C'est un balsamique relais,
> La chapelle se baigne aux liquides délices
> De vitraux bleus et violets.
> Peut-être a-t-on mis là, comme je souhaite,
> Mon cœur qui doit tout à ces lieux,
> A ces rives, ces prés, ces azurs qui m'ont faite
> Une humaine pareille aux dieux.
> S'il ne repose pas dans la blanche chapelle,
> Il est sur le côteau charmant
> Qu'ombragent les noyers penchants de Neuvecelle,
> Demain montez y lentement.

Als sie nach langer Krankheit in ungebrochener Schaffenskraft mit 57 Jahren 1933 starb, wurde dies aus religiösen Gründen abgelehnt. Die Beisetzung geschah vielmehr auf dem Friedhof des Dörfchens vor einem schlichten Grabstein, der die von ihr gewünschte beziehungsreiche Inschrift trägt: „C'EST LA QUE DORT / MON CŒUR / VASTE TEMOIN / DU MONDE." Der Körper liegt im Familienmausoleum der Bibesco auf dem Père Lachaise in Paris.

Sie war im Übrigen nicht die erste der altadligen Familie Noailles, deren Herz begraben wurde. Deren erster bedeutender Vertreter war Antoine de Noailles (1504–1562), Admiral von Frankreich, Botschafter in England unter Franz I., Heinrich II. und Franz II. und Gouverneur und Bürgermeister von Bordeaux. Seine Frau, Jeanne de Gontaut, Hofdame der Katharina von Medici, vielleicht beeinflusst vom Beispiel des Königshauses, ließ für das Herz des in der Kirche seines Stammsitzes Noailles Begrabenen in der Kathedrale Saint-André von Bordeaux ein sieben Meter hohes Monument errichten. Das mit Wappen, Kriegswaffen, vegetabilen und geometrischen Mustern geschmückte Kardiotaph besteht aus einem fast drei Meter hohen Sockel und einem Obelisken aus Kalkstein. Auf dem Sockel steht auf einer ovalen, von einem Kranz eingefassten Marmortafel:

> D.O.M
> ANTOINE DE NOAILLES
> FILS DE LOUIS ET DE CATHERINE
> DE PIERRE-BUFFIÈRE
> FIT SOUS QUATRE ROYS LOUABLES
> PREUVES DE SOY AUX GUERRES DE SON TEMPS
> FUT CHEVALIER DE L'ORDRE
> AMBASSADEUR EN ANGLETERRE
> EUT EN DIVERS ENDROITS DU ROYAUME
> CHARGE DE LIEUTENANT DE ROY ET D'AMIRAL
> MOURUT EN CETTE VILLE DANS SON GOUVERNEMENT
> À L'AGE DE LIX ANS
> SON CORPS EST À NOAILLES AVEC SES AYEUX
> MAIS JEANNE DE GONTAUT
> SA FEMME ÉPLEURÉE
> A MIS ICI SON CŒUR
> EN MARS MDLXII
> DIEU PAR SA GRACE
> LUI FASSE MERCI[684]

Einer der letzten Franzosen, der selbst für sein Herz einen besonderen Platz, nämlich im Nähkästchen seiner Mutter, wünschte,[685] war der rechtsextreme, antidemokratische Freigeist, Schriftsteller und Publizist Charles Maurras (1868–1953), katholisch erzogener Agnostiker, der kurz vor seinem Tode wieder zum Katholizismus konvertierte. Sein Herz wurde dann in dem Nähkästchen aus Zypressenholz in einer Mauernische im Garten seiner Villa „Chemin du Paradis" in Martigues bestattet, wo sich heute noch seine Anhänger versammeln. Auf einer rechteckigen Marmorplatte ist das Relief eines Zweiges abgebildet, überschrieben mit einem Vers des Euripides: „Oh, wie schön ist die Sonne!" Darunter ein Zitat der chilenischen Dichterin Gabriela Mistral: „La mar, bello plano esmougudo / Dou paradis es l'avengudo." Sein Leichnam wurde in der Familienkapelle auf dem Friedhof von Roquevaire beigesetzt.[686]

Maurras war jedoch nicht der Letzte: Noch in der Mitte des 20. Jahrhunderts wünschte der Höhlenforscher Robert de Joly (1887–1968), vom Mythos des Herzens geleitet, sein Herz möge in der von ihm entdeckten Höhle von Aven d'Orgnac verbleiben, was dann auch geschah. Das Organ ist in einem versilberten, mit Henkeln versehenen Pokal eingeschlossen und steht in einer Felsnische.[687]

Anmerkungen zu Kapitel 8

[1] Vgl. Hans-Werner GÖTZ: Hugo Capet 987–996. In: Joachim EHLERS/Heribert MÜLLER/Bernd SCHNEIDMÜLLER (Hrsg.): Die französischen Könige des Mittelalters. Von Odo bis Karl VIII. München: C.H. Beck 1996, S. 75–86, S. 75.

Anmerkungen zu Kapitel 8

[2] Ausnahmen waren Ludwig VII. († 1180) in der Abtei von Barbeaux und Ludwig XI. († 1483) in Notre-Dame de Cléry, vgl. GIESEY: The Royal Funeral Ceremony in Renaissance France, S. 31.

[3] Vgl. ANON. The History of Paris Vol. III.

[4] Vgl. E. A. BROWN: Death and the Human Body in the later Middle Ages, S. 233.

[5] Vgl. Julian BLUNK: Des Königs Herzensangelegenheiten. Zum Auszug der Bourbonen aus Saint-Denis. In: Kirsten KRAMER/Jens BAUMGARTEN (Hrsg.): Visualisierung und kultureller Transfer. Würzburg: Königshausen und Neumann 2009, S. 119–132, S. 123.

[6] Katholische Reformbewegung des 17. und 18. Jahrhunderts, die sich auf die Gnadenlehre des Augustinus gründete.

[7] Franz I., Heinrich II., Ludwig XIII., Anne de Montmorency, Pierre de Bérulle, Henri I. d'Orléans, duc de Longueville, Louis de Cossé.

[8] Vgl. Félix ANDRY: Recherches sur le cœur et le foie. Paris: Germer Ballière 1858. Kap. De l'inhumation isolée du cœur, S. 100–124.

[9] Vgl. ARIÈS: Geschichte des Todes, S. 188.

[10] Vgl. D. SCHÄFER: Mittelalterlicher Brauch bei der Überführung von Leichen, 490; GIESEY: The Royal Funeral Ceremony in Renaissance France, S. 21.

[11] Vgl. ERLANDE-BRANDENBURG: Le Roi est mort, S. 8.

[12] Baudouin (Balduin), der erste Graf von Flandern (837–879), wegen seiner soldatischen Leistungen auch Bras de Fer („Eisenarm") genannt, starb im Kloster der Abtei Saint-Bertin in Saint-Omer, wo angeblich sein Herz und seine Eingeweide bestattet wurden. Der Körper kam nach Gent, in die Kirche St. Peter (BRADFORD: Heart Burial, S. 38).

[13] Vgl. GIESEY: The Royal Funeral Ceremony in Renaissance France.

[14] Vgl. D. SCHÄFER: Mittelalterlicher Brauch bei der Überführung von Leichen, S. 493. Dietrich SCHÄFER zitiert aus den Annales Bertiniani auctore Hincmaro, S. 137, Annales Fuldenses, S. 90 und Regionis chronicon, S. 113 (Georg WAITZ: Scriptores rerum germanicarum in usum scholarum ex monumentis historicis recusi. Hannover: Hahnsche Buchhandlung 1883, S. 137): „Quem aperientes qui cum eo erant, ablatis interaneis et infuso vino ac aromatibus quibus poterant et imposito locello coeperunt ferre versus monasterium sancti Dionysii, ubi sepeliri se postulaverat." Und: „Quem pro foetore non valentes portare, miserunt eum in tonna interius exteriusque picata, quam coriis involverunt; quod nihil ad foetorem tollendum profecit. Unde ad cellam quandam monachorum Lugdunensis episcopii, que Nantoadiis dicitur vix pervenientes, illud corpus cum ipsa tonna terrae mandaverunt" (Üb. Norbert Behringer: „Die mit ihm waren [= seine Begleiter] öffneten ihn, entnahmen seine Eingeweide, gossen Wein hinein und balsamierten ihn mit Aromastoffen, die ihnen zur Verfügung standen, und legten ihn in einen Sarg und begannen, ihn ins Kloster Sankt Dionysius [Saint-Denis] zu überführen, wo er bestattet werden wollte"; „Als sie ihn wegen des Gestankes nicht [weiter] tragen konnten, legten sie ihn in ein Faß, das innen und außen verpicht war und das sie mit Fellen umwickelten, was aber nichts zur Beseitigung des Gestankes half. Als sie mit Mühe zu einem Kloster im Bistum Lyon gelangten, namens Nantua, übergaben sie den Leichnam mitsamt dem Fass der Erde").

[15] Vgl. BRADFORD: Heart Burial, S. 22; Immo WARNTJES: Programmatic Double Burial (Body and Heart) of the European High Nobility, c. 1200–1400. Its Origin, Geography and Functions. In: Karl-Heinz SPIESS/Immo WARNTJES (Hrsg.): Death at Court. Wiesbaden: Harrassowitz 2012, S. 197–260, S. 216.

[16] Die *Chroniques d'Anjou* vermerken dazu: „Corpus illius a medicis apertum et intestina illius sublata et in cimiterio ecclesiae condita sunt, lapis etiam suppositus; unde usque hodie sepulcrum Fulconis Andegavorum comitis ab incolis vocatur. Corpus autem illius, conditum aromatibus et honorifice usque Lucacense castrum translatum, ad monasterium quod ipse construxerat delatum est atque in eodem honorifice sepultum" (Chronica de gestiis consulum andegavorum, Bd. I, S. 117. zit. n. ERLANDE-BRANDENBURG: Le Roi est mort, S. 28; Üb. Norbert Behringer: „Dessen Körper wurde von Ärzten geöffnet, die Eingeweide wurden herausgenommen, im Friedhof der Kirche begraben und ein Grabstein errichtet. Bis heute sprechen die Einwohner vom Grab Fulcos, Graf von Anjou. Sein Körper aber, in aromatische Kräuter eingehüllt, wurde feierlich nach Loches gebracht, in die Abtei, die er selbst gegründet hatte, und dort in Ehren begraben").

[17] Vita Richardi abb. S. Vitoni Virdunensis, MGH, SS, XI, 285, zit. n. GIESEY: The Royal Funeral Ceremony in Renaissance France, S. 21.

[18] Vgl. B. MAFART/J.-P. PELLETIER/M. FIXOT: Post-mortem Ablation of the Heart: a Medieval Funerary Practice. A Case Observed at the Cemetery of Ganagobie Priory in the French Departement of Alpes De Haute Provence. In: International Journal of Osteoarchaeology 14 (2004), S. 67–73.

[19] Vgl. HARTSHORNE: Enshrined Hearts, S. 43; Elizabeth M. HALLAM: Royal burial and the cult of kingship in France and England 1060–1330. In: Journal of Medieval History 8 (1982), S. 359–380, S. 364.

[20] Vgl. BRADFORD: Heart Burial, S. 23.

[21] Vgl. BANDE: Le cœur du roi, S. 53.

[22] Zit. n. WARNTJES: Programmatic Double Burial, S. 207. Üb. Norbert Behringer: „Dort wurde nachts von einem erfahrenen Einbalsamierer im Gemach des Bischofs der dicke Leichnam geöffnet und mit süß duftendem Balsam einbalsamiert. Seine Eingeweide aber sind zum Landgut der Ermentrudis in einem Gefäß gebracht worden und in der Kirche Sancta Maria de Prato, die seine Mutter begonnen, er selbst aber vollendet hatte, beigesetzt worden."

[23] Zit. n. BANDE: Le cœur du roi, S. 200. Üb. Norbert Behringer: „Über dem Grab des Königs Heinrich, in dem sein Gehirn und sein Herz bestattet sind. Heinrichs, dessen Name die Stimme des Volkes feiert, liegen hier an diesem Ort getrennt die Glieder begraben, den weder lebend zu fassen vermochte die Erde, noch ein einziger Ort nach seinem Tod zusammen begraben konnte. In drei Bereiche geteilt gibt der Ort jedem sein Recht, und bezeichnet so durch die drei Teile die drei Reiche: dem Geist ist der Himmel, dem Herz und dem Gehirn zugesprochen ist Neustrien, England hat den Leib, den es gegeben hatte. Der gute Teil, der bessere Teil, der beste Teil, jedem ist sein Teil gegeben, den Angeln, den Normannen und den Himmlischen."

[24] Der Mönch, Abt und Einsiedler (1047–1117) gründete unter anderen die Abtei von Fontevraud und starb im ebenfalls von ihm gegründeten Filialkloster Orsan bei Bourges. Zu der von seinen Anhängern angestrebten Seligsprechung kam es nicht. BRADFORD hält die Bestattung seines Herzens im Kloster Notre-Dame von Orsan für die erste historisch verlässliche Herzbestattung überhaupt und berichtet, d'Arbrissels Wunsch sei gewesen, auf den Friedhof von Fontevraud begraben zu werden. Die Nonnen hätten dann aber eine Beisetzung in der Abteikirche veranlasst. Der Bischof von Bourges, ein Freund des Verstorbenen, hätte eine Herzentnahme ohne Eviszeration durchführen lassen. Das Organ sei in einem herzförmigen Silbergefäß in ein kleines steinernes Mausoleum, den „Altar des Heiligen Herzens" eingeschlossen und bald wegen des heiligmäßigen Lebens des Verstorbenen als Reliquie verehrt worden. 1562 sei diese verschwunden, 1648 hätte ein Mönch aus Fontevraud Teile davon zurückgebracht. Dieser Rest sei in einem Reliquiar später im Konvent von Chemillé verehrt worden (BRADFORD: Heart Burial, S. 40).

Die Kirche, in die das Herz gebracht wurde, war Saint-Jean-de-l'Habit von Fontevraud. Eingeschlossen war die Reliquie in ein neues zweistöckiges, tragbares, turmähnliches Metallgefäß mit Herzsymbolen, einer Inschrift, und mit zwei an den Seiten knieenden Engeln. Im 19. Jahrhundert kamen die Herzreste in das Priorat von Sainte-Marie de Fontevraud la Barre von Chemillé: In der Sakristei steht ein wiederum anderer Herzbehälter, ein viereckiges Metallschränkchen auf Kugelfüßen mit einem zeltförmigen Dach, mit vier von geschlungenen Linienornamenten eingerahmten, brennenden Herzen und der Inschrift „Cor P. Roberti". Auf der Spitze des Daches ist ein Kreuz angebracht. Im Inneren befinden sich eine Platte mit zwei runden Löchern, ein Pergament mit Schriftzügen aus dem 17. Jahrhundert und ein Glasfläschchen (Joëlle GAUTIER-ERNOUL: Prieurés fontevristes: 2016 – 900 ans Anniversaire de la mort de Robert d'Arbrissel. URL: https://prieuresfontevristes.wordpress.com/robert-darbrissel/ (besucht am 12. 12. 2020)).

[25] „... propter praecipuam dilectionem quam adversus Normannos gerebat"; Achille DEVILLE: Tombeaux de la Cathedrale de Rouen. Rouen: Nicétas Periaux 1833, S. 157; Albert WAY: Effigy of King Richard Cœur de Lion, in the cathedral at Rouen. In: Archeologia 29 (1842), S. 202–216, S. 202.

[26] Der Wunsch des Königs, seine sterblichen Reste an drei verschiedenen Orten aus unterschiedlichem Motiven heraus bestatten zu lassen, zeigt, dass es sich dabei bereits um eine bekannte Funeralsitte handelte. Einer seiner Chronisten, Roger de Hoveden, schreibt (Script. Rer. Britann. Nr. 51, zit. n. D. SCHÄFER: Mittelalterlicher Brauch bei der Überführung von Leichen, S. 496): „Praecepit rex, ut cerebrum, et sanguis ejus et viscera sua sepelirentur apud Carrou et cor suum apud Rothomagum et corpus suum apud Fontem Ebraudi ad pedes patris sui." (Üb. d. Verf.: „Der König hatte angeordnet, dass sein Hirn, sein Blut und seine Eingeweide in Chalus, sein Herz in Rouen und sein Corpus in Fontevraud zu Füßen seines Vaters beigesetzt werden sollten")

[27] Annales de Wintonia (= Annales Monastici II), S. 71, zit. n. DILBA: Das Memorialprogramm für Eleonore von Kastilien S. 372. Üb. d. Verf.: „Das Herz aber wurde auf seinen Befehl aus dem Korpus herausgeschnitten, nach Rouen gebracht und neben seinem Bruder Heinrich begraben." Zum Bruder Heinrich dem Jüngeren s. o. S. 68.

Anmerkungen zu Kapitel 8

[28] HARTSHORNE: Enshrined Hearts, S. 58. Mehr zu Quellen über Richards Tod und Bestattung bei WARNTJES: Programmatic Double Burial, S. 217.

[29] Vgl. Marguerite DESFAYES: Les tombeaux de cœur et d'entrailles en France au Moyen Age. In: Bulletin des Musées de France 8 (1947), S. 18–20, S. 18.

[30] Vgl. HARTSHORNE: Enshrined Hearts, S. 57.

[31] Vgl. Mark DUFFY: Royal Tombs of Medieval England. Gloucestershire: The History Press 2011, S. 58.

[32] Sammlung Gaignières, spätes 17. Jahrhundert, siehe ebd. Umfangreiche Sammlung von Abbildungen von Denkmälern, insbesondere auch Grabdenkmälern, von Roger de Gaignières (1642–1715).

[33] Vgl. Jean-Pierre CHALINE: La Cathédrale de Rouen: 16 siècles d'histoire. Société de l'Histoire de Normandie 1996, S. 126f.

[34] Vgl. Thomas Joseph PETTIGREW: Chronicles of the Tombs: A Select Collection of Epitaphs. London: George Bell & Sons 1888, S. 251.

[35] Vgl. DEVILLE: Tombeaux de la Cathedrale de Rouen (Kap. „Découverte de la statue de Richard Cœur de Lion", S. 157–166).

[36] Vgl. Jean ADHEMAR/Gertrude DORDOR: Les tombeaux de la collection Gaignières. Dessins d'archéologie du XVIIe siècle. In: Gazette des Beaux-arts 116/118/119 (1974–1977), S. 192, 128, 76, S. 184.

[37] Vgl. DUFFY: Royal Tombs of Medieval England, S. 58.

[38] HARTSHORNE zitiert einen Brief (Observations on the Monumental Effigy of Richard I., communicated to the Society of Antiquaries, by Albert Way, Esq.) zur Öffnung des Herzgrabes (HARTSHORNE: Enshrined Hearts, S. 57): „On the 31st July, 1838, was this remarkable relic brought to light; the Heart was found enclosed within two boxes of lead, the external one measuring 17 inches by 11, and about 6 inches in height; within this was a second interior case, lined with a thin leaf of silver, which time had in a great part decayed, and thus inscribed within, in rudely graven characters [...]." – Offensichtlich erhielt Richard das Epitheton ornans „Löwenherz" erst posthum (PETTIGREW: Chronicles of the Tombs, S. 252). Der Leiter der Grabung, A. Deville, Kurator des Musée des Antiquités, habe das Herzgefäß nach längerer Suche in einer nahen Wand in einer vermauerten Nische gefunden, einige Partikel vom Herzrest entnommen und das Ganze an das Museum gegeben (ebd., S. 251).

[39] Vgl. Laurence LYNCÉE: Persönliche Mitteilung an den Verfasser. Musée départmental de Rouen. 17. Nov. 2008; DEVILLE: Tombeaux de la Cathedrale de Rouen; ders.: Découverte de la statue de Richard Cœur de Lion dans le sanctuaire de la cathédrale de Rouen. In: Revue de Rouen 8 (1838), S. 57–67. Nach einer Zeitungsmeldung (ANON.: Des Königs Herz kehrt heim. In: Die Rheinpfalz, 21. Aug. 1993) wurde das „Herzkästchen" anlässlich einer Jubiläumsausstellung auf der Reichsfeste Trifels bei Annweiler/Pfalz in Erinnerung an die Gefangenschaft des Königs auf dieser Burg gezeigt.

[40] Etwa 80 Gramm bräunlich-weißes bröckeliges Material mit Leinenresten.

[41] Vgl. CHARLIER u. a.: The embalmed heart of Richard the Lionheart

[42] In Fontevraud, einer der bedeutendsten Klosteranlagen in Europa, Grablege der englischen Plantagenets, existieren noch die Gräber von Heinrich II., Eleonore von Aquitanien, Richard Löwenherz und Isabella von Angoulême. Auch einige Herzen wie die von Isabellas Gatten, des Königs Johann Ohneland (vgl. Arthur P. STANLEY: Historical Memorials of Westminster Abbey. Bd. 1. Philadelphia: George W. Jacobs 1899, S. 103) oder der Beatrix von der Bretagne, der Tochter Heinrichs III. (s. Kap. 9.4), sollen hier begraben worden sein. Über der Gebäudekomplex im Allgemeinen und die Gräber im Besonderen wurden im Verlauf der Jahrhunderte häufig und schwer beschädigt und mehrfach renoviert. 1504 änderte die Äbtissin Renée de Bourbon die Lage der Gräber und ließ sie teilweise öffnen. 1682 wurden die Gräber erneut geöffnet und verschwanden zum Teil. 1582 plünderten die Hugenotten, 1793 die Revolutionäre die Abtei und besonders die Gräber. Bis 1963 dienten die Gebäude als Gefängnis, Herzgräber sind nicht mehr erhalten.

[43] Vgl. Siegfried OBERMEIER: Richard Löwenherz. München: Langen Müller 2003, S. 282.

[44] H. G. HEWLETT: Roger of Wendover. The flowers of history. Bd. 2. Rerum Britannicarum mediiaevi scriptores etc. London: Longman 1887, zit. n. GIESEY: The Royal Funeral Ceremony in Renaissance France, S. 20. Üb. Norbert Behringer: „Den Leuten des Poitou überließ er wegen ihres schändlichen Verrates seine Därme, weil er sie keines anderen Teils seines Körpers für würdig gehalten hatte."

[45] Vgl. DILBA: Das Memorialprogramm für Eleonore von Kastilien, S. 390.

[46] J. ARBELLOT: La vérité sur la mort de Richard Cœur de Lion. In: Bull. Soc. Archéol. Hist. Limousin 26 (1878), S. 1–102, zit. n. CHARLIER u. a.: The embalmed heart of Richard the Lionheart, S. 7.

⁴⁷ Thomas AGNELLUS: De morte et sepultura Henrici regis Angliae junioris. In: J. STEVENSON (Hrsg.): Radulphi de Coggeshal Chronicon Anglicanum. Bd. RS 66. 1875, S. 265–273, zit. n. WESTERHOF: Death and the Noble Body in Medieval England, S. 29, 142.

⁴⁸ Johann Christian LÜNIG: Theatrum ceremoniale historico politicum oder Historisch und Politischer Schau-Platz aller Zeremonien. Bd. 2. Leipzig: Moritz Georg Weidmann 1720, zit. n. HAWLIK-VAN DE WATER: Der schöne Tod, S. 82.

⁴⁹ A. CASSAN: Statistique de l'arrondissement de Mantes. Mantes 1833, zit. n. GIESEY: The Royal Funeral Ceremony in Renaissance France, S. 21.

⁵⁰ N. N.: Comptes Rendus. In: L'Académie des Inscriptions et Belles-Lettres IV (1862), zit. n. ebd., S. 21.

⁵¹ Vgl. E. A. BROWN: Death and the Human Body in the later Middle Ages, S. 231; ERLANDE-BRANDENBURG: Le Roi est mort, S. 94. Alain ERLANDE-BRANDENBURG zitiert den Geschichtsschreiber Mathieu Paris (Hist. Fr., Bd. XII., S. 768-A). Dieser berichtet, dass der Leichnam eingesalzen und in ein gewachstes Leinentuch, dann in eine lederne Umhüllung gewickelt worden sei, um ihn nach Saint-Denis transportieren zu können: „Corpus autem defuncti regis fecerunt multo sale condiri, et in abbatia illa viscera tumulantes, reliquum corpus lintheaminibus ceratis coriisque taurinis iusserunt involvi" (Üb. d. Verf.: „Den Corpus des verstorbenen Königs ließen sie in viel Salz einbetten. Die Eingeweide begruben sie in jener Abtei und sie befahlen, den Rest des Corpus in gewachste Leinentücher und Ochsenleder einzuhüllen"). Die Eingeweide seien am Sterbeort – Ludwig befand sich auf einem Kreuzzug gegen die Albigenser und erkrankte im Winterquartier bei Montpensier – in der Abtei Saint-André de Clermont (mehr dazu bei ebd., S. 30 und 94) bestattet worden. Von einer gesonderten Behandlung des Herzens wie bei seinem Sohn Ludwig IX. ist noch nicht die Rede. ERLANDE-BRANDENBURG zitiert aber zwei Quellen aus dem 16. und 17. Jahrhundert, in denen von „cœur et les entrailles du roi" die Rede ist (ERLANDE-BRANDENBURG, S. 118).

⁵² Vgl. BANDE: Le cœur du roi, S. 57.

⁵³ Vgl. ADHEMAR/DORDOR: Les tombeaux de la collection Gaignières. Dessins d'archéologie du XVIIe siècle.

⁵⁴ Vgl. Armin DIETZ: Das Herz in der medizinischen Abbildung. In: Cardio News 9 (2009), S. 28–29.

⁵⁵ „Hier liegt begraben das Herz des Herrn Seneschall Guillaume de Tancarville, der im Jahre der Gnade 1260 am sechsten Tag des Monats April starb. Betet für ihn" (Üb. Christopher Dietz).

⁵⁶ Am Platz, an dem die Eingeweide des Königs begraben worden waren, erhob sich ein Steinhaufen, der den Namen „Hadjeret Berdaouil", Stein des Baudoin, trug (Paul DESCHAMPS: Les Châteaux de Croisés en Terre Sainte. Bd. I: Le Crac des Chevaliers. Etude historique et archéologique. Paris: P. Geuthner 1934, S. 24, zit. n. ERLANDE-BRANDENBURG: Le Roi est mort, S. 29).

⁵⁷ Vgl. WARNTJES: Programmatic Double Burial, S. 220.

⁵⁸ Doppelkloster des Ordens der Abtei Fontevraud, 1112 gegründet, während der Französischen Revolution aufgelöst. Dort wurde auch Bontemps' Herzmonument Königs Franz I. aufgestellt, das sich jetzt in Saint-Denis befindet. Das Kloster existiert nicht mehr.

⁵⁹ Vgl. BRADFORD: Heart Burial, S. 112; M. J. L'HERMITTE: Précis sur la Ville de Montfort-L'Amaury, et Histoire Chronologique des Seigneurs de cette Ville. Paris: Dupont et Roret 1825, S. 88f.

⁶⁰ Zweiter Anführer war Richard von Cornwall.

⁶¹ Auch Theobald (Thibaut) IV. de Champagne, le Troubadour, le Chansonnier.

⁶² Vgl. E. A. BROWN: Death and the Human Body in the later Middle Ages, S. 232; DILBA: Das Memorialprogramm für Eleonore von Kastilien, S. 308.

⁶³ Jetzt Archives de la Direction du Patrimoine et des Monuments Nationaux, Provins.

⁶⁴ Vgl. Abbé PASQUES: Histoire abrégée de Provins. In: Fonds ancien de la bibliothèque de Provins Ms 130 (o.J.), S. 151–152.

⁶⁵ Vgl. Willibald SAUERLÄNDER: Die gotische Skulptur Frankreichs 1140–1270. München: Hirmer 1970, S. 172f.; DILBA: Das Memorialprogramm für Eleonore von Kastilien, S. 308.

⁶⁶ Zit. n. WARNTJES: Programmatic Double Burial, S. 226. s. auch ENDERLEIN: Die Grablegen des Hauses Anjou in Unteritalien, S. 15, FN 30. Üb. Norbert Behringer: „Theobald, der erlauchte König von Navarra und Graf von Campanien, sank aufs Totenbett und vollendete den letzten Tag seines Lebens [...]. Die Eingeweide seines Leibes entnahmen die mit diesem Dienst beauftragten Diener und, weil sie [= die Eingeweide] lange Zeit wegen des Überganges in Fäulnis nicht transportiert werden konnten, übergaben sie diese in einer Kirche des Ortes nach gebührendem Brauch der Erde. Seinen Leib aber reinigten sie durch gründliches Waschen, konservierten ihn mit Salz und Aromastoffen als Mittel gegen

Anmerkungen zu Kapitel 8

die Fäulnis und den unerträglichen Gestank, legten ihn in einen Sarg und brachten ihn mit sich nach Frankreich und bestatteten ihn ehrenvoll bei Provins in Bria [= Bray-sur-Seine] in der Kirche der Minoriten."

[67] Vgl. BANDE: Le cœur du roi, S. 68; E. A. BROWN: Death and the Human Body in the later Middle Ages, S. 232.

[68] Vgl. ebd. S. 231; DILBA: Das Memorialprogramm für Eleonore von Kastilien S. 396; BANDE: Le cœur du roi, S. 59–64.

[69] Der Körper der Witwe wurde in einem kupfernen Grabmal mit einem Gisant der Verstorbenen, der in der Französischen Revolution eingeschmolzen wurde, in der von ihr und ihrem Sohn gestifteten Zisterzienserabtei Maubuisson beigesetzt, die damit zu einer Grablege der königlichen Familie wurde. Ihr Herz in einem Marmorgrabmal mit einer Statue der Königin auf vier Säulen kam in die ebenfalls gestiftete Zisterzienserabtei Notre-Dame-du-Lys bei Melun (S. ROULLIARD: Histoire de Melun. Paris 1628, zit. n. ERLANDE-BRANDENBURG: Le Roi est mort, S. 165). Eine Rechnung aus dem Jahr 1255 (s. ebd.) erwähnt das Grabmal: „Pro tumba Blanche regine empta apud Tornacum [Tournai] et pro vectura eiusdem" (Üb. d. Verf.: „Für das leere Grabmal der Königin Blanka in Tournai und für den Transport desselben"). Zur Zeit der Revolution war es nicht mehr vorhanden (ebd.). ROULLIARD, in seiner „Histoire de Melun" von 1628 (zit. n. BANDE: Le cœur du roi, S. 62; WARNTJES: Programmatic Double Burial, S. 222) schreibt zum Herzbegräbnis am 13. März 1253: „Le cœur de la reine fut rapporté sollennement de Pontoise en l'abbaye du Lys près de Melun par l'abesse de ce monastère, jadis comtesse de Mâcon à qui, selon le témoignage de l'évêque de Paris, la régente aurait accordé cette grâce, tant à cause que l'abesse avait l'honneur d'appartenir à la maison de Castille qu'en considération de la bienveillance particulière dont Blanche avait toujours honoré l'Abbaye du Lys."

Weiter unten nimmt er zum Motiv der Königin Stellung: „Et pour ce qu'avant de mourir elle avait donné son cœur a cette Madame Alix, sa cousine et première abesse du Lis, affin que son cœur fut inhumé au mesme lieu et servist de gage perpétuel de l'amour qu'elle lui avait porté, aussi affin que ce praesent et oculaire objet obligeait les religieuses à prier Dieu plus volontiers pour elle. À cette cause icelle Alips fit instante poursuite à ce que le cœur de la Reine Blanche fut transféré de Maubuisson en l'abbaye du Lis: ce qu'enfin elle obtint. Et fut la translation sollennellement faicte par Réginauld lors Evesque de Paris, conseiller et confesseur ordinaire de cette Royne qui à cet effet se transporta à l'abbaye du Lis: et là, revêtu d'habits pontificaux avec aultres Praelats et Abbez et grand nombre de personnes de toutes sortes d'estats, inhume le cœur d'icelle Dame dans le chœur de Religieuses, le troisième des Ides de mars 1252 avant Pâques."

[70] Vgl. ERLANDE-BRANDENBURG: Le Roi est mort, S.165; BANDE: Le cœur du roi, S. 64; WARNTJES: Programmatic Double Burial, S. 222

[71] Vgl. Alexandra GAJEWSKI-KENNEDY: Recherches sur l'architecture cistercienne et le pouvoir royal. Blanche de Castille et la construction de l'Abbaye du Lys. In: Yves GALLET (Hrsg.): Art et Architecture à Melun au Moyen Age. Actes du colloque d'histoire de l'art et d'archéologie à Melun les 28 et 29 Novembre 1998. Paris: Picard 2000, S. 255–257, S. 255. Edmund of Abingdon, Erzbischof von Canterbury, † 1240, *cor* im Kloster der Augustiner in Soissy, s. Kap. 13.6.

[72] Vgl. DESFAYES: Les tombeaux de cœur et d'entrailles en France au Moyen Age.

[73] ROULLIARD: Histoire de Melun. Paris 1628, zit. n. GAJEWSKI-KENNEDY: Recherches sur l'architecture cistercienne et le pouvoir royal. Blanche de Castille et la construction de l'Abbaye du Lys, S. 256.

[74] Vgl. ebd., S. 256.

[75] ERLANDE-BRANDENBURG: Le Roi est mort, S. 165, ders.: Le Tombeau de Cœur de Blanche de Castille à l'Abbaye du Lys. In: Art et Architecture à Melun au Moyen Age. Actes du colloque d'histoire de l'art et d'archéologie tenu à Melun les 28 et 29 Novembre 1998. Paris: Picard 2000, S. 256–258, S. 257; BANDE: Le cœur du roi, S. 64.

[76] Alexandre de la FONS: Noyon et le Noyonnais. Noyon: Soulas-Amondry 1839, S. 31. Üb. Norbert Behringer: „Fernands Ahnen hat Spanien, seinen Körper Flandern, / Das Herz mit den Eingeweiden enthält dieser Ort."

[77] Vgl. André MOREAU-NÉRET: Les Registres des Sépulture de la Chartreuse de Bourgfontaine. In: Mémoires de la Fédération des Sociétés d'histoire et d'archéologie de l'Aisne 13 (1967), S. 164–167, S. 166.

[78] Vgl. ebd., S. 152.

[79] Von einem als Ersatz für das ursprüngliche Eingeweidegrabmal, das während der Französischen Revolution zerstört wurde, angefertigten Monument in Narbonne sind Reste erhalten: Auf einer mar-

mornen Tumba mit Trauernden in Kapuzenmänteln lag der Gisant des Königs (DESFAYES: Les tombeaux de cœur et d'entrailles en France au Moyen Age, S. 18). Die Bleikiste mit den Eingeweiden hatte ein Priester auf dem Klosterfriedhof begraben, um eine Schändung zu verhindern (ERLANDE-BRANDENBURG: Le Roi est mort, S. 94, FN 85.)

[80] Vgl. SCHRADE: Das Herz im Umkreis der Kunst, S. 14; DILBA: Das Memorialprogramm für Eleonore von Kastilien, S. 399; ERLANDE-BRANDENBURG: Le Roi est mort, S. 96; BANDE: Le cœur du roi, S. 73

[81] Dort waren unter anderen die Herzen von Peter I. von Alençon († 1283), Karl I. von Anjou († 1285), Johanna von Blois-Châtillon († 1291), Margarete von Brabant († 1321), Karl IV. († 1328) und die Eingeweide Philipps V. († 1322) und Philipps VI. († 1350) bestattet (Robert LAULAN: La recherche des cœurs. In: Mercure de France VIII.1 (1933)).

[82] „[...] er hatte bestimmt, dass sein ganzer Körper beim Hl. Dionysius bestattet werde." Chronique latine I S. 267, zit. n. DILBA: Das Memorialprogramm für Eleonore von Kastilien, S. 405. Mehr zur Bestattung des Herzens von Philipp III. s. E. A. BROWN: Death and the Human Body in the later Middle Ages, S. 235.

[83] Vgl. BANDE: Le cœur du roi, S. 141.

[84] Zit. n. DILBA: Das Memorialprogramm für Eleonore von Kastilien, S. 404. Üb. d. Verf.: „Nachdem also die Exequien für König Philipp gehalten worden und die Knochen durch Kochen vom Fleische gelöst worden waren, begruben sie Fleisch und Eingeweide in einer großen Kirche in Narbonne. Nachdem die Barone und Prälaten nach Paris zurückgekehrt waren, bestatteten sie die Knochen beim Heiligen Dionysius mit besonderen Ehren bei seinem Vater, dem allerheiligsten König Ludwig."

[85] Zit. n. ebd., S. 405. „[...] dessen Fleisch und Eingeweide in Narbonne in einer großen Kirche bestattet und dessen Knochen mit dem Herzen zum heiligen Dionysius in Frankreich gebracht wurden. Aber bevor es dort zur Bestattung übergeben wurde, hatte ein großer Streit zwischen den Mönchen des besagten Ortes und den Predigermönchen in Paris wegen jenes königlichen Herzens entzündet. Die besagten Predigermönche wollten nämlich gegen den Willen der anderen Mönche jenes Herz zur Bestattung in ihrer Kirche in Paris bekommen [...] (Üb d. Verf.)."

[86] Vgl. E. A. BROWN: Death and the Human Body in the later Middle Ages, S. 232; Edgar HERTLEIN: Das Grabmonument eines Lateinischen Kaisers von Konstantinopel. In: Zeitschrift für Kunstgeschichte 29 (1966), S. 1–50, S. 31; ENDERLEIN: Die Grablegen des Hauses Anjou in Unteritalien, S. 209.

[87] Vgl. Aubin-Louis MILLIN: Antiquités nationales, ou Recueil de monumens, pour servir à l'histoire générale et particulière de l'empire francois, tels que tombeaux, inscriptions, statues, vitraux, fresques etc. tirés des abbayes, monastères, châteaux et autres lieux devenus domaines nationaux. Bd. IV. Paris: Drouhin 1792, S. 79.

[88] Vgl. E. A. BROWN: Death and the Human Body in the later Middle Ages, S. 231.

[89] Brusteingeweide, hier das Herz.

[90] Vgl. ENDERLEIN: Die Grablegen des Hauses Anjou in Unteritalien, S. 34; HERTLEIN: Das Grabmonument eines Lateinischen Kaisers von Konstantinopel, S. 29.

[91] C. PERIFANO: Cenni storici su la origine della Città di Foggia. Foggia 1831, S. 75, zit. n. ENDERLEIN: Die Grablegen des Hauses Anjou in Unteritalien, S. 34 und Tanja MICHALSKY: Memoria und Repräsentation. Die Grabmäler des Königshauses Anjou in Italien. Göttingen: Vandenhoeck & Ruprecht 2000, S. 259.

[92] Clémence, gestorben 1328 in Paris, in Neapel aufgewachsen, mit Ludwig X. vermählt, bestimmte testamentarisch, dass ihre Gebeine, zumindest aber ihr Herz, in dem von ihrem Großvater Karl II. von Anjou gegründeten Kloster Notre-Dame-de-Nazareth in Aix-en-Provence bei ihrem Großvater beigesetzt würde(n): „[...] et que le cueur soit portez et ensevelis en ladite Eglise Nostre-Dame de Nazareth d'Ays, en une chapelle qui y sera faite semblable à celle de nostre ayol le roy Charles de Secile, dont Dieux ayt l'ame, à l'opposite d'icelle en maniere de Croix, et que il soit guardez honettement en ladite Eglise des Freres Prescheurs à Paris, jusques à tant que l'on le puisse porter à ladite Eglise de Nostre-Dame de Nazareth d'Ays en Provence." Von den Grabmonumenten der beiden ist nichts erhalten, während der Revolution sei eine Statue als letzter Rest des Grabmals zerschlagen worden (P. MORET DE BOURCHENU: Histoire de la Dauphiné et des Princes qui ont porté le nom des Dauphins II. Geneve 1721, S. 217, zit. n. ENDERLEIN: Die Grablegen des Hauses Anjou in Unteritalien, S. 70).

[93] Vgl. GAUDE-FERRAGU: Le cœur „couronné", S. 256; NAGLE: La civilisation du cœur, S. 150, A. DIETZ: Ewige Herzen, S. 67; HERTLEIN: Das Grabmonument eines Lateinischen Kaisers von Konstantinopel, S. 29, Heinrich Wilhelm SCHULZ: Die Denkmäler der Kunst des Mittelalters in Unteritalien. Hrsg. v. F. von QUAST. Bd. III. Dresden: Selbstverlag 1860, S. 24.

Anmerkungen zu Kapitel 8

[94] BRÄM: Vom Herzen, S. 175.

[95] Vgl. Jean-Paul BOYER: La „Foi monarchique" dans le royaume de Sicile et de Provence (mi XIIIe – mi XIVe). In: Le forme della propaganda politica nel Due e nel Trecento. Relazioni tenute al convegno internazionale di Trieste (2–5 marzo 1993). Bd. 201/1. École française de Rome 1994, S. 85–110, zit. n. BANDE: Le cœur du roi, S. 212.

[96] Üb. d. Verf.: „Das Herz des Königs Karl II., des allerberühmtesten Königs und Gründers dieses Klosters, im Jahre des Herrn 1309."

[97] Zit. n. MICHALSKY: Memoria und Repräsentation. Die Grabmäler des Königshauses Anjou in Italien, S. 273. Üb. Norbert Behringer: „1309 / Karl hat (dieses Denkmal) errichten lassen: Sein Herz hat er uns als Pfand der Liebe / zur Aufbewahrung hinterlassen, die übrigen Glieder den Seinen. / Unser Orden wird es in Ehren halten, überwältigt von so großer Liebe / und den frommen Mann durch ewiges Lob emporheben."

[98] Vgl. HERTLEIN: Das Grabmonument eines Lateinischen Kaisers von Konstantinopel, S. 47

[99] Vgl. MICHALSKY: Memoria und Repräsentation. Die Grabmäler des Königshauses Anjou in Italien, S. 271.

[100] Verschiedene liegende und stehende Grabfiguren im 13. und 14. Jahrhundert, besonders in England, halten ihr Herz in der Hand (s. Kap. 9). Nicht immer ist es sicher, dass es sich dabei um Kardiotaphe handelt. Bereits in dieser Zeit könnte es sich um einen Gestus der Liebe zu Gott gehandelt haben, der später, besonders in der Plastik des Barock, häufig abgebildet wurde.)

[101] Vgl. E. A. BROWN: Death and the Human Body in the later Middle Ages, S. 231.

[102] Stephen PERKINSON: The Likeness of the King: A Prehistory of Portraiture in Late Medieval France. Chicago und London: University of Chicago Press 2009, S. 103.

[103] In der Kathedrale von Lyon weist eine Gedenktafel darauf hin, dass die Gebeine (*reliquiae, restes, ossa*) von Ludwig IX., die seines Sohnes Johann Tristan, der französischen Königin Isabella von Aragón, der Gemahlin Philipps III. (s. 72) und des Theobald II. (Thibaud) (s. 69) auf der Rückführung vom Achten (Siebten) Kreuzzug in Begleitung Philipps III. vorübergehend im Mai 1271 in der Kirche aufbewahrt wurden.

[104] Vgl. Ruth WESSEL weist darauf hin, dass der Verbleib des königlichen Herzens umstritten ist. Der Leichnam sei unmittelbar nach Todeseintritt am 25. August 1270 in einzelne Teile zerlegt und in einer Mischung aus Wein und Wasser gekocht worden (Ruth WESSEL: Die Sainte-Chapelle in Frankreich – Genese, Funktion und Wandel eines sakralen Raumtyps. Dissertation. Philosophische Fakultät der Heinrich-Heine-Universität Düsseldorf, 2003, S. 14). Der zeitgenössische Historiker Guillaume de Nangis, ein Mönch von Saint-Denis, berichtet darüber in seinen Gesta Philippi III., Rec. Hist. De France, XX, 1840, S. 466, 468 (zit. n. DILBA: Das Memorialprogramm für Eleonore von Kastilien, S. 400, FN 1792; ENDERLEIN: Die Grablegen des Hauses Anjou in Unteritalien, S. 11, FN 18). Die Gebeine seien am 22. Mai 1271, also fast zwei Monate später, in Saint-Denis, die Innereien in der Abtei von Monreale in Sizilien beigesetzt worden. Sein Bruder Karl hatte sie vom neuen König, Ludwigs Sohn Philipp III., dringlich für Sizilien erbeten, zumal bereits die ersten Wunder in Zusammenhang mit dem bereits zu Lebenszeiten als heilig geltenden Königs berichtet wurden und seine sterblichen Überreste schon Reliquiencharakter hatten (ebd., S 12).

TARALLO beschreibt das Schicksal dieses Grabes in Monreale in den folgenden Jahrhunderten: Im 16. Jahrhundert wurde es mehrfach verlegt, die entscheidende Restaurierung erfolgte 1635, die Frontplatte wurde in den neu errichteten Ludwigsaltar eingelassen und trug die Inschrift: „Hic sunt tumulata viscera et corpus Ludovici Regis Franciae, qui obiit apud Tonisium Anno Domini Incarnationis 1270 Mense Augusto 13 Indictionis [...]" (G. B. TARALLO: Sul dubbio se il cuore di San Luigi IX Re di Francia esitesse in Parigi o in Monreale. Palermo 1843, S. 5 FN 2, zit. n. ebd., S. 13, FN 23; Üb. d. Verf.: „Hier sind die Eingeweide und der Corpus Ludwigs, des Königs von Frankreich, begraben, der bei Tunis starb im Jahr 1270 der Fleischwerdung des Herrn, im Monat Aug., dem 25. [...]").

Ludwigs zeitgenössischer Biograph und Beichtvater GEOFFROI DE BEAULIEU berichtet, König Philipp III. hätte eingewilligt, das Herz bei den Eingeweiden in Monreale zu belassen (GEOFFROI DE BEAULIEU: Vita Ludovici noni, Rec. Hist. De France, XX. 1840, S. 24, zit. n. DILBA: Das Memorialprogramm für Eleonore von Kastilien, S. 400). Für eine mögliche Beisetzung in der von Ludwig erbauten Sainte-Chapelle in Paris spricht ein Bericht, dass am 21. Januar 1803 in der Oberkapelle der Sainte-Chapelle bei Bodenarbeiten vor dem Altar eine Metalldose gefunden worden sei, die eine weitere Dose aus Blei mit organischem amorphem Inhalt, in Hanfleinwand eingeschlagen, enthielt. Man vermutete, es handle sich um das Herz Ludwigs des Heiligen. Die Reste wurden nach Erstellung eines

Berichtes in einer neuen Dose einen Monat später an gleicher Stelle wieder eingesetzt. Am 15. Mai 1843 – Frankreich war wieder Monarchie – wurde die Dose erneut ausgegraben. Da es keine Hinweise in den Inventaren der Sainte-Chapelle oder in anderen Quellen gibt und das Behältnis sehr schlicht gefertigt war, wird es sich eher um das Herzgefäß eines Unbekannten gehandelt haben (M. LETRONNE: Examen critique de la découverte d'un cœur humain faite à la sainte-chapelle, ou l'on démontre que ce ne peut être le cœur de saint Louis. Mémoires de l'Académie des inscriptions XVI, 2, S. 416, Paris 1844; zit. n. D. SCHÄFER: Mittelalterlicher Brauch bei der Überführung von Leichen, S. 494).

[105] Die Angaben zum genauen Todesort sind widersprüchlich.

[106] Vgl. E. A. BROWN: Death and the Human Body in the later Middle Ages, S. 232.

[107] Annales Januenses, M.G.H., t XVIII, pp. 271f., zit. n. ERLANDE-BRANDENBURG: Le Roi est mort, S. 96, FN 110.

[108] Vgl. GAUDE-FERRAGU: D'or et de cendres, S. 329; außerdem Adolphe DUTILLEUX/Joseph DEPOIN: L'Abbaye de Maubuisson Notre-Dame-de-Royale. Histoire et Cartulaire. Histoire de L'Abbaye et des Abbesses. Hrsg. v. Pontoise Société historique et archéologique de l'arrondissement de Pontoise et du VEXIN. Bd. I. Paris: De Amadée 1882, S. 107.

[109] Vgl. BANDE: Le cœur du roi, S. 145.

[110] Der Passus, den Verbleib des Herzens betreffend, lautete: „Nostre sepulture de nostre orde charoigne nous elisons chés les freres meneurs de Paris, et la sepulture de nostre mauvés cuer nos elisons chés les freres preecheurs de Paris quelque part que nous muirons. Et s'il avenoit que nous moureussions si loingz que nostre cors ne peust estre entierement apportéz, si volons nous que noz os et nostre cuer soient asportéz a ces lieus desuz diz" (Testament de Pierre, comte d'Alençon. A. N. J. J 403, n° 10. zit. n. ebd., S. 69).

[111] Der Leichnam wurde *more teutonico* behandelt. Nach den *Gesta Philippi Tertii* des Guillaume de Nangis wurden Fleisch und Eingeweide in der „abbatia Regalis montis Apuliae Cisterciensis ordinis" begraben, Knochen und Herz in die Heimat „Parisius [...] apud fratres Praedicatores [...] apud Minores" zurückgebracht (Sebastian CRAMOISY: Historiae Francorum Scriptores a Philippo Augusto Rege usque ad R. Philippi IV. dicti Pulchri Tempora. Bd. V. Paris 1649. URL: https://books.google.at/books?id=fnor0_LHfkcC (besucht am 14.09.2024), S. 542).

[112] Vgl. E. A. BROWN: Death and the Human Body in the later Middle Ages, S. 232.

[113] Zit. n. BANDE: Le cœur du roi, S. 71; WARNTJES: Programmatic Double Burial, S. 198.

[114] Vgl. BANDE: Le cœur du roi, S. 71.

[115] Vgl. GIESEY: The Royal Funeral Ceremony in Renaissance France, S. 21; ERLANDE-BRANDENBURG: Le Roi est mort, S. 95; BANDE: Le cœur du roi, S. 56.

[116] Vgl. HARTSHORNE: Enshrined Hearts, S. 113.

[117] Vgl. BANDE: Le cœur du roi, S. 56; Henri BOUCHOT: Inventaire des Dessins exécutés pour Roger De Gaignières et Conservés aux Départments des Estampes et des Manuscrits. Bd. 1. Paris: E. Plon et Nourrit 1891, S. 214.

[118] Vgl. E. LEFÈVRE: Documents Historiques sur le Comté et la Ville de Dreux. Chartres: Garnier 1859, S. 177ff.

[119] Vgl. ebd., S. 258.

[120] Vgl. Barbara TUCHMAN: Der ferne Spiegel. Düsseldorf: Classen 1980

[121] Vgl. ebd., S. 509.

[122] ebd., S. 508.

[123] Vgl. ebd., S. 511.

[124] S. Kap. 8.3; ERLANDE-BRANDENBURG: Le Roi est mort, S. 94, 171; GIESEY: The Royal Funeral Ceremony in Renaissance France, S. 21–23.

[125] Vgl. E. A. BROWN: Death and the Human Body in the later Middle Ages, S. 256; GIESEY: The Royal Funeral Ceremony in Renaissance France, S. 25; ERLANDE-BRANDENBURG: Le Roi est mort, S. 22.; MOREAU-NÉRET: Les Registres des Sépulture de la Chartreuse de Bourgfontaine, S. 158. Die königliche Abtei Saint-Louis de Poissy im Departement Yvelines war ein Dominikanerkloster, das von Philipp IV. gestiftet wurde. Der König hatte für sich und seine Frau Johanna I. eine Dispens vom Verbot der Leichenteilung durch seinen erbitterten Gegner, Papst Bonifaz VIII. (Bulle „Detestandae feritatis abusum", 1299, s. S.16), von dessen Nachfolger Benedikt XI. erreicht. Das explantierte Herz habe die Größe des Organs eines Neugeborenen, sogar „eines Vogels" gehabt, berichtet ein Dabeigewesener, Guillaume Baldrich (zit. n. GIESEY: The Royal Funeral Ceremony in Renaissance France, S. 24). Die *Grandes Chroniques de France* (zit. n. BANDE: Le cœur du roi, S. 85) berichten über die Verbringung des

Anmerkungen zu Kapitel 8

Herzens von Fontainebleau nach Poissy: „Son cuer en l'eglise des nonains qu'il avait fondé [...] a Poissi fu porté et ilec honorablement enterré [...]." Die Abtei wurde nach Plünderung und Teilzerstörung in der Revolution später bis auf das Torhaus abgerissen, der Verbleib der Herzurne ist unbekannt.

[126] Vgl. ERLANDE-BRANDENBURG: Le Roi est mort, S. 118.

[127] Benannt nach ihrem ursprünglichen Besitzer Pierre de Clairambault. Später Teil der Sammlung Gaignières, die inzwischen in die Bibliothèque Nationale, Paris, und in die Bodleian Library, Oxford, eingegliedert wurde (s. auch Elizabeth R.A. BROWN: The Oxford Collection of the Drawings of Roger de Gaignières and the Royal Tombs of Saint-Denis. In: Transactions of the American Philosophical Society 78 (1988), S. 1–74.)

[128] Vgl. DILBA: Das Memorialprogramm für Eleonore von Kastilien, S. 405; Bernd CARQUE: Stil und Erinnerung. Französische Hofkunst im Jahrhundert Karls V. und im Zeitalter ihrer Deutung. Göttingen: Vandenhoeck und Ruprecht 2005, S. 294; BANDE: Le cœur du roi, S. 86–88; GAUDE-FERRAGU: D'or et de cendres, S. 324.

[129] BANDE: Le cœur du roi, S. 84.

[130] Vgl. J. VATOUT: Souvenirs Historiques des Résidences Royales de France. Bd. 4. Paris: Didot 1840, S. 37.

[131] BANDE: Le cœur du roi, S. 91.

[132] Archives Nationales, L 295, Nr. 39, Paris, zit. n. BRÄM: Vom Herzen, S. 177. Üb. Norbert Behringer: „[...] auf den Rat [Beschluss?] der Anwesenden erlauben wir Dir, dass auf die Weise dein Körper, nachdem es dir gelungen ist, den letzten Tag zu beenden, geteilt und bestattet werden kann nach Testament [...] [Bulle?] des Papstes Bonifacius VIII. Gegeben zu Vienne am sechsten Tag vor den Iden des April, im siebten Jahr unseres Pontifikates."

[133] Archives Nationales, 404.24, Paris, zit. n. BANDE: Le cœur du roi, S. 98.

[134] Vgl. WARNTJES: Programmatic Double Burial, S. 247.

[135] Vgl. BANDE: Le cœur du roi, S. 99 und 213.

[136] L. de FARCY: Bonnes fortunes de l'archéologue. Découverte du cœur de Marguerite d'Anjou-Sicile à la cathédrale d'Angers. Chartres: 1909, S. 1–2. zit. n. ebd., S. 213.

[137] Vgl. Ferdinand GUILHERMY: Monographie de l'église royale de Saint-Denis. Paris: Didron 1848, S. 258.

[138] Vgl. GIESEY: The Royal Funeral Ceremony in Renaissance France, S. 42; BANDE: Le cœur du roi, S. 98.

[139] Vgl. HARTSHORNE: Enshrined Hearts, S. 180–182.

[140] Siehe Les journaux du trésor de Charles IV le Bel, ed. J. Viard, Paris 1917, zit. n. GIESEY: The Royal Funeral Ceremony in Renaissance France, S. 24; HARTSHORNE: Enshrined Hearts, S. 171; LAULAN: La recherche des cœurs.

[141] Testament daté du 26 août 1321 et Codicille ANJ 404 A et 404 A n° 27. B. N. Fr. 15603, fol. 46 codicille, fol. 48, Testament d'août 1321, zit. n. E. A. BROWN: Death and the Human Body in the later Middle Ages, S. 258.

[142] Von brennenden Kerzen umgebener Katafalk.

[143] Vgl. BANDE: Le cœur du roi, S. 92; E. A. BROWN: Death and the Human Body in the later Middle Ages, S. 258; GAUDE-FERRAGU: D'or et de cendres, S. 340.

[144] Vgl. E. A. BROWN: Death and the Human Body in the later Middle Ages, S. 258. Johanna erhielt von Papst Johannes XXII. die Erlaubnis, entgegen dem Verbot der Bulle Bonifaz' VIII. ihren Körper postmortal zerteilen zu lassen. Sie bestimmte in ihrem letzten Willen – und war damit die erste Person aus den königlichen Familien –, ihr Körper sollte zu den Franziskanern in Paris, das Herz nach Saint-Denis zu Füßen ihres Gatten, wenn er vor ihr sterben sollte, und die Eingeweide in das franziskanische Kloster in Longchamp zu ihrer Tochter, die dort als Nonne lebte, gebracht werden. Falls diese gestorben sei, zöge sie die Franziskanerkirche in Gray als Ruhestätte für ihre *entrailles* vor. In den Rechnungsbüchern von Saint-Denis fand sich eine Rechnung über den Betrag, den die Abtei in den Jahren 1329/30 für das Herzbehältnis aufbringen musste (AN LL 1241, fol. 93 v; zit. n. ebd., S. 258). Als die Revolutionäre 1793 Philipps Grab öffneten, fanden sie eine Holzkassette mit dem Herz der Königin und einer nicht mehr bekannten Inschrift zu seinen Füßen (A. BOUREAU: Le Simple Corps du roi: L'impossible sacralité des souverains francais, XVe – XVIII. Paris 1988, zit. n. BANDE: Le cœur du roi, S. 212).

Ihr Gatte hatte zunächst eine Ganzkörperbestattung in Saint-Denis verfügt, änderte am Tag vor seinem Ableben, am 2. Januar 1322, seine Meinung in Richtung einer Dreiteilung seines Körpers. Das Herz sollte zum geplanten Corpusgrab seiner Gattin, den Franziskanern, seine Eingeweide zum Herzen seines

Großvaters Philipp III. zu den Dominikanern, der Corpus nach Saint-Denis kommen.(E. A. BROWN: Death and the Human Body in the later Middle Ages, S. 259)

[145] Karl IV. machte sehr detaillierte Angaben zur Verteilung seines Leichnams in seinem Testament: „Quant a ma sepulture je vueil et ordonne que elle soit en la maniere qui s'ensuit: Nostre S. P. le pape m'a octroyé de grace que apres mon decedz que mon corps soit divisé si comme il me plaira a ordoner a mon vivant, et je usant de cettegrace veuil et ordonne que apres mon decez mon corps soit devisé en trois parties, cet est a savoir quant au corps, quant au cuer, et quant aux entrailles. Quant au corpse eslis ma sepulture à St. Denis en France, quant au cuer je eslis la sepulture au convent des freres Prescheurs, et est ma derraine volonté et mon ordonnance que au jour de ma sepulture de mon corps et I. jour de ma sepulture de mon cuer soit faict donnée commune aux pouvres par la main de l'aumosnier. Quant a mes entrailles je eslis la sepulture au convent des Nonnaines de Mal-Buisson jouxte Pontoisese je trespassoye si pres que l'on les y peust apporter, et se je trespassoye si loing que l'on ne les y pust apporter convenablement je vueil et ordonne que en ce cas mes entrailles soient mis en terre au plus prochain convent l'ordre des freres Prescheurs;y cestre est ma darraine volonté. Quant a ma sepulture je vueil et ordonne que ma sepulture en tous les lieux dessusd, soit faicte si honorablement comme il appartient; et vueil ei ordonne que tos des despenses qui seront faicts pour l'occasion de ma sepulture, en quelque maniere que se soit, soient payez parfaictment et de plain, devant toute autre chose, et de ce par especial je charge mes executeur" (Bib. Rouen, ms. 3403 [Leber 5870, Bd. VI] fols, 59–60. zit. n. GIESEY: The Royal Funeral Ceremony in Renaissance France, S. 24).

[146] Chronique anonyme aus dem Jahr 1383, RHGF, Bd. XXIII, S. 142–158, zit. n. BANDE: Le cœur du roi, S. 212. Das Gleiche steht in den *Grandes Chroniques* verzeichnet: „Son cuer fu enterré aux Freres Prescheurs à Paris, ses entrailles furent ensevelies à Maubuisson et son corps à Saint-Denis" (J. VIARD (Hrsg.): Les Grandes Chroniques. Paris 1920–1953, Bd IX, zit. n. ebd., S. 212).

[147] Vgl. CARQUE: Stil und Erinnerung, S. 290 f., HARTSHORNE: Enshrined Hearts, S. 177, GIESEY: The Royal Funeral Ceremony in Renaissance France, S. 24.

[148] Zum Eingeweidebegräbnis der Königin ist der *Chronique de Jean II et Charles V.* Folgendes zu entnehmen (zit. n. BANDE: Le cœur du roi, S. 42): „Et le juedy ensuyvant, XIIIe jour de dit mois de mars, fu son cuer enterré aus frere Meneurs de Paris, emprés le cuer de son mari le roi Charles [...] le merquedy XIXe jour du dit mois, furent les entrailles enterées à Maubuisson, prés de Pontoise, emprés de celles de son dit mari, le Roy présent comme par avant avoit esté." Das Herz betreffend, irrt der Chronist, da jenes Karls IV. sich bei den Pariser Dominikanern (Jakobinern) befand.

[149] Aus dem *Compte de l'exécution du testament* der Auftraggeberin Johanna geht hervor, dass die erhaltenen Gisants mit Sockelfiguren von „3 longues colombes (colonnes) d'alabastre" flankiert wurden, dass sich zu ihren Häupten „2 tabernacles d'alabastre blanc à 3 pignons bien ouvrez" befanden und die Tumba eine Inschrift „a lettres gravées et dorée" trug (zit. n. CARQUE: Stil und Erinnerung, S. 290).

[150] Vgl. E. A. BROWN: Death and the Human Body in the later Middle Ages, S. 262; HARTSHORNE: Enshrined Hearts, S. 188.

[151] Denis LOTTIN: Recherches Historiques sur la Ville d'Orléans. Bd. 2. Orléans: Jacob D'Alexandre 1837, S. 169.

[152] Die Kathedrale wurde 1567 weitgehend zerstört und wiederaufgebaut. Das Enterotaph befindet sich jetzt im Metropolitan Museum of Art, New York.

[153] Jules Maria RICHARD: Une petite nièce de Saint Louis, Mahaut d'Artois et de Bourgogne (1302–1329) etc. Paris 1887, S. 377, zit. n. BANDE: Le cœur du roi, S. 212. Üb. Norbert Behringer: „Wahrlich aber, weil es mir vom Papste zugestanden wurde, dass mein Körper geteilt würde, wähle ich zum Grab meines Herzens die Kirche der Minderen Brüder in Paris, neben dem Grab meines über alles geliebten Sohnes Robert."

[154] Vgl. DUTILLEUX/DEPOIN: L'Abbaye de Maubuisson Notre-Dame-de-Royale, S. 116.

[155] Ältester Sohn Karls von Valois, des Bruders Philipps IV. († 1314) und Begründers dieser bis 1589 in Frankreich regierenden Dynastie.

[156] Das Testament des Königs enthält konkrete Angaben zu Verteilung seines Leichnams (AN J 404 B 33 et 33 bis, zit. n. BANDE: Le cœur du roi, S. 213): „Nous Philippe par la grace de Dieu, Roy de France estant sain et haltié et en bon point de cors et bin ordené de cueur et de volonté [...] de nostre sepulture nous volons et ordenons [...] au cas que nous aurons privilege que nostre corps soit devisé que nostre dit corps soit ensevely à Saint-Denis en France ensuivant les Roys nos Predecesseurs et nostre cueur mis en l'Eglise de la Fontaine Notre Dame de l'ordre des Chartreuse que notre dit pere fonda et nos entrailles soient mises l'Eglise des Freres Prescheurs de Paris. [...] Au cas que nous trespasserions

Anmerkungen zu Kapitel 8

si loing que elles n'y peussent en bonne maniere être portées nous voulons et ordenons que elles soient mises en la plus prochaine esglise des freres Prescheurs du lieu ou nous trespasserons."

[157] Vgl. GAUDE-FERRAGU: D'or et de cendres, S. 324; HARTSHORNE: Enshrined Hearts, S. 182; André MOREAU-NÉRET: Philippe VI de Valois et la Chartreuse de Bourgfontaine, où son cœur fut deposé. In: Mémoires de la Fédération des sociétés d'histoire et d'archéologie de l'Aisne 13 (1967), S. 149–163, S. 161; DESFAYES: Les tombeaux de cœur et d'entrailles en France au Moyen Age, S. 20

[158] Comptes de l'hôtel. Comptes de l'embaument du corps d'un roi, BN lat. 9015 n°121, in: R. CAZELLES: Catalogue des comptes royaux des règnes de Philippe VI et Jean II. Paris: Imprimerie nationale 1984, zit. n. BANDE: Le cœur du roi, S. 213.

[159] In der Sammlung Gaignières ist eine Abbildung des Monuments vorhanden.

[160] MOREAU-NÉRET: Philippe VI de Valois et la Chartreuse de Bourgfontaine, S. 162.

[161] Hier waren auch die Eingeweide von Karl IV. († 1328) und Philipp V. († 1322) bestattet.

[162] Bd. 633, Bibliothèque Nationale, Département des Estampes, zit. n. ebd., S. 161.

[163] Vgl. CARQUE: Stil und Erinnerung, S. 293; MOREAU-NÉRET: Philippe VI de Valois et la Chartreuse de Bourgfontaine, S. 162.

[164] Bei ihren Eltern Robert II. und Agnès.

[165] BANDE: Le cœur du roi, S. 95, 100, 147; Murielle GAUDE-FERRAGU: Les dernières volontés de la reine de France: Les deux testaments de Jeanne de Bourgogne, femme de Philippe VI de Valois (1329, 1336). In: Annuaire-Bulletin de la Société de l'histoire de France 2007, S. 23–66, S. 26f. Moncel war ein Benediktinerkloster bei Beauvais an der Oise.

[166] Vgl. Raymond POUSSARD: Halatte: deux mille ans d'art et d'histoire autour d'une forêt royale 2e partie: Autour de la forêt: Pontpoint. In: Bulletin du G.E.M.O.B., Beauvais, Groupement d'étude des monuments et œuvres d'art de l'Oise et du Beauvaisis 92–94 (Okt. 1999), S. 53–66

[167] Vgl. GAUDE-FERRAGU: Les dernières volontés de la reine de France: S. 26f.

[168] Vgl. dies.: Le cœur „couronné", S. 250.

[169] Vgl. M. COURTÉPÉE: Description Générale et Particuliére de Duché de Bourgogne, Précédée de L'Abrégé Historique de Cette Province. 2. Aufl. Bd. II. Dijon: Victor Lagier 1847, S. 294. Die Chartreuse Fontenay wurde 1569 zerstört.

[170] 1802 abgerissen.

[171] Vgl. Antoine-Louis GANDELOT: Histoire de la Ville de Beaune et de ses Antiquités. Dijon: Frantin 1772, S. 103.

[172] Vgl. HARTSHORNE: Enshrined Hearts, S. 186f.

[173] Paris, Archives Nationales, J. 404 B n. 36, zit. n. GAUDE-FERRAGU: Le cœur „couronné", S. 245.

[174] „[John's] boweles [were] buryed at Poules with royaltee, his corps in Fraunce with all solemnitee", zit. n. E. A. BROWN: Death and the Human Body in the later Middle Ages, S. 261.

[175] Vgl. Louys BEURRIER: Histoire du Monastère et Couvent des Pères Célestins de Paris. Paris: Pierre Chevalier 1634, S. 279.

[176] Vgl. HARTSHORNE: Enshrined Hearts, S. 197).

[177] Vgl. BANDE: Le cœur du roi, S. 17–23

[178] Wie später das Herz des Tilly neben dem seines Souveräns Maximilian I. in Altötting (s. 50).

[179] Archives Nationales, Paris, J 404 B, n 37, zit. n. GAUDE-FERRAGU: Le cœur „couronné", S. 258; BANDE: Le cœur du roi, S. 18.

[180] Ebd., zit. n. GAUDE-FERRAGU: Le cœur „couronné", S. 259.

[181] BANDE: Le cœur du roi, S. 18.

[182] Vgl. ebd., S. 29.

[183] Vgl. SCHRADE: Das Herz im Umkreis der Kunst, S. 15; GAUDE-FERRAGU: D'or et de cendres, S. 58, 330, 324.

[184] Die Form des menschlichen Herzens war damals weder den Ärzten noch den Steinmetzen geläufig.

[185] Vgl. CARQUE: Stil und Erinnerung, S. 288; BANDE: Le cœur du roi S. 27.

[186] Eine Abbildung der Sammlung Gaignières/Clairambault, die Grabmäler der zweiten Hälfte des 17. Jahrhunderts enthält, dokumentiert das Grab, einen Gisant des Königs mit einer schmucklosen Deckplatte (CARQUE: Stil und Erinnerung, S. 288, Abb. 74).

[187] S. unter 10.3.12.

[188] Vgl. COCHET: Découverte, Reconnaisance et Déposition du cœur du Roi Charles V, Dans la Cathédrale de Rouen en Mai et Juin 1862. ebd. S. 22, wird ein Brief des Chemikers M. GIRARDIN, Faculté des Sciences de Lille, aus 1862 (Kürzungen und Klammerzusätze A. D.) wiedergegeben:

„Bei der Untersuchung fanden sich drei Objekte von Interesse:
1.) Ein Stück Blei von der Platte, auf der das Herz lag
2.) Ein Stück Metall von der Umhüllung („enveloppement") des Herzens
3.) Roter Staub („poussière") vom Herzen
Resultat der Analyse:
Zu 1.) Die Unterlage bestand aus Bleikarbonat, Eisenoxyd, Sand
Zu 2.) Die Herzkapsel bestand aus Zinn, Kupfer, Blei
Zu 3.) Organisches Material reich an Eisen und Phosphaten – der Rest des königlichen Herzens"

[189] „Das Herz Karls, des Königs der Franzosen, wiederentdeckt im Jahre des Herrn 1862" (A. DIETZ: Ewige Herzen, S. 62).

[190] Üb. d. Verf.: „Hier ruht in Frieden, die selige Auferstehung erwartend, das Herz Karls V., des König von Frankreich, Herzog der Normandie, welches der höchst weise Fürst, bewegt von brennendem Verlangen der Seele, der Kirche von Rouen vermacht hatte. Bestattet im Jahre 1380, wieder entdeckt und erneut bestattet im Jahre 1862."

[191] Vgl. Cécile des COURIÈRES: Persönliche Mitteilung an den Verfasser. Paroisse Rouen Centre. 16. Dez. 2008.

[192] BEURRIER: Histoire du Monastère et Couvent des Pères Célestins de Paris, S. 281.

[193] D. SANDRON: Le roi et ses églises. Catalogue de l'exposition. Paris et Charles V. Paris 2001, S. 91–104, 96, zit. n. BANDE: Le cœur du roi, S. 144.

[194] Vgl. Kurt BAUCH: Das mittelalterliche Grabbild. Figürliche Grabmäler des 11. bis 15. Jahrhunderts in Europa. Berlin und New York: De Gruyter 1976, S. 222.

[195] Über die Begräbniszeremonien von Herz und Eingeweiden vom 16. Februar 1378 der am 6. dieses Monats in Paris verstorbenen Königin steht zu lesen: „Le Jeudi au matin (le 17) ensuivant fu la messe dite et après fu le cuer de la dite royne enterré devant le grant autel de l'eglise des diz freres Mesneurs à la destree partie [...] Et tant aus freres Meneurs quant le cuer fu enterré comme aus Célestins (pour entrailles enterrées le 18) a la messe et aus vigilles en très grant luminaire, tant de torches comme de cierges alumez sur chacune des chapelles en bois et moult beaux draps d'or sur les sepultures, tant dudit cuer comme des entrailles. Et a chacun des diz trois enterrages qui furent faits, furent donnés à toutes personnes qui vouldrent aller, a chascune personne, a chascune fois, quatre deniers parisis de bonne monnaie courant lors" (aus der Chronique de Jean II et Charles V., zit. n. BANDE: Le cœur du roi, S. 43).

[196] Vgl. ebd., S. 49.

[197] Hier erinnern ein großes Kenotaph und eine Statue auf dem Marktplatz an den berühmten Feldherrn.

[198] Vgl. Jean CHERVALIER: Le mausolée de Du Guesclin au Puy. Le Puy: Éd. des Cahiers de la Haute-Loire 1978.

[199] A. DIETZ: Ewige Herzen, S. 62.

[200] Vgl. HARTSHORNE: Enshrined Hearts, S. 196.

[201] Vgl. Alphonse-Victor ANGOT/Ferdinand GAUGAIN: Jeanne de Laval-Tinténiac. In: Dictionnaire historique, topographique et biographique de la Mayenne. Bd. IV. Goupil 1900–1910, S. 528.

[202] Vgl. GIESEY: The Royal Funeral Ceremony in Renaissance France, S. 85, 203f.; A. DIETZ: Ewige Herzen, S. 63; NAGLE: La civilisation du cœur, S. 153.

[203] Vgl. Henri MOREAU: Wikimedia Commons: Étui en plomb contenant le cœur de François de Coëtquen etc. 27. Apr. 2016. URL: https://commons.wikimedia.org/wiki/File:326_Plouasne_Etui_contenant_le_coeur_de_Fran%C3%A7ois_de_Co%C3%ABtquen.jpg (besucht am 11.01.2020).

[204] Vgl. M. de SAINT-ALLAIS: L'art de vérifier les dates des faits historiques, des chartes, des chroniques et autres anciens monuments depuis la naissance de Notre-Seigneur. Bd. 10. Paris: Valade 1818, S. 193.

[205] Vgl. BANDE: Le cœur du roi, S. 154.

[206] LA MURE: Histoire. Bd. II, S. 160. Aucune trace d'une telle inhumation ne subsiste dans les comptes de ses funerailles. AN, P. 1370/1. piéce n° 1884, zit. n. GAUDE-FERRAGU: D'or et de cendres, S. 330.

[207] Zur Geschichte dieser Sammlung s. vor allem E. R. BROWN: The Oxford Collection of the Drawings of Roger de Gaignières and the Royal Tombs of Saint-Denis; BRÄM: Vom Herzen, S. 175 f.

[208] Vgl. HARTSHORNE: Enshrined Hearts, S. 206.

[209] Er wurde auf Veranlassung von Johann Ohnefurcht, dem Herzog von Burgund, umgebracht, was dann zum Bürgerkrieg der Armagnacs und Bourguignons führte.

[210] Vgl. ebd., S. 207 f.

Anmerkungen zu Kapitel 8

[211] Die Herzen seiner Brüder, Karls V. und Philipps des Kühnen, sind ebenfalls bestattet worden, das seinige sei nach Saint-Denis gekommen (ebd., S. 208; GAUDE-FERRAGU: D'or et de cendres, S. 51, 338, 346.

[212] Vgl. ebd., S. 326.

[213] Vgl. Matthew REEVES: „Nostre Sépulture et Derrenière Maison": A Reconsideration of the Tomb of John, Duke of Berry, for the Sainte-Chapelle at Bourges, its inception, Revision, and Reconstruction. In: Ann ADAMS/Jessica BARKER (Hrsg.): Revisiting the Monument. Fifty years since Panofsky's Tomb Sculpture. London: The Courtauld Books Online 2016, S. 201–225, S. 204.

[214] Vgl. BANDE: Le cœur du roi, S. 170.

[215] Yann GRANDEAU: Le dernières années d'Isabeau de Bavière. Valenciennes et les anciennes Pays-Bas 9 (1976), zit. n. E. A. BROWN: Death and the Human Body in the later Middle Ages, S. 263; GAUDE-FERRAGU: D'or et de cendres, S. 271, 332, 335.

[216] Vgl. BEURRIER: Histoire du Monastère et Couvent des Pères Célestins de Paris, S. 343; DESFAYES: Les tombeaux de cœur et d'entrailles en France au Moyen Age, S. 108.

[217] Vgl. ebd., S. 20. Marguerite DESFAYES schreibt lediglich: „Cependant, malgre les calamités du temps, et la pauvreté du Trésor, Charles VI († 1422) et Isabeau de Bavière († 1435) firent inhumer leurs cœurs chez les Célestins de Paris, mais on ne leur éleva pas de tombeau"(ebd., S. 20). Ralph E. GIESEY schreibt, dass der Corpus für einen Tag aufgebahrt wurde, einbalsamiert, in Blei eingeschlossen, in einem Sarg (GIESEY: The Royal Funeral Ceremony in Renaissance France, S. 63). Er zitiert die *Chronique de Saint-Denis*, VI, 488: „Secundo vero die post ejus decessum, positum fuit corpus in scrinio plumbeo hinc inde optime clauso, omnium quasi aromaticorum odoribus redolentissimis repleto" (ebd., S. 99) – „Am zweiten Tag nach seinem Hinscheiden aber wurde der Leichnam in einen Bleikasten gelegt, dieser deshalb [wegen des Gestanks; Anm. d. Verf.] vollständig abgedichtet, gefüllt mit dem Geruch so gut wie aller duftenden Kräuter" (Üb. d. Verf).

[218] Vgl. BRADFORD: Heart Burial, S. 125.

[219] Agnes' Leichnam in der Stiftskirche Saint-Ours im Schloss von Loches wurde insgesamt dreimal umgebettet. Bei der ersten Öffnung 1777 sei er noch gut erhalten gewesen, insbesondere die blonden, zu einem Zopf geflochtenen Haare. 2005 ergab eine Analyse der Überreste, dass der Tod durch eine Quecksilbervergiftung eingetreten war, wobei offengelassen wurde, ob es sich um ein Verbrechen oder eine durch Umweltfaktoren verursachte Intoxikation gehandelt hat (CHARLIER: Evolution of embalming methodology in medieval and modern France, S. 262 f.).

[220] Vgl. BANDE: Le cœur du roi, S. 165.

[221] Vgl. ebd., S. 165.

[222] Vgl. HARTSHORNE: Enshrined Hearts, S. 215.

[223] Unehelicher Sohn des Herzogs Ludwig von Valois.

[224] BANDE: Le cœur du roi, S. 165.

[225] ebd., S. 166.

[226] ebd., S. 166.

[227] Vgl. GAUDE-FERRAGU: D'or et de cendres, S. 340, zitiert aus dem Testament nach einer älteren Quelle.

[228] WESSEL zitiert aus einer zeitgenössischen Quelle: „Le samedi 8 septembre 1464, dans la Chapelle de Saint Jean de Chateaudun, fut présenté, par les soins de Florent d'Illiers, seigneur du lieu, le cœur de la défunte noble dame Marie d'Harcourt, comtesse du Dunois qui termina sa vie le 1er du meme mois à Chouzé-sur-Loire, près Saumur. Et le Cœur, après avoir été déposé dans un coffre de bois, fut inhumié dans la dite chapelle" (zit. n. WESSEL: Die Sainte-Chapelle in Frankreich – Genese, Funktion und Wandel eines sakralen Raumtyps, S. 186).

[229] Vgl. Michel CAFFIN DE MEROUVILLE: Le Beau Dunois et son Temps. Paris: Nouvelles Éditions latines 2003, S. 442, BANDE: Le cœur du roi, S. 339.

[230] Vgl. WESSEL: Die Sainte-Chapelle in Frankreich – Genese, Funktion und Wandel eines sakralen Raumtyps, S. 186. Nach der Zerstörung der Kapelle während der Französischen Revolution wurden die sterblichen Überreste von vier Erwachsenen und vier Kindern und vier Herzen auf dem Friedhof bestattet, die Bleisärge eingeschmolzen.

[231] Vgl. BANDE: Le cœur du roi, S. 167.

[232] G. LESEUR: Histoire de Gaston IV, comte de Foix. Société de'l histoire de France, Paris 1893, S. 270 f., zit. n. GAUDE-FERRAGU: Le cœur „couronné", S. 248.

Anmerkungen zu Kapitel 8

[233] Vgl. WARNTJES: Programmatic Double Burial, S. 251; GIESEY: The Royal Funeral Ceremony in Renaissance France, S. 251; Christiane COESTER: Schön wie Venus, mutig wie Mars. Anna d'Este, Herzogin von Guise und von Nemours. Berlin: Oldenbourg 2007, S. 299; Françoise ROBIN: Quelques remarques sur l'art funéraire à la cour de roi René: de l'enfeu au sarcophage a l'italienne. In: ANON. (Hrsg.): Le roi René. René, duc d'Anjou, de Bar et de Lorraine, roi de Sicile et de Jérusalem, roi d'Aragon, comte de Provence. 1409–1480 (Actes du colloque international). Université d'Avignon et des pays de Vaucluse, Faculté de lettres 1986, S. 158–173, S. 161.

[234] Testament B. N. Fr. 4507 fol. 115, zit. n. BANDE: Le cœur du roi, S. 234.

[235] S. dazu E. KÖNIG: Das liebentbrannte Herz. Der Wiener Codex und der Maler Barthélemy d'Eyck. Graz: Akademische Druck- und Verlagsanstalt 1996.

[236] Die Kapelle wurde 1794 durch die Revolutionäre zerstört.

[237] Vgl. BRADFORD: Heart Burial, S. 56; COESTER: Schön wie Venus, mutig wie Mars, S. 299; BANDE: Le cœur du roi, S. 168.

[238] Letztes Testament Renés von 1474, in: D. A. CALMET: Histoire de Lorraine, Nancy 1745–1757, Bd. 7/III, S. 677, zit. n. ebd., S. 233.

[239] Vgl. ebd., S. 168.

[240] Vgl. GAUDE-FERRAGU: Le cœur „couronné", S. 261; BANDE: Le cœur du roi, S. 169.

[241] Louis de FARCY: Les sèpultures princières de la cathédrale d'Angers. Bd. 8. Angers: Germain et Grassin 1906, S. 382.

[242] „Hier liegen die Eingeweide des durchlauchtigsten Königs von Sizilien und Jerusalem René, Fürst von Anjou und Bar und Graf der Provence" (Üb. Christopher Dietz). GAUDE-FERRAGU: D'or et de cendres, S 330.

[243] Zu diesem s. S. 86.

[244] Vgl. H. MORANVILLE: Journal de Jean Le Fèvre, Évêque de Chartres, Chancelier de Roys de Sicile Louis I et Louis II d'Anjou. Bd. I. Paris: Alphonse Picard 1887, S. 69–78; Jean le LABOUREUR: Histoire de Charles VI. Roi de France. Paris: Lovis Billaine 1663, S. 69 („Duc d'Anjou, Roy de Sicile", S. 69–72).

[245] Er hatte in seinem Testament allerdings bestimmt, dass sein Körper in der Sainte-Chapelle bestattet werden sollte: „Premièrement nous elisons sepulture pour nostre corps en la basse chapelle desouz la Sainte-Chapelle du Palais à Paris derriere l'autel, et nostre cuer en l'eglise d'Angiers, et noz entrailles en l'eglise monseigneur Saint-Martin de Tours" (zit. n. BANDE: Le cœur du roi, S. 39.

[246] Zweites Testament' Louis' I. vom Dezember 1383 und Testament Louis' III. von 1434 in den Archives Nationales, Paris, P 1334, n 34 und n 46, zit. n. GAUDE-FERRAGU: Le cœur „couronné", S. 247.

[247] Vgl. ebd., S. 247.

[248] F. ROBIN: Marguerite du Lorraine et son temps (1463–1521). Actes du colloque d'Alençon, 6.-7. mai 1988. Alençon 1989, S. 76, zit. n. ebd., S. 265.

[249] Nach einer zweiten Version sei das Herz nach Saint-Denis gekommen (Enguerrand de MONSTRELET: Chroniques de Monstrelet, zit. n. BANDE: Le cœur du roi, S. 234; HARTSHORNE: Enshrined Hearts, S. 215–219.

[250] Vgl. BANDE: Le cœur du roi, S. 170).

[251] Vgl. ebd., S. 170.

[252] Vgl. ebd., S. 171; Michael BORGOLTE: Petrusnachfolge und Kaiserimitation. Die Grablege der Päpste, ihre Genese und Traditionsbildung. Göttingen: Vandenhoeck & Ruprecht 1995, S. 269.

[253] Das Kloster wurde 1779 säkularisiert, jetzt steht dort ein Theater.

[254] Vgl. BANDE: Le cœur du roi, S. 172.

[255] Vgl. HARTSHORNE: Enshrined Hearts, S. 308.

[256] J.-M. DE LA MURE: Histoire des ducs de Bourbon et des comtes de Forez, Bd. III. Paris 1868, S. 222, zit. n. GAUDE-FERRAGU: Le cœur „couronné", S 248. BANDE schreibt, dass beide Herzen nebeneinander in der Kathedrale bestattet wurden (BANDE: Le cœur du roi, S. 171).

[257] MINISTÈRE DE LA CULTURE ET DE LA COMMUNICATION: Architecture & Patrimoine: tombeau, autel de Philippe du Moulin. 2003. URL: https://www.pop.culture.gouv.fr/notice/palissy/PM41000635 (besucht am 11.03.2018); Ergänzung in Klammern d. Verf.

[258] Ludwig finanzierte den Wiederaufbau der Basilika, starb aber 1483 vor deren Vollendung. Sein ursprüngliches Grabmal wurde während der Religionskriege zerstört und 1622 durch das jetzt noch vorhandene von Michel Bourdin ersetzt. Die sterblichen Reste des Königs und seiner im gleichen Jahr verstorbenen zweiten Gattin Charlotte von Savoyen ruhen in einer Gruft, in der ihrer beider Schädel noch heute ausgestellt sind.

Anmerkungen zu Kapitel 8

[259] Vgl. BANDE: Le cœur du roi, S. 172–176.
[260] Archives Nationales de France, KK 69, fol. 82, zit. n. GAUDE-FERRAGU: D'or et de cendres, S. 333.
[261] Charlotte ist mit ihrem Gatten in einer Gruft bei einem monumentalen Kenotaph in der Basilika Notre-Dame de Cléry beigesetzt. Sie wollte dort „en entier" begraben werden (BANDE: Le cœur du roi, S. 154.
[262] Vgl. GAUDE-FERRAGU: D'or et de cendres, S. 333.
[263] Zit. n. BANDE: Le cœur du roi, S .230.
[264] Der verwitwete Habsburger Maximilian I. war von der elfjährigen Herzogin der Bretagne, Anne, um Beistand gegen die französische Krone gebeten worden, um die territoriale Unabhängigkeit des Herzogtums zu sichern. Die Verhandlungen führten rasch, im Jahre 1490, zur Eheschließung, die in Abwesenheit des Bräutigams durch einen Bevollmächtigten geschlossen und vollzogen wurde, indem dieser bei der Zeremonie sein nacktes Bein unter die Decke des Bettes steckte, in dem die junge Braut lag. Als dann die Franzosen erfolgreich gegen die Bretagne vorrückten und Maximilian nicht in der Lage war, seine Braut und die Bretonen zu schützen, stimmte Anne einer Heirat mit Karl zu und der Papst annullierte ihre erste Ehe, wenn auch die juristischen und kirchenrechtlichen Streitereien noch länger anhielten. Obwohl Anne den Verlust der Unabhängigkeit ihres Herzogtums nie akzeptierte, entwickelte sie eine echte Zuneigung zu ihrem aufgezwungenen Ehemann.
[265] Vgl. Neithard BULST: Die französischen Könige des Mittelalters. Von Odo bis Karl VIII. Hrsg. v. Joachim EHLERS/Heribert MÜLLER/Bernd SCHNEIDMÜLLER. München: C.H. Beck 1996, S. 368–370.
[266] Er verlieh Jeanne das Herzogtum Berry als Lehen zu ihrem Unterhalt. Sie gründete später (1501) in Bourges, wo sie lebte, den Orden der Annunziatinnen, in den sie dann auch eintrat und wo sie kurz vor ihrem Tode das Ordensgelübde ablegte. Am 28. Mai 1950 wurde sie von Papst Pius XII. heiliggesprochen und ist damit die einzige heilige Königin Frankreichs.
[267] P. CHOQUE: Commémoration et advertissement de la mort d'Anne de Bretagne. BN. Fr. 5094, vers 1515, S. 92. zit. n. BANDE: Le cœur du roi, S. 235.
[268] Vgl. S. de la NICOLLIÈRE-TEIJEIRO: Le cœur de la reine Anne. In: La Bretagne Artistique et Littéraire II (1881), S. 153.
[269] Vgl. GAUDE-FERRAGU: D'or et de cendres, S. 342 f.
[270] Präsentation eines prominenten Leichnams (oder eines Herzens) vor der Beerdigung auf einem Katafalk in einem durch Kerzen erleuchteten Raum.
[271] Die Herzen der Eltern Franz' II. und seiner zweiten Gemahlin Marguerite de Foix sollen vereint bei den Cölestinern von Paris deponiert worden sein (BEURRIER: Histoire du Monastère et Couvent des Pères Célestins de Paris, S. 344).
[272] BANDE: Le cœur du roi, S. 178.
[273] Marie-Hélène SANTROT überliefert Folgendes: Am 16. Oktober 1727 ließ Gérard Mellier, der Bürgermeister von Nantes, das Grab in der Karmeliterkirche öffnen. Nach dem Begleitprotokoll (Arrets, Ordonnances, Règlements et Délibérations de la Mairie de Nantes, Bd. IV, 1728, S. 1–18) fand sich ein Bleikasten, versiegelt, mit acht Hermelinen im Relief, ohne Schloss, mit zwei Bleihenkeln, ebenfalls mit Hermelinen verziert, über jedem Henkel ein Wappenschild. Es handelte sich um die Wappen von Philippe de Montauban, der das Herzkästchen während der Bestattungszeremonie getragen und zuletzt versiegelt hatte. Er war als Kanzler der Bretagne der Berater Annes, arbeitete ihre Eheverträge mit Karl VIII. und Ludwig XII. aus und wurde in seiner Kanzlerwürde von Ludwig bestätigt. In dem Bleikasten war ein Eisenkästchen eingeschlossen mit einen eisernen Griff am Deckel und einem Schloss. In diesem Kasten war ein zweiter, versiegelter Bleikasten eingeschlossen, in dem das in ein Stoffskapulier eingehüllte Goldherz lag. Dieser bleierne Herzsarg befand sich in der Gruft, auf einem Stein. Zwischen den Särgen von Franz II. und der Marguerite, zu deren Häupten, befindet sich ein Stein aus Schiefer, auf dem der beschriebene Bleikasten steht (Marie-Hélène SANTROT: Entre France et Angleterre: Le Duché de Bretagne: essai d'iconographie des ducs de Bretagne. Nantes: Conseil général de Loire-Atlantique 1988, S. 285–288).
[274] Vgl. Hervé Le BOTERF: Anne de Bretagne. Paris: France-Empire 1996.
[275] Vgl. 6MEDIAS: Le Point: Le reliquaire du cœur d'Anne de Bretagne retrouvé. 21. Apr. 2018. URL: https://www.lepoint.fr/societe/vol-du-reliquaire-d-anne-de-bretagne-trois-hommes-arretes-21-04-2018-2212420_23.php (besucht am 09.01.2021).
[276] Vgl. ARIÈS: Geschichte des Todes, S. 321; PANOFSKY: Grabplastik, S. 72, 84 f.
[277] Vgl. ebd., S. 71.
[278] Vgl. ARIÈS: Geschichte des Todes, S. 324

[279] Vgl. PANOFSKY: Grabplastik, S. 87; BLUNK: Des Königs Herzensangelegenheiten, S. 77 f.

[280] Dom. M. FELIBIEN, Histoire de l'abbaye royale de Saint-Denys en France, Paris 1706, S. 563, zit. n. GAUDE-FERRAGU: Le cœur „couronné", S. 246.

[281] Vgl. BEURRIER: Histoire du Monastère et Couvent des Pères Célestins de Paris, S. 349

[282] Vgl. Gustave SCHLUMBERGER: Charlotte d'Albret Femme de Cesar Borgia et le Chateau de La Motte-Feuilly. o. O.: Librairie Plon 1913, S. 53–57.

[283] Zit. n. ebd., S. 57.

[284] Vgl. Edmond MARTÈNE/Ursin DURAND: Voyage litteraire de deux religieux benedictins de la Congregation de Saint Maur ... : ouvrage enrichi de figures. Bd. 1. Paris: Florentin Delaulne, Hilaire Foucalt und Michel Clouzier u.a. 1717. URL: https://archive.org/details/voyagelitteraire00mart (besucht am 10. 05. 2019).

[285] Vgl. Marie-Françoise DAMONGEOT/Martine PLOUVIER: Cîteaux-nécropole: La „Saint-Denis bourguignonne". In: Martine PLOUVIER/Alain SAINT-DENIS (Hrsg.): Pour une histoire monumentale de l'abbaye de Cîteaux, Cîteaux, commentarii cistercienses. Association Bourguignonne des Sociétés Savantes 1998, S. 285–286 und MARTÈNE/DURAND: Voyage litteraire de deux religieux benedictins, S. 208f.

[286] Zit. n. Christian JULIEN/J. DAGNOT: Louis Malet de Graville, seigneur de Marcoussis (XXIII) Jeanne, la fille puinée. URL: http://julienchristian.perso.sfr.fr/Chroniques/graville28.htm (besucht am 16. 05. 2016).

[287] M. BRIANCHON: Reconnaissance de la Sépulture de Guillaume Malet. In: Recueil des publications de la Sociètè havraise d'études diverses. Le Havre: Lepelletier 1868, S. 163, zit. n. ebd.

[288] Während der Revolution aufgelöst und verkauft.

[289] Siehe Nicolaus LE JAY: Compte particulier des fraiz faitz pour les obseques et funerailles du feu roy francois premier, B. N. ms. fr. 10392, fol. 76–77, zit. n. GIESEY: The Royal Funeral Ceremony in Renaissance France, S. 2.

[290] Vgl. Paul WINGERT: The Funerary Urn of Francis I. In: The art bulletin 21.4 (1939), S. 383–396, S. 383 f., 387; BLUNK: Das Taktieren mit den Toten, S. 193.

[291] Vgl. GIESEY: The Royal Funeral Ceremony in Renaissance France, S. 2 f.

[292] Vgl. Victoria L. GOLDBERG: Graces, Muses and Arts: The Urns of Henry II. and Francis I. In: Journal of the Warburg and Courtauld Institutes 29 (1966), S. 206–218. Im Januar 1793 wurde die Einrichtung der geplünderten Abtei Notre-Dame-des-Hautes-Bruyères, so auch das Herzmonument, zum Verkauf angeboten. Das Denkmal ging für 52 Livres an den Bürger Percheron. 1796 stand die Urne dann in der verlassenen Abtei von Saint-Cyr bei Versailles. 1800 wurde Alexandre Lenoir, der Gründer des Musée des Monuments Français, authorisiert, das Grabmal in dieses Museum aufzunehmen. Dieser berichtete dann, dass es am 4. Juni 1818 nach Saint-Denis gebracht worden war (WINGERT: The Funerary Urn of Francis I, S. 383).

[293] Vgl. BLUNK: Das Taktieren mit den Toten, S. 194.

[294] Der Archäologe Léon PALUSTRE berichtete, dieses Herz habe sich im Besitz des „M. Le baron Le Prieur de Blainvilliers, rue Saint-Anastase 3, à Paris" befunden und äußerte die Hoffnung, dass es wieder seinen angestammten Platz finden möge (WINGERT: The Funerary Urn of Francis I, S. 383).

[295] Arthur MURCIER: La Sépulture Chrétienne En France D'Après Les Monuments Du XI Au XVI Siecle. o. O. 1855, zit. n. BLUNK: Das Taktieren mit den Toten, S. 194 f. „B.M.F." steht für „Bene merenti fecit" („Er schuf es für ihn, der es wohl verdient hat").

[296] Vgl. PANOFSKY: Grabplastik, S. 97; WINGERT: The Funerary Urn of Francis I.

[297] BLUNK: Das Taktieren mit den Toten, S. 193: „Hier steht die Wand im Wege, damit du nicht sehen kannst, wo / das Herz des Königs bestattet sei. / Aber sie hindert nicht daran, dass du aus innerstem Herzen Gott deine Bitten ausgießt. / Möge er dem König ewige und sanfte Ruhe gewähren / und dass er sich bereits seines Anblicks erfreue. / Vom verstorbenen König Franz und Heinrich, seinem / Sohn, dem Gesamterben. / Euch, ihr Musen, wäre es angemessen, mit zerwühltem Haar / und auch euch, ihr edlen Künste, und zugleich / allen guten Wissenschaften der Stadt zusammen heftig zu weinen. / Dass jener fromme Verfechter der Freiheit / und Beschützer, dass Camillus und euer Vorfahr, / der in seinem Schoße euch immer genährt hat, / vom Leben schied und aufhörte, sterblich zu sein. / Auch der ehrwürdige Glauben und dazu die Kirche selbst würde weinen / über den Verstorbenen: Wenn nicht zuteil geworden wäre / ein Sohn und Erbe, der gleichkäme oder überträfe / darauf den Vater an Frömmigkeit und Güte gegen euch. / Also möge sein Geist den sanften Frieden genießen / Jener, jener seines besten Vaters Franz, / und dem Sohne Heinrich wird ein doppelt besserer zuteil (Üb. Norbert

Anmerkungen zu Kapitel 8

Behringer; Camoenae [= Camenae]: Musen. Camillus: Überwinder der Gallier, Politiker und Feldherr der Römischen Republik).

[298] Vgl. BEURRIER: Histoire du Monastère et Couvent des Pères Célestins de Paris, S. 345.

[299] Vgl. BLUNK: Das Taktieren mit den Toten, S. 337.

[300] ANON. The History of Paris Vol. III, S. 14. Es handelt sich um ein Distichon. Üb. Norbert Behringer: „Das Herz, der Schöpfer großer Dinge, und der Leib, der König Franz getragen hat, sind hier; die Seele ist im Himmel."

[301] Vgl. HARTSHORNE: Enshrined Hearts, S. 235.

[302] Vgl. ebd., S. 240.

[303] Vgl. BEURRIER: Histoire du Monastère et Couvent des Pères Célestins de Paris, S. 353.

[304] 1816 wurde die Urne in ein nicht gekennzeichnetes Grab in der Taufkapelle der nahegelegenen Kirche von Saint-Chéron de Nogent-le-Roi, Eure-et-Loir) gelegt.

[305] Vgl. James MAIDMENT: Lettres de Madame la Duchesse de Valentinois à La Royne Douariere Descosse. 1550–1557. In: Analecta Scotica: Collections Illustrative of the Civil, Ecclesiastical, and Literary History of Scotland. Series A. Edinburgh: Stevenson 1834, S. 347.

[306] Vgl. Francis SALET: L'église Saint-Sulpice de Nogent-le-Roi. In: Bulletin Monumental 116.3 (1958), S. 206–207, S. 207.

[307] Vgl. Dominique HERVIER: Pierre Le Gendre et son inventaire après décès. Paris: Champion 1977, S. 260.

[308] Ursprünglich war das Herz in ein Behältnis mit roter Spielkartenherzform eingeschlossen, das während der Französischen Revolution gestohlen wurde. Es wurde durch das jetzige Gefäß ersetzt.

[309] Figur des Toten mit den Zeichen der Fäulnis und Verwesung.

[310] Peter LEMESURIER: Nostradamus Prophezeiungen bis 2050. Düsseldorf: Econ 1996, S. 46.

[311] Primaticcio war damals der von der Königin beauftragte Verantwortliche für die königlichen Grabmäler.

[312] Vgl. GOLDBERG: Graces, Muses and Arts: The Urns of Henry II. and Francis I. S. 207.)

[313] Zit. n. HARTSHORNE: Enshrined Hearts, S. 257. Üb. Norbert Behringer: „Vereint bezeugt beider Herz ihre immerwährende Liebe vor den Menschen, ihr einiger Geist tut es vor Gott. [Dieser Satz könnte die tatsächliche Vereinigung beider Herzen in der Urne bedeuten; Anm. d. Verf.] Hier bestattete Katharina das Herz ihres königlichen Gemahls, im Wunsch, sie könnte es in der eigenen Brust aufbewahren."

[314] BEURRIER: Histoire du Monastère et Couvent des Pères Célestins de Paris, S. 356. Es handelt sich um ein Gedicht im elegischen Versmaß, also um Distichen, dessen Übersetzung ins Deutsche lautet (Norbert Behringer):

„Vom frommen Herzen des Königs Heinrichs dieses Namens des Zweiten / Dieser Pyramide Geheimnisse, wenn einer ersehnt / zu kennen, unter dieser zu ihren Füßen wohnt das Herz des Königs. / Jungfräuliche Gesichter hat sie unter dreifachem Bild. / Doch die erste stellt die drei Chariten dar. / Die erste stellt für sich den Glauben dar, die Hoffnung in rechter Weise die zweite, / die dritte macht deutlich, dass sie die teure Liebe ist. / Über sie verfügte König Heinrich in wunderbarer Liebe. / Sie hatte er als Bräute als ganz Liebender: / Fest war der Glaube des Königs, die Hoffnung sicher und die Liebe beständig. / Zu keinen Zeiten verließen sie den Mann. / Daher kommt es, dass sie die Rechten verschlungen halten; / was niemals sein dürfte: der König ohne die drei. / Mit Recht also halten sie Hände immer zusammen, / und ohne die drei steigt keiner, lehren sie, zum Himmel empor. / Einen jeden Leser dieses Gedichtes will ich erinnern; / An diesem Ort, wünscht die Königin, dass ihr Herz sei. / Solange Lachesis für die gegenwärtigen Jahre des Lebens wirkt / und bis sie im Tode dem eigenen Manne gefolgt ist. / Wie sie ein Herz und ein Wille waren, / solange ihr gemeinsames Leben währte / und für ihre Körper es im Leben ein gemeinsames Lager gab, / wie sie war und für sie im Leben eine Seele gab, / so hat auch der allzu schnelle Tod die beiden getrennt, / wie sie war, so wird auch einzig ihre Liebe sein, / Dafür also sei die Pyramide die beste Zeugin, / die zugleich beider Herzen vereinigt hält. / Hier, so haben es König und Königin beschlossen, sollten aufbewahrt werden / ihre Herzen, der Ort wird ein Beweis wahrer Liebe sein."

(Die Chariten sind in der griechischen Mythologie die Göttinnen der Anmut, Lachesis ist die mittlere der drei Schicksalsgöttinnen, die den Lebensfaden bemisst.)

[315] Üb. Norbert Behringer: „Die erste stellt für sich den Glauben dar, die Hoffnung in rechter Weise die zweite, / die dritte macht deutlich, dass sie die teure Liebe ist."

[316] ANON.: Sépulture de cœur de François de Carnavalet. URL: http://fr.topic-topos.com (besucht am 25. 03. 2017).

[317] Antoine-René-Hyacinthe THIBAUDEAU: Histoire du Poitou. Niort: Editions Robin 1840, S. 180 f.
[318] Aufbahrungsraum mit brennenden Kerzen.
[319] Vgl. BLUNK: Das Taktieren mit den Toten, S. 256.
[320] Üb. Norbert Behringer: „Das Herz des Königs in der Hand Gottes, dieses Orakels war würdig das Herz Franz II., des christlichsten Königs, in der Urne über der Säule eingeschlossen, für einen so großen Verteidiger des wahren Glaubens, eine edle Blutzeugin Christi, Maria Stuart als Gemahlin gehabt zu haben, war gewissermaßen ein Anspruch auf wahre Unsterblichkeit.

Licht für die Gerechten, solcher Art war das hieroglyphische Symbol Franz II., des frömmsten der Franzosen Königs, dessen Herz hier liegt. Hier, wie die Feuersäule Israels, nachts leuchtend, rechte Gesinnung und für den angestammten Glauben trug er brennenden Eifer gegen die feindlichen Ketzer vor sich her.

Gott dem Besten und Größten und zum ewigen Angedenken an Franz II., den König der Franzosen, hat Karl IX., sein Nachfolger im Reich auf Anraten seiner Königinmutter Katharina diese Säule errichten lassen im Jahr des Heils MDLXII"
[321] Vgl. REGNIER: The heart of the Kings of France: „cordial immortality", S. 433.
[322] Vgl. BLUNK: Das Taktieren mit den Toten, S. 256.
[323] Ludwig XII., Franz I., Heinrich II. und Franz II.
[324] Vgl. BEURRIER: Histoire du Monastère et Couvent des Pères Célestins de Paris, S. 359; DREILING: Herzvereinigung von König und Konnetabel.
[325] André DU CHESNE: Histoire généalogique de la maison de Montmorency et de Laval, Paris 1624, S. 3–7 (zit. n. ebd., S. 145).
[326] Zit. n. ebd., S. 152.
[327] DU CHESNE, nach ebd., S. 152.
[328] Vgl. ebd., S. 152.
[329] Bullant und Prieur schufen auch das Corpusgrabmal des Ehepaars in der Kirche Saint-Martin in Montmorency.
[330] Vgl. ebd., S. 154. Die ursprünglichen Denkmäler und ihre Positionen sind in Zeichnungen der Sammlung Gaignières in der Pariser Bibliothèque Nationale erhalten.
[331] BEURRIER: Histoire du Monastère et Couvent des Pères Célestins de Paris, S. 359–362; DREILING: Herzvereinigung von König und Konnetabel, S. 161–163.
[332] BEURRIER: Histoire du Monastère et Couvent des Pères Célestins de Paris, S. 360. „Dem besten und größten höchsten Gott. Bleib ein wenig stehen, Wanderer, und höre zu. Der Herzog Anne de Montmorency besaß so große Kenntnis des Militärischen und bei der Behandlung und Entfaltung seiner Aufgaben so große Wachsamkeit, dass er sich allmählich gleichsam über die Stufen einer Treppe um seiner Tugend willen den Aufstieg zum höchsten Grad der Ehre verschaffte. Diesen behielt er, solange er lebte, auf ehrenwerteste Weise, mit der äußersten Billigung Heinrichs II., des mächtigen Königs, der eben diese Würde des Anne, die er von seinem Vater, König Franz, erhalten hatte, zu vermehren dachte, wenn er das gekonnt hätte, um seine unvergleichliche und fast unerhörte Liebe zu dem berühmten Mann aufzuzeigen, auch wenn diesen viele Männer, und zwar bedeutende, mit allen möglichen Kunstgriffen zu schmälern suchten, ihre Schmähung vergrößerte aber nur die Liebe, sodass er in seinen politischen und privaten Wirken nichts beschloss, was Anne nicht billigte, sodass man leicht hätte erkennen können, dass ein Geist in den zwei Körpern waltete. Damit diese höchste Einheit des Willens und der Seelen den Späteren in einem Erinnerungsmonument bekannt werde, wollte Heinrich, dass beide Herzen in derselben Kapelle liegen sollten. Mit Zustimmung Karls IX. und der Königin Caterina, seiner Mutter, einer auserwählten Frau. In Trauer Madeleine, seine Gattin, und François, sein frommer und pflichtgetreuer Sohn" (Üb. DREILING: Herzvereinigung von König und Konnetabel, S. 163). BEURRIER oder sein Drucker hat die Majuskelschrift der Tafeln in die damals übliche Buchschrift übertragen. So erklären sich neben den vorhandenen Fehlern auch die Schreibweisen für u, s, i und v, oder für ss oder ii (Norbert BEHRINGER, Persönliche Mitteilung an den Verfasser, 2011).
[333] „Bleib stehen, Wanderer, nicht gering ist der Lohn des Verweilens. Hier liegt das bedeutende zweifache Herz des Königs und des Herzogs, an kleinem Ort, des Königs Heinrich, des Herzogs Anne de Montmorency, der Stufe für Stufe aufstieg zum Gipfel des militärischen Standes und zu Hause und in der Fremde größte Taten vollbrachte unter den drei größten Königen, unter Franz, Heinrich und als letztes unter Karl. Aber damit die besondere und einzigartige Treuebindung zwischen dem Herzog und König Heinrich bezeugt werde, befahl der König selbst, die Herzen beider zugleich zu bestatten, ein

Anmerkungen zu Kapitel 8

unzweifelhaftes Unterpfand, dass beider Leben ständig verbunden war, deren lebensspendende Organe hier der Tod verbunden hält" (Üb. ebd., S. 162).

[334] CHARLES IX: Lettres à M. de Fourquevaux, S. 125; DE CRUE: Anne, duc de Montmorency, S. 476; beide zit. n. Irene MAHONEY: Katharina von Medici, Königin von Frankreich. München: Hugendubel 2004, S. 149.

[335] Der Corpus wurde zu dem seiner Frau in die prachtvolle Familiengrablege Collégiale Saint-Martin de Montmorency im Val-d'Oise erführt, die während der Revolution geplündert wurde. Hier wurde der Leichnam am 16. Februar 1568 nach der mit königlichem Pomp gefeierten Totenmesse in Notre-Dame beigesetzt (DREILING: Herzvereinigung von König und Konnetabel, S. 169).

[336] Vgl. P. ANSELME: Histoire Genealogique et Chronologique de la Maison Royale de France, des Grands Officiers de la Couronne et de la Maison du Roy. Bd. 1. Paris: Michel-Estiene David 1712, S. 336.

[337] Vgl. BRADFORD: Heart Burial, S. 162; COESTER: Schön wie Venus, mutig wie Mars, S. 299.

[338] Vgl. ebd., S. 298–302.

[339] François de Lorraine war einer der Führer der katholischen Fraktion im ersten Hugenottenkrieg und wurde bei der Belagerung von Orléans durch einen hugenottischen Attentäter am 18. Februar 1563 schwer verwundet. Er starb wenige Tage später, sein Mörder wurde sofort hingerichtet. Anna d'Este sah den Hugenottenführer Gaspard de Coligny als Auftraggebers des Komplotts und drängte drei Jahre lang beim König und den Gerichten auf dessen Bestrafung. Im Januar 1566 erklärte jedoch der königliche Rat den Hugenotten für unschuldig und gebot ewiges Schweigen in der Affäre. Am 22. August 1572 verfehlte ein Schuss die Brust Colignys nur zufällig und wurde zum Auslöser der für die Hugenotten mörderischen Bartholomäusnacht. Zeitgenössische Historiker vermuteten Anna d'Este als Auftraggeberin.

[340] In ihrem Testament (fol. 98r, zit. n. ebd., S. 298) hatte Anna genaue Anweisungen gegeben, was nach ihrem Tod mit ihrem Leichnam geschehen solle. Vor allem zwei Anliegen sind daraus zu ersehen: Die Angst der Prinzessin, ihr Körper müsse geöffnet werden, und ihre Zugehörigkeit zu zwei Ehemännern und deren Häusern: „Je laisse mon corps à la terre don[t] il est procédé, et après estre morte je déffende d'estre ouverte, si ce n'estoit que l'on ne peult porter mon corps sans l'ouvrir à Nyssy [Annecy], là où je veulx estre portée et enséputurée au mesme lieu et en la mesme cave et dans mesme sépulture là où l'est Monseigneur Jacques de Savoye mon mary, duc de Nemours et de Genevois, et notre fils Charles Emanuel, duc de Nemours, et notre fille Marguerite. Je veulx, s'il est possible sans m'ouvrir, que l'on me fende le costé, mais que l'on attende vingt quatre heures après ma mort, et que l'on preigne mon cœur et que l'on le mecte en l'une cassette de plomb et que l'on le porte à Joynville et qu'il soit mis tout contre le corps et cereveil de feu Monsigneur Francoys de Lorrayne mon premier mary, duc de Guyse. Et si d'avanture l'on ne pouvait faire tout cecy sans que je fusse ouverte, je veulx et commande que ce soit secrétement et qu'il n'y ait poinct d'hommes, horsmis les chirurgiens nécessaires et en plus petit nombre que l'on pourra, et de mes femmes des plus vielles."

[341] Vgl. ebd., S. 300. Das Kloster wurde Ende des 18. Jahrhunderts zerstört.

[342] Vgl. Ian WARDROPPER: Un projet de monument aux cœurs de François de Lorraine et d'Anne d'Este. In: Yvonne BELLENGER (Hrsg.): Le mécénat et l'influence des Guises (Actes du Colloque de Joinville 1994). Paris: Champion 1997, S. 279–291, S. 291. Louvre, Cabinet des dessins, Inv. Nr. 8830 (zit. n. COESTER: Schön wie Venus, mutig wie Mars, S. 300).

[343] Vgl. PANOFSKY: Grabplastik, S. 87.

[344] Vgl. HARTSHORNE: Enshrined Hearts, S. 256.

[345] „Hic sua rex regina simul statuere reponi Corda, locus veri pignus amoris erit" (Üb. Norbert Behringer: „Hier, [so] haben es König und Königin zugleich beschlossen, sollten ihre Herzen bestattet werden, der Ort wird der Beweis ihrer wahren Liebe sein").

[346] Vgl. Ferdinand GUILHERMY/Robert de LASTEYRIE: Inscriptions de la France du Ve siècle au XVIIIe recueillies et publiées. Paris: Imprimerie Nationale 1873, S. 450.

[347] Vgl. BEURRIER: Histoire du Monastère et Couvent des Pères Célestins de Paris, S. 363.

[348] Vgl. HARTSHORNE: Enshrined Hearts, S. 253.

[349] Louis COURAJOD: Alexandre Lenoir, son Journal et le Musée des Monuments Francais. Bd. 2. Kat.-Nr. 116., zit. n. BLUNK: Das Taktieren mit den Toten, S. 259. Siehe auch FOSSEYEUX: Communication sur les ceremonies etc. S. 234.

[350] Vgl. Jennifer WOODWARD: The Theatre of Death. The Ritual Management of Royal Funerals in Renaissance England, 1570–1625. Martlesham: Boydell & Brewer 1997, S. 214–218; HARTSHORNE:

Enshrined Hearts, S. 249; BEURRIER: Histoire du Monastère et Couvent des Pères Célestins de Paris, S. 362; FOSSEYEUX: Communication sur les ceremonies etc. S. 234.

[351] Karls IX. Leiche erfuhr 1574 die erste wissenschaftlich geführte Sektion von Angehörigen des Hofes vor Einbalsamierung durch seinen Ersten Chirurgen, den berühmten Ambroise Paré, der einen Tag nach des Königs Tod auch die anschließende Einbalsamierung leitete. PARÉ hatte in seinen Werken (Œuvres complètes d'Ambroise Paré, Paris: J.-F. Malgaigne 1841, zit. n. GIESEY: The Royal Funeral Ceremony in Renaissance France, S. 27) bereits rhetorisch gefragt: „Woher kommt es, daß in unserer Zeit unsere Könige, Prinzen und berühmten Adligen, obwohl eviszeriert, mit Branntwein und Essig gewaschen, mit aromatischen Essenzen eingerieben und mit großem Aufwand einbalsamiert, trotzdem nach fünf oder sechs Tagen so übel riechen, daß keiner es bei ihnen aushalten kann, sondern dass es notwendig wird, sie in Bleisärgen einzuhüllen?' Er gibt die Antwort selbst, indem er feststellt, dass die Techniken der Ägypter und anderer antiker Völker nicht nachgeahmt werden können. Er selbst sei zu einer zeitlich unbegrenzten Konservierung einer Leiche in der Lage, er habe sogar eine solche seit 27 Jahren zu Hause, zu wissenschaftlichen Zwecken einbalsamiert." Der Sektionsbericht des königlichen Leichnams, verfasst von zehn anwesenden Leibärzten und neun Leibchirurgen, in dem lediglich von einem kleinen, „ausgezehrten" Herzen des Königs die Rede ist, ist bei A. CORLIEU: La mort des rois de France depuis François Ier jusqu'a la Révolution française. In: Etudes médicales et historiques 1873, S. 213–214 festgehalten . Als Todesursache wird eine tuberkulöse Pneumonie der Lungen angegeben.

[352] Vgl. BLUNK: Das Taktieren mit den Toten, S. 151; BEURRIER: Histoire du Monastère et Couvent des Pères Célestins de Paris, S. 346.

[353] Wurde 1843 für das Kenotaph Ludwigs XIV. in der Krypta von Saint-Denis verwendet.

[354] Üb. Norbert Behringer: „Ludwig Cossé, Herzog von Brissac und Beaupréau, Pair von Frankreich, dessen Herz hier liegt: Ein Herz voller Liebenswürdigkeit und Tugend; welchen, da ihn die Höchsten und die Niedrigsten liebten, auch die Feinde verehrten; Er starb, in höchster Rechtschaffenheit, am 26. Febr. 1661, 35 Jahre alt."

[355] Vgl. Aubin-Louis MILLIN: Antiquités Nationales, ou Recueil de Monumens, pour servir à l'Histoire générale et particulière de l'Empire françois, tels que Tombeaux, Inscriptions, Statues, Vitraux, Fresques etc. tirés des Abbayes etc., devenus domaines nationaux. Bd. IV. Paris: Drouhin 1790, S. 108–110; HARTSHORNE: Enshrined Hearts, S. 247.

[356] Vgl. BEURRIER: Histoire du Monastère et Couvent des Pères Célestins de Paris, S. 364.

[357] Vgl. BOUCHOT: Inventaire des Dessins exécutés pour Roger De Gaignières, S. 141, Nr. 4759.

[358] Vgl. Carole BLUMENFELD: L'amant de la Du Barry en majesté. In: La Gazette Drouot, 18. Jan. 2018. URL: https://www.gazette-drouot.com/article/l-amant-de-la-du%25C2%25A0barry-en-majeste/6071 (besucht am 20. 08. 2019).

[359] Das schlichte, herzförmige Gefäß befindet sich jetzt im Musée de Cluny, Paris.

[360] Das Herz der ersten Frau Heinrichs II., Louise de Bourbon-Soissons († 1637), sei in die Kartause von Gaillon, jenes der zweiten Frau Anne Geneviève († 1679), zu den Jansenisten nach Port-Royal, die Eingeweide in die Pariser Kirche Saint-Jacques-du-Haut-Pas gekommen (s. Kap. 8).

[361] Vgl. ANON. The History of Paris Vol. III, S. 304.

[362] ANON.: Stances sur l'inhumation du cœur de très-hault, très verteux et très magnanime prince messire Léonor d'Orléans, duc de Fronsac, faicte à Orléans; le 16 décembre 1623, zit. n. LOTTIN: Recherches Historiques sur la Ville d'Orléans, S. 164.

[363] HARTSHORNE: Enshrined Hearts, S. 307 f. Üb. d. Verf.: „Schmeichelndes, wunderbares, schönes und süßestes Kind. Wonne der Mutter und Wonne des Vaters. Hier liegt, weggerafft in zarten Jahren, Valesius, wie eine Rose geknickt, von jähem Regen getroffen." Die Kinder wurden wie der Vater mehrfach geteilt, auch die Eingeweide des Sohnes sollen bei den Cölestinern geblieben sein, die der Tochter, die in Blois starb, im dortigen Jakobinerkloster.

[364] Die folgende vom Verfasser erstellte Liste beruht auf den Angaben im Livre III von BEURRIER: Histoire du Monastère et Couvent des Pères Célestins de Paris, das die Herz-, Eingeweide- und Corpus-Bestattungen bei den Cölestinern enthält, mit dem Titel: „Contenant les Sépultures des Rois, des Ducs d'Orléans & autres illustres personnes de Sang Royal, qui ont esté faictes en l'Eglise des Pères Célestins de Paris" (S. 279–420).

1. Jean II. † 1364

2. Johanna von Boulogne, Gattin von 1.) † 1361 (1360?), beide Herzen vor dem Hochaltar

3. Johannes von Dormans † 1373, Herz

Anmerkungen zu Kapitel 8

4. Johanna von Bourbon, Gattin Karls V. † 1377, Eingeweide, in Altarnähe
5. Karl VI. † 1422, Herz, Orléanskapelle
6. Isabella von Bayern, Gattin von Karl VI., † 1435, Herz, Orléanskapelle
7. Jean d'Orléans, Herz † 1467 (von BEURRIER nicht erwähnt)
8. Franz II., Herzog der Bretagne, † 1488, Herz, Orléanskapelle
9. Marguerite de Foix, seine Gattin, † 1487, Herz, Orléanskapelle
10. Marie de Clèves † 1574, Herz, Orléanskapelle
11. Karl, Comte d'Angoulême † 1496, Herz, Orléanskapelle
12. Anne de Bretagne (fälschliche Nennung)
13. Ludwig XII. † 1515, Herz und Eingeweide, Orléanskapelle (fragwürdig, evtl. in Saint-Denis)
14. Franz I. † 1547, Herz, Orléanskapelle (fälschliche Nennung)
15. Franz III., Herzog der Bretagne, Dauphin, Sohn Franz I., † 1536 (fälschliche Nennung)
16. Karl, Sohn Franz I., Herzog von Orléans † 1545, Herz, Orléanskapelle
17. Heinrich II. † 1559, Herz und Eingeweide, Orléanskapelle
18. Franz II. † 1560, Herz, Orléanskapelle
19. Anne de Montmorency † 1567, Herz, Orléanskapelle
20. Karl IX. † 1574, Herz, Altarraum
21. Franz von Frankreich, Herzog von Anjou, Sohn Heinrichs II., † 1584, Herz, Altarraum
22. Timoléon de Cossé, Graf von Brissac, † 1569, Herz (nach BEURRIER nur der Corpus), Orléanskapelle
23. Marie de la Cerda † 1379 (1369?) Herz und Eingeweide, vor dem Hochaltar
24. Louis d'Évreux, Sohn Philipps III. und der Maria von Brabant † 1321, Herz in der Kirche
25. Philipp von Burgund † 1467, Herz, in der Kirche
26. Anne d'Espinay † 1540, Herz und Eingeweide, Kirchenschiff
27. Henriette de Bassompierre † 1609, Herz und Eingeweide, Kirchenschiff bei der Kapelle der zehntausend Märtyrer
28. Karl Robert de la Marck † 1622, Herz, Kapelle des Philippe de Mézière
29. Louis de Luxembourg † 1571, Herz, Kapelle von St. Peter Celestin
30. Franz, Herzog von Luxembourg † 1620, Herz im Kirchenschiff, am Eingang zur Orléanskapelle
31. Marguerite de Lorraine, Gattin des Franz von Luxembourg † 1625, Herz, Kapelle des St. Peter von Luxembourg
32. Léon d'Albert † 1630, Herz in Ligny; Eingeweide, Kapelle St. Peter von Luxembourg
33. Ein Sohn des Vicomte Turenne † 1581, Herz und Eingeweide, Magdalenenkapelle
34. Jean de Dormans † 1373, Herz, vor dem Hochaltar
35. Jean Canard † 1407, Herz, Orléanskapelle
36. Jean de Cœur † 1483, Kapelle der zehntausend Märtyrer
37. Pierre de Foix † 1496, Herz, Genovevakapelle
38. Jean Mil(l)et † 1512, Herz, Kapelle der zehntausend Märtyrer
39. Gabriel de Grandmont † 1554, Herz, Kapelle der zehntausend Märtyrer
40. Nicolas de Pellevé † 1591, Herz, Kapelle unter dem Altar
41. Jacqueline Philippes de Pontailler † 1630, Herz, Magdalenenkapelle, Eingeweide beim Grab ihres Sohnes in der Cölestinerkirche

42. Jean de Saint-Maure † 1560, Herz und Eingeweide, Kapelle St. Marguerite
43. Ein kleiner Sohn des Jean de Saint-Maure, Sterbedatum nicht bekannt, Herz bei dem seines Vaters
44. Karl von Amboise † 1568, Herz und Eingeweide, St.-Martins-Kapelle
45. Ludwig d'Anglure † 1612, Herz und Eingeweide, vor dem Hochaltar
46. Jean de Poncher † 1566, Herz und Eingeweide, vor dem Hochaltar
47. Ein kleiner Sohn von Heinrich IV. und der Maria de' Medici, Nicolas Henri d'Orléans († 1611) (von BEURRIER nicht erwähnt)
48. Henri I. de Longueville † 1595, Herz, Orléanskapelle
49. Henri II. de Longueville † 1663, Herz, Orléanskapelle

    Eine weitere Quelle zu der aristokratischen Grablege im Pariser Cölestinerkloster stellt das 1790 erschienene Werk des Historikers MILLIN dar, der allerdings viel von BEURRIER übernommen haben dürfte (Aubin-Louis MILLIN: Antiquités Nationales, ou Recueil de Monumens, pour servir à l'Histoire générale et particulière de l'Empire françois, tels que Tombeaux, Inscriptions, Statues, Vitraux, Fresques etc. tirés des Abbayes etc., devenus domaines nationaux. Bd. I. Paris: Drouhin 1790, Kap. III., S. 1–172).

[365] Archäologischer Konservator (Autodidakt) der Französischen Revolution (1762–1839), Gründer des Musée des Monuments Français.

[366] Vgl. Ilja MIECK: Heinrich III. In: Peter C. HARTMANN (Hrsg.): Französische Könige und Kaiser der Neuzeit. München: C.H. Beck 1994, S. 119–142, S. 141.

[367] Germain-Francoix POULLAIN DE SAINT-FOIX: Essais historiques sur Paris. Bd. 4. London: Duchesne 1766, S. 83, zit. n. DREILING: Herzvereinigung von König und Konnetabel, S. 175.

[368] Das Gefäß wurde durch ein anderes im 16. Jahrhundert ersetzt (BLUNK: Das Taktieren mit den Toten, S. 275.)

[369] Vgl. ebd., S. 275.

[370] Üb. Norbert Behringer: „Deo optimo maximo – Dem ewigen Gedenken an Heinrich III., König von Frankreich und Polen. Bleib stehen, Wanderer, und betrauere das Hinschwinden der Könige. Unter diesem Marmor ist das Herz eines Königs geborgen, der den Franzosen und den Polen das Recht brachte. Ihn tötete ein Mörder, verhüllt in einer Kapuze. Geh weiter, Wanderer, und betrauere das Schwinden der Könige. Was Du ihm gewünscht hast, möge Dir widerfahren. C. Benoise, königlicher Schreiber, Finanzsekretär, seinem höchst freigiebigen und verdienstvollen Herrn."

[371] Vgl. ebd., S. 275. Der bei GUILHERMY/LASTEYRIE: Inscriptions de la France du Ve siècle au XVIIIe recueillies et publiées, Bd. 2, S. 160 f. abgedruckte Text lautete: „Si tu n'as point le cœur de marbré composé, / Tu rendras cettui-cy de tes pleurs arrosé, / Passant dévotieux, et maudiras la rage / Dont l'enfer anima le barbare courage / Du meurtrier insensé, qui plongea sans effroy / Son parricide bras dans le flanc de son Roy, / Quand ses vers t'apprendront que dans du plomb enclose / La cendre de son cœur sous ce tombeau repose: / Car comment pourrais-tu ramentevoir sans pleurs / Ce lamentable coup, source de nos malheurs, / Qui fit que le ciel même, ensanglantant ces larmes, / Maudit l'impiété de nos civiles armes. / Hélas! Il est bien tigre ou tient bien du rocher, / Qui d'un coup si cruel ne se sent point toucher! / Mais ne rentamons point cette inhumaine playe, / Puisque la France même en soupirant essaye / D'en cacher la douleur et d'en feindre l'oubli; / Ains, d'un cœur gémissant et de larmes rempli, / Contenons-nous de dire, au milieu de nos plaintes, / Que cent rares vertus icy gissent éteintes: / Et que si tous les morts se trouvoient inhumès / Dans les lieux qu'en vivant ils ont le plus aimés, / Le cœur, que cette tombe en son giron enserre, / Reposeroit au ciel et non pas en la terre."

[372] Vgl. MIECK: Heinrich III. S. 120.

[373] Vgl. Marie-Christine PÉNIN: Tombes et sepultures dans les cimetières et autres lieux: Epernon, Jean-Louis de Nogaret de La Valette, duc d'. 27. Juni 2012. URL: https://www.tombes-sepultures.com/crbst_1216.html (besucht am 27. 11. 2021).

[374] ANON.: fr.wikipedia.org: Vauvillers (Haute-Saône). URL: https://fr.wikipedia.org/wiki/Vauvillers_(Haute-Saone) (besucht am 22. 06. 2018).

[375] Vgl. Nicolas VERNOT: Une histoire du cœur. In: Généalogie franc-comtoise. Bulletin du centre d'entraide généalogique de Franche-Comté 111 (2007), S. 39–40, S. 39 f.

[376] Vgl. ANON.: Mémoires et Documents inédits, pour servir a l'histoire de la Franche-Comté. Hrsg. v. L'Académie de BESANCON. Bd. 1. Besançon: Jacquin 1838, S. 295.

Anmerkungen zu Kapitel 8

[377] Vgl. F.-F. CHEVALIER: Mémoires Historiques sur la Ville et Seigneurie de Poligny. Hrsg. v. Lons le SAUNIER. Bd. 2. Delhorme 1769, S. 303.

[378] Vgl. Ineke HUYGENS: Persönliche Mitteilung an den Verfasser. Instituut voor Nederlandsse Geschiedenis, Den Haag. 5. Mai 2010.

[379] Vgl. VERNOT: Une histoire du cœur, S. 40.

[380] Ausführlich dazu Daniel GIBERT: Une histoire de cœur. La tombe de cœur de François de Mansan, seigneur de Morcourt (1619 – 1649). In: Bulletin de la Société d'Histoire et d'Archéologie du Valois 3 (2013), S. 8–20. Außerdem BLUNK: Das Taktieren mit den Toten, S. 302–313.

[381] Vgl. Roger RODIÈRE: Épitaphier de Picardie. In: Mémoires de la Société des Antiquaires de Picardie 21 (1925), S. 337–449, hier S. 337.

[382] Vgl. Christine DEBRIE: Nicolas Blasset: Architecte et Sculpteur Ordinaire du Roi 1600–1659. Paris: Nouvelles Éditions Latines 1985, S. 291.

[383] Vgl. ebd., S. 294.

[384] Vgl. RODIÈRE: Épitaphier de Picardie, S. 387, 389, 449.

[385] La Flèche ist heute eine Kleinstadt in der Region Pays de la Loire.

[386] ASSOCIATION AMICALE DES ANCIENS ÉLÈVES DU PRYTANÉE NATIONAL MILITAIRE: Edit de Fondation de Henri IV. URL: https://www.prytanee.asso.fr/global/gene/link.php?doc_id=405&fg=1 (besucht am 22. 08. 2018).

[387] Madeleine Saint-René TALLANDIER: Heinrich IV. – Der Hugenotte auf Frankreichs Thron. München: Hugendubel 2004, S. 498.

[388] Sein Sarg in der Bourbonengruft von Saint-Denis wurde 1793 eröffnet. Dabei fand sich der Leichnam gut erhalten, der Schädel war gespalten, das Hirn entnommen und die Schädelhöhle mit in aromatische Flüssigkeit getauchtem Flachs gefüllt (ANON. The History of Paris Vol. III, S. 407).

[389] Vgl. BLUNK: Des Königs Herzensangelegenheiten, S. 127.

[390] Vgl. ders.: Das Taktieren mit den Toten, S. 283.

[391] Henri FOUQUERAY: Histoire de la Compagnie de Jésus en France des Origines à la Suppression (1528–1762). Bd. 3. Paris: Revue d'histoire de l'Église de France 1922, S. 230, zit. n. MICHEL: Herzbestattungen und der Herzkult des 17. Jahrhunderts, S. 124.

[392] Vgl. REGNIER: The heart of the Kings of France: „cordial immortality", S. 435.

[393] Von Métezeau bei Barthélemy Prieur und Guillaume Dupré bestellt, nicht mehr erhalten (BLUNK: Das Taktieren mit den Toten, S. 307.)

[394] Vgl. ebd., S. 309. Da die Kapelle von La Flèche beim Tod Heinrichs II. sich noch im Bau befand, wurde dieses sein erstes Herzgrabmal provisorisch im Château-Neuf aufgestellt und erst nach Fertigstellung der Kapelle verlegt (ebd., S. 306).

[395] Vgl. REGNIER: The heart of the Kings of France: „cordial immortality", S. 435.

[396] Vgl. BLUNK: Das Taktieren mit den Toten, S. 285.

[397] Carlos SOMMERVOGEL und Aloys DE BACKER: Bibliothèque de la Compagnie de Jesus. Bd. III. Sp. 774, Martino Fine Books 1998 (zit. n. MICHEL: Herzbestattungen und der Herzkult des 17. Jahrhunderts, S. 124.

[398] Vgl. REGNIER: The heart of the Kings of France: „cordial immortality", S. 435. Ein Kommentar zum Bau der Kapelle Saint-Louis de La Flèche belegt, dass Heinrich die Kapelle bereits im Gründungsjahr zu seiner und seiner Gattin Herzgrablege auserkoren hatte: „S.M. faisant faire aux jésuites une belle église, il veut que son cœur et celui de la Reyne soient enterrés dans le milieu du chœur de ladit église, où leur sépultures seront de marbres eslevez; et il y aura à costé, sur un beau pilier, l'effigie de leur Majestés, représentées le plus au naturel que faire se pourra, et au dessous un grand tableau de marbre aussi, où seront écrits en lettres d'or les sommaires des faits et vies de leur Majestés; laquelle sépulture sera faite aux dépens dudit collége, telle que la grandeur de leurs Majestés le mérite" (Camille de ROCHEMONTEIX: Un collège des Jésuites à la Flèche. Bd. 1. Le Mans 1899, S. 52f., zit. n. BLUNK: Das Taktieren mit den Toten, S. 301.

[399] REGNIER: The heart of the Kings of France: „cordial immortality", S. 434.

[400] Pierre-Jean-Baptiste LE GRAND D'AUSSI: Des sépultures nationales et particulièrement de celles des Rois de France. Paris: Esneaux 1824, zit. n. BLUNK: Das Taktieren mit den Toten, S. 347.

[401] Vgl. Philippe CHARLIER u. a.: Multidisciplinary medical identification of a French king's head (Henri IV). In: BMJ 341 (2010). URL: https://doi.org/10.1136/bmj.c6805 (besucht am 15. 01. 2024).

[402] Vgl. Sascha LEHNARTZ: Dieser Mumien-Schädel ist doch nicht königlich. In: Die Welt, 10. Okt. 2013

[403] Franziskanerorden.

[404] Vgl. ANSELME: Histoire Genealogique et Chronologique de la Maison Royale de France Bd. 1 (1712), S. 63.

[405] M. OGÉE: Dictionnaire Historique et Géographique, de la Province de Bretagne; Dédié a la nation Bretonne. Bd. 3. Nantes: Vatar 1779, S. 252. Üb. d. Verf.: „Diese Urne enthält das großmütige Herz von Hercule de Rohan, direkt abstammend von der ersten und alten Linie der Könige und Prinzen von Britannia minor, Pair von Frankreich und Herzog von Montbazon. Die Geschichte bewahrt das Denken an seine edlen Taten. Er herrschte auf das Beste, er gehorchte auf das Beste. Er starb an den 17. Kalenden des Novembers im Jahre Christo 1654 im Alter von 86 Jahren."

[406] Dietmar CARL: Ständig vom Todfeind verfolgt. In: Kölner Stadtanzeiger, 28. Jan. 2003.

[407] Vgl. ebd.

[408] Im Archiv der Stadt Köln gibt es keine Akten zu einer Herzbestattung der Maria von Medici (Letha BÖHRINGER: Persönliche Mitteilung an den Verfasser. Historisches Archiv Köln. 24. Juli 2013).

[409] Vgl. Hannelie SCHMITT: Persönliche Mitteilung an den Verfasser. Humboldt-Gesellschaft, Köln. 31. Juli 2005, unter Bezug auf Kölnische Ratsprotokolle 94, 95, Historisches Archiv der Stadt Köln.

[410] Vgl. Joachim OEPEN: Persönliche Mitteilung an den Verfasser. Historisches Archiv des Erzbistums Köln. 21. Dez. 2018.

[411] Gaston BRIÈRE: Monuments des cœurs de Henri IV et de Marie de Médicis à La Fleche. In: Mémoires de l'Académie des Sciences, Belles-Lettres et Arts d'Angers, septième série, Bde. I–IV, 1947–1950, S. 21–32, zit. n. BLUNK: Das Taktieren mit den Toten, S. 316.

[412] S. ebd., S. 316.

[413] Vgl. Camille de ROCHEMONTEIX: Un collège de jésuites aux XVIIe & XVIIIe siècles: le Collège Henri IV de La Flèche. Bd. 3. Le Mans: Leguicheux 1889, S. 320.

[414] Vgl. Hannelie SCHMITT: Persönliche Mitteilung an den Verfasser. Humboldt-Gesellschaft, Köln. 10. Mai 2007.

[415] Literatur bei REGNIER: The heart of the Kings of France: „cordial immortality".

[416] Vgl. BLUNK: Das Taktieren mit den Toten, S. 316.

[417] Vgl. Ernst Wilhelm ESCHMANN: Das Herz in Kult und Glauben. In: DR. KARL THOMAE GMBH (Hrsg.). Bd. 1: Im Umkreis des Glaubens. Biberach an der Riß: Dr. Karl Thomae GmbH 1965, S. 9–50, S. 31.

[418] Vgl. Pierre BEAUNIS: Le Tou-Beau Feu de la Memoire du Seigneur Mareschal de Fervaques. Rouen: Marin Michel 1614. URL: www.bmlisieux.com/normandie/beaunis.htm (besucht am 11.08.2018)

[419] Vgl. Marie-Pierre RUAS: À la rencontre d'Anne d'Alègre, dame de Laval. In: Société d'Archéologie et d'Histoire de la Mayenne 2 (1992), S. 30–90, S. 90.

[420] Vgl. COURTÉPÉE: Description Générale et Particuliére de Duché de Bourgogne, S. 554.

[421] Der Bestattungsort ist unsicher, das Behältnis wurde 1932 wiedergefunden.

[422] Jean-Aymar Piganiol de la FORCE: Déscription Historique de la Ville de Paris et de ses Environs. Bd. 4. Paris: Les Libraires Associés 1765, S. 419, HARTSHORNE: Enshrined Hearts, S. 252. Üb. Norbert Behringer: „Hier liegt das Herz des erlauchtesten Mannes, des Herrn Johannes von Laval, Markgraf von Nivelles, Graf von Joigny und Maillé etc. Wahre Liebe, wie sie besteht unter klugen Liebenden, die beide sich dem ehelichen Joch unterzogen, stirbt niemals, wenn der eher stirbt oder jene, denn unter dem einfachen Grab liegt beider Herz doppelt. Ich, Franziska Biraga, habe zum Mann genommen den Johannes von Valles, als treue Liebende ihn überlebend und habe an diesem Plätzchen sein Herz bestattet, bis an demselben auch mein Herz niedergelegt wird, nach meinem Tod, Zeugnis des treuen Bündnisses beider. Gestorben am 12. Tag vor den Kalenden des Oktober [= 18. September] 1578."

[423] Vgl. Jean le LABOUREUR: Les Tombeaux des Personnes Illustres avec leurs Éloges, Généalogies, Armes & Dévises. Paris: Le Bouc 1642, S. 282.

[424] Jean-Aymar Piganiol de la FORCE: Déscription Historique de la Ville de Paris et de ses Environs. Bd. 3. Paris: Les Libraires Associés 1765, S. 404.

[425] Das Kloster wurde während der Französischen Revolution aufgehoben.

[426] Vgl. HARTSHORNE: Enshrined Hearts, S. 259.

[427] ANON. The History of Paris Vol. III, S. 315. „An diesem engen Platz liegt das ehrwürdigste Herz des durchlauchtesten Königs von Portugal, des Herrn Antonius, dieses Namens des Ersten, der nach väterlichem Recht und durch Wahl des Volkes in der Königsherrschaft nachfolgend, aus ihm mit Gewalt vertrieben worden ist. [...] Auch das ist ein nicht geringer Beweis seines königlichen Großmuts, dass, als nach seinem Tod sein Leichnam seziert worden war, alle seine Eingeweide verwest und verdorben vorgefunden wurden, mit Ausnahme des Herzens, das, weil es in der Hand Gottes war, von ihm immer unverdorben und unverletzt bewahrt worden war. Er starb in Paris, voll Frömmigkeit und in höchster

Anmerkungen zu Kapitel 8

Armut, im Alter von 64 Jahren, im Jahr 1595 seit der der Menschwerdung des Herrn, am 26. August. Er ruhe in Frieden" (Üb. Norbert Behringer).

[428] Vgl. ebd., S. 316. Bei archäologischen Grabungen in und neben der ehemaligen Kirche wurden über 100 Särge, viele davon aus Blei, mehrere Eingeweidefässchen und zwei Herzbehälter aus Blei in Spielkartenherzform gefunden, die Letzteren im Erdboden der Retzkapelle (Chapelle de Retz im Couvent de l'Ave Maria de Paris), eines davon mit einem Malteserkreuz. Dieses könnte António von Crato gehört haben, der Mitglied des Malteserordens war (Émmanuelle DU BOUETIEZ DE KERORGUEN: Les pratiques funéraires au couvent et monastère de l'Ave Maria de Paris de la fin du Moyen-Âge à l'époque moderne. In: Revue archéologique du Centre de la France 35 (1996), S. 153–175).

[429] Vgl. HARTSHORNE: Enshrined Hearts, S. 263.

[430] Marie-Christine PÉNIN: Tombes et sepultures dans les cimetières et autres lieux: Couvent des Capucines de la Place Vendôme. 15. Apr. 2012. URL: http://www.tombes-sepultures.com/crbst_1164.html (besucht am 25.08.2018)

[431] Insgesamt befanden sich in der Kirche des nach der Revolution zerstörten Klosters fünf Herzgräber: außer den bereits erwähnten noch die von Charlotte Anne de Bourbon-Soissons († 1623, s. a. S. 613) und Marie de Bourbon († 1627).

[432] Vgl. Jean-René COQUELIN: Persönliche Mitteilung an den Verfasser. Archives de Montargis. 9. Nov. 2012.

[433] Blain, Bretagne.

[434] A. LAUGEL: Henry de Rohan, son rôle politique et militaire sous Louis XIII. 1579–1638. Paris: Firmin-Didot 1889, S. 296.

[435] Vgl. BLUNK: Das Taktieren mit den Toten, S. 349.

[436] Der die Behandlung der Eingeweide betreffende Teil des Testamentes lautete: „Il est ordonné aux Religieux tant anciens que nouveaux de l'Abbaye de S. Denis, de remettre entre les mains du Sieur de Bernage, l'une des Aumosniers de sa Majesté, les entrailles du feu Roy, ainsi qu'elles luy avoient esté cy-devant délivrées par luy: afin de les faire apporter en l'Eglise de Nostre-Dame de Paris; attendu que par le Testament dudit feu Seigneur Roy (lequel a esté ouvert ce jour d'huy) il est porté que sa Majesté a voulu que ses entrailles soient déposées en ladite Eglise de Nostre-Dame de Paris. Et pour ce qui appartient aux obseques & honneurs funebres dudit feu Seigneur Roy, mesmes pour le jour ausquelles se feront, lesdits Religieux suivront les ordres qui leur seront portez par le Sieur Sainctot Maistre des Ceremonies de Sadite Majesté, soit de bouche ou par escrit, comme ayant entendu & recue de Sa Majesté tout ce qui est de ses volontez sur ce subject. Fait à Paris le 17. Jour de May 1643. Signé LOUIS" (aus: D. M. FÉLIBIEN: Recueil de pieces justificatives pour l'histoire de l'abbaye de Saint Denys en France. Paris: Leonard 1706, zit. n. ebd., S. 347.

[437] D. M. FÉLIBIEN: Histoire de l'Abbaye Royale de Saint-Denys en France. Paris: Editions du Palais Royal 1706, zit. n. ebd., S. 347.

[438] Das Grab wurde 1858 zerstört (vgl. GUILHERMY/LASTEYRIE: Inscriptions de la France du Ve siècle au XVIIIe recueillies et publiées, S. 507).

[439] „[...] Ludwig XIII. wollte nicht, dass irgendeine der üblichen und extravaganten Zeremonien nach seinem Tod vollzogen würde [...]." Dennoch: „Während der Leichnam des Königs auf dem Sterbebett lag, beteten nicht weniger als 24 Priester für das Heil seiner Seele. Sie wurden alle drei Stunden durch andere Geistliche abgelöst. Auf jeder Seite des Bettes stand ein Altar, an denen täglich eine Messe gelesen wurde. Wachsoldaten standen auf ihren Posten mit der gleichen Präzision wie zu Lebzeiten des Königs. Vor der Einbalsamierung wurde der königliche Leichnam geöffnet in Anwesenheit einiger Mitglieder des königlichen Haushalts und von Mönchen auf einer Seite, von insgesamt 21 Ärzten und Chirurgen an Haupt und Füßen. Diese erstellten ein Protokoll zu Ursachen und Art des Todes und unterzeichneten es. Dann wurde das Herz des Königs in ein vergoldetes Bleigefäß gelegt, das zur Aufbewahrung diente, bis das endgültige in gleicher Art, aus Gold, fertig sein würde. Dem Zeremonienmeister Sieur de Sainclot wurde aufgetragen, das Herz in die Jesuitenkirche bringen zu lassen" (J. DUMONT/J. ROUSSET DE MISSY: Le cérémonial diplomatique des cours de l'Europe. Bd. I. Amsterdam: Brunel 1739, S. 381–407, zit. n. HARTSHORNE: Enshrined Hearts, S. 289, Üb. d. Verf.).

[440] BLUNK: Das Taktieren mit den Toten, S. 349. Üb. d. Verf.: „Das hocherhabene Herz Ludwigs XIII., des gerechten Königs, des mächtigen Gründers dieser Basilika – hier ruht es in den Händen der Engel, im Himmel, in der Hand Gottes."

[441] Inschrift auf dem Kardiotaph im Louvre; Üb. d. Verf.: „Die erlauchteste Anna von Österreich, Mutter des Königs Ludwigs XIV., und regierende Königin, (erbaut) dem königlichen Herzen ihres überaus geliebten Gatten dies Denkmal der Liebe im Jahre des Heils 1643."

[442] Vgl. Marie-Christine PÉNIN: Tombes et sepultures dans les cimetières et autres lieux: Bontemps, Alexandre. 2. Mai 2017. URL: https://tombes-sepultures.com/crbst_2093.html (besucht am 31.01.2020).

[443] Vgl. ANON.: fr.wikipedia.org: Antoine de Pluvinel. URL: https://fr.wikipedia.org/wiki/Antoine_de_Pluvinel (besucht am 21.02.2021)

[444] Vgl. Klaus MALETTKE: Französische Könige und Kaiser der Neuzeit. München: C.H. Beck 1994, 189–236 (Ludwig XIV.) S. 192.

[445] François BLUCHE: Louis XIV. Paris: Fayard 1986, S. 895, zit. n. BLUNK: Das Taktieren mit den Toten, S. 375.

[446] Vgl. Henri Ph. de LIMIERS: Histoire du règne de Louis XIV. Roy de France et de Navarre. Amsterdam: De la Compagnie 1720, S. 639.

[447] Vgl. MOREAU-NÉRET: Philippe VI de Valois et la Chartreuse de Bourgfontaine, S. 159; REGNIER: The heart of the Kings of France: „cordial immortality", S. 436.

[448] Zit. n. ebd.

[449] Vgl. HARTSHORNE: Enshrined Hearts, S. 363. Die beiden schlichten schwarzen Marmorplatten, die auf die ursprünglich hier begrabenen Herzen von Ludwig XIII. und XIV. hinweisen, existieren noch in Saint-Paul-Saint-Louis.

[450] Vgl. BLUNK: Das Taktieren mit den Toten, S. 376.

[451] GUILHERMY/LASTEYRIE: Inscriptions de la France du Ve siècle au XVIIIe recueillies et publiées, S. 509. Üb. d. Verf.: „Dem unsterblichen König der Jahrhunderte, Ludwig XIV., König von Frankreich und Navarra, der 73 Jahre lang den Staat in Krieg und Frieden tapfer und fromm lenkte. Er befahl im Sterben, dass sein Herz nach dem Beispiel seines Vaters zu Ehre vor diesen Altären beigesetzt würde. Im September, im Jahre Christi 1715, 77 Jahre alt."

[452] Das Grab wurde 1793 von den Revolutionären geöffnet, der gut erhaltene Leichnam mit anderen königlichen Leichen dem Volk zur Schau gestellt, anschließend in eine Grube geworfen, mit Löschkalk bestreut und vergraben. Während der bourbonischen Restauration wurden alle von den Königen stammenden Gebeine in einer feierlichen Zeremonie nach Saint-Denis rücküberführt und in einem Ossarium in der Krypta bestattet.

[453] Maler dieser Epoche nutzten Teile von Mumien, sogar mumifizierte Herzen zur Herstellung einer besonderen braunen Farbe, die man *mummia* nannte.

[454] J.-F. DARS und A. PAPILLAULT: Bulletin de la Société Libanaise d'Histoire de la Médicine 1994, zit. n. REGNIER: The heart of the Kings of France: „cordial immortality", S. 436.

[455] Vgl. ebd., S. 436.

[456] Der australische Journalist Edwin MURPHY berichtet in seinem Buch *After the Funeral* eine andere, makabre Geschichte vom Schicksal des Herzens des „Sonnenkönigs": Während der Französischen Revolution hätten Grabräuber das Herz gestohlen und es dem englischen Lord Harcourt verkauft, der es an den Dekan der Westminster Cathedral, William Buckland, weiterverkauft hätte. Dessen exzentrischer Sohn Francis, Vorsitzender einer Vereinigung für den Import exotischer Tiere in das Vereinigte Königreich zur Verbesserung der Lebensmittelversorgung, habe aus wissenschaftlichem Interesse das Herz gegessen (Edwin MURPHY: After the Funeral. The Posthumous Adventures of Famous Corpses. New York: Barnes & Noble 1998, S. 63).

[457] Seit Heinrich IV. wurden die königlichen Särge in Saint-Denis in der „Gruft der Zeremonien" aufgebahrt, die am Ende des 17. Jahrhunderts überfüllt war. Deshalb wurde 1683 der Mittelraum der unter dem Altar gelegenen alten Krypta zur Gruft bestimmt. In dieser „Bourbonengruft" standen die Särge auf eisernen Gestellen und hatten nur eine schlichte Inschrift. Mansarts Plan einer „Rotunde der Bourbonen" nach Dom Malarets Vorschlag, die Gruft in eine runde Kapelle umzuwandeln, wurden realisiert (Alain ERLANDE-BRANDENBURG: Die Abteikirche von Saint Denis. Die Königsgrabmäler. Bd. 2. Paris: Editions de la Tourelle 1986, S. 38).

[458] Vgl. CHARLIER: Evolution of embalming methodology in medieval and modern France, S. 251–260.

[459] Vgl. NAGLE: La civilisation du cœur, S. 16.

[460] Tableau de Paris, Bd. II, S. 663, zit. n. HARTSHORNE: Enshrined Hearts, S. 353.

[461] Vgl. Louis COGNET: Les Jansenistes et le Sacré-Cœur. In: Le Cœur. Les études Carmelitaines 29 (1950), S. 234.

Anmerkungen zu Kapitel 8

[462] Auf die katholische Reformbewegung des Jansenismus wurde bereits hingewiesen. Obwohl deren Anhänger den Jesuiten und der von diesem Orden propagierten Herz-Jesu-Verehrung ablehnend gegenüberstanden, ließen wichtige Vertreter dieser Glaubensrichtung ihr Herz im geistigen Zentrum des Jansenismus, dem Kloster Port-Royal des Champs bei Versailles, begraben, so der Theologe und Bruder der Äbtissin Angelique Arnauld, Antoine Arnauld (1612–1694), und sein Mentor, der Abt von Saint-Cyran, Jean Duvergier de Hauranne. Die Äbtissin selber wollte als Novizin dem von Franz von Sales gegründeten Orden der Schwestern von der Heimsuchung Mariae beitreten. Das Herz des Hl. Franz von Sales wird noch heute im Kloster der Salesianerinnen in Treviso (Italien) verehrt (s. Kap. 14). Das Kloster Port-Royal wurde 1709 vollständig zerstört, die Toten umgebettet (vgl. ebd., S. 235; MICHEL: Herzbestattungen und der Herzkult des 17. Jahrhunderts, S. 122).

[463] Wahrscheinlich wurde die Fürstin zunächst in der Kirche von Port-Royal begraben. Nach der Zerstörung wurden Herz und Eingeweide in die Kapelle von Saint-Jacques-du-Haut-Pas überführt.

[464] Üb. Norbert Behringer: „Die Herzen derer von Condé, dreißig Jahre hindurch unter diesem Marmor der Treue der Bürger anvertraut, hat innerhalb des Hauses (Schlosses) von Chantilly aufnehmen lassen der fromme Enkel und Erbe Heinrich von Orléans im Jahre 1803 im Monat September."

[465] Vgl. Ivan BARKO: Le petit Condé: The death in Sydney in 1866 of Australia's first royal visitor. In: Explorations – Journal of French-Australian Connections 35 (2003), S. 32.

[466] Hier ist der wiederkehrende Zugvogel das Symbol der Auferstehung.

[467] ANON. The History of Paris Vol. III, S. 104. Üb. Norbert Behringer: „Heinrich von Bourbon und Condé, dem ersten Prinzen königlichen Geblüts, dessen Herz hier begraben liegt, hat Johannes Perrault, Vorsitzender im höchsten königlichen Rechnungshof, einst für den Prinzen im Geheimen öffentliche und private Verschwendung prüfend, auferlegt, weniger zu trauern. Im Jahre 1663." Perrault, der oberste Finanzbeamte des Hofes, hatte wohl dem Prinzen empfohlen, zur Kostensenkung Aufwendungen für pompöse Trauerzeremonien einzuschränken, dann aber die prächtige Grabkapelle in Saint-Paul-Saint-Louis für seinen einstigen Gönner finanziert.

[468] Vgl. GEORGES: Les Cœurs des Princes de Condé, S. 30. In diesem Bericht von Patrice GEORGES über die Untersuchung der neun Herzen in den Jahren 2002 und 2003 wird auch auf die Geschichte der Toten und des Verbleibs dieser Organe samt Form und Zustand der Behältnisse eingegangen: Der Metallschrank mit den Maßen 73,6 cm × 44,6 cm ist durch eine mit Schrauben fixierte Platte verschlossen, mit einer Inschrift zu Namen und Lebensdaten von sieben Condés. Sein Inneres ist in sieben Fächer geteilt, in denen jetzt die spielkartenherzförmigen Urnen aus Blei liegen. Die zwei letzten sind in einer gesonderten Nische untergebracht, eine ist aus Blei, die letzte des 1866 verstorbenen Louis d'Orléans aus vergoldetem Silber. Der Schrank, kunstvoll im Empirestil gefertigt, das Dach dem Deckel eines antiken Sarkophages nachgebildet, mit einer Urne darauf, trägt auf der Vorderseite unter der Türplatte das Condé-Wappen. Die Bleiherzen sind meist ohne Dekor, einander sehr ähnlich, mit Maßen ca. 20 cm × 15 cm × 10 cm, sie weisen z.T. Spuren von Beschädigung, sogar Eröffnung und Wiederverschluss auf, eine ist beidseitig mit Bleitränen geschmückt. Die getrennt aufbewahrten letzten beiden sind mit Inschriften und Wappen versehen. Bei Louis d'Orléans sind lediglich Name, ein gekröntes Monogramm LO und ein Spielkartenherz eingraviert, in jenem von Louis Henri Joseph die Inschrift: „ICI EST LE CŒUR DE SON ALTESSE / ROYALE / TRES HAUT ET TRES PUISSANT PRINCE / LOUIS HENRY JOSEPH DE BOURBON, DUC DE BOURBON, / PRINCE DE CONDÉ, PRINCE DU SANG, / PAIR ET GRAND MAITRE DE FRANCE, /LIEUTENANT GENERAL DES ARMEES DU ROI, / CHEVALIER DE SES ORDRES, DUC DENGHIEN, DE GUISE ET DE BOURBONNAIS, / COMTE DE NANTEUIL ET DE DAMMARTIN, ETC. ETC. / DECEDE LE 27 AOUT 1830 AU CHATEAU DE ST.-LEU / DANS LA 75 ANNEE". Alle waren in Behältern unterschiedlicher Form aufbewahrt, z.T. mit Watte, sogar mit rotem Samt ausgepolstert, meist aus vergoldetem Silber, eines aus Kupfer, eines aus Holz.

[469] Vgl. HARTSHORNE: Enshrined Hearts, S. 343.

[470] Vgl. Marie-Christine PÉNIN: Tombes et sepultures dans les cimetières et autres lieux: Couvent des Carmélites de la Rue Saint-Jacques (Paris). 25. Okt. 2011. URL: https://tombes-sepultures.com/crbst_1019.html (besucht am 18.03.2021).

[471] Vgl. Louis de Rouvroy, duc de SAINT-SIMON: The Memoirs of Louis XIV., His Court and The Regency. Bd. 1. Projekt Gutenberg 2006. Kap. 2. URL: https://www.gutenberg.org/files/3875/3875-h/3875-h.htm (besucht am 12.05.2017).

[472] Vgl. BRADFORD: Heart Burial, S. 238.

[473] Unter Napoléon I. in das Lycée Théodore-de-Banville umgewandelt.

[474] Vgl. HARTSHORNE: Enshrined Hearts, S. 278, 326.

[475] Vgl. ANON.: Châteaux de France: Château de Brumare. URL: http://chateau-fort-manoir-chateau.eu/chateaux-eure-chateau-a-brestot-chateau-de-brumare.html (besucht am 30.11.2018).

[476] Vgl. Jacques MONICAT: Le tombeau du duc et la duchesse de Montmorency dans la chapelle du lycée de Moulins. In: Gazette des beaux-arts 62 (1963), S. 179–198.

[477] Vgl. Arnaud BUREAU/Rozenn COLLETER: La crypte funéraire du Plessis-Châtillon. In: Dossier 303 142: Arts et rites funéraires (2016), S. 22–27, S. 24.

[478] Vgl. M. J. DE GAULLE/M. Ch. NODIER: Nouvelle histoire de Paris et de ses environs. Bd. 4. Paris: Pourrat 1839, S. 106.

[479] Vgl. MINISTÈRE DE LA CULTURE ET DE LA COMMUNICATION: Architecture & Patrimoine: 3 tombeaux du cœur d'Antoine Ier Ruzé-d'Effiat, seigneur de Chilly et maréchal de France, de Marie de Fourcy, sa femme, de Marie d'Effiat, leur fille, femme du marquis de La Meilleraye, maréchal de France (réf. PM91000105). URL: http://www2.culture.gouv.fr/culture/inventai/patrimoine/ (besucht am 30.11.2018).

[480] Vgl. Marie-Christine PÉNIN: Tombes et sepultures dans les cimetières et autres lieux: GUÉBRIANT Jean-Baptiste Bude, comte de. URL: https://www.tombes-sepultures.com/crbst_280.html (besucht am 07.03.2024).

[481] ANON.: POP: la plateforme ouverte du patrimoine: tombeau du cœur de César-Pierre de Chastellux, maréchal de France. 20. Feb. 2020. URL: https://www.pop.culture.gouv.fr/notice/palissy/PM89000292 (besucht am 06.03.2024). [] markiert unleserliche Stellen.

[482] Vgl. P. ANSELME: Histoire Genealogique et Chronologique de la Maison Royale de France, des Pairs, des Grands Officiers de la Couronne et de la Maison du Roy et des anciens Barons du Royaume. 3. Aufl. Bd. 1. Paris: Compagnie des Libraires 1726, S. 766.

[483] Vgl. Marie-Christine PÉNIN: Tombes et sepultures dans les cimetières et autres lieux: Église et cimetière (disparu) Saint-Nicholas-des-Champs (Paris). 20. Dez. 2017. URL: https://www.tombes-sepultures.com/crbst_2141.html (besucht am 08.03.2014).

[484] Vgl. ANSELME: Histoire Genealogique et Chronologique de la Maison Royale de France Bd. 1 (1726), S. 827.

[485] Vgl. Aubin-Louis MILLIN: Abrégé des Antiquités Nationales ou Recueil de Monumens pour Servir à l'Histoire de France. Paris: J.N. Barba 1837, Bd. 5, S. 57.

[486] 1790 zerstört.

[487] ders.: Antiquités Nationales, ou Recueil de Monumens, pour servir à l'Histoire générale et particulière de l'Empire françois, tels que Tombeaux, Inscriptions, Statues, Vitraux, Fresques etc. tirés des Abbayes etc., devenus domaines nationaux. Bd. V. Paris: Drouhin 1798, S. 22. Üb. d. Verf.: „Hier liegt begraben das Herz des hochberühmten und sehr mächtigen Mannes, des Herrn, Herrn Johannes d'Estrées, Graf von Tourpes etc. Er hat sein mit höchstem Ruhm geführtes Leben mit einem christlichen Tod beschlossen an den 14. Kalenden des Juni [19.5.1707], 83 Jahre alt, im Jahre des Heiles 1707. Marguerita Morin, seine hochgeliebte Gattin, starb an den Iden des Mai im Jahre 1714. Sterbend wollte er sein Herz hier begraben haben, damit nicht, was Gott verbunden hatte, der Tod selbst trenne. Den höchstverdienten Eltern errichtete voll Trauer dieses Monument ewiger Frömmigkeit Elisabeth Rosalie, die jüngste Tochter."

[488] Vgl. Marie-Christine PÉNIN: Tombes et sepultures dans les cimetières et autres lieux: Couvent des Minimes de Chaillot ou des Bonshommes (Paris). 23. Okt. 2013. URL: http://www.tombes-sepultures.com/crbst_1555.html (besucht am 27.10.2019) und MILLIN: Antiquités Nationales V, S. 22.

[489] Vgl. HARTSHORNE: Enshrined Hearts, S. 308.

[490] „Enfermé dans un Cœur d'argent, sur un Carreau de velous noir, sur lequel estoit une Couronne vermeil doré, couverte d'un Crespe" (zit. n. Orest RANUM: My Reading of the Evidence for 1672 (The Ranums' Panat Times). URL: http://www.ranumspanat.com/evidence_1672.html (besucht am 13.06.2008)).

[491] Vgl. BRADFORD: Heart Burial, S. 238.

[492] André BOYER-MAS: Comment le cœur de Turenne est à Saint-Paulet (Aude): ou les tribulations posthumes d'un grand cœur: ou les tribulations posthumes d'un grand cœur. Toulouse: Editions Privat 1938.

[493] Vgl. HARVEY: Death and Dynasty in the Bouillon Tomb Commissions, S. 271; HARTSHORNE: Enshrined Hearts, S. 344.

[494] Vgl. ebd., S. 320, 365.

Anmerkungen zu Kapitel 8

[495] Da die Abtei zur Zeit der Revolution säkularisiert und in ein Gefängnis verwandelt, das Denkmal erst während der Restauration wieder in die Kirche zurückgebracht wurde, ist nur noch ein Teil erhalten.

[496] Vgl. COURTÉPÉE: Description Générale et Particuliére de Duché de Bourgogne, S. 70.

[497] Vgl. Acte de décès de Michel-François Le Tellier, marquis de Louvois inscrit sur les registres de la paroisse Notre-Dame de Versailles, zit. n. ANON.: fr.wikipedia.org: François Michel Le Tellier de Louvois. URL: https://fr.wikipedia.org/wiki/Francois_Michel_Le_Tellier_de_Louvois (besucht am 28. 11. 2021).

[498] Vgl. ders.: POP: la plateforme ouverte du patrimoine: Plaque funéraire des cœurs de Jean-François-Michel Le Tellier de Louvois, marquis de Montmirail, et de Michel-François Le Tellier de Louvois, marquis de Courtanvaux. 20. Dez. 2018. URL: https://www.pop.culture.gouv.fr/notice/palissy/PM51000573 (besucht am 05. 08. 2023).

[499] [] markiert unleserliche Stellen.

[500] Vgl. Sylvie LE CLECH-CHARTON: POP: la plateforme ouverte du patrimoine: tombeau du cœur: médaillon; plaque commémorative. 21. Aug. 2020. URL: https://www.pop.culture.gouv.fr/notice/palissy/IM89002216 (besucht am 14. 01. 2021).

[501] Herzbestattung der Kleriker im Kapitel 13 „Geistliche Fürsten".

[502] 1790 säkularisiert, 1800 in ein Theater, später in ein Café verwandelt.

[503] Vgl. HARTSHORNE: Enshrined Hearts, S. 311; vgl. auch Kapitel 13. Die „Historie [sic] d'Anne d'Autriche" (V, VI, S. 42, zit. n. ebd., S. 314) berichtet, dass bei der Autopsie ein kleiner Stein in seinem Herzen gefunden worden sei. Nach dem Volksmund habe dieser Stein ihm die Härte seiner Persönlichkeit gegeben.

[504] Vgl. MILLIN: Abrégé des Antiquités Nationales ou Recueil de Monumens pour Servir à l'Histoire de France, S. 17.

[505] Vgl. HARTSHORNE: Enshrined Hearts, S. 388.

[506] Vgl. MALETTKE: Französische Könige und Kaiser der Neuzeit, S. 224.

[507] Dieses Bleikardiotaph deckte in der neugotischen Pfarrkirche St. Ludwig die Herzkapsel des Gouverneurs. Es wurde 1965 beim Abriss des Kirchenschiffs gefunden und durch die neue, künstlerisch gestaltete Tafel ersetzt. Die lateinische Inschrift, die nur in den letzten Zeilen Bezug auf das Herzgrab nimmt, lautete: „In Honorem S. Ludovici Reg. et S. Petri Apostoli / Anno Salutis MDCCCLXVI / Pontificatus XX Pii IX Sub Episcopo Treviriense Leopoldo, / Sub sacerd. Fr. Hecking, Dechanto et Canonico honorario, / et Synodalibus Dimel, Hesse, Koch, Donnevert et Stein, / Sub Rege Augustissimo Guilelmo I. / Sub Circusi Praesulo Dno Selasinski / Sub urbis Consule Dno Trablé / et Conciliariis Leroy et Favier etc. / Super hoc lapide repositum fuit cor Marchionis / a Choisi olim gubernatoris urbis et arcis qui posuit lapidem primarium prioris / ecclesiae / O.A.M.D.G. [Omnia ad majorem dei gloriam]" (Georg BALTZER: Historische Notizen über die Stadt Saarlouis und deren unmittelbare Umgebung. Dillingen/Saar: Queißer 1979, S. 117). Üb. d. Verf.: „Zu Ehren des heiligen Königs Ludwig und des heiligen Apostels Petrus, im Jahr des Heils 1866, des 20. Jahrs des Pontifikates Pius IX., unter dem Bischof Leopold von Trier etc. Unter diesem Stein wurde das Herz des Markgrafen de Choisy eingeschlossen, des Gouverneurs der Stadt und der Festung, der den ersten Stein der vorherigen Kirche legte. Alles zur größeren Ehre Gottes." Ursprünglich hatte sich das Herz des Thomas de Choisy in der barocken Kirche unter einem steinernen Bildwerk des Gouverneurs in der Wand der Kirche befunden. De Choisy war dabei in Militärtracht in knieender Gebetshaltung und mit gefalteten Händen dargestellt gewesen. Das Bildrelief Choisys wurde vermutlich während der Französischen Revolution weggemeißelt (vgl. ebd.).

[508] Vgl. FORCE: Déscription Historique de la Ville de Paris et de ses Environs, S. 200.

[509] Üb. d. Verf.: „Gott, dem Besten und Größten / Hier liegt das Herz / von François Damas, des Markgrafen / D'Antigny, des Grafen von Ruffey, des Grafen / von Commarain, des Barons von Chevreau, / des Herrn de Dubreuil, der Militärtruppen / Anführer, des Legionstribunen von Bononia [Boulogne-sur-Mer], / des Präfekten von Dombes [Landschaft Frankreichs]. / Dieser von sehr altem und sehr edlem Geschlecht stammend, / durch seine Geistesgaben noch edler, / tapferer Feldherr, treuer Freund, / ehrbarer Bürger, einträchtiger Ehemann, / in allen Pflichten des Lebens gleich, / Die übrigen Tugenden heiligte er durch seinen Glauben. / Was weiter, er verursachte dem König nachdem er eingesetzt, / durch seinen Tod große Sehnsucht nach ihm. / Borbonia [Bourbonne-les-Bains], am 30. Mai, im Jahr 1736, seines Alters 36. / Diese sterblichen Überreste ihres Gemahls hat Maria Judith Vienne / von Commaraine als Trost für ihren Verlust traurig unter diesem Denkmal mit [unter] / Tränen bestattet / Im Jahr 1737."

[510] Vgl. DE GAULLE/NODIER: Nouvelle histoire de Paris et de ses environs, S. 106. Das Kloster wurde 1790 aufgelöst.

[511] Kloster der Reformierten Karmeliten in der Rue des Archives (Couvent des Billettes), 1790 geschlossen, 1812 an die Protestanten weitergegeben.

[512] Richard Robert MADDEN: The Shrines and Sepulchres of the Old and New World: Records of Pilgrimages in Many Lands – The Shrine and Sepulchre of St. Laurence o'Toole, in the Ancient Collegiate Church, „L'Abbaye de Notre Dame" of Eu, in Normandy. Bd. 2. London: T. C. Newby 1851, S. 412; HARTSHORNE: Enshrined Hearts, S. 352.

[513] Vgl. Max BRAUBACH: Eugen von Savoyen. Bd. 1. München: Oldenbourg 1963, S. 35.

[514] Vgl. ANON.: Biography.com: René Descartes. 14. Okt. 2014. URL: https://www.biography.com/people/ren-descartes-37613 (besucht am 25. 12. 2018).

[515] Vgl. Cartolyn KORSMEYER: Savoring disgust: The Foul and the Fair in Aesthetics. Oxford: Oxford University Press 2011, S. 417.

[516] Vgl. DE GAULLE/NODIER: Nouvelle histoire de Paris et de ses environs, S. 211.

[517] Vgl. Francois-Alexandre Aubert de la CHENAYE-DESBOIS: Dictionnaire de la noblesse, contenant les généalogies, l'histoire & la chronologie des Familles Nobles de France etc. 2. Aufl. Bd. 4. Paris: Antoine Boudet 1773, S. 200.

[518] Vgl. Philippe LANDRU: Cimetières de France et d'ailleurs: Buffon (Georges Louis Leclerc, comte de: 1707–1788). 22. März 2008. URL: http://www.landrucimetieres.fr/spip/spip.php?article1422 (besucht am 08. 01. 2019).

[519] Vgl. Jean-Louis HEIM: Le squelette reconstitué de Buffon. In: Pour la Science 50 (2006). URL: http://www.pourlascience.fr/ewb_pages/a/article-le-squelette-reconstitue-de-buffon-21083.php (besucht am 08. 01. 2019).

[520] Vgl. DE GAULLE/NODIER: Nouvelle histoire de Paris et de ses environs, S. 456.

[521] Schwester des Marschalls Emmanuel de Grouchy.

[522] André ROLE/Luc BOULET: Georges Cabanis: le médecin de Brumaire. Paris: Lanore 1994, S. 259.

[523] Vgl. ARIÈS: Geschichte des Todes, S. 494.

[524] Vgl. HARTSHORNE: Enshrined Hearts, S. 343.

[525] Vgl. NAGLE: La civilisation du cœur, S. 17.

[526] Sie ist in diesem Jansenistenkloster begraben.

[527] Vgl. HARTSHORNE: Enshrined Hearts, S. 348.

[528] Vgl. ebd., S. 359.

[529] Vgl. ebd., S. 341.

[530] „Dem ewigen Angedenken König Kasimirs."

[531] In einem in französischen Archiven vorhandenen Bericht der Nonnen von Chaillot (zit. n. ebd., S. 335, Original in Englisch) werden Vorgeschichte und Ablauf der königlichen Herzbestattung eingehend beschrieben: Die Königin wollte Herz und Leichnam im Kloster bestattet haben. Sie hatte zu diesem Zweck eine größere Spende versprochen. Wegen des plötzlichen Endes sei jedoch nur das Herz in den Konvent gekommen. „Auch wenn wir nicht den Leichnam bekommen haben, haben wir etwas sehr Wertvolles erhalten, das Herz dieser großen Königin. Nachts um elf Uhr wurde uns dieses liebe Herz durch den Herren Montagu übergeben, begleitet vom gesamten Hofstaat ihrer Majestät. Unsere Schwestern nahmen es an der Klosterpforte in einer Urne entgegen und trugen es in einer Prozession in unsere Kapelle, die schwarz verhängt war. Diese Vorhänge waren gesäumt durch drei Bänder aus schwarzem Samt, bestickt mit dem Wappen der verstorbenen Königin. Der Chor sang das ‚Miserere'. Das königliche Herz unserer geliebten Gründerin wurde auf einer dreistufigen Plattform auf eine Anrichte gebracht, die von Wachskerzen eingerahmt war. Der ‚Grand Almoner' [oberster Geistlicher des Hofes; Anm. d. Verf.] sprach die Gebete, wir alle antworteten; dann wandte er sich an unsere höchst ehrbare Mutter Äbtissin, Anne Marie Caulin, mit diesen Worten: ‚Meine Mutter, bewahren Sie hier das Herz der Prinzessin Henriette Maria von Frankreich, Tochter des großen Heinrichs, Gattin Karls I., Mutter Karls II., des jetzigen Königs von England, Tante Ludwigs XIV. Aller weltlicher Glanz kommt nicht den Tugenden ihrer Seele gleich, die ich jetzt nicht aufzählen muss, weil ihr sie alle kennt. Die Zuneigung, die diese große Königin immer für euch aufbrachte, ist der Grund, dass ihr als Wächter dieses kostbaren Schatzes auserwählt worden seid. Ich weiß, ihr werdet ihn sorgsam bewahren und nicht aufhören, für das Heil ihrer Seele zu beten [...]."

Nach einem im Musée des Archives Nationales vorhandenen Dokument wurde das Herz zusammen mit den Eingeweiden der Königin begraben (K 4303, n° 4), zit. n. Edouard GARNIER: Henriette de France, reine d'Angleterre. In: Musée des Archives nationales. Documents étrangers. Bd. 41. Bibliothèque de

Anmerkungen zu Kapitel 8

l'école des chartes 1880, S. 215–250. URL: http://www.persee.fr/web/revues/home/prescript/article/bec_0373-6237_1880_num_41_1_446933 (besucht am 08.01.2019).

[532] Vgl. HARTSHORNE: Enshrined Hearts, S. 327.

[533] Der Konvent wurde von Napoléon I. abgerissen, der dort einen Palast für seinen Sohn, den Herzog von Reichstadt, plante. Heute steht das für die Weltausstellung 1937 erbaute Palais de Chaillot an dieser Stelle.

[534] Vgl. Neil GUTHRIE: The Material Culture of the Jacobites. Cambridge: University Printing House 2013, S. 117. Es handelt sich um ein kleines herzförmiges Silbermedaillon mit Scharnier, eingraviert sind eine Krone und die Inschrift „Pericardium Reg. Iac: Secundi"; weiters um eine runde Dose aus Horn und einen roten Samtbeutel mit einem Teil des Hosenbandordens, einer Haarlocke und einem blutbefleckten Tüchlein (Maria ESAIN: Persönliche Mitteilung an den Verfasser. Chiddingstone Castle, Edenbridge. 27. Juli 2015).

[535] Von dort kamen diese Reste in das Stonyhurst College in England.

[536] Es war der ausdrückliche Wunsch Jakobs II., dass sein Hirn im Scots College aufbewahrt bliebe. Das 1703 errichtete Monument aus mehrfarbigem Marmor bestand aus einem Sarkophag auf einem Podest mit dem königlichen Wappen. Auf dem Sarkophag stand ein Obelisk, flankiert von zwei geflügelten Engelchen, die eine vergoldete Bronzeurne mit dem Hirn hielten, die während der Revolution verloren ging. Die umfangreiche Grabinschrift auf dem Podest begründet das Motiv für die Aufbewahrung des Gehirns (ANON.: The History of Paris from the earliest Period to the present day: Containing a Description of its Antiquities, public Buildings, etc. to which is added an Appendix containing a Notice of the Church of Saint Denis etc. Bd. 1. London/Paris: G. B. Whittaker / A. und W. Galignani 1827, S. 192):

„D.O.M. / MEMORIAE / AVGVSTISSIMI PRINCIPIS / IACOBI II MAGNAE BRITANNIAE &C. REGIS / [...] HAEC DOMVS QVAM PIVS PRINCEPS LABANTEM / SVSTINVIT ET PATRIE FOVIT, CVI ETIAM / INGENII SVI MONVMENTA OMNIA SCILICET SVA / MANVSCRIPTA CVSTODIENDA COMMISIT, / EAM CORPORIS IPSIVS PARTEM QVA MAXIME / ANIMVS VIGET; RELIGIOSE SERVANDAM SVSCEPIT. / VIXIT ANNIS LXVIII. RENAVIT XVI. OBIIT XVII / KAL. OCTOB. AN. SAL. HVM. MDCCI. / IACOBVS DVX DE PERTH PRAEFECTVS INSTITVTIONI / IACOBI III. MAGNAE BRITANNIAE & C. REGIS / MOERENS POSVIT" (Üb. d. Verf.: „Dem Gedenken an den erhabensten Fürsten Jakob II. Großbritanniens etc., König [...] Dieses Haus, welches der fromme Fürst auch im Schwanken festigte und väterlich beschützte, dem er alle Denkmale seines Geistes, als da sind seine Schriften, zur Bewahrung hinterließ, nahm den Teil seines Körpers zur frommen Bewahrung auf, in dem am meisten die Seele wirkt. Er lebte 68 Jahre, war 16 Jahre König, starb am 17. Tag vor der Kalenden des Oktobers im Jahr des Heils 1701. Jakob, Herzog von Perth, Gouverneur für Jakob III., Großbritanniens etc. König, Wohltäter dieses Hauses, errichtete trauernd [erg.: das Grabmal, d. Verf.]").

Der aufgeklärte Monarch empfand also sein Hirn als den Sitz seiner Seele. 1883 entdeckten Handwerker zwei Bleigefäße unter dem Boden, von denen eines Gewebeteile enthielt, die einem menschlichen Gehirn ähnelten. Es wurde einem Monsignore Rogerson übergeben, der aber im folgenden Jahr starb. Dessen Nachlassverwalter gab das Gefäß an den Abbé Jouannin vom Seminar Saint-Sulpice weiter. 1889 schrieb ein J. G. ALGER (The Posthumous Vicissitudes of James the Second. In: The Nineteenth Century 25 (January 1889), S. 108 f., zit. n. Noel S. MCFERRAN: A Jacobite Gazetteer – France. Paris – Scots College. URL: http://www.jacobite.ca/gazetteer/France/ParisScotsCollege.htm (besucht am 30.12.2013)), dass „ein schottischer Prälat sich der Angelegenheit angenommen habe und dass die Reliquie ihren Platz unter einem Epitaph im College finden sollte". 2001 schrieb dann Edward CORP, „dass man nichts mehr davon gehört habe" (Edward CORP: The last years of James II. (1690–1701). In: History today 51 (Sep. 2001), S. 19–25, S. 25).

[537] Vgl. BRADFORD: Heart Burial, S. 215; CORP: The last years of James II. (1690–1701), S. 24.

[538] Vgl. ANON.: Galignani's New Paris Guide to Which is Added a Description of the Environs and Arranged on an Entirely New Plan etc. Paris: A., W. Galignani und Co. 1844, S. 393. Die folgenden Angaben entstammen JONES H. LONGUEVILLE: Sepulchral Inscriptions at the Scots College, Paris (Collectanea Topographica et Genealogica VII). London: John Boyer Nichols and Son 1841, zit. n. MCFERRAN: A Jacobite Gazetteer – France. Paris – Scots College:

Vor dem Hirngrab des Gatten lag eine Steinplatte mit den Eingeweiden der Königin Maria Beatrice im Boden. Ihre Inschrift lautete: „D.O.M. / SVB HOC MARMORE / CONDITA SVNT / VISCERA MARIAE BEATRICIS REGINAE MAG. BRITAN. / VXORIS JACOBI II. MATRIS JACOBI III. REGIS / RARISSIMI EXEMPLI PRINCEPS FVIT / FIDE ET PIETATE IN DEVM, IN CONIVGEM, LIBEROS EXIMIA,

/ CARITATE IN SVOS, LIBERALITATE IN PAVPERES, SINGVLARI. / IN SVPREMO REGNI FASTIGIO CHRISTIANAM HVMILITATEM, / REGNO PVLSA DIGNITATEM, MAIESTATEMQVE / RETINVIT; / IN VTRAQVE FORTVNA SEMPER EADEM, / NEC AVLAE DELICIIS EMOLLITA / NEC TRIGINTA ANNORVM EXILIO, CALAMITATIBVS, / OMNIVM PROPE CARORVM AMISSIONE / FRACTA. / QVIEVIT IN DOMINO VII. MAII AN. MDCCXVIII. / AETATIS ANNO LX^0" – „Für Gott, den Besten und Größten. Unter diesem Marmorstein sind bestattet die Eingeweide von Maria Beatrix, der Königin von Großbritannien, der Gattin des Königs Jakob II., und Mutter Jakobs III.. Sie war die Erste eines überaus seltenen Vorbildes. Außerordentlich waren ihre Treue und ihr Pflichtgefühl gegenüber Gott, ihrem Gatten und ihren Kindern, dazu einzigartig die Liebe zu ihren Mitmenschen und ihre Freigiebigkeit gegenüber den Armen. Christliche Demut zeigte sie oben auf dem Gipfel der Königswürde, und als sie von dort vertrieben wurde, behielt sie Würde und Majestät bei. In beiden Lagen des Schicksals war sie stets die gleiche und wurde weder durch die Genüsse des Hofes verweichlicht noch gebrochen durch das dreißigjährige Exil, nicht durch Unglücksfälle und auch nicht durch den Verlust fast aller lieben Angehörigen. Sie entschlief im Herrn am 7. Mai des Jahres 1718 im Alter von 60 Jahren" (Üb. Johann Dorner).

Daneben lagen die Eingeweide der jungen Prinzessin Louisa Maria unter einer rautenförmigen Platte: „D.O.M. / HIC SITA SVNT / VISCERA PVELLAE REGIAE / LVDOVICAE MARIAE / QUAE JACOBO II. MAIORIS BRITANNIAE REGI / ET MARIAE REGINAE DIVINITUS DATA FVERAT, / VT ET PARENTIBUS OPTIMIS PERPETVI EXILII / MOLESTIAM LEVARET, / ET FRATRI DIGNISSIMO REGII SANGVINIS DECVS, / QVOD CALVMNIANTIVM IMPROBITATE DETRAHEBATVR, / ADSERERET. / OMNIBVS NATVRAE ET GRATIAE DONIS CVMVLATA, / MORVM SVAVITATE PROBATA TERRIS, / SANCTITATE MAVRA COELO, / RAPTA EST NE MALITIA MVTARET INTELLECTV- / EIVS, EO MAXIME TEMPORE QVO, SPE FORTVNAE / MELIORIS OBLATA, GRAVIVS SALVTIS / AETERNAE DISCRIMEN VIDEBATVR / ADITVRA. / XIV. KAL. MAII, M.D.CCXII / AETAT. AN. XIX" – „Für Gott den Besten und Größten. Hier sind bestattet die Eingeweide des königlichen Mädchens Ludovica Maria, die dem König Jakob II. von Großbritannien und der Königin Maria von Gott gegeben war, damit sie den guten Eltern die Last des langdauernden Exils erleichtere und dem würdigen Bruder den Schmuck des königlichen Blutes sichere, wodurch die Unredlichkeit der falschen Ankläger abgewiesen wurde. Sie war reichlich ausgestattet mit allen Geschenken der Natur und der Anmut, sie war auf Erden beliebt durch ihren sittlichen Anstand und reif für den Himmel durch ihre früh gereifte Blüte der Heiligkeit. Sie starb, damit nicht Schlechtigkeit ihr Wesen verändere, gerade zu der Zeit, als sich ihr zwar die Hoffnung auf ein besseres Schicksal zeigte, aber sie selbst offenbar einer größeren Gefahr für ihr ewiges Heil entgegen ging. Sie starb am 14. Tag vor den Kalenden des Mai im Jahre 1712 mit 19 Jahren" (Üb. Johann Dorner).

[539] Bei der Renovierung der Pfarrkirche von Saint-Germain-en-Laye fanden Handwerker drei dicht beieinander liegende Bleigefäße, von denen eine eine beschriftete Kupferplatte aufwies mit der Inschrift: „Ici est une portion de la chair, et des parties nobles du corps, du très-haut, très-puissant, très-excellent prince Jacques Stuart, second du nom, Roy de la Grande-Bretagne, ne le XXII Octobre MDCXXXIII, décédé en France a Saint-Germain-en-Laye le XVI Septembre MDCCI." Die beiden anderen Boxen enthielten nach dem Ergebnis der Identifizierung durchs Stadtarchiv sterbliche Überreste seiner zweiten Gattin und seiner Tochter, wahrscheinlich die Herzen (s. oben). Sie kamen in den Kirchenschatz der Sakristei und sind heute verschwunden (vgl. CORP: The last years of James II. (1690–1701), S. 25).

[540] Vgl. HARTSHORNE: Enshrined Hearts, S. 361; Thomas Firminger THISELTON-DYER: Strange Pages from Family Papers (Nachdruck des Originals in The Echo Library, 2007). Teddington: Sampson Low. Marston & Co 1895, S. 126; MADDEN: The Shrines and Sepulchres of the Old and New World, S. 376.

[541] Vgl. HARTSHORNE: Enshrined Hearts, S. 388, ANON. Galignani's New Paris Guide to Which is Added a Description of the Environs and Arranged on an Entirely New Plan etc. S. 393.

[542] Siehe dazu MCFERRAN: A Jacobite Gazetteer – France. Paris – Scots College.

[543] Vgl. BRADFORD: Heart Burial, S. 214; HARTSHORNE: Enshrined Hearts, S. 370.

[544] Vgl. BRADFORD: Heart Burial, S. 204.

[545] Vgl. Sean RYAN: Wild Geese Heritage Museum and Library: Honora de Burgo (1675–1698). URL: http://indigo.ie/~wildgees/honora3.htm (besucht am 23. 01. 2019).

[546] Reformorden der Zisterzienser; das Kloster wurde 1790 säkularisiert und 1802 weitgehend abgerissen.

[547] Vgl. HARTSHORNE: Enshrined Hearts, S. 388f.

[548] Vgl. Paul BIVER/Marie Louise BIVER: Abbayes, monastères et couvents de Paris: des origines à la fin du XVIIIe siècle (Nouvelles éditions latines). Paris: Éditions d'histoire et d'art 1975, S. 76–98.

[549] Vgl. MILLIN: Antiquités Nationales IV, S. 6.

Anmerkungen zu Kapitel 8

[550] Orden der Mindesten Brüder, der Paulaner.

[551] Berühmte adlige Salondame, Literatin, Briefeschreiberin.

[552] Vgl. FOSSEYEUX: Communication sur les ceremonies etc. S. 236; Marie-Christine PÉNIN: Tombes et sepultures dans les cimetières et autres lieux: Abbaye de Port-Royal de Paris. 4. Nov. 2014. URL: http://www.tombes-sepultures.com/crbst_1795.html (besucht am 27. 01. 2019).

[553] Vgl. Antoine RIVET DE LA GRANGE: Nécrologe de l'Abbaie de Notre-Dame de Port-Royal des Champs. Bd. 1. Amsterdam: Potgieter 1723, S. 105.

[554] Vgl. Laurence GUILLOT/Philippe LUEZ: L'église Saint-Germain-de-Pres. Magny-Les-Hameaux: Musée national de Port-Royal-de-Champs 2009.

[555] Heute Hôpital Cochin.

[556] Vgl. Marie-Christine PÉNIN: Tombes et sepultures dans les cimetières et autres lieux: Abbaye de Notre-Dame De Port-Royal-des-Champs à Magny-les-Hameaux (Yvelines). 1. Nov. 2014. URL: https://www.tombes-sepultures.com/crbst_1794.html (besucht am 29. 11. 2021).

[557] RIVET DE LA GRANGE: Nécrologe de l'Abbaie de Notre-Dame de Port-Royal des Champs, S. 232. Üb. Norbert Behringer: „Hier liegt das Herz von Charles I. von Orléans, des Herzogs von Longueville, des Fürsten von Neufchâtel in der Schweiz usw. Eines jungen Mannes von Weisheit, Treue, Geschicklichkeit, Freigebigkeit, hohem Mut, Tapferkeit, und von unglaublicher Menschlichkeit eines Fürsten unter Menschen und nicht weniger unter Fürsten. Er hat im belgischen Feldzug des Jahres 1672 im Kriegsdienst in jeder Hinsicht sich tapfer erwiesen, zeichnete sich aus durch Begabung, Taten, Ordnung und guten Ruf, und er sollte bald durch freiwilliges Betreiben der polnischen Aristokraten als König nachfolgen. Aber ihn hat, der an Größeres, das heißt an das Himmelreich ernsthaft dachte, und das vorher Geschehene, die Irrtümer des Lebens aus seinem hohen Herzen betrauerte, hat der König der Könige [= Gott] ihn, wegen seines Alters und der bevorstehenden Würde bemitleidenswert, nach Überquerung des Rheins bei Tolhus im tapferen Kampf, im Alter von 23 Jahren, noch ehelos, der Erwartung der ganzen Welt, den Wünschen der Polen und der sehr schwierigen Lage entrissen am Tag vor den Iden des Juni [= 12. Juni], im Jahr des Heils 1672. Anna-Genovefa von Bourbon, die nach Gottes Willen den so großen Schmerz überlebt hat, [voll] Sehnsucht und Hoffnung. Mit eigener Hand [unterschrieben]."

[558] Zit. n. SCHRADE: Das Herz im Umkreis der Kunst, S. 27.

[559] Zit. n. ebd.

[560] 1775 verlieh Ludwig XV. das Land der Grafen von Dreux an den Herzog von Bourbon-Penthièvre, der ihm dafür sein Schloss Rambouillet überließ. Aus der Familiengruft der Penthièvre in der alten Kirche Saint-Lubin-des-Joncherets beim Schloss wurden die Toten in die Kapelle der Collégiale Saint-Étienne de Dreux umgebettet. 1793 schändeten die Revolutionäre die Krypta und warfen die Leichname in ein Massengrab auf dem Kanonikerfriedhof des Kollegs. 1816 erbaute des Herzogs Tochter, die Herzogin von Orléans, auf dem Friedhof eine Grabkapelle für diese Toten. 1830 vergrößerte und verschönerte ihr Sohn, der König Louis-Philippe, die Kirche und machte sie unter dem Namen Chapelle royale de Dreux zur Nekropole des königlichen Zweigs der Orléans. Hier wurden 75 Personen bestattet, darunter aber auch die Herzen des Philippe d'Orléans (†1723, s. S.144), des Louis Jean Marie de Bourbon († 1793) und der kleinen Mademoiselle Françoise Louise Caroline de Montpensier (1816–1818).

[561] Vgl. Pierre Thomas Nicolas HURTAUT/Thomas Nicolas MAGNY: Dictionnaire Historique de la Ville de Paris et de ses Environs. Bd. I. Paris: Moutard 1779, S. 130–137; Auflistung übersetzt und kritisch bearbeitet vom Verfasser.

[562] Liselotte von der Pfalz wurde auf eigenen Wunsch ungeteilt bestattet, s. Kap. 9.5.

[563] Herz zunächst in Val-de-Grâce, jetzt in der Chapelle royale de Dreux.

[564] Es handelt sich dabei nicht um Adelaide, sondern um Françoise d'Orléans, Zwilliingsschwester der Adelaide (1777–1782).

[565] Vgl. ebd., S. 130.

[566] Vgl. Astrid BONNET: Persönliche Mitteilung an den Verfasser. Musée Crozatier, Puy-en-Velay. 8. Juni 2015.

[567] Die neun stilistisch und inhaltlich ähnlichen Inschriften lauten (ebd.):

Charles de France, duc de Berry († 1714):

„ICY EST LE CŒUR DE TRÈS HAUT / ET TRÈS PUISSANT PRINCE CHARLES / DE FRANCE, DUC DE BERRY; / DÉCÉDÉ AU CHASTEAU DE MARLY / LE 4. MAY 1714. AGÉ DE 27 ANS, 8 MOIS ET 4 JOURS. / REQUIESCAT IN PACE"

Philippe d'Orléans, Regent von Frankreich († 1723):

„ICY EST LE CŒUR DE TRÈS / HAULT ET PUISSANT PRINCE / PHILYPES DUC D'ORLÉANS, / DÉCÉDÉ AU CHATEAU DE VERSAILLES / LE 2. DECEMBRE 1723. / AGÉ DE 49 ANS SIX MOIS / REQUIESCAT IN PACE"

Louise Marie, dritte Tochter Ludwigs XV. († 1733):

„C'EST LE CŒUR DE LOUISE / -MARIE FILLE DE FRANCE / TROISIÈME FILLE DE LOUIS / XV, ROY DE FRANCE ET / DE NAVARRE, ET DE MARIE / PRINCESSE DE POLOGNE, DECEDÉE A VERSAILLES / LE XIX FEVRIER M.DCCCIII / AGEE DE IIII ANS, VI / MOIS, XXII JOURS"

Philippe Louis, Duc d'Anjou, zweiter Sohn Ludwigs XV. († 1733):

„C'EST LE CŒUR DE N. / DUC D'ANJOU, SECOND / FILS DE LOUIS QUINZE / ROY DE FRANCE ET DE / NAVARRE, ET DE MARIE / PRINCESSE DE POLOGNE, / SON ÉPOUSE, DÉCÉDÉ / AU CHATEAU DE VER- / SAILLES LE 7. AVRIL / 1733. AGÉ DE DEUX / ANS, 7 MOIS, 7 / JOURS"

Marie Thérèse, Tochter des Dauphins und der Marie-Thérèse d'Espagne († 1748):

„CEST LE CŒUR DE / TRES HAUTE ET TRES PUISSANTE / PRINCESSE MARIE THERESE FILLE / DE TRES HAUT TRES PUISSANTE / ET EXCELLENT PRINCE LOUIS / DAUPHIN ET TRES EXCELLENTE / PRINCESSE MARIE THERESE / INFANTE DESPAGNE SON / EPOUSE DECEDEE AU / CHATEAU DE VERSAILLES / LE 27 AVRIL 1748 / AGE DE 21 MOIS / 8 JOURS"

Marie Françoise de Bourbon, Witwe des Regenten Philippe d'Orléans († 1749):

„ICY EST LE CŒUR DE TRÈS / HAUTE, TRES PUISSANTE, ET / TRÈS EXCELLENTE PRINCESSE / MARIE FRANÇOISE DE BOURBON / VEUVE DE TRÈS HAUT, TRÈS / PUISSANT, ET TRÈS EXCELLENT, / PRINCE PHILIPPE D'ORLÉANS, PETIT / FILS DE FRANCE, RÉGENT DU ROYAUME, / DÉCÉDÉ À PARIS AU PALAIS / ROYAL LE 1er DE FEVRIER / 1749 AGÉE DE 71 / ANS, 8 MOIS, ET 23 JOURS"

Xavier Marie Joseph, duc d'Aquitaine, zweiter Sohn des Dauphins († 1754):

„C'EST LE CŒUR DE XAVIER- / MARIE JOSEPH DUC D'AQUITAINE / SECOND FILS DE TRÈS HAUT, TRÈS / PUISSANT ET TRÈS EXCELLENT / PRINCE LOUIS DAUPHIN DE FRANCE / ET DE MARIE-JOSEPH DE SAXE / DAUPHINE DÉCÉDÉE AU CHATEAU DE VERSAILLES / LE 22 FEVRIER 1754, AGÉE / DE 5 MOIS ET 14 JOURS"

Louis Joseph Xavier de France, Duc de Bourgogne, erster Sohn des Dauphins († 1761):

„ICI EST LE CŒUR / DE TRÈS HAUT ET TRÈS PUISSANT / PRINCE MONSEIGNEUR LOUIS JOSEPH / XAVIER DE FRANCE, DUC DE / BOURGOGNE FILS AINÉ DE TRÈS / HAUT TRÈS PUISSANT ET EXCELLENT / PRINCE MONSEIGNEUR LOUIS / DAUPHIN DE FRANCE ET DE TRÈS / HAUTE TRÈS PUISSANTE ET / EXCELLENTE PRINCESSE MADAME / MARIE JOSEPH DE SAXE DAUPHINE / DE FRANCE DÉCÉDÉ AU / CHATEAU DE VERSAILLES / LE VINGT-DEUX MARS / MIL SEPT CENT / SOIXANTE UN AGÉ / DE NEUF ANS / SIX MOIS ET NEUF JOURS"

Louis Joseph Xavier François Dauphin, erster Sohn Ludwigs XVI. († 1789):

„ICI EST LE CŒUR DE TRÈS HAUT, TRÈS / PUISSANT ET TRÈS EXCELLENT PRINCE, LOUIS / JOSEPH XAVIER FRANÇOIS, DAUPHIN DE FRANCE DÉCÉDÉ / A MEUDON LE 4 JUIN 1789, AGÉ DE 7 ANS, 7 MOIS ET 13 / JOURS, FILS DE TRÈS HAUT TRÈS PUISSANT / ET TRÈS EXCELLENT PRINCE, LOUIS XVI, / ROI DE FRANCE ET DE NAVARRE, ET DE / TRÈS HAUTE, TRÈS PUISSANTE ET TRÈS / EXCELLENTE PRINCESSE, MARIE ANTOIN- / ETTE JOSEPHE JEANNE DE LORRAINE, / ARCHIDUCHESSE D'AUTRICHE, REINE / DE FRANCE ET DE NAVARRE"

[568] Vgl. Reinhart T. GRUNDMANN: Dominique-Jean Larrey, revolutionärer Chirurg in Napoleons Diensten. In: Chirurgische Allgemeine Zeitung 3 (2011), S. 187–192, S. 189.

[569] Der Konservator des Museums, Xavier Tabbagh, stellte 2012 dem Verfasser umfangreiche Unterlagen zum Verbleib von Herz und Eingeweiden Larreys zur Verfügung, die die Grundlage zu diesen Ausführungen bilden, v.a. M. G.: Où est le Cœur de Larrey? In: Supplément mensuel illustré de Progrès Médical 1926, S. 91–94; P. LEFEBVRE/A. CORNET/A. SICARD: La tombe oubliée du Baron Larrey: près le 150e anniversaire de sa mort, la volonté de l'illustre chirurgien d'etre inhumé aux Invalides sera-t-elle relevée? In: Société française d'Histoire de la Médecine 1990, S. 259–263.

[570] G. Où est le Cœur de Larrey?

[571] Vgl. P. VAYRE/J. J. FERRANDIS: Chirurgien militaire – Baron d'Empire. Des misères des batailles aux ors des palais. In: E-memoires de l'Académie Nationale de Chirurgie 3.1 (2004), S. 37–46, S. 41.

[572] Vgl. Peter Claus HARTMANN: Ludwig XV. (1715–1774). In: ders. (Hrsg.): Französische Könige und Kaiser der Neuzeit. München: C.H. Beck 1994, S. 237–271, S. 270.

[573] Man goss erst Alkohol, dann Ätzkalk in den Sarg. Er war der erste Bourbone, dessen Herz im Körper verblieb (vgl. ebd.).

574 Vgl. ANON.: de.wikipedia.org: Élisabeth Charlotte d'Orléans. URL: https://de.wikipedia.org/wiki/Elisabeth_Charlotte_d'Orleans (besucht am 06.03.2019).

575 Auch Marquise de Gaubert.

576 Vgl. ANON. (COLLECTIF): La Marquise de Gaubert. Société des Amis de Sarlat 1980, S. 3f.

577 Vgl. ANON.: POP: la plateforme ouverte du patrimoine: trois cœurs-reliquaires. 18. Sep. 2017. URL: https://www.pop.culture.gouv.fr/notice/palissy/PM78002228 (besucht am 19.12.2020).

578 Vgl. Annette RICHOUX: La Nouvelle République: Des cœurs et des reliques en Loir-et-Cher. 8. Mai 2018. URL: https://www.lanouvellerepublique.fr/loir-et-cher/commune/montoire-sur-le-loir/des-coeurs-et-des-reliques-en-loir-et-cher (besucht am 08.10.2022).

579 Vgl. ebd.

580 Vgl. ebd.

581 Vgl. Marie-Christine PÉNIN: Tombes et sepultures dans les cimetières et autres lieux: Grasse François Joseph Paul de. 24. Aug. 2013. URL: https://www.tombes-sepultures.com/crbst_1523.html (besucht am 20.03.2021).

582 Vgl. ANON.: Photisto: La Chapelle des Bodin de Bois Renard. URL: https://saintlaurentnouan.jimdofree.com/histoire/la-chapelle-des-bodin-de-boisrenard/ (besucht am 13.12.2020).

583 Vgl. A. DIETZ: Ewige Herzen, S. 117.

584 Vgl. Gerd TREFFER: Moritz von Sachsen – Marschall von Frankreich. Regensburg: Pustet 2005, S. 304.

585 Vgl. Victor BEYER/Yves MUGLER: Le Mausolée du Maréchal de Saxe. Strasbourg: Hirlé-Oberlin 1994, S. 19.

586 Zit. n. ebd.

587 Gefertigt durch den Silberschmied der Madame de Pompadour, François Joubert, identifizierbar an den Repunzen der Urne. Es besteht aus zwei vergoldeten Silberhälften, durch ein Scharnier an der Basis verbunden, aus der ein Flammenbündel züngelt (vgl. ebd.).

588 Eingraviert sind die Initialen JLSP und das Datum 1780. Wahrscheinlich handelt es sich um das Akronym des Straßburger Zinngießers Jean-Louis Spaeth.

589 Vgl. ebd., S. 57.

590 Vgl. TREFFER: Moritz von Sachsen, S. 156.

591 Vgl. Johann Lorenz BLESSIG: Pompe funèbre à l'occasion de la translation du corps de M. Le Maréchal de Saxe dans l'église de S. Thomas, le 20. Août 1777. Strasbourg: Simon Kürsner 1777.

592 König Ludwig XV. hatte ein feierliches Begräbnis nach lutherischem Ritus in Straßburg, dessen Gouverneur Moritz war, angeordnet und den königlichen Pastor Klinglin beauftragt, sich um Zeremoniell und Kosten zu kümmern. Er hatte sich mit dem Halbbruder, August III. von Polen, abgestimmt. Der einbalsamierte Leichnam wurde nach mehrwöchiger Aufbahrung im Schloss Chambord in einer von sechs Rappen gezogenen Kutsche, von 100 Ulanen eskortiert, durch Frankreichs Osten geführt. Das Herz, in einem roten herzförmigen Behältnis, dieses wiederum in einem mit schwarzem Samt, mit Silberfransen bedeckten Kästchen, war auf dem Sitz neben dem Kutscher platziert (BEYER/MUGLER: Le Mausolée du Maréchal de Saxe, S. 12). Nach einem Monat traf der Zug am 7. Februar unter feierlichem Zeremoniell in Straßburg ein, der Leichnam wurde auf einem Paradebett im Stadt-Gouvernement erneut präsentiert. Am nächsten Tag wurde er von zwölf Sergeanten in die Thomaskirche getragen. Zwei Offiziere schritten ihm voraus – einer trug die Herzogskrone von Kurland, der andere die Herzkapsel. Vertreter der Militärverwaltung, des Magistrats, des Adels, Abordnungen der lutherischen Gemeinden begleiteten den Sarg, der nach Ende des Zeremoniells zunächst in eine schwarz ausgekleidete Seitenkapelle gebracht wurde, bis er endlich im 1776 vollendeten Mausoleum von Pigalle seine letzte Ruhe fand. Hier kam das Herz in eine verschlossene Nische (ebd., S. 11–17). Eingeweide und Herz wechselten allerdings nochmals, Ende des 20. Jahrhunderts, ihren Standort und werden jetzt im Pfarrhaus von Saint-Thomas aufbewahrt.

593 Vgl. DE GAULLE/NODIER: Nouvelle histoire de Paris et de ses environs, S. 455.

594 Vgl. MURPHY: After the Funeral, S. 102.

595 GALLICA: Chambre du Cœur de Voltaire : [estampe] Née, François Denis (1732–1817). URL: https://catalogue.bnf.fr/ark:/12148/cb41508487d (besucht am 22.03.2019). Das leere klassizistische Kardiotaph mit Urne steht noch immer im Salon d'Axe des Schlosses, das heute Château de Voltaire heißt (Edwige DESORMIERE: Persönliche Mitteilung an den Verfasser. Château de Voltaire, Ferney. 2. Mai 2019).

[596] Voltaires Neffe ließ die einbalsamierten Gebeine unter Täuschung der geistlichen Behörden in die Champagne bringen und dort vom ahnungslosen Prior bestatten. Das bedeutungsvolle Epitaph lautete: „Hic inter monachos quiescit, qui nunquam contra monachos quievit" (Franz STRUNZ: Voltaires Tod. In: Aufklärung und Kritik 1 (2000). URL: http://www.gkpn.de/voltaire.htm (besucht am 25. 09. 2019)); Üb. d. Verf.: „Hier ruht unter Mönchen einer, der sie zu kritisieren niemals ruhte."

[597] Vgl. M. BERTHELOT: La sépulture de Voltaire et de Rousseau. In: Journal des savants, 5. März 1898, S. 113, zit. n. STRUNZ: Voltaires Tod, S. 11.

[598] Vgl. ebd.

[599] Vgl. ANON.: Voltaire's heart. In: The New York Times, 6. Aug. 1885, S. 8. URL: https://www.nytimes.com/1885/08/06/archives/voltaires-heart.html (besucht am 02. 04. 2019).

[600] Die Inschrift auf dem Cippus (Louvre, Pavillon de Flore) lautet: „C'est ici qu'est renfermé: / Le Cœur le plus Droit, le / Plus noble, le plus sensible / Qui soit sorti de la main de / Dieu, Gouverneur de toutes les / Colonies Françoises en Amérique, / Cet Homme juste les administra / En Guerrier, en Législateur et en / Père: il fut frappé à St-Domingue / Le 13 Xbre 1776. Ses restes chers et vénérés, / Après avoir traversé les Mers, sont / Venus par son ordre se réunir aux / Cours qu'il a aimé. Ceux de sa / Femme et de sa Sœur, qui lui / ont rendu ce dernier hommage, / Et ont marqué leur Place / A coté du Sien."

[601] Vgl. GUILHERMY: Monographie de l'église royale de Saint-Denis, S. 145.

[602] Vgl. Nicolas VERNOT: Persönliche Mitteilung an den Verfasser. Historiker, Herblay. 25. Aug. 2012.

[603] Abbildung des Kardiotaphs übermittelt durch VERNOT (ebd.). Ergänzungen in eckigen Klammern d. Verf.

[604] Vgl. ebd.

[605] Bei seiner Autopsie durch den Chefchirurgen des Hôpital de l'Unité, Cabanès, zeigte sich, dass der Stich durch den ersten Zwischenrippenraum rechts, die Lungenspitze und die Aorta den linken Herzvorhof erreicht hatte; vgl. H. P. BAYON: The Medical Career of Jean-Paul Marat. In: Proceedings of the Royal Society of Medicine 39 (Nov. 1944), S. 5.

[606] ARIÈS: Geschichte des Todes, S. 494.

[607] Vgl. HARTSHORNE: Enshrined Hearts, S. 377.

[608] W. SCHIVELBUSCH: The Culture of Defeat. New York: Metropolitan Books 2003, S. 136.

[609] Vgl. ARIÈS: Geschichte des Todes, S. 495.

[610] Vgl. FOSSEYEUX: Communication sur les ceremonies etc. S. 236.

[611] Vgl. ARIÈS: Geschichte des Todes, S. 494.

[612] Vgl. MADDEN: The Shrines and Sepulchres of the Old and New World, S. 366.

[613] Vgl. ANON. The History of Paris Vol. III, S. 406–415.

[614] Vgl. ebd., S. 408.

[615] Es könnte sich hier um eine Verwechslung des anonymen Verfassers von *The History of Paris Vol. III* handeln: Wahrscheinlicher wäre, dass das Herz der Gattin Philipps V., der Johanna II. von Burgund († 1329 oder 1330) zu Füßen ihres Gatten seine Ruhe gefunden hat (s. auch E. A. BROWN: Death and the Human Body in the later Middle Ages, S. 258).

[616] Vgl. ANON. The History of Paris Vol. III, S. 406–418 („An Account of the Violation etc.").

[617] Vgl. Alexandre LENOIR: Saint-Denis, cimetière des Rois: L'armoire des cœurs. URL: http://saintdenis-tombeaux.1fr1.net/t8-l-armoire-des-coeurs (besucht am 05. 04. 2019): Im Rahmen der Obsequien für den 1824 verstorbenen Ludwig XVIII. fand man in der damaligen Königsgruft von Saint-Denis ein steinernes, durch ein Gitter verschlossenes Regal mit königlichen Herzurnen und sonstigen sterblichen Resten. Es verschwand nach dem Zweiten Weltkrieg und wurde durch das jetzige „armoire" in der Chapelle des Princes ersetzt. 2015 enthielten die einzelnen Fächer folgende Behälter bzw. Urnen:

1. Eine runde Dose aus vergoldetem Silber (7 cm Ø, 3,5 cm Höhe) mit Resten des Leichnams Ludwigs XIV. († 1715) mit der Inschrift „PARCELLE DU CORPS DE LOUIS XIV.".

2. Ein herzförmiges Gefäß mit dem Herzen des Charles Ferdinand d'Artois, Herzog von Berry († 1820), ursprünglich in der Kapelle des Schlosses von Rosny aufbewahrt.

3. Eine runde Dose aus Kupfer mit Resten des Leichnams Heinrichs IV. († 1610) (7 cm Ø, 3,5 cm Höhe) mit der Inschrift „PARCELLE DU CORPS DE HENRI IV.".

4. Ein herzförmiges Gefäß aus vergoldetem Silber (16,5 cm × 15,5 cm × 8,5 cm) mit einem Rest des Herzens Ludwigs XIII. († 1643) mit der Inschrift „L XIII".

Anmerkungen zu Kapitel 8

5. Ein herzförmiges Gefäß aus vergoldetem Silber mit einem Rest des Herzens Ludwigs XIV. († 1715) (17,5 cm × 7 cm) mit der Inschrift „ICI EST LE CŒUR DE LOUIS 14 / PAR LA GRÂCE DE DIEU ROY DE FRANCE / ET DE NAVARRE TRÉS CHRESTIEN. DÉCÉDE EN / SON CHÂTEAU DE VERSAILLES LE PREMIER / JOUR DE SEPTEMBRE 1715: / REQUIESCAT IN PACE".
6. Ein herzförmiges Gefäß aus vergoldetem Silber und Kupfer mit dem Herzen Ludwigs XVIII. († 1824) (20 cm × 17,5 cm × 12 cm) mit der Inschrift „ICI EST LE CŒUR / DE TRÉS-HAUT, TRÉS PUISSANT, TRÉS-EXCELLENT PRINCE / LOUIS, DIX-HUITIÉME DU NOM, / ROI DE FRANCE ET DE NAVARRE, / TRÉS CHRETIEN, DÉCÉDE AU CHATEAU DES TUILERIES, LE 16 SEPTEMBRE 1824, / À 4 HEURES AU MATIN, / ÂGÉ DE 68 ANS, 9 MOIS / ET 29 JOURS".
7. Büchse aus versilbertem Kupfer mit Henkel mit den Eingeweiden der Louise-Isabelle d'Artois, der Tochter des Duc de Berry († 1817) (Höhe 20 cm) mit der Inschrift auf dem Deckel: „ICI SONT LES ENTRAILLES / DE TRÉS HAUTES ET PUISSANTE PRINCESSE / LOUISE, ISABELLE / D'ARTOIS, MADEMOISELLE, PETITE FILLE DE FRANCE, FILLE DE / TRÉS HAUT ET TRÉS PUISSANT PRINCE CHARLES / FERDINAND D'ARTOIS / DUC DE BERRY, ET DE TRÉS HAUTE ET TRÉS / PUISSANTE PRINCESSE / CAROLINE FERDINANDE LOUISE PRINCESSE DES / DEUX SICILES. / MORTE Á PARIS AU PALAIS DE L'ELYSSÉE BOURBON / LE QUATORZE JUILLET MILLE HUIT CENT DIX SEPT / ÂGÉE D'UN JOUR".
8. Neben dem Regal steht ein 44 cm hoher zylinderförmiger Behälter aus vergoldetem Silber mit zwei seitlichen Griffen mit den Eingeweiden Ludwigs XVIII. († 1824) mit der Inschrift auf dem Deckel: „ICI SONT LES ENTRAILLES / DE TRÉS HAUT TRÉS PUISSANT / TRÉS EXCELLENT PRINCE / LOUIS DIX-HUITIEME DU NOM ROI DE FRANCE / ET DE NAVARRE TRÉS CHRETIEN / DÉCÉDE AU CHATEAU DES TUILERIES / LE 16 SEPTEMBRE 1824 / Á 4 HEURES DU MATIN / ÂGE DE 68 ANS 9 MOIS ET 29 JOURS".

Das vorher im mittleren unteren Fach stehende Kristallgefäß mit dem Herzen Ludwigs XVII. († 1795) wurde 2004 in ein neues Herzmonument in der Basilika umgebettet (s. S. 160).

[618] Die folgenden Schilderungen stützen sich vor allem auf Laure de LA CHAPELLE: Les deux Cœurs de Louis XVII. URL: http://musee.louis.xvii.online.fr/Les2coeurs.pdf (besucht am 24.04.2019).
[619] Vgl. REGNIER: The heart of the Kings of France: „cordial immortality", S. 436.
[620] Wohl Frohsdorf in Niederösterreich.
[621] Vgl. ebd., S. 438. Mehr zum Schicksal des Herzens Ludwigs XVII. bei LA CHAPELLE: Les deux Cœurs de Louis XVII, S. 19.
[622] Vgl. E. JEHAES u. a.: Mitochondrial DNA analysis of the putative heart of Louis XVII, son of Louis XVI and Marie-Antoinette. In: European Journal of Human Genetics 3 (2001), S. 185–190.
[623] Louis Joseph Xavier François de Bourbon war als erster Sohn des Königspaares Ludwig XVI. und Marie Antoinette der französische Thronfolger. Er starb mit sieben Jahren am 4. Juni 1789 an Rachitisfolgen, wurde autopsiert, einbalsamiert, Herz und Eingeweide wurden entnommen. Am 12. Juni wurden Herz und Eingeweide feierlich nach Val-de-Grâce gebracht, der Corpus nach Saint-Denis. Die Innereien waren in eine Urne mit einer beschrifteten Kupferplatte, das Herz in ein spielkartenherzförmiges Bleigefäß, ebenfalls mit einem Kupferschild, eingeschlossen. Nach der Säkularisation von Val-de-Grâce durch die Revolutionäre tauchte das Gefäß nochmals im Rathaus des 12. Pariser Arrondissements auf. 1830 soll es auf Anordnung Ludwigs XVIII. in die Krypta von Saint-Denis gebracht worden sein. Sein weiteres Schicksal ist nicht bekannt (Peter Claus HARTMANN: Ludwig XVI. In: ders. (Hrsg.): Französische Könige und Kaiser der Neuzeit. München: C.H. Beck 1994, S. 272–307, S. 299). Das Kupferschild des Gefäßes wird jetzt im Musée Crozatier in Le Puy-en-Velay aufbewahrt. Es trägt die Inschrift: „ICI EST LE CŒUR DE TRÉS HAUT, TRÉS / PUISSANT ET TRÉS EXCELLENT PRINCE LOUIS / JOSEPH XAVIER FRANÇOIS DAUPHIN DE FRANCE / MEUDON LE 4 JUIN 89 ÂGÉ DE 7 ANS, 7 MOIS ET 13 / JOURS, FILS DE TRÉS HAUT TRÉS PUISSANT / ET TRÉS EXCELLENT PRINCE, LOUIS XVI ROI DE FRANCE ET DE NAVARRE, ET DE / TRÉS HAUTE, TRÉS PUISSANTE ET TRÉS / EXCELLENTE PRINCESSE, MARIE ANTOINET / TE JOSEPHE JEANNE DE LORRAINE / ARCHIDUCESSE D'AUTRICHE, REINE / DE FRANCE ET DE NAVARRE."
[624] Die zweite Gattin Napoléons lebte seit 1815 in dem ihr zugesprochenen Herzogtum Parma und hatte noch zu Lebzeiten ihres Gemahls mit dem Grafen Neipperg drei Kinder.
[625] Vincent CRONIN: Napoleon. Hamburg und Düsseldorf: Claassen 1973, S. 570.
[626] Autopsiebericht bei Georges FIRMIN-DIDOT: La Captivité de Sainte-Hélène d'après les rapports inédits du Marquis de Montchenu, commissaire du gouvernement du roi Louis XVIII dans l'île. Paris 1894, S. 318f.

[627] François ANTOMMARCHI: Les derniers moments de Napoléon (1819–1821) par le docteur Antommarchi. Paris: Garnier Frères 1898. URL: https://gallica.bnf.fr/ark:/12148/bpt6k5652330m (besucht am 05.05.2019), S. 123.

[628] Vgl. CRONIN: Napoleon, S. 616.

[629] Vgl. J. Th. HINDMARSH/Ph. CORSO: The death of Napoléon Bonaparte: A Critical Review of the Cause. In: Journal of the History of Medicine and Allied Sciences 53 (1998), S. 201–218.

[630] Im Sektionsbericht ist nur vom Magen die Rede.

[631] Vgl. das Faksimile des Testaments bei Robert OUVRARD: Napoléon – Histoire du Consulat et du Premier Empire. URL: https://www.napoleon-histoire.com/testament-de-napoleon-page-1/ (besucht am 06.05.2019): „2° Je désire que mes cendres reposent sur les bords de la Seine, au milieu de ce peuple français que j'ai tant aimé." Der Wunsch ist als Inschrift über der zum Grab führenden Treppe verewigt.

[632] Vgl. Paul BAUER: Deux siècles d'histoire au Père Lachaise. Versailles: Mémoire et Documents 2006, S. 780.

[633] „MARIE LACZYNSKA / COMTESSE D'ORNANO / DÉCÉDÉE / LE 11 DÉCEMBRE 1817".

[634] Im Dôme des Invalides: Sébastien Le Prestre de Vauban († 1707); Théophile Malo Corret de La Tour d'Auvergne († 1800); Charles Victoire Emmanuel Leclerc († 1802); Dermide Leclerc († 1806 (fraglich); Catherine de Wurtemberg († 1835); Napoléon I. († 1821, fraglich, s. o.) (vgl. MUSÉE DE L'ARMÉE – HÔTEL DES INVALIDES: Fiche-monument Dôme des Invalides: Fiche-monument: Les tombeaux et monuments funéraires. URL: https://www.musee-armee.fr/fileadmin/user_upload/Documents/Support-Visite-Fiches-Presentation/dome-tombes.pdf (besucht am 10.05.2019)).

[635] „Pauline fait placer le cœur de son mari dans une urne. Elle y dépose aussi le cœur de son fils Dermide, (1798–1806)" (ebd.).

[636] In der Familiengruft der Schlosskirche von Ludwigsburg.

[637] A. DIETZ: Ewige Herzen, S. 79.

[638] ANON.: Une cérémonie patriotique: Translation aux Invalides du Cœur de La Tour d'Auvergne. In: Le Petit Journal, 10. Apr. 1904. URL: http://cent.ans.free.fr/pj1904/pj69910041904.htm (besucht am 14.05.2017).

[639] Vgl. auch FN 634.

[640] Napoléon hatte befohlen, den an den Folgen einer schweren Verletzung in der Schlacht bei Aspern Gestorbenen einzubalsamieren.

[641] Mit „Mozkowa" ist hier der Fluss Moskwa gemeint, an dem Borodino liegt.

[642] Vgl. Austin Paul BRITTEN: 1812 – Napoleon's invasion of Russia. London: Greenhill Books 2000, S. 325.

[643] Die Inschrift lautet: „ICI REPOSE LE CŒUR / DE JEAN BAPTISTE BESSIERES, / MARECHAL DE FRANCE, DUC D'ISTRIE / COLONEL GÉNÉRAL DE LA CAVALERIE / DE LA GARDE IMPÉRIALE. / GRANDE CROIX DE LA LÉGION D'HONNEUR / DE S. HENRI DE SAXE. / DE CHRIST DE PORTUGAL. / DE LEOPOLD D'AUTRICHE. / NE A PRESSAC DEP. DU LOT / LE AOUT 1768. / TUÉ D'UN BOULET EN / COMBATANT / POUR LA FRANCE Á WEISSENFELS / PRÉS LUTZEN LE 1 MAI 1813 / DE PROFUNDIS" (Bertrand BEYERN: Prayssac, église Saint-Barthélemy. 3. Nov. 2015. URL: https://www.bertrandbeyern.fr/spip.php?article638 (besucht am 08.07.2019)).

[644] Vgl. Hans Hellmut JANSEN: Das Denkmal Moreaus in Dresden. In: Friedhof und Denkmal 43 (1998), S. 23–27, S. 24.

[645] Fürst Repnin, damals Gouverneur von Sachsen, ließ das zwei Meter hohe Denkmal vom Hofbaumeister Thormeyer und vom Bildhauer Kühn auf einem Hügel über dem Elbtal errichten. Auf einem einen Meter hohen Granitblock ruht ein klassischer Kürassierhelm mit hoher Raupe mit Schwert und Lorbeerfeston. Die Inschrift lautet: „Moreau, der Held, fiel hier an der Seite Alexanders. Den 27. August 1813." Das Monument bezeichnet nicht den Ort, an dem der General, eine halbe Pferdelänge vor dem Zaren Alexander reitend, von der aus einer französischen Batterie abgefeuerten Kugel getroffen wurde. Dieser liegt weiter nach Zschernitz zu, heute noch beschatten drei Eichen als Symbol der drei verbündeten Herrscher die Stelle (vgl. ebd., S. 26).

[646] Vgl. ebd., S. 26.

[647] Vgl. ebd., S. 26.

[648] Vgl. HARTSHORNE: Enshrined Hearts, S. 382.

Anmerkungen zu Kapitel 8

[649] Inschrift auf der braunen, in einer Nische stehenden Urne: CŒUR DE JEROME. LOUIS. FRANÇOIS. JOSEPH. COMTE DURAZZO. SENATEUR. NE Á GÉNES DEPARTEMENT DE GÉNES. LE XX MAI M.DCCXXXIX. MORT Á GÉNES LE XXI JANVIER MDCCCIX.

[650] Inschrift auf einer Tafel unter der in einer Nische stehenden Urne: CŒUR DE PIERRE SERS – SENATEUR COMTE DE L'EMPIRE – NE A PLEGADES DEPARTMENT DU TARN – LE X MAI MDCCXLVI – MORT LE XVI SEPTEMBRE MDCCCIX.

[651] Vgl. Philippe LANDRU: Cimetières de France et d'ailleurs: Narrosse (40): église. 30. Okt. 2020. URL: https://www.landrucimetieres.fr/spip/spip.php?article5971 (besucht am 21.03.2021).

[652] Üb. d. Verf.: „Den Gatten, auch in der Asche vereint".

[653] Vgl. COURTÉPÉE: Description Générale et Particuliére de Duché de Bourgogne, S. 597.

[654] Vgl. Philibert COMMERSON: Testament singulier Dem. Commerson, docteur en médicine, Médecin Botaniste & Naturaliste du Roi. Fait le 14 & 15. Décembre 1766. Paris 1774. URL: https://books.google.de/books?id=w6qMVt9gJeoC (besucht am 02.03.2018), S. 4f.

[655] L. PÈRE: Recherches Historiques sur la Ville d'Orleans du 8 Juillet 1816 au 15 Septembre 1850. Orléans: J.-B. Niel 1845.

[656] Vgl. Marie-Christine PÉNIN: Tombes et sepultures dans les cimetières et autres lieux: Cimetière de Picpus. URL: http://www.tombes-sepultures.com/crbst_756.html (besucht am 07.07.2019).

[657] Vgl. Jules MOIROUX: Le Cimitière du Père Lachaise. A. Marechal 1908. URL: https://gallica.bnf.fr/ark:/12148/bpt6k6423517n/f203.texteImage (besucht am 24.06.2019), S. 177.

[658] Vgl. P. BAUER: Deux siècles d'histoire au Père Lachaise, S. 782.

[659] Vgl. MOIROUX: Le Cimitière du Père Lachaise, S. 106.

[660] Vgl. Pierre-Yves BEAUDOUIN: Wikimedia Commons: Grave of Charles-Étienne Gudin. 19. Juni 2013. URL: https://commons.wikimedia.org/wiki/File:PÃlre-Lachaise_-_Division_40_-_Gudin_05.jpg (besucht am 16.05.2019).

[661] MOIROUX: Le Cimitière du Père Lachaise, S. 183.

[662] Vgl. ebd., S. 258.

[663] Vgl. Marc ALLÉGRET: Morand Charles Antoine Louis Alexis (1771–1835), Général, Comte de L'Empire. In: Revue du Souvenir Napoléonien 462 [10/2005-01/2006] (2005), S. 75–76. URL: https://www.napoleon.org/histoire-des-2-empires/biographies/morand-charles-antoine-louis-alexis-1771-1835-general-comte-de-lempire/ (besucht am 09.01.2021).

[664] Vgl. MOIROUX: Le Cimitière du Père Lachaise, S. 262.

[665] COYAU: Wikimedia Commons: Grave of d'Eymar. 8. März 2014. URL: https://commons.wikimedia.org/wiki/File:PÃlre-Lachaise_-_Division_17_-_d%27Eymar_05.jpg (besucht am 24.06.2019).

[666] Vgl. MOIROUX: Le Cimitière du Père Lachaise, S. 225.

[667] Pierre-Yves BEAUDOUIN: Wikimedia Commons: Grave of Montègre. 10. Nov. 2013. URL: https://upload.wikimedia.org/wikipedia/commons/f/fa/Pere-Lachaise_-_Division_11_-_Montegre_03.jpg (besucht am 11.01.2020).

[668] Vgl. MOIROUX: Le Cimitière du Père Lachaise, S. 47.

[669] Vgl. ebd., S. 119.

[670] Sein Grab befindet sich auf dem Evere-Friedhof in Brüssel.

[671] Höchster Geistlicher des französischen Hofes.

[672] Pierre Jean-Baptiste LEGRAND D'AUSSY: Des Sépultures nationales, et particulièrement de celles des Rois de France. Paris: J. Esmaux 1824, S. 483, zit. n. BRADFORD: Heart Burial, S. 60.

[673] Vgl. Archives des monuments historiques, Section Objets d'art, Dossier Seine-Saint-Denis, Projet de dépôt, de la basilique, de l'urne contenant le cœur du duc de Berry, zit. n. E. A. BROWN: Death and the Human Body in the later Middle Ages, S. 264 und BRADFORD: Heart Burial, S. 59.

[674] Louise-Isabelle d'Artois, petite-fille de France (* 13. Juli, † 14. Juli 1817).

[675] Nicolas VERNOT: Persönliche Mitteilung an den Verfasser. Historiker, Herblay. 26. Jan. 2013.

[676] Vgl. Mathias DUVAL: Le poids de l'encéphale de Gambetta. In: Bulletins de la Société d'anthropologie de Paris 9 (1886), S. 399–416.

[677] Vgl. Docteur CABANES: Légendes et curiosités de l'Histoire. Bd. 5. Paris: Albin Michel 1890, 261–281 (L'odyssée du cœur de Gambetta et autres reliques notoires).

[678] Vgl. ANON.: France to Honor Unknown Dead. With Heart of Gambetta Soldier's Body will be interred in Pantheon. In: The New York Times, 3. Nov. 1920.

[679] Vgl. ANON.: Gambetta's Heart carried in procession – France celebrates Armistice. In: The Mail, 13. Nov. 1920.

[680] Vgl. Jacques BENOIST: Le Sacré-Cœur de Montmartre. De 1870 à nos jours. Bd. 1 (Coll. patrimoine). Paris: Editions Ouvrières 1992, S. 44.

[681] ebd., S. 44.

[682] „Im Leben verschrieb er sich dir, oh Herr, von ganzem Herzen; im Sterben weihte er deinem Herzen das seine."

[683] Vgl. Hortense DUFOUR: La comtesse de Ségur, née Sophie Rostopchine. Paris: Flammarion 2008.

[684] ANSELME: Histoire Genealogique et Chronologique de la Maison Royale de France Bd. 1 (1726), S. 843.

[685] Vgl. ARIÈS: Geschichte des Todes, S. 494.

[686] Vgl. ANON.: La maison de Charles Maurras, un héritage… plutôt encombrant. 16. Sep. 2012. URL: http://www.ledauphine.com/loisirs/2012/09/15/la-maison-de-charles-maurras-un-heritage-plutot-encombrant (besucht am 13.07.2019).

[687] Vgl. Philippe LANDRU: Cimetières de France et d'ailleurs: Joly Robert de (1887–1968). 1. Jan. 2014. URL: http://www.landrucimetieres.fr/spip/spip.php?article4225 (besucht am 30.12.2014).

9 Die Herzbestattung in England, Irland und Schottland

9.1 Vorbemerkung

Zu den drei großen mitteleuropäischen Nationen, deren Eliten frühzeitig, in größerer Zahl und kontinuierlich bis in die Moderne Herz- oder Teilbestattungen praktizierten, gehörte England bzw. Großbritannien.

Hier hatten die Normannen, das angevinische Königtum mit seinem Machtbereich in Frankreich bzw. die Plantagenets den angelsächsischen Reliquienkult übernommen. Die Verfassung bestand aus einer Monarchie mit einem ausgeprägten Feudalsystem von Grafschaften. Der englische Adel beteiligte sich wie der französische und deutsche frühzeitig an den Kreuzzügen und wie in diesen beiden Ländern wurde die Funeralsitte zu einem Privileg der Monarchie, die sich aufgrund ihrer Geschichte im Mittelalter von den französischen Königen beeinflussen ließ, sowie des Hof- und sonstigen Adels und der hohen Geistlichkeit. Während in der französischen Aristokratie, später auch bei den Wittelsbachern und Habsburgern der Leichnam häufiger auf drei Stätten verteilt wurde, wurde in England meist auf eine öffentliche Eingeweidebestattung verzichtet.[1]

Trotzdem spielte auch hier für die Entstehung des elitären Begräbnisritus die früh zur Anwendung kommende Entnahme der inneren Organe mit der daraus resultierenden Sonderbehandlung des Herzens zur Leichenkonservierung neben den persönlichen und dynastischen Motiven eine entscheidende Rolle.[2]

Die Mumifizierung durch Einschlagen in mit Wachs und anderen Essenzen getränkte Tücher und die öffentliche Aufbahrung, später die Exposition einer *effigies*, eines Scheinleibes aus Holz, mit königlichen Gewändern ausgestattet, blieb noch Jahrhunderte Bestandteil der englischen Sepulchralriten.[3]

Die ersten Versuche, sich dem Phänomen der Herzbestattung monographisch zu nähern, stammen aus der Feder englischer Autoren, von HARTSHORNE (*Enshrined Hearts*)[4] aus dem Jahr 1861 und von BRADFORD (*Heart Burial*)[5] von 1933. Sie sind chronologisch-biographisch aufgebaut und betreffen vor allem englische Persönlichkeiten, versuchen aber, das übrige Europa, wenn auch in geringem Umfange, miteinzubeziehen.

Weitere frühe englischsprachige Werke, die vorwiegend einheimische, daneben auch Beispiele aus dem übrigen Mitteleuropa – z.T. historisch zweifelhaft – in Einzelkapiteln enthalten, stammen von Thomas Joseph PETTIGREW, Thomas Firminger THISELTON-DYER, Richard Robert MADDEN und GOUGH.[6]

Eine umfangreiche Übersicht und Beschreibung getrennter Bestattungen, vor allem von Herzbestattungen, aus dem Spätmittelalter in England mit einer Trennung von sogenannten *brass monuments*, Grabplatten vorwiegend aus Messinglegierungen, die vor allem in England zu finden sind, und meist dreidimensionalen Herz- bzw. Eingeweidegräbern aus Stein, selten aus Holz, stammt von Sally F. BADHAM, die keinen Anspruch auf Vollständigkeit erhebt.[7]

9.2 Westminster Abbey als Grablege der Plantagenets

Aus angelsächsischer Zeit gibt es nur Legenden zur Teilung prominenter Verstorbener, Kenntnisse einfacher Balsamierungspraktiken existierten, wahrscheinlich kamen detailliertere Techniken erst mit den Normannen vom Festland.[8]

Als der König von Northumbria, Edwin, nach seinem Tod auf dem Schlachtfeld († 633) als Heiliger verehrt wurde, soll sein Kopf in seine Taufkirche, das Münster von York, gekommen sein.[9]

Später versuchten die englischen Könige nach französischem Vorbild die Idee einer dynastischen Grablege zu verwirklichen[10] und wählten die Klosterkirche der Benediktinerabtei West Minster bei London. Hier wollte bereits der angelsächsische König Sebert († 616) begraben werden, ebenso Edward the Confessor, der als Letzter seiner Dynastie 1066 verschied.[11] Bis ins Jahr 1400, als Richard II. starb, der auch dort bestattet werden wollte, war die Abtei die Grablege der englischen Könige und ihrer Angehörigen, die dem Hause der Plantagenets entstammten. Dann fiel die Regentschaft an eine Nebenlinie, das House of Lancaster, dessen Mitglieder anderen Stätten den Vorzug gaben. Ab dem 17. Jahrhundert wurde die Abtei zu einem Mausoleum von Helden und sonstigen Berühmtheiten des britischen Empire.[12]

Generell war der zeremonielle Aufwand der königlichen Begräbnisse im England des 12. und 13. Jahrhunderts gering, das änderte sich ab dem 14. Jahrhundert.[13]

Heinrich III. und vor allem sein Sohn Edward I. begründeten erst die eigentliche Bedeutung der Westminster Abbey als Familiengrablege. Heinrich war 1269 der Einladung des französischen Königs Ludwig IX. zu einem Kreuzzug gefolgt. Dieser hatte Saint-Denis, das schon von den Merowingern und Karolingern als königliche Grabstätte gewählt worden war, zum Bestattungsort der französischen Könige bestimmt und die sterblichen Reste seiner Vorgänger auf dem Thron in möglichst geschlossener Reihe exhumieren und überführen lassen. 16 Grabbilder ausgewählter Könige und Königinnen im Chor von Saint-Denis sollten auf die traditions- und ruhmreiche Vergangenheit der französischen Monarchie hinweisen und damit ein besonderes Licht auf die Entfaltung der königlichen Macht unter Ludwig IX. werfen.

Edward I. wollte Westminster Abbey zum gleichen Status wie Saint-Denis verhelfen. Dies war schwieriger, da bedingt durch die normannische Machtübernahme sich erst allmählich ein Gefühl der Zugehörigkeit zu England unter der normannischen bzw. angevinischen Dynastie entwickelte. Allerdings kamen in dieser Zeit keine Herzen in die Abtei, wenngleich diese Sitte auch einigen Plantagenets ein Anliegen war und später, vom 16. bis zum 18. Jahrhundert, auch in Westminster Abbey praktiziert wurde.

9.3 Normannenherzen in England

Wilhelm der Eroberer, der erste Normannenkönig in England, starb 1087 im Kloster Saint-Gervais in Rouen, wurde einbalsamiert und in Saint-Étienne in Caen begraben.[14] Eine Herz- bzw. Eingeweideentnahme fand nicht statt.

Von seinem Nachfolger und Sohn Wilhelm II. gibt es ebenfalls keinen Hinweis auf Entnahme seiner Interiora, hingegen existieren ausführliche Berichte über die postmortale Behandlung seines jüngeren Bruders und Nachfolgers Heinrich I. (1068–1135). Als dieser an einer Nahrungsmittelvergiftung in Lyons-la-Forêt bei Rouen in der Normandie starb, sollte seinem Wunsch entsprochen werden, ihn nach England, ins Kloster Reading, das er gegründet hatte, zurückzubringen. Zunächst blieb der Leichnam längere Zeit in Rouen liegen, dort wurden Eingeweide, Gehirn und die Augen begraben. Die faulenden Reste wurden, in Ochsenleder eingehüllt, ins Kloster gebracht und dort bestattet.[15]

Von seinem Herzen ist in den zitierten zeitgenössischen Quellen nicht die Rede. Es soll mit den Eingeweiden in die Abteikirche Le Bec von Notre-Dame-du-Pré bei Rouen gekommen sein, wo 1167 auch seine Tochter Mathilda begraben wurde[16] und das seine Mutter Mathilde gegründet hatte.[17] Heinrich I. und seine Tochter hatten die Mönche dieses Benediktinerklosters reich mit Spenden und Privilegien bedacht.

Vielleicht war das Herz des normannischen Barons William de Percy, das aus dem Heiligen Land zurückgebracht wurde, das erste, von dem diese später so häufige, mit Emotionen, Mythen und Legenden beladene Heimkehr berichtet wird.[18] Der Kreuzritter starb auf dem Ersten Kreuzzug im Herbst 1096, Jerusalem vor Augen, auf dem Hügel Montjoy und wurde in Antiochia begraben. Sein Knappe Ralf de Eversley soll sein Herz in die Kapelle der Abtei Whitby,[19] die der Ritter gegründet hatte, zurückgebracht haben.[20]

9.4 Herzbestattungen bei den Plantagenets

Dieses Geschlecht hatte von seinen normannischen Vorfahren die Sitte übernommen, seinen toten König aufzubahren und auszustellen, ihn vorher auszunehmen und mit Kräutern und Essenzen zu mumifizieren.

Der Enkel Heinrichs I., Heinrich II., Sohn der Kaiserin Matilda, erster Plantagenet, starb 56-jährig 1189 in Chinon und wurde im französischen Teil seines Reiches, in Fontevraud, bestattet.[21] Unklar bleibt, ob sein Herz entnommen wurde: Im Konvent St Margaret in Edinburgh, seit 1986 Gillis Centre der Erzdiözese Saint Andrews und Edinburgh, wurde eine herzförmige Bleiurne mit einem einbalsamierten Herzen aufbewahrt, das von diesem Plantagenet stammen sollte.[22] Sie stammte aus Fontevraud, wo sich sechs angevinische Königsgräber befanden.[23] Deren Lage wurde mehrfach verändert, sie wurden durch Plünderungen beschädigt, jetzt sind nur noch vier vorhanden. Bei der letzten gewaltsamen Öffnung durch den revolutionären Pöbel 1793 wurde diese Herzurne herausgenommen. Sie kam nacheinander in den Besitz zweier Privatpersonen, dann ins Museum von Orléans.[24]

Es handelte sich um ein einbalsamiertes und getrocknetes Organ, eingeschlossen in einem spielkartenherzförmigen Bleigefäß aus zwei unvollständig verlöteten Hälften ohne Ornamente oder Inschriften. Es wurde in eine Zedernholzkiste mit Schloss und Schlüssel gelegt, die das Schild trug „Herz Heinrichs II. von England".

1857 übergab der Bürgermeister von Orléans das Herz dem Bischof James Gillis von Edinburgh als Geschenk der Stadt an die britische Regierung. Der Geistliche wollte es in Westminster mit kirchlichem Zeremoniell aufstellen, was vom britischen Premier Lord Palmerston abgelehnt wurde. Daraufhin übergab Gillis das Herzgefäß dem Ursulinenkloster St. Margaret's Convent in Edinburgh.[25]

Eine Nonne des Klosters, S. Siobhan, beschrieb das Gefäß in der Bibliothek:

> Henry's heart was kept in the upstairs library in the same area of the French royal busts. St. Margaret's offered the heart to Edinburgh museum but they turned it down saying that they no longer accept human remains. My best guess is that it went to Chavagnes with all the other historical things. [...] All the sisters who were involved in caring for the St. Margaret's museum artefacts are now dead. I remember being shown Henry's heart on a few occasions. It was kept in a small wooden chest and had some papers telling of its history and its journey to Edinburgh with lots of faded seals. It was sealed inside a silver heart-shaped case which I occasionally polished. The case was about the size of a tennis ball and a bit dented. The heart rattled inside it and seemed like the size of a walnut. It was quite heavy for its size.[26]

Das Kloster wurde 1986 aufgelöst[27] und in ein Kongresszentrum der Erzdiözese integriert. Die letzten Ursulinen, die das Herz vergeblich dem Edinburgh Museum angeboten hatten, fanden im französischen Ursulinenkloster in Chavagnes-en-Pailliers in der Vendée Aufnahme. Der Verbleib der Herzkapsel blieb zunächst unbekannt.

Jetzt befindet sie sich in den Scottish Catholic Archives in Edinburgh, wo auch eine aus den Jahren 1857–1903 stammende, umfangreiche Sammlung von Dokumenten und Briefen, das Organ, seine Herkunft und seine Geschichte betreffend, aufbewahrt wird.[28] Darunter zweifeln bereits mehrere Briefe seine Provenienz an.

Das einbalsamierte und getrocknete Organ ist in ein bleiernes, spielkartenherzförmiges Behältnis mit randständigen Defekten eingeschlossen und wird in einer Holzkiste, in Watte eingebettet, aufbewahrt.

Im Dezember 2019 ordnete eine Radiocarbon-Altersbestimmung das Gewebe ins 16. bis 18. Jahrhundert ein. Die Isotopenanalyse der Bleihülle sprach für eine Herkunft aus England oder Frankreich.[29] Damit bleibt die Zuordnung unklar, Heinrich II. scheidet als Träger aus. Vor dieser paläoanthropologischen Analyse wurde auch diskutiert, dass es sich um das Herz Heinrichs III. handeln könnte.[30]

Dieser Heinrich III. (1207–1272) hatte Fontevraud zum Ruheort seines Herzens bestimmt,[31] weil dort seine angevinischen Vorfahren begraben waren. Es sei in einer goldenen Vase in das Grab seiner Mutter Isabella von Angoulême gelegt worden.[32] Sein Körper kam in die Westminster Abbey[33] zu Edward the Confessor,

9.4. Herzbestattungen bei den Plantagenets

den er sehr verehrte. Das Goldgefäß sei in den Wirren der Revolution durch ein bleiernes ohne Aufschrift ersetzt worden.

Es existiert aber kein zeitgenössischer Hinweis, dass Heinrichs III. Herz einbalsamiert und getrennt bestattet wurde, sein Begräbnis sei vielmehr schlicht und hastig erfolgt. Allerdings existiert ein Erlass Edwards I. (Longshanks), seines Vaters Herz der Äbtissin von Fontevraud anzuvertrauen.

Dessen Herz – also Edwards I. – ist zumindest der Legende nach begraben worden. Anlass und Vorbilder für ein solches Vermächtnis gab es in seiner Umgebung genug, so die Bestattung des Herzens seines Großvaters (Johann Ohneland, † 1216), seines Großonkels (Richard I. † 1199), seines Vaters und seiner Mutter (Eleonore von der Provence, † 1291), seines Onkels (Richard von Cornwall, † 1272), seiner ersten Gemahlin (Eleonore von Kastilien, † 1290) (zu diesen s. Kap. 9.4), mehrerer seiner Kinder,[34] später der Herzen seiner Gegner, des französischen Königs Philipp IV. (s. Kap. 8.4) und des schottischen Königs Robert the Bruce († 1329, s. Kap. 9.8).

Als Thronfolger hatte er sich bereits am Kreuzzug Ludwigs des Heiligen (s. Kap. 8.3) beteiligt und mit dessen Bruder Karl von Anjou (s. ebd.) gekämpft. Als er auf einem Feldzug gegen Robert the Bruce am 7. Juli 1307 nach mehreren Tagen Krankenlager in Burgh by Sands starb, soll er bestimmt haben, dass wenigstens sein Herz nach Jerusalem mit 32.000 Pfund Sterling zur Verschönerung des Heiligen Grabes gebracht werden sollte, weil er nicht wie beabsichtigt in einem zweiten Kreuzzug die heiligen Stätten habe befreien können.[35] Zumindest ein Lied, nicht lange nach seinem Tod verfasst, spricht von diesem letzten Wunsch des Sterbenden.[36] Der Corpus wurde zunächst in die Waltham Abbey, dann nach London in das Kloster der Heiligen Dreifaltigkeit, dann nach St. Paul's und endlich in die Westminster Abbey gebracht.[37]

Der Verbleib des Herzens, das nicht ins Heilige Land gelangte, bleibt unklar. Obwohl der König jedem „ewige Verdammnis" gewünscht hatte, der die für die Überführung des Herzens vorgesehene Summe für andere Zwecke verwenden würde,[38] missachtete der Sohn Edward II. den väterlichen Befehl.

Da der Leichnam überführt werden musste, könnte eine Entnahme der Viscera und des Herzens erfolgt sein. Von einer Einbalsamierung wird berichtet.[39] BRADFORD zitiert einen französischen Historiker, der behauptet, das Herz sei durch die Äbtissin von Fontevraud, Aliénor (Eleonore) de Bretagne, eine Nichte des Verstorbenen, in einer kunstvoll bearbeiteten goldenen Urne in die Abtei gebracht und neben dem Grab Heinrichs II. aufgestellt worden.[40] Ein Mönch namens Bénard habe das Gefäß mit der Jahreszahl 1308 gezeichnet. 1774 sei das Grab des Königs in der Westminster Abbey geöffnet worden. Im Protokoll habe der dabei anwesende Sir Joseph Ayloffe geschrieben,[41] dass wegen des Gelöbnisses des Verstorbenen eine Einbalsamierung notwendig gewesen sei. Der Leichnam sei allerdings fast vollständig erhalten gewesen, ohne Spuren von Einschnitten und „nothing of the presence or otherwise from the heart".

9. Die Herzbestattung in England, Irland und Schottland

Eine der am häufigsten zitierten Herzbestattungen war, wie bereits angemerkt, die von Edwards Großvater, Richard I. Löwenherz († 1199), Sohn Heinrichs II., in seinem französischen Herrschaftsgebiet in der Kathedrale von Rouen.[42]

Richards vor ihm (1183) verstorbener älterer Bruder, Heinrich der Jüngere, der um sein Erbe, den Thron von England, immer wieder kämpfte, hatte bereits, um seinen Machtanspruch auf die verschiedenen Lehen auch posthum aufrechtzuerhalten, verfügt, seine Augen, sein Gehirn, seine Eingeweide und den Leib an verschiedenen Orten zu begraben.[43] In den *Gesta Henrici Secundi* heißt es dazu:

> Defuncto itaque rege filio, familiares sui qui aderant extractis visceribus et cerebro, corpus suum sale multo aspersum, plumbo et coriis taurinis involvunt, ut sic Rotomagnum deferrent, ibidem sepeliendum sicut ipse praeceperat.[44]

Der so behandelte Corpus wurde in Rouen beigesetzt.[45] Die Eingeweide mit dem Hirn verblieben am Sterbeort, der Burg Martel bei Limoges, nach anderen Quellen in Grandmont bei Limoges.[46]

Ein weiterer Bruder und Nachfolger, Johann Ohneland, Großonkel Edwards I., verzichtete nach mehreren Niederlagen gegen den französischen König Philipp II. August auf all seinen Besitz südlich der Loire. Als er im Jahr 1216 starb, wurde sein Leichnam wie der seines älteren Bruders behandelt. Sein Beichtvater, der Abt von Crokestone (Croxton), sezierte den Leichnam, entnahm eigenhändig die Viscera und behielt Herz und Eingeweide im Kloster, der Corpus wurde in Worcester bestattet. Der König hatte dem Kloster mit einer Landschenkung sein Herz vermacht.[47]

Die erste Gemahlin Edwards I., Königin Eleonore von Kastilien, die ihrem Gemahl sogar 1270 auf dem Kreuzzug ins Heilige Land gefolgt war, verstarb 1290 49-jährig in Harby in der Nähe von Lincoln auf einem Feldzug gegen die Schotten. Sie war eine Schwester Alphonsos X. von Kastilien (s. Kap. 11.13) und in der Kathedrale von Burgos mit Edward getraut worden. Sie sei fromm, barmherzig und bescheiden, eine Stütze des gesamten Königreiches gewesen.

In Lincoln wurden ihre Eingeweide entnommen und noch am gleichen Tage in der Kathedrale nahe des Hochaltars im Engelschor beigesetzt,[48] das Eingeweidegrabmal, eine Tumba mit einem vergoldeten Bronze-Gisant der Königin, wurde im 17. Jahrhundert im englischen Bürgerkrieg zerstört. Seine Inschrift lautete: „Hic sunt sepulta viscera Alianore Quondam Reginae Angliae uxoris Regis Edvardi filii Regis Henrici cujus anime propitietur Deus Amen † Pater Noster."[49]

Der Corpus wurde mit Gerste gefüllt,[50] einbalsamiert, in Leinen gewickelt und auf offener Bahre zusammen mit dem Herzen in einem zweiwöchigen Leichenzug, vom König und Gefolge begleitet, in die Westminster Abbey nach London gebracht und dort mit großem Gepränge beigesetzt. Hier ist der Bronze-Gisant erhalten.[51] Ihr Grabbild ähnelt deutlich dem der Königin Berthe (Bertrada die Jüngere) in Saint-Denis. Dieser Typ des idealisierten höfischen Herrscherbildes hat Eleonores Bild angeregt, ein weiterer Hinweis auf die enge Verbindung der beiden königlichen Grablegen.

Zwei Tage später fand die Beisetzung des königlichen Herzens in einer goldenen, von einem Engel getragenen Urne zusammen mit dem ihres bereits 1284

9.4. Herzbestattungen bei den Plantagenets

mit elf Jahren verstorbenen Sohnes und Thronfolgers Alphonso und dem ihres Vertrauten John de Vescy († 1289), der das königliche Paar auf dem Kreuzzug von 1270 begleitet hatte, in einer nördlichen Seitenkapelle der Blackfriars Church[52] in London statt.[53] Eleonore hatte die Herzbestattung ihres Sohnes in dieser Kirche veranlasst, wie der Chronist William Rishanger berichtet.[54] Die drei Herzen wurden in einem Grabmal zusammengeführt, wohl ebenfalls auf Wunsch der Königin, denn ansonsten hätte hierfür kein Anlass bestanden. Die königliche Familie und ihr Hofstaat bevorzugten offensichtlich die Dominikaner als Hüter der Herzen ihrer frühverstorbenen Kinder, denn auch die der Geschwister Margaret und John de Valence, Kinder eines Günstlings Edwards I. († 1276 und 1277), kamen zu ihnen.[55]

Das Herz eines zweiten, als Kind verstorbenen Sohnes namens Heinrich (1268–1274) hätten die Dominikaner von Guildford auf Bitten seiner Großmutter Eleonore de Provence übernommen.[56]

Ein jüngerer Bruder Edwards I., Edmund Crouchback, ebenfalls Kreuzfahrer auf dem Siebten Kreuzzug, bei dessen Teilnehmern viele Herzbestattungen stattgefunden hatten, verstarb 1296 in Bayonne. Er wurde im Franziskanerkloster dieser Stadt einbalsamiert, mit Gewürzen konserviert und erst im folgenden Jahr nach England, in die Westminster Abbey, überführt.[57] Sein Herz wurde den Londoner Klarissen außerhalb Aldgates übergeben, deren Kloster er gestiftet hatte.[58] Es wurde auf der Nordseite des Hochaltars beigesetzt. In einer alten Quelle heißt es:

> In p'mis lorde Edmunde ffounder of the sayd monastorye Erle of lancastre leicestre and Derbe whiche lord Edmunde was Son of kyng henry the third and Brother to king Edward the ffirst And his hart ys buryed at the North end of the high Awter in the mynorysse And his body ys buryed at Westm' in the Abbey.[59]

Edwards Mutter, Eleonore von der Provence (1223–1291), Gattin Heinrichs III., Schwägerin des französischen Königs Ludwig IX., des Heiligen, und des Königs von Sizilien, Karl I. von Anjou, sowie des deutschen Königs Richard von Cornwall (s.u.), bestimmte wie all diese Verwandten eine Kirche zur letzten Ruhe ihres Herzens: Wie ihre Schwiegertochter Eleonore von Kastilien wurde sie einbalsamiert, die Viscera wurden entnommen, der Leib wurde mit Gewürzen aufgefüllt und sechs Wochen später[60] am Sterbeort, dem Benediktinerinnenkloster in Amesbury, in das sie vorher als Nonne eingetreten war, begraben.[61] Ein weiterer Monat verging, bis Edward das Herz seiner Mutter in einem goldenen Gefäß („cor matris auro inclusum"[62]) ihrem nahen Verwandten, dem Ordensgeneral der Franziskaner in der Greyfriars Church in London, übergab.[63] Das Register des Klosters enthielt folgenden Eintrag: „(In Primis, de Choro). Ad eius capud in archu eiusdem muri jacet Cor sancte memorie domine Aleonore filie comitis Provincie, et xoris Regis Henrici Tercii."[64]

Jahre vorher hatte bereits ihre Tochter, Beatrice (1242–1275), Herzogin der Bretagne, die ihren Gatten Jean II. de Bretagne ins Heilige Land begleitet hatte, ihr Herz der Abtei von Fontevraud versprochen, wohin es ihr Gatte auch gebracht haben soll und wo sich, zumindest zu dieser Zeit, das Herz ihres Vaters befand.[65]

Ihre Mutter, also Beatrices Großmutter, Beatrice von Savoyen (1205–1266), wollte in der Grande Chartreuse, dem Mutterkloster des Kartäuserordens in Frankreich,

9. Die Herzbestattung in England, Irland und Schottland

begraben werden. Da weibliche Bestattungen dort nicht erlaubt waren, fand der Generalabt Riffier eine Ersatzlösung: Er gestattete das Begräbnis ihres Herzens im Kloster.[66]

Eleonores Schwager Richard, Earl von Cornwall, Bruder Heinrichs III., war sogar von 1257–1272 römisch-deutscher König. Auch er hatte im Heiligen Land mehr oder weniger erfolgreich gekämpft. Nach seinem Tod auf seinem Landgut Berkhampstead, Hertfordshire, im Jahr 1272 ließ seine dritte Gattin, Beatrix von Falkenburg (s.u.), sein Herz in einer prächtigen Pyramide[67] im Chor der Franziskanerkirche von Oxford aufbewahren[68] und ihren Leichnam fünf Jahre später in dessen Nähe, also nicht zu seinem Corpusgrab in der Kirche der Hayles Abbey, bringen.[69]

Vielleicht ist das Herz Richards auch an einen anderen Ort gekommen, in das Mutterkloster der Hayles Abbey, nach Beaulieu Abbey, die sein Vater gegründet und sein Bruder intensiv gefördert hatte. Beide Abteien sind nach ihrer Auflösung so verändert worden, dass Recherchen nicht mehr möglich sind. Aber 1872 fand man an der Außenseite einer schmalen Türe des früheren Torhauses der Beaulieu Abbey einen großen bearbeiteten Sandsteinquader mit zwei nebeneinanderliegenden Hohlräumen mit kreisförmigem Grundriss, die als Herzgrab für ein Ehepaar gedeutet wurden. In einer Höhlung fand sich ein beschädigtes rundes Tongefäß, das aus dem Seinetal in Frankreich stammte, in dem ein Herz eingeschlossen gewesen sein könnte. Die regional-historische Interpretation geht davon aus, dass hier die Herzen von Richard und seiner Beatrix vereint worden seien.[70]

Bei weiteren Angehörigen Richards von Cornwall wurden Herzbestattungen vorgenommen, als spektakulärste die seines Sohnes Henry of Almain (1235–1271): Dieser wurde auf der Rückkehr vom Siebten Kreuzzug in Viterbo von seinem Vetter Guy de Montfort erschlagen.[71] Seine Viscera blieben in der Kirche Santa Maria in Gradi in Viterbo, die Knochen[72] kamen in die von seinem Vater gestiftete Abtei von Hayles in Gloucestershire, das Herz in einem vergoldeten Gefäß in die Nähe des Schreins von Edward the Confessor in die Westminster Abbey, wo es heute nicht mehr nachweisbar ist.[73]

Nach Hayles, das zu einer Nebengrablege der Cornwalls wurde, kamen auch die Knochen von Heinrichs jüngerem Bruder Edmund, 2. Earl von Cornwall († 1300), der der Abtei ein Gefäß mit „Heiligem Blut" gestiftet hatte.[74] Das Herz fand in der Konventualenkirche des von ihm gestifteten College von Ashridge, dem er ebenfalls einen Teil der Blutreliquie überlassen hatte, neben dem des Heiligen Thomas von Cantilupe (s. Kap. 13.7) seine letzte Ruhe.[75] Fleisch und Viscera des *more teutonico* Behandelten wurden an anderer Stelle der Kirche begraben.[76]

Des Königs erste Gattin Isabella (Marshal) von Pembroke, die Mutter des ermordeten Henry of Almain, starb 1240. Sie wollte, als sie bei der Geburt eines Kindes mit 39 Jahren starb, bei ihrem ersten Gatten Gilbert de Clare in der Abtei von Tewkesbury bestattet werden. Richard von Cornwall verweigerte dies und ließ nur das Herz in einem vergoldeten Silbergefäß[77] in Gilberts Grab bringen,[78] den Corpus in der Beaulieu Abbey, die Eingeweide in der Nähe ihres Sterbeortes, in der Abtei von Missenden, begraben.[79]

224

9.4. Herzbestattungen bei den Plantagenets

Der Abt von Tewkesbury, Henry Siptun, der die Zeremonie zelebrierte, schrieb dazu:

> Postrema voce legavit cor comitissa
> Pars melior toto fuit huc pro corpore missa
> Hæc se divisit dominum recolendo priorem
> Huc cor quod misit verum testatur amorem
> His simul ecclesiæ sanctæ suffragia prosint
> Ut simul in requie cælesti cum Domino sint.[80]

Dass das Herz als wichtigster Teil des Körpers zu ihrem Gatten gebracht wurde, ist ein früher Hinweis für dieses Motiv bei dieser Begräbnisform.

Bereits einer ihrer Söhne aus erster Ehe mit Gilbert de Clare, Richard de Clare, ein Kreuzfahrer, war nach seinem Tod in Emersfield in Kent 1262 dreigeteilt worden.[81] Begraben liegt er unter einer aufwendigen Tumba in der Abtei von Tewkesbury bei seinen Eltern. Die Eingeweide wurden in Canterbury,[82] das Herz in dem von ihm gegründeten Augustinerkloster von Tonbridge[83] bestattet.[84]

Das Herz von Richards zweiter Frau, Sancha von der Provence († 1261), habe er nach Cirencester[85] oder ins Franziskanerkloster nach Oxford bringen lassen,[86] wohin zehn Jahre später sein eigenes kam, den Corpus nach Hayles.

Beatrix', der dritten Gattin († 1277), Herz soll ja in die Beaulieu Abbey gebracht worden sein (s.o.).[87]

Der Nachfolger König Edwards I. war sein vierter Sohn, Edward II. (1284–1327). Er war bei Adel und Volk wegen seiner Günstlingswirtschaft, politischer und militärischer Misserfolge – er verlor bei Bannockburn gegen Robert the Bruce (s. Kap. 9.8) – unbeliebt, musste abdanken, wurde gefangengesetzt und starb in dieser Gefangenschaft oder wurde ermordet.

Seine Gattin Isabella von Frankreich († 1358), Tochter König Philipps IV., mit der er zunächst eine gute Ehe führte, erzwang später zusammen mit ihrem Favoriten Roger Mortimer seine Abdankung und soll seine Ermordung angeordnet haben. Trotzdem ließ sie ihm ein glanzvolles Begräbnis in der Peters-Kathedrale in Gloucester ausrichten und sein Herz unter der Brust ihres Gisants des Alabastergrabes in der Mitte der Kirche der Grey Friars in London Newgate fast 30 Jahre nach seinem Tod beisetzen, wo 28 Jahre vorher die sterblichen Reste ihres hingerichteten Liebhabers Mortimer ihre letzte Ruhe gefunden hatten.[88] Das Grab existiert nicht mehr.

Ein Eintrag im Klosterregister (Registrum Fratrum Minorum) dokumentiert dieses zynische Vermächtnis:

> In medio chori in tumba eleuata de alabastro jacet Nobilis domina Isabella Regina, uxor Edwardi secundi dicti Carnaryuan, et filia Regis Philippi pulchri, Regis Francie: que obiit 22 die mensis Augusti, A dni 1358. Et sub pectore imaginis eius jacet Cor Regis Edwardi, mariti sui.[89]

Die Königin hatte sich schon 1323 von Papst Johannes XXII. die Erlaubnis geben lassen, ihren Leichnam auf drei Kirchen zu verteilen.[90] Die Version vom Franziskanerkloster als ihre letzte Ruhestätte[91] ist nicht unumstritten:[92] Lokale Quellen

9. Die Herzbestattung in England, Irland und Schottland

besagen, sie sei in der Kapelle ihres Sterbeortes in Castle Rising, Norfolk begraben worden und nur ihr Herz sei in die Tumba in der Minoritenkirche gekommen, die die Aufschrift „ISABELLA REGINA" trug.[93]

Die letzten Plantagenets, also Isabellas Sohn Edward III. und dessen Enkel Richard II., wurden ungeteilt in der Westminster Abbey begraben.

9.5 Königliche Herzbestattungen der Häuser Lancaster bis Hannover

Heinrich IV., der Erste aus dem Hause Lancaster, wurde nach seinem Tode 1413, wie eine spätere Exhumierung ergab, einbalsamiert und in der Kathedrale von Canterbury bestattet, über ein getrenntes Begräbnis von Herz und Eingeweiden ist nichts überliefert.

Sein Sohn Heinrich V. starb 35-jährig während eines Feldzugs in Frankreich 1422 in der Nähe von Paris. Zu seiner postmortalen Behandlung und zum Begräbnis existieren unterschiedliche Aufzeichnungen:[94] Enguerrand de Monstrelet, ein zeitgenössischer Chronist, berichtete, dass Heinrichs Eingeweide unmittelbar nach seinem Tod in der Benediktinerabteikirche von Saint-Maur-des-Fossés begraben wurden[95] und der einbalsamierte Corpus in einem Bleisarg nach England, in die Westminster Abbey, gebracht worden sei.

In einer anderen Quelle heißt es, der Leichnam sei gekocht und nur Knochen und Herz seien in die Westminster Abbey gebracht worden.[96]

Der Verbleib des königlichen Herzens bleibt unklar, denkbar wäre auch eine Bestattung mit den Eingeweiden.

Von Heinrichs Nachfolger, seinem Sohn Heinrich VI., dem Letzten aus dem Hause Lancaster, und den folgenden Königen aus dem Hause York gibt es keine Hinweise auf eine zeremonielle Bestattung von Leichenteilen.

Der erste Tudor, Heinrich VII. († 1509), wurde bei seiner 1503 verstorbenen Frau Elizabeth of York in der zentralen Gruft der von ihm erbauten und nach ihm benannten Kapelle in der Westminster Abbey in einem körperangepassten Bleisarg begraben. 1625 kam noch der nach dem gleichen Prinzip gefertigte Sarg Jakobs I. in dem engen Raum dazu.

Die Gruft wurde 1869 geöffnet, es wurden keine Herzurnen gefunden, Arthur P. STANLEY meinte zu den Herzen des Paares:

> It is remarkable that, although the bodies must have been embalmed, no urns were in the vault, although they are known to have been buried with due solemnity soon after death. Perhaps their place may have been in Monk's vault, where Dart describes himself to have seen the urn of Anne of Denmark, and where on the last entrance in 1867 several ancient urns were discovered [...].[97]

BRADFORD hält es für wahrscheinlich, dass das Herz in dem Palast in Richmond blieb, wo der König starb.[98]

9.5. Königliche Herzbestattungen der Häuser Lancaster bis Hannover

Von mindestens zwei Söhnen des Paares wurden die Herzen separat begraben: Der erste, der immer kränkliche Kronprinz Arthur Tudor, Prince of Wales, starb fünf Monate nach seiner Heirat mit Katharina von Aragón mit 16 Jahren in seiner Residenz Ludlow Castle am 2. April 1502. Im Boden des Chores der St. Laurence's Church in Ludlow wurde die Silberkapsel begraben, eine Inschrift „over y seats of ye north side of the High Chancel"[99] wurde 1784 überstrichen und verschwand.[100] Der Antiquar William STUKELEY, der die Kirche 1712 besuchte, notierte:

> Here is a very good church [...] and an inscription upon the north wall of the quire relating to Prince Arthur, who dy'd here. His bowels were bury'd in this place. One told me they took up his heart and not long since in a leaden box [...].[101]

Das Bleigefäß sei 1721 an einen Handwerker namens Robert Pitt verkauft und 1741 vom Stadtpfarrer Fenton zurückerworben und erneut bestattet worden. Allerdings ist nicht auszuschließen, dass Herz und Eingeweide zusammen begraben wurden.[102] Heute kennzeichnet eine rechteckige rötliche Marmorplatte die Stelle des Grabes im Boden links vor dem Hauptaltar.[103] Sie trägt die Inschrift:

> ARTHUR
> PRINCE OF WALES
> DIED AT LUDLOW CASTLE
> 2nd APRIL 1502
> AGED 15 YEARS 7 MONTHS
> HIS HEART WAS BURIED NEAR THIS PLACE

Arthurs Corpus ruht in einem Hochgrab in der Kathedrale von Worcester.[104]

Seine junge Witwe heiratete den jüngeren Bruder Heinrich VIII., den nächsten König. Dieser heiratete 1533 Anne Boleyn, trennte sich von Katharina und sagte sich deshalb von der römisch-katholischen Kirche los. Katharina starb drei Jahre später, am 7. Januar 1536. Sie wurde hastig einbalsamiert und in der Kathedrale von Peterborough als Fürstin von Wales begraben, offensichtlich zuvor seziert, denn an ihrem Herzen wurde ein schwarzer Tumor gefunden, der bösartig gewesen sein könnte, aber von Zeitgenossen als Folge eines Giftmords interpretiert wurde.[105] Über eine zeremonielle Herzbestattung ist nichts bekannt.

Bereits am 19. Mai des gleichen Jahres ließ Heinrich VIII. Anne Boleyn unter der Anklage des Hochverrats bzw. des Ehebruchs enthaupten. Ihr Leichnam sei eilig in der Kapelle St. Peter ad Vincula des Towers beerdigt worden. Es existieren Gerüchte, dass ihre sterblichen Überreste heimlich in eine andere Kirche gebracht worden seien.[106] Vage, vorwiegend regionale Quellen besagen, dass ihr Herz entnommen und getrennt begraben worden sei.[107]

Das Herz ihrer Nachfolgerin Jane Seymour (1509–1537) läge unter dem Altar der Chapel Royal im Hampton Court Palace, wo sie nach der Geburt des Thronerben, des späteren Edward VI., im Kindbett gestorben war.[108]

Die Eingeweide der nächsten Gattin, der von ihm nicht geliebten deutschen Prinzessin Anna von Kleve (1515–1557), die nach Annullierung der Ehe in England blieb und in ihrem Haus in Chelsea starb, wurden (mit dem Herzen?) in der dortigen

9. Die Herzbestattung in England, Irland und Schottland

Kirche bestattet. Samuel BENTLEY zitiert einen Bericht in einem Manuskript aus dem College of Arms:

> In primys, her bodye was tramelled, bowellid, spyced, sweete-oyled, cered in lynnen clothe X folde, and then chestyd, by Joh'n Cressye, waxe chaundeler, with th'elpe of Thomas Greuell, Thomas Dey, and Roberte Thrower, who were p'teners of the waxe woorke there – Item, her bowells were buryed afore the highe awltre in the churche there, whereon was leid a pawle with a white crosse and a tapre, with daylie s'vyce till they buryall.[109]

Heinrich VIII. starb im Palace of Westminster,[110] nach anderer Lesart im Palace of Whitehall in London am 28. Januar 1547. Von der Behandlung seines Leichnams existiert eine detaillierte Schilderung:

> A full account of the orders to the apothecaries, chirurgeons etc [...] to do their duties in spunging, cleansing, bowelling, cering, embalming, furnishing, and dressing with spices the said corps [...]. After this was done, then was the plummer and carpenter appointed to case him in lead and chest him [...]. And the corps being thus ordained, the entrails and bowels were honourably buried in the Chapel within the said place with all manner of ceremonies thereto belonging done by the dean and ministers of the same chappel.[111]

Die Eingeweide, wahrscheinlich auch das Herz des Monarchen wurden also in der Kapelle des Palace of Whitehall, der nicht mehr existiert, begraben. In einer anderen Quelle wird die Kapelle des Palace of Westminster als Ort für das Eingeweidebegräbnis genannt.[112]

Herzbestattungen wurden auch im anglikanischen England fortgesetzt, wenngleich wesentlich seltener.[113]

Heinrichs einziger Sohn, Edward VI., den Jane Seymour ihm geboren hatte, starb bereits mit 17 Jahren am 6. Juli 1557 im Schloss in Greenwich. Als Todesursache wurde eine Vereiterung der Lunge, möglicherweise eine Tuberkulose, angenommen, die die Sektion durchführenden Ärzte hätten auch von der Möglichkeit einer Vergiftung gesprochen.[114] Während der Leichnam in der Westminster Abbey begraben wurde, sei das Herz in Greenwich geblieben.[115]

Seine Stiefschwester und Nachfolgerin, die einzige überlebende Tochter aus der Ehe Heinrichs mit Katharina von Aragón, Königin Maria I. (1516–1558), versuchte, den Katholizismus wieder als Staatsreligion zu etablieren, und wollte zeitlebens die Nachfolge ihrer protestantischen Halbschwester Elisabeth auf dem Thron verhindern. Sie starb mit 42 Jahren, Elisabeth wurde Königin und nahm wegen des Zerwürfnisses nicht am schlichten Leichenbegängnis ihrer Schwester teil. Im Tode – Elisabeth starb 1603 – wurden die beiden in Westminster Abbey wieder vereint. Die Särge stehen in einer Gruft in der Kapelle Heinrichs VII. Als diese 1670 geöffnet wurde, fand man die Herzurnen mit den Namen der beiden in einer Nische.[116] Ein Diener habe die Urnen geöffnet, hineingefasst und berichtet: „I dipped my hand into each, and took out of each a kind of glutinous red substance somewhat resembling mortar. Mary's urn contained less moisture."[117]

9.5. Königliche Herzbestattungen der Häuser Lancaster bis Hannover

Elisabeth hatte 1587 ihre Nichte Maria Stuart, Königin der Schotten (und durch ihre erste Heirat mit Franz I. auch vorübergehend der Franzosen), die zu ihr geflüchtet war, wegen Hochverrates in Schloss Fotheringhay hinrichten lassen. Maria wurde zunächst in der Kathedrale von Peterborough, dann auf Betreiben ihres Sohnes König Jakob I. in der Westminster Abbey in der Nähe Elisabeths begraben.[118] Bei der Einbalsamierung sei ihr das Herz entnommen und an einem geheimen Ort im Schloss Fotheringhay begraben worden.[119]

Der Benediktiner Michel FÉLIBIEN berichtete, Maria habe gewünscht, dass ihr Leib in die Kathedrale von Reims, zum Grab ihres Onkels, des Kardinals Charles de Lorraine, ihr Herz zum Grab ihres ersten Gatten König Franz I. nach Saint-Denis gebracht würde.[120] Allerdings erwähnte die Königin in ihrem Brief an den französischen König Heinrich III. am Vorabend ihrer Hinrichtung, in dem sie vom Verbot der Verbringung ihres Leichnams nach Frankreich durch Elisabeth berichtet, nichts von ihrem Herzen.[121] Somit bleibt dessen postmortales Schicksal Spekulation.

Elisabeths wichtigste Hofdame Blanche Parry erreichte hingegen ein Alter von 83 Jahren, als sie, taub und blind, 1590 starb. Sie war eine kluge Frau, Astrologin, Alchimistin, Antiquarin, sprach zwei Sprachen und war Elisabeth seit deren Kindheit zu Diensten. Sie hatte zu Lebzeiten in der St. Faith's Kirche in Bacton, Herefordshire, in der Nähe ihres Geburtsortes ein Epitaph errichten lassen, das sie und ihre Herrin zeigte. Hierhin sollen später ihr Herz[122] oder ihre Eingeweide[123] gebracht worden sein. Der Corpus kam in die St. Margaret's Church, Westminster, das Begräbnis zahlte die Königin.

Maria Stuarts einziger Sohn, Jakob (englisch James) I. wurde mit 13 Monaten nach der Abdankung seiner Mutter als Jakob VI. schottischer und mit 37 Jahren nach Elisabeth I. auch englischer König, der erste aus dem Hause Stuart. Er starb 1625 und wurde nach seiner Einbalsamierung mit königlichem Zeremoniell in der Westminster Abbey begraben. Der Dekan und Kirchenhistoriker STANLEY berichtete, sein Herz sei in die Monck's Gruft der Kathedrale gekommen, bei einer Öffnung 1867 habe man dort einige Urnen gefunden.[124] Eine davon, aus Blei gefertigt, mit der Schrift „Anna Regina", habe das Herz seiner Frau Anna von Dänemark († 1619) enthalten. Deren Corpussarg steht an anderer Stelle in der Kapelle Heinrichs VII.

Ihrer beider ältester Sohn Heinrich Friedrich (Henry Frederick Stuart, Prince of Wales) verstarb 1612, 19-jährig, an Typhus. Er wurde autopsiert, einbalsamiert und in einem körperangepassten Bleisarg in einer Gruft unter der Kapelle Heinrichs VII. in Westminster Abbey begraben. Sein Herz, eingeschlossen in ein herzförmiges Bleibehältnis, wurde auf seine Brust gelegt.[125]

Jakobs I. Günstling (dem König wurden homosexuelle Neigungen nachgesagt) war der schöne, einflussreiche George Villiers, 1. Duke of Buckingham, der auch leitender Minister bei seinem Sohn und Nachfolger Karl I. blieb. 1628 wurde er in Portsmouth bei der Vorbereitung einer militärischen Mission von einem Attentäter durch einen Herzstich getötet. Auch er wurde seziert, einbalsamiert und in der Kapelle Heinrichs VII. in der Westminster Abbey begraben.[126] In der Wand des Chores des Südschiffs der Kathedrale St. Thomas von Portsmouth ist ein großes barockes

9. Die Herzbestattung in England, Irland und Schottland

Monument errichtet (s. Abb. 31, S. 739).[127] In einer Nische steht eine vasenähnliche Urne mit Villiers' und seiner Schwester Susan Feilding, Gräfin von Denbigh († 1652), Herzen und Eingeweiden.[128] Der Deckelschmuck ist auffallend, ähnelt einem stilisierten, seine Flügel ausbreitenden Vogel, einem Phönix, eher aber einem anatomischen, wenn auch inkorrekt dargestellten Herzen mit der Gefäßwurzel. Flankiert wird das Gefäß durch zwei Pilaster mit Waffen- und Trophäenflachreliefs, darüber halten zwei posaunenblasende Putten das Familienwappen. Das Zentrum des Piedestals bildet eine schwarzmarmorne Inschrifttafel, wiederum flankiert von zwei allegorischen Figuren, Frauen, von denen die linke eine Posaune bläst, die rechte ein goldenes Herz emporhält. Die Eloge, in goldenen Majuskeln, ist ausführlich:

GEORGIO VILARIO BVCKINHAM DVCI
QVI MAIORIBVS VTRIVQ. CLARISSIMIS ORIVNDVS: PATRE
GEORGIO VIILERIO DE BROOKSBY IN COMTI: LEICESTR:
MILIT: MATRE MARIA BEAUMONT BVCKINGH: COMITISSE
CVNCTIS NATVRAE FORTVNEQ DOTIBVS INSIGNIS DVORVM
PRVDENTISSIMORVM PRINCIPVM GRATIA SVISQ MERITIS
VOTA SVORVM SVPERGRESS. RERVM GERENDARVM MOLI
PAR SOLI INVIDIAE IMPAR. DVM EXERCITVS ITERVM IN HOSTE
PARAT HOC IN OPIDO CAEDIS INANISS: FATALI ARENA
NOVO CRVORIS ET LACHRIMA INVNDANTE OCEANO
NEFARIA PERDITISSIMI SICARII MANV.
PERCVSSVS OCCVBVIT
ANO: DNI: MDCXXVIII: MENSE AVG: DIE XXIII
VIRO AD OMNIA QVAE MAXIMA ESSENT NATO EIVSQ.
ET SVIS HIC VNA CONFOSSIS VISCERIBVS
SUSANNA SOROR DENBIGHIAE COMITISSA
CVM LACHRIMIS ET LVCTV PERPETVO P:
ANO: DNI: MDCXXXI
TV VIATOR SI QVA TIBI PIETATIS VISCERA TAM INDIGNVM
TANTI VIRI CASVM INDIGNABVNDVS GEME
ET VALE.[129]

Unter der Tafel gemahnt ein Totenschädel an die Vergänglichkeit.

Die Schwester, Susan Feilding, Countess of Denbigh, Hofdame der Königin Henrietta Maria (s.u.), ging mit dieser ins Exil nach Paris, starb 1652 dort und wurde in der Kirche Saint-Eustache begraben. Sie hatte das Epitaph gestiftet, hinter dem schließlich ihr heimgebrachtes Herz bzw. ihre Eingeweide mit dem des Bruders vereint wurden.

Jakobs Sohn, Karl I., löste durch seine Konflikte mit dem Parlament den Englischen Bürgerkrieg aus und wurde 1649 hingerichtet. Die Monarchie wurde vorübergehend abgeschafft.

Oliver Cromwell und kurzfristig sein Sohn Richard regierten als Lordprotektoren die Republik bis 1659. Der Vater starb 1658 in Whitehall und wurde nach Einbalsamierung und Eviszeration drei Monate später in der Westminster Abbey begraben.[130] BRADFORD vermutet, dass sein Herz vorher ohne Aufhebens in die dortige Gruft gekommen sei.[131]

9.5. Königliche Herzbestattungen der Häuser Lancaster bis Hannover

Karls Gattin, die Katholikin Henrietta Maria, Tochter des ermordeten französischen Königs Heinrich IV. (s. Kap. 8), starb am 10. September 1669 im Exil im Schloss Colombes bei Paris. Nach der Einbalsamierung wurde ihr Herz in einem silbernen Gefäß in der folgenden Nacht in feierlicher Prozession in das von ihr gegründete Kloster der Visitation nach Chaillot gebracht.[132] Auf der Urne stand geschrieben: „Henrietta Maria, Queen of England, France, Scotland and Ireland; daughter to the French King Henry IV. the Victorious; wife of Charles I. the Martyr; and mother of the restored King Charles II."[133]

Ihrer beider zweiter Sohn, Karl II., anglikanisch getauft, der nach der kurzen Phase der Republik vom Parlament 1660 zum König gewählt wurde, konvertierte kurz vor seinem Tod 1685 zum Katholizismus. Nach seiner Einbalsamierung wurde sein Herz in einer mit Purpursamt verhüllten Silberurne auf seinen Sarg in einer neuen Gruft der Kapelle Heinrichs VII. in der Westminster Abbey gestellt.[134] Bei einer Gruftöffnung 1867 fand man sie zu Füßen des zerfallenden Bleisarges.[135]

Die letzte Tochter des Königspaares, Henrietta Anne, verheiratet mit dem Bruder Ludwigs XIV. von Frankreich, Philipp I. von Bourbon, starb 1670 nach kurzer schwerer Krankheit bereits mit 26 Jahren in Saint-Cloud. Ihr Herz wurde in der Abtei Val-de-Grâce von Paris beerdigt[136] (s. Kap. 8.9), wohin ihm später (1701) das Herz des Gatten folgte. Dessen zweite Ehefrau, die protestantische, später zum Katholizismus konvertierte pfälzische Prinzessin Elisabeth Charlotte, genannt Liselotte von der Pfalz, verweigerte eine Öffnung ihres Leichnams und wurde in toto in Saint-Denis begraben.

Der letzte römisch-katholische König von England war der dritte Sohn von Karl und Henrietta Maria, der jüngere Bruder Karls II., Jakob II. Der Religionspolitik des anglikanisch Getauften, 1669 zum Katholizismus Konvertierten misstrauten seine Untertanen, nachdem er 1685 die Nachfolge seines Bruders angetreten hatte. In der sogenannten Glorious Revolution riefen seine Gegner seinen Schwiegersohn und Neffen,[137] den protestantischen Wilhelm III. von Oranien, den Statthalter der Niederlande, nach England, wo er zusammen mit seiner Frau, der Tochter Jakobs, gekrönt wurde. Jakob starb 1701 auf seinem Exilruhesitz, dem Schloss Saint-Germain-en-Laye bei Paris, das ihm Ludwig XIV. zugewiesen hatte. Sein Körper wurde mehrfach geteilt, wohl auch, weil ihn seine Anhänger posthum als Heiligen verehrten; das Herz kam zu dem seiner Mutter ins Kloster Mariä Heimsuchung von Chaillot;[138] das Hirn ins Scots College von Paris; seine Eingeweide teils in die Englische Kirche von Saint-Omer, teils in die Pfarrkirche von Saint-Germain-en-Laye; der Corpus in die Kirche der Englischen Benediktiner von Paris.[139]

Die Nachkommen Jakobs II. starben meist im Exil: So befindet sich das Herz seiner Schwiegertochter Maria Klementina Sobieska († 1735), der Gattin des britischen Thronprätendenten James Francis Edward Stuart, in der Kirche Santi XII Apostoli in Rom, das ihres Sohnes, des Charles Edward Stuart († 1788), in der Kathedrale von Frascati (s. Kap. 11.4).

Angeblich wurde auch das Herz seines Nachfolgers, Wilhelms III., der 1702 im Alter von 52 Jahren an den Folgen eines Reitunfalls verstarb, in einer mit

9. Die Herzbestattung in England, Irland und Schottland

Purpursamt verhüllten Silberurne auf seinen Sarg in der Gruft Karls II. unter der Kapelle Heinrichs VII. in der Westminster Abbey gestellt.[140]

Seine ebenfalls protestantische Gattin und anfängliche Mitregentin, Maria II., Tochter Jakobs II., war bereits 1694 im Alter von 32 Jahren verstorben und autopsiert und einbalsamiert worden.[141] In der Rechnung des königlichen Apothekers Dr. Christian Harel[142] ist vermerkt, dass Herz und Eingeweide in ein mit Trockenpulver gefülltes Gefäß eingeschlossen wurden, welches dann in eine silberne, mit Samt verhüllte Urne kam, die ebenfalls auf ihren Sarg gestellt wurde.[143]

Die Särge des Paares kamen zusammen in die Gruft zu dem Karls II., auch die dazugehörigen Herzurnen wurden bei der Öffnung 1867 am Fußende gefunden, die der Königin habe die Inschrift „DEPOSITUM / REGINAE MARIAE II: / UXORIS / GULIELMI III." getragen. In diese enge Gruft wurden zwei weitere Särge gebracht, die der Nachfolgerin, Cousine und Schwägerin Wilhelms III., der Königin Anne (1665–1714), und ihres Gatten Georg, Prinz von Dänemark (1653–1708). Auch ihre beiden Herzen sollen in einem samtverhüllten Silbergefäß auf den jeweiligen Sarg gestellt worden sein[144] und wurden noch 1867 am Fußende der zerfallenden Särge gesehen.[145]

Annes, der letzten Stuart, einziger Sohn, der als Nachfolger in Frage gekommen wäre, Wilhelm, Herzog von Gloucester, verstarb 1700 bereits mit elf Jahren, wurde evisziert und einbalsamiert,[146] die bleierne Herzurne wurde in einem quadratischen, schwarzsamten verhüllten Kästchen ohne Zeremoniell in eine Gruft unter dem Monument Maria Stuarts im südlichen Teil der Kapelle Heinrichs VII. gebracht, wohin dann auch der Corpus kam.[147]

Nur noch von zwei weiteren Herzbestattungen von Mitgliedern des englischen Königshauses berichtet BRADFORD: Georg II., der Sohn des ersten englischen Königs aus dem Hause Hannover, Georgs I. (der auf einer Reise in die Heimat in Osnabrück 1727 starb und in Hannover ungeteilt begraben wurde), starb an einer Ruptur der rechten Herzkammer und der Aorta[148] am 26. Oktober 1760 mit 77 Jahren und wurde in der Westminster Abbey beigesetzt.[149] Am 9. November begleitete die berittene Leibwache eine Prozession, die sein Herz in die Königsgruft in der Kapelle Heinrichs VII. in der Westminster Abbey brachte.[150] Zwei Tage später wurde sein Leichnam in die Gruft in der Mitte der Kapelle neben seine Gattin Caroline von Ansbach gebettet. Diese war bereits 1737 gestorben und ihr Gatte hatte bestimmt, dass ihrer beider Corpora vereint werden sollten.[151] Ihr Herz könnte vorher bereits in die Gruft gebracht worden sein.[152]

Diese beiden Herzen, jene Georgs II. und seiner Frau Caroline, waren die letzten englischer Könige, die in der Westminster Abbey begraben wurden, die meisten ohne religiöse Beziehung, in schlichten, oft nicht beschrifteten Behältern, der Öffentlichkeit verborgen, ohne Pomp und ohne Kardiotaphe, in deutlichem Kontrast zu anderen dynastischen Herzgrablegen Europas.[153]

1820 wurden nochmals die Eingeweide eines Mitgliedes der königlichen Familie, des Prinzen Edward, Duke of Kent and Strathearn, eines Sohnes König Georgs III., getrennt, aber zusammen mit dem Corpus beigesetzt, und zwar in der St. George's Chapel des Schlosses Windsor.[154]

9.6 Sonstige Herzbestattungen in England

9.6.1 12. und 13. Jahrhundert, Kreuzzüge

HARTSHORNE nennt in ihrem Buch *Enshrined Hearts* als erste englische Herzbestattung die des 1104 verstorbenen Normannen Stephen Earl of Brittany and Richmond in der Abtei St. Martin in York, die er zu Lebzeiten gefördert und als Ruhestätte für sein Herz ausersehen hatte, vielleicht angeregt durch das Beispiel seines Landsmannes Robert Guiskard.[155]

Vom noch früher aus dem Heiligen Land zurückgebrachten Herzen des William de Percy († 1099) in der Kapelle der Whitby Abbey war bereits die Rede (S. 59, 219). BRADFORD verweist diese Angabe in den Bereich der Legende.[156]

1118 starb Robert, Earl of Mellent (Meulan) and Leicester, normannischer Abkunft, der drei englischen Königen als Berater diente, als Mönch in der von ihm geförderten Abtei Saint-Pierre de Preaux in der Normandie.[157] Er hatte am Ersten Kreuzzug teilgenommen, sich dann zu Hause in England und der Normandie teilweise mit Gewalt großen Landbesitz erworben, dabei auch Klöster unterstützt und das Hospital von Brackley gegründet. Während sein Leichnam in Préaux blieb, wurde sein Herz auf seinen Wunsch, in Salz konserviert, in einem Bleisarg nach Brackley, Northampton, gebracht:[158] „Cor Roberti de Mellento adhuc in hospitali de Brackleye integrum in plumbo sale servatum habetur."[159]

In einen Schrein vor den Hochaltar der Kapelle des Hospitals kam später das Herz seiner Enkelin Margaret († 1235), deren Sohn daneben ein sargförmiges Behältnis aufstellen ließ, das dreimal im Jahr mit Korn für die Insassen des Hauses gefüllt werden sollte.[160]

Angeblich sei auch das Herz ihres Vaters Robert II., le Bossu („der Bucklige"), des 2. Earls von Leicester († 1168), nach Brackley gekommen.[161]

Margaret hatte Saer de Quincy, den 1. Earl of Winchester, geheiratet. Militärischer Führer in England und Frankreich, Diplomat, aber auch Wohltäter kirchlicher Institutionen, nahm dieser 1219 das Kreuz zum Fünften Kreuzzug, erkrankte und starb im gleichen Jahr während der Belagerung von Damiette im Heiligen Land. Er wurde in Akkon begraben, das Herz und andere Organe wurden auf seinen Wunsch verbrannt, die Asche in die Kirche des von ihm gegründeten Klosters Garendon, Leicestershire,[162] zurückgebracht.[163]

Auffallend ist die regionale Verteilung der Herzbestattungen im Europa des 13. Jahrhunderts: Die Zunahme dieser Begräbnisform gegenüber dem 12. Jahrhundert um das mehr als Dreifache (s. Kap. 15, Tab. 15.1) könnte durch die praktische Notwendigkeit der Heimführung des wichtigsten Körperteils beim Tod auf einem der in diesem Jahrhundert besonders häufigen und weite Teile des „Abendlandes" erfassenden Kreuzzüge (s. Kap. 1), durch die Suggestionskraft dieser Bewegung auf das Denken und die Motivation des Adels, besonders der Ritterschaft, und auch durch das Vorbild der Souveräne, z.B. der Plantagenets, bedingt gewesen sein. Auffallend ist, dass kaum deutsche, wohl dagegen französische (knapp 40), vor allem aber englische Herzen (mehr als 120) gesondert bestattet wurden (s. Kap. 15, Tab. 15.1). Eine solche Häufung in einer Nation wurde später nur noch annähernd

9. Die Herzbestattung in England, Irland und Schottland

im Frankreich des 16. und 17. und in den deutschen Ländern des 18. Jahrhunderts erreicht.

Aus den bereits geschilderten Gründen (s. Kap. 1) wurden Herzen des englischen Adels im Mittelalter überwiegend in Klosterkirchen, weniger in anderen Klosterbereichen, wie dem Chapterhouse, und fast nie auf Friedhöfen begraben. Nach einer Aufstellung von WESTERHOF standen die Benediktiner mit 30% aller Herzgräber an der Spitze, gefolgt von den Augustinern mit 18%, den Zisterziensern mit 13%, den Dominikanern mit 11% und den Franziskanern mit 9%. 10% erfolgten in Pfarrkirchen.[164]

HARTSHORNE und BRADFORD beschreiben weitere Herzbestattungen von weltlichen Eliten des 12. und 13. Jahrhunderts in England:[165]

In der Kirche des Augustinerklosters Osney Abbey, an dessen Stelle jetzt die Oxforder Kathedrale steht, beschrieb der Historiker LELAND[166] im 16. Jahrhundert ein Grab mit dem Bild einer Frau in Nonnenkleidung mit den Worten: „Ther lyeth an image of Edith, of stone, in th'abbite of a vowess, holding a hart in her right hand, on the north side of the high altaire." HARTSHORNE war der Meinung, dass hier das Herz von Edith Forne († 1129), verh. d'Oyley, Konkubine Heinrichs I., gelegen habe.[167] Wenn dies zutrifft, so handelt es sich um die erste, zumindest eine der frühesten weiblichen Herzbestattungen, wie überhaupt auffällt, dass die ersten weiblichen Herzbegräbnisse in England und chronologisch deutlich später als die männlichen stattfanden (s. Kap. 15, Tab. 15.2).

Im Altarraum der Kirche St. Mary von Abergavenny hält eine weibliche Liegefigur ihr Herz in beiden Händen und wird unterhalb davon von einem Schild mit drei Lilien bedeckt.[168] Man nimmt an, dass es sich um das Herzgrab der 1255 gestorbenen Eva de Braose handelt.[169] Sie war mit William de Cantilupe († 1254) verheiratet, dessen Bruders Thomas de Cantilupe, Erzbischof von Hereford, Herz in die Konventualenkirche von Ashridge zurückgebracht worden war (s. S. 224). Das Herz ihres Sohnes George de Cantilupe († 1273) soll sich im Kloster Pontefract befunden haben (s. S. 239), das einer Tochter, der Joan de Cantilupe († 1271), blieb bei den Ihrigen, ebenfalls unter einer Liegefigur, die ihr Herz in der linken Hand hielt.[170]

Das Herz eines der Mörder von Thomas Becket, des Reginald Fitzurse († 1173), sei erst in die Woodspring Priory, dann die Pfarrkirche von Kewstoke gebracht worden.[171]

Die Herzen zweier Kreuzritter kamen zurück in die Heimat, das des William de Warenne, des 3. Earl of Surrey, der auf dem Zweiten Kreuzzug in der Schlacht vom Berg Cadmus in Kleinasien 1148 fiel, und des William de Mandeville, der zwar vom Heiligen Land zurückkehrte, dann aber 1189 in der Normandie starb.[172] Das Herz des Ersteren kam in die von ihm gegründete Lewes Priory,[173] das des Zweiten in den Kapitelsaal des Klosters Walden.[174]

9.6. Sonstige Herzbestattungen in England

Unklarheit besteht bezüglich einer Herzbestattung von Vater und Sohn Henry bzw. Humphrey de Bohun.[175] Der Vater schloss sich Saer de Quincy (s. S. 233) auf dem Fünften Kreuzzug an und starb dabei 1220 wie dieser. Sein Leichnam sei zurückgeschafft und im Kapitelhaus der Llanthony Priory,[176] sein Herz in der Westminster Abbey begraben worden.[177] Das Herz seines Sohnes Humphrey, eines heimgekehrten, 1275 zu Hause verstorbenen Kreuzfahrers, sei in einem Ort namens Workleye begraben worden.[178]

Im 13. Jahrhundert wurden die Herzen bzw. Eingeweide weiterer Kreuzfahrer selektiv begraben. Darunter war auch jenes von Ranulf de Blondeville, 4. Earl of Chester, der am Fünften Kreuzzug teilnahm und nach Hause zurückkehrte. Nach seinem Tod 1232 wurden sein Corpus in St. Werburgh's Abbey[179] in Chester, seine Eingeweide an seinem Sterbeort im Benediktinerkloster bei Wallingford Castle, sein Herz auf seinen ausdrücklichen Wunsch[180] in der von ihm gegründeten Dieulacres Abbey der Zisterzienser, Staffordshire,[181] begraben. Ranulf hatte den Wunsch zur Teilung seines Leichnams in zwei Briefen festgehalten. Der letzte, kurz vor seinem Tod verfasst, wurde von seinem König Heinrich III. beglaubigt. Es enthielt die Anweisung an „my heirs and my men", sein Herz ohne Rücksicht auf den Todesort oder den Ort seines Corpusbegräbnisses zu „my abbey of Dieulacres, which I myself have founded [...] to God and St. Mary and the monks there who serve God" zu senden.[182]

Einige Jahre später, 1239, ordnete der römisch-deutsche König Richard von Cornwall (s. S. 224) an, ein Gefäß für das Herz seines Vasallen Henry de Trublevill anfertigen und es in die Normandie an einen nicht mehr bekannten Ort bringen zu lassen:

> De cuppa emenda ad cor H. de Trublevill imponendum –
> Mandatum est H. Coventrensi et Lichfeldensi electo,
> thesaurio suo, quod emi faciat unam cuppam pretii iiij marcarum vel lx solidorum,
> et eam habere faciat Drogoni de Trublevill' ad cor H. de Trublevill',
> fratris sui, in ea ponendum et deferendum usque Normanniam.
> Teste rege apud Windl' iij die Januarii.[183]

Trublevill hatte sich Richards Kreuzzug am 12. November 1239 angeschlossen, starb aber bereits vor dessen Beginn am 21. Dezember.

1265 kam das Herz von Roger de Quincy zu dem seiner Mutter in Brackley (s. oben).

In der kleinen Kirche von Letchworth liegt ein unterlebensgroßer Gisant, unter dem das Herz des Barons Richard de Montfichet († 1267) liegen soll.[184]

In der aus dem 15. Jahrhundert stammenden Wand des nördlichen Seitenschiffes der Kirche von Leybourne wurde während einer Renovierung 1830 eine Nische

9. Die Herzbestattung in England, Irland und Schottland

entdeckt, deren gotische Steinmetzverzierungen aus dem 13. Jahrhundert stammten.[185] Drinnen standen, durch eine Säule getrennt, zwei kleine Steinschreine (20 cm × 25 cm × 23 cm), geformt wie kleine Kapellen, rückwärtig in die Wand eingelassen. In die Vorderfront des rechten waren zwei spitzbogenfensterartige Einsenkungen eingearbeitet, zwischen deren Spitzen sich ein Herz befand. Dieser Steinsarg barg einen Bleizylinder mit achteckigem Grundriss (10 cm hoch, 10 cm im Durchmesser) mit einem einbalsamierten Herzen. Auf dem noch lose fixierten, gelöteten Boden war am Rande kreisförmig eingraviert, aus Platzgründen wohl unvollständig: „† dAVE. MARIA GRACIA PLENA: ONS."[186] Der untere Teil des Zylinders war in den Nischenboden eingelassen, der obere in ein achteckiges Loch der Decke eingepasst. Der linke Schrein war kompakt, mit einem runden Loch auf der Oberseite, also für ein Herz vorgesehen, das dann nicht gebracht wurde. In je zwei schmale Löcher an den Nischenseiten war früher ein Eisengitter eingepasst.

Aufgrund seiner umfangreichen Recherchen kommt L. B. LARKING zu dem Schluss, dass es sich um das Herz von Sir Roger of Leybourne handle.[187] Der Adlige könnte sich Prinz Edward, dem Sohn Heinrichs III. und späteren König Edward I., beim Kreuzzug angeschlossen haben, 1271 in Palästina gestorben sein, sein Souverän Edward selbst könnte die Heimsendung des Herzens seines Mitkämpfers veranlasst haben. LARKING schließt allerdings nicht aus, dass Roger vor dem Aufbruch ins Heilige Land erkrankte, zu Hause starb, und dass seine Leiche im Kloster in Leeds, wo bereits seine Eltern lagen, begraben wurde, sein Herz aber dann nach Leybourne kam.[188]

Ein weiterer Begleiter Edwards auf dessen Kreuzzug 1270–1272 war Giles (lat. [A]Egidius) de Berkeley, der 1294 in der Heimat starb. Auf seinen Wunsch wurde sein Herz in der Altarraumsüdwand der Kirche St. Giles von Coberley, die er zu Lebzeiten mit Spenden unterstützt hatte, begraben. Das erhaltene Kardiotaphrelief besteht aus einem säulengestützten Dreipassbogen und einem Ritter in einer ovalären Mandorla, der sein Herzgefäß in beiden Händen vor der Brust hält (s. Abb. 9, S. 727). Im Friedhof an der Kirche liegt sein Lieblingspferd Lombard unter einem beschrifteten Stein.[189] Unbewiesen ist die Annahme, dass es sich bei einem weiteren Monument in der Kirche, einem unterlebensgroßen weiblichen Gisant, der mit der rechten Hand in das Mieder greift, also „auf ihr Herz zeigt", um ein Herzgrab handelt.[190] Das gilt auch für die zwei weiblichen von drei ebenfalls unterlebensgroßen Liegefiguren, die einen beschädigten, nicht mehr identifizierbaren Gegenstand in der Hand halten, auf Fensterbänken der Berkeley-Familiengruft der nahegelegenen Kirche St. Mary's.[191]

Weitere Kreuzfahrer dieser Epoche, deren Herz bestattet wurde, waren Richard von Cornwall († 1272) und dessen Sohn Henry of Almain († 1271) (s. S. 224 bzw. 281).

Ein Sir Philip d'Albini (d'Aubigny) starb 1236 im Heiligen Land, sein Grab wurde 1867 am Haupteingang der Grabeskirche von Jerusalem gefunden,[192] wohingegen das Herz in die Heimat, in die Kathedrale von Wells, zurückgebracht worden sei.[193]

9.6. Sonstige Herzbestattungen in England

Seine Identität ist allerdings zweifelhaft, da in der gleichen Zeit von weiteren d'Albinis die Rede ist, von denen einer, ebenfalls ein Philip, „um 1230" in Palästina gestorben sei.[194]

Das Herz John de Vescys († 1289), der Edward I. und seine Gattin Eleonore auf einem Kreuzzug begleitete, wurde bei dem Eleonores in der Blackfriars Church in London begraben (s. S. 222).[195]

John Fynes ist wohl eher eine mythische Figur. Er soll um 1300 im Heiligen Land von den Sarazenen erschlagen worden sein, der König habe sein Herz zurückgebracht. Seine beiden Töchter hätten 300 Tage getrauert und dann sein Herz an einem Ort begraben, den sie Finsbury nannten.[196]

Aus der großen Zahl von Herzbestattungen von Personen im England des 13. Jahrhunderts, die nicht zu den Kreuzfahrern zählten, aber durch deren Beispiel beeinflusst gewesen sein könnten, sollen im Folgenden nur die wichtigsten genannt werden:

In der östlichen Außenwand der Kirche All Saints von West Parley steht hinter einem Eisengitter eine große Tonurne, von der die örtliche Überlieferung sagt, sie habe das Herz der „Ladye of Lyndlich" enthalten, einer normannischen Adligen aus dem 12. Jahrhundert (ca. 1100), die die kleine, ursprünglich angelsächsische Kirche habe renovieren lassen und dort ihr Herz begraben lassen wollte.[197] Ursprünglich befand sich die 40 cm hohe, 40 cm breite, runde Urne einen Meter unter einem runden Stein in einer Nische der Altarwand und enthielt bei ihrer Öffnung nur Erde. 1896 erhielt sie den jetzigen Standort, darüber steht geschrieben:

UNTIL 1896 WHEN THIS CHANCEL
WAS RESTORED, THE URN SAID TO
HAVE HELD THE HEART OF THE
LADY OF LYDLINCH, WHO ENDOWED
THIS CHURCH, LAY UNDER THE STONE
ON WHICH IT NOW STANDS

In dem nicht mehr existierenden Kloster Belvoir bei Belvoir Castle,[198] das von dem Normannen Robert de Todenis erbaut wurde, seien Herzbestattungen seiner Nachkommen vorgenommen worden,[199] unter anderen das seines ältesten Urenkels William III. d'Aubigny (oder d'Albini), Lord of Belvoir. Der Teilnehmer des Aufstands der Barone gegen König Johann Ohneland starb am 1. Mai 1236 und wurde in dem von ihm gegründeten Hospital von Newstead begraben.[200] Sein Herz kam vor dem Altar der Kirche der Belvoir Priory zur Ruhe[201] und war durch die Inschrift markiert: „Hic jacet cor Dni Willielmi Albiniaci, cujus corpus sepelitur apud Novum Locum juxta Stamfordiam."[202]

In dieser Kirche wurde auch sein Sohn William IV. († 1243) begraben. Dessen Herz soll in das Kloster von Croxton gebracht worden sein.[203] Das Kardiotaph Williams III. wurde später in die Pfarrkirche von Bottesford, Leicester (s. S. 240),

9. Die Herzbestattung in England, Irland und Schottland

gebracht, da die Belvoir Priory 1539 aufgelöst wurde. Hier ist an der Nordwand des Altarraumes die verkleinerte, aufrecht stehende, beschädigte Figur des Ritters aus Purbeck-Marmor zu sehen, im Kettenhemd, mit Helm, Schwert und Schild, den Kopf auf einem Kissen, die Hände gefaltet. Die Beine fehlen.[204]

In einer Nische der Nordwand der Kirche St. Peter and St. Paul von Combe Florey, Somerset, soll das Herzgefäß einer Nonne vom Cannington-Kloster aus dem 13. Jahrhundert, der Maud de Merriette, gestanden haben.[205] Darüber steht: „† Le:Quer:Dame: / Maud De:Merriete: / Nonayne:De Cannyntune".

Das Herz einer weiteren Angehörigen der Meriet-Familie[206] soll in einem Bleigefäß eingeschlossen gewesen sein, das man bei der Renovierung des Altarraumes der All Saints Church von Merriott, Somerset, im Jahr 1862 in einer quadratischen Vertiefung in der Nordwand des alten Chores fand und das ins Museum von Taunton gebracht wurde.[207]

In die All Saints Church von Annesley wurde 1977 der Gisant einer Frau aus der alten Kirche gebracht, die ein Gefäß in ihren Händen hält. Es soll sich um das Kardiotaph der Schwester eines Förderers des früheren Klosters, um die um 1220 gestorbene Leonia de Raines handeln.[208]

In der Reading Abbey,[209] Berkshire, wo Heinrich I., ihr Gründer, begraben wurde, lag das Herz von Hugh Mortimer († 1227),[210] das des William FitzGeoffrey de Mandeville († 1227) wurde im Kapitelsaal der Walden Abbey bei seinen Angehörigen begraben.[211] Das Herz seiner Witwe Christina FitzWalter erhielt die von deren Familie de Valognes gegründete Abtei von Binham.[212]

Ein zuvor, nämlich 1189, in Rouen in der Normandie verstorbenes Mitglied der Familie gleichen Namens, William de Mandeville, 3. Earl of Essex, Kreuzfahrer, Mitkämpfer König Heinrichs II., wollte bereits in Walden beigesetzt werden. Weil die Überführung nicht möglich war, wurde der Corpus in der Abtei von Mortemer bei Aumâle begraben, das Herz in den Kapitelsaal von Walden zurückgebracht.[213] Er war der zweite Sohn des Geoffrey de Mandeville und der Rohese de Vere, die später sein und seiner Brüder[214] Herzen in die von ihr gegründete Abtei Chicksands transferiert haben wollte.[215]

Vor dem Altar einer Klosterkirche, der nicht mehr existierenden Lewes Priory in Sussex, wurde das Herz der Maud, Countess of Sudbury and Warenne[216] († 1236), beigesetzt.[217] Dort lag bereits das Herz eines Vorfahren ihres Mannes, des Kreuzfahrers William de Warenne, 3. Earl of Warenne and Surrey († 1148, s. S. 234). Eine andere Vermutung besagt, dass es sich um das Herz der Maud, Countess of Arundel († 1270), handelte, die in der Kirche der Grey Friars[218] von Chichester beerdigt worden war.[219] Das marmorne Kardiotaph mit einem Dreipass in einem Wappenschild, der zwei Hände umschließt, die ein Herz halten, kam später an die Nordwand des nördlichen Schiffs der Kathedrale von Chichester,[220] die Inschrift in

9.6. Sonstige Herzbestattungen in England

lombardischen Lettern „Icy gist le cœur de Maud de [...]" ist kaum mehr lesbar bzw. unvollständig.[221] Eine dritte These besagt, dass das Herz der Maud nach der Auflösung der Lewes Priory durch Heinrich VIII. in die Kathedrale von Chichester gebracht worden sei.[222]

Die Herzen ihres Sohnes Roger Bigod, Earl of Norfolk († 1270), und seiner Gattin Isabella, der Tochter des schottischen Königs William the Lion († 1214, s. Kap. 9.8), sollen in St. Andrew's in Framingham Earl, Norfolk, begraben worden sein, sind aber dort nicht mehr auffindbar.[223]

1241 wurden die Eingeweide des Gilbert Marshal, 4. Earl of Pembroke, vor dem Altar der Church of the Blessed Virgin[224] in Hertford begraben.[225] Er war in der Nähe an den Folgen einer Turnierverletzung gestorben und sollte ein Grab in der Temple Church in London bei seinem Vater bekommen. Die Eingeweide eines weiteren Teilnehmers, des Robert de Say, seien ebenfalls dort bestattet worden.[226]

Die Herzurne einer Roesia (Rohese) de Dover († 1242 oder 1265) wurde 1949 von dem Archäologen F. C. ELLISTON-ERWOOD in der Kapelle der Abtei von Lesnes entdeckt:[227] Vor dem Altar in einer ca. 30 cm tiefen, mit Ziegeln ausgekleideten Ausschachtung lag ein stark korrodiertes Bleigefäß mit den deutlich erkennbaren Resten eines menschlichen Herzens. Neben diesem Herzgrab befand sich eine Marmorplatte mit der lateinischen Inschrift, die übersetzt lautete: „Hier liegt Roesia aus Dover – Gott erbarme sich ihrer Seele." ELLISTON-ERWOOD vermutete, dass die Platte durch Grabräuber versetzt worden war, und nahm das Herzgefäß in seine Obhut. Sein weiteres Schicksal ist nicht bekannt.[228] Rohese wollte ihr Herz posthum in die Abtei von Lesnes gebracht haben, die von einem Vorfahren gegründet worden war und wo sie eine glückliche Kindheit verbracht hatte. Das Kloster wurde 1525 aufgegeben. In der Mauer der Klosterruine erinnert eine Inschriftplatte an das begrabene Herz.

BRADFORD zitiert ein Manuskript aus dem British Museum[229] und ein Kapitel aus dem Buch von HARTSHORNE[230] zum – nicht mehr vorhandenen – Herzgrab des Höflings und Beraters Heinrichs III., Paulin Pever (Poyntz Piper; † 1251), das sich früher beim Altar der Pfarrkirche von Toddington befunden habe. Ein Ritter mit einem Schild mit dem Wappen von Pever sei abgebildet gewesen, bereits verunstaltet und zerstört.[231]

Ein weiterer Höfling des Königs, vielleicht vom Beispiel des Herrscherpaares beeindruckt, Edmund de Lacey (Lacy), starb 1258 mit 28 Jahren; sein Herz erhielten die Dominikaner, die Black Friars von Pontefract, West Yorkshire.[232] Er hatte dieses Kloster gegründet, das bis zu seiner Auflösung 1539 zu einer Grablege des englischen Adels, inbesondere der Familie de Lacey und deren Verwandten und Verbündeten, wurde. Es sollen noch sieben weitere Herzen dort bestattet worden sein, wobei diese Angaben sich wegen der Zerstörung der Abtei nicht nachprüfen lassen und die Quellenlage zweifelhaft ist.[233]

9. Die Herzbestattung in England, Irland und Schottland

Das Herz des 1270 verstorbenen Ralph FitzRanulph, Lord of Middleham, kam in den Chor der Kirche des von ihm gegründeten Franziskanerklosters von Richmond, Yorkshire.[234]

1229 hatte die Gräfin von Salisbury, Ela, die Augustinerinnenabtei Lacock[235] gegründet, wurde nach dem Tode ihres Gatten dort Äbtissin und dort 1261 begraben.[236] Sie hatte acht (oder neun) Kinder, von denen ein Sohn sein Herz zur Mutter bringen ließ, Nicholas Longespée, Bischof von Salisbury († 1297, s. Kap. 13.7). Drei ihrer Enkelinnen, Amice, Gräfin von Devon,[237] und die Nonnen des Konvents Katherine und Lorica, folgten dem Beispiel ihres Onkels.

Das Herz eines weiteren Sohnes, Stephen Longespée, Earl of Ulton († 1260), Seneschall der Gascogne und Gouverneur von Irland, wurde zum Grab seines Vaters in die Bradenstoke Priory,[238] sein Corpus zur Mutter nach Lacock gebracht.[239]

Im Benediktinerinnenkloster von Catesby, Northampton, wurde 1268 das Herz des William Mauduit, 8. Earl of Warwick, bestattet,[240] im gleichen Jahr jenes des Robert de Gournay im Dominikanerkloster von Bristol.[241]

Ebenfalls 1268 starb Margaret Clifford, die das Nonnenkloster Aconbury in Herefordshire gefördert hatte. Der Fürbitte der Nonnen vertraute sie dann ihr Herz an.[242]

Unter dem Taufstein der Kirche von Bryanston, Dorset, bezeichnet die Inschrift „Hic jacet cor Radulphi de Scopham" das Herzgrab des Lords von Bryanston, Ralph de Scopham († 1272).[243]

Die Herzen der in Westminster Abbey begrabenen kindlichen Geschwister Margaret und John de Valence († 1276 und 1277)[244] befanden sich in der längst zerstörten Dominikanerkirche (Black Friars) in London,[245] wo später auch die der Eleonore von Kastilien († 1290), ihres Sohnes Alphonso und ihres Vertrauten de Vescy begraben wurden (s. S. 222). Eine vor der Zerstörung der Kirche im 16. Jahrhundert aufgestellte Gräberliste nennt diese Personen: „Itm. the hart of Queen Alyonor founder. Itm. the hart of Alphons her sonne. Itm. the hart of John and Margarett children of Wllm Valence."[246]

In der Kirche St. Mary the Virgin in Bottesford, Leicestershire, befindet sich neben vielen anderen Grabmonumenten auch der Gisant des Robert de Ros (oder Roos), Baron von Hamlake († 1285), der ursprünglich in der Kirkham Abbey begraben lag. Nach der Klosterauflösung 1538 wurden der Corpusgrabstein und auch das Kardiotaph des Ritters nach St. Mary gebracht. Das Letztere bedeckte das Herz Roberts in der Croxton Abbey, während seine Eingeweide vor dem Hochaltar des Klosters Belvoir begraben lagen.[247]

In der Mittelalter-Galerie des Museum of London wird eine über 300 Kilogramm schwere Platte aus Dorsetmarmor gezeigt, in die die Konturen einer auf einem

9.6. Sonstige Herzbestattungen in England

Hund stehenden Frauenfigur mit Kopftuch und fließendem Gewand eingraviert sind, die in ihren Händen ein Herz hält. Es handelt sich um das Kardiotaph der um 1290 verstorbenen zweiten Gattin des Sheriffs von London, Fulk de St. Edmunds, Joan, das aus der 1666 zerstörten Kirche St. Swithin's stammt. In französischer Sprache steht am Rand geschrieben:

+ LE: QWER: IONE: KEFU:
FEM[ME: DE:] SIRE: FU
LKE: DE: SEINT: E[DMONDS: GIT]: ICI:
PRIEZ: PUR: L'ALME.[248]

Wahrscheinlich starb sie weit weg von London, ihr Herz wurde in ihre Pfarrkirche zurückgebracht. Medizinhistorisch interessant ist die Darstellung des Herzens, das die Dame in den Händen hält: Es ist noch nicht wie auf späteren Kardiotaphen in der Spielkartenherzform abgebildet, sondern hat die sogenannte Pinienzapfenform der zeitgenössischen anatomischen Herzdarstellung.[249] Die Spitze zeigt nach unten, die Basis oben hat mehrere Einschnitte, die die Gefäßwurzel des Organs darstellen sollen. Der Steinmetz hatte anders als die damaligen Ärzte das Organ nach seiner Entnahme gesehen, kannte also dessen anatomische Form.[250]

Auch in der All Saints Church von Narborough hält eine weibliche Liegefigur ihr Herz in der Hand, nach der Inschrift die 1293 verstorbene Agatha von Narborough. Der Überlieferung nach handelt es sich auch hier um ein Herzgrab.[251]

Gilbert „the Red" de Clare wollte mit Prinz Edward ins Heilige Land ziehen, wozu es dann doch nicht kam. Seine zweite Frau Joan of Acre (Akkon; auch: Johanna von England) war eine Tochter des Königs und der Eleonore von Kastilien. Wahrscheinlich veranlasste sie den Anbau einer Kapelle in der St. Mary's Church von Wittenham und ließ das Herz ihres im Jahre 1295 verstorbenen Gatten nach dem Vorbild ihrer Eltern dorthin bringen. Die Grabplatte zeigt Gilbert in verkleinerter Gestalt mit gekreuzten Beinen, mit zwei über ihm schwebenden Engeln. Es muss sich um sein Herzgrab handeln, da sein Leichnam in die Abtei von Tewkesbury, die Familiengrablege, kam.[252]

Ihrer beider Sohn Gilbert de Clare, 8. Earl of Gloucester, 7. Earl of Hertfort, der Letzte dieses Familienzweiges, fiel, 23 Jahre alt, am 24. Juni 1314 in der Schlacht von Bannockburn, in der Robert the Bruce (s. Kap. 9.8) die englische Armee unter Edward II. besiegte. Auch sein Leichnam kam nach Tewkesbury, sein Herz wurde an anderer Stelle begraben. Ein Eintrag in den Rechnungsbüchern König Edwards II., eines Onkels des Toten, enthält den Vermerk, dass „five shillings and sixpence" gezahlt wurden, „in oblations distributed at diverse masses celebrated in the presence of our lord the king, in the conventual church of sheleford for the soul of the Lord Gilbert de Clare, late earl of Gloucester, deceased, whose heart lies there inhumed".[253] Es könnte sich um das Augustinerkloster Shelford gehandelt haben, das Edward II. 1319 besuchte und das 1536 aufgelöst wurde. In der *Daily Mail* vom 22. November 1927 berichtete J. ARDAGH, dass während Ausschachtungsarbeiten im Kingsway-Bezirk von Cardiff an der Stelle des verschwundenen Klosters der Grey

9. Die Herzbestattung in England, Irland und Schottland

Friars ein Herzgrab gefunden worden sei, das man „dem Sohn des Klostergründers Gilbert de Clare" zugeordnet habe.[254]

Vielleicht lag das Herz einer weiteren Frau – im England des 13. und 14. Jahrhunderts waren Gräber weiblicher Herzen deutlich häufiger als auf dem Festland –, der Lady Clarissa Tregoz, verheiratete de la Warr († Ende des 13. Jahrhunderts), in der St. Michael's Church des Ortes Ewyas Harold:[255] In einer bogenförmig überwölbten Nische in der Nordwand des Chors liegt eine lebensgroße Frauenfigur, die in ihren gefalteten Händen vor der Brust ein verhülltes Gefäß hält. Unter den Händen des Gisants entdeckte man 1865 eine 12 cm breite Höhlung mit Fragmenten eines Metallgefäßes und Gewebsresten.[256]

Ein drittes Frauenherz, das der Maud (Matilda) de Hastings († 1264/6 oder um 1300), wurde in der Kirche St. Giles and St. Andrews des nicht mehr existierenden Augustinerklosters von Barnwell in einer Bleiumhüllung vor dem Hochaltar bei ihren Kindern begraben.[257] So lautete auch die Inschrift: „cor ejus fuit huc deportatum in locello plumbeo et coram magno alteri juxta pueros suos, sepultum."[258]

9.6.2 14. und 15. Jahrhundert

Offensichtlich aufgrund der schwindenden Attraktivität der Kreuzzugsidee nahm im 14. und 15. Jahrhundert die Zahl der Herzbestattungen in Mittel- und Westeuropa ab, so auch in England (vgl. Kap. 15).

Nach wie vor profitierten die Mendikantenorden vom Begräbniswunsch auch der wenigen, die für ihr Herz gesondert Sorge trugen. So erhielten in London die Black Friars (Dominikaner) sechs, die populäreren Grey Friars (Franziskaner) acht Herzen zur Bewahrung und Fürbitte.[259]

Auf die dort begrabenen Herzen des Königshauses und aus dessen Umfeld wurde bereits eingegangen, weitere stammten von Peter de Montfort (Mountford) of Beaudesert († 1367) unter einem Stein im Chor der Greyfriars-Kirche mit der Inschrift „lapidis ex []ati multis litteris";[260] von Jane de Serre (Johanna de Ferrers) († um 1400), dessen Position Charles Lethbridge KINGSFORD beschrieb: „Item revertendo ad sinistram partem infra ostium versus vestibulum jacet cor domine Johanne de Ferers uxoris Guidonis de Salinis";[261] von Isabel de Averne († um 1400, „Item ad sinistram eiusdem coram finem stallorum sub parvo rotundo lapide jacet cor dominae Isabelle de Averne");[262] von John Mortimer († 1423), einem in Tyburn hingerichteten Soldaten;[263] von einem nicht weiter bezeichneten Mann mit dem Vornamen William, worüber bei KINGSFORD steht: „[...] et ad pedes eius[264] jacet cor Willelmi [...]";[265] von Eleonore Percy, Duchess of Buckingham (1474–1530), die ihr Herz vor dem Bild des Hl. Franziskus bei den Grey Friars, ihren Corpus bei den White Friars (Karmeliten) in Bristol begraben haben wollte.[266] Letztere bestimmte in ihrem kurz vor dem Tode verfassten Testament, dass „My harte to be buried within the churche of the gray fryers within the citie of London before the image of Saint Frauncis in the same churche".[267]

9.6. Sonstige Herzbestattungen in England

Zu den Black Friars wurden noch folgende Herzen gebracht: das der Margaret, Countess of the Yle († um 1400), und das eines Ritters namens Westye († um 1400).[268]

Die übrigen Herzen lagen verstreut an verschiedenen Orten in der Südhälfte von England:

Das Herz des Ralph de Ufford, des königlichen Oberrichters in Irland (1302–1346), der in Kilmainham in Irland verstarb, wurde in den Stammsitz seiner Familie, in die Kirche nach Ufford, der Corpus in die Familiengrablege im Austin-Nonnenkloster von Campsey, Suffolk, zurückgebracht.[269]

Das Herz einer Verwandten, der Petronilla Ufford († um 1400), und das des Robert de Vere, 5. Earl of Oxford († 1296), bekamen die Grey Friars in Ipswich.[270]

Elizabeth de Clare († 1360), Gründerin des Clare College in Cambridge, verlobte, vom Beispiel ihres Vaters Gilbert († 1295) und anderer Verwandter[271] inspiriert, ihr Herz dem Benediktinerkloster von Ware, Hertfordshire, zum Grab ihres letzten Gatten Roger Damory. BRADFORD weist allerdings daraufhin, dass diese postmortale Zusammenführung nicht unumstritten ist.[272]

Der aus französischem Adel stammende Guichard d'Angle trat in die Dienste des englischen Königs Eduard III. und starb 1380 in London. Sein Herz wollte er in die Kirche von Angle, dem Sitz seiner Familie bei Charenton in Frankreich, zurückgebracht haben, der Corpus blieb in London.[273]

Hugh Stafford, 2. Earl of Stafford, begab sich, wohl veranlasst durch den Tod seiner Gattin und seines Sohnes, mit 50 Jahren auf eine Pilgerreise ins Heilige Land und verstarb im Oktober 1386 im Hospital der Johanniter auf Rhodos. Sein Herz wurde mitsamt seinen Gebeinen zum Grab seiner Frau in die Stone Priory, Staffordshire, nach England zurückgebracht.[274]

Die Glocken der St. Sepulchre's Church in Newgate, London, wurden bei der Hinrichtung von Straftätern am nahegelegenen Galgen geläutet. In der Kirche fand sich bis zur Feuersbrunst 1666 eine Tafel mit folgender Inschrift: „Here lieth the Heart of John Goodfellow / For his sowl and al Christen souls, I pray you for / cherite sey a Pater Noster and / an Ave Mary." BRADFORD vermutet, dass es sich hier um das Herz eines hingerichteten Straftäters handelte, und erinnert daran, dass insbesondere die Herzen von Verrätern bei der mittelalterlichen Bestrafung aus der Brust gerissen wurden (s. Kap. 3.1).[275]

Im Boden der Südkapelle der Kirche St. Mary the Virgin in Wiggenhall erinnert eine quadratische Marmorplatte mit einem zentralen Herzsymbol aus Bronze und vier hufeisenförmigen bronzenen Spruchbändern in den Ecken mit folgender Inschrift daran, dass hier das Herz von Sir Robert Kervile begraben wurde: „Orate pro ana

9. Die Herzbestattung in England, Irland und Schottland

(anima) dni (domini) Roberti / Kervile militis de Wygenhale / Filii Edmundi Kervile de / Wygenhale cujus cor hic humatur."[276] Dieser starb 1436 im Ausland, seine Gattin habe das Herz durch einen Mönch in die Patronatskirche der Kervile-Familie zurückbringen lassen.

Ebenfalls in der Fremde, in Köln, starb 1435 (oder 1436 oder 1443) Edmund Cornwall. In der Kirche von Burford, Shropshire, berichten die ersten Kardiotaphzeilen einer langen genealogischen Auflistung, die später, nämlich 1630 bei einer Renovierung des Herzgrabes, angebracht wurde, vom Schicksal des Herzens:

> Here lyeth the heart of Edmond Cornewayle Esq
> sonne & heyre unto Sr Rychard Cornewayle of Burford Knt
> who travelling to know forraine countries
> died de Collenne the XIV yeer of Henry VI,
> and willed his servants to bury his body there
> and to enclose his heart in lead and carry it to Burford to be buried [...][277]

Ein berühmter englischer Heerführer des Hundertjährigen Krieges, Gegner der Jeanne d'Arc, John Talbot, 1. Earl of Shrewsbury, von Shakespeares verewigt in *Heinrich V.*, fiel am 17. Juli 1453 mit 66 (oder 69) Jahren in der entscheidenden Schlacht von Castillon bei Bordeaux, die den Wendepunkt des englischen Anspruchs auf Frankreich bedeutete. Seine Getreuen nahmen sein Herz heraus und in einem versiegelten Gefäß auf ihrer Flucht in die Heimat mit, nachdem sie den Leichnam an Ort und Stelle begraben hatten. Talbot hatte sich gewünscht, unter dem Eingangsportal der Kirche St. Alkmund's in Whitchurch begraben zu werden. Heute kündet davon noch eine im 19. Jahrhundert angebrachte Tafel mit folgendem Text:

> Beneath the Stone in this Porch
> rests the embalmed heart of
> John Talbot 1st Earl of Salop
> who for 24 years fought his Country's battles against the French
> and was slain at the battle of
> Bordeaux A.D. 1453.
> When lying wounded on the field
> he charged his faithful guard
> of Whitchurch men that in memory
> of their courage and devotion his body should be buried in the Porch
> of their church that as they had
> fought and strode over it while
> living so should they and their
> children for ever pass over it and
> guard it when dead.
> The Original Stone which was
> destroyed by the falling of the Old
> Church A.D. 1711 was replaced
> and this Table erected by the
> men of Whitchurch A.D. 1873.[278]

9.6. Sonstige Herzbestattungen in England

Aus dem Text geht hervor, dass die vom Feind bedrängten Soldaten wenigstens das Herz ihres Führers nach Hause bringen wollten. Gegen Ende des 15. Jahrhunderts wurden dann auch die Gebeine nach St. Alkmund's überführt und liegen jetzt in der Lady's Chapel unter einer von einem Bogen überwölbten Tumba aus dem 19. Jahrhundert mit einem liegenden, barhäuptigen, gewappneten, aus dem 15. Jahrhundert stammenden Gisant mit einem Hund zu Füßen.[279]

1462 starb William de Botreaux, ein großer Wohltäter kirchlicher Institutionen. Er wurde nach seinem Wunsch in der Kirche von North Cadbury begraben. Die letzte Donation ging an die Grey Friars von Bridgwater, die für sein dort bei seiner Frau begrabenes Herz beten sollten.[280]

Der englische Adlige Anthony Woodville, 2. Earl Rivers, Schriftsteller, Vertrauter des Lancasterkönigs Heinrich VI., aber auch des Yorkkönigs Eduard IV., geriet in den Rosenkriegen zuletzt zwischen die Fronten und wurde ohne Gerichtsurteil 1483 auf der Burg von Pontefract hingerichtet. In seinem umfangreichen Testament hatte der fromme Marienverehrer und Rompilger sich auserbeten, dass „his heart was to be had to our Lady of Pewe beside St. Stephyns College at Westmynster, there to be buried by th' advyse of the Deane and his brethren".[281]

Es wird vermutet, dass der Corpus vor einem Muttergottesbild in Pontefract, das Herz vor der Madonnenstatue „Our Lady of Pewe"[282] in der Kathedrale von Westminster begraben worden seien.[283] Spuren existieren nicht mehr.

In der Pfarrkirche von Saltwood, Kent, trägt eine Bronzeplatte die Inschrift: „Here lieth the bowell of Dame Anne Muston late the wyf of Willm Muston which Dame Anne decessid the VII day of September ye yere of or Lord MCCCCLXXXXVI on whose soull ihu have mercy". Darüber kommt ein Engel aus den Wolken, der ein Herz hält, sodass anzunehmen ist, dass auch das Herz der 1496 Gestorbenen den Eingeweiden beigefügt wurde.[284]

Auch in dieser Periode gibt es noch vereinzelt Herzgräber ohne Inschrift bzw. Nischen, die dafür gehalten werden, wie die in der Kirche von Henham aus dem 15. Jahrhundert, die eine zweite, kleinere einschließt, die ein Herz enthalten haben könnte.

9.6.3 16. Jahrhundert

In diesem Jahrhundert wurden mehr geistliche als weltliche Fürstenherzen begraben (s. Kap. 13.7).

Das Herz des Höflings und Vertrauten Heinrichs VIII., George Neville, 3. Lord Bergavenny († 1535), kam in die Kirche von Mereworth, Kent. Es liegt unter einer überdachten Grabplatte im Tudorstil mit zwei Händen, die ein Herz umfassen.[285]

9. Die Herzbestattung in England, Irland und Schottland

In der Croxton Abbey, in der bereits das Herz König Johanns Ohneland († 1216, s. S. 222) lag, soll auch das des Sir Richard Manners († 1547) begraben worden sein.[286] Noch 1722 wurde in Belvoir, dem Familiensitz der Manners, in der Bibliothek von einem Stein mit folgender Inschrift berichtet:[287]

> [...] lyeth the harte of Syr Richard
> manners knight, son to sir george
> manners Lorde roos, and brither to
> Syr Thomas manners lord Roos late
> Erle of Rutland, whiche syr Richard
> Departed out of this worlde the XXX day of [...]
> Vary in the yere of our lord god
> MCCCCL; his bodye is buried at
> The hye alter in rhryst rhyrche
> at London; of whole scule god
> have mercy. Amen.

Im Ryedale Folk Museum in Yorkshire wird eine topfförmige Bleiurne mit Deckel und der Inschrift „Here lith the harte of John Peck A. D. 1562" und einem Malteserkreuz ausgestellt. Vielleicht enthielt sie das Herz eines Johanniterritters, das aus Malta zurück in die Heimat gebracht wurde.[288]

Am 11. Oktober 1568 verstarb der 66-jährige Sir William Radcliffe (Radclyffe) of Ordsall, möglicherweise an der Pest, der sein Sohn und Erbe drei Wochen vorher erlegen war. Auf seinem Grab in der Kathedrale von Manchester stand das Distichon: „Sandbach cor retinet, servat Mancestria corpus, coelestem mentem regna superna tenent."[289] Im Kirchenregister des kleinen Ortes Sandbach in Cheshire ist verzeichnet: „1568 Oct. 21: Cor Willm' Radcliffe militis sepultum xxjmo die Octobr." Heute sind weder in Manchester noch in Sandbach Hinweise auf die beiden Gräber vorhanden.[290]

Der katholische Höfling der Königin Maria I., Sir Robert Peckham, starb 1569 in Rom und wurde in San Gregorio begraben. Sein Herz wurde in die Heimat zurückgebracht.[291] Als eine Gruft in der Pfarrkirche St. Mary von Denham 1711 für ein Begräbnis geöffnet wurde, berichtete ein Augenzeuge:

> [...] and found a small box of lead fashioned like a heart, but flatt, being scarce two inches in thickness, with the lead sauder'd, but the under parte corroded; the Heart of Sir Robert Peckham discovered itselfe, rapt within several cloths, and still smelling strong of the embalment; On the Lide was written this inscription:
>
> I.H.S. Robertus Peckham Eques Auratus Anglus cor suum Dulciss. patrie majorg Monumentis commendari. Obiit I die Septembris MDCLXIX.[292]

Das noch vorhandene Wandkardiotaph in der Kirche, möglicherweise Rest eines größeren Monuments, besteht aus einer eng in Majuskeln gravierten rechteckigen

9.6. Sonstige Herzbestattungen in England

Platte mit der Biografie und den Wohltaten des Verstorbenen. Darüber ist das Wappen des Verstorbenen samt Wappenspruch, eingefasst von zwei mit Ornamenten geschmückten Pilastern, angebracht, gekrönt von einem Tympanon mit einem Herzsymbol in Blattherzform.

1570 starb der international erfolgreiche Kaufmann und Jerusalempilger Sir Richard Clough mit gerade 40 Jahren auf einer Geschäftsreise in Hamburg.[293] Er hatte an seinem Geburtsort Denbigh begraben werden wollen, und so wurden sein Herz in einer versiegelten Silberurne, möglicherweise auch seine rechte Hand in die Pfarrkirche St. Marcella des Ortes zurückgebracht, während der Corpus in Hamburg verblieb. Vor 200 Jahren wurde die Gruft, verschlossen durch eine schwarzweiße Marmorplatte, eröffnet, man fand lediglich ein Bleigefäß mit Deckel, nicht aber die Silberurne.[294]

Ebenfalls im Ausland, im belgischen Spa, nach anderer Lesart in Venedig, starb 1574 Lord Edward Windsor. Er wollte in Liège begraben werden, sein Herz sollte zurück in seine Heimat, nach Bradenham, in die Kirche unter oder in den Sarg seines Vaters gebracht werden.[295] In einer ovalen Bleivase mit der Aufschrift „Herein is the heart of Edward Lord Windsor, who died at Spa, Jan. 24, 1574" war es in einer Gruftnische unter dem Altarraum aufbewahrt.[296]

In der Nordwand des Altarraums von St. Mary, Buckland, ist noch eine dreieckige Nische zu sehen, die das Herz des protestantischen Reformers William Holcott († 1575) barg, wie er es sich gewünscht hatte.[297]

Ein schildförmiges Kardiotaph für den 1583 gefallenen Captain Thomas Hodges in der St. Mary's Church von Wedmore, Somerset, trägt folgende heroische Inschrift:[298]

WOUNDED NOT VANQUISHT
SACRED TO THE MEMORY OF CAPTAINE THOMAS HODGES IN THE
COUNTY OF
SOMERSET ESQ: WHO AT THE SIEGE OF ANTWERPE ABOUTE 1583
WITH UNCONQUERED COURAGE WONNE TWO ENSIGNES FROM THE
ENEMY,
WHERE RECEIVING HIS LAST WOUND HE GAVE THREE LEGACYES
HIS SOULE TO HIS LORD JESUS
HIS BODYE TO BE LODGED IN FLEMISH EARTH
HIS HEART TO BE SENT TO HIS DEARE WIFE IN ENGLAND
HERE LYES HIS WOUNDED HEART
FOR WHOME ONE KINGDOME WAS TOO SMALL A ROOME
TWO KINGDOMES THEREFORE HAVE THOUGHT GOOD TO BURY
SO STOUT AND SO BRAVE A HEART.

9. Die Herzbestattung in England, Irland und Schottland

In der Kirche St. Andrew-by-the-Wardrobe, City of London, befand sich bis zur weitgehenden Zerstörung der Kirche im Zweiten Weltkrieg das Herzgrab des 1584 gestorbenen Sheriffs von Kent, Sir Thomas Walsingham.[299]

Eine von mehreren Herzurnen im British Museum von London[300] barg einst das Herz des Höflings und Lord Deputy von Irland, Sir Henry Sidney (1529–1586). Ursprünglich beigesetzt in einer Gruft bei der geliebten Tochter Ambrosia unter dem Altarraum der St. Laurence-Kirche in Ludlow, wo auch das Herz des Tudorprinzen Arthur († 1502) und später – 1642 – das Herz eines Robert Vaughan von Merionetshire[301] bestattet worden waren, kam es über mehrere Stationen schließlich ins Museum.[302]

Es handelt sich um einen Becher aus Blei, 15 cm hoch, 21 cm im Durchmesser, mit der Inschrift „♡ HER ♡ LITH ♡ THE ♡ HARTE ♡ OF ♡ / ♡ SYR ♡ HENRYE ♡ SYDNY ♡ L ♡ P ♡ / ♡ ANNO ♡ DOMINI ♡ 1586 ♡".

Martin Frobisher, berühmter englischer Seefahrer und Entdecker, Pirat, später zum Ritter geschlagener Admiral der englischen Königin, wurde 1594 im Alter von 59 Jahren an der Spitze seiner Soldaten im Kampf gegen die Spanier in der Nähe von Brest, Frankreich, verwundet und starb wenige Tage später in Plymouth an einem chirurgischen Kunstfehler. Sein Leichnam wurde geöffnet, einbalsamiert, in der Kirche St. Giles in London Cripplegate begraben, Herz und Eingeweide blieben in der Kirche St. Andrew's in Plymouth.[303]

Der Parlamentarier John Puckering verstarb 1596 mit 52 Jahren an einem Schlaganfall und wurde wegen seiner Verdienste um die englische Krone in Westminster Abbey begraben. Herz und Eingeweide ruhen im Altarraum der Kirche St. Martin-in-the-Fields in London. Im Grabregister steht: „1596 May 3. – Viscera D. Joannis Puckeringe, Do'i magni Anglie Sigilli Custodis in cancello templi Scti Martini in Campis."[304]

9.6.4 17. Jahrhundert

Eines der zwei sichtbaren Herzgräber in Westminster Abbey befindet sich in der St.-Nicholas-Kapelle:[305] Auf einer schwarzen Kalksteinbasis mit quadratischem Grundriss stehen ein graumarmornes Piedestal mit zwei Wappenschilden und darauf ein übermannshoher Obelisk, der eine Urne aus vergoldetem Kupfer trägt, das Ganze insgesamt fast drei Meter hoch.[306] In dem 32,5 cm hohen Gefäß, dessen beide Henkel abgebrochen sind, befand sich das Herz der mit zwölf Monaten im Jahre 1605 verstorbenen Tochter des französischen Botschafters am Hofe Jakobs II., Christopher Harley, Comte de Beaumont, des Kleinkindes Anna Sophia Harley (andere Schreibweise: Harlay). Diese Form eines Herzgrabes, ein alleinstehender Obelisk, war in England im Unterschied zu Frankreich selten, die trauernden Eltern hatten diese Tradition aus ihrem Heimatland übernommen.[307]

Die Inschrift auf der rechten Seite des Piedestals lautet:[308]

9.6. Sonstige Herzbestattungen in England

> D:O:M:
> ADSTA VIATOR; & MISERTUS
> HUMANAE SORTIS HAEC PERLEGE
> ANNAE SOPHIAE PRIMO AETATIS
> DILUCULO FESTINA FATORUM
> SAEVITIA EXTINCTAE CORCULUM
> IN HAC URNA IUSSIT RECONDI
> CHRISTOPH: HARLAEUS A. F.
> BELLOMONT: COMES, PRAEFECT:
> PALAT: PARIS: A SECRETIS REG:
> CONSILIAR: ET NUNC APUD S.
> MAGNAE BRITANN: REG: CHRIS-
> TIANISS. GALL: REGIS LEGATUS
> UNA CUM UXORE DILECTISS.
> ANNA RABOTA HOC LEVE GRA-
> VISS: LUCTUS MONUMENTUM
> MANIBUS CARISS: FILIOLAE AD
> POSTERITATIS MEMORIAM PIE-
> TATIS LAUDEM & MELIORIS
> VITAE EXPECTATIONEM AMBO
> PARENTES IUNCTIS LACRYMIS
> MOESTISS. P: ANNO DO. MDCV
> HOC TE VOLEBAM: ABI ET VALE.

Auf der rechten Seite steht:

> QUOD NUPER IGNE SPIRITALI TURGIDUM
> VITAM CIEBAT AUREO IN CORPUSCULO,
> TACTUM POTENTE CONDITORIS DEXTERA
> ISTO RECUMBIT FRIGIDUM COR MARMORE
> SOLO CREATUM FLOSCULUM BRITANNICO
> SUO REVULSUM CORDE CORCULUM PATER
> ULTRO RELINQUENS PROPRIIS NATILIBUS
> CUSTODIENDUM PIGNUS URNAE CREDITIT
> DONEC REMISSA LENIS AURA COELITUS
> VENIS REDONET PALPITARE DENUO,
> ET MEMBRA CORDI COPULATA; IN POSTERUM
> NON SEPARANDA COELITUM INSERAT CHORO:

Der Leichnam des Kindes könnte in seine französische Heimat zurückgebracht worden sein.

Einem weiteren Höfling der Königin Elisabeth I., Pirat, Spieler, später Marinekommandant wie Frobisher, George Clifford, 3. Earl of Cumberland, wurden nach seinem Tod mit 47 Jahren 1605 Herz und Eingeweide entnommen und ohne Grabmal in der Kapelle St.-Mary-in-the-Savoy, London, begraben, während der einbalsamierte Corpus in die Familiengruft in Skipton-in-Craven kam.[309] Schon viel früher, nämlich 1265, war das Herz einer seiner Verwandten, der Margaret Clifford, im Kloster von Aconbury bestattet worden. Das Herz seines Enkels John kam 1680 in die Kirche von Rainham, Kent.[310]

Im Grabregister der Kirche St. Bridget, Farringdon Without, London, lautete ein Eintrag: „1608 April 20 – The bowells of the Right Hon. Lord treasurer, Thomas Sackville, Earl of Dorset."[311] Der mit 72 Jahren plötzlich verstorbene Staatsmann und Dichter war ein Vetter Anne Boleyns und der Verkünder des Todesurteils an Maria Stuart. Sein Sohn Edward war der Duellpartner von Lord Edward Bruce (s. Kap. 9.8).

Das Herz des Günstlings des schottischen Königs Jakob VI., Esmé Stuart, 1. Duke of Lennox, der 1583 in Frankreich gestorben war, war von seinem Begleiter, William Schaw, einem Höfling des Königs, auf seinen Wunsch nach Schottland zurückgebracht worden.[312] Der Leichnam seiner Mutter, Anne de la Queuille († 1579), war bereits auf die Kirchen von Aubigny und Oizon und den Friedhof von Aubigny verteilt worden.[313]

Sein Enkel, Esmé Stuart, 2. Duke of Richmond,[314] starb 1660 mit zehn Jahren an Pocken ebenfalls in der Fremde, in Paris. Sein Herz kam in ein Denkmal in der Kapelle Heinrichs VII. der Westminster Abbey zum Grab seines Vaters James Stuart, 1. Duke of Richmond.

Auf einem rotmarmornen Sockel tragen vier Schädel aus weißem Marmor einen schwarzmarmornen Obelisk, von einer goldenen Krone umkränzt, der auf der Spitze eine ca. 30 cm hohe weiße Marmorurne trägt, die das Herz enthielt, bei einer Öffnung im Jahre 1861 allerdings leer befunden wurde. Der Corpus wurde unter dem Monument beigesetzt.[315] Auf der nach Norden gewandten Fläche des Sockels ist eine Krone eingemeißelt, darunter die Buchstaben: E S / R L (für „Esme Stuart, Richmond, Lennox") (s. Abb. 38, S. 741).

Eine flach gravierte, teilweise schlecht leserliche Inschrift auf dem Sockel lautet:[316]

S. M.
Hac In Urna
Includitur Cor.
Infra
Requiescit Corpus
Illustrissimi Ducis
Esme Stuart.
Parentes Qui quaerit sciat.
Illum a Patre Jacopo
Primum Levinae
Deinde
Richmondiae et Leviniae
Duce
Eundem Honoris Titulum
Accepisse.
A Matre vero Maria
Georgij Ducis Buckinghamiae

9.6. Sonstige Herzbestattungen in England

> Filia unica
> Vitam & Spiritum hausisse
> Quem
> Postes Parisiis efflauit
> Aetatis suae Anno Ximo
> Mensis Augusti die XIV$_{to}$
> Anno Salutis humanae
> MDCLXV$_{Imo}$

In einer hofseitigen Wand des Somerset House im Zentrum von London ist ein von der Kapelle des Vorgängerpalastes stammendes Kardiotaph eingemauert mit der Inschrift „Cis gisent les entrailles de feu hault et puissant seigneur messiere Jacques D'Angennes [...] Priez Dieu pour son âme". Der Stein deckte einst Herz und Eingeweide des in London 1637 verstorbenen französischen Botschafters, dessen Corpus wahrscheinlich in seine Heimat zurückgebracht wurde.[317]

Die „entrailles" des Politikers Henry Berkeley, 7. Baron Berkeley († 1613), wurden entnommen und mit dem Corpus in der Kapelle seines Schlosses Berkeley bestattet.[318]

Ein Vorfahre der 1997 tödlich verunglückten Prinzessin von Wales, Gattin des britischen Königs Charles III. – damals noch Thronfolger und Prinz von Wales –, Diana Spencer, Henry Spencer, 1. Earl of Sunderland, starb während des Englischen Bürgerkrieges im Kampf für seinen König Karl I. bei Newbury mit 23 Jahren 1643 durch eine Kanonenkugel. Er wurde in der Pfarrkirche seines Familiensitzes in Brington begraben. In der Gruft fand man später eine unbeschriftete Bleikapsel, in der man sein Herz vermutete.[319]

Ein gegnerischer Heerführer auf der Seite des englischen Parlaments, Sir Edward Hungerford, starb 1648 und wurde zusammen mit seiner Ehefrau unter einem prunkvollen Marmorgrab in der Kapelle seines Schlosses Farleigh, Somerset, begraben. In der von außen zugänglichen Gruft unter der Kapelle waren mehrere, z.T. körperartig geformte Bleisärge unterschiedlicher Größe aufgestellt, von Grabräubern teilweise beschädigt. Bei einer Inspektion um das Jahr 1650 lagen einige glasierte, in weißes Leder eingewickelte Tongefäße herum, von denen eines zerbrochen gewesen sei. Es habe ein in Alkohol konserviertes Herz enthalten und auch bei den übrigen dürfte es sich um Herz- bzw. Eingeweidegefäße gehandelt haben. 1822, nach einem erneuten Diebstahlsversuch, fand sich eine zylindrische Bleiurne gleichen Inhalts, die verloren ging.

Eine runde, leicht beschädigte Kupferplatte lag lange lose auf einem der Särge. Es handelte sich um den Deckel der zylindrischen Herzurne von Sir Edward mit seinem Wappen und Angaben zu Titel, Abstammung, Lebensdaten und Ehen des Verstorbenen. Das Relikt wurde später an der Ostwand der Kapelle, heute ein Museum, angebracht.[320] Von Farleigh Castle stehen noch einige Gebäude.

9. Die Herzbestattung in England, Irland und Schottland

Der Royalist Arthur Capell, 1. Baron Capell of Hadham, kämpfte mit wechselnden Erfolgen in den Bürgerkriegen, begleitete seinen König Karl II. ins Exil nach Frankreich, kehrte zurück und ergab sich nach der Niederlage von Fairfax den Parlamentsstreitkräften. Er konnte aus dem Kerker im Tower fliehen, wurde wieder ergriffen und am 9. März 1649 enthauptet. In der St. Cecilia-Kirche in Hadham befindet sich sein Kenotaph. Der Delinquent wollte, dass sein Herz später zu den Füßen seines Königs Karl begraben würde, zum Zeichen seiner Treue zu seinem Souverän.[321] Der Bischof von Winchester habe es in einem Silbergefäß dem König überreicht, nachdem dieser seinen Thron wiedererlangte. Später wurde es an den Sohn des Barons, den 1. Earl of Essex, weitergegeben. 1703 sei in Hadham Hall ein Herz in einem Silbergefäß mit dem Vermerk, dass es Capells Herz sei, gefunden worden. Das Silbergefäß sei verkauft worden, zur Hilfe für Bedürftige, durch ein eisernes ersetzt und das Ganze in die Familiengruft in Little Hadham gebracht worden.[322] 1809 verschwand es für immer.[323]

Sein Sohn gleichen Namens, 1. Earl of Essex, diente den Stuarts unter anderem als Gouverneur von Irland. Er fiel bei Karl II. in Ungnade, wurde in Verbindung mit einem Komplott gegen den König gebracht und im Tower inhaftiert. Am 13. Juli 1683 wurde er mit durchschnittener Kehle in seiner Kammer gefunden. Sein Tod wurde als Selbstmord gedeutet, er wurde in der Familiengruft in der Kirche von Watford begraben, das Herz in einem Marmorbehälter im Familiensitz in Cassiobury aufbewahrt.[324]

Ein Republikaner, der Admiral Robert Blake, starb 1657, als sein Schiff in die Bucht von Plymouth einlief. Auch sein einbalsamierter Leichnam kam in die Gruft unter der Kapelle Heinrichs VII.,[325] die Eingeweide in die Kathedrale St. Andrew's in Plymouth.[326]

Der Royalist Sir Nicholas Crisp († 1666) bestimmte, dass sein Herz in einer Urne unter einem Standbild Karls II. in der Kirche St. Mildred im Londoner Stadtteil Hammersmith jährlich mit Wein zu erfrischen sei, was dann auch ein ganzes Jahrhundert lang geschah.[327] Auf der Inschriftentafel stand: „Within this urn is entombed the Heart of Sir Nicholas Crispe, Knight and Baronet, a loyal sharer in the sufferings of his late and present Majesty. He first settled the trade of gold from Guinea, and then built the Castle of Cormantin. Died the 28th of July, 1665, aged 67."[328] 1898 wurden Herz und die übrigen sterblichen Reste in einem Grabmal auf dem Friedhof der St.-Paul's-Kathedrale wieder vereint.[329]

In der Gruft der Pfarrkirche von Withyham wurde das Herz der Isabella Sackville, Countess of Northampton, in einem herzförmigen Bleibehälter mit der Aufschrift „THE HEART OF ISABELLA COUNTESS OF NORTHAMPTON. Died the 14th of October, 1661" begraben,[330] das ihres Neffen John Tufton, 4. Earl of Thanet († 1680), ebenfalls in einem herzförmigen Bleibehälter, in der Familiengruft in Rainham.[331]

9.6. Sonstige Herzbestattungen in England

Der 14-jährige John Lawson starb 1665 auf einer Reise in Calais. Sein Herz kam zum Grab seiner Eltern in der Kirche von Catterick, Yorkshire.[332] Auf dem Epitaph stand:

> Hic jacent Reliquiae Johannis Lawson de Burgh
> Baronetti et Catharinae charissimae ejus conjugis
> filiae Gulielmi Howard de Narwoth Castello in
> comitatu Cumberlandiae Equitis Aurati.
> Ille, 26. Oct. 1698
> Obiit
> Haec, 4. Juli 1668
> Ibidem hic reponitur
> Cor Johannis ♡ filii natu maximi.
> Supradicti Johannis Lawson, Baronetti.
> Requiescant in pace.

Anfänglich Günstling König Karls I., hatte George Monck als Militärführer wesentlichen Anteil an der Restauration der Stuarts. Als er 1670 mit 62 Jahren an „Wassersucht" verstarb, erhielt er auf Betreiben seines dankbaren Souveräns Karl II., Karls I. Sohn, ein Grab in einem später als „Monck's Vault" bezeichneten Bereich der Kapelle Heinrichs VII. in der Westminster Abbey. Als diese 1867 geöffnet wurde, fanden sich dort einige alte unbeschriftete Urnen. Da Monck eviszeriert und einbalsamiert worden war, nimmt STANLEY an, dass eine davon sein Herz barg.[333]

In der gleichen Gruft kamen sein Sohn Christopher, Gouverneur von Jamaika († 1688), und sein Mitkämpfer, ein früherer Cromwell-Gefolgsmann, Edward Montagu, 1. Earl of Sandwich, zur Ruhe. Des Ersteren Herz blieb in Jamaika (s. Kap. 12.2), Montagu fiel 1672 als stellvertretender Oberbefehlshaber in der Seeschlacht in der Solebay gegen die Niederlande, wurde ebenfalls einbalsamiert und nach London gebracht. Herz und Eingeweide seien in der Kirche von Harwich geblieben, wo sein Leichnam an Land gebracht wurde.[334]

Das Herz des Christopher Roper, 4. Baron Teynham († 1673), kam in die Kirche von St. Andrew Holborn, City of London, das seiner ersten Frau Mary († 1647) nach Nieuwpoort, dann in die St.-Elisabeth-Kirche des Beginenhofes in Brügge, wohin dann auch das ihrer Schwester Helen, Lady Waldegrave († 1694), gebracht wurde[335] (s. Kap. 11.6).

In Brügge wurde der mit 16 Jahren 1676 dort verstorbene Francis Throckmorton begraben, das Herz wurde in die Kirche von Weston Underwood, Buckinghamshire, zurückgebracht.[336]

Das Herz der Mary Paulet, Duchess of Bolton († 1680), in einen kleinen Bleibehälter eingeschlossen, stand auf ihrem Sarg neben dem Sarg ihres Mannes Charles Paulet, 1. Duke of Bolton, in der Familiengruft in der Kirche von Wensley.[337]

9. Die Herzbestattung in England, Irland und Schottland

Einen ungewöhnlichen Ort als letzte Ruhestätte für sein Herz wählte der Politiker, Diplomat und Essayist Sir William Temple (1628–1699), der sich nach dem Rückzug aus seinen politischen Ämtern dem Park seines Anwesens Moor Park, Farnham, widmete.[338] Er wollte es unter einer Sonnenuhr vor seinem Lieblingsfensterplatz, von dem aus er seinen geliebten Garten überblickte, in einer Silberurne „six foot underground" begraben haben.[339]

Schon 1814 schrieb ein Besucher: „Near the east end of the house stands the sundial under which the heart of Sir William Temple was buried. Where it stands a piece of ground was enclosed with a brick wall, which is now removed."[340]

Heute sind keine Spuren mehr nachweisbar.

9.6.5 18.–20. Jahrhundert

Seit Beginn des 18. Jahrhunderts ließ die Suggestivkraft des Herzbegräbnisses in Großbritannien deutlich nach, insgesamt wurden noch ca. 30 Herzen beigesetzt.

Der Admiral Cloudesley Shovell, der 1707 bei einem Schiffsunglück vor den Scilly-Inseln umgekommen war, wurde in Plymouth seziert, einbalsamiert und später in der Westminster Abbey beigesetzt. Sein Herz könnte wie das anderer Seefahrer vor ihm (Martin Frobisher s. S. 248, Robert Blake s. S. 252) in die St. Andrew's-Kathedrale von Plymouth gekommen sein.[341]

Ungewöhnlich war der letzte Wille der Lady Anne Charlotte Bagenall, deren drei Monate alter Sohn Nicholas 1688 durch seine Amme versehentlich im Bett erdrückt wurde. Sein Herz wurde in einer auf der Spitze einer Pyramide angebrachten Marmorurne, die in der St. Nicholas Chapel der Westminster Abbey in London steht, eingeschlossen. Nach ihrem Tode (1713) sollte dieses Herz neben dem ihrigen in ihren Leichnam eingepflanzt und mit ihm erneut begraben werden.[342] Ihr Grab existiert nicht mehr, über die Erfüllung ihres Wunsches ist nichts bekannt.

Francis Bancroft, der Gründer der Bancroft's Schule in London († 1727), verlangte in seinem Testament, „that my body may be embalmed within six days after my death, and my entrails to be put into a leaden box, and included in my coffin, or placed in my vault next the same, as shall be most convenient".[343] Das Grab befindet sich jetzt im Boden der Kirche St. Helen's Bishopsgate, London.

Der Höfling und Parlamentarier Charles Douglas, Earl of Selkirk, wurde nach seinem Tod mit 76 Jahren am 13. März 1739 geöffnet und einbalsamiert, der Corpus kam in einem Bleisarg in die Buckinghamgruft unter der Kapelle Heinrichs VII. der Westminster Abbey, mit ihm das Herz des Grafen in einem würfelförmigen Kästchen mit Grafenkrone und Monogramm.[344]

In Avignon, im französischen Exil, starb 1745 der Heerführer James Butler. Sein eviszerierter Corpus wurde heimlich nach England gebracht und in Westminster Abbey begraben. Herz und Eingeweide blieben in Avignon.[345]

9.6. Sonstige Herzbestattungen in England

In der Baylie-Kapelle des St. John's College von Oxford birgt eine Marmorurne mit der Aufschrift „Ubi thesaurus ibi cor – / Ric. Rawlinson LL.D., et Ant. SS. / Olim hujus Collegii superioris ordinis commensalis. / Obiit VI. Apr. M.D.CCLV"[346] das Herz des Antiquars und Förderers des College, Richard Rawlinson († 1755).[347]

Der reiche Baron und Politiker George Bubb Dodington, 1. Baron Melcombe († 1762), heiratete spät seine Geliebte, deren Mädchenname nicht mehr bekannt ist. Vor ihrem Haus in Hammersmith, London, von Nicholas Crisp († 1666, s. S. 252) erbaut, ließ er einen großen Obelisk errichten, auf dessen Spitze eine Bronzeurne das Herz der 1756 Verstorbenen umschloss. Über den Verbleib dieser Urne, als der Obelisk in den Park des Lord Ailesbury in Marlborough versetzt wurde, ist nichts bekannt.[348]

Der Schriftsteller, Kanzler der Universität Oxford und Rektor von St. Mary Hall, Dr. William King († 1763) bestimmte testamentarisch, dass sein Herz in einer Silbervase mit einer von ihm selbst entworfenen lateinischen Inschrift an geeigneter Stelle in St. Mary Hall aufgestellt werde.[349] Noch Ende des 19. Jahrhunderts war in der Kapelle von St. Mary Hall eine weiße Marmortafel mit dieser Inschrift zu sehen, darüber eine kleine Vase, die das Herz enthalten haben könnte. Die Monumente der Kapelle wurden nach Eingliederung von St. Mary Hall ins Oriel College 1902 nur teilweise wieder aufgestellt, die Vase ist nicht mehr vorhanden.[350]

Ein ungewöhnliches Motiv zur Bestattung seines Herzens hatte der Dichter und Satiriker Paul Whitehead (1710–1774).[351] Kurz vor seinem Ende am 30. Dezember 1774 hatte er noch all seine Werke, deren er habhaft werden konnte, verbrannt. Sein Leichnam wurde ohne Grabstein auf dem Friedhof von Teddington, London, begraben. Das Herz hatte er aber seinem Mentor und Förderer, dem berüchtigten Politiker Sir Francis Dashwood, vermacht. In dessen „Club der Mönche der Medmenham Abtei" (oder „Hellfire Club"), den dieser eifernde Protestant gegründet hatte, um die römisch-katholische Kirche, und insbesondere deren Riten, lächerlich zu machen, hatte er das Amt des Sekretärs inne. Diese Herzbestattung hatte somit eine satirische Motivation, die den als „katholisch" eingestuften Funeralritus verunglimpfen sollte. Konsequenterweise wurde die Marmorurne, die das in Blei gefasste Organ mit der Aufschrift „Paul Whitehead of Twickenham, Esq., ob. 1775 / Unhallowed hands, this urn forbear / No gems, nor orient spoil / Lie here concealed; but what's more rare, / A heart that knew no guile" enthielt und deren Kosten mit £ 50 angegeben wurden, in einem großen Trauerzug acht Monate nach dem Tod des Literaten von London in das Mausoleum von West Wycombe,[352] das Familiengrab der Dashwoods, gebracht.

THISELTON-DYER beschrieb die Zeremonie, die um 12 Uhr am 16. August 1775 begann:

> Erst kam eine Prozession von Grenadieren, Querflötenspielern, Chorknaben, Sängern, Waldhorn- und Fagottbläsern, Pfeifern und Trommlern. Die Urne mit dem Herzen, auf einer Bahre, mit Krepp drapiert, wurde von sechs Soldaten getragen, flankiert von drei weiteren auf jeder Seite, die sie ablösen sollten.

Dann folgten die Trauergäste, weitere Pfeifer und Trommler und erneut zwanzig Soldaten. Der Totenmarsch wurde gespielt. Die Kirchenglocken läuteten und Kanonen wurden abgefeuert. Die Urne wurde dann feierlich in das Mausoleum gebracht und auf ein Piedestal in einer der Nischen gestellt. Der Hügel war voller Zuschauer. Der Trauerzug umrundete das Mausoleum noch eine Stunde und vollführte eher lustige Begräbniszeremonien. Am Schluss feuerten die Soldaten noch drei Salven in die Luft und marschierten ab, die Trommler und Pfeifer spielten eine fröhliche Melodie.[353]

Das Herz wurde später immer wieder aus der Urne herausgenommen und Besuchern gezeigt. 1829 wurde es gestohlen und ist seither nicht mehr aufgetaucht.[354]

Der berühmte Chirurg und Anatom John Hunter (1728–1793) litt jahrzehntelang an einer Angina pectoris und starb während eines solchen Anfalls. Die Sektion seines Herzens bestätigte die Annahme seiner Kollegen, dass Beschwerden und Todesursache durch „verknöcherte" Herzkranzarterien verursacht seien. Er wollte, dass sein Herz in dem von ihm gegründeten Museum für vergleichende Anatomie ausgestellt werden sollte. Seinem Wunsch wurde dann doch nicht entsprochen.[355]

Der Bruder des französischen Königs Louis-Philippe, Antoine Philippe, Duke of Montpensier, starb 1807 mit 32 Jahren im englischen Exil an einer Tuberkulose, die er sich im Kerker der französischen Revolutionäre zugezogen hatte. Auf Bitten seines Bruders wurde er in der Westminster Abbey begraben.[356] In der Kutsche seines Trauerzuges stand neben dem Sarg ein Gefäß, mit purpurnem Samt verhüllt, mit weißen und goldenen Nägeln verziert, mit seinem Herzen.[357] Es ist wohl beim Sarg geblieben und könnte so das letzte gewesen sein, das in eine Gruft der Abtei kam.

Abenteuerlich und poetisch überhöht sind die Überlieferungen über die Herzen der beiden berühmten englischen Romantiker und Freunde Shelley und Byron. Percy Bysshe Shelley ertrank im Alter von knapp 30 Jahren 1822 auf einer Segeltour mit zwei Kameraden bei La Spezia unter ungeklärten Umständen. Byron und zwei weitere Freunde verbrannten die bereits zerfallenden Leichen vier Wochen später auf einem Scheiterhaufen am Strand von Viareggio. Einer der drei, der Abenteurer Trelawny, schrieb in seinen Erinnerungen, Byron habe beim Anblick der verwesenden und zerfressenen Leiche auf dem Scheiterhaufen gestöhnt: „Don't repeat this with me, let my carcase [sic!] rot where it falls."[358] Er wollte den Schädel seines Freundes haben, was ihm Trelawny verwehrte. Als der Leichnam in den Flammen auseinanderfiel, sei das Herz frei und unverbrannt gewesen, sonst seien nur graue Asche, Knochenfragmente, der Schädel und der Kiefer übriggeblieben. Er, Trelawny, habe sich die Hand verbrannt, als er das Organ herausnahm.[359] Die nicht teilnehmende Ehefrau Mary Shelley erhielt das Herz und bewahrte es über viele Jahre in einer Silberkapsel auf. Auf dem Grab der Asche des Dichters im Protestantischen Friedhof in Rom steht unter anderem „Cor Cordium". 60 Jahre später wurde Trelawny auf seinen Wunsch daneben begraben.

9.6. Sonstige Herzbestattungen in England

Auf seiner Grabplatte steht: „These are two friends whose lives were undivided. / So let their memory be now they have glided / Under the grave: let not their bone be parted / For their two hearts in life were single-hearted."[360]

67 Jahre nach Shelleys Tod wurde das Herz in der Familiengruft der Shelleys auf dem Friedhof der St. Peter's Church in Bournemouth beigesetzt bei seiner Frau, ihrem Sohn Sir Percy Florence Shelley und dessen Ehefrau, möglicherweise im Sarg seines Sohnes.[361] Eine Inschrift zu Shelleys Herz ist nicht vorhanden.[362]

1955 versuchte der Mediziner Arthur Z. M. NORMAN das Phänomen des unverbrannten Herzens pathologisch-anatomisch zu erklären. Er nahm an, es habe sich um ein „progressively calcifying heart" gehandelt, welches „indeed would have resisted cremation as readily as a skull, a jaw or fragments of bone".[363] Es ist zweifelhaft, ob Trelawny überhaupt das Herz aus den Flammen hatte retten können, geschweige denn, dass es unversehrt war. Aber ein weiterer Teilnehmer der Kremation, der Journalist Leigh Hunt, erbat sich ausdrücklich das Organ, musste es aber dann Mary Shelley überlassen, die es nach anderen Berichten an ihrem letzten Wohnsitz in Boscombe Lodge, Bournemouth, in Seide eingewickelt in einem ledergebundenen Exemplar des *Adonais*, Shelleys Elegie auf seines Freundes Keats Tod, aufbewahrt habe.[364]

Die Geschichten über das Herz des Romantikers verdeutlichen jedenfalls die mythische Bedeutung des Organs in dieser Epoche.

Über das Schicksal und den Verbleib des Herzens und der Eingeweide von Shelleys Mentor und Vorbild, des großen englischen Poeten der Romantik, George Gordon Noel Byron, 6. Lord Byron, existieren ebenfalls fantastische Geschichten, wie überhaupt dessen Leben Stoff für viele romanhafte Biographien ergab. Er erlag bei der Belagerung von Mesolongi während des griechischen Unabhängigkeitskrieges trotz aller Bemühungen seiner Ärzte am 19. April 1824 im Alter von 37 Jahren einem Fieber. Wenn auch in seinem Testament von einem Wunsch, sein Herz in die Heimat zurückgebracht zu haben, nicht die Rede war,[365] so war er doch durch die Behandlung des Herzens seines Freundes Shelley mit dieser Begräbnisform vertraut. Als ein Bekannter, Lord Guilford, in Italien an einer Darmentzündung verstarb und seine Eingeweide nach England zurückgebracht wurden, hatte Byron über deren Schicksal mit einer gewissen Faszination nachgegrübelt:

> Man nahm sie heraus und schickte sie. [...] getrennt vom Leichnam nach England. [...] Man stelle sich vor, da geht ein Mensch den einen Weg und seine Gedärme den anderen und seine unsterbliche Seele einen dritten! – hat es je eine derartige Beförderung gegeben?[366]

Er wollte vielmehr „without pomp and nonsense" irgendwo in Griechenland begraben oder, nach einer zweiten Version seines letzten Willens, von Griechenland nach England zurückgebracht werden.[367]

In Wirklichkeit wurde seine Leiche im belagerten Mesolongi von vier Ärzten im Beisein des Herausgebers des *Greek Chronicle* autopsiert, dann einbalsamiert und in der Kirche St. Nikolaus in einem vorläufigen Sarg, drapiert in schwarzes Tuch, mit Helm, Schwert und Lorbeerkranz aufgebahrt.[368] Am 2. Mai wurde die

9. Die Herzbestattung in England, Irland und Schottland

Fregatte „Florida" mit dem Corpus in einem mit Zinn ausgeschlagenen Sarg und einem Gefäß, das Herz,[369] Hirn und andere Organe in Spiritus enthielt, durch die Kanonen der Festung verabschiedet. Die Lunge sei auf Wunsch der Stadt Mesolongi dort, in der Kirche St. Spiridion, gleichsam als Reliquie „aus Achtung vor den wiederholt vorstellig gewordenen Bürgern von Missolunghi" verblieben.[370]

In London wurden die sterblichen Überreste einige Tage unter großer Anteilnahme der Bevölkerung im Haus Great George Street 20 aufgebahrt. Da der Klerus von Westminster Abbey eine Aufnahme des Leichnams in der Kathedrale wegen des Lebenswandels des Verstorbenen ablehnte, wurde ein Begräbnis in der Familiengruft in Hucknall Torkard arrangiert. Einschließlich einer Zwischenaufbahrung im Blackmoor's Head Inn, Pelham, dauerte der feierliche Trauerzug, bestehend aus mehreren Kutschen, darunter eine von sechs Pferden gezogene mit Herz, Hirn und Eingeweiden, vom 12.–16. Juli.

In der überfüllten Kirche St. Mary Magdalene von Hucknall wurden Sarg und Urne im Rahmen eines Gottesdienstes in die Gruft unter dem Altar gebracht. Die Steinplatten, die die Gruft fast zwei Jahrhunderte verschlossen hatten, wurden anschließend wieder an ihren Platz gerollt.[371]

Die letzte Öffnung der Gruft erfolgte aus historischem Interesse am 15. Juni 1938 unter Ausschluss der Öffentlichkeit.[372] Neben amorphem Schutt, Skelettresten, Überbleibseln von Särgen und Sargzubehör waren dort noch mehrere Särge von Familienangehörigen, so z.B. der Mutter und der Tochter Augusta des Dichters, vorhanden. Der Deckel seines gut erhaltenen, bronzeverzierten Eichensarges, auf dem eine Baronkrone lag, ließ sich leicht öffnen. Der einbalsamierte Poet habe ausgesehen „wie vor 114 Jahren", der Gesichtsausdruck friedlich, die Haartracht wie auf seinen letzten Porträts, Rumpf und Glieder nicht verwest bzw. abschnittsweise skelettiert.[373] Vor seinem Sarg, auf dem eines Kindes, befand sich eine gut erhaltene Eichenkiste in Kubusform, mit Resten von purpurnem Samt, Bronzenägeln und Ornamenten. Auf dem Deckel war eine Bronzeplatte mit der Inschrift „Within this Urn / are deposited / the heart and the brain of the deceased / Lord Noel Byron". Darin befand sich eine verschlossene Bleiurne, auf deren Deckel, ebenfalls lose, eine Bronzeplatte mit der Inschrift „Within this Urn / are deposited / the Heart / and the Brains, etc. / of the deceased / Lord Noel Byron" lag. Hirn, Herz und Eingeweide waren also in ein Gefäß eingeschlossen worden.[374]

In England sistierten die Herzbestattungen bereits im 19. Jahrhundert, nur noch einige Individualisten entschlossen sich zu Lebzeiten testamentarisch, ihr Herz entnehmen zu lassen.

In Hamble, Hampshire, wird beispielsweise erzählt, dass Philip Yorke, 3. Earl of Hardwicke († 1834), der in der St. Andrew's Church in Wimpole begraben liegt, sein Herz in das Grab seines Lieblingspferdes in einem verwilderten Garten in Hamble unter einem fünf Fuß hohen keltischen Kreuz habe bringen lassen.[375]

9.6. Sonstige Herzbestattungen in England

Als der Missionar und Afrikaforscher David Livingstone 1873 in Nordwest-Rhodesien, dem heutigen Sambia, starb, kam sein Leichnam zurück in seine Heimat England, sein Herz behielt die Bevölkerung an seinem Sterbeort (s. Kap. 12.3).

Der Parlamentarier und Katholik Sir George Bowyer († 1883) wollte, dass sein Herz in der von ihm gestifteten Kirche des Johanniterordens in London seine letzte Ruhe fände. Als diese 1899 aufgelöst wurde, wurde die Inneneinrichtung, so auch das Herz, in die Kapelle des katholischen Hospitals St. John and St. Elizabeth verbracht, wo es unter einer einer quadratischen weißen Marmorplatte ruht, welche die Inschrift trägt: „HIC / SEPULTUM EST / COR GEORGII BOWYER / MILITIS HIEROSOLYMITANI / HUJUS DOMUS / FUNDATORIS"[376]

Das letzte Herz, das auf englischem Boden begraben wurde, gehörte einem Dichter, der sich diese Behandlung seines Leichnams nicht ausdrücklich so gewünscht hatte, dem Poeten und Schriftsteller Thomas Hardy (1840–1928):[377] Er lebte und starb dort, wo auch die meisten seiner Romane spielten, in Dorchester. Begraben werden wollte er dort auf dem Friedhof St. Michael's von Stinsford, Dorset, bei seinen Eltern, Großeltern, seiner Schwester und vor allem bei seiner ersten Frau Emma († 1912), die in ihren letzten Lebensjahren kaum mehr mit ihm gesprochen hatte, der er aber nach ihrem Tod ergreifende Liebesgedichte gewidmet hatte.
Als Hardy am 11. Januar 1928 starb, wollten seine Anhänger, insbesondere sein Nachlassverwalter Sir Sidney C. Cockerell, dass er in der „Poets' Corner" der Westminster Abbey sein Grab finden sollte, was aber aus Platzmangel verweigert wurde. Hierauf entschied man sich zur Verbrennung, die Asche war für die Westminster Abbey bestimmt. Der Vikar von Stinsford schlug jedoch vor, dass wenigstens das Herz in Stinsford bleiben sollte.
So kam es dann auch, am 13. Januar nahm Hardys Hausarzt, assistiert von einem Chirurgen, das Herz des erklärten Atheisten heraus und wickelte es in ein kleines Handtuch.
Ähnlich wie bei Philippe d'Orléans († 1723, s. S. 157) wird kolportiert, dass der Arzt das Organ dann in eine Biskuit-Zinnbüchse gab und für die Nacht mit nach Hause nahm. Dort habe dessen Katze die Zinnbüchse geöffnet und das Herz gefressen. Das Herz in der Graburne sei tierischer Herkunft gewesen.[378]
Der Bronzebehälter wurde neben dem elterlichen Grab in das von Emma unter einem Eibenbaum gelegt, unter ein sargähnliches Monument aus Stein, auf dessen Stirnseite steht (s. Abb. 73, S. 752):

> HERE LIES THE HEART OF
> THOMAS HARDY O M
> SON OF THOMAS AND JEMIMA HARDY
> HE WAS BORN IN UPPER BOCKHAMPTON 2 JUNE 1840
> AND DIED AT MAX GATE DORCHESTER 11 JANUARY 1928
> HIS ASHES REST IN POETS CORNER WESTMINSTER ABBEY

Die Asche wurde in die Westminster Abbey gebracht.

9.7 Anonyme Herzbestattungen in England

In alten englischen Kirchen, insbesondere auf dem flachen Land, finden sich gelegentlich Herzgräber ohne Inschrift, meist aus dem 13. und 14. Jahrhundert, die Vermutungen bezüglich Person und Motiv der Verstorbenen stammen aus späterer Zeit und sind demzufolge zweifelhaft, die angeführten Beispiele können keinen Anspruch auf Vollständigkeit erheben. Oft ist es nicht sicher, ob es sich bei den – meist liegenden – Grabfiguren, die ein Herz in Händen halten, um eine Herzbestattung handelt oder um ein Symbol der Liebe des Verstorbenen zu Gott. Das Organ, das die Gisants in ihren Händen halten, hatte damals noch nicht die Form des anatomischen oder des Spielkartenherzens. In dieser Zeit war den Bildhauern die anatomische Form nicht bekannt, in anatomischen Abbildungen wurde meist die sog. Pinienherzform dargestellt, die auch den Steinmetzen als Vorbild diente.[379]

Eine weitere Besonderheit der englischen Sepulchralkultur sind die gravierten bzw. geritzten, im Boden oder in die Wand eingebauten Metallplattengräber und -epitaphien, in der Funeralliteratur meist als „Brasses" bezeichnet. Sie wurden im Heiligen Römischen Reich deutscher Nation weniger häufig verwendet und in Frankreich meist zerstört.[380]

Eine herzförmige Nische in der kleinen Kirche von Fordwich, Kent, soll das Herz eines Kreuzfahrers bewahrt haben.[381] Vielleicht handelt es sich auch nur um ein altes Weihwasserbecken, das durch die Bevölkerung zum Herzgrab überhöht wurde.[382]

Ähnlich unsicher ist die Zweckbestimmung einer Rundbogennische in der Altarwand der Kirche St. Michael and All Angels Church in Castle Frome, Herefordshire. Im Fenster darüber liegt die Halbfigur eines Ritters im Kettenpanzer aus dem späten 13. Jahrhundert, der sein Herz in beiden Händen hält.[383] Die lokale Überlieferung geht davon aus, das es sich um das Herzgrab eines Kreuzfahrers, vielleicht aus der Gründerfamilie Lacey, handelt, der im Heiligen Land gefallen war.[384]

Der General und Ethnologe Pitt Rivers fand 1883 in der Krypta der Christ Church im irischen Cork in einer Holzkiste einen herzförmigen Bleibehälter mit Resten eines Herzens, das sich jetzt in dem nach dem General benannten Museum in Oxford befindet. Über seinen Träger ist nichts bekannt.[385]

Ins 13. Jahrhundert datiert wird ein Relief in der Sakristei der St. Stephen's Church von Careby, ein Schild mit zwei Händen, die ein Herz halten. Die Ortsgeschichte hält es für ein Kardiotaph.[386]

Aus der gleichen Epoche stammt das Halbrelief eines Ritters im Kettenhemd, mit gekreuzten Beinen auf einem Löwen stehend, mit Schwert und Schild, sein Herz in beiden Händen haltend, in einer Nische der Kirche St. Peter and St. Paul, Mappowder, Dorchester, hinter dem das von einem Kreuzzug zurückgebrachte Herz ruhen soll.[387]

9.7. Anonyme Herzbestattungen in England

Ebenfalls ins 13. Jahrhundert datiert werden eine verkleinerte Liegefigur eines Ritters mit gekreuzten Beinen auf einem Hund stehend, in ein Kettenhemd und einen langen Mantel gekleidet, in der einen Hand sein Schwert, in der anderen sein Herz haltend, in einer Nische der Kirche St. Mary the Virgin in Tenbury.[388] Es ist umstritten, dass es sich um das Herzgrab eines Kreuzfahrers, John Sturmy, handelte, der um 1300 gestorben war.[389]

Ein ähnliches Ritterbild aus der nicht mehr existierenden Netley Abbey, befindet sich jetzt in der im 19. Jahrhundert entstandenen Pfarrkirche von Netley.[390]

Ein weiteres, ein liegender, unterlebensgroßer Ritter mit einem Löwen an den Füßen, aus der Zeit um 1270, findet sich in der Kirche St. Giles, Horsted Keynes, Sussex. Die Ortsgeschichte vermutet, dass hier das Herz des letzten Repräsentanten der Cahaignes-Familie, Richard, liegt, der vielleicht im Heiligen Land war.[391]

Einem während des Dritten Kreuzzuges mit Richard Löwenherz gefallenen Templer zugeschrieben wird das als Herzgrab interpretierte Wandmonument in der Kirche St. Mary and St. Bartholomew in Hampton-in-Arden.

G. DRU DRURY zählt weitere solcher anonymer vermutlicher Herzgräber aus dem 13. Jahrhundert auf.[392]

In der Kirche von South Petherton, Somerset, wurde beim Einbau einer Heizung 1863 ein Herzbehältnis aus Blei gefunden.

In St. Mary the Virgin in Woodford, Northamptonshire, wurde während einer Renovierung 1866 in der Laibung eines Bogens im nördlichen Kirchenschiff ein menschliches Herz gefunden.[393] Seine Herkunft bleibt umstritten. Am ehesten könnte es von Roger de Kirketon stammen, einem 1280 in Norfolk verstorbenen Ritter;[394] weitere Vermutungen betreffen den Ritter Roger Maufe oder den Pfarrer der Kirche, John Styles († 1550), der, weil katholisch, in ein belgisches Kloster gehen musste und dort starb. Sein Nachfolger habe sein Herz zurückgebracht. Auch hier erzählen die Einwohner von einem im Heiligen Land gestorbenen Kreuzritter, dessen Herz in die Heimat zurückgebracht worden sei.

Jetzt ist das Herz in einem Glasbehälter in einer Nische einer Säule des Kirchenschiffs zu sehen.[395] Eine ungewöhnlich große, in einem Spitzbogen endende Nische in der nördlichen Chorwand der Kirche St. Giles von Bredon, Worcestershire, aus der Zeit um 1290 überwölbt den Gisant eines Ritters mit einem Schild, der mit beiden Händen ein Herz umfasst. Auch hier spricht die örtliche Überlieferung vom Herzgrab eines Kreuzfahrers.[396]

Weitere Beispiele, häufig ungenügend dokumentiert, meist ohne Inschrift, seien nur kurz erwähnt:

9. Die Herzbestattung in England, Irland und Schottland

Kontrovers beurteilt werden Provenienz und Entstehungsalter des sogenannten „Stanley boy" in der St. Peter's Church in Elford. Es handelt sich um den liegenden unterlebensgroßen Gisant eines jungen Mannes, der in der linken herabhängenden Hand ein rundes Objekt hält, mit der rechten zu seiner Wange zeigt. Er wurde einem gewissen John Stanley zugeschrieben, der um 1460 durch einen Tennisball tödlich getroffen worden sei. Die linke Hand könnte dieses Objekt halten, die rechte die getroffene Körperpartie zeigen. Eine zweite Interpretation weist darauf hin, dass der Stil des Grabmals ins 13. Jahrhundert zu datieren sei, dass die Figur ihr Herz in der Hand halte und es sich wahrscheinlich um ein Herzgrab handele.[397]

In St. Mary, Buslingthorpe, Lincolnshire, befindet sich eine Metallplatte aus dem Ende des 13. Jahrhunderts mit der eingravierten Halbfigur eines Ritters, der sein pinienförmiges Herz in den geschlossenen Händen hält und von einer Inschrift eingerahmt ist: „Here lies Sir Richard the son of Sir John de Boselynthorpe on whose soul God have mercy." Hierher könnte das Herz eines in der Ferne gestorbenen Adligen gebracht worden sein, das Organ könnte aber auch die Gottesliebe des in toto begrabenen Verstorbenen symbolisieren.[398]

Ein Grabstein in einer Chornische der Kirche St. Bridget in Bridstow, datiert auf ca. 1300, soll einem Kardiotaph entsprechen.[399]

Ein kleiner steinerner, ausgehöhlter Sarg im Nordgang der Pfarrkirche von Cogenhoe, 2 Fuß lang, 1870 ausgegraben, 1902 renoviert, aus dem 13. Jahrhundert stammend, wird als Herzgrab interpretiert.[400]

In der Kirche St. Barnabas, Brampton Bryan, Herefordshire, hält der Gisant einer Margaretha de Brampton aus dem frühen 14. Jahrhundert das Herz in beiden Händen.[401]

Bei drei unterlebensgroßen Gisants aus dem späten 13. oder frühen 14. Jahrhundert auf Fensterbänken im südlichen Seitenschiff von St. Mary's, Berkeley, der Grablege der Berkeley-Familie, handelt es sich um die Gräber zweier Frauen, von denen eine einen nicht mehr identifizierbaren Gegenstand, vielleicht ein Herz, in den über der Brust gekreuzten Armen hält, und um einen Mann mit zum Gebet über der Brust gefalteten Händen.[402] Die Einstufung als Herzgräber ist umstritten.

Eine unterlebensgroße weibliche Liegefigur aus dem Jahr 1290 in der Kapelle des St. Mary Magdalen's Hospital in Wotton, Gloucester, soll ein Herzgrab für ein Mitglied der Familie de Bohun repräsentieren. Es sei aus der St. Kyneburgh's-Kapelle hierher gebracht worden.[403]

Ein weiblicher Gisant in der St. Mary's Church in English Bicknor, einen ovalen Gegenstand in den über der Brust gefalteten Händen haltend, wird einer Hawisia de Bures († ca. 1340) zugeordnet.[404]

9.7. Anonyme Herzbestattungen in England

Ein liegender Ritter, sein Herz in beiden Händen haltend, aus dem späten 13. Jahrhundert, befindet sich in der All Saints Church in Slingsby.[405]

Ein herzhaltender Gisant aus dem 14. Jahrhundert in der Kirche St. Peter and St. Paul in Stainton stellt vielleicht einen Priester dar.[406]

Eine unterlebensgroße Steinfigur in einer spitzbogig überwölbten Nische in der Clifford-Kapelle im nördlichen Schiff der Pfarrkirche St. Mary the Virgin von Frampton-on-Severn in Gloucestershire wird für ein Herzgrab gehalten.[407]

Die kleinere, leere von zwei Nischen in der südlichen Wand der Kirche St. Dubricius in Porlock hat möglicherweise ein Herzgrab aus dem 13. Jahrhundert enthalten.[408]

Als Herzbestattung aus dem 13. Jahrhundert interpretiert wird auch ein Ritter in Rüstung mit Schild, einen Gegenstand, vielleicht ein Herz, in einer Hand haltend, in der Kirche von Adwell.[409]

Zwei auf einem Grabmal von 1330 nebeneinander liegende Ritter in der All Saints Church von Ingleby halten beide ein Herz in ihren über der Brust gefalteten Händen.[410]

In St. Nicholas, Withycombe, findet sich der um ca. 1300 gefertigte Gisant einer liegenden Frau mit Kopftuch und langem Gewand, unter einer Fensterbank, flankiert von zwei Kerzenhaltern, ein Herz haltend.[411]

Eine in der Wand eingelassene unbeschriftete Sargplatte mit einem sogenannten Apfelkreuz aus dem 13. Jahrhundert in St. Edward the Martyr von Corfe Castle, Dorset, wird als Herzgrab interpretiert.[412]

In der Pfarrkirche von Arthuret, Cumberland, existiert eine quadratische Bronzeplatte aus dem 14. Jahrhundert mit zwei Händen, die ein Herz halten.[413]

Die 1875 entdeckte Nische eines Herzgrabes in der nördlichen Chorwand der St. Michaels-Kirche von Newton Purcell aus dem 13. Jahrhundert trägt die teils unleserliche Inschrift „Hic jacet []."[414]

Während einer Restaurierung 1894 wurde eine Bleikassette in einem Herzgrab in einer Gruft unter dem Altar der Kirche St. Mary in Clifton-on-Dunsmore, Warwickshire, entdeckt.[415]

In der Kirche der Black Friars von Oxford wurde 1644 ein weitgehend erhaltenes Herz von der Größe eines Männerkopfes in einer beschrifteten Bleiurne neben einigen weiteren Herzgefäßen exhumiert.[416]

9. Die Herzbestattung in England, Irland und Schottland

1788 wurde bei Restaurierungsarbeiten in der Kirche von Chatham, Kent, eine Bleiurne gefunden, mit einer Inschrift, die sich auf das Herz einer Hester Harris bezog.[417]

In der Kirche St. Blaise in Haccombe, South Devon, befindet sich die Liegefigur eines jungen Mannes aus Alabaster auf einem Sockel aus dem gleichen Stein, den Kopf auf ein Kissen gebettet, das von zwei Engeln gehalten wird, die Füße auf einen Hund gestützt, die nicht mehr erhaltenen Hände über der Brust gefaltet. Vermutlich handelt es sich um das Herzgrab des mit 16 Jahren 1433 in Oxford gestorbenen Studenten Edward de Courtenay, den Sohn des daneben begrabenen Hugh de Courtenay.[418]

Harry A. TUMMERS, DRU DRURY und auch HARTSHORNE zählen eine Reihe weiterer Epitaphien auf, auf denen Figuren ein Herz in den Händen halten.[419] Herbert W. MACKLIN und THISELTON-DYER listen Herzgräber ohne Inschrift aus späteren Jahrhunderten auf.[420] Diese Listen sind sicher auch für England unvollständig, Grabsteine mit Herzsymbolen finden sich in ganz Europa.

Die Autoren weisen daraufhin, dass solche Darstellungen nicht immer ein Herzgrab anzeigen.[421] Das Spielkartenherz soll auch auf Grabsteinen häufig nur das erlöste Herz nach Psalm 51:12[422] verkörpern.[423] Weitere symbolische Bedeutungen betreffen das Herz Jesu, das vom Schmerz durchbohrte Herz Mariens, das trauernde und das von Liebe brennende Herz.

In der englischen Sepulchralplastik werden solche Epitaphien als „Heart Brasses" zusammengefasst,[424] wobei „Brass" ein Epitaph bzw. allgemein eine Gedenktafel aus Metall (Bronze, Messing, Kupfer) bezeichnet.

So ist zum Beispiel im Zentrum des Marmorgrabsteins des Soldaten Roger Harsyke († 1453) und seiner Frau in der Kirche von South Acre ein von zwei Händen gehaltenes Bronzeherz eingelassen, in das eingraviert ist: „Domine in manus tuas commendo Spiritum meum."[425] Hier soll es die Seele symbolisieren, also kein Herzgrab kennzeichnen.

Das Gleiche könnte auf ein Bronzeepitaph in der All Saints Kirche von Graveney zutreffen: Es zeigt den Richter John Martyn († 1436) und seine später verstorbene Gattin.[426] Der Verstorbene steht auf einem Löwen, trägt eine Haube, ist in einen Pelzmantel gehüllt und hält ein Herz mit der Inschrift „Jhu m'cy" („Jesus Mercy")[427] in seinen Händen. Über eine selektive Herzbestattung wird nichts berichtet.

In der St. Mary's Church in Broughton, Lincolnshire, ist in den Boden des Altarraums eine Bronze aus dem späten 14. Jahrhundert eingelassen. Sie zeigt einen geharnischten, auf einem Löwen stehenden Ritter und dessen Frau mit einem Hündchen zu ihren Füßen. Beide tragen in den zum Gebet gefalteten Händen ein Herz in Spielkartenherzform, das hier wohl die Gattentreue verkörpert.[428]

9.7. Anonyme Herzbestattungen in England

Auf einer Bronzegrabplatte in der Kirche von Brandsburton hält nur der Ritter John de Saint Quintin († 1397) ein Herz in der Hand, seine früher verstorbene Frau Lora († 1369) hat ihre Hände gefaltet.[429]

Ein auf der Basis stehendes Spielkartenherz mit der Inschrift „Credo qd" als reines Emblem ist auf der Bronzeplatte des Corpusgrabes des Vikars John Smyth († 1433) in der St. John's Kirche von Margate, Kent, eingraviert, von dem drei geschwungene Schriftrollen mit den Inschriften „Redemptor meus vivit / De terra surrecturus sum / In carne mea videbo deum Salvatorem meum" ausgehen.[430]

Das schöne „Schwan-Monument" in der Hoby-Kapelle der Kirche von Bisham ist über dem Corpusgrab der Margaret Hoby († 1633) errichtet (s. Abb. 32, S. 739). Ein Alabasterobelisk, an der Basis von vier Schwänen umgeben, trägt auf der Spitze ein flammendes rotes Herz. Das der Verstorbenen ist aber im Körper verblieben, der Künstler wollte hier vielleicht ihre Liebe zu Gott oder die den Tod überdauernde Liebe ihres Gatten darstellen. Er hatte die Anregung zu diesem Monument vom Herzgrab der im gleichen Jahr verstorbenen Anna Sophie Harley (s. S. 248) übernommen.[431]

Neben dem Hochaltar von St. Mary the Virgin, Berkeley, liegt eine Bronzeplatte mit dem Bild des William Freme († 1526), der in seinen über der Brust gefalteten Händen ein Herz mit der Inschrift MCY („Mercy") hält.[432] Aufgrund des Entstehungsjahres und weil auf der Inschrift nichts von einem Herzen, sondern nur vom Körper die Rede ist, soll das Herz hier die Hoffnung des Verstorbenen auf die Gnade Gottes symbolisieren.

In Kirche St. Peter and St. Paul in Aldborough, Yorkshire, ist der Ritter William de Aldeburgh auf einem Messingepitaph (Entstehung etwa um 1360) abgebildet, der sein Herz in beiden Händen hält, auch hier nur ein Ausdruck der Hoffnung.[433]

Dies trifft auch auf den Gisant des Bischofs William Wainfleet (Waynfleete) († 1486) auf seinem Corpusgrab ohne Inschrift in der Kathedrale von Winchester zu, der ein pinienförmiges Herz in beiden Händen über der Brust hält, Symbol seiner Liebe zu Gott oder der Hoffnung auf dessen Gnade[434] in Anlehnung an das Wort des Propheten Jeremia in den Klageliedern (Klgl 3,14), „Levemus corda nostra cum manibus in coelos",[435] oder an das liturgische „Sursum Corda" („Erhebet die Herzen") während der Messe.[436]

Die in England ungewöhnlich häufigen anonymen Herzgräber stammen in der Mehrzahl aus dem 13. Jahrhundert (s. Kap. 9.6.1), einer Zeit, in der repräsentative Herzbestattungen mit Kardiotaphen eher unüblich waren. Die noch vorhandenen Exemplare werden fast ausschließlich im Süden des Landes gefunden.

Andrzej GRZYBKOWSKI spricht von mehr als einem Dutzend Beispielen von Gräbern mit Herzdarstellungen im England des 13. Jahrhunderts, die keine Herzen enthalten, sondern bei denen das Symbol eine religiös-mystische Bedeutung hat.[437] Weitere derartige Gräber führt A. A. GILL an.[438]

9.8 Herzbestattungen in Schottland

Zweifelhaft ist, ob das Herz des schottischen Königs Wilhelm I., des Löwen († 1214), eines Zeitgenossen Richard Löwenherz', wirklich in der Arbroath Abbey[439] gesondert bestattet wurde, die er gegründet hatte und wo auch sein Corpus lag, wie BRADFORD schreibt.[440]

Sein Enkel König Alexander III. starb 1286 durch einen Sturz von seinem Pferd und wurde in der Grablege der schottischen Monarchen, der Benediktinerabtei Dunfermline, begraben, während sein Herz nach Perth in die Kirche des Hl. Johannes des Täufers gebracht wurde.[441]

Edwards I., des „Hammers der Schotten", wie er sich selber gerne nennen ließ, und seiner Söhne Edwards II. und III. wichtigster Gegner in Schottlands Kampf um dessen Unabhängigkeit war Robert I. „the Bruce". Seit 1306 König von Schottland, starb Robert am 7. Juni 1329 mit 55 Jahren in Cardross nach längerer Krankheit, wahrscheinlich Lepra. Auch er hatte in Rivalität zu seinem bereits verstorbenen Gegner (s. Kap. 9.4) auf dem Sterbebett den Wunsch geäußert, sein Herz sollte erst nach Jerusalem, dann aber zurück in die Melrose Abbey gebracht werden. Er hatte seinen treuen Gefolgsmann James Douglas beauftragt,[442] das Herzgefäß in die heilige Stadt zu bringen, als Sühne für seine Sünden und weil er selbst zu Lebzeiten nicht gegen die Sarazenen habe kämpfen können. Wie der Dichter John BARBOUR einige Jahre (ca. 1375) später schreibt: „[...] he debowaillyt wes clenly, / And bawmyt (embalmed) syne richly [...]."[443]

Die Eingeweide wurden wahrscheinlich in der nahegelegenen Kirche Saint Serf begraben, der Corpus in der Dunfermline Abbey.[444] Das Schicksal des Herzens hat literarischen Niederschlag gefunden:[445]

Lord Douglas begleitete das einbalsamierte, in silberner Hülle eingeschlossene Organ auf der Fahrt ins Heilige Land. Auf der Etappe durch Spanien bat ihn der aragonesische König Alphonso um Unterstützung in der Schlacht von Teba[446] in Andalusien gegen die Mauren. Die Legende erzählt, dass Douglas dabei in einen Hinterhalt geraten sei, sich das Herz seines Königs, das er an seidener Kordel auf der Brust getragen, vom Hals gerissen und in die anstürmenden Feinde mit den Worten geworfen habe: „Pass first in fight as thou wert wont to do, and Douglas will follow thee, or die."[447]

Der Erschlagene sei neben der Silberurne gefunden worden, seine Mitstreiter hätten ihn *more teutonico* behandelt, seine Gebeine, sein Herz und das Herz von Robert zurück nach Schottland gebracht. Douglas' sterbliche Überreste und Herz wurden in der Familiengruft in der St. Bride's Chapel im schottischen Douglasdale, Roberts Herz vor dem Hochaltar von Melrose Abbey begraben.[448]

Seit 1333 tragen die Douglas das Herz, z.T. mit Königskrone, in ihrem Wappen.

1921 wurde bei archäologischen Ausgrabungen unter dem Boden des Kapitelsaals von Melrose Abbey ein konisches Bleigefäß gefunden, erneut vergraben, 1996 von

9.8. Herzbestattungen in Schottland

Archäologen wieder ausgegraben und mit einem Fiberglasendoskop untersucht. Der Inhalt bestand in einem weiteren Bleigefäß, 25 cm hoch, Bodendurchmesser 10 cm, mit einer beschrifteten Kupferplatte: „The enclosed leaden casket containing a heart was found beneath Chapter House floor, March 1921, by His Majesty's Office of Works." Auf die Öffnung wurde verzichtet, die Wissenschaftler meinten, es sei nicht zu beweisen, dass es sich bei dem Fund um Robert the Bruce's Herz handele, stellten aber fest: „We can say that it is reasonable to assume that it is", zumal keine weiteren Herzbestattungen in der Abtei bekannt waren.[449]

Am 24. Juni 1998, am Jahrestag der Schlacht von Bannockburn, bei der die Schotten unter Robert the Bruce 1314 das viermal größere Heer von Edward II. nahezu aufgerieben hatten, enthüllte der Erste Minister von Schottland, Donald Dewar, eine runde Steinplatte über dem neuen Herzgrab Roberts auf dem Rasen vor der Abteiruine.[450] Sie trägt ein Herz, das in das Schrägkreuz der schottischen Flagge geschlungen ist (s. Abb. 10, S. 727),[451] und die schottische Inschrift: „A NOBLE HART [sic!] MAY HAVE NANE EASE – GIF FREEDOM FAILYE."[452]

In der Familiengruft der Douglas in der St. Bride's Church in Douglas, Schottland, werden zwei Herzgefäße aus Blei mit Silberrahmen aufbewahrt. Die Inschrift über dem linken lautet „The Good Sir James of Douglas, Died 1330", über dem rechten steht „Archibald. V[th], Earl of Angus – Bell the Cat, Died 1514" (s. Abb. 12, S. 729).[453] Es wird angenommen, dass es sich bei dem Ersteren um das Herz von James Douglas handeln könnte. Das zweite gehörte wahrscheinlich dem General Archibald Douglas, dem 8. Earl of Angus, der 1588 starb, und nicht dem 1513 gestorbenen Archibald, dem 5. Earl. BRADFORD spricht von einer weiteren Alternative, dem Herzen des Sohnes von „James the Good", Archibald Douglas, 3. Earl of Douglas, der am Weihnachtsabend 1400 starb.[454]

Ein weiterer Kampfgefährte Roberts I. im Kampf um die schottische Unabhängigkeit und nach dessen Tod drei Jahre Regent für dessen unmündigen Sohn David II. war Thomas Randolph, 1. Earl of Moray († 1332). Er ließ sich 29 Jahre nach der Bulle Bonifaz' VIII. (s. Kap. 1.9) eine kirchliche Dispens für die separate Bestattung seines Herzens und Corpus erteilen.[455] Ob und wo dies geschah, ist nicht bekannt.

BRADFORD zitiert Angaben aus den Exchequer Rolls of Scotland (Bd. 5, S. 156, 179), den staatlichen Unterlagen über Steuereinkünfte, dass das Herz des 1437 ermordeten schottischen Königs Jakob I. ins Heilige Land und dann von einem Johanniterritter um 1243 von Rhodos aus zurück in sein Corpusgrab im Kartäuserkloster[456] von Perth gebracht worden sei, der dafür £ 90 erhalten habe.[457] Der endgültige Verbleib liegt im Dunkeln.

Insgesamt waren Herzbestattungen in Schottland wesentlich seltener als in England. Einige weitere verdienen, hier erwähnt zu werden:
Der Vater des Vorgängers von Robert the Bruce auf dem schottischen Thron, John (de) Balliol († 1268), war normannischer Abstammung. Er gründete das Balliol College der Universität Oxford, seine Frau Devorguilla († 1290) stiftete die Abtei

9. Die Herzbestattung in England, Irland und Schottland

Sweetheart (Dulce Cor) in der Grafschaft Dumfries, Schottland. Deren Name geht auf das Herz ihres Gatten zurück, das Devorguilla zu Lebzeiten in einem Behältnis aus Elfenbein mit Silberverzierungen aufbewahrte und nach ihrem Tod neben ihrem Leichnam im Chorraum der Abtei begraben ließ.[458] Die Inschrift über dem Grabe der Ehefrau habe gelautet: „In Devorvilla moritur sensata Sibilla / Cum Marthaque pia contemplativa Maria. / Da Devorvillae requie, rex summe, potiri, / Quam tegit iste lapis cor apriterque viri."[459]

Beide Gräber sind aufgrund der Zerstörungen, welche die Abtei im Laufe der nächsten Jahrhunderte über sich ergehen lassen musste, verschwunden. Dass das Herz, wie gelegentlich zu lesen ist, in einer jetzt leeren Nische in St. Mary's Church, Brabourne, aufbewahrt worden war, ist weniger wahrscheinlich. In diesem Kardiotaph, bestehend aus der Nische, einem nicht mehr identifizierbaren Wappenschild, überwölbt von gotischen Bögen, war wohl ein anderes Herz aufbewahrt worden.[460]

Ein anderer Bruce, Sir Edward, 2. Lord Kinloss, starb am 28. August 1613 bei Bergen op Zoom, Holland, mit 19 Jahren in einem Duell wegen eines Ehrenhandels.[461] Er wurde in der dortigen Kirche bestattet, das Herz wurde in der Klosterkirche von Culross in Pertshire beerdigt und dort 1808 ausgegraben.[462]

Die Eingeweide, „all intestines except the heart", des schottischen Politikers und königlichen Ratsherrn John Maitland, 1. Duke of Lauderdale († 1682), eingeschlossen in einem Steinkrug, standen neben dem Sarg am Grabmonument in der Kirche St. Mary's in Haddington, Schottland.[463]

Das Herz eines schottischen Nationalhelden, des 1650 hingerichteten James Graham, gelangte nach langer Irrfahrt nach Amerika und blieb dort verschwunden (s. Kap. 12.2).

Ein weiterer Schotte, Thomas Bruce, 2. Earl of Aylesbury, 3. Earl of Elgin, Parlamentsmitglied, Kammerherr Jakobs II. (1656–1741), wurde im Tower eingekerkert, weil er angeblich an einem Komplott zur Wiedereinsetzung dieses abgesetzten letzten katholischen Königs von England beteiligt war. Nach seiner Freilassung emigrierte er nach Brüssel, wo er 1741 verstarb und begraben wurde. Sein Herz wurde nach England zurückgebracht. Die silberne Urne wurde mit der Herzurne seiner zweiten Frau Charlotte, Gräfin von Sannu († 1710), die er 1700 in Brüssel geheiratet hatte, in der durch eine beschriftete Steinplatte[464] verschlossenen Grabnische seiner ersten, 1696 verstorbenen Frau Elizabeth Seymour im Kolumbarium des Familienmausoleums auf dem Friedhof der St. Mary's Church von Maulden, Bedfordshire, beigesetzt.[465]

1756 wurden Herz und Eingeweide von James Wemyss, 5. Earl of Wemyss, in der Familiengruft seines Schlosses Wemyss Castle beigesetzt.[466]

Einer der letzten Schotten, der – wenn auch aus einer anderen Motivation heraus – sich zur Teilung und Konservierung seines Leichnams entschloss, war der Politiker,

Dandy, Kunstsammler und Freimaurer Alexander Douglas-Hamilton. Er beschäftigte sich intensiv mit der Ägyptologie und war fasziniert von der Balsamierung und postmortalen Herzbehandlung der Pharaonen. Konsequent beauftragte er den Anatomen und Mumienexperten Thomas Joseph Pettigrew mit der Mumifizierung seines Leichnams. Als er im Jahre 1852 mit 84 Jahren starb, wurde er evisziert, allerdings ohne Sonderbehandlung des Herzens, und einbalsamiert, die Mumie kam in einem ägyptischen Sarkophag, der ursprünglich für das British Museum, London, vorgesehen war, dessen Kurator er 18 Jahre lang war, in das von ihm erbaute Mausoleum der Familie in Hamilton.[467]

Idealistisch-philanthropische und religiöse Motive bestimmten den Ort der letzten Herzbestattung eines Schotten, des 1900 verstorbenen Aristokraten, Industriemagnaten und Historikers John Crichton-Stuart, 3. Marquess of Bute, auf dem Ölberg in Jerusalem (s. Kap. 12).

Über 30 Jahre später fand das Herz eines Kanadiers seine letzte Ruhe im St. Cuthbert's Friedhof bei der gleichnamigen Kirche in Edinburgh: Robert Tait McKenzie war ein international bekannter Arzt, Pädagoge, Sportler und dazu noch ein berühmter Bildhauer, ein Pionier der Fitnessbewegung, des Präventiv- und Rehabilitationssportes, ein begeisterter Anhänger der olympischen Idee, der sogar 1932 eine olympische Medaille für Skulptur verliehen bekam. Vielleicht war die Herzbestattung des Begründers der modernen Olympischen Spiele, Pierre de Coubertin († 1937, s. Kap. 11.1), der Anlass dafür, dass auch er sein Herz an einem Ort bestatten lassen wollte, der für ihn eine besondere Bedeutung hatte. Es sollte nach seinem Willen in dem von ihm geschaffenen Schottisch-Amerikanischen Kriegerdenkmal in Edinburgh eingeschlossen werden. Als er am 28. April 1938 mit 71 Jahren in Philadelphia plötzlich starb, wurde ihm dies von der Stadt verweigert, das Herz stattdessen im St. Cuthbert's Friedhof in Sichtweite des Denkmals unter einem Stein mit den Lettern RTM beigesetzt. Seine Asche wurde zunächst auf dem Platz der Britischen Offiziere auf dem Northwood-Friedhof in Philadelphia beigesetzt, später aber mit dem Herzen vereint.[468] Heute weist lediglich ein flacher, grasbewachsener, mit einem Busch bepflanzter Hügel am Ostportal der Friedhofskirche auf den Bestattungsort hin.[469]

9.9 Herzbestattungen in Irland

Obwohl das Herz auf der grünen Insel von jeher eine besondere Symbolkraft hat, existieren in Irland fast keine Herzgräber. Selbst das bekannteste, das des Hl. Laurence O'Toole (Lorcán Ua Tuathail), im Nationalheiligtum des Landes, in der Christ Church Cathedral in Dublin, ist historisch zweifelhaft: Die eiserne, schwarze, herzförmige und schmucklose Eisenkapsel hing, mit Metallösen an einen viereckigen Rahmen geschmiedet, hinter einem Metallgitter an der Wand einer dem Hl. Laud geweihten Seitenkapelle. Der Heilige, zweiter Erzbischof von Dublin, Miterbauer der Kathedrale, starb 1180 in der Abtei von Eu in der Normandie. Sein Herz soll sich in dem schwarzen Behältnis befinden. Falls dieses tatsächlich für das Herz des Bischofs gefertigt worden wäre, wäre es das erste in der Spielkartenherzform überhaupt.

Tatsächlich gibt es an dieser Interpretation erhebliche Zweifel; die Kapsel stammt wohl aus dem 19. Jahrhundert.[470] Die Kirchenoberen und die Bevölkerung halten an der Ansicht fest, dass es sich um die Herzkapsel des Heiligen handelt. Entsprechend groß war die Aufregung, als die Reliquie im März 2012 gestohlen wurde, wobei auch hier in der Presse vom Diebstahl des Herzens die Rede war.[471] Sie wurde unbeschädigt, in eine Plastikhülle eingewickelt, im April 2018 von einem Detektiv im Dubliner Phoenix Park aufgefunden und feierlich an ihrem angestammten Platz angebracht.[472] Der Leichnam wurde zunächst am Sterbeort, der Augustinerabtei Saint-Victor im normannischen Eu, bestattet. Später wurde er mehrfach exhumiert, in Reliquien aufgeteilt, sein Verbleib ist seit der Französischen Revolution unbekannt. In seiner detaillierten Beschreibung des Todes und des posthumen Verbleibs der Reliquien des Heiligen erwähnt der Historiker MADDEN dessen Herz nicht.[473]

In der Krypta der Kathedrale soll es sich bei einem Monument aus Purbeck-Marmor mit einem liegenden Oberkörper von Unterlebensgröße neben dem Gisant des sogenannten Strongbow-Knight um ein Eingeweidegrab handeln.[474] Die Figur hält ein amorphes, geripptes Knäuel in den Händen, das als Eingeweidekonvolut interpretiert wird. Es geht die Sage, dass es sich um einen Sohn des normannischen Heerführers Strongbow handelt, der zusammen mit O'Toole die Kathedrale gegründet hatte. Er sei von seinem Vater wegen Feigheit im Kampf tödlich verletzt worden.[475]

Der Lordstellvertreter in Irland, James Butler, starb 1546 an einer Vergiftung in London. Sein Herz ließ er nach Irland bringen, in die St. Kenny's-Kirche[476] nach Kilkenny, der Corpus blieb im Familiengrab in der Kirche St. Thomas of Acon in London.[477]

BRADFORD meint, dass das Herz des republikanischen Generals und Cromwell-Schwiegersohns Henry Ireton, der 1651 bei der Belagerung von Limerick starb, dort auch begraben worden wäre. Der einbalsamierte Corpus wurde von Cromwell zunächst in Westminster Abbey bestattet, nach der Restauration exhumiert, aufgehängt und verscharrt bzw. verbrannt.[478]

Eine 1883 in der Krypta der Christ Church in Cork gefundene Herzkapsel unbekannter Provenienz ist jetzt im Pitt Rivers Museum der Universität Oxford aufbewahrt (s. Kap. 9.7).

Der katholische irische Politiker Daniel O'Connell starb 1847 auf einer Pilgerreise in Rom. Dort, in Sant'Agata dei Goti, blieb sein Herz, während die übrigen sterblichen Reste nach Dublin zurückkamen (s. Kap. 11.4).

Anmerkungen zu Kapitel 9

[1] Vgl. WESTERHOF: Death and the Noble Body in Medieval England, S. 81.

[2] In dem um 1380 aus früheren Manuskripten entstandenen, in der Bibliothek der Westminster Abbey aufbewahrten *Liber regalis* steht auf Folio 33 unter der Überschrift „De exequiis regalibus cum

ipsis ex hoc seculo migrare contigerit" der Absatz: „Cum Rex inunctus migraverit ex hoc seculo. Primo a suis cubiculariis corpus ejusdem aqua calida sive tepida lavari debet. Deinde balsamo et aromatibus unguetur per totum. Et postea in panno lineo cerato involveretur, ita tamen quod facies et barba illius tantum pateant. Et circa manus et digitos ipsius dictus pannus ceratus ita erit depositus ut quilibet digitus cum pollice utriusque manus sigillatim insuatur per se ac si manus ejus cirotecis lineis essent operte. De cerebro tamen visceribus caveant cubicularii praedicti. Deinde corpus induetur tunica [...]" (zit. n. BRADFORD: Heart Burial, S. 24). – Üb. Norbert Behringer: „Von den Beerdigungsfeierlichkeiten für Könige, wenn sie aus dieser Welt geschieden sind. – Wenn der König ungesalbt aus dieser Welt geschieden ist. Zuerst muss von seinen Kammerdienern sein Körper mit warmem oder lauwarmem Wasser gewaschen werden. Dann wird er mit er mit Balsam und Spezereien im Ganzen gesalbt. Dann wird er in gewachstes Leintuch gewickelt, so jedoch, dass nur sein Gesicht und Bart zu sehen sind. Und um seine Hände und Finger wird das erwähnte Wachstuch so herumgelegt, dass jeder Finger mit dem Daumen jeder Hand einzeln für sich eingenäht wird, wie wenn seine Hände mit linnenen Handschuhen bedeckt wären. Um die Eingeweide des Gehirns jedoch sollen sich die oben genannten Kammerdiener kümmern. Dann soll sein Körper mit der Tunika [dem Unterkleid; Anm. d. Verf.] bekleidet werden [...]." Die übliche Vorschrift lautete: „After the bodye was colde hyt was bowellied, cered, trammelled [d.h. mit Kordeln eingeschnürt; Anm. d. Verf.], and chested. After certayn space of hys decease was ordered accordingly and leded" (ebd.).

[3] Vgl. Eva-Andrea WENDEBOURG: Westminster Abbey als königliche Grablege zwischen 1250 und 1400. Worms: Wernersche Verlagsgesellschaft 1986, S. 73, 138; KANTOROWICZ: Die zwei Körper des Königs, S. 415; GIESEY: The Royal Funeral Ceremony in Renaissance France, S. 79–91; W. H. HOPE: On the funeral effigies of the kings and queens of England. In: Archaeologia 60.2 (1907), S. 517–570.

[4] Die Autorin, vom Mythos des Herzens – sie schreibt Heart mit großem Anfangsbuchstaben – sichtlich beeindruckt, zitiert bereits umfangreiche Literatur und legt großen Wert auf biographische Details. Den wissenschaftlichen Möglichkeiten, vor allem der Recherche, im 19. Jahrhundert entsprechend sind viele ihrer Beispiele historisch nicht belegt, zumindest fragwürdig. Im Vorwort schreibt sie: „Es ist nicht meine Absicht, von jedem einzelnen Herz viel zu erzählen, sondern vor allem von solchen, die eine besondere Geschichte hatten, oder von solchen, die aus bestimmten Gründen eine besondere Verbindung zur historischen Vergangenheit hatten [...]. Was kann anrührender wesen als von einem großen und guten Mann zu lesen, der sein Herz dem Ort oder der Person seiner Zuneigung widmet?"

[5] BRADFORD beginnt deutlich nüchterner als HARTSHORNE, gliedert und schreibt sein Buch sonst identisch, führt über 100 vom 12. bis zum 20. Jahrhundert datierte Biografien vorwiegend englischer Persönlichkeiten mit Herzbestattungen auf, bei denen er in Fußnoten auf die zugrundeliegende Literatur und auf weitere Beispiele verweist.

[6] Thomas Joseph PETTIGREW: Chronicles of the Tombs: A Select Collection of Epitaphs. London: George Bell & Sons 1888; Thomas Firminger THISELTON-DYER: Church-Lore Gleanings. London: A.D. Innes 1892. (Besucht am 13.09.2024); Richard Robert MADDEN: The Shrines and Sepulchres of the Old and New World: Records of Pilgrimages in Many Lands – The Shrine and Sepulchre of St. Laurence o'Toole, in the Ancient Collegiate Church, „L'Abbaye de Notre Dame" of Eu, in Normandy. Bd. 2. London: T. C. Newby 1851; Richard GOUGH: Sepulchral monuments in Great Britain. Bd. 1/2. London: Payne und Son 1796.

[7] Vgl. Sally F. BADHAM: Divided in Death. The iconography of English medieval heart and entrail monuments. Church Monuments. In: Journal of the Church Monuments Society 34 (2019), S. 16–76.

[8] Vgl. WESTERHOF: Celebrating Fragmentation, S. 38.

[9] Vgl. THACKER: Membra disjecta: The Division of the Body and the Diffusion of the Cult, S. 107.

[10] Vgl. WENDEBOURG: Westminster Abbey als königliche Grablege zwischen 1250 und 1400, S. 60.

[11] Vgl. ebd., S. 2.

[12] Vgl. HARVEY/MORTIMER: The Funeral Effigies of Westminster Abbey.

[13] Vgl. ebd.; HALLAM: Royal burial and the cult of kingship in France and England 1060–1330, S. 360, 366.

[14] Vgl. David C. DOUGLAS: Wilhelm der Eroberer, Herzog der Normandie. München: Diederichs 1994, S. 365; HALLAM: Royal burial and the cult of kingship in France and England 1060–1330, S. 369.

[15] Vgl. D. SCHÄFER: Mittelalterlicher Brauch bei der Überführung von Leichen, S. 495; GIESEY: The Royal Funeral Ceremony in Renaissance France, S. 20; AUFGEBAUER: Der tote König, S. 690; HALLAM: Royal burial and the cult of kingship in France and England 1060–1330, S. 364; DUFFY: Royal Tombs of Medieval England, S. 51; PARAVICINI BAGLIANI: The corpse in the middle ages, S. 327. Dietrich

SCHÄFER berichtet Einzelheiten und zitiert zeitgenössische Quellen (The History of the English, By Henry, Archdeacon of Huntingdon, zit. n. D. SCHÄFER: Mittelalterlicher Brauch bei der Überführung von Leichen, S. 495): „Corpus allatum est Rothomagum, et ibi viscera ejus et cerebrum et oculi consepulta sunt. Reliquum autem Corpus cultellis circumquaque dissecatum et multo sale aspersum coriis taurinis reconditum est causa foetoris evitandi, qui multus et infinitus jam circumstantes inficiebat. Unde et ipse, qui magno pretio conductus securi caput ejus diffiderat, ut foetidissimum cerebrum extraheret, quamvis linteaminibus caput suum obvolvisset, mortuus tamen ea causa pretio male gavisus est. Hic est ultimus e multis, quem rex Henricus occidit. Inde vero corpus regium Cadomum sui deportaverunt, ubi diu in ecclesia positum, in qua pater ejus sepultus fuerat, quamvis multo sale repletum esset et multis coriis reconditum, tamen continue ex corpore niger humor et horribilis coria pertransiens decurrebat et vasis sub feretro susceptus a ministris horrore fatiscentibus abjiciebatur." Üb. des Verf.: „Die Leiche wurde nach Rouen gebracht, und dort wurden Eingeweide, Augen und Gehirn zusammen begraben. Der übrige Corpus wurde mit Messern hin und her zerschnitten, mit viel Salz bestreut und in Ochsenleder verpackt, um den Geruch zu bekämpfen, der schon stark und unaufhörlich den Umstehenden zusetzte. Der Mann, der sich um hohen Lohn bereitgefunden hatte, den Kopf mit einem Beil zu spalten, um das stark stinkende Hirn herauszunehmen, starb aus diesem Grunde und konnte sich des Lohnes nicht freuen, obwohl das Haupt mit einem Tuch verhüllt gewesen war. Er ist der Letzte von den vielen, die König Heinrich tötete. Dann aber brachten die Seinen den Corpus nach Caen, wo er lange in der Kirche lag, in der sein Vater begraben war. Obgleich die Leiche mit viel Salz gefüllt und in Leder verpackt war, floss fortgesetzt aus ihr eine schwarze, schreckliche Flüssigkeit, die das Leder durchdrang und, in Gefäßen aufgefangen, von den vor Abscheu schwach werdenden Dienern weggeschüttet wurde."

Ein Zeitgenosse des Heinrich von Huntingdon (1080–1160), Ordericus Vitalis, berichtet (Historia ecclesiastica XIII, 8, Migne, Patrologia latina 188, 944, zit. n. ebd., S. 495): „Ibi [in Rouen] noctu a perito carnifice in archipraesulis conclavi pingue cadaver apertum est et balsamo suaveolenti conditum est. Intestina vero ejus Ermentrudis ad villam [Caen] in vase delata sunt." Üb. d. Verf.: „Dort wurde der fette Kadaver in der Nacht im Bischofspalast von einem erfahrenen Henker geöffnet und mit wohlriechendem Balsam behandelt. Seine Eingeweide aber wurden in einem Gefäß in das Haus der Ermintrude gebracht."

[16] Vgl. HARTSHORNE: Enshrined Hearts, S. 44; PETTIGREW: Chronicles of the Tombs, S. 250; Judith A. GREEN: Henry I: King of England and Duke of Normandy. Cambridge: Cambridge University Press 2009, S. 6.

[17] Vgl. William of MALMESBURY: Historia Novella. The Contemporary History. Hrsg. v. Edmund KING. Oxford: Oxford University Press 1998, S. 26.

[18] Vgl. Gerald BRENAN/William LINDSAY: A history of the house of Percy: from the earliest times down to the present century. Bd. 1. London: Freemantle 1902, S. 8.

[19] 1538 aufgelöst, jetzt Ruine.

[20] Vgl. BRADFORD: Heart Burial, S. 39.

[21] Vgl. HALLAM: Royal burial and the cult of kingship in France and England 1060–1330, hier S. 371.

[22] Vgl. J. M. HANNA: Notes on the Royal Heart preserved at St. Margaret's Convent, Whitehouse Loan, Edinburgh Margaret's Convent, Whitehouse Loan, Edinburgh. In: Proceedings of the Society of Antiquaries of Scotland, Dez. 1916, S. 16–25, passim.

[23] Vgl. HALLAM: Royal burial and the cult of kingship in France and England 1060–1330, S. 371; HANNA: Notes on the Royal Heart, S. 16.

[24] M. DESNOYERS, Generalvikar und Direktor des Historischen Museums von Orléans, schrieb 1887 auf Anfragen nach der Herkunft der Herzurne in seiner Antwort (zit. n. ebd., S. 18): „This heart, buried in the church of the Abbey of Fontevrault, was taken from its tomb in 1793, when the church was profaned by the impiety of the Revolution. It fell into the hands of a resident who preserved it carefully in its leaden case as a curiosity. It was purchased from him by a native of Orléans, M. Crétie, writing master, who lived in the Rue Royale. He had formed a collection of curiosities, and seized the chance of adding to it by including in it the heart of Henry II. After the death of M. Crétie, part of his collection was bought in 1825 by the curators of the Museum, and the Royal Heart was among the objects thus sold by his heirs. It was exhibited in the Museum till the year 1857, when Monseigneur Gillis (Bishop of Lymira) came to Orléans to preach the panegyric of Joan of Arc. He visited the Museum, and, the Director having brought it before his notice, he expressed a desire to take it back to England. The municipality authorised him to remove it. It was given to him. I, the subscriber, certify the exactitude of these details, to which I have been witness."

[25] Vgl. ebd., S. 16.

Anmerkungen zu Kapitel 9

[26] Protokoll übermittelt durch Anthea DONAGHUE: Persönliche Mitteilung an den Verfasser. Gillis Centre, Edinburgh. 13. Aug. 2010.

[27] Es wurde in das Gillis Centre, ein Konferenzzentrum der Erzdiözese, integriert (vgl. Hilary BROWN: Persönliche Mitteilung an den Verfasser. Ursulines de Jesus, Edinburgh. 10. Aug. 2010).

[28] Vgl. Donna M. MAGUIRE: Persönliche Mitteilung an den Verfasser. Scottish Catholic Archive, Edinburgh. 28. Nov. 2019.

[29] Vgl. ebd.

[30] In den „Notes and Queries, 2nd ser., pp. 166–167, March 2, 1881" schreibt ein Autor namens John Williams (zit. n. HANNA: Notes on the Royal Heart, S. 20) über dieses Dilemma: „I remember seeing in the year 1828, in the Museum of Orléans, the heart of King Henry II. of England, which was formerly preserved in the Abbey of Fontevraud. A hole, as far as I recollect, had been corroded in the leaden case which enclosed it, through which was visible a shrivelled object. This royal relic was a few years since given by the authorities of Orléans to Bishop Gillis of Edinburgh, to be by him over to the English Governement. How has it been disposed of? My principal object, however, in sending you this note, is to express my persuasion that a mistake has been made as to the king, and that is not the heart of Henry II., but of Henry III. Henry II. was buried at Fontevraud; Henry III. at Westminster. There is no historical evidence, as far as I know, of the heart of the former having been preserved separate from his remains. As his body was buried in the Abbey, there would be no particular reason for keeping the heart separate in the same establishment. If separated, it would surely have been sent to England.

The manner of his burial [...] was thus. He was clothed in his royal robes, his crown upon his head, white gloves upon his hands, boots of gold upon his legs, gilt spurs at his heels, a great rich ring upon his finger, the sceptre in his hand, his sword by his side, and his face uncovered and all bare.

There is, however, incontestable proof of the heart of Henry III. having been consigned to the Abbess of Fontevraud, to be preserved in that monastery. This is clear from the following decree of his son Edward I., dated 3rd December 1291, and to be seen in Rymer [FN: Rymers Foedera, 1816, Bd. I, S.376]:

‚The King to all and sundry (whom it may concern), greeting, whereas we have understood for certain that Lord Henry, of famous memory, formerly King of England, our father, having himself for long lived at the monastery of Fons Ebroldus promised his heart, after his death, to the same monastery, and the Abbess – dear to us in Christ – of the foresaid monastery, arriving lately in England, prayed that that heart, according to the promise aforesaid, be delivered to her: Walter Abbot of Westminster, dear to us in Christ, delivered the entire heart foresaid in the presence of the Venerable A. of Durham, and R. of Bath and Wells, Bishops, and of our beloved and liege Edmund our brother, William de Valence, our uncle, and very many our other lieges, on Monday, next before the feast of the Blessed Lucy, Virgin, in the twentieth year of our reign, in the church of Westminster, to the foresaid Abbess, by our good will and command, to be carried away to the foresaid Monastery of the Fons Ebroldus, and to be buried in the same. In whose, etc. (probably in witness whereof). The King being witness in London.

The third day of December.'

I would ask, therefore, if the above-named relic be the heart of Henry II., what has become of the heart of Henry III.? The mistake, if mistake it be, probably originated in the patent fact of Henry II.'s internment in the Abbey. I am, however, quite ready to surrender my opinion to anyone more competent to enlighten us."

[31] Vgl. BRADFORD: Heart Burial, S. 81; HARTSHORNE: Enshrined Hearts, S. 111; DILBA: Das Memorialprogramm für Eleonore von Kastilien, S. 409; G. DRU DRURY: Heart Burials and Some Purbeck Marble Heart Shrines. In: Dorset Natural History and Antiquities Field Club Proceedings 48 (1927), S. 38–58, S. 41; A. A. GILL: Heart Burials. In: Yorkshire Archaeological and York Archaeological Society Proceedings 2 (1936), S. 3–18, S. 13. Carsten DILBA hat detailliert die Umstände und den Grund der Herzbestattung des Königs, die in Fontevraud nicht mehr nachweisbar ist, zusammengetragen (DILBA: Das Memorialprogramm für Eleonore von Kastilien, S. 409). Heinrichs Leichnam wurde zunächst, 1272, ins Grab von Edward the Confessor und später, 1290, in das neue, noch vorhandene Cosmatengrabmal gelegt. Dies geschah auf Anordnung seines Sohnes Edward I., der veranlasste, dass das Herz seines Vaters, dessen zu Lebzeiten geäußertem Wunsch zufolge, zu seinen Großeltern Heinrich II. und Eleonore von Aquitanien und seinem Onkel Richard I. Löwenherz, dessen Herz in Rouen lag (s. Kap. 8), nach Fontevraud kam. So übereignete im Dezember 1291, also ein Jahr nach der Umbettung des Corpus, der Abt von Westminster, Walter de Wenlock, das offensichtlich konservierte Organ der vor Ort anwesenden Äbtissin von Fontevraud, Marguerite de Pocey (HARTSHORNE: Enshrined Hearts, S. 111). Als

Zeugen anwesend waren mehrere Bischöfe und unter anderen auch der Sohn Heinrichs III., Edmund Crouchback, dessen Herz später ebenfalls begraben wurde (s. S. 223). Die in mehreren Dokumenten bestätigte Herzübereignung wird beispielsweise in den *Foedera* von Thomas RYMERS (1704–1735) folgendermaßen erwähnt (zit. n. DILBA: Das Memorialprogramm für Eleonore von Kastilien, S. 409): „De corde Henrici III. Regis Angliae liberato Abatissae Fontis Ebroldi, ad sepeliendum in monasterio suo. [...] Quia pro certo intelleximus, quod, celebris memoriae, dominus Henricus, quondam Rex Angliae, pater noster, ipso dudum existente apud monasterium Fontis Ebroldi, cor suum, post ejus decessum eidem monasterio promisit; et dilecto nobis in Christo, abatissa monasterii praedicti, nuper in Angliam accedens, cor illud sibi, juxta promisionem praedictam, petiit liberari [...]" (Üb. Norbert Behringer: „Vom befreiten Herz Heinrichs III., Königs von England, (Schreiben) der Äbtissin von Fontevrault zur Bestattung in ihrem Kloster [...]. Weil wir es für sicher erkannt haben, in ehrendem Angedenken, hat Herr Heinrich, einst König von England, unser Vater, als er noch lebte, beim Kloster Fontevrault nach seinem Tod ebendiesem Kloster sein Herz versprochen; und, Christus von uns geliebt, die Äbtissin des genannten Klosters, die neulich nach England kam, hat gebeten, dass jenes Herz, gemäß dem genannten Versprechen ihr freigegeben werde").

HARTSHORNE: Enshrined Hearts (S. 111) zitiert ein englisches Manuskript aus den Patent Rolls (Patent Roll, 20, Edw. I., Mem. 28.), das mit den gleichen Sätzen beginnt und weiter lautet: „Walter, beloved to us in Christ, Abbot of Westminster, in the presence of the reverend fathers the Bishops of Durham, of Bath and Wells, one of our beloved and faithful adherents, Edmund our brother, and William de Valence our uncle, and many more of our faithful lieges, on the first Monday before the feast of the blessed virgin, in the twentieth year of our reign, delivered the aforesaid Heart in an entire condition to the aforesaid Abbess in the Church of Westminster, according to our will and instruction to be carried to the monastery of Fontevraud, and buried in the same. Witness, the King, at London, the third day of December." Heinrich hatte vermutlich bereits 1254 bei einem Besuch von Fontevraud sein Herz der Abtei versprochen, die Generaläbtissin musste 1291 seinen Sohn Edward daran erinnern. Vermutlich hatte auch seine Gemahlin Eleonore die Einlösung seiner Verfügung bis zu ihrem Tode verhindert, sodass es zu dieser fast 20-jährigen Verzögerung kam.

[32] Vgl. HANNA: Notes on the Royal Heart, S. 22.

[33] Vgl. Calendar of Patent Rolls, ed. P.R.O. vom 3. Dez.1291, London 1901, zit. n. DILBA: Das Memorialprogramm für Eleonore von Kastilien, S. 303, und WENDEBOURG: Westminster Abbey als königliche Grablege zwischen 1250 und 1400, S. 79.

[34] Vgl. DILBA: Das Memorialprogramm für Eleonore von Kastilien, S. 392.

[35] Vgl. HARTSHORNE: Enshrined Hearts, S. 170; STANLEY: Historical Memorials of Westminster Abbey, S. 169.

[36] In der *Elegy on the Death of Edward I.* (MS. Harl. No. 2253, fol. 73, r°. of the reign of Edw. II., zit. n. Thomas WRIGHT: The Political Songs of England. From The Reign Of John To That Of Edward II. Hrsg. v. dems. Camden Society 1839, S. 246), die nicht lange nach Edwards Tod entstand, ist zu lesen: „Ich biquethe myn herte aryht, / That hit be write at mi devys, / Over the see that hue be diht, / With fourscore knythes al of prys, / In werre that buen war aut wys, / Azeyn the hethene for te fyhte, / To wynne the crois that lowe lys; / Myself ycholde zef that y mythe." – In Deutsch: „[...] Ich gelobe aufrichtig, dass mein Herz – das ist auf meinen Befehl geschrieben – von 80 kampferprobten Rittern, die klug und wachsam sind, über das Meer gebracht wird, zum Kampf gegen die Heiden, um das Kreuz zurückzuwinnen, das darnieder liegt – ich würde selbst gehen, wenn ich könnte."

[37] Vgl. Michael PRESTWICH: Edward I. Berkeley und Los Angeles: University of California Press 1988, S. 557.

[38] Vgl. CHAMBERS: The Book of Days: Heart-Bequests, S. 415.

[39] Vgl. John WEEVER: Ancient Funerall Monuments within the united Monarchie of Great Britaine, Ireland, and the Islands adiacent, etc. London: Thomas Harper 1631. URL: https://books.google.com/books/about/Ancient_funerall_monuments_within_the_vn.html?id=sDxQAQAAIAAJ (besucht am 02. 08. 2020), S. 462.

[40] Vgl. L'Abbé EDOUARD: Fontevrault et ses monuments, ou, Histoire de cette royale abbaye depuis sa fondation jusqu'à sa suppression. Bd. 2. Grande Imprimerie Catholique de France 1873, S. 26, 140, zit. n. BRADFORD: Heart Burial, S. 103.

[41] Vgl. Archeologia, Bd. 3, S. 376, zit. n. ebd., S. 104.

[42] Siehe S. 66f. BRADFORD berichtet über einen skurrilen Streit um das wahre Grab des Herzens von Richard Löwenherz (vgl. ebd., S. 65): In *The Times* vom 27. November 1922 schreibe ein Journalist,

Anmerkungen zu Kapitel 9

der König habe oft die Abteikirche von All Hallows-by-the-Tower in London besucht, dort eine Kapelle gebaut (der Altar in der Krypta ist aus Steinen seines Schlosses Atlit in Palästina errichtet) und wollte zweifellos, dass hier sein Herz seine letzte Ruhe finden sollte. Sein Großneffe Edward I. sei von der Existenz dieses Herzgrabes überzeugt gewesen, bis ins 18. Jahrhundert sei ein kleines Behältnis mit dem Herzen dort gezeigt worden. In *Old and new London* (Bd. 2, S. 107) werde mit der Feststellung auf diese Variante eingegangen, dass Edward I. vom Papst einen 40-tägigen Ablass für alle, die zum Erhalt der Kapelle beitragen und für die Seele des Verstorbenen beten, erreicht habe, weil dessen Herz vor dem Hochaltar begraben läge.

Weiters gibt BRADFORD einen Artikel der *Evening News* vom 4. November 1922 wieder, in dem es hieß, unter dem Bild des Rev. P. B. Clayton, der die „Lamp of Maintenance" halte, stünde „The lamp in All Hallows Church will rest near the place of burial of the heart of Richard Cœur de Lion"; auf einer Fahne in der Kirche seien die Worte „This old grey church by Tower Hill claims Richard's heart and your goodwill" gestanden (ebd., S. 66).

[43] Vgl. ESCHMANN: Das Herz in Kult und Glauben, S 28.

[44] Gesta Regis Henrici secundi et Ricardi I., S. 301, zit. n. DILBA: Das Memorialprogramm für Eleonore von Kastilien, S. 390. Üb. d. Verf.: „Nach dem Tod des Königs und Sohnes hüllte sein anwesender Hofstaat seinen Corpus nach Entnahme von Eingeweiden und Hirn und nach gründlicher Einsalzung in Blei und Rinderhäute ein, um ihn so nach Rouen zu überführen und dort zu begraben, wie er es selbst angeordnet hatte."

[45] Vgl. Kap. 8.2.

[46] Vgl. WESTERHOF: Death and the Noble Body in Medieval England, S. 29, 142.

[47] Vgl. D. SCHÄFER: Mittelalterlicher Brauch bei der Überführung von Leichen, S. 496; HARTSHORNE: Enshrined Hearts, S. 62; A. DIETZ: Ewige Herzen, S. 60. Der zeitgenössische Chronist Matthäus von Paris berichtet über den Abt: „Abbas igitur canonicorum Crokestoniae peritissimus in phisica, qui medicus regis tunc temporis extiterat, facta anathomia de corpore regio, ut honestius portaretur, viscera copioso sale conspersa in sua domo transportata honorifice fecit sepeliri" (Script. Rer. Britannicarum 57, II, 668, zit. n. D. SCHÄFER: Mittelalterlicher Brauch bei der Überführung von Leichen, S. 496); Üb. Norbert Behringer: „Der Abt der Kanoniker von Crokestone, der Naturlehre sehr kundig, der zu der Zeit der Arzt des Königs war, machte eine anatomische Untersuchung des königlichen Körpers, damit er ehrenvoller transportiert werden könne, bestreute die Eingeweide mit reichlich Salz, ließ sie in sein Haus überführen und ehrenvoll bestatten").

Über des Königs Gelöbnis schreibt Radulph von Coggeshall: „Moriturus domui de Crokestun cum corde suo terram decem libratarum legavit" (Chronicon Anglicanum, Script. Rer. Brit. 66, 184, zit. n. ebd., S. 496; Üb. Norbert Behringer: „Im Sterben vermachte er dem Haus von Crokestone mit seinem Herzen Land im Wert von zehn Pfund Gold").

Über die Teilung des Leichnams und Begräbnis steht zu lesen: „Facta igitur de corpore suo phisicali anathomia per dictum abbatem, seposita sunt viscera eius et conspersa sale apud Crokestun delata sunt et, sic disponente eodem abbate, ibidem sunt sepulta. Corpus vero regio scemate ornatum ad Wigorniam delatum est et in ecclesia cathedrali ab episcopo loci reverenter tumulatum (ebd.; Üb. Norbert Behringer: „Es wurde also durch Anordnung des genannten Abtes eine anatomische Untersuchung des Körpers gemacht, dann sind seine Eingeweide entnommen, mit Salz bestreut und nach Crokestone überführt und nach Anordnung desselben Abtes ebendort bestattet worden. Der Körper aber ist mit königlicher Kleidung geschmückt und nach Wigornia [Worcester] überführt und in der Kathedralkirche vom Bischof des Ortes ehrenvoll bestattet worden").

Somit lagen die Viscera (mit dem Herzen) in der Crokestone Abbey begraben, die 1538 vollständig zerstört wurde. STANLEY behauptet allerdings, das Herz Johanns sei in einem Goldgefäß zu seiner Gattin Isabella nach Fontevraud gebracht worden (STANLEY: Historical Memorials of Westminster Abbey, S. 103).

[48] „[...] cujus viscera quarto nonas Decembris in matrice ecclesia sepulta sunt" (Chronicon Lanercost, S. 138, CPR 1292–1301, vom 22.2.1293, zit. n. DILBA: Das Memorialprogramm für Eleonore von Kastilien, S. 62). Üb. d. Verf.: „[...] deren Eingeweide am 2. Dezember in der Mutter Kirche begraben wurden." In einem Dokument aus dem Jahre 1310 ist bezeugt: „[...] in ecclesia cathedrali Lincoln ad altare s'ti Joh'is ubi viscera prefatae reginae jacent humata" (zit. n. ebd., S. 63, 284); Üb. d. Verf.: „[...] in der Kathedralkirche von Lincoln am Altar des Hl. Johannes, wo die Eingeweide der besagten Königin begraben liegen."

Anmerkungen zu Kapitel 9

[49] Zit. n. DILBA: Das Memorialprogramm für Eleonore von Kastilien, S. 284; Üb. d. Verf.: „Hier sind begraben die Eingeweide der Eleonore, einst Königin von England, Gattin des Königs Edward, des Sohnes des Königs Heinrich, deren Seele sich Gott annehmen möge. Amen † Vater unser."

[50] Das Haushaltsbuch der Königin, das *Liber Garderobe*, fol. 15 v, notiert den Ankauf: „Eodem die ibidem solutum pro uno busello ardei (hordei) empto ad ponendum in corpus regine.vij.d [...]" (zit. n. ebd., S. 63; Üb. Norbert Behringer: „Am selben Tag ebendort bezahlt für den Kauf eines Scheffels Gerste, um sie in den Leib [Körper] der Königin zu legen [füllen] [...]").

[51] Vgl. ebd., S. 63.

[52] Diese Dominikanerkirche wurde 1538 säkularisiert, abgerissen und das Gelände privatisiert. Nach dem Kloster ist heute ein Stadtteil in der Innenstadt von London benannt.

[53] Vgl. ebd., S. 65; BRADFORD: Heart Burial, S. 88; DUFFY: Royal Tombs of Medieval England, S. 84. In den *Annales Londonienses* (a. 1194–1330) ad a. 1290; EnglQ. II. Nr. 2870 (zit. n. DILBA: Das Memorialprogramm für Eleonore von Kastilien, S. 65, 469) steht dazu: „Eodem anno [1290], quarto kalendas Decembris, Elianora regina uxor Edwardi regis Angliae obiit, et XIX kalendas Januarii corpus deportatum Londonias, ad ecclesiam Sanctae Trinitatis; in crastino apud fratres Minores; item XVII kalendas Januarii apud fratres Praedicatores; item in crastino apud Westmonasterium erat sepultum ad pedes monumenti domini Henrici regis cum indumentis regalibus, corona et sceptro; et pulvis super fronte et pectore, ad modum crucis, ponebatur, et quaedam candela cerae similiter cum quadam littera. Item die Martis proxima sepulta sunt corda dominorum Alphonsi (ob. a. 1284) filii regis Edwardi, et J. De Vescy cum corde dictae reginae, apud fratres Praedicatores Londoniarum"; Üb. Norbert Behringer: „Im gleichen Jahr [1290], am 28. November, starb die Königin Eleonore, Gattin König Edwards von England, und der Leichnam wurde am 14. Dezember nach London überführt, in die Kirche der Heiligen Dreifaltigkeit, am Morgen des folgenden Tages bei den Minderen Brüdern; desgleichen am 16. Dezember bei den Predigermönchen [Dominikanern]. Ebenfalls am Morgen des folgenden Tages wurde er [der Leichnam] in Westminster begraben, zu Füßen des Grabmals des Herrn und Königs Heinrich, in königlichen Gewändern, mit Krone und Szepter und Staub in Form eines Kreuzes auf Stirn und Brust und ebenso eine Kerze mit einem [bestimmten] Buchstaben. Desgleichen wurden am nächsten Tag im März die Herzen der Herren Alphonso, des Sohnes König Edwards, und J. De Vescy mit dem Herzen besagter Königin bei den Predigermönchen begraben."

Bei DILBA findet sich eine ausführliche Beschreibung zur Planung, Ausführung und zum Aussehen des Herzgrabmals (ebd., S. 86–89). Mark DUFFY schreibt, dass der Steinmetz William de Hoo das Behältnis („cista") des Herzen gefertigt habe, von William von Suffolk stammten drei vergoldete Engel des Grabmals, ein vierter, der ein Herz hält, von einem Goldschmied namens Adam, die Malereien von Walter von Durham (DUFFY: Royal Tombs of Medieval England, S. 36).

[54] „[...] cujus corpus apud Westmonasterium, cor vero apud Fratres Praedicatores Londonii, ordinante sic Regina matre, traditur sepulturae [...]" (Rishanger Chronica S. 108, zit. n. DILBA: Das Memorialprogramm für Eleonore von Kastilien, S. 65).

[55] Dazu steht in einer vor der Zerstörung der Abtei im 16. Jahrhundert angefertigten Gräberliste: „Itm. the hart of Queen Alyonor founder. Itm. the Hart of Alphons her sonne. Itm. the hart of John and Margarett children of Willm Valence" (BL., London, MS Harleian Plutarch 6033, zit. n. ebd., S. 368).

[56] Vgl. ebd., S. 368.

[57] Vgl. ebd., S. 322.

[58] Vgl. BRADFORD: Heart Burial, S. 95.

[59] E. M. TOMLINSON: Hist. of the Minories, Lansdowne MS. 19, S. 68, 1907, zit. n. ebd., S. 95.

[60] König Edward wollte unbedingt am Begräbnis seiner Mutter teilnehmen (vgl. DILBA: Das Memorialprogramm für Eleonore von Kastilien, S. 380).

[61] Vgl. HARTSHORNE: Enshrined Hearts, S. 121; DILBA: Das Memorialprogramm für Eleonore von Kastilien, S. 365; BRADFORD: Heart Burial, S. 91; DRU DRURY: Heart Burials and Some Purbeck Marble Heart Shrines, S. 41.

[62] Annales de Oseneia S. 330f., zit. n. DILBA: Das Memorialprogramm für Eleonore von Kastilien, S. 381.

[63] „Decembris sequente cor matris suae praedictae apud fratres Minores Londoniis fecit solempniter tumulari" (Flores Historiarum, III, S. 72, zit. n. ebd., S. 381). Üb. d. Verf.: „Im folgenden Dezember ließ er das Herz seiner Mutter, wie festgesetzt, bei den Minderen Brüdern in London begraben."

Anmerkungen zu Kapitel 9

[64] Registrum Fratrum Minorum Londonie, zit. n. Charles Lethbridge KINGSFORD: The Grey Friars of London; their history, with the register of their convent and an appendix of documents. London: University Press 1915 S. 71.

[65] Vgl. DILBA: Das Memorialprogramm für Eleonore von Kastilien, S. 365; HARTSHORNE: Enshrined Hearts, S. 114; BRADFORD: Heart Burial, S. 82.

[66] Vgl. MOREAU-NÉRET: Les Registres des Sépulture de la Chartreuse de Bourgfontaine, S. 166.

[67] Vgl. DUGDALE: Monasticon Anglicanum, 1682, S. 934, zit. n. DILBA: Das Memorialprogramm für Eleonore von Kastilien, S. 363; HARTSHORNE: Enshrined Hearts, S. 106. Die Inschrift lautet: „Cor tamen suum Oxoniae, in choro fratrum minorum, sub sumptuosa et mirandi operis pyramide, decentissime humatum est." Üb. d. Verf.: „Sein Herz jedoch wurde sehr würdig im Chor der Minderen Brüder von Oxford, unter einer sehr kostbaren und wunderbar gefertigten Pyramide begraben."

[68] Vgl. ebd., S. 106; DILBA: Das Memorialprogramm für Eleonore von Kastilien, S. 363; A. A. GILL: Heart Burials, S. 12.

[69] Vgl. DILBA: Das Memorialprogramm für Eleonore von Kastilien, S. 363; DANIELL: Death and Burial in Medieval England 1066–1550, S. 92.

[70] Vgl. Mary MONTAGU SCOTT GRAVELLY: Persönliche Mitteilung an den Verfasser. Beaulieu. 28. Jan. 2009.

[71] Umfangreiche Quellenangaben zu diesem Ereignis bei DILBA: Das Memorialprogramm für Eleonore von Kastilien, S. 361.

[72] Wahrscheinlich wurde der Leichnam nach der Eviszeration *more teutonico* behandelt.

[73] Vgl. BRADFORD: Heart Burial, S. 78f.; HARTSHORNE: Enshrined Hearts, S. 102f.; DILBA: Das Memorialprogramm für Eleonore von Kastilien, S. 361; WESTERHOF: Death and the Noble Body in Medieval England, S. 58f., 146.
In den 1890 edierten *Flores historiarum*, einer wahrscheinlich von Paris MATTHEW im 13. Jahrhundert verfassten Chronik (hier zit. n. WARNTJES: Programmatic Double Burial, S. 248), steht zur Behandlung des Leichnams: „Ossa istius in monasterio de Hayles, quod pater ipsius a fundamentis in Anglia construi fecerat, sunt sepulta; cor vero ipsius in cuppa deaurata juxta feretrum sancti Edwardi in ecclesia Westmonasterii honorifice collocatur." Üb. d. Verf.: „Dessen Knochen sind im Kloster von Hayles, das sein Vater von Grund auf in England gebaut hatte, begraben; dessen Herz aber wurde in einer vergoldeten Kapsel in allen Ehren neben dem Sarg des Hl. Edwards in der Kirche von Westminster beigesetzt." Henry of Almains Ermordung wurde in Dantes *Göttlicher Komödie*, in der *Hölle*, verewigt. Im 12. Gesang, Zeile 119f., steht: „Das Herz durchbohrte der in Gottes Schoße, das an der Themse Strande noch geehrt wird." Der Gelehrte Benvenuto da Imola (1320–1388) schreibt in seinem *Comentum super Dantis Aligherii comoediam*, wegen des Verbrechens sei über dem Herzgefäß ein blankes Schwert platziert worden (zit. n. BRADFORD: Heart Burial, S. 79), auf dem Gefäß sei gestanden: „Cor gladio scissum [...]" (Üb. d. Verf.: „Herz, vom Schwert gespalten"). CHAMBERS: The Book of Days: Heart-Bequests, Oct. 5, S. 415 berichtet, auf dem Herzdenkmal in der Westminster Abbey sei eine goldene Statue gestanden, ein Herz mit der Inschrift haltend: „I bequeath to my father my heart pierced with the dagger."

[74] Vgl. DILBA: Das Memorialprogramm für Eleonore von Kastilien, S. 362.

[75] Das Kloster wurde 1539 aufgelöst und privatisiert.

[76] Vgl. Henry John TODD: The history of the College of Bonhommes, at Ashridge, in the county of Buckingham, founded in the year 1276, by Edmund, earl of Cornwall. London: R. Gilbert 1823. URL: https://archive.org/details/gri_33125010907489 (besucht am 14. 01. 2020), S. 9f.; HARTSHORNE: Enshrined Hearts, S. 157f.; WESTERHOF: Death and the Noble Body in Medieval England, S. 146.

[77] „[...] in cuppa argentea decenter aureata [...]" (Henry Richards LUARD: Annales Monastici. Bd. 1. London: Longman Green Longman Roberts & Green 1864, S. 113).

[78] Vgl. In der Klosterchronik steht dazu: „Huc cor quod misit, verum testatur amorem" (Annales de Theokesberia, S. 113, zit. DILBA: Das Memorialprogramm für Eleonore von Kastilien, S. 369). Üb. d. Verf.: „Weil sie das Herz dorthin bringen ließ, bezeugte sie ihre wahre Liebe."

[79] Vgl. HARTSHORNE: Enshrined Hearts, S. 78; DILBA: Das Memorialprogramm für Eleonore von Kastilien, S. 363; DANIELL: Death and Burial in Medieval England 1066–1550, S. 92; H. J. L. J. MASSÉE: The Abbey Church of Tewkesbury. London: George Bell 1906. URL: https://gutenberg.org/files/22260/22260-h/22260-h.htm (besucht am 21. 10. 2019), S. 11; WESTERHOF: Death and the Noble Body in Medieval England, S. 61,64; WARNTJES: Programmatic Double Burial, S. 247.

[80] HARTSHORNE: Enshrined Hearts, S. 79; MASSÉE: The Abbey Church of Tewkesbury, S. 11. Üb. Norbert Behringer: „Mit letzter Stimme vermachte die Gräfin ihr Herz. / Der bessere Teil ist anstelle

des ganzen Körpers hierher gesandt worden. / Diese [die Gräfin; Anm. d. Verf.] teilte sich zur Ehre des höheren Herrn. / Dass sie ihr Herz hierher bringen ließ, beweist ihre wahre Liebe / Für beide möge die Heilige Kirche bitten / Dass sie zugleich beim Herrn in himmlischer Ruhe weilen."

[81] Vgl. BRADFORD: Heart Burial, S. 110.

[82] Vgl. Brian GOLDING: Burials and Benefactions: An Aspect of Monastic Patronage in Thirteenth Century England. In: William Mark ORMROD (Hrsg.): England in the thirteenth century (Harlaxton Symposium 1984 Proceedings). Woodbridge: Boydell Press 1986, S. 64–75, S. 70.

[83] Existiert nicht mehr.

[84] Vgl. MASSÉE: The Abbey Church of Tewkesbury, S. 81.

[85] Vgl. GOUGH: Sepulchral monuments in Great Britain, zit. n. HARTSHORNE: Enshrined Hearts, S. 90.

[86] Vgl. WESTERHOF: Death and the Noble Body in Medieval England, S. 61.

[87] Vgl. ebd., S. 63; BRADFORD: Heart Burial, S. 82; MONTAGU SCOTT GRAVELLY: Persönliche Mitteilung an den Verfasser. Nach einer anderen Quelle wurde sie beim Herz ihres Gatten begraben, bei den Grey Friars von Oxford (Christian STEER: Monuments of the Dead in Early Franciscan Churches, c. 1250–c. 1350. In: Michael J. P. ROBSON (Hrsg.): The English Province of the Franciscans (1224–c. 1350). Leiden und Boston: Brill 2017, S. 405–423, S. 498.)

[88] Vgl. HARTSHORNE: Enshrined Hearts, S. 176. Das endgültige Grab Mortimers ist umstritten: Thelma Anna LEESE schreibt, die Reste des Hingerichteten seien zunächst zu den Grey Friars, später aber auf Veranlassung seiner Witwe in die Wigmore Abbey gekommen (Thelma Anna LEESE: Blood Royal: Issue of the Kings and Queens of Medieval 1066–1399. Berwyn Heights Maryland: Heritage Books 2007, S. 359).

[89] KINGSFORD: The Grey Friars of London; their history, with the register of their convent and an appendix of documents, S. 74. Üb. d. Verf.: „In der Mitte des Chores in einer erhabenen Tumba aus Alabaster liegt die edle Herrin Königin Isabella, Gattin Edwards II. genannt von Carnavon, und Tochter Philipps des Schönen, König von Frankreich, welche starb am 22. Tag des Monats August, im Jahre des Herrn 1358. Und unter der Brust ihres Bildnisses liegt das Herz König Edwards, ihres Gatten."

[90] Vgl. Cal. of Papal Letters, Bd. 2, S. 235, zit. n. BRADFORD: Heart Burial, S 107.

[91] Vgl. DILBA: Das Memorialprogramm für Eleonore von Kastilien, S. 366 und F. D. BLACKLEY: Isabella of France, Queen of England 1308–1358 and the Late Medieval Cult of the Dead. In: Canadian Journal of History 15 (Apr. 1980), S. 23–48.

[92] Vgl. Simpson W. SPARROW: The Burial of Isabella, Queen of Edward II. In: Notes and Queries, Sep. 1854, S. 241–242, hier 241.

[93] Wiedergegeben bei Agnes STRICKLAND: Lives of the Queens of England, from the Norman conquest. Bd. 2. Philadelphia: George Barries & Sons 1902, S. 219.

[94] Vgl. BRADFORD: Heart Burial, S. 125.

[95] „[...] et tout après furent enterèes ses entrailles en l'église et monastére de S. Mor des Fossez: et son corps bien embasmé fut mis un sarcus de plomb" (Chroniques de Monstrelet, zit. n. ebd., S. 125).

[96] Vgl. CONWAY, Archaeologia, Bd. 60, S. 535, zit. n. ebd.

[97] STANLEY: Historical Memorials of Westminster Abbey, S. 524.

[98] Vgl. BRADFORD: Heart Burial, S. 132.

[99] Louisa YOUNG: The book of the Heart. New York: Doubleday 2003, S 331. In anderen Quellen ist von einer Bleikapsel die Rede.

[100] Vgl. GOUGH: Sepulchral monuments in Great Britain, zit. n. HARTSHORNE: Enshrined Hearts, S. 227. Eine Reproduktion der Tafel existiert noch.

[101] ANON.: Shropshire Magazine: Ludlow's Heart. Aug. 2011. URL: http://www.shropshiremagazine.com/2011/08/ludlows-heart/ (besucht am 18.03.2014).

[102] Vgl. Colin MACFARQUHAR/George GLEIG (Hrsg.): Encyclopædia Britannica: Or, a dictionary of Arts, Sciences compiled upon a New Plan. Bd. 10/1. Edinburgh 1771, S. 321.

[103] In St. Laurence's waren zwei weitere Herzen begraben, die von Sir Henry Sidney († 1586) und Vaughan Roberts of Merionetshire († 1642), s. Kap. 9.6.3.

[104] Louisa YOUNG berichtet von einem Besuch in der Kirche im Jahr 2000, bei dem ihr die Frau des Pfarrers erzählt habe, dass die Silberbox im 19. Jahrhundert von einem Handwerker bei einer Bodenrenovierung gefunden und in einer Pfandleihe versetzt worden sei (YOUNG: The book of the Heart, S. 331).

[105] Vgl. Norah LOFTS: Anne Boleyn. New York: Coward, Mc Cann & Geoghegan 1979, S. 139.

[106] Vgl. STRICKLAND: Lives of the Queens of England, S. 700.

Anmerkungen zu Kapitel 9

[107] Zur Vermutung, Annes Herz sei in der von ihr geliebten St. Mary's Church in Ewarton heimlich begraben worden, schreibt die *New York Times* vom 13. November 1881 (S. 11): „The Heart of Anne Boleyn. Erwarton Rectory, near Ipswich, July 18, 1878. – I send with much pleasure the account of the findings of the casket in this church as I had it from the mouth of our late Parish Clerk, who was an eye-witness of the incident [...] Extract from an inscription on a tablet in Erwarton Church, in the County of Suffolk: ‚Sir Philip Parker-Long, who died on 20. Jan. 1741, was [...] heir of Sir Philip Calthrop, of Norfolk, by Amata Bolleyn, sister to Thomas Bolleyn [...] and Aunt to Queen Anne Bolleyn,'&c. There existed a very old oral tradition in Erwarton Parish that Anna Bolleyn had spent some of her earliest years with her aunt in Erwarton, and that the heart of the unhappy Queen was by her own special request buried in the parish church. The undersigned heard the following curious account of the partial corroboration of this old tradition from the lips of the late parish clerk, James Amner, who died in October, 1875, aged 73 years. The said James Amner assorted that he had often heard his grandfather (who was also a parish clerk and a very old man) speak of the strong belief in the parish that ‚the heart of Queen Anne was somewhere in the church'. In 1837 the church was under complete restoration, and in taking down part of the north wall which was out of the perpendicular a leaden casket, heart shaped, was found by the worksmen. The casket was opened in the presence of the then Rector, the Rev. Ralph Berners, the clerk of the works, and the before-mentioned James Amner. There was nothing in the casket but a handful of dust, and they who found it closed it up again and buried it in the ‚Cornwallis Vault', beneath where the organ now stands. Mr. Berners of Woolverstone Park, remembers his brother speaking of the circumstance, but, unfortunately, no official recorsed was made of this interesting discovery." Andere Quellen vermuteten, dass die sterblichen Überreste und/oder das Herz der Hingerichteten heimlich in die Kirche von Salle, Norfolk, oder die von Horndon-on-the-Hill, beide in der Nähe des Besitzes von Anne Boleyns Vater, gebracht worden seien (THISELTON-DYER: Church-Lore Gleanings, S. 124; HARTSHORNE: Enshrined Hearts, S. 237; BRADFORD: Heart Burial, S. 136).

[108] Vgl. Claire RIDGWAY: The Tudor Society: 13 November 1537 – Queen Jane Seymour is buried. 2017. URL: https://www.tudorsociety.com/queen-jane-seymour-is-buried/ (besucht am 31.01.2020).

[109] Samuel BENTLEY: Excerpta historica: or, Illustrations of English history. London: S. Bentley 1831, S. 303.

[110] Vgl. BRADFORD: Heart Burial, S. 139.

[111] John STRYPE: Ecclesiastical Memorials, relating chiefly to Religion, and the Reformation of it etc., Bd. 2, Pt. 2. Oxford: Clarendon Press 1822, S. 289., zit. n. ebd., S. 139.

[112] Vgl. Robert HUTCHINSON: The Last Days of Henry VIII. London: Weidenfeld und Nicolson 2005, S. 5.

[113] Vgl. Adam WHITE: England c.1560–c.1660: A Hundred Years of Continental Influence. In: Journal of the Church Monuments Society 7 (1992), S. 34–74, hier 41.

[114] Vgl. James Anthony FROUDE: Froud's history of England: Edward VI. Bd. 6. London: J.M. Dent 1909, S. 57.

[115] Vgl. BRADFORD: Heart Burial, S. 141.

[116] Vgl. HARTSHORNE: Enshrined Hearts, S. 242; BRADFORD: Heart Burial, S. 151.

[117] HARTSHORNE zitiert eine Rechnung aus dem Cotton Manuskript (Cotton. MS. Vespasian, c. XIV. S. 181. British Library) für das Herzbehältnis (HARTSHORNE: Enshrined Hearts, S. 241): „A box, covered with black velvet. / Robert Horwood, for half-a-yard of velvet, black, for covering a box for the Queen's Heart; of the Queen's store, one quarter of sarsenet, red, for to wrap the Queen's heart in. / John Grene, for a box, and covering the same, 3s.4d. / Mary Wilkinson, four yards of passamayne lace to garnish the same. / Canopy of blue velvet. / Hatchments and mantellets. / The coat and banner of arms."

Bei der Person, die 1670 die beiden Urnen öffnete, könnte es sich auch um den Historiker William TASWELL (1652–1731) gehandelt haben, der in seinem Werk *The Plague and the Fire* (William TASWELL: The Plague and the Fire [Reprint]. In: History Today 27 (1977), S. 812–816) davon berichtete: „About the beginning of the year 1670 the funeral obsequies of General Monk were celebrated. Previous to which a Royal vault was opened in which were two urns; one appropriated to Queen Mary, the other to Queen Elizabeth. I dipped my hand into each. I took out of each a kind of glutinous red substance somewhat resembling mortar. That of Mary contained less moisture" (STRICKLAND: Lives of the Queens of England, S. 583f.)

1868 ließ der damalige Dekan STANLEY die Gruft nochmals öffnen und berichtete in seinen *Historical Memorials of Westminster Abbey*, er habe einen großen Haufen von Bleisärgen ungeordnet, z.T. aufrecht stehend, vorgefunden, in allen Größen, also auch Kindersärge, dazwischen verstreut mehrere Urnen unterschiedlicher Form und Größe (STANLEY: Historical Memorials of Westminster Abbey, S. 507).

[118] Vgl. ebd., S. 508.

[119] Vgl. BRADFORD: Heart Burial, S. 160, 162.

[120] Vgl. L'Histoire de l'Abbaye royale de Saint-Denis. Paris 1706, S. 408. zit. n. ebd., S. 161.

[121] Der Brief befindet sich in der National Library of Scotland in Edinburgh (vgl. ebd., S. 162).

[122] Vgl. H. F. WESTLAKE: St. Margaret's Westminster, S. 128. zit. n. ebd., S. 164; W. E. HARLAND-OXLEY: St Margaret's Church and Westminster Benefactors. In: Notes and Queries, März 1902, S. 181.

[123] Vgl. George BALLARD: Memoirs of Several Ladies of Great Britain etc. Oxford: Jackson 1752, S. 178, zit. n. BRADFORD: Heart Burial, S. 163.

[124] Vgl. STANLEY: Historical Memorials of Westminster Abbey, S. 524.

[125] Vgl. BRADFORD: Heart Burial, S. 175; THISELTON-DYER: Church-Lore Gleanings, S. 124; STANLEY: Historical Memorials of Westminster Abbey, S. 508; Jodocus CRULL: The Antiquities of St. Peter's, or the Abbey Church of Westminster: etc. 3. Aufl. Bd. 1. London: John Morphew 1740, S. 112.

Bei der Eröffnung der Gruft durch den Dekan STANLEY 1868 fand man den grob anatomisch geformten, teilweise eingesunkenen Bleisarg. Auf den Brustbereich war der Bleibehälter mit dem Herzen gelötet, mit Initialen, Wappen und Todesdatum des Prinzen von Wales (vgl. STANLEY: Historical Memorials of Westminster Abbey, S. 508). Jodocus CRULL berichtete bereits 1722 (CRULL: The Antiquities of St. Peter's, or the Abbey Church of Westminster: etc. S. 129): „[...] and in the midst of the Vault, engraven in brass, is an inscription intimating that his bowels are buried hereabouts at the Head of the Princess Royal, Elizabeth. Princess of Orange. For the rest, at the Feet of most of the Leaden Chests (except those of the smallest Children) in this Vault, there are Leaden Urns cover'd with Velvet, wherein their Bowels are enclosed [...]."

[126] Vgl. STANLEY: Historical Memorials of Westminster Abbey, S. 200.

[127] Bildhauer Nicholas Stone (1583–1647).

[128] Vgl. BRADFORD: Heart Burial, S. 185.

[129] Genau genommen müsste man von einem Kardio-Enterotaph sprechen, denn die Stifterin wollte offensichtlich ihr Herz und ihre Eingeweide mit denen ihres Bruders vereint wissen. Die deutsche Übersetzung der Inschrift auf der schwarzen Marmortafel unter der Urne lautet: „Für George Villiers, Herzog von Buckingham, einen Mann vornehmster Herkunft. Sein Vater war George Villiers, Ritter von Brooksby in der Grafschaft Leicester, seine Mutter Marie Beaumont, Gräfin von Buckingham. Ausgezeichnet mit allen Gaben der Natur und des Glücks durch die Gunst zweier höchst weiser Prinzen. Aus eigenem Verdienst übertraf er die Erwartungen seines Talents, erwies sich der Last der Staatsgeschäfte gewachsen, nicht hingegen dem Neid und der Eifersucht. Während er zum zweiten Mal das Heer gegen den Feind vorbereitete, in dieser Stadt, dem tödlichen Schauplatz eines ungeheuerlichen Mordes, wo ein Meer von Blut und Tränen überfließt, wurde er niedergestreckt durch die böse Hand eines verfluchten Mörders am 23. August im Jahre des Herrn 1628. Einem solchen Mann, zu höchsten Würden geboren, errichtete Susanna, seine Schwester, Herzogin von Denbigh, in Tränen und ewigem Kummer dieses Monument im Jahr 1631. Seine Eingeweide, zusammen mit den ihrigen, sind hier begraben. Wanderer, wenn Du auch nur etwas Mitleid empfindest, seufze vor Empörung über solch ein unverdientes Schicksal eines so großen Mannes, bevor Du weitergehst."

BRADFORD zitiert W. TARRING, Notes and Queries, Series 11, Bd. 8, 29.11.1913, S. 433, mit folgenden Zeilen aus einem Manuskript (MS., 8153, f.152, British Museum) zur Herz- und Eingeweidebestattung des Herzogs von Buckingham: „[...] my lord duckes bowels wear burried the 24th Aug, 1628." (ebd., S. 186).

[130] In der Restauration wurde der Leichnam ausgegraben und „posthum hingerichtet", d.h. aufgehängt und anschließend in eine Grube geworfen. Der Schädel gelangte über Umwege ins Sidney Sussex College, Cambridge, und wurde dort 1960 begraben.

[131] Vgl. ebd., S. 193.

[132] Vgl. E. GARNIER: Henriette de France, reine d'Angleterre, S. 234. Das Kloster wurde während der Französischen Revolution zerstört.

[133] HARTSHORNE: Enshrined Hearts, S. 337.

[134] Vgl. BRADFORD: Heart Burial, S. 207; HARTSHORNE: Enshrined Hearts, S. 353; THISELTON-DYER: Church-Lore Gleanings, S. 124.

[135] Vgl. STANLEY: Historical Memorials of Westminster Abbey, S. 524.

[136] Vgl. HARTSHORNE: Enshrined Hearts, S. 340.

Anmerkungen zu Kapitel 9

[137] Sohn der Maria Henrietta Stuart, der Tochter Karls I.
[138] Heute Palais de Chaillot.
[139] Vgl. BRADFORD: Heart Burial, S. 214; HARTSHORNE: Enshrined Hearts, S. 357; s. a. Kap. 8.
[140] Vgl. ebd., S. 358; BRADFORD: Heart Burial, S. 216; STANLEY: Historical Memorials of Westminster Abbey, S. 500.
[141] Vgl. BRADFORD: Heart Burial, S. 210; STANLEY: Historical Memorials of Westminster Abbey, S. 500.
[142] Vgl. MSS.575 IA, fol. 56, zit. n. BRADFORD: Heart Burial, S. 209.
[143] Vgl. HARTSHORNE: Enshrined Hearts, S. 355.
[144] Vgl. BRADFORD: Heart Burial, S. 219f.; HARTSHORNE: Enshrined Hearts, S. 359, 362.
[145] Vgl. STANLEY: Historical Memorials of Westminster Abbey, S. 524.
[146] Nach einem Manuskript aus dem British Museum (Political Tracts, Bd. 23, S. 167, zit. n. BRADFORD: Heart Burial, S. 213.) wurde die Sektion durch drei namentlich genannte Chirurgen durchgeführt.
[147] Vgl. ebd., S. 213.
[148] Vgl. Howard B. BURCHELL/Thomas E. KEYS: The Heart of George II. of England. In: Bull. Med. Libr. Assoc. Apr. 1942, S. 198–202.
[149] Vgl. BRADFORD: Heart Burial, S. 230.
[150] Vgl. STANLEY: Historical Memorials of Westminster Abbey, S. 167. In den Berichten des Schatzkämmerers (Okt. 1759–Okt. 1760) wird die Rechnung der Apotheker und Chirurgen für Autopsie und Einbalsamieren des Leichnams mit einer Endsumme von 435 Pfund aufgeführt (Archeologia, Bd. 3, S. 402. zit. n. BRADFORD: Heart Burial, S. 230).
[151] Vgl. STANLEY: Historical Memorials of Westminster Abbey, S. 167.
[152] Vgl. BRADFORD: Heart Burial, S. 226.
[153] Gegenwärtig werden auf Anfrage lediglich drei Herzgräber in der Westminster Abbey genannt (Christine REYNOLDS: Persönliche Mitteilung an den Verfasser. Assistant Keeper of the Muniments, Westminster Abbey, London. 2. Aug. 2008), das nicht mehr auffindbare von Henry of Almain und die zwei sichtbaren der kleinen Anna Sophia und des Esmé Stuart. Die übrigen sind entweder historisch ungenügend belegt oder verschwunden oder befinden sich als Urnen in seit langer Zeit geschlossenen Grüften. Von den folgenden Personen werden Herz- oder Eingeweidebestattungen in der Westminster Abbey von Autoren wie BRADFORD, CRULL, STANLEY, HARTSHORNE beschrieben:
Henry of Almain († 1271); Heinrich IV. († 1413); Elisabeth von York, Gattin Heinrichs VII. († 1503); Anthony Woodville, 2. Earl Rivers († 1483); Heinrich VII. († 1509); Maria I. († 1558); Elisabeth I. († 1603); Anna Sophia Harley († 1605); Heinrich Friedrich, Sohn Jakobs I. († 1612); Anna von Dänemark, Gattin Jakobs I. († 1619); Jakob I. († 1625); Charles Worsley († 1656); Oliver Cromwell († 1658); Esmé Stuart († 1660, Kardiotaph); Karl II. († 1685); Maria II., Gattin Wilhelms III. († 1694); Wilhelm, Herzog von Gloucester († 1700); Wilhelm III. († 1702); Georg, Prinz von Dänemark († 1708); Anne Stuart, Gattin Georgs von Dänemark († 1714); Francis Atterbury († 1732); Karoline von Ansbach, Gattin Georgs II. († 1737); Charles Douglas, 2. Earl of Selkirk († 1739); Georg II. († 1760); Antoine Philippe, Duke of Montpensier († 1807).
[154] Vgl. BRADFORD: Heart Burial, S. 36.
[155] Vgl. HARTSHORNE: Enshrined Hearts, S. 39; auch bei PETTIGREW: Chronicles of the Tombs, S. 250.
[156] Vgl. BRADFORD: Heart Burial, S. 39.
[157] Vgl. CHAMBERS: The Book of Days: Heart-Bequests, S. 414.
[158] Vgl. Henry DE KNYGHTON: De Eventibus Angliae, 1382, zit. n. ANON.: The hospital of St. James and St. John, Brackley. In: R. M. SERJEANTSON/W. R. D. ADKINS (Hrsg.): A History of the County of Northampton. Bd. 2. London: Victoria County History 1906. URL: https://www.british-history.ac.uk/vch/northants/vol2/pp151-153 (besucht am 31.07.2017), S. 151f.
[159] Vgl. HARTSHORNE: Enshrined Hearts, S. 41. Üb. d. Verf.: „Das Herz Roberts von Mellent wird unversehrt in Blei konserviert mit Salz bis heute im Hospital von Brackley aufbewahrt."
[160] Vgl. ebd., S. 67.
[161] Vgl. David CROUCH: Oxford Dictionary of National Biography: Robert [Robert de Beaumont], second earl of Leicester. URL: https://doi.org/10.1093/ref:odnb/1882 (besucht am 23.09.2005).
[162] 1536 aufgelöst.
[163] Vgl. William HUNT: Quincy, Saer de. In: Dictionary of National Biography, 1885–1900. Bd. 47. London: Smith, Elder & Co. 1885. URL: https://en.wikisource.org/wiki/Dictionary_of_National_Biography,_1885-1900/Quincy,_Saer_de (besucht am 13.11.2023), S. 114.
[164] Vgl. WESTERHOF: Death and the Noble Body in Medieval England, S. 85.

[165] Herzbestattungen von englischen Geistlichen s. Kap. 13.7.

[166] Vgl. John LELAND in DUGDALE: Monasticon Anglicanum, Bd. VI, S. 248, zit. n. HARTSHORNE: Enshrined Hearts, S. 43.

[167] Vgl. HARTSHORNE, S. 43.

[168] Vgl. ebd., S. 408.

[169] Vgl. Maggie PRATT: Persönliche Mitteilung an den Verfasser. St Mary's Priory, Abergavenny. 15. Feb. 2020.

[170] Vgl. ANON.: en.wikipedia.org: William de Cantilupe (died 1254). URL: https://en.wikipedia.org/w/index.php?title=William_de_Cantilupe_(died_1254) (besucht am 07.02.2021)

[171] Vgl. R. J. FYNEMORE: Heart Burial in Niches in Church Walls. In: Notes and Queries 11/VIII (29. Nov. 1913), S. 433.

[172] Vgl. (BRADFORD: Heart Burial, S. 43; HARTSHORNE: Enshrined Hearts, S. 44.

[173] Vgl. PETTIGREW: Chronicles of the Tombs, S. 250. Die Priory wurde 1537 aufgelöst.

[174] Vgl. HARTSHORNE: Enshrined Hearts, S. 47. Das Kloster wurde 1538 aufgelöst.

[175] Vgl. BRADFORD: Heart Burial, S. 67.

[176] 1538 von Heinrich VIII. aufgelöst.

[177] Davon sind weder Spuren noch Aufzeichnungen in der Abbey vorhanden.

[178] „Cor ejus apud Workleye" (DUGDALE: Monasticon Anglicanum, Bd. 6, S. 135, zit. n. ebd., S. 67).

[179] Jetzt Chester Cathedral.

[180] „[...] simul cum corde quod ibidem legavi sepeliendum [...]" (WESTERHOF: Celebrating Fragmentation, S. 30). Üb. d. Verf.: „[...] zusammen mit dem Herzen, das ich dort zu begraben angeordnet habe [...]."

[181] Vgl. HARTSHORNE: Enshrined Hearts, S. 66; PETTIGREW: Chronicles of the Tombs, S. 252; GOLDING: Burials and Benefactions, S. 73.

[182] Vgl. WESTERHOF: Celebrating Fragmentation, S. 29.

[183] Vgl. Calendar of Close Rolls 1237–1242, Record Office, 3.1.1240, S. 165, zit. n. BRADFORD: Heart Burial, S. 70 und DILBA: Das Memorialprogramm für Eleonore von Kastilien, S. 309; Üb. Norbert Behringer: „Der Kauf eines Gefäßes, um das Herz von H. de Trublevill hineinzulegen – ist dem Bischofsanwärter von Coventry und Lichfield aufgetragen worden, aus seinem Schatz [Vermögen], dass er eine Urne anfertigen lassen solle im Wert von vier Mark oder neun Solidi, und sie Drogo von Trublevill übergeben solle, um das Herz von H. de Trublevill, seines Bruders, in sie zu legen und es in die Normandie zu bringen. Gemäß dem König, bei Winchester, am 4. Januar"). Ähnlichen Inhalt hat ein Eintrag im *Calendar of Liberate Rolls* im Record Office vom 23. Januar 1240: „Liberate to Drew [= Drogo] de Trublevill, Clerk, [...] – to buy a cup to place therein the heart of Henry de Trublevill his brother, for carriage to Normandy" (zit. n. BRADFORD: Heart Burial, S. 70 und DILBA: Das Memorialprogramm für Eleonore von Kastilien, S. 309).

[184] Vgl. A. A. GILL: Heart Burials, S. 7.

[185] Vgl. L. B. LARKING: On the Heart-Shrine in Leybourne Church. In: Archaeologia Cantiana 5 (1863), S. 133–193, hier 157–193; DRU DRURY: Heart Burials and Some Purbeck Marble Heart Shrines, S. 44.

[186] Möglicherweise „DNS [Dominus] TECUM" etc.

[187] Vgl. LARKING: On the Heart-Shrine in Leybourne Church, S. 138.

[188] Vgl. ebd., S. 156.

[189] Vgl. ANON.: The Coberley Tourist Information & Travel Guide Cotswolds: Cotswold Village of Coberley. URL: http://www.cotswolds.info/places/coberley.shtml (besucht am 24.08.2017).

[190] Vgl. Sophie OOSTERWIJK: Church Monuments Society: A medieval miniature adult? An unidentified female miniature effigy at St Giles's church, Coberley (Gloucestershire). URL: https://churchmonumentssociety.org/monument-of-the-month/an-unidentified-female-miniature-effigy-at-st-giless-church-coberley-gloucestershire (besucht am 21.08.2017).

[191] Vgl. Ida M. ROPER: Monumental Effigies. In: Transactions of the Bristol and Gloucestershire Archaeological Society. Bristol: Bristol und Gloucestershire Archaeological Society 1906, S. 405–424. URL: https://archive.org/stream/transactionsofbr29bris/transactionsofbr29bris_djvu.txt (besucht am 26.04.2021).

[192] Vgl. Jaroslav FOLDA: Crusader Art in the Holy Land, from the Third Crusade to the Fall of Acre, 1187–1291. Cambridge: Cambridge University Press 2005, S. 162.

[193] Vgl. The Times, 2. März 1925, zit. nach BRADFORD: Heart Burial, S. 43.

Anmerkungen zu Kapitel 9

[194] Vgl. John W. BRADLEY: The royal charters and letters patent granted to the burgesses of Stafford A.D. 1206-1228. Stafford: J. und C. Mort 1897. URL: https://archive.org/details/royalchartersan00enggoog/page/n18/mode/2up (besucht am 23.08.2017), S. 22.

[195] Vgl. BRADFORD: Heart Burial, S. 88.

[196] Vgl. ebd., S. 97.

[197] Vgl. DRU DRURY: Heart Burials and Some Purbeck Marble Heart Shrines, S. 39.

[198] Das mittelalterliche Belvoir Castle wurde im englischen Bürgerkrieg im 17. Jahrhundert zerstört, im 19. Jahrhundert im romantischen Stil wiederaufgebaut, nochmals durch ein Feuer beschädigt und im gleichen Stil wiederaufgebaut. Belvoir Priory wurde 1539 aufgelöst.

[199] Vgl. HARTSHORNE: Enshrined Hearts, S. 68.

[200] Vgl. John S. WURTS: Magna Charta. Hedgefield, Germantown: Brookfield Publishing Company 1942, S. 42.

[201] Vgl. HARTSHORNE: Enshrined Hearts, S. 75.

[202] Vgl. John NICHOLS: The history and antiquities of the county of Leicester, Bd. 2. Nichols, Leicester 1798, S. 25, zit. n. DRU DRURY: Heart Burials and Some Purbeck Marble Heart Shrines, S. 51. Üb. d. Verf.: „Hier ruht das Herz des Herrn Wilhelm Albini, dessen corpus in Newstead bei Stamford begraben wurde."

[203] Vgl. William DUGDALE: The baronage of England, or, An historical account of the lives and most memorable actions of our English nobility in the Saxons time to the Norman conquest, and from thence, of those who had their rise before the end of King Henry the Third's reign deduced from publick records, antient historians, and other authorities. London: Tho. Newcomb, for Abel Roper, John Martin, und Henry Herringman 1675–1676. URL: http://name.umdl.umich.edu/A36794.0001.001 (besucht am 15.05.2020), S. 115.

[204] Vgl. DRU DRURY: Heart Burials and Some Purbeck Marble Heart Shrines, S. 51.

[205] Vgl. FYNEMORE: Heart Burial in Niches in Church Walls, S. 432.

[206] Wahrscheinlich handelte es sich um das Herz von Mary, der ersten Ehefrau von John de Meriet of Hestercombe († um 1300).

[207] Paul FISHER: Persönliche Mitteilung an den Verfasser. Merriott Parish Council, Merriott. 2. Nov. 2015: Das kegelförmige, durch einen Deckel verschlossenen Bleigefäß habe in 4 Fuß Tiefe gelegen, eine Inschrift auf einem Stein sei nicht mehr lesbar gewesen. Es habe lediglich etwas Staub („dust") und Stoffreste enthalten und sei ursprünglich vollständig versiegelt gewesen. Das Herzbegräbnis dürfte nicht später als 1310 stattgefunden haben. Eine lokale Überlieferung habe das Herz der Mary de Mohun zugeordnet, der ersten Frau des John de Meriet of Hestercombe, die vor 1305 jung verstarb. John de Meriet habe das Herz der Toten herausnehmen lassen und sei deshalb exkommuniziert worden. Die Exkommunikation sei später aufgehoben worden, der Gatte habe das Herz zum Corpusgrab bringen lassen müssen (vgl. auch E. A. BROWN: Death and the Human Body in the later Middle Ages, S. 252). Nach seiner Auffindung sei das Bleigefäß ins Museum gebracht worden, wo es sich noch heute befindet.

[208] Vgl. SOUTHWELL AND NOTTINGHAM CHURCH HISTORY PROJECT: Annesley All Saints: Monuments and Memorials: Leonia de Raines. URL: http://southwellchurches.nottingham.ac.uk/annesley/hmonumnt.phps (besucht am 14.04.2020).

[209] 1538 zerstört.

[210] Vgl. HARTSHORNE: Enshrined Hearts, S. 209.

[211] Vgl. ebd., S. 66; DILBA: Das Memorialprogramm für Eleonore von Kastilien, S. 393. In der Chronik des Klosters Walden (zit. n. HARTSHORNE: Enshrined Hearts, S. 65; GOLDING: Burials and Benefactions, S. 67; DILBA: Das Memorialprogramm für Eleonore von Kastilien, S. 393) steht: „Guillielmus Mandevill, comes Essex ex parte matris, et filius Galfridi Petri, jacet apud Soldham juxta patrem suum, cum Cristiana uxore sua, comitissa Essexiae, qui omnia et singula a patre suo injuste ablata restituit, et a suis praedecessoribus nobis collata ratificavit et confimavit, et in signum intimae dilectionis cor suum nobis transmisit et delegavit in capitulo nostro humandum, qui obiit anno Domini MCCXXVIII" – Üb. d. Verf.: „Wilhelm Mandeville, Graf von Essex von Seiten seiner Mutter, und Sohn des Geoffrey Peter, liegt bei Shouldham neben seinem Vater, mit Christina, seiner Gattin, Gräfin von Essex, der Alles und auch Einzelnes zurückgab, das der Vater widerrechtlich in Besitz genommen hatte, und der das von seinen Vorgängern Überlassene ratifizierte und bestätigte, und uns sein Herz zum Zeichen seiner Zuneigung senden ließ und anordnete, es in unserem Kapitelsaal zu begraben. Er starb im Jahre des Herrn 1228."

[212] Vgl. GOLDING: Burials and Benefactions, S. 68.

²¹³ Vgl. DILBA: Das Memorialprogramm für Eleonore von Kastilien, S. 393; GOLDING: Burials and Benefactions, S. 67. William DUGDALE beschreibt den letzten Wunsch des Earls wie folgt (William DUGDALE: Monasticon anglicanum, or, The history of the ancient abbies, and other monasteries, hospitals, cathedral and collegiate churches, in England and Wales with divers French, Irish, and Scotch monasteries formerly relating to England. London: Sam Keble und Hen. Rhodes 1693. URL: http://name.umdl.umich.edu/A36798.0001.001 (besucht am 15. 05. 2020), S. 50): „Post haec vero domus suae majores, capellanos, scilicet, consanguineos, ac milites convocatos, obsecrat, hortatur, elevatis in altum manibus adjuvat quatinus corpus suum in Angliam, ad domum suum de Waldena sepulturae commendandum transferre non omittant [...]. Si itaque non valetis, immo quia non vultis quod vobis nunc moriens injungo peragere, saltem pectore perforato cor meum avellite, avulsumque in Angliam ad domum in mea proprietate fundatam scilicet de Waldena transferte" (Üb. Norbert Behringer: „Danach rief er die Hausmeier und die Hausgeistlichen, die Verwandten und die Soldaten zusammen und beschwor und ermahnte mit sie mit zum Himmel erhobenen Händen und bekräftigte sie, dass sie es nicht unterlassen sollten, seinen Leib nach England zu seinem Haus von Walden zur Bestattung zu überführen. [...] Wenn ihr aber das nicht könnt, oder im Gegenteil nicht wollt, was ich im Sterben euch zu tun aufbürde, so öffnet wenigstens meine Brust und entnehmt mein Herz und bringt es nach seiner Entnahme nach England zu meinem Haus in meinem Besitztum von Walden"). Auf der Seite 447 des *Monasticon* steht weiter: „Guillielmus de Mandevill, comes Essexiae, et filius secundus nostri fundatoris, confirmavit omnia nobis a progenitoribus collata, qui in morte plura nobis donavit et assignavit. Qui in signum mutuae dilectionis cor suum de partibus transmarinis ad nos transmisit, quod jacet in capitulo nostro humatum, qui obiit anno Domini MCLXXXIX XVIII kal. Decembris, cujus animae propitietur Deus. Amen" (Üb. Norbert Behringer: „William von Mandeville, Graf von Essex, und zweiter Sohn unseres Gründers, bestätigte alle Erwerbungen von unseren Vorfahren. Er vermachte und wies uns bei seinem Tod (noch) mehr zu. Als Zeichen gegenseitiger Liebe schickte er sein Herz [...] zu uns, das in unserem Kapitel begraben liegt. Er starb im Jahr des Herrn 1189 [...]. Gott sei seiner Seele gnädig. Amen").

²¹⁴ Namen und Daten nicht eruierbar.

²¹⁵ Vgl. ANON.: House of the Gilbertine order: The priory of Chicksand. In: ders. (Hrsg.): A History of the County of Bedford. Bd. 1. London: Victoria County History 1904, S. 390–393. URL: www.british-history.ac.uk/vch/beds/vol1/pp390-393 (besucht am 27. 08. 2017).

²¹⁶ Anderer Name: Matilda Marshal, Countess of Norfolk, Countess of Surrey. Todesdatum umstritten, auch 1248 wird genannt.

²¹⁷ Vgl. Lewes Chartulary, pt. II, Suss. Rec. Soc. XI, S. 18, zit. n. ders.: Chichester cathedral: The eastern arm. In: L.F. SALZMAN (Hrsg.): A History of the County of Sussex. Bd. 3. London: Victoria County History 1935, S. 116–126. URL: http://www.british-history.ac.uk/vch/sussex/vol3/pp116-126 (besucht am 09. 06. 2008).

²¹⁸ Jetzt Chichester Guildhall (Stadthalle).

²¹⁹ Vgl. DRU DRURY: Heart Burials and Some Purbeck Marble Heart Shrines, S. 52.

²²⁰ Vgl. Harry A. TUMMERS: Early Secular Effigies in England: The Thirteenth Century. Leiden: E.J. Brill 1980, S. 29.

²²¹ Vgl. ANON. Chichester cathedral: The eastern arm, S. 126.

²²² Vgl. ebd., S. 126.

²²³ Vgl. Antonia GRANSDEN: A history of the Abbey of Bury St. Edmunds 1257–1301: Simon of Luton, John of Northwold. Woodbridge: The Boydell Press 2015, S. 250.

²²⁴ Das Kloster wurde 1536 aufgelöst.

²²⁵ Vgl. DILBA: Das Memorialprogramm für Eleonore von Kastilien, S. 395.

²²⁶ Vgl. BRADFORD: Heart Burial, S. 71.

²²⁷ Vgl. F. C. ELLISTON-ERWOOD: A Brief Guide to Lesnes Abbey. In: Woolwich and District Antiquarian Society Annual Report and Balance Sheet for the Year 1949 XXIX (1950), S. 1–16, S. 11.

²²⁸ Vgl. Susan BUHR: Persönliche Mitteilung an den Verfasser. Greenwich Heritage Centre, Royal Arsenal, London. 15. Feb. 2011.

²²⁹ British Museum Add., 17456, zit. n. BRADFORD: Heart Burial, S. 75.

²³⁰ Emily Sophia HARTSHORNE: Enshrined Hearts of Warriors and Illustrious People. London: Robert Hardwicke 1861, S. 83.

²³¹ Vgl. BRADFORD: Heart Burial, S. 74.

Anmerkungen zu Kapitel 9

[232] Vgl. DILBA: Das Memorialprogramm für Eleonore von Kastilien, S. 394; GOLDING: Burials and Benefactions, S. 73. Das Kloster wurde von Heinrich VIII. aufgelöst. Es darf nicht mit einem cluniazensischen Kloster im gleichen Ort verwechselt werden, das bereits 1090 gegründet worden war.

[233] Vgl. ANON.: Friaries: Black friars of Pontefract. In: William PAGE (Hrsg.): A History of the County of York. Bd. 3. London: Victoria County History 1974, S. 217–271. URL: http://www.british-history.ac.uk/vch/yorks/vol3/pp271-273 (besucht am 28. 08. 2017), S. 272. Die Rede ist von den Herzen des Adam de Newmarket († 1265), eines militärischen Führers im Krieg der Barone gegen Heinrich III., jenem des Schwiegersohnes von Edmund de Lacy, George de Cantilupe († 1273), und jenem des Roger de Mowbray († 1297), ebenfalls Militärführer in den Kriegen in Wales und der Gascogne, Schwiegersohn des Richard de Clare († 1262), dessen Herz im Augustinerkloster von Tonbridge lag.

Behauptet wird auch, dass die Herzen der prominenten Gefallenen bzw. Hingerichteten der York-Partei nach der Schlacht von Wakefield am 30. Dezember 1460 ins Kloster gebracht worden seien (vgl. Libby ASHWORTH: Priory or Friary – Who lies Where? 16. Juli 2015. URL: https://elizabethashworth.com/2015/07/16/priory-or-friary-who-lies-where/ (besucht am 05. 03. 2018)), und zwar jenes des Richard of York, 3. Duke of York, einer wichtigen Persönlichkeit der englischen Geschichte, Enkel Edwards III., Vater der Könige Edward IV. und Richard III., Lordprotektor und Kandidat für die Nachfolge von Heinrich VI. Er fiel in der Schlacht von Wakefield am 30. Dezember 1460 gegen die Lancaster-Truppen, sein Kopf sei von den Siegern auf einer Pike mit einer Papierkrone gezeigt worden. Sein Leichnam sei zunächst in Pontefract verblieben, später nach Fotheringhay gebracht worden.

Außerdem das Herz von Richard of Yorks Sohn Edmund, Earl of Rutland, der in der gleichen Schlacht gefangen genommen, sofort exekutiert und dessen Kopf ebenfalls auf einer Pike neben dem seines Vaters gezeigt wurde; weiters das Herz des Richard Neville, 5. Earl of Salisbury, Schwager von Richard, der das gleiche Schicksal wie seine Verwandten erlitt und dessen Leichnam auch zunächst in Pontefract begraben wurde, bevor er im Bisham Kloster, in der Grablege seiner Familie, seine letzte Ruhe fand; und schließlich das Herz des Sohnes von Richard Neville, Thomas, der ebenfalls in der Schlacht von Wakefield fiel.

[234] Vgl. HARTSHORNE: Enshrined Hearts, S. 87; L.V.F. RANDOLPH: Fitz Randolph Traditions: a Story of a Thousand Years. Hrsg. v. THE NEW JERSEY HISTORICAL SOCIETY. New York: Riverside Press 1907, S. 61; A. A. GILL: Heart Burials, S. 12.

[235] 1539 zerstört.

[236] Vgl. ANON.: Houses of Augustinian canonesses: Abbey of Lacock. In: R. B. PUGH/Elizabeth CRITTALL (Hrsg.): A History of the County of Wiltshire. London: Victoria County History 1956, S. 303–316. URL: http://www.british-history.ac.uk/vch/wilts/vol3/pp303-316 (besucht am 29. 08. 2017).

[237] Amice starb 1284 und wurde in der von ihr gegründeten Abtei Buckland begraben (vgl. Lewes Gee LOVEDAY: Women, Art and Patronage from Henry III to Edward III. 1216–1377. Woodbridge: Boydell 2002, S. 126).

[238] 1539 aufgelöst.

[239] Vgl. ANON. Houses of Augustinian canonesses: Abbey of Lacock. Die beiden Abteien wurden 1539 säkularisiert und teilweise zerstört.

[240] Vgl. DUGDALE: The baronage of England, S. 115.

[241] Vgl. Daniel GURNEY: The record of the house of Gournay. London: John Bowyer Nichols und John Gough Nichols 1848, Teil IV, S. 620.

[242] Vgl. DUGDALE: Monasticon anglicanum, S. 169.

[243] Vgl. HARTSHORNE: Enshrined Hearts, S. 107; DRU DRURY: Heart Burials and Some Purbeck Marble Heart Shrines, S. 58. Üb. d. Verf.: „Hier ruht das Herz von Ralph von Scopham."

[244] Vgl. WENDEBOURG: Westminster Abbey als königliche Grablege zwischen 1250 und 1400, S. 105.

[245] Vgl. BRADFORD: Heart Burial, S. 88; DILBA: Das Memorialprogramm für Eleonore von Kastilien, S. 368.

[246] Alfred W. CLAPHAM: On the topography of the Dominican Priory of London. In: Archaeologia 63 (1911/1912), S. 57–84, S. 82f.

[247] Vgl. HARTSHORNE: Enshrined Hearts, S. 119. Das Kloster wurde 1538 ebenfalls aufgelöst.

[248] ANON.: Museum of London: Grave slab for Joan de St Edmunds: Coffin lid. 5. Juli 2023. URL: https://collections.museumoflondon.org.uk/online/object/35594.html (besucht am 28. 01. 2024). Ergänzungen in eckigen Klammern dort.

[249] Vgl. A. DIETZ: Die Herzen unserer Ur-Ur-Ahnen, S. 28.

[250] Die Ärzte in der scholastischen Medizin des Mittelalters kannten wegen des Sektionsverbotes nicht die anatomische Herzform und benutzten meist die Spielkartenherzform in ihren Abbildungen.

[251] Vgl. DRU DRURY: Heart Burials and Some Purbeck Marble Heart Shrines, S. 54.

[252] Vgl. David Nash FORD: David Nash Ford's Royal Berkshire History: Long Wittenham St. Mary's Church. 2004. URL: http://www.berkshirehistory.com/churches/longwittenham.html (besucht am 03.09.2017).

[253] Thomas STAPLETON: A Brief Summary of the Wardrobe Accounts of the tenth, eleventh, and fourteenth years of King Edward the Second. In: Archaeologia 26 (1836), S. 318–345, S. 341.

[254] J. ARDAGH: o.T. In: Daily Mail, 22. Nov. 1927.

[255] Vgl. Arthur BANNISTER: The history of Ewias Harold, its castle, priory, and church. High Town: Jakeman & Carver 1902, S. 83.

[256] Vgl. THISELTON-DYER: Church-Lore Gleanings, S. 135; Alfred C. FRYER: Monumental Effigies made by Bristol Craftsmen (1240–1550). In: Archaeologia 74 (1925), S. 1–72. URL: https://doi.org/10.1017/S0261340900013059, S. 19.

[257] Vgl. John Willis CLARK: Liber Memorandum Ecclesie de Bernewelle. Cambridge: University Press Cambridge 1907, S. 377.

[258] BRADFORD: Heart Burial, S. 100. Üb. d. Verf.: „Deren Herz wurde in einer Bleikapsel hierher gebracht und vor dem Hochaltar neben ihren Söhnen begraben."

[259] Beide Klöster wurden 1538 aufgelöst.

[260] Vgl. ebd., S. 113. [] markiert unleserliche Stellen. Der Familie Montfort gehörte das Schloss Farleigh. In der Krypta der Kapelle seien glasierte, in weißes Leder eingehüllte Steingutgefäße gestanden. Ein versehentlich zerbrochenes habe ein Herz, konserviert in Alkohol, enthalten, ebenso ein weiteres zylindrisches Gefäß (s. S. 251); vgl. J. E. JACKSON: Farleigh-Hungerford Castle, Somerset. In: Proceedings of Somerset Archaeology 3.2 (1852), S. 114–124, S. 7.

[261] KINGSFORD: The Grey Friars of London; their history, with the register of their convent and an appendix of documents, S. 119. Üb. Norbert Behringer: „Ebenso bei der Rückkehr zur linken Seite innerhalb des Eingangs in Richtung Vorplatz liegt das Herz Johannas de Ferrers, der Gattin des Guido de Salinis."

[262] Zit. n. ebd., S. 74. Üb. Norbert Behringer: „Ebenso zur Linken desselben vor dem Ende der Chorsitze liegt unter einem kleinen runden Stein das Herz der Herrin Isabella de Averne."

[263] Vgl. ebd., S. 121.

[264] Gemeint ist: zu Füßen des Grabes einer Johanna Brown, „que obiit 27 die mensis Maii, A dni 1500" (ebd., S. 128).

[265] ebd., S. 128; Üb. d. Verf.: „[...] und zu Füßen desselben liegt das Herz des William [...]".

[266] Vgl. HARTSHORNE: Enshrined Hearts, S. 235; BRADFORD: Heart Burial, S. 133; THISELTON-DYER: Strange Pages from Family Papers, S. 125.

[267] Charles Lethbridge KINGSFORD: Additional Material For the History of the Grey Friars, London. Manchester: Manchester University Press 1922, 128–142 (Wills relating to Grey Friars, London: 1513–43). URL: http://www.british-history.ac.uk/no-series/grey-friars-additional/pp128-142 (besucht am 07.09.2017).

[268] Vgl. John STRYPE: A Survey of the Cities of London and Westminster. London: A. Churchill et al. 1720. URL: https://www.dhi.ac.uk/strype/ (besucht am 07.09.2017), S. 181; BRADFORD: Heart Burial, S. 124.

[269] Vgl. ebd., S. 123.

[270] Vgl. ebd., S. 123; ANON.: Grey friars of Ipswich. In: William PAGE (Hrsg.): A History of the County of Suffolk. Bd. 2. London: Victoria County History 1975, 126f. URL: http://www.british-history.ac.uk/vch/suff/vol2/pp126-127 (besucht am 08.09.2017), S. 127.

[271] Ihr Großvater war Edward I., weitere Verwandte waren Isabel Marshal († 1239), Richard de Clare († 1262). Das Herzbegräbnis Elizabeths ist historisch eher unsicher.

[272] Vgl. BRADFORD: Heart Burial, S. 110.

[273] Vgl. ebd., S. 114; Thomas ALLEN: The History and Antiquities of London, Westminster, Southwark and Parts adjacent. Bd. 3. London: Virtue 1839, S. 187.

[274] Vgl. DANIELL: Death and Burial in Medieval England 1066–1550, S. 88.

[275] Vgl. BRADFORD: Heart Burial, S. 117; HARTSHORNE: Enshrined Hearts, S. 387.

[276] BRADFORD: Heart Burial, S. 55; GURNEY: The record of the house of Gournay, S. 801; Malcolm NORRIS: Monumental Brasses: The Memorials. London: Hilmarton Manor Press 1977, S. 197; Herbert W.

Anmerkungen zu Kapitel 9

MACKLIN: Monumental Brasses. 7. Aufl. London: George Allen & Unwin 1953, S. 173. Üb. d. Verf.: „Betet für die Seele des Herrn Robert Kervile, Soldat von Wiggenhall, Sohn des Edmund Kervile von Wiggenhall, dessen Herz hier begraben liegt."

[277] ders.: The Brasses of England. Hrsg. v. Charles COX. London: Methuen & Co 1928, S. 206; DRU DRURY: Heart Burials and Some Purbeck Marble Heart Shrines, S. 56.

[278] J. Harris STONE: Heart Burial in Niches in Church Walls. In: Notes and Queries 1913, S. 432.

[279] Vgl. ST. ALKMUND'S CHURCH: Church Leaflet. Whitchurch. o.J.

[280] Vgl. ANON.: Friaries: The Franciscans at Bridgwater. In: William PAGE (Hrsg.): A History of the County of Somerset. Bd. 2. London: Victoria County History 1911, S. 151–152. URL: https://www.british-history.ac.uk/vch/som/vol2/pp151-152 (besucht am 19.08.2019).

[281] Lynda PIDGEON: Antony Wydevile, Lord Scales and Earl Rivers: Family, Friends and Affinity. Part 2. In: The Ricardian 15 (2005), S. 1–18, S 6.

[282] Schrein mit einer Madonnenstatue aus Alabaster, 14. Jh., in Westminster Abbey, St. Stephen's Chapel, während der Auflösung der englischen Klöster zerstört. 1971 wurde eine neue Statue aufgestellt.

[283] Vgl. BRADFORD: Heart Burial, S. 128; HARTSHORNE: Enshrined Hearts, S. 221.

[284] Vgl. DRU DRURY: Heart Burials and Some Purbeck Marble Heart Shrines, S 57.

[285] Vgl. ebd., S. 57; MACKLIN: The Brasses of England, S. 206.

[286] Das Kloster wurde 1538 aufgelöst.

[287] Vgl. Jorge H. CASTELLI: tudorplace.com.ar: Sir Richard MANNERS of Lapley, Knight. URL: http://www.tudorplace.com.ar/Bios/RichardManners.htm (besucht am 06.07.2020).

[288] Vgl. BBC: A History of the World-Object: Tudor Heart Burial Urn. URL: https://www.bbc.co.uk/ahistoryoftheworld/objects (besucht am 18.03.2014).

[289] Üb. d. Verf.: „Sandbach bewahrt das Herz, Manchester bekommt den Körper, die himmlische Seele behält Gottes Reich."

[290] Vgl. Emily VIGEON: Persönliche Mitteilung an den Verfasser. Ordsall Hall. 28. Juli 2008.

[291] Vgl. ANON.: Parishes: Denham. In: William PAGE (Hrsg.): A History of the County of Buckingham. Bd. 3. London: Victoria County History 1925, S. 255–261. URL: https://www.british-history.ac.uk/vch/bucks/vol3/pp255-261 (besucht am 30.12.2020).

[292] Vgl. Lipscomb's History Bd. IV, S. 451, zit. n. PETTIGREW: Chronicles of the Tombs, S. 254; HARTSHORNE: Enshrined Hearts, S. 248. Üb. Norbert Behringer: „Jesus. Robert Peckham, Ritter mit goldenem Schild, Engländer, hat angeordnet, sein süßestes Herz den Denkmälern des Vaterlandes seiner Vorfahren zu übergeben. Er starb am 1. September 1569". PETTIGREW: Chronicles of the Tombs (S. 80f.) zitiert aus dem Kardiotaph: „[...] BEFORE HE CAME TO THE AGE OF 40 YEARS, HE WAS CALLED BY THE RIGHTE VERTVOVS PRINCESSE QUEENE MARYE TO BE ONE OF HER PRIVIE COWNSELL [...] IN HIS LATER AGE [...] HE GAVE HIMSELF TO TRAVAILE [...] IN THE ENDE OF 5 YEARES TRAVAILE HE WENT TO SEE ROOME, WHERE HE DEPARTED THIS WORLDE, MAKING A VERTVOVS AND BLESSED ENDE, WILLINGE HIS HARTE TO BE BROWGHT OVER AND BVRIED IN THIS CHVRCHE IN THE VAVLTE OF HIS ANCESTORS. AND IN HIS WILL FORGOT NO CONTRIMAN OF HIS OWNE THAT HE KNEWE TO BE ON THAT SIDE OF THE SEA (BEINGE OF ANIE NAME) BVT THAT HE GAVE THEM SOME THINGE MORE OR LESSE [...] HE LEAFTE THIS LYFE (TO THE GRATE COMFORTE OF HIS SOWLE) ON THE 10TH DAIE OF SEPTEMBER ANNO 1569, AND LYETHE ENTOMBED IN THE CHVRCHE OF SAINTE GREGORIE IN ROOME, WHOSE SINNES OVR LORDE PARDON."

[293] Vgl. BRADFORD: Heart Burial, S. 45.

[294] Vgl. ANON.: BBC Local Legends: Sir Richard Clough – „The Most Complete Man". URL: http://www.bbc.co.uk/legacies/myths_legends/wales/w_ne/article_1.shtml (besucht am 01.01.2017).

[295] Vgl. HARTSHORNE: Enshrined Hearts, S. 251; THISELTON-DYER: Strange Pages from Family Papers, S. 328.

[296] Vgl. ANTIQUARIUS: Account of Englishmen buried at Venice. In: The Gentleman's Magazine and Historical Chronicle 1, No. 93 (Apr. 1823).

[297] Vgl. David ROSS: Britain Express: England – Oxfordshire – Historic Churches – Buckland, St. Mary. URL: https://www.britainexpress.com/attractions.htm?attraction=3234 (besucht am 08.07.2020).

[298] Vgl. HARTSHORNE: Enshrined Hearts, S. 252; PETTIGREW: Chronicles of the Tombs, S. 255; MACKLIN: The Brasses of England, S. 208.

[299] Vgl. BRADFORD: Heart Burial, S. 156.

[300] Zu Herzurnen im British Museum vgl. ebd., S. 158.

[301] Vgl. HARTSHORNE: Enshrined Hearts, S. 286; THISELTON-DYER: Church-Lore Gleanings, S. 132.

Anmerkungen zu Kapitel 9

[302] Vgl. BRADFORD: Heart Burial, S. 158.

[303] Vgl. ebd., S. 166.

[304] Harleian Registers, Bd. 25, 1898, S. 141. zit. n. ebd., S. 167. Üb. d. Verf.: „3. Mai 1596. – Eingeweide des Herrn Johannes Puckering, Siegelbewahrer des machtvollen Englands, im Chor der Kirche St. Martin-in-the-Fields."

[305] Das zweite birgt das Herz des Esmé Stuart (oder Stewart), s. S. 250.

[306] Vgl. HARTSHORNE: Enshrined Hearts, S. 261.

[307] Vgl. WHITE: England c.1560–c.1660: A Hundred Years of Continental Influence, S. 41.

[308] Vgl. REYNOLDS: Persönliche Mitteilung an den Verfasser; CRULL: The Antiquities of St. Peter's, or the Abbey Church of Westminster: etc. S. 84. Üb. Norbert Behringer: „An Gott, den Höchsten und Größten: Bleib stehen, o Wanderer; bedaure das Schicksal der Menschen und lies diese Worte: Christopher Harlay, Graf von Beaumont, Präfekt des königlichen Rats am Hof von Paris, jetzt Botschafter des Königs von Frankreich bei der Allerchristlichsten Majestät dem König von Großbritannien, ordnete zusammen mit seiner Gattin Anna Rabot an, dass das kleine Herz der Anna Sophia, die dem Leben entrissen wurde in der Morgenröte der Kindheit durch die geschwinde Herzlosigkeit des Schicksals, in dieser Urne begraben werden sollte. Ihrer beider Eltern, vereint in ihren Tränen, errichteten mit höchster Sorgfalt dieses kleine Denkmal in ihrer großen Trauer um die entflohene Seele ihrer geliebten kleinen Tochter als Erinnerung für die Nachkommen, als lobenswertes Werk der Frömmigkeit und in der Hoffnung auf ein besseres Leben (im Jenseits), im Jahr unseres Herrn 1605. Das habe ich Dir gewünscht, Geh und lebe wohl." – „Was noch vor kurzem schwoll durch das Feuer der Luft und Leben in ihren kleinen goldenen Körper atmete, berührt von der machtvollen Hand des Schöpfers, dieses kalte Herz ruht nun in diesem Marmor, gewachsen auf britischem Boden. Dieses kleine Herz, seinem eigenen entrissen, lässt ihr Vater freien Willens zurück auf dem Boden ihrer Geburt und vertraut dieses Kleinod dem Schutz dieser Urne an bis ein lieblicher Windhauch, vom Himmel gesandt, das Blut in ihren Adern wieder fließen lässt und ihre Glieder, vereint mit ihrem Herzen und niemals wieder getrennt, bringen wird in den Tanz des Himmels."

[309] Vgl. BRADFORD: Heart Burial, S. 171.

[310] Vgl. ebd., S. 158, 171.

[311] Vgl. M.J. PELLER: Londinium Redivivum or An ancient history and modern description of London, Bd. 1. London: Nichols 1802, S. 364, zit. n. ebd., S. 176.

[312] Vgl. Calendar of State Papers Foreign, Elizabeth: January–June 1583 and addenda, Bd. 17 (London, 1913), no. 362, 9 June 1583, zit. n. ANON.: en.wikipedia.org: William Schaw. URL: https://en.wikipedia.org/wiki/William_Schaw (besucht am 31.08.2020).

[313] Vgl. BRADFORD: Heart Burial, S. 196.

[314] Seine Mutter Mary Villiers war die Tochter des George Villiers, 1. Duke of Buckingham

[315] Vgl. ebd., S. 195.

[316] Vgl. REYNOLDS: Persönliche Mitteilung an den Verfasser. Üb. d. Verf.: „Zum heiligen Gedächtnis. In dieser Urne ist das Herz eingeschlossen, während darunter ruht der Corpus des höchst berühmten Herzogs Esme Stuart. Lasse den, der seine Herkunft sucht, wissen, dass er von seinem Vater James, dem ersten Herzog von Lennox und dann von Richmond und Lennox, gleicher Titel und Rang, abstammt, während er von seiner Mutter, der einzigen Tochter von George, Herzog von Buckingham, Leben und Seele bekam, die er dann in Paris aushauchte, im 11. Jahr seines Alters, am 14. Tag des Monats August, im Jahr 1666 der Erlösung der Menschheit." Das Kind starb am 10. August 1660, war also zehn Jahre alt, die Daten auf der Inschrift sind wahrscheinlich falsch (The complete Peerage, Bd. VII, S. 610, zit. n. ebd.).

[317] Vgl. BRADFORD: Heart Burial, S 187.

[318] „[...] his wholl body and bowells [...]" (John SMYTH: The Lives of the Berkeleys, Lords of the Honour, Castle and Manor of Berkeley. Hrsg. v. John MACLEAN. Bd. 2 (The Berkeley Manuscripts. For the Bristol and Gloucestershire Archaeological Society). Gloucester: Bellows 1883, S. 407.

[319] Vgl. HARTSHORNE: Enshrined Hearts, S. 292; THISELTON-DYER: Church-Lore Gleanings, S. 132.

[320] Vgl. BRADFORD: Heart Burial, S. 113; DRU DRURY: Heart Burials and Some Purbeck Marble Heart Shrines, S. 44.

[321] Vgl. HARTSHORNE: Enshrined Hearts, S. 304.

[322] Vgl. Antony HAMILTON: Account of the discovery and internment of the heart of Arthur Lord Capel. In a letter from Anthony Hamilton to John Brand. In: Archaeologia 15 (1806), S. 300–301.

[323] Vgl. Chris BOULTON: Persönliche Mitteilung an den Verfasser. The Old Rectory, Little Hadham. 17. Juli 2011.

Anmerkungen zu Kapitel 9

[324] Vgl. HARTSHORNE: Enshrined Hearts, S. 353; A. A. GILL: Heart Burials, S. 15.

[325] Er wurde während der Restauration exhumiert und anonym verscharrt.

[326] Vgl. BRADFORD: Heart Burial, S. 191.

[327] Vgl. ebd., S. 197; STONE: Heart Burial in Niches in Church Walls, S. 432.

[328] HARTSHORNE: Enshrined Hearts, S. 319.

[329] Vgl. Warwick H. DRAPER: Hammersmith – A Study in Town History. London: Hammersmith 1913, S. 16.

[330] Vgl. HARTSHORNE: Enshrined Hearts, S. 315; THISELTON-DYER: Church-Lore Gleanings, S. 132.

[331] Vgl. Robert POCOCK: Memorials of the Family Tufton, Earls of Thanet: Deduced from Various Sources of Authentic Information. Gravesend: Robert Pocock 1800. URL: https://archive.org/stream/memorialsfamily00pocogoog/memorialsfamily00pocogoog_djvu.txt (besucht am 23.09.2020); BRADFORD: Heart Burial, S. 176.

[332] Vgl. HARTSHORNE: Enshrined Hearts, S. 320; A. A. GILL: Heart Burials S. 15. Üb. d. Verf.: „Hier ruhen die sterblichen Überreste des Freiherrn Johannes Lawson de Burgh und der Katharina, seiner allerhuldvollen Gattin, der Tochter des Wilhelm Howard, Ritter vom Goldenen Sporn, von der Burg Narwoth in der Grafschaft Cumberland. Jener starb am 26. Oktober 1698, sie am 4. Juli 1668. Ebenda wurde beigesetzt das Herz des ältesten Sohnes Johannes des obengenannten Barons Johannes Lawson."

[333] Vgl. STANLEY: Historical Memorials of Westminster Abbey, S. 524.

[334] Vgl. BRADFORD: Heart Burial, S. 201.

[335] Vgl. ebd., S. 203.

[336] Vgl. ebd., S. 204.

[337] Im 19. Jahrhundert mit Erde aufgefüllt (Harry BOLTON: Persönliche Mitteilung an den Verfasser. Bolton Hall, Wensley. 6. Jan. 2011).

[338] Vgl. BRADFORD: Heart Burial, S. 211.

[339] Vgl. Egerton BRYDGES: The Topographer for the Year 1790. Bd. 2. London: Robson & Walker & Stalker 1790, S. 54.

[340] Vgl. Owen MANNING: The History and Antiquities of the County of Surrey. Bd. 3. London: White, Cochrane & Co 1814, S. 139.

[341] Vgl. BRADFORD: Heart Burial, S. 218.

[342] Vgl. Chester Joseph LEMUEL: The marriage, baptismal, and burial registers of the collegiate church or abbey of St. Peter, Westminster. Bd. 10. London: Harleian Society 1876, S. 276.

[343] Vgl. J. E. COX: Annals of St. Helen's. Bishopsgate 1876, S. 433, zit. n. BRADFORD: Heart Burial, S. 132.

[344] Vgl. ebd., S. 227; STANLEY: Historical Memorials of Westminster Abbey, S. 198.

[345] Vgl. BRADFORD: Heart Burial, S. 228.

[346] Üb. d. Verf.: „Wo sein Schatz, da sein Herz – Richard Rawlison etc. Einst Mitglied dieses Colleges höheren Ranges. Er starb am 4. April 1755."

[347] Vgl. PETTIGREW: Chronicles of the Tombs, S. 259; HARTSHORNE: Enshrined Hearts, S. 371.

[348] Vgl. BRADFORD: Heart Burial, S. 229.

[349] Vgl. ebd., S. 232; Alexander CHALMERS: The General Biographical Dictionary. An Historical and Critical Account of the Lives and Writings of the Most Eminent Persons in Every Nation; Particularly the British and the Irish. From the Earliest Accounts to the Present Time. Bd. 19. London: J. Nichols und Son 1812, S. 376.

[350] Vgl. BRADFORD: Heart Burial, S. 232.

[351] Vgl. Adolphus William WARD: Whitehead, Paul. In: Dictionary of National Biography, 1885–1900. Bd. 61. London: Smith, Elder & Co. 1885. URL: https://en.wikisource.org/wiki/Dictionary_of_National_Biography,_1885-1900/Whitehead,_Paul (besucht am 21.10.2020).

[352] Dieses Mausoleum hatte George Bubb Dodington mitfinanziert, ebenfalls Mitglied des Hellfire Clubs, der bereits vorher das Herz seiner Geliebten und späteren Ehefrau († 1756) auf die Spitze eines in seinem Park aufgestellten Obelisks hatte bringen lassen (s.o.). Auch diesem muss dabei eine eher satirische Absicht unterstellt werden.

[353] THISELTON-DYER: Strange Pages from Family Papers, S. 127; MURPHY: After the Funeral, S. 45.

[354] Vgl. BRADFORD: Heart Burial, S. 234; THISELTON-DYER: Strange Pages from Family Papers, S. 127; CHAMBERS: The Book of Days: Heart-Bequests, S. 417.

[355] Vgl. BRADFORD: Heart Burial, S. 236.

[356] Vgl. STANLEY: Historical Memorials of Westminster Abbey, S. 236.

[357] Vgl. BRADFORD: Heart Burial, S. 238.

[358] Vgl. Edward John TRELAWNY: Recollections of the Last Days of Shelley and Byron. Boston: Ticknor und Fields 1858, S. 133, 137.

[359] Vgl. MURPHY: After the Funeral, S. 43.

[360] ebd., S. 46.

[361] Vgl. Robert COOPER: The Literary Guide & Companion to Southern England. Athens, Ohio: Ohio University Press 1998, S. 245.

[362] Es existieren weitere Versionen über das Schicksal des Herzens des Romantikers. GAMBIER PARRY schreibt in einer persönlichen Notiz (zit. n. Miranda SEYMOUR: Mary Shelley. New York: Grove Press 2000, S. 562): „Shelley's Heart. / My old friend Canon Ferdinand St. John (Canon of Gloucester Cathedral) told me that he was Trustee of the Shelley family, Lady Shelley then living at Boscombe. St. John paid Lady Shelley periodical visits, and in one of these occasions he came to see me at Sou(th)bourne, where we then were owing to Tom's illness. Our conversation turned on Shelley, & I referred to the fact that his, St. John's, brother Canon at Goucester, Canon Harvey, had been Shelley's fag at Eton. St. John said – ‚Yes', & buried Shelley's heart! Lady Shelley had it, & it was enclosed in a silver case. She asked me what she had better do with it, & I said – ‚bury it.' So it was arranged that this should be done: The heart in its case was conveyed to Christchurch Abbey, where it was duly buried, and I read the Service."

In einer anderen, historisch fragwürdigen Quelle wird berichtet, dass die Familie nach Mary Shelleys Tod die Reste von Shelleys Herz, eingewickelt in ein Seidenpäckchen, dieses wiederum eingeschlagen in ein Buchblatt mit seinem Gedicht *Adonais*, mit anderen Memorabilien in ihrem Schreibtisch gefunden und ohne Grabstein begraben hätte (vgl. R. COOPER: The Literary Guide & Companion to Southern England, S. 245).

[363] Arthur Z. M. NORMAN: Shelley's Heart. In: Journal of the History of Medicine and Allied Sciences 1 (1955), S. 114.

[364] Vgl. Duncan WU: 30 Great Myths about the Romantics. Malden, USA: Wiley 2015, S. 179; MURPHY: After the Funeral, S. 39.

[365] Vgl. Eduard ENGEL: Lord Byron. Eine Autobiographie nach Tagebüchern und Briefen. Hamburg: Severus 2013, S. 62.

[366] Benita EISLER: Byron – Der Held im Kostüm. München: Blessing 1999, S. 582.

[367] Vgl. Thomas Gerrard BARBER: Byron – and where he is buried. 5. Aufl. Hucknall Parish Church 1998, S 123.

[368] Vgl. MURPHY: After the Funeral, S. 48. Es existiert eine eidesstattliche Versicherung der Bestatter, die Byrons Leiche einbalsamierten: „We, the undersigned, bear witness that in the large case, which has been sealed with the seals of the Provisional Governement, is to be found the authentic body of the Honourable Lord Byron, peer of England; that we ourselves placed the said body in the case, closed it hermetically, and thereupon affixed thereto the seals above mentioned. / We bear witness also that in the smaller case will be found the honoured intestines of the said noble and respected Lord Byron [...], that is to say, the brain, the heart, the liver, the spleen, the stomach, kidneys, etc., contained in four separate jars. The lungs, which are missing, were deposited, in deference to the repeated representations of the citizens of Missolonghi, in the church of San Spiridione, in the hope that the most noble and respected family of the illustrious Lord would grant them to Missolonghi, of which town My Lord had accepted the honorary citizenship" (ebd., S. 50).

[369] Das Herz liegt also nicht, wie manchmal behauptet wird (z.B. ANON.: Science: Heart Burial. In: Time Magazine XXII (31. Juli 1933)) im Massengrab seiner Mitkämpfer in Mesolongi.

[370] EISLER: Byron – Der Held im Kostüm, S. 772.

[371] Vgl. BARBER: Byron – and where he is buried, S. 127.

[372] Vgl. ausführlich ebd., S. 129–143; David WALLECHINSKY/Irving WALLACE: Famous Exhumations English Poet Lord Byron. URL: http://www.trivia-library.com/b/famous-exhumations-english-poet-lord-byron.htm (besucht am 17.11.2020); Ken PURSLOW: Persönliche Mitteilung an den Verfasser. Newstead Abbey, Byron Society, Hucknall. 23. Feb. 2011.

[373] Vgl. BARBER: Byron – and where he is buried, S. 137.

[374] Vgl. ebd., S. 134.

[375] Vgl. Steve ODELL: The community and local history web site for the Parish of Wimpole. URL: www.wimpole.info/chapel (besucht am 03.06.2008).

Anmerkungen zu Kapitel 9

[376] BRADFORD: Heart Burial, S. 245. Üb. d. Verf.: „Hier ist begraben das Herz des George Bowyer, des Ritters vom Heiligen Grab zu Jerusalem, des Gründers dieses Hauses."

[377] Vgl. ebd., S. 246.

[378] Vgl. Christopher HOWSE: The burial of the heart. In: The Telegraph, 12. Apr. 2008. URL: https://www.telegraph.co.uk/comment/columnists/christopherhowse/3557176/The-burial-of-the-heart.html (besucht am 01.07.2011).

[379] Vgl. A. DIETZ: Das Herz in der medizinischen Abbildung, S. 28.

[380] Vgl. BAUCH: Das mittelalterliche Grabbild. Figürliche Grabmäler des 11. bis 15. Jahrhunderts in Europa, S. 296; Charles BOUTELL: The Monumental Brasses of England. London: George Bell 1849. S. 5, 7; MACKLIN: Monumental Brasses, S. 15–19; Sally F. BADHAM: Heart imagery on medieval English brasses. In: Monumental Brass Society Bulletin 144 (2020), S. 867–870.

[381] Vgl. STONE: Heart Burial in Niches in Church Walls, S. 205.

[382] Vgl. Peter CORNISH: Persönliche Mitteilung an den Verfasser. Fordwich Church, Kent. 1. Jan. 2010.

[383] 2013 wurde die Steinplastik gestohlen.

[384] Vgl. David ROSS: Britain Express: Castle Frome, St. Michael's Church. URL: https://www.britainexpress.com/attractions.htm?attraction=4329 (besucht am 01.11.2017).

[385] Vgl. Eric EDWARDS: Rethinking Pitt-Rivers: Human heart in a heart shaped cist 1884.57.18. 24. Jan. 2010. URL: http://web.prm.ox.ac.uk/rpr/index.php/object-biography-index/19-prmcollection/75-human-heart-in-a-heart-shaped-cist-18845718/index.html (besucht am 01.11.2017).

[386] Vgl. ANON.: British Listed Buildings: Church of St. Stephen. URL: https://britishlistedbuildings.co.uk/101360059-church-of-st-stephen-careby-aunby-and-holywell#.YBBOmS1XbOQ (besucht am 26.01.2021).

[387] Vgl. DRU DRURY: Heart Burials and Some Purbeck Marble Heart Shrines, S. 45.

[388] Vgl. ANON.: Parishes: Tenbury. In: William PAGE/J. W. WILLIS-BUND (Hrsg.): A History of the County of Worcester. Bd. 4. London: Victoria County History 1924, S. 362–371. URL: https://www.british-history.ac.uk/vch/worcs/vol4/pp362-371 (besucht am 12.12.2020), S. 368.

[389] Vgl. A. A. GILL: Heart Burials, S. 9.

[390] Vgl. ANON.: Parishes: Hound with Netley. In: William PAGE (Hrsg.): A History of the County of Hampshire. Bd. 3. Victoria County History 1908, S. 472–478. URL: https://www.british-history.ac.uk/vch/hants/vol3/pp472-478 (besucht am 07.11.2017), S. 476.

[391] Vgl. ders.: St. Giles' Church, Horsted Keynes, Sussex. URL: http://www.horstedkeynes.com/church_history3.html (besucht am 01.11.2017).

[392] Vgl. DRU DRURY: Heart Burials and Some Purbeck Marble Heart Shrines, S. 44, 46, 55.

[393] Vgl. Christopher SMYTH: Heart Burial at Woodford. In: Notes and Queries 1 (1886), S. 65. Christopher SMYTH, der damalige Pfarrer der Kirche, schreibt, dass unter einem Stein, der unter der Last eines Stützbalkens gebrochen war, in einer Höhlung ein dunkles röhrenförmiges Objekt, ein Bambus- oder Schilfrohr, gefunden wurde, das bei der Herausnahme auf den Boden fiel und zerbrach. Zum Vorschein kam ein in ein grobes Tuch eingehülltes, schwarz verfärbtes, konserviertes menschliches Herz, „perfekt erhalten", mit Herzklappen. Ein Teil des Behältnisses und des Herzens zerfiel zu Staub, der Pfarrer legte alles in einer Kiste in die Grube zurück und schloss das Ganze „hermetisch" mit einem Glas ab.

[394] In den Akten des Herzogs von Buccleuch existiert ein Hinweis auf Roger de Kirketon: „[...] in 1280 Roger de Kirketon, who married from the daughters of Lord Robert Mauf died and his body was buried in Norfolk and his heart was buried in the church of Wodeford by licence of brother ‚W de Wod' then sacrist of Peterborough [...]" (zit. n. Charles MOORHEN: Pictures of England: A Human Heart and a Ghost Story in a Northamptonshire Church. URL: http://www.picturesofengland.com/England/Northamptonshire/Woodford/article/1067 (besucht am 01.01.2011)).

[395] Vgl. ebd.; Paul BIRD: Persönliche Mitteilung an den Verfasser. Woodford, Parish Council. 15. März 2011.

[396] Vgl. David ROSS: Britain Express: Bredon, St Giles Church. URL: http://www.britainexpress.com/counties/worcestershire/az/Bredon-St-Giles.htm (besucht am 20.05.2008).

[397] Vgl. Sophie OOSTERWIJK: Church Monuments Society: The so-called „Stanley boy" monument. 2010. URL: https://churchmonumentssociety.org/monument-of-the-month/the-so-called-stanley-boy-monument (besucht am 28.12.2020).

[398] Vgl. John Sebastian Marlow WARD: Brasses. Cambridge: Cambridge University Press 1912, S. 79, MACKLIN: The Brasses of England, S. 16 f.; Andrzej GRZYBKOWSKI: Herzbilder in der Kunst des 13.–14. Jh. zwischen Erotik und Mystik. In: Arte medievale 14 (2000), S. 101–112, S. 107.

³⁹⁹ Vgl. ANON.: St. Bridget's, Bridstow and the Bridstow War Memorial. URL: http://www.wyenot.com/bridstow.htm (besucht am 10.05.2009).

⁴⁰⁰ Vgl. ders.: Parishes: Cogenhoe. In: L. F. SALZMAN (Hrsg.): A History of the County of Northampton: Parishes: Cogenhoe. Bd. 4. London: Victoria County History 1937, S. 236–240. URL: https://www.british-history.ac.uk/vch/northants/vol4/pp236-240 (besucht am 30.12.2020).

⁴⁰¹ Vgl. ders.: Church Monument Society: Herefordshire Brampton Bryan St. Barnabas. URL: http://churchmonumentssociety.org/Herefordshire.html (besucht am 01.03.2013); HARTSHORNE: Enshrined Hearts, S. 408.

⁴⁰² Vgl. David VEREY/Alan BROOKS: Gloucestershire 2: The Vale and the Forest of Dean David Verey. New Haven: Yale University Press 1970. S. 59, 175; HARTSHORNE: Enshrined Hearts, S. 408.

⁴⁰³ Vgl. VEREY/BROOKS: Gloucestershire 2: The Vale and the Forest of Dean David Verey, S. 359 FN 4.

⁴⁰⁴ Vgl. ebd., S. 375 FN 3.

⁴⁰⁵ Vgl. ANON.: Parishes: Slingsby. In: William PAGE (Hrsg.): A History of the County of York North Riding. Bd. 1. London: Victoria County History 1914, S. 557–561. URL: https://www.british-history.ac.uk/vch/yorks/north/vol1/pp557-561 (besucht am 30.12.2020), S. 560.

⁴⁰⁶ John BROMILOW: Church Monuments. A Gazetteer Being An Illustrated List of Church Monuments in Britain and France: Yorkshire – The North Riding – 4. URL: http://churchmonumentsgazetteer.co.uk/Yorks_N_Riding_4.html (besucht am 16.02.2020).

⁴⁰⁷ Vgl. VEREY/BROOKS: Gloucestershire 2: The Vale and the Forest of Dean David Verey, S. 375 FN 3.

⁴⁰⁸ Vgl. ANON.: Church Monuments Society: Porlock – St. Dubricius. URL: http://www.churchmonumentssociety.org/Somerset_3.html (besucht am 01.11.2017).

⁴⁰⁹ Vgl. ders.: Parishes: Adwell. In: Mary D. LOBEL (Hrsg.): A History of the County of Oxford. Bd. 8 (Lewknor and Pyrton Hundreds). London: Victoria County History 1964, S. 7–16. URL: http://www.british-history.ac.uk/vch/oxon/vol8/pp7-16 (besucht am 30.12.2020).

⁴¹⁰ Nikolaus PEVSNER: The Buildings of England. Yorkshire. The North Riding. New Haven und London: The University Press 2002, S. 200.

⁴¹¹ Es könnte sich nach lokaler Überlieferung um Lucy Malet aus der Fitznurse-Familie handeln, die zwischen 1290 und 1300 (oder früher) starb; vgl. ANON. Church Monuments Society: Porlock – St. Dubricius.

⁴¹² Vgl. David ROSS: Britain Express: Corfe Castle, St Edward the Martyr Church. URL: http://www.britainexpress.com/counties/dorset/churches/corfe-castle.htm (besucht am 30.12.2020).

⁴¹³ Vgl. NORRIS: Monumental Brasses: The Memorials, S. 398.

⁴¹⁴ ANON.: Parishes: Mixbury. In: Mary D. LOBEL (Hrsg.): A History of the County of Oxford. Bd. 6. London: Victoria County History 1959, S. 251–262. URL: https://www.british-history.ac.uk/vch/oxon/vol6/pp251-262 (besucht am 30.12.2020). [] markiert unleserliche Stellen.

⁴¹⁵ Vgl. ders.: Parishes: Clifton-on-Dunsmore. In: L. F. SALZMAN (Hrsg.): A History of the County of Warwick. Bd. 6 (Knightlow Hundred). London: Victoria County History 1951, S. 65–72. URL: https://www.british-history.ac.uk/vch/warks/vol6/pp65-72 (besucht am 30.12.2020).

⁴¹⁶ Vgl. Antony WOOD: City of Oxford, Survey II, Oxford 1786–1790, S. 341, zit. n. W. A. HINNEBUSCH: The Pre-Reformation Sites of the Oxford Blackfriars. In: Oxoniensia 3 (1938), S. 57–82. Kirche und Herzgefäße existieren nicht mehr.

⁴¹⁷ Vgl. THISELTON-DYER: Church-Lore Gleanings, S. 133.

⁴¹⁸ Vgl. ANON.: British Listed Buildings: Church of St Blaise. URL: https://www.britishlistedbuildings.co.uk/101168193-church-of-st-blaise-haccombe-with-combe (besucht am 27.11.2017).

⁴¹⁹ Vgl. (TUMMERS: Early Secular Effigies in England: The Thirteenth Century, S. 143; DRU DRURY: Heart Burials and Some Purbeck Marble Heart Shrines, S. 53; HARTSHORNE: Enshrined Hearts, S. 396.

⁴²⁰ Vgl. MACKLIN: Monumental Brasses, S. 144; THISELTON-DYER: Church-Lore Gleanings, S. 134.

⁴²¹ Vgl. auch GRZYBKOWSKI: Herzbilder in der Kunst des 13.–14. Jh. zwischen Erotik und Mystik, S. 104.

⁴²² Üb. d. Verf.: „Cor mundum crea in me, deus, et spiritum rectum innova in visceribus meis. – Schaffe, o Gott, in mir ein reines Herz, und einen reinen Geist erneuere in meinen Eingeweiden (meinem Inneren)."

⁴²³ Vgl. NORRIS: Monumental Brasses: The Memorials, S. 197; DRU DRURY: Heart Burials and Some Purbeck Marble Heart Shrines, S. 57; WARD: Brasses, S. 80.

⁴²⁴ Vgl. ebd., S. 79 f.; MACKLIN: The Brasses of England, S. 205–210.

Anmerkungen zu Kapitel 9

[425] Francis BLOMEFIELD/Charles PARKIN: An essay towards a topographical history of the County of Norfolk. Bd. 6. William Miller 1807, S. 84. Üb. d. Verf.: „Herr, in Deine Hände empfehle ich meinen Geist."

[426] Vgl. BOUTELL: The Monumental Brasses of England, S. 45.

[427] John VIGAR: Persönliche Mitteilung an den Verfasser. Academic Board of Centre for Parish Church Studies, Kent Churches, Norfolk. 13. Okt. 2012.

[428] Vgl. BOUTELL: The Monumental Brasses of England, S. 30; GRZYBKOWSKI: Herzbilder in der Kunst des 13.–14. Jh. zwischen Erotik und Mystik, S. 108.

[429] Vgl. BOUTELL: The Monumental Brasses of England, S. 32.

[430] MACKLIN: The Brasses of England, S. 205. Üb. d. Verf.: „Ich glaube, / mein Erlöser lebt / Aus der Erde werde ich auferstehen, / in meinem Fleisch werde ich Gott, meinen Retter, sehen."

[431] Vgl. WHITE: England c.1560–c.1660: A Hundred Years of Continental Influence, S. 41.

[432] Vgl. VEREY/BROOKS: Gloucestershire 2: The Vale and the Forest of Dean David Verey, S. 175.

[433] Vgl. A. A. GILL: Heart Burials, S. 10; MACKLIN: The Brasses of England, S. 42, 52.

[434] Vgl. Stephen Hyde CASSAN: The Lives of the Bishops of Winchester, from Birinus, the First Bishop of the West Saxons, to the Present Time. Bd. 1. London: Rivington etc. 1827, S. 37

[435] „Heben wir unsere Herzen mit den Händen in die Himmel."

[436] Vgl. A. A. GILL: Heart Burials, S. 11.

[437] Vgl. GRZYBKOWSKI: Herzbilder in der Kunst des 13.–14. Jh. zwischen Erotik und Mystik, S 107.

[438] Vgl. A. A. GILL: Heart Burials.

[439] Von der im 16. Jahrhundert aufgelösten Abtei existieren nur noch Ruinen.

[440] Vgl. BRADFORD: Heart Burial, S. 170.

[441] Vgl. Peter CHALMERS: Abbey Old Church. Extracted from Historical and Statistical Account of the Town and Parish of Dunfermline Vol. 1/ P. 114-154 by Rev Peter Chalmers, A.M. Minister of the first charge, Abbey Church. URL: http://royaltombsdunfermline.co.uk/res/ABBEY_OLD_CHURCH.pdf (besucht am 12. 12. 2020), S. 20.

[442] In der Chronik von Froissart beauftragte der König einen William Douglas, evtl. den Sohn von James (Jean FROISSART: Chroniques I 40. In: Chronique de J. Froissart. Hrsg. v. Siméon Luce. 15 Bde. Paris 1869–1975, S. 78f., zit. n. WARNTJES: Programmatic Double Burial, S. 232.

[443] Michael PENMAN: Head, Body and Heart. Legitimating Kingship and the Burial of Robert Bruce, Scotlands „Leper King", ca. 1286–1329. In: Micrologus 22 (2014), S. 229–252. Der vollständige Abschnitt zum Herzen von Robert the Bruce in: John BARBOUR: The Bruce XX. In: The Bruce; or The Book of the most excellent and noble prince, Robert de Broyss, King of Scots. Hrsg. v. Walter W. Skeat. 4 Bde. London 1870–1877, S. 502, 504, 506f., 511f., 514, 518f., zit. n. WARNTJES: Programmatic Double Burial, S. 231.

[444] Näheres zum Corpusgrab vgl. PENMAN: Head, Body and Heart. Legitimating Kingship and the Burial of Robert Bruce, Scotlands „Leper King", ca. 1286–1329.

[445] Vgl. Moritz von STRACHWITZ: Sämtliche Lieder und Balladen. Grote'sche Verlagsbuchhandlung 1912, S. 177–180 (*Das Herz von Douglas*); Walter SCOTT: Tales of a Grandfather (Ten Selections for School Reading, Number 28). New York, Boston, New Orleans: University Publishing Company 1898, S. 93.

[446] In Teba steht ein Denkmal mit der Inschrift: „Sir James Douglas, most loyal comrade of Robert the Bruce, King of Scots. While on his way to present the Heart of Bruce at the church of the Most Holy Sepulchre Jerusalem the good Sir James turned aside to support King Alfonso XI capture the strategic Castle of the Stars Teba & was slain in battle August 25, 1330."

[447] HARTSHORNE: Enshrined Hearts, S. 178.

[448] ebd., S. 178; BRADFORD: Heart Burial, S. 43; CHAMBERS: The Book of Days: Heart-Bequests, S. 415; WARNTJES: Programmatic Double Burial, S. 232f.

[449] ANON.: English Monarchs: The Heart of Robert the Bruce. URL: https://www.englishmonarchs.co.uk/bruce_16.html (besucht am 28. 04. 2021). Der Schriftsteller Sir Walter SCOTT (1771–1832) schreibt im letzten, dem 38. Kapitel seiner Novelle *The Abbott* einen lateinischen Brief des Königs an seinen Sohn David, in dem er drei Wochen vor seinem Tod Melrose zum letzten Ruheplatz seines Herzens bestimmt. Tatsächlich hatte Robert auf seinem Krankenlager einen Schutzbrief für die Abtei und eine Anordnung an seinen Sohn und seine Erben anfertigen lassen, dem Kloster eine Schenkung zu machen und sein Herz endgültig dort zu bestatten (Regesta Rerum Scottorum, Bd. V: Robert I. 1306–1329, Nr. 379f.,

zit. n. Bill LONIE: Melrose Abbey and the Heart of the Bruce. In: Melrose Historical Society Bulletin 5 (2007), S. 1–6, S. 6.) In Scotts Epos *Marmion* steht Roberts fiktiver letzter Wunsch, vgl. S. 45.

Der Historiker und Dichter David HUME OF GODSCROFT (1558–1629) behauptet in seinem Werk *House of Douglas* (Bd. I, S. 61), Douglas habe Roberts einbalsamiertes Herz nach Jerusalem gebracht und in einem Goldgefäß feierlich in der Kirche des Heiligen Grabes begraben lassen (zit. n. BRADFORD: Heart Burial, S. 44).

Papst Johannes XXII. sprach diejenigen, die Robert the Bruce's Leichnam ausgeweidet hatten, vom Bann des Papstes Bonifaz VIII., die Zerteilung des Leichnams betreffend, frei (vgl. Herbert MAXWELL: A History of the House of Douglas, Bd. I. London: Freemantle 1902, S. 61, zit. n. ebd., S. 44).

1819 wurde der Leichnam bei Renovierungsarbeiten in der Dunfermline Abbey exhumiert. Dabei fand man das Brustbein gespalten, ein klarer Hinweis auf die Herzentnahme (MURPHY: After the Funeral, S. 61).

[450] Vgl. Stephen GOODWIN: Robert the Bruce's heart finds its final resting place. In: The Independent, 24. Juni 1998.

[451] Der Entwurf stammt von der BBC-Toningenieurin Victoria Oswald.

[452] „Ein edles Herz hat in Knechtschaft keine Ruhe." Der Satz stammt aus einem schottischen Epos von John Barbour (1375).

[453] ANON.: The Douglas Archives: St Bride's Church, Douglas. 29. Juli 2018. URL: http://douglashistory.co.uk/history/Places/Churches&Abbeys/stbride's_church.htm (besucht am 07.01.2021).

[454] Vgl. BRADFORD: Heart Burial, S. 226.

[455] Vgl. Calendar of Papal Letters, 2:311. In: A. THEINER: Vetera monumenta Hibernorum et Scotorum historiam illustrantia. Rom 1864, zit. n. WESTERHOF: Death and the Noble Body in Medieval England, S. 91.

[456] Vom König 1429 gegründet.

[457] Vgl. BRADFORD: Heart Burial, S. 44, 100.

[458] THISELTON-DYER schreibt in seinen *Strange Pages from Family Papers* (S. 125, Üb. d. Verf.): „Die Witwe von John Baliol, dem Vater des Rivalen von Bruce, bewies ihre Liebe zu ihrem toten Lord in merkwürdiger Form: Sie balsamierte sein Herz ein, bewahrte es in einem Elfenbeinkästchen und setzte sich während der zwanzig Jahre ihrer Witwenzeit niemals ohne diese stille Erinnerung an schönere Zeiten zu Tisch. Testamentarisch bestimmte sie, dass ihres Gatten Herz auf ihre Brust gelegt werden sollte. Von diesem Tag an wurde die ,Neue Abtei' zur ,Sweet Heart Abbey' und man sagte, dass ,niemals Klostermauern ein süßeres, treueres Herz bewahrt hätten als das der Lady von Barnard Castle'." Der Chronist Andrew of Wyntoun beschrieb später, im 15. Jh., legendenhaft, aber detailliert in Versen die Behandlung des Herzens, die Einbettung in ein Behältnis aus Elfenbein und die Aufbewahrung durch die Ehefrau (F. J. AMOURS (Hrsg.): The original chronicle of Andrew of Wyntoun. Edinburgh 1903–1914, S. 258, 260, 262, zit. n. WARNTJES: Programmatic Double Burial, S. 228 f.).

[459] Archibald CAMPBELL (Hrsg.): Chronicon de Lanercost s.a. 1289. In: Chronicon de Lanercost. M.CC.I.–M.CCC.XLVI. Edinburgh 1839, S. 133, zit. n. ebd., S. 229. Üb. Norbert Behringer: „In [= mit] Devorvilla stirbt zugleich eine weise Sibylle / und zusammen mit einer frommen [= pfllichtgetreuen] Martha eine beschauliche Maria. / Gib, höchster König [= Gott], dass Devorvilla die Ruhe erlangt. / Sie, die dieser Stein da bedeckt und zugleich das Herz ihres Mannes."

[460] Vgl. John JAMIESON: Brabourne Community Website: St Mary the Virgin, Brabourne. URL: https://www.brabournepc.kentparishes.gov.uk/st-mary-the-virgin-brabourne/ (besucht am 07.01.2011).

[461] HARTSHORNE schreibt schwärmerisch von der Persönlichkeit des jungen Adeligen, der unter anderem Kammerherr des englischen Königs Jakob IV., des ersten aus dem schottischen Hause Stuart, war. Er sei seit seiner Kindheit mit Sir Edward Sackville, 4. Earl of Dorset, befreundet gewesen und hätte später dessen Schwester heiraten sollen. Anlass zum tödlichen Duell seien mehrfache Kränkungen von Lord Bruce durch seinen Freund gewesen (HARTSHORNE: Enshrined Hearts, S. 269), andere Berichte berichten von einem Streit um eine Frau. Für die erstere Version spricht ein Briefwechsel zwischen den Streithähnen vor dem Duell, der in der Queen's College Library in Oxford aufbewahrt wird (ebd., S. 270).

[462] Vgl. ebd., S. 269; Robert PRESTON: VII. Account of the Discovery of the Heart of Lord Edward Bruce, at Culross in Pertshire. In: Archaeologia: or Miscellaneous Tracts Relating to Antiquity 20 (1824), S. 515–518, S. 515; THISELTON-DYER: Church-Lore Gleanings, S. 131. Das Herzgefäß von Edward Bruce lag in einer Gruft der alten Abteikirche von Culross unter zwei flachen, unbeschrifteten, mit Eisenklammern verbundenen Steinen, vier Fuß lang, zwei Fuß breit, in einer Höhlung in ca. zwei

Anmerkungen zu Kapitel 9

Fuß Tiefe. 1808 wurde es von Sir Robert Preston ausgegraben und erneut begraben (HARTSHORNE: Enshrined Hearts, S. 273). Gefertigt aus Silber, in Herzform, mit Scharnieren an der Basis, einer Öse an der Spitze, waren auf der Vorderseite das Bruce-Wappen mit dem Familienwappenspruch „Fuimus" in einem verzweigten Baum oder einem Gefäßbaum und der Name des Trägers Lord Edward Bruce eingraviert. Drinnen lag ein dunkles, geschrumpftes Herz in einer bräunlichen Flüssigkeit. Es wurden sorgfältige Zeichnungen angefertigt und anschließend wurde es an der selben Stelle wieder begraben. Über dieser Stelle wurde eine Bronzeplatte mit einer Abbildung des Herzgefäßes und folgender Inschrift angebracht (PRESTON: VII. Account of the Discovery of the Heart of Lord Edward Bruce, at Culross in Pertshire, S. 516): „Near this spot is deposited the heart of Edward Lord Bruce, of Kinloss, who was slain in a bloody duel fought in the year 1613 with Sir Edward Sackville, afterwards Earl of Dorset, near Bergen-op-Zoom, in Holland, to which country the combatants, the one from England, the other from Paris, repaired for the determined purpose of deciding their quarrel by the sword. The body of Lord Bruce was interred in the Great Church of Bergen-op-Zoom, where, among the ruins caused by the siege in 1747, are still to be seen the remains of a Monument which was erected to his memory. A tradition, however existing, that his heart had been sent over to his native land, and was buried near this place, a search was made by Sir Robert Preston, of Valleyfield, Bart. in the year 1808, when it was found embalmed in a silver case of foreign workmanship, secured between two flat and excavated stones, clasped with iron, and was carefully replaced and securely deposited in the spot where it was first discovered."

[463] Vgl. BRADFORD: Heart Burial, S. 26.
[464] Aufschrift: „The hearts of Thomas Earl of Ailesbury, and his second Lady's".
[465] Vgl. HARTSHORNE: Enshrined Hearts, S. 368.
[466] Vgl. A. A. GILL: Heart Burials, S. 16.
[467] Vgl. BRADFORD: Heart Burial, S. 36.
[468] Vgl. Frank COSENTINO: Almonte's Brothers of the Wind: R. Tait McKenzie and James Naismith. Burnstown: General Store Publishing House 1996, S. 163.
[469] Vgl. Peter GENTLEMAN: Persönliche Mitteilung an den Verfasser. Administrator of the Cemeteries, Edinburgh. 20. Feb. 2017.
[470] Stuart KINSELLA, Archivar der Christ Church Cathedral, hat die Geschichte der Reliquien des Hl. Laurence und die Kontroversen um die dem Heiligen zugeschriebene Herzkapsel recherchiert: Zwar wurden Reliquien bzw. sterbliche Überreste des Verstorbenen vor 1253 nach Dublin zurückgebracht („Item plures reliquie de sancto Laurencio archiepiscopo [...]" – „Ebenso mehr Reliquien des heiligen Erzbischofs Laurence [...]"), über die Entnahme und den Rücktransport des Herzens gibt es jedoch keine Aufzeichnungen. Die Reliquien gingen während der Reformation verloren. In der Krypta der Kathedrale war bis 1863 eine Adelsgrablege, genannt „Königsgruft", bei deren Restaurierung 1871–1878 das Herzbehältnis gefunden wurde. Es wurde dem Hl. Laurence zugeordnet und seit 1900 in der Kapelle des Hl. Laud angebracht mit der Bezeichnung „Heart of Saint Laurence". KINSELLA nimmt an, dass die Herzkapsel aus dem 18. Jahrhundert stammt, also nicht das Herz des Heiligen enthält (Stuart KINSELLA: Persönliche Mitteilung an den Verfasser. Archives, Christ Church Cathedral, Dublin. 27. Juni 2011). Zu den Kontroversen über des Hl. Laurence Herz vgl. a. WARNTJES: Programmatic Double Burial, S. 233.
[471] Vgl. Henry MCDONALD: Irish police suspect rhino horns gang in theft of saint's heart. In: The Guardian, 22. Apr. 2012; Stuart KINSELLA: Persönliche Mitteilung an den Verfasser. Archives, Christ Church Cathedral, Dublin. 30. Apr. 2012.
[472] Vgl. Patsy MCGARRY: The Irish Times: Jubilation as heart of St Laurence returns to Christ Church in Dublin. 27. Apr. 2018. URL: https://www.irishtimes.com/news/social-affairs/religion-and-beliefs/jubilation-as-heart-of-st-laurence-returns-to-christ-church-in-dublin-1.3475771 (besucht am 28.10.2019).
[473] Vgl. MADDEN: The Shrines and Sepulchres of the Old and New World, S. 465.
[474] Vgl. Brian GITTOS/Moira GITTOS: Irish Purbeck: Recently identified Purbeck Marble Monuments in Ireland. In: Church Monuments 13 (1998), S. 5–14, S. 4.
[475] Vgl. A. E. STOKES: Christ Church Cathedral Dublin. Dublin: Eason & Son Ltd. 1983, S. 21.
[476] Jetzt St. Canice's Cathedral.
[477] Vgl. BRADFORD: Heart Burial, S. 138.
[478] Vgl. ebd., S. 189.

10 Die Herzbestattung in Deutschland und Österreich

10.1 Heiliges Römisches Reich deutscher Nation bis ins 16. Jahrhundert

Nach dem Tode Karls des Großen hatte das Fränkische Reich mehrere Teilungen durchlaufen. Die karolingischen Dynastien verloren an Einfluss, die einzelnen Teile wählten sich eigene Herrscher. 919 wurde der Sachsenherzog Heinrich I. zum ostfränkischen König gekürt und zwei Jahre später vom Westfrankenkönig als gleichberechtigt anerkannt. Sein Sohn Otto I. wurde auf dem Thron Karls des Großen in der Pfalzkapelle in Aachen zum König und am 2. Februar 962 von Papst Johannes XXII. zum Kaiser des Heiligen Römischen Reiches deutscher Nation gekrönt. Der Name dieses Staatsgebildes leitete sich vom Anspruch der mittelalterlichen Kaiser ab, die Tradition des antiken Römischen Reiches fortzusetzen und ihre Herrschaft als Gottes heiligen Willen zu legitimieren. Im Unterschied zu England und insbesondere zu Frankreich blieb das Heilige Römische Reich ein übernationales Gebilde, durch eine Wahlmonarchie geführt, aber ständisch geprägt, mit nur wenigen gemeinsamen Institutionen.

Diese föderative Struktur des Reiches und seiner Nachfolger führte dazu, dass in den einzelnen Fürstentümern und Hochstiften, also im gesamten Reichsgebiet, anders als beispielsweise in Frankreich, größere, einander ebenbürtige Herznekropolen entstanden.

Die von den Merowingern und Karolingern bereits begonnene Sitte der Teilung und getrennten Bestattung eines königlichen Leichnams erfolgte zu gleichen Zeiten im West- wie im Ostfränkischen Reich häufig im Rahmen einer später als *mos teutonicus*[1] bezeichneten Funeralpraxis (s. Kap. 1.5).

Einer der Ersten, dem im karolingischen Reich die Eingeweide entnommen wurden, war der „Apostel der Deutschen", der angelsächsische Benediktinermönch Bonifatius. Im Frankenreich zum Missionserzbischof von Mainz ernannt, wurde er als über 80-Jähriger 754 oder 755 auf einer Missionsreise von heidnischen Friesen in den Niederlanden erschlagen. Sein Leichnam wurde wegen fortschreitender Verwesung evisceriert, die Eingeweide in St. Johannis in Mainz zur Verehrung beigesetzt (s. Kap. 1.7)

Auf die Entwicklung der Herzbestattung aus der Zerteilung und Einbalsamierung des königlichen Leichnams als Folge der Bedeutung des Herzens für den mittelalterlichen Menschen, unter dem Einfluss des Reliquienkultes, wurde bereits eingegangen (s. Kap. 1.4). Die Behandlung der Herzen der drei Paladine Karls des Großen ist eine Legende, zeigt aber immerhin, dass die Entnahme von Heldenherzen in der Entstehungszeit des *Rolandsliedes*, also Anfang des 11. Jahrhunderts, nicht nur ein Thema der Dichtung war.[2]

Immerhin diskutieren Historiker bzw. Heimatforscher über die Herzbestattung eines Sohnes Karls des Großen, die dann die erste bekannte in dessen Reich wäre: Als Ludwig der Fromme, als Nachfolger Karls auch Kaiser des ungeteilten Frankenreiches, 840 auf einer Rheininsel bei Ingelheim starb, ließ ihn sein Halbbruder Drogo, Bischof von Metz, in der Abtei St. Arnulf bei Metz bestatten. Sein Herz soll im von ihm gegründeten Sankt-Januarius-Kloster der Stadt Murrhardt – jetzt Stadtkirche – in einer vergoldeten Urne beigesetzt worden sein. Die Deckplatte einer aus dem 15. Jahrhundert stammenden Tumba für Ludwig,[3] die jetzt in der Stadtkirche aufgestellt ist, wird mit diesem Begräbnis in Verbindung gebracht. An ihrer Stirnseite ist eine Öffnung, die einst mit einem Metallgitter verschlossen gewesen sein könnte. Hierdurch sei ein Blick ins Innere der Tumba möglich gewesen. Das Kenotaph soll Nachfolgemodell eines älteren sein. Aus einer Inventurliste im Staatsarchiv Stuttgart gehe hervor, dass das „Reliquiengefäß" in den Revolutionswirren unter Herzog Ulrich eingeschmolzen worden sei.[4] Konkrete Hinweise für diese Vermutung fehlen aber. Inschrift und Ritzzeichnung des Kaisers auf dem Tumbendeckel enthalten keinen Hinweis auf eine gesonderte Bestattung des königlichen Herzens, sie wäre die erste überhaupt. Die nächste, die Heinrichs III., fand im Heiligen Römischen Reich erst mehr als zwei Jahrhunderte später statt.

Die Eingeweide seines jüngsten Sohnes, des westfränkischen Königs und römischen Kaisers Karls des Kahlen († 877), sollen entnommen und am Ort seines Todes in den französischen Alpen begraben worden sein, während sein Leichnam nach Nantua, später nach Saint-Denis gekommen sei.[5]

Ein Jahrhundert später, am 7. Mai 973, starb Kaiser Otto I. wie bereits sein Vater Heinrich I. in seiner Pfalz in Memleben (s. Kap. 1.7). Seine Zeitgenossen Thietmar von Merseburg und Widukind von Corvey berichten übereinstimmend, dass die Leiche einbalsamiert und mit Spezereien behandelt wurde.[6] In derselben Nacht wurden seine Eingeweide in der Marienkirche in Memleben bestattet.[7]

Das Corpusgrab befindet sich im Dom von Magdeburg.[8] Dies wäre dann die erste historisch dokumentierte Eingeweidebestattung im Heiligen Römischen Reich. Die aus dem Alten Testament übernommene Vorschrift, wonach Verstorbene spätestens am ersten postmortalen Tag zu bestatten seien, wurde außer Kraft gesetzt, um die Beisetzung am Ort seiner Wahl zu ermöglichen. Aus der Tatsache, dass die beiden Chronisten wie selbstverständlich davon berichten, könnte vermutet werden, dass die Eingeweidebestattung am Todesort damals bereits üblich war.

Sein Sohn Otto II. starb 983 in Rom und wurde ohne besondere postmortale Behandlung im Petersdom[9] beigesetzt. Von einer Teilung seines Leichnams ist nichts bekannt, der 28-Jährige hatte keine entsprechenden Regelungen getroffen.

Dessen Sohn und Nachfolger Otto III. verstarb 1002 mit 22 Jahren, ebenfalls bei Rom, auf der Burg Paterno. Seine Getreuen brachten ihn, ständigen feindlichen Angriffen ausgesetzt, zurück in seine Heimat, um ihn, seinem Wunsch gemäß, im Dom zu Aachen beizusetzen. Auf dem Transport wurden die Eingeweide entnommen. Der bereits erwähnte zeitgenössische Geschichtsschreiber und Bischof von

10.1. HRR bis ins 16. Jahrhundert

Merseburg, Thietmar, berichtet, dass sie in Augsburg im Kloster der Heiligen Afra[10] bestattet worden seien.[11] Herzog Heinrich IV. von Bayern hatte den Leichenzug im Hof Polling seines Vasallen, des Augsburger Bischofs Siegfried, empfangen und usurpierte dessen Leitung. Er veranlasste die Beisetzung der Eingeweide im Südteil des Klosters und stiftete 100 Hufen seines eigenen Erbgutes.[12] Damit versuchte er seine Nachfolge auf dem Kaiserthron zu sichern, was ihm dann unter dem Namen Heinrich II. auch gelang. Diese Behandlung der kaiserlichen Eingeweide hängt bereits mit dem Anspruch des Bewerbers auf die Nachfolge zusammen, soll also nicht nur die Verwesung des Leichnams verlangsamen.

Das Grab Heinrichs II., des Letzten aus dem Kaiserhaus der Sachsen, befindet sich im Dom zu Bamberg. Da er 1024 in seiner Pfalz Grone bei Göttingen starb, der Leichnam also nach Bamberg gebracht werden musste, ist eine Eingeweideentnahme wahrscheinlich. In den Quellen ist davon allerdings nicht die Rede.

Der erste salische Kaiser, Konrad II., starb im Alter von 49 Jahren am 4. Juni 1039 in Utrecht. Auch sein Leichnam musste über eine große Distanz in den von ihm begonnenen Dom von Speyer, die Grablege der Salier, gebracht werden. Zu seiner Konservierung, aber doch auch zur Demonstration des Herrschaftsanspruches wurden die Eingeweide und das Herz entnommen und in der Domkirche von Utrecht bestattet.[13]

Die sogenannten „Keizerssteentjes" (s. Abb. 4, S. 725), insgesamt acht auf einer Ecke stehende quadratische Keramikplatten mit Inschriften oder Wappen im Fußboden des Hochchors des Utrechter Doms, kennzeichnen die Stelle, wo die Viscera Konrads und später Heinrichs V. eingebettet wurden.[14] Die Steine sind in zwei Vierergruppen übereinandergelegt, ein Stein mit einer verwitterten Jahreszahl 147[9?] könnte das Datum der Anbringung sein. Konrads Enterotaph besteht aus drei Platten, eine vierte ist wohl verloren gegangen. Auf der ersten ist der doppelköpfige Reichsadler mit einem Wappenschild, auf der zweiten die Reichskrone abgebildet. Auf der dritten steht: „exta / []di sec[]udi / [] imp[]a[]". Bei Einbeziehung der fehlenden Platte dürfte die Inschrift gelautet haben: „exta [Conra]di secu[n]di [romanorum] imp[er]a[toris 1039)]".[15]

Die untere Reihe beginnt wieder mit dem Reichsadler, die nächsten beiden Steine[16] tragen die Inschrift „exta / []ci quinti / imp[]a[]" und „henri / romano[] / 1125". Ergänzt bedeutet das: „exta [Henri]ci quinti romano[rum] imp[er]a[toris 1125]".[17]

Heinrich V., der letzte Salier, war am 23. Mai 1125 in Utrecht gestorben. Wie bei seinem Vorgänger blieben die Eingeweide in dieser Stadt, während der Leichnam nach Speyer in die Kaisergruft kam.[18]

Von ihm berichtet der Chronist Gallus in seinen *Chronica Polonorum*,[19] er habe die auf seinem Feldzug gegen Polen vor Glogau gefallenen Vornehmen nach Entfernung der Eingeweide mit Salz und Kräuterwerk behandeln und in die Heimat bringen lassen.

10. Die Herzbestattung in Deutschland und Österreich

Für ein weiteres Herz wurde in der Domkirche ein prunkvolles Denkmal, ein Kenotaph, errichtet, für den Bischof von Utrecht, George van Egmont († 1559) (s. Kap. 13.9.2).

Ein mächtiger Salier, der Sohn Konrads II., hat testamentarisch mit besonderer Absicht sein Herz – durchaus in der Tradition der Eingeweidebestattung seiner Vorgänger – an einem Ort bestatten lassen, der für ihn eine besondere Bedeutung hatte: Kaiser Heinrich III. starb, noch nicht 40 Jahre alt, am 5. Oktober 1056 in seiner Pfalz Bodfeld im Harz in den Armen des Papstes Victor II. Er war ein großer Reliquienverehrer, ein Streiter für die Kirche und das Ansehen des Papsttums. Heinrich bestimmte, dass sein Herz im Chor der Stiftskirche St. Simon und Judas in Goslar, dem von ihm erwählten *clarissimum regis domicilium,* bei seiner schon verstorbenen Tochter Mathilde bestattet werden sollte: „Iamque in extremis constitutus secum deliberavit, quia corde semper fuerit Goslarie, ut viscera sua ibi reconderentur, petiit, reliquum autem corpus locaretur Spire."[20]

Dass er nicht die Eingeweidebestattung seiner Vorgänger wünschte, geht auch aus der Chronik des Stiftes St. Simon und Judas hervor: „Imperator cor suum cum precordiis apud filiam suam hic in choro, reliquam vero partem sui corporis in Spira disposuit tumulari."[21] Der Körper wurde in den Speyerer Dom gebracht, in die von seinem Vater Konrad II. erbaute Familiengruft der salischen Kaiser.

Im 19. Jahrhundert wurde der Dom in Goslar abgerissen und das Kardiotaph des Kaisers aufgebrochen.[22] In seiner Mitte fand sich in einer ausgemauerten Höhlung eine verfallene Kiste mit einer amorphen Substanz, die vom Herzen (und den Eingeweiden?) des Kaisers geblieben war. Diese wurde in eine oktogonale goldfarbene Kapsel verbracht und in den Sarkophag des Kaisers gelegt, der sich jetzt in der St. Ulrichskapelle des sogenannten Kaiserhauses der Stadt befindet. Der Gisant des gekrönten Kaisers liegt auf einer farbigen Kastentumba aus dem 13. Jahrhundert mit dem einköpfigen Reichsadler auf der Vorderwand, eines der wenigen figürlichen Grabmäler eines deutschen Königs im Mittelalter. Er hält in der rechten Hand ein Szepter, in der linken das Modell der Stiftskirche. Zu seinen Füßen liegt ein Hund, ein Symbol der Treue über den Tod hinaus (s. Abb. 3, S. 724).

Die letzte Inaugenscheinnahme der Herznische wurde 1987 vorgenommen.[23]

Vom nächsten Salier, seinem Sohn Heinrich IV., ist nichts Sicheres über eine Eingeweidebestattung bekannt. Immerhin schreibt sein Enkel, der Chronist Otto von Freising, in seinen *Gesta Friderici* (I, 10): „Imperator Henricus aput Leodium urbem diem obiit; sepultisque ibidem intestinis ejus corpus in civitatem Spiram deportatur ibique in ecclesia beatae Mariae juxta patrem, avum imperatores cultu regio sepelitur."[24]

Der Leichnam des am 7. August 1106 in Lüttich (Liège) gestorbenen Kaisers war zunächst nach Entnahme von Herz und Eingeweiden vom Bischof Otbert im dortigen Lambertsdom begraben, am 25. August dann nach Speyer überführt worden. Über den Verbleib der inneren Organe ist nichts bekannt, sie sind wahrscheinlich im Lütticher Dom verblieben. Eine Eröffnung des Körpergrabes in Speyer im Jahr 1900 erbrachte keine Klärung.

10.1. HRR bis ins 16. Jahrhundert

Die Eingeweide seines Nachfolgers Heinrich V. befinden sich im Utrechter Dom (s. oben).

Da der nächste Kaiser Lothar III. von Supplinburg 1137 in einem Bauernhof bei Reutte in Tirol verstarb und sein Leichnam in den von ihm gestifteten Dom von Königslutter gebracht wurde, wäre auch bei ihm eine Entfernung der Eingeweide möglich gewesen. Zeitgenössische Schriftquellen berichten, dass die Kaiserwitwe Richenza eine Bestattung *more regio*, „nach königlicher Sitte", verfügt habe.[25] 1989 untersuchten Anthropologen die sterblichen Überreste des Kaiserpaares und von dessen Schwiegersohn Heinrichs des Stolzen und konnten bestätigen, dass die Leiche des Kaisers gekocht wurde.[26]

Die übrigen mittelalterlichen Könige und Kaiser sind mit wenigen Ausnahmen an ihrem Begräbnisort oder in dessen Nähe gestorben, sodass sich eine Teilung des Leichnams *more regio* erübrigte.

Eine dieser Ausnahmen war der Stauferkaiser Friedrich I. Barbarossa. Auf dem Dritten Kreuzzug ertrank er am 10. Juni 1190 im Fluss Saleph nahe der Südküste Kleinasiens. Die Quellen lassen keinen Zweifel darüber, dass der prominente Leichnam *more regio* behandelt wurde, nachdem der Versuch, ihn in Essig zu konservieren, misslang. Das Fleisch, eventuell auch das Gehirn kam in die Grotte von St. Peter in Antiochia,[27] die Knochen in die Kathedrale von Tyrus,[28] Herz und Eingeweide in die Kathedrale von Tarsus.[29] Ein Versuch der Historiker Johannes Nepomuk S EPP und Hans P RUTZ im Jahr 1874, die Grabstätten Friedrichs I. aufzufinden, blieb vergeblich.[30]

Sein Vertrauter, der Bischof von Würzburg, Gottfried von Spitzenberg, der mit ihm ins Heilige Land gezogen war und im Anschluss an den Tod seines Herrn 1190 in Antiochia an der Pest verstarb, wollte seine rechte Hand in sein Bistum zurückgebracht haben. Diese sei aber dann bei einem Überfall verloren gegangen.[31]

In die Ära der Kreuzzüge fällt aus bereits beschriebenen Gründen der erste Höhepunkt der Leichenteilung und -balsamierung und damit der Herzbestattung, vor allem in England, aber auch in Frankreich und im Heiligen Römischen Reich.

Der Abt Isengrimm berichtet in seiner Klostergeschichte von Ottobeuren über eine Anzahl von Zeitgenossen Barbarossas, die, *more teutonico* behandelt, begraben wurden, und schreibt: „Et, quod dictu miserabile est, in cacabis excocti sepultis intestinis, ossibus solis utribus insutis, sic ad propria sunt reportata [...]" (MS XVII, 315).[32] Gottfried von Viterbo schreibt in seinen *Gesta Friderici* über die Klage einer Mutter: „Maternis manibus os sine carne datur. / Ossa tenens mater lacrimis solatia querit. / Quis dedit Ytalie tua viscera, nate, mereri? / Ossa mihi peperi, cetera, dixit, ei" (MS XXII, 323 V. 705–708).[33]

Von frühen Eingeweidebestattungen prominenter Geistlicher und von Herzreliquien des frühen Mittelalters ist an anderer Stelle die Rede (s. Kap. 13 und Kap. 14). Bereits 992 wurde die Leiche des Hildesheimer Bischofs Gerdag, der in Como auf der Rückreise von einer Pilgerfahrt nach Rom verstorben war, *more teutonico* behandelt (s. Kap. 13.2.10).

In der gleichen Zeit erfuhren auch weltliche Fürsten und Heerführer nach ihrem Tod eine solche Behandlung. Bei der Eröffnung des Hochgrabes des Stifters der Pfarrkirche St. Sebastian in Ebersberg in Oberbayern, des Ulrich Graf von Ebersberg (960–1029), im Jahre 1966 wurde eine Glasurne mit einem vertrockneten Gewebeteil gefunden, bei dem es sich um die Zunge oder das Herz des Verstorbenen handeln könnte.[34]

1158 wurde das „Fleisch" des bei einem Kloster vor Mailand gefallenen Grafen Herkenbertus III. von Punttten, eines Verwandten Barbarossas, und seiner Gefährten von den Mönchen begraben, die Knochen kamen in die Heimat. In den Annalen des Vincentius von Prag ist dazu zu lesen: „Abbatiae supradictae monachi, ne corpora tantorum Tirorum a bestiis consumantur, pietate ducti in monasterium deportant. Quorum carnes ibi sepultae fueruntt, ossa, miserabile obsequium, in terram eius sunt deportata."[35]

1164 ordnete Heinrich der Löwe an, dass der Leichnam seines in einem Gefecht gegen die Slawen gefallenen Mitstreiters, des Grafen Adolf II. von Schauenburg und Holstein, *more teutonico* geteilt und in die Heimat überführt werden sollte. Der Körper kam in eine Kirche nach Minden, die Eingeweide blieben am Ort seines gewaltsamen Todes und seien noch lange dort von den Heiden verehrt worden.[36]

Dietrich SCHÄFER, der sich ausführlich mit der Dreiteilung des Leichnams von in der Ferne Gefallenen befasst hat, nennt eine Reihe weiterer Beispiele: Das Fleisch des bei Neapel auf einem Feldzug Heinrichs V. (s. S. 299) 1191 verstorbenen Herzogs Konrad von Böhmen blieb in Monte Cassino, die Knochen kamen nach Prag.[37]

Ins Kloster Monte Cassino bzw. in die am Fuße des Klosterberges liegende Stadt San Germano, kam auch das Fleisch des 1230 in der Nähe verstorbenen Herzogs Leopold VI. von Österreich, seine Knochen wurden in die Heimat, in das von ihm gegründete Stift Lilienfeld in Niederösterreich, zurückgebracht.[38] Richard von San Germano († 1244) schreibt dazu in seiner Chronik: „[...] cuius ossa delata sunt more Teutonico in Teutoniam, et caro aput Casinum cum honorificentia tumulata [...]."[39]

Landgraf Ludwig III. von Thüringen († 1190, s. Kap. 1), sein Neffe Ludwig IV. († 1227) und Hadmar II. von Kuenring († 1217) starben auf Kreuzzügen.[40] Das Fleisch blieb meist am Sterbeort, die Knochen kamen in ihre Heimat zurück.[41]

Zur Behandlung *more regio* von Landgraf Ludwig IV., dem Heiligen, einem Kampfgenossen des Staufers Friedrich II. und Gatten der Hl. Elisabeth (s. Kap. 14), der 1227 vor Erreichen des Heiligen Landes in Otranto an einem Fieber verstorben war, heißt es in einem zeitgenössischen Gedicht auf seine Gattin:

> Mit ein si sich berieden
> Daz sie in liezen sieden.
> Sie namen das gebeine
> Clar und also reine,
> Wiz alse ein gevallen sne.
> Nach gar dugentlicher e

10.1. HRR bis ins 16. Jahrhundert

> Die reinen pilgerine
> Vermahten iz in schrine
> Beslozzen, wol bewunden.[42]

Der Kuenringer Hademar (Hadmar) II., der Richard Löwenherz auf seiner Burg Dürnstein gefangengehalten hatte, ordnete an, dass seine Gebeine im von seinem Vater gestifteten Kloster Zwettl ihre letzte Ruhe finden sollten. Als er auf der Überfahrt nach Spalato (Split) auf dem Fünften Kreuzzug 1217 mit 77 Jahren starb, wurden seine sterblichen Überreste nach Zwettl heimgebracht: Im *Liber fundationis monasterii Zwetlensi* heißt es dazu:

> Cum [...] de ossibus in Zwetlam reducendis sicut Joseph patriarcha mandasset, [...] famuli ejus, sicut eos vivus adjuraverat, manum ejus dexteram cum corde servaverunt corpusque ejus excoquentes ossa collegerunt et hec omnia cum maximo labore in Zwetlense monasterium detulerunt.[43]

Die Sonderbehandlung des rechten Armes ist bei der Reliquienverehrung häufig und wird auch als Funeralsitte gelegentlich beschrieben.[44] Im Falle Hademars sollte sie als Schwert- und Befehlshand für die Tapferkeit und Autorität des Adeligen sprechen. Bemerkenswert ist hier die gesonderte Erwähnung des Herzens, weil sie dafür spricht, dass auch bei der Teilung des Leichnams mit Bestattung der Eingeweide das Herz das Zentralorgan darstellt. In dieser Zeit war ja die solitäre Herzbestattung bereits üblich.

1198 starb Friedrich I., der Katholische, Herzog von Österreich, im Heiligen Land. Bischof Wolfger brachte die Knochen des Herrschers zurück ins Stift Heiligenkreuz zum Grab seines Vaters. Herz und Eingeweide wurden an Ort und Stelle verbrannt.[45]

1219 brachte der Erzbischof Eberhard die Knochen des vor Treviso an einer Verwundung gestorbenen Grafen Liutold von Plain (Plain-Hardegg) ins Kloster Höglwörth im Berchtesgadener Land zurück.[46]

1345 wurden die Knochen des *more teutonico* behandelten Jerusalempilgers Graf Herrmann von Gleichen im Erfurter Dom beigesetzt.[47]

Aufgrund dieser und anderer hier nicht erfasster Beispiele für den *mos teutonicus* kann man annehmen, dass es sich bei diesem Verfahren um die Regel, nicht die Ausnahme beim Tod von Prominenten in der Fremde gehandelt hat.
Ende des 13. Jahrhunderts, vor allem mit dem Fall Akkons 1291, endete die Kreuzzugsbewegung weitgehend, 1299 verbot Papst Bonifaz VIII. in einer Bulle die Zerteilung des Leichnams (s. Kap. 1). Im 14. und 15. Jahrhundert nahm die Zahl der Herzbestattungen deutlich ab, so auch im Heiligen Römischen Reich. Wenige Beispiele sind überliefert, die Gräber meist nicht mehr nachweisbar oder historisch fragwürdig:

10. Die Herzbestattung in Deutschland und Österreich

So soll das Herz des Gegenkönigs Kaiser Friedrichs II., Heinrich Raspe IV († 1247), unter die Torschwelle der Predigerkirche des ehemaligen Dominikanerklosters in Eisenach gekommen sein.

Herz und Eingeweide des Stauferkaisers Friedrich II. († 1250) sollen sich bis zu einem schweren Erdbeben 1731 in einer silbernen Kapsel, eingeschlossen in einen Sarg, überdacht durch einen von dunklen Marmorsäulen gestützten Baldachin, über der Innenseite des Hauptportales des Domes Santa Maria Icona Vetere von Foggia befunden haben.[48] Bei einer Öffnung des Sarkophages im Dom von Palermo, in dem die Corpora von Friedrich und zweier weiterer, nicht mehr identifizierbarer Personen bestattet waren, im Jahr 1781 war der einbalsamierte Leichnam des Kaisers wohl erhalten. Von Spuren, die auf eine Entnahme des Herzens hinweisen, ist in dem Bericht keine Rede.[49] Herz und Eingeweide seines Sohnes Konrad IV. († 1254) sollen in eine Kirche in Melfi gebracht worden sein, das Herz des ersten römisch-deutschen Königs aus dem Hause Habsburg, Rudolf I. († 1291), in die Krypta der von ihm gestifteten Nonnenkirche zu Tulln.[50] Verlässliche Dokumente fehlen.

Herz und Eingeweide von Rudolfs Gegner, des in der Schlacht auf dem Marchfeld 1278 gefallenen Königs von Böhmen, Ottokar II. Přemysl, blieben in der Minoritenkirche von Wien (s. Kap. 10.3). Bereits die Eingeweide seines Vaters, des Königs Wenzel I. († 1253), waren entnommen und an seinem Sterbeort bestattet worden (s. Kap. 11.8).

In die Minoritenkirche kamen auch die sterblichen Überreste der Margarete von Tirol, genannt „Maultasch" († 1369). Herz und Eingeweide sollen in das von ihr so geliebte Südtirol, in die Klarissenkirche von Meran, gekommen sein.[51]

Kaiser Heinrich VII. von Luxemburg, der 1313 auf einem Feldzug in der Nähe von Siena starb und dessen Leichnam wegen fortschreitender Verwesung geröstet und mit Konservierungsstoffen behandelt und anschließend im Dom von Pisa begraben wurde, wollte, dass sein Herz ins Grab seiner Frau Margarete von Brabant († 1311) in der – 1805 abgerissenen – Minoritenkirche San Francesco di Castaletto in Genua gelegt werden sollte.[52] Über einen Vollzug dieses Wunsches ist nichts bekannt.

Der Tod in der Ferne dürfte der Grund gewesen sein, dass der Leichnam des aus Ungarn stammenden Johannes von Ruscon († 28. Aug. 1473) in Regensburg autopsiert und präpariert wurde, bevor er in die Heimat zurücktransportiert wurde. Er war dort verstorben, die Mönche des Minoritenklosters vermerkten in ihrem Jahrbuch,[53] sein Herz und seine Eingeweide seien in der Minoritenkirche[54] neben dem Dreikönigsaltar beigesetzt worden: „[...] cuius cor et intestinae sunt tumulata circa altare trium regum nostra in ecclesia [...]."[55]

Rudolf J. MEYER berichtet in seinem Buch über Königs- und Kaiserbegräbnisse im Spätmittelalter im Heiligen Römischen Reich deutscher Nation, dass von 1291, dem Tod Rudolfs von Habsburg, bis zum Tod Friedrichs III. 1493 bei 14 Königen

10.1. HRR bis ins 16. Jahrhundert

bzw. Kaisern vier Einbalsamierungen (Heinrich VII., Karl VI., Wenzel, Friedrich III.) zweifelsfrei, bei vier weiteren (Günther von Schwarzburg, Ruprecht von der Pfalz, Sigismund, Albrecht II.) solche sehr wahrscheinlich vorgenommen wurden.[56] In dieser Epoche wären noch weitere Personen des Hauses Habsburg und wenige Wittelsbacher zu nennen; es sei auf die entsprechenden Kapitel verwiesen.

Der letzte Angehörige der Markgrafschaft Hachberg-Sausenberg, die in die Markgrafschaft Baden überging, Philipp von Hachberg-Sausenberg, Graf von Neuenburg, als Verbündeter Karls des Kühnen und der französischen Krone auch Marschall von Burgund und Gouverneur der Provence, starb am 9. September 1503 im französischen Seurre. Sein Leichnam wurde nach Neuenburg in die Kollegiatkirche gebracht, sein Herz hingegen ließ seine Tochter Johanna am 15. Oktober auf einem mit schwarzem Tuch behangenen Pferd, von Adligen und Geistlichen begleitet, in die Familiengrabkapelle in der Pfarrkirche im badischen Rötteln eskortieren.[57] 1783 wurde das Bleikästchen mit der Inschrift „Le cœur de Msgr Le Marquis pbe de Hochberge" bei einer Öffnung der Fürstengräber gefunden.[58]

Der Historiker Wilhelm Werner von Zimmern (1485–1575) aus der gleichnamigen Familie verfasste unter anderem eine Chronik des Erzstiftes Mainz und der Bischöfe von Würzburg (s. Kap. 13). Möglicherweise war es das Beispiel der geistlichen Fürsten, das ihn veranlasste, entgegen dem bisher im Heiligen Römischen Reich deutscher Nation vorwiegend praktizierten Brauch der gemeinsamen Bestattung von Herz und Eingeweiden sein Herz allein in der Kapelle des Familienschlosses Herrenzimmern, im Boden vor dem Altar, am Standort des Priesters, beisetzen zu lassen. Als später die Schlosskaplanei verlegt wurde, kam das Herz mit bischöflicher Genehmigung in die Kapuzinerkirche von Rottweil und wurde in einem neuen Behältnis geborgen. Nach der Aufhebung des Klosters wurde es 1839 durch den neuen Besitzer an den Fürsten von Fürstenberg verkauft und wird seither im Familienarchiv in Donaueschingen aufbewahrt.[59] Es ist in eine Zinnkiste eingeschlossen, die die Form eines Hauses hat. Auf dem Deckel, dem Dach, ist ein Spielkartenherz eingraviert, darüber die Initialen IHS, umgeben von Blumen und Rankenwerk. Auf der Vorderseite, der Hausfront, ist zu lesen:

> Hic reseruatur Cor Generosi Comitis Guill. Werneri a Zimeren. Qui fuit Vltimus
> Sui stematis. Quod cum Lampade ex Arce
> Herren Zimmeren Auctoritate Reuerendissimi
> Episcopi Huc translatum fuit. Anno 1645[60]

Die Tochter seines Neffen, des Christoph von Zimmern, Sibylle, heiratete 1568 den Begründer der Linie Hohenzollern-Hechingen, Eitel Friedrich IV. (1545–1605). Dieser ließ die vernachlässigte Kirche des Franziskanerklosters St. Luzen bei Hechingen im Stil der Spätrenaissance umbauen. Auch er ließ nur sein Herz im Boden der Antoniuskapelle der Kirche unter einem bronzenen Renaissance-Kardiotaph begraben. Die quadratische Platte wird von Putten bzw. Engelchen, heraldischen Symbolen und pflanzlichen Ornamenten umrahmt, in ihrem Zentrum sind ein Spielkartenherz mit einem Kreuz, darunter zwei Wappen als Halbrelief abgebildet.

Darüber steht in erhabenen Lettern der Satz aus dem Evangelium Lukas (12,34) oder Matthäus (Mt 6,21): „Ubi est thesaurus meus, ibi cor meum."[61]
In dem die Platte umlaufenden Rahmen ist zu lesen:

> ANO 1605 AF SONTAG DEN 16 IA
> NVARY STARB DER HOCH VND
> VOLGEPORN HERR HERR EYTEL
> FRIDERICH GRAVE ZV HOHEN
> ZOLLERN SIGMARINGEN VN
> D VEHRINGEN HER ZVE HAYGER
> LOCH VNT WEHRSTAIN DES
> HL RÖM REI ERB CAM KÄM RAT
> DESSEN HERTZ ALHIE BEGRABEN LIGT

Am 8. Februar 1594 verstarb Elisabeth von der Pfalz, die ihrem Gatten Herzog Johann Friedrich II. von Sachsen in die kaiserliche Gefangenschaft nach Österreich gefolgt war, mit 54 Jahren in Wiener Neustadt. Ihre Eingeweide und wahrscheinlich auch ihr Herz wurden in der Kirche Mariä Himmelfahrt in Winzendorf, Niederösterreich, einer Patronatskirche der mit ihr befreundeten Adelsfamilie Teufel, hinter einem Wappenepitaph neben dem Altar bestattet (s. Kap. 10.3.12).

Während anfangs äußere Umstände den *mos teutonicus* oder die Einbalsamierung notwendig machten, handelte es sich später um eine rituelle Handlung.

Auch im 16. Jahrhundert blieben Herzbestattungen weltlicher Personen im deutschen Sprachraum eher die Ausnahme. Das änderte sich erst, als die beiden großen deutschen Dynastien der Wittelsbacher und der Habsburger aus politisch-religiösen Gründen vor dem Dreißigjährigen Krieg eine militärische Schicksalsgemeinschaft eingingen und ihr Schlachtenglück und das Wohl ihres Geschlechtes und ihres Reiches der Muttergottes anvertrauten. Damit wurde diese Begräbnisform zu einer dynastischen Pflicht.

10.2 Die Wittelsbacher

Zu den konsequentesten Protagonisten der Herzbestattung zählten neben den französischen Valois und Bourbonen zwei große europäische Dynastien deutscher Zunge, die Wittelsbacher und Habsburger, die die deutsche und europäische Geschichte als Rivalen und Verbündete zur gleichen Zeit bestimmt haben.

Die Tatsache, dass die meisten Angehörigen beider Geschlechter, von einem fast identischen Zeitraum an, aus einem gemeinsamen Motiv heraus für die gesonderte Bestattung ihres Herzens Sorge trugen, ist Ausdruck der Suggestionskraft der postmortalen Bedeutung des Organs für die Gelobenden. Auch hier folgten Klerus und Hofadel dem Beispiel ihrer Herrscher. Das zentrale Motiv war bei beiden Familien die Translation des Herzens in die unmittelbare Nähe eines künstlerisch, kirchen- und religionsgeschichtlich sehr ähnlichen Madonnenbildes, an das sich die Betreffenden zu Lebzeiten mit ihren Anliegen wandten.

Diese Muttergottes mit dem Jesusknaben war häufig schwarz, also eine Nachbildung oder ein Ebenbild der Madonna in der Santa Casa im Dom von Loreto,

10.2. Die Wittelsbacher

einem der bedeutendsten Marienwallfahrtsorte der Welt. Die Habsburger hatten die Loretokapelle in der Augustinerkirche in Wien zum Standort ihrer Herzurnen erwählt, die besondere Liebe der Wittelsbacher galt „Unserer lieben Frauen von Altötting" in der uralten heiligen Gnadenkapelle von Altötting in Bayern. Hier sollten ihre Herzen auf ewig als Wächter und Bittsteller bei der Schutzpatronin der Bayern ruhen.[62]

10.2.1 Erste Herz- und Eingeweidebestattungen der Wittelsbacher

Seit 1180, seit der Belehnung des Grafen Otto von Wittelsbach mit dem Herzogtum Bayern durch Kaiser Friedrich I., bis zum Ende des Ersten Weltkrieges herrschten die Wittelsbacher als Herzöge, später Kurfürsten und Könige in Bayern. Über Autopsien, Organentnahmen und Einbalsamierungen bei den Herzögen des 12. und 13. Jahrhunderts, auch bei den wenigen Pilgern ins Heilige Land, wird in den zeitgenössischen Quellen nichts berichtet.

Lediglich bei Ludwig II., dem Strengen, wurden die Eingeweide entnommen, als er in Heidelberg im Jahre 1294 verstarb und nach seinem Willen in dem von ihm gegründeten Zisterzienserkloster[63] Fürstenfeld bei Fürstenfeldbruck begraben werden sollte.[64] Er wollte ein weiteres Hauskloster neben Scheyern und Indersbach, auch als Grablege für seine Familie, schaffen.

Sein Sohn, Ludwig der Bayer (1283–1347), der erste Kaiser aus dem Hause Wittelsbach, soll als Erster seines Geschlechtes angeordnet haben, sein Herz zu seinen Eltern in die Klosterkirche bringen zu lassen, angeblich in den Sarg seines Vaters.[65] Um seinen plötzlichen Tod ranken sich unterschiedliche Berichte zeitgenössischer und späterer Geschichtsschreiber und Legenden – er sei vergiftet worden, später wurden Schlaganfall und Herzinfarkt als mögliche Todesursachen genannt. Der Marienverehrer war auf einer Bärenjagd am 11. Oktober 1347 in der Nähe des Klosters in den Armen eines Bauern verstorben, seine letzten Worte sollen gewesen sein: „Süzze Künigin, unser Fraue, bis (bleibe) bei miner Schidung." Das Herzgrab, historisch verbürgt,[66] in der Geschichte des Klosters überliefert, hat die Zerstörungen und Plünderungen der Kirche und die damit verbundenen Umbettungen der Gebeine nicht überstanden, der Leichnam soll in der Münchner Frauenkirche ruhen, der Ort lässt sich nicht mehr lokalisieren.[67]

Über 100 Jahre vergingen, mit Landesteilungen, familiären Fehden, aber auch wechselnden Bündnissen, Heiraten und Erblassungen des Geschlechts, in denen das Land Ludwigs des Bayern von mehreren wittelsbachischen Linien regiert wurde. Während die Herzen der Valois in Frankreich längst traditionsgemäß getrennt bestattet wurden, wurden Sektion und die vergleichsweise teure und Sachkenntnis erfordernde Prozedur der Einbalsamierung und damit auch eine Herzentnahme bei den bayerischen Herzögen nur in Ausnahmefällen vorgenommen und auch nicht testamentarisch erwähnt.[68] So wurden die Eingeweide des in Holland regierenden, in Bouchain verstorbenen Herzogs Wilhelm II. (1365–1417) dort beigesetzt, während der Corpus nach Mons kam.[69] Eine weitere Ausnahme machten die Linie Bayern-Ingolstadt (1392–1447) und Georg der Reiche (s. Kap. 10.2.2).

10. Die Herzbestattung in Deutschland und Österreich

Ein zusätzlicher Grund für das Unterlassen von Herzbegräbnissen könnte das geringere Echo gewesen sein, das die Kreuzzugsidee in Bayern fand. Der einzige auf einer Pilgerfahrt ins Heilige Land verstorbene Herzog, Christoph († 1493), wurde auf seinen Wunsch ungeteilt in der Sankt-Antonius-Kirche auf Rhodos bestattet.[70]

10.2.2 Wittelsbacher Herz- und Eingeweidegrablege in Ingolstadt

Der älteste Enkel Kaiser Ludwigs, Stephan III., nahm als Erster seinen Sitz in Ingolstadt, sein Sohn Ludwig VII., der Bärtige, bestimmte 1429 die gerade in Bau befindliche Obere Pfarrkirche „Zur Schönen Unserer Lieben Frau" zur Grablege seiner Familie, die sämtliche bisherige Grablegen der bayerischen Herzöge übertreffen sollte.[71] Das Fürstengrab mit der darunterliegenden Gruft sollte in den erhöhten abgeschlossenen Chorraum im Mittelschiff kommen. Hans Multscher schuf 1435 den berühmten Entwurf für das Hochgrab, heute im Bayerischen Nationalmuseum in München. Der Erbauer selbst kam dann doch nicht hier zur Ruhe: Er verstarb 1439 in der Gefangenschaft in der Burg von Burghausen und wurde im Kloster Raitenhaslach bestattet.

Wegen familiärer Streitigkeiten wurde die geplante Grablege nur in bescheidenem Umfang realisiert. Statt des Hochgrabes deckte eine Rotmarmorplatte den Eingang zu einer Grabkammer, die 1849 eröffnet wurde.[72] Man fand die Gebeine Ludwigs VIII., des Buckligen († 1445), des Sohnes des Erbauers, mit dem die Ingolstädter Linie nach 55 Jahren ausstarb, die Stephans III. († 1413), des Vaters, und das Herz der ersten Gattin Ludwigs VII., der Johanna (Anna) von Bourbon († 1408), einer hochadligen Hofdame der französischen Königin, der Isabeau de Bavière, seiner Schwester.[73]

Umstritten ist, ob die Herzen der wittelsbachischen Isabeau und ihres geisteskranken Gatten, des französischen Königs Karl VI., wie Historiker behaupten, in die Cölestinerkirche in Paris gekommen sind, hatte doch die Königin testamentarisch verlangt, dass ihr Leichnam „ohne Teilung etc." begraben werden sollte.[74]

Die Herzkapsel der Schwägerin kam wohl zunächst ins Zisterzienserkloster Kaisheim bei Donauwörth,[75] der Leib der mit 28 Jahren in Paris verstorbenen Fürstin wurde im dortigen Jakobinerkloster bestattet, das heute nicht mehr existiert.[76] Das Herzbehältnis kam dann zusammen mit dem Reliquienschatz seiner Trägerin in die Gruft, die auch für ihren Gatten bestimmt war. Es war wohl ursprünglich mit aromatischen Kräutern gefüllt, mit Leinwand umwickelt, in einen Bleimantel gehüllt.

Ein Fässchen mit einer schwarzbraunen, den Boden einen Zoll hoch bedeckende schwammigen Masse, die ebenfalls Balsamierungsreste enthielt, wurde als Urne mit Herz und Eingeweiden Herzogs Georgs des Reichen († 1503), des Bräutigams der Landshuter Hochzeit, identifiziert.

Auf der Tafel vor der Gruft war zwar von diesem Herzen nicht die Rede, der damalige Stadtpfarrer Dr. Bennz berichtet aber, dass der Stadtmedicus Georg Schmidt Herz und Eingeweide herausgenommen habe und der Leichnam dann nach Landshut gebracht worden sei.[77] Der Fürst hatte sich vielleicht vom Beispiel

308

10.2. Die Wittelsbacher

der Johanna und dem des Habsburger Kaisers Friedrich III. († 1493), der seine Praecordia in Linz hatte begraben lassen, leiten lassen.

Die Gebeine der beiden Herzöge wurden in mit Fenstern versehene Holzsärge, diese in Metallsärge gelegt. Am Kopfende zwischen den beiden Särgen befinden sich zwei unterschiedlich große Bleibehälter mit den Interna Georgs des Reichen und dem Bourbonenherzen. Dem Eingang gegenüber ist eine Erztafel mit den Namen der Toten angebracht. Vom Ingolstädter Münster wird im Zusammenhang mit Kurfürst Maximilian I. nochmals die Rede sein.

10.2.3 Weitere Herz- und Eingeweidebestattungen des Hauses Wittelsbach bis zum Dreißigjährigen Krieg

Über ein Jahrhundert lang kamen die Wittelsbacher nun ungeteilt ins Grab. Noch Herzog Wilhelm V. († 1626) wurde in toto in der Münchner Michaelskirche bestattet.

Seine Schwiegermutter, die Herzogin Christina von Lothringen (oder von Dänemark) (* 1521) wohnte, um ihrer Tochter Renata möglichst nahe zu sein und weil sie aus ihrem Herzogtum vertrieben worden war, von 1568–1575 im Wittelsbacher Schloss in Friedberg bei Augsburg. In dieser Zeit wurde sie zu einer engen Vertrauten von Wilhelms Vater, Herzog Albrecht V., und traf sich häufig mit ihm zu Beratungen. Sie hat diese Lebensperiode offensichtlich sehr geschätzt, denn sie wünschte in einem ihrer Testamente, ihr „Herz und Inferiora" sollten „in der Kirche alhir zu Fridberg" begraben werden.[78] Sie kam 1591 allerdings schließlich in Nancy in der Eglise des Cordeliers, der Grablege der Lothringer Herzöge, wahrscheinlich in toto zur ewigen Ruhe.[79]

Wilhelms Schwester Maria Anna von Bayern, Gattin des Erzherzogs Karl II. von Innerösterreich-Steiermark († 1608), jedoch ließ bereits ihr Herz zu den Viscera ihres Gatten in den Grazer Dom bringen (s. Kap. 10.3.13).

Ebenfalls im Jahre 1608 starb beider Bruder, Ferdinand von Bayern, und auch sein Herz sollte an einem Ort begraben werden, der für ihn zu Lebzeiten eine besondere Bedeutung hatte. Er war wegen einer morganatischen Eheschließung von der bayerischen Thronfolge ausgeschlossen worden, begründete so die Wittelsbacher Seitenlinie der Grafen von Wartenberg und residierte mit seiner Familie in München. Dort stiftete er die Kirche St. Nikolaus von Tolentino und St. Sebastian, die zu einer Familiengrablege werden sollte.[80] Neben den Corpora von 24 seiner Nachkommen kam als einziges Herz das seine dort zur Ruhe.[81] An einer lebensgroßen Bronzefigur des Herzogs, vom Hofbildhauer Krumpper geschaffen,[82] war eine Tafel mit folgender Inschrift (in Latein) angebracht:

> Der durchlauchtigste Ferdinand I. Pfalzgraf bei Rhein, Herzog von Ober- und Niederbayern, Sohn Albrechts V. und der österreichischen Prinzessin Maximilians II., Anna, erzeugte in rechtmäßiger Ehe acht erlauchte Söhne und eben so viele Töchter, welche in den Stand der Grafen von Wartenberg erhoben wurden. Im Kampfe seines Bruders Ernest, des Kurfürsten von Köln, mit dem Truchsessen führte er den Feldherrnstab und kehrte mit dem Siegeslorbeer geschmückt nach München zurück, wo er am 30. Januar 1608 in frommer

und religiöser Andacht starb. Er lebte 58 Jahre. Seine irdische Hülle ruht in der bayerischen Fürstengruft mit Ausnahme seines Herzens, welches in dieser Kapelle aufbewahrt wird. Er hinterließ fünf Söhne und ebenso viele Töchter. Er war ein frommer, hochherziger, tapferer, edelmüthiger und bescheidener Fürst. Er lebe in Ewigkeit![83]

Das Herz von Ferdinands Sohn, des Kardinals Franz Wilhelm († 1661), ruht in der Gnadenkapelle von Altötting, das des Letzten der Familie, des Ferdinand Maria, Reichsgraf von Wartenberg († 1730), in der Schlosskapelle Wald an der Alz (s. Kap. 10.2.5).

Die Herzen zweier Söhne Wilhelms V. erhielten ein gesondertes Begräbnis: jenes des Kurfürsten Maximilian I. († 1651) in Altötting (s. Kap. 10.2.4) und jenes des Fürstbischofs Philipp Wilhelm († 1598) in Regensburg (s. Kap. 13.2.10). Angeblich kamen Herz und Eingeweide seiner Tochter Magdalene († 1628) in die Fürstengruft zu Lauingen (s. Kap. 10.2.6).

Wilhelms Mündel war der Landgraf Georg IV. von Leuchtenberg. Dessen erste Gattin Marie Salome verstarb am 9. April 1600 in Pfreimd in der Oberpfalz. Da ihr Gatte zu diesem Zeitpunkt in Graz war, musste das Begräbnis in dem von ihm gegründeten Franziskanerkloster verschoben und der Leichnam einbalsamiert werden. Dazu vermerkte der landgräfliche Kanzler Dr. Johann Federl in seinem Tagebuch:

> [...] deß andern tags ist Ihre Frau Gräfin im beisein des Dr. Primbsen, deß Medici von Amberg, aufgethan worden; hat sich die Leber gar groß und corrumpirt befunden, desgleichen die Lungen [...], die Intestina seind samentlich in die Kirchen bei St. Johanns vor St. Ulrichs Altar in einem khupfern hafen vergraben worden.[84]

10.2.4 Wittelsbachisch-habsburgische Allianz im Dreißigjährigen Krieg

Nur wenige Jahre vor der Viscerabestattung Georgs des Reichen waren Herz und Eingeweide des Habsburger Kaisers Friedrich III. († 1493) in Linz begraben worden. Es wird behauptet, dass sein Sohn Maximilian I. sein Herz zu seiner ersten Gemahlin nach Brügge hatte bringen lassen (s. Kap. 10.3.4).

Über ein Jahrhundert verging dann, bis beide Geschlechter fast zeitgleich diese Sitte wiederaufnahmen. Zeitläufte, religiöse Motive, gemeinsame Interessen und verwandtschaftliche Bindungen, vor allem die politisch-militärische Situation bestimmten die innerhalb eines Jahrzehnts erfolgte Wiederaufnahme einer von da ab institutionalisierten Familientradition, von der bis ins 20. Jahrhundert nur selten abgewichen wurde, die aber auch nicht immer auf Wunsch des Verstorbenen vollzogen wurde.

In der Regel betraf das Privileg oder die Verpflichtung der Post-mortem-Verbringung des Herzens zur Schutzmadonna der Dynastien in Wien oder Altötting nur das jeweilige Herrscherpaar, gelegentlich geistliche Fürsten der Familien. Die nicht gekrönten Geschwister oder Nachkommen wurden meist, falls sie nicht durch Heirat in eine Thronfolge kamen, in toto bestattet. Nicht selten waren jedoch die Herrscher wie in Frankreich und England Vorbild für ihren Hofadel.

10.2. Die Wittelsbacher

Das kinderlos gestorbene Habsburger Kaiserpaar Matthias († 1619) und Anna von Tirol († 1618) verfügte als Erste der nun folgenden Generationen eine Herzbestattung im Königinkloster der Klarissen (jetzt: Lutherische Stadtkirche in der Dorotheergasse) nahe der kaiserlichen Hofburg in Wien (s. Kap. 10.3.10), war so Vorbild für seine Verwandten und damit indirekt auch für die Wittelsbacher und deren Hof. Ohnehin hatte die politische Situation der Konfessionalisierung des Heiligen Römischen Reiches am Ende des 16. Jahrhunderts die beiden Familien auf Gedeih und Verderben zusammengebracht.

Die Wittelsbacher hatten sich die Gnadenkapelle Altötting als Herzgrablege ausersehen. Seit dem Neubau von romanischer Basilika und Stift 1228, insbesondere seit Entstehen der Wallfahrt, förderten sie den Ort und wandten sich mit den verschiedensten Anliegen an die Gnadenmadonna, ihr Bild der Patrona Bavariae.

Bei der Hl. Kapelle handelt es sich wahrscheinlich um die ehemalige Taufkirche einer Karolingerpfalz, aus der Zeit der Agilolfinger in Bayern, einen Achteckbau, wahrscheinlich aus dem 7. oder 8. Jahrhundert, dem um 1500 ein Langhaus angebaut wurde, eines der ältesten und markantesten sakralen Baudenkmäler im deutschsprachigen Raum. Sie birgt die sterblichen Reste von zehn bayerischen Regenten, drei anderen Fürstlichkeiten, elf fürstlichen Frauen und fünf Bischöfen. In den Wandnischen sichtbar stehen 13 Urnen, unter dem Pflasterboden liegen weitere 13 Herzurnen und drei vollständige Leichname bzw. ein Eingeweidegrab.[85] Das Gnadenbild, eine 64 cm große, hölzerne „Schwarze Muttergottes", ist seit Jahrhunderten Ziel von Millionen von Pilgern. Der Typus der Schwarzen Madonna, deren Verehrung bei den Habsburgern und Wittelsbachern zur gleichen Zeit begann und zu der sie ihre Herzen bringen ließen, sodass zwei über Jahrhunderte in Anspruch genommene Herzgrabstätten dieser Dynastien entstanden, ist seit dem frühen Mittelalter Gegenstand tiefer Frömmigkeit und Ziel zahlloser Pilger. Herkunft und Ikonographie dieser Bildwerke sind bis heute nicht ausreichend geklärt. In der christlichen Malerei und Plastik tauchten schwarze Muttergottesbilder erstmals in der byzantinisch beeinflussten Frühromanik auf. Die Schwarzen Madonnen der Barockzeit sind überwiegend Kopien der Loretomadonna. Dabei handelt es sich um eine Schwarze Madonna, die zunächst als Ikone, seit dem 16. Jahrhundert als Statue in der Santa Casa, dem Haus der Heiligen Familie in der Basilika von Loreto, verehrt wird, das der Sage nach Engel im 13. Jahrhundert aus Nazareth in die italienische Stadt gebracht hatten.

Auch das Altöttinger Gnadenbild entspricht dem Typus der Schwarzen Madonna. Es dürfte im 14. Jahrhundert entstanden sein, stammt wahrscheinlich aus Burgund und wurde für die Wittelsbacher zur alleinigen Schutzpatronin ihrer Familie und ihres Reiches, der sie in tiefer Verehrung und hoffnungsvoller Fürbitte ihre Herzen nach dem leiblichen Tod widmeten, während ihre Corpora in anderen Grablegen ihre letzte Ruhe fanden. Hier wie anderswo war es üblich, kostbare, mit Edelsteinen verzierte Goldherzen bei der Madonna als Weihegaben anzubringen, wie es der Wittelsbacher Maximilian I. auch in Loreto tat,[86] während sein leibliches Herz in Altötting ruht.

Eine eindeutige, auch den Namen der Loretomadonna tragende Kopie ist die Schutzherrin der Habsburger in der Loretogruft, der Herznekropole des Geschlechtes in St. Augustin in Wien. Mehrfach haben Adlige in dieser Monarchie das Beispiel ihrer Souveräne nachgeahmt und Wallfahrtskirchen mit einer Nachahmung dieses Gnadenbildes erbaut und sogar ihr Herz dort bestatten lassen, wie z.B. Graf Plaz in St. Jakob am Thurn bei Salzburg (s. Kap. 10.3.12) oder Juan José de Austria bei der schwarzen Virgen del Pilar in der Basilica del Pilar in Saragossa (s. Kap. 11.13). Unter den Votivgaben des einfachen Volkes, aber auch seiner Souveräne waren Herzen als Ausdruck der Liebe und des Dankes für ein erhörtes Anliegen ein häufiges Geschenk an die Gottesmutter, das Äquivalent der marianischen Devotion der Untertanen zu den Herzen seiner verstorbenen Herrscher.[87]

Bereits 1609 hatte der spätere bayerische Kurfürst Maximilian I. die Katholische Liga als Gegengewicht zur 1608 entstandenen Protestantischen Union gegründet. 1619, nach dem Beginn des Böhmischen Aufstandes, nach Beginn des Dreißigjährigen Krieges, schlossen sich die beiden Häuser zur Verteidigung des katholischen Glaubens in dieser Liga auf Gedeih und Verderb zusammen. Dazu kamen verwandtschaftliche Bindungen: Die Schwester des Bayern, Maria Anna von Bayern,[88] heiratete den Nachfolger Matthias' I., Ferdinand II., mit dem Maximilian an der Jesuitenuniversität von Ingolstadt studiert und der später, vor seiner Inthronisation, eine Wallfahrt nach Loreto zur Muttergottes unternommen hatte. Der spätere Kurfürst Maximilian heiratete in zweiter Ehe eine Tochter Ferdinands, seines Schwagers, Maria Anna von Österreich, die ihm den ersehnten Erben Ferdinand Maria schenkte.

Diese Schicksalsgemeinschaft mit den verwandtschaftlichen Bindungen veranlasste dann die Waffenbrüder trotz aller gegenseitigen Vorbehalte und Streitigkeiten unter anderem auch dazu, für die ewige Nähe ihrer und ihrer Nachkommen Herzen bei einem optisch sehr ähnlichen Marienbild Sorge zu tragen. Auch die Dreiteilung ihres Leichnams verfügten die beiden Herrscher. Das Herz des „Divus Ferdinandus" († 1637) kam in die Loretogruft des Augustinerklosters in Wien, die Eingeweide in den Wiener Stephansdom, der Körper in sein Mausoleum nach Graz (s. Kap. 10.3.10).

Maximilians Körper – er verstarb 1651 auf einer Wallfahrt nach Bettbrunn bei Ingolstadt – kam in die von seinem Vater erbaute Michaelskirche der Jesuiten nach München, die Eingeweide zu seinen verstorbenen Verwandten ins Ingolstädter Münster, der Pfarrkirche zur Schönen Unserer Lieben Frau.[89]

Für dieses Relikt fertigte Joachim Krumb 1653 ein Memoriale aus Erz mit einem von einer Schlange umwundenen Totenschädel, auf dem ein Engel sitzt, das zwischen der Heilig-Geist-Kapelle und der Leonhardskapelle platziert ist (s. Abb. 39, S. 742).[90] Den Alten hatte eine „liebe Erinnerung" nochmals in die Stadt gerufen, wo er mit Ferdinand II. und seinen Brüdern, dem Kurfürst Ferdinand von Köln und Kardinal Philipp von Regensburg, studiert hatte.

Er selbst wollte eine schlichte Beerdigung: „[...] mein Madensack soll man nicht lang auf Erden lassen, noch viel Grandezza und Ceremonie, sondern die Spesa auf die Armen wenden und keinen Pomp machen."[91] Sein Herz sollte vor der Altöttinger Gnadenmutter mit dem seiner ersten Gemahlin Elisabeth von Lothringen[92] vereint werden.[93] Seine Verehrung für die Muttergottes hatte ihn sogar veranlasst, der

10.2. Die Wittelsbacher

Madonna in Loreto ein großes goldenes Herz an einer goldenen, mit Rubinen und Diamanten gezierten Kette zu dedizieren.[94]

Der Kurfürst hatte sich, wie sein Kampfgefährte, Kaiser Ferdinand III., und später sein Sohn Ferdinand Maria, im Alter von 61 Jahren noch durch einen mit eigenem Blut geschriebenen Weihebrief der Muttergottes „verlobt". Zu diesem Brief, zum Tod und Begräbnis dieses bedeutenden Wittelsbachers existieren zwei ausführliche Berichte vom damaligen Dechanten Gabriel KÜPPFERLE vom 20. Oktober 1652 und dem Kapelladministrator HAUTH vom 28. Januar 1898:

> Als in disem Jahr [1651] der Durchleuchtigste Churfürst und Herr, Herr Maximilian, [...] Morgen umb drey Uhr mit trauriger Gemüths Bestürtzung deß gantzen Landes in Gott seelig entschlaffen, als ist von Dero verwittibten hinderlassenen Churfürstin und Frau Gemahlin, Maria Anna, deß abgeleibten Hertzog Maximiliani Hertz, in einem gantz silbernen Hertzen eingefaßt, durch Dero Cammerern und Obristen Stallmeister, Herrn Maximilian Fuggern [...], neben höchsternannt Ihrer Churfürstl. Durchl. Vorig und erster Gemahlin, der Churfürstin Elisabeth, Hertzogin auß Lothringen und Baar, ebnermassen allda begrabenen Hertzen, Nachts umb 8 Uhr mit trauriger Klag beygesetzt worden. [...] hierauf truge obernannt Ihr Gräfl. Gnaden Herr Obrist Stallmeister auff einem schwartzsammeten Küß deß verstorbenen Churfürsten Hertz, [...] und wie man also in solcher Ordnung zur heiligen Capellen kommen, ist die Erdbestättigung under kläglich gehaltener Music durch den Stüfft-Pfarrherrn allda mit geziehmenden Ceremonien vollbracht und verricht worden, solcher massen, daß wo vor diesem Maximiliani Schatz noch im Leben, anitzo dessen Hertz nach den Todt sein ewig Ruhstatt erhalten.
>
> Und weilen man nach der Begräbnuß öffters ersagten Churfürstlichen Hertzens in Erfahrung kommen, als wann von deß seeligsten abgeleibten Maximiliani Churfürstl. Durchl. In unser lieben Frauen silbernen Tabernacul, den ersagte Churfürstl. Durchl. zu Ehren Mariae, und mehrer Zier der Capellen, für die heil. Bildnuß machen lassen, etwas verborgen ligen solle, als ist auß gnädigisten Befelch der verwittibten Churfürstin, etc. nachgesucht und auf fleissiges nachforschen, endlichen under den Füssen Mariae ein mit Churfl. Secret zweymal verpetschierte, und auß sonderbarer Andacht und Lieb gegen der allzeit übergebenedeytisten Jungfrauen und Mutter Gottes, mit eygener Hand und Blut geschribene Aufopfferung gefunden worden, die von Wort zu Wort lautet, wie folgt:
>
> Manicipium Tuum me Tibi dedico,
> Consecroque, Virgo Maria,
> Hoc teste Cruore atque Chyrographo
> Maximilianus peccatorum Coryphaeus.
>
> Zu teutsch: Ich schenke und opffere mich dir auff zu einem Leibeygen, heilige Jungfrau Maria. Das bezeug ich mit diesem meinem Blut und Handschrifft. Maximilianus der Größt under den Sündern [...].[95]

Am 8. Mai 1652 hat die Witwe Maria Anna

> über das Hertz Hertzogen Maximiliani hochseeligen Angedenckens einen schwartzen Marmelstein allhero geschickt, in welchen von Metall folgende Buchstaben eingegossen:

10. Die Herzbestattung in Deutschland und Österreich

Cor Maximiliani Primi V.B.E.S. P.D.C.P.R.S. R.I.A.E.E.L.L.

Dann so ist auch höchsternannt Ihrer Churfürstl. Durchl. Seel. auff Metall zierlich gemachte Ueberschrift mitkommen, welche in der heiligen Capellen ober dem Hertzen auffgehängt ist, und lautet also:

Hic conditum est Maximiliani I. utr. Bav. Et Sup. Pal. D. Com. Pal. Rheni S. R. I. Archidap. et Elect. Leuchtenb. Landgrav. Ingolstadii XXVII Septembr. Anno M.D.C.L.I. piissime defuncti

Cor maximis olim ausis et amore in Dei Matrem plenum, ut noris, Viator, Maximilianum post mortem quoque toto corde Mariam diligere.[96]

Zum Herzen Maximilians I. wurde ein Pflasterstein mit eingegossenen erzenen Buchstaben dahin versetzt, die in wenigen Jahren ausgetreten und „unerkenntlich" gemacht wurden. 1669 wurde daher die metallene Platte mit dem von Engeln gehaltenen kurfürstlichen Wappen, mit Kanonen und Feldzeichen, zwei Skeletten und der obigen Inschrift in ovalem Rahmen über dem kleinen Betstuhl links vom Eingang in die Heilige Kapelle angebracht. Gedenkplatte und Ruhestätte des Herzens decken sich demnach bei Kurfürst Maximilian I. nicht.[97]

Ein drittes Herz ruht im Boden neben den Herzen der Gatten,[98] das seines treuesten Dieners: Der große Feldherr der Katholischen Liga und glühende Marienverehrer Johann Graf T'Serclaes von Tilly war mit 73 Jahren im Kampf gegen die Schweden bei Rain am Lech tödlich verwundet worden.[99] Der „Heilige im Harnisch"[100] war, um für den Sieg seiner Fahnen zu beten, mehrfach zur Altöttinger Madonna gewallfahrtet und hatte dem Gnadenbild Schenkungen gemacht, so eine Diamantenkrone und zwei Jahre vor seinem Tod ein bis Januar 2009 bestehendes Benefizium für eine tägliche heilige Messe.[101] Auf dem Sterbebett hatte er den Wunsch geäußert, vor der Gottesmutter bestattet zu werden.[102] Sein Dienstherr Maximilian lehnte mit Verweis auf eine von Papst Urban VIII. erlassene Bulle,[103] die eine Ganzkörperbestattung in der „uralt hl. Capell" verbot, dieses Ansinnen ab. So wurde der einbalsamierte Leichnam des Feldherrn zunächst in der Jesuitenkirche in Ingolstadt, dann in der Peterskapelle der Altöttinger Stiftskirche, der heutigen Tillykapelle, beigesetzt.

Um den letzten Willen seines Onkels zu erfüllen, bat sein Neffe, Werner von Tilly, den Kurfürsten um Erlaubnis, wenigstens das Herz des alten Feldherrn in einer Silberkapsel am Gitter des Gnadenaltars aufhängen zu dürfen, was ihm ebenfalls verweigert wurde.[104] 1637 wurde es schließlich links neben dem Eingang zur inneren Kapelle beigesetzt und am Gitter symbolisch ein Silberherz mit Wappen und Inschrift befestigt.[105] 1641 fertigte der Münchner Silberhändler Schuhmacher ein Kardiotaph an, das neben dem von Tillys oberstem Kriegsherrn angebracht ist und folgende Inschrift trägt (s. Abb. 37, S. 741):

ILLVSTRISS D.COMITIS
IOAN. TILLY ΚΑΡΔΙΟΤΑΦΙΟΝ
CVIVS VITA MILITIA MORS TRIVMPH
ET COR NVNC EST, UBI THESAVRVS FVIT
HVMILIS, ANCILLAE HVMILITATEM
CASTVS. MATREM CASTITATIS COLVIT

10.2. Die Wittelsbacher

> MILES, CERTAMEN DEI CERTAVIT
> FIDEM SERVAVIT,
> CVRSVM CONSVMMAVIT.
> IDEO REPOSITAM IVSTITIAE CORONAM
> REDDIDIT ILLI DOMINUS
> IVSTVS IVDEX,
> VLTIMA DIE APRILIS,
> ANNO CHRISTI
> M.DC.XXXII[106]

Tillys Herz war das zweite in der Gnadenkapelle und das einzige gräfliche neben kaiserlich-königlichen, kurfürstlichen und bischöflichen Herzen.[107] Es kam hinter seinem Kardiotaph zur Ruhe.

Tillys siegreicher Gegner König Gustav II. Adolf von Schweden, Vorkämpfer der deutschen Protestanten, fiel wenige Monate später, am 6. November 1632, in der Schlacht bei Lützen. Die Behandlung seines zusammengehauenen, nackt ausgezogenen und völlig ausgeplünderten Leichnams lässt nachvollziehen, wie sehr der Herzmythos in dieser Epoche sogar konfessionelle Schranken und kriegerische Feindschaft überwand.[108] Gustav Adolf wurde zunächst in die Dorfkirche von Meuchen gebracht, man öffnete den Leib und begrub die Eingeweide dort in einem Eichenholzkästchen.[109] Am 7. November wurde der Corpus in Weißenfels im Geleitshaus vom Apotheker Casparus König seziert und einbalsamiert,[110] das Herz, das von ungewöhnlicher Größe war, vorübergehend unter der Kanzel der Marienkirche des Ortes beigesetzt. Seine Gattin Maria Eleonora, die ihn sehr geliebt hatte, ihm ins Kriegsgebiet gefolgt war[111] und den einbalsamierten Leichnam 1633 nach Stockholm zurückbegleitet hatte, ließ sich das Herz, in ein Tuch eingewickelt, das heute noch in der Livrustkammaren in Stockholm zu sehen ist,[112] bringen und bewahrte es in einer Goldkapsel auf. Sie wollte es, wie auch die Kleider des Gefallenen und das Tuch, in das sein Herz eingeschlagen war, behalten. Die Kapsel hing über dem Bett der beständig Trauernden, das sie mit ihrer Tochter Christina, der nunmehrigen Königin, teilte.[113]

Erst auf wiederholten Druck des Staatsrates gab sie es zurück, es wurde in aller Stille 1634 in seinen Sarg in der Riddarholmskyrkan gelegt.[114] Anlässlich des 200. Todestags des Königs wurden die sterblichen Überreste nochmals von der Gruft in einen von Quarenghi gefertigten Marmorsarkophag umgebettet.

Ein anderer Protestant, Verbündeter Gustav Adolfs, Mitverursacher des Dreißigjährigen Krieges, war Friedrich V., Kurfürst von der Pfalz – seine Kurwürde bekam 1623 der Bayer Maximilian I. Als Friedrich I. wurde er von den böhmischen Ständen 1619 zum König von Böhmen gewählt, behielt diese Würde nur ein Jahr und ist deshalb als „Winterkönig" in die Geschichte eingegangen. Er verlor nach der Niederlage gegen die kaiserlichen Truppen sein Königreich, aber auch sein angestammtes Herrschaftsgebiet, die Pfalz. Vermittlungsversuche zwischen Friedrich und dem Kaiser scheiterten ebenso wie die Verhandlungen mit dem schwedischen König über seine Restitution in seine alten Würden, er blieb militärisch erfolglos. Wenige Tage nach dem Tod Gustav Adolfs verstarb er nach einem mehrwöchigen Fieberzustand, möglicherweise einer Pestinfektion, am 29. November 1632 36-jährig in Mainz. Noch auf dem Sterbebett beschwor er seine Familie, dem protestantischen Glauben treu zu bleiben. Sein Leibarzt De Spina führte die Autopsie durch, Eingeweide bzw. Herz Friedrichs (oder beides zusammen) sollen aus der katholischen Bischofsstadt in den Westchor der lutherischen Katharinenkirche ins nahe pfälzische Oppenheim gebracht worden sein,[115] die 1689 schwer zerstört wurde. Der einbalsamierte Leichnam kam in einem Zinnsarg in die nahe Feste Frankenthal. Von dort brachte sein Bruder, der Kuradministrator Ludwig Philipp von Simmern, die sterblichen Überreste auf der Flucht vor den gegnerischen Truppen nach Metz in den Keller eines Bürgerhauses und zwei Jahre später mit einem „gar geringen Geleite" weiter nach Sedan. Es ist ungeklärt, wo das endgültige Begräbnis stattfand.

Ein weiterer Zeitgenosse, ein Waffenbruder Maximilians I., nahm sich an seinen Verbündeten ein Beispiel: Der Salzburger Fürstbischof Paris Graf Lodron († 1653) ließ sein Herz in einer goldenen Kapsel zu den Kapuzinern auf dem Salzburger Mönchsberg bringen und war damit der Erste in der Reihe geistlicher Fürsten in Salzburg (s. Kap. 13.3), die so für ihren Seelensitz Sorge trugen.

10.2.5 Das Beispiel des Souveräns

Auch ein Vetter des Kurfürsten, Sohn des Prinzen Ferdinand von Bayern (s. Kap. 10.2.3), der Stiftspropst Kardinal Franz Wilhelm von Wartenberg († 1661), verfügte testamentarisch, sein Herz in einer silbernen Kapsel für immer in die Gnadenkapelle von Altötting aufzunehmen (s. Kap. 13.2.9). Sein Leib kam in die Altöttinger Stiftskirche.[116] Er hatte verfügt, dass, wo auch immer er sterben würde – seine Bistümer lagen in Westfalen, aber auch Regensburg gehörte dazu – sein Herz unter dem Torbogen der uralten Kapellrotunde liegen solle, im Boden, über den jedes Pilgers Fuß vom Langhaus ins innerste Heiligtum der Gnadenmutter schreiten muss.[117] Der ins Pflaster eingefügte Stein mit der lateinischen Inschrift „Cor contritum et humiliatum Deus ne despicias"[118] ist nicht mehr da, eine Metalltafel mit Inschrift wurde 1886 durch eine schwarze Marmorverkleidung überdeckt.

Der Letzte der Familie Wartenberg, Ferdinand Marquard, Reichsgraf von Wartenberg († 1730), wirklicher geheimer Kammerrat, Statthalter der oberpfälzischen Regierung zu Amberg und Herr eines burgähnlichen Schlosses bei Wald an der oberbayerischen Alz, nahm sich das Beispiel seines Vorfahren und das Matthäuswort zu Herzen, dass das Herz dort sein sollte, wo zu Lebzeiten sein Reichtum war. Er bestimmte den Marienaltar der Schlosskapelle zur Ruhestätte seines Herzens, das Kardiotaph trägt die Inschrift:

SISTE VIATOR
Scis, quod ubi Thesaurus
ibi quoque Cor sit.
Illust. Generos. Ac Excell. Dn Dn
FERDINANDUS MARQUARDUS
S. R. I. Comes de Warttenberg

10.2. Die Wittelsbacher

> aurei Velleris Eques,
> Ser. Ac Pot. Utr. Bav: & Palat: super:
> Princ: S. R.I. Archidap:&Elect:&c.
> Int: Cons: act: Cam:& Pr: sup:Pal:Gubernator
> Ambergae.Dom:in Wald, Tissling, Aspach,&c.
> Dum inter vivos erat, non alium
> corde affectu Thesaurum coluit
> quam Gratiarum Thesaurariam,
> DEI GENITRICEM
> MARIAM.
> Non mirare ergo, cor eius ibi con
> ditum esse, ubi Thesaurus fuit.
> Abi modo, Viator.
> Et precare illi requiem sempiternam.
> Obiit IIII Apr: Anno MDCCXXX Aet. suae 57 ann:[119]

Sein Leib ruht in der Krypta des Frauendomes in München.

Das geistliche Oberhaupt der Walder Kapelle wurde Jahre später der Abt des Zisterzienserklosters Raitenhaslach bei Burghausen, Emanuel II. Mayr. Sein Abtwappen, seiner marianischen Liebe entsprechend mit einem flammenden Herzen mit eingebogener Spitze nebst Anker und Tatzenkreuz, ziert die kleine Kirche. Er starb 1780 und bestimmte die von ihm gebaute Wallfahrtskirche Marienberg über dem Salzachtal zur letzten Ruhestätte seines Herzens. Vor den Stufen des Altars, vor dem Gnadenbild der Muttergottes, liegt es unter einer Steinplatte mit dem Herzwappen, wo es die Füße der zur Kommunion kommenden Gläubigen immer berühren (s. Kap. 13.2.9).

Ein Jahrhundert früher hatte sich bereits ein bekannter Tonsetzer und Kanoniker von der marianischen Herzverehrung in Altötting anstecken lassen: Abraham Megerle, geboren 1607 im bayerischen Wasserburg, Neffe des berühmten Predigers Abraham a Santa Clara, wurde 1633 Domkapellmeister in Konstanz, 1641 fürsterzbischöflicher Kapellmeister in Salzburg (sein Dienstherr Fürsterzbischof Paris von Lodron ließ sein Herz bei den Franziskanern in Salzburg bestatten, s. S. 316), 1651 Canonicus und Scholasticus in Altötting, wo er 1680 starb. Sein Leib ruht hinter einem barocken Epitaph im Kreuzgang der Stiftskirche. Er, der sich in glühender Marienverehrung einmal als „der Muttergottes unwürdigster leibeigener knecht" bezeichnet hatte, hatte testamentarisch verfügt, dass sein Herz in einer Kupferkapsel zu einer Nachbildung der Altöttinger Madonna gebracht werden sollte, die er dem von ihm hochgeschätzten Kloster Zoffingen der Dominikanerinnen in Konstanz 1654 gestiftet hatte.[120]

Vor seinem Tode hatte er den Schwestern nochmals geschrieben: „Behüett mich Gott, das ich Ihnen solches solt aufheben, dan ich mein Hertz mit Ihnen zu thailen iederzeit gedacht, und noch zu thai[le]n gantz begirig bin."[121] Das dem Altöttinger Epitaph sehr ähnliche Kardiotaph an der linken Chorwand der Klosterkirche trägt die Inschrift: „Cor Abraham Megerle, cuius corpus Oetingae veteri requiescit."[122]

10.2.6 Die Wittelsbacher Fürstengruft in Neuburg an der Donau

1505 entstand das Fürsten- bzw. Herzogtum Pfalz-Neuburg aus der Verbindung der wittelsbachischen Häuser Kurpfalz und Bayern-Landshut. Der später mit der Kurwürde belehnte Graf Ottheinrich († 1559) trat mit seinen Untertanen zum protestantischen Glauben über. Die in Hilpoltstein und Sulzbach regierenden Linien blieben protestantisch, wie ihre Verwandten in Zweibrücken.

Aus der Letzteren Linie, jener der Herzöge von Pfalz-Zweibrücken, stammte Wolfgang, Pfalzgraf, Herzog und Heerführer, der den in Frankreich verfolgten Hugenotten beistehen wollte und am 11. Juni 1569 bei Nexon, Region Limousin in Frankreich, mit 43 Jahren einer fieberhaften Krankheit erlag. Der überzeugte Protestant hatte in seinem Testament gewünscht, sein Körper „möge nicht balsamieret, sonder unzergengt gelassen" werden, und angeordnet, „dass sie unsern todten Körper nicht weit über Land führen".[123]

Sein Gefolge, besonders aber seine Witwe Anna von Hessen setzten sich über seinen Wunsch hinweg: Der Leichnam wurde autopsiert, einbalsamiert, Herz und Eingeweide wurden entnommen und in der Kirche von Nexon beigesetzt.[124] Hier dürften weniger ideelle Motive zugrundegelegen haben, vielmehr die Absicht, die Intaktheit des Corpus bis zum endgültigen Begräbnis zu bewahren. Dieser wurde zunächst in Angoulême, dann Cognac, dann La Rochelle beigesetzt und kam dann, als Salzgut deklariert, nach mehreren Zwischenstationen in die Familiengruft in der evangelischen Schlosskirche von Meisenheim in der Pfalz.[125]

Ebenfalls in Meisenheim, hinter einem wappengeschmückten Kardiotaph mit Inschrift in der katholischen St.-Antonius-Kirche, liegt das Herz des letzten Herzogs von Pfalz-Zweibrücken, des zum Katholizismus konvertierten Gustav Samuel Leopold († 1731).

Ein pfälzischer Verwandter, der Neuburger Wolfgang Wilhelm (1578–1653), konvertierte 1613 heimlich ebenfalls zum Katholizismus. Er hatte von Kurfürst Maximilian I., dessen jüngste Schwester Magdalene (1587–1628) er geheiratet hatte, Unterstützung im Streit um das Erbe der Herzöge Jülich-Kleve-Berg erhalten. Sein Corpus blieb in seiner neuen Residenzstadt in Düsseldorf in der St. Andreaskirche, sein Herz kehrte in die von ihm angelegte Fürstengruft in der neuen Hofkirche seiner Geburtsstadt Neuburg zurück,[126] auf ein Steinpodest zu Füßen seiner verstorbenen Gemahlin Magdalene. Das Silbergefäß in Herzform birgt im Inneren eine Bleikapsel mit verlötetem Deckel ohne Inschrift mit den sterblichen Resten, auf dem Deckel des Herzgefäßes ist als Chronogramm eingraviert:

WoLfgangVs WIL=
heLMVs pRInCeps
NeoBVrgensI patrIae et
soCIetatI IesV
Cor
pIo affeCtV
LEGAT[127]

Und auf der Unterseite des Gefäßes:

10.2. Die Wittelsbacher

IN DEO
MEA CONSOLATIO
AETERNA ERIT[128]

Auch hier dürfte es das Beispiel Maximilians gewesen sein, das zum Herzbegräbnis, sogar zur postmortalen Vereinigung mit der Gattin, geführt hatte. Dazu kam der Einfluss der Jesuiten, denen die Hofkirche anvertraut war, die als Speerspitze der Gegenreformation in dieser Ära den Herz-Jesu-Kult wiederaufleben ließen und auch viele andere Herzbegräbnisse förderten.

Wolfgang Wilhelms Gattin Magdalene von Bayern-Ingolstadt verstarb 1628 in Neuburg und wurde als Erste in der neuen Fürstengruft bestattet.[129] Sie hatte testamentarisch festgelegt, ihr Leichnam sollte nicht geöffnet und einbalsamiert werden. Wolfgang Wilhelm hatte angeordnet: „das ihrer L(ieb)den Leichnamb in allweg uneröffnet: erstich woll verwahrt in eine holzerne, folgenz in zynnenen Sarch, so mit allem Fleis zuzulöden". In der Fürstengruft von Lauingen, auf dem Sarg ihres Schwiegervaters Pfalzgraf Philipp Ludwig, stand 1781 ein Holzschrein mit einem „zinnernen Gefäß mit zween zinnernen Ringen in Gestalt einer Ölflasche", das nach der Inschrift Herz und Eingeweide „Illustriss. Principissae D. Mariae Magdalenae Com. Pal. Rheini Ducissae Bojariae 1629" enthielt. Es könnte sich dabei allerdings auch um die Interiora des Kindes Maria Magdalene (1628–1629), der Tochter des Pfalzgrafen Johann Friedrich (Linie Hilpoltstein), handeln, das in einem Zinnsarg in der Gruft beigesetzt ist. Dagegen sprechen Gestaltung und Titulatur. Außerdem wird im Heimatmuseum Lauingen unter der Nr. 317 ein zinnernes Kästchen mit Urne aufbewahrt. Das beschreibende Etikett hält fest: „C. Maria Magdalena † 1629 – Tochter von Johann Friedrich von Hilpoltstein und seiner Gemahlin Sophia Agnes."[130]

Zwei weitere Herzen in formidentischen, schachtelförmigen Behältern mit abgerundeten Kanten wurden später auf den Sarg ihrer Mutter, der Pfalzgräfin Elisabeth Amalie (1635–1709), in der nächsten Gruftnische der Neuburger Hofkirche gestellt, das der mit 14 Jahren in Düsseldorf verstorbenen Leopoldine Eleonore Josepha († 1693) und das des ebenfalls jung, mit 25 Jahren, in Reichstadt/Böhmen an einem „bösartigen" Fieber verstorbenen Pfalzgrafen Philipp Wilhelm August.[131] Auf Leopoldines Herzkapsel, die keine innere Kapsel enthält, ist eingraviert:

COR
Sereniss. LEOPOLDINAE
ELEONORAE IOSEPHAE
Filiae
Ser:^{mi} Elect. Philippj Wilhelmj
Com: Palat. Rhenj &.c.
Et
Ser.^{mae} Elisabethae Amaliae, Elect. &c.
Natae. 27 Maij. 1.6.79.
Dénatae Dvsseldorpij. 8. Martij. 1.6.93
DEPOSITVM
Ad pior. Major. Reliqvias. Hic
3. April. 1.6.93[132]

10. Die Herzbestattung in Deutschland und Österreich

2007 wurde der Leichnam der Fürstin im Rahmen von Renovierungsmaßnahmen des Mausoleums in der Düsseldorfer Andreaskirche paläopathologisch untersucht. Dabei ließ sich die fachmännische Öffnung von Schädel und Brustkorb nachweisen.[133]

Auf dem Herzgefäß des Philipp Wilhelm August steht:

> COR
> Ser.[mi] Princ: Ac Dni Dni
> PHILIPPI WILHELMI
> Com: Palat: Rhen: Vtrivsque Bav: &:&
> Nati Neoburgi i8. Nov: 1668..
> ET
> Reichenstadtij in Bohemia
> die i0. April 1693. defvnctii
> Depositvm
> Neobvrgi in Templo B.V.S. I.
> 8.[a] Jvlij j693[134]

Das Herz war in einem inneren herzförmigen Behälter eingeschlossen, auf dem zu lesen ist:

> C O R
> Sereniss: Principis ac Domini
> DOMINI PHILIPPI GUILIELMI
> Comitis Palatini Rheni utriusq. Ba=
> variae, Iuliae, Cliviae et Montium
> Ducis, Comitis, Veldentiae, Spon=
> heimii, Marchiae Ravensbergae
> et Moersae Domini in Ra=
> venstein, etc:
> Febri malignâ in septimum usq.
> Diem Decumbentis
> Reichstadii in Bohemiâ
> d. 10 April 1693
> horâ circiter quintâ
> pomeridianâ
> defuncti[135]

Herz und Eingeweide ihrer Stiefmutter, der polnischen Prinzessin Anna Katharina Konstanze Wasa, der ersten Gattin des Pfalzgrafen Philipp Wilhelm, die mit 32 Jahren 1651 in Köln, wohin sie wegen kriegerischer Auseinandersetzungen geflüchtet war, plötzlich verstorben war, waren vorher bereits in die Jesuitenkirche nach Köln gekommen.[136]

10.2.7 Die Sulzbacher Fürstengruft

1656 wurde das wittelsbachische Fürstentum Pfalz-Sulzbach unabhängig von Pfalz-Neuburg, Herzog Christian August ließ eine eigene Familiengruft unter dem

10.2. Die Wittelsbacher

Presbyterium der Stadtpfarrkirche Sulzbach-Rosenberg anlegen.[137] In den Jahren 1661–1794, bis zum Ende des Regierungssitzes in der Stadt, kamen hier sieben erwachsene und sechs jugendliche Mitglieder des Fürstenhauses zur ewigen Ruhe. Zwei Leichnamen wurde das Herz entnommen und in auffallend schlichten Zinngefäßen verwahrt, die auf die Särge gestellt wurden. Bei dieser auch bei anderen Herzbestattungen gelegentlich praktizierten Aufbewahrung fällt es schwer, den immateriellen Sinn dieser Funeralpraxis nachzuvollziehen, es dürfte eher ein gedankenloser Teilvollzug dieser alten Familientradition zugrundeliegen.

Es handelte sich bei den beiden Leichnamen um die am 28. Juli 1728 mit 20 Jahren im Wochenbett verstorbene Maria Henriette Leopoldine de la Tour, die Gattin des Herzogs Johann Christian, und um die Mutter des ersten bayerischen Königs, Max I. Joseph, Maria Franziska Dorothea Christine von Pfalz-Birkenfeld, die am 15. November 1794 auf ihrem Witwensitz, dem Schlösschen Franziskaruh in Rosenberg, verstarb. Während die Erstere mit großem Gepränge, von Untertanen und Gatten betrauert, zu Grabe getragen wurde,[138] begrub der Dekan Siegert Franziska Dorothea in aller Stille ohne Anwesenheit von Verwandten. Sie war wegen einer Liaison mit einem Schauspieler ins Kloster verbannt worden,[139] bekam erst nach dem Tode ihres Gatten Friedrich Michael von Pfalz-Birkenfeld von ihrem Cousin, dem bayerischen Kurfürsten Karl Theodor, das Sulzbacher Schloss als standesgemäße Wohnung angeboten. Dieser ordnete auch gegen Widersprüche die Beerdigung in der Fürstengruft an.[140]

Immerhin besuchte König Ludwig I. am 21. Juni 1830 das Grab seiner Großmutter anlässlich einer Renovierung, nachdem die Gruft nach Aufgabe des Regierungssitzes Sulzbach 1791 Eigentum des Königshauses geworden war. Bei der letzten Renovierung 1983 wurde sie teilweise der Öffentlichkeit zugänglich gemacht und die beiden Zinngefäße mit den Herzen in aller Stille in die Gnadenkapelle nach Altötting gebracht und am 24. März 1983 in die Wandnische hinter dem Silberprinz gestellt.[141] Die einfachen becherförmigen Behältnisse sind unbeschriftet, nahezu ohne Dekor und haben einen Durchmesser von 110, eine Höhe von 155 bzw. 220 mm. Zumindest das Herz der Stammmutter des bayerischen Königshauses kam so ganz nah zu jenen ihres Cousins, Sohnes und Enkels.

Einem dritten Leichnam wurden gemäß einem Eintrag in der Sulzbacher Pfarrmatrikel Herz und Eingeweide entnommen:[142] Der 73-jährige Herzog Theodor Eustach war am 11. Juli 1732 im Exil in Dinkelsbühl verstorben. Sein Leichnam wurde inkognito nach Siebeneichen in der Oberpfalz überführt. Dort ruhte er drei Tage in der Dorfkirche. Wahrscheinlich wurden hier Herz und Eingeweide entnommen. Dann wurde der Tote auf einem sechsspännigen Wagen in seine Residenzstadt Sulzbach zurückgebracht und dort mit großem Gepränge am 19. Juli 1732 begraben. Der Marschall trug „unmittelbar hinter der Bahre [...] das Herz Serenissimi in einer Urne eingeschlossen".[143] Dann folgten die Leibwache und ein sechsspänniger Wagen mit den „Eingeweiden Serenissimi". Während der Leib des Fürsten noch immer in der Gruft ruht, ist über den Verbleib von Herz und Intestina nichts bekannt.

321

10. Die Herzbestattung in Deutschland und Österreich

Das Herz der 1759 gestorbenen Herzogswitwe, der zweiten Gattin des Pfalzgrafen Johann Christian Joseph, der Eleonore Philippine Hedwig († 1759), kam in einem silber-vergoldeten Gefäß[144] in das 1753 von ihr in Sulzbach-Rosenberg gestiftete Salesianerkloster, die jetzige Pfarrkirche St. Hedwig, hinter einer Marmortafel an der Südseite des Chors mit der Aufschrift:

>CHRISTUS.
>VITA MEA MORS LUCRUM COR
>SEREN: DUCISSAE ET FUNDAT
>HUIUS MONAST: ELEON: PHILIPPIN:
>NAT. 17.OCTOB. 1712. DENAT. 23 MAJI
>1759. AET. 47. ANNORUM
>REQUIESCAT IN PACE.[145]

Sie folgte mit ihrem testamentarisch geäußerten Wunsch[146] dem Beispiel ihrer Vorgängerin Maria Henriette Leopoldine. Der Körper ruht in der Neuburger Fürstengruft.[147] Auf dem Gitter vor dem Sarkophag steht fast die gleiche Inschrift wie auf dem Herzgrab.[148]

Das ebenfalls in der Oberpfalz liegende Neustadt an der Waldnaab war lange Eigentum der böhmischen Familie Lobkowitz (tschech.: Lobkowicz), die dort ein Schloss besaß. Als die Prinzessin Maria Anna von Baden, Prinzessin von Lobkowitz, 1702 hier verschied, wurde sie in der Familiengruft der St. Georgskirche, die Eingeweide in der Friedhofskirche der Heiligen Dreifaltigkeit beigesetzt.[149]

10.2.8 Die Wittelsbacher und das „Herz Bayerns"

Die kleine Stadt Altötting mit ihrer uralten Gnadenkapelle, dem Mittelpunkt bayerischer Marienverehrung und Volksfrömmigkeit, einem Juwel unter den deutschen Sakralbauten und eben die ewige Ruhestätte der Herzen der bayerischen Herrscher bei der Patrona Bavariae, eine der eindrucksvollsten und doch intimsten Herzgrablegen Europas, trägt den Ehrennamen „Das Herz Bayerns".[150]

Im Gegensatz zu Maximilian I. und seiner ersten Gemahlin Elisabeth (s. Kap. 10.2.3) ließen die beiden folgenden Kurfürsten Ferdinand Maria und Max II. Emanuel ihre ungeteilten Leichname in die Theatinerkirche nach München bringen.[151]

Nach Altötting kamen in dieser Zeit die Herzen zweier Brüder, das des Stiftspropstes Albrecht Sigismund († 1685), Bischof von Freising und Regensburg,[152] und das des Erzbischofs und Kurfürsten von Köln, Maximilian Heinrich von Bayern († 1688),[153] zu ihren Eltern Herzog Albrecht VI. und Mechthild von Leuchtenberg, und das einer Gräfin Marie Terezie Violanta von Sternberg, ohne Kardiotaph, in den Kapellenboden.[154]

Während bei der Bestattung des bischöflichen Herzens (s. Kap. 13.2.9) noch der testamentarisch geäußerte Wunsch der Anlass gewesen sein dürfte, war dies beim Herzen der zusammen mit ihrem Gatten Jan Josef, Graf von Sternberg, bei einem Schiffsunglück am 13. Juni 1700 im Inn ertrunkenen 27-jährigen Tochter des Geheimen Rates und kurfürstlichen Obersten Kämmerers Maximilian von Preysing nicht mehr der Fall: Sein Dienstherr Kurfürst Max Emanuel erlaubte in zwei Briefen

10.2. Die Wittelsbacher

aus Brüssel an den Stiftsdechanten Achatius Viertl auf die dringende Bitte des Vaters, „dass [...] der Gräfin von Sternberg auß ihrem leichnamb herausgenommenes herz in der inneren heyl. Unserer Lieben Frauen Capelln zue Altenoettingen beigelegt werden möge". Im zweiten Schreiben ordnete er allerdings an, dass „die beisezung ohne sonderbares gepräng fürgehen" solle.[155] Daher ist das Grab nicht mehr zu lokalisieren.

1757 kam dann erstmals in der Rotunde, dem innersten Heiligtum der Gnadenmutter, nicht mehr in der Erde versenkt, sondern offen sichtbar in einer über den gesamten Bogen reichenden verglasten Nische, der Madonna gegenüber, das prächtigste und symbolträchtigste Herzdenkmal zur Aufstellung: Der Sohn Max Emanuels, Kurfürst Karl Albrecht, hatte sein Herz der Gnadenmutter verlobt:

> VIrgIneae gratIaqVe pLenae DeIparae
> OettIngae VeterIs In sVa statVA propItIae
> CaroLVs septIMVs.
> QVoD VIVVs VoVI, MorIens qVoqVe
> Cor tIbI saCro[156]

Der in der Jugend leichtlebige, später ehrgeizige, militärisch tapfere, in seinen letzten Jahren auch sehr religiöse Fürst hatte die Tochter des Habsburger Kaisers Joseph I., Maria Amalia, geheiratet und nach dem Tod Karls VI. Anspruch auf das habsburgische Erbe erhoben. 1742 wurde er von den Gegnern des Hauses Habsburg zum Kaiser gewählt und von seinem Bruder Kurfürst Clemens August von Köln (s. S. 324) in Frankfurt gekrönt. Der daraus entstandene Österreichische Erbfolgekrieg mit Maria Theresia (s. Kap. 10.3.6) brachte Bayern in äußerste Not und trug zu seinem frühen Tod nach kurzem Krankenlager am 20. Januar 1745 bei. Bei der Obduktion fanden die Ärzte Lunge, Milz und eine Niere stark angegriffen und im Herzen „eine Geschwulst". Als Todesursache notierten sie ein „akutes und schweres Fieber".[157] Er wurde in der Fürstengruft der Theatinerkirche in München begraben und dorthin kamen auch seine Eingeweide, die sich zuerst in der Fürstengruft des Frauendoms befanden,[158] in einem beschrifteten sargähnlichen Zinnkasten (s. Kap. 10.2.10.3).

Sein Sohn und Nachfolger Maximilian III. Joseph sandte des Vaters einbalsamiertes Herz in einer hölzernen Kapsel wegen der zwischen München und Altötting streifenden österreichischen Husaren auf Schleichwegen mit dem kurfürstlichen Kämmerer zur Heiligen Kapelle, um „von dem entseelten kayserlichen leib dass herz als dessen edlesten theill aldahin überbringen und da aldaselbsten zu einen ewig gewidmeten pfand in seiner rhuestatt beysezen zlassen".[159] Nach seiner Ankunft in Altötting wurde es „aus seiner höltzernen capsel und der gewixten leinwath, warinnen es eingenäht ware, herausgenommen und in ein silbernes per modum urnae verfertigtes gefäß gelegt", so kunstvoll gearbeitet, dass es „bedenklich fallen wollte", es in die Erde zu versenken.[160]

Nach einer feierlichen Prozession[161] und einem für die Öffentlichkeit zugänglichen Totenlager[162] wurde es in eine eigens herausgebrochene Wandnische in der Rundkapelle gestellt. 1748 beauftragte Max III. Joseph seinen Hofbildhauer Johann

Baptist Straub, für das in eine Silberkapsel eingeschlossene Herz ein Monument, einen Marmortabernakel, zu errichten.

Am 11. Dezember 1756 verstarb dann Maria Amalia, die ebenfalls der Gnadenmutter von Altötting eine besondere Neigung entgegengebracht hatte. Ihr Sohn entschloss sich, die Herzen des Elternpaares zu vereinen, und ließ das mütterliche Organ ebenfalls in einer feierlichen Prozession nach Altötting überführen. Eingeschlossen war es in einer vergoldeten silbernen Doppelurne, am 26. Oktober 1756 wurde des Kaisers Herz dazugefügt und die Urne mit zwei Schlüsseln verschlossen, die noch im Wittelsbachischen Hausarchiv aufbewahrt werden.[163]

Dieses Herzmonument ist ein besonders schönes, ja anrührendes Beispiel für die Demonstration der Gattenliebe über den Tod hinaus: In einem roten Marmortabernakel steht hinter Glas die herzförmige, vergoldete Doppelurne aus Silber mit den Herzen des Paares. Auf der Urne sitzt eine edelsteinverzierte Kaiserkrone, neben Namen und Lebensdaten der Eheleute ist ein Chronogramm eingraviert, dessen hervorgehobene Buchstaben in der Summe die Zahl 1757 ergeben, das Jahr, in dem beider Herzen vereinigt wurden. Der beziehungsvolle Text lautet: „PARCAE / DISSOLVANT. / PECTORA / STRINGAT / AMOR." Der Tabernakel trägt die Büste Karl Albrechts, darunter rechts lehnen die trauernde Bavaria, links der bayerische Löwe, der ein Schild mit der Inschrift „AMOR POST FATA SUPERSTES"[164] in den Pranken hält (s. Abb. 49, S. 745). Nachdrücklicher sind Lebens- und Gattenschicksale, Ruhm und Niederlage kaum je dargestellt worden.

Die ursprüngliche Silberurne wurde als Weihegabe dem Kapellschatz einverleibt. Dort war sie noch 1782 inventarisiert.[165]

Karl Albrechts Bruder Clemens August, der letzte wittelsbachische Kurfürst in Köln, der ihn gekrönt hatte († 1761), dessen Onkel und Vorgänger Joseph Clemens († 1723) und ein weiterer Onkel, der Kardinal Herzog Johann Theodor, Bischof von Freising, Regensburg und Lüttich († 1763), verfügten, dass ihre Herzen zur Madonna nach Altötting zurückgebracht werden sollten. Sie hatten den Ort zu Lebzeiten oft besucht und mit reichen Schenkungen bedacht.

Die Silberkapsel mit dem Herzen Clemens Augusts wurde bis zum Eintreffen des kurfürstlichen Placets zwei Wochen „in der hochheyl. Capellen schaz-kasten hinderlegt". Dekan v. Delling nahm dann am 8. Mai 1761 das Herzbegräbnis vor. Die Kapsel wurde vom Schatzkasten hocherhoben in die Stiftskirche zum Seelengottesdienst und zurück in die Heilige Kapelle gebracht. Der Dekan berichtete dann am 21. Mai an den Geheimen Rat nach München:

> Wurde sohin das in der silbernen schachtl – worinnen noch ein ganz blayerne mit 2 schwarzen sigill [...] verbettschierte schachtl ware – verwahrt geweste endbläste höchste herz in die hierzue sonderheitlich herausgemauerte erden ausser den speisgatter ex parte evangelii eingelassen, sodan mit den marmelsteinen pflasterstein, welchen man mit den buechstaben CA und der jahreszahl 1761 von aussen merkhen lassen zuegeschlossen [...] Wie schier ein gleiches mit beerdigung des ebenfalls anhero yberbrachten und in der mitte ausser den speisgatter ruhenden höchsten herz Josephi Clementis churfürsten zu Cölln [...] beobachtet worden.[166]

10.2. Die Wittelsbacher

Die Corpora beider Kurfürsten blieben im Kölner Dom, Gehirn, Augen und Zunge von Clemens August fanden in der Bonner Kapuzinergruft, seine Eingeweide in St. Remigius von Bonn ihre letzte Ruhe. Die Herzen der beiden kamen wieder in den Kapellboden, außerhalb des „Speisegatters".

Genauso wurde mit den Herzen des Herzogs Clemens Franz de Paula († 1770), seiner Witwe Maria Anna († 1790), der bereits mit 42 Jahren verstorbenen Markgräfin zu Baden-Baden und Tochter Karls VII., Maria Anna († 1776), und der Kurfürstenwitwe Maria Anna Sophia († 1797) verfahren. Maria Anna Sophias Herz war das letzte, das unter den Kapellboden gelegt wurde. Der „Herr Leib-Chirurgus der Höchstseel. Frau Churfürstin, Lukas Musinand nahm das Herz aus dem Pokal heraus, legte es mit aromatischen Kräutern in eine [...] silberne Schachtl und verwahrete diese mit einem Schlößchen".[167] Der kurfürstliche Kommissär nahm lediglich das Schlüsselchen hierzu mit sich. Der schwere, mit dem Kurhut gekrönte Prunkpokal, in dem das Herz während des Transportes zur Heiligen Kapelle aufbewahrt war, kam in die Schatzkammer.

Eine Besonderheit all dieser Herzbestattungen war nämlich, dass die entnommenen Organe in kostbar gearbeiteten Urnen nach Altötting gebracht wurden, dann aber in einfachere, fest versiegelte Gefäße kamen. Die Transportgefäße wurden dem Kapellschatz einverleibt, sie versinnbildlichten eine Art Opfer des Verstorbenen. Deutlich wird dies aus einem Brief des Kapelldirektors, des Vizepropstes Max von Delling, in dem er die zur Translation der Herzen des Herzogs Clemens und der Markgräfin Maria Anna Josepha benutzten Gefäße vom kurfürstlichen Hofrat Menrad zurückforderte:

> Wenn ich Ihnen meine Meinung pflichtmäßig entdecken darf, so sind diese 2 Gefäße der Heil. Kapelle vorhinein schon angehörig, da bekannt ist, dass des Herzogs hochfrtl. Drtl. als der Frauen Marggräfin Königl. Hoheit ihre beide Herzen nebst denen Vasulis der hiesigen Gnadenbildnuß als ein Opfer und Geschänk vermachet haben [...].[168]

Das Herz des Gatten der Maria Anna Sophia, des Kurfürsten Maximilian III. Joseph, mit dem die altbayerische Wittelsbacher Linie ausstarb († 1777), wurde sichtbar in der Nische über dem Portal der Rotunde in einer Silberurne platziert, daneben das Herz seines Nachfolgers, des Kurfürsten der Pfalz (bis 1743) und Bayerns (ab 1777 bis zu seinem Tod 1799) Karl Theodor aus der Nebenlinie Pfalz-Neuburg-Sulzbach. Die schlichten Inschriften lauten: „Cor Maximiliani Josephi – Serenissimi Ducis et Electoris Bavariae – Qui in domino obiit – Die 30 Decembris 1777" bzw. „Cor Caroli Theodori – Serenissimi Electoris – BavaroPalatini – Qui mortuus est 16 Februarii – 1799."[169]

10.2.9 Königsherzen in der Altöttinger Gnadenkapelle

Das pfälzisch-bayerische Erbe des ebenfalls ohne leiblichen Nachfolger gebliebenen Karl Theodor ging an den Neffen Maximilian Joseph, wiederum aus einer wittelsbachischen Seitenlinie, der von Zweibrücken-Birkenfeld. Der populäre Fürst, seit 1. Januar 1806 König Max I. Joseph von Napoléons Gnaden, der mit Hilfe seines

10. Die Herzbestattung in Deutschland und Österreich

Ministers Montgelas Bayern in einen modernen Staat verwandelt hat, starb am 12. Oktober 1825.

Vom Administrator der Altöttinger Kapelle PÖLLATH stammt eine Aufzeichnung von 1862, die den Posthalter Chrysant Fraunhofer zitiert, der Mitglied einer kleinen Abordnung Altöttinger Bürger war, die sofort nach der Todesnachricht nach München reisten und beim Sohn und neuen König Ludwig I. vorsprachen. Dieser soll auf ihr Anliegen, das Herz des „guten Max" zur Muttergottes nach Altötting zu bringen, mit Tränen in den Augen geantwortet haben: „Wahrlich, ihr verlanget viel, sehr viel – eure Bitte soll euch aber doch gewähret seyn. Dies beste unter allen (in der heiligen Kapelle beygesetzten) Herzen soll dort ruhen. Es soll darauf geschrieben werden, daß es das beste herz war."[170] Die Urne, ein Entwurf von Ludwig Schwanthaler, dem Schöpfer der Bavaria auf der Münchner Theresienwiese, in Silber gefertigt vom Hofjuwelier A. Weißhäupl, steht in der großen halbkreisförmigen Nische über dem Eingang zur Rundkapelle, umgeben von sechs weiteren. Auf der Vorderseite befinden sich das bayerische Wappen mit der Krone, an der marmornen Basis ein Namensschild, auf der Spitze ein Herz mit dem Monogramm, darunter die Inschrift „Das beste Herz", darüber das Kreuz. Flankiert wird die Urne von zwei trauernden Genien.

Maximilian I. Josephs Sohn und Nachfolger Ludwig I. (1786–1868), ein großer Förderer der Künste und Wissenschaften, hatte testamentarisch bestimmt: „Mein Herz hat, dem Brauch gemäß, zu denen meiner Regierungsvorfahren nach Alten-Oetting zu kommen."[171] Trotz seiner Affären, insbesondere seiner letzten und folgenschwersten mit der schottischen Tänzerin Lola Montez, reifte seine Liebe zu seiner legitimen Gattin Therese von Sachsen-Hildburghausen, die trotz allem geduldig zu ihm hielt, in seinem letzten Lebensjahrzehnt. Er bestimmte die von ihm erbaute Basilika St. Bonifaz in München (Grundsteinlegung am Tag der Silberhochzeit des Königspaares, 12. Okt. 1835) zur gemeinsamen Grabkirche. Als Therese 1854 starb, lehnte es der Klerus ab, die Protestantin in der Kirche zu bestatten. Endlich wurde sie in einer schlichten Gruft unter dem Boden der Stifterkapelle begraben. Über dieser Gruft kam der Leib ihres Gatten in einem prachtvollen, den Staufergräbern in Palermo nachempfundenen Marmorsarkophag zur ewigen Ruhe.

Herz und Eingeweide der Königin wurden am 21. März 1857 vom Abt Haneberg in die Gruft verbracht und am Kopfende ihres Sarges aufgestellt. Am 11. November 2002 wurde die Ungleichbehandlung des verstorbenen Ehepaares, gegen die der verwitwete König bereits Einspruch erhoben hatte, rückgängig gemacht: Die Gebeine der Königin ruhen jetzt in ihrem inneren ungeöffneten Holzsarg hinter einer Marmortafel in der Südwand der Kapelle hinter dem Sarkophag des Königs.[172]

Dieser, der während eines Kuraufenthaltes in Nizza 1868 verstarb, hatte bestimmt, dass in seine Brust anstelle seines Herzens, das nach Altötting kam, sein Ehering gelegt würde.[173] Hatte der eifrige Poet doch seiner Frau unter vielen auch die folgenden folgenden Zeilen geschrieben: „Lieben muß ich, immer lieben, / sei's auch meines Lebens Grab, / Lieben werde ich noch drüben, / Sinkt zur Gruft das Herz hinab."[174]

Seine Herzurne steht zur Rechten der seines Vaters in der verglasten Nische im Angesicht der Madonna in der Rückwand des Oktogons der Gnadenkapelle in

10.2. Die Wittelsbacher

Altötting. Sie hat die Form eines flammenden, üppig verzierten Herzens und trägt auf der Vorderseite das Wappen des Königs und den Namen, auf der Rückseite seinen Wappenspruch: „Gerecht und beharrlich!" Das Herzgefäß der Königin blieb in St. Bonifaz. Es wurde ungeöffnet der jetzigen Ruhestätte der Gebeine beigegeben, die Viscera-Urne mit Namen, Titel und Lebensdaten verblieb, ebenfalls ungeöffnet, neben dem Zinnsarkophag in der Gruft, die durch einen runden Metalldeckel verschlossen ist. Eine zweite Urne auf der anderen Seite des Sarkophages ist leer, unbeschriftet und wurde wahrscheinlich im Zweiten Weltkrieg beschädigt.

In der vitrinenähnlichen Nische über dem Fenster zwischen der Altöttinger Rundkapelle und dem Langhaus, der Muttergottes vis-à-vis, im oberen Fach, stehen die pokalähnlichen, silbernen Urnen des nächsten Königspaares. Der älteste Sohn Ludwigs I., Maximilian II. Joseph, der 1848 seinem abgedankten Vater folgte, starb 1864, also vier Jahre früher als dieser. Bei der Verbringung des Herzens in die Gnadenkapelle wurde, wohl im Sinne des Verstorbenen, auf Sparsamkeit geachtet. Die 34 cm hohe, im Sockel 15 cm breite Urne trägt die Inschrift „GOTT UND MEIN VOLK" und den Namen des Königs mit Lebens- und Sterbedaten: „MAXIMILIAN II. KOENIG VON BAYERN / GEB. XXVIII. NOV. MDCCCXI / GEST. X. MAERZ MDCCCLXIV."

Im gegenüberliegenden Winkel der Nische steht die formal ähnliche Herzurne seiner Gattin, der preußischen Prinzessin Marie Friederike († 17. Mai 1889 im Schloss Hohenschwangau). Verziert mit Kreuz, Alpenrosen und Edelweiß, an der Vorderseite das bayerisch-preußische Allianzwappen, darüber die Bayernkrone, trägt sie die Inschrift „Marie, Königin von Bayern".[175]

Marie musste den Tod ihres Sohnes erleben: Der „Märchenkönig" Ludwig II. ertrank unter bis heute nicht geklärten Umständen am 13. Juni 1886 im Starnberger See. Bei der am 15. Juni 1886 durchgeführten Sektion wurde das Herz entnommen, das als „kräftig entwickelt, etwas schlaffer, die Höhlen etwas dilatiert, Wandstärke, Consistenz und Farbe des Herzmuskels normal"[176] beschrieben wurde. Der Leichnam wurde anschließend einbalsamiert. „Der Hofstabsarzt legte das Herz in eine zinnerne Kapsel, die dann ein Hofsilberarbeiter verlötete. Die Kapsel wurde in die silberne Urne gelegt, die nach Unterzeichnung des Protokolls in Verwahrung des Oberhofmeisters Graf zu Castell gegeben wurde [...]."[177]

Am 16. August 1886 wurde das königliche Herz in einem Extra-Hofzug nach Neuötting überführt und von dort unter großer Anteilnahme der Öffentlichkeit mit einem von sechs Rappen gezogenen Wagen nach Altötting gebracht.[178]

Die 65 cm hohe, herzförmig gestaltete Urne, in Silber getrieben und reich vergoldet, wurde nach einem Entwurf des Architekten Franz Brochier im Stil Ludwigs XIV. vom königlichen Hofsilberjuwelier Eduard Wollenweber in München angefertigt. Auf der Vorderseite verschlingen sich die zwei L, das Monogramm des Königs, in einem Prunkrahmen, von der bayerischen Königskrone überragt. Seitlich bekränzt von Alpenrosen und Edelweiß, den Lieblingsblumen des Toten, wird das Gefäß von einem Deckel abgeschlossen, aus dem wie beim Herzen Jesu eine Flamme schlägt. Der Sockel ist aus schwarzem Marmor und trägt in goldenen Buchstaben die Inschrift „König Ludwig II. von Bayern" (s. Abb. 72, S. 752). Die verschließbare

Rückwand trägt das bayerische Wappen in Gold. Der Corpus wurde in der Michaelskirche der Jesuiten, in der wittelsbachischen Grablege in München, beigesetzt.

In den verglasten Nischen der Rundkapelle, der Gnadenmutter gegenüber, stehen insgesamt 13 Urnen mit 13 Herzen, darunter die eines kaiserlichen Paares, zweier Kurfürsten, von sechs Königen, zweier Königinnen und einer Kronprinzessin.

Nach Ludwig II. und seiner Mutter Marie wurden noch die Herzen des geisteskranken Bruders Ludwigs, des „Schattenkönigs" Otto I.[179] († 1916), des letzten bayerischen Königs, Ludwigs III. († 1921), und seiner Gattin Marie Therese († 1919) nach Altötting gebracht. Ottos Begräbnis fand am 14. Oktober 1916 in der Münchner Michaelskirche in schlichtem Rahmen statt. Die Herzurne kam mit dem Zug nach Altötting und wurde auf Allerhöchsten Befehl in einer schlichten kirchlichen Feier in einer Nische in der dem Gnadenbild gegenüberliegenden Rückwand des Oktogons aufgestellt. Es handelt sich um ein kugelförmiges Gefäß mit dem Namen des Verstorbenen, mit einem auf vier Säulen ruhenden Dach, aus versilberter und vergoldeter Bronze, mit Halbedelsteinen, nach einem Entwurf des Malers Meder, Ausführung wie beim Herzen seines Bruders durch den „Hofsilberarbeiter" Wollenweber.[180]

Die Königin Marie Therese starb am 3. Februar 1919 im Schloss Wildenwart im bayerischen Chiemgau. Ihr Herz wurde erst am 29. Februar 1921 nach Genehmigung durch das Bayerische Kultusministerium im Auto von Schloss Wildenwart nach Altötting gebracht und unter Anwesenheit ihres Gatten unter Ausschluss der Öffentlichkeit gegenüber der Madonna in der Gnadenkapelle beigesetzt.[181] Wenige Monate später starb ihr Gatte in Sárvár, Ungarn, seinem früheren Exil. Das Ehepaar wurde am 5. November 1921 in der Familiengruft der Wittelsbacher in der Münchner Frauenkirche beigesetzt. Zwei Tage vorher, am 3. November, fand der Trauergottesdienst für das Herz des letzten Wittelsbacherkönigs in der Altöttinger Stiftskirche in Anwesenheit des Kronprinzen Rupprecht statt. Die silberne Urne war – ebenfalls nach Genehmigung durch das Kultusministerium – mit der Eisenbahn aus München, von der Hauskapelle des königlichen Palais am Odeonsplatz, gekommen und zunächst in der Schatzkammer der Heiligen Kapelle deponiert worden. Während des Requiems, das vom Passauer Bischof Sigismund zelebriert wurde, stand sie vor dem schwarz verhüllten Katafalk und wurde anschließend zu der der Gattin in der Gnadenkapelle gebracht.[182] Die beiden formal ähnlichen Herzgefäße stehen nebeneinander im Bogen der großen Nische über dem Eingang zum Oktogon (s. Abb. 36, S. 740), über dem Herzmonument von Maximilian I. Joseph (s. Abb. 65, S. 750).

Damit ruhen die Herzen aller bayerischen Könige und ihrer Gattinnen mit Ausnahme der (protestantischen) Gattin Ludwigs I. in der Gnadenkapelle.

Am 13. November 1954 hat dann das letzte Herz, jenes der bayerischen Kronprinzessin Antonia von Luxemburg und Nassau, dort Aufnahme gefunden. Sie war bereits mit 55 Jahren in Lenzerheide in der Schweiz an den Folgen eines Leidens verstorben, das sie sich im Konzentrationslager während des „Dritten Reiches" zugezogen hatte. Weil sie den Aufenthalt ihres Gatten nicht verraten wollte, war

10.2. Die Wittelsbacher

sie von den Nationalsozialisten dorthin verschleppt worden. Sie hatte bestimmt, dass ihr Leib in Rom, in Santa Maria in Domnica, ihr Herz neben der Madonna in Altötting Aufnahme finden sollte.

Zu ihrem Begräbnis sah der Wallfahrtsort ein letztes Mal ein Wittelsbacherherz in einer Urne aus Bergkristall und Silber mit der Wittelsbacherkrone, nur mit Namen und Lebensdaten beschriftet, platziert auf einem samtverhüllten Katafalk in der Basilika, im Fahnenschmuck, mit Hunderten von Zuschauern und Trauergästen, darunter Angehörige königlicher und anderer Adelshäuser, der Bayerischen Staatsregierung, von Trachten- und Traditionsvereinen, der Münchner Universität, Studentenkorporationen, des Kabinetts, der Leibregimenter und der katholischen Orden. Das Herzgefäß steht jetzt in einer verglasten Nische der Rückwand des Oktogons neben dem Ottos I.[183]

Ihr Gatte, Kronprinz Rupprecht, verstarb mit 84 Jahren am 2. August 1955. Seine Nische blieb frei, bis der damalige Chef des Hauses Wittelsbach, Herzog Albrecht, verfügte, dass hier als Ende der jahrhundertealten Tradition und als Andenken an seinen Vater eine kostbare Weihegabe[184] als Gegenstück zur Urne der Gemahlin Platz finden sollte, ein ovales Gefäß aus vergoldetem Silber mit Bergkristall mit dem Wittelsbacher Wappen, der Krone und der Aufschrift „Rupprecht Kronprinz von Bayern, 18.05.1869 – 02.08.1955. / Quiescit sub matris tutela".[185]

Der Altarraum der Heiligen Kapelle beeindruckt die Besucher durch seine tiefschwarzen Wände mit den vier großen Glasvitrinen in barocker Fassung aus dem Jahre 1664 mit silbernen Votivgaben und dem in Gold und Silber leuchtenden Gnadenaltar. Unter dem Gnadenbild, der in steifen, edelsteinbesetzten Brokat gehüllten Muttergottes mit dem Kind, ruht in einem Geheimfach der Blutsbrief Maximilians I. aus dem Jahr 1645. Rechts vom Gnadenaltar das Denkmal Kaiser Karls VII. Albrecht († 1745) und seiner Gattin Maria Amalia († 1756), gegenüber in den Wandschränken die Herzurnen seit dem 18. Jahrhundert.

Zur Linken befinden sich die Herzen der Könige Maximilian II. Joseph († 1864), seiner Gemahlin Marie († 1889), Ludwig III. († 1921) und seiner Gemahlin Marie Therese († 1919), Ludwig I. († 1868), Maximilian I. Joseph († 1825) und Ludwig II. († 1886), über dem Portal die der Kurfürsten Maximilian III. († 1777) und Karl Theodor († 1799) und, nochmals erhöht, das letzte Herz, das der Kronprinzessin Antonia († 1954), das König Ottos I. († 1916), daneben die leere Gedenkurne von Kronprinz Rupprecht († 1955).

Unter den marmornen Bodenplatten, unter den Füßen der Pilger, ruhen in demütiger Symbolik unter anderen die Herzen von Kurfürsten, ihrer Gattinnen und hoher geistlicher Würdenträger.

In Altötting ist das Zeitalter der herzlichen Verbundenheit des Herrscherhauses mit der Patrona Bavariae und damit der bayerischen Bevölkerung zu Ende gegangen, Pilger und Touristen übersehen in der Fülle der Exponate, Votivtafeln und Devotionalien in der Heiligen Kapelle die Urnen und stehen oft verständnislos vor den lateinischen Inschriften der Kardiotaphen. Übrig bleibt die Faszination der Herzwache der verblichenen Herrscher beim marianischen Mittelpunkt bayerischer Frömmigkeit, der Gnadenkapelle, dem Herzen Bayerns, als Ausdruck und Symbol

10. Die Herzbestattung in Deutschland und Österreich

der Liebe zu ihrer Königin, aber auch der Treue des Hauses Wittelsbach zu seinem Volk über die Jahrhunderte. Der inzwischen verstorbene Kapelladministrator Robert BAUER formulierte dieses irdisch-unirdische Phänomen so:

> Nicht die Herzen irgendwelcher frommer Menschen, sondern die Herzen des Volkes, seiner Spitzenvertreter, wurden zur Ehrenwache bei der Patrona Bavariae bestellt, meist auf eigenen testamentarischen Wunsch, aber darüber hinaus als Staatsrepräsentanten. Das ist nicht ein Staatsbegräbnis, sondern eine Ehrenwache kurfürstlicher, königlicher Herzen vor ihrer Königin. Man täusche sich nicht, auch unsere demokratische Zeit hat dafür Gefühl.[186]

Dennoch, die magische Bedeutung dieser Herzbestattung ist heute nur mehr Historikern und Anhängern der Monarchie nachvollziehbar. Die ehrwürdige kleine Kapelle, ein Edelstein bayerischer Glaubensdenkmäler, birgt eine der beeindruckendsten Herzgrablegen Europas.

10.2.10 Weitere Herzgrablegen der Wittelsbacher in Bayern

10.2.10.1 Kloster Banz

Der aus der Zweibrücken-Birkenfeld-Gelnhausen-Linie stammende Pfalzgraf Wilhelm wurde wegen seiner Verdienste bei der Nachfolgeregelung des Kurfürsten Karl Theodor und damit um die Erhaltung der bedrohten Existenz Bayerns vom späteren König Maximilian I. Joseph zum Herzog in Bayern erhoben. Wegen seines naturwissenschaftlichen Interesses war er bereits 1778 zum Ehrenmitglied der Bayerischen Akademie der Wissenschaften ernannt worden. Er rettete die eindrucksvolle, von den Gebrüdern Dientzenhofer gebaute Kirchenburg Kloster Banz in Oberfranken nach der Säkularisation durch Ankauf vor dem Verfall und ließ sein Herz nach seinem Tod in Mannheim 1837 in seine geliebte Sommerresidenz zurückbringen, in eine Nische der mittleren Säule der Klosterkirche unter einem Ölbild mit der Mater Dolorosa, die lediglich seinen Namen, sein Todesjahr und das Akronym R.I.P. trägt. Sein Körper kam in die Herzogsgruft der Klosterkirche Tegernsee.[187]

10.2.10.2 Hofkapelle der Münchner Residenz

König Maximilian I. Joseph hatte mit seiner zweiten Gattin Friederike Karoline Wilhelmine von Baden acht Kinder, von denen ein Prinz tot geboren wurde, ein zweiter mit drei und eine Prinzessin mit elf Jahren starben. Während die Leichname in die Theatinerkirche kamen, wurden den beiden Letzteren die Herzen entnommen und in der Hofkapelle der Münchner Residenz aufgestellt. Obwohl die Mutter protestantisch war, war hier wohl die dynastische Verpflichtung maßgeblich.

Das aus einer vergoldeten Kupfer-Bronzelegierung bestehende Behältnis für den zwei Jahre alt gewordenen Maximilian Joseph Karl Friedrich († 1803) befindet sich jetzt im Besitz der Bayerischen Schlösserverwaltung. Zwei Löwen halten in der einen Pranke je einen Schild mit Wappen und Inschrift, mit der zweiten halten sie ein rosenbekränztes, gekröntes goldenes Herz in die Höhe.[188]

10.2. Die Wittelsbacher

Das Herz der im Jahre 1821 an einer fieberhaften Erkrankung verstorbenen Lieblingstochter Maximiliane Josepha Karoline ist in einem ovalen Silbergefäß mit Krone eingeschlossen, das auf einem stilisierten Blütenstengel ruht, den zwei silberne Engel halten. Es steht auf einem flachen Marmorquader mit Inschrifttafel.

Cor
Regiae Principessae
Maximilianae Josephinae Carolinae,
Maximiliani Josephi Regis Bavariae,
ac
Fredericae Wilhelminae Carolinae
Reginae []ae
Natae Principessae Badensis
[]
Natae XXI Julii MDCCCX
Denatae IV Februarii MDCCCXXI[189]

Gefertigt wurde das Herzdenkmal vom Silberschmied Anton Weißhaupt, der auch wenige Jahre später die Urne für das Herz des Vaters in der Gnadenkapelle von Altötting schuf. Beide Monumente stehen jetzt in kleinen seitlichen Rechtecknischen im Chor der Kapelle.[190]

10.2.10.3 Theatinerkirche München

Die Gattin des Kurfürsten Ferdinand Maria, des Sohnes und Nachfolgers Maximilians I., Henriette Adelheid von Savoyen, ließ aus Dankbarkeit für die Geburt des Thronprinzen Maximilian Emanuel die Theatinerkirche St. Kajetan in München erbauen, die, 1675 geweiht, neben St. Michael und dem Frauendom auch zu einer Familiengrablege des Hauses Wittelsbach wurde.[191] Neben dem Stifterehepaar sind in der Gruft in neun Gewölben 47 weitere Mitglieder der Familie, darunter viele Kinder, in Kupfer-Zinn-Sarkophagen beigesetzt. Bei den Särgen wurden auch eine Reihe von Eingeweide- und einzelnen Herzurnen aus Bronze und Zinn aufgestellt. Diese waren wie in der Herzogsgruft des Wiener Stephansdoms der Habsburger schlicht und zweckentsprechend gestaltet, z.T. unbeschriftet. Diese Form der Eingeweidebestattung dokumentierte keine Familientradition oder religiöse Zwecke, vielmehr sollten die bei der Einbalsamierung entnommenen Eingeweide (und Herzen) als Teil des fürstlichen Leichnams respektvoll konserviert werden. Testamentarische Verfügungen für diese Teilbestattung existieren nicht.

Die ältesten Eingeweide (und Herzen?), die so in unbeschrifteten Zinngefäßen in der Gruft stehen,[192] gehörten Ferdinand Maria († 1679) und seinem Sohn Maximilian II. Emanuel († 1726). Weitere enthalten die Eingeweide des Herzogs Clemens Franz de Paula († 1770), seiner Gattin Maria Anna von Pfalz-Sulzbach († 1790) und der Kurfürsten Maximilian III. Joseph († 1777) und Karl Theodor († 1799). Sie sind mit den Lebensdaten der Verstorbenen beschriftet. Deren Herzen kamen nach Altötting, dem Beispiel Karl Albrechts, des Vaters von Maximilian III. Joseph, folgend (s. Kap. 10.2.8).

Karl Albrechts Eingeweide sind in einer großen, auf dem Deckel beschrifteten sargähnlichen barocken Zinntruhe mit geschwungenen Wänden, Deckel, Schlössern und Scharnieren eingeschlossen, die zu Füßen seines und seiner Frau Corpussärgen in einem eigenen Raum steht.

Das Gefäß der „Ingeweidt" seiner Tochter Maria Anna Josepha († 1776) ist beschriftet, ebenso das der Maria Anna von Sachsen († 1797), der Gattin von Maximilian III. Joseph. Weitere Urnen enthalten Eingeweide von Kindern, z.B. des Prinzen Maximilian Joseph Karl Friedrich (1800–1803) oder der mit elf Jahren verstorbenen Maximiliane Josepha Karoline († 1821), deren Herzen in die Hofkirche kamen (s. Kap. 10.2.10.2), deren Epitaphia an einem Seitenaltar des linken Kirchenschiffs angebracht sind.

Eine Besonderheit ist das bronzene Herzgefäß der Gattin des Generalfeldmarschalls Ferdinand Innozenz von Bayern, der Maria Anna Karolina Ludovika Franziska[193] (1693–1751): Es ist circa 35 cm hoch, hat Spielkartenherzform, wird von zwei gekrönten Löwen gehalten und steht vor dem Sarg der Kurfürstin Maria Anna Sophia, der „Retterin Bayerns" († 1797), deren Herz in Altötting ruht (s. Kap. 10.2.8), mit ausführlichen Lebens- und Herkunftsdaten der Prinzessin.[194]

1842 kam auch das Herz der protestantischen Friederike Caroline Wilhelmine zu ihrem in dieser Gruft bestatteten Leichnam. Als sie 1841 gestorben war, hatte der katholische Klerus seine Geringschätzung bei der Beisetzung neben ihrem Gatten, dem König Maximilian I. Joseph, gezeigt, indem er auf jegliches kirchliche Zeremoniell ostentativ verzichtete. Ihr Sohn, der regierende König Ludwig I., war tief verletzt und drohte anlässlich der Herzbestattung seiner Mutter: „Diesmal werden Sie Ihre Chorröcke gewiss anziehen. Oder ich ziehe sie Ihnen an!"[195]

Die herzförmige Urne befindet sich in einem Kasten neben dem Sarg,[196] der zusammen mit dem Sarg des Gatten in einem Gewölbe steht. Des Letzteren Herz kam allerdings nach Altötting (s. Kap. 10.2.9).

10.2.11 Die Herzen der Leuchtenberg

1817 verlieh Maximilian I. Joseph, König von Bayern, seinem Schwiegersohn Eugène das Prädikat „Königliche Hoheit", den übrigen Mitgliedern der Familie den Titel „Fürsten und Fürstinnen von Leuchtenberg" mit dem Prädikat „Durchlaucht".

Eugène war Napoléons Stiefsohn, Spross der Ehe seiner ersten Gattin Joséphine mit dem während der Revolution guillotinierten Vicomte de Beauharnais. Er wurde aus dynastischen Gründen von seinem Stiefvater, der ihn zum Vizekönig von Italien ernannt hatte, mit Auguste, der Tochter von Maximilian I. Joseph von Bayern, gegen den Willen beider Beteiligten, verheiratet. Wider Erwarten wurde die Ehe glücklich. Nach dem Sturz Napoléons floh Eugène zu seinem Schwiegervater nach München und wurde von diesem, inzwischen König von Napoléons Gnaden, zum Herzog ernannt. Er starb bereits 1824 und wurde in der Michaelskirche in München begraben. Seine sechs Kinder heirateten in bedeutende Fürstenhäuser der Zeit, so den brasilianischen Kaiser Dom Pedro I.,[197] ins schwedische und portugiesische Königshaus und in den russischen Hochadel.

10.2. Die Wittelsbacher

Als die Bomben des Zweiten Weltkriegs das von Leopold von Klenze 1816–1821 nach dem Vorbild des Palazzo Farnese in Rom erbaute Palais Leuchtenberg, den Münchner Palast der Familie am Odeonsplatz, jetzt Sitz des Bayerischen Finanzministeriums, zerstörten, fanden Plünderer in den Ruinen eine Steinplatte mit einem Relief von Schwanthaler. In der Hoffnung, einen Schatz entdeckt zu haben, zerschlugen sie die Platte, ohne einen Fund zu machen, der für sie ohnehin keine Bedeutung gehabt hätte: In die Wand der zerstörten Hauskapelle waren sieben Herzen in metallenen Behältern eingemauert. Um ihren profanen Verlust zu vermeiden, brachten sie die Jesuiten in die Begräbniskirche der Wittelsbacher Könige, nach St. Michael.[198] Dort wurden sie bei den Metallsärgen ihrer Eltern und des im Säuglingsalter verstorbenen Töchterchens Caroline in einer Seitenkapelle der Fürstengruft des Königshauses, in einer Art Kolumbarium, geborgen.[199]

Es waren die Herzen von Eugène de Beauharnais, des Herzogs von Leuchtenberg († 1824) (s. Abb. 64, S. 749), seiner Gemahlin Auguste, der Schwester Ludwigs I. von Bayern († 1851), die ihrer Söhne, der Herzöge August und Maximilian von Leuchtenberg († 1835 und 1852) und die ihrer Töchter Théodelinde, Gräfin von Württemberg († 1857), und eben der kleinen Caroline († 1816). Das Herz einer anderen Tochter, der Fürstin Eugénie von Hohenzollern-Hechingen († 1847 an Tuberkulose), das ursprünglich in der Herzkapelle 1851 kurz vor dem ihrer Mutter beigesetzt wurde, hatte später die Stadt Hechingen reklamiert und den pokalähnlichen Herzkelch mit Emaillewappen in eine vergitterte, mit rotem Samt ausgekleidete Nische nahe dem Haupteingang der Stiftskirche gestellt, in der auch ihr Körper in der Gruft vor dem Hochaltar ruht.[200]

Auch die Herzen der beiden ältesten Töchter fehlen: Die in Stockholm beigesetzte Königin Joséphine hatte zwar bestimmt, dass ihr Herz mit denen ihrer Familie im Palais am Odeonsplatz vereint würde, bei ihrem Tod 1876 waren aber die Leuchtenberg russisch, die Bande nach München zerrissen und es kam nicht zu dieser Heimkehr. Die Kaiserin Amélie von Brasilien († 1873) fand in Lissabon beim älteren Bruder August ihre letzte Ruhe.

Der bereits erwähnte Maximilian, der dritte Herzog von Leuchtenberg, starb, an Lungentuberkulose erkrankt, bereits mit 35 Jahren am 20. Oktober 1852 an einem Blutsturz in Sankt Petersburg, wo er mit einer russischen Großfürstin verheiratet war. Der Leichnam wurde unter großem Hofzeremoniell in der katholischen Kirche St. Johann von Jerusalem in Sankt Petersburg beigesetzt; das Grab existiert nicht mehr.[201]

Sein Herz wurde, seinem Wunsch entsprechend, am 18. Dezember 1852 durch den kaiserlichen Flügeladjudanten Oberst Graf Alopaeus dem Prinzen Carl in München in einer Urne aus poliertem Silber übergeben. Auf der Vorderseite trug das Gefäß ein Kreuz aus mattem Silber mit vier geflügelten Engelsköpfen, auf zwei Seiten das herzogliche Wappen und auf der Rückseite den russischen Adler in oxydiertem Silber mit goldener Krone, Szepter und Reichsapfel. Das Wappen selbst war ein Herzschild aus Emaille. Der Prinz ließ in der Kapelle eine Seelenmesse lesen, die Urne wurde bei den anderen an der Evangelienseite aufgestellt.[202] Herzog Max hatte eine große Summe bestimmt, um im Palais eine zur Verwahrung der Herzen würdige Kapelle zu errichten, er fand die alte schlecht angelegt und kümmerlich. Er wollte sich eines Tages dieses Palais, dessen Unterhalt ihn unnötiges Geld kostete, entäußern, die Kapelle hingegen intakt halten.

Maximilians Schwester Théodelinde, verheiratet mit Wilhelm Graf von Württemberg, starb 1857 in Stuttgart und wurde in der Gruft der Grafen von Ludwigsburg beigesetzt. Ihr Herz blieb zunächst in ihrer Villa am Bodensee bei Lindau, wurde dann aber von ihrer Schwester Joséphine für die Hauskapelle des Palais in München angemahnt. Diese hatte dem Prinzen Friedrich von Württemberg, dem Testamentsvollstrecker, geschrieben, dass das Herz heimgeführt werden müsse ins Palais, „wo eines Tages alle unsere Herzen vereint sein werden und wo zu diesem Zweck eine russische Stiftung gemacht worden ist".[203]

Die Kapelle war, wie Adalbert Prinz von BAYERN, der Leuchtenberg-Chronist, später berichtet, Ort des Gebetes, des Gedenkens und der Gottesdienste für die Familie, die „vor den Herzen ihrer Lieben oft Trost gefunden hatte".[204] Der jetzige Aufbewahrungsort der Herzen, ein schlichtes, langgestrecktes, weiß gekalktes Gewölbe neben der großen Fürstengruft, war ursprünglich der Öffentlichkeit nicht zugänglich; inzwischen sind jedoch einige Herzgefäße in Schaukästen in die danebenliegende Königsgruft verlagert worden und zu besichtigen. Die Herzurnen stehen in bogenförmig gewölbten oder rechteckigen größeren Nischen der Längswände, sogenannten Loculi, durch verstaubte holzgerahmte Glasscheiben geschützt, z.T. durch Marmorplatten mit Inschriften zugemauert.

Eugènes eiförmiges Herzgefäß in Gold ist mit seiner Initiale versehen und wird von einer Krone bedeckt, von zwei bronzenen Engeln emporgehoben und trägt die Inschrift: „Sterblicher Rest des Herzens von Eugène Napoléon, Herzog von Leuchtenberg, Fürst von Eichstädt. / Geboren in Paris am 3. September 1781 / Gestorben in München am 21. Februar 1824." Das Schild ist flankiert von Symbolen des Krieges und des Schlachtenglücks, da er für seinen Stiefvater militärisch häufig erfolgreich gekämpft hatte.

Prunkvoll ist die vergoldete Urne seines Sohnes Auguste Charles Eugène, der zunächst seine Schwester Amélie anlässlich ihrer Vermählung mit Kaiser Dom Pedro (s. Kap. 11.14) nach Brasilien begleitete. Auf Wunsch des sterbenden Kaisers wurde er dann mit der jungen Königin Dona Maria von Portugal vermählt, starb aber wenige Monate später im Alter von 25 Jahren an den Folgen einer Halsentzündung. Das von Schwanthaler gefertigte pokalähnliche Gefäß trägt den Namen des Herzogs und ein Wappen mit Adler, Löwen und der portugiesischen Krone und wird von einem Kreuz bekrönt.

Die Odyssee der Nachfahren Eugènes und Augustes füllt viele Bücher. Insbesondere der russische Zweig, der noch Reichtum und Glanz des Zarenhofes in Sankt Petersburg miterlebt hatte, musste sich mit einem harten Flüchtlingslos abfinden. Die letzten Mitglieder fanden im bayerischen Chiemgau auf dem Friedhof des Klosters Seeon ihre Totenruhe.

Diese russischen Gräber, die Särge des Elternpaars Eugène und Auguste in St. Michael in München und die Herzen in den verstaubten und verblassten Vasen in den

10.2. Die Wittelsbacher

Nischen der Fürstengruft der Kirche erinnern an das Schicksal einer napoleonisch-bayerisch-europäischen Fürstenfamilie.

Das wiederhergestellte Kardiotaph Schwanthalers, das ursprünglich die Herzen barg, hat einen würdigen Platz in einer Nische im Entree des Leuchtenbergpalais bekommen.[205] Auf dem marmornen Basrelief lehnen zwei gekrönte, trauernde Frauen an einem Altar mit einem Kreuz. Links stützt sich Auguste auf die mit einem „E" gekennzeichnete, bekränzte Herzurne ihres Gatten Eugène, rechts bringt die junge Königin von Portugal, Maria da Gloria, das Herz ihres früh verstorbenen Gatten August ihrer Schwiegermutter. Die Inschrift unter dem Monument lautet: „Epitaph von Ludwig Schwanthaler. / Ehedem in der Kapelle dieses Palais ueber den eingemauerten Herzen der Leuchtenberg. / Nach 1945 aus Schutt und Asche geborgen."

10.2.12 Weitere Herzen des bayerischen Adels

1624 wechselte Graf Christian aus dem reichsunmittelbaren, im 16. Jahrhundert lutherisch gewordenen Geschlecht der niederbayerischen Ortenburger zum katholischen Glauben und wurde – noch minderjährig – kurfürstlich bayerischer Kämmerer und Hofrat. Schließlich wurde er 1680 Statthalter des Fürstentums Oberpfalz und starb 1684 in seiner Residenzstadt Amberg. Testamentarisch hatte er die dortige Stadtpfarrkirche St. Martin zur Ruhestätte seines Herzens und seiner Eingeweide bei seiner Gattin bestimmt,[206] der Leib kam in die Familiengrablege in der Sixtuskapelle des Passauer Domes.

Im niederbayerischen Hügelland liegt der Markt Arnstorf mit den Schlössern der Grafen von Deym. Am Rand des Ortes stand seit dem Krieg eine Kreuzsäule, vor der die Einwohner ihre Anliegen der Fürbitte Mariens anvertrauten, wo ihre Gebete Erhörung fanden und wo fromme Einsiedler bei einem Bild der Muttergottes hausten. Der Herr des unteren Schlosses, Franz Joseph Christoph Ignaz von Closen, und seine Gemahlin Maria Viktoria wandten sich mit einem besonderen Wunsch an das Gnadenbild, eine Nachbildung der Altöttinger Madonna. Sie gelobten, dort eine Kirche zu errichten, wenn ihr Gebet um einen männlichen Nachkommen Erhörung fände. Am 19. Mai 1723 wurden ihre Bitten erhört und sie ließen die Kapelle bis 1730 bauen. Der Grafensohn Maximilian Joseph von Closen blieb der Muttergottes zeitlebens verbunden und ordnete an, dass sein Herz als Zeichen seiner Liebe wie die Herzen seiner Landesherren, der Wittelsbacher, zu Füßen der Altöttinger Madonna ruhen sollte. Er starb 1760. Vor dem Hauptaltar bezeichnet eine Bodenplatte mit einem Herzsymbol die Stelle der Herzversenkung, zur rechten Seite des Altars kündigt eine Tafel mit dem Matthäuswort die ewige Liebe des Grafen zur Patrona Bavariae:

> Ubi Thesaurus, ibi Cor. Math. 6 cap 21 vers.
> wo das Hertz war in dem Leben Ruhet es sanft auch nach dem Todt
> weil zur Welt mich hat Gegeben durch Mariam Unser Gott.
> Hab ich hier mein Schatz gefunden und Mein Hertz darzu gelegt
> Bis es in den Letzten Stunden wird zur Glori auferweckt.

10. Die Herzbestattung in Deutschland und Österreich

>Alhier
>In der Mitte des antrits beym Altar Ligt Begraben das Hertz
>Des
>Hoch und Wohl Gebohrnen Herrn Herrn Maximilian
>Joseph Reichs Freiyherrn von Closen zu Arnstorf
>und Gern,
>Herr des untern anthails Arnstorf, Hainberg, Jegen
>dorf, Aufhausen, Oberpöring, Ettling, Westerndorf
>Gneiding und Sicklasperg. Sr. Churfl. Durchl. in
>Bayrn e:c. Cämmerer e c.dan Gemainer Hochlobl:Landt-
>schafft unter Lands Verordneten Rittersteurn Rent-
>ambts Straubing, seines Alters im 38igsten Jahr.
>So verschiden den 28. April ao: 1760 zwischen 3
>und 4. Uhr Früeh. Requiescat in pace.

Das untere Viertel des Kardiotaphs wird vom Ehewappen der Closen in der Mitte, von einer geknickten Kerze, dem Symbol des erloschenen Lebens, links und einer Sanduhr auf einem Totenschädel rechts eingenommen[207] (s. auch Kap. 6).

Ein Jahrhundert später, am 27. Mai 1865, starb ein Nachfahre des von Closen, der 50-jährige Otto Graf von Deym, Kämmerer König Ludwigs I., erblicher Reichsrat und Major, ein Verehrer und Sammler der Werke der Romantiker und Herr des oberen Schlosses zu Arnstorf. Sein Leib fand in der Gruft der Grafen seine letzte Ruhe, sein Herz in der Kapelle des Schlosses hinter einer kleinen Türe mit einem Rahmen im Empirestil neben einer schmerzhaften Madonna mit einer schwertdurchbohrten Brust. Dieses Nischengrab geriet in Vergessenheit, wenn auch die Nachfahren und die Bediensteten sich erinnerten, dass die Witwe, Emma Gräfin von Deym, immer davon sprach, dass in der Kapelle „ihr bestes Herz" liege. In den 1980er Jahren erzählte eine alte Lehrerin, die die Geschichte wieder von ihrer Vorgängerin hatte, von den Erinnerungen der alten Gräfin und der Pfarrer Ertl von Arnstorf veranlasste die Suche nach einem passenden Schlüssel. Dieser wurde von der Gräfin Henriette von Deym wirklich gefunden. Als das Türchen mit sanfter Gewalt geöffnet wurde, fand sich dahinter das Herzgrab des romantischen Adligen und wittelsbachischen Kämmerers mit der Aufschrift „Das beste Herz", der gleichen wie beim Vater seines Souveräns, Ludwig I., des Königs Max I. Joseph, in der Gnadenkapelle in Altötting. So schließt sich auch hier wieder der Kreis der Herzverehrung verwandter Seelen.[208]

Der vierte Fürst von Thurn und Taxis, Karl Anselm (1733–1805), wurde nach der Säkularisation Eigentümer der schwäbischen Abtei Neresheim. Sein Herz wurde in der Stiftskirche bestattet, während sein Leichnam in der Familiengruft in Sankt Emmeram in Regensburg blieb.[209]

In diese fürstliche Gruftkapelle im Kreuzgang ließ der katholische Fürst Max Karl von Thurn und Taxis, Karl Anselms Enkel, das Herz seiner innig geliebten, am 14. Mai 1835 im Alter von 31 Jahren verstorbenen protestantischen Gemahlin Wilhelmine Caroline bringen. Es befand sich in einem kostbaren, facettierten Glasgefäß, das wiederum in eine 28 cm hohe, silberne römische Vase eingeschlossen war.

10.2. Die Wittelsbacher

Diese kam in einem kleinen, kastenförmigen Bronzesarkophag mit einem Efeukranz auf der Vorderseite und gesenkten Fackeln an den Ecken in eine durch eine Tür verschlossene Nische der Gruft. In dem Bronzecippus ist auf einem Zwischenboden, auf einem rotsamtenen Kissen über der Herzvase eine 48,5 cm große Marmorbüste der Verstorbenen platziert, als Schlafende dargestellt, ein Werk des klassizistischen Bildhauers Christian Daniel Rauch, mit der Inschrift „Hier ruht mein Glück, hier schläft ihr Herz, / Hier klagt die Liebe ew'gen Schmerz".[210]

Der Cippus in der Gruftkapelle ist verschlossen und kann nicht geöffnet werden, die Kapelle ist der Öffentlichkeit nicht zugänglich.[211]

1821 wurde der durch Wertpapierspekulationen reich gewordene Bankier Johann Gottlieb Süßkind, Sohn eines Süßbäckers, vom bayerischen König Maximilian I. Joseph in den Freiherrnstand erhoben. In enger Verbindung zum Königshaus stehend, kaufte er unter anderen auch das Schloss Dennenlohe bei Ansbach. Sein Sohn Albert Freiherr von Süßkind (1803–1887) ließ hier die neugotische Schlosskapelle auf alten Fundamenten erbauen und sein Herz, wohl aus Liebe zu seinem Landsitz, in einer Nische des Kirchleins bestatten, während sein Leib in die Familiengruft nach Augsburg kam. Die Anregung zur Entnahme seines Herzens könnte von der Gattin des Fürsten Pückler, der Tochter des Reichskanzlers von Hardenberg, Lucie Amalie Wilhelmine, gekommen sein, die jahrelang in Dennenlohe gelebt hatte.[212]

In einer Seitenwandnische steht eine schlichte goldbronzierte Metallurne in der Spielkartenherzform mit der Inschrift:

> Albert Freiherr von Süßkind
> geboren 30. November 1803
> gestorben 21. Oktober 1887
> ~
> Zum bleibenden Gedächtnis
> des treuesten Vaterherzens
> gewidmet
> von seinen Kindern.

Unmittelbar vor dem Beginn des Zweiten Weltkriegs, 1938, nahmen die Mönche des Klosters Ettal des Herz ihres Förderers, des Industriellen Theodor von Cramer-Klett junior (1874–1938), in ihre Obhut. Ludwig II. hatte den Vater, den Industriellen Theodor Cramer, den damals reichsten Mann in Bayern, einen der Wegbereiter der Eisenbahn in Deutschland, 1875 in den erblichen Freiherrenstand erhoben. Der mäzenatische Sohn ermöglichte die Wiedergründung des altberühmten, säkularisierten Klosters der Benediktiner.

Sein Herz ruht in einem Seitengang hinter einem schlichten Bronzekardiotaph mit der Inschrift:[213]

> COR THEODORI LIB BAR
> DE CRAMER KLETT
> 19 † 38
> EXIMII HUIUS MONA
> STERII BENEFACTORIS.

10.3 Das Haus Habsburg

Die mächtigste europäische Dynastie, deren Faszination in Geschichte, Literatur und Menschengedenken bis heute anhält, regierte rund sieben Jahrhunderte vom Mittelalter bis ins 20. Jahrhundert. Der Geschlechtsnamen rührt von der Hab(icht)sburg her, die am Zusammenfluss von Reuß und Aare in der Schweiz von Bischof Werner von Straßburg errichtet wurde. Dieser war der Bruder des Grafen Ratbod, der 1020 das Kloster Muri im Aargau, das Hauskloster der Habsburger, gründete, das fast 1000 Jahr später die Herzen des letzten Habsburger Kaiserpaares aufnehmen sollte.

10.3.1 Die Babenberger

Vorgänger als Herrscher von Österreich waren die Babenberger. Der älteste Sohn des Herzogs Leopold V., der Richard Löwenherz gefangengehalten hatte (s. Kap. 8.2), war Friedrich I., der wie sein Vater das Kreuz nahm, dabei aber vor Akkon 1198 mit 23 Jahren verstarb. Er wurde *more teutonico* behandelt, das „Fleisch", Herz und Eingeweide wurden an Ort und Stelle im Heiligen Land verbrannt, die Gebeine kamen zurück in die Grablege der Babenberger, das österreichische Stift Heiligenkreuz.[214]

Das Fleisch, möglicherweise die Eingeweide seines Bruders, des 1230 in Italien verstorbenen, ebenfalls *more teutonico* behandelten Leopold VI., Herzog von Österreich, Kreuzfahrer, wurden am Sterbeort, in San Germano am Monte Cassino, begraben (s. Kap. 10.1).[215]

10.3.2 Historisch nicht belegte Herzbestattungen des Geschlechts im 13. Jahrhundert

Die Nachkommen des Grafen Ratbod nannten sich bald Grafen von Habsburg und stellten dann 1273 mit Rudolf I. (1218–1291) den ersten Habsburger auf dem deutschen Königsthron. Dieser Zeitgenosse des Karl von Anjou, des Königs von Sizilien, des Siegers über die Staufer, wurde als letzter deutscher König im Dom zu Speyer begraben. Die Nonnen des Dominikanerinnenklosters von Tulln in Niederösterreich, das anlässlich des Sieges über Ottokar II. von ihm 1280 gestiftet wurde, behaupteten später, Rudolfs Herz sei nach dessen letztem Willen in einem goldenen Gefäß ins Kloster gekommen. Historisch ist dies eher unwahrscheinlich, Nachforschungen, die Anfang des 19. Jahrhunderts angestellt wurden, blieben ergebnislos. Die Legende, Rudolf habe, als er todkrank an seine Stiftung dachte, sein Herz Tulln vermacht, taucht erst gegen Ende des 17. Jahrhunderts in der Klosterchronik auf.[216]

Rudolfs erste Gattin Gertrud von Hohenberg (1225–1281) starb in Wien, wollte aber in Basel beigesetzt werden. Die Leiche wurde deshalb ausgenommen, mit Sand und Asche gefüllt, das Gesicht einbalsamiert, der Corpus mit einem wachsgetränkten Tuch umhüllt und mit ungewöhnlichem Gepränge zum Grab ihres jüngsten Sohnes ins Basler Münster gebracht.[217] Im *Chronicon Colmariense*[218] ist dazu zu lesen: „Regina moritur, exenteratur et venter ejus sabulo et cineribus impletur.

10.3. Das Haus Habsburg

Post hec facies ejus balsamo linitur totumque corpus ejus panno cereo circundatur ac sericis vestimentis induitur preciosis."[219] Da es sich um eine zweckgebundene Behandlung der Leiche zur Transportvorbereitung handelte, gibt es keinen Eintrag zum Verbleib der Eingeweide.

1281 ertrank der Lieblingssohn König Rudolfs, Hartmann von Habsburg, 18 Jahre alt, mit 13 Begleitern im Rhein zwischen Breisach und Straßburg. Seine Eingeweide wurden in der Kirche des nahegelegenen Klosters Rheinau hinter einem (nicht mehr vorhandenen) Enterotaph begraben, sein Leib im Basler Münster.[220]

Rudolfs Rivale um den Besitz Österreichs, der Böhmenkönig Ottokar II., der auf dem Marchfeld am 26. August 1278 gegen ihn Reich und Leben verlor, wurde zunächst ausgeplündert und 30 Tage im Kapitelsaal des von ihm geförderten Minoritenklosters in Wien aufgebahrt, dann in seine Residenzstadt Prag verbracht, wo er 1297 ein würdiges Begräbnis im Veitsdom fand.[221] Der Chronist berichtet, er sei „zweimal gestorben": Die Eingeweide und das Herz des glänzenden Fürsten seien entnommen und in der ursprünglichen Katharinenkapelle[222] des Minoritenklosters bestattet worden.[223]

Während die Entnahme der Eingeweide und die gesonderte Bestattung des Herzens im 13. und 14. Jahrhundert in England, Frankreich und im Heiligen Römischen Reich bereits ein häufig geübter Brauch war, ist dergleichen bei den frühen Habsburgern nicht bekannt.

10.3.3 Eingeweidebestattungen bei Habsburgern im 15. Jahrhundert

Angeblich wurde der Leichnam des in Mailand plötzlich verstorbenen Rudolf IV., des „Stifters", österreichischer Herzog, Stifter der Wiener Universität (1339–1365), *more teutonico* behandelt, d.h. die Leiche sei in Rotwein gekocht, Fleisch und Viscera an Ort und Stelle begraben, die Knochen in einer Ochsenhaut in den Stephansdom nach Wien gebracht worden.[224]

Das erste dokumentierte Eingeweidebegräbnis wurde wahrscheinlich beim Erzherzog Ernst dem Eisernen (1377–1424) vorgenommen, und zwar in der Stadtpfarrkirche seines Geburtsortes im steiermärkischen Bruck an der Mur unter einem achteckigen Wappenepitaph mit der Umschrift „Hic jacent Viscera Ducis Ernest 1424" vor dem Hochaltar, das später an die südliche Chorseite versetzt wurde.[225]

Vielleicht war es sein Beispiel, das dazu führte, dass acht Jahre später die Viscera der Anna von Braunschweig-Göttingen, der zweiten Gemahlin Herzog Friedrichs IV. „mit der leeren Tasche", in die St.-Jakobs-Pfarrkirche, den späteren Dom, nach Innsbruck kamen. In dieser Grabstätte des Innsbrucker Adels und der Bürgerschaft sollen auch die Eingeweide des Gatten († 1439), seiner ersten Gattin Elisabeth von der Pfalz († 1408), des Erzherzogs Siegmund des Münzreichen († 1496), seiner Gemahlin Eleonore von Schottland († 1480) und des Erzherzogs Ferdinand von Tirol († 1595) und seiner Gattin Philippine Welser († 1580) ruhen, die Letzteren vor dem Hochaltar.[226] Von einer gesonderten Behandlung des Herzens ist auch hier nicht die Rede. Spuren der Gräber finden sich nicht mehr, sie sind wahrscheinlich im Zuge der Neuerrichtung der Kirche ab 1717 beseitigt worden.[227]

10. Die Herzbestattung in Deutschland und Österreich

1758 wurde das Herz des auf seinem Stammsitz Schloss Ehrenberg verstorbenen Fürstbischofs von Brixen, Kaspar Ignaz von Künigl, im Dom beigesetzt (s. Kap. 13.4).[228]

10.3.4 Friedrich III. und Maximilian I.

Eineinhalb Jahrhunderte nach dem Tod Rudolfs I. begann dann mit Albrecht II. von Habsburg († 1439), dem einzigen Sohn des Herzogs Albrecht IV. von Österreich und einer Wittelsbacherin, der Johanna von Bayern-Straubing, die 368-jährige, nur einmal durch einen Wittelsbacher, nämlich Karl VII., unterbrochene Reihe der Habsburger auf dem Kaiserthron des Heiligen Römischen Reiches deutscher Nation. Albrecht wurde 1438 in Frankfurt zum deutschen König gewählt, starb aber bereits nach eineinhalb Jahren auf einem Feldzug gegen die Türken in Neszmély, Ungarn, an der Ruhr. Wahrscheinlich erst nach Entnahme der Eingeweide und Beisetzung vor Ort[229] wurde der Leichnam nach Székesfehérvár (Stuhlweißenburg) gebracht und in der dortigen Basilika feierlich bestattet.

Die Kurfürsten einigten sich rasch auf seinen phlegmatischen Vetter, Friedrich III., den Sohn des oben erwähnten Herzogs Ernst des Eisernen, als Nachfolger. Dieser misstrauische, eigenbrötlerische, persönlich eher geizige Kaiser regierte mit 53 Jahren am längsten von allen römisch-deutschen Herrschern. Noch als Herzog von Österreich unternahm er 1436 eine Reise nach Jerusalem und wurde dort zum „Ritter des Heiligen Grabes" mit der Verpflichtung zur Verteidigung desselben geschlagen.[230]

Den Kurfürsten wurde dann allerdings die Tatenlosigkeit Friedrichs zu ärgerlich, sie wählten seinen Sohn, den jungen Maximilian, 1486 zum römischen König. Friedrich war damit gar nicht einverstanden, zog sich dann aber mehr und mehr in seinen wenig aufwendigen Hofstaat im Schloss zu Linz zurück und verbrachte seine letzten Lebensjahre mit Astrologie, Studium der hebräischen Sprache, mit Alchemie und Beten. Seit hohes Lebensalter – er starb im Alter von 78 Jahren – hing mit seiner gesunden Lebensweise zusammen; er aß wenig, trank keinen Alkohol und bevorzugte Gemüse und frisches Obst. Im Juni 1493 musste noch das linke Bein oberhalb der Wade wegen „Altersbrand" amputiert werden. Der Kaiser genas von diesem Eingriff, starb dann aber am 19. August 1493, angeblich nach Genuss von acht Melonen, nachdem er wenige Tage zuvor einen Schlaganfall erlitten hatte.[231]

Im Rahmen der Einbalsamierung wurden sein Herz und seine Eingeweide – wie seinem Vater – tatsächlich entnommen. Es ist unklar, ob dies von ihm gewollt oder der beabsichtigten Verbringung des Leichnams nach Wien geschuldet war, wie es in einer zeitgenössischen Mitteilung heißt, „umb merklich notturfft willen".[232] Sie ruhen – angeblich mit dem amputierten Bein[233] – hinter einem großen Rotmarmorstein,[234] schlicht und eher einsam, wie der Kaiser gelebt hatte, im dunklen Chor der Stadtpfarrkirche in Linz, in der Anton Bruckner 1855–1868 Organist war. Diese älteste dokumentierte Herzgrablege der Habsburger trägt die lateinische Inschrift (s. Abb. 18, S. 733):

> INTESTINA CUBANT FRIDERICI HAC CAESARIS URNA ET COR QUOD SACRO PRAEFUIT IMPERIO QUINQUAGINTA ANNIS ROMANUM REXERAT ORBEM

10.3. Das Haus Habsburg

ATQUE UNO SEMPER TEMPORE PACIS AMANS VIXIT ANNIS SEPTUAGINTA OCTO MENSE UNO DIEBUS II EXCESSIT HUMANIS ANNO SALUTIS MDXCIII DIE VIGESIMA QUARTA AUGUSTI.[235]

Sein Leichnam wurde auf der Donau „honorifice" nach Wien überführt und fand dann 1513 im Stephansdom im ungeliebten Wien unter einem Hochgrab von Niclas Gerhaert van Leyden aus Adneter Marmor, das als eines der schönsten Steinmetzwerke der deutschen Renaissance gilt, seine letzte Ruhe, und nicht, wie von ihm gewünscht, in Wiener Neustadt.

Sein agiler Sohn, Kaiser Maximilian I., hatte in den letzten Jahren bereits die Regierungsgeschäfte übernommen. Der ehrgeizige, selbstgefällige Fürst, Zeitgenosse und vorübergehend auch Bräutigam der Anne von Bretagne (s. Kap. 8.5), ging die Regierungsgeschäfte viel energischer an als sein Vater. Auch wenn seinen Bemühungen auf den Schlachtfeldern Europas und in der Diplomatie kein dauerhafter Erfolg beschieden war, bleibt der Ruhm des „letzten Ritters" im Volk, aber auch in der Geschichtsschreibung bis auf den heutigen Tag.

In den letzten, von Krankheit gezeichneten Jahren führte er seinen Sarg auf seinen Reisen mit sich. Er verfügte, dass sein Leib neben seiner Mutter Eleonore von Portugal in Wiener Neustadt, damals einer der stärksten Festungen der Erblande, der Residenz seines Vaters Friedrichs III., bestattet würde. Er wollte unter der linken Seite des Hochaltars unter einer schmucklosen Steinplatte liegen, damit der Priester bei der Lesung des Evangeliums ihn zur Buße für seine Sünden täglich mit Füßen treten sollte. Sein leeres Grabmal, eines der prunkvollsten Erzdenkmäler der ausklingenden Renaissance, von seinen Enkeln errichtet, befindet sich in der Innsbrucker Hofkirche, weil sein Leib nicht in dieser Stadt ruhen sollte, die ihm so viel verdankte und ihm vor seinem Hinscheiden dennoch nicht aus einer kleinen kaiserlichen Geldverlegenheit hatte helfen wollen. Sein Herz hingegen soll im Sarkophag seiner ersten Gemahlin, Maria von Burgund, im Chor der Liebfrauenkirche in Brügge ruhen, wo die beiden geheiratet hatten. Er hatte ihren Verlust – sie starb bei einem Reitunfall – nie verwinden können. Dennoch fanden ihre Herzen nach dem Tod nicht zueinander, Marias Herz ruht bei der Mutter in St. Michael in Antwerpen. Ihrer beider Sohnes Herz, Philipps I., des „Schönen", kam in die Liebfrauenkirche (s. Kap. 11.6).

Maximilians Marschall Wolfgang von Fürstenberg (1465–1509) wollte seinen Leichnam auf die wichtigsten Gebiete seines Territoriums verteilt wissen. Nach einem Aufenthalt in Spanien mit Maximilians Sohn Philipp erkrankte er und starb in der Heimat, in Wolfach, wo sein Herz begraben wurde. Bei der Leibesöffnung sei dieses „voller Löchle gewesen; es hat sich auch das gift aller umbs herz und precordias gelegt, das man ime nit wol helfen künden".[236] Die Eingeweide wurden nach Haslach, der Corpus nach Neidingen gebracht.

10.3.5 Von Ferdinand I. bis Rudolf II.

Von einer zeremoniellen Herzbestattung der Nachfolger Philipps I., des „Schönen", des Sohnes Maximilians I., also der Kaiser Karl V., Ferdinand I., Maximilian II. und

Rudolf II., wird nichts berichtet. Zumindest Maximilian II., der dem Protestantismus zuneigte, und Rudolf II. hatten es abgelehnt, vor ihrem Tod die Sterbesakramente zu empfangen,[237] und waren vielleicht nicht von Sinn und Segen einer Herzbestattung überzeugt. Da aber Ferdinand († 1564), sein Sohn Maximilian († 1576) und sein Enkel Rudolf († 1612) seziert und einbalsamiert wurden, wurden die Eingeweide mit den Herzen entnommen und in vergoldeten Silberurnen in die Särge mit eingeschlossen.[238]

Ferdinand I. verstarb in Wien, sein Hochgrab steht im Mausoleum des Veitsdomes in Prag. Seine Eingeweide könnten in Wien geblieben sein, das Herz kam mit dem Corpus nach Prag. In seinem Sarg wurde ein vergoldeter Silberbecher mit eingraviertem Wappen und Kaiserkrone gefunden, ursprünglich wahrscheinlich ein Salbgefäß aus der kaiserlichen Apotheke, das, mit einem Deckel mit Stiel versehen, zum Herzbehältnis umfunktioniert wurde. Das eingravierte kaiserliche Siegel ist auf 1561 datiert, ein Hinweis, dass es ursprünglich für eine andere Verwendung vorgesehen war.[239] Bei der Exhumierung 1974 war das mit Salz, Natrium- und Aluminiumsulfat imprägnierte, dunkelbraun verfärbte Herz gut erhalten, in Torf und Kräutern eingebettet.[240]

Maximilian II., der bei einem Reichstag in Regensburg starb, wurde autopsiert,[241] sein einbalsamierter Leichnam im dortigen Bischofspalast zwei Tage lang aufgebahrt, die Eingeweide wurden im Regensburger Domchor beigesetzt.[242] Sein endgültiges Grab im Veitsdom wurde ebenfalls 1974 eröffnet, Juwelen, Schwert, Kleidung und ein Gefäß wurden entnommen. Das Letztere hatte wohl als Urne für sein Herz und/oder seine Eingeweide gedient, die im Dom zu Regensburg geblieben waren. Es handelt sich um einen schlichten, verzinnten, 16 cm hohen, teilweise korrodierten Kupferzylinder mit Deckel, auf dem ein Kreuz graviert ist, aus dem Jahre 1576, in dem nur noch Gewebereste des Organs enthalten waren. Dem Wunsch seiner Gattin Maria von Spanien, einer Tochter Karls V., das Herz nach Spanien zu bringen, war nicht entsprochen worden.[243]

1975 wurde der Sarg Rudolfs II. in der Königsgruft im Veitsdom der Prager Burg geöffnet. Zu beiden Seiten des weitgehend skelettierten, bekleideten Leichnams waren zwei Urnen deponiert. Links neben der Hüfte stand ein dem Eingeweidegefäß von Maximilian II. sehr ähnliches, ebenfalls vergoldetes Silberbehältnis, 17 cm hoch, mit einem Stempel von München und den Initialen „H S" unter gekreuzten Hämmern, das wenige Organfragmente in Torf enthielt.[244] Die Inschrift lautete:

> Imp. Caes. Rudolphus II. nat. ann. Ch. MDLII. XV. Cal. Aug. quadrante ante h. VII. Vesp. Cum vixisset ann. LIX. M. V. d. I. h.XII. Et postquam rom. Imp. XXXVI. Annis rexisset: ad Coelites placide tralatus ann. Chr. MDCXII.XIII. Cal. Feb. quadrante ante h. VII. VII. Matu. Hac urnula cor deposuit.[245]

Auch hier sprachen das Fertigungsdatum 1577 und die Gravierungen für eine andere ursprüngliche Verwendung. Rechts neben dem Kopf war ein bauchig geformtes Gefäß platziert, mit zwei eingravierten Türmen und der Inschrift: „PH – HIERIN.LIGT.IHR.MAYTT.GEHIRN"[246]

Die kaiserlichen Viscera waren nach der Obduktion in hölzernen Kästchen in der Kathedrale getrennt vom Corpus begraben worden.[247] Auf dem rechteckigen

10.3. Das Haus Habsburg

Marmorenterotaph ist als Flachrelief die Kaiserkrone, darunter der habsburgische Doppeladler mit einem herzförmigen Leib, darauf ein Kreuz abgebildet. Darunter steht, oval eingerahmt, eingraviert:

O SAXUM
QVAM ANGVSTO LOCO
RVDOLPHI II AVGVSTI
CAESARIS INCLVSA
VISCERA TENES[248]

Die Herzgefäße der drei Herrscher und das Hirn Rudolfs II. wurden mit einem Teil der sonstigen Leichenausstattung nach der Renovierung der Gräber herausgenommen und befinden sich heute in einer permanenten Ausstellung im alten Königspalast der Prager Burg.[249]

Etwa zeitgleich wurden vereinzelt Eingeweidebestattungen bei Tiroler Landesfürsten aus dem Hause Habsburg durchgeführt (s. Kap. 10.3.14), so die des Erzherzogs Ferdinand Karl († 1662 auf einer Italienreise in Kaltern, Südtirol) in der Franziskanerkirche in Kaltern,[250] des Erzherzogs Leopold V. († 1632), des Erzherzogs Sigismund Franz († 1665), der Tochter Ferdinand Karls, Maria Magdalena († 1669), einer weiteren, neugeborenen, namenlosen Tochter Ferdinand Karls († 1654), später dann der polnischen Prinzessin Katharina von Lubomirska († 1717) und der Theresia Josepha Lubomirska († 1712) in einer Nische der Westwand der Fürstengruft der Tiroler Landesfürsten in der Jesuitenkirche in Innsbruck.[251]

Auch die mit Philipp II. beginnende spanische Linie übernahm die Funeralsitte der Leichenteilung ihres österreichischen Zweiges nicht: Philipp II. (1527–1593) litt bis zu seinem Tode 53 Tage auf dem Rücken liegend unter schweren körperlichen Qualen. In dieser Zeit ordnete er alle Details seiner Bestattung an. Er wollte wie sein Vater Karl V. ungeöffnet, nicht einbalsamiert, in einem weißen Hemd, mit einem Holzkreuz auf der Brust begraben werden.[252] So hielten es auch seine Nachfolger.

10.3.6 Die kaiserliche Herzgruft in der Loretokapelle

Der Sohn Maximilians II. und Bruder Rudolfs II., Kaiser Matthias († 1619), in dessen Regierungszeit die Gründung der Katholischen Liga durch den späteren bayerischen Kurfürsten Maximilian I. und der Beginn des Dreißigjährigen Krieges fielen, heiratete spät, mit 54 Jahren, seine Cousine, die Erzherzogin Anna von Österreich-Tirol. Diese fromme Frau ließ in Wien das Kapuzinerkloster mit einer Gruft für sich und ihren Gemahl errichten, aus der sich im Laufe der Zeit die Kaisergruft für fast alle Habsburger Herrscher und deren Gattinnen entwickelte.

Das Kaiserpaar verfügte nach einem langen Intervall erstmals wieder die Bestattung seiner Herzen im Königinkloster der Klarissen nahe der Hofburg in Wien, der heutigen evangelischen Stadtpfarrkirche in der Dorotheergasse, und begann damit eine Begräbnistradition für die regierenden Mitglieder der beiden großen Dynastien deutscher Zunge, der Habsburger und Wittelsbacher, die sich bis ins 20. Jahrhundert fortsetzte. Dazu schrieb der Staatswissenschaftler und Publizist Friderich Carl von MOSER 1754:

10. Die Herzbestattung in Deutschland und Österreich

> Bey dem Ertz-Hertzoglichen Hause Oesterreich haben jedesmahls drey Kirchen in Wien an dem Leichnam eines regierenden Herrn Antheil. Die Hertzen und Zungen der Kayserlichen Familie werden in der Loretto Capelle bey der Hof-Kirche zu den Augustinern in silbernen Schachteln oder Bechern verwahrt und ist Ferdinand IV. Hertz das erste. Die Eingeweide und Augen der aus disem Hohen Ertz-Haus versterbenden Personen werden seit K. Ferdinands III. Zeiten in der St. Stephans-Kirche zu Wien beygesetzt und in küpfernen mit silbernen Deckel versehenen Gefässen verwahrt. Der übrige Cörper kommt in die Grufft bey den Capuzinern.[253]

Kaiser Joseph II., der seine Herzentnahme verweigerte, veranlasste 1782 die Aufhebung des Klarissenklosters und ließ die Herzen seiner Vorfahren in die Loretogruft der Augustinerkirche überführen.[254] In der Stadtpfarrkirche erinnern nur noch drei kleine Täfelchen mit den Namen und Lebensdaten des Kaiserpaares und einer dritten, unbekannten Person an die Herzgräber.

Die Loretokapelle hatte 1624 die Kaiserin und zweite Gattin Kaiser Ferdinands II., Eleonora von Mantua-Gonzaga (1598–1655), die Tochter des Herzogs Vincenzo I. von Mantua und der Eleonora de Medici, in der Hofpfarrkirche St. Augustin errichten lassen. Die Architekten mussten zunächst das Vorbild, die Santa Casa im italienischen Loreto,[255] genau studieren, um diese in Wien in derselben Form nachzubauen.[256] Die Maße der Capella Lauretana entsprachen den Originalabmessungen der Santa Casa in Loreto von 9,25 m × 4,1 m bei einer Höhe von ca. fünf Metern. Damit nahm die Kapelle fast das ganze Mittelschiff ein. Nach Art orientalischer Häuser besteht sie aus Bruchsteinen, die Wände waren unverputzt, in der Mitte befindet sich ein umgehbarer Altar und in der dahinterliegenden Mauernische eine Marienstatue mit dem Jesuskind aus Zedernholz.

Das Madonnenbild hat eine auffallende Ähnlichkeit mit der Gnadenmutter in der Heiligen Kapelle im bayerischen Altötting, bei dem die Herzen der Wittelsbacher beigesetzt sind, und ist dem Marienbild in Loreto nachgebildet. Das Protokoll der Hofkirche nannte es die „Hausmutter des Erzhauses Österreich".[257] Für den „immerwährenden" Unterhalt der Kapelle bestimmte Eleonora die Herrschaft Walpersdorf, das Erzhaus und der Hofadel bedachten das Gnadenbild mit reichen Weihegeschenken, Stiftungen und Devotionalien. Ferdinand II. hängte den Ring, den Gustav Adolf trug, als er in der Schlacht bei Lützen fiel, mit einer goldenen Kette daran auf. Seitdem wurden aus fast allen Kriegen, die Österreich führte, Trophäen, Feldzeichen und Fahnen in und außerhalb der Kapelle aufgestellt.

Für beide Dynastien war die Muttergottes, waren also die beiden Bildwerke der spirituelle Beziehungspunkt, an den sie sich mit allen Anliegen, Sorgen und Nöten wandten und bei dem ihre Seelen, ihre Herzen nach dem Tod ruhen sollten. Das Volk folgte dem Beispiel seiner Herrscher, zahlreiche Trauungen und auch Konversionen fanden vor der Muttergottes statt.

1627 wurde die Kapelle geweiht und diente 150 Jahre lang als zweite Hofkapelle und Privatheiligtum des Hofes. Im Fußboden zwischen dem Altar und der Nische wurde eine kleine, mit Marmor ausgekleidete Gruft angelegt. Sie war ca. 40 cm tief und durch eine eiserne, darüber marmorne Platte abgeschlossen. In ihr wurden 21

10.3. Das Haus Habsburg

Herzurnen aufgestellt, die erste mit dem Herzen Ferdinands IV., die letzte mit dem Maria Theresias.[258]

1784, unter Joseph II., wurde das Kloster aufgelöst, die Kirche regotisiert und die altehrwürdige Loretokapelle abgetragen. Die 21 Herzen kamen in einem versiegelten Kasten in die „Schatzkammer der Kirche".[259]

1802 wurden alle Herzurnen bei der Maria Loreto in der Gruft einer neuen Kapelle aufgestellt. Diese entstand als Seitenkapelle an der verfallenden Georgskapelle der Hauptkirche, die zu dieser Zeit Sitz der Totenbruderschaft war. Eine mit einer massiven Eisentür mit zwei Fensterchen abgeschlossene Nische zwischen Altar und Gnadenbild wurde zur neuen Herzgruft. Bereits 1794 waren dem Altar das „entbehrliche" Kirchensilber und sämtliche Votivgaben weggenommen worden. Die Klostergebäude wurden zweckentfremdet und kamen erst 1951 wieder in den Besitz der Augustiner.

In seiner *Geschichte der Loretokapelle* schrieb der Hofprediger Cölestin WOLFS-GRUBER 1886:

> Es ist Tatsache, dass die neue Loretokapelle der alten an Bedeutung weitest nachsteht. Während das alte Heiligthum von den Gebeten und Gesängen frommer Gläubiger widerhallte und Zeuge glänzender Feste war, sieht das neue nicht allzu häufig einen betenden Frommen, der, dem lauten Treiben des heissen Tages entflohen, in seinem kühlenden Schatten Trost und Erquickung sucht. Und während früher der Name des ersten und berühmtesten Marienheiligthums der Kaiserstadt über die Grenzen des Kaiserreiches hinaus genannt wurde, ist es heute dem Wiener kaum mehr als dem Namen nach bekannt. Wenn wir den Ursachen dieser merkwürdigen Erscheinung nachgehen, so finden wir, dass einestheils die Wahl der Oertlichkeit, wohin man das ehrwürdige Heiligthum versetzt hat, wahrhaftig nicht eine glückliche zu nennen ist, andrerseits die Verhältnisse des Augustinerklosters, welches seit dem Ausgang des vorigen Jahrhunderts zu Tode krankte, eben nicht förderlich auf das Leben des marianischen Gnadenortes wirken konnten.[260]

An der Schlichtheit des Ortes und der Ausstattung hat sich nichts geändert, obwohl noch 36 Herzen bis zum 8. März 1878 hinzukamen (das letzte war das des Erzherzogs Franz Karl). Drei davon wurden dann wieder an andere Orte gebracht, das von Erzherzog Leopold Ludwig († 1800) in die großherzogliche Familiengruft nach Florenz, das des Kardinals Erzherzog Rudolph Johann, des geistlichen Förderers Beethovens († 1831), in den Dom von Olmütz (s. Kap. 11.8) und das der Erzherzogin Margarete von Sachsen († 1858) in die Hofburgkapelle in Innsbruck.[261]

Die Silberurnen stehen, chronologisch geordnet, von links oben beginnend, in zwei übereinanderliegenden Reihen in der kargen, weißgetünchten Kammer, die durch die alte schwere Eisentüre mit zwei kleinen vergitterten Fenstern verschlossen ist (s. Abb. 54, S. 746).

Die letzte Renovierung nach einer zweijährigen Schließung fand 1999 statt. Die Muttergottes sieht keine Beter oder Wallfahrer mehr, Touristen sind an der Gruft eher interessiert als die Wiener, ganz anders als im bayerischen Altötting, wo die Königsherzen im „Herzen Bayerns", im prunkvoll ausgestalteten Heiligtum der

10. Die Herzbestattung in Deutschland und Österreich

Gnadenkapelle, stehen, in Angesicht der Patrona Bavariae mit täglichen Pilger- und Besucherströmen.

Die Herzgruft der Loretokapelle in Wien und die Gnadenkapelle im bayerischen Altötting wurden so zu den am längsten, am häufigsten und kontinuierlich genutzten Herzgrablegen Europas.

In Wien existieren jedoch zwei weitere Grüfte, in denen neben Corpus- auch Herz- und Eingeweidebestattungen stattfanden:

10.3.7 Herzen und Viscera in der Herzogsgruft des Stephansdoms

In der Herzogsgruft unter dem Hochaltar des Stephansdoms, im Vorraum zur Maria-Theresianischen Herzogsgruft, stehen seit der letzten Generalrestaurierung nach dem Zweiten Weltkrieg neben 15 Särgen 78 Urnen unterschiedlicher Größe und Form, darunter 19 von Kaisern bzw. Kaiserinnen, in Nischen hinter Gittern aus dem 17. bis 19. Jahrhundert.[262] 64 enthalten Viscera bzw. Viscera und Herzen, insbesondere von Kindern, und zwölf ausschließlich Herzen. Viele davon mussten aufgrund ihres schlechten Erhaltungszustandes in schlichte, zylindrische Urnenbehälter aus Kupferblech gestellt werden, meist mit fehlender oder beschädigter Kennzeichnung. Es handelt sich um teilweise zweihenkelige, sogar mit Traghenkel versehene Behälter, die Gebrauchsgefäßen ähneln,[263] überwiegend aus Kupfer, seltener Silber. Der Anfang wurde mit den Viscera König Ferdinands IV. († 1654) gemacht,[264] das älteste Gefäß enthält die Eingeweide der Kaiserin Anna († 1618),[265] das jüngste die Kaiser Ferdinands I. († 1875).[266] Viele der zu den Eingeweiden gehörenden Herzen sind in der Loretogruft, die Dreiteilung des Leichnams wurde also bis in die zweite Hälfte des 19. Jahrhunderts bei den Habsburgern, im Übrigen auch bei den Wittelsbachern beibehalten.

10.3.8 Herzen in der Kapuzinergruft

In der eigentlichen Grablege der Habsburger, der 1617 von der Kaiserin Anna gestifteten Kaisergruft bei den Kapuzinern, kamen ebenfalls einzelne Herz- und Eingeweideurnen zur Aufstellung. Im Unterschied zu den beiden vorgenannten Grabstätten sollte die aus mehreren Gewölben bestehende Gruftanlage mit den überwiegend prunkvoll, von namhaften Bildhauern gestalteten Sarkophagen den Stolz und den Machtanspruch des Herrscherhauses demonstrieren.

Zwischen 1633 und 2011, dem Jahr der letzten Bestattungen (Otto von Habsburg und Gattin Regina, s. Kap. 11.9), wurden 145 Habsburger hier zur ewigen Ruhe gebettet, darunter zwölf Kaiser und 17 Kaiserinnen. Von drei Frauen ist nur die Herzurne beigesetzt, von der Kaiserin Claudia Felizitas († 1676), der Kaiserin Amalie Wilhelmine († 1742) und der Königin Maria Anna von Portugal († 1754).[267]

Wie in der Herzogsgruft des Stephansdoms befinden sich von zwei Personen Herz und Eingeweide in der Kaisergruft: Die Herzurne des Erzbischofs von Trier, Bischof von Olmütz und Osnabrück Karl Josef von Lothringen († 1715) steht auf seinem Sarkophag, getrennt von seinen Viscera, die in einer anderen Gruft aufbewahrt sind (s. Kap. 10.3.10). Beim schlichten Sarg der mit 32 Jahren verstorbenen Henriette

10.3. Das Haus Habsburg

von Nassau-Weilburg († 1829), der Gattin des Siegers von Aspern, des Erzherzogs Karl, der einzigen Protestantin in der Gruft, stehen beide Gefäße vereint. Wegen deren Konfession weigerten sich die Kapuziner zunächst, ihren Leichnam in der Gruft aufzunehmen. Kaiser Franz I. befahl jedoch: „Sie hat als Lebende unter uns geweilt, sie soll es auch als Tote." Das Herz in die Loretogruft, die Eingeweide in die Stephansgruft zu bringen, scheiterte jedoch am Veto des päpstlichen Nuntius. So wurden die beiden Urnen zu ihrem Sarg gestellt.[268]

Der Leichnam der oben genannten, mit 23 Jahren verstorbenen Claudia Felizitas, der Gattin Kaiser Leopolds I., liegt in einer kleinen kaiserlichen Nebengrablege in der Dominikuskapelle des Dominikanerklosters in Wien. Ein goldener Kaiseradler mit dem Monogramm CL für Claudia und Leopold über dem Kapellaltar und eine vor den Stufen eingelassene beschriftete Marmorplatte verweisen auf die Gruft. Claudia Felizitas liegt neben ihrer Mutter Anna de'Medici, sie hatte testamentarisch bestimmt, im Ordenskleid der Dominikanerinnen bestattet zu werden. Auf dem Sarg befindet sich das Herz ihrer wenige Monate nach ihr verstorbenen Tochter Maria Josefa (11.10.1675–11.7.1676) in einem tabernakelähnlichen vergoldeten Silberschränkchen. Bei WOLFSGRUBER ist dazu zu lesen: „[...] zu denen Dominikanern in die grufft zu Dero Frauen Muetter, die Intestina aber zu St. Stephan überbracht worden".[269] Der kindliche Leichnam kam in die Kapuzinergruft. Hier, in der Kaisergruft, steht auch der Herzbehälter der Mutter, ein Zinnschränkchen mit der Aufschrift:

HIC INTVS IACET AVGVSTISSIMAE. IMPERATRICIS COR
CLAVDIAE FELICIS A:A:
ET. TY:QVAE NATA TRIGESIMO DIE MAY. ANNO.
M.D.C.LIII E VITA MIGRAVIT. IN COELVM AETATIS SVAE XXIII SECVLI ANNO
M.D.C.L.XXVI DIE OCTAVO APRILIS MEDIA SEXTA ANTE MERIDIEM.[270]

Seit Bestehen der Loretogruft gab es selten Anlass, habsburgische Herzen außerhalb dieser drei Grablegen zu bestatten, wie jenes der Margarete von Sachsen in Innsbruck († 1858), jenes des mit sechs Jahren im Jahre 1800 verstorbenen Sohnes Ferdinands III., Franz Leopold Ludwig von Toskana, in der Familiengruft in der Krypta der Basilika San Lorenzo in Florenz, jene verschiedener geistlicher Fürsten oder jenes des jungen Oberkommandanten der Kaiserlichen Marine, des Friedrich Ferdinand Leopold (1821–1847), in Venedig, dem damaligen Haupthafen der Kriegsmarine (s. Kap. 11.4).

10.3.9 Autopsie, Einbalsamierung und Zeremoniell der Herz- und Eingeweidebestattung im Haus Habsburg 17.–20. Jahrhundert

Die auch in anderen Herrscherhäusern seit dem Mittelalter obligate Sektion mit Entnahme der Brust- und Baucheingeweide und folgender Einbalsamierung war auch im Kaiserhaus Habsburg üblich, falls der oder die Verstorbene nicht ausdrücklich gewünscht hatte, in toto begraben zu werden, oder eine ansteckende Krankheit im Sterbeprozess oder eine schnelle Verwesung die Sektion unmöglich machten.

10. Die Herzbestattung in Deutschland und Österreich

In *Teutsches Hof=Recht enthaltend eine Systematische Abhandlung etc.* schrieb F. C. v. MOSER im Kapitel „Von der Vertheilung des Leichnams zur Beysetzung an verschidenen Orte": „Bey dem Erz-Herzoglichen Hause Österreich haben jedesmahl drey Kirchen in Wien an dem Leichnam eines regierenden Herrn Antheil."[271]

Vorgenommen wurden die Autopsien vorwiegend durch den Hofbarbier, später durch die Leibchirurgen bzw. Leibärzte, darunter so angesehene Mediziner wie der Boerhaaveschüler van Swieten oder der Anatom Freiherr von Rokitansky, anwesend waren Hofkämmerer, Hofkammerherren und Kammerdiener.[272]

Neben der institutionalisierten dynastischen Tradition war ein wesentlicher Grund die Verzögerung, gar Vermeidung des Verwesungsprozesses, da der prominente Leichnam in der Regel noch mehrere Tage öffentlich ausgestellt wurde (Castrum doloris) und außerdem die Anfertigung des inneren Holz-, vor allem des Prunksarges Tage bis Wochen in Anspruch nahm. Die entnommenen Eingeweide kamen meist in kupferne, die Herzen in silberne Behälter mit einer erklärenden Inschrift. Die Herzen und Viscera wurden in der Regel in einem eigenen Zeremoniell „mit gewissen Solennitäten" beigesetzt.[273]

In Einzelfällen wurden weitere Organe, denen symbolische Bedeutung beigemessen wurde, hinzugefügt, so bei Leopold I. die Zunge zum Herzen, Gehirn und Augen zu den Eingeweiden.[274]

Die Exenteration, die Entnahme der Eingeweide, die Einbalsamierung und die öffentliche Exponierung der Herzen und des Leichnams vor der Bestattung geschah nach einem Ritual, das bis ins 20. Jahrhundert beibehalten wurde. Der Bericht zum Begräbnis des an Blattern früh verstorbenen Kaisers Joseph I. († 1711) mag dies verdeutlichen: Am 18. April um 10 Uhr vormittags „haben die Kayl. Leib-Barbierer den Cörper eröffnet und balsamieret". Das Herz wurde in den silbernen Becher gelegt und bei der Aufbahrung in der Ritterstube „mit schwarzem Tuech bedeckt, rechter seithen auff den staffel" des Schaubettes gestellt. Weiter:

> Den 20. April zwischen 4 und 5 uhr wurde der Verstorbenen Kayserl. Mayestet Hertz sambt der Zungen in einen Silbernen becher nach Gewöhnlichen geistlichen Coeremonien bey uns in der loreto Capellen gantz still in nachfolgendter ordnung beygesezt. Erstlich giengen der Kayl. Ober Cammer fourier, nach disen komten die 4 älteste Cammerdiener, davon zwey den becher mit dem Herz, darüber ein schwarzer taffet gedeket ware, gantz Ehrerbietsahm getragen: hinter disen giengen zwey Kayserliche Cammer Herrn. So baldt nun dise alle aus der Ritterstuben durch den grossen gang bey der Kirchthür angelangt waren, hatte Solche der P. Prior mit denen gebräuchlichen Coeremonien übernommen undt in die Kleine darzue bereithe grufft gesezt.[275]

Die Urne trägt die Inschrift:

> HOC PARVO LOCULO
> MAGNUM CLAUDITUR
> EXPERS VITAE
> VITAE PRINCIPIUM
> COR
> JOSEPHI I

10.3. Das Haus Habsburg

> AUG ROMANORUM IMPERATORIS
> QUI NATUS ORBI
> ANNO 1678. DIE 26. JULII
> VARIOLIS EXTINCTUS
> COELO VIVERE COEPIT
> ANNO 1711 DIE 17 APRILIS
> HORA 10 INTER ET 11
> MEDIA
> ANNUM AETATIS AGENS 33[276]

Die Herzurne wurde also in der Regel ein bis zwei Tage beim aufgebahrten Leichnam aufgestellt und dann von hohen Hofbeamten oder Militärs, den Oberkammerfourieren, Oberhofpräfekten oder dem Hatschierenhauptmann in Begleitung von Kammerherren und -dienern, Leibgardisten und Edelknaben im Trauerzug oder mit einer mehrspännigen Kutsche nach St. Augustin verbracht, wo der Pater Prior mit weiteren Geistlichen sie in Empfang nahm, am Gitter des Augustinerganges einsegnete und dann in der Gruft aufstellte.

10.3.10 Die Herzbestattung im Hause Habsburg seit dem Dreißigjährigen Krieg

Oben war bereits vom Trauerzeremoniell, den Funeralriten mit der Institutionalisierung der Herzbestattung im Hause Habsburg seit Beginn des 17. Jahrhunderts die Rede. Die katastrophale Herausforderung des Dreißigjährigen Krieges hatte zum Schulterschluss der beiden mächtigsten katholischen Dynastien Europas, der Habsburger und Wittelsbacher, geführt. In ihrer religiösen Restaurationspolitik spielte die Marienverehrung eine wesentliche Rolle, die Muttergottes wurde für die Habsburger, für Kaiser Ferdinand II., zur „Schutzfrau des Reiches", zur „Hausmutter von Österreich", zur „Generalissima unserer Heere", „Siegerin in allen Schlachten Gottes",[277] für die Wittelsbacher zur „Patrona Bavariae", zur „Sancta Maria",[278] zum „Clypeus omnibus in te sperantibus"[279] mit „der hl. Jungfrau biltnus in der hauptfahnen"[280] der bayerischen Heere. Der Habsburger Leopold I. legte sogar nach seiner Krönung der Gnadenmutter in Altötting als „seiner höchsten Kaiserin"[281] einen Lehenseid ab.

Ferdinand III. und der bayerische Kurfürst Maximilian I., Haupt der Liga, weihten ihre Herzen durch einen mit eigenem Blut geschriebenen Weihebrief der Muttergottes,[282] Ferdinand übergab mit Zustimmung der Stände von Österreich Ob und Unter der Enns sich selbst, seine Familie, seine Armeen und seine Reiche der Gottesmutter als Herrin und Beschützerin am 18. Mai 1647 vor der neu aufgestellten Mariensäule Am Hof in Wien. Vorbild war die von seinem Waffenbruder Maximilian 1638 auf dem Münchner Marienplatz errichtete, künstlerisch-kompositorisch ähnliche Mariensäule.

Die Loretokapelle in Wien und die Gnadenkapelle in Altötting wurden so zu „Reichsheiligtümern" und die zuvor nur vereinzelt vorgenommene Herzbestattung im Rahmen der Dreiteilung des Leichnams zu einem obligaten Funeralritual für die Familienangehörigen.

10. Die Herzbestattung in Deutschland und Österreich

Maximilian I. hatte bereits 1637 die Herzen des Stiftspropstes Graf von Wartenberg und daneben das seines Feldherrn Tilly im Boden der Gnadenkapelle in Altötting beisetzen lassen, bevor 1651 sein eigenes hier die letzte Ruhe fand (s. Kap. 10.2.5). Bei den konfessionellen und verwandtschaftlichen Verknüpfungen der beiden Häuser könnte die marianische Herzdevotion der Wittelsbacher den Ausschlag für die gemeinsame dynastische Begräbnistradition gegeben haben.

In Wien bestimmte der römisch-deutsche König Ferdinand IV. († 1654) testamentarisch,[283] dass sein Herz in die Loretokapelle der Wiener Augustiner Hofkirche verbracht würde, nachdem das Erzhaus eine starke Zuneigung zur Muttergottes von Loreto, der Mater Lauretana, seiner Hausmutter, entwickelt hatte (s.u.).

Ferdinand starb 1654 vor seiner Krönung zum Kaiser – erst 21 Jahre alt – an den Blattern, sein Herz wurde damit das erste in der von Kaiserin Eleonora errichteten Gruft.

Gleichwohl war es hier nicht das älteste: Kaiser Joseph II. ließ 1782 die Herzen seiner Vorfahren, der kinderlos gestorbenen Kaiserin Anna von Tirol († 1618), der Stifterin der Kaisergruft bei den Kapuzinern, und ihres kaiserlichen Gatten Matthias I. († 1619) aus ihrer Ruhestätte, dem Königinkloster der Klarissen nahe der kaiserlichen Hofburg, dessen Aufhebung er verfügt hatte, in die Loretogruft transferieren und dabei die schadhafte Silberkapsel des Kaiserherzens aus Sparsamkeit in ein kupfernes Behältnis stecken (s.o.).[284] Die Eingeweide kamen in die Herzogsgruft des Stephansdoms.

Sein Großvater Ferdinand II. (1578–1637), Verbündeter des bayerischen Kurfürsten Maximilian I. und dessen Mitstudent an der Universität Ingolstadt, hatte in Altötting, sooft er in den Krieg zog, die Hilfe der Mater Lauretana erfleht. Der Körper des „Divus Ferdinandus II., durch Heiligkeit des Lebens und der Waffen berühmt" (Grabinschrift), der die katholische Sache im Bunde mit der Liga im „großen", im Dreißigjährigen Krieg hatte durchsetzen wollen und 1637 in Wien gestorben war, wurde in einer schlichten Katakombennische zur Linken des Gruftaltares in Graz bestattet, wo er 1578 geboren worden war (s. Kap. 10.3.13).

Herz und Eingeweide kamen zunächst zum Herzen seiner zweiten Gattin Eleonora Gonzaga († 1655) in das Klarissenkloster in Graz. Kaiser Joseph II. ließ später die Intestina[285] in St. Stephan in Wien und das Herz in einem neuen Kupferbecher in der Loretokapelle beisetzen. Die Inschrift auf dem Becher ist kurz: „IN HAC URNA REPOSITUM EST / COR FERDINANDI II. / MORT. 15. FEBRUARII 1637."[286]

Sein Nachfolger Ferdinand III. war als Oberbefehlshaber in der Schlacht bei Nördlingen 1634 erfolgreich und führte die Liga in den langersehnten Westfälischen Frieden. Er starb unter nie geklärten Umständen in Wien mit 49 Jahren am 2. April 1657. Nun ruhen sein Herz und jenes seiner Gattin mit denen der anderen Erlauchten in grünspanbedeckten Bronzebechern hinter rostigen Gittern in der kleinen schmucklosen Gruft im Grazer Mausoleum.

Erst durch das mit höfischem Zeremoniell übertragene Herz Ferdinands IV. „in einem von silber vergulteten pecher oder geschirr"[287] mit der Inschrift

COR
FERDINANDI IIII, ROMANORUM REGIS, SEMPER AUGUSTI,

10.3. Das Haus Habsburg

>nec non Hungariae, Bohemiae, Dalmatiae, Croatiae, Sclavon. Regis,
>Archiducis Austriae,
>Ducis Burgundiae, Styriae, Carinthiae, Carnioliae et Wirtembergae,
>Comitis Tyrolis.
>Natus Viennae Anno MDCXXXIII die VIII Septemb;
>obiit Anno MDCLIV Julij, Vixit Annos XX menses X diem I[288]

wurde die Loretokapelle zur Herzgruft aller auf Matthias folgenden Kaiser mit Ausnahme Ferdinands III. und Karls VII. Fünf Herzen von Kaisern (Ferdinand IV. war römisch-deutscher König), fünf von kaiserlichen Gattinnen kamen dort zur Ruhe, außerdem ließ Maria Theresia 1749 die Herzen von zwei Habsburger Statthalterinnen in den Niederlanden, der Maria Elisabeth († 1741), der Maria Anna († 1744) und deren gleich nach der Geburt verstorbenen Tochter Maria Antonia (* 1744),[289] aus Brüssel zu denen ihrer Vorfahren zurückbringen.[290]

Detaillierte Berichte existieren vom Sterben und Begräbnis Leopolds I., des Sohnes Ferdinands III., der wohlvorbereitet und bis zuletzt bei klarem Bewusstsein nach einer Regierungszeit von 49 Jahren mit fast 65 Jahren am 5. Mai 1705 inmitten von Familie, Leibarzt, Geistlichkeit und Vertrauten wohl an den Folgen einer Leberzirrhose verstarb.[291]

Am 6. Mai wurde der kaiserliche Leichnam von den „6 Leibmedicis und den 3 Leibchyrurgen Bernhard Norbert von Zeidler, Johann Fuchs und Ursus Victor Jaus geöffnet und nach Entnahme der Organe gewöhnlichermaßen einbalsamieret".[292] Die Ärzte fanden, „daß eine universalt absonderlich aber die Brustwassersucht die größte Ursach dieses unzeitigen Todes gewesen". Man entleerte eine zwei Kannen füllende Menge Wasser aus dem Leib, „wovon auch die Geschwulst an den Füßen mag verursachet seyn worden. Der Leib war dergestalt abgezehret, daß er kaum zwei Pfund Fleisch hatte, anbey waren Lung und Leber gantz vertrocknet und etwas angegriffen".

Nach der Balsamierung abends um halb zehn wurde der Leichnam völlig bekleidet in die Ritterstube gebracht und dort auf einer vorbereiteten, vier Staffel hohen Paradebühne öffentlich drei Tage lang aufgebahrt. Die Wacht hielten Kammerherren und -diener, Geistliche, die Leibgarde und hohe Hofbeamte, das Volk konnte drei Tage lang von seinem Herrscher Abschied nehmen.

Die Eingeweide Leopolds wurden zusammen mit Gehirn und Augen in einem vergoldeten Kessel eingeschlossen, der den kaiserlichen Adler und die Aufschrift trug: „Intestina Leopoldi Primi Romanorum Imperatoris mortui die 5 Maji anno 1705." Der vergoldete Silberbecher mit Herz und Zunge trug eine ähnliche Inschrift: „Cor Leopoldi Primi Rom. Imperatoris mortui die 5. Maji 1705."

Am 9. Mai zwischen vier und fünf Uhr am Nachmittag wurde der Herzbecher in einem feierlichen Zug mit großem Zeremoniell in die Loretogruft zu den dort befindlichen sieben Vorgängerherzen getragen, der Kessel mit den Intestina wurde ebenso zeremoniös vom gleichen Zug der Höflinge zum großen Altar der Augustinerkirche gebracht und dort aufgestellt. Von der Verbringung der Urne am nächsten Tage in die Herzogsgruft des Stephansdoms berichtet das *Wiener Diarium*:[293] „Endlichen wurde auch Sonntags, den 10. May das Eingeweyd des abgelebten Kayserl.

10. Die Herzbestattung in Deutschland und Österreich

Leichnambs nach 7 Uhr Abends auß der Hof Capellen in einem Kayserl. Wagen nach der St. Stephan Dom-Kirchen in der Stille eingebracht / und allda nach der von dem Herrn Dom Dechant Ihrer Hochw. Herrn Habermann mit Assistenz etlicher Geistlichen verrichteten Einsegnung fogender gestalt in dasige Erz-Herzogliche Gruft getragen [...]."

Dann erst, nach acht Uhr abends, begann die pompöse, nach traditioneller Choreografie ablaufende Überführung des Leichnams unter Teilnahme der weltlichen und geistlichen Spitzen des Reiches, der kaiserlichen Familie, des Militärs, der Universität, der Stände und des Volkes in die Augustinerkirche und dann in die Kapuzinergruft.

Einer der Becher in der Gruft wies statt einer Inschrift eingravierte 24 Herzensymbole auf, sodass die Zugehörigkeit lange unklar blieb. 1754 fand man in der Eingeweidegruft in St. Stephan einen identischen Becher mit der Inschrift „Intestina Mariae Theresiae". Beide gehörten also zu der zwölfjährigen Tochter Leopolds I., die am 28. September 1696 an Blattern verstarb. Der Leichnam wurde am Abend des Sterbetages exenteriert und einbalsamiert, das Herz am 30. des Monats um sechs Uhr abends „in einer Gutschen mit sechs Pferden bespannt zur unteren Thier" der Augustinerkirche geführt, dort durch vier Kammerherren in die Loretokapelle getragen und vom Prior des Klosters beigesetzt.[294]

Die letzten Herzen in der alten Gruft waren die des Ehepaares Franz I. Stephan und Maria Theresia. Franz Stephan von Lothringen, der trotz mancher Eskapaden mit seiner Frau eine liebevolle Ehe führte, der 16 Kinder entstammten (von denen die meisten ebenfalls ihre Herzen gesondert bestatten ließen), starb 1765 an einem Schlaganfall in Innsbruck und wurde an Ort und Stelle seziert und einbalsamiert. Seine Gattin soll seiner letzten Geliebten, der Gräfin Maria Wilhelmina von Auersperg, gesagt haben: „Wir beide haben viel verloren."[295] Die sterblichen Überreste wurden mit dem Schiff nach Wien gebracht und am 28. August um zehn Uhr abends holten die „Cammer Diener die beede verschlossene schwarzbedeckte Gefässe des Herzens und Eingeweides und sezten solche in einen sechsspännigen Hof Wagen oben an, gegenüber unten an aber zur Begleithung deren nahmen darein Platz die von Innspruck mitgekommene 2 Cammerer Marquis Ricci und Poal."[296] In der Ritterstube wurde der Herzbecher neben dem verschlossenen Sarg aufgestellt. Am 31. um drei Uhr erfolgte die Einsegnung durch den Hofburgpfarrer, übergaben die „Hof Cammer Fouriers" den Becher zwei Kammerdienern, die ihn in Begleitung von Pagen und Leibgardisten zum Pater Prior von St. Augustin brachten. Neben den Kammerdienern „tratten zwey k. Herrn Cammerer in Schürtz, so ville Edl Knaben, Noble Garde etc. undt übergaben solches unserem wohl Ehrw. PatriPriori, der Selbes gewöhnlichermassen eingesegnet".[297]

Die Inschrift auf der Urne lautete:

HAC IN VRNA
REPOSITVM EST COR PIENTISSIMVM
FRANCISCI I.
ROMANORVM IMPERATORIS
QVO

10.3. Das Haus Habsburg

>DEVM VNICE ET SVPER OMNIA
>ET
>POST DEVM
>CONIVGEM
>LIBEROS
>SVBDITOS
>PAVPERES
>TENERRIME DILEXIT.
>VIXIT ANNOS LVII,
>ET
>INOPINATA MORTE EXTINCTA
>OENIPONTI DIE XVIII AVGVSTI
>ANNO
>MDCCLXV[298]

Das prominenteste der hier aufbewahrten Herzen war das letzte, es gehörte Franz' Gattin, der Kaiserin Maria Theresia.[299]

Sie war die Tochter Karls VI., der frühzeitig von der Angst besessen war, seine Frau Elisabeth könnte nur Töchter gebären. Seine „Pragmatische Sanktion" bestimmte, dass beim Aussterben seiner Linie im Mannesstamm seine älteste Tochter und deren Nachkommen das ungeteilte Erbe erhalten sollten. 1717 wurde dann Maria Theresia geboren, alle Bemühungen blieben vergeblich, noch einen männlichen Erben zu bekommen.

Maria Theresia heiratete, ernannte ihren Gatten zum Mitregenten in den Habsburger Erblanden und nahm an dessen Kaiserkrönung in Frankfurt am 13. September 1745 teil. De facto war die Erzherzogin von Österreich, Königin von Ungarn und Böhmen Kaiser und Kaiserin zugleich. Sie schlug ihren Konkurrenten, den Wittelsbacher Karl VII. Albrecht von Bayern († 20. Januar 1745), aus dem Felde, dessen Herz bei der Altöttinger Muttergottes zur letzten Ruhe kam (s. Kap. 10.2.8), und war dann eine erfolgreiche, machtbewusste Politikerin, generöse Förderin der Künste, eine liebende Gattin und hingebungsvolle Mutter, unter der Habsburg den Zenit seiner Macht erreichte.

Beim Tod ihres Gatten im Juli 1765 drohte sie am Schmerz über den Verlust zu zerbrechen und ihr Sohn Joseph II. machte sich Hoffnungen, dass sie ihm die Regierung der Erblande abtreten würde. In ihrem tiefem Misstrauen gegen ihren Mitregenten und späteren Nachfolger überließ sie ihm nur einen Teil der kaiserlichen Vollmachten.

Joseph verfügte 1784 die Abtragung der alten Loretokapelle und ließ die Herzurnen zunächst in die Schatzkammer von St. Augustin und dann in die neue Loretokapelle in eine der alten ähnliche schlichte Gruft zwischen Altar und Rückwand zu Füßen der Mater Lauretana übertragen. Sie war gerade groß genug, um den kostbaren Inhalt zu bewahren, einfach und ohne Inschrift.

Der der Aufklärung radikal verschriebene Kaiser hatte diese schlichte Begräbnisform verfügt. Er griff damit entscheidend in den Begräbniskult seiner kaiserlichen Vorfahren, seines Volkes, ja seiner Zeit ein, sicher nicht im Sinne seiner absolutistischen, dem Katholizismus verpflichteten Mutter.

10. Die Herzbestattung in Deutschland und Österreich

Auch im Tod wollte er diesen Gegensatz symbolisieren: Er lehnte eine Herzentnahme ab, wollte in toto bestattet werden. Sein schlichter, völlig schmuckloser Sarg steht vor dem Prunksarkophag seiner Eltern in der Kapuzinergruft und symbolisiert die Kluft zwischen den beiden Generationen. Einfach und zweckbestimmt, ist er Ausdruck der Weltanschauung des Kaisers.

Wenn auch die Kaiserin die gegen die Kirche gerichteten Reformideen ihres Sohnes z.T. heftig missbilligte, verstarb sie am 28. November 1780 doch in dessen Armen, nachdem sie schwerkrank auf einer Chaiselongue niedergesunken war. Als Joseph meinte: „Ihro Mayestät ligen sehr übel", antwortete sie: „Ja, aber gut genug, um zu sterben", machte noch „drey vier athemzug und verschied".[300]

Die im Gegensatz zu ihrem prunkvollen Doppelsarg in der Kapuzinergruft schlichte Herzurne unterscheidet sich nicht von den übrigen der Gruft und trägt die Inschrift:

Hac. Theca. Tegitur. Cor. Augustum.
Mariae. Theresiae.
Rom. Imper. Hung. Et Bohem. Reg.
Piae. Clementis. Justae.
Quod.
Dum. Vixit Totum. Consecravit
Deo.
Subditis.
Saluti publicae.
Mire liberalis in Egenos. Viduas. Orphanos
In adversis supra Sexum Magnanima.
Nata est An. 1717. Die 13 Maij
Obiit An. MDCCLXXX. Die 29. Novemb.[301]

Die Kaiserin hatte schon zu Lebzeiten ein besonderes Verhältnis zum Tod, auf den sie sich bereits im jugendlichen Alter vorbereitete. Aus Anlass der Vollendung des Mausoleums besuchte sie 16 Jahre vor ihrem Tod die Gruft, bestieg die Tribüne, um ins Innere zu sehen, und bemerkte: „Hier wird einmahl gutt ruhen seyn." Ihre Totenkleider hatte sie schon zehn Jahre, die Sandalen 15 Jahre vor ihrem Tod bereitgestellt, die hölzerne Bahre wartete 14 Jahre auf ihre Bestimmung.[302]

Sie ließ ihre Gouvernante und Hofdame, die Reichsgräfin Karoline von Fuchs-Mollard († 1754), an der sie zeitlebens sehr hing, als einzige Nicht-Habsburgerin in der Kaisergruft bestatten.[303] Deren Herz und Eingeweide wurden in der Mollardgruft der Michaelerkirche beigesetzt, wo sie heute nicht mehr zu lokalisieren sind.[304]

Die Herzgruft der neuen Loretokapelle wurde von Johann Ferdinand Hetzendorf von Hohenberg neben der Hauptkirche erbaut. Durch ein kleines, vergittertes Fenster in der Tür fällt der Blick des Besuchers auf die schlichten Urnen auf zwei treppenförmigen Wandleisten. Sie sind mit Ausnahme der goldenen des Kaisers Matthias aus Silber gefertigt, zwei ungewöhnlich große Urnen rechts enthalten die Herzen Maria Theresias (s. Abb. 55, S. 747) und ihres Gemahls, Franz' Stephan von Lothringen.

10.3. Das Haus Habsburg

Die Herzen eines weiteren Paares, das sich im Leben besonders zugetan war, stehen hier: Der Enkel August des Starken, dessen Herz in der Dresdner Hofkirche steht, der Wettiner Albert Kasimir von Sachsen-Teschen (1738–1822), ein großer Kunstsammler,[305] ließ seiner vor ihm verstorbenen, geliebten Frau Maria Christina von Österreich (1742–1798) ein herrliches Marmorkenotaph in der Augustinerkirche vom berühmtesten Bildhauer des Klassizismus, Canova (dessen Herz in der Frari-Kirche in Venedig bestattet ist), errichten. Daneben, in der Loretogruft, stehen ihre Herzen, während die Eingeweide in der Gruft von St. Stephan vereinigt sind.

Das Herz des Herzogs von Reichstadt, Franz Josef Karl († 1832), des mit 21 Jahren verstorbenen Sohnes von Napoléon I. und der Kaiserin Marie-Louise, der Tochter Franz' II., wollte Adolf Hitler während des Zweiten Weltkriegs als Reverenz seinem großen Vorbild gegenüber ebenfalls in den Invalidendom zum Leichnam seines Vaters bringen lassen. Vorher hatte er schon die Überführung des Corpus aus der Kapuzinergruft und die Bestattung zu Füßen des Vaters am 14. Dezember 1940 befohlen. Die Wiener wehrten sich, das Herz des Österreichers wollten sie nicht hergeben, die Herzgruft sollte unangetastet bleiben.[306] So steht die Urne heute neben dem Herzen des Napoléon-Besiegers bei Aspern, des Generalfeldmarschalls Erzherzog Karl Ludwig († 1847), die Eingeweide blieben im Stephansdom. Auch dessen Eingeweide wurden in die Gruft des Stephansdoms gebracht.[307]

Der letzte Kaiser, dessen Herz entnommen und in der Loretokapelle beigesetzt wurde, war Ferdinand I., der während der Revolution 1848 zugunsten seines Neffen Franz Joseph abdankte und 1875 in Prag starb.

Noch drei Jahre später ließ Franz Joseph I. dann seinem Vater, dem Erzherzog Franz Karl († 1878), das Herz herausnehmen und in der Loretokapelle bestatten. Die Eingeweide kamen nach dem alten Hofprotokoll in die Gruft des Stephansdoms, der Corpus in die Kapuzinergruft.

Diese 54. Beisetzung war die letzte; einer Herzentnahme bei der kaiserlichen Gattin, der 1898 von einem Attentäter in Genf ermordeten Elisabeth, widersetzten sich deren bayerische Verwandte.[308]

Ohnehin machte die Ende des 19. Jahrhunderts angewendete Einspritzung von Konservierungsflüssigkeit in die Gefäße des Leichnams die Entnahme der Eingeweide überflüssig.[309]

Nachdem die Tradition durchbrochen wurde, blieb Franz Joseph I. auf seinen Wunsch die Dreifachbestattung erspart: Der mitten im Ersten Weltkrieg am 21. November 1916 verstorbene alte Kaiser wurde gemäß dem Hofzeremoniell einbalsamiert.

Das *Neue Wiener Abendblatt* schrieb noch am 22. November 1916:

> Der Überführung der Leiche des Kaisers aus Schönbrunn in die Hofburg wird die Einbalsamierung vorausgehen; dabei werden nach altem Zeremoniell das Herz des Kaisers in einem silbernen Becher, die Eingeweide in einem kupfernen Kessel verwahrt werden. Becher und Kupferkessel werden dann gemeinsam mit der Leiche des toten Kaisers nach der Einsegnung in Schönbrunn nach Einbruch der Nacht in die Hofburg gebracht werden.[310]

10. Die Herzbestattung in Deutschland und Österreich

Im *Neuen Wiener Journal* stand am gleichen Tage zur Aufbahrung des Kaisers: „Der Becher mit dem Herzen und der Kessel mit den Eingeweiden wurden zu Füssen der Leiche auf die erste Stufe, die zu dem Schaubette führte, gestellt."[311] Dem Journalisten war das Testament des alten Kaisers nicht bekannt, der ausdrücklich gewünscht hatte:

> In Ansehung der Bestattung und Beisetzung Meiner irdischen Reste ist der in Meinem Hause übliche Vorgang zu beobachten. Jedoch wünsche Ich die Beisetzung dieser Meiner irdischen Reste vereinigt in der Gruft Meiner Vorfahren ohne Übertragung einzelner Bestandteile in andere Grüfte.[312]

So wurde der geteilte Leichnam im Sarg in der Kapuzinergruft zwischen seinem Sohn und seiner Gattin beigesetzt.

Dennoch wurde das alte dynastische Ritual wiederaufgenommen: Die Gattin seines Großneffen und Nachfolgers, des letzten Kaisers von Österreich, Karls I., Zita von Bourbon-Parma († 1989), ließ das Herz des 1922 Verstorbenen entnehmen, führte es während ihres Exils mit sich und veranlasste die Zusammenführung ihrer beider Herzen in der Loretokapelle des Klosters Muri in der Schweiz (s. Kap. 11.5). Mit hoher Wahrscheinlichkeit ging diese Tradition zu Ende, als das Herz des ersten Sohnes des Paares, Otto von Habsburg, des früheren Kronprinzen von Österreich-Ungarn, am 17. Juli 2011 im ungarischen Kloster Pannonhalma beigesetzt wurde, ein besonders eindringliches Beispiel für den Mythos des Herzens im 20., sogar 21. Jahrhundert und für dynastische Tradition und Verpflichtung (s. Kap. 11.9).

Insgesamt befinden sich also wie oben bereits erwähnt in der Loretokapelle 54 Herzen der Mitglieder des Erzhauses Österreich: neun Kaiser, acht Kaiserinnen, ein König und eine Königin, 14 Erzherzöge und 19 Erzherzoginnen, zwei Herzöge. Sogar elf Kinderherzen fanden in der Loretogruft die letzte Ruhe, meist wurden allerdings deren Herzen zusammen mit den Eingeweiden in der Herzogsgruft von St. Stephan bestattet.[313]

Der kleine Raum könnte in Analogie zum Altarraum der Gnadenkapelle in Altötting das Herz des alten Österreichs genannt werden. In seiner Schlichtheit, mit den eher karg wirkenden, relativ einförmigen Urnen steht er in auffallendem Gegensatz zur Kaisergruft im Kapuzinerkloster.

Auch hier erhofften sich die Mitglieder des Kaiserhauses und der Hofadel von der Muttergottes bereits im Leben, vor allem aber über den Tod hinaus Hilfe und Beistand.

Die Kaisergruft im Kapuzinerkloster ist seit dem 17. Jahrhundert Begräbnisstätte des habsburgischen Erzhauses. Ganz anders als die schlichten Herzurnen der Herrscher und ihrer Gattinnen in der Loretokapelle und der Herzogsgruft im Stephansdom spiegeln die gewaltigen und prunkvollen Sarkophage das historische Selbstbewusstsein und den Machtanspruch des Geschlechtes wider.

Die Stifter des Klosters, Kaiser Matthias und seine Gattin Anna, hatten die Gruft 1618 testamentarisch zur letzten Ruhestätte ihrer Corpora bestimmt, 1633 wurden ihre Leichname aus dem Königinnenkloster der heiligen Klara, ihrem

10.3. Das Haus Habsburg

vorläufigen Aufbewahrungsort, mit großem Pomp in die fertige Katakombe, die heutige Engelsgruft, überführt.

In den folgenden drei Jahrhunderten wurden insgesamt 145 Habsburger hier bestattet, darunter zwölf Kaiser (mit Maximilian, Kaiser von Mexiko) und 17 Kaiserinnen, einschließlich Marie-Louise, der Gemahlin Napoléons.

Von drei Personen wurden nur die Herzen in die Gruft gebracht, von zwei befinden sich sowohl Herzen als auch Eingeweide hier. Damit ist die Kaisergruft neben der Loretogruft bei den Augustinern und der Gruft im Dom zur drittgrößten Herzgrabstätte des Erzhauses geworden. Bei einer Renovierung im Jahre 1987 fand sich die Herzurne der Maria Leopoldine von Tirol, der zweiten Gattin Kaiser Ferdinands III., die 1649 mit 17 Jahren im Kindbett starb, in ihrem Sarg in der Leopoldsgruft der Kapuzinergruft.[314]

Die Erzherzogin Maria Anna Josepha starb als Gemahlin Johanns V., des Königs von Portugal, 1754 in Lissabon. Ihr Leichnam ruht dort in der Kirche der Theresianerinnen, der barfüßigen oder unbeschuhten Karmelitinnen. Ihr Herz wurde von ihrem Beichtvater nach Hause zu ihrem Vater, Kaiser Leopold I., gebracht. Der Erzgießer Maria Theresias, Balthasar Ferdinand Moll, fertigte die prunkvolle Herzurne aus Zinn für die Kapuzinergruft. Auf einem Marmorsockel erhebt sich der prächtige Unterbau, den eine Doppelkartusche mit den Wappen von Portugal und Österreich, überhöht mit den dazugehörigen Kronen, ziert. Zwei Putten halten die Inschriftentafel, auf der die Urne steht, abermals von der portugiesischen Krone überragt. Das Herz ihres Gatten, der bereits 1750 verstorben war, blieb im Familienpantheon in Lissabon, im Boden der Kirche des Klosters São Vicente de Fora in Lissabon (s. Kap. 11.14).

Schlichter gestaltet ist der Herzbecher Karl Josephs von Lothringen, des Bischofs von Osnabrück, Erzbischof und Kurfürst von Köln (†4. Dez. 1715). Der Enkel Ferdinands III. starb bei einem Aufenthalt in Wien mit 35 Jahren an den Blattern. Zuerst in der alten Minoritenkirche aufgebahrt, wurden 1716 sowohl Sarg als auch Eingeweideurne und Herzbecher zu den Kapuzinern gebracht. Der prachtvolle Sarg wird von einem großen Kranz, einem Polster mit dem Erzherzogshut, der bischöflichen Mitra und einem Brustkreuz bedeckt, der Herzbecher steht zu Füßen des Kreuzes auf dem Sargdeckel, die Eingeweideurne in der Toskanagruft.[315]

Ein schlichtes Zinnkästchen zu Füßen des Sarges des Gatten birgt das Herz der Kaiserin Claudia Felizitas († 1676), der zweiten Gemahlin Leopolds I. (s. S. 347).

Die Kaiserin Amalie Wilhelmine († 1742) veranlasste, dass nur ihr Herz zu ihrem Gatten Joseph I. († 1711) in die Kaisergruft käme. Zunächst in pures Gold eingehüllt, wurde das Herz bereits im 18. Jahrhundert zweimal gestohlen und schließlich durch eine Nachbildung aus Messing ersetzt. Eingeschlossen ist das Behältnis in die Brust eines Doppeladlers, dem Symbol des Erzhauses, aus schwarzem Marmor, der vor dem Sarg Josephs I. wacht. Auf dem Piedestal steht in erhabenen Goldbuchstaben: „AMALIA. WILH. AUG: COR SUUM AD. PED. JOSEPH. IMP. A. CONIUG. DULCISS. REP. IUSS. XIV. AP. MDCCXLIII."[316] Der Leichnam der Kaiserin kam in ihrem Sterbekloster zur Ruhe, das sie gestiftet hatte, im Salesianerinnenkloster am Rennweg unter dem Hochaltar.

10. Die Herzbestattung in Deutschland und Österreich

Natürlich gab es Ausnahmen. Manche Angehörige des Erzhauses widersetzten sich der Tradition, bei andern war eine Entnahme der Herzen nicht möglich: Nicht nur Joseph II. untersagte eine Dreiteilung seines Leichnams. Die Kaiserin Eleonora Magdalena, die Großmutter Maria Theresias, bestimmte, „dass man ihren Leib weder waschen noch von einer Mannsperson entblößen oder einbalsamieren lassen solle".[317]

Viele Jahre später ordnete die Königin von Neapel, Maria Karoline, das 13. Kind Maria Theresias, eine leidenschaftliche Gegnerin Napoléons, in ihrem Testament an:

> Ich befehle, dass mein Körper in keiner Weise einbalsamiert oder eröffnet werde möge [...]. Ich wünsche in schwarzem Gewande, dem Ordenskleide der schmerzreichen Madonna, beerdigt zu werden. Im Leben wie im Tode habe ich allen Prunkaufwand gehaßt. Ein Sack mit einem Schleier darüber würde es auch tun. Das Gedenken und die Gebete meiner Freunde und eine möglichst wenig prunkhafte Aufmachung wird mir am liebsten sein.[318]

Sie verstarb plötzlich auf Schloss Hetzendorf bei Wien am 8. September 1814 und wurde doch am folgenden Tag exenteriert. Am 10. September wurde das Herz in die Loretogruft überführt, auf der Urne stand:

> HAEC VRNA RECONDIT COR
> MAR. CAROLINAE LVD.
> FRANCISCI I. ET M. THER. AVGG. FILIAE
> VTR. SIC. REGINAE A. A:
> NATA VINDOB. XIII AVG. MDCCLII
> NVPTA FERDINANDO IV.
> VTR. SICIL. REGI
> XII MAII MDCCLXVIII
> DECESSIT IN ARCE CAES. HETZENDORF
> VIII SEPT. MDCCCXIV.[319]

Der Corpus liegt in der Kapuzinergruft.

In vielen Fällen verhinderten ansteckende Krankheiten und vorzeitige Fäulnis Sektion und Einbalsamierung.

Die Erzherzogin Eleonore Maria († 1697), die Tochter Ferdinands III., konnte nicht seziert werden, weil „ihr Leib so rasch anschwoll". Auf eine öffentliche Aufbahrung wurde verzichtet, ihr Herz verblieb in ihrer Brust.

Bei der ersten und zweiten Gemahlin Josephs II., die beide an den Pocken verstarben (1763 bzw. 1767), verbot Kaiserin Maria Theresia die Sektion und Einbalsamierung aufgrund des Urteils ihres Leibarztes van Swieten. Sie hatte vorher die zweite Gemahlin voller Hingabe betreut, sogar umarmt, wodurch sie selbst lebensgefährlich erkrankte. Deren Gatte nahm nicht einmal am Begräbnis teil.

Maximilian, Kaiser von Mexiko, Bruder Franz Josephs I., Opfer der Revolution unter Benito Juárez, hatte den Soldaten seines Exekutionskommandos je eine Unze Gold geschenkt und sich das Lied „La Paloma" gewünscht. Er bat die Schützen, auf

10.3. Das Haus Habsburg

sein Herz zu zielen, damit schon die erste Salve ihn töte. Er rief: „Es lebe Mexiko, es lebe die Unabhängigkeit", bevor er nach der dritten Salve verschied. So konnte nur sein ungeteilter Leichnam mit der „Novara", seinem ersten Kommandoschiff, mit dem er 1864 in Vera Cruz in Mexiko an Land gegangen war, durch Vizeadmiral Tegetthoff nach Triest gebracht und am 18. Januar 1868 in der Kaisergruft bestattet werden. Seine Gattin, wahnsinnig geworden, verstarb erst 1927.[320]

Die Tochter Kronprinz Rudolfs, der in Mayerling mit der Baronin Mary Vetsera Selbstmord beging, Elisabeth Marie Henriette († 1963), ließ sich auf dem Hütteldorfer Friedhof in Wien begraben und bestimmte, dass ihr Grab unauffindbar bleiben sollte. Rudolfs Leiche kam in toto in die Kapuzinergruft, jene der Mary Vetsera auf den Heiligenkreuzer Friedhof.

10.3.11 Die Eingeweidebestattung der Habsburger

Die Eingeweide ihrer Herrscher haben die Untertanen weniger beschäftigt. Ferdinand IV., der die Balsamierung der Intestina der Mitglieder des Kaiserhauses verfügt hatte, bestimmte zur ewigen Aufbewahrung die sog. neue Herzogsgruft in den Katakomben des Wiener Stephansdoms.[321]

Herzog Rudolf IV. hatte zusammen mit seiner Frau Katharina von Böhmen, der Tochter Kaiser Karls IV., in seiner Regierungszeit von 1358–1365 diese Grabkammer errichten lassen und St. Stephan als „Capella regis" bestimmt. Die sterblichen Überreste wurden ebenfalls in Urnen einbalsamiert beigesetzt, bis Joseph II. dies aus hygienischen Gründen verbot. Seit 1957 sind die Gefäße hinter Gitternischen in der „alten Herzogsgruft" aufgestellt, die renoviert und 1998 neu eröffnet wurde.

So sind Maria Theresias Viscera hier, das Herz befindet sich in der Loretogruft und der Corpus in einem prunkvollen Doppelsarkophag mit dem ihres Gemahls, des Kaisers Franz I. Stephan in der Kapuzinergruft. In der Herzogsgruft stehen beider Eingeweideurnen in unterschiedlichen Nischen, auf der des Kaisers Franz Stephan ist die vollständige Inschrift erhalten:

> In dieser Urne sind aufbewahrt die Eingeweide von Franz I., des gottseligsten römischen Kaisers und Großherzogs von Toskana, welchen seine Gottesfurcht, die Liebe zu seiner Gemahlin, die Sorgfalt für seine Kinder, die Güte gegen die Untertanen, die Wohltätigkeit gegen die Armen, die Großmut und der Glanz seiner christlichen Tugenden weltberühmt, und deswegen des ewigen Andenkens würdig gemacht haben. Er ist 1765 den 18. August in der Nacht um ½ 10 Uhr im 57. Jahr seines Alters in Innsbruck eines jähen, doch nicht unversehenen Todes gestorben.[322]

Zur Eingeweidebestattung Maria Theresias ist im Inventarbuch „Beschreibung der in der k. k. Kruft bey St. Stephan befindlichen Durchlaucht. Herzoglichen Leibern, Eingeweiden und Herzen"[323] eingetragen:

> Hic sita sunt
> Viscera
> Mariae Theresiae
> Rom. Imp: Hung: et Bohem. Reg.

10. Die Herzbestattung in Deutschland und Österreich

Archid: Aust. etc.
Erat Donec Vixit
Christianae Pietatis vivum Exemplar
Mater Reipublicae
Subditorum Amor
Stirpis suae Gloria
Augusti Throni Ingens Fulcrum
Et Ornamentum
Nata est An: 1717. Die 19 May.
Obiit An: 1780. Die 29. Novemb.[324]

Die Herzen des Paares in der Loretogruft stehen nebeneinander (s. S. 354).
Weitere kaiserliche Intestina gehörten zu Matthias I. († 1619), Ferdinand II. († 1637), Ferdinand III. († 1657), Ferdinand IV. († 1654), Leopold I.[325] († 1705); Joseph I. († 1711), Karl VI. († 1740), Leopold II. († 1792), Franz II./I. († 1835), Ferdinand I. († 1875).

Die zwölf Herzurnen in St. Stephan enthalten überwiegend die Organe von Neugeborenen und Kleinkindern, eine Ausnahme ist lediglich die des 14-jährigen Sohnes Kaiser Ferdinands III., Karl Joseph von Österreich († 1664), Bischof von Olmütz, Passau und Breslau, Hochmeister des Deutschen Ordens, dessen Eingeweideurne in einer anderen Nische und dessen Corpus in der Kapuzinergruft bei seinen Eltern liegen.

Das Herz und die Eingeweide des Thronfolgers und einzigen Sohnes Karls VI. Leopold Johann (13.4.– 4.11.1716) sind darunter, der wegen seines Ranges sogar seziert und einbalsamiert wurde[326] und dessen Tod zum Wirksamwerden der „Pragmatischen Sanktion"[327] Anlass gab; des Weiteren Herz und Eingeweide von vier Kindern Leopolds I., des Ferdinand Wenzel (1667–1668), der Maria Anna (*† 1672), der Anna Maria Sophia (11.9.–21.12.1674), und der Maria Margareta (1690–1691); jene zweier Töchter Maria Theresias, der Maria Elisabeth (1737–1740), der Maria Karolina (12.1.– 25.1.1740); jene des einzigen Sohnes Josephs I., des Leopold Joseph (1700–1701); jene der jüngsten Schwester Maria Theresias, Maria Amalia (1724–1730), die die Kaiserin sehr geliebt hatte; und auch die Eingeweide des Herzogs von Reichstadt, des Sohnes Napoléons I. und der Habsburgerin Marie-Louise, Franz Joseph Karl (1811–1832).

Bis auf wenige Ausnahmen wurden die Kinderbegräbnisse des Hofes zwischen 1640 und 1740 mit eingeschränktem Zeremoniell durchgeführt, mit verkürzter Exponierung der Leichname. Herz und Intestina wurden – nur nach Urnen getrennt – zusammen in der Herzogsgruft beigesetzt. Exequien fanden bei Kindern unter zwölf Jahren nicht statt.[328]

10.3.12 Weitere Herzbestattungen in Österreich

Die mit dem von Kaiser Maximilian II. verbannten sächsischen Herzog Johann Friedrich II. († 1595) verheiratete Elisabeth von der Pfalz zog zu ihrem Mann in die Gefangenschaft in die Burg von Wiener Neustadt. Dort starb sie im Zeughaus am

10.3. Das Haus Habsburg

8. Februar 1594 mit 54 Jahren. Dem inzwischen in Steyr festgehaltenen Witwer gelang es erst nach mehreren Monaten, den Leichnam seiner Frau in die Heimat, nach Coburg, zurückführen zu lassen, wo sie in der Morizkirche in einem der schönsten Renaissancegrabmäler Deutschlands bestattet wurde, das später auch seinen Leichnam aufnahm. Wegen dieser Verzögerung mussten die Leiche einbalsamiert und Herz und Eingeweide entnommen werden. Für deren würdige Beisetzung sorgte der mit dem Herzogspaar befreundete protestantische Adlige Johann Christoph von Teufel. Er ließ sie in das zu seiner Herrschaft Krottendorf-Frohsdorf gehörige Dorf Winzendorf bringen und dort vor dem Hochaltar der Kirche Mariä Himmelfahrt hinter einem wappengeschmückten Grabstein aus rotem Marmor begraben.[329]

Die Inschrift nennt Namen, Lebensdaten und Herkunft der Verstorbenen:

CHRISTO.S:
ILLVSTRISS. ELISABETHA FRIDERICI
PALATINI ELECTORIS FILIA: IOHAN
FRIDERICI DVCIS SAXONIAE SERE-
NISS. CONIVNX NEAPOLI AVSTRIAE
PLACIDAM IN CHRISTO MORTEM
OBIIT ANNO CHRISTI M. DXCIV
M. FEB. D. VIII H. MED: SEPT. VESPERI
STYL. V. AETAT: SVAE LIII M. VII. D. IX
CONIVGII XXXV M. VII D. XVIII EXILII
XXVI M. IX D. XXV CVIVS ILLVSTRIA
INTESTINA IN HOC TEMPLI LOCO
CONDITA SVNT: CORPVS VERO
COBVRGII FRANCORVM.
HIELFF HIMLISCHER HERR HÖCHSTER HORT.[330]

Oberhalb der Inschrift befindet sich ein Relief mit einem Engelsköpfchen inmitten von Akanthusranken. Den unteren Teil des Enterotaphs bildet ein Wappenrelief der Herzogin in einem mit einem Löwenkopf bekrönten Oval, beidseitig flankiert von einem Engelsköpfchen, darüber in einem bogenförmigen Band die Worte „CHRISTVS VITA MEA."[331]

Der einflussreiche Hofbeamte, Diplomat und vertraute Ratgeber Kaiser Ferdinands II. († 1637) Hans Ulrich von Eggenberg (1568–1634) war einer der reichsten Männer seiner Zeit. Protestantisch geboren, konvertierte er zum Katholizismus, wurde von seinem Dienstherrn in den Reichsfürstenstand erhoben und erhielt die Herrschaft Krumau in Böhmen. Sein Herzgrab befand sich in der Jesuitenkirche St. Jakob von Ljubljana (Laibach),[332] wo er verstorben war, sein Leib ruht bei seiner vorverstorbenen ersten Frau in der von ihm gestifteten Minoritenkirche Mariahilf in Graz.[333]

Im Dienste Habsburgs fiel am 6. September 1689 mit 34 Jahren der Oberst Karl Adam Reichsgraf von Lamberg bei der Befreiung des von französischen Truppen besetzten Mainz. Er bekam ein prunkvolles Grabmal im Dom der Stadt, sein Herz und ein Zeigefinger, den ihm ein Türke bei Ofen abgeschlagen hatte, wurden in seine Burg Kranichberg in Niederösterreich gebracht. Auf dem vergoldeten Kästchen stand: „En Viator! Digitus qui turcico ense amputatus et Cor Caroli Adami Comitis de Lamberg heic adservantur cujus Cadaver Moguntiae propter Caesarum et Patriam in Christo quiescit Anno 1689."[334]

Der berühmteste Feldherr Österreichs war Prinz Eugen von Savoyen-Carignan, 1663 in Paris geboren. Bereits sein Vater Eugen Moritz von Savoyen-Carignan († 1673) war ein erfolgreicher General des französischen Königs Ludwig XIV., sein Herz soll auf Wunsch seiner Mutter zu den Karmelitern nach Paris gekommen sein.[335]

Als der Sohn 1736, ohne ein Testament gemacht zu haben, in Wien starb, erhielt der treue Diener dreier Kaiser nach Einbalsamierung und Herzentnahme ein großes Begräbnis und ein Ehrengrab in einer eigenen, nach ihm benannten Kapelle in der wichtigsten Kathedrale des Reiches, im Stephansdom.[336] Sein Herz soll dann in die Grablege seiner Familie, in die königliche Krypta der Supergabasilika von Turin, gebracht worden sein.[337] 1799 sei es dann nach Wien zurückgebracht worden, weil man eine Schändung durch die französischen Invasoren befürchtete. Unmittelbar nach Eugens Tod war auch eine Verbringung der Urne in die Loretogruft von St. Augustin vom päpstlichen Nuntius Domenico Passionei vorgeschlagen worden, was aber Kaiser Karl VI. abgelehnt haben soll.[338]

Als 1974 während U-Bahnbauarbeiten die Savoyergruft im Stephansdom im Beisein von Kardinal König geöffnet werden musste, fanden sich drei Särge, der des Feldherrn, seines Neffen Prinz Emanuel und dessen Gattin. Auf dem Sarg von Prinz Eugen stand eine herzförmige Urne mit der Inschrift „COR SERENISSIMI EUGENII FRANCISCI SABAUDIAE PRINCIPIS / QUI MORTUUS EST VIENNAE XXI APRI:ANNO DNI MDCCXXXVI".[339] Neben dem Treppenabgang zur Gruft wurde eine zweite Herzurne gefunden, die von Eugens Großneffen Eugen Johann Franz von Savoyen-Carignan († 1734).

Auch der übrige Hofadel folgte wie bei den Wittelsbachern immer wieder dem Beispiel seiner Souveräne. In St. Jakob am Thurn bei Salzburg stiftete der Marienverehrer Joseph Anton Graf Plaz (1677–1767), der jahrzehntelang unter Prinz Eugen gegen die Türken gekämpft hatte und vom Salzburger Erzbischof von Schrattenbach dafür mit der Hofmark St. Jakob belehnt wurde, 1754 eine Loretokapelle. Er erfüllte damit ein Gelübde, nachdem er knapp dem Tod durch eine Seuche entgangen war,[340] ließ die Kapelle an die Jakobuskirche anbauen und deren Wand durchbrechen. So entstand eine Wallfahrt, die der fromme Graf nach Kräften förderte. Sein Herz liegt unter den Stufen des Kapellaltars vor der Loretomadonna unter einer Steinplatte mit der Inschrift: „Allda liget das Herz eines Sünders."

Die am 1. Januar 1758 verstorbene Erbgräfin Maria Ernestine Francisca von Rietberg-Ostfriesland, die den Grafen Maximilian Ulrich von Kaunitz geheiratet hatte, wurde in der Familiengruft der Kaunitz in der Dominikanerkirche St. Michael im mährischen Brünn (Brno, Tschechien) beigesetzt, für ihr Herz hatte sie sich testamentarisch die Rückkehr zu ihren Wurzeln gewünscht, obwohl sie ih-

10.3. Das Haus Habsburg

re Heimat kaum gekannt hatte: Die vergoldete herzförmige Kupferkapsel wurde am 23. Januar 1758 von den Beauftragten dem rietbergischen Stadtpfarrer und Hausgeistlichen der Verstorbenen Schürckmann übergeben und mit dem Siegel des Franziskanerkonvents und dem des Amtskanzlers von Waldstätten verschlossen. Am 19. Februar wurde sie auf einer schwarzverhängten, von weißen Kerzen umgebenen Tumba ausgestellt und am nächsten Tag nach einem vom Weihbischof Franz Graf Gondola zelebrierten Requiem nach den feierlichen Exequien in die Krypta der Katharinenkirche des ehemaligen Franziskanerklosters Rietberg in Nordrhein-Westfalen bei Bielefeld zu ihren Vorfahren gebracht.[341] Die durch Umbauarbeiten teilweise verschüttete Gruft wurde um 1900 renoviert, dabei wurden die Särge der gräflichen Familie und die Kupferkapsel, deren Vergoldung weitgehend geschwunden war, geborgen und restauriert. Die drei Kilogramm schwere Herzkapsel, die auf dem Deckel eine hauchdünn eingeritzte Inschrift mit den Namen, Titeln und Daten der Verstorbenen aufwies, wurde 1978 neu vergoldet und steht jetzt auf einer künstlerisch gestalteten Stele zwischen zwei Särgen.[342]

In einer anderen Familiengruft der Kaunitz, in der Friedhofskirche St. Johann Baptist in Austerlitz (Slavkov u Brna, Tschechien), stehen unter den Särgen die metallenen Eingeweideurnen der dort Bestatteten, des österreichischen Staatsmannes Wenzel Anton Fürst von Kaunitz-Rietberg († 1797), Sohn der genannten Maria Ernestine Francisca, und seiner Söhne Dominik Andreas II. Fürst von Kaunitz-Rietberg-Questenberg († 1812) und Franz Wenzel Graf von Kaunitz-Rietberg († 1825), weiters jene des Ehepaars Ernst Christoph Fürst von Kaunitz-Rietberg († 1797) und der Fürstin Leopoldine († 1795), des kaiserlichen Kämmerers Albrecht Graf von Kaunitz († 1897) und dessen Sohnes Karl Wilhelm Graf von Kaunitz († 1888).[343]

Ein weiterer erfolgreicher Heerführer Österreichs, Sieger über das türkische Heer bei Mogersdorf an der Raab, bedeutender Militärtheoretiker und kaiserlicher Kämmerer, Raimondo Graf von Montecuccoli (1609–1680), starb am 17. Oktober, wahrscheinlich an einer anhaltenden und schweren Hämorrhoidalblutung, in Linz. Testamentarisch hatte er bestimmt, dass sein Leib „ohne allen Pomp" in der Grabkapelle seiner Familie in der Kirche der Jesuiten am Hof in Wien bei seiner Frau Margareta von Dietrichstein begraben werden sollte.[344] Um die Überführung der Leiche auf der Donau nach Wien zu ermöglichen, wurden die Eingeweide entnommen und in der Linzer Kapuzinerkirche beigesetzt. In einer Inventarliste des Stadtarchivs von Linz von 1833 wird eine unbeschriftete Eingeweideurne, eine Kupferkanne, bei den übrigen Särgen in der Gruft beschrieben, die inzwischen verschwunden ist.[345] Der Sohn Graf Leopold Philipp ließ im rechten Seitenschiff der Kirche ein ovales Prunkepitaph mit einer lateinischen Inschrift in Antiqua-Versalien anbringen, die von Kriegstrophäen, dem Wappen der Montecuccoli und der Kette des Goldenen Vließes umgeben ist.[346]

Corpus und Herz wurden Ende Oktober nach Wien überführt und in der vom Verstorbenen gestifteten Gruft in der Jesuitenkirche am Hof, der Kirche zu den neun Chören der Engel, neben seiner Frau beigesetzt. Das Epitaph, auf dem vom Herzen des Feldherrn keine Rede war,[347] wurde im Zweiten Weltkrieg durch eine Bombe zerstört und dann durch eine einfache Betonplatte ersetzt.

10. Die Herzbestattung in Deutschland und Österreich

In der Gruft der Linzer Kapuzinerkirche liegen mehrere Mitglieder des Hauses Starhemberg in Kupfersärgen.[348] Eine weitere Familiengruft befindet sich in der Stadtpfarrkirche von Eferding in Oberösterreich. Sie ist der Öffentlichkeit nicht zugänglich und wird nur für Begräbnisse von Familienmitgliedern geöffnet. Zwischen den Särgen sind dort zwei herzförmige Urnen mit Inschrift platziert, sodass auch hier Herzbestattungen wahrscheinlich sind.[349]

Der Oberststallmeister Kaisers Karls VI., Fürst Adam Franz von Schwarzenberg (1680–1732), wurde von seinem Souverän bei einer Hirschjagd bei Brandeis (Brandýs nad Labem, Tschechien) am 10. Juni 1732 versehentlich erschossen. Der Leichnam wurde in das Palais Schwarzenberg auf dem Prager Hradschin gebracht, seziert, die Kugel entfernt[350] und nach Entnahme von Eingeweiden und Herz am 25. Juni 1732 in der Familiengruft am Altar von St. Nikolaus von Tolentino in der Wiener Augustinerkirche beigesetzt. Die Eingeweide kamen in der Tradition der Habsburger, seines Souveräns, in die schwarzenbergische Gruft der Klosterkirche St. Ägidius in Třeboň, das Herz in die Nepomukkapelle der St.-Veits-Kirche in seiner Domäne Krumau (Český Krumlov).[351] Diese Kapelle hatte das lange kinderlos gebliebene Ehepaar gestiftet, nachdem ihnen nach ihren Fürbitten am Grab des Heiligen in Prag der Erbe Josef Adam geboren wurde. Jener veranlasste dann, dass auch das Herz seiner Mutter, der Prinzessin Eleonore von Lobkowitz (1682–1741), beim Herzen ihres Gatten bestattet wurde. Das barocke Kardiotaph aus schwarzem Marmor mit den Wappen der Schwarzenberg und Lobkowitz an der linken Wand der Kapelle trägt die Inschrift

> CORDA .HIC.CONDITA
> ADAMI. ET. ELEONORAE. CONJ.
> PRINCIPUM. DE. SCHWARZENBERG.
> CRUMLOVI.DUCUM.
> IOSEPHUS.
> PARENTIBUS. OPTIMIS.
> PIETATIS. FILIALIS.
> MP.
> A. MDCCXLV.[352]

Unter einem Granitstein mit einer goldenen Inschrift „Hier liegt die arme Sünderin Eleonora. Bittet für sie. Obiit 5. Mai 1741" in der Mitte der Kapelle ruhen die sterblichen Reste der Fürstin.[353] Ihre Eingeweide wurden ebenfalls mit denen ihres Gatten in St. Ägidius in Třeboň vereint.

In der Nische der Nepomukkapelle mit den Herzen des Paares befinden sich in kelchförmigen Urnen weitere Herzen, und zwar das des Fürsten Johann Nepomuk (1742–1789), seiner Gemahlin, der Fürstin Maria Eleonora, geb. Reichsgräfin von Oettingen-Wallerstein (1747–1797), der Fürstin Pauline Caroline, geb. Herzogin von Arenberg-Aerschot († 1810), und ihres Gatten Joseph II. (1769–1833), des Sohnes von Johann Nepomuk.[354]

So wurde die kleine Kapelle für ein Jahrhundert zur Herzgruft eines ursprünglich fränkischen Geschlechtes, das später zu einem der wichtigsten Stützen der Habsburger Monarchie avancierte.

10.3. Das Haus Habsburg

Im Österreich der Romantik wurde ähnlich wie in England, in den übrigen deutschen Landen und Frankreich auch einem toten Dichter das Herz entnommen: Der Lyriker Nikolaus Lenau verbrachte die letzten Jahre seines Lebens wegen einer Geisteskrankheit in einer psychiatrischen Anstalt in Oberdöbling bei Wien.[355] Er verstarb dort mit 48 Jahren am 22. August 1850. Die Angehörigen wünschten eine Obduktion, die Dr. Heinrich Meckel vornahm. Dieser bat darum, das Herz des Dichters mit in seine Heimat nehmen zu dürfen. Dies wurde ihm genehmigt, worauf er die „Reliquie", über deren weiteres Schicksal nichts bekannt ist, konservierte.[356]

10.3.13 Habsburger Herz- und Eingeweidebestattungen in Graz

In der gleichen Zeit, in der die Wittelsbacher ihre Herzen der Patrona Bavariae, die Habsburger die ihrigen der Loretomadonna verlobten, in einer große Teile Europas betreffenden schwierigen politischen und religiösen Situation und einer ideologischen, von der Gegenreformation geprägten Grundstimmung zu Beginn des 17. Jahrhunderts entstand eine weitere Herzgruft der Habsburger:

Ferdinand II. (1578–1637), der Habsburger Kaiser im Dreißigjährigen Krieg, ließ von seinem Hofmaler und Architekten Giovanni Pietro de Pomis neben dem Grazer Dom an der Stelle der der heiligen Katharina geweihten Friedhofskapelle für sich und seine Nachkommen im Jahre 1614 ein Mausoleum errichten. Die Inschrift über dem Hauptportal lautet: „Das kaiserliche Grabmal des seligen römischen Kaisers Ferdinand II., der heiligen Jungfrau und Märtyrin Katharina geweiht."

In die Gruft kamen Ferdinands einfaches Grab[357] und Gräber weiterer Angehöriger, so seiner ersten Gemahlin Maria Anna (1574–1616),[358] ihres gemeinsamen Sohnes Johann Karl (1605–1619)[359] und später einer Gräfin von Artois (1756–1805).[360]

Das vergoldete Gefäß mit seinem Herzen und den Eingeweiden mit der Inschrift „Ubi cor, ibi et thesaurus"[361] wurde in dem von seiner Mutter, Erzherzogin Maria Anna von Bayern, gegründeten Klarissenkloster Allerheiligen in Paradeis in deren Sarg[362] gelegt.[363] Joseph II. ließ dieses Kloster ebenfalls auflösen und – sparsam, wie er war – das Herz seines Vorfahren in einem „Kupfertopf" in die Loretokapelle, die Eingeweide in die Gruft von St. Stephan nach Wien bringen[364] (s. auch S. 350).

Im Grazer Dom waren 1590 bereits die Eingeweide (und das Herz?)[365] von Ferdinands Vater, des Erzherzogs Karl II. von Innerösterreich, hinter dem Hochaltar beigesetzt worden, während der Leichnam ins Mausoleum der Basilika von Seckau kam.[366]

Estella WEISS-KREJCI schreibt, dass auch Herz und Eingeweide seiner Frau Maria von Bayern († 1608) in den Dom gekommen seien, ihr Körper wurde bei den Grazer Klarissen bestattet.[367]

In der Gruft des Grazer Mausoleums, in einer mit einem schweren Eisengitter verschlossenen Nische in der rechten Wand eines Nebengewölbes, stehen nach der letzten Renovierung im Jahr 2003 fünf becherförmige, vergoldete Silberurnen, mit Deckeln, teils mit gravierten Ornamenten, teils mit Namen, teils nur mit Wappen versehen, zum Teil auch unbeschriftet, die bereits mehrfach, meist unbefugt, geöffnet wurden (s. Abb. 34, S. 739 und Abb. 35, S. 740).

1810 beschrieb ein Konsistorialprotokoll, das erstellt werden musste, als wegen der Lasten der napoleonischen Kriege die Kirchen und Klöster dem Münzamt ihre Gold- und Silberschätze abliefern sollten, das Inventar:[368]

1. Ein großes silbernes verschlossenes Gefäß enthält: *Cor Ferdinand III Rom. Imp. mortui 2. Aprilis 1657.*

2. Ein großes verschlossenes Gefäß enthält *Cor Augustissimi Rom. Imp. Fernandi II, anno 1637 Febr. 15, circa horam nonam mane piissimi mortui, quod ex cordiali affectu huic omnium Sanctorum Ord. S. Clarae fundationis Austriaco in vivis opere semper demonstrato ad hanc Cryptam deponi voluit, atque eodem anno Martii. depositum fuit. R.i.P.*[369]

3. Ein großes offenes Gefäß mit *M. AE. A. A.* bezeichnet, worauf die Jahreszahl 1616, nebst den 8. März *ejusdem anni*, enthält eine Asche. [FN: Dies war das Herz der Erzherzogin Maria Anna, der Gemahlin des Kaisers Ferdinand.]

4. Ein kleineres offenes Gefäß: *Maximilianus Ernestus* 1616, den 18. Februar, mit dem österreichischen Wappen, enthält eine Asche. [FN: Bruder Kaiser Ferdinands II.]

5. Ein offenes Gefäß: Johann Karl, Erzherzog zu Österreich, 1619, den 26. Dezember, enthält eine Asche. [FN: Sohn Kaiser Ferdinands II., dessen Leib auch in der Gruft ruht.]

6. Ein größeres offenes Gefäß ohne Aufschrift mit dem österreichischen Wappen auf dem Deckel von innen, enthält eine Asche. [FN: Das Herz der Kaiserinwitwe Eleonore aus dem Hause Gonzaga, der zweiten Gemahlin Kaiser Ferdinands II. Sie starb in Wien am 27. Juni 1652 und ruht dortselbst [im Stephansdom; d. Verf.]. Ihr Herz wurde aber von ihrem Sohne Kaiser Ferdinand III. (kaiserliche Entschließung vom 2. Juli 1655, gegeben zu Preßburg) in das Klarissenkloster zum Herzen ihres verstorbenen Gatten gebracht.][370]

7. Ein kleines offenes Behältnis, worin zwei der Gemahlin Sr. kais. Majestät Ferdinands II. Maria Anna abgenommene Finger samt dem Ring verwahrt sind, 1616, 18. April.[371]

Die Hofkanzlei verordnete jedoch unterm 16. März 1810, „daß es nicht in dem Zwecke der Silber-Ablieferungs-Anstalt liege und gegen die Ehrfurcht stritte, welche man den Resten der durchlauchtigsten Familie schuldig sei, die sieben silbernen Gefäße in der Gruft des Mausoleums zu Graz ihrer Bestimmung zu entziehen."

In der von den Grazern liebevoll „Herzgrüfterl" genannten Nische sind nur noch fünf Gefäße verblieben: Sie dürften die Herzreste Ferdinands III., zweier Gemahlinnen seines Vaters, Maria Anna und Eleonora von Gonzaga, des kaiserlichen Bruders Maximilian Ernst und des Sohnes Johann Karl enthalten.

Ursprünglich war dort auch das Herz der Gräfin Artois, das dann auf Befehl des Fürsten Metternich dem Bevollmächtigten des Grafen de Marnes, des Sohnes der

Gräfin und ihres Gatten, des Königs Karls X. von Frankreich, übergeben wurde, um es nach Neapel in die Grablege der Könige von Neapel und Sizilien, die Kirche Santa Chiara, zu bringen.[372]

10.3.14 Habsburger Herz- und Eingeweidebestattungen in Innsbruck

Bereits im 15. Jahrhundert wurden Eingeweide von Tiroler Habsburgern im Dom St. Jakob in Innsbruck, der Residenz der Tiroler Linie der Habsburger, bestattet (s. Kap. 10.3).

Später kamen die des Erzherzogs Leopold V. († 1632), des Bruders Kaiser Ferdinands II., seiner Kinder Marie Eleonore (1627–1629), des Erzherzogs Sigismund Franz († 1665) und seiner Enkelin Maria Magdalena, der Tochter des Landesfürsten Ferdinand Karl († 1662), die mit 13 Jahren an „Kindsblattern" starb, ins Kapitelhaus des Franziskanerklosters an der Hofkirche. Nach dessen Aufhebung 1786 wurden sie in die Fürstengruft der Jesuitenkirche transferiert.[373] Auch der Corpus Ferdinand Karls befindet sich dort, während seine Viscera am Ort seines Todes, in der Franziskanerkirche von Kaltern in Südtirol, ruhen (s. Kap. 11.4).

Nachdem die Kapuziner- bzw. die Loretogruft in Wien für die Mitglieder des Erzhauses errichtet wurden, außerdem die Tiroler Linie des Hauses Habsburg mit Erzherzog Sigismund Franz ausstarb und Tirol an den Kaiser zurückfiel, wurden seit dem 17. Jahrhundert keine Herzen mehr in Innsbruck begraben bis auf eine Ausnahme: Die erste Gattin Erzherzogs Karl Ludwigs, Margarete Karoline Prinzessin von Sachsen, starb mit 18 Jahren am 15. September 1858 in der Villa Reale von Monza an Typhus. Der Gatte, damals Statthalter von Tirol, veranlasste die feierliche Beisetzung des Herzens in der Silbernen Kapelle der Hofkirche am 5. Oktober 1858. 1859 ließ der Erzherzog eine Bildsäule aus Marmor herstellen, die an der Evangelienseite des Altars aufgestellt wurde. Die neugotische, vom Münchener Bildhauer Sickinger ausgeführte Säule war mit einem Christuskopf, einer Inschrift und dem kaiserlichen und sächsischen Wappen geziert und bewahrte in einem tabernakelähnlichen Aufsatz das Herz.[374] Jetzt befindet sich der schlichte zylinderförmige Herzbecher in einer vergitterten Nische in der linken Säule des Altarbogens.

10.4 Sonstige Herzbestattungen im deutschen Sprachraum 17.–21. Jahrhundert

Das Heilige Römische Reich blieb nach dem Westfälischen Frieden 1648 bis zu seinem Ende 1806 in seinen Strukturen der archaischen Form des mittelalterlichen „Personenverbandsstaates" verhaftet, während die übrigen Monarchien Europas ihre Länder zu frühmodernen Flächenherrschaftsstaaten ausbauten. Durch die schwache Zentralgewalt kam es zur Erstarkung landesfürstlicher Partikularstaaten, von Reichsständen, Reichsstädten, Fürstentümern in einem föderalistischen Reichsverband mit landesfürstlich bestimmter Religionsfreiheit in den Territorien.

10. Die Herzbestattung in Deutschland und Österreich

Die führenden Geschlechter und Souveräne bevorzugten ihre Residenzstädte und errichteten eigene dynastische Grablegen. So hielten sie es häufig auch mit Herzgrabstätten.

Damit entstand im Heiligen Römischen Reich häufiger als in den übrigen Monarchien Europas neben Einzelbestattungen in der Provinz eine große Zahl von z.T. prunkvollen und über mehrere Generationen genutzten Herzgrablegen in Form von Gruften und Mausoleen, parallel zu denen der Habsburger und Wittelsbacher.

10.4.1 17. Jahrhundert

Im Europa des Dreißigjährigen Krieges, dessen Hauptakteure, wie der „Winterkönig" Friedrich V. († 1632), der bayerische Kurfürst Maximilian I. († 1651), sein Feldherr Tilly († 1632), sein Verbündeter, der Kaiser Ferdinand II. († 1637), und dessen Sohn Ferdinand III. († 1657), dessen Bruder Leopold Wilhelm von Österreich († 1662) und ihr Gegner Gustav Adolf († 1632) alle ihr Herz einem bestimmten Ort verlobten, war die Suggestionskraft dieses Rituals besonders ausgeprägt. Neben dem hohen Klerus und den Adelsfamilien folgten auch Einzelpersonen aus verschiedenen Motiven heraus diesem Beispiel:

In der Bergkirche von Laudenbach im Main-Tauber-Kreis umschließt ein großer, prächtiger Alabastersarkophag das Herz des Reichsgrafen Melchior von Hatzfeld.[375] Der Gisant des Heerführers, eines treu ergebenen kaiserlichen Feldmarschalls, liegt in Lebensgröße auf der Tumba, in voller Rüstung, mit Binde und Kommandostab, den jugendlichen Kopf mit geschlossenen Augen auf den linken Arm, auf Feldherrnhelm und -handschuh gestützt, zu Füßen seine Dogge Terzka und das Familienwappen. Um die Liegeplatte und an ihrem unteren Profil sind lateinische Inschriften eingemeißelt:

> HIC JACET COR ILLUSTRISSIMI DOMINI COMITIS MELCHIORIS HATZFELD, IN QUO QUID AEMULENTUR HABENT POSTERI. VIVENS IN ORTA FIDE, VIRTUTE AC BELLI GLORIA PARI ALTERI NON CESSIT. HUNC TUMULUM HERMANNUS MOESTUS IN MEMORIAM DILECTISSIMI FRATRIS MELCHIORIS HATZFELD FIERI, EIUSQUE COR IMPONI CURAVIT, BIS QUINQUE ET SEPTEM PRAELIA OBIT. SEQUIMI POSTERI MEMORES GRATITUDINIS EXEMPLAR VIRTUTIS PIETATIS.[376]

Die Reliefs auf der Deckplatte und den Seiten zeigen die Schlachten und Belagerungen des Feldherrn. Die Reliefplatte mit der Aufschrift „Würtzburg" erinnert an den militärischen Beistand für seinen Bruder, den Fürstbischof von Würzburg, Franz von Hatzfeld († 1642), dessen Herz sich im Dom von Würzburg befindet (s. Kap. 13.2.1). Sechs trauernde Putten sitzen am Unterrand des Sarkophages.

Der 64-Jährige war von seinem Kaiser Ferdinand III. nochmals um Hilfe gebeten worden, er sollte dem polnischen König zu Hilfe kommen und die von den Schweden belagerte Stadt Krakau befreien. Das gelang ihm, er erkrankte jedoch schwer und verstarb am 9. Januar 1658 in seiner schlesischen Herrschaft Trachenberg. Sein Leichnam ruht dort in der Pfarrkirche St. Jakob zu Prausnitz (heute Prusnice, Polen) in einem dem Laudenbacher Sarkophag sehr ähnlichen Grabmal, das Herz des

10.4. Sonstige Herzbestattungen im deutschen Sprachraum 17.–21. Jh.

Marienverehrers – wie die seiner Mitkämpfer, der Habsburger und Wittelsbacher und seines Generalskollegen Tilly – kam auf seinen Wunsch und die Veranlassung seines Bruders und Erben, Herrmann Graf von Hatzfeld, in die vom fränkischen Bildhauer Kern gefertigte Tumba in eine Grabkapelle der Wallfahrtskirche Zur schmerzhaften Mutter der Vogtei Laudenbach, einem weiteren Teil seines Besitzes.

1966 wurde im Rahmen einer Restaurierung die Tumba geöffnet. Es kam ein backsteingemauerter kastenförmiger Kern zum Vorschein, auf dem eine Holzdose mit dem Glasgefäß stand, das das Herz des Grafen bewahrte. Nach Abschluss der Renovierung erhielt das Gefäß seinen angestammten Platz zurück.[377]

Ein weiterer Stratege des Dreißigjährigen Krieges war Markgraf Christian Wilhelm von Brandenburg (1587–1665), Erzbischof von Magdeburg seit 1598, nach Eheschließung Protestant und lutherischer Administrator des Bistums. Er kämpfte im Bündnis mit Dänemark, später mit Gustav Adolf, wurde bei der Belagerung von Magdeburg schwerverwundet gefangengenommen und von den Jesuiten zum Übertritt zum Katholizismus überredet. Als Abfindung erhielt er die Ämter Loburg und Zinna. Das Letztere wandelte er in einen katholischen Kleinstaat um, mit ihm als Bischof an der Spitze. Sein Herz und seine Eingeweide sollen vor dem Altar der Klosterkirche beigesetzt worden sein,[378] sein Leib kam in die Burgkapelle Ziesar.[379]

Im „Gründlichen Bericht" des Saalfelder Bürgermeisters Christian Victor Boner ist von einem „vornehmen Ungarn und Croaten-Obrister" namens Stephan Baloch Raboiska die Rede, der, auf kaiserlicher Seite kämpfend, am 13. Mai 1640 nächst dem Dorfe Schwarza „von denen Schweden todt geschossen worden" sei. „Dessen Herz und Eingeweide seien nach der Exentirung des todten Körpers in der Saalfelder Johanniskirche begraben, der Leichnam aber nachgehends mit in Ungarn verbracht worden."[380]

Das Herz des Philipp Ferdinand von der Leyen zu Nickenich, der mit 22 Jahren am 31. August 1667 bei Gent im Kampf gegen die Franzosen fiel, wurde im Sarg seiner Eltern in der Pfarrkirche von Nickenich[381] beigesetzt, während der Corpus im Augustinerkloster in Gent blieb.[382]

In Rostock, in der Marienkirche, blieben die Eingeweide des berühmten Juristen, Theologen und Schriftstellers Hugo Grotius. Er hatte sich am Hof der Königin Christina von Schweden in Stockholm nicht wohlgefühlt, erlitt auf der Rückreise einen Schiffbruch, erkrankte und starb mit 62 Jahren in Rostock am 28. August 1645. Wohl auch um seinen Leichnam nach Delft in die Nieuwe Kerk weitertransportieren zu können, wurde er eviszeriert und die Eingeweide respektvoll in der Marienkirche begraben.[383]

Beim Umbau der aufgehobenen Waldshuter[384] Kapuzinerkirche wurden 1825 die Kardiotaphe des Fürstbischofs Johann Franz von Schönau († 1656, s. Kap. 13.5) und des Landgrafen des Klettgaus, des Landesherrn von Tiengen, Johann Ludwig II. von Sulz († 1687), des Letzten seines Geschlechts, aus der Wand des Chores gebrochen.[385] Dahinter kamen die Herzkapseln aus Zinn zum Vorschein. Beide umschlossen eine zweite Kapsel aus Silber.

Der Graf hatte testamentarisch angeordnet, dass sein Herz zu den Waldshuter Kapuzinern gebracht werden sollte, wo sich bereits das Herz des Fürstbischofs befand und für die er zu Lebzeiten bereits gesorgt hatte: „Den Kapuzinern soll Fleisch, Fisch, Gewürz, was sie für die Küche brauchen, jährlich beschafft werden."[386] Die Herzkapsel wurde in einer Prozession zu den Kapuzinern gebracht, die sie hinter dem Altar ihres Chores einmauerten.

Bei den Bauarbeiten 1825 wurden die Kardiotaphe in die Waldshuter Gottesackerkapelle verbracht. Die gräfliche Herzkapsel verströmte bei ihrer Öffnung „noch einen üblen Geruch".[387] Das Organ wurde in dem Zinnbehälter auf dem Waldshuter Friedhof bestattet. Bezüglich des endgültigen Verbleibs der Silberkapsel wurden umfangreiche Korrespondenzen mit staatlichen Organen und dem Rechtsnachfolger der Familie von Sulz, dem Fürsten von Schwarzenberg, geführt.[388] Sie gelangte dann vom Waldshuter Pfarramt ins Diözesanmuseum von Freiburg. Dieses übergab sie 2003 als Leihgabe ans Heimatmuseum des Tiengener Schlosses.[389]

Die herzförmige, silberne Kapsel (20 cm × 16,5 cm) besteht aus zwei durch ein Scharnier verbundenen Hälften, von denen eine das mit einer Krone überhöhte Wappen der Grafen von Sulz-Brandis aufweist.[390] Auf der anderen preist eine Inschrift den Verstorbenen als einen um religiöse und weltliche Pflichten und Aufgaben wahrhaft besorgten Herrn, der sein Herz bei denen wissen wollte, die er liebte:

COR
Illustrissimi Domini,
Domini Joannis Ludovici Comitis de Sulz Landgrauii in Kleggew
Domini in Thüengen, Montclair, Menzburg & Wuethenthal, Sacr. Caesar.
Majestatis
Camerarii & Judicis hereditarii in Rothweyl nec non Directoris illustrissimi
Collegii
Comitum Sueviae, & Ultimi ex pervetusto hoc Stemmate,
quod vivens nunquam requievit,
sed continuo in publicis & privatis negotiis,
et praecipue in iis quae ad Deum sunt, occul patum fuit
hic mortuum requiescit
apud eos,
quos unice amavit,
reconditum huc
Anno quo
Do MVI s VL z ehe V fa X e XtInCta[391]

Der Leichnam Johanns, dessen Brust mit Kräutern und Werg ausgestopft worden war, wurde in seine Familiengruft in der Pfarrkirche Tiengen transferiert. Das Kardiotaph ist nach Renovierungsarbeiten in der Gottesackerkapelle in den Achtzigerjahren des vorigen Jahrhunderts verschwunden.[392]

In Waldshut fand neben der Herzbestattung des Grafen und des Fürstbischofs 1738 eine weitere statt, die des Ratsherrn und Baumeisters Georg Lischier (Ligier)

10.4. Sonstige Herzbestattungen im deutschen Sprachraum 17.–21. Jh.

(† 1734) in der Kalvarienbergkapelle, auf die ein kleines Kardiotaph in der Wand zwischen Hochaltar und Sakristei hinweist.[393]

Beim Abriss der Johanniskirche in Worms 1808 fand man in der Wand des hohen Altars in einem kleinen Sarg eine Zinnkapsel in Herzform, aus deren oberer Einsenkung ein Kreuz emporstieg. Auf der Hinterseite war ein Wappen, auf der Vorderseite die folgende Inschrift eingraviert: „Cœur de haute et pieus sancte Dame Anna Charlotta Hendam de Furnal Epouse de Son Excellence Monseigneur le Comte de Cervagnac, decede a Worms le 17 Decbr. 1678." Die Kapsel mit dem bei der Öffnung gut erhaltenem Herzen blieb im Besitz des Käufers der Kirche, eines Maurermeisters.[394]

10.4.2 18. Jahrhundert

Im 17. und 18. Jahrhundert, als die meisten Herzbegräbnisse in der europäischen Sepulchralgeschichte stattfanden, betrafen diese überwiegend den Hochadel und hier besonders die geistlichen Fürsten. Derartige Bestattungen von Einzelpersonen waren im Heiligen Römischen Reich deutscher Nation in dieser Epoche eher selten, wobei bei dieser Aussage berücksichtigt werden muss, dass Einzelherzgräber schwer zu eruieren sind, weil sie in der einschlägigen Literatur nicht aufgeführt werden und, falls überhaupt, nur in Quellen zweiter Hand zu finden sind.

In der Fürstengruft der Stadtkirche St. Marien in Celle soll das Herz des protestantischen Herzogs Georg Wilhelm von Braunschweig-Lüneburg († 1705) in einem Zinnkasten bei seinem Sarg eingeschlossen sein.[395]

Aus der Familie derer von Reuß ließ Heinrich XII., Graf Reuß zu Schleiz (1744–1784), sein Herz und seine Eingeweide hinter dem Altar der von ihm geliebten und geförderten Jesuskirche in Kirschkau beisetzen. 1822 soll das Herz seiner Gattin Christiane Fernandine, geb. Gräfin von Isenburg-Büdingen, dazugekommen sein.[396]

Das Herz eines weiteren Familienmitgliedes, der Gattin Heinrichs XIX., der katholischen Prinzessin Gasparine von Rohan-Rochefort-Montauban, 1871 in Greiz nach langer Krankheit verstorben, wurde ebenfalls in dieser Stadt, in der Gedächtniskapelle der Stadtkirche St. Marien, begraben,[397] während der Corpus in die Familiengruft nach Loukov, heute Tschechien, kam.

In der Reuß'schen Familiengruft unter der Stadtkirche St. Marien in Greiz findet sich, wie so häufig in der europäischen Herzgrabgeschichte, ein Beispiel für den Tod überdauernde Mutterliebe: Die Gräfin Henriette Amalie († 1732) wollte das Herz ihres in Paris mit 21 Jahren 1714 gefallenen Sohnes, des Grafen Heinrich I. Reuß zu Obergreiz, in Seide eingenäht, in ihrem Sarge haben, was dann auch geschah.[398]

1962 wurde bei Restaurierungsarbeiten in der Gruft der Kapelle des westfälischen Wasserschlosses Raesfeld, das sich vom 16. bis zum 18. Jahrhundert im Besitz derer von Velen befand, ein plump geformtes Herz aus Blei gefunden. Es gehörte

10. Die Herzbestattung in Deutschland und Österreich

dem kaiserlichen General Christoph Otto von Velen (1671–1733), der in Brüssel gestorben war und dort begraben wurde. Sein Herz kam in der Bleikapsel mit der Inschrift „COR / COSR 90 / DE VELEN / †" in sein Schloss zurück und liegt jetzt auf einem roten Seidentuch in einer Wandnische der rechten Chorseite.[399]

Der mit 21 Jahren am 28. Mai 1758 verstorbene Herzog von Sachsen-Weimar, Ernst August II., wurde zunächst in der Schlosskirche von Weimar, später in der Fürstengruft auf dem Neuen Friedhof beigesetzt. In der Fürstengruft wurden auch seine Eingeweide aufbewahrt. Sie sind nicht mehr vorhanden.[400]

1758 wurde das Herz der mit dem Grafen Maximilian Ulrich von Kaunitz verheirateten Maria Ernestine Francisca von Rietberg, die auf dem Besitz der Kaunitz in Brünn verstorben und dort begraben worden war, in ihre Heimat nach Rietberg in Nordrhein-Westfalen auf ihren Wunsch zurückgebracht (s. Kap. 10.3.12).

Sogar die Eingeweide eines russischen Fürsten wurden in einer deutschen Kirche, der Pfarrkirche Maria Verkündigung in Ebensfeld, Oberfranken, im Beisein des Bamberger Fürstbischofs von Franckenstein beigesetzt:[401] General Wassili Anikitowitsch Repnin führte im Österreichischen Erbfolgekrieg ein 12.000 Mann starkes russisches Heer durch das Obermaintal. Er starb am 10. August 1748, kurz vor Ende des Krieges im Ebensfelder Gasthaus „Drei Kronen". Ein einfacher, von seinen Nachkommen 1911 gestifteter Gedenkstein (s. Abb. 50, S. 745) kennzeichnet die Stelle, wo die Viscera liegen:

> Hic
> in choro
> (pristino usque 1912)
> intra cancellos
> jacent intestina
> Principis Serenissimi
> Basilii Aniceti
> filii Repnini ducis illustrissimi
> copiarum Rossicarum
> Anno Domini MDCCXLVIII
> Mense Augusto die X.
> Ebensfeldi defuncti.[402]

Auf Herzbestattungen der Geistlichkeit in dieser Periode wird in den entsprechenden Kapiteln eingegangen. Dabei wird von der bedeutenden Adelsfamilie der Schönborn die Rede sein, die vor allem im 17. und 18. Jahrhundert viele geistliche Würdenträger stellte, von denen mehrere eine Teilung ihres Leichnams mit getrennter Bestattung veranlassten. Ein Familienzweig besaß die Herrschaft Heusenstamm in Hessen, wo die Witwe des Anselm Franz von Schönborn, Maria Theresia von Schönborn, geb. Montfort, von dem von der Familie bevorzugten Barockbaumeister Balthasar Neumann die Pfarrkirche St. Cäcilia auch als Grab- und Gedächtniskirche errichten ließ. Als sie 1751 53-jährig in Göllersdorf, Niederösterreich, bei ihren Verwandten, der Familie Schönborn-Buchheim, die hier ein

10.4. Sonstige Herzbestattungen im deutschen Sprachraum 17.–21. Jh.

Schloss besaßen, starb, wurde sie dort in der Schönborngruft der Loretokirche, wo sich bereits Augen, Eingeweide und Zunge des Reichsvizekanzlers, Fürstbischof von Würzburg und Bamberg, Friedrich Karl von Schönborn-Buchheim († 1746, s. Kap. 13.2.2), befanden, begraben. Ihr Herz wurde aber in die Gruft von St. Cäcilia zum Grab des Ehemannes zurückgebracht. Das einzige Herzgrab neben sieben Corpusgräbern der Familie ist eine schlichte rötliche, in die Wand eingelassene quadratische Marmorplatte mit der Inschrift:

> M. THERESIA S. R. I.
> COM. DE SCHÖNBORN.
> NATA S. R. I. COM. DE.
> MONTFORT. ANSELMI
> FRANCISCI CONJUX
> NATA I. FEBRUAR 1698
> DENATA DEN 2. APRILIS
> 1751[403]

In der zweiten Ebene der Fürstengruft der bernburgischen Askanier im Chor der Schlosskirche St. Aegidien in Bernburg, in der die Fürsten und Familienangehörigen der jüngeren Linie Anhalt-Bernburg bis 1863 beigesetzt wurden, stehen neben den Särgen in einer Ecke des Gewölbes vier Behälter aus Zinn, die Herzen und Eingeweide von Mitgliedern des Fürstenhauses enthalten. Die größte ist auf einem grobbehauenen quadratischen Steinsockel postiert, hat Tonnenform, Höhe ca. 60 cm, mit zwei Ringhenkeln und einem mit einem Knauf versehenen Deckel. Daneben befinden sich drei kleinere, zwischen 20 und 30 cm hohe Gefäße, drei rund, eines achteckig, teilweise mit umlaufenden Rillen verziert. Die Urnen sind relativ gut erhalten, verbeult, verstaubt bzw. verschmutzt, gering bis mäßig korrodiert, ohne wesentlichen Zierrat, die Deckel sind verlötet. Sie tragen keine Beschriftung, auch weitere Hinweise auf ihren Inhalt fehlen. In der oberen Ebene, dem ehemaligen Chorraum, steht vor dem durch zwei Klappen verschlossenen Treppenabgang vor einem Kreuz eine schwärzliche Zinnvase mit der Form einer Halsamphora, die beiden Henkel schneckenförmig eingerollt, ebenfalls ohne Inschrift, die das Herz der Marie Friederike von Hessen-Kassel († 1839) enthalten soll. Sie war die geschiedene Gattin des Herzogs Alexius Friedrich von Anhalt-Bernburg und liegt in der Marienkirche in Hanau, ihrem Sterbeort, bei ihren hessischen Verwandten begraben.

Aufwendige Memorialherzgräber sind von dem protestantischen Geschlecht nicht bekannt.

10.4.3 19.–21. Jahrhundert

Die Romantik führte im 19. Jahrhundert insbesondere in den deutschen Ländern zu einer poetischen Überhöhung der Herzsymbolik. Nun wollten auch Politiker, Künstler, Literaten und Angehörige des Großbürgertums mit der gesonderten Bestattung ihres Herzens ein Anliegen oder eine besondere Beziehung zu einem bestimmten Ort, einer Person oder einem Personenkreis zum Ausdruck bringen.

10. Die Herzbestattung in Deutschland und Österreich

Der aus altem Reichsadel stammende Nürnberger Patrizier Johann Sigmund Haller von Hallerstein, Reichsschultheiß seiner Heimatstadt, starb 1805 hochbetagt und wurde in Nürnberg begraben. Seine Söhne ließen für sein Herz im Vorort Großgründlach, wo die Familie ein Schloss besitzt, auf der sogenannten Herrenwiese in Sichtweite dieses Schlosses ein Monument errichten. Das klassizistische Grabmal in Sarkophagform liegt auf einem baumbestandenen künstlichen Hügel am Ende einer Steintreppe und trägt auf der Vorderseite die Inschrift „DER / SOEHNE / LIEBEVOLLER / DANK / MDCCCV."

Der preußische Staatsmann Karl August Fürst von Hardenberg war ein direkter Verwandter einer der größten dichterischen Begabungen der älteren Romantik, des Novalis, des schwärmerischen und früh verstorbenen Friedrich von Hardenberg. Wegen seiner Verdienste um den preußischen Staat in den Fürstenstand erhoben, bekam er die Standesherrschaft Neuhardenberg verliehen. Er verstarb auf einer Reise durch Norditalien in Genua am 26. November 1822. Zu Lebzeiten hatte er bestimmt, dass sein Herz in der von Schinkel erbauten Kirche seines Gutes verwahrt bliebe (s. a. S. 20). Vielleicht hatte sich der protestantisch-nüchterne und machtbewusste Realpolitiker und Reformer von der schwärmerischen Herzverehrung seines Verwandten beeinflussen lassen.

Art des Grabes und Konservierung, damit der Zustand des Herzens sind einmalig: In der schlichten, also nicht künstlerisch bearbeiteten Rückwand des protestantischen Kanzelaltares ist eine für alle Besucher sichtbare, mit rotem Stoff bespannte Nische eingearbeitet. Darin steht, wie in einer Schauvitrine, das Herz, durch Formalin oder eine andere Substanz konserviert, als anatomisches Präparat in einem auf einer Holzscheibe ruhenden Glassturz, mit Gefäßstümpfen etc., in gut erhaltenem Zustand (s. Abb. 61, S. 748).[404] Ein ähnliches Präparat – das Herz des brasilianischen Kaisers Dom Pedro I. († 1834; s. Kap. 11.14) – wird in der Kirche Igreja da Lapa in Porto aufbewahrt.

Die darunter angebrachte Inschrift nimmt Bezug auf die Eigenschaften des Herzens, nicht seines Trägers:

> Des Fürsten Herz, das liebend treu geschlagen
> für seinen *König* und sein *Vaterland*,
> das in den schweren blutgen Kampfes-Tagen
> wo vielen auch die letzte Hoffnung schwand,
> durch *Muth* und *Weisheit*
> stark in kühnem Wagen
> des Vaterlandes *Ruhm* und Rettung fand,
> und nach vollbrachtem Werk gebaut
> dem heiligen Worte des *HERRN*
> den Tempel hier,
> das ruht an diesem Orte.

Kirche und Schloss liegen am westlichen Rande des Oderbruchs inmitten eines herrlichen Parkes.

An dessen Anlage hatte der Schwiegersohn des Kanzlers, der berühmte Gartenarchitekt Herrmann Fürst Pückler-Muskau, zumindest mitgewirkt. Er hatte seinen

10.4. Sonstige Herzbestattungen im deutschen Sprachraum 17.–21. Jh.

Schwiegervater auch auf politischen Missionen begleitet, verehrte Canova und hatte wohl auch dessen Herzgrab in einer Pyramide in der Frarikirche in Venedig gesehen (s. Kap. 11.4). Er kannte die Pyramiden von seinen Ägyptenreisen und war im Alter von deren Bezug zum Jenseits fasziniert.[405] Wegen Millionenschulden ließ er sich pro forma von seiner Frau scheiden in der Hoffnung, eine neue, reiche Partie zu machen, verkaufte seine Standesherrschaft Muskau mit dem von ihm angelegten herrlichen Park und zog sich auf sein Erbgut Branitz zurück, um dort einen neuen Park zu bauen. Mit seiner Frau, der sieben Jahre älteren Lucie von Hardenberg, lebte er weiter zusammen, ließ sie nach ihrem Tod 1854 in einem von ihm entworfenen Grab auf dem alten Friedhof beerdigen und errichtete eine erste Erdpyramide im Park.

Der Pantheist konvertierte im Alter zum Katholizismus und entschloss sich, eine weitere Erdpyramide mit einer Gruft im sogenannten Pyramidensee (ca. 21.700 qm) zu bauen, die ihn und seine Frau im Tode wieder vereinen sollte (s. Abb. 70, S. 751).

Nach längerer Krankheit verstarb der Fürst am 4. Februar 1871 im Branitzer Schloss. Testamentarisch hatte er verfügt, dass sein Leichnam nach der Sektion chemisch oder thermisch verascht und

> [...] die übrigbleibende Asche in eine kupferne, demnächst zu verlötende Urne gethan, und diese in den Tumulus des Branitzer Parkes, einige Fuß über den höchsten Wasserstand des ihn umgebenden Sees, sechs Fuß in horizontaler Tiefe in den Tumulus eingesetzt werden [solle]. [...] Diese Beisetzung soll ohne allen Prunk und Verbittung jeder Leichenrede sowie anderen unnützen Ceremonien geschehen.

An einer bezeichneten Stelle

> [...] soll ein Stollen von 12 Fuß Länge horizontal in den Tumulus getrieben werden, so daß die Urne in der Mitte des Stollens zu stehen kommt, der Stollen mit Eichenholz gestützt, sogleich nach Einsetzung der Urne wieder mit Erde gefüllt und sorgfältig mit Rasen zugedeckt werden.[406]

Da die chemische Zersetzung nicht bis zum Begräbnis zu realisieren war, wurde der Leichnam in einem Metallsarg, der in einen Eichensarg eingeschlossen wurde, beigesetzt, auf dem Kopfende stand die kupferne Herzkapsel.[407] Den Trauerzug bildeten seine engsten Vertrauten und Diener, lokale Politprominenz, eine Deputation der Berliner Universität, französische Offiziere in Kriegsgefangenschaft, Militär einschließlich Landwehr, Bürger und Deputierte der Zünfte. Die Herzurne wurde von seinem Neffen, dem Grafen William von Kospoth, getragen.[408]

1884 ließ der Neffe und Erbe Heinrich Fürst von Pückler einen früher von seinem Onkel schriftlich geäußerten Wunsch erfüllen und auch die sterblichen Überreste von Lucie vom Friedhof in die Grabkammer zum Herzen ihres Gatten überführen.[409] So steht die mit Rasen gleichmäßig begrünte Pyramide in einem stillen, von hohen Bäumen umstandenen See mit kleinen Inseln und einer ägyptischen Treppe am Ufer, der Pyramide gegenüber, im Pückler'schen Gedankengut die Stelle, an der der Fährmann Charon anlegt, um die Seelen der Verstorbenen über den Styx zu bringen.[410]

Ähnlich emotional verfügte der Kaufmann, Großgrundbesitzer und Kunstsammler Maximilian Speck von Sternburg (1776–1856) testamentarisch, dass das Herz seiner mit 48 Jahren 1836 verstorbenen, von ihm tief betrauerten Frau Charlotte Elisabeth nach seinem Tod in seinen Sarg in der Familienkapelle im Park seines Schlosses in Lützschena zu legen sei.[411] Die Kapelle wurde 1945 zerstört, die dort befindlichen Särge vernichtet.[412]

Der Geschichtsprofessor, Heimatschriftsteller und schwärmerische Verehrer des Rheins, Niklas Vogt (1756–1836), wollte nach seinem Tod auf ewig mit seinem geliebten Strom verbunden bleiben: Sein Herz und sein Gehirn wurden in einer Urne in einen Rheinfelsen, den „Mühlstein", am rechten Rheinufer zwischen Assmannshausen und Rüdesheim unter einem eisernen Kreuz eingemauert (s. Abb. 67, S. 750). Er war Lehrer des Fürsten Metternich, der seinem Wunsch entsprach, dass sein Corpus an der Kirche seines Schlosses Johannisberg begraben würde.[413] Der 1951 erneuerte Grabstein vereint für den Betrachter symbolisch Kreuz, Herz, Weinrebe und den Rhein mit einem Fisch.

Der 1842 verstorbene Chirurg und Anatom Christian Heinrich Bünger, Direktor des Anatomischen Institutes der Universität Marburg, verfügte testamentarisch, dass sein Herz und sein Schädel in die von ihm begründete Marburger Anatomische Sammlung „Museum Anatomicum" aufgenommen würden, wo heute noch das Silbergefäß mit dem präparierten Organ und der Inschrift „So lange dieses edle Herz schlug, schlug es für das Wohl der leidenden Menschheit. / Dem Andenken / Büngers / geweiht / 1842"[414] zu sehen ist (s. Abb. 66, S. 750).
Einer seiner Berufskollegen, der berühmte englische Anatom und Chirurg John Hunter († 1793), hatte diesen Wunsch schon Jahrzehnte vor Bünger geäußert (s. Kap. 9.6.5).

Der Balladenkomponist Johann Carl Gottfried Loewe (1796–1869) wirkte 46 Jahre lang als städtischer Musikdirektor und Organist in der St.-Jakobi-Kirche (poln. Sw. Jakuba) in Stettin, dem heutigen Szczecin.[415] Er wollte angeblich, dass sein Herz bei seiner geliebten Orgel, seiner „Cecilie", in der großen C-Flöte ruhen sollte. Wegen einer Behinderung durch einen schweren Schlaganfall erhielt er seinen Abschied vom städtischen Magistrat. Tief gekränkt zog er zu seiner Tochter nach Kiel, wo er drei Jahre später starb und wo sein Grabmal auf dem Parkfriedhof Eichhof steht. Sein Herz wurde in die Jacobi-Kirche zurückgebracht. Sein Biograph M. Runze, der dabei war, berichtet davon:

> [...] im Juni des Jahres 1869 [...]. Einem Maurer, der mit Schurz und Kelle zur Seite stand, war darauf ein Wink zu Theil und so ward denn unter andachtsvoll gehobener Stimmung der kleinen Gemeinde das von silberner Kapsel umschlossene Herz des großen Künstlers in der stillen kleinen Gruft beigesetzt. [...] In mehr als Manneshöhe ruht nun dort hoch oben das Herz, mit dem der Lebende so oft zur unendlichen Gottheit sich erhoben hatte. Eine schwarze Marmorplatte verschließt die geweihte Stätte. Die auf derselben befindliche Inschrift hat Friedrich Ferdinand Calo verfasst [...].[416]

10.4. Sonstige Herzbestattungen im deutschen Sprachraum 17.-21. Jh.

Diese Platte existiert heute noch, sie ist an einem Pfeiler des Kirchenschiffes über einer modernen bronzenen Gedenktafel mit Porträt und Lebensdaten des Musikers zum 200. Geburtstag 1996 angebracht und trägt folgende Inschrift:

        CAROLVS LOEWE
        LOBEJVNENSIS
        ARTIS MVSICAE DOCTOR
        CANTILENSIS AC DRAMATIBVS
        SACRIS INCLVTVS
        PRAECEPTOR PROBATVS VIR INTEGER
        COR SVVM
        POST MORTEM QVAM KILIAE
        D.XX.M.APRIL.A.MDCCCLXIX OBIIT
        IN HAC AEDE S. JACOBI SEDINENSI
        CVIVS ORGANIS SONVIT PER XLIII ANNO
        HAC VRNA
        CONDI IVSSIT[417]

Im Zweiten Weltkrieg wurde die Kirche 1943 zerstört, das Herz blieb verschollen.[418] 2012 stießen Arbeiter bei Restaurierungsarbeiten auf einen 46 cm hohen Sandsteinblock im oberen Teil einer Backsteinsäule im Südflügel der wiederaufgebauten Kirche, der eine 18 Kilogramm schwere Urne mit einem runden Behälter aus Blei und Silber von 10 cm Durchmesser umschloss. Man nimmt an, dass es sich um das Herz des Komponisten handelt. Eine DNA-Analyse könnte Klarheit bringen, allerdings ist das Skelett Loewes nach der Verlegung des Eichhof-Friedhofs nicht mehr auffindbar, lebende Nachkommen fehlen.[419] Am 7. Oktober 2012 wurde das Herz in einer Bleikapsel, die wiederum von einer ovalären Sandsteinurne umschlossen war, in einer Nische hoch oben in der Säule über der alten Orgel im Rahmen eines feierlichen Gottesdienstes erneut beigesetzt.[420]

Der preußische König Friedrich Wilhelm IV. ließ sich vom Beispiel des Staatskanzlers seines Vaters Friedrich Wilhelm III., Karl August von Hardenberg, beeindrucken. Der Sohn der legendären Königin Luise zählte ebenfalls Schinkel zu seinen Freunden und ein Romantiker, Friedrich de la Motte Fouqué, war sein Lieblingsdichter.

Er war kein Staatenlenker, gütig und gerecht hätte er gerne über seine Untertanen geherrscht. Ein weicher und liebenswürdiger Träumer, sehnte er sich nach einer Welt voller Harmonie und schönen Scheins. In seinen letzten Lebensjahren litt er an „Gehirnerweichung" und übertrug die Regierungsgeschäfte seinem Bruder Wilhelm. Vergeblich suchte er in Meran Genesung und verstarb am 2. Januar 1861 in Sanssouci. Sein Herz fand seine letzte Ruhe zu Füßen seiner Eltern Friedrich Wilhelm III. und der Königin Luise im Mausoleum im Charlottenburger Schlossgarten, am Ende einer dunklen Tannenallee.[421] Die mit einer Bronzetür verschlossene Gruft am Eingang ist für die Öffentlichkeit nicht zugänglich, über dem Herzgrab trägt eine vergoldete Platte auf einem quadratischen, in den Boden eingelassenen Stein die Inschrift: „F. W. IV. / K. v. D. / 1861." Einige Tage nach der feierlichen Bestattung des Leichnams in der Potsdamer Garnisonkirche[422] wurde das Herz im

10. Die Herzbestattung in Deutschland und Österreich

Beisein der Königin, ohne Zeremoniell, wie vom Verstorbenen gewünscht,[423] in die Gruft gebracht.[424]

Der König hatte einen seiner Ministerialbeamten geadelt, der sein Herz drei Jahre vorher auf seinem pommerschen Gut hatte bestatten lassen: Ludolph von Beckedorff entstammte einer streng lutherischen Familie, konvertierte aus religiöser Überzeugung zum Katholizismus, wurde von Friedrich Wilhelm in den erblichen Adelsstand erhoben und ins preußische Kultusministerium berufen, um eine restaurative Schulpolitik zu etablieren. Er starb auf seinem Gut Grünhoff, Kreis Regenwalde/Pommern (heute Święciechowo, Polen) am 27. Februar 1858. Sein Herz wurde entsprechend seinem testamentarischen Wunsch vor dem Altar der Kirche des Gutes an der Stelle, an der der Priester zu Beginn der Messe das Stufengebet verrichtet, unter einer Kupferplatte mit der Aufschrift „Ludolphi cor peccanimosum"[425] begraben, der Corpus kam in die Familiengruft des Gotteshauses. Beide Gräber wurden am Ende des Zweiten Weltkrieges geplündert, die Kirche dann 1954 abgebrochen.[426]

Bei den protestantischen brandenburgisch-preußischen Hohenzollern war die Herzbestattung keine dynastische Verpflichtung, in den großen Familiengruften der Garnisonkirche in Potsdam und dem Berliner Dom gibt es keine Herzurnen. Einzelne Ausnahmen betreffen die süddeutschen Verwandten, z.B. den (katholischen) Stifter der Linie Hohenzollern-Hechingen, Eitel Friedrich IV. († 1605, s. S. 305), oder eingeheiratete Mitglieder, wie den Markgrafen von Bayreuth, Christian von Brandenburg-Bayreuth († 1655), dessen Eingeweide in die Michaeliskirche nach Hof gebracht wurden, den Markgrafen Christian Wilhelm von Brandenburg († 1665, s. S. 369) und die letzte Fürstin von Hohenzollern-Hechingen, Eugénie de Beauharnais († 1847) (s. Kap. 10.2.11).

Das Herz des Großgrundbesitzers Albert Freiherr von Süßkind († 1887) steht in der Kapelle seines Schlosses Dennenlohe bei Ansbach, das des zum Katholizismus konvertierten Industriellen Theodor von Cramer-Klett jun. († 1938) im Kloster Ettal (s. Kap. 10.2.12).

Am 28. Mai 1933 erschoss sich auf einem Flugplatz bei Aleppo in Syrien die deutsche Flugpionierin Marga von Etzdorf nach einem misslungenen Landeanflug. Die 25-Jährige wurde im Krankenhaus von Aleppo einbalsamiert, Herz und Eingeweide wurden entnommen. Die Letzteren wurden auf einem Friedhof bestattet, das Herz wurde in einem Glasgefäß in Formalin aufbewahrt und neben dem Kopf des Leichnams aufgestellt. Der Rücktransport des Leichnams erfolgte am 8. Juni, nach feierlicher Aufbahrung im Berliner Dom wurde sie auf dem Invalidenfriedhof in Berlin beerdigt. Auf dem Grabstein steht: „Der Flug ist das Leben wert."[427] Der Verbleib des Herzens lässt sich nicht mehr eruieren.
Eine merkwürdige Parallelität besteht zum brasilianischen Luftfahrtpionier Alberto Santos Dumont, der ein Jahr vorher, 1932, Suizid beging und dessen Herz jetzt im Museu Aeroespacial in Rio de Janeiro ausgestellt ist (s. Kap. 12.2).

10.4. Sonstige Herzbestattungen im deutschen Sprachraum 17.–21. Jh.

Das Herz der Regina von Sachsen-Meiningen, der Gattin Otto von Habsburgs, war das erste im 21. Jahrhundert und wohl auch das letzte in Deutschland, das getrennt begraben wurde. Regina starb im Alter von 85 Jahren am 3. Februar 2010 in Pöcking. Sie wollte ihr Herz in der Gruft der Familie in der Veste Heldburg, in Thüringen, wo sie ihre Jugend verbracht hatte, bei ihrer Mutter und ihrem Bruder aufgestellt wissen. Die zylindrische Herzurne mit ihrem Namen und Lebensdaten, von ihrer Tochter Gabriela entworfen, steht neben dem Sarg ihres gefallenen Bruders (s. Abb. 77, S. 754). Ein Jahr später, am 16. Juli 2011, wurde ihr Corpussarg mit dem ihres Gatten in der Wiener Kapuzinergruft vereinigt.

10.4.4 Das Haus Hessen

Dieses Adelshaus schließt zahlreiche Linien im Heiligen Römischen Reich deutscher Nation und danach ein. Die protestantischen Angehörigen des Hauses Hessen-Darmstadt wurden bis zum Bau eines Mausoleums im 19. Jahrhundert in der Fürstengruft der Stadtkirche ihrer Residenzstadt Darmstadt begraben.[428]

Zwei Mitglieder starben als Katholiken im Dienste des habsburgischen Kaisers Leopold I. in der Fremde, ihre Herzen kehrten in die Gruft zurück:

Prinz Georg eroberte für England die Feste Gibraltar, diente unter Prinz Eugen gegen die Türken, konvertierte zum Katholizismus und fiel als Feldmarschall am 13. September 1705 mit 36 Jahren beim Sturm auf die Feste Montjuïc bei Barcelona. Der einbalsamierte Körper wurde in der Kirche Sant Josep i la Mare de Déu im Stadtteil Gràcia von Barcelona beigesetzt, das Grab war bereits bei Nachforschungen 1858 nicht mehr nachweisbar. Gerettet wurde das Herz des Landgrafen, das sein Bruder Heinrich bei der Einbalsamierung hatte herausnehmen lassen, um es in einem mit Weingeist gefüllten Porzellangefäß seiner Mutter bringen zu lassen. Das englische Paketboot wurde aber von den Franzosen gekapert, die Urne erst nach langen Verhandlungen 1711, nach dem Tod der Gräfin, freigegeben und in die Darmstädter Fürstengruft gebracht.[429]

Sein zwei Jahre jüngerer Bruder Philipp konvertierte gegen den Protest seiner Familie ebenfalls, kämpfte in kaiserlichen Diensten, starb als Gouverneur von Mantua mit 65 Jahren 1736 in Wien und liegt dort im Stephansdom begraben. Sein Herz kam zurück zu dem seines Bruders und zu seiner Familie nach Darmstadt.

Beide Herzen sind in besonderer Weise konserviert: Sie hängen wie Ampeln in Messingbehältern nebeneinander von der Gruftdecke herab.[430] Georgs Herzkapsel ist oval, geschmückt mit dem hessischen Wappen und trägt die Aufschrift:

> Georgius Hassiae Landgravius natus anno 1669 die Aprilis, Carolo II. Hispaniarum Rege Principatus Catalaunis Prorex etc. Eques aurei Velleris, creatus anno 1698, Leopoldo Romanorum imperatore nominatus Generalis Campi Mareschalus anno 1699, Rege Coronae Arragoniae Vicarius Generalis nuncupatus anno 1704, Obiit expugnando Castellum Montis Jovis areae Bar cellonarum anno 1705 14. Septembris[431]

Die Kapsel Philipps ist rund, mit der Inschrift:

10. Die Herzbestattung in Deutschland und Österreich

Haec capsula continet cor Philippi Landgravii Hassiae Principis Hirschfeld Comitis Catzenelnbogen Dietz Ziegenhain Nidda Schaumburg Isenburg et Büdingen etc. Augusti Imperatoris Caroli VI Campi Mareschalli Regiminis cataphractorum Colonelli, Mantuae Ducalis Gubernatoris ac Commendantis Generalis et Equitis ordinis Sti. Huberti Qui obiit Viennae die 11. Augusti Anno Domini MDCCXXXVI Aetatis suae 65 Cuius corpus ibi in Ecclesia Metropolitana St. Stephani depositum recubat.[432]

In der ebenfalls protestantischen Linie Hessen-Kassel sind keine Herzbestattungen bekannt. In der wichtigsten Grablege des Fürstenhauses, der Kasseler Hauptkirche St. Martin, stehen in einer Gruft sechs Fässer mit Eingeweiden. Das Motiv dieser Bestattungsform war eher profan: Über eine bestimmte Periode wurden die Verstorbenen eviszeriert, z.T. wurde zusätzlich das Hirn entnommen, und einbalsamiert, um die Verwesung zu verlangsamen, da sie tagelang auf einem Katafalk aufgebahrt wurden. Dem 1706 in der Schlacht bei Ramillies gefallenen Prinzen Ludwig wurden die Eingeweide entnommen, um den Rücktransport zu ermöglichen, die vertrockneten Reste mit der tödlichen Kugel wurden noch lange in einer Eichenkiste aufbewahrt.[433]

Ein Abkömmling des Hauses Hessen-Kassel, der Landgraf Ernst I. von Hessen-Rheinfels-Rotenburg, trat nach dem Ende des Dreißigjährigen Krieges zum Katholizismus über, förderte diesen in seinen Landen und stand in Kontakt mit bedeutenden Theologen und Philosophen seiner Zeit. Als er 1693 starb, sollte sein Herz auf seinen Wunsch bei der schwarzen Loretomadonna im Kreuzgang des Klosters der unbeschuhten Karmelitinnen in Köln[434] seine letzte Ruhe finden, er selbst wurde in der Marienwallfahrtskirche des Klosters Bornhofen am Rhein begraben.[435]

Die Freiherrn Riedesel zu Eisenbach hatten das Hofmarschallamt von Hessen-Kassel und Hessen-Darmstadt inne. Caroline Drais von Sauerbronn, die Gattin des Albrecht Friedrich Carl Riedesel (1784–1830), eines niederländischen Kammerherrn, hessisch-darmstädtischen Majors und Forstmeisters, ließ das Herz ihres Mannes, der in Freiburg verstorben war, entnehmen und in eine silberne Urne einschließen.[436] Sie starb dann 1861, mit ihrem Herzen wurde ebenso verfahren.[437] Beide Herzen sind in identisch gefertigten schwarzen Holzkisten eingeschlossen, die in bogenüberwölbten Wandnischen in den beiden Seitenwänden eines Mausoleums, der sogenannten Conradsruh, am Ende einer Allee im Wald von Stockhausen-Herbstein bei Fulda stehen. Der Innenraum des klassizistischen Baues mit einem griechischen Portikus ist schmucklos und leer, religiöse Symbole fehlen, an beiden Seiten der Nischen sind schlichte Kerzenhalter befestigt. Die Holzkiste des Gattinnenherzens ist unbeschriftet, auf der des Freiherrn ließ seine Frau ein goldenes, ovales Schildchen anbringen mit dem Satz „Es schlug für mich".

Die Zinksärge mit den Corpora des Paares wurden in den 1980er Jahren wegen mehrfacher Einbrüche und Diebstähle in den Boden versenkt.

Der kleinen Landgrafschaft Hessen-Homburg entstammte der General in spanischen, französischen und niederländischen Diensten, Georg Christian von Hessen-

10.4. Sonstige Herzbestattungen im deutschen Sprachraum 17.–21. Jh.

Homburg. Protestantisch geboren, konvertierte er zum katholischen Glauben, war bei seinen militärischen Unternehmungen nur mäßig erfolgreich und lebte zuletzt, von Gläubigern verfolgt, in einer Vierzimmerwohnung in Frankfurt, wo er mit 51 Jahren am 1. August 1677 verstarb. Er wurde auf seinen Wunsch im Mainzer Dom begraben. Bei einer Gruftöffnung im Jahre 1871 wurde auf der Brust des Leichnams eine vergoldete Kapsel mit seinem Herzen gefunden.[438]

10.4.5 Das Haus Löwenstein-Wertheim-Rochefort

Der Enkel des ersten Löwensteiners Ludwig I. von Löwenstein († 1524), Ludwig III. von Löwenstein († 1611), vergrößerte sein Territorium durch Heirat um die Grafschaft Wertheim am Main. Nach ihm spaltete sich das Adelshaus in zwei Linien, in die protestantische Löwenstein-Wertheim-Virneburger und die katholische Löwenstein-Wertheim-Rocheforter Linie. Die vier Fürsten dieser Familie entschlossen sich zur posthumen Herzbeisetzung:

Der von Kaiser Joseph I. gefürstete Maximilian Karl zu Löwenstein-Wertheim-Rochefort (1656–1718) nahm sich das Vorbild der Habsburger zu Herzen und war außerdem als kaiserlicher Administrator in Bayern ein großer Förderer der Jesuiten in Altötting, in deren Magdalenenkirche auch sein Sohn und seine Gattin begraben liegen. Als er, inzwischen als Nachfolger von Prinz Eugen zum Generalkapitän und Statthalter von Mailand ernannt, dort verstarb, wurde er in der dortigen königlichen Kapelle vor dem Altar der Unbefleckten Empfängnis beigesetzt. Sein Herz wurde ein Jahr später in die Familiengruft in der Stiftskirche von Wertheim gebracht.[439]

Das Vorbild des Vaters und das seines Paten, des Bamberger Bischofs Marquard Sebastian Schenk von Stauffenberg († 1693, s. Kap. 13.2.2), brachte auch den Nachfolger als Familienoberhaupt, Dominik Marquard (1690–1735), dazu, sein Herz in die Gruft der Stiftskirche von Wertheim, zum Herzen des Vaters, heimbringen zu lassen. Er starb in Venedig, angeblich durch Mord, und liegt auch dort begraben.

Seine Gattin Christina Franziska Polyxena von Hessen-Rheinfels starb bereits 1728 mit 40 Jahren bei der Geburt des zehnten Kindes und wurde in der Engelberger Kirche begraben. Dominik Marquard ließ auf ihrem Epitaph neben der Madonna in der umfangreichen Eloge schreiben, dass sie wollte, dass Herz und Corpus zu Füßen der Muttergottes ruhen sollten: „[...] Cor et corpus seponi mandavit ad pedes reginae et gaudii angelorum / Eligens requiescere post obitum ubi dum vivebat [...]."[440] Unklar bleibt allerdings, ob das Herz entnommen wurde.

Die Leichname und Herzen ihrer beider Sohnes Karl Thomas (1714–1789) wurden getrennt in der Gruft der Stiftskirche von Wertheim bestattet.

Hierhin wurde auch das Herz seines Neffen Dominik Konstantin († 1814) gebracht, seit 1803 Fürst zu Löwenstein-Wertheim-Rosenberg, vierter und letzter regierender Fürst dieser Linie, während sein Corpusgrab in der inzwischen zu einer Familiengrabstätte gewordenen Kirche von Engelberg liegt.[441]

10. Die Herzbestattung in Deutschland und Österreich

Die Gruft der Stiftskirche ist geschlossen, es ist nicht bekannt, ob die Herzgräber noch existieren, ebenso wenig gibt es entsprechende Nachweise in Engelberg. Die jetzige Familiengruft der Löwensteins wurde erst 1840 gebaut.

10.4.6 Das Haus Fürstenberg

Das Adelsgeschlecht derer zu Fürstenberg verfügte über ausgedehnten Territorialbesitz vorwiegend in Südwestdeutschland, aber wegen seiner engen Anlehnung an das Haus Habsburg auch in den ehemaligen österreichischen Erblanden, mit der Hauptresidenz in Donaueschingen. Bis auf eine kurze Periode waren die Angehörigen des Geschlechts römisch-katholisch.

Der Letzte der Linie Fürstenberg-Heiligenberg, Anton Egon (1656–1716), war Reichsfürst und Statthalter Kursachsens unter August dem Starken. Dessen Beispiel könnte ihn bewogen haben, für eine gesonderte Verwahrung seines Herzens Sorge zu tragen. Als er im sächsischen Schloss Hubertusburg starb, blieb sein Leichnam dort, und zwar im Kloster St. Marienstern. Sein Herz wurde hinter einem Marmorkardiotaph bei den Wappenschildern seiner Ahnen links neben dem Altar der Kapelle des Schlosses Heiligenberg beigesetzt.[442]

Eine kreisförmige, vorgewölbte, schwarze Marmortafel, umgeben von Putten und Totenschädeln, trägt die Inschrift:

> D.O.M.S.
> Anno Domini 1716 den 10ten Octob^{ris}
> ist der durchlüchtigste Fürst und H.herr
> Anton Egon des H.R.R. Fürst zu Fürsten
> berg plen. tit. / gewesener königl. bohln.
> und churfürstl. Sächsischer Statthalter der lezte von der
> Fürstenberg heiligenbergischen Linie zu werms
> dorf in Sachsen in gott seelig entschlafen dero
> herz nach ihrer Disposition allhero gebr
> acht und hinder diesen Stein beyge
> setz worden. Requiescat in Sancta Pace.

Die durch Erbfolge entstandene Stühlinger Linie fasste die verschiedenen Herrschaftsgebiete nach Aussterben der anderen Linien zu einem fürstenbergischen Staatswesen zusammen und baute Donaueschingen als Residenzstadt aus. Vielleicht war es auch hier ein Vorbild, nämlich die Bindung ans Haus Habsburg – Kaiser Karl VI. hatte den ersten Stühlinger, Wilhelm Ernst, in den Reichsfürstenstand erhoben –, dass sich nach diesem alle drei Nachfolger entschlossen, ihr Herz posthum in die Gruft der Stadtkirche Donaueschingen, ihre Corpora in die eigentliche Grablege des Hauses, in die Gruftkapelle Neudingen, bringen zu lassen.[443] Es handelte sich um folgende Persönlichkeiten:

- Joseph Wenzel zu Fürstenberg-Stühlingen (1728–1783),

- dessen Gattin Gräfin Maria Josepha von Waldburg-Scheer-Trauchburg († 1782),[444]

- deren beider Sohn Joseph Maria Benedikt (1758–1796) und

10.4. Sonstige Herzbestattungen im deutschen Sprachraum 17.–21. Jh.

- dessen Bruder und letzter Spross der Stühlinger Linie Karl Joachim (1771–1804).

Im Rahmen einer Renovierung wurden die Herzgefäße in einen nicht mehr zu öffnenden Holzkasten verschlossen und im Fürstlich Fürstenbergischen Archiv in Donaueschingen verwahrt.[445]

Bei der Schwarzen Muttergottes der Loretokapelle des Kapuzinerklosters in Stühlingen ruhen drei Herzen der katholischen Stühlinger Linie:[446]

- das des Landgrafen Maximilian Franz von Fürstenberg[447] (1634–1681), der der Muttergottes die Rettung aus schwerer Krankheit verdankte und erst im Kapuzinerkloster Haslach im Kinzigtal, dann im Kapuzinerkloster Stühlingen eine Loretokapelle errichten ließ. Er brach sich im Palais seines bischöflichen Vetters in Straßburg das Genick und wurde bei den Kapuzinern von Haslach im Ordenshabit begraben;

- das seines Sohnes Prosper Ferdinand[448] (1662–1704), Generalfeldzeugmeister, gefallen vor Landau (die tödliche Kugel ist in sein Kardiotaph integriert), dessen Corpus ebenfalls zu dem seines Vaters kam; und

- das seiner Gattin Anna Sophia Eusebia von Königsegg-Rothenfels[449] (1674–1727).

Die rechteckigen metallenen Wandkardiotaphe von Vater und Sohn zu beiden Seiten des Hochaltars haben das gleiche Design: Ein herzförmiger Rahmen mit Inschrift (a.) und zwei Totenschädeln links und rechts darüber schließt eine zweite Inschrift (b.) ein. Darunter steht ein dritter Text (c.).
Beim Vater lauten diese Zeilen:

[a.]
LANDGRAVY BAHRAE ET IN STVELINGEN HIC INCLVSVM
MAXIMILIANI FRANCISCI COM IN FVRSTENBERG[450]

[b.]
MIserIcorDIas IesV
sVb
tVteLa pVerperae
se InVenisse
sperat[451]

[c.]
Mein Hertz, o Jungfraw, dir gehört
dein Sohn, dich, hab ich verEhrt
Bhalts auff, Ich bitt dich hier ein zeit
vnd gib Ihms in der Ewigkeit

Beim Sohn:

[a.]
TORMENT. CIR. SVEV. GEN: ET COLONELLI PROSPERI FERD: LANDG: DE FVRSTENB[452]

[b.]
Pro
Caesare et PatrIa
MorI
CorDIs Est generosI[453]

[c.]
FESTO VISITATIONIS B:V:M:
IN PUGNA SCHELLENBERGENSI GRAVITER
VULNERATUS
DEIN
S: PRAESENTATIONIS. DIE IN OBSID: LANDAV:
HEU! SUPRA AFFIXO CORRUIT ISTE GLOBO
SPECTANTE AUG:^{MO} ROMAN: REGE
IOSEPHO I.^{MO}
SEXTUS E STEMMATE IL.^{MO} FURSTENBERGI:^{CO}
PRO AUG:^{MO} LEOPOLDO. I.^{MO} CAES: MAGNO
VITAM ET SANGUINEM CONSECRANS
AET: XLI ANNO MDCCIV.
DEO ANIMAM OBTULIT:
COR VERO DEIPARAE PONIT HIC
LUX AETERNA LUCEAT ILLI.[454]

Von einem Herzgrab der Ehefrau wissen die Kapuziner nichts.[455] Weitere Herzbestattungen in der Fürstenberg-Familie sind nicht bekannt.[456]

10.4.7 Das Haus Waldburg

Aus dem schwäbischen Adelsgeschlecht war Jakob Truchsess von Waldburg-Wolfegg-Zeil († 1589) der Erste, dessen Eingeweide hinter einer Metallplatte in der St.-Martins-Kirche in Meßkirch, damals Residenz der Grafen von Zimmern, begraben wurden.[457] Seine Ehefrau Johanna stammte aus dieser Familie, vielleicht hatte sich Jakob einen Verwandten seiner Gattin, den Wilhelm Werner von Zimmern († 1575, s. Kap. 10.1), zum Vorbild genommen, der sein Herz der Kapelle seiner Burg Herrenzimmern zugedacht hatte. Die Inschrift auf der quadratischen Platte lautet:

Anno Domini – 1589 – off den Hailigen Pfingstabend
starb der Wolgeborn Herr Jacob des Hailigen Römisch
en Reichs Erbtruchsäß Freyhern zuo Waldtburg Her zu
Wolfegg Waldtsee Zeill und Wamstetten – Rhö – Kay – May,
Kath dessen Eingewayd alda zu Mößkirch
der Leib hernach gen Wolfegg gefüert und daselbst in ir ez
der Erbtruchsässischen Begrebnis herrlich begraben word
en dem Gott gnedig und barmhertzig sein wolle. Amen

10.4. Sonstige Herzbestattungen im deutschen Sprachraum 17.–21. Jh.

> Hat zu seinem Ehelichen Gmahel gehapt ain geborn
> Gräfin zu Zimbern

Darunter schließen die Wappen der Eheleute ein Kreuz mit den Trauernden Maria und Johannes und Sonne und Mond als Symbole des Paares ein. Der Corpus kam in die Grabkapelle der Stiftskirche von Wolfegg.[458]

Die nächsten beiden Familienmitglieder nahmen sich bei ihrem Entschluss, ihr Herz gesondert bei der Muttergottes begraben zu lassen, ihre Dienstherren, die Habsburger, zum Vorbild:

Ferdinand Ludwig Graf von Waldburg-Wolfegg († 1735) vergrößerte die 1688 von seinem Großvater, dem kaiserlichen Generalfeldmarschall Maximilian Willibald von Waldburg-Wolfegg, errichtete Loretokapelle von Wolfegg in Sichtweite seines Schlosses. Sein Herz liegt unter einer wappengeschmückten Bronzeplatte im Mittelgang der Kapelle vor einer schwarzen Madonna. Auf dem Kardiotaph steht in erhabenen Lettern:

> Hic jacet inclusum Cor nobilissimi
> D.D. Ferdinandi Ludovici S.R.I.
> dapif. haered, Comitis de Wolfegg etc.,
> qui una cum uxore sua D.D. Maria
> Anna Baronissa de Schellenberg etc.
> anno Dni. MDCCVI sacellum hoc
> Lauretanum ad honorem R.M.V.
> exstruxit. Mortuus anno Dni.
> MDCCXXXV VI Apr. R.I.P.[459]

Der Corpus kam in die Stiftskirche von Wolfegg.

Die letzte Waldburger Herzbestattung erfolgte wiederum in einer Loretokapelle, der am Friedhof von Dürmentingen in Baden-Württemberg, das damals den Truchsessen gehörte, die dort ein Schloss besaßen.

Hinter einem Rokokokardiotaph aus hellem Sandstein an der Kapellenwand ist das Herz des Grafen und kaiserlichen Rates, von 1712–1717 Domherr in Salzburg, Joseph Wilhelm Eusebius von Waldburg-Friedberg-Trauchburg-Scheer (1694–1756) eingeschlossen.[460] Die Grabinschrift ist von einem Rocaille-Rahmen umgeben, mit einem Engelchen links oben, das ein flammendes Herz emporreckt, daneben eine metallene Marieninitiale, unten rechts eine trauernde behelmte Frau, die mit einem Gorgoneion auf der gepanzerten Brust, einer Eule neben sich als Athene, Göttin der Weisheit, zu identifizieren ist und die von einer weiblichen Halbfigur von unten her angeschaut wird. Die Inschrift lautet:

> ILLU =
> STRISSIMUS AC
> EXCELLENTM. D.D.
> S. R.J. DAPIFER. HAERED.
> COMES DE FRIEDBERG & TRAUCHBURG

BARO IN WALDBURG. DNUS IN SCHEER
DÜRMENTINGEN. BUSSEN, & KISLEG
S. C.M. CAROLI VII. CONSIL. INTIM.
DIE II Martii ANNO
MDCCLVI
DEO ANIMAM REDDIDIT ET
MARIAE COR SUUM HIC SEPULTUM
DICAVIT
SEQUENTI HAC INSCRIPTIONE,
AVE MARIA
GRATIA PLENA, DOMINUS TECUM,
BENEDICTA TU IN MULIERIBUS &
BENEDICTUS FRUCTUS VENTRIS TUI
JESUS. SANCTA MARIA, MATER DEI
ORA PRO ME & RESPICE IN FACIE
CHRISTI TUI, REDEMPTORIS MEI
R.I.P.[461]

10.4.8 Das Haus Württemberg[462]

Die Dynastie baute ihre Stellung als stärkste Territorialmacht seit dem 13. Jahrhundert im Südwesten des Heiligen Römischen Reiches mit der Hauptstadt Stuttgart systematisch zwischen den Habsburgern in Vorderösterreich und der Pfalz auf. Nach einer vorübergehenden Teilung in zwei Linien erreichte Eberhard V. 1495 vom Kaiser die Erhebung Württembergs zum einheitlichen Reichslehen und Herzogtum. 1805 wurde das Land im Frieden von Pressburg zum souveränen Königreich. Der letzte König, Wilhelm II., verzichtete 1918 auf seinen Thron. Die Angehörigen des Hauses wurden im Laufe der Jahrhunderte in 18 Grablegen bestattet,[463] darüber hinaus in vielen Einzelgrablegen in ganz Europa.

Die getrennte Bestattung von Herz, Eingeweiden und Körper war in den verschiedenen Linien nicht institutionalisiert. Allerdings wurden nicht selten Leichen „balsamiert", falls der Verstorbene dies nicht ausdrücklich untersagt hatte, d.h. es wurden die Eingeweide entnommen, um eine frühe Verwesung zu vermeiden. Die entnommenen Eingeweide wurden in Behältern, meist in Kupfergefäßen, im 19. Jahrhundert in Holzfässchen neben dem Sarg im Gruftboden versenkt oder dem Toten in den Sarg gelegt.[464]

So wurden die *viscera* der 1589 in Nürtingen verstorbenen Herzogin Anna Maria „gegen Abend, damit niemands deßelbigen achtung nehmen künde",[465] in der Nürtinger Stadtkirche begraben.

Die Eingeweide des Grafen Albrecht von Hohenlohe kamen in die Stuttgarter Hospitalkirche, der Leib in den Chor der Stuttgarter Stiftskirche. Da er am 7. November 1575 an den Folgen einer Verletzung gestorben war, die er sich bei einem Turnier aus Anlass der Hochzeit des Herzogs Ludwig mit Dorothea von Baden-Durlach zugezogen hatte, kam er in die Gruft der Familie, zu der er nicht gehörte.[466]

10.4. Sonstige Herzbestattungen im deutschen Sprachraum 17.–21. Jh.

Es gab aber auch Ausnahmen: So kam das Herz der 1679 in Liebenzell verstorbenen, außergewöhnlich gebildeten und religiösen Herzogin Antonia auf Veranlassung ihrer Schwester, der Herzogin Sibylla, hinter die von ihr gestiftete kabbalistische Lehrtafel in der Dreifaltigkeitskirche in Bad Teinach.[467]

Die Herzen von Herzog Karl Eugen († 1793) und seiner Mätresse und späteren Gemahlin, der Herzogin Franziska zu Hohenheim († 1811), wurden in Silberkapseln unter die Kopfkissen in die Särge in der Gruft in Ludwigsburg bzw. in der Stadtpfarrkirche in Kirchheim unter Teck gelegt.[468]

Die Tochter des späteren ersten Königs von Württemberg, Katharina, Gemahlin des jüngsten Bruders Napoléons, Jérôme Bonaparte, Königin von Westphalen, hielt ihrem leichtsinnigen, zu Seitensprüngen neigenden Gemahl über den Tod hinaus die Treue: Ihr Herz ruht bei ihrem Gatten in einer Seitenkapelle des Invalidendoms in Paris (s. Kap. 8.12), ihr Körper blieb in der Familiengruft in Ludwigsburg.

Diese Grablege wurde von Herzog Eberhard Ludwig in der Kirche des dortigen Schlosses begonnen. Ab 1719 diente sie über zwei Jahrhunderte – bis 1930 – den Württembergern als Grablege. Obwohl bereits beim Bau acht Nischen für Herzurnen eingerichtet wurden, legte man jedem Toten das Herzgefäß unter sein Kopfkissen. Die in kupferne Gefäße eingeschlossenen Eingeweide wurden am Kopfende des Sarges in den Fußboden gebettet.[469]

Nach langer Irrfahrt fand das Herz eines Württembergers bei seiner Schwester seine ewige Ruhe: Maximilian Emanuel von Württemberg-Winnental schloss sich bereits als 14-Jähriger dem schwedischen König Karl XII. an, der den jungen Mann bald außerordentlich schätzte. Bei dessen Niederlage bei Poltawa geriet Maximilian Emanuel in russische Gefangenschaft und wurde vom Sieger, dem russischen Zaren Peter dem Großen, nach Hause entlassen. Auf der Heimreise verstarb er am 25. September 1709 in Dubno in Wolhynien an einem „hitzigen Fieber". Seine Eingeweide kamen in den Sarg eines zur gleichen Zeit verstorbenen Landsknechtes, der einbalsamierte Leichnam in die Gruft des Kapuzinerklosters in Dubno. Zar Peter übergab das Herz einem Emissär, der die Mutter des Verstorbenen, die Herzogin Eleonora Juliana, fragen sollte, wohin der Leichnam ihres Sohnes gebracht werden sollte. Dieser übergab die Urne der Schwester des Toten, Christiane Charlotte († 1729), in Ansbach, die kurz vorher den Markgrafen Wilhelm Friedrich von Brandenburg-Ansbach geheiratet hatte. Heute ruht das Herz in einem kleinen Zinnsarg in der Fürstengruft der Gumbertuskirche zu Ansbach neben der Schwester (s. Abb. 43, S. 743). Auf dem Sargdeckel ist ein Herz in Spielkartenherzform auf einem Kissen gebettet, auf der Vorderseite des Sarges ist in einem ovalen, floral bekränzten Rahmen zu lesen:

> Hic est conditum cor
> Maximiliani Emanuelis
> Ducis Württembergiae
> Qui iuvenis erat virtutibus et factis
> iam clarus frater amantissimus
> Caroli XII Sueciae regis, armiger et
> amicus fidelissimus
> Nat. 27. Febr. 1689 Obiit 25. Sept. 1709[470]

10. Die Herzbestattung in Deutschland und Österreich

Der Körper wurde nochmals umgebettet, auf Wunsch der Mutter in die protestantische Nikolaikirche in Pitschen.[471]

Die neue Fürstengruft unter der Schwanenritterkapelle der Gumbertuskirche wurde erst 1976 für die 25 Särge der Ansbacher Markgrafen aus dem 17. und 18. Jahrhundert, die sich vorher in der St. Johanniskirche befanden hatten, geschaffen. In einer zweiten, romanischen Gruft waren früher Eingeweidegefäße der Ansbacher Hohenzollern in kleinen Holzfässchen aufbewahrt worden.[472] Anlässlich einer Renovierung in den Dreißigerjahren des 20. Jahrhunderts wurden diese Reste offensichtlich beseitigt.[473]

Das letzte württembergische Herz, das eine eigene Ruhestätte fand – im Boden der Familiengruft in der Stuttgarter Stiftskirche –, gehörte Herzog Paul Wilhelm († 1860), einem bedeutenden Naturforscher, der beispielsweise die Quellen des Mississippi entdeckt hatte. Es wurde 1980 exhumiert, Organ und Kästchen waren zerfallen.[474]

Hier waren bereits die Eingeweide eines Verwandten, des Generalleutnants und Generaladjutanten des Zaren Nikolaus, des Herzogs Adam Karl Wilhelm, in einem in einen Kindersarg eingeschlossenen Holzfässchen neben den größeren Körpersarg gestellt worden. Der Fürst war 1847 während einer Badekur im hessischen Langenschwalbach verstorben.[475]

Die Gattin des Grafen Wilhelm von Württemberg, Tochter des Eugène de Beauharnais, Herzog von Leuchtenberg, Théodelinde, starb wahrscheinlich an einer Tuberkulose mit 43 Jahren in Jahre 1857 und wurde in der Ludwigsburger Gruft beigesetzt. Ihr Herz wollte sie mit denen ihrer Familie in der Leuchtenberger Herzgruft in der Palastkapelle in München, jetzt in der Kirche St. Michael, vereinigt haben (s. Kap. 10.2.11).

10.4.9 Die Markgrafen von Baden-Baden im Kloster Lichtenthal

Die von den Zähringern abstammenden Markgrafen von Baden spalteten sich 1535 in die Linien Baden-Durlach und Baden-Baden. Während die ersteren Fürsten den protestantischen Glauben annahmen, blieben die anderen unter dem Einfluss der bayerischen Wittelsbacher zunächst katholisch. Allerdings wechselte die Konfession des Landes in den nächsten Jahrhunderten, bedingt durch politische und dynastische Ereignisse, mehrfach. Die Residenz der Markgrafschaft Baden-Baden war bis 1705 Baden, dann Rastatt. Die fürstliche Grablege des Geschlechts war bis ins 15. Jahrhundert die gotische Fürstenkapelle der Zisterzienserinnenabtei Lichtenthal in Baden-Baden.

Als die Baden-Durlacher, die 1594 infolge eines Bruderzwistes das Kernland Baden-Badens besetzt hatten und die Lehre Luthers favorisierten, im Dreißigjährigen Krieg auf der Seite der Schweden der Katholischen Liga unterlagen, übernahm wieder ein Katholik und Markgraf von Baden-Baden, Wilhelm I., die Regierungsgeschäfte. Im Westfälischen Frieden wurde der Zustand von 1550 wiederhergestellt.

Vielleicht war es das Beispiel der Bundesgenossen seines Vaters, der Wittelsbacher und Habsburger, dass nun das Herz von Wilhelms Sohn, des Erbprinzen Ferdinand

10.4. Sonstige Herzbestattungen im deutschen Sprachraum 17.–21. Jh.

Maximilian (1625–1669) – er war an den Folgen eines Jagdunfalls verstorben –, in die Fürstenkapelle von Lichtenthal zu einem berühmten Madonnenbild, der „Schlüsselmadonna", und zu seinen Ahnen kam, während sein Leichnam wie der seiner Nachfolger in der Stadtkirche, die Eingeweide bei den Jesuiten von Baden-Baden begraben wurden. Es war das erste von insgesamt elf Herzen, die – teilweise zusammen mit den Eingeweiden – in Silberbehältnisse eingeschlossen wurden, die wiederum in Eichenholzschalen in ziegelausgemauerten, steinplattenbedeckten Nischen im Kapellenchor liegen.[476]

Ferdinands Herzgefäß ist rechteckig, länglich, mit dem badischen Wappen, darüber die Buchstaben F. M. M. Z. B. und die Jahreszahl 1669. Franz-Josef HERR fand das Organ 1804 wie einen „weisen Wachsballen in der Größe einer starken Faust" vor, „die silberne Kapsel war halb voll klaren Wassers [...]. Das Wasser war vormals vermuthlich Spiritus, der durch die Länge der Zeit Geist und Geruch verloren hatte."[477]

Seiner Schwester Anna, Markgräfin von Baden, Herz ist in eine ovale Silberkapsel eingeschlossen mit dem baden-sponheimischen Wappen und der eingravierten Schrift: „Anna Marggraefin zu Baden. Anno 1708 den 31. Merz gestorben." Die Gräfin liebte und förderte das Kloster. Als Zeichen, dass die 74-Jährige im Stande der Jungfräulichkeit verstorben war, lag auf der Kapsel ein künstlich gearbeitetes Kränzchen.[478]

Eine ovale, halb vergoldete Silberkapsel mit dem badischen Wappen, dem verschlungenen Namenszug „Ludwig Wilhelm" und der Inschrift „Ludovicus Wilhelmus, Marggraf zu Baden und Hochberg, der Römisch Kayserlichen Majestaet gewester General-Lieutenant und gevollmaechtigter commandierender General am Ober-Rhein. Anno 1707" birgt das Herz des berühmtesten Regenten von Baden-Baden, Ferdinand Maximilians Sohn, Ludwig Wilhelm, des „Türkenlouis" (1655–1707). Der Oberbefehlshaber der kaiserlichen Armee war mit reicher Beute aus den Türkenkriegen heimgekehrt und verlegte seine Residenz von Baden-Baden nach Rastatt, wo er ein neues Schloss im Barockstil errichten ließ, in dem er dann auch einer Kriegsverletzung erlag. Das Lichtenthaler Totenbuch enthält den Eintrag vom 4. Januar 1707: „Serenissimus Dom. Dominus Ludovicus Wilhelmus totius Caesarei et Imperii exercitus Dux ac strenuus miles ejus Cor et intestina hic humata."[479] Die Eingeweide liegen neben der Herzgruft unter dem Stein Nr. XVII mit der Schrift „Viscera Sereniss. Domini D. Marchionis Ludovici Wilhelmi Ao. MDCCVII. 6. Januarii †."[480]

Auf einer runden silbernen Kapsel mit dem Herz des „stummen Prinzen", des Leopold Wilhelm d. J. (1667–1716), steht „Vas quo reconditum Cor Serenissimi Principis ac Domini Leopoldi Wilhelmi Marchionis Badensis etc. nati 20. Januarii 1667, mortui 11. Aprilis Anno 1716."[481]

Über den Herzen seines Vaters und seines Großvaters steht das des Markgrafen Ludwig Georg Simpert, wegen seiner Jagdleidenschaft im Volksmund auch „Jägerlouis" genannt, in einer herzförmigen Silberkapsel, mit dem schwarzen Siegel des Grafen und der Inschrift:

> Cor Serenissimi Marchionis Badensis, ab Anno 1727 septima Junii usque ad Annum 1761 Vigesimam secundam Octobris regnantis Ludovici Georgii Simperti, dicto die per mortem regnare cessantis et Rastadii mortui in Pace requiescat.[482]

Daneben ruhen unter dem Stein Nr. XVII die Eingeweide mit den Worten „Viscera sereniss. Domini Do. Marchionis Ludovici Georgii Anno MDCCLXI. 20. Octobris †".[483]

Der Mythos des nach dem Tode weiterlebenden Herzens war in seinem Umfeld besonders offenkundig: Das Herz der großen Liebe des 16-Jährigen, der polnischen Prinzessin Maria Leszczyńska, der späteren Gattin Ludwigs XV. von Frankreich († 1768) (s. Kap. 8.10), befindet sich in der Kirche Notre-Dame-de-Bonsecours in Nancy, das seiner zweiten Gattin Maria Anna Josepha Augusta, der Tochter des Kurfürsten Karl Albrecht von Bayern († 1776), in der Gnadenkapelle von Altötting bei dem ihres Vaters (s. Kap. 10.2.8).

Sein Bruder August Georg Simpert, ein großer Marienverehrer, hatte der Muttergottes der Wallfahrtskirche Maria Bickesheim schon zu Lebzeiten sein Herz in Gold als Votivgabe geschenkt, nicht wie sonst üblich als Spielkartenherz, sondern in der anatomischen Form. Nach Auflösung der Kirche kam die Votivgabe 1826 ins Kloster Lichtenthal.[484] Der Markgraf blieb ohne erwachsene Kinder, und so fiel mit dessen Tod am 21. Oktober 1771 die Linie Baden-Baden endgültig an Baden-Durlach zurück.

Sein eigenes Herz in der Gruft, ebenso in ein schweres Silberherz versiegelt, trägt die Inschrift: „Cor Serenissimi Marchionis Badensis ab Anno 1761 usque ad annum 1771. 21. Octobris Regnantis Augusti Georgii, dicto die per mortem regnare cessantis et Rastadii mortui, cujus Anima in pace quiescat."[485] Daneben deckt der Stein Nr. XX mit folgenden Worten die Eingeweide:

> VISCERA
> SERENISSIMI DMI DMI
> AVGVSTI GEORGII
> MARCHIONIS
> MDCCLXXI
> DIE 21. OCTOBRIS DEFVNCTI
> SVB LAPIDE H. QVIESCVNT [486]

Im Dreißigjährigen Krieg hatte Wilhelm I. im Rahmen seiner gegenreformatorischen Bemühungen ein Franziskanerkloster in Baden-Baden gegründet, das 1806 säkularisiert wurde. In dessen Kapelle waren drei Herzen bestattet worden, die dann in die Fürstenkapelle von Lichtenthal in die unten liegende Gruft kamen:[487]

1. Das des Vaters des „stummen Prinzen" (s. S. 389), des Leopold Wilhelm des Älteren, Generalfeldmarschall, Gouverneur von Warasdin (ungarisch Varasd) in Ungarn, wo er 1671 auch starb. Die silberne, zugelötete Kapsel trägt das baden-sponheimische Wappen mit einem Fürstenhut und einem Herzschild mit der Inschrift:

   > Cor Serenissimi Principis et Domini D. Leopoldi Guilielmi Marchionis Badensis et Hochbergensis Landgravii in Sausenberg, Comitis in Sponheim et

10.4. Sonstige Herzbestattungen im deutschen Sprachraum 17.–21. Jh.

> Eberstein, Domini in Roeteln, Badenweiler et Lahr et Mahlberg, Sac. Caes. Maj. ac Sacri Romani Imperii Mareschallus Campi Generalis Caesareae Custodiaei, Equest. Capitanei, Slavoniae et Petruiae Confiniorum Generalis nec non ninus Legionis Pedestris Colonellus etc. etc. vivere desiit XXIII. Februarii. Anno MDCLXXI.[488]

2. Das eines zweiten Sohnes, Carl Friedrich Ferdinand, der mit zwölf Jahren 1680 verstarb, in einer großen, runden, verlöteten Silberkapsel mit Wappenschild und den Initialen „C.F.F.M.Z.B. / Obiit Anno MDCLXXX: XIV Septembris."[489]

3. Das dritte stammt von der Mutter der beiden Prinzen, der zweiten Gattin Leopold Wilhelms, der Maria Franziska von Fürstenberg-Heiligenberg (1633–1702), die in erster Ehe mit dem Pfalzgrafen Wolfgang Wilhelm von Neuburg († 1653) verheiratet war, dessen Herz sich in der Fürstengruft der Hofkirche von Neuburg an der Donau befindet (s. Kap. 10.2.6). Die ungewöhnliche Herzkapsel ist aus Holz, kubisch, mit rotem Samt bezogen und goldenen Borten besetzt, ohne Schrift oder Emblemata. Darin lag zwischen vermoderten Kräutern, in Seide eingewickelt, das Herz, das beim Öffnen zerfiel. Das teilweise vermoderte Kästchen war in einen Eichenkasten eingeschlossen.[490]

Da kein Platz für Kardiotaphe über diesen Gräbern war, steht an der Wand geschrieben:

> † Anno Domini MDCLXXI obiit Serenissimus Princeps Leopoldus Wilhelmus, Senior, Marchio de Baden.
> † Anno Domini MDCCII obiit Sereniss. Marchionissa Maria Francisca nata comitissa de Fürstenberg, conjux ejus.
> † Anno Domini MDCLXXX obiit Sereniss. Princeps Carolus Fridericus Ferdinandus Marchio Badensis eorum Filius. Quorum corda in Ecclesia R.P. Capucinorum Badenae olim sepulta, die 13. Maii Anni MDCCCVII heic translata, in ista crypta quiescunt.[491]

Über den Herzgrüften sind zwei Grabsteine errichtet, die zu den Herzen des „Türkenlouis" und seiner Tante Anna gehören. Auf dem ersten mit der Nr. XVIII und dem badischen Balkenschild mit dem Fürstenhut ist zu lesen:

> Badensis, duo corda, Domus, Lapis iste tuetur. Cor magnum, Magni Principis Ludovici Wilhelmi Marchionis Badensis Duorum Caesarum et Imperii Archistrategi, natus 18. Aprilis 1655. Obiit 1707 den 4. Januarii Rastadii.
>
> Cor alterum Serenissimae Marchionissae Annae Ludovici Wilhelmi Amitae, natae 1634. 12. Juli. Vixit in Coelibatu et mortua est 1708. 5. Aprilis.[492]

Der zweite, erst 1804 aufgestellt, mit der Nr. XIX, markiert die Herzen Ferdinand Maximilians, Leopold Wilhelms des Jüngeren, des „Jägerlouis" Ludwig Georg und des Stammesletzten August Georg mit der Inschrift:

> Serenissimorum Badensium Principum et Marchionum Ferdinandi Maximiliani
> Principis Haereditari MDCCLXIX, Leopoldi Wilhelmi Junioris MDCCXVI.
> Duorumque Fratrum Marchionum, Lineae Bada Badensis Postremorum,
> Ludovici Georgii MDCCLXI et Augusti Georgii MDCCLXXI defunctorum, Corda
> una eademque Crypta hic condita quiescunt.[493]

Nach dem Tod August Georgs wurden die beiden Markgrafschaften zur Markgrafschaft Baden zusammengeführt. Damit endete auch die Herzbestattung der Souveräne in Lichtenthal.

Aus der großherzoglichen badischen Linie kam jedoch noch ein Herz, das der Herzogin Marie Amalie von Hamilton, der jüngsten Tochter des Großherzogs Karl († 1818), zu den Nonnen.[494] Die am 17. Oktober 1888 Verstorbene, die einen Herzog von Hamilton geheiratet hatte, hatte seit ihrer Kindheit die Klostergemeinschaft geliebt und gefördert. Ihre sterbliche Hülle wurde in einem großen und prunkvollen Leichenkondukt am 22. Oktober in die Fürstenkapelle geleitet und fand später in einer eigens errichteten neugotischen Gruftkapelle die ewige Ruhe. Das Herz wurde separat von ihrer Tochter, der Gräfin Festetics, und ihrer Nichte, der Königin von Sachsen, am 25. Oktober an den Ort gebracht, der ihr zu Lebzeiten so viel bedeutet hatte. Die schlichte, herzförmige Silberurne mit Name und Todesdatum und einem Kreuz steht auf dem Altar der Gruftkapelle.

1837 wurde ein weiteres Herz in der Fürstenkapelle begraben, dessen Träger in verwandtschaftlicher Verbindung zur Fürstenfamilie gestanden hatte: Ein unehelicher Sohn des Großherzogs Karl Friedrich von Baden, der die beiden Linien zusammengeführt hatte, Pfarrer Franz Joseph Herr (1778–1837), hatte das Kloster in den schwierigen Zeiten nach der Säkularisation als Spiritual betreut und geschätzt und 1833 ein Buch über dessen Geschichte und Architektur verfasst.[495] Er wollte deshalb sein Herz der Obhut der Klosterschwestern anvertrauen.[496] Es kam in den Frauenchor der Klosterkirche und wurde im Rahmen einer Renovierung im Jahre 1991 exhumiert. Anschließend wurde es in eine neue Herzgruft an der Nordwand des oberen Chores neben dem Betstuhl der Äbtissin gebracht.

10.4.10 Nassauische Linien

Das seit dem 12. Jahrhundert im Gebiet der unteren Lahn regierende Grafengeschlecht teilte sich im Laufe der Geschichte in mehrere Linien, die z.T. gefürstet wurden, einmal den englischen König und Statthalter der Niederlande (Wilhelm III. von Oranien, † 1702, s. Kap. 9) und später, seit 1815, die Herrscher der Niederlande, seit 1912 die Großherzöge von Luxemburg stellten.

Noch vor der Reformation wurde das Herz des Nassau-Dillenburger Grafen Johann IV. (1410–1475) in der damaligen Amtskirche seiner Residenzstadt Dillenburg, der Kirche des Dorfes Feldpach begraben. Der Corpus verblieb in seinem Sterbeort Breda. 1491 wurde die Pfarrkirche nach Dillenburg verlegt. Das Kardiotaph des Fürsten ist jetzt in die Längswand des Chores der heutigen evangelischen Stadtkirche, in der sich die Grufte der Nassau-Dillenburger Grafen und Fürsten befinden, eingemauert (s. Abb. 17, S. 733). Rechts neben dem Altar ist eine 1,73 cm × 0,89 cm

10.4. Sonstige Herzbestattungen im deutschen Sprachraum 17.–21. Jh.

große Platte aus grau-rötlichem Sandstein eingelassen, die der obere Abschluss eines Hochgrabes gewesen sein könnte.[497] Eine in gotischen Minuskeln angefertigte Inschrift umrahmt das Wappen in der unteren und zwei Engel, die mit ihren Händen ein Herz umfassen, in der oberen Hälfte: „hie ligt des edlen und wolgeborn johan graf czu nassaw czu dietz czu vianden her czu breda sin hertz begrabe dem got genedig sie. obiit anno domini MCCCC.LXXV. of sant blasius tag 1479."[498]

Der bedeutendste Vertreter der Linie Nassau-Hadamar war der calvinistische Fürst Johann Ludwig (1590–1653). Der hochgebildete, weitgereiste Regent, der seine Stadt Hadamar zu einer modernen Residenzstadt ausbaute, versuchte durch sein diplomatisches Geschick die Auswirkungen des Dreißigjährigen Krieges auf sein Land gering zu halten, fiel aber wegen seines reformierten Glaubens und der Unterstützung der Protestanten beim Kaiser in Ungnade. Als er von seiner Familie wegen seines diplomatischen Geschicks zur Vermittlung an den Hof Ferdinands II. geschickt wurde, konvertierte er zum Katholizismus und wechselte das politische Lager. Beim Westfälischen Frieden verhandelte er erfolgreich die Sache der Liga und wurde vom Kaiser in den Reichsfürstenstand erhoben.

Bereits während der Friedensverhandlungen in Münster hatte er einen Schlaganfall erlitten und verstarb fünf Jahre später, am 10. März 1653, nach längerem Krankenlager. Er ruht in der Fürstengruft der Ägidienkirche der von ihm gerufenen Franziskaner in Hadamar.

Sein Herz vermachte er beim Empfang der Sterbesakramente den ebenfalls von ihm gerufenen Jesuiten. Auf diesen Gedanken sei er durch das Beispiel „vieler hoher Potentaten, Fürsten und Herren" gekommen. Der Jesuit M. Kalkhoven nennt in seiner Grabrede die Könige von Frankreich Heinrich IV. und Ludwig XIII. sowie den Trierer Kurfürst Johann von Schönenberg.[499] „Wie er sein Herz am Anfang seiner Konversion der Gesellschaft Jesu voll Vertrauen geoffenbart habe, so wolle er es ihnen auch im Tode anvertrauen."[500]

Am 11. März wurden dem Leichnam Eingeweide und Herz entnommen, das Letztere wurde den Jesuiten vor dem Körperbegräbnis von Hofbeamten auf einem schwarzseidenen Kissen am 23. April 1653 überreicht und hinter dem Altar ihrer Kapelle begraben. Später kam es hinter den Altar ihrer neuen Kirche, die zwischen 1752 und 1756 errichtet wurde. 1773 wurde der Jesuitenorden aufgelöst, ihre Kirche wurde zur Stadtpfarrkirche. Im 19. Jahrhundert wurde die Nische des Herzgrabes leer gefunden.

Am 15. Dezember 1964 entdeckten Arbeiter bei Restaurierungsarbeiten unter einem Fenster am Seitenaltar unter dem Wandputz einen leicht entfernbaren Bruchstein und dahinter ein beschriftetes, durch Zinnfraß beschädigtes Zinnkästchen in einem Holzkasten. Dort hatten es wohl die Jesuiten bei ihrer Vertreibung versteckt. Die Inschrift bestätigte die Identität:

COR ILLUSTRISSIMI PRINCIPIS AC DO-
MINI D. JOANNIS LUDOVICI
PRINCIPIS DE NASSAW, COMITIS
CATTIELEMBOCI, VIANDEN
ET DIETZ, DOMINI IN BEILST-

10. Die Herzbestattung in Deutschland und Österreich

EIN, EQUITIS AUREI VELLERIS,
CAES. MAIESTATIS CAMERARII
CONSILIARII INTIMI ET IN GENE
RALIBUS TRACTATIBUS PACIS
MONASTERII LEGATI PLENIPO
TENTIARII HUIC RESIDENTIAE
PERPETUAE SOCIETATIS IESU AB
IPSO FUNDATAE LEGATUM ET DON
ATUM IN SACRARIO DEPOSITUM
TAMQUAM FIDEICOMMISSUM
ET IN
MONUMENTUM ET PIGNUS AMORIS
ANNO MDCLIII PROPRIDIE KAL. MAI.[501]

Das Kästchen wurde im Rahmen einer Gedenkfeier an gleicher Stelle hinter einem schwarzmarmornen Gedenkstein mit dem Fürstenwappen beigesetzt. Die Inschrift weist auf die Wiederbestattung hin:

COR
ILLVSTRISSIMI PRINCIPIS
DE NASSAV
IOANNIS LVDOVICI
QVI VI ID MART MDCLIII OBIIT
HIC VBI POST MVLTOS ANNOS
REPERTVM
DENVO III KAL MAI MCMLXV
SEPULTVM EST[502]

Die Jesuiten waren darüber hinaus an der eindrucksvollsten Herzgrablege der Hadamarer Fürsten beteiligt:[503] 1675 hatten die Schüler des örtlichen Gymnasiums auf ihrem Spielplatz auf dem Herzenberg,[504] einem Hügel am Rande der Stadt, eine kleine Kapelle erbaut. Die Jesuiten statteten sie mit einer als wundertätig geltenden Madonna aus, der „Trösterin der Betrübten", zu der bald Wallfahrer in Scharen mit ihren Anliegen kamen.[505]

Fürst Franz Bernhard (1637–1695), ein Marienverehrer, vergrößerte 1690–1692 das Kirchlein und wollte sein Herz bei der Gottesmutter ruhen lassen. Sein einbalsamierter Leichnam kam zu seinen Vorfahren in die Gruft bei den Franziskanern, das Herz in einem herzförmigen Zinnkästchen hinter ein schwarzmarmornes Kardiotaph links neben dem Altar.[506] Auf einem herzförmigen Medaillon steht geschrieben:

COR
SERENISSIMI PRINCIPIS NASSOVICI
FRANCISCI BERNARDI
HOC LOCO DEPOSITUM ET
MAGNAE MATRI
SACRUM

10.4. Sonstige Herzbestattungen im deutschen Sprachraum 17.–21. Jh.

    Te CoLVI et VIVens IsthaeC
    saCrarIa strVXI
    FranCIsCI, Virgo, Cor MorIentIs habe.[507]

Darüber halten zwei Löwen das Geschlechterwappen in ihren Pranken.

Rechts neben dem Altar birgt ein sehr ähnliches Kardiotaph das Herz seines Mündels und Neffen, eines Enkels Johann Ludwigs, des obersten Kammerrichters am Reichskammergericht in Wetzlar, des Franz Alexander (1674–1711), marianisch gesinnt wie sein Onkel (s. Abb. 40, S. 742). Deshalb steht auch im herzförmigen Medaillon:

    COR
    SERENISSIMI PRINCIPIS
    FRANCISCI ALEXANDRI
    MOR.1711, 27. MEY
    VIVENS TE COLUI, VIRGO, PATRUIQUE
    SECUTUS
    EXEMPLUM MORIENS ET TIBI
    DONO MEUM[508]

Der Regent war am 27. Mai 1711 an den Folgen eines Reitunfalls gestorben. Die Chirurgen fanden bei der Eröffnung des Brustkorbes ein „ziemlich großes und schwammiges Herz, das im Blute schwamm"[509] und gaben als Ursache den Riss einer Lungenader an. Da kein männlicher Erbe da war, versuchte die Linie Nassau-Diez die Stadt zu besetzen und das Schloss in Besitz zu nehmen. Trotz der damit verbundenen Unruhen wurde das Herz am Abend des 28. Mai in einem Holzkästchen auf einem Kissen, von einem Tuch verhüllt, zur Herzenbergkapelle gebracht. Zwei schwarzgekleidete Adelige trugen es aus dem Schloss in einen sechsspännigen Wagen, der von Priestern begleitet wurde. Die Kapelle war voller Menschen, der Pfarrer besprengte das Kästchen mit Weihwasser und sprach Gebete. Dann wurde es in die vorbereitete Wandnische gestellt. Der Leichnam kam in die Franziskanergruft.

Die nächsten Jahre waren von einem erbitterten Streit um die Erbfolge geprägt. Dieser endete vorläufig, als 1741 das inzwischen in mehrere Anteile aufgespaltene Fürstentum unter dem katholischen Wilhelm Hyazinth von Nassau-Siegen wieder vereinigt wurde. Vorher, 1735, hatte man einem Stiefbruder Wilhelm Hyazinths, Franz Hugo, gehuldigt. Dieser, wie seine Vorfahren ein inniger Marienverehrer, starb noch im gleichen Jahr im Alter von 57 Jahren in Siegen, sein Herz wurde, seinem Wunsch gemäß, heimlich nach Hadamar gebracht. Sein Herzgrabstein, rechts neben dem von Franz Alexander, ist der künstlerisch wertvollste, er stammt von Johann Theodor Thüringer, einem der wichtigsten Bildhauer des Hadamarer Barocks.[510] Ein aufrecht stehendes marmornes rechteckiges Kardiotaph enthält wie seine beiden Vorbilder das von zwei halbreliefartig herausgearbeiteten Löwen gehaltene Wappen mit dem Fürstenhut, viel Ornamentik und das wiederum herzförmige Medaillon mit der Inschrift:

SERENISSIMI PRINCIPIS
FRANCISCI HUGONIS
NASSOVIO-SIGENENSIS
ANNO AETATIS LVII SIGENAE DENATI
IV. NON. MARTII
DIMIDIUM USQUE TUI VIVENS COR,
VIRGO, CUPIVI
ESSE MEUM TOTUM MORS DEDIT ESSE
TUUM
IN
SACELLO CONSOLATRICIS AFFLICTORUM
VIRTUTE PERENNI OPIFERAE
IN JUGO CERVINO[511]

Wilhelm Hyazinth starb dann am 18. Februar 1743, Nassau-Hadamar fiel an Nassau-Diez, die nassauischen Länder waren wieder vereinigt. Arzt und Barbiere entnahmen dem Leichnam das Herz, es kam in einem vergoldeten Behälter hinter das letzte Kardiotaph der Kapelle links vom Altar, das sich von dem des Vorgängers nur wenig unterscheidet, mit der Inschrift:

Serenissimi
WIlhelmi Hyacinthi
Principis Nassovici Sigenensis
XV. Cal. Mart. defuncti
EXVVIas gnatI In Roetgen tVa
pIgnora serVas
Cor patrIs HaD MarIae, VIrgo,
benIgna Cape[512]

Nicht zufällig weisen Erbauungsdaten und Marienkult der Herzenbergkapelle deutliche Parallelen zur Herzbestattung in der Gnadenkapelle von Altötting auf. Die kleine Kirche gehört in ihrer Zweckbestimmung mit der konsequenten Verwirklichung des Wunsches der vier Fürsten, auch nach dem Tode im Schutz und in der Fürbitte der Madonna zu bleiben, trotz ihrer Schlichtheit zu den bemerkenswertesten Herzgrablegen Deutschlands.

10.4.11 Das Haus Schaumburg-Lippe

Die Grafschaft (später Fürstentum) Schaumburg-Lippe entstand 1647 durch die Aufteilung der Grafschaft Schaumburg zwischen dem Haus Braunschweig-Lüneburg, den Landgrafen von Hessen-Kassel und den Grafen zur Lippe. Der lippische Teil führte fortan die Bezeichnung „Grafschaft Schaumburg-Lippe", dann „Fürstentum Schaumburg-Lippe".

Die Angehörigen des Hauses und ihre Untertanen waren lutherisch-reformiert, Residenzstadt wurde 1607 Bückeburg mit dem Familienschloss. Vorher residierten die Grafen über 70 Jahre lang im benachbarten Stadthagen, im Schloss. Im dortigen Mausoleum an der Martinikirche wurden die gräflichen bzw. fürstlichen

10.4. Sonstige Herzbestattungen im deutschen Sprachraum 17.–21. Jh.

Familienmitglieder von 1575–1920 beigesetzt. In den letzten Jahren der Monarchie – Fürst Adolf zu Schaumburg-Lippe verzichtete am 15. November 1918 auf seinen Regierungsanspruch –, von 1911–1916, wurde das neoklassizistische Mausoleum im Schlosspark von Bückeburg zur Familiengrablege.[513]

Als 1806 das Heilige Römische Reich deutscher Nation endete, trat Schaumburg-Lippe unter dem Regenten Georg Wilhelm dem Rheinbund bei, Georg Wilhelm wurde gefürstet.

Obwohl Protestant, ließ Georg Wilhelm das Herz seiner Mutter 1799 als erstes in der Kapelle des Schlosses Bückeburg bestatten.[514] Vielleicht war er beeinflusst von der Herzverehrung der Romantik, denn 1860 kam auch das seine hinzu und anschließend fünf weitere.[515] Das letzte Herz wurde 1921 hinzugefügt, es gehörte dem Junggesellen Moritz Georg, der 1920 gestorben war. Die Corpora der Toten kamen ins Mausoleum von Stadthagen, zuletzt ins Mausoleum im Schlosspark.

So üppig manieristisch sich die aus dem 14. Jahrhundert stammende, ab 1604 neu gestaltete Schlosskapelle dem Besucher darbietet, so schlicht sind die Herzgräber: Fünf große und zwei kleine Sterne (Kinderherzen) (im Schaumburg-Lippischen Wappen sind im Feld zwei und drei je ein sechsstrahliger Stern enthalten) kennzeichnen die Gräber unter den Bodenfliesen vor dem Altartisch, eine ungewöhnliche, individualisierte Form dieser Funeralsitte.[516] Insgesamt sollen hier 16 Herzen ruhen, die Zahl ist nicht sicher, da einige Gräber nicht markiert sind. Weitere getrennte Bestattungen der Familie sind nicht bekannt.[517]

10.4.12 Das Haus Wettin

Die Wettiner regierten in Sachsen und Thüringen mehr als 800 Jahre, eine Dynastie von Markgrafen, Kurfürsten und Königen, mit Verbindungen zu anderen großen deutschen und europäischen Adelsgeschlechtern. Die seit 1464 gemeinsam regierenden Brüder Kurfürst Ernst und Herzog Albrecht der Beherzte teilten das Haus in die nebeneinander bestehenden ernestinische und albertinische Linie.

Albrecht, der seinen Beinamen seiner Geistesgegenwart und Entschlossenheit in schwierigen Situationen verdankte, Begründer der albertinischen Linie und Namensgeber der Meißener Burg, pilgerte 1476 mit Gefolge nach Jerusalem, war Kaiser Friedrich III. als Bundesgenosse treu ergeben und befreite dessen Sohn Maximilian I. aus der Gefangenschaft des rebellischen flandrischen Brügge. Dafür erhielt er die Erbstatthalterschaft von Friesland, starb aber bei der Befreiung seines Sohnes Heinrich, der von den rebellischen Friesen in Franeker eingeschlossen worden war, 1500 an einer Seuche in seinem Heer. Nach dem Vorbild der beiden Kaiser wollte er sein Herz in die Große Kirche, den Dom von Emden,[518] gebracht wissen, zur ewigen Regierung über seine rebellischen Untertanen. Sein Leib kam in die Fürstenkapelle des Domes von Meißen. Die rechteckige Bronzeplatte, die Herz und Eingeweide des Verstorbenen bedeckt hatte, befindet sich heute in der Emdener Bibliothek,[519] die auf den Ruinen der 1943 zerstörten Großen Kirche, dem Dom, errichtet wurde. Der Ort des Begräbnisses im Dom ist nicht mehr bekannt. Das Kardio-Enterotaph trägt im oberen Teil die Inschrift „Sepulta (exta) a salute [...] Septembr".

10. Die Herzbestattung in Deutschland und Österreich

In der Mitte befindet sich das wettinisch-albertinische Wappen, darunter der weitere Text:

> Siste precor gradum: qui transis viator.
> Alberti ducis saxonie, primj gubernatoris frisie
> hic exta quiescunt: cuius post cicambrios
> frisiosque triumphos principibus timori
> gentibusque tremori fuit: abii nunc feliciter.
> Et quam miserum sit genus humanum tecum reuolue[520]

Einer seiner späteren Nachfolger war der noch katholisch erzogene Herzog Moritz von Sachsen, der noch 1547 in der Schlacht bei Mühlberg für Kaiser Karl V. den protestantischen Schmalkaldischen Bund besiegte und dafür die sächsische Kurwürde erhielt. Später wechselte er die Seiten und verbündete sich, nun protestantisch, mit dem französischen Valois Heinrich II. und der protestantischen Fürstenopposition gegen den Kaiser. Später versöhnte er sich wieder mit den Habsburgern und starb mit 32 Jahren an den Folgen einer Schusswunde mit Verletzung der Eingeweide, die er in der Schlacht von Sievershausen gegen den Landfriedensbrecher Albrecht Alcibiades von Brandenburg-Kulmbach erlitten hatte. Herz und Eingeweide kamen, wohl nicht auf seinen Wunsch, in die St.-Martins-Kirche von Sievershausen, wo sie nach mehreren Renovierungen nicht mehr lokalisiert werden können.[521]

Der berühmteste Wettiner entstammte ebenfalls der albertinischen Linie: Friedrich August I. von Sachsen, als August II. seit 1697 in Personalunion auch König von Polen und Großfürst von Litauen.

Geboren 1670 zu Dresden, war er in seiner Jugend bereits wegen seiner physischen Kraft berühmt, die ihm in der Geschichtsschreibung den Beinamen „der Starke" eintrug. Auch die Tatsache, dass er mit seiner Gemahlin Christiane Eberhardine von Brandenburg-Bayreuth, ob ihrer Duldsamkeit und Frömmigkeit die „Betsäule von Sachsen" genannt, vor allem aber mit seinen Mätressen und Liebschaften zahlreiche Kinder zeugte, dürfte zu diesem Titel beigetragen haben. Sogar die Türken, gegen die er mit wenig Fortüne kämpfte, nannten ihn wegen seiner gewaltigen Körperkraft „die eiserne Hand". Seine Mätressen sollen ihn 80–100 Millionen Taler gekostet haben, davon allein die Gräfin Cosel 20 Millionen. Er konvertierte zum Katholizismus, um König von Polen zu werden. Da ihn Frankreich und Schweden nicht anerkannten, führte er gegen den schwedischen König Karl XII. an der Seite von Peter dem Großen, dem Zaren von Russland, ständig Kriege mit wechselndem Schlachtenglück.

Im Winter des Jahres 1733 brach dem Zuckerkranken bei einem Aufenthalt in Warschau eine alte Wunde am linken Oberschenkel wieder auf. Sie wurde brandig, man operierte ihn noch im Opiumrausch. Am darauffolgenden Morgen verstarb er.

Das Herz kam auf seinen Wunsch zurück nach Dresden, wo er gelebt hatte, zunächst in die alte katholische Hofkirchenkapelle zwischen Schloss und Taschenbergpalais. 1755 wechselte es in eine Nische der neu eingerichteten Wettiner-Gruft in der Katholischen Hofkirche Sanctissimae Trinitatis.[522] Die silberne, innen vergoldete Herzkapsel ist in einem schlichten bronzenen, ovalen Behältnis eingeschlossen

10.4. Sonstige Herzbestattungen im deutschen Sprachraum 17.–21. Jh.

(s. Abb. 47, S. 744). Der Volksmund sagt, dass das Herz pochen würde, wenn ein hübsches Mädchen vorüberginge.

Der Corpus wurde am 25. Januar 1734 im Beisein seines Sohnes feierlich in der Königskrypta der Wawel-Kathedrale des Krakauer Schlosses, seine Eingeweide in einer Seitenkapelle der Warschauer Kapuzinerkirche „Zur Verklärung des Herrn" neben dem Herzen des Wienbefreiers, seines Vorgängers als König von Polen, Johann III. Sobieski († 1696) (s. Kap. 11.7.1), bei seinen polnischen Untertanen beigesetzt. Das Enterotaph besteht aus einer spitzwinkligen Pyramide aus schwarzem Marmor auf einem Podest mit einem Relief. Die Inschrift in goldenen Majuskeln lautet: „MORTE / QUIS / FORTIOR / GLORIA ET / AMOR"[523]

Das Herz seines berühmtesten Sohnes, des Marschalls Moritz von Sachsen († 1750), liegt in Straßburg begraben (s. Kap. 8.10).

Sein Vetter, der letzte Herzog von Sachsen-Weißenfels, einer Seitenlinie der albertinischen Wettiner, Johann Adolf II., kämpfte für August gegen Frankreich, die Schweden, die Osmanen und für dessen Sohn im Polnischen Erbfolgekrieg. Er starb während des Zweiten Schlesischen Krieges am 16. Mai 1746 nach einem Herzanfall in Leipzig und wurde autopsiert. Wegen der Überführung des Leichnams in die Familiengruft seiner Residenzkirche, der Schlosskirche von Neu-Augustusburg zu Weißenfels, wurde dieser einbalsamiert. Das Gefäß mit den Eingeweiden wurde dann in der Gruft neben seinem Prunksarg aufgestellt.

Vor ihm waren bereits zwei Eingeweideurnen in der Gruft der Schlosskirche neben ihren Corpussarkophagen deponiert worden: die des bei der Belagerung von Mainz 1689 mit 37 Jahren gefallenen kursächsischen Generals Christian von Sachsen-Weißenfels, ebenfalls den albertinischen Wettinern zugehörig; und die einer ernestinischen Wettinerin, der Herzogin des kursächsischen Sekundogeniturfürstentums Sachsen-Weißenfels-Querfurt, Friederike Elisabeth von Sachsen-Eisenach († 1730).[524]

Auch hier dürfte bei Ergreifen dieser Maßnahme neben praktischen Gründen vor allem die Pietät den sterblichen Resten gegenüber, also nicht der Wille der Verstorbenen, eine Rolle gespielt haben.

Das Herz der aus dem Hause Wettin stammenden, katholisch erzogenen Regina von Sachsen-Meiningen († 2010), der Gattin Otto von Habsburgs, ruht in der Familiengruft der Veste Heldburg in Thüringen (s. Kap. 10.4).

10.4.13 Das Haus Braunschweig

Das im 14. Jahrhundert im welfischen Territorium entstandene Fürstentum Braunschweig-Wolfenbüttel, ein Teil des Herzogtums Braunschweig-Lüneburg, das in Wolfenbüttel residierte, starb 1634 im Mannesstamm aus und ging in der lutherischen Nebenlinie Haus Braunschweig auf. Diese Teildynastie verschmolz 1735 mit der Nebenlinie Braunschweig-Bevern, wenig später wurde die Residenz ins neu erbaute Braunschweiger Schloss verlegt und blieb dort bis 1918. Nach einem Intermezzo als Teil des Königreiches Westphalen wurde das Territorium ins Herzogtum Braunschweig im alten Umfang des Fürstentums Braunschweig-Wolfenbüttel integriert.

Als auch dieses im Mannesstamm 1830/31 erlosch, wurde es von Regenten regiert, seit 1871 als Bundesstaat des Deutschen Kaiserreiches, und 1918 schließlich aufgelöst.

Der von Heinrich dem Löwen, Herzog von Sachsen und Bayern (1130–1195), erbaute, seit 1543 protestantische Dom St. Blasius in Braunschweig wurde zur Grabkirche des Welfen, seiner zweiten Frau Mathilde und seines Sohnes, des Kaisers Otto IV.

Die Krypta unter dem Chor der Kirche diente von 1681–1885 als Grablege der Braunschweiger Fürsten.[525] Als Letzter wurde 1885 der ein Jahr vorher verstorbene letzte Herzog der Linie Braunschweig-Wolfenbüttel Friedrich Wilhelm beigesetzt.

In der ursprünglichen Gruft befanden sich auch einige Herz- und Eingeweidebestattungen der protestantischen Familie, die vom Domkantor GÖRGES erwähnt werden.[526]

1811 wurde das Grabgewölbe von Dieben erbrochen, drei Särge wurden eröffnet, von vier Särgen die Herzkapseln geraubt, ebenso die Edelmetallteile und kostbaren Stoffe von allen Särgen mitgenommen. Die Diebe wurden nicht ermittelt, der Wert der Beute auf 400 Taler geschätzt. Der Inhalt einiger Herzurnen wurde wiedergefunden und in weniger wertvollen Gefäßen ohne Inschrift erneut aufgestellt.

1862 wurde die Gruft umfassend renoviert, in einer umfangreichen Aufzählung der Särge aus dem Jahre 1885 war von 57 Särgen in mehreren Räumen und Gewölben, aber nicht mehr von Herz- oder Eingeweidebehältnissen die Rede.[527] 1885–1891 wurde ein neuer Begräbnisraum errichtet und mit der Krypta verbunden.

In der Zeit des Nationalsozialismus wurde eine eigene Gruft für Heinrich den Löwen, seine zweite Gattin und drei Angehörige des Brunonengeschlechtes angelegt, außerdem das gesamte Domninnere grundlegend umgestaltet. Nach 1976 wurde die Gruft unter der Taufkapelle aufgelöst und die darin stehenden Särge wurden in einen Turmraum gebracht.

In der jetzigen Fürstengruft befinden sich 21 Särge, in der Gruft Heinrichs des Löwen nochmals drei. Herz- und Eingeweideurnen sind nicht mehr vorhanden, ihr Verbleib ist unklar.[528]

Motive und Anlass für diese Herzbestattungen einzelner Angehöriger des protestantischen Fürstenhauses sind undeutlich. Am ehesten dürfte eine Rolle gespielt haben, dass diese Funeralform im Europa des 17. und 18. Jahrhunderts ihren Höhepunkt erreichte. Auch standen die Urnen auf oder bei den Körpersärgen, eine Dreiteilung mit Verbringung an verschiedene, vielleicht testamentarisch gewünschte Orte erfolgte nicht. Andererseits handelt es sich nur um einzelne Personen, was für einen von diesen geäußerten Wunsch sprechen könnte und nicht für eine besondere Form der Einbalsamierung.

10.4. Sonstige Herzbestattungen im deutschen Sprachraum 17.-21. Jh.

10.4.14 Der Braunschweiger Dom[529]

Im von Heinrich dem Löwen 1173 begonnenen Dom St. Blasii wurden vor allem Angehörige der lutherischen braunschweigischen Linie der Welfen in mehreren Grabstätten bestattet, so in der Welfentumba[530] und vor allem in der großen Krypta.[531] Der Dom wurde 1543 protestantisch, Herz- und Eingeweidebestattungen waren eher selten. Während Karl Heinrich STEINMANN keine getrennten Bestattungen erwähnt, spricht Dieter MENZEL von fünf Herzurnen, von drei namentlich bekannten Eingeweidegefäßen und mehreren nicht identifizierbaren Behältern, die sich früher in der Krypta befunden hätten. 1965 sei noch eine Herzurne auf dem Sarg der Herzogin Philippine Charlotte gestanden, bei einer Besichtigung im Jahr 2010 sei auch diese verschwunden.[532]

Als Erster wurden der Elisabeth von Dänemark (1573–1626) die Eingeweide entnommen. Die Gattin des Herzogs Heinrich Julius von Braunschweig-Wolfenbüttel, dessen Eingeweide nach seinem Tod in Prag († 1613, s.u.) in der dortigen protestantischen Kirche geblieben waren, starb auf ihrem Witwensitz, dem Schloss Schöningen, und wurde im Braunschweiger Dom begraben. Am 12. Oktober 1628 wurde der Leichnam in die welfische Gruft in der Marienkirche in Wolfenbüttel gebracht, wo sich auch der ihres Mannes befand. Acht Tage darauf, sagt das Domregister, sei ihr Gut (nämlich ihre Eingeweide), aus dem St.-Erae-Keller in St. Blasii nach Wolfenbüttel gebracht worden.[533]

Als Nächstem wurden August Ferdinand von Braunschweig-Wolfenbüttel-Bevern die Eingeweide entnommen und in einem Bleikästchen neben den Sarg seines Vaters, Ferdinand Albrecht I. von Braunschweig-Bevern, in der Braunschweiger Domkrypta gestellt. Er war am 27. Januar 1704 als 26-jähriger Generalmajor bei Donauwörth in kaiserlichen Diensten gegen die Franzosen durch einen Kopfschuss getötet worden. Vielleicht mussten hier die Eingeweide wegen des Heimtransportes der Leiche nach Braunschweig entnommen werden, da die Beisetzung in einem Zinnsarg erst am 14. Dezember 1704 erfolgte.[534]

1770 wurde das Herz des 25-jährigen Prinzen Wilhelm Adolf in einer herzförmigen Silberkapsel auf seinen mit Samt bedeckten Holzsarg gestellt. Er war als Freiwilliger, als Oberst eines russischen Infanterieregimentes im Lager von Oczalow in Südrussland an einer „Brustentzündung" gestorben. Seine sterblichen Überreste wurden von seinem Begleiter, dem Mathematiker Hellwig, nach Braunschweig zurückgebracht und im Dom beigesetzt. 1811 wurde das Herz gestohlen, seines Silbers beraubt, wiedergefunden und in einer schwarzlackierten Blechvase in der Rudolfskapelle des Domes aufbewahrt,[535] die nicht mehr vorhanden ist.[536]

Das Herz des 15 Jahre später verunglückten Generals, Freimaurers, Philanthropen und Lessing-Freundes Maximilian Julius Leopold erlitt das gleiche Schicksal, d.h. die Silberkapsel mit einem goldenen Flämmchen an der Basis wurde geraubt, der wiedergefundene Inhalt kam später in eine schwarzlackierte Blechvase. Der 33-

10. Die Herzbestattung in Deutschland und Österreich

Jährige war am 27. April 1785 bei dem Versuch ertrunken, vom Oderhochwasser Eingeschlossene zu retten. Sein Tod fand wegen seiner Popularität auch im Bürgertum großen Widerhall. Die Inschrift auf der inzwischen endgültig verschwundenen Urne lautete:

> In hac Capsa
> Conditum est Cor
> Serenissimi et Celsissimi Principis Maximiliani Julii Leopoldi,
> Cujus non ultima laus erat,
> Cor habuisse[537]

Seine Eingeweideurne wurde vor dem Katafalk in einer Grube beigesetzt, die durch eine ovale Steinplatte mit folgendem Text verschlossen war:

> Hac in Capsa
> Condita sunt viscera
> Serenissimi Celsissimique Principis
> Maximiliani Julii Leopoldi
> Ducis Brunsvico-Luneburgensis
> Cujus
> Non ultima laus est
> Habuisse viscera erga genus humanum
> Qui non sibi sed aliis vivens
> Miseris opitulando
> Vitae suae pretiosae
> numquam satis deflendam
> Jacturam fecit
> D. XXVII. April. MDCCLXXXV[538]

Der kaiserliche Reichsgeneralfeldmarschall, Johanniterordenskomtur, Ritter des russischen Andreas- und polnischen weißen Adlerordens, Generalkapitän der Niederlande, Herzog Ludwig Ernst von Braunschweig-Wolfenbüttel, der sieben Jahre lang für den minderjährigen Wilhelm V. von Oranien die niederländischen Staatsgeschäfte führte, starb 70-jährig am 12. Mai 1788 in Eisenach. Sein Leichnam kam in die Fürstengruft, auf seinem hölzernen, mit rotem Samt überzogenen Sarg bewahrte eine schwarzlackierte Vase sein Herz, das von ungewöhnlicher Größe gewesen sein soll. Auch hier war das ursprüngliche Metallgefäß entwendet worden.[539]

Sein Mündel, Wilhelm V. Batavus, Prinz von Oranien, Statthalter der Niederlande, überließ dem Herzog auch nach seiner Volljährigkeit die Regierungsgeschäfte und geriet dadurch in Opposition zu einer patriotischen Bürgerbewegung. 1795 wurde er von den Franzosen vertrieben, starb 1806 im Exil in Braunschweig und wurde im Dom begraben.[540] 1958 wurden seine sterblichen Überreste in die Oraniergruft nach Delft zurückgebracht. Das auf seinem Sarg stehende Herz war wie die seiner Vorgänger ursprünglich in einer Silberkapsel,[541] dann in einer lackierten Zinnvase eingeschlossen und steht jetzt in der Oraniergruft der Nieuwe Kerk in Delft.[542] Die Eingeweideurne sei in Braunschweig geblieben.

Im gleichen Jahr, am 10. November 1806, starb der 71-jährige Herzog Karl Wilhelm Ferdinand von Braunschweig-Wolfenbüttel, Feldmarschall in preußischen

10.4. Sonstige Herzbestattungen im deutschen Sprachraum 17.–21. Jh.

Diensten, an den Folgen eines Kopfschusses, den er in der Schlacht von Jena und Auerstedt erhalten hatte. Er wurde erst 1815 in der Gruft beigesetzt, auf seinem Eichensarg stand eine Silbervase mit dem Herzen und der Inschrift: „Carl Wilhelm Ferdinand, regierender Herzog zu Braunschweig-Lüneburg, geb. d. 9ten October 1735, verwundet in der Schlacht bei Jena den 14ten October 1806, gestorben d. 10ten November 1806 in Ottensen bei Altona." Seine Eingeweide kamen unter einen ovalen Stein vor dem Sarg mit der Schrift: „Hier sind die verweslichsten Theile der Leiche des Herzogs C.W.F. am Tage seines Todes, d. 10. November 1819, eingesenkt."[543]

In der Gruftbeschreibung von 1815[544] ist von mehreren weiteren kupfernen und bleiernen Eingeweideurnen in gemauerten, von beschrifteten ovalen Steinen bedeckten Gruben die Rede, die später nicht mehr erwähnt werden.

Auch der Sarg und die silberne Herzurne des mit 50 Jahren im Dezember 1820 an „Schlagfluss" verstorbenen Prinzen August, Herzog von Braunschweig, sind nicht mehr vorhanden.[545]

Skurril mutet der Inhalt einer großen Marmorvase an, die in einer Wandnische neben dem Sarg der Herzogin Philippine Charlotte (1716–1801), einer Schwester Friedrichs des Großen, stand, von einem breiten Metallband mit der Inschrift „La grâce de dieu me suive dans l'éternité" umschlossen. Ihr Inhalt gab zu allerhand Spekulationen Anlass, unter anderem wurde sogar das Haupt des Leutnants von Katte[546] darin vermutet.[547] Die Herzogin, in deren Gegenwart das Gefäß verschlossen wurde, hatte angeordnet, dass es neben ihrem Sarg Platz finden sollte.

Bei der letzten von mehreren Öffnungen in den Sechzigerjahren des 20. Jahrhunderts fand sich ein Kästchen mit den Nabelschnüren der Kinder der Herzogin.[548]

Auf einer Fotografie, die nach 1969 gemacht wurde, ist auf dem Kopfende des Sarges der Philippine Charlotte eine auf einem Metallpodest stehende Urne abgebildet. Ihre Zugehörigkeit ist unklar, es könnte sich um das Herzgefäß des daneben liegenden Prinzen Leopold († 1785, s. o.) gehandelt haben.[549] Auch eine Urne mit dem Herzen der Herzogin wird für möglich gehalten. Dagegen spricht allerdings, dass die protestantische Fürstin in ihrem Testament keinen derartigen Wunsch geäußert hatte und auch bei der Schilderung des Begräbnisses der Herzogin weder von einer Sektion noch von einem solchen Gefäß beim Trauerkondukt die Rede ist. Das Gefäß wurde 1974 gestohlen.

10.4.15 Grablege des Hauses Braunschweig-Wolfenbüttel

Die evangelische Hauptkirche Beatae Mariae Virginis in Wolfenbüttel wurde als Grablege unter Herzog Heinrich Julius (1564–1613) für das vor Ort regierende Welfenhaus errichtet und diente als solche bis 1767.

In der älteren, vermauerten, mehrfach geöffneten Gruft stehen zehn z.T. schwer zerstörte Särge, eindeutig zuordenbare Herz- und Eingeweidegefäße fehlen. In der sogenannten Neuen Gruft befinden sich 29 Särge, in den Kirchenmatrikeln ist von mehreren Einbalsamierungen die Rede.[550]

Nachgewiesen ist eine solche beim Bauherrn, dem protestantischen Heinrich Julius, der als Ratgeber des katholischen Kaisers Rudolf II. mehrfach in Prag war. Dort starb er am 20. Juli 1613. Vor dem Rücktransport des Leichnams wurden Gehirn und Eingeweide entnommen und am 5. August in einem Fässchen in einer kleinen Gruft vor dem Altar der Deutsch-Lutherischen Kirche auf der Prager Kleinseite beigesetzt. Sein Zinnsarg in der Wolfenbütteler Gruft war bereits 1837 beschädigt vorgefunden worden, der Schädel wies eine große kreisrunde Öffnung auf.[551]

Der Sarg mit dem Leichnam und die getrennt verschlossenen Eingeweide seiner Gattin Elisabeth († 1626) wurden 1626 vom Braunschweiger Dom hierher überführt (s. Kap. 10.4.14).

10.4.16 Weitere Herzgrabstätten der Welfen

Der erste Welfe, dessen Eingeweide bestattet wurden, war der Kandidat zur Wahl zum deutschen König, der Herzog von Braunschweig und Lüneburg, Friedrich I. von Braunschweig-Wolfenbüttel, der am 5. Juni 1400, auf der Rückreise von den Verhandlungen zur Wahl, bei Kleinenglis vom Grafen von Waldeck ermordet wurde. Während seine Leiche in der Gruft des Braunschweiger Doms beigesetzt wurde, kamen Eingeweide und Herz unter den Chorboden der Klosterkirche von Wiebrechtshausen, wo er einbalsamiert worden war, neben das Grab seines Onkels und Vormunds Otto des Quaden.[552] Die Stelle wurde durch einen mit seinem Wappen versehenen Stein bezeichnet, der die Worte enthielt: „FRIDERICUS DUX BRUNSVICENSIS INTERFECTUS EST ANNO DOM. MCCCC IN DIE BONIFACII."[553] Seit der Chorboden 1798 mit Backsteinen neu gepflastert wurde, ist die Platte verschwunden.

Die Eingeweide der Herzogin Elisabeth, geb. von Stolberg, Witwe Wilhelms II., Herzog zu Braunschweig († 1520), wurden in der Krypta des Kanonissinnenstiftes Gandersheim beigesetzt.[554]

Das Herz des Herzogs Georg Wilhelm von Braunschweig-Lüneburg († 1705) ist in einem unbeschrifteten kleinen Zinnsarg mit Henkeln eingeschlossen, der neben seinem Prunksarg in der Fürstengruft der Stadtkirche St. Marien in Celle steht.[555]

Anmerkungen zu Kapitel 10

[1] Vgl. D. SCHÄFER: Mittelalterlicher Brauch bei der Überführung von Leichen, S. 493; RÖHRICHT: Zur Geschichte des Begräbnisses more teutonico, passim.

[2] Karl der Große ließ die Leichname seiner drei Paladine, die auf dem Rückzug aus Spanien im Tal von Roncesvalles 778 gefallen waren, vor seinen Augen öffnen. Er bettete deren Herzen in ein Bahrtuch, ließ sie mit aromatischen Essenzen und Wein säubern und in Säcken aus Hirschleder bergen (s. S. 12).

[3] Vgl. Gerhard FRITZ: DI 37: Rems-Murr-Kreis, Nr. 25 (Murrhardt, ev. Stadtkirche St. Januarius) (urn:nbn:de:0238-di037h011k0002508). 1994. URL: http://www.inschriften.net/rems-murr-kreis/inschrift/nr/di037-0025.html (besucht am 04.03.2018).

[4] Vgl. Christian SCHWEIZER: Persönliche Mitteilung an den Verfasser. Carl-Schweizer-Museum Württemberg, Murrhardt. 3. Dez. 2004.

[5] Vgl. D. SCHÄFER: Mittelalterlicher Brauch bei der Überführung von Leichen, S. 493.

Anmerkungen zu Kapitel 10

⁶ Vgl. ebd., S. 479.

⁷ Vgl. Emil von OTTENTHAL: Die Regesten des Kaiserreichs unter den Herrschern aus dem Sächsischen Hause 919–1024. Nach Johann Friedrich Böhmer neu bearbeitet von Emil von Ottenthal. Innsbruck: Wagner'sche Universitätsbuchhandlung 1893, S. 251. Vom damaligen Kirchenbau sind nur wenige Reste vorhanden. In Thietmars *Chronicon* II 43 heißt es: „Sequenti vero nocte viscera eius soluta in ecclesia sancte Marie sunt tumulata" (Otto WEIPPERT: Persönliche Mitteilung an den Verfasser. Leiter der Universitätsbibliothek Augsburg. 11. März 2023). Üb. d. Verf.: „Tatsächlich wurden in der folgenden Nacht seine herausgeschnittenen Eingeweide in der Kirche St. Maria begraben."

⁸ Vgl. AUFGEBAUER: Der tote König, S. 680–683.

⁹ Grab am Eingang des damaligen Petersdomes, heute ca. vier Meter unter dem Pflaster des heutigen Petersdomes, in den Vatikanischen Grotten (vgl. ebd., S. 684).

¹⁰ Die Kirche wurde wegen Einsturzgefahr 1064 abgetragen und neu errichtet. Heute steht hier die Basilika St. Ulrich und Afra.

¹¹ Thietmar berichtet in seinem *Chronicon* (IV, 51, zit. n. D. SCHÄFER: Mittelalterlicher Brauch bei der Überführung von Leichen, S. 480; AUFGEBAUER: Der tote König, S. 685): „Dux Augustanam attingens urbem dilecti senioris intestina duabus lagunculis prius diligenter reposita in oratorio sancti presulis Othelrici in australi parte monasterii sanctae martyris Afrae sepulturae honorabili tradidit et ob animae remedium suae mansos propriae hereditatis concessit." – Üb. d. Verf.: „Der Herzog begab sich in die Stadt Augsburg und überbrachte die Eingeweide seines lieben Vetters, die vorher in der Kapelle des heiligen Bischofs Othelrich in zwei Fässchen sorgfältig verwahrt waren, zum ehrenvollen Begräbnis im südlichen Teil des Klosters der heiligen Märtyrerin Afra und stiftete zum Heil seiner Seele Ländereien aus seinem eigenen Erbe." Die Formulierung „in duabus lagunculis prius diligenter reposita" ist so zu verstehen, dass die bereits frühzeitig entnommenen Viscera in zwei verschlossenen Behältern (lagellin = Fässlein) mitgeführt wurden. Dass es sich bereits damals um Trennung von Herz und übrigen Eingeweiden gehandelt hat, ist reine Spekulation. Immerhin lässt die Tatsache, dass die Eingeweide in zwei Behältern transportiert wurden, daran denken. Im *Chronicon Wirziburgense* ist ebenfalls zu lesen: „Ottho imperator in Italia obiit, cujus intestina Augustae, reliquum corpus Aquisgrani sepelitur" (Ekkehard von AURA: Ekkehardi Chronicon Wirziburgense. In: Georgius Heinricus PERTZ (Hrsg.): Monumenta Germaniae Historica etc. Bd. 4. Hannovera: Bibliopolium Aulici Hahniani 1844, S. 29; Üb. d. Verf.: „Kaiser Otto starb in Italien, seine Eingeweide werden in Augsburg, sein übriger Körper wird in Aachen begraben").

¹² Vgl. AUFGEBAUER: Der tote König, S. 685.

¹³ Konrads zeitgenössischer Biograf Wipo berichtet in seinen *Gesta Chuonradi* c. 39: „Viscera imperatoris apud Trajectum condita sunt, et rex locum sepulturae donis et praediis ampliavit" (Üb. d. Verf.: „Des Kaisers Eingeweide wurden bei (in) Utrecht beigesetzt und der König förderte den Ort des Begräbnisses durch Geschenke und Ländereien"). Aus den Urkunden, die diese von seinem Sohn Heinrich III. veranlassten Schenkungen betreffen, wird klar, dass der Geber dem Dom durch die Viscera seines Vaters eine besondere Würdigung verleihen wollte (er selber ließ dann auch konsequenterweise sein Herz dort gesondert bestatten): „[...] in cuius ecclesia quasi pro pignore paterna sepelivimus viscera [...]" (Üb. d. Verf: „[...] in dessen Kirche wir gleichsam zum Pfand die väterlichen Eingeweide bestattet haben [...]"). Und zum Zwecke der Schenkungen: „Pro animae patris nostri remedio, cuius ventris interiora in eadem sepelivimus ecclesia" (HEDA: Historia episcoporum Ultrajectensium. Utrecht 1642, S. 121 ff; BLOK UND FEITH: Oorkondenboek van Groningen en Drenthe I Nr. 17, S. 15, beide zit. n. D. SCHÄFER: Mittelalterlicher Brauch bei der Überführung von Leichen, S. 480; Üb. d. Verf: „Zur Rettung der Seele des Vaters, dessen Bauchinnereien wir in ebendieser Kirche bestattet haben".

¹⁴ Vgl. P. BORST u. a.: Graven en begraven in de Dom van Utrecht. Utrecht: Reinders 1997, S. 22.

¹⁵ Üb. d. Verf.: „Die Eingeweide Conrads II., des Kaisers der Römer". [] markiert unleserliche Stellen.

¹⁶ Bei dem vierten Stein in der unteren Reihe handelt es sich um das Epitaph eines 1393 verstorbenen Utrechter Bischofs.

¹⁷ Üb. d. Verf.: „Die Eingeweide Heinrichs V. des Kaisers der Römer". [] markiert unleserliche Stellen.

¹⁸ Dessen zeitgenössischer Geschichtsschreiber Anselm von Gembloux berichtet (alle Quellen zit. n. D. SCHÄFER: Mittelalterlicher Brauch bei der Überführung von Leichen, S. 481f.): „Corpus eius eiectis intestinis sale respersum Spirae relatum est" (MS. VI, 380; Üb. d. Verf.: „Dessen Corpus wurde nach Entnahme der Eingeweide mit Salz eingerieben und nach Speyer verbracht"). Otto von Freising, der bedeutende mittelalterliche Historiograph, Biograf Friedrich Barbarossas, berichtet in seinen *Gesta Friderici* (I, 15): „Sepultisque ibidem interioribus per ripam Rheni ad superiora deportatus in civitate Spira patribus suis appositus est" (Üb. d. Verf.: „Nachdem ebendort [Utrecht] die Eingeweide bestattet

worden waren, wurde er rheinaufwärts gebracht und seinen Vätern in der Stadt Speyer beigelegt").
Das geht auch aus den Annalen von Klosterrath bei Aachen hervor (Annales rodenses, MS. XVI, 706):
„Defunctus est Henricus Romanorum augustus huius nominis quintus apud Trajectum Inferius et eviscerato corpore Spiram est asportatus" (Üb. d. Verf.: „Gestorben ist Heinrich, Kaiser der Römer, fünfter seines Namens, beim [im] unteren Utrecht und wurde nach Eingeweideentnahme seiner Leiche nach Speyer überführt"). Wie bei Konrad II. wurde die Bestattung im Dom von der Schenkung eines Landgutes durch die Witwe Mathilde begleitet (S. MULLER: Het oudste cartularium van het sticht Utrecht, S. 117): „[...] pro remedio anime dilecti domini mei imperatoris Heinrici, cuius viscera ibidem sepulta sunt in tumulo, quo et atavi eius Conradi imperatoris intestina condita sunt" (Üb. d. Verf.: „[...] zum Seelenheil meines geliebten Herrn, des Kaisers Heinrich, dessen Eingeweide ebendort in einem Grabe liegen, wo auch seines Vorfahren Konrads Eingeweide bestattet sind").

[19] Zit. n. D. SCHÄFER: Mittelalterlicher Brauch bei der Überführung von Leichen, S. 491.

[20] Annales Palidenses, MS. XVI, 69, zit. n. ebd., S. 481. Üb. Norbert Behringer: „Schon am Ende des Lebens angelangt, überlegte er bei sich, da er mit dem Herzen immer in Goslar war, dass seine Eingeweide dort bestattet werden sollten, und bat, dass aber der restliche Körper in Speyer beigesetzt werden solle."

[21] MS. Deutsche Chroniken II, 605, zit. n. ebd., S. 481. Üb. d. Verf.: „Der Kaiser ordnete an, dass sein Herz mit den (Brust-)Eingeweiden hier im Chor bei seiner Tochter, der übrige Teil seines Corpus aber in Speyer begraben werden sollte."

[22] Vgl. C. Freyherr von HAMMERSTEIN: Schreiben (übermittelt von H. Roch-Stühler, Kultur am Rosentor, Goslar am 13.8.1996). Domcapitular und Forstmeister in Goslar. 21. Apr. 1843.

[23] „Protokoll über die Öffnung der Grabkammer in dem Sarkophag Heinrichs III. am 28. Oktober 1987:

Dauer: 30 Min. Anwesende: Vertreter der Stadt und des Staatshochbauamtes und der Presse der Stadt Goslar.

1. Durchführung der Öffnung: Schlossermeister Strübing öffnete eine erste Gittertüre am Kopfende des Sarkophages, nahm den dahinter liegenden Stein heraus und öffnete eine weitere dahinter liegende Stahltür.

   Die Funktion der Schlösser war einwandfrei.

2. Befund:
   - Eine oktogon-förmige goldfarbige Kapsel mit dem darin befindlichen Herzen Heinrichs III.
   - Eine Bleimanschette mit vermutlich darin befindlichen Materialproben in schwarzer Plastikfolie. Die Bleihülle war nicht eindeutig verschlossen.
   - Ein versiegelter Umschlag der Verwaltung der Staatlichen Schlösser und Gärten Berlins (vermutlich mit Materialproben).
   - Ein Paket – mit gebrochenem Siegel – mit Holzspänen. Nachdem die Kapsel fotografiert worden ist, wurden die Türen wieder von Schlossermeister Strübing verschlossen und der Füllstein hinter der ersten Gittertür eingesetzt.

Aufgestellt: Staatsbauamt Goslar – Goslar, den 10. 11. 1987
Bestätigt: Stadt Goslar – Goslar, den 16. Nov. 1987" (STAATSBAUAMT GOSLAR: Protokoll über die Öffnung der Grabkammer mit dem Sarkophag Heinrichs III. am 28. Oktober 1987 (übermittelt von H. Roch-Stühler, Kultur am Rosentor, Goslar am 13.08.1996). Goslar. 10. Nov. 1987).

[24] Zit. n. D. SCHÄFER: Mittelalterlicher Brauch bei der Überführung von Leichen, S. 481. Üb. d. Verf.: „An dem Tag verstarb der Kaiser Heinrich bei (in) der Stadt Lüttich; Nachdem seine Eingeweide dort begraben worden waren, wird sein corpus in die Stadt Speyer gebracht und dort in der Kirche der Seligen Maria neben Vater und Großvater, den Kaisern, mit königlichem Zeremoniell begraben."

[25] Vgl. AUFGEBAUER: Der tote König, S. 690.

[26] Vgl. WARNTJES: Programmatic Double Burial, S. 199.

[27] 1268 von Mameluken zerstört, heutige Türkei.

[28] Im jetzigen Libanon, 1291 ebenfalls durch Mameluken zerstört.

[29] Im jetzigen Libanon, später in „Große Moschee" umgewandelt, dann zerstört.

[30] Vgl. J. SEPP: Meerfahrt nach Tyrus zur Ausgrabung der Kathedrale mit Barbarossas Grab. Leipzig 1879; H. PRUTZ: Kaiser Friedrichs I. Grabstätte. Danzig 1879 (beide zit. nach D. SCHÄFER: Mittelalterlicher Brauch bei der Überführung von Leichen, S. 478). In den Annalen des holländischen Klosters

Anmerkungen zu Kapitel 10

Egmond wird berichtet, dass der kaiserliche Leichnam ausgenommen und der Länge der Reise wegen mit Salz eingerieben worden sei: „[...] corpus eiusdem imperatoris exenteratum ob longitudinem itineris sale diligenter confricatum et gestatorio impositum luctuoso agmine Antiochiam delatum est [...]" (Annales Egmundani, MS. XVI, 470 ff (zit. n. ebd., S. 478; Üb. d. Verf.: „Der Leichnam eben jenes Kaisers wurde eviszeriert, wegen der Länge des Transportes sorgfältig mit Salz eingerieben und, auf eine Bahre gelegt, durch einen Trauerzug nach Antiochia gebracht"). In den aus der gleichen Zeit stammenden englischen *Gesta Heinrici II. et Richardi I.* ist zu lesen: [...] totum corpus in frustra ciderunt et carnem ejus coxerunt et ossa ejus extraxerunt et carnes coctas sepelierunt in Anthiochia cum cerebro et visceribus, ossa autem ejus secum tulerunt usque ad civitatem Tyri et sepelierunt ea ibi [...]" (Gesta Heinrici II. et Richardi I., MS. XXVII, 112 ff (zit. n. ebd., S. 479; Üb. d. Verf.: [...] sie zerteilten den ganzen Corpus in Stücke und kochten sein Fleisch und lösten seine Knochen heraus und begruben das gekochte Fleisch in Antiochia mit dem Hirn und den Eingeweiden, seine Gebeine aber nahmen sie mit sich bis zur Stadt Tyrus und begruben sie dort [...]").

[31] Vgl. Helmut JUNGINGER: Gemeinde Kuchen online: Lebenslauf des Gottfried von Spitzenberg. 2003. URL: http://www.kuchen.de/media/files/gottfried.pdf (besucht am 06.03.2018).

[32] Zit. n. D. SCHÄFER: Mittelalterlicher Brauch bei der Überführung von Leichen, S. 483; Üb. Norbert Behringer: „Und, bedauernswert auszusprechen, wurden sie in Töpfen ausgekocht nach Bestattung der Eingeweide, nur die Gebeine allein wurden in Schläuche eingenäht und so in ihre Heimat gebracht").

[33] Zit. n. ebd., S. 483; Üb. Norbert Behringer: „Den mütterlichen Händen werden die Gebeine ohne Fleisch übergeben. / Die Gebeine [in Händen] haltend sucht die Mutter Trost in den Tränen. / Wer gab Italien (das Recht) deine Eingeweide, mein Sohn, zu verdienen? / Die Gebeine habe ich für mich geboren, das übrige, sagte sie, für es [Italien]".

[34] Vgl. Markus KRAMMER: Abt Sebastian Häfele von Ebersberg (1472–1500). Ein bayerischer Prälat des 15. Jahrhunderts. Ebersberg: Kathol. Pfarrstiftung Ebersberg 1984, S. 62.

[35] Vincentii Pragensis Annales, MS. XVII, 671., zit. n. D. SCHÄFER: Mittelalterlicher Brauch bei der Überführung von Leichen, S. 487. Üb. Norbert Behringer: „Die Mönche der obengenannten Abtei, damit die Körper so großer Helden nicht von wilden Tieren gefressen werden, bringen diese aus Frömmigkeit in das Kloster. Ihr Fleisch wurde dort begraben, die Gebeine, beklagenswerter Dienst, wurden in sein Land heimgebracht."

[36] Vgl. Annales Egmundani, MS XVI, 463, zit. n. ebd., S. 487; Bericht des Helmold von Bosau, zit. n. AUFGEBAUER: Der tote König, S. 691.

[37] Vgl. D. SCHÄFER: Mittelalterlicher Brauch bei der Überführung von Leichen, S. 487.

[38] Vgl. GIESEY: The Royal Funeral Ceremony in Renaissance France, S. 21.

[39] Ryccardi de Santo Germano notarii chronica, MGH, SS, XXXVIII, 361, zit. n. D. SCHÄFER: Mittelalterlicher Brauch bei der Überführung von Leichen, S. 488. Üb. d. Verf.: „[...] dessen Gebeine wurden nach Deutscher Sitte nach Deutschland verbracht, sein Fleisch wurde bei Cassino mit allen Ehren begraben [...]."

[40] Er wurde offensichtlich *more teutonico* behandelt. Nach einem Bericht des Abtes Ebro vom Kloster Zwettl in Österreich hätten seine Diener Herz, rechte Hand, die Schwerthand, und seine Knochen ins Kloster, das sein Vorfahre Hadmar I. gegründet hatte, zurückgebracht: „[...] manum eius dexteram cum corde [...], corpusque eius excoquentes ossa [...]" – Üb. d. Verf.: „[...] dessen rechte Hand mit dem Herzen [...], und kochten aus dem Körper die Knochen [...]" (J. von FRAST, Das „Stiftungen-Buch" des Cistercienser-Klosters Zwettl (Fontes rerum Austriacarum, II. Abteilung, 3) Wien 1851, zit. n. Estella WEISS-KREJCI: Heart burial in medieval and early post-medieval central Europe. In: Katharina REBAY-SALISBURY/Marie-Louise STIG SØRENSEN/Jessica HUGHES (Hrsg.): Body Parts and Bodies Whole. Oxford: Oxbow Books 2010, S. 119–134, S. 124).

[41] Vgl. AUFGEBAUER: Der tote König, S. 687.

[42] Zit. n. ebd., S. 691, D. SCHÄFER: Mittelalterlicher Brauch bei der Überführung von Leichen, S. 489.

[43] Fontes rer. Austriacarum, 2. Abt. III, 99, zit. n. ebd., S. 489f. Üb. Norbert Behringer: „Nachdem [...] er über die Rückführung der Gebeine nach Zwettl, wie der Erzbischof Joseph seine Anordnungen getroffen hatte, [...] bewahrten seine Diener, wie er sie zu Lebzeiten eidlich verpflichtet hatte, seine rechte Hand mit dem Herz auf, kochten seinen Körper aus, sammelten seine Gebeine und brachte sie mit größter Mühe in das Kloster Zwettl."

[44] So wurde die rechte Hand des berühmten Bildhauers Canova noch im 19. Jahrhundert in die Accademia von Venedig gebracht (s. Kap. 11.4). Schwert- bzw. Segenshandbestattungen wurden auch bei den Würzburger Bischöfen des Mittelalters beschrieben (s. Kap. 13.2.1).

⁴⁵ Vgl. LAURO: Die Grabstätten der Habsburger, S. 17.

⁴⁶ Vgl. Annales Sancti Ruperti Salisburgenses MS IX, 781, zit. n. D. SCHÄFER: Mittelalterlicher Brauch bei der Überführung von Leichen, S. 490.

⁴⁷ Vgl. Chronica Sancti Petri Erfordensis in Monumenta Erphesfurtensia, S. 377, 390, zit. n. ebd., S. 490.

⁴⁸ Vgl. Bericht des Bischofs von Troia, Emilio Giacomo Cavalieri, in: Michele DI GIOIA: Il duomo di Foggia. Bd. 2. Foggia: Lito Leone 1975; siehe auch: Peter AMANN: Apulien, Gargano, Salento. Bielefeld: Rump 2008, S. 181; ENDERLEIN: Die Grablegen des Hauses Anjou in Unteritalien, S. 34.

⁴⁹ Vgl. Eckart PETERICH: Italien. Bd. 3. München: Prestel 1976, S. 489. I. DANIELE: Regali sepolcri del Duomo di Palermo riconosciuti e illustrati. Napoli: Stamperia del Re 1784, S. 85, 103.

⁵⁰ Vgl. LAURO: Die Grabstätten der Habsburger, S. 45.

⁵¹ Vgl. Oswald TRAPP: Die Grabstätten der Landesfürsten und ihrer Familienmitglieder in Tirol. In: VEREINIGUNG KATHOLISCHER EDELLEUTE IN ÖSTERREICH (Hrsg.): Jahrbuch der Vereinigung katholischer Edelleute in Österreich. Innsbruck, Wien, München: Tyrolia 1933, S. 85–136, S. 109.

⁵² Vgl. R. J. MEYER: Königs- und Kaiserbegräbnisse im Spätmittelalter, S. 57.

⁵³ Jahrbuch der Regensburger Minoriten, in: VHVO 25 (1868), S. 274, zit. n. Ferdinand STADLBAUER: Die separate Bestattung von Leichenteilen. In: Oberpfälzer Heimat. Beiträge zur Heimatkunde der Oberpfalz 40 (1996), S. 65–72, S. 66.

⁵⁴ Kloster 1799 säkularisiert, Kirche heute Teil des Historischen Museums der Stadt Regensburg.

⁵⁵ Zit. n. ebd., S. 66. Üb. des Verf.: „[...] dessen Herz und Eingeweide am Dreikönigsaltar in unserer Kirche begraben sind [...]."

⁵⁶ Vgl. R. J. MEYER: Königs- und Kaiserbegräbnisse im Spätmittelalter, S. 204f.

⁵⁷ Vgl. J. S. ERSCH: Allgemeine Encyclopädie der Wissenschaften und Künste in alphabetischer Folge. Bd. 9. Leipzig: F. A. Brockhaus 1832, S. 128.

⁵⁸ Vgl. Georg Philipp HELMINGER/Ernst Friedrich Ferdinand HITZIG/Johann Jakob von REBSTOCK: Bericht über die Öffnung der Fürstengräber in der Kirche zu Rötteln vom 1. bis 8. September 1783. In: Das Markgräflerland 1 (2001), S. 342–349, S. 344.

⁵⁹ Vgl. Georg TUMBÜLT: Zimmern, Wilhelm Werner Freiherr von. In: Allgemeine Deutsche Biographie [Online-Version]. Bd. 45. 1900, S. 302–306. URL: https://www.deutsche-biographie.de/pnd117001597.html (besucht am 09.03.2018).

⁶⁰ Üb. Norbert Behringer: „Hier wird aufbewahrt das Herz des edlen Grafen Wilhelm Werner von Zimmern. Er war der letzte seines Stammes. Dieses wurde mit Fackeln aus der Burg der Herren von Zimmern mit Erlaubnis des Hochwürdigsten Bischofs hierher gebracht. Im Jahre 1645."

⁶¹ „Wo mein Schatz ist, da ist auch mein Herz." Dieser Satz ist das Motiv für das berühmte Donatellorelief vom Herz des Reichen im Santo von Padua, er wird vom Jesuitenprediger Maximilian van der Sandt bei der Herzbestattung des Würzburger Fürstbischofs Julius Echter zitiert und steht häufig auf Kardiotaphen, z.B. auf jenen der bayerischen Grafen Ferdinand Marquard († 1730) in der Schlosskirche von Wald an der Alz und Maximilian Joseph von Closen († 1760) in der Schneekapelle bei Arnstorf sowie des Generals Tilly in der Gnadenkapelle Altötting (s. dort).

⁶² Vgl. Robert BAUER: Bayerische Wallfahrt Altötting. 3. Aufl. München, Zürich: Schnell und Steiner 1985, S. 27.

⁶³ Die Zisterzienser, ein Reformorden der Benediktiner, in Cîteaux bei Dijon 1098 vom Hl. Bernhard gegründet, fassten in Bayern 1127 mit der Gründung von Kloster Ebrach im fränkischen Steigerwald Fuß. Die Mönche, große Marienverehrer, bemühten sich um fürstliche Herzen, die sowohl in Ebrach (s. Kap. 13.2.1.2), als auch in dessen Tochterklöstern Fürstenfeld (gegründet 1258), Kaisheim (gegründet 1133) und Raitenhaslach (gegründet 1143) mit der Wallfahrtskirche Marienberg stattfanden.

⁶⁴ Vgl. Helga CZERNY: Der Tod der bayerischen Herzöge im Spätmittelalter und in der frühen Neuzeit 1347–1579 (Schriftenreihe zur Bayerischen Landesgeschichte, Bd. 146). München: C.H. Beck 2005, S. 69.

⁶⁵ Vgl. Lorenz LAMPL: Die Klosterkirche Fürstenfeld. München: Bruckmann 1981, S. 29; R. J. MEYER: Königs- und Kaiserbegräbnisse im Spätmittelalter, S. 76, 79; Claudia LIST: Die mittelalterlichen Grablegen der Wittelsbacher in Altbayern. In: Hubert GLASER (Hrsg.): Wittelsbach und Bayern. Die Zeit der frühen Herzöge. Beiträge zur Bayerischen Geschichte und Kunst 1180–1350. München und Zürich: Hirmer 1980, S. 521–540, S. 527.

⁶⁶ Vgl. CZERNY: Der Tod der bayerischen Herzöge im Spätmittelalter und in der frühen Neuzeit 1347–1579, S. 52, 644. Eine in der Chronik des Abtes Gerard Führer überlieferte, nicht mehr existierende

Anmerkungen zu Kapitel 10

Inschrift auf dem Grabmal Ludwigs des Strengen und seiner Familie besagt, dass das Herz des Kaisers im Fürstenfelder Grab seiner Eltern beigesetzt sei. Der Text wird in der Bayerischen Staatsbibliothek aufbewahrt: „Hoc sub altari tumulati quiescunt / Serenissimi Principes / Ludovicus cog: Severus Boiar: Sup. Dux / Septemvir Com. Palat. Rheni, Campi / Principio Fundator munificentissimus / Pater / Ludovicus Norinbergo in hastiludio / occisus filius / Agnes filia / horumque mater / Anna Conradi Gloggoviensis / in Silesia. // Mechtildis Rudolphi primi Caesaris / filia / Haec tertia, illa secunda fundatoris / coniuges loci liberalissimo / benefactrices. / Una cum aliis Principibus Mechtildis/ Liberis in tenera aetate defunctis / Et cum corde Ludovici IV. Invictissimi / Imperatoris ibidem fundatoris nostri / Ex tertia coniuge filii / Quorum piis manibus quoditianus / precibus & SS. Missae sacrificiis bene precantur F.F. Furstenfeldenses (C. BÖHNE: Das Grabmal Herzog Ludwigs des Strengen in der Fürstenfelder Klosterkirche. In: Amperland. Heimatkundliche Vierteljahresschrift für die Kreise Dachau, Freising und Fürstenfeldbruck 2 (1966), S. 41–43, S. 42; Üb. Norbert Behringer: „Unter diesem Altar begraben ruhen die durchlauchtigsten Fürsten, Ludwig mit Beinamen der Strenge, Herzog von Oberbayern, Septemvir, Pfalzgraf bei Rhein, mildtätigster Gründer von Fürstenfeld, Vater. Ludwig, sein Sohn, in Nürnberg beim Turnier getötet. Die Tochter Agnes, und beider Mutter Anna Conradi von Glogau in Schlesien. Mechtild, Kaiser Rudolphs des Ersten Tochter. Diese die dritte, jene die zweite Gemahlin des Gründers, gütigste Wohltäterinnen. Zusammen mit den fürstlichen Kindern der Mechtild, die im zarten Alter verstorben sind. Und mit dem Herzen Ludwigs IV., des unbesiegbarsten Kaisers, unseres Gründers ebenda von der dritten Gemahlin Söhne, für deren fromme Seelen in täglichen Bitten und heiligen Messen die Brüder von Fürstenfeld beten").

Das Grabdenkmal wurde erst zwischen 1505 und 1513 errichtet, im Dreißigjährigen Krieg von den Schweden weitgehend zerstört, danach verändert wieder aufgebaut. Eine ausführliche Beschreibung des Hochgrabes vom Jahr 1591 – von dem eine Nachbildung im Stadtmuseum Fürstenfeldbruck gezeigt wird – erwähnt die Inschrift leider nicht. Die erste Nachricht über die Inschrift stammt aus der Mitte des 17. Jahrhunderts. Der Epitaphientext könnte erst nach der Zerstörung des Grabmals angebracht worden sein. Zeitgenössische Zeugnisse für die Beisetzung des Herzens existieren nicht. Ausführlicher zum Grabmal siehe CZERNY: Der Tod der bayerischen Herzöge im Spätmittelalter und in der frühen Neuzeit 1347–1579, S. 52, 644; LIST: Die mittelalterlichen Grablegen der Wittelsbacher in Altbayern, S. 528; WARNTJES: Programmatic Double Burial, S. 237f.). Umfangreiche Erdarbeiten in der Klosterkirche während der Restaurierung 1966–1971 bis zu den Pfeilerfundamenten ergaben keine Spuren der Wittelsbachergruft mehr (LIST: Die mittelalterlichen Grablegen der Wittelsbacher in Altbayern, S. 529).

[67] Vgl. F. KLEMENZ: Persönliche Mitteilung an den Verfasser. Archiv des Erzbistums München. 21. Feb. 1999; R. J. MEYER: Königs- und Kaiserbegräbnisse im Spätmittelalter, S. 79.

[68] Vgl. CZERNY: Der Tod der bayerischen Herzöge im Spätmittelalter und in der frühen Neuzeit 1347–1579, S. 402. Das gilt nicht für das Hochstift Würzburg – die Fürstbischöfe ließen seit dem 13. Jahrhundert ihr Herz in Ebrach bestatten, s. Kap. 13.2.1.2.

[69] Vgl. ebd., S. 105–107.

[70] Vgl. ebd., S. 217.

[71] Vgl. Siegfried HOFMANN/Johannes MAYER: Das Münster zur Schönen Unserer Lieben Frau in Ingolstadt. 4. Aufl. Ingolstadt: Münsterpfarramt Ingolstadt 1997, S. 7.

[72] Vgl. Kurt SCHEUERER: Persönliche Mitteilung an den Verfasser. Heimatforscher, Ingolstadt. 16. Mai 2007; Doris WITTMANN: Persönliche Mitteilung an den Verfasser. Stadtmuseum/Stadtarchiv Ingolstadt. 15. Mai 2007. Ein Stahlstich im Stadtarchiv Ingolstadt von 1840 zeigt das von einem Gitter umgebene Hochgrab mit einem großen, viereinhalb Fuß hohen Grabstein und einem darauf ruhenden Engel in der Nähe des Hochaltars des Münsters. Da es den Blick auf den Altar störte, sollte es bei einer Renovierung 1849 auf das Bodenniveau versenkt werden. Dabei wurde zufällig eine darunterliegende Gruft von 3,7 m Länge, 1,75 m Breite und 1,7 m Höhe eröffnet. Darin lagen zwei schlichte, kistenförmige Särge mit Ringen an beiden Enden, die zwei Skelette enthielten, eines mit einem braunen Seidentuch umhüllt. Zwischen den beiden Särgen sah man ein 41,3 cm hohes, gut erhaltenes Fässchen mit einer eingeschrumpften, schwammigen Masse von Eingeweiden. Darauf stand ein 17 cm hohes zylindrisches Bleigefäß, das die Reste eines Herzens enthielt und dessen früher zugelöteter Deckel geöffnet war. Eine Kommission aus Bürgermeister, Stadtpfarrer, Landgerichts- und Krankenhausarzt und einem geschichtskundigen Major kam zu dem Schluss, dass die Gruft in der Vergangenheit eröffnet und beraubt worden sei, dass die beiden Skelette den Herzögen Stephan III. und Ludwig dem Buckligen, die Eingeweide Kurfürst Maximilian I. und das Herz der Anna von Bourbon zuzuordnen seien. Inzwischen steht fest, dass die Eingeweide Georg dem Reichen gehört hatten, der 1503 in der Burg von Ingolstadt

verstorben war und dessen Leichnam im Kloster Seligenthal bei Landshut begraben wurde. Die Skelette wurden vom Krankenhausarzt zusammengesetzt und verdrahtet, zwei neue Eichensärge für die Gebeine mit Glasfensterung in Bleisärge gestellt und die Eingeweide Georgs und das Herz Annas in neue Bleigefäße mit Inschriften gelegt. Der unauffällige Eingang zur Gruft liegt heute im Chorumgang an der südlichen Seite. Er ist normalerweise verschlossen, der Zugang nur in gebückter Haltung möglich. König Maximilian II. hat 1851 in der dem Gruftzugang gegenüberliegenden Muttergotteskapelle eine Tafel mit folgender Inschrift anbringen lassen: „Hoc Sepulchrum occultat Principum Reliquias / Quae in Apertione Fortuita / Sine Inscripturiis depromptae sunt / Et recte putantur: / Ossa Stephani III. Ducis Bavariae † 1413 / Ossa Ludovici Gibbosi Filii Ducis Bavar. Ludovici VII. Barbati † 1445 / Viscera georgii Ducis Bavariae divitis † 1503, et / Cor Annae de Bourbon uxoris Ducis Ludovici VII. Barbati † Parisiis 1409. // Jussu Maximiliani II. Regis Bavariae Memoriae proditum A.D. 1851." Üb. Norbert Behringer: „Dieses Grab verbirgt die Reliquien von Fürsten, die bei einer zufälligen / Öffnung ohne Aufschriften hervorgeholt worden sind und für zurecht / gehalten werden / als die Gebeine Stephans III, Herzogs von Bayern, † 1413, / Die Gebeine Ludwigs des Buckligen, des Sohnes des Herzogs / von Bayern, Ludwigs VII., des Bärtigen, † 1445, / die Eingeweide Georgs von Bayern, des Reichen, † 1503, / das Herz Annas von Bourbon, der Gemahlin Ludwigs VII., des Bärtigen, † Paris 1409, / Auf Befehl Maximilians II., des Königs von Bayern veröffentlicht / im Jahr des Herrn 1851" (CZERNY: Der Tod der bayerischen Herzöge im Spätmittelalter und in der frühen Neuzeit 1347–1579, S. 600).

[73] Vgl. Wilhelm ERNST: Entdeckung und Wiederherstellung der Fürstengruft im Liebfrauenmünster zu Ingolstadt 1849–1851. In: Ingolstädter Heimatblätter (Beilage zum Donaukurier) 7–8 (1964), S. 27–28, 31–32, S. 31f.

[74] Vgl. E. A. BROWN: Death and the Human Body in the later Middle Ages, S. 263.

[75] Vgl. K. BATZ/B. ETTELT: Bayern–Ingolstadt, Bayern–Landshut: 1392–1506. Glanz und Elend einer Teilung. Ausstellung des Stadtarchivs, 20. September 1992 bis 22. November 1992. Ingolstadt: Stadtarchiv, Wissenschaftliche Stadtbibliothek, Stadtmuseum Ingolstadt 1992, S. 42.

[76] Ludwig wollte auch den Leichnam seiner Frau, die er in Paris zurückgelassen hatte, nach Ingolstadt holen: „[...] seine liebe gemahel frau Annen von Purbon, des benanten unsers lieben süns herzog Ludwigs etc. muter" (CZERNY: Der Tod der bayerischen Herzöge im Spätmittelalter und in der frühen Neuzeit 1347–1579, S. 571). Die Überführung kam dann doch nicht zustande.

[77] Vgl. BAYERISCHES HAUPTSTAATSARCHIV: Bericht des Dr. Wilhelm Ludwig Bennz, Proz. U. Pfr. Bei U. L. Frau zu Ing. an die Kurfürstinwitwe Maria Anna über das Fürstengrab in Ingolstadt. Kasten schwarz 226/54 (mitgeteilt von Doris Wittmann, Stadtarchiv Ingolstadt, 15.5.2007). München. o.J.

[78] Vgl. ders.: Verlassenschaft Christine von Lothringen 1568–90. Kasten schwarz, Nr. 1688 (mitgeteilt von Alice Arnold-Becker, Museum im Wittelsbacher Schloss, Friedberg, 12.11.2007). München.

[79] Vgl. Alice ARNOLD-BECKER: Ein Schloss im Umbruch. Zum 750. Jubiläum des Wittelsbacher Schlosses in Friedberg. In: Bayernspiegel. Zeitschrift der Bayerischen Einigung und Bayerischen Volksstiftung 5 (Sep. 2007), S. 6–10, S. 7.

[80] In der Säkularisation profaniert und versteigert, Umbettung der dort bestatteten Wittelsbacher in die Frauenkirche.

[81] Vgl. Ernest GEISS: Geschichte der Stadtpfarrei St. Peter in München. München: Königlicher Central-Schulbücher-Verlag 1867, S. 382.

[82] Jetzt in der Heilig-Geist-Kirche, München. Die Erztafel existiert nicht mehr.

[83] Anton Wilhelm SCHREIBER: Geschichte des bayerischen Herzogs Wilhelm V. des Frommen. München: Lentnersche Buchhandlung 1860, S. 119.

[84] Illuminatus WAGNER: Aufzeichnungen des Kanzlers Dr. Joh. Federl, in: VHVO 61 (1910), S. 22, zit. n. STADLBAUER: Die separate Bestattung von Leichenteilen, S. 68.

[85] Vgl. R. BAUER: Bayerische Wallfahrt Altötting, S. 27.

[86] Vgl. KEYSSLER: Neueste Reisen, S. 895.

[87] Maria Angela KÖNIG nennt Beispiele solch „herzlicher" Marienverehrung: 1669 ließ Herzog Philipp Wilhelm von Pfalz-Neuburg ein großes, reich mit Rubinen besetztes Goldherz, das „ein zetl [...] mit aignen henden geschriben", enthielt, „der heyl. Biltnus anhengen". Unter dem Datum 15. Januar 1695 verzeichnet das Jahres-Opferregister „ain groß silberes herz, warauss vergolte feuersflamen steigen und darauf diese Buechstaben stehen: Ex amore" Nach dem Opferverzeichnis von 1699 schenkte „herr graf Johann Franz von Pozowitsch, khayserl. Rhat, [...] sambt dero gemallin ain guldenes herzl, so cronengolt, wögt 13 ¼ cronen, warauf [...] nachvolgente wort gestochen, alss SACRATA VIRGO / GENETRIX SALVATORIS NOSTRI / SUSCIPE / GRATA CORDA / TIBIQUE CONSTANTER DEVOTA /

Anmerkungen zu Kapitel 10

I.F. de P. V.S. de P." (Üb. d. Verf.: „Geheiligte Jungfrau, Gebärerin unseres Erlösers, empfange die dankbaren Herzen, Dir ewig geweiht"). Neben dem Gnadenbild, über dem sogenannten Silberprinzen, den Karl Albrecht für die Genesung seines Sohnes, des späteren Max III. Joseph gestiftet hatte, hängt ein silbergerahmtes Pergamentblatt, das der Kurfürst am 15. August 1737 „m(anu) p(rop)ria" beschrieben hat: „Ita vovet ex toto suo, hoc est Mariano corde, tuus [...] cliens Maximilianus Josephus. [Üb. d. Verf.: So gelobet aus seinem ganzen Herzen, das marianisch ist, Dein Schützling Maximilian Joseph] Den 30. Okt. 1740 ist verehrt worden ein [...] tafel, darauf von silber eines span hoch die gnadenmuetter, wie auch ein herr auf einem polster knieent, der in den handen ein herz haltet." 1768 wird die Gabe eines Unbekannten beschrieben: „Ein silbernes herz auf einer schwarz sammeten tafel und vergolten ramb nebst der aufschrift MONUMENTUM FILIALIS IN MATREM ETTINGANAM AMORIS ET DEVOTIONIS A PIIS CONIUGIBUS POSITUM AO. MDCCLXVIII" (vgl. Maria Angela KÖNIG: Weihegaben an U. L. Frau von Altötting. Bd. 1. München: Lentner'sche Buchhandlung 1939, S. 213; Üb. d. Verf.: „Denkmal der kindlichen Liebe und Hingabe für die Mutter von Altötting, aufgestellt von frommen Ehepaaren im Jahre 1768").

[88] Das Herz Maria Annas († 1616) befindet sich im Mausoleum in Graz, s. Kap. 10.3.13).

[89] Vgl. HOFMANN/MAYER: Das Münster zur Schönen Unserer Lieben Frau in Ingolstadt, S. 36.

[90] Der Engel hält ein großes Schriftband in beiden Händen, auf dem geschrieben steht: „Hac Lamina Maximiliani I. utr. Bav. et sup. Pal. Ducis S. R.I. Archidap. et Elect. Com. Palat. Rheni. Leuchtenberg. Landgr. Ingolstady XXVII. Septemb. A. MDCLI Piissime Defuncti Viscera Teguntur, Quae decuit in Aede Matris Dei tumulari, Penes quam sunt viscera misericordiae. Ipse majorum jure suis meritis et Justo fatorum ordine, electoratum post limio reduxit in suam domum." – Üb. Norbert Behringer: „Von dieser Platte werden bedeckt die Eingeweide Maximilians I., des Herzogs von beiden Bayern und der Oberpfalz, des Erztruchsesses des Heiligen Römischen Reiches und Kurfürsten, des Pfalzgrafen bei Rhein, Landgrafen von Leuchtenberg. Er ist in Ingolstadt am 27. September 1651 gottgefälligst gestorben. Seine Eingeweide haben es verdient, im Hause der Mutter Gottes bestattet zu werden, bei der das Herz der Barmherzigkeit ist. Er selbst hat gemäß dem Recht seiner Vorfahren, seinen Verdiensten und der gerechten Ordnung seiner Bestimmung später auf gesetzliche Weise die Kurwürde wieder in sein Haus zurückgebracht."

[91] Hans F. NÖHBAUER: Die Wittelsbacher. Eine europäische Dynastie – eine deutsche Chronik. Bern und München: Scherz 1979, S. 191.

[92] Der Kurfürst wandte sich bereits am Tag nach Elisabeths Tod an den Altöttinger Dechanten, er möge ihre „edelsten inneren Organe" wegen ihrer intensiven Marienverehrung in der „innern", andernfalls in der „heraussern" Kapelle bei der Gnadenmutter begraben (M. A. KÖNIG: Weihegaben an u. l. Frau von Altötting Bd. 1, S. 261), „ain gelegnes orth aussehen, damit die begrebnus der intestinorum, so ehister tagen dahin khommen werden, unverlengt vortgehen möge". Der Text der Erztafel über dem Betstuhl in der ersten Nische rechts vom Eingang in die innere heilige Kapelle lautet (ebd., S. 262, s. Abb. 33, S. 739): „ENTEROTAPHIVM / SERENISSIMAE / ELISABETHAE / COM. PAL.V. BAVAR. LOTHARING. / ET. BARRI. DVC. S.R.I. ELECTRICIS / VITA. FVNCTAE. DIE. IV. / INEVNTIS. ANNI. / M.DC.XXXV. / AD.D. VIRGINEM. OTINGANAM. / Virgo, mea vita, carior meis mihi visceribus, / hic condi mea patere viscera / Amoris in te pignus / intimum mei / Illumque, quem protulere viscera" (Üb. Norbert Behringer: „Eingeweidegrab der Durchlauchtigsten Elisabeth, Pfalzgräfin beider Bayern. Von Lothringen und Barrum Herzogin, des Heiligen Römischen Reiches Kurfürstin, Gestorben am 4. Tag des beginnenden Jahres 1635. An die Jungfrau von Ötting. Jungfrau mir lieber als mein Inneres, erlaube, dass hier meine Eingeweide bestattet werden, als innerstes Pfand meiner Liebe zu Dir und zu jenem, den Dein Leib hervorgebracht hat"). Es wird angenommen, dass das Herz der Fürstin ohne besondere Erwähnung mit den Eingeweiden bestattet wurde. Elisabeth war eine glühende Verehrerin des Altöttinger Gnadenbildes, das sie 1632 vor den marodierenden Schweden eigenhändig nach Salzburg gerettet hatte. Dort hatte es der Fürsterzbischof und Marienverehrer Paris Lodron in Empfang genommen, der sein Herz später zu den Kapuzinern bringen ließ (ebd., S. 198).

[93] Elisabeths Herz ist das erste in der Gnadenkapelle, es wurde noch mit den Eingeweiden hinter einem Enterotaph beigesetzt.

[94] Vgl. KEYSSLER: Neueste Reisen, S. 895.

[95] Zit. n. Franz von Paula Ludwig HOHENEICHER: Historisch-topographische Beschreibung des berühmten Wallfahrtsortes Alten-Oetting in Baiern. München: Ernst August Fleischmann 1817, S. 145–148; M. A. KÖNIG: Weihegaben an u. l. Frau von Altötting Bd. 1, Anhang 3, S. 310–316.

Anmerkungen zu Kapitel 10

[96] Zit. n. HOHENEICHER: Historisch-topographische Beschreibung des berühmten Wallfahrtsortes Alten-Oetting in Baiern, S. 148f. Üb. d. Verf.: „Hier ist bestattet das Herz des höchst fromm dahingeschiedenen Maximilian I. etc., voll einst von kühnsten Taten und Liebe zur Gottesmutter, damit Du erfährst, Wanderer, dass Maximilian auch nach seinem Tod Maria mit ganzem Herzen liebt."

[97] Vgl. WITTMANN: Persönliche Mitteilung an den Verfasser, S. 70.

[98] Vgl. Die Herzen von Maximilian und Elisabeth (mit Eingeweiden), und der Nächstfolgenden sind unter dem Steinboden des Oktogons beigesetzt. Dies geht unter anderem aus einer Randnote zur Beschreibung der feierlichen Beisetzung des Herzens Kaiser Karls VII. hervor: „Das hertz Churfürstens Maximilians und der Churfürstin Elisabeth seynd samt dem silbernen hertzen in die Erde begraben worden" (AAR 114, zit. n. M. A. KÖNIG: Weihegaben an u. l. Frau von Altötting Bd. 1, S. 264).

[99] Tillys Zeitgenosse und Laudator, der Jesuit Jakob BALDE (1604–1668) schreibt in seinem *Magnus Tillius Redivivus* (1 Opp. oo. Tom. VIII. Pag. 9–25, zit. nach Georg WESTERMEYER: Jacobus Balde, sein Leben und seine Werke. München: Lindauer 1868, S. 47f.) über den Toten: „Der große Tilly lag auf dem Paradebett, wie wenn er noch lebend den gepressten Atem zum Aushauch sammeln wollte, in seinen Gesichtszügen nicht entstellt etc. [...] Denn außerdem, daß drei Tage und Nächte fortwährend an der Bahre Lichter brannten und der Zutritt, den man wetteifernd verlangte, gestattet war, begehrte man bereits unter Äußerungen von Freude und Gelöbnissen Reliquien zum Andenken an den großen Feldherren und vielleicht in der Hoffnung, durch das Verdienst seiner Fürbitte Hilfe zu erlangen. Diese wollen von seinen Gerätschaften, jene ein Stückchen von dem zerschossenen Beine haben, um es fromm in Ehren zu halten. Man zeigte mir das Herz, der Lebensgeister edlen Sitz, diesen Brennpunkt des Krieges. Dies, sagte der Arzt, der treulich alle Kunst aufgeboten hatte zu Tilly's Erhaltung, dies ist das Herz das keiner Furcht zugänglich war, das mit immer gleicher Wärme schlagend vor keinem Feind erzitterte, das in unvergleichlichem Starkmuth ihrer viele auf dem Kampfplatze erwartet und in der Schlacht besiegt hat."

[100] Vgl. Bernd RILL: Tilly – Feldherr für Kaiser und Reich. München: Universitas Verlag 1984, S. 324.

[101] Im Amtsblatt des Bistums Passau vom 14. Januar 2009 hat Bischof Schraml „im Wege der Zulegung zur Kapellstiftung Altötting" die Aufhebung mit sofortiger Wirkung verfügt.

[102] Vgl. M. A. KÖNIG: Weihegaben an u. l. Frau von Altötting Bd. 1, S. 256.

[103] Vgl. Breve Apostolicum Urbans VIII. mit dem Verbot der Leichenbestattung in der Heiligen Kapelle zu Altötting, in: ebd., Anhang 5, S. 317.

[104] Vgl. ebd., S. 258.

[105] Nicht mehr vorhanden.

[106] Üb. Norbert Behringer: „Kardiotaph des erlauchten Herrn Grafen Johannes Tilly. Sein Leben war fortwährender Kriegsdienst, nun triumphiert es im Tode und sein Herz ist dort, wo sein Schatz war. Ein Freund der Demut und Keuschheit, ward er nicht müde in der Verehrung der demütigen Magd und Mutter des Herrn. Als Krieger kämpfte er den Kampf Gottes. Er hat den Glauben bewahrt und den Lauf vollendet. Darum hat der Herr, der gerechte Richter, die hinterlegte Krone der Gerechtigkeit gegeben am letzten Tage des Aprils im Jahre Christi 1632."

[107] Das erste Begräbnis in der Kapelle galt einem Leichnam in toto: Die Gräfin Slavata, Gattin des böhmischen Kanzlers, der den Prager Fenstersturz 1618 wunderbarerweise überlebt hatte, wollte bei der von ihr verehrten Gnadenmutter von Altötting bestattet werden. Dies wurde ihr vom Stiftskapitel bewilligt und der Leichnam wurde am Abend des 18. Mai 1633 in aller Stille in der Kapelle beigesetzt. Der nicht in diese Entscheidung einbezogene Kurfürst und Schutzherr der Kapelle, Maximilian I., war verärgert, verbot weitere Bestattungen dieser Art und erwirkte das bereits erwähnte Dekret des Papstes Urban VIII., das dieses Verbot bekräftigte. Wenige Jahre später missachtete er seine eigene Anordnung und erlaubte die Beisetzungen seiner Schwägerin Mechtilde und deren Gatten, seines Bruders Herzog Albrecht VI. († 1635 bzw. 1666), in der Kapelle (A. DIETZ: Ewige Herzen, S. 124).

[108] Vgl. ebd., S. 127.

[109] Vgl. Erzählung des Dorfrichter Schröder aus Meuchen, vgl. ANON.: Stadt Lützen: Ortschaft Meuchen. URL: http://www.stadt-luetzen.de/de/ortschaften/ortschaft-meuchen-20002003.html (besucht am 09.03.2021). 1831 wurde bei einer Untersuchung des Fußbodens am Altar ein Fässchen mit einer „aschenartigen Substanz" gefunden (August Gottlieb STURM: Chronik der Stadt Weißenfels. Beiträge zur thüringisch-sächsischen Geschichte. Weißenfels: C.F. Sueß 1846, S. 269).

[110] Vgl. ebd., S. 268–271.

[111] Sie erfuhr vom Tod ihres Mannes in Erfurt, wohin sie sich nach einem Treffen mit ihm in Dinkelsbühl im Herbst 1632 zurückgezogen hatte.

Anmerkungen zu Kapitel 10

[112] Das quadratische Leinentuch soll bei der Einbalsamierung des Königs verwendet worden sein. Es ist der Länge nach dreimal gefaltet und hat ringförmige rostfarbene Flecken, die vom Einbalsamierungsmittel stammen. Das Tuch ist in einer Ecke vom Besitzer mit schwarzer Seide gekennzeichnet. Eine mögliche Deutung weist auf das Wappen des Hofmarschalls Bernolf von Craylsheim hin. Dieser war bei der Autopsie dabei, eines seiner Tücher könnte bei der Konservierung des königlichen Herzens verwendet worden sein. Nachdem die Witwe das Herz in Empfang genommen hatte, könnte es mit den übrigen Lützen-Memoria in die Livrustkammaren (Rüstkammer des Königlichen Schlosses) nach Stockholm gekommen sein (Inventar-Nr. 31143) (vgl. A. DIETZ: Ewige Herzen, S. 128). Ebenfalls in der Livrustkammaren wird ein weiteres blutbeflecktes Leinentuch aufbewahrt, in das der königliche Leichnam eingewickelt war (Inventar-Nr. 31144), und in einem Zimmer im Geleitshaus in Weißenfels, in dem die Sektion stattfand, wird noch ein Blutfleck gezeigt. Der Tote war zuerst in die Dorfkirche von Meuchen, heute ein Ortsteil von Lützen, gebracht worden. Hier wurde er gewaschen und der erste Trauergottesdienst abgehalten. Auch hier zeigt man noch den Tisch, auf dem Gustav Adolf lag. Am Eingang der Kirche rechts im Boden ist eine quadratische Platte mit einem Kreuz eingelassen, unter dem das abgewaschene Blut des Königs vergraben worden sein soll (vgl. Maik REICHEL: „… man sagt der König soll auch Todt sein." In: Inger SCHUBERTH/Maik REICHEL (Hrsg.): Gustav II. Adolf in Kunst und Geschichtsschreibung. Beiträge des wissenschaftlichen Kolloquiums der schwedischen Lützenstiftung vom 6.–8. Nov. 2003 in der Stadt Lützen (Neue Lützener Heimatblätter Heft 7; Lützener Gespräche I). Lützen: Museum Lützen 2007, S. 18–25, S. 24).

[113] Vgl. Jill BEPLER: „zu meinem und aller dehrer die sichs gebrauchen wollen, nutzen, trost undt frommen." Lektüre, Schrift und Gebet im Leben der fürstlichen Witwe in der Frühen Neuzeit. In: Martina SCHATTKOWSKY (Hrsg.): Witwenschaft in der frühen Neuzeit: fürstliche und adlige Witwen zwischen Fremd- und Selbstbestimmung. Leipzig: Leipziger Universitätsverlag 2003, S. 303–320, S. 312.

[114] Vgl. Nils DREJHOLT: Persönliche Mitteilung an den Verfasser. Intendent Livrustkammaren, Stockholm. 3. März 1998.

[115] Vgl. Peter BILHÖFER: Außer Zweifel ein hoch verständiger Herr und tapferer Kavalier. Friedrich V. von der Pfalz – eine biographische Skizze. In: Peter WOLF u. a. (Hrsg.): Der Winterkönig Friedrich V., der letzte Kurfürst aus der Oberen Pfalz (Katalog zur Bayerischen Landesausstellung 2003). Augsburg: Haus der Bayerischen Geschichte 2003, S. 19–32. URL: http://www.hdbg.de/winterkoenig/german/winterkoenig_aufsaetze.pdf (besucht am 08.07.2004), S. 30; HARTSHORNE: Enshrined Hearts, S. 282.

[116] Vgl. Friedrich LEEB: Die Altöttinger Gnadenkapelle als letzte Ruhestätte. In: Ostbairische Grenzmarken IV (1960), S. 20–25, S. 22.

[117] Er hatte testamentarisch verfügt (M. A. KÖNIG: Weihegaben an u. l. Frau von Altötting Bd. 1, S. 265): „Quod si contingat in partibus Westfalicis seu in vicinia meorum episcopatuum post Imperio datam pacem obire, in mea Osnabrugensi ecclesia in choro, [...] si ad Rhenum in ecclesia mea Ettingensi in choro sepulturam eligo ac statuo. / Ubicumque autem obiero, volo, ut cor meum Ettingam Veterem deferatur, in terram extra ipsum sacrum Sacellum ante portam, per quam pii peregrini ex adjuncta navi, dem lanckhaus, continuo intrant atque exeunt, defotiatur, lapis etiam ei superponatur cum inscriptione: Cor contritum et humiliatum Deus ne despicias. Supra eandem portam ponatur inscriptio ex metallo, quam anno 1617 fieri feci, et provisoribus sacri sacelli ipse postmodum consignavi." – Üb. Norbert Behringer: „Wenn es sein sollte, dass ich in Teilen Westfalens oder in der Nachbarschaft meiner Bistümer nach dem Frieden für das Reich sterbe, wähle und bestimme ich, in meiner Osnabrücker Kirche im Chor, [...] wenn am Rhein, in meiner Bonner Kirche unter der Kuppel, wenn in Bayern, in meiner Öttinger Kirche im Chor bestattet zu werden. / Wo auch immer ich sterben werde, wünsche ich, dass mein Herz nach Altötting gebracht werde und in der Erde außerhalb der heiligen Kapelle vor der Pforte, durch die die frommen Pilger aus dem angeschlossenen Schiff, dem Langhaus, ständig ein- und ausgehen, begraben werde, auch soll ein Stein darübergelegt werden mit der Inschrift: Verachte ein zerknirschtes und gedemütigtes Herz, nicht, o Gott! Über ebendiese Pforte soll eine Inschrift aus Metall angebracht werden, die ich im Jahre 1617 anfertigen ließ und die ich später den Verwaltern der heiligen Kapelle schriftlich beglaubigen ließ." Er wollte im armen Kleid des Hl. Franziskus von Franziskanerbrüdern zu Grabe getragen werden, von so vielen armen Greisen begleitet, als er bei seinem Tode Jahre zählen würde. Diese sollten dafür über 30 Tage mit reichlichem Frühstück und je einem Taler versehen werden. Es sollte keine Laudatio funebris gefeiert werden, auf dem Grabstein sollte stehen: „Franciscus Guglielmus peccator piorum precibus se commendat" (Üb. d. Verf.: „Der Sünder Franz Wilhelm empfiehlt sich den Bitten der Frommen"). Trotzdem wurde es einer der großartigsten und ergreifendsten Trauerzüge, die Altötting im Lauf seiner bewegten Vergangenheit gesehen haben

mag (vgl. M. A. KÖNIG: Weihegaben an u. l. Frau von Altötting Bd. 1, S. 266): Es folgten im Zug der Leiche nach: zuerst die „schulkhünder" von Alt- und Neuötting; dann „alle zunfften der handwerchsleith von Neuen- und Altenoeting mit ihren gewohnlichen großen und langen körzen". Weiter zahlreich vertreten die drei in der Gegend bestehenden Bruderschaften: „die todenbruederschafft von Purkürchen", die Bruderschaft von der Verkündigung U. L. Frau, die Bruderschaft U. L. Frau von Altötting; dann „die zu der klag bestölten 68 alt und lautter recht arme männer" in langen schwarzen Klagemänteln; darauf die „P. P. Franciscani, die clerisey und die chorherrn in ihren chorkappen", nun der Abt von Raitenhaslach; nach ihm die sechs „Marianer", jeder eine weiße Inful tragend, die „vicarii curati" mit Kardinalshut und Bischofsstab in der Hand, drei Knaben mit Fackeln, der Dechant, „welcher ihro Eminenz hertz auf einem schwartzen sammeten küss getragen", im schwarzen Pluviale, begleitet von den zwei Stiftskaplänen in schwarzen Levitenröcken, wieder Gruppen von Knaben und alten Männern mit Fackeln und Schilden, dann der Sarg, von Franziskanerbrüdern getragen, „neben der leich 4 fürstliche hofpäschi mit brennenden weißen facklen", dann die leidtragenden Verwandten des Toten, ihnen folgend „die hofherrn u. der alhero gebrachte halbe hofstab [...] lötzlich die herrn P. P. der societät Jesu allhier und der gemaine mann in großer anzahl" (Bericht des Dechanten Küpferle an den Kurfürsten, 2. Feb. 1667. Altöttinger Alte Registratur (AAR) 115. zit. n. ebd., S. 267).

[118] Üb. Norbert Behringer: „Verachte ein zerknirschtes und gedemütigtes Herz nicht, o Gott."

[119] A. DIETZ: Ewige Herzen, S. 138. Üb. d. Verf.: „Bleib stehen, Wanderer. Du weißt, dort wo Dein Schatz ist, dort soll auch Dein Herz sein. Hier ruht der hochberühmte, hochwohlgeborene und hervorragende Herr Ferdinand Marquard, Ritter von Wartenberg, Ritter des Goldenen Vließes. Während er unter den Lebenden war, hat er nichts anderes mit Herz und Seele mehr verehrt als den Schatz der allergnädigsten Muttergottes Maria. Darum wundere Dich nicht, dass das Herz dort begraben ist, wo der Schatz gewesen. Geh, Wanderer, und bitte für jenen um die ewige Ruhe. Er starb am 4. April 1730, 57 Jahre alt."

[120] Vgl. Hanns ALBERT: Leben und Werke des Komponisten und Dirigenten Abraham Megerle (1607–1680). Dissertation. Ludwig-Maximilian-Universität zu München, Philosophische Fakultät, 1927, S. 155.

[121] S. Bernarda HOCH: Persönliche Mitteilung an den Verfasser. Institut der Englischen Fräulein, Burghausen. 29. Sep. 2002; Anm. d. Verf.

[122] Die Inschrift auf dem Epitaph an der linken Chorwand der kleinen Kirche des Dominikanerklosters Zoffingen in der Brückengasse von Konstanz lautet (ALBERT: Leben und Werke des Komponisten und Dirigenten Abraham Megerle (1607–1680), S. 156): „UBI EST THESAURUS TUUS. IBI EST COR TUUS / HUIC EFFATO / POST MORTEM QUOQUE. [...] / ADM REVERENDUS NOBILIS ET CLARISSIMUS DOM / ABRAHAMUS MEGERLE / WASSERBURGENSIS BOIUS / UT CONSTARET QUEM THESAURUM AMABIT VIVUS, / MARIAM / MATREM SANCTAE SPEI / CUIUS IMAGINE VENERABILI HANC ADEM DONAVERAT / HAEREDEM CORDIS SUI SCRIPSIT / ATQUE SUAS INSUPER FACULTATES / ILLIUS HONORI COPIOSIUS HIC PROPAGANDO / HUMILLIME CONSECRAVIT / FUIT IS VET. OETINGAE CANONICUS ET SCHOLASTICUS / S. R. E. PROTONOTARIUS / ET NOTARIUS IUR. PUB. APOSTOLICUS / INTEGER VITAE BONORUM MORU AMATO / IN DEO ET DIVINA ARDENTE ZELO. / IN PEREGRINOS AC PAUPERES SUPRA CENSUM LIBERALE MANU / MUSICES EXERCITIUM / PRIMUS PARTHENONI HUIC INVEXIT. / NOVA ARTE AUXIT PERFECIT / SALISBURGI AD NIVES CANONICUS ET CHORI MUSICI PRINCEPS / MAGNA VOLUMINA TYPO EVULGAVIT / TU VIATOR / REQUIEM INTONA / IN SINU ABRAHAE / ETERNAM ANGELI PROSEQUENTUR / OBIIT DIE I MENS MAY ANNO MDCLXXXIIII." Üb. Norbert Behringer: „Wo Dein Schatz ist, da ist auch Dein Herz. Um diesen Spruch auch nach dem Tode noch treu zu sein und damit feststehe, welche Schätze er zu Lebzeiten geliebt, hat der bewundernswerte (ADM = admirabilis), ehrwürdige, edle und hochberühmte Herr Abraham Megerle aus Wasserburg in Bayern, Maria, Mutter der heiligen Hoffnung, mit deren verehrungswürdigem Bild er dieses Haus beschenkt hatte, schriftlich zur Erbin seines Herzens erklärt und außerdem in demütiger Weise seine Fähigkeiten der weiteren Verbreitung ihrer Ehre geweiht. Er war Kanonikus und Gelehrter von Altötting S.R.E. Pronotarius und apostolischer Notarius des öffentlichen Rechts. Er führte einen untadeligen Lebenswandel, war ein Liebhaber der guten Sitten. Er brannte vor Eifer für Gott. Gegen Pilger und Arme war er über alle Maßen freigiebig. Er führte als erster in diesem Nonnenkloster die geistliche Musik ein, förderte und vollendete es in der neuen Kunst. In Salzburg war er Kanonikus und Domkapellmeister. Er veröffentlichte große Bücher mit Bildern. Du, Wanderer, stimme laut das ewige Requiem an. Im Schoße Abrahams werden die Engel das Geleit geben. Er starb am ersten Tag des Monats Mai im Jahre 1684."

[123] NÖHBAUER: Die Wittelsbacher. Eine europäische Dynastie – eine deutsche Chronik, S. 144.

Anmerkungen zu Kapitel 10

[124] Vgl. Eberhard J. Nikitsch: Deutsche Inschriften Online: DI 34, Bad Kreuznach, Nr. 340. 1993. URL: www.inschriften.net, urn:nbn:de:0238-di034mz03k0034006 (besucht am 16.03.2020), S. 5.

[125] Vgl. Wolfgang Schmid: Grab und Dynastie: Grab und Residenz: Meisenheim am Glan im 16. Jahrhundert. 2000. URL: https://web.archive.org/web/20130322125004/http://www.grab-und-dynastie.de/gur.html (besucht am 13.01.2018), S. 3; Nöhbauer: Die Wittelsbacher. Eine europäische Dynastie – eine deutsche Chronik, S. 144.

[126] Der Öffentlichkeit nicht zugänglich, wird alle zwei Jahre um Allerheiligen für wenige Tage geöffnet (Johannes Esser u. a.: Die Wittelsbachische Fürstengruft in der Hofkirche „Unsere Liebe Frau" zu Neuburg a.d. Donau. Hrsg. v. Hofkirchenfonds Neuburg a.d. Donau. Neuburg a.d. Donau: R. Hausladen 1998, S. 3).

[127] Ria Schulte: Die pfalzgräflichen Schwestern Unsere Liebe Frau zu Neuburg an der Donau und St. Andreas zu Düsseldorf. 2. Aufl. München: Bayerische Vereinsbank, Zentralabteilung 1983, S. 42; Esser u. a.: Die Wittelsbachische Fürstengruft in der Hofkirche „Unsere Liebe Frau" zu Neuburg a.d. Donau, S. 5.

[128] Bestimmte, durch Großschreibung hervorgehobene Buchstaben sind zugleich römische Zahlenzeichen (M, D, C etc.) und ergeben dann die Zahl 1653, das Todesjahr von Wolfgang Wilhelm. Üb. d. Verf.: „Fürst Wolfgang Wilhelm vermacht testamentarisch der Neuburger Heimat und der Gesellschaft Jesu sein Herz in frommer Zuneigung. In Gott wird mein Trost in Ewigkeit sein."

[129] Vgl. Wolfgang Kaps: Magdalena von Bayern (1587–1628). Jan. 2017. URL: http://www.pfalzneuburg.de/wp-content/uploads/2013/04/MagdalenavonBayern.pdf (besucht am 18.03.2021), S. 76–78).

[130] Zit. n. ebd., S. 79f.

[131] Vgl. Esser u. a.: Die Wittelsbachische Fürstengruft in der Hofkirche „Unsere Liebe Frau" zu Neuburg a.d. Donau, S. 9f.

[132] Vgl. Wolfgang Kaps: Leopoldine Eleonore (Josepha) von Pfalz-Neuburg (1679–1693). Jan. 2018. URL: http://www.pfalzneuburg.de/wp-content/uploads/2010/03/Leopoldine_Eleonore.pdf (besucht am 18.03.2021), S. 8. Üb. Carl Schefers: „Herz des Durchlauchtigsten Fürsten und Herrn, Herrn Philipp Wilhelm Pfalzgrafen bei Rhein und beider Bayern etc., geboren zu Neuburg am 18.11.1668 und zu Reichstadt in Böhmen, am 10. April 1693 verstorben, beigesetzt in der Jesuitenkirche der Seligen Jungfrau am 8. Juli 1693" (Esser u. a.: Die Wittelsbachische Fürstengruft in der Hofkirche „Unsere Liebe Frau" zu Neuburg a.d. Donau, S. 10). Leopoldine hatte zu Lebzeiten den Wunsch geäußert, „dass wo ihr Schatz, nämlich ihr Vater, wäre, da auch ihr und ihrer Geschwister Herz sein sollte, damit alle diese Herzen nur ein Herz ausmachten" (Kaps: Leopoldine Eleonore (Josepha) von Pfalz-Neuburg (1679–1693), S. 7). Jetzt stehen die geschwisterlichen Herzbehälter auf dem Sarg ihrer Mutter Elisabeth Amalie.

[133] Vgl. ebd., S. 17.

[134] Zit. n. ebd., S. 17f. Üb. Carl Schefers: „Herz des Durchlauchtigsten Fürsten und Herrn, Herrn Philipp Wilhelm Pfalzgrafen bei Rhein und beider Bayern etc., geboren zu Neuburg am 18.11.1668 und zu Reichstadt in Böhmen, am 10. April 1693 verstorben, beigesetzt in der Jesuitenkirche der Seligen Jungfrau am 8. Juli 1693" (Esser u. a.: Die Wittelsbachische Fürstengruft in der Hofkirche „Unsere Liebe Frau" zu Neuburg a.d. Donau, S. 10).

[135] Zit. n. ebd., S. 10. Üb. Carl Schefers: „Herz des Durchlauchtigsten Fürsten und Herrn, Herrn Philipp Wilhelm, Pfalzgrafen bei Rhein etc. An bösartigem Fieber bis zu siebten Tag darniederliegend zu Reichstadt in Böhmen am 10. April 1693 um die fünfte Stunde nachmittags verstorben."

[136] Vgl. Wolfgang Kaps: Anna Katharina Konstanze von Polen (1619–1651). Feb. 2013. URL: http://www.pfalzneuburg.de/wp-content/uploads/2010/03/AnnaKatharinaKonstanze.pdf (besucht am 18.03.2021), S. 33f.

[137] Vgl. Elisabeth Vogl: Die Sulzbacher Fürstengruft. In: Stadt Sulzbach (Hrsg.): „Die Mitten im Winter grünende Pfaltz". 350 Jahre Wittelsbacher Fürstentum Pfalz-Sulzbach (Schriftenreihe des Stadtmuseums und Stadtarchivs Sulzbach-Rosenberg Bd. 22). Sulzbach-Rosenberg: Stadt Sulzbach-Rosenberg und Staatsarchiv Amberg 2006, S. 89–107, S. 89.

[138] Vgl. ebd., S. 101.

[139] Franziska Dorothea gebar am 4. Januar 1760 eine Tochter, die den Namen Fräulein von Einsiedel erhielt. Die Mutter kam zunächst in ein Ursulinenkloster nach Metz, später zu den Augustinerinnen nach Bonnevoye, Luxemburg (ebd., S. 107).

[140] Vgl. ebd., S. 107.

[141] Brief des Rupert Graf Strachwitz, Präsident der Verwaltung des Herzogs von Bayern, vom 12. Nov. 1982 an den Administrator der Hl. Kapelle Altötting, Robert BAUER: Persönliche Mitteilung an den Verfasser. Bischöflicher Administrator der Heiligen Kapelle, Altötting. 15. Dez. 1982.

[142] Vgl. VOGL: Die Sulzbacher Fürstengruft, S. 104.

[143] STADLBAUER: Die separate Bestattung von Leichenteilen, S. 70.

[144] Vgl. VOGL: Die Sulzbacher Fürstengruft, S. 384.

[145] Üb. d. Verf.: „Christus mein Leben. Der Tod (mein) Gewinn. Herz der Durchlauchtigsten Herzogin und Gründerin dieses Klosters Eleonora Philippina geboren am 17. Oktober 1712, gestorben am 23. Mai 1759 mit 47 Jahren. Sie ruhe in Frieden."

[146] Vgl. ebd., S. 340.

[147] Vgl. ebd., S. 219.

[148] Vgl. ESSER u. a.: Die Wittelsbachische Fürstengruft in der Hofkirche „Unsere Liebe Frau" zu Neuburg a.d. Donau, S. 11.

[149] Vgl. STADLBAUER: Die separate Bestattung von Leichenteilen, S. 71.

[150] Vgl. R. BAUER: Bayerische Wallfahrt Altötting, S. 27.

[151] Das Herz der Gattin Max Emanuels, der Habsburgerin Maria Antonia († 1692), kam in die Loretogruft von St. Augustin, die Eingeweide in die Herzogsgruft des Stephansdoms, der Corpus in die Kapuzinergruft nach Wien zu ihren Verwandten (vgl. LAURO: Die Grabstätten der Habsburger, S. 297). Dem Kurfürsten wurden allerdings bei der Leichenbehandlung die Eingeweide entnommen und aus Pietät in einem schmucklosen Zinngefäß ebenfalls in die Theatinergruft gebracht, das neben dem Sarg von Karl Theodor steht.

[152] Vgl. M. A. KÖNIG: Weihegaben an u. l. Frau von Altötting Bd. 1, S. 267.

[153] Vgl. Brief des Stiftsdechanten von Altötting an Kurfürst Max Emanuel vom 21.1.1689, HAM (Bayer. Hauptstaatsarchiv München), Kasten schwarz 1049, fol. 26r–27r. Das Herz wurde zwischen seinen Eltern bestattet. Der Corpus blieb im Kölner Dom, die Eingeweide kamen zu den Jesuiten nach Bonn (Max LOSSEN: Maximilian Heinrich, Kurfürst von Köln. In: Allgemeine Deutsche Biographie. Bd. 21. München: Historische Kommission bei der Bayerischen Akademie der Wissenschaften 1885, S. 53–56, S. 56).

[154] Vgl. AAR 115 bzw. AAR 120, zit. n. M. A. KÖNIG: Weihegaben an u. l. Frau von Altötting Bd. 1, S. 268.

[155] AAR 120, zit. n. ebd., S. 268.

[156] Text eines nicht mehr existierenden *Epitaphium chronologium* über dem Portal der Rotunde (AAR 115, zit. n. ebd., S. 269). Üb. d. Verf.: „Der jungfräulichen und gnadenvollen, in Altötting in ihrem Standbild besonders huldreichen Gottesgebärerin Karl VII. Das Herz, das ich im Leben Dir angelobt habe, weihe ich Dir auch im Sterben." Die Großbuchstaben der als Chronogramm verfassten Schrift ergeben, als römische Zahlen gelesen, zusammen 1745, also das Todesjahr des Kaisers.

[157] Peter Claus HARTMANN: Karl Albrecht – Karl VII. Glücklicher Kurfürst, unglücklicher Kaiser. Regensburg: Anton Pustet 1985, S. 302.

[158] Vgl. Joseph von OBERNBERG: Reisen durch das Königreich Baiern. Bd. 1/4, II. Heft. München und Leipzig: Lentner 1817, S. 202.

[159] AAR 114, zit. n. M. A. KÖNIG: Weihegaben an u. l. Frau von Altötting Bd. 1, S. 269.

[160] Zit. n. ebd., S. 269.

[161] „Beschreibung. Welchergestalten das einbalsamierte Hertz der Kaiserl. Majestät etc. CAROLI VII. glorwürdigster Gedächtnus von Muenchen nacher AltenOettingen gebracht, und daselbst in der heyl. Capelle beigesetzt worden. [...] Worauf man nit ermanglet, zu des kaiserl. Herzens gebührendem Empfang alle in so kurzer Zeit mögliche Veranstaltung vorzukehren. [...] Erstens gienge St. MichaelsBruderschaft, [...] Siebenstens Die Capell-Musicanten, [...] Nach diesem wurde das kleine mit schwartz Sammet überzogene hölzerne Trüchl verschlossene kaiserl. Hertz auf dergleichen sammeten Küß von einem HofKammerdiener (Nota am Rand: Das Hertz Churfürstl. Maximilian wurde anno 1650 von Churfürstlichen Obrist, Stallmeister Grafen Maximilian von Fugger getragen) zwischen 4 mit Waxfackeln neben hergehenden Ministranten getragen: / [...] Endlich aber die HH PP Jesuiten mit dem gemeinen in ungemeiner Zahl versammleten Volck, der Prozession den Schluß machten: / Der Conduct gienge rings herumb über den großen Hof bey der Heyligen Capelle vorbei in die Stiftskirchen, allwo auf einer erhobener mit 46 Waxkertzen und 4 Facklen beleuchtetet TodenBahre das Kaiserl. Hertz ausgesetzt und sofort von der gesammten StiftsClerisei und Music die TodenVigil abgesungen, dann nach dessen Endigung in die heylige Capelln übertragen, daselbsten aber Höchstbesagtes Hertz aus seiner Hölzernen

Anmerkungen zu Kapitel 10

Capsel und der gewixten Leinwanth, worinnen es eingenäht ware, herausgenommen und in ein silbernes per modum urnae verfertigtes Gefäß gelegt, und verschlossen wurde. / Weilen aber, wegen Aussehung einer Ruhe- und GrabStatt mit dem Herrn Commissario, oberwehnter Ursach halber, keine Unterredung gepflogen worden können, und eines Teils die künstlich ausgearbeitete urnam in die Erde zu versenken, bedenklich fallen, andrerseits aber in denen Mäuern ein tieffes und weites Loch einzubrechen; sowohl die Kürtze der Zeit als auch der schuldige Respect vor die geheiligte Wände nit verstatten wollte (Nota am Rande: Das Hertz Churfürsten Maximilians und der Churfürstin Elisabeth seind samt dem silbernen Hertze in die Erde begraben worden, welches auch mit dem Hertzen Churfürsten Clemens zu Cölln letzhin beschehen). / So traffe der Dechant dieses Expediens, daß er bei dem hertzog Albertischen Epitaphio, welches ober dem Bett-Stuhl in einem SchwibBogen aufgerichtet, eine kleine Öffnung machen und in dessen Concavität das Kayserl. Hertz ad interim, biß auf weiter erholende gnädigste Instruction, prämissis sacris ritibus versetzen ließe. [...]" (AAR 114, ebd., S. 269).

[162] Vgl. Peter MOSER: Altötting. Mythos – Geschichte – Wahrheit. München: Sequenz Medien 2004, S. 146.

[163] Vgl. ebd., S. 155.

[164] Üb. d. Verf.: „Die Parzen mögen trennen. Die Liebe soll die Herzen vereinen" bzw. „Die Liebe ist stärker als der Tod".

[165] Vgl. ebd., S. 152.

[166] AAR 122, zit. n. M. A. KÖNIG: Weihegaben an u. l. Frau von Altötting Bd. 1, S. 271.

[167] AAR 117, zit. n. ebd., S. 273.

[168] AAR 122, zit. n. ebd., S. 273.

[169] Zit. n. ebd., S. 273f.

[170] Simon BUCHFELLNER: Die Geschichte der Verehrung der gnadenreichen Jungfrau und Gottes Mutter Mariae zu Altenötting. München: Seidl-Signatur 1826, S. 82.

[171] Aus dem Testament Ludwigs I., ANON.: Eintrag zu Ludwig I. Alte Registratur des Administrationsarchivs Altötting, Akten-Nr. 1227. Altötting. o.D.

[172] Vgl. Abt Odilo LECHNER: Persönliche Mitteilung an den Verfasser. St. Bonifaz, München. 29. Feb. 2008.

[173] Vgl. Karl ZATSCHKER: Persönliche Mitteilung an den Verfasser. Finanzbeamter, Burghausen. 2. Sep. 2005,

[174] NÖHBAUER: Die Wittelsbacher. Eine europäische Dynastie – eine deutsche Chronik, S. 271.

[175] Nach einem Bericht des Oberhofmeisters vom 14. September 1889 wurde die Urne im Hofzug vom Münchner Ostbahnhof nach Neuötting gebracht. Weiterhin ist darin zu lesen: „Das Herz Ihrer Majestät, der in Gott ruhenden Königinmutter Marie von Bayern wurde am 22. August dieses Jahres in eine Metallkapsel transferiert und verlötet und mit einer schwarzseidenen Schnur umwunden, deren beide Enden auf dem Deckel der Kapsel mit dem Siegel des kgl. Oberhofmeisterstabes und des kgl. Staatsministerium des kgl. Hauses und des Äußeren befestigt wurden. Diese Metallkapsel ist in die silberne Urne eingestellt und eingeschraubt und die Letztere ist auf die Rückseite an der Fuge zwischen Untersatz und Deckel in einer Breite von 6 cm gleichfalls verlötet." Ein Schlüssel für die Urne wurde demnach nicht gefertigt (Altöttinger Neue Registratur [ANR] 1522, zit. n. Robert BAUER: Persönliche Mitteilung an den Verfasser. Bischöflicher Administrator der Heiligen Kapelle, Altötting. 1. Okt. 1984).

[176] Hugo Wilhelm von ZIEMSSEN: Bericht über die Obduktion von König Ludwig II. von Bayern – Autopsie vom 15. Juni 1886. 15. Juni 1886. URL: http://www.koenig-ludwig-schloss-neuschwanstein.de/koenig-ludwig-ii-von-bayern/entmuendigung-und-tod/bericht-ueber-die-obduktion-von-koenig-ludwig-ii-von-bayern-autopsie-vom-15-juni-1886/ (besucht am 07.04.2021).

[177] Eduard BAUMANN: Ludwigs Herz ruht in Altötting. In: Passauer Neue Presse – Heimatglocken. Beilage für heimatliche Belehrung und Unterhaltung 7 (1986), S. 1–4, S. 1.

[178] Vgl. Alfred ZELLER: Der Tag, an dem Ludwigs Herz nach Altötting kam. In: Burghauser Anzeiger, 13. Aug. 2011, S. 19. Einen ausführlichen Bericht bietet J. M. FORSTER: Die Fürsten – Herzen und die Beisetzung des Herzens weiland Sr. Majestät König Ludwig's II. v. Bayern in der Gnadenkapelle zu Altötting. Altötting: Selbstverlag 1886: „[...] Schon sind die schlanken Thürme von Alt-Ötting sichtbar und nun schließt sich an jedem Seitenwege eine Schaar frommer Waller an, die alle am Gnadenorte für das Seelenheil ihres Fürsten beten wollen und den Zug so beengen, daß er sich nur mit Mühe fortbewegen kann. / In unabsehbarer Procession an das Portal der Stiftskirche geleitet, wird die Commission von dem hochwürdigsten Herrn Bischof von Passau nebst einigen Domherrn und dem umwohnenden Adel empfangen und das Gefäß mit dem königlichen Herzen sofort auf einem mit Krone

und Scepter und dem königlichen Wappen geschmückten, von brennenden Kerzen umgebenen Katafalk beigesetzt. Hierauf finden die Vigilien und unmittelbar daran anschließend das feierliche Requiem statt, welches von dem Herrn Bischof gehalten wird. / Nach der Beendigung des Requiems wird das Gefäß mit dem königlichen Herzen in feierlicher Prozession wie folgt, in die Muttergotteskapelle transferirt: [...]. Vor der hl. Kapelle bildet der Zug einen weiten Kreis; das königliche Herz zieht ein in das, Tag und Nacht von fünf Lampen erleuchtete, zwölfhundertjährige, enge Oktogon (Achteck) der Gnadenkapelle. In dem anstoßenden, größeren, im 15. Jahrhundert von Sigmund, Erzbischof von Salzburg, angebauten Langhause erklingt ergreifend das hundertstimmige Benediktus der Priester. Der Bischof spricht die letzten Gebete; die Silberurne wird des Flores entledigt und bald darauf hat das königliche Herz seine Stätte gefunden in einer mit Glas bedeckten, silberumrahmten Nische, dicht über dem schmalen Portale, dem uralten Muttergottesbild zugewandt, vor dem in so vielen Jahrhunderten Kaiser, Könige und Kurfürsten gekniet und gebetet haben [...]" (S. 4–7). Der Hof-Commissar verschloss nach Einsetzen der Urne in die Nische diese mit einem Schlüssel, der ins königliche Hauptarchiv kam (vgl. Renate HEINRICH: Herzurne König Ludwig II. seit 120 Jahren in der Kapelle. In: Burghauser Anzeiger, 15. Aug. 2006, S. 22, S. 12).

[179] Für ihn nahmen sein Onkel Luitpold und danach sein Cousin Ludwig, der spätere König, als Prinzregenten die Regierungsgeschäfte wahr.

[180] Vgl. ANR 1522, zit. n. R. BAUER: Persönliche Mitteilung an den Verfasser (1984).

[181] Vgl. Christoph NIEDERSTEINER: Persönliche Mitteilung an den Verfasser. Leiter des kunsthistorischen Institutes Burghausen. 20. Dez. 2002; ANR 1901, zit. n. R. BAUER: Persönliche Mitteilung an den Verfasser (1984).

[182] Vgl. ANR 1902, zit. n. ebd.

[183] Vgl. A. DIETZ: Ewige Herzen, S. 136.

[184] Leeres Gefäß aus vergoldetem Silber, Werkstatt Ritschert, München. Wurde dem Kapelladministrator formlos, ohne Benachrichtigung von Presse und Öffentlichkeit zur stillen Aufstellung in der Nische vom Passauer Bischof übergeben (vgl. R. BAUER: Persönliche Mitteilung an den Verfasser (1984)).

[185] A. DIETZ: Ewige Herzen, S. 136. Üb. d. Verf.: „Er ruht unter dem Schutz der Muttergottes."

[186] R. BAUER: Bayerische Wallfahrt Altötting, S. 110.

[187] Vgl. A. DIETZ: Ewige Herzen, S. 137.

[188] Vgl. Residenz München Inv. Nr. ResMüAHK. FV. II 110, zit. n. Johannes ERICHSEN/Katharina HEINEMANN: Behältnis für das Herz des Prinzen Maximilian um 1803. In: BAYERISCHE SCHLÖSSERVERWALTUNG (Hrsg.): Bayerns Krone 1806: 200 Jahre Königreich Bayern [Ausstellungskatalog]. München: Hirmer 2006, S. 166–167, S. 166.

[189] Residenz München Inv. Nr. ResMüAHK FV. II 111, zit. n. ebd., S. 166; Luca PES: Persönliche Mitteilung an den Verfasser. Bayerische Verwaltung der staatlichen Schlösser, Gärten und Seen (Schloss Nymphenburg, München). 15. März 2017. [] markiert unleserliche Stellen.

[190] Vgl. Mirjam BRANDT: Persönliche Mitteilung an den Verfasser. Bayerische Verwaltung der staatlichen Schlösser, Gärten und Seen, Schloss Nymphenburg, München. 2. März 2017.

[191] Vgl. Hans RALL: Wittelsbacher Lebensbilder von Kaiser Ludwig bis zur Gegenwart. Führer durch die Münchner Fürstengrüfte mit Verzeichnis aller Wittelsbacher Grablegen und Grabstätten. Hrsg. v. WITTELSBACHER AUSGLEICHSFONDS. München: Wittelsbacher Ausgleichsfonds 1986, S. 79.

[192] Die Gefäße stehen in dem der Öffentlichkeit nicht zugänglichen Teil der Gruft nicht bei den Corpussärgen, da sie inzwischen mehrfach umgestellt wurden. Die Positionierung ist nicht gewollt und dauerhaft, sie werden offensichtlich nach Bedarf umgeräumt.

[193] Ihres Vaters, des Pfalzgrafen Philipp Wilhelm August († 1693), Herz ruht in der Hofkirche zu Neuburg (s. Kap. 10.2.6).

[194] Inschriften auf den Urnen: Karl Albrecht von Bayern (Kaiser Karl VII.) († 1745): „Viscera Carol VII / Rom. Imperatoris / Mortui die 20 Janua.. / Anno 1745" (Üb. d. Verf.: „Eingeweide Karls VII., römischer Kaiser, gestorben am 20. Januar 1745"); Maria Anna Karolina Ludovika Franziska von Neuburg (Herz) († 1751): „MARIA ANNA CAROLINA LUDOVICA FRAN / CISCA DUX BAVARIAE NATA PRINCEPS PALATINA NEO / BURGICA REICHSTADII IN BOHEMIA LUCEM ASPIXIT DIE / XXX JANUARII AO MDCLXXXXIII. EX CONNUBIO PHILIPII WILHELMI / AUGUSTI DUCIS PALATINO NEOBURGICI ET ANNAE MARIAE SA / XO-LAVENBURGENSI. NUPSIT FERDINANDO DUCI BAVAR. / DIE IX FEBR. AO MDCCXIX. QUO ORBATA DIE XI DEO /MDCCXXXVIII. TANDEM PROLIBUS DUABUS VIDELICET MAXIMI / LIANO NATA MAIORE ET TERESIA EMMANUELA / AD AETERNITATEM PRAEMISSIS AHUSII IN WEST / FALIA PIE ET IPSA OBIIT DIE XII SEPTEMB. MDCCLI / CLEMENTEM FILIUM NATU MINOREM DUNTAXAR

Anmerkungen zu Kapitel 10

/ POST SE RELINQUENS BONORUM SUORUM / []DEM. EIUS POSTEA CORPUS MONASTER. / CATHEDRALI IN ECCLESIA DIE V OCT. / COR QUE HEIC RECONDITUM AD S[] / []TRANSLATUM EST DIE V NOV / EMBRIS ANNO EODEM. / REQUIESCAT / IN / PACE" ([] markiert unleserliche Stellen. Üb. d. Verf.: „Maria Anna Karolina Ludovika Franziska, Herzogin von Bayern, geborene Prinzessin von Pfalz-Neuburg, Reichstadt. Sie erblickte in Böhmen das Licht [erg.: der Welt] am 30. Januar im Jahr 1693, aus der Ehe von Philipp Wilhelm August, des Herzogs von Pfalz-Neuburg und der Anna Maria von Sachsen-Lauenburg. Sie heiratete Ferdinand, Herzog von Bayern, am 9. Februar 1719, verwitwet am 11. Dez. 1738. Endlich starb sie selbst fromm in Ahaus in Westfalen am 12. September 1751, nachdem ihr zwei Kinder, nämlich Maximilian der Erstgeborene und Theresia Emmanuela in die Ewigkeit vorausgeschickt worden waren, nur den Sohn Clemens, den Zweitgeborenen von ihren braven Nachkommen, zurücklassend. Später, am 5. Oktober, wurde ihr Corpus in der Kathedralkirche des Klosters bestattet, auch ihr Herz, das am 5. Nov. des gleichen Jahres hierher verbracht wurde. Sie ruhe in Frieden"); Clemens Franz de Paula († 1770): „INGEWEID / IHRO DURCHLEICHT / HERZOG CLEMENS VON / BAYERN D 6 AUGUST 1770"; Maria Anna Josepha († 1776): „INGEWEIDT VON IHRO / HOCHEIT VERWITTIPTE FR / AV MARGGREFIN VON PAA... / BAADEN MARIA ANNA JOSEFA AVGVSTA GESTORWEN DEN 7. MAI / 1776"; Maximilian III. Joseph († 1777): „INTESTINA / MAXIMILIANI JOSEPHI / SERENISSIMI DUCIS ET / ELECTORIS BAVARIAE / IN DOMINO OBIIT 30. DECE / MBRIS 1777" (Üb. d. Verf.: „Eingeweide von Maximilian Joseph, des hocherhabenen Herzogs und bayerischen Kurfürsten. Er starb im Herrn am 30. Dezember 1777"); Maria Anna von Pfalz-Sulzbach († 1790): „EINGEWEID / IHRER HERZOGLICHEN DURCHLAUCHT / MARIAE ANNAE CAROLINAE / GEMAHLIN / HERZOGS CLEMENTIS FRANCISCI / WELCHE / DEN 25. APRIL 1790 / GESTORBEN / UND / DEN 28. APRIL / HIER BEGRABEN WORDEN IST"; Maria Anna von Sachsen († 1797): „INTESTINA / MARIAE ANNAE SOPHIAE / SERENISSIMI ELECTORIS BAVARIAE / MAXIMILIANI III / VIDVAE / DEFUNCTAE. DIE XVII FEBRUARII / MDCCXCVII" (Üb. d. Verf.: „Eingeweide der Maria Anna Sophia, Witwe des erlauchtesten Kurfürsten von Bayern Maximilian III., gestorben am 17. Febr. 1797)"; Maximiliane Josepha Karoline von Bayern († 1821): „Viscera / Maximilianae Josephinae Carolinae / Regiae Principissae / Maximiliani Josephi Bavariae / Regis Filiae / Natae XXI Jul MDCCCX Denatae IV Febr MDCCCXXI" (Üb. d. Verf.: „Eingeweide der Maximiliane Josephine Karoline, der königlichen Prinzessin, der Tochter des Königs Maximilian Joseph von Bayern").

[195] Monika MAIER-ALBANG: Ein Münchner Michel und die schöne Karoline. In: Joachim KÄPPNER (Hrsg.): München – die Geschichte der Stadt. München: Süddeutsche Zeitung Verlag GmbH 2008, S. 170–173, S. 170.

[196] Vgl. Alfred DOST: Persönliche Mitteilung an den Verfasser. Kustos Fürstengruft Theatinerkirche, München. 13. Apr. 2012.

[197] Dessen Herz ruht in der Kirche Igreja da Lapa, Porto, s. Kap. 11.14.

[198] Die Witwe Auguste hatte bestimmt, dass die Hauskapelle bei Veräußerung des Palais in der Obhut der Familie bleiben sollte. Der letzte Besitzer des Anwesens sollte laut Kaufvertrag die Herzen der Leuchtenberg, das Vermögen der Messstiftung und das gesamte Kapelleninventar in die Michaelskirche überführen, in deren Gruft der erste Herzog von Leuchtenberg beigesetzt war. Diese Bestimmung wurde vom Bayerischen Staat nach Kriegsende 1945 als dem letzten Eigentümer befolgt (vgl. Hans LEHMBRUCH: Das Palais Leuchtenberg in München. Bau- und Ausstattungsgeschichte. In: BAYERISCHE VEREINSBANK MÜNCHEN (Hrsg.): Palais Leuchtenberg – Die Geschichte eines Münchner Adelspalais und seines Bauherren. München: Bayerische Vereinsbank, Zentralabteilung ÖAV 1987, S. 93–148, S. 138).

[199] Vgl. A. DIETZ: Ewige Herzen, S. 142.

[200] Vgl. Adalbert Prinz von BAYERN: Die Herzen der Leuchtenberg. Geschichte einer bayerisch-napoleonischen Familie. München: Nymphenburger 1992, S. 293.

[201] Vgl. ebd., S. 341.

[202] Vgl. ebd., S. 339.

[203] Zit. n. ebd., S. 347.

[204] Zit. n. ebd., S. 338.

[205] Vgl. LEHMBRUCH: Das Palais Leuchtenberg in München, S. 140.

[206] Vgl. Ortenburger Archiv Tambach 859–861, zit. n. Friedrich HAUSMANN: Die Grafen zu Ortenburg und ihre Vorfahren im Mannesstamm, die Spanheimer in Kärnten, Sachsen und Bayern, sowie deren Nebenlinien. In: Ostbairische Grenzmarken 36 (1994), S. 9–62, S. 37. Das Grab ist nicht mehr nachweisbar (vgl. R. REITMEIER: Persönliche Mitteilung an den Verfasser. Pfarrsekretärin, St. Martin, Amberg. 8. Okt. 2007).

[207] Vgl. A. DIETZ: Ewige Herzen, S. 141.
[208] Vgl. ebd., S. 142.
[209] In einem Protokoll (Actum, Regensburg, den 25ten Novbr. 1805: Mittags 11. Uhr im äußeren Hochfürstl. Palais; FZA, HMA 1472, zit. n. Armin RUHLAND: Das Leichenbegängnis von Fürst Karl Anselm von Thurn und Taxis 1805. In: Feste in Regensburg 82 (1986), S. 441–442, S. 441) ist dazu zu lesen: „Es wurde das, in Spiritus in einem Glase aufbewahrte und mit des Sigel des Leibarztes verschlossene Herz durch Hrn. Leib Chyrurgo aus dem Glase gehoben, in eine Eyförmige zinnerne Capsel gelegt und diese Capsel sodann im Beyseyn nebenstehender Personen von dem anwesenden Zinngießer wohlverlöttet [...]. Diese Kapsel wurde sodann in eine silberne, eine Urne, mit oben angebrachten vergolten Flammen vorstellendt Capsel verschlossen."
[210] A. DIETZ: Ewige Herzen, S. 142.
[211] Vgl. Peter STYRA: Persönliche Mitteilung an den Verfasser. Hofbibliothek und Zentralarchiv der Fürsten von Thurn und Taxis, St. Emmeram, Regensburg. 1. Okt. 2018.
[212] Vgl. Robert von SÜSSKIND: Persönliche Mitteilung an den Verfasser. Schloss Dennenlohe, Unterschwaningen. 1. Mai 2011.
[213] Üb. d. Verf.: „Herz des Freiherrn Baron von Cramer-Klett † 1938, herausragender Wohltäter dieses Klosters".
[214] Vgl. LAURO: Die Grabstätten der Habsburger, S. 17.
[215] Vgl. GIESEY: The Royal Funeral Ceremony in Renaissance France, S. 21; D. SCHÄFER: Mittelalterlicher Brauch bei der Überführung von Leichen, S. 488. Der zeitgenössische Geschichtsschreiber Richard von San Germano, also vom Sterbeort des Babenbergers, schrieb dazu: „Cujus ossa delata sunt more Teutonico in Teutoniam, et caro aput Casinum cum honorificiencia tumulata" (MS. XIX, 361. zit. n. ebd., S. 488; Üb. d. Verf.: „Dessen Gebeine wurden nach Deutscher Sitte nach Deutschland verbracht, sein Fleisch wurde bei Cassino mit allen Ehren begraben"). In der Chronik des Stiftes Göttweig steht dazu: „Cujus corpus in Monte Cassino in monasterii sancti Benedicti a cardinalibus sepelitur, et ossa delata ipsius ducis in claustrum suum, quod ipse construxit Lirenvelde" (Continuatio Scotorum, Annales Gotwicenses, Lilienfeld, MS. IX, 626. zit. n. ebd., S. 488; Üb. d. Verf.: „Dessen Corpus wird auf dem Monte Cassino im Kloster des heiligen Benedikt von den Hauptleuten begraben, und die Gebeine des nämlichen Herzogs sind in sein Kloster, das er selbst gebaut hat, nach Lilienfeld gebracht worden"). Kaiser Friedrich II. bat den Papst Gregor IX. um Geleit für die sterblichen Überreste des Herzogs: „[...] cujus corpus jam pro parte in Casinensi monasterio recepit sepulturam et in parte refertur ad propria [...] quod etiam defuncti ossibus non desit humanitas et vivis saltem in hoc consolacionis remedium procuretur" (Eduard WINKELMANN: Acta imperii inedita saeculi XIII. et XIV. I, Nr. 308, Innsbruck 1880–1885, S. 227, zit. n. ebd., S. 488; Üb. d. Verf.: „[...] dessen corpus erhielt zu einem Teil schon ein Begräbnis im Kloster Cassino, der andere Teil wird in seine Heimat zurückgebracht [...] weil auch den Gebeinen eines Gestorbenen das Menschliche nicht fehlt und den Lebenden wenigstens damit das Heilmittel des Trostes gegeben wird").
[216] Vgl. LAURO: Die Grabstätten der Habsburger, S. 45; R. J. MEYER: Königs- und Kaiserbegräbnisse im Spätmittelalter, S. 21.
[217] Vgl. D. SCHÄFER: Mittelalterlicher Brauch bei der Überführung von Leichen, S. 483.
[218] MS. XVII, 253 (zit. n. ebd.).
[219] Üb. d. Verf.: „Die Königin stirbt, wird ausgeweidet und der Bauch mit Sand und Asche gefüllt. Danach wird ihr Antlitz mit Balsam gesalbt und der ganze Körper wird in ein Wachstuch eingeschlagen und mit kostbaren seidenen Kleidern umhüllt."
[220] Vgl. WEISS-KREJCI: Heart burial in medieval and early post-medieval central Europe, S. 130.
[221] Vgl. Legis GLÜCKSELIG: Der Prager Dom zu St. Veit. Prag und Leitmeritz: Carl Wilhelm Medau 1855, S. 59.
[222] Die Kapelle wurde 1785/86 in ein fünfstöckiges Wohnhaus umgebaut, das 1903 abgebrochen wurde.
[223] Vgl. SCHRADE: Das Herz im Umkreis der Kunst, S. 16; D. SCHÄFER: Mittelalterlicher Brauch bei der Überführung von Leichen, S. 492; Walter POHL/Karl VOCELKA: Die Habsburger. Hrsg. v. Brigitte VACHA. 2. Aufl. Graz, Wien, Köln: Styria 1993, S. 52. Ein zeitgenössischer Bericht beschreibt das Verfahren der Behandlung der Leiche: „Occisus Wiennam ducitur, ibique cunctis miserie spectaculum efficitur et, quod dictum est horridum, jumentino more scinditur, ad instar piscis exenteratur et ipsa exta inollantur et separantur a corpore. Et cum etiam acerbissima dampnatorum mors sit corporis et anime separatio, iste Otacharus nove mortis exitio per viscerum et membrorum discrimen crudeliter morte secundaria

Anmerkungen zu Kapitel 10

permultatur. O miserarium miseria de principe tanto!" (Historia annorum 1264–1279. MS. IX, 653 ff. zit. n. D. SCHÄFER: Mittelalterlicher Brauch bei der Überführung von Leichen, S. 492) – Üb. Norbert Behringer: „Nach seinem Tod wird er nach Wien gebracht und allen als ein Spektakel (Schauspiel) vorgeführt und, was schrecklich auszusprechen ist, wird er nach Art eines Zugtieres zerteilt, wie ein Fisch ausgenommen, werden die Eingeweide selbst in einen Topf getan und vom Körper getrennt. Und da der bitterste Tod der Verurteilten die Trennung von Leib und Seele ist, wird dieser Ottokar im Ausgang eines erneuten Todes durch die Trennung von Eingeweiden und Gliedern auf grausame Weise durch einen zweiten Tod bestraft. O welch ein Unglück der Unglücksfälle über diesen großen Fürsten!"

[224] Vgl. Sonia HORN: Vom Leichenöffnen ... Beobachtungen zum Umgang mit anatomischen und pathologischen Sektionen in Wien vor 1800. In: Wiener Klinische Wochenschrift 23 (2004), S. 792–803, S. 794. Einzelheiten der Behandlung des Leichnams sind allerdings umstritten.

[225] Vgl. LAURO: Die Grabstätten der Habsburger, S. 87.

[226] Vgl. O. TRAPP: Die Grabstätten der Landesfürsten und ihrer Familienmitglieder in Tirol, S. 125.

[227] Vgl. Christoph HAIDACHER: Persönliche Mitteilung an den Verfasser. Tiroler Landesarchiv, Innsbruck. 8. Aug. 2018.

[228] Vgl. Martin KAPFERER: Persönliche Mitteilung an den Verfasser. Diözesanarchiv Innsbruck. 9. Dez. 2014.

[229] Vgl. J. TELEKI: A Hunyadiak kora Magyarországon, Budapest 1852–1894, S. 153, Anm. 3, zit. n. R. J. MEYER: Königs- und Kaiserbegräbnisse im Spätmittelalter, S. 160.

[230] Vgl. Reinhold RÖHRICHT: Die Jerusalemfahrt des Herzogs Friedrich von Österreich. In: Zeitschrift für deutsche Philologie 23 (1891), S. 26–41, S. 35.

[231] Vgl. Hans Peter ZELFEL: Ableben und Begräbnis Friedrichs III. Dissertation. Wien: Universität Wien, 1974, S. 66.

[232] P. M. LIPBURGER: De prodigiis et ostentisque mortem Friderici imperatoris precesserunt. Zum Tode Kaiser Friedrich III. In: L. KOLMER (Hrsg.): Der Tod des Mächtigen. Paderborn: Schöningh 1997, S. 125–135, S. 133.

[233] Vgl. ZELFEL: Ableben und Begräbnis Friedrichs III. S. 90.

[234] Der rote Wandmarmorstein im Chor rechts trägt in der oberen Hälfte eine lateinische Inschrift. Die untere Hälfte wird von einem Wappenkonglomerat eingenommen. In der Mitte das Kaiserwappen mit der Krone Friedrichs darüber, seitlich die Wappen von Alt- und Neuösterreich, unten das Habsburgerwappen. Im äußeren Kreisring von oben nach rechts die Wappen von Kärnten, Oberösterreich, Pfirt, Krain, Oberelsass, Burgau; von oben nach links Ungarn, Windische Mark, Portenau, Tirol, Kyburg, Steiermark; die Mitte unten bildet ein Adlerschild. Oben in beiden Dreiecken zwischen Kreis im quadratischen Rahmen zwei lauernde Löwen unten zwei behaarte „wilde Männer" (Erich WIDDER/Gertrud WIDDER: Die Linzer Stadtpfarrkirche. Hrsg. v. Stadtpfarre LINZ. Linz: Landesverlag Druckservice 1991, S. 15).

[235] Üb. d. Verf.: „In dieser Urne ruhen Kaiser Friedrichs Eingeweide und auch sein Herz, das 50 Jahre lang das Heilige Römische Reich beherrschte, allzeit den Frieden liebend. Er lebte 78 Jahre, einen Monat und zwei Tage und schied aus dem Zeitlichen im Jahre des Heils 1493, den 24. August." Der Text beruhte auf einem Epigramm des von ihm zum *poeta laureatus* gekrönten Humanisten Konrad Celtis (Münchner Handschrift Clm 434, fol. 64v, zit. n. Karl HARTFELDER: Zu Conrad Celtis. In: Vierteljahrsschrift für Kultur und Litteratur der Renaissance 2 (1887), S. 253–262, S. 254; Benedikt PILLWEIN: Neuester Wegweiser durch Linz und seine nächste Umgebung. Linz: Johann Huemer 1837, S. 128.): „Epigramma ad exta Friderici in Linsio // Intestina cubant Friderici hac Cesaris urna / Et cor, quod sacro prefuit imperio. / Quinquaginta annis Rhomanum rexerat orbem / Atque uno pacis tempora semper amans." – Üb. d. Verf.: „Inschrift für die Innereien Friedrichs in Linz: // In dieser Urne liegen die Eingeweide Kaiser Friedrichs / und das Herz, welches über das heilige Reich herrschte. / In fünfzig Jahren hatte er den römischen Erdkreis regiert / Und immer liebend mit dem Einen (Herzen, d. Verf.) die Zeiten des Friedens."

[236] Paul HERRMANN (Hrsg.): Zimmerische Chronik urkundlich berichtet von Graf Froben Christof von Zimmern und seinem Schreiber Johannes Müller. Nach der von K. Barack edierten 2. Ausgabe. Bd. 2. Meersburg und Leipzig: Hendel Verlag 1932, S. 168.

[237] Vgl. Richard REIFENSCHEID: Die Habsburger. Wien: Tosa 1994, S. 542.

[238] Vgl. Emanuel VLCEK: Srdce Habsburků. In: Vesmir 11 (1996), S. 621–624. Zwischen Tod und Bestattung vergingen meist mehrere Monate. Ferdinand I., Maximilian II. und Rudolf II. wurden im Prager Veitsdom bestattet.

Anmerkungen zu Kapitel 10

[239] Vgl. Milena BRAVERMANOVÁ: Persönliche Mitteilung an den Verfasser. Archäologische Sammlung, Prager Burg. 1. Feb. 2010.

[240] Vgl. Jan VLCEK: Persönliche Mitteilung an den Verfasser. Správa Przského hradu, Hradcany, Praha. 12. Juli 2018.

[241] Bei diesem Kaiser wurde wie üblich eine Sektion durchgeführt, ohne dass das Herz später eine besondere Behandlung erhielt. Obduzenten waren der leitende Internist des Wiener Bürgerspitals Johannes Aichholzer und der Hofchirurg Dr. Petrus Suma. Von der Maßnahme, die am 13. Oktober 1576 durchgeführt wurde, existiert ein detaillierter Bericht: „Den 13. tag am Samstag fruhe um 5 uhr ist ihro May:cörper ausgethann und und mit vleiß besichtigt worden, bei welcher anatomia nachfolgende Gelegenheit befunden worden: [...] Dass herz hat ziemlich viell blutes und ganz frisch gewesen, die arteria, so eben des herz gleich zusamen einnimt, hat inwendig an beeden seiten eines fingers lang gewächs gehabt, welches etliche für ein stein, andere für ein pein oder kruspel gehalten haben, dessen einen theill habe ich in handen gehabt, hat ein gestalt, und art gehabt, wie ein döres schneken haus und diß wollen die medici hat ihrer may. das herz klopfen gemacht [...]" (zit. n. HORN: Vom Leichenöffnen ... Beobachtungen zum Umgang mit anatomischen und pathologischen Sektionen in Wien vor 1800, S. 798.

[242] Vgl. Armin RULAND: Das Ableben von Kaiser Maximilian II. während des Reichstages 1576. In: Karl MÖSENEDER (Hrsg.): Feste in Regensburg. Von der Reformation bis in die Gegenwart. Regensburg: Mittelbayerische Druckerei- und Verlags- Gesellschaft 1986, S. 132–135, S. 133.

[243] Vgl. Milena BRAVERMANOVÁ: Persönliche Mitteilung an den Verfasser. Archäologische Sammlung, Prager Burg. 30. Jan. 2010. Am Schluss des Sektionsberichtes heißt es: „Des Ingewaiht hat man in der Thumbkhirchen vor dem Sakrament heußl jn ein khöstl vergraben. Das Herz ist in ein andern Chöstl zu dem Körper in den Sarg gesetzt worden" (Herrmann SCHÖPPLER: War Kaiser Maximilian an einem Gallensteinleiden erkrankt? In: Verhandlungen des Historischen Vereins für Oberpfalz und Regensburg 53 (1909), S. 216). Der konservierte Leichnam wurde bis zur Totenfeier am 6. November 1576 öffentlich aufgebahrt und dann auf einem Schiff nach Wien zurückgebracht. Die Stelle, wo im Dom zu Regensburg im Hochchor die Eingeweide des Kaisers vergraben waren, wurde mit einem Gedenkstein aus rotem Marmor mit der Kaiserkrone, einem Monogramm mit zwei übereinanderliegenden „M", einem Lazaruskreuz und dem Todesjahr 1576 bedeckt (STADLBAUER: Die separate Bestattung von Leichenteilen, S. 67); s. Abb. 27, S. 737. Christian Gottlieb GUMPELZHAIMER schreibt, dass auch das Herz in einer goldenen Büchse mit dem Körper in einem zinnernen Sarg verschlossen wurde, worauf ein Kruzifix und die Inschrift „Maximilianus II. Romanorum Imperator, Ungariae, Bohemiae et Poloniae Rex" gestochen war. Dieser Sarg sei in einer hölzernen Truhe in der Christophs-Kapelle neben dem Dom beigesetzt worden (Christian Gottlieb GUMPELZHAIMER: Regensburg's Geschichte, Sagen und Merkwürdigkeiten von den ältesten bis auf die neuesten Zeiten etc. (Zweite Abtheilung, vom Jahre 1486 bis 1618). Regensburg: Friedrich Pustet 1837, S. 960). Das Gefäß befindet sich heute in Prag.

[244] Vgl. J. VLCEK: Persönliche Mitteilung an den Verfasser (12.7.2018).

[245] Zit. n. GLÜCKSELIG: Der Prager Dom zu St. Veit, S. 68. Üb. Norbert Behringer: „Kaiser Rudolf II., geboren im Jahre 1552, am 15. vor den Kalenden des Augusts [15. Juli; Anm. d. Verf.], ein Viertel vor sieben Uhr abends. Nachdem er gelebt hatte 59 Jahre, 5 Monate, 1 Tag, 12 Stunden. Und nachdem er als römischer Kaiser 36 Jahre geherrscht hatte, ist er sanft zu den Himmlischen aufgenommen worden im Jahre 1612, am 13. Tag vor den Kalenden des Februars [19. Januar; Anm. d. Verf.], ein Viertel vor sieben Uhr morgens. In dieser kleinen Urne hat er sein Herz verwahren lassen."

[246] ebd., S. 68.

[247] Vgl. Jan VLCEK: Persönliche Mitteilung an den Verfasser. Správa Przského hradu, Hradcany, Praha. 13. Juli 2018.

[248] Üb. des Verf.: „O Stein, in welch engem Ort hältst Du die Eingeweide des erhabenen Kaisers Rudolph II. eingeschlossen."

[249] Vgl. Depositar der Kunstsammlungsabteilung der Verwaltung der Prager Burg (Příběh Pražského hradu), zit. n. Eliska FUCIKOVA u. a. (Hrsg.): Rudolf II and Prague The Court and the City. Prague und London: Prague Castle Administration Thames und Hudson Skira 1997, S. 595f., 601; Jan VLCEK: Persönliche Mitteilung an den Verfasser. Správa Przského hradu, Hradcany, Praha. 18. Juli 2018.

[250] Eine dunkelgraue, mit Kreuz und Bindenschild verzierte Platte trägt die Inschrift „SUB LAPIDE CRUCE SIGNATO CONDUNTUR INTESTINA SERmi FERDINANDI CAROLI ARCHIDUC. AUSTRIAE OBIIT 31 DECEMB.1662" (LAURO: Die Grabstätten der Habsburger, S. 212; Üb. d. Verf.: „Unter dem mit einem

Anmerkungen zu Kapitel 10

Kreuz versehenen Stein sind die Eingeweide des erlauchtesten Erzherzogs Ferdinand Karl von Österreich begraben. Er starb am 31. Dez. 1662").

[251] Vgl. ebd., S. 214.

[252] Vgl. Karl VOCELKA/Lynne HELLER: Die private Welt der Habsburger: Leben und Alltag einer Familie. Graz: Styria 1998, S. 179.

[253] Friderich Carl von MOSER: Teutsches Hof=Recht enthaltend eine Systematische Abhandlung etc. Bd. 1. Franckfurt und Leipzig: Knoch- und Eßlingerische Buchhandlung 1761, S. 386.

[254] Vgl. Cölestin WOLFSGRUBER: Geschichte der Loretokapelle bei St. Augustin. Wien: Hölder 1886, S. 68.

[255] In der Santa Casa in Nazareth „ist das Wort Fleisch geworden", d.h. der Engel hat in diesem Haus, vielmehr in einem Zimmer desselben, Maria die Menschwerdung Jesu angekündigt. Apostel weihten das Haus zu einer Kapelle. Als es nach der Niederlage der Kreuzritter in die Hände der „Ungläubigen" fiel, haben nach christlicher Überlieferung Engel es zunächst nach Dalmatien und drei Jahre später,1294, in einen Lorbeerwald südlich von Ancona getragen, der einer reichen Matrone namens Laureta gehörte. Von ihr stammt der Name „Lauretanisches Haus", also „Casa Loret(t)o". Bald ereigneten sich Wunder an dieser Stelle, die das Ziel vieler Pilger wurde. Papst Paul II. ließ eine große Wallfahrtskirche errichten, die das Heiligtum einschloss. Ab dem 16. Jahrhundert wurden vorwiegend im deutschen Sprachraum Loretokapellen errichtet, deren zentrales Wallfahrtsziel die schwarze „Loretomadonna" ist (zu Schwarzen Madonnen s. auch S. 311).

[256] Vgl. Magdalena HAWLIK-VAN DE WATER: Das Einbalsamieren und die Herzbestattung. In: MUSEUM ÖSTERREICHISCHER KULTUR (Hrsg.): Triumph des Todes? (Ausstellungskatalog). Eisenstadt: Museum Österreichischer Kultur 1992, S. 133–139, S. 138.

[257] WOLFSGRUBER: Geschichte der Loretokapelle, S. III).

[258] Vgl. Brigitte TIMMERMANN: Die Begräbnisstätten der Habsburger in Wien. Hrsg. v. Berthold SCHWANZER. Wien: Modulverlag 1996, S. 189. Die Sakristeichronik von St. Augustin gibt am 24. Oktober 1740 von dem alten Sepulcrum folgende Beschreibung (zit. n. WOLFSGRUBER: Geschichte der Loretokapelle, S. 29): „Das grüfftl alwo die herz deren Kaysern und gesambten Von hauss Oesterreich stehen, ist in der Loreto Capellen unter unser lieben frauen.Vor dem Cammin, unter dem Pflaster befindet sich eine Platten, 3 schue 6 Zoll lang und 3 schue 4 Zoll breit worunter von Stain dass grüfftel, wie ein drügerl, so ain und ain halben schue Tieff, zwey schue 10 und ein halben Zoll lang in liecht und zwey und ein halben schue breith in liecht, worinnen sich die Boccall mit denen herzen befinden."

[259] Das Pfarrprotokoll berichtet über die durch die Abtragung der alten Loretokapelle notwendige Verlegung der Herzen innerhalb der Kirche (zit. n. ebd., S. 68): „Am 25. Mai 1784 um 3 Uhr Nachmittag kamen der Herr von Delton k.k. Geh. Zahlmeister von Sr. Majestät abgeordnet zur einsweiligen Übertragung der in der Loreto Kapelle bishero beygesetzten Herzen der Kayl. Familie. Der P. Provincial in Chorrok und Stola, der P. Prior Victorin und noch 19 Priester in schwarzen Stolen giengen [...] in die Loreto Kapelle. Dort öffnete der Maurer die Grüfte, wo die Herzen aufbewahrt waren. P. Provincialis nahme die Gefässe heraus und vertheilte sie unter die Priester, [...] denn es sind dermalen eben 21 Herzen. Und sie trugen selbe processionaliter in die Schatzkammer der Kirche. Allda wurden sie bis zur Verfertigung der neuen Loretokapelle beygesetzt in einem Kasten, den der Herr v. Delton, nachdeme selbe der P. Provincial eingesegnet, mit dem Kayl. Insigel versigelte.

Für die neue Herzgruft mauerte man einen Raum aus, gerade groß genug, um die Gefäße aufzunehmen, zwischen Altar und Rückwand der Kapelle, wo in der Nische das Gnadenbild stand, also zu Füssen der Mater Lauretana. Er wurde durch eine inschriftlose Steinplatte abgedeckt.

Am 30. Juli 1784 wurden hier die Herzgefäße aufgestellt, den Andächtigen nicht mehr sichtbar, vermauert [...]. Der Gruftstein, so die Herzen decket, hat keine Aufschrift."

[260] Vgl. ebd., S. 51.

[261] Die mit Erzherzog Karl Ludwig, dem Statthalter von Tirol, glücklich verheiratete sächsische Prinzessin verstarb bereits mit 18 Jahren am 15. September 1858 auf einer Italienreise in Monza. Ihre Eingeweide kamen in die Herzogsgruft des Stephansdoms, das Herz in eine vergitterte Nische links neben dem Altar der Hofburgkapelle der Kaiserlichen Hofburg zu Innsbruck (Waltraud SCHREILECHNER: Persönliche Mitteilung an den Verfasser. Burghauptmannschaft Österreich, Innsbruck. 5. Nov. 2009).

[262] Vgl. LAURO: Die Grabstätten der Habsburger, S. 68; TIMMERMANN: Die Begräbnisstätten der Habsburger in Wien, S. 174; Reinhard H. GRUBER: Memento Mori. Die Katakomben im Wiener Stephansdom. Wien: Kirchenmeisteramt der Domkirche St. Stephan 2010, S. 17.

Anmerkungen zu Kapitel 10

²⁶³ Eine Ausnahme bildet das Eingeweidebehältnis der Statthalterin der Niederlande, Maria Elisabeth (1680–1741), das eine rechteckige Schachtelform hat.
²⁶⁴ Vgl. GRUBER: Memento Mori. Die Katakomben im Wiener Stephansdom. S. 20.
²⁶⁵ Sie wurden erst später dazugestellt.
²⁶⁶ Vgl. TIMMERMANN: Die Begräbnisstätten der Habsburger in Wien, S. 177.
²⁶⁷ Vgl. HAWLIK-VAN DE WATER: Die Kapuzinergruft, S. 33; Eberhard KUSIN: Die Kaisergruft bei den PP. Kapuzinern in Wien. Wien: Othomar Kloiber 1949, S. 52, 70.
²⁶⁸ Vgl. HAWLIK-VAN DE WATER: Die Kapuzinergruft, S. 260.
²⁶⁹ WOLFSGRUBER: Geschichte der Loretokapelle, S. 133; HAWLIK-VAN DE WATER: Der schöne Tod, S. 107.
²⁷⁰ Üb. d. Verf.: „Hier drinnen ruht das Herz der erhabensten Kaiserin Claudia Felizitas, Erzherzogin von Österreich und Tirol, welche geboren wurde am 30. Tag des Mai im Jahre 1653. Sie ist von der Erde in den Himmel geschieden im 23. Jahr ihres irdischen Alters, 1676, am 8. April, um halb sechs vor dem Mittag."
²⁷¹ F. C. v. MOSER: Teutsches Hof=Recht enthaltend eine Systematische Abhandlung etc. S. 386.
²⁷² So waren bei der Sektion Kaiser Leopolds I. († 1705) anwesend: „Der kaiserliche Obrist-Kämmerer Fürst zu Fundi, der Graf von Mannsfeld, die kaiserlichen Kammerherren der Graf Ferdinand von Mollarth, der Graf von Collonitsch und der Graf von Castelbarco. Außer diesen: zwei kaiserliche Kammerdiener und sechs ksl. Leibmedicis sowie drei Leibbarbiere Zeitlern, Fuchs und Jaus" (H. H. St. A. Ä. Z. K 20, Fol. 1–5, zit. n. HAWLIK-VAN DE WATER: Der schöne Tod, S. 53).
²⁷³ Vgl. ebd., S. 79.
²⁷⁴ Vgl. ebd., S. 57.
²⁷⁵ Prot. III. 555, zit. n. WOLFSGRUBER: Geschichte der Loretokapelle, S. 78.
²⁷⁶ Zit. n. ebd., S. 79 (Üb. d. Verf.: „In diesem kleinen Krüglein ist verborgen das große Herz, Ende und Beginn des Lebens, Josephs I. des erhabenen römischen Kaisers, der dem Erdkreis geboren wurde am 26. Juli des Jahres 1678. Den Blattern erlegen, begann er im Himmel zu leben am 17. April des Jahres 1711 zwischen 10 und 11 Uhr, im Alter von 33 Jahren").
²⁷⁷ HAWLIK-VAN DE WATER: Der schöne Tod, S. 84.
²⁷⁸ Schlachtruf der Liga in der Schlacht am Weißen Berg 1620.
²⁷⁹ „Schild für alle, die auf Dich hoffen."
²⁸⁰ Maria Angela KÖNIG: Weihegaben an U. L. Frau von Altötting im Rahmen der Zeitgeschichte 1492–1750. Bd. 2. München: Lentner'sche Buchhandlung 1940, S. 166.
²⁸¹ HAWLIK-VAN DE WATER: Der schöne Tod, S. 84.
²⁸² Vgl. M. A. KÖNIG: Weihegaben an u. l. Frau von Altötting Bd. 1, S. 244.
²⁸³ „Denn Ihro Majestät Ferdinand IV. haben vor Ihrem Abscheiden anbevohlen, das man ihr Hertz unnser Lieben Frawen zu Loreto unter ihre Füess legen und begraben sollte [...]" (WOLFSGRUBER: Geschichte der Loretokapelle, S. 73.
²⁸⁴ Vgl. ebd., S. 72. Im Bericht „Sacr. B vom Sambstag 30. Nov. 1782" ist zur Neuaufstellung der beiden Herzurnen zu lesen (ebd., S. 72f.): „Den 30. November 1782 Seind Nachmittag um 2 Uhr auss den königl. Kloster 3 Herz, welche aldort auf behalten waren, zu uns in die Loreto Capellen zu den übrigen Herzen der Verstorbenen Mayestäten des Hauses Von Oesterreich übersetzet worden Sie wurden alle dreye in der Still herübergebracht, von dem P. Prior Anselmus in Chor Rok und Stollen mit noch anderen unsrigen Geistlichen das de Profundis gebetet, und in beysein des Herrn Comissarii Schwaben eingesegnet, die ingeweide sind aber nacher s.Stephan mit den Gebeinen der Stifterin [Königin Erzherzogin Elisabeth, † 1592; Anm. d. Verf.] übertragen worden." Die Urnen tragen die Inschriften: „COR / ANNAE CONIUGIS MATHIAE IMPERAT. / FILIAE / SERENISSIMI ARCHID. FERDINANDI, / COMIT. TIROL / MORTUAE VIENNAE, 15. DECEMBR. 1618" und „COR DIVI IMPERATORIS MATHIAE. SEMP. AUG. HUNG. BOH. REG. ARCHID. AUST. O. 20. Marti AN. MDCXIX AETAT. 62 Di. 23" (Üb. d. Verf.: „Herz der Anna, Gattin des Kaisers Matthias, Tochter des erhabensten Erzherzogs Ferdinand, Graf von Tirol, gestorben in Wien, 15. Dezember 1618" und „Herz des göttlichen Kaisers Matthias, ewig ehrwürdig, König von Ungarn und Böhmen, Erzherzog von Österreich. Er starb am 20. März des Jahres 1619, 62 Jahre und 23 Tage alt").
²⁸⁵ Im Klosterprotokoll (Sacr.-B) steht, das Herz sei „in dem Kösel, wo das Eingeweid war, nicht gefäßt, sondern ware nur mit einem Bandl angebunden, und noch [nach 200 Jahren; Anm. d. Verf.] so frisch gewesen, als wenn es erst aus einem augenblicklich verstorbenen Körper wäre herausgenommen worden" (zit. n. ebd., S. 73).
²⁸⁶ Zit. n. ebd., S. 73.

Anmerkungen zu Kapitel 10

287 Alt. Prot. 559, zit. n. ebd., S. 73.

288 Zit. n. ebd., S. 74. Üb. d. Verf.: „Herz des Ferdinand IIII., des Königs der Römer, des immer Erhabenen und auch König von Ungarn, Böhmen, Dalmatien, Kroatien, Slawonien, Erzherzog von Österreich, Herzog vom Burgund, Steiermark, Kärnten, Krain und Württemberg, Graf von Tirol. In Wien geboren im Jahre 1633, am 8. Tag des September. Er starb im Jahre 1654. am 9. Tag des Juli, Er lebte 20 Jahre 10 Monate, 1 Tag."

289 Maria Anna verstarb wenige Stunden nach der Geburt ihrer Tochter. Beider Herzen sind post mortem vereint, ebenso die Corpora in der Kapuzinergruft.

290 Im Protokoll (Prot. VI. 297 f) (ebd., S. 82) steht zu lesen: „Abendts umb halber 8 uhr hatt Ihro hochw. Franciscus Leichamscheider, als damaliger k. Coeremoniarius undt pro hoc actu als Commissarius delegatus dies benante drey Herzen, mit denen er biss zur Closterporten gefahren, bis in die sacristey getragen, Von dannen diselben in begleittung unsers wohlerw. P. Prior Wolffgangus a S. Juliana undt zweyen Vorhero mit brennendten faklen gehendten Clericis biss in die Loreto Capellen getragen, dise Hertzen aldorten auf den Altar gesetzet, welche er Pater nachmahlen benediciert undt so Selbe in die grufft denen anderen Herzen zugesetzt." Auf dem Holzkästchen mit dem Herzen Maria Elisabeths war ein goldenes Blättchen in Herzform, das jetzt auf dem Deckel der silbernen, mit zwei Henkeln versehenen Herzurne angebracht ist, mit der Inschrift: „† / in Hac Pixide / reconditum / est / cor / Serenissimae Principis / Mariae Elisabethae / Austriae – Archiducis / Belgii – austriae / Supremae moderatricis / Natae Lintzii 13 Decem. / Anni 1680 / Vita Functae in Castro Regio / Mariaemontensi / 26 Augusti / anni 1741" (Üb. d. Verf.: „In dieser Büchse ist aufbewahrt das Herz der erlauchtesten Fürstin Maria Elisabeth, Erzherzogin von Österreich, höchste Lenkerin der österreichischen Niederlande, geb. in Linz am 13. Dezember des Jahres 1680, ihr Leben beendet im königlichen Schloss Mariemont am 26. August des Jahres 1741").

Der silberne Becher mit dem Neugeborenenherzen trägt die Inschrift: „COR / VIX NATAE ET STATIM DEMORTUAE / PRINCIPISSAE, / FILIAE SERENISSIMAE ARCHIDUCISSAE / MARIAE ANNAE, / GUBERN. BELGII AUSTR. CONIUG. / CAROLI LOTHARINGIAE DUCIS, / DEPOSITUM 25. APRIL. 1749" (Üb. d. Verf.: „Herz der gerade geborenen und gleich verstorbenen Prinzessin, Tochter der erlauchtesten Erzherzogin Maria Anna, Herrin der österreichischen Niederlande, Gattin Herzogs Karl von Lothringen, aufgestellt am 25. April 1749"). Das Herz ihrer Mutter kam in ein Holzkästchen. Nach drei Jahren wurde das Holz morsch und es kam eine silberne Urne mit der Aufschrift „COR / SERENIS PRINCIPIS MARIAE ANNAE / AUSTRIAE ARCHIDUCIS NUPTAE LOTHARINGIAE ET BARRI DUCIS / BELGIJ AUSTRIACI GUBERNATRICIS GENERALIS. / OBIJT DIE XVI DECEMBRIS. A:R:S:MDCCXXXXIV / NATAE XIV SEPT:MDCCXVIII" zum Vorschein (Üb. d. Verf.: „Herz der erlauchtesten Fürstin Maria Anna, österreichische Erzherzogin, verheiratet mit dem Herzog von Lothringen und Barrum (Bar-le-Duc), oberste Statthalterin der österreichischen Niederlande. Sie starb am 16. Dezember des Jahres 1744, geboren am 14. September 1718").

291 Vgl. HAWLIK-VAN DE WATER: Der schöne Tod, S. 49.

292 Wienerisches Diarium 179/1705, zit. n. ebd., S. 53.

293 Zit. n. ebd., S. 58.

294 Vgl. Prot. II.806, zit. n. WOLFSGRUBER: Geschichte der Loretokapelle, S. 77.

295 JAECKEL: Die Deutschen Kaiser, S. 172.

296 Prot. VII, 335, zit. n. WOLFSGRUBER: Geschichte der Loretokapelle, S. 88).

297 Zit. n. ebd.

298 Üb. d. Verf.: „In dieser Urne geborgen ist das allerfrömmste Herz Franz I., des Kaisers der Römer, mit dem er einzig und über alles Gott und nach Gott die Gattin, die Kinder, die Untertanen und die Armen aufs Zärtlichste liebte. Er lebte 57 Jahre und wurde in Innsbruck durch einen unerwarteten Tod ausgelöscht am 18. August, im Jahr 1765."

299 Alles in allem waren folgende 21 Herzen in dieser Gruft aufbewahrt (vgl. ebd., S. I):

1. Kaiserin Anna von Tirol († 1618, erst 1782 aus dem aufgelösten Klarissenkloster Wien übertragen)

2. Kaiser Matthias († 1619, s. o.)

3. Kaiser Ferdinand II. († 1637, 1782 aus dem Klarissenkloster Graz übertragen)

4. Römischer König Ferdinand IV. († 1654, erstes Herz in der Gruft)

5. Großmeister Erzherzog Leopold Wilhelm († 1662)

6. Kaiserin Margarita († 1673)
7. Kaiserin Eleonora († 1686)
8. Erzherzogin und Kurfürstin Maria Antonia († 1692)
9. Erzherzogin Maria Theresia († 1696)
10. Erzherzogin Maria Josepha († 1703)
11. Kaiser Leopold I. († 1705)
12. Kaiser Joseph I. († 1711)
13. Kaiser Karl VI. († 1711)
14. Erzherzogin Maria Elisabeth († 1741, 1749 aus Belgien überführt)
15. Erzherzogin Maria Anna († 1744, 1749 aus Belgien überführt)
16. Erzherzogin Maria Antonia († 1744, 1749 aus Belgien überführt)
17. Kaiserin Elisabeth Christine († 1750)
18. Erzherzog Karl Joseph († 1761)
19. Erzherzogin Maria Johanna Gabriela († 1762)
20. Kaiser Franz I. († 1765)
21. Kaiserin Maria Theresia († 1780)

[300] POHL/VOCELKA: Die Habsburger, S. 314. Protokoll, zit. n. Hans BANKL: Behandlung des Leichnams von Mitgliedern des ehemaligen österreichischen Kaiserhauses. In: N. STEFENELLI (Hrsg.): Körper ohne Leben. Wien, Köln, Weimar: Böhlau 1998, S. 750f.): „Der entseelte kais. Allerhöchste Leichnam, welcher indessen in dem kais. Zimmer aufbewahrt blieb, wurde den 30. darauf um 7 Uhr abends geöffnet und balsamiert. Die Exenterierung dauerte von 7 bis 11 Uhr nachts, wobei der k. k. Protomedicus Freiherr von Störck und der in der Krankheit gebrauchte k. k. Leibmedicus Kohlhammer gegenwärtig waren. Die Eröffnung und Einbalsamierung geschah durch die kais. kön. Leibchirurgen Jos. Vanglinghen, Ferdinand von Leber und Anton Rechberger, wobey sich auch der Hofapotheker Wenzel Czerny brauchen liess. Freitag den 1. Dezember früh morgens wurde der Leichnam in der grossen Hofkapelle auf einem 4 Stufen hohen unter einem schwarzen Baldachin errichteten Trauergerüst in der demüthigen Kleidung eines geistlichen Habits exponiert. Zur rechten Hand war der silberne Becher, worin das Herz; zur linken auf dem 3. Staffel abwärts des Hauptes der Kessel mit den Eingeweiden. Sodann sah man neben der Leiche auf 6 schwarzen Pölstern die kaiserliche sowie die königl. ungarische und böhmische Krone nebst dem Erzherzoghut."

[301] Üb. d. Verf.: „Diese Kapsel birgt das erhabene Herz Maria Theresias, der römischen Kaiserin, der Königin von Ungarn und Böhmen, der Frommen, Milden und Gerechten. Es weihte sich im Leben dem Herrn, seinen Untertanen und dem öffentlichen Wohl. Sie war äußerst großzügig gegen Arme, Witwen und Waisen und großherzig bei ihren Gegnern. Sie wurde geboren am 13. Mai des Jahres 1717 und starb am 29. November des Jahres 1780."

[302] Vgl. HAWLIK-VAN DE WATER: Die Kapuzinergruft, S. 166.

[303] Vgl. ebd., S. 76.

[304] Vgl. KUSIN: Die Kaisergruft bei den PP. Kapuzinern in Wien, S. 43.

[305] Begründer der nach ihm benannten Albertina in Wien, der größten graphischen Sammlung der Welt.

[306] Vgl. MORUS (RICHARD LEWINSOHN): Eine Weltgeschichte des Herzens. Hamburg: Rowohlt 1959, S. 140.

[307] Die *Laibacher Zeitung* vom 8. Mai 1847 (Nr. 55) schrieb dazu auf den Seiten 331 und 332: „Gestern fand die feierliche Uebertragung der irdischen Ueberreste Sr. Kaiserlichen Hoheit, des durchlauchtigsten Erzherzogs Carl, aus dem erzherzoglichen Pallaste in die k.k. Hofburg-Pfarrkirche Statt. [...] die Leiche, mit einer Hülle von weißem Taffet bedeckt, im offenen Sarge, welcher von Officieren der beiden, den Namen des hohen Verblichenen führenden Regimentes getragen wurde; drei Stabs-Officiere dieser Regimenter, von denen der eine den Silberbecher mit dem Herzen, die beiden anderen den Kessel mit den Eingeweiden trugen – welche Gefäße mit schwarzem Taffet verhüllt waren. [...] Der offene Sarg wurde auf das Schaubett gehoben. [...] Zu den Füßen wurde der Becher mit dem Herzen und der Kessel

Anmerkungen zu Kapitel 10

mit den Eingeweiden, dann dazwischen ein silbernes Crucifix mit einem silbernen Weihbrunnkessel aufgestellt. [...] Heute ist die hohe Leiche von acht Uhr Früh bis drei Uhr Nachmittags in der Hofburg-Pfarrkirche öffentlich aufgestellt. [...] Um halb drei Uhr Nachmittags wird das Herz in der Loretto-Capelle bei den Augustinern, und unmittelbar darauf werden die Eingeweide in der Gruft bei St. Stephan mit dem herkömmlichen Gepränge beigesetzt. Um fünf Uhr erfolgt dann die feierliche Leichenbestattung in der Capuziner-Kirche" (zit. n. WOLFSGRUBER: Geschichte der Loretokapelle, S. 111.)

[308] Folgende Herzen kamen nach dem der Kaiserin Maria Theresia noch hinzu (vgl. ebd., S. I; Fortsetzung der Liste aus FN 299):

22. Erzherzogin Ludovika Elisabeth († 1791)
23. Kaiser Leopold II. († 1792)
24. Kaiserin Maria Ludovica († 1792)
25. Erzherzogin Karoline Leopoldine († 1795)
26. Erzherzog Alexander Leopold († 1795)
27. Erzherzogin Maria Amalia († 1798)
28. Erzherzogin Maria Christina († 1798)
29. Erzherzogin Karoline Ludovika († 1799)
30. Erzherzog Maximilian Franz († 1801)
31. Erzherzogin Karoline Ferdinanda († 1802)
32. Erzherzogin Ludovika Maria († 1802)
33. Erzherzogin Maria Amalia († 1804)
34. Erzherzog Ferdinand Karl Anton († 1806)
35. Kaiserin Maria Theresia Karoline († 1807)
36. Erzherzog Joseph Franz Leopold († 1807)
37. Erzherzog Johann Nepomuk Karl († 1809)
38. Königin Maria Karolina († 1814)
39. Kaiserin Maria Ludovika († 1816)
40. Herzog Albert von Sachsen-Teschen († 1822)
41. Erzherzog Rudolf Franz († 1822)
42. Joseph Karl Franz, Herzog von Reichstadt (Napoléon II., † 1832)
43. Kaiser Franz II./I. († 1835)
44. Erzherzog Anton Viktor († 1835)
45. Erzherzog Karl Ludwig († 1847)
46. Erzherzog Ferdinand Karl von Österreich-Este († 1850)
47. Erzherzog Franz Joseph († 1855)
48. Erzherzogin Maria Anna († 1858)
49. Erzherzogin Hildegard († 1864)
50. Erzherzog Ludwig Joseph († 1864)
51. Großherzogin Maria Anna († 1865)
52. Erzherzogin Mathilde († 1867)
53. Kaiser Ferdinand I. († 1875)
54. Erzherzog Franz Karl († 1878)

[309] Vgl. BANKL: Behandlung des Leichnams von Mitgliedern des ehemaligen österreichischen Kaiserhauses, S. 751.
[310] Zit. n. Gerald POSCH: Das Herz des Herrschers: Die Herzbestattung der Habsburger. In: Herz 2007. Ein kulturwissenschaftlich-kulturhistorischer Wandkalender, Nov. 2006, S. 1–15, S. 11.
[311] Zit. n. ebd., S. 11.
[312] Vgl. Testament von Kaiser Franz Joseph I., Österreichisches Staatsarchiv, Wien (Wien HHStA, Familienurkunden Nr. 2838, Testament von 1901), zit. n. Christoph SCHMETTERER: Die letztwilligen Verfügungen Kaiser Franz Josephs. In: Beiträge zur Rechtsgeschichte Österreichs. 2011, S. 325–327. URL: http://austriaca.at/0xc1aa5576%200x002a6147.pdf (besucht am 05. 08. 2018), S. 325.
[313] Vgl. WOLFSGRUBER: Geschichte der Loretokapelle, S. 119.
[314] Vgl. HAWLIK-VAN DE WATER: Der schöne Tod, S. 87.
[315] Vgl. dies.: Die Kapuzinergruft, S. 253.
[316] Zit. n. ebd., S. 148. Üb. n. Hawlik: „Amalia Wilhelmina Kaiserin, hat ihr Herz zu Füßen des Kaisers Joseph von Österreich, ihres allerliebsten Gemahls, legen lassen, den 14. April 1742."
[317] Zit. n. ebd., S. 116.
[318] Zit. n. ebd., S. 238.
[319] WOLFSGRUBER: Geschichte der Loretokapelle, S. 104. (Üb. d. Verf.: „Diese Urne birgt das Herz von Maria Karolina Ludovika, der Tochter der erhabenen Franz I. und Maria Theresia, Königin beider Sizilien, Erzherzogin, geb. in Wien am 13. August 1752, verheiratet mit Ferdinand IV., König beider Sizilien am 12 Mai 1768. Sie schied dahin im kaiserlichen Schloss Hetzendorf am 8. September 1814").
[320] Vgl. HAWLIK-VAN DE WATER: Die Kapuzinergruft, S. 264.
[321] Insgesamt 76 Kupferurnen mit Herzen und/oder Eingeweiden folgender Habsburger stehen in der Gruft, teilweise ohne Inschrift, sodass eine namentliche Zuordnung nicht immer möglich ist (vgl. GRUBER: Memento Mori. Die Katakomben im Wiener Stephansdom. S. 22–24; LAURO: Die Grabstätten der Habsburger, S. 68; EB = Eingeweidebestattung, HB = Herzbestattung, EH(in) = Erzherzog(in)). Eindeutig zuordenbar sind folgende Herzen und/oder Eingeweide:

1. Kaiserin Anna von Tirol († 1618) EB (HB Loretogruft)
2. Kaiser Matthias († 1619) EB (HB Loretogruft)
3. Kaiser Ferdinand II. († 1637) EB (HB Loretogruft)
4. König Ferdinand IV. († 1654) EB (HB Loretogruft)
5. Kaiser Ferdinand III. († 1657) EB (HB Mausoleum/Graz)
6. EH Ferdinand Joseph Alois († 1658) EB
7. EH Leopold Wilhelm († 1662) EB HB (Loretogruft)
8. EH Karl Joseph von Österreich († 1664) EB und HB
9. EH Ferdinand Wenzel († 1668) EB und HB
10. EH Johann Leopold († 1670) EB (und HB?)
11. EHin Maria Anna († 1672) EB (und HB?)
12. EHin Margarita Theresa († 1673) EB (HB Loretogruft)
13. EHin Anna Maria Josefa († 1674) EB (und HB?)
14. Kaiserin Claudia Felizitas († 1676) EB (HB Kapuzinergruft)
15. EHin Maria Josepha Clementina († 1676) EB (HB Dominikanerkirche/Wien)
16. EH Leopold Joseph († 1684) EB
17. Kaiserin Eleonora Magdalena von Mantua-Nevers-Gonzaga († 1686) EB (HB Loretogruft)
18. EHin Maria Margareta († 1691) EB und HB
19. EHin Maria Antonia († 1692) EB (HB Kapuzinergruft)
20. EHin Maria Theresia († 1696) EB (HB Loretogruft)
21. EH Leopold Joseph († 1701) EB und HB
22. EHin Maria Josepha († 1703) EB (HB Loretogruft)

Anmerkungen zu Kapitel 10

23. Kaiser Leopold I. († 1705) EB (HB Loretogruft)
24. Kaiser Joseph I. († 1711) EB (HB Loretogruft)
25. EH Leopold Johann († 1716) EB und HB
26. EHin Maria Amalia († 1730) EB und HB
27. Kaiser Karl VI. († 1740) EB (HB Loretogruft)
28. EHin Maria Karolina († 1740) EB und HB
29. EHin Maria Elisabeth († 1741) EB (HB Loretogruft)
30. EHin Maria Anna († 1744) EB (HB Loretogruft)
31. Kaiserin Elisabeth Christine von Braunschweig-Wolfenbüttel († 1750) EB (HB Loretogruft)
32. EH Karl Joseph Emanuel († 1761) EB (HB Loretogruft)
33. EHin Maria Johanna Gabriela († 1762) EB (HB Loretogruft)
34. Kaiser Franz I. Stephan († 1765) EB (Cor Loretogruft)
35. Kaiserin Maria Theresia († 1780) EB (HB Loretogruft)
36. EHin Louise Elisabeth († 1791) EB (HB Loretogruft)
37. Kaiser Leopold II. († 1792) EB (HB Loretogruft)
38. Kaiserin Maria Ludovica († 1792) EB (HB Loretogruft)
39. EHin Karoline Leopoldine († 1795) EB (HB Loretogruft)
40. EH Alexander Leopold Johann († 1795) EB (HB Loretogruft)
41. EHin Maria Christina Johanna († 1798) EB (HB Loretogruft)
42. EHin Maria Amalia Josepha († 1798) EB (HB Loretogruft)
43. EHin Karoline Ludovika Leopoldine († 1799) EB (HB Loretogruft)
44. EH Maximilian Franz († 1801) EB (HB Loretogruft)
45. EHin Karoline Ferdinanda († 1802) EB (HB Loretogruft)
46. Großherzogin Luisa Maria († 1802) EB (HB Loretogruft)
47. EH Ferdinand Karl Anton († 1806) EB (HB Loretogruft)
48. Kaiserin Maria Teresa von Neapel und Sizilien († 1807) EB (HB Loretogruft)
49. EH Joseph Franz Leopold († 1807) EB (HB Loretogruft)
50. EH Johann Nepomuk Karl († 1809) EB (HB Loretogruft)
51. Königin Maria Karolina von Neapel und Sizilien († 1814) EB (HB Loretogruft)
52. Kaiserin Maria Ludovika von Österreich-Este († 1816) EB (HB Loretogruft)
53. Herzog Albert von Sachsen-Teschen († 1822) EB (HB Loretogruft)
54. Prinz Joseph Karl Franz, Herzog von Reichstadt († 1832) EB (HB Loretogruft)
55. Kaiser Ferdinand I. († 1875) EB (HB Loretogruft)
56. EH Franz Karl († 1878) EB (HB Loretogruft)

[322] Vgl. TIMMERMANN: Die Begräbnisstätten der Habsburger in Wien, S. 176.
[323] Zusammengetragen von Andreas Furthmoser des A. Rath und Kirchenmeister der St. Stephans Domkirche im Jahr 1798, zit. n. GRUBER: Memento Mori. Die Katakomben im Wiener Stephansdom. S. 26.
[324] Üb. d. Verf.: „Hier sind die Eingeweide Maria Theresias, der römischen Kaiserin, der Königin von Ungarn und Böhmen, der Erzherzogin von Österreich etc. Sie war im Leben ein lebendiges Beispiel christlicher Frömmigkeit, Mutter des Staates, Liebe für die Untertanen, Ruhm ihres Stammes, eine mächtige Stütze und Zierde des kaiserlichen Thrones. Geboren wurde sie im Jahr 1717, 19. Mai, sie starb im Jahr 1780, am 29. November."

³²⁵ Der Eingeweidebecher enthielt zusätzlich Gehirn und Augen, s. auch S. 351.
³²⁶ „Am Vormittag des 5. Nov. 1716 wurde der Leichnam des 7 Monate alten Kindes in Gegenwart folgender Höflinge eröffnet: [...] Nach durchgeführter Öffnung und Exenterierung erfolgte die Einbalsamierung mit kostbarsten Ingredienzien. [...] Nach Verrichtung der Zeremonien wurden die Herzurne und die Kupferurne mit den Intestina in Begleitung der zwei Kammerherren in die Gruft gebracht und nach weiteren kirchlichen Zeremonien zu den anderen gestellt" (Haus-, Hof- und Staatsarchiv, ältere Zeremonialakten, Kart. 27, zit. n. HAWLIK-VAN DE WATER: Der schöne Tod, S. 99f.).
³²⁷ Von Karl VI. 1713 erlassenes Hausgesetz der Habsburger, das die Unteilbarkeit aller habsburgischen Königreiche und Länder vorsah und damit eine einheitliche Erbfolgeregelung mit subsidiärer weiblicher Erbfolge sicherte.
³²⁸ Vgl. ebd., S. 104.
³²⁹ Vgl. Gertrud BUTTLAR-GERHARTL: Epitaph für Herzogin Elisabeth von Sachsen (gest. 1594) in der alten Winzendorfer Pfarrkirche. In: Jahrbuch für Landeskunde in Niederösterreich. Verein für Landeskunde Niederösterreich 1987, S. 37–46, S. 38, 43.
³³⁰ Üb. d. Verf.: „Christus, dem Heiligsten. Die höchstberühmte Elisabeth, Tochter des Kurfürsten Friedrich von der Pfalz, Gattin des erlauchten Herzogs von Sachsen Johann Friedrich, starb in Neustadt von Österreich einen sanften Tod im Jahre Christi 1594, Monat Februar, Tag acht, am Mittag, alt 53 Jahre, sieben Monate, neun Tage, verheiratet 35 Jahre, sieben Monate, 18 Tage, im Exil 26 Jahre, neun Monate und 25 Tage. Ihre erhabenen Eingeweide sind an diesem Ort der Kirche begraben, der Körper hingegen im fränkischen Coburg."
³³¹ Literaturhinweise und Einzelheiten zum Enterotaph verdankt der Verfasser Erwin REIDINGER (Erwin REIDINGER: Persönliche Mitteilung an den Verfasser. Bausachverständiger der Niederösterreichischen Landesregierung, Wiener Neustadt. 11. Nov. 2014).
³³² Das Grab ist dort nicht mehr auffindbar (vgl. Mark HENGERER: AB OMNIBUS AMATUS ET AESTIMATUS. Kaiserliche Günstlinge und ihre Gräber im 17. Jahrhundert. In: Studien zur Memorialkultur frühneuzeitlicher Favoriten. Berlin: Mann 2011, S. 139–166, S. 161).
³³³ Vgl. ebd., S. 144.
³³⁴ Luzie BRATNER: Die Grabdenkmäler der Erzbischöfe im Mainzer Dom. Hrsg. v. GESELLSCHAFT FÜR MITTELRHEINISCHE KIRCHENGESCHICHTE. Mainz: Selbstverlag der Gesellschaft für mittelrheinische Kirchengeschichte 2005, S. 240. Üb. d. Verf.: „Siehe Wanderer! Hier werden ein durch ein türkisches Schwert abgehauener Finger und das Herz von Karl Adam Graf von Lamberg aufbewahrt, dessen Leichnam in Christus in Mainz ruht für Kaiser und Vaterland."
³³⁵ Vgl. BRAUBACH: Eugen von Savoyen, S. 45.
³³⁶ Vgl. Gottfried MRAZ: Prinz Eugen und St. Stephan. In: Der Dom – Mitteilungsblatt des Wiener Domerhaltungsvereins 1 (1985), S. 5–11, o.S.
³³⁷ Vgl. Reinhold SCHNEIDER: Herrscher und Heilige. Köln: Hegner 1953, S. 117.
³³⁸ Vgl. MRAZ: Prinz Eugen und St. Stephan, o.S.
³³⁹ Georg LECHNER: Persönliche Mitteilung an den Verfasser. Österreichische Galerie Belvedere, Wien. 9. März 2012. Üb. d. Verf.: „Herz des allerdurchlauchtigsten Eugen Franz Prinz von Savoyen, der gestorben ist am 21. April im Jahre des Herrn 1736 in Wien."
³⁴⁰ Hinter dem Hochaltar steht der Spruch: „Vom Türkentod im Kampf umtobt, hat er Dir dies Haus gelobt."
³⁴¹ Vgl. Alfred Eugen ECKER: Maria Ernestine Franziska Gräfin von Ostfriesland und Rietberg Erbgräfin von Rietberg Gräfin von Kaunitz 1687-1758. Münster: Aschendorff 1982, S. 15.
³⁴² Vgl. Manfred BEINE/Käthe HERBORT: Rietberg, die ehemals gräfliche Landeshauptstadt an der Ems. 2. Aufl. (Westfälische Kunststätten Heft 67). Münster: Westfälischer Heimatbund 2008, S. 31.
³⁴³ Vgl. Wilhelm KRÜGGELER: Die Grablegen der Grafen von Rietberg. URL: http://kaunitz-rietberg.de/kaunitz/grablegen.html (besucht am 28.07.2018).
³⁴⁴ Vgl. Wilhelm RAUSCH: Der Türkenbezwinger Raimund Montecuccoli in Linz. In: Historisches Jahrbuch der Stadt Linz 1964, S. 99–130, S. 114.
³⁴⁵ Vgl. Justus SCHMIDT: Die kirchlichen Kunstdenkmäler der Stadt Linz. Hrsg. v. KULTURVERWALTUNG DER STADT LINZ. Bd. XXXVI. Wien: Anton Schroll & Co 1964, S. 218.
³⁴⁶ Vgl. PILLWEIN: Neuester Wegweiser durch Linz und seine nächste Umgebung, S. 128; W. RAUSCH: Der Türkenbezwinger Raimund Montecuccoli in Linz, S. 129. Der Text auf dem Eingeweideepitaph im rechten Seitenschiff der Linzer Kapuzinerkirche lautet: „STA VIATOR / AD TVMVLVM / RAYMVNDI ILLIVS / VEL SOLO NOMINE SAT NOTI / PRINCIPIS / MONTECVCOLI / QVICVM / PRAETER COETERA

Anmerkungen zu Kapitel 10

PRIMA AVLAE MVNIA / VITA OMNI LAVDABILITER / ADMINISTRATA / CAESAREVS ARMORVM LOCVM /TENENS / SEPTVAGENARIO MAIOR / INTER OMNES BELLICAE ET AVLICAE / FORTVNAE CASVS / SEMPER IMMOTVS / STETIT / TANDEM SVB FATALI / LIBYTINAE ICTV / CECIDIT / LINCY XVI OCTOBRIS AO MDCLXXX / POSTQVAM / CORPORE ET CORDE / APVD CORDIS SVI DIMIDIVM / CONIVGEM CHARISSIMAM / MARGARITAM EX PRINCIPIBVS / DE DIETRICHSTEIN / SEPELIRI VOLVISSET / HIC INTVS INTESTINA DEPONI / ET MONVMENTVM HOC ERIGI FECIT / MOESTISSIMVS FILIVS / TV QVI TRANSIS / ILLVD DEFVNCTO PRECARE / QVOD TIBI FORTE CRAS / SVB MORTIFERA FALCE CASVRO / AB ALYS FIERI PRECARERIS / VT VERVM SIT / DICERE / TRANSIENS HIC / VIATOR / ORAVIT" (Üb. d. Verf.: „Bleib' stehen, Wanderer, am Grab jenes Raymund oder nur mit dem Namen Fürst Montecucoli ausreichend bekannt, welcher außer den übrigen vorrangigen höfischen Pflichten, die er im ganzen Leben lobenswert verrichtet hat, für den Kaiser den Bereich der Waffen innehabend, älter als 70 Jahre, in allen Ereignissen des Schicksals im Krieg und am Hof immer unerschütterlich stand, dennoch unter dem tödlichen Hieb der Libitina [Römische Gottheit des Grabes, des Todes; Anm. d. Verf.] fiel, in Linz, am 16. Oktober, im Jahr 1680. Nachdem er begraben werden wollte mit dem Körper und mit dem Herzen bei der Hälfte seines Herzens, der höchstgeliebten Gattin, Margarete von den Fürsten von Dietrichstein, ließ der trauernde Sohn hier die Eingeweide und das Denkmal errichten. Du, der Du vorbeigehst, erbitte für den Verstorbenen das, was Du für Dich erbitten würdest, dass es von andern käme, wenn Du unerwartet unter einem tödlichen Sichelhieb fällst. Damit es wahr ist, zu sagen, hier hat ein Wanderer im Vorbeigehen gebetet").

In einer Inventarbeschreibung im Linzer Stadtarchiv von 1833 ist die Rede von einer Kupferkanne in der Gruft der Kapuzinerkirche, in der vermutlich die Eingeweide des Feldherrn eingeschlossen waren, die jetzt nicht mehr vorhanden ist (vgl. SCHMIDT: Die kirchlichen Kunstdenkmäler der Stadt Linz, S. 218).

[347] Vgl. W. RAUSCH: Der Türkenbezwinger Raimund Montecuccoli in Linz, S. 130.

[348] Vgl. Georg HEILINGSETZER: Persönliche Mitteilung an den Verfasser. Oberösterreichisches Landesarchiv, Linz. 20. Okt. 1998.

[349] Vgl. Elfriede HARTL: Persönliche Mitteilung an den Verfasser. Mesnerin der Stadtpfarrkirche, Eferding. 4. Sep. 2009.

[350] Kugel und Bekleidung mit dem Schussloch befinden sich im Sammlungsfond seines Schlosses in Český Krumlov.

[351] Vgl. KULTURFREUNDE LOBKOWITZ: Kulturfreunde Lobkowitz Neustadt a.d. Waldnaab: Die kaiserliche Jagd. URL: http://www.lobkowitz.de/weitere_Infos_ueber_Lobkowitz/Mord%20oder%20Unfall.htm (besucht am 07.01.2011).

[352] Üb. d. Verf.: „Hier sind die Herzen von Adam und Gattin Eleonora, Fürsten von Schwarzenberg, Herzöge von Krumau, begraben. Joseph seinen besten Eltern in kindlicher Frömmigkeit, im Jahr 1745."

[353] Die Fürstin verstarb am 5. Mai 1741 im Schwarzenberg-Palais in Wien. Der Leibarzt Karls VI. von Gerstorff obduzierte den Leichnam und diagnostizierte einen Unterleibskrebs.

[354] Vgl. Jiří ZÁLOHA: Persönliche Mitteilung an den Verfasser. Český Krumlov. 1999.

[355] Heute ein Stadtteil Wiens.

[356] Vgl. Michael RITTER: Zeit des Herbstes. Nikolaus Lenau: Biografie. Wien, Frankfurt: Deuticke 2002, S. 303.

[357] Vgl. Franz von OER: Die Grazer Domkirche und das Mausoleum Ferdinands II. Graz: Mosers Buchhandlung 1915, S. 86: Das Grab des Kaisers wird durch zwei schwarze Marmorplatten bezeichnet, auf deren oberer steht: „Divus Ferdinandus II. Roman. Imperator / Vitae et armorum sanctitate clarus / IX. Julii Anno Christi MDLXXVIII / Graecii mortalem vitam auspicatus, / Finiit Viennae, / Exuvias suas hic locavit / In patria mortali / Postquam ad immortalitatem transiit, / XV. Februarii Anno Christi MDCXXXVII." (Üb. von Oer: „Der selige Kaiser Ferdinand II. / Durch Heiligkeit des Lebens und der Waffen berühmt / Am 9. Juli des Jahres Christi 1578 / Begann zu Graz das irdische Leben: / Vollendete es zu Wien, / Seine Hülle hier beisetzend / Im irdischen Vaterland, / nachdem er zur Unsterblichkeit übergegangen / am 15. Februar im Jahre Christi 1637"). Darunter steht auf der kleineren schwarzen Tafel: „Semen ejus haereditabit terram. Ps. 24" (Üb. von Oer: „Sein Samen wird das Land besitzen").

[358] Vgl. ebd., S. 88: Ferdinand hatte seine Gattin in dem unvollendeten Mausoleum, in der Gruft an der rechten Seite des Altars hinter einer Grabplatte beisetzen lassen. Die Inschrift lautete: „Mariae Annae Bavariae Dux / Ferdinandi Archiducis Austriae / Conjux lectissima / Quam Pietas, Clementia, Modestia / Fecissent immortalem / Nisi mortales essemus. / Obiit die VIII Martii Ano Christi MDCXVI / Annos nata XXXI Menses III" (Üb. von Oer: „Maria Anna, Herzogin von Baiern, / Ferdinands, Erzherzog

von Oesterreich / auserlesenste Gattin / Welche Frömmigkeit, Sanftmut, Bescheidenheit / Unsterblich gemacht hätten, / wenn wir nicht sterblich wären. / Sie starb den 8. März im Jahre Christi 1616, / 31 Jahre und 3 Monate alt"). Auf der unteren Platte: „Anima ejus in bonis demorabitur. Ps. 25" (Üb. von Oer: „Ihre Seele wird im Guten wohnen").

[359] Vgl. OER: Die Grazer Domkirche und das Mausoleum Ferdinands II. S. 89: Die Tafel über seinem Grab zur Rechten der Treppe lautet: „Joannes Carolus, Archidux Austriae / Imperatoris Ferdinandi II / Et Mariae Annae Filius; / Utriusque virtutum /haeres. / In flore juventutis obiit; / Et meritis maturus / Natus est coelo / Postridie natalis domini / Anno Christi MDCXIX / Aetatis suae XIV" (Üb. von Oer: „Johann Karl, / Erzherzog von Österreich / Kaiser Ferdinand II. / Und Maria Annas Sohn, / Beider Tugenden Erbe, / Starb in der Blüte der Jugend / Und wurde, reif an Verdiensten, / Dem Himmel geboren. / Am Tage nach der Geburt des Herrn / Im Jahre Christi 1619 / Im 14. Jahre seines Alters"). Darunter: „Consummatus in brevi / Explevit tempora multa" (Üb. von Oer: „Vollendet in Kürze / Erfüllte er viel der Zeiten").

[360] Vgl. ebd., S. 90: Auf kaiserliche Anordnung erhielt der Leichnam der Gräfin am Eingang der Gruft, außerhalb der eigentlichen Gruftkapelle, einen Platz. Im Jahr 1839 ließ der Herzog von Angoulême folgende Inschrift anbringen: „Hic jacet / Corpus Serenissimae / Mariae Theresiae / Principissae Sabaudiae / Comitissae Artesiae / Quae II Junii Anno MDCCCV / In Domino quievit / Graecii in Styria / Aetatis suae Anno IL / Mens. IV. Dier. III / R.i.p." (Üb. von Oer: „Hier ruht / Der Leichnam / Der Erlauchten Maria Theresia / Prinzessin von Sardinien / Gräfin von Artois / Die am 2. Juni 1805 / Im Herrn entschlafen ist / In Graz in der Steiermark / Im Alter von 49 Jahren / Am 3. Tage des 4. Monats. / Sie ruhe in Frieden").

Maria Theresia von Sardinien oder Maria Theresia von Savoyen oder Gräfin von Artois war die Gemahlin des späteren französischen Königs Karl X. Während der Französischen Revolution musste sie 1798 mit ihrem Gemahl aus Frankreich fliehen und lebte bis zu ihrem Tod im Exil in Graz.

[361] Üb. d. Verf.: „Wo sein Herz, da auch sein Schatz."

[362] Vgl. GERBERT M., HERRGOTT M., HEER R.: Topographia principum Austriae, monumenta Augustae domus Austriae, Vol. 4/2. St. Blasien 1772, zit. n. WEISS-KREJCI: Heart burial in medieval and early post-medieval central Europe, S. 133. Das Kloster der Armen Klarissen wurde 1784 abgerissen, an dieser Stelle entstand die jetzige „Paradeis". Dorthin kam auch zunächst das Herz von Ferdinands zweiter Gattin, der Stifterin der Loretogruft in Wien, der Eleonora von Gonzaga.

[363] Vgl. OER: Die Grazer Domkirche und das Mausoleum Ferdinands II. S. 87.

[364] Vgl. Klosterprotokoll (Sacr.-B), zit. n. WOLFSGRUBER: Geschichte der Loretokapelle, S. 73.

[365] Vgl. WEISS-KREJCI: Heart burial in medieval and early post-medieval central Europe, S. 129

[366] OER: Die Grazer Domkirche und das Mausoleum Ferdinands II. S. 19: Hinter dem Hochaltar trägt die Grabplatte die Inschrift: „Anno MDLXXXX obiit serenissimus Archidux Carolinus Austriae etc. cuius corpus in Seccoviensis Ecclesia Intestina vere hic condita fuere" (Üb. d. Verf.: „1590 starb der durchlauchtigste Erzherzog Karl von Österreich, dessen Leichnam in der Kirche von Seckau, dessen Eingeweide jedoch hier beigesetzt wurden").

Der Rotmarmorsarkophag mit den Liegefiguren des Erzherzogs und seiner Frau in der Gruft befand sich bis zur josephinischen Klosteraufhebung im Klarissenkloster in Graz, dem heutigen Paradeishof, und wurde erst 1783 hierher verbracht. In ihm ruht nur Maria von Bayern.

[367] Vgl. WEISS-KREJCI: Heart burial in medieval and early post-medieval central Europe, S. 129.

[368] Protokoll wiedergegeben bei OER: Die Grazer Domkirche und das Mausoleum Ferdinands II. S. 90f., Hervorhebung dort.

[369] Üb. Norbert Behringer: „Herz des erhabensten römischen Kaisers Ferdinand II., der am 15. Februar im Jahre 1637, um die neunte Stunde gottesfürchtigst verstorben ist. Weil er aus herzlicher Zuneigung, die er unter den Lebenden durch sein Wirken in Österreich allen Heiligen des Ordens der heiligen Clara immer bewiesen hat, wünschte er, bei dieser Krypta bestattet zu werden, und er ist im selben Jahr des Monats März bestattet worden."

[370] Später könnte es wieder in die Gruft zurückgekommen sein.

[371] Text der beigelegten Pergamenturkunde: „Mit Bewilligung S.K.K.M. Ferdinandi Regierenden Landtesfürsten allhier hat man die zween Finger abgenommen Von Seiner Allerliebsten Frauen Gemahlin Erzherzogin Maria Anna nach ihrem Tod, als die Leich lang in vnssern Chor gestanden, Bis ihr Fürstliche Begräbnuss neben der Hofkirche alhier fertig worden, wie sie es dan in Ihrem Leben uns gutwillig verheißen, nach ihrem Tod etwas von ihrem Leib herzugeben [...]. Anno 1616 den 18. Aprill" (Rochus KOHLBACH: Die Barocken Kirchen von Graz. Graz: Grazer Domverlag 1951, S. 84). In den 1940er Jahren

habe ein Dieb, so Rochus KOHLBACH, anlässlich einer Reparatur die Kasette, die er für golden hielt, aus dem Gitter entwendet und dann verkauft. Der Käufer habe sie dann sofort zum Bischof zurückgetragen (vgl. ebd., S. 85). Ein Finger mit Ring der Kaiserin befindet sich in einer Schachtel in der Domsakristei (Dompfarrer LAFER: Persönliche Mitteilung an den Verfasser. Grazer Dom. 30. Nov. 1996).

[372] Vgl. OER: Die Grazer Domkirche und das Mausoleum Ferdinands II. S. 92.

[373] Vgl. O. TRAPP: Die Grabstätten der Landesfürsten und ihrer Familienmitglieder in Tirol, S. 115.

[374] Vgl. ebd., S. 134.

[375] Vgl. Judith BREUER: Das Grabmal des Melchior von Hatzfeld in der Bergkirche zu Laudenbach (Stadt Weikersheim/Main-Tauber-Kreis). Beiträge zu seiner kultur- und kunsthistorischen Bedeutung und seiner Schadens- und Restaurierungsgeschichte. In: Nachrichtenblatt der Landesdenkmalpflege 4 (2002), S. 207–220, S. 210.

[376] Zit. n. ebd., S. 212. Üb. Norbert Behringer: „Hier liegt das Herz des berühmten Grafen Melchior von Hatzfeld, in dem die Nachfahren ein Vorbild haben. Im angestammten Glauben, Tugend und Kriegsruhm ist er im Leben hinter keinem zurückgestanden. Dieses Grabmal ließ der trauernde Herrmann zum Gedächtnis seines geliebten Bruders Melchior Hatzfeld errichten und trug Sorge, dessen Herz hier beizusetzen. Zweimal fünf und sieben Festungen hat er eingenommen und sieben Schlachten mitgemacht. Folget ihr Nachkommen in dankbarer Erinnerung diesem Muster an Tugend und Frömmigkeit."

[377] Vgl. ebd., S. 214.

[378] Vgl. Ingrid ROSENZWEIG: Persönliche Mitteilung an den Verfasser. Kuratorin, Ev. Pfarramt Kloster Zinna. 1. Sep. 2004.

[379] Vgl. Rolf-Peter MARKOWSKI/Ingrid ROSENZWEIG: Kirche der Mönche. Die Klosterkirche zu Zinna. 4. Aufl. Kloster Zinna: Ev. Pfarramt Kloster Zinna 2003, S. 28.

[380] Bernd WARLICH: Der Dreißigjährige Krieg in Selbstzeugnissen, Chroniken und Berichten: Baloch Raboiska [Balucz Nabocsca, Balogh], Stephan. 22. Juni 2013. URL: https://www.30jaehrigerkrieg.de/baloch-raboiska-baluctz-nabocsca-stephan/ (besucht am 17. 09. 2018). In der Johanniskirche sind keine Hinweise auf diese getrennte Bestattung vorhanden (vgl. Lutz BLOCHBERGER: Persönliche Mitteilung an den Verfasser. Mesner der Johanniskirche Saalfeld. 17. Sep. 2018).

[381] 1842 abgerissen.

[382] Vgl. Carl WILKES: Nickenich in der Pellenz. Andernach am Rhein: Gemeindevertretung Nickenich 1925, S. 49.

[383] Vgl. Carl Wilhelm HERING: Geschichte der kirchlichen Unionsversuche seit der Reformation bis auf unsere Zeit. Bd. 1. Leipzig: Friedrich Fleischer 1836, S. 493.

[384] Heute Waldshut-Tiengen am Oberrhein, Klettgau, Baden-Württemberg.

[385] Vgl. Jochen FRÜH: Persönliche Mitteilung an den Verfasser. Heimatforscher, Waldshut. 17. Feb. 2013.

[386] Der Graf hatte unter anderem angeordnet: „[...] dass mein Herz, welches dem löblichen Capuciner Orden des Hl. Franziskus jederzeit mit sonderbarer Affection zugetan gewesen, ich sterbe hier oder anderwärts, bei denen P.P. Capuc. zu Waldshut, welche meine Seel absonderlich in ihre heilige sacrificia et preces recommendieren, um meiner desto mehreres ingedenk sein zu können, in ihrem Chor ex opposito des verstorbenen Herrn Bischofen zu Basel hochseligen Gedächtnis/: zu welchem Ende der verfertigte Grabstein allhier oder in loco zu Waldshut sein wird:/ beigesetzt, mein toter Körper und Leichnam aber in dem Gewölb der Gräflich Sulzischen Begräbnis ohne sonder Pomp beigesetzt werde". Des Weiteren befindet sich auf einer Abschrift des Testamentes folgende Randnotiz: „Den 4. September 1687 ist das erstlich in eine silbern, hernach zinnerne Capsel eingemachte Herz von Thiengen nach Waldshut prozessu qualiter in einem Tragsessel mit zwei Pferden geführt, und in loco nach gehaltener sermon und Gottesdienst beigesetzt worden" (Manfred EMMERICH: Das Herz des letzten Grafen von Sulz. In: Land zwischen Hochrhein und Südschwarzwald. Beiträge zur Geschichte des Landkreises Waldshut. Waldshut: Geschichtsverein Hochrhein e.V. Waldshut 2001, S. 4–15, S. 8).

[387] J. A. KRAUS: Das Herz des letzten Grafen von Sulz. In: Freiburger Diözesanarchiv. Bd. 9 (3). Freiburg: Herder 1957, S. 348–350, S. 350.

[388] Im Erzbischöflichen Archiv zu Freiburg wird dazu ein Blatt aufbewahrt (vgl. ebd.): „Hochlöbliches Kreisdirektorium! Den 23. Juni kam der jetzige Besitzer des aufgehobenen Kapuzinerklosters, Herr Frey, zu mir und machte mir die Anzeige 1) Es seye in dem Chor der Kapuzinerkirche zwei Grabstein aus den Mauern auf seine Anordnung ausgehoben worden. Hinter jedem habe man eine zinnerne Kapsel gefunden, worin vermutlich die Herzen der Verstorbenen, nämlich des letzten Herrn Grafen von Sulz und eines gewissen Bischofs von Basel. Diese Überbleibsel wolle er nun dem Pfarramt zu

seiner Disposition überlassen. Herr Frey ließ auch wirklich die Grabsteine samt den Kapseln in den Pfarrhof führen. 2) In Beisein des hiesigen Kaplans Beck ließ ich die Kapseln eröffnen, und in der einen derselben, die ziemlich groß war, fand man noch eine andere silberne Kapsel, worin wirklich das Herz des letzten Grafen von Sulz deponiert war. Außen auf der Kapsel war die hier angeschlossene Inschrift angebracht. 3) Der Herr Oberamtmann war von mir erbeten, das Ganze zu besichtigen und allenfalls mit mir das Weitere mit dem Vorgefundenen zu bestimmen. 4) Das Resultat unserer gemeinschäftlichen Überlegung war, das Herz in der zinnernen Kapsel, da selbes noch einen üblen Geruch von sich gab, sogleich auf dem Gottesacker, auf welchem auch die Kapuziner aus ihrer Gruft transferiert worden, samt dem Grabstein einzumauern, damit so hier der testamentarische Wille des Verstorbenen, der bei jenen, die er einzig liebte (apud eos quos unice amavit) sein Herz wollte ruhen lassen, der Wesenheit nach erfüllet werde. Die Silberkapsel wurde in der Absicht zurückbehalten, damit selbe auf jeden Wink an die höhere Behörde, wohin der ganze Umstand einzuberichten sei, könnte abgegeben werden. Da das Klettgau nun ein Eigentum des großherzoglichen Hauses Baden ist, so dürfte die Kapsel, die das Herz des letzten Grafen Sulz eingeschlossen hielt, als ein nicht unwichtiges Antiquarium dienen, und ist nicht dem Staube ausgesetzt, wie dies der Fall auf dem hiesigen öffentlichen Freudhof gewesen wäre. Mittlerweile erhielt ich von dem H. Kastenvogt Kaiser in Thiengen das hier angeschlossene Schreiben (Fehlt). Der Grabstein samt dem Herz sind nun eingemauert und die Kapsel, die gegen 30 Lotz Silber wiegt, in meinen Händen. Ein hochlöbl. Kreisdirektorium wolle nun verfügen, was in der Sache zu tun ist. Bis hier eine höhere Bestimmung über den Gegenstand zugeht, wird alles in dem Zustande bleiben, worin sie sich nach obiger von mir erteilten Auskunft befindet. / Sohm, manu propria, Pfrr." In anderer Schrift folgt: „Dieses Papier habe ich im Aktenfaszikel ‚Miscellanea' gefunden und verwahre es nun in diesem silbernen Herzen, weil es Auskunft darüber enthält, wie es ins Pfarrhaus resp. Pfarrkirchenschatz gewandert. Wldsht im Frühling 1851, Simon, Pfrr."

389 Vgl. ANON.: Würdiger Platz in der Sulzer Stube. In: Südkurier Ausgabe Waldshut, 2. Jan. 2003, S. 25.

390 Vgl. EMMERICH: Das Herz des letzten Grafen von Sulz, S. 10.

391 KRAUS: Das Herz des letzten Grafen von Sulz, S. 348. Üb. dort: „Herz des hochberühmten Herren Herren Johannes Ludwig Grafen von Sulz, Landgraf im Klettgau, Herr zu Tiengen, Montclair, Menzbirg und Wuethenthal, der hl. kaiserl. Majestät Kämmerer und Erbrichter zu Rottweil, auch Direktor des berühmten Grafenkollegiums in Schwaben usw., des Letzten aus diesem uralten Geschlecht. Sein Herz, das im Leben niemals ruhte, sondern ständig in öffentlichen und privaten Geschäften und besonders in auf Gott bezüglichen Angelegenheiten sich rührte, ruht nun hier im Tode bei denen, die er einzig liebte, und wurde hier beigesetzt im Jahre, da, ach, dem Hause Sulz die Lebensfackel erlosch, 1687." Das Chronogramm der letzten Zeile ergibt die römische Jahreszahl 1687.

392 Vgl. FRÜH: Persönliche Mitteilung an den Verfasser (17.2.2013).

393 Vgl. ebd.

394 Vgl. Eugen KRANZBÜHLER: Verschwundene Wormser Bauten. Beiträge zur Baugeschichte und Topographie der Stadt. Worms: H. Kräuter'sche Buchhandlung 1905, S. 185.

395 Vgl. Dietrich KLATT: Die Fürstengruft und die Grabplatten der Herzöge zu Braunschweig-Lüneburg in der Stadtkirche St. Marien Celle. In: Stadtkirche St. Marien Celle. Regensburg: Schnell & Steiner 2008, S. 18.

396 Die Corpora des Paares liegen in der Bergkirche in Schleiz (vgl. Jens BEGER: Persönliche Mitteilung an den Verfasser. Oberarchivrat, Thüringisches Staatsarchiv Schleiz. 13. März 2012).

397 In den Rechnungen über den Aufwand beim Ableben der Fürstin (ThStA Greiz, Kammer Greiz, Kap. 63., Nr. 84., zit. n. ebd.) findet sich der Ausgabebeleg über sieben Reichstaler für „ein zinnernes Gefäß mit Deckel, um darin das Herz der höchstseligen Frau Durchlauchtigsten Fürstin Gasparine aufzubewahren".

398 Vgl. Greizer Neueste Nachrichten vom 8. und 14. August 1908, zit. n. Steffi MARKOWSKI: Persönliche Mitteilung an den Verfasser. SV Greiz, Archiv. 22. Feb. 2012.

399 Vgl. Ludger FISCHER: Schloss Raesfeld (DKV-Kunstführer 587/1). München, Berlin: Deutscher Kunstverlag 2001, S. 15.

400 Vgl. KLASSIK STIFTUNG WEIMAR (Hrsg.): Fürstengruft. Historischer Friedhof am Poseckschen Garten. Rundgang. Weimar o.J. S. 4.

401 Vgl. Norbert JUNG: Pfarrkirche Maria Verkündigung. 2. Aufl. (Kunstführer Nr. 1532). Regensburg: Schnell & Steiner 2008, S. 20.

Anmerkungen zu Kapitel 10

[402] Üb. d. Verf.: „Hier im Chor (ehemals bis 1912) ruhen innerhalb der Schranken die Eingeweide des erlauchtesten Fürsten Wassili Anikitowitsch, Sohn Repnins des hochberühmten Generals der russischen Truppen, gestorben im Jahre des Herrn 1748, am 10. Tag des Monats August in Ebensfeld."

[403] Üb. d. Verf.: „Maria Theresia, des Heiligen Römischen Reiches Gräfin von Schönborn, geboren als des Heiligen Römischen Reiches Gräfin von Monfort, Gattin des Anselm Franziskus. Geboren am 1. Febr. 1698, gestorben am 2. April 1751."

[404] Vgl. A. DIETZ: Ewige Herzen, S. 18.

[405] Vgl. Christian TIETZE: Pyramiden in Brandenburg. In: KOMMUNALE STIFTUNG FÜRST PÜCKLER MUSEUM (Hrsg.): Pückler Pyramiden Panorama (Edition Branitz Nr. 4). Cottbus 1999, S. 19–40, S. 36.

[406] BLHA Nr. 747, zit. n. Siegfried NEUMANN: Die Begräbnisstätten im Branitzer Park. In: KOMMUNALE STIFTUNG FÜRST PÜCKLER MUSEUM (Hrsg.): Pückler Pyramiden Panorama (Edition Branitz Nr. 4). Cottbus 1999, S. 7–18, S. 15.

[407] Der letzte Gruß des 85-Jährigen galt seinem Lieblingspferd, sein letztes Wort soll gewesen sein: „Man öffne mir den Weg zum Tumulus!" (Heinz OHFF: Der grüne Fürst. Das abenteuerliche Leben des Herrmann Pückler-Muskau. 8. Aufl. München: Piper 1999, S. 294; Ludmilla ASSING: Fürst Herrmann von Pückler-Muskau. Bd. 2. Berlin: Wedekind & Schwieger 1874, S. 288; Nicole BERTHY/Michael BREY: Bild in der Landschaft – Landschaft im Bild. In: KOMMUNALE STIFTUNG FÜRST PÜCKLER MUSEUM (Hrsg.): Pückler Pyramiden Panorama (Edition Branitz Nr. 4). Cottbus 1999, S. 250). Sein Arzt Ludwig Wilhelm Liersch berichtet über Pücklers letzte Lebenstage, eine Grippe mit daraus resultierender Ernährungsstörung habe das Ende herbeigeführt. Er, Liersch, sei beim Sterben dabei gewesen und habe ihm die Augen zugedrückt. Der Verstorbene hatte in 6. Paragraphen seines Testaments bestimmt: „Mein Leichnam soll, nach Ermittelung der Todesursache, von den drei Aerzten: Sanitätsrath Dr. Malin, Dr. med. Liersch und dem Kreis-Chirurgus Dr. Richter, alle Drei zu Cottbus wohnhaft, secirt, dann aber chemisch oder auf andere Weise verbrannt und die übrigbleibende Asche in eine kupferne, demnächst zu verlöthende Urne gethan und diese in den Tumulus des Branitzer Parkes eingesetzt werden" (Ludwig Wilhelm LIERSCH: Aus den letzten Lebenstagen des Fürsten Pückler-Muskau. In: Gartenlaube 42 (1874), S. 678–680, S. 679f.). Die Obduktion hatte als Todesursache „Altersschwäche" (Marasmus senilis) ergeben. Alle Organe seien vorzüglich ausgebildet gewesen, besonders auch das Gehirn (Fritz ZAHN: Fürst Pückler-Muskau als Gartenkünstler und Mensch. Cottbus: Albert Heine 1928, S. 204). Ludwig Wilhelm LIERSCH schreibt: „Das Herz wurde demnächst in eine Glasphiole gelegt und mit sieben Pfund concentrirter Schwefelsäure übergossen, wodurch es sehr bald in eine dunkelschwarze, formlose Masse umgewandelt wurde. Die Glasphiole wurde in eine kupferne Urne gestellt und diese dann verlöthet. Der geöffnete Leichnam hingegen wurde nach leichter Umhüllung mit einem feinen Laken in einen Metallsarg gelegt und mit einer Mengung von Ätznatron, Ätzkali und Ätzkalk durch und durch durchtränkt. [...] Es war nicht etwa eine gewisse Eitelkeit des Fürsten, seine irdischen Ueberreste auf nicht gewöhnlichem Wege der Erde übergeben zu lassen, es war ihm nur ein Gräuel, einst den Würmern anheimzufallen und befürchten zu müssen, daß seine Gebeine zerstreut und verworfen werden könnten. [...] Der reichverzierte Sarg von Eichenholz wurde in den in den Tumulus gegrabenen Stollen gestellt und die Urne mit dem aufgelösten Herzen auf dem Hauptende des Sarges befestigt. Jetzt ist der Stollen geschlossen; kaum eine Spur des Eingangs ist äußerlich zu bemerken [...]" (LIERSCH: Aus den letzten Lebenstagen des Fürsten Pückler-Muskau, S. 680).

[408] Vgl. ASSING: Fürst Herrmann von Pückler-Muskau, S. 291.

[409] Vgl. NEUMANN: Die Begräbnisstätten im Branitzer Park, S. 8.

[410] Vgl. TIETZE: Pyramiden in Brandenburg, S. 36.

[411] Vgl. Herwig GURATZSCH: Zur Persönlichkeit Maximilian Speck von Sternbergs. In: ders. (Hrsg.): Maximilian Speck von Sternburg. Ein Europäer der Goethezeit als Kunstsammler. Leipzig: E. A. Seemann 1998, S. 14–21, S. 14.

[412] Vgl. Wolf-Dietrich SPECK VON STERNBURG: Persönliche Mitteilung an den Verfasser. Leipzig. 3. Sep. 2015. In der handschriftlichen Chronik des Lützschenaer Pfarrers Ernst Moritz Reichel, die heute noch im Pfarrhaus von Lützschena erhalten ist, steht unter dem 9. März 1836: „Mit trauervollem Herzen lege ich in diesem Buch die Nachrichten nieder, die sich auf Tod und Begräbnis unserer hochverehrten Frau Charlotte Elisabeth, Bayer. Baroness von Speck-Sternburg, beziehen. Ein Nervenschlag machte am 9. März abends halb acht Uhr ihrem mehrmonatigen Leiden plötzlich ein Ende, und versetzte dadurch ihre teure Familie und Verwandtschaft, wie auch uns, ihre Gemeinde, in die tiefste Betrübnis (bei der Sektion fanden sich Wasser im Herzen und Bildung dreier Polypen). Sie ward ihrem Wunsche zufolge in der einfachsten Nachtkleidung ohne allen Schmuck und irdische Herrlichkeit in einen zinnernen Sarg

gelegt, dieser vernietet, und in einen bronzierten Pfostensarg gesetzt und so am 22. März Sonnabend abend bei Fackelschein im Leipziger Leichenwagen, gezogen von vier hiesigen Rittergutspferden, aus Leipzig abgeführt. / P.S. Herr Baron von Speck bewahrt das Herz seiner Gattin in einer Kapsel, die er einst in seinen Sarg mitzulegen wünscht (Wolf-Dietrich SPECK VON STERNBURG: Maximilians Ehe mit Charlotte Hänel v. Cronenthall. In: Familienchronik (unveröffentlicht). o.O. [Leipzig] 2015, S. 31–39).

[413] Vgl. Karl Georg BOCKENHEIMER: Vogt, Nicolaus. In: Allgemeine Deutsche Biographie. Bd. 40. München: Historische Kommission bei der Bayerischen Akademie der Wissenschaften 1896, S. 189–192, S. 192.

[414] Kornelia GRUNDMANN: Persönliche Mitteilung an den Verfasser. Philipps-Universität Marburg, Emil-von-Behring-Bibliothek für Geschichte und Ethik der Medizin. 30. Apr. 2010; Jasper HEIN: Zur Geschichte der Anatomie und Chirurgie. Christian Heinrich Bünger 1782–1842, Anatom und Chirurg. Dissertation. Universität Mannheim, 1976, S. 36.

[415] Vgl. A. DIETZ: Ewige Herzen, S. 20.

[416] Zit. n. Margret OTT: Pommerscher Greif e.V.: Das Herz von Carl Löwe. 15. Mai 2012. URL: www.blog.pommerscher-greif.de/carl-loewe/ (besucht am 20. 03. 2022).

[417] Der Text stammt von Friedrich Ferdinand Calo (vgl. BARGHEER: Eingeweide, S. 37). Üb. d. Verf.: „Carl Loewe, Doktor der Musikkunst, berühmt durch Kirchenmusik und Dichtung, bewährter Lehrer und redlicher Mann, ließ sein Herz nach seinem Tod, welchem er am 20. Tag des Monats April des Jahres 1869 in Kiel erlag, in dieser Kirche St. Jacobi in Stettin, deren Orgel er dreiundvierzig Jahre lang spielte, in dieser Urne aufbewahren."

[418] Vgl. Roman KOSTYNOWICZ: Persönliche Mitteilung an den Verfasser. Custos, Katedry Szczecin. 11. Juni 2007.

[419] Vgl. Ralf BÖHME: Verschollenes Herz von Carl Loewe entdeckt. In: Mitteldeutsche Zeitung, 11. März 2012.

[420] Vgl. Małgorzata FRYMUS/Piotr KOLODZIEJSKI: Radio Szczecin/Kultura: Serce Carla Loewego wróciło na swoje miejsce. 8. Okt. 2012. URL: https://radioszczecin.pl/4,91919,serce-carla-loewego-wrocilo-na-swoje-miejsce-zdj (besucht am 25. 05. 2021).

[421] Vgl. A. DIETZ: Ewige Herzen, S. 19.

[422] 1945 durch alliierte Bomber zerstört, wurde die Ruine 1968 komplett gesprengt.

[423] Sein Bruder und Nachfolger Wilhelm I. ließ das Testament des Verstorbenen „zum Troste seines Volkes" veröffentlichen: „Charlottenburg, am Tag der Verklärung Christi, 6. August 1854: Wie ich begraben werden möchte [...]. Nach Feststellung meines Todes durch die Ärzte soll mein Leichnam gewaschen und aufgebahrt werden. Mein Herz soll in ein großes herzförmiges Behältnis aus Granit der Mark eingeschlossen und dieses am Eingang zur Gruft im Mausoleum von Charlottenburg (und damit zu Füssen meiner königlichen Eltern) begraben werden, in den Boden eingelassen und bedeckt [...]" (vgl. HARTSHORNE: Enshrined Hearts, S. 383, dt. Üb. d. Verf.).

[424] Vgl. ebd., S. 382.

[425] Üb. d. Verf.: „Das sündige Herz Ludolphs."

[426] Vgl. J.-B. von BECKEDORFF: Persönliche Mitteilung an den Verfasser. München. 16. Dez. 2016.

[427] Uwe TIMM: Halbschatten. Köln: Kiepenheuer & Witsch 2008, S. 236f. Uwe TIMM gibt an, diese Informationen den Akten des Auswärtigen Amtes entnommen zu haben.

[428] Vgl. Manfred KNODT: Evangelische Stadtkirche in Darmstadt. München, Zürich: Schnell & Steiner 1980, S. 36.

[429] Vgl. Wilhelm DIEHL: Georg, Landgraf von Hessen-Darmstadt. In: Allgemeine Deutsche Biographie. Bd. 49. München: Historische Kommission bei der Bayerischen Akademie der Wissenschaften 1904, S. 285–288, S. 288.

[430] Vgl. KNODT: Evangelische Stadtkirche in Darmstadt, S. 42.

[431] Zit. n. ebd., S. 42. Üb. dort: „Georg, Landgraf von Hessen, geboren am 25. April 1669, durch König Karl II. von Spanien ernannter Vizekönig von Katalonien, Ritter des Ordens vom Goldenen Vlies seit 1698, durch Leopold (I.), Römischen Kaiser 1699 zum Generalfeldmarschall ernannt, durch den König der Krone des Königreichs Aragonien zum Generalverweser ernannt 1704, starb bei der Eroberung des Kastels Montjuich bei Barcelona am 14. September 1705."

[432] Zit. n. ebd., S. 42. Üb. dort: „Diese Kapsel enthält das Herz Philipps, Landgraf von Hessen, etc. ... Feldmarschall, Oberst des gepanzerten Regiments, Fürstlicher Gouverneur und Generalkommandant von Mantua und Ritter des St. Hubertus Orden. Er starb in Wien am 11. August 1736 im Alter von 65, sein Leib ruht dort im St. Stephansdom."

Anmerkungen zu Kapitel 10

[433] Vgl. Christian PRESCHE: Die fürstlichen Grabstätten in der Kasseler Martinskirche. In: Zeitschrift des Vereins für hessische Geschichte 107 (2002), S. 17–69, S. 48, 51.

[434] Seit 1715 St. Maria in der Kupfergasse, im Zweiten Weltkrieg fast vollständig zerstört. Das Herzgrab existiert nicht mehr (vgl. Klaus-Peter VOSEN: Persönliche Mitteilung an den Verfasser. Pfarrer, St. Maria in der Kupfergasse. 3. Dez. 2017).

[435] Vgl. Uta LÖWENSTEIN: Landesgeschichtliches Informationssystem Hessen: Hessische Biographie: Hessen-Kassel, Ernst Landgraf zu. 6. Dez. 2021. URL: http://www.lagis-hessen.de/pnd/118963287 (besucht am 29. 03. 2022).

[436] Vgl. Gabriele KÖNIG: Persönliche Mitteilung an den Verfasser. Kinderakademie, Fulda. 10. Nov. 2014.

[437] Vgl. K. J. RIEDESEL: Persönliche Mitteilung an den Verfasser. Eisenbach. 10. Okt. 2014.

[438] Vgl. BRATNER: Die Grabdenkmäler der Erzbischöfe im Mainzer Dom, S. 232.

[439] Vgl. Elias STRENG: Persönliche Mitteilung an den Verfasser. Franziskanermönch, Altötting. 3. Dez. 2010.

[440] Vgl. Philipp J. MADLER: Das Kloster auf dem Engelberg und die Familiengruft des Fürstenhauses Löwenstein-Wertheim-Rosenberg. Weiden: Selbstverlag 1857, S. 38. Üb. d. Verf.: „[...] Sie verlangte, dass Herz und Leib zu Füßen der Königin bestattet würden und wählte zur Freude der Engel nach ihrem Hinscheiden dort zu ruhen, wo sie lebte [...]."

[441] Vgl. Martina HEINE: Persönliche Mitteilung an den Verfasser. Staatsarchiv Wertheim. 13. Dez. 2010.

[442] Vgl. Andreas WILTS: Persönliche Mitteilung an den Verfasser. Fürstlich-Fürstenbergisches Archiv, Donaueschingen. 17. März 2011.

[443] Vgl. Karl Siegfried BADER: Die fürstenbergischen Erbbegräbnisse. Kirchen-, rechts- und hausgeschichtliche Studien. Freiburg: Freiburger Diözesanarchiv 1941, S. 537.

[444] Herz und Eingeweide.

[445] Vgl. WILTS: Persönliche Mitteilung an den Verfasser.

[446] Vgl. Konradin ROTH: Beiträge zur Geschichte der Loretokapelle und des Kapuzinerklosters zu Stühlingen (1679–1831). Werne a.d. Lippe: Buchdruckerei Grube 1965, S. 1–21.

[447] Vgl. Jürgen MEYER: Persönliche Mitteilung an den Verfasser. OFMCap, Kapuzinerkloster Stühlingen. 8. Dez. 2015.

[448] Vgl. ebd.

[449] Vgl. Jochen FRÜH: Persönliche Mitteilung an den Verfasser. Heimatforscher, Waldshut. 18. Feb. 2013; EMMERICH: Das Herz des letzten Grafen von Sulz.

[450] Üb. d. Verf.: „[Herz] des Maximilian Franz Fürst zu Fürstenberg, Landgraf in der Baar und zu Stühlingen hier eingeschlossen."

[451] Üb. d. Verf.: „Er hofft, dass er unter dem Schutz der Gottesmutter Jesu Barmherzigkeit gefunden hat."

[452] Üb. d. Verf.: „Kanonenkugel [Todesursache] des schwäbischen Generalfeldzeugmeister Prosper Ferdinand Landgraf von Fürstenberg. In der Inzisur des Herzsymbols in der oberen Hälfte des Kardiotaphen, aus dem sonst Flammen der Liebe emporzüngeln, ist ein Gefäß mit einem Kreuz eingefügt, das die Kanonenkugel trägt, durch die Prosper tödlich verwundet wurde."

[453] Üb. d. Verf.: „Es ist eines edlen Herzens für Kaiser und Vaterland zu sterben."

[454] Üb. d. Verf.: „Am Fest der Heimsuchung der gesegneten Jungfrau Maria in der Schlacht von Schellenberg schwer verwundet wurde jener dann am Tag seiner Teilnahme an der Belagerung von Landau, oh weh, durch die oben befestigte Kugel getötet unter den Augen des erhabensten römischen Königs Joseph I., Sechster aus dem berühmten Geschlecht von Fürstenberg, sein Leben und Blut geopfert habend für den erhabensten Leopold I., den großen Kaiser, im Alter von 41, im Jahr 1704. Gott brachte er seine Seele dar, das Herz aber legte er hier der Gottesmutter nieder. Das ewige Licht leuchte ihm."

[455] Vgl. J. MEYER: Persönliche Mitteilung an den Verfasser.

[456] Vgl. FRÜH: Persönliche Mitteilung an den Verfasser (18.2.2013).

[457] Vgl. Mark HENGERER: Grabmäler des oberschwäbischen Adels 1500–2000. Entwicklungspfade – Familie und Individualität. In: GESELLSCHAFT OBERSCHWABEN (Hrsg.): Adel im Wandel: Oberschwaben von der Frühen Neuzeit bis zur Gegenwart. Bd. 2. Stuttgart: Thorbecke 2006, S. 775–792, S. 776.

[458] Die Truchsesse von Waldburg waren Kastenvögte des Augustinerchorherrenstiftes und besaßen ein Schloss in Wolfegg, das Jakob erbaut hatte.

[459] Bernd MAYER: Persönliche Mitteilung an den Verfasser. Kunstsammlungen der Fürsten zu Waldberg-Wolfegg, Wolfegg. 13. Aug. 2014. Üb. d. Verf.: „Hier ruht eingeschlossen das Herz des edelsten Herrn

Ferdinand Ludwig, des Heiligen Römischen Reiches Erbtruchsess, Graf von Wolfegg etc., welcher mit seiner Gattin, der Herrin Anna, Baronin von Schellenberg etc. im Jahre des Herrn 1706 diese lauretanische Kapelle zur Ehre der Königin und Jungfrau Maria errichtete. Gestorben im Jahre des Herrn 1735, am 4. April. Er ruhe in Frieden."

460 Vgl. HENGERER: Grabmäler des oberschwäbischen Adels 1500–2000. Entwicklungspfade – Familie und Individualität, S. 780.

461 Üb. d. Verf.: „Der hochberühmte und hervorragendste Herr, Erbtruchsess des Heiligen Römischen Reiches, Fürst von Friedberg etc. Seiner Christlichen Majestät Karl VII. engster Berater, gab am Tage des 2. Mai, im Jahr 1756, Gott seine Seele zurück und weihte Maria sein Herz, das hier begraben ist, mit dieser folgenden Inschrift: Gegrüßet seist Du, Maria, voll der Gnade, der Herr ist mit Dir, Du bist gebenedeit unter den Weibern und gebenedeit ist die Frucht Deines Leibes, Jesus. Heilige Maria, Mutter Gottes, bitte für mich und sorge in Angesicht Deines Christus, meines Erlösers. Er ruhe in Frieden."

462 Ausführlich zur Herz- und Eingeweidebestattung des Hauses Württemberg vgl. Harald SCHUHKRAFT: Die Grablegen des Hauses Württemberg. Stuttgart: Theiss 1989.

463 Vgl. ebd., S. 12.

464 Vgl. ebd., S. 13.

465 Zit. n. ebd., S. 13.

466 Vgl. ebd., S. 66. Das Enterotaph wurde bei der Zerstörung der Hospitalkirche im Zweiten Weltkrieg vernichtet.

467 Vgl. ebd., S. 13.

468 Vgl. ebd., S. 12, 103.

469 Vgl. ebd., S. 100.

470 Günther SCHUHMANN: Die Hohenzollern – Grablegen in Heilbronn und Ansbach. München, Zürich: Schnell & Steiner 1989, S. 46. Üb. d. Verf.: „Hier ist begraben das Herz Maximilian Emanuels, des Herzogs von Württemberg, der als junger Mann schon berühmt war wegen seiner Tugenden und Taten. Höchstgeliebter Bruder Karls XII., des Königs von Schweden, Waffengefährte und allertreuester Freund. Geboren am 27. Februar 1689. Er starb am 25. September 1709."

471 Vgl. SCHUHKRAFT: Die Grablegen des Hauses Württemberg, S. 142; Gerhard RAFF: Der kleine Prinz. In: Evangelisches Gemeindeblatt für Württemberg 44 (2009), S. 11.

472 Vgl. Hans BEER: Die romanische Krypta in der St. Gumbertus-Kirche zu Ansbach. Hrsg. v. HISTORISCHER VEREIN FÜR MITTELFRANKEN. Ansbach: C. Brügel & Sohn 1936, S. 5.

473 Vgl. Alexander BIERNOTH: Persönliche Mitteilung an den Verfasser. Stadtführer, Ansbach. 4. Dez. 2018.

474 Vgl. SCHUHKRAFT: Die Grablegen des Hauses Württemberg, S. 13; ders.: Persönliche Mitteilung an den Verfasser. Historiker, Stuttgart. 31. Mai 2021.

475 Vgl. ders.: Die Grablegen des Hauses Württemberg, S. 93.

476 Vgl. Benedikt BAUER: Das Frauenkloster Lichtenthal. Baden-Baden: Pet. Weber 1896, S. 325; Franz-Josef HERR: Das Kloster Lichtenthal, dessen Kirche und Kapelle. Carlsruhe: Johann Velten 1833, S. 59.

477 Zit. n. ebd., S. 61.

478 Vgl. ebd., S. 63.

479 Üb. d. Verf.: „Der erhabenste Herr Ludwig Wilhelm, Führer des gesamten Heeres von Kaiser und Reich und tüchtiger Soldat, dessen Herz und Eingeweide hier begraben liegen."

480 Zit. n. ebd., S. 62. Üb. d. Verf.: „Eingeweide des erhabensten Herrn Markgraf Ludwig Wilhelm, verstorben im Jahr 1707, 6. Januar."

481 Zit. n. ebd., S. 63. Üb. d. Verf.: „Das Gefäß, in dem das Herz des erhabensten Fürsten und Herrn Leopold Wilhelm, Markgraf von Baden etc. eingeschlossen ist, geboren am 20. Januar 1667, gestorben am 11. April im Jahr 1716."

482 Üb. d. Verf.: „Herz des erhabensten Herrn Markgraf Ludwig Georg Simpert, der vom Jahr 1727, dem siebenten des Juli bis zum Jahr 1761, dem 22. des Oktobers regierte, genau an diesem Tag durch den Tod zu regieren aufhörte, gestorben in Rastatt. Er ruhe in Frieden."

483 Zit. n. ebd., S. 63.

484 Vgl. ESCHMANN: Das Herz in Kult und Glauben, S. 29.

485 Üb. d. Verf.: „Herz des erhabensten Markgrafen von Baden August Georg, der vom Jahr 1761 bis zum Jahre 1771, den 21. Oktober regierte, genau an diesem Tag durch den Tod zu regieren aufhörte, er starb in Rastatt. Dessen Seele möge in Frieden ruhen."

Anmerkungen zu Kapitel 10

[486] HERR: Das Kloster Lichtenthal, dessen Kirche und Kapelle, S. 65. Üb. d. Verf.: „Unter diesem Stein ruhen die Eingeweide des erhabensten Herrn, des Markgrafen August Georg, gestorben am 21. Oktober 1771."

[487] Der Chronist und Archivar HERR erhielt den Auftrag, nach Auflösung des Kapuzinerkonvents 1806 die dort Begrabenen und drei dort bestattete Herzen umzubetten. Die Letzteren wurden nach langer Suche in der Mauer links vom Hochaltar gefunden und „mit gehörigem Anstand" nach Lichtenthal gebracht, dort „am Thor von Äbtissin und Convent feierlich empfangen, eingesegnet, processionaliter in die Kirche und nach gehaltenem Gottesdienst und herkömmlichen Solennitäten mit Gebet und Gesang in die Kapelle gebracht und daselbst in der obern Herzen=Gruft, in einer Schale von Eichenholz beigesetzt" (ebd., S. 65).

[488] Zit. n. ebd., S. 65f. Üb. d. Verf.: „Herz des erhabensten Fürsten und Herrn Leopold Wilhelm Markgraf von Baden und Hochberg etc. Er hörte auf zu leben am 23. Februar 1671."

[489] Das Akronym steht für Carl Friedrich Ferdinand, Markgraf zu Baden.

[490] Vgl. ebd., S. 67.

[491] Üb. d. Verf.: „Im Jahr des Herrn 1671 starb der erhabenste Fürst Leopold Wilhelm [...]. Deren Herzen waren einst in der Kirche der Hochwürdigen Väter Kapuziner von Baden begraben. Sie wurden am 13. Mai 1807 hierher transferiert und ruhen in dieser Krypta."

[492] Üb. d. Verf.: „Haus von Baden. Jener Stein bewahrt zwei Herzen. Das große Herz des großen Fürsten Ludwig Wilhelm Markgraf von Baden zweier Kaiser und des Reiches Oberster Befehlshaber, geboren am 18. April 1655, er starb in Rastatt am 4. Januar 1707. / Das andere Herz (stammt von) von der erhabensten Markgräfin Anna, Tante des Ludwig Wilhelm, geboren 1634. 12. Juli. Sie lebte in Ehelosigkeit und starb 1708. am 5. April."

[493] Üb. d. Verf.: „Die Herzen der badischen Fürsten und Markgrafen Ferdinand Maximilian Erbprinz 1769, Leopold Wilhelm des Jüngeren [Sohn des Leopold Wilhelm von Baden-Baden, † 1716; Anm. d. Verf.] und der zwei Markgräflichen Brüder, letzte der Linie Baden-Baden, Ludwig Georg 1761 und August Georg 1771 verstorben, ruhen hier bestattet, in ein und derselben Krypta."

[494] Vgl. B. BAUER: Das Frauenkloster Lichtenthal, S. 332–336.

[495] Franz-Josef HERR: Das Kloster Lichtenthal, dessen Kirche und Kapelle. Carlsruhe: Johann Velten 1833.

[496] „Am 3. Juni 1991 wurde die Herzgruft von Franz Josef Herr, Pfarrektor zu Kuppenheim (1778–1837) anläßlich der Vorbereitungen für den Einbau einer neuen Orgel geöffnet. Man fand das beiliegende Zinngefäß, eingewickelt in ein rötliches Ölpapier ohne Siegel. Das Gefäß war am Boden oxydiert, so daß man den Boden ohne Schwierigkeiten lösen konnte. Wir fanden ein männerfaustgroßes erdiges Gebilde und lose Erde, jedoch kein Dokument. Wir reinigten das Behältnis, legten die lose Erde und das Gebilde sorgfältig hinein, löteten den Boden wieder auf, umhüllten das Gefäß mit dem alten Ölpapier und steckten das Ganze in eine Plastikhaut, die zugeklebt wurde. Dann setzten wir das Behältnis in eine neu gemauerte Herzgruft an der Nordwand des oberen Chores, neben dem Betstuhl der Frau Äbtissin. / So geschehen am Herz-Jesu-Fest, dem 7. Juni 1991 [...]." (Cistercienserinnen-Abtei Lichtenthal, Archiv 22/2, übermittelt durch M. BERNARDA: Persönliche Mitteilung an den Verfasser. Äbtissin der Zisterzienserinnen von Lichtenthal. 27. Juli 2009).

[497] Vgl. Ursula KRUG-RICHTER: Persönliche Mitteilung an den Verfasser. Evangelische Stadtkirche, Dillenburg. 23. Apr. 2014.

[498] W. BAUER: Kleinodien im Dillkreis. 3. Der Herzgrabstein in der evangelischen Kirche zu Dillenburg. In: Heimatblätter zur Pflege und Förderung des Heimatgedankens, Dillenburg, Weidenbach 16 (1951), S. 3.

[499] „Fideicommissum et Donativum Cordis. Das ist Eine zu trewen Handen anbefolene Abscheidung vnd Schankung deß Hertzens deß in Gott ruhenden Durchleuchtigen/Hochgeborenen Fürsten und Herrn H. Johan Ludwigen, Fürsten zu Nassaw etc. Außgetheilt / Als ihr Fürstl. Gnaden den 29. April mit gewöhnlicher Catholischer Solennitet zu Erde bestattet durch Matthiam Kalcoven, Köln 1653 (Fideicomm.)", zit. n. MICHEL: Herzbestattungen und der Herzkult des 17. Jahrhunderts, S. 124; ders.: Das Herz des Fürsten Johann Ludwig von Nassau-Hadamar gefunden. In: VEREIN FÜR NASSAUISCHE ALTERTUMSKUNDE UND GESCHICHTSFORSCHUNG (Hrsg.): Nassauische Annalen. Jahrbuch des Vereins für Nassauische Altertumskunde und Geschichtsforschung. Bd. 76. Wiesbaden: Verlag des Vereins für für Nassauische Altertumskunde und Geschichtsforschung 1965, S. 226–227, S. 227.

[500] Zit. n. ebd., S. 227.

501 Üb. W. Michel: „Das Herz des Durchlauchtigsten Fürsten, des Herrn Johann Ludwig, Fürsten von Nassau, Grafen von Katzenellenbogen, Vianden und Dietz, Herrn in Beilstein, Ritter des Goldenen Vließes, des Kämmerers und geheimen Rates seiner Kaiserlichen Majestät, des bevollmächtigten Gesandten bei den allgemeinen Friedensverhandlungen in Münster, das er der ständigen Niederlassung der Gesellschaft Jesu, die er gestiftet, vermacht und geschenkt, und das in der Kapelle niedergelegt wurde als anvertrautes Gut zum Andenken und Unterpfand der Liebe. Am 29. April 1653."

502 Zit. n. MICHEL: Das Herz des Fürsten Johann Ludwig von Nassau-Hadamar gefunden, S. 227. Üb. d. Verf.: „Herz des hochberühmten Fürsten von Nassau, Johannes Ludwig, der am 10. März 1653 starb. Hier, wo es nach vielen Jahren gefunden wurde, ist es aufs Neue am 29. April 1965 begraben worden."

503 Der Verfasser verdankt die Information über die Herzenbergkapelle in Hadamar und die darin befindlichen Herzgräber Hartmut KUHL (Hartmut KUHL: Persönliche Mitteilung an den Verfasser. Heimatforscher, Hadamar. 20. März 2005).

504 Ursprünglich Hirtzenberg (= Hirschberg).

505 Vgl. Georg JUNG: Die Herzenbergkapelle zu Hadamar. 2., unveränderte Aufl. Hadamar: Verein zur Verschönerung des Herzenbergs 1926, S. 37.

506 Vgl. ebd., S. 37.

507 Die großgeschriebenen Buchstaben ergeben im Sinne eines Chronogrammes das Todesjahr 1695. Üb. H. Böhlen (in ebd., S. 38): „Das Herz seiner Durchlaucht des Fürsten von Nassau Franz Bernhard ist an diesem Orte beigesetzt und der Großen Mutter geweiht worden. Frommer Verehrung voll erbaute ich lebend dieses Kirchlein; nimm vom sterbenden Franz, Jungfrau, in Güte das Herz."

508 Zit. n. ebd., S. 38. Üb. d. Verf: „Das Herz seiner Durchlaucht des Fürsten Franz Alexander, gest. 1711, den 27. Mai. Jungfrau, Dich ehrte ich im Leben, dem Beispiel des Oheims folgend, gebe auch ich im Sterben Dir mein Herz."

509 Hartmut KUHL: Persönliche Mitteilung an den Verfasser. Heimatforscher, Hadamar. 25. Juli 1999.

510 Vgl. G. JUNG: Die Herzenbergkapelle zu Hadamar, S. 37.

511 Zit. n. ebd., S. 38. Üb. H. Böhlen (dort): „(Das Herz) Seiner Durchlaucht des Fürsten Franz Hugo von Nassau-Siegen, der im 57. Lebensjahr zu Siegen verstarb am 4. März. Lebend wünschte ich mir, o Jungfrau, die Hälfte Deines Herzens, Gieb im Tode dafür ganz das meine Dir hin in der Kapelle der Trösterin der Betrübten, die in immerwährender Kraft Hilfe spendet auf dem Hirschberg."

512 Die großgeschriebenen Buchstaben der beiden letzten Zeilen ergeben wieder im Sinne eines Chronogrammes das Todesjahr 1743. Üb. H. Böhlen: „(Das Herz) Seiner Durchlaucht Wilhelm Hyazinths, des Fürsten von Nassau-Siegen, der am 18. Februar verstarb. Treulich bewahrst Du des Sohnes Gebein im Siegenschen Rötgen. Doch des Vaters Herz birg, Jungfrau, in Hadamar, Du!"

513 Vgl. Helge BEI DER WIEDEN: Schaumburg-Lippische Genealogie. Stammtafeln der Grafen, später Fürsten zu Schaumburg-Lippe bis zum Thronverzicht 1918. 2., ergänzte Aufl. Bd. 25 (Schaumburger Studien). Melle: Ernst Knoth 1995, S. 1–108, S. 81.

514 Vgl. Alexander PERL: Persönliche Mitteilung an den Verfasser. Schlossverwalter Schloss Bückeburg. 18. Feb. 2010, BEI DER WIEDEN: Schaumburg-Lippische Genealogie. Stammtafeln der Grafen, später Fürsten zu Schaumburg-Lippe bis zum Thronverzicht 1918, S. 39.

515 Im Staatsarchiv Bückeburg und der Schaumburg-Lippischen Genealogie (ebd., S. 39, 44f., 48, 51) sind genannt: Nr. 51 Ernst August 1822–1831, Nr. 52 Emma Auguste Karoline Luise 1827–1828, Nr. 53 Herrmann Otto Heinrich Wolfgang 31.10.1839–23.12.1839, Nr. 58 Emma Friederike Ida 1850–1855, Nr. 62 Emma Elisabeth Bathildis Auguste Agnes 1865–1868.

516 Vgl. Alexander PERL/Franz RAPPEL: Schloß Bückeburg (Discover Guides). Hamburg: Rappel 2007, S. 12.

517 PERL: Persönliche Mitteilung an den Verfasser.

518 1943 durch Bomben zerstört, wiederaufgebaut, heute Johannes a Lasco-Bibliothek. Diese bewahrt das bronzene Kardioenterotaph Albrechts. Die Beisetzung von Albrechts Herz und Eingeweiden auf der Nordseite der Großen Kirche wird von dem zeitgenössischen Geschichtsschreiber Eggerik Beninga erwähnt (Chronyk oft Historie van Oost-Frieslant, beschreven door Eggeric Beningha. Hrsg. Antonius Matthaeus Leyden 1706, vgl. Klaas-Dieter VOSS: Persönliche Mitteilung an den Verfasser. Johannes a Lasco Bibliothek, Emden. 18. Juni 2010).

519 Heute Johannes a Lasco Bibliothek.

520 Zit. n. ebd. Üb. und Ergänzungen Norbert Behringer: „Begraben [die Eingeweide] zum Heil [...] September" [Albrecht verstarb am 12.9.1500]. Darunter: „Halt an, bitt ich, Deinen Schritt, der Du vorbeigehst, Wanderer! Alberts [= Albrechts], des Herzogs von Sachsen, des ersten Lenkers [Herrschers]

Anmerkungen zu Kapitel 10

Frieslands, Eingeweide ruhen hier. Nach dessen über die Zeitzer und Friesen [errungenen] Triumphe war er den Fürsten Anlass zur Furcht, den Völkern zum Schrecken. Jetzt bin ich glücklich hingeschieden. Und wie elend das menschliche Geschlecht ist, (das) bedenke!"

[521] Vgl. Otto DEMPWOLFF: Persönliche Mitteilung an den Verfasser. Leiter der Dokumentationsstätte, Sievershausen. 18. Mai 2010.

[522] Erste katholische Grablege der Wettiner seit der Reformation. Bis zum letzten sächsischen König Friedrich August III. und Kronprinz Georg sind 47 Wettiner in vier Grufträumen bestattet.

[523] Üb. d. Verf.: „Wer im Tode tapfer ist, [erg.: erntet] Ruhm und Ehre."

[524] Vgl. Gottlob Traugott GABLER: Die Fürstengruft auf Neu-Augustusburg. Oder: Die Herzöge von Sachsen-Weißenfels und Querfurth. Weißenfels: C. F. Meusel 1844, S. 67, 96, 124.

[525] Vgl. Friedrich GÖRGES: Der von Heinrich dem Löwen, Herzog von Sachsen und Baiern erbaute St. Blasius-Dom zu Braunschweig und seine Merkwürdigkeiten wie auch die Erb-Begräbnisse der Fürsten des Hauses Braunschweig-Lüneburg. Braunschweig: Ludewig Lucius 1815, S. 67.

[526] Vgl. ebd. Der Verfasser verdankt diese Informationen und die Niederschrift Görges' Dieter MENZEL: Persönliche Mitteilung an den Verfasser. Heimatforscher, Wolfenbüttel. 27. Feb. 2010.

[527] Vgl. Karl Heinrich STEINMANN: Die Grabstätten der Fürsten des Welfenhauses: von Gertrudis, der Mutter Heinrichs des Löwen, bis auf Herzog Wilhelm von Braunschweig-Lüneburg. Braunschweig: Goeritz & zu Putlitz 1885, S. 30.

[528] Vgl. Joachim HEMPEL: Persönliche Mitteilung an den Verfasser. Domprediger, Braunschweig. 22. Juli 2009.

[529] Ein wesentlicher Teil dieses Kapitels beruht auf einem Manuskript des ehemaligen Messners und Dompflegers Dieter Menzel vom 27. Februar 2010.

[530] Herzog Anton Ulrich ließ 1707 die im Langhaus bestatteten sterblichen Überreste seiner Vorfahren exhumieren und in der Welfentumba, einem freistehenden Kalksteinsarkophag in der nördlichen Apsis, beisetzen.

[531] Vgl. STEINMANN: Die Grabstätten der Fürsten des Welfenhauses: von Gertrudis, der Mutter Heinrichs des Löwen, bis auf Herzog Wilhelm von Braunschweig-Lüneburg, S. 17. Insgesamt spricht STEINMANN von 57 Särgen, davon 44 in der Krypta, in der sog. Peterskapelle zehn, in einem Verbindungsgang zur Krypta drei.

[532] Vgl. MENZEL: Persönliche Mitteilung an den Verfasser.

[533] Vgl. Friedrich GÖRGES: Der von Heinrich dem Löwen, Herzoge von Sachsen und Bayern, erbaute Sanct Blasius Dom in Braunschweig und seine Merkwürdigkeiten wie auch die Erbbegräbnisse der Fürsten des Hauses Braunschweig-Lüneburg zu Braunschweig und Wolfenbüttel. 2., verbesserte Aufl. Braunschweig: Ludwig Lucius 1820, S. 116.

[534] Vgl. ders.: Der St. Blasius-Dom zu Braunschweig, S. 84.

[535] Vgl. HARTSHORNE: Enshrined Hearts, S. 371.

[536] Vgl. HEMPEL: Persönliche Mitteilung an den Verfasser.

[537] HARTSHORNE: Enshrined Hearts, S. 372; GÖRGES: Der St. Blasius-Dom zu Braunschweig, S. 76. Üb. d. Verf.: „In dieser Kapsel ist eingeschlossen das Herz des erlauchtesten und edelsten Fürsten Maximilian Julius Leopold, dessen nicht geringstes Lob war, ein Herz gehabt zu haben."

[538] Zit. n. ebd., S. 87. Üb. d. Verf.: „In dieser Kapsel sind eingeschlossen die Eingeweide des erlauchtesten und edelsten Fürsten Maximilian Julius Leopold, Herzog von Braunschweig-Lüneburg, dessen nicht geringstes Lob es war, ein Herz [= Liebe] gehabt zu haben dem Menschengeschlecht gegenüber, der nicht für sich, sondern für andere lebte, indem er den Armen half. Er brachte das Opfer seines wertvollen Lebens, das niemals genug beweint werden kann. Am 27. Tag des April 1785."

[539] Vgl. ebd., S. 87.

[540] Vgl. ebd., S. 90.

[541] GÖRGES berichtet, dass die Silberurne samt den breiten Silberfransen bei einem Raub entwendet wurde (ebd., S. 103).

[542] Vgl. Wilco BLAAK: Persönliche Mitteilung an den Verfasser. Hoofd Oude & Nieuwe Kerk, Delft. 10. Apr. 2010.

[543] MENZEL: Persönliche Mitteilung an den Verfasser. Es muss richtig heißen: „am Tage seiner Beisetzung", die am Sterbetag des Herzogs, am 14. Okt. 1815, erfolgte.

[544] Vgl. GÖRGES: Der St. Blasius-Dom zu Braunschweig, S. 90.

[545] Vgl. ders.: Der St. Blasius-Dom zu Braunschweig, 2. Aufl. S. 121.

[546] 1730 wegen Fahnenflucht enthaupteter Jugendfreund Friedrichs des Großen.

Anmerkungen zu Kapitel 10

[547] Vgl. GÖRGES: Der St. Blasius-Dom zu Braunschweig, 2. Aufl. S. 89; MENZEL: Persönliche Mitteilung an den Verfasser.

[548] Vgl. Helene MATTHIES: Lottine – Lebensbild der Philippine Charlotte, Schwester Friedrichs des Großen, Gemahlin Karls I. von Braunschweig. Braunschweig: Waisenhaus 1958.

[549] Vgl. MENZEL: Persönliche Mitteilung an den Verfasser.

[550] Vgl. GÖRGES: Der St. Blasius-Dom zu Braunschweig, 2. Aufl. S. 113–119.

[551] Vgl. MENZEL: Persönliche Mitteilung an den Verfasser.

[552] Vgl. STEINMANN: Die Grabstätten der Fürsten des Welfenhauses: von Gertrudis, der Mutter Heinrichs des Löwen, bis auf Herzog Wilhelm von Braunschweig-Lüneburg, S. 23.

[553] Vgl. ebd., S. 186. Üb. d. Verf.: „Friedrich, Herzog von Braunschweig, wurde getötet am Bonifatiustag im Jahre des Herrn 1400."

[554] Vgl. H. GOETTING: Das Bistum Hildesheim: Das reichsunmittelbare Kanonissinnenstift Gandersheim. Berlin: De Gruyter 1973, S. 30.

[555] Vgl. Dagmar DONNER: Persönliche Mitteilung an den Verfasser. Gemeindebüro der Stadtkirchengemeinde St. Marien, Celle. 3. Jan. 2019.

11 Herzbestattungen im übrigen Europa

11.1 Griechenland

Wie in den anderen Ländern mit orthodoxer Religion war auch in Griechenland die getrennte Bestattung einzelner Körperteile, insbesondere des Herzens, unüblich.

Von Lord Byrons Herz existiert die Legende, es sei nach seinem Tod 1824 im griechischen Mesolongi ins Massengrab seiner Mitkämpfer gelegt worden (s. Kap. 9.6.5). Vielmehr wurde die Leiche des Poeten seziert, einbalsamiert und die inneren Organe wurden auf vier Urnen verteilt.[1] Lunge und Kehlkopf seien in Mesolongi verblieben und zwei Jahre später bei einer erneuten Plünderung der Stadt durch die Osmanen verschwunden. Corpus, Herz, Hirn und andere Körperteile wurden in die Familiengruft nach Hucknall, England, überführt.

Der Verteidiger von Mesolongi gegen die Osmanen war ein Grieche, Freiheitskämpfer wie Byron, Admiral der griechischen Flotte, Andreas Miaoulis. Er verstarb, hochgeehrt, am 24. Juni 1835 in Athen und wurde in Piräus an einem nach ihm benannten Küstenabschnitt unter einem Denkmal mit seinem Standbild bestattet. 1986 wurden seine Gebeine in seinen Wohnort, auf die Insel Hydra, gebracht. Sein Herz – vielleicht hatte er sich Byrons Herz zum Vorbild genommen – fand seinen Platz zunächst im Seefahrtsministerium und steht jetzt im Historischen Archiv-Museum von Hydra. Es handelt sich um ein silbernes pokalförmiges Gefäß mit Deckel und zwei Henkeln, das auf einem mit einer Flagge bedeckten Katafalk steht.

Das wohl bekannteste Monument wurde auf dem Herzen des Barons Pierre de Coubertin, des Begründers der modernen Olympischen Spiele, errichtet. Der Pädagoge, Historiker und Sportfunktionär verstarb 1937 in Genf und wurde auf dem Friedhof Bois-de-Vaux von Lausanne, dem Sitz des Internationalen Olympischen Komitees, begraben. Sein Herz wurde in Anerkennung seiner Lebensleistung in das Herz der antiken Olympischen Spiele, in den Heiligen Hain, die Altis von Olympia, gebracht[2] und liegt dort unter einer modernen griechischen Marmorstele (s. Abb. 75, S. 753), die neben einem in Neugriechisch formulierten Text zur Entstehung der modernen Olympischen Spiele auf der Stelenbasis die in Neugriechisch und Französisch gehaltene Inschrift enthält:

ΕΔΩ ΑΝΑΠΑΥΕΤΑΙ
Η ΚΑΡΔΙΑ
ΤΟΥ ΠΕΤΡΟΥ ΚΟΥΜΠΕΡΤΕΝ

> ICI
> REPOSE LE CŒUR
> DU BARON
> PIERRE DE COUBERTIN[3]

Auf einem Marmorblock vor der Stele wird alle vier Jahre das Olympische Feuer entzündet.

11.2 Malta

Dem eingesessenen maltesischen Adel waren Herzbestattungen fremd. 1530 wurden die Inseln von Karl V. als Lehen dem Johanniterorden nach dessen Vertreibung von Rhodos überlassen. Der letzte Großmeister von Rhodos, Philippe de Villiers de L'Isle-Adam, aus altem französischen Adel stammend, hatte vom Belagerer Sultan Süleyman dem Prächtigen aufgrund seiner und seiner Mitkämpfer außergewöhnlichen Tapferkeit nach der Kapitulation freien Abzug erhalten und sofort nach Ankunft auf Malta begonnen, die Inselbefestigungen auszubauen. Er starb 1534 und wurde in der Kapelle des Fort San Angelo von Vittoriosa, Valletta, begraben.

Sein Herz, wahrscheinlich mit den Eingeweiden, liegt hinter einer Marmortafel, über der sein Wappen angebracht ist, in einem Wandpfeiler der Kirche St. Mary of Jesus (Blessed Virgin) des Franziskanerklosters in Rabat, vor dem Abgang in die Gruft der Mönche.[4] Diese trägt die Inschrift:

> FR[ater] PHILIPPVS DE VILLERS LISLE ADAM
> HIERO NAE MILITIAE MAG. ISHV. DVM VIXIT
> CVLTOR RELIGIOSISS[imus]. SEPTVAGENARIO
> MAIOR ANIMAM ISHV. CORPVS ISHV.
> CORPORIS INTIMA MARIAE ISHV. HAC
> IN AEDE COMMENDAVIT.
> OBIIT XXI. AVG. M. D. XXXIIII.
> DEFVNCTI MEMORIAE.
> QVINTINVS POSVIT.[5]

An der Wand des hinteren Kirchenschiffs deckt eine weitere Tafel die Intestina des Ordensritters Joachim de Wignacourt[6] († 1615), eines Bruders des Großmeisters Alof de Wignacourt, deren Inschrift auf diese verwandtschaftliche Beziehung hinweist:

> EX QVO. F[ratrem]. ALOPHIVM DE WIGNACOVRT MILITIAE
> HIEROSOLYM. DECVS. AD MAGRALIS APICEM DIGNITA
> TIS EVECTVM SENSIT IOACHIMVS EIVS FRATER NATV
> MAIOR VIR IN GALLIS PRAECLAR[issimus]. EVM INVISERE PEROPTAVIT
> OBERAT AETAS: DEMVM VICIT AMOR, VENIT,: VIDIT,: VISOQE
> IN TERRIS FRATRE, OBIIT, ET PATREM ABIIT VISVRVS IN
> CAELIS 3. IDVS AVGV[sti] MDCXV.
> HVIVS INTESTINA NAM IN AEDIBVS VERDALAE MONTIS OBIE
> RAT, EIVSDEM MAGN[animi]. MAG[istri]. IVSSV, FR[ater] IOHANNES

11.2. Malta

> LANFRANCVS CEBA
> MAGISTRALIVM PROVENTVVM RECEPTOR VRBIS NOTA[rius]. EO TEM-
> PORE ARMORVM CAPITANEVS HOC LOCO RECONDIDIT.[7]

Auf der Gegenseite markiert eine Tafel das Eingeweidegrab des Großmeisters französischer Abstammung Claude de la Sengle († 1557) mit folgender Inschrift:

> D.O.M.
> MILITIAE QVONDAM RHODIAE INTESTINA MAGRI
> MAGNANIMI CLAVDI MARMORE TECTA VIDES.
> INTIMA MENTIS ERANT VENERANDO NOMINE IESV
> PLENA VIRO: HIS ARIS MORTVVS EXTA DEDIT
> F[rater] CAROLVS DE HANGEST SENESCHALLVS ET F. CHRISTOPHORVS
> DE MONTCAVLDRY OECONOMVS PIET. TL. ERGA DOMINVM
> MEMOR[es] SVPREMVM HOC OFFICIVM CVRAVERE
> XV. ... SEPTEMBRIS. M. D. LVII[8]

Zwei seiner Mitstreiter hatten die Bestattung der Eingeweide ihres Herrn veranlasst, sein Hofmarschall de Hangest und der Verwalter de Montecauldry. Sein Herz ließen sie nach seinem Wunsch in die nahe Karmeliterkirche der Verkündigung, Il-Lunzjata, bringen,[9] die ihm zu Lebzeiten lieb war. Auf einer ähnlich schlichten Marmorplatte an der Wand der Sakristei ist, eingerahmt von zwei Wappen, zu lesen:

> EXCELSVM PIETATE VIRI COR CLAVDITUR VRNA
> CLAVDI, QVI RHODIO PRAEFVIT IMPERIO.
> GRATA FVERE VIRO, GENITI CVNABVLA VERBI.
> HVIC SACRO MORIENS, COR DEDIT INDE SVVM.
> F. CAROLUS DE HANGEST SENESCALLVS ET F.
> CHRISTOPHORVS DE MONTEGAVLDRI OECONOMVS
> PIETATIS ERGA DOMINVM MEMORES SVPREMVM
> HOC OFFICIVM. CVRAVERE XV. KAL. SEPTEMBRIS.
> M.D.LVII.[10]

Als die Karmeliter ihr Kloster nach Mdina verlegten, wurde die Silberkapsel mit dem Herzen gestohlen.[11] Sein Corpus erhielt wie der fast aller maltesischen Großmeister in der St. John's Co-Cathedral in Valletta ein prunkvolles Grab.

Dies geschah auch mit dem Leichnam des Großmeisters Marc'Antonio Zondadari († 1722), dessen Herz aber zur Enttäuschung der Malteser in seine Heimatstadt Siena nach Italien überführt wurde und im dortigen Dom ein prächtiges Monument erhielt (s. Kap. 11.4).

Die erste Kirche, die nach der erfolgreichen Abwehr der Belagerung durch die osmanische Flotte 1565 im neu gegründeten Valletta erbaut wurde, war Our Lady of Victory, in der auch der Großmeister la Vallette, der Held dieses Kampfes, zuerst begraben wurde, bevor er endgültig in der neuen Ordenskirche St. John's zur ewigen Ruhe kam. Jahrhunderte später, 1802, errichtete der einheimische Bildhauer Sigismondo Dimech im hinteren Kirchenschiff neben dem linken Seiteneingang ein

11. Herzbestattungen im übrigen Europa

überlebensgroßes Monument für das Herz des Venezianers Angelo Emo. Dieser, aus einer alten Patrizierfamilie stammend, Jesuitenzögling, als (letzter) Großadmiral für die Serenissima erfolgreich gegen die nordafrikanischen Piraten im Mittelmeer operierend, war nach einer akuten fieberhaften Erkrankung trotz intensiver ärztlicher Behandlung am 1. März 1792 in Valletta im Alter von 61 Jahren gestorben. Er wurde vom Leibchirurgen des Großmeisters, Angiolo Ventura, seziert, sein Herz wurde entnommen und der Leichnam einbalsamiert. Dieser wurde in einem glanzvollen und aufwendigen Trauerzug in die St. John's Co-Cathedral gebracht, dort mehrere Tage aufgebahrt und dann per Schiff in seine Heimat zurückgebracht. Sein Grab befindet sich in der Kirche der italienischen Marine, San Biagio in Venedig, beim Herzen des Malteserritters Erzherzog Friedrich Ferdinand Leopold von Österreich († 1848) (s. Kap. 11.4).

Das Herzdenkmal in Our Lady of Victory besteht aus einem marmornen Piedestal, auf dem ein schwarzer Marmorsarkophag steht, der das Organ enthält. Darüber befindet sich die Kopfbüste des Admirals vor einem Marmorobelisk. Auf der Sockelvorderseite ist eine weiße, schwarzgerahmte Marmortafel mit einem den Toten verherrlichenden Text und dem Namen seines Offiziers, der das Denkmal errichten ließ:

D.O.M.
EQUITI. ANGELO. EMO
VENETIAE. CLASSIS. MODERATORI
PROCURATORIA. SANCTI. MARCI. DIGNITATE
CUNCTIS. BELLI. PACISQ. MUNERIBUS
PARI. LAUDE AC. GLORIA PERFUNCTO
CUJUS EXIMIA. VIRTUS
NAVALI. SUMMA. DEXTERITATE. REPARATO
COMMERCIO. SINGULARI. SOLERTIA. AUCTO. PROTECTO
CAESAREAE. JULIAE. AUDACIA. CONSILIO. ARMIS. PERFRACTA.
TUNETARUM. URBIUM MURIS. FURENTI. MARTE. DISIECTIS
MARIS. ERRORIBUS. PRAECLARO. ANIMI. ROBORE. DEVINCTIS
REI PUBLICAE. ET. EUROPAE. PRINCIPUM. ANIMOS
MIRA. SIBI. BENEVOLENTIA. REVINXIT
INSTITUTORI. SUO. OPTIME. MERITO
CUIUS PRAECORDIA. HEIC. SUNT. CONDITA
EQUES. THOMAS. CONDULMERIUS
EIUSDEM. CLASSIS. PRAEFECTUS
GRATI. MOERENTISQ. ANIMI MONUMENTUM
P
OBIIT. MELITAE. KALENDIS. MARTII MDCCXCII[12]

Ein weiteres, und zugleich das letzte, Herzgrab auf Malta ist in der Kirche Ta Liesse (Church of Our Lady of Liesse) in Valletta zu finden.[13] Es birgt das Herz des Bruders des französischen Königs Louis-Philippe I., des Louis-Charles Alphonse Léodgard d'Orléans, Herzog von Beaujolais, dessen durch eine Tuberkulose geschwächte Gesundheit durch eine Mittelmeerreise mit seinem Bruder wiederhergestellt werden sollte. Er starb zwei Wochen nach seiner Ankunft in Malta am 30. Mai 1808 und wurde in der St. John's Co-Cathedral von Valletta begraben.

11.3. Zypern

Außerdem existieren mehrere Herzgräber von Kirchenfürsten der Johanniterzeit in Malta (s. Kap. 13.9.5.)

11.3 Zypern

Obwohl Zypern, die drittgrößte Mittelmeerinsel, in der Geschichte der Kreuzzüge eine große Rolle spielte, eine Reihe von Adeligen dort im Kampfe fiel oder einer Krankheit erlag, ist kaum etwas über Entnahme oder Verbleib von Herz und Eingeweiden solcher Personen bekannt.

Lediglich von Ludwig III., dem Landgrafen von Thüringen, der 1190 auf der Rückreise vom Dritten Kreuzzug auf der Insel starb, sollen die Eingeweide dort geblieben sein, wohingegen die sonstigen sterblichen Reste, vielleicht auch das Herz, in seine Heimat, in das Kloster Reinhardsbrunn, transportiert wurden (s. Kap. 1).

Typisch für das Schicksal eines auf einem Kreuzzug verstorbenen Ritters war das von Jean I. de Dreux, der 1249 auf dem Sechsten Kreuzzug in Zypern starb. Er wurde in der Kathedrale von Nikosia begraben, das Herz wurde zum Grab seiner Gattin in die Abtei Saint-Yved in Braine, Frankreich, zurückgebracht (s. Kap. 8.3)

Allerdings wurde erst vor einigen Jahrzehnten dem Herzen eines orthodoxen Kirchenfürsten und Politikers, des Erzbischofs und ersten Präsidenten der Republik Zypern, Makarios III., eine solche Behandlung zuteil: Als er am 3. August 1977 plötzlich verstarb, wurde aus medizinischer Indikation eine Autopsie vorgenommen, das Herz entnommen und untersucht. Wohl nicht auf einen von ihm zu Lebzeiten geäußerten Wunsch, vielmehr aus Respekt vor dem bedeutenden Staatsmann und vom Mythos des entnommenen Organs geleitet, bewahrte man es in einem Glasgefäß im Schlafzimmer seiner Residenz, dem Erzbischofspalast von Nikosia, auf. Der Corpus kam in das Kloster Kykkos, wo er mehrere Jahre als Novize gelebt hatte.[14]

Wegen sichtbarer Verbrauchs- bzw. Zerfallserscheinungen von Behältnis und Inhalt kündigte einer seiner Nachfolger, Erzbischof Chrysostomos II., an, er wolle es auf dem alten Friedhof von Nikosia bei den Grabstätten früherer Erzbischöfe begraben lassen.[15] Die Reaktion der Öffentlichkeit, die großenteils zum ersten Mal von der Entnahme des bischöflichen Herzens erfahren hatte, war geteilt: So schlug Efthymios Anastassiou, der Präsident des Historical Centre of Archbishop Makarios in Panagia, vor, das Herz zum Geburtsort des Geistlichen, eben nach Panagia, zu bringen: „Wir sind der Meinung, dass auch wir das Herz, das so lange für Zypern und sein Volk geschlagen hat, für uns beanspruchen können."[16]

Viele wollten das Herz wieder mit dem Körper vereinen, weil Makarios sich die Berge von Throni bei Kykkos als letzte Ruhestätte gewünscht hatte.

11.4 Italien

Herzbestattungen in Italien waren wie in den übrigen Mittelmeeranrainerstaaten die Ausnahme, die Zahl dürfte unter 100 liegen (s. Kap. 15, Tab. 15.3). Gründe

11. Herzbestattungen im übrigen Europa

könnten in fehlenden Vorbildern zu suchen sein: In Italien gab es kein Herrscherhaus, das diese Sitte praktizierte – darüber hinaus gab es keine Geschlechter, bei denen eine dynastische Pflicht für diese Begräbnisform bestand. Außerdem hatte die Kreuzzugsidee hier nicht die Kraft und mobilisierte somit auch nicht so viele Kämpfer wie in den drei Kernländern der Herzbestattung Frankreich, England und Heiliges Römisches Reich deutscher Nation. Auch könnte das päpstliche Verbot der Leichenteilung von 1299 (s. Kap. 1.9) in Italien nachhaltiger gewirkt haben als in den mitteleuropäischen Ländern.

Bei den Persönlichkeiten, bei denen eine Herz- und/oder Eingeweideentnahme mit Begräbnis erfolgte, handelte es sich vorwiegend um Ausländer, also Adlige oder Geistliche, die während einer Reise, auf einem Feldzug in Italien starben, oder um Militärs, Regenten, höherrangige Kleriker aus den drei genannten Ländern, die auf der Halbinsel lebten, regierten oder kämpften.

PARK ist darüber hinaus der Ansicht, dass die im Vergleich zu der der mitteleuropäischen Länder unterschiedliche Auffassung des Zeitpunktes der Trennung von Körper und Seele beim physischen Tod zur differierenden geographischen Häufigkeit dieser Funeralpraxis beigetragen hat. Die Italiener betrachteten im späten Mittelalter und in der frühen Neuzeit den Tod als schnelle Trennung von Körper und Seele, während die Mitteleuropäer ihn als langsamen, progredienten Prozess auffassten, während dessen das Leben allmählich entwich, der Leichnam noch über die Dauer eines Jahres „aktiv" und im geringen Maße empfindend war. Die Körper-Seele-Beziehung schwand bei dieser Auffassung allmählich, wohingegen man in Italien die personelle Identität mehr mit der Seele verband, die im Moment des Todes den Körper verließ, der für sie nur noch ein Objekt der Erinnerung und der Trauer war. Eine dauerhafte Konservierung oder Verteilung auf verschiedene Orte waren unter diesem Aspekt sinnlos.[17]

Wahrscheinlich das erste Herz, das auf italienischem Boden, in der südlichsten Stadt seines Reiches, in Otranto, in der Krypta des Domes begraben wurde, war das des normannischen Eroberers, des Herzogs von Apulien und Kalabrien, Robert Guiskard („der Schlaukopf"), der während eines Feldzugs gegen Byzanz auf der griechischen Insel Kefalonia am 17. Juli 1085 starb und dessen Gattin wohl die Bestattung von Eingeweiden und Herz veranlasste (s. Kap. 1).

1191 verstarb der Herzog von Böhmen, Konrad III. Otto von Znaim, im Gefolge Kaiser Heinrichs VI. in der Nähe von Neapel an einer Seuche und wurde zunächst im Kloster Monte Cassino südlich von Rom begraben. Seine sterblichen Reste wurden später nach Prag überführt, das „Fleisch" sei im Kloster verblieben, was für eine Leichenbehandlung *more teutonico* sprach: „Cujus carnes in monte Cassino positae, sed ossa Pragam sunt deportata."[18]

Herz und Eingeweide des Stauferkaisers Friedrich II. († 1250) sollen sich bis zu einem schweren Erdbeben 1731 in S. Maria Icona Vetere von Foggia befunden haben (s. Kap. 10.1).

11.4. Italien

Auch dessen Sohn Konrad IV., der 1254 mit 26 Jahren auf einem Feldzug bei Lavello starb, seien Herz und Eingeweide entnommen und nach Melfi gebracht worden.[19]

Dem französischen König Ludwig IX., der 1270 auf dem Siebten Kreuzzug vor Tunis starb, wurden Eingeweide und Herz entnommen und in die Kathedrale von Monreale in Sizilien gebracht. Die Eingeweide des schon zu Lebzeiten als Heiligen Verehrten habe sein Bruder Karl von Anjou vom neuen König Philipp III. für die Kathedrale von Monreale erbeten, das Herz sei nach Frankreich gebracht worden. Bis heute ist allerdings unklar, welche Teile der Leiche konkret in Monreale begraben worden waren[20] (s. Kap. 8.3).

Die Behandlung der Leiche vor Ort lässt sich aus zeitgenössischen Quellen gut rekonstruieren: Nach Herausnahme der Eingeweide sei der Leichnam in Wein und Wasser gekocht worden, bis sich das Fleisch von den Knochen gelöst habe. Die Knochen seien in einen Sarg, die Eingeweide in einen mit Pech getränkten Sack gekommen. Der Letztere wurde in der Benediktinerabtei von Monreale in Sizilien aufbewahrt, die Knochen und das Herz seien nach Saint-Denis gebracht worden.[21]

Insgesamt sind die Berichte widersprüchlich: Wilhelm von NANGIS († 1300) schreibt:

> Hic susceptus sanctas reliquias honorifice fecit eas in Siciliam deportari, et prope Panormum in quadam nobili cathedrali ecclesia ordinis sancti Benedicti, quae mons regalis dicitur, praecepit tumulanda; ubi cum valde solemni ac devota processione totius cleri ac populi terrae illius sepulta sunt.[22]

Bald wurde von Wundern am Grab in der Kathedrale berichtet. So schrieb der Schwiegersohn des Verstorbenen, Theobald, König von Navarra, an den Bischof Othon von Tusculum am 24. August 1270:

> Sire, les entrailles de nostre seigneur le roy qui mort est furent portez a Montreal, en l'eglise de Montreal pres de Palerne, là ou nostre sire ai commencé a fere moulte de miracles par li que li archidiakenez de Palerne a envoiés au roy de Sicilie. Encors de li sires e li quers demurent encore en lost, kar li pueples ne lonsunt en nulle manere que il fust porté.[23]

Das weitere Schicksal des Grabes geht aus dem Bericht von TARALLO[24] hervor: 1584 sei der Sarg mit dem unmittelbar post mortem als Reliquien verehrten Inhalt ins rechte Querschiff verlagert worden. Die Inschrift habe gelautet: „Hic sunt tumulata viscera et corpus Ludovici Regis Franciae, qui obiit apud tonisium Anno Dominice Incarnationis 1270. Mensae Augusto 13. Indictionis."[25]

1588 wurde das Grab hinter den Hochaltar verlegt. 1604 sei nur die Frontplatte in den neu errichteten Ludwigsaltar im rechten Querschiff eingesetzt und ornamentiert worden. 1635 habe eine Restaurierung stattgefunden.

Die Eingeweide blieben 600 Jahre lang in der Kathedrale von Monreale, wechselten dann mehrfach ihren Aufenthaltsort, wurden 1985 Eigentum des Bistums Saint-Denis und fanden im Jahre 1999 in Form eines Reliquiars ihren endgültigen Platz im Südwestchor der Kathedrale von Versailles, deren Patron der Heilige ist,

11. Herzbestattungen im übrigen Europa

in einem vergoldeten Schmuckrahmen, der an einer dunklen Holzwand in einer ca. drei Meter hohen Wandnische befestigt ist. Ein davor angebrachtes Eisengitter ist der einzige Schutz. Bei dem Reliquiar handelt es sich um eine Art Burse hinter Glas, ein Kreuz aus kostbaren Stoffen mit eingestickten Ornamenten, in das die Viszeralreste eingearbeitet sind. Diese wurden 2014 paläopathologisch untersucht. Man fand Schistosomen, Parasiten, die eine Ruhr verursachen.[26] Die Reliquie ist nach wie vor Gegenstand religiöser Verehrung.

Mehrere Verwandte des Königs starben auf diesem Kreuzzug, ihre sterblichen Überreste wurden in die Heimat zurückgebracht oder verblieben am Sterbeort, so die Eingeweide der Frau seines Sohnes und Nachfolgers Philipp III., der Isabella von Aragón. Diese hatte trotz Schwangerschaft ihren Gemahl auf dem Kreuzzug begleitet und starb auf der Rückreise am 28. Januar 1271 bei Cosenza nach einem Sturz vom Pferd durch eine Fehlgeburt. Testamentarisch hatte sie kurz vor ihrem Ende ihrem Mann die Festlegung und Aufstellung ihrer letzten Ruhestätte überlassen.[27] Ihr Corpus kam nach Saint-Denis, die Eingeweide in den Dom von Cosenza. 1891 wurde in der Südwand des linken Querschiffs der Kathedrale bei Restaurierungsarbeiten ein für den Grabmaltypus der Region unübliches Hochrelief einer Dreifigurengruppe gefunden, das sich stilistisch mit Werken der damaligen Bildhauer der Königsgräber in Saint-Denis in Verbindung bringen ließ. Es zeigt König und Königin betend zu Seiten der Muttergottes. Darunter war wohl ursprünglich das Behältnis mit den Eingeweiden (und dem Herzen?) und einer Liegefigur der Toten postiert.[28] Hände der Königin, linker Arm und Kopf des Jesusknaben fehlen, die Figuren sind durch Arkaden voneinander getrennt. Die Königin wendet sich bittend direkt an die Madonna, der König an das Jesuskind.[29]

Alfons von Poitiers, der Bruder Ludwigs IX., starb 1271, ebenfalls auf der Rückkehr von Tunis, in Savona, seine Eingeweide seien im dortigen Dom verblieben, während die Gebeine in Saint-Denis liegen. Sein Herz sollte bei seiner Mutter Blanche in Maubuisson ruhen.[30]

Ludwigs Schwiegersohn Theobald (franz. Thibaut, Thibaud), König von Navarra, starb bereits 1270 auf dem Rückweg in Trapani, Sizilien, wo seine Eingeweide blieben. Sein Herzdenkmal steht heute in Provins (s. Kap. 8.3).

Ludwigs jüngster Bruder, Karl I. von Anjou, König von Sizilien, verstarb 1285 in Foggia. Dort, in der Kathedrale, wo sich schon das Herz des Staufers Friedrich II. befand, dessen Söhne er hatte erschlagen bzw. hinrichten lassen, blieben seine Eingeweide, sein Corpus wurde im Dom von Neapel begraben, sein Herz kam Jahre später in die Pariser Dominikanerkirche, das Denkmal befindet sich jetzt in Saint-Denis (s. Kap. 8.3).[31]

Der Sohn und Nachfolger Karls I. von Anjou, Karl II., „der Lahme", unter anderem König von Neapel, starb dort 1309. Auch er hatte die Zerteilung seines Leichnams gewünscht,[32] um sich Fürbitten in mehreren von ihm geförderten Kirchenprojekten zu sichern (s. Kap. 8.3). Seinen zunächst in San Domenico Maggiore, Neapel, begrabenen Leichnam[33] ließ sein Sohn deshalb in die Kirche des Klosters Notre-

11.4. Italien

Dame-de-Nazareth nach Aix-en-Provence bringen, die Eingeweide, vor allem das Herz, blieben bei den Dominikanern in San Domenico[34] (s. Kap. 8.3). Hierhin sollen auch die Herzen der Könige Alfons I. (†1458) und Ferdinand II. (†1496) gekommen sein. Die Silbergefäße seien während der französischen Besatzung anfangs des 19. Jahrhunderts verloren gegangen. Die Sakristei der Basilika war eine Grablege des aragonesischen Adels, dort sollen neben 45 Corpora, die z.T. als Mumien erhalten sind, auch Eingeweide bestattet worden sein.[35]

Die Enkelin Karls II., Klementine von Ungarn, als Gattin Ludwigs X. Königin von Frankreich († 1328, 35 Jahre alt), wurde am Hof von Neapel erzogen und lebte als Witwe in Aix-en-Provence. Sie hatte 1326 das Herzgrabmal für ihren Urgroßvater Karl I. von Anjou, den König von Sizilien, im Dominikanerkloster Saint-Jacques in Paris, jetzt in Saint-Denis, gestiftet. Ursprünglich wollte sie in toto in Aix begraben werden, bei ihrem Großvater, wo sie sich zuletzt aufgehalten hatte. Kurz vor ihrem Tod bestimmte sie dann in ihrem Testament, dass Körper und Eingeweide zu den Pariser Dominikanern, zum Herzen ihres Urgroßvaters, das Herz in die Kirche Notre-Dame-de-Nazareth in Aix-en-Provence gebracht werden sollten, zu ihrem Großvater Karl II.[36] Das Kloster wurde von den Revolutionären zerstört, von beiden Gräbern existieren keine Spuren mehr.

Karls II. Sohn und Nachfolger Robert von Anjou († 1343) wollte seinen Leichnam auf vier Klöster verteilt haben (s. Kap. 1.7). Schlussendlich wurde er aber dann doch in toto in einem prunkvollen Monument in der von ihm erbauten Kirche Santa Chiara in Neapel begraben,[37] das mit der Kirche im Zweiten Weltkrieg zerstört wurde.

In der gleichen Stadt, in der Kirche Santa Maria del Carmine, in der die Gebeine des unglücklichen letzten Staufers Konradin liegen, bei einer „Schwarzen Madonna" hinter dem Hauptaltar, waren die Eingeweide mehrerer Vizekönige des Königreiches begraben mit den dazugehörigen Inschriften, während die Corpora in „Kisten" an der Sakristeiwand standen.[38]

Das Herz Kaiser Heinrichs VII. von Luxemburg, der 1313 in Italien starb, sollte nach seinem Wunsch ins Grab seiner Frau Margarete von Brabant († 1311) in der Minoritenkirche San Francesco di Castelletto in Genua (1805 zerstört) gebracht werden (s. Kap. 10.1).

Die Eingeweide der streitbaren Tiroler Landesfürstin Margarete von Tirol, genannt Margarete Maultasch, seien zurück in ihren Stammsitz Meran, ins nicht mehr existierende Klarissenkloster gekommen, der Corpus blieb in der Minoritenkirche in Wien, wo sie 1369 verstorben war.

Drei Jahrhunderte später, 1662, verstarb der Tiroler Landesfürst Ferdinand Karl auf der Jagd bei Kaltern in Südtirol. Seine Eingeweide blieben in der gerade erbauten Franziskanerklosterkirche, woran noch heute ein Gedenkstein erinnert, der Corpus wurde in der Jesuitenkirche von Innsbruck bestattet.

Ferdinand I., König von Neapel, ließ das Herz seines Vaters Alfons V. (1396–1458) herausnehmen. Es sei vergrößert gewesen, was man auf seine Liberalität –

11. Herzbestattungen im übrigen Europa

sein Beiname war „der Großzügige" – zurückführte. Wegen aktueller Thronstreitigkeiten und weil der Vater eine schlichte Beerdigung gewünscht hatte, wurde der Leichnam zunächst ohne Zeremoniell in Neapel, dann nach mehreren Umbettungen im Erdboden einer von ihm gebauten Kapelle im katalanischen Kloster Poblet begraben. Das Herz, eingeschlossen in ein Kristallgefäß, ließ der Sohn in den vom Vater erbauten Triumphbogen der königlichen Residenz Castel Nuovo in Neapel einmauern, um diesem imperiale Bedeutung zu verleihen.[39]

Herz und Eingeweide des Herzogs von Modena, Borso d'Este, der 1471 in Ferrara verstorben war, wurden auf Anordnung seines Halbbruders und Nachfolgers Ercole I. in einer Säule der Kirche San Paolo von Ferrara eingeschlossen,[40] der Corpus kam in die von ihm gegründete Kartause von Ferrara.[41] Über derartige Bestattungen seiner Nachfolger ist nichts bekannt.[42]

Dagegen wurden vier weitere Mitglieder der Familie posthum geteilt begraben, die Geschwister Anna d'Este († 1607, s. Kap. 8.5), Herzog Alfonso II.[43] († 1597), der Kardinal Luigi d'Este († 1586, s. Kap. 13.6.8) und Annas Sohn Henri de Savoie († 1632, s. Kap. 8.5).

Ein weiterer d'Este, Francesco I., Herzog von Modena († 1658), wollte für sein Herz ein eigenes Grab. Er starb auf einem Feldzug an der Malaria, sein Herz wurde in den Corpussarg gelegt.[44]

Ein Mitglied der Familie Peretti, der Papst Sixtus V. († 1590, s. Kap. 13.10) entstammt, Magdalena della Somaglia († 1611), ließ ihr Herz bei den von ihr verehrten Kapuzinern in Rom begraben, in der Kirche San Bonaventura.[45]

Unter den gebürtigen Italienern sorgten immerhin einige Condottieri für ein gesondertes Herzbegräbnis:

Nach Santo Stefano in Venedig kamen Herz und Eingeweide des zuletzt in Diensten der Serenissima stehenden Jacopo Dal Verme (1350–1409), dessen Corpus in Sant'Eufemia in Verona, seiner Geburtsstadt, liegt. Der Söldnerführer wollte, dass sein Herz in seinem letzten Aufenthaltsort bliebe, wie die Inschrift neben der Tür zum früheren Kloster besagte:

> Hanc quia semper erat cum corde affectus ad Urbem
> Interiora suo hic voluit cum corde locari
> Caetera sed reddi Patriae sua membra Veronae
> Jacobus armorum princeps de Verme Latinae
> Militiae sublimis honor, quem gloria rerum
> Gestarum in bello, quem pacis sancta togatae
> Consilia illustrem et nulli fecere secundum.
> Ipsius anguigena tam summum pondus in aula
> Vox habuit. Cepit Gallos, virtute fugavit/
> Germanos. Sic Italiam, sic victor ademit/
> Gentibus externis, aliis ac saepe subactis
> Hostibus, imperio Ligurum Ducis oppida, et urbes
> Addidit, in toto fama notissimus orbe.

11.4. Italien

> Hic quoque pro augenda Veneti ditione Senatus
> Cujus erat pars, ipse tulit feliciter arma.
> Luce obiit Janni bis sena in mense secuto
> Mille novem centumque quater currentibus annis.[46]

Der seine Herren häufig wechselnde Niccolò da Tolentino (Niccolò Mauruzzi) wurde in Diensten Florenz' 1435 von den Mailändern gefangengenommen, starb an den Folgen eines Sturzes und wurde im Dom von Florenz begraben. Sein Herz wurde auf seinen Wunsch hin in einem Bleigefäß in seine Heimatstadt Tolentino, in die Basilika San Nicola des dortigen Augustinerklosters, gebracht.[47] Auf der beigefügten Urkunde stand: „Cor comitis Nicolai de Maurutii de Tolentino." An der Wand des Eingangs zur Kapelle („Capellone") steht auf einer Tafel: „Nicolai Maurutii cor illud acerrimum, quo ipsum nascentem patria mater ipse moriens patriam testamento ditavit, hic patrum officio civium pietas rite servandum curavit. A. S. MCMLV."[48]

Eine ungewöhnliche, umstrittene Herzbestattung behauptete der Mönch und Historiker BEURRIER in seiner *Histoire du Monastère et Couvent des Pères Célestins de Paris* von 1634:[49] Der Herzog von Mailand Gian Galeazzo Visconti (1351–1402) habe aufgrund seiner Verwandtschaft mit dem französischen Königshaus (seine erste Frau Isabella von Valois war eine Tochter König Johanns II.) in der Grablege der Orléans bei den Pariser Cölestinern begraben werden wollen: „Il ordonna par son Testament, qu'aupres sa mort il seroit habillé en Religieux Celestin, & vouloit que son corps fust inhumé dans l'Église desdits Peres Celestins, en la chapelle d'Orléans, que son Gendre Louis Duc d'Orléans avoit nouvellement fait bastir: Ce qui fut executé, & son cœur fut porté à Sainct Anthoine de Vienne." Beide Behauptungen sind falsch, weder kam der Corpus nach Paris noch das Herz in eine St.-Antons-Kirche in Vienne.[50] Auch wenn eine Teilung des Leichnams mit Herzbestattung bei den Stadtherrschern Oberitaliens unüblich war, hatte doch der Visconti offensichtlich für seinen Leichnam eine solche Behandlung – vielleicht unter dem Einfluss seiner französischen Verwandten – testamentarisch gewünscht.

In den Abschriften seines Testaments[51] plante er sein Eingeweidebegräbnis in Vienne, sein Corpus und sein Herz sollten jedoch zwischen seinen beiden Frauen hinter dem Hauptaltar der von ihm gegründeten Certosa di Pavia zur Ruhe kommen. In einer englischen Wiedergabe des Testamentes heißt es:

> [...] behind the high altar of said church there be constructed a marble chair [...] and above this chair be sculpted the form and likeness of this testator as properly as it can be in marble stone, in ducal appearance and character [...] and underneath said chair he wills and ordains to have made a marble coffin [...] and in this coffin he wills and ordains his body and heart to be buried. But he wills that his innards be sent to the church of S. Anthony in Vienne and within the body of that church be buried next to the arca of the most blessed Anthony his patron.[52]

Gian Galeazzo starb 1402 an der Pest, sein Leichnam kam zunächst in die Abtei von Viboldone, dann bis zur Fertigstellung der Certosa in die Kirche San Pietro in Ciel d'Oro in Pavia. Erst 1474 wurde sein letzter Wunsch erfüllt, der Leichnam wurde 1560 in einen neuen Sarkophag umgebettet, der 1889 geöffnet wurde. Man fand die Gebeine von Gian Galeazzo und Isabella, von einer Herzkapsel ist allerdings nichts überliefert.[53]

Mindestens eine Eingeweidebestattung von Angehörigen der oberitalienischen Stadtherrscherfamilien hat stattgefunden und wurde durch paläopathologische Forschungen bekannt:[54] Als am 18. Oktober 1587 der Großherzog Francesco I. de' Medici und am darauffolgenden Tag seine Ehefrau Bianca Cappello verstarben, ließ Francescos Bruder Kardinal Ferdinando I. de' Medici die Leichen sezieren, da der Verdacht einer Vergiftung bestand. Die dabei entnommenen Eingeweide (mit dem Herzen?) wurden dann wohl aus Pietät, nicht auf Wunsch der Verstorbenen oder aus einer dynastischen Verpflichtung heraus, in vier Tongefäßen in der kleinen Kirche Santa Maria Assunta a Bonistallo vor dem Hauptaltar begraben.[55]

Der spanische Soldat und Söldnerführer Diego García de Paredes, vor allem in Italien kämpfend, unter anderem im Dienste des Borgia-Papstes Alexander VI., verewigt in Cervantes *Don Quichotte*, verunglückte 1534 im Alter von 68 Jahren in Bologna tödlich bei einem sportlichen Wettkampf mit jüngeren Offizieren. Der Kardinal von Bari, Esteban Gabriel, ließ über seinem Herzgrab in San Gregorio in der italienischen Stadt eine Gedenktafel anbringen. Die Gebeine brachte sein Sohn Sancho 1545 in seine Heimatstadt Trujillo in die Kirche Santa Maria zurück.[56]

In Venedig existieren weitere Herzgräber, so in San Marco, dem zentralen Heiligtum dieser Seerepublik:
Links vor dem Hochaltar im Boden ist eine kleine viereckige Marmorplatte eingelassen mit einem sogenannten Blattherzen mit abgewinkelter Spitze, das einen Dogenhut als Marmorintarsie enthält. Sie deckt das Herz des Dogen Francesco Erizzo, der 78-jährig, beauftragt mit der Rückeroberung von Kreta, noch vor der Ausfahrt der Flotte am 3. Januar 1646 verstarb und dessen Corpus in der Kirche San Martino liegt. Bei Restaurierungsarbeiten im 18. Jahrhundert fand man unter der Marmorplatte ein Glasgefäß. Das Kardiotaph trägt keine Inschrift, ebenso wenig wie ein anderes Herzgrab eines Unbekannten in San Felice.
Der Reiseschriftsteller KEYSSLER beschreibt einen Grabstein („Cippus") im Kapitelsaal des Franziskanerklosters von San Giobbe in Cannaregio-Viertel von Venedig, auf dem geschrieben stand:

A.M.D.G.
Memoriae
Excelsi ac Praepotentis Domini
D. Renati de Voyer
E. Comitibus de Paulmy
Comitis d'Argenson
Christianissimi Ludovici XIV. Regis
Ad Serenissimam rem p. Legati,
Cujus exta cippus hic habet

11.4. Italien

> Cor Gallia possidet
> Corpus in Mausoleo jacet,
> Fama terras implet,
> Anima coelis aeternum vivet.
> Plura si requiris viator
> In Templo marmor dicet.[57]

Hier waren die Eingeweide des in Venedig 1651 verstorbenen französischen Gesandten Ludwigs XIV., des Renatus de Voyer de Paulmy, geblieben, der Corpus kam in ein Mausoleum am gleichen Ort, das Herz wurde in die Heimat an einen nicht mehr bekannten Ort zurückgebracht.

François-Marie de Broglie, 1611 im Piemont geboren, später naturalisierter Franzose und Gründer des französischen Familienzweiges der Broglie, starb bei der Belagerung von Valence-sur-le-Pô (Valenza) am 2. Juli 1656 durch eine Musketenkugel und wurde im seiner Familie gehörigen Chieri bei Turin begraben. Für das Herz des Generals wurde in der Kirche Saint Charles des Carmes Déchaussées in Turin schon zu seinen Lebzeiten auf seinen Wunsch ein prächtiges Marmorgrabmal errichtet, das den General kniend und mit gefalteten Händen zeigt.[58]

Die Eingeweide des holländischen Admirals Michiel de Ruyter sollten in Syrakus begraben werden. Eine Kanonenkugel hatte ihm während der Seeschlacht von Augusta in der Bucht von Syrakus am 29. April 1676 gegen seinen ebenso berühmten und erfolgreichen Gegner Duquesne, Admiral in französischen Diensten (s. Kap. 11.5), ein Bein zerschmettert. Er starb kurze Zeit später und wurde einbalsamiert, da er mit höchsten Ehren in seiner Heimat, in der Nieuwe Kerk in Amsterdam, sein Grab finden sollte. Die Kleriker der Kathedrale von Syrakus sollen die Eingeweide des Protestanten zurückgewiesen haben.[59]

Das Herz eines berühmten Italieners, des klassizistischen Bildhauers Antonio Canova, bekam in Venedig eines der künstlerisch wertvollsten und aufwendigsten Grabmäler dieser Gattung:[60] Dieser hatte 1794 für das Grab von Tizian in der Frari-Kirche ein Modell gefertigt, das dann doch nicht verwirklicht, sondern vielmehr für das berühmte Grabmal der Maria Christina von Österreich in der Wiener Augustinerkirche benutzt wurde. Als Canova im Jahre 1822 65-jährig in Venedig starb, griffen seine Schüler diesen Entwurf wieder auf und schufen in der gewaltigen Basilika für das Herz ihres Lehrers eine weiße Marmorpyramide an der Wand des linken Kirchenschiffes mit der verhüllten weiblichen Figur der Bildhauerkunst vor dem Eingang, die die Amphora mit dem Herzen des Verstorbenen trägt, gefolgt von weiteren Trauernden, die die Stufen emporsteigen. Zur Linken liegen der Markuslöwe Venedigs, dahinter ein Genius mit erloschener Fackel, den Toten verkörpernd. Über der Tür tragen zwei Engel ein rundes Halbrelief mit dem Kopf Canovas (s. Abb. 62, S. 749). Seine rechte Hand, die so viele unsterbliche Kunstwerke geschaffen hatte, wurde abgetrennt und in die wichtigste künstlerische Ausbildungsstätte Venedigs, in die Accademia di Belle Arti, gebracht. Für seine Gebeine hatte der Künstler bereits einen antiken, dem Pantheon in Rom nachemp-

11. Herzbestattungen im übrigen Europa

fundenen Tempel in seiner von ihm geliebten Geburtsstadt Possagno geplant, der nach seiner Vollendung 1830 diese sterblichen Reste aufnahm. 2008, im Kontext mit der 250-Jahr-Feier seines Todes, wurde die säkulare Reliquie der Hand in einem runden Glasgefäß, gefüllt mit bläulicher Konservierungsflüssigkeit, zu diesem Grab im Tempio Canoviano, einer katholischen Kirche, zurückgebracht.[61]

Mehr als 20 Jahre später blieb das Herz eines österreichischen Erzherzogs in der Lagunenstadt: Friedrich Ferdinand Leopold von Österreich wurde aufgrund seiner Tapferkeit und seiner militärischen Fähigkeiten frühzeitig zum Oberkommandanten der damals venezianisch orientierten österreichischen Marine und zum Malteserritter ernannt. Als er 1848 mit 26 Jahren in Venedig an einer Gelbsucht starb, wurde er einbalsamiert und öffentlich aufgebahrt, der Corpus in der Kirche der Malteser der Stadt, das Herz in der Marinekirche San Biagio (St. Blasius) bestattet. Es ist in einer auf einem Podest an der linken Altarwand stehenden vasenähnlichen Urne eingeschlossen, die das Wappen des Verstorbenen und das Malteserkreuz trägt. Die Rückwand bildet eine Jakobsmuschel, die Inschrift auf der Marmortafel unter dem Podest drückt das Motiv für die Wahl des Ortes aus: Er blieb bei denen, die ihn liebten, seinen Kameraden von der Marine.

>FRIDERICI AVSTRIAE ARCHIDVCIS
>COR
>BENIGNO CAESARIS ASSENSV
>AMANS APVD AMANTES HIC POSITVM
>XVI KAL:FEBR:MDCCCXLVIII[62]

Im linken Querschiff des Domes von Siena, vor der Kapelle Johannes des Täufers, birgt ein barockes Prunkmonument aus Marmor und Bronze von Giuseppe und Bartolomeo Mazzuoli das Herz des 65. Großmeisters des Malteserordens, Marc'Antonio Zondadari, der mit 64 Jahren 1722 in Malta starb und dort in einem prunkvollen Grabmal im Kirchenschiff der Kathedrale St. Johannes (Co-Cathedral St. John's) in Valletta begraben wurde. Anders als einige seiner Vorgänger wollte er sein Herz nicht auf der Insel lassen, es wurde vielmehr nach seinem Willen in seine Heimatstadt Siena, in den Dom, gebracht.

Der Cavaliere, in ein weites, fallendes, tunikaähnliches Gewand gekleidet, mit einer Allongeperücke, kniet vor einem verhüllten Podest und legt seine Linke auf ein Gefäß, das vielleicht sein Herz enthielt. Über ihm, auf dem Bogen der Nische, sitzen zu beiden Seiten seines bekrönten Wappens zwei Putten, dahinter befinden sich Waffen und Standarten.

Die Inschrift auf dem sargähnlichen Podest lautet:

>D.O.M.
>EMINENTISS. PRINC. FR. MARCO. ANTONIO ZONDADARIO
>SACRAE. DOMUS. HOSPITALIS JERUSAL. MAGNO. MAGISTRO
>CONDITO. HIC. EJUS. CORDE
>FR. GASPAR. GORI. MANCINI. MELIT. EPISCOPUS
>A. SUPREMIS. SUI. ORDIN. ET SICILIAE. REGNI. CONSILIIS

11.4. Italien

> DECRETO. PUBLICO. PATR. SENENSIS
> PATRONO. GRATUS. ET PATRIAE. M. P.
> A D. M D C C XX VI.[63]

In der zentralen Kathedrale des Katholizismus, der Peterskirche in Rom, wurden keine Herzen begraben. Für die Praecordia der Päpste war eine nicht zugängliche Gruft in Santi Vincenzo e Anastasio am Trevi-Brunnen vorgesehen (s. Kap. 13.10). Lediglich in die nicht mehr zugänglichen Kapelle Sancta Maria de Pregnantibus in den Grotte Vaticane von St. Peter wurden die Eingeweide der zum Katholizismus konvertierten, abgedankten Königin von Schweden, Christina, gebracht, während der Leichnam ebenfalls in der Krypta in einem Sarkophag neben dem von Johannes Paul II. ruht. Sie war in der von ihr geliebten Stadt 1689 gestorben, seziert und einbalsamiert worden. Die entnommenen Eingeweide mussten wohl in gebührender Weise versorgt werden. 1730 wurden die Praecordia des Papstes Benedikt XIII. dazugestellt.[64]

In St. Peter, in den Grotte Vaticane, liegen auch die drei letzten Mitglieder des schottisch-englischen Hauses Stuart begraben, der Thronanwärter James Francis Edward und seine beiden Söhne Charles Edward und Henry Benedict, an die ein klassizistisches Monument des Bildhauers Canova erinnert. Der Versuch des älteren Sohnes Charles Edward, genannt „Bonnie Prince Charlie", die englische Krone zurückzugewinnen, scheiterte. Er starb 1788 im römischen Exil und wurde zunächst in der Kathedrale St. Peter von Frascati, wo sein Bruder Henry Bischof war, beigesetzt und nach dessen Tod nach Rom überführt.

Seine Praecordia mit dem Herzen blieben in einer bleiernen Urne unter dem Marmorboden der Kathedrale, nur mit dem Wort „praecordia" gekennzeichnet. Für die Urne verfasste der Priester Felice folgende Zeilen:

> DI CARLO IL FREDDO CUORE,
> QUESTA BREVE URNA SERRA
> FIGLIO DEL TERZO GIACOMO,
> SIGNOR DELL' INGHILTERRA.
> FUORI DEL REGNO PATRIO
> A LUI CHI TOMBA DIEDE?
> INFIDELTÀ DI POPOLO
> INTEGRITÀ DI FEDE![65]

Seine Mutter Maria Klementina Sobieska ruht ebenfalls im Petersdom, ihr von Filippo Barigioni und Pietro Bracchi errichtetes elegantes Monument, auf dem die Caritas das brennende Herz der Königin Gott entgegenhält, steht dem Stuart-Denkmal direkt gegenüber. Ihr Großvater, der Befreier Wiens von den Türken, Johann III. Sobieski († 1696, s. Kap. 11.7), hatte bereits sein Herz in eine Warschauer Kirche bringen lassen.

Als Maria 1735 im römischen Exil starb, wurde ihr ein Castrum doloris mit beträchtlichem Pomp in ihrer Pfarrkirche, der Basilika Santi XII Apostoli, der Kardinalkirche ihres Sohnes Henry, in der Nähe ihres Wohnsitzes, des Palazzo Muti, errichtet. Dort blieb ihr Herz hinter einem Monument an der zweiten Säule des südlichen Kirchenschiffs (s. a. S. 231).[66]

Auf einer roten Marmortafel steht eine Inschrift, die die Franziskaner ihrer Gönnerin widmeten:

> HIC CLEMENTINAE REMANENT PRAECORDIA: NAM COR
> CAELESTIS FECIT NE SVPERESSET AMOR.
> MARIAE CLEMENTINAE
> MAGN. BRITANN. ETC. REGINAE
> FRATRES MIN. CONV.
> VENERABVNDI PP[67]

Darüber lehnen zwei Engel über einer Urne, der eine eine Krone, der andere ein Herz haltend. Ursprünglich lag hier auch der Corpus der Königin, bevor er nach St. Peter umgebettet wurde. Ihr Gatte, der Thronanwärter James Francis Edward, pflegte jeden Morgen hier zu beten.

Ein weiterer Ausländer wollte, dass sein Herz in der „Ewigen Stadt" ruhen sollte: Der römisch-katholische irische Politiker, Nationalheld, Kämpfer für die Gleichberechtigung des Katholizismus und die Loslösung Irlands von Großbritannien, Daniel O'Connell (1775–1847), nach dem Dublins Hauptstraße benannt ist und an den dort ein großes Monument erinnert. Als dieser, herzkrank, ermüdet von politischen Aufgaben und Kämpfen, sich auf eine Pilgerfahrt nach Rom begab, starb er in Genua. Sein Leichnam wurde in der Heimat, auf dem Glasnevin Cemetery in Dublin, zu Füßen eines großen Turms begraben. Sein Herz kam auf seinen Wunsch zum Ziel seiner Pilgerreise, nach Rom, zuerst in die Kirche Sant'Agata dei Goti, dann in die Kapelle des Irish College. Sein Begleiter, der Kaplan John Miley, schrieb in seinem Brief an den Rektor des Kollegs: „[...] he now lends his heart to the feet of St. Peter!"[68]

1920 zog das College in neue Gebäude um, das Monument erhielt 1926 einen neuen Standort,[69] das Herz soll in seinem ursprünglichen Grab geblieben sein.[70]

Das weiße Marmorkardiotaph von Benzoni an einer Seitenwand der Kapelle besteht aus zwei übereinander angebrachten Halbreliefs, von denen das obere eine trauernde Frau mit einer Krone und einer Urne in der Hand, einen kauernden Löwen und einen zum Himmel weisenden Engel, das untere den Verstorbenen vor dem britischen House of Commons zeigt. Eine Tafel als Basis des oberen Reliefs trägt die Inschrift:

> THIS MONUMENT CONTAINS THE HEART OF
> O'CONNELL,
> WHO DYING IN GENOVA ON HIS WAY TO THE ETERNAL CITY BEQUEATHED
> HIS SOUL TO GOD, HIS BODY TO IRELAND,
> AND HIS HEART TO ROME:
> HE IS REPRESENTED AT THE BAR OF THE BRITISH HOUSE OF COMMONS
> IN MDCCCXXIX
> WHEN HE REFUSED TO TAKE THE ANTI-CATHOLIC DECLARATION
> IN THESE REMARKABLE WORDS:
> „I AT ONCE REJECT THIS DECLARATION: PART OF IT I BELIEVE TO BE
> UNTRUE, AND THE REST I KNOW TO BE FALSE."

11.5. Schweiz

> HE WAS BORN VI AUG MDCCLXXVI: DIED XV MAY MDCCCXLVII
> ERECTED BY CHARLES BIANCONI, ESQ., THE FAITHFUL
> FRIEND OF THE IMMORTAL LIBERATOR,
> AND OF IRELAND, THE LAND OF HIS ADOPTION.

Ein Angehöriger des Hauses Bourbon-Parma, der vorletzte Herzog von Parma, Karl III., der eine enge Verbindung zum Hause Habsburg hatte, wurde auf einem seiner täglichen Spaziergänge in seiner Residenzstadt am 27. März 1854 ermordet. Das Motiv der beiden Mörder blieb unklar. Sein Herz blieb in seiner Hauptstadt, in Parma. Es ist in eine ca. 160 cm hohe hölzerne Urne eingeschlossen, die in der Familiengruft in der Krypta der Basilica Santa Maria della Steccata im Zentrum von Parma steht.

Abgesehen von der Verbringung päpstlicher Praecordia nach Santi Vincenzo e Anastasio a Trevi in Rom, auf die an anderer Stelle eingegangen wird, haben seitdem keine weiteren Herzbestattungen in Italien stattgefunden.

11.5 Schweiz

Der Staat entwickelte sich aus einem losen Bund freier Bauerngemeinschaften, war föderalistisch strukturiert, also ohne Zentralgewalt, ohne mächtige Adelsfamilien. Er widersetzte sich kriegerisch dem Einfluss der Habsburger, der Burgunder und der Franzosen. Eine Kreuzzugsbewegung gab es nicht, ein großer Teil des Landes übernahm die Reformation in strenger Ausprägung. Daher gibt es lediglich einige Herzgräber geistlicher Fürsten im katholischen Teil der Schweiz (s. Kap. 13.5), ansonsten einige wenige von Ausländern.

Ein eindrucksvolles Beispiel eines Herzens im Exil stammt von dem berühmten französischen Admiral Abraham Duquesne (1610–1688), der viele Seeschlachten für seinen Souverän Ludwig XIV. gewann und auch seinen ebenso berühmten Gegner, den holländischen Admiral de Ruyter, besiegte, der in der Seeschlacht bei Syrakus 1676 tödlich verwundet wurde (s. Kap. 11.4). Die Familie Duquesne war hugenottisch, der König versuchte sie zur Konversion zu zwingen. Sein allmächtiger Finanz- und Marineminister Colbert hatte ihm noch 1674 geschrieben,

> [...] dass die Schiffe des Königs [...] unter besserem Befehl stehen als die der Holländer [...]. Dennoch versichere ich Ihnen, dass mich Kopf und Herz des Oberbefehlshabers beunruhigen. Ich wüsste nicht, wie sich Kopf und Herz Du Quesnes mit denen de Ruyters vergleichen ließen [...].

Er fürchtete, Kopf und Herz des Hugenotten könnten nicht in dem Einklang miteinander sein, den er für de Ruyter für gegeben hielt.[71]

Der älteste der vier Söhne, Henri, plante, für seine calvinistischen Glaubensbrüder auf der in französischem Besitz befindlichen Insel Bourbon (heute: La Réunion) eine Republik, eine Isle d'Eden, zu gründen, was misslang. Daraufhin kaufte er die Baronie Aubonne im reformierten schweizerischen Kanton Waadt für sein Exil, blieb aber wegen seines greisen Vaters, dessen Konfession der König tolerierte, in

11. Herzbestattungen im übrigen Europa

Frankreich. Der Admiral musste wegen der Anordnung des Königs in Frankreich bleiben. Als sein Sohn das Projekt der Inselrepublik nochmals aufgriff, ordnete der Vater an, sein Herz solle nach seinem Tod aus der Brust genommen und unter seinen Glaubensgenossen, bei seinen Söhnen in der Inselrepublik begraben werden. Sollte der Plan der Republikgründung nicht verwirklicht werden, sollte das Herz im reformierten Aubonne beigesetzt werden. In der Nacht vom 1. auf den 2. Februar 1688 starb der alte Seemann unerwartet in Paris an einem Schlaganfall und wurde auf seinem Schloss Le Bouchet bestattet. Sein zweiter Sohn Abraham Duquesne-Monier brachte sein Herz in einer Silberkapsel nach Aubonne. Es wurde hinter einer schwarzen Marmortafel mit dem Familienwappen, den Fahnen und anderen militärischen Symbolen im Chor der Kirche St. Etienne eingemauert (s. Abb. 42, S. 743).[72] Die vom Sohn veranlasste Inschrift drückt die Enttäuschung der Familie über die mangelnde Wertschätzung des Seehelden durch seinen Souverän und sein Heimatland aus:

SISTE GRADUM VIATOR
HIC CONDITUR
COR
INVICTI HEROIS
NOB: AC ILLUS. ABRAHAMI DU QUESNE MARCHIO
BARO. DOMINIQU. DU QUESNE, DE WALGRAND. DE
MONROS. DE QUERICHARD, D'INDRETTES & C
CLASSIUM GALLICARUM PRAEFECTI
CUIUS ANIMA IN COELIS
CORPUS NONDUM ULLIBI SEPULTUM
NEC UNQUAM SEPELIENTUR
PRAECLARE GESTA
SI A TE IGNORARI QUEANT
TANTI VIRI
INCORRUPTA ERGA PRINCIPEM FIDES
IMPERTERRITUS IN PRAELIIS ANIMUS
SINGULARIS IN CONSILIIS SAPIENTIA
GENEROSUM ET EXCELSUM PECTUS
ARDENS PRO VERA RELIGIONE ZELUS
INTERROGA
AULAM, EXERCITUM, ECCLESIAM,
IMO
EUROPAM, ASIAM, AFRICAM,
UTRUMQUE PELAGUS,
VERUM SI QUAERAS
CUR FORTISSIMO RUITERO
SUPERBUM ERECTUM SIT MAUSOLEUM,
RUITERI VICTORI
NULLUM,
RESPONDERE VETATI A TE REGNANTIS REVERENTIA
HOC SUI LUCTUS AC PIETATIS ERGA PATREM
TRISTE MONUMENTUM, MOESTUS ET LACRIMANS,
POSUIT HENRICUS, EIUS PRIMOGENITUS, HUIUSCE

11.5. Schweiz

TOPARCHIAE DYNASTA ET ECCLESIA PATRONUS
ANNO 1700[73]

Die Herzgräber einiger katholischer Äbte existieren noch in ihren Klöstern im katholischen Teil der Schweiz. Beispielsweise ließ der in Rom 1696 verstorbene frühere Abt von St. Gallen, der Kardinal Cölestin Sfondrati, sein Herz in die St. Gallener Stiftskirche zurückbringen (s. Kap. 13.5).

Ein Angestellter dieses Klosters, der spätere erste Landammann des Kantons St. Gallen, der katholische Politiker Karl von Müller-Friedberg (1755–1836), entschloss sich eineinhalb Jahrhunderte später zur getrennten Bestattung seines Herzens. Er überwarf sich allerdings später mit dem Kloster und der Opposition im Kanton und zog sich verbittert nach Konstanz zurück, wo er verstarb und auf dessen Friedhof sich sein Grab befindet. Sein Herz wurde nach dem vom ihm verfassten Kodizill[74] zurück in die Heimat, nach St. Gallen, gebracht und in St. Fiden begraben, wahrscheinlich nicht in der Kirche, sondern im Familiengrab auf dem in den Siebzigerjahren des 20. Jahrhunderts aufgelassenen Friedhof, in dem auch seine Lieblingstochter bestattet wurde.[75]

Noch im 20. Jahrhundert entstand eine kleine Herzgruft bei einer Loretomadonna in einem Schweizer Kloster, dem 1027 gegründeten Hauskloster[76] und einer frühen Grablege der Habsburger, dem 1841 aufgelösten Benediktinerkloster Muri. Sie birgt die Herzen des letzten österreichischen Kaiserpaares (s. Kap. 1).

Die letzte Kaiserin, Zita von Bourbon-Parma, streng monarchistisch erzogen, hatte nie auf die Thronrechte für ihre Familie, insbesondere ihren ersten Sohn, Otto von Habsburg-Lothringen, verzichtet. Als ihr Mann, Kaiser Karl I., 1922 auf Madeira verstarb, legte sie bis zum Ende ihres Lebens schwarze Kleidung an und führte sein Herz auf allen Stationen ihres Exils in einer Kristallurne mit sich. In der Regenbogenpresse wurde gerne ihre angebliche Aussage kolportiert, dass das Herz noch lange geschlagen habe und das Blut flüssig geblieben sei.[77] Da sie eine Verzichterklärung ablehnte und damit eine Bestattung von Familienmitgliedern in Wien problematisch war, schloss sie 1970 einen Vertrag mit der katholischen Gemeinde von Muri über eine Familiengruft in der 1698 erbauten Loretokapelle, also bei der Mater Lauretana in Analogie zur Wiener Herzgruft. Der Gruftvertrag mit der Gemeinde Muri beschränkt das Bestattungsrecht auf die direkten Nachkommen Kaiser Karls I.

Bereits im nächsten Jahr fand das Herz ihres Gatten in einer Stele hinter dem Altar der Kapelle seine letzte Ruhe.

Vor dem Altar wurden bis 2011 sechs Familienmitglieder und die treue Kinderfrau der Familie in einer mit einem Gitter mit dem Kaiseradler verschlossenen Gruft beigesetzt. Jedes Jahr kam Zita, die seit 1962 ihren Alterswohnsitz im St.-Johannes-Stift in Zizers hatte, zum Gebet in die Kapelle.

Nach ihrem Tod mit 97 Jahren am 14. März 1989 wurde sie im Kantonsspital in Chur seziert und einbalsamiert und der Leichnam nach der Herzentnahme nach Wien überführt. Zuvor hatte die Republik Österreich das Verbot, das Habsburgern die Rückkehr in ihr Heimatland untersagt hatte, aufgehoben, und die Tote wurde mit großem Zeremoniell in die Kapuzinergruft verbracht. Das Herz wurde in einer Silberurne dem Herzen ihres Gatten in der Loretogruft in Muri beigesellt,[78] auf der folgendes Chronogramm eingraviert ist:

zItae aVstrIae IMperatrICIs hVngarIae regInae Cor InseperabILIter conIVgIs corDI IVngatVr.[79]

Die schlichte Stele hinter einem Eisengitter verkörpert Bewusstsein, ja Verpflichtung für dynastische Tradition und den Tod überdauernde Gattenliebe. Eine kupferne Wandtafel weist auf die postmortal vereinigten Herzen hin:

PLUS POUR VOUS QUE POUR MOI: HINTER DIESEM ALTAR RUHT NUN AUCH IN GOTTES HEILIGEM FRIEDEN DAS LEIDGEPRÜFTE HERZ IHRER MAJESTÄT DER KAISERIN UND KÖNIGIN ZITA PRINZESSIN VON BOURBON-PARMA, GEB. IN PIANORE AM 9. MAI 1892, SELIG IM HERRN ENTSCHLAFEN AM 14. MÄRZ 1989 IM JOHANNESSTIFT ZU ZIZERS, NACH 67-JÄHRIGER TRENNUNG VEREINT MIT DEM HERZEN IHRES AM 1. APRIL 1922 IN MADEIRA ZU SEINEM SCHÖPFER HEIMGEKEHRTEN GEMAHLS, KAISER KARLS I. VON ÖSTERREICH; APOSTOLISCHEN KÖNIGS VON UNGARN, KÖNIGS VON BÖHMEN, KROATIEN, GALIZIEN, DALMATIEN etc.

Diese Motive dürften auch ihren ersten Sohn, Otto von Habsburg-Lothringen, und dessen Gattin Regina veranlasst haben, als Letzte dieses alte dynastische Funeralritual durchführen zu lassen (s. Kap. 11.9 und 10.4.3).

11.6 Belgien, die Niederlande und Luxemburg

Der unabhängige Staat Belgien entstand erst 1830 aufgrund von Erschütterungen, ausgelöst durch die Pariser Julirevolution mit einem revolutionären Aufstand in Brüssel gegen das niederländische Königreich.

Seit dem Mittelalter wurde das Schicksal des Landes durch die burgundischen Herzöge, durch Kaiser des Heiligen Römischen Reiches deutscher Nation, durch die spanischen und österreichischen Habsburger und durch seine Nachbarn, insbesondere die Niederländer und Franzosen, bestimmt.

Aufgrund dieser Geschichte wird verständlich, dass in mehreren Städten einzelne Herzbestattungen von Persönlichkeiten erfolgten, die die Geschicke des Landes mitbestimmt hatten, insbesondere in der alten und reichen Handelsstadt Brügge. Bevor deren Seehafen im Spätmittelalter verlandete, wurde sie von den burgundischen Herzögen regiert.

An seinem Sterbeort, in Brügge, wurden die Eingeweide des Weihbischofs von Arras, Simon de Laude († 1463), in der Predigerkirche hinter einem Gedenkstein eingeschlossen, der noch 1715 zu sehen war.[80] Der Corpus wurde ins Predigerkloster der französischen Stadt Douai gebracht.

Der deutsche Kaiser Maximilian I., den seine Untertanen in Brügge sogar mehrere Monate lang gefangen hielten, hatte 1477 Maria, die Tochter Karls des Kühnen,

11.6. Belgien, die Niederlande und Luxemburg

geheiratet. Ihr früher Tod durch einen Reitunfall 1482 eröffnete Maximilian den Anspruch auf das burgundische Erbe. Sie wurde neben ihrem Vater in einem großartigen bronzenen Doppelgrab über der Gruft im Hochchor der Liebfrauenkirche in Brügge bestattet, ihr einbalsamiertes Herz in einer Bleiurne soll ins Grab ihrer Mutter Isabella von Bourbon im Chor der Antwerpener Michaelskirche gekommen sein.[81] Dieses Monument wurde im Bildersturm von 1566 zerstört.[82]

Das Herz des Kaisers, der sie sehr geliebt haben soll, soll in ihren Sarg gebracht worden sein, was historisch allerdings zweifelhaft ist (s. Kap. 10.3).

Beider Sohn war Philipp der Schöne, Erzherzog von Österreich und durch Heirat mit der spanischen Infantin Johanna auch König von Kastilien, Léon und Granada. Als auch er 1506 in Burgos mit 28 Jahren einem Fieber erlag, kam sein Herz nach seinem Willen zu seiner Mutter, in deren Grab, und seinem Großvater in die Liebfrauenkirche seiner Geburtsstadt Brügge.[83]

Unter den beiden prunkvollen Hochgräbern befinden sich drei eröffnete, gemauerte, mit Fresken ausgemalte, mit Schauglas bedeckte Grabhöhlen. In der mittleren steht eine 1982 angefertigte Nachbildung des Sarkophags der Maria von Burgund, darauf eine Kopie des Herzkästchens des Königs. Das Original, eine kleine Schachtel aus Blei mit folgender Inschrift, wird neben den Monumenten im Hochchor in einem Schaukasten gezeigt:

>   COR SERENISSI AC INVIC
>   TISSI PNCIP PHI REGIS
>   CASTELLE LEGIOIS & GRA
>   NATE PNCIP ARAGOIE VT
>   USQZ SICILIE & IERUSALE
>   ARHIDUCIS AUSTE DUCIS
>   BURGUDIE BRABATIE CO
>   MITIS FLADRIE & CQVI O
>   BIIT BURG I HISPANIA
>   ANO DNI MCCCCVI DIE
>   XXV SEPT ORATE PRO EO[84]

1979/80 wurde die Grabkammer Marias von Burgund durch ein Archäologenteam eröffnet und untersucht.[85] Die 1482 angelegte, mit Ziegelsteinen ausgemauerte Gruft war bis auf Kreuzornamente und Reste einer Figur an den Wänden schmucklos, teilweise angefüllt mit Mörtelresten, Säulenresten, Steinfragmenten und sonstigem Bauschutt. Darauf lagen zerstreute, nicht mehr anatomisch geordnete Skelettreste, Bleifragmente, kleine zerbrochene Eisenteile und Nägel.

In Bodenmitte lag ein 9,6 cm × 9 cm × 5,4 cm großes Bleikästchen, Wände zwischen 1,5 und 3 mm dick, mit zerlöcherter Bodenplatte, auf dem Deckel die obige Inschrift in Großbuchstaben, das Herzbehältnis des Königs. Die Gruft war 1803 eröffnet und profanisiert, der Bleisarg der Königin eingeschmolzen worden. Skelettreste, auch die ihres Vaters Karl, Überbleibsel des Sarges und seiner Befestigung kamen in die Grabkammer zurück.

Das Herz Philipps des Schönen war am 31. Juli 1507 in die Gruft seiner Mutter gelegt,[86] durch die Zerstörungen des Jahres 1803 nicht beeinträchtigt oder gar entfernt worden und hatte nach den Renovierungen 1979/80 seinen Platz auf dem erneut angefertigten Metallsarg seiner Mutter in der teileröffneten Gruft unter dem Hochgrab erhalten.[87]

Das Herz seiner Schwester, der Margarete von Österreich, war vorübergehend, nämlich vom 20. Januar 1531 bis 7. Februar 1532, mit dem ihres Bruders im mütterlichen Grab vereint worden.[88] Die Statthalterin der habsburgischen Niederlande war 1530 in Mechelen, ihrer Residenzstadt, gestorben, ihr Leib kam auf ihren Wunsch nach einem Interim-Begräbnis vor dem Hochaltar des von ihr gegründeten Annunziatenklosters in Brügge zu dem ihres zweiten Gatten Philibert II. in das von ihr gestiftete Kloster Brou in Bourg-en-Bresse in Frankreich. Ihre Residenzstadt erhielt die Eingeweide der Statthalterin: Vor dem Hochaltar der Kirche St. Peter und Paul wurden sie unter einem von ihrem Neffen, dem Kaiser Karl V., errichteten Epitaph in einer Bleiurne begraben.[89] 1778 wurde die Kirche niedergerissen und eine neue gleichen Namens erbaut, in die die Urne feierlich umgebettet wurde. Ein Enterotaph wurde nicht angebracht.[90] 2016 wurde bei einer archäologischen Grabung der Universität Gent die Bleiurne unter einer Marmorbodenplatte entdeckt und untersucht.[91]

Margaretes Herz kam ins Annunziatenkloster. Bis zur Fertigstellung des Kardiotaphs durch den Bildhauer Michiel Scherrier stand es neben dem ihres Bruders in der Gruft ihrer beider Mutter Maria von Burgund in der Liebfrauenkirche.[92] Das von Karl V. errichtete prunkvolle Herzmonument aus Alabaster mit goldenen Statuen wurde mit der Kirche 1578 durch Aufständische zerstört, die Nonnen hätten jedoch das Gefäß mit den Herzresten retten und an ihren neuen Standort, das Kloster Fluweelhof, mitnehmen können. Aus den Resten des Monuments sei ein neues errichtet worden.[93] 1782 wurde auch dieses Kloster geschlossen und abgerissen.[94]

Von einer immer wieder behaupteten Beisetzung des Herzens ihres Vaters, des Kaisers Maximilian I., im Sarg seiner Gattin Maria in der Liebfrauenkirche[95] fanden sich keine Spuren.[96]

Eine der ersten Personen, die sich im heutigen Belgien getrennt bestatten ließen, war die dritte Ehefrau des Gegenkönigs Friedrichs II., Heinrich Raspe, Beatrix von Brabant. Ihr Corpus wurde nach ihrem Tod 1288 mit dem ihres zweiten Gatten Wilhelm II. von Dampierre in der Abtei Marquette bei Lille vereint. Sie hatte die Zisterzienserinnen-Abtei Groeninghe in Kortrijk gefördert, dort wurden ihr Herz und ihre Eingeweide in einem Bleikästchen unter ihrem Gisant, der ein Herz in der Hand hielt, beigesetzt.[97] 1578 wurde das Kloster aufgegeben, die Nonnen brachten das Bleibehältnis in das Nachfolgekloster ihres Ordens, das während der Französischen Revolution zerstört wurde. Seinen endgültigen Platz fand das Herz dann bei der Statue Unserer Lieben Frau von Groeninghe in der St. Michaelskirche von Kortrijk.

Der General Kaiser Karls V., Philippe II. aus dem Hause Croÿ, Herzog von Aarschot, Comte de Beaumont, starb 1549 in Brüssel und wurde bei seinen beiden Ehefrauen im Cölestinerkloster von Heverlee begraben. Sein Herz blieb in dem Ort, in dem das Familienschloss stand, in Beaumont im Hennegau.[98]

11.6. Belgien, die Niederlande und Luxemburg

Die Kirche St. Donation[99] in Brügge wurde während der Französischen Revolution zerstört. Hier fand Philipp der Gute, Herzog von Burgund, ein Valois (1396–1467), zunächst seine Ruhe. Er hatte eine Dreiteilung seines Körpers und eine Bestattung seines Körpers bei seinem Vater in der Kartause von Champmol (Dijon) gewünscht. Der Corpus kam 1493 nach Dijon, das Herz und die Eingeweide blieben in der Kirche in Brügge.[100]

Einer von Philipps treuesten Gefolgsleuten war Anselm Adornes, der einem einflussreichen Kaufmannsgeschlecht in Brügge angehörte. Wegen seiner Loyalität musste er bei Aufständen seiner Mitbürger gegen die verhassten Burgunder mehrmals Kerker und Folter erdulden. 1470/71 pilgerte er nach Jerusalem und intensivierte später seine Handelskontakte nach Schottland, wo er am 23. Januar 1483 erschlagen wurde. Er wurde in der St. Michael's Church in Linlithgow begraben, sein Herz kam zurück in seine Heimatstadt, in die Jeruzalemkerk,[101] die bis auf den heutigen Tag im Besitz der Familie geblieben ist.[102] Es ruht bei seiner Gattin Margaretha van der Banck († 1472) in einem prächtigen bronzenen Hochgrab vor dem Altar, der mit dem Relief einer Kalvarienbergszene geschmückt ist. Die zwei Gisants liegen mit gefalteten Händen auf einer kastenförmigen Tumba, an deren Seiten Wappenschilde der Adornes und verwandter Familien angebracht sind und deren oberer Rand eine Inschrift trägt. Adorne in Ritterrüstung, die Augen geöffnet, lächelnd, barhäuptig mit langem, gelockten Haar, trägt eine Ordenskette, möglicherweise schottischer Herkunft, da der Patrizier auch zu hohen Würden am Hofe Jakobs III. gelangt war.

BRADFORD weist darauf hin, dass mehrere englische Katholiken im Exil ihr Herz in Brügge begraben haben wollten, so Mary Roper, Baronin Teynham († 1647), und ihre Schwester Helen, Lady Waldegrave († 1694), in der Kirche St. Elisabeth des Beginenhofes, Henry Howard, Herzog von Norfolk († 1684), dessen Herz mit dem seines kleinen Sohnes John († 1682) in dieser Kirche vereint wurde, Henry Jermyn, Baron Dover († 1708), im Karmeliterkloster und Maria Anne Giffard († 1759) im Augustinerinnenkloster.[103] Auf deren Kardiotaph stand: „Hic manet depositum cor Generosae dominae Mariae Annae Gifford."[104]

In die Chorwand der Pfarrkirche von Laarne ist ein Kardiotaph mit folgender Inschrift eingelassen: „Cy gist le coeur de noble et puissant sr. Messire Francois van Zuyle dict d'Erpe, chevalier, Sr dudt Erpe etc., qui mourit 1599."[105] Das Begräbnis ist in den Kirchenbüchern von 1597/98 aufgeführt, das Sterbedatum ist falsch, van Zuyle starb am 10. April 1596 in Lille. Die Familie van Zuyle besaß damals das Schloss des Ortes. Das Herzgrab wurde beim Einbau einer Zentralheizung 1974 geöffnet und dokumentiert.[106]

Die adlige Witwe Anna de Schietere († 1629), die bei ihrem ersten Gatten in der Kirche von Sint-Winoksbergen ruht, wollte ihre Eingeweide in der Kirche Onze-Lieve-Vrouw ter Potterie von Brügge bestattet haben, mit der Inschrift: „Cy reposent les Entrailles de feue Dame Anne de Schietere."[107]

11. Herzbestattungen im übrigen Europa

In Belgiens Hauptstadt, in Brüssel, wurden drei Herzen begraben:
In der Schatzkammer des Domes Saints-Michel-et-Gudule ist das silberne Herzgefäß des Erzherzogs Ernst von Österreich (1553–1595), des Sohnes Kaiser Maximilians II. und Statthalters der Niederlande, ausgestellt.[108] Es wurde bei einer Öffnung des Bleisargs des Toten 2003 gefunden.[109] Wie die späteren Behältnisse in der Loretokapelle in Wien (s. Kap. 10.3.6) hat es die Form eines Pokals mit dem Wappen des Verstorbenen, ist 22 cm hoch mit einem Basisdurchmesser von 7,5 cm und trägt die Inschrift:

SER PRI
ERNESTI AR
CHID AVST BEL
GII GUBERN BRUS
SELIS A C MDXCV
DXX FEB PIISS DE
FUNCTI COR HOC IN VASCULO CON
DITUR.[110]

Der Corpus ruht hinter einem großen marmornen Grabmonument mit dem Gisant des Erzherzogs rechts vom Hochaltar des Domes.[111]

Herz und Eingeweide seines Bruders Albrecht VII. († 1621) und dessen Gattin Isabella Clara Eugenia († 1633) wurden zwar entnommen, sind aber nicht mehr auffindbar,[112] die Corpora wurden im Dom beigesetzt.

In der Kirche der belgischen Stadt Halle, seinem Sterbeort, wurden Eingeweide und Herz des Burgunderherzogs Philipp II., des Kühnen († 1404), begraben, der Corpus wurde in die Kartause von Champmol gebracht.[113]

Eine der frühesten Herzbestattungen im Gebiet des heutigen Belgiens, im alten Herzogtum Brabant, fand in dem heute nicht mehr existierenden Dominikanerinnenkloster von Auderghem, ebenfalls bei Brüssel, statt. Die Gründerin Adelheid von Burgund (Aleyde) (1233–1261), Gattin Heinrichs III., des Herzogs von Brabant, dokumentierte damit ihre Verbundenheit mit den Nonnen.[114] Der Corpus war im Dominikanerkloster von Löwen (Leuven) begraben.[115]

Marie de Sacquespée aus einer Patrizierfamilie der Stadt Diksmuide heiratete 1575 in zweiter Ehe Jehan de Trazegnies, der 1585 starb. Sie ließ sein Herz im Chor der St.-Nikolaus-Kirche von Diksmuide beisetzen. Nach ihrem Testament von 1589 wollte sie beim Herzen ihres Mannes in einem Marmormonument mit zwei Liegefiguren beigesetzt werden. Es wurde im Ersten Weltkrieg zerstört.[116]

Jan van der Vichte spendete den Kapuzinern von Kortrijk eine große Summe für ihren Klosterbau. 1612 wurde dann sein Herz vor dem Altar der Klosterkirche unter einer Blausteinplatte begraben.[117]

Der französische Komponist André-Ernest-Modeste Grétry, in Liège (Lüttich) geboren, starb 1813 in dem von ihm erworbenen Landhaus Ermitage von Jean-Jacques

11.6. Belgien, die Niederlande und Luxemburg

Rousseau in Montmorency bei Paris. Während diese Stadt, auf deren Friedhof Père Lachaise er begraben liegt, ihn durch eine Straßenbenennung ehrte, wollte seine Geburtsstadt in Belgien sein Herz zurückhaben. Sie erstritt sich diese Reliquie: 29 Jahre nach seinem Tod wurde sie in einem monumentalen Bronzedenkmal in Liège bestattet, das die Stadt ihrem prominenten Sohn vor ihrem Opernhaus errichtete (s. Abb. 58, S. 748).[118] Die dunkle Herzurne steht, für alle sichtbar, in einer vergitterten Nische der Vorderfront des Sockels des klassizistischen Denkmals, darunter Name und Lebensdaten des Tonkünstlers. Die Inschrift der Urne lautet: „Cor patriae dedit ipse / Lyram sibi vindicat orbis."[119]

Ein schlichtes, wegen seines Inhalts aber eindrucksvolles Kardiotaph ist, schwer zugänglich, hinter dem Hochaltar der klassizistischen, von dem Italiener Gaetano Pisoni 1751–1767 erbauten Kathedrale Saint-Aubain in Namur angebracht. Dahinter ruht das Herz des „Retters des Abendlandes", des Siegers der Seeschlacht von Lepanto gegen die Osmanen (1551), Juan de Austria.[120] Der Sohn einer Liaison Kaiser Karls V. mit der Regensburger Bürgertochter Barbara Blomberg wurde von seinem Halbbruder Philipp II., dem König von Spanien, gebeten, die Statthalterschaft über die aufrührerischen niederländischen Generalstaaten zu übernehmen. Trotz anfänglicher militärischer Erfolge musste er sich nach Namur zurückziehen, besetzt die dortige Zitadelle, überlebte einen Mordanschlag, verstarb aber schließlich mit 31 Jahren nach mehrmonatigem Siechtum am 1. Oktober 1578 in Bouge bei Namur an Typhus. Der Verdacht, er könnte vergiftet worden sein, ließ sich nie ganz ausräumen. Der spanische König ließ seinen Leichnam in drei Ledersäcken auf einem Packpferd in den Escorial bei Madrid überführen,[121] Herz und Eingeweide blieben in einer Metallkapsel in der alten Kollegiatskirche Saint-Aubain, die später durch eine Überschwemmung zerstört und durch den klassizistischen Dom ersetzt wurde, nachdem Philipp II. Namur zum Bistum gemacht hatte.[122] Die Urne und das schwarzmarmorne Kardiotaph kamen an die kunstlose, eher provisorisch anmutende Rückseite des Hochaltars. Es trägt die Inschrift:

D.O.M.S.
SER.MO PRIN.IOANNI AUSTRIACO
D.CA.V.IMP.FILIO.MAVROSI
BETICA REBELLATES SUBIUGATOS,
TURCARVQ. MAX:CLASSEM APUD
PATRAS EO DUCE FUNDITUS FUGA
TAM, DELETAMQ, CV IN BELGIO
PROREGEM AGERET, IN CASTRIS BOVGIANIS COTINVA FEBRE IN
IPSO IVVETUTIS FLO:SUBLATO,
AVVCVLO AMATISS. ALEXANDER
FARNESIUS PARMAE PLACENTIAEQ
PRINCEPS I IMPERIO SUCCESSOR:
EX MANDATO D.PHILIPPI HISP. AC
INDIAR. REGIS POTENTISS. HANC
ALTARIS TABULA COENOTAPHII
LOCO PONI CURAVIT
1578[123]

11. Herzbestattungen im übrigen Europa

Noch im 19. Jahrhundert wollte ein Politiker, Publizist und Historiker sein Herz in seiner Heimatstadt beisetzen lassen: Jean-Joseph Raepsaet starb, 82 Jahre alt, im Jahre 1832 in Heestert, sein Herz lag in einer Bleiurne hinter einer weißen Marmorplatte in der Seitenwand des Chors der Pfarrkirche. Die Inschrift beschränkt sich auf Namen, Herkunft und Titel:

> D.O.M. Hier achter rust het herte van Jan Joseph Raepsaet, fs Jan, familie sedert meer dan ses eeuwen oospronkelijk uyt deze prochie, voormaligen Heere van den Vlaminck en Moenhage, ridder, raed van staet, lid van verscheyde academien, laetsten greffier der casselrye van Audenaerde, aldaer overleden den 19 Feb. 1832, oud 82 jaeren. Hy fondeerde binnen deze prochie eene wekelyksche zielmisse. R.I.P.

Unter dieser Tafel liegt eine weitere schmale, beschriftete Platte aus belgischem Blaustein mit folgendem Text, der besagt, dass die Urne nach einem Brand der Kirche 1934 hinter dieser originalgetreuen Kopie neu beigesetzt wurde: „Ten jare O.H. 1934, na den brand dezer kerk, werd het hart van J. J. Raepsaet achter deze trouwe kopij van den oorspronkelyken zerk ongeschonden teruggeplaatst."[124]

Wenige Jahre später veranlassten die Bürger von Verviers die Beisetzung des Herzens ihres Bürgermeisters wegen seiner Verdienste um die Stadt. Pierre David war der erste Bürgermeister von Verviers nach der belgischen Revolution 1830, die zur Loslösung des Landes von den Niederlanden führte. Er starb durch einen häuslichen Unfall an einem Schädeltrauma am 30. Juni 1839, sein Herz wurde drei Tage später durch drei Ärzte entnommen, einbalsamiert und in ein viereckiges Zinkkästchen mit dem Namen des Politikers und dem Beisetzungsdatum eingeschlossen. Weil sich die Kommunalpolitiker nicht einigen konnten, blieb das Gefäß 40 Jahre lang im Rathaus. 1883 wurde dem Toten zu Ehren ein nach ihm benannter Brunnen auf der zentralen Place verte der Stadt errichtet und das Herz darin in einer Steinhöhlung geborgen. Im Jahre 2020 fand man bei einer Restaurierung des Brunnens das Zinngefäß. Es wurde bis zum 20. September 2021 im Museum der Schönen Künste der Stadt ausgestellt und dann wieder an seinen ursprünglichen Platz zurückgebracht.[125]

Die Niederlande, die früheren nördlichen Niederlande, hatten sich im Westfälischen Frieden vom Heiligen Römischen Reich gelöst. Herzbestattungen waren selten, zumal ein großer Teil der Bevölkerung der reformierten Kirche angehörte.

In Utrecht, in der Domkirche, liegen die Eingeweide der Kaiser Konrad II. († 1039) und Heinrich V. († 1125) (s. Kap. 10.1), in der Kapelle des Schlosses Zuylen bei Utrecht ruhen Herz und Eingeweide des deutschen Freigrafen Wilhelm von Rennenberg († 1548),[126] der durch Heirat in den Besitz des Schlosses gelangt war.

Der Führer im niederländischen Unabhängigkeitskrieg gegen Spanien, Wilhelm I. von Nassau-Dillenburg, geboren 1533 in Dillenburg (s. Kap. 10.4.10), wurde am 10. Juli 1584 von dem katholischen Fanatiker Balthasar Gérard ermordet. Er wurde

11.6. Belgien, die Niederlande und Luxemburg

in der Nieuwe Kerk in Delft bestattet, die so zur Grablege des niederländischen Königshauses wurde. In das erste, vorläufige Grabmal wurde sein einbalsamiertes Herz in einem Bleigefäß eingeschlossen. Dieses Monument wurde von 1614–1623 von dem Bildhauer Hendrick de Keyser zu einem prunkvollen Grabmal umgebaut. Der Bleibehälter mit dem Herzen liegt jetzt unter dem Gisant des Verstorbenen.[127] Der Attentäter wurde öffentlich geviertelt, die Eingeweide wurden herausgerissen, das Herz wurde ihm mehrmals ins Gesicht geschlagen, der so Gemarterte schließlich enthauptet (s. Kap. 3.1).

Bereits Jahre vorher, am 5. Juni 1568, wurde der niederländische Admiral Philippe de Montmorency, Graf von Hoorn, als Führer des Widerstandes gegen die Spanier zusammen mit Graf Egmond auf dem Marktplatz von Brüssel enthauptet. Er wurde in der St.-Martinus-Kirche von Weert vor dem Hochaltar begraben. Als das Grab 1839 geöffnet wurde, fand man unter den sterblichen Überresten ein Zinnkästchen mit den ursprünglich einbalsamierten Herzresten.[128] Auf dem Deckel war „HEERE ... GRAVE VAN HORNE 6. Junij 1568" zu entziffern. Der Leichnam verblieb mit dem Herzbehältnis im Grab vor dem Altar, über dem 1841 eine schwarze Marmorplatte mit Wappen und lateinischer Inschrift ohne Erwähnung des Herzens eingefügt wurde.[129]

Der Obrist Friedrich von Sachsen-Weimar (1596–1622) starb durch eine Verwundung in der Schlacht von Fleurus, jetzt Belgien. Da er in der Familiengrabstätte in St. Peter und Paul in Weimar begraben werden sollte, wurde er in einem Ort am Schlachtfeld eviszeriert, die Eingeweide wurden in einem „Särglein" drei Tage später nach Breda gebracht und im Schloss beigesetzt.[130]

Der von den Franzosen ins Exil vertriebene Statthalter der Niederlande Wilhelm V. Batavus, Fürst von Oranien und Nassau, starb 1806 in Braunschweig und wurde im dortigen Dom begraben. Sein Herz und seine sterblichen Überreste bekamen die Holländer 1958 zurück, die es in der in der Nieuwe Kerk in Delft verwahrten (s. Kap. 10.4.13).

1812 starb der hochdekorierte Admiral Jan Willem de Winter in Paris. Dieser hatte als junger Mann in der holländischen Armee gedient, ging dann aus politischen Gründen ins französische Exil, schloss sich den Revolutionären an, marschierte mit ihnen in sein Heimatland ein, wurde in der sogenannten Batavischen Republik Vizeadmiral und später aufgrund seiner militärischen Erfolge von Napoléon zum Generalinspekteur der holländischen Land- und Seestreitkräfte und zum Großoffizier der Ehrenlegion ernannt. Er erhielt ein Staatsbegräbnis in Paris, die Gebeine wurden im Pantheon beigesetzt, das Herz kam zurück in seine Geburtsstadt Kampen, die Marmorurne steht auf einer Konsole an der Wand der Bovenkerk, ihr Podest trägt die Inschrift: „JAN WILLEM DE WINTER / VICEADMIRAAL & C. / OVERLEDEN TE PARUS 2. JUNY 1812", darunter: „ISALA NASCENTUM, MORIENTEM SEQUANA VIDET / ULTRAQUE VICTURO NOMEN HONORE COLIT".[131]

Im benachbarten Großherzogtum Luxemburg wird ein Herz im Depot des Musée National d'Histoire et d'Art der Hauptstadt aufbewahrt.[132] Der kaiserliche Offizier François Verdugo, aus einer ursprünglich spanischen, dann luxemburgischen Soldatenfamilie stammend, starb 1630 im böhmischen Machau, wo sein Vater, kaiserlicher General im Dreißigjährigen Krieg, ein Schloss besaß und wo wahrscheinlich sein Leichnam blieb. Das Herz kehrte in die Heimat zurück, es wurde in der ersten Hälfte des 19. Jahrhunderts beim Abriss des Grabdenkmals seines Großvaters im Klarissenkloster von Pfaffenthal[133] gefunden. Das mumifizierte Organ ist kugelförmig geschrumpft, getrocknet, eingeschlossen in ein herzförmiges Bleigefäß, mit einem handschriftlichen Text auf Papier zu seiner Herkunft.[134]

11.7 Polen

Die Anfänge eines polnischen Staatswesens aus einer Vereinigung westslawischer Stämme zwischen Warthe und Weichsel sind historisch nicht definierbar. Die Bildung von Teilfürstentümern, Allianzen und Streitigkeiten mit den Nachbarn, Annahme des lateinischen Christentums im 10. Jahrhundert, zeitlich begrenzte Vasallität zum Heiligen Römischen Reich deutscher Nation, Versuche, ein Königreich zu gründen, Kämpfe mit dem Deutschen Orden wechselten miteinander ab, bis 1320 die dauerhafte Erhebung zum Königreich erfolgte. Als dann eine männliche Nachfolge nicht möglich war, wurde die polnische Königstochter Jadwiga 1386 mit dem litauischen Großfürsten Jogaila (Jagiełło) verheiratet. So entstand eine – mehrfach unterbrochene – litauisch-polnische Personalunion, die erst 1569 in eine Realunion umgewandelt wurde. Jagiello, als König von Polen Władysław II. Jagiełło (1386–1434), trat mit der Mehrheit seiner Untertanen zum lateinischen Christentum über.

Die polnischen Autoren Mieczysław CZUMA/Leszek MAZAN haben in ihrem Buch *Poczet Serc Polskich* versucht, die große Zahl von Herzbestattungen in ihrem Land zusammenzutragen. Ein beträchtlicher Teil dieses Kapitels bezieht sich auf diese Quelle.[135] Sie nennen Jagiełło den ersten Polen, dessen Herz getrennt vom Körper bestattet worden sei. Der Grund könnte in dessen Konversion zum katholischen Glauben und der Kenntnis von Vorbildern in Mitteleuropa gelegen haben. In der Folge haben weltlicher und geistlicher Adel, später die politische und geistige bzw. kulturelle Elite bis ins 20. Jahrhundert in überraschend hoher Zahl, nämlich deutlich mehr als 100, diese Form der Bestattung durchführen lassen, sodass Polen nach den drei Kernländern Frankreich, England und Heiliges Römisches Reich deutscher Nation an vierter Stelle liegt, was die Zahl der Praktizierung dieser Funeralsitte betrifft. Allerdings haben sich die polnischen Grenzen im Laufe der Geschichte mehrfach geändert, sodass einige polnische Herzen in den Nachbarländern, insbesondere in Litauen, Belarus und der Ukraine, liegen bzw. lagen.

CZUMA betont außerdem in seinem Schlusswort, dass er sicher nur einen Teil der Herzgräber in seinem Heimatland erfasst habe.[136] Außerdem zählt er in einem Kapitel noch 30 Herzbestattungen mit Namen, Sterbedatum und Ort des Grabes aus

11.7. Polen

dem 17. bis 19. Jahrhundert auf, 22 Männer und acht Frauen, die nur statistisch erfasst werden können.[137]

11.7.1 Polnische Könige

Auch bei den polnischen Königen, ihren Familien und einem Teil des Adels war ab dem Ende des Spätmittelalters post mortem die Einbalsamierung mit Entnahme des Herzens und/oder der Eingeweide und deren Bestattung zu einem Teil des Totenkultes geworden. Obwohl in Polen anders als in anderen Reichen Mitteleuropas die Könige gewählt wurden, also kein dynastischer Zwang vorlag, dürften die Gründe und Motive dafür ähnlich wie in Frankreich, England und im Heiligen Römischen Reich deutscher Nation gewesen sein, also Beispiel der Vorgänger, Hoffnung auf Fürbitten von Klerus und Gläubigen und Bedeutungssteigerung bzw. Honorierung eines bestimmten Ortes durch das Herz als Verkörperung der Seele.

Es gab keine Herzgrablegen wie bei den Habsburgern und Wittelsbachern. In der Wawel-Kathedrale, der Grablege der polnischen Könige und sonstiger Eliten, wurden ausschließlich Corpora begraben, die Wahl des Ortes war von dessen Bedeutung für den Verstorbenen bestimmt oder entsprach dem Sterbeort.

Władysław II. Jagiełło, der Sieger über den Deutschen Orden in der Schlacht von Tannenberg 1410, starb unerwartet am 1. Juni 1434 in Gródek, in der heutigen Ukraine. Es sei dokumentiert, dass sein Herz (möglicherweise seine Eingeweide) entnommen worden und in der Kirche des örtlichen Franziskanerklosters an heute unbekannter Stelle begraben worden seien.[138] Auch dürfte die Notwendigkeit, dass der Leichnam zurück nach Krakau transportiert werden musste, in die Wawel-Kathedrale, die Grablege der polnischen Könige, zu seiner bereits gestorbenen ersten Gattin Jadwiga,[139] zu dieser Prozedur beigetragen haben.

Ebenfalls in der Wawel-Kathedrale erhielt König Johann I. Albrecht (poln. Jan Olbracht) (1459–1501) in der nach ihm benannten Kapelle eine prunkvolle Marmortumba mit seinem Gisant. Er war unverheiratet in Toruń gestorben, dort ist noch heute sein Herz in der Kapelle Mariä Himmelfahrt der Kathedrale St. Johannes der Täufer und St. Johannes Evangelist zwischen zwei Fenstern eingemauert neben einem Bild des Königs.[140]

Das nächste Herz stammte von einer Italienerin auf dem polnischen Königsthron, der Gattin Sigismunds I., der Bona Sforza (1494–1557), der Tochter des Gian Galeazzo Sforza, Herzog von Mailand, die unter anderem von ihrer Mutter auch den Titel einer Herzogin von Bari erbte. Nach dem Tod ihres Gatten zog sie sich zunächst nach Masowien, dann aber in ihr Herzogtum Bari nach Italien zurück. Dort sei sie vergiftet und – vielleicht zur Klärung der Todesursache – autopsiert worden. Sie erhielt ein Renaissancegrabmal in der St.-Nikolaus-Basilika von Bari, die entnommenen Eingeweide samt Herz seien verschwunden. Wie gelegentlich in der Geschichte der Herzbestattung wird auch hier kolportiert, der Diener, der diese Reste in eine Urne einbringen sollte, habe sie versehentlich fallen gelassen, worauf sie von ihren Hunden verschlungen worden seien.[141]

11. Herzbestattungen im übrigen Europa

Ihr Sohn Sigismund II. August folgte seinem Vater auf dem Thron, starb kinderlos, sodass die Jagiellonendynastie endete, in der Stadt Knyszyn, in der er sich zu Lebzeiten mehrfach aufgehalten und der er das Stadtrecht verliehen hatte, am 7. Juli 1572. Da er auch in der Kathedrale des Wawel begraben werden sollte, wurden Herz und Eingeweide entnommen und in Knyszyn in einer schlichten Holzkirche beigesetzt. Diese brannte im 19. Jahrhundert ab, die Urne wurde in die Krypta der St.-Johannes-Kirche des gleichen Ortes überführt, die seit 1902 nicht mehr zugänglich ist.[142]

Das Parlament hatte unter Sigismund Polen und Litauen in einen einheitlichen Staat zusammengelegt und die Wahlmonarchie eingeführt. Der polnische Adel nutzte gleich seine neu gewonnene Macht und wählte 1573 den französischen Thronfolger Heinrich III., den letzten Valois, als Heinrich I. von Polen (Henryk Walezy) zum König. Dieser nahm die Wahl nur widerwillig an und verließ, als sein Bruder Karl IX. starb, schon ein Jahr später heimlich, ohne abzudanken, sein neues Königreich, um die französische Thronfolge zu beanspruchen. Seine Regierungszeit war vom Hugenotten- und vom Bürgerkrieg um seine Thronfolge geprägt, er wurde 1589 mit 38 Jahren in Saint-Cloud bei der Belagerung seiner Hauptstadt von einem Mönch ermordet und in Saint-Denis begraben. Sein aufwendiges Herzmonument wurde zunächst in der Stiftskirche von Saint-Cloud aufgestellt und steht jetzt in Saint-Denis (s. Kap. 8).[143]

Einer seiner Nachfolger, der polnische, später schwedische König Sigismund III. Wasa, heiratete nacheinander zwei Schwestern, Erzherzoginnen von Österreich, Schwestern Kaiser Ferdinands II. Die zweite, jüngere, Constanze von Österreich, gebar den Thronfolger Johann II. Kasimir. Nach ihrem Tod 1631 wurden Herz und Eingeweide in der Warschauer Jesuitenkirche, ihr Leichnam später mit dem ihres 1632 verstorbenen Mannes in der Wawel-Kathedrale in Krakau bestattet. In der Jesuitenkirche wurden dann auch Eingeweide und Herz ihres vierten Sohnes, des Bischofs von Płock und Breslau, Karl Ferdinand Wasa, der mit 42 Jahren im Mai 1655 unerwartet verstorben war, getrennt vom Corpus beigesetzt.[144]

Die Kirche wurde 1944 von deutschen Truppen niedergebrannt und später wieder aufgebaut. Irgendwo in den Katakomben ruht das Herz der Königin zusammen mit dem ihres Sohnes und einer anderen Österreicherin, der Cäcilia Renata († 1644) (s.u.).

Herz und Eingeweide ihres Gatten wurden zusammen mit dem Leichnam nach Krakau überführt und seien entweder im Sarg oder daneben platziert worden. Ihr endgültiger Verbleib ist unbekannt.[145]

Der unmittelbare Thronfolger Władysław IV. Wasa entstammte der Ehe mit der älteren Schwester (von der keine getrennte Bestattung bekannt ist), Anna von Österreich (1573–1598). Er führte ständig Kriege, unter anderem wegen seines Anspruchs auf die Zaren- und schwedische Krone, und starb in seinem Jagdrevier in Merkinė, Litauen, 1648 im Alter von 53 Jahren nach kurzer, von den Ärzten mit Aderlässen behandelter Krankheit. Er wurde einbalsamiert und in der Wawel-Kathedrale begraben. Eingeweide und Herz wurden in der Krönungs- und

11.7. Polen

Grabkirche des litauischen Adels, der Basilika des Heiligen Stanislaus in Vilnius, beigesetzt. 1931 fand man bei Grabungen mehrere Gräber und legte 1932–1939 unter der Kasimir-Kapelle eine neue Gruft an, in der neben weiteren Särgen in einem kleinen Raum auch die metallene Herzurne von Władysław mit der Aufschrift „Cor et Viscera Vladislai IV" aufgestellt wurde.[146]

Seine erste Gattin, Erzherzogin Cäcilia Renata (1611–1644), war eine Tochter Kaiser Ferdinands II., die Ehe war nicht glücklich. Zwei Kinder starben früh, bei der Geburt des dritten starben Mutter und Kind. Das Herz der Königin wurde in der Jesuitenkirche, der Kirche der Gnadenmutter, in Warschau begraben, wo bereits das Herz einer österreichischen Vorgängerin, der Constanze († 1631), lag. Die Urne verschwand bei der Zerstörung der Kirche durch die deutschen Truppen 1944.[147]

Die zweite Frau, Louise Marie Gonzaga-Nevers, heiratete als Witwe 1648 seinen Halbbruder und Nachfolger Johann II. Kasimir (Jan II. Kazimierz Waza). Dieser war zunächst in den Jesuitenorden eingetreten und vom Papst zum Kardinal ernannt worden. Er wurde 1648 zum König gewählt, seine durch Kriege, Aufstände, Hungersnöte und sonstige Katastrophen geprägte Regierungszeit leitete den Niedergang des polnisch-litauischen Staates ein. Bereits zu Lebzeiten galt er als unfähiger, größenwahnsinniger Monarch und wurde als Einziger zur Abdankung gezwungen. Im französischen Exil wurde er Abt von Saint-Germain-des-Prés, heiratete aber wenige Wochen vor seinem Tod seine Mätresse Françoise Mignot und zeugte eine Tochter. Er starb am 16. Dezember 1672 in Nevers, wo sein einbalsamierter Leichnam zunächst im Jesuitenkloster aufbewahrt wurde. 1676 wurde dieser mit den Eingeweiden nach Polen in die Wawel-Kathedrale überführt. Das Herz blieb in der Kirche von Saint-Germain-de-Prés (s. Kap. 8.8). Hier hält der König in einem großen, bogenüberwölbten Kardiotaph auf einem Kissen kniend, die Rechte an die Brust gelegt, mit der linken Hand die Zeichen seiner Königswürde, Szepter und Krone, seinem Herrn entgegen. Am Boden liegen militärische Rüstung, Feldzeichen und Fahnen.[148]

Louise Marie Gonzaga hingegen war eine ehrgeizige und kluge Königin, die die Politik mitzugestalten versuchte. Sie starb 1667 mit 56 Jahren nach einem Sturz in Warschau und wurde im Wawel neben ihrem ersten Gatten Władysław IV. beigesetzt. Ihr Herz wurde auf ihren Wunsch in einer Silberurne in Herzform im Kloster der Visitantinnen (Salesianerinnen; poln. Kościół Wizytek), die sie 1654 nach Warschau geholt und stets gefördert hatte, beigesetzt.[149]

Zum Nachfolger ihres emigrierten Gatten wurde 1669 der ruthenische Magnat Michael I. (Michał Korybut Wiśniowiecki) aus dem Geschlecht der Wiśniowiecki gewählt. Er musste den ersten Krieg gegen die Osmanen führen und verstarb bereits 1673 in Lemberg (Lwiw, heute Ukraine) im Palast des Erzbischofs, angeblich an einer verschluckten Gurke. Da sein Leichnam in seine Hauptstadt zurücktransportiert werden sollte, wurden die Eingeweide respektvoll in der katholischen Kathedrale der Himmelfahrt Mariens von Lemberg in einem Wandgrab verwahrt. Der Corpus wurde mit den aus Frankreich zurückgeführten sterblichen Resten seines Vorgängers in einer Gruft der Wawel-Kathedrale in Krakau bestattet. Sein Herz kam in einer versilberten spielkartenherzförmigen Kapsel, mit eingraviertem Wappen des

11. Herzbestattungen im übrigen Europa

Verstorbenen und einem zweiten des damals polnisch-litauischen Reiches, mit der nur teilweise lesbaren Inschrift

COR
PIAE MEMORIAE MICHAELISI
D.GRA. REGIS POLONIAE
M.D.I. R.I.M. etc.[150]

und einem Kreuz in die Kirche des Kamaldulenserklosters Bielany in Warschau,[151] das der König intensiv gefördert hatte. Ein großes Bild mit einem Porträt des Königs und einer Inschrift bezeichnete die Stelle des Grabes, später ein tuchähnliches Kardiotaph mit einer umfangreichen lateinischen Inschrift. Das Kloster wurde säkularisiert und ist jetzt ein Teil der Warschauer Katholischen Universität. Inzwischen steht die Urne in einer schlichten, durch ein Holztürchen verschließbaren Nische. Daneben befindet sich eine zweite herzfömige Silberurne. Sie bewahrte das Herz der aus Frankreich stammenden Hofdame Klara Izabella de Mailly-Lascaris († 1685), das ursprünglich in der Kirche des von ihr gestifteten Kamaldulenserklosters Pożajście bei Kowno, jetzt Litauen, beigesetzt war.[152] Sie war mit dem Großkanzler Krzysztof Zygmunt Pac († 1684) verheiratet, beider Corpora und Herzen waren zunächst in der Gruft der Kirche bestattet. Nach der Auflösung des Klosters 1831 wurde das Herz der Hofdame in der irrtümlichen Annahme, dass es sich um das Herz der Mutter des Königs handele,[153] nach Warschau gebracht, das des Gatten ging verloren. Die Urne hat die gleiche Größe wie die ihres Königs, auf der Vorderseite sind Monogramme von Christus und der Muttergottes und ein von drei Pfeilen durchbohrtes Herz mit dem Wort „Marya" eingraviert. Die Inschrift lautet:

COR
CLARAE ISABELLAE EU
GENIAE GENOVEFAE
DE MAILLy LAS
CARIS PAC SU
PREMAE M.D.
L. CANCE
LARIAE
1685[154]

Die nächsten beiden Nachfolger Michaels gehörten zu den berühmtesten Königen ihrer Zeit, und auch ihre Leichname wurden getrennt an verschiedenen Orten begraben:

Johann III. Sobieski (Jan III.) entstammte dem polnischen Hochadel, genoss eine breitgefächerte, vor allem militärische Erziehung und war frühzeitig als Heerführer, vor allem gegen die Osmanen und Tataren, erfolgreich. Seine daraus erwachsene Popularität verhalf ihm zur polnischen Königskrone. Er gilt als Retter Wiens, ja Europas vor der Türkengefahr durch seinen Anteil an der Niederlage des türkischen Belagerungsheeres vor Wien 1683. Als Dank für seine militärischen Erfolge stiftete er die Kirche der Verklärung Christi im Warschauer Kapuzinerkloster, deren Fassade

11.7. Polen

sein Wappen ziert. Als er 1696 in seinem Palast in Wilanów bei Warschau starb und auf dem Wawel in Krakau begraben wurde, brachte man sein Herz in einer Silberkapsel in Spielkartenherzform ins Presbyterium der Kapuzinerkirche. 1830 wurde dann auf Veranlassung des russischen Zaren Nikolaus I. ein klassizistischer Marmorsarkophag nach einem Entwurf von Henryk Marconi für die „precordii" angefertigt, der in der Königskapelle der Kirche zur Rechten des Altares aufgestellt wurde (s. Abb. 44, S. 743). Darüber steht seine von Louis Kaufmann geschaffene Halbbüste auf den Schwingen des polnischen Adlers, auf dem Sarg liegen Krone und Szepter, eine lateinische Inschrift rühmt seine Taten:

SERVANDIS PRAECORDIIS
INVICTISSIMI PRINCIPIS IOANNIS III. POLONIARVM REGIS
OB FUSAS SAEPIVS TURCARVM COPIAS
ET LIBERATAM AB OBSIDIONI VIENNAE CLARISSIMI
AVGVSTISSIMVS TOTIVS ROSSIAE IMPERATOR
NICOLAVS I. REX POLONIAE
MONVMENTVM HOC F.C. ANNO MDCCCXXIX[155]

2014 wurde das Herz erstmals paläopathologisch untersucht, im Jahr 2018 wurde die durch Korrosion beschädigte herzförmige Urne durch ein neues halbkugelförmiges Behältnis, lediglich mit Namen und Lebensdaten beschriftet, ersetzt. Identifizierbare Organreste waren nicht mehr vorhanden, lediglich schwarze Stoffreste und Pflanzenteile.[156] Das Denkmal wird von der Bevölkerung regelmäßig mit Blumen geschmückt.[157]

Sobieskis große Liebe galt seiner Frau, der französischen Adligen Marie Casimire Louise de la Grange d'Arquien, die schon als Kind zum Hofstaat der Königin Marie Louise Gonzaga gehörte. Die Briefe des ständig auf Feldzügen befindlichen Königs an sie gehören zu den wichtigsten Zeugnissen dieser Art in Polen. Ihr verdankte er die Beziehungen zum französischen Hochadel. Nach seinem Tod siedelte sie zunächst nach Danzig, dann nach Rom und zuletzt nach Frankreich über und verstarb dort mit 75 Jahren am 1. Januar 1716 an einem Schlaganfall auf einer Reise in Blois. Ihr Herz soll in der Jesuitenkirche der Stadt geblieben sein[158] und ging zur Zeit der Französischen Revolution verloren, während ihr Leichnam zu ihrem Gatten in die Wawel-Kathedrale nach Krakau überführt wurde.[159]

Die Ehe mit Johann Sobieski war bereits die zweite von Marie Casimire. Mit 17 Jahren hatte sie auf Drängen der Königin den mächtigen polnischen Magnaten und Heerführer Johann Sobiepan Zamoyski geheiratet, der aber schon mit 39 Jahren am 2. April 1665 an einem Schlaganfall verstarb. Er wurde nach einer Familientradition einbalsamiert, die Eingeweide wurden in einem Behälter mit einem lackierten Deckel eingeschlossen und mit in den Corpussarg in der Familienkapelle in der Kathedrale von Zamość gegeben. Der Sarg wurde bei Restaurierungsarbeiten geöffnet, dabei sei das Herz in einem Silberbehälter gefunden worden und würde noch heute in der Krypta aufbewahrt.[160]

Der jüngste Sohn des Königspaares, Konstanty Władysław Sobieski, hatte aus dem elterlichen Erbe die Stadt Żółkiew (ukrainisch Schowkwa) erhalten nebst einem vom Vater erbauten Schloss, wo er 1726 nach einem abenteuerlichen Leben hochverschuldet mit 46 Jahren verstarb. Sein Herz wurde in der Kirche des dortigen Dominikanerklosters bestattet. Dort lag bereits das Herz seiner Großmutter, der Sophia Theophila Danilowiczówna (1607–1661), die die Kirche hatte erbauen lassen, die zu einem Mausoleum der Sobieski-Familie wurde. Die Kirche wurde nach der ersten Teilung Polens in eine Kaserne verwandelt und im Zweiten Weltkrieg durch Brand schwer beschädigt, die Herzen sind verloren gegangen.[161]

Der Leichnam der zweimal verheirateten, seit 1658 verwitweten Schwester Johanns III., der Katarzyna Sobieska (Radziwiłłová) (1634–1694 oder 1697), wurde auf drei Orte verteilt. Sie lebte zuletzt im Kloster der Unbeschuhten Karmelitinnen in Warschau, wo dann auch ihr Herz blieb. Die Eingeweide vermachte sie dem Jesuitenkloster der Stadt, wo bereits sterbliche Reste anderer Adliger lagen, der Corpus wurde in Nieśwież, einer Residenzstadt der Radziwiłłs,[162] begraben.[163]

Auf der linken Seite der Königskapelle des Warschauer Kapuzinerklosters, gegenüber dem Kardiotaph seines Vorgängers Johann Sobieski, ist ein sterblicher Teil seines Nachfolgers in einem schlichteren Monument beigesetzt: Der Kurfürst von Sachsen wettinischer Linie, Friedrich August I., genannt „der Starke" (1670–1733), war zum Katholizismus konvertiert, um als August II. zum polnischen König gewählt zu werden. Er galt schon zu Lebzeiten als einer der schillerndsten Vertreter höfischer Prachtentfaltung des Absolutismus seiner Epoche, war aber als Staatsmann und Heerführer weniger erfolgreich. Seine eher einfache Herzurne steht seit 1755 in der Stiftergruft der Wettiner in der Hofkirche von Dresden (s. Kap. 10.4.12, S. 398), das Corpusgrab in der Wawel-Kathedrale. Die Eingeweide sollten wohl ebenfalls an einem zentralen Platz seines zweiten Reiches, beim Herzen seines Vorgängers, ruhen. In einer identisch ausgeführten überwölbten Nische ist das Enterotaph an der Wand angebracht, im Wesentlichen eine schwarzmarmorne Obeliskenspitze auf einem Podest, die folgende Aufschrift trägt: „MORTE / QUIS / FORTIOR / GLORIA ET / AMOR."[164]

Im Jahre 1704 wurde ein polnischer Adliger, Stanislaus I. Leszczyński (1677–1766), als Gegenkönig zu August II. gewählt, verzichtete 1706 jedoch zunächst auf die Krone. Als Verbündeter des schwedischen Königs Karls XII. musste Stanislaus nach dessen Niederlage gegen Russland bei Poltawa ins Ausland flüchten und August wurde 1709 zum legitimen König erklärt. 1725 heiratete Stanislaus' Tochter Maria Leszczyńska (s. S. 390) den französischen König Ludwig XV.
Es gelang ihm 1733 nochmals, die Krone zurückzugewinnen, er wurde bereits ein Jahr später endgültig entmachtet, ging ins Exil und lebte zuletzt in seinen Residenzen in Commercy und Lunéville. Er verstarb mit 88 Jahren an den Folgen einer Verbrennung, die er sich am Kamin in seinem Schloss in Lunéville zugezogen hatte. Zunächst wurde er in der Kirche Notre-Dame-de-Bonsecours in Nancy bei seiner 1747 verstorbenen Frau Katharina beigesetzt, wo noch heute ein prunkvolles Grabmal zu sehen ist und wohin später auch das Herz seiner Tochter Maria († 1768, s. Kap. 8.10) gebracht wurde. Seine sterblichen Überreste wurden später, 1938, zu

11.7. Polen

denen seiner Vorgänger in die Wawel-Kathedrale nach Krakau überführt. Nur seine Eingeweide blieben am Sterbeort, in der Kirche Saint-Jacques in Lunéville, wo sie während der Revolution geschändet wurden. Das Enterotaph, eine vasenähnliche Urne im Empirestil auf einer runden, mit Girlanden geschmückten Basis, trägt die Inschrift:

> A STANILAS LESZCZYNSKI
> ROI DE POLOGNE
> DUC DE LORRAINE ET DE BAR
> DÉCÉDÉ A LUNÉVILLE LE 23 FÉVRIER
> 1766
>
> LES ENTRAILLES DE CE BON ROI
> SURNOMMÉ LE BIENFAISANT
> ONT ÉTÉ DÉPOSÉES DANS CE MONUMENT[165]

Stanislaus' Vater, der polnische Magnat Rafał Leszczyński, ein einflussreicher Hofbeamter, Heerführer – er kämpfte unter Johann Sobieski 1683 vor Wien –, Schriftsteller, wurde angeblich von seinem Koch 1703 vergiftet. Er wurde in Leszno, einer Stadt, die seiner Familie gehörte, begraben, sein Herz wurde in der Jesuitenkirche in Posen, wo er Gouverneur war, bestattet.[166]

Stanislaus hatte bereits die Eingeweidebestattung eines Menschen veranlasst, zu dem er eine besonders enge Beziehung hatte: Sein von ihm privilegierter Hofzwerg Nicolas Ferry, genannt Bébé, der mit 22 Jahren 1764 vorgealtert, nach langer Krankheit, zu seines Herrn großer Trauer starb, wurde aus wissenschaftlichen Gründen von dessen Leibärzten seziert, die Leiche wurde gekocht und und das Skelett mehrfach, zuletzt 2008, paläopathologisch untersucht.[167] Stanislaus ließ die Eingeweide des Zwerges in der Kirche des Couvent des Minimes in seiner Exilresidenzstadt Lunéville hinter einem Enterotaph mit folgender Inschrift beisetzen:

> D.O.M.
> Hic jacet
> Non corpusculum, sed exta
> NICOLAI FERRI Lotharingi,
> E Vico de Plane
> in Salmensi Principatu
> Nati die 14 Novembris ann. 1741
> Denati die 9 Maii ann. 1764
> Sceleton vero servatur in Bibliotheca
> Regia Nanciana.
> Praeter naturam portentum
> Corporis non inelegantis
> Brevitate et gracilitate.
> Spectabilis Homullus
> Ut pote longus... etc.
> Benefico STANISLAO I. Polonorum Regi,
> Duci Lotharingiae et Barri
> Carus:

11. Herzbestattungen im übrigen Europa

> Cui que, quae caeteris juvenilis aetas est,
> Senium fuit,
> Et Lustra quinque seculum.[168]

Die Kirche wurde während der Revolution zerstört, das Enterotaph, genannt Mausolée, gerettet. Es befindet sich jetzt im Museum des Schlosses von Lunéville.

Stanislaus selber hatte im Polnischen Thronfolgekrieg mit dem Sohn August des Starken, mit Friedrich August II., dem Kurfürsten von Sachsen, rivalisiert, mit dessen Wahl als August III. zum König von Polen-Litauen sich der politische Niedergang des einst so mächtigen Reiches fortsetzte und die Personalunion Sachsen-Polen endete. August III. wurde nach seinem Tod ungeteilt in der Wettiner-Gruft in Dresden beigesetzt.

Polen-Litauen war nun zum Spielball europäischer Mächte geworden, den nächsten König bestimmte bereits die Zarin Katharina II.: Stanislaus II. August Poniatowski, eigentlich Stanislaus Antoni Poniatowski aus dem Adelsgeschlecht der Poniatowski,[169] wurde mit 20 Jahren Abgeordneter im polnischen Reichstag und von August III. nach Sankt Petersburg zur Zarin gesandt, zu deren Liebhaber er avancierte. Durch ihre massive Unterstützung wurde er 1764 zum König von Polen gewählt und versuchte vergeblich im Streit mit dem opponierenden Adel, den Niedergang des Reiches aufzuhalten. Polen wurde geteilt, zuletzt 1795, Stanislaus musste abdanken, wurde von Zar Paul I. nach Sankt Petersburg eingeladen, wo er 1798 mit 66 Jahren an einem Schlaganfall verstarb. Er erhielt ein Staatsbegräbnis mit mehrtägiger Aufbahrung auf einem Katafalk. Corpus, Eingeweide und Herz wurden anschließend in der Krypta der Katharinenkirche am Newski-Prospekt beigesetzt. Eine Steintafel trug die Inschrift „Stanislaus Augustus – Rex Poloniae – Magnus Dux Lithuaniae".

1938 wollte die Regierung die katholische Kirche niederreißen. Die sterblichen Reste des Königs wurden heimlich in die Kirche nach Wołczyn (jetzt Woutschyn, Belarus), seinen Geburtsort, überführt. Es ist dokumentiert, dass dabei die Herz- und Eingeweideurnen mit der Beschriftung „Praecordia regis s. a." und „Viscera" mitgeführt wurden. 1939 wurden die Behälter von Rotarmisten geleert und anderen Zwecken zugeführt.

1990 wurden die Gebeine des Monarchen wegen des schlechten Zustands der Kirche in die Johanneskathedrale von Warschau transferiert, wo Stanislaus gekrönt worden war. Sie ruhen in einem klassizistischen Sarkophag aus weißem Marmor unter dem königlichen Wappen. Die Inschrift auf dem Sarkophag des letzten polnischen Königs lautet:

> STANISLAW AUGUST
> KROL POLSKI
> WIELKI KSIAZE LITEWSKI RUSKI PRUSKI
> MAZOWIECKI ZMUDZKI KIJOWSKI WOLYNSKI
> PODOLSKI PODLASKI INFLANCKI SMOLENSKI
> SIEWIERSKI I CERNICHOWSKI
> 1732 † 1798[170]

11.7. Polen

Der wichtigste Mitbewerber bei der Königswahl 1764 war der unterlegene polnische Magnat Józef Aleksander Jabłonowski. Wegen der zunehmenden Wirren im Reich siedelte er 1768 nach Leipzig über, wo er als politischer Schriftsteller und Mäzen wirkte. Sein Herz wurde nach seinem Tod in seiner neuen Heimat 1777 in einer Urne aus weißem Marmor mit der Inschrift auf dem Podest „Apud eos cor suum hac in urna quiescere voluit, quos dilexit"[171] in der katholischen Hofkapelle der Pleißenburg am Rande von Leipzig aufbewahrt. Die Pleißenburg wurde 1897 abgebrochen, dort steht heute das Neue Rathaus.[172]

Ein weiterer Mitbewerber bei der Königswahl 1764 war der General und Gouverneur von Vilnius Michał Kazimierz Ogiński (1730–1800), privat ein berühmter Komponist, Musiker, Förderer der schönen Künste, Schriftsteller und Dramatiker. Nach der Niederlage der von ihm geführten polnischen Streitkräfte im Russisch-Polnischen Krieg von 1792 zog er sich ins Privatleben zurück und starb auf seinem Familiensitz in Slonim (jetzt Belarus). Er wurde in den Katakomben des Powązki-Friedhofes von Warschau begraben, sein Herz blieb in Slonim, in der katholischen St.-Andreas-Kirche. Diese wurde 1939 in ein Magazin umgewandelt, die letzte Erwähnung des Herzgrabes mit der Urne ist auf den 17. September 1939 datiert.[173]

11.7.2 Sonstige Herzbestattungen in Polen seit dem 16. Jahrhundert

Später als die Könige begannen auch Adlige, sogar Adelsfamilien, z.B. die Lubomirski, Krasiński, Sobieski, Jabłonowski, Sanguszko, Potocki und andere in Polen, für ihr Herz einen Platz ihrer Wahl zu bestimmen, etwa gleichzeitig mit dem Anstieg dieser Begräbnisform in Mittel- und Westeuropa im 16. und 17. Jahrhundert.

Prinzessin Anna Ostrogska (1575–1635), Stadtherrin von Jarosław, konvertierte, obwohl mit einem orthodoxen Adligen verheiratet, zum katholischen Glauben und förderte zeitlebens ihre Residenzstadt. Sie wurde in der Jesuitenkirche von Jarosław begraben, Herz und Eingeweide lagen in einem Zinngefäß vor dem Hauptaltar der Kirche St. Nikolaus und Stanislaus des örtlichen Benediktinerklosters. Im 18. Jahrhundert wurde die Urne auf bischöfliches Geheiß geöffnet und leer befunden.[174]

Der Sohn des Magnaten Andrzej Potocki, Stanisław Potocki (1659–1683),[175] kämpfte unter Johann III. Sobieski 1683 in der Entscheidungsschlacht vor Wien gegen die Türken und wurde vom Feind enthauptet. Herz und Eingeweide blieben in Wien in der Franziskanerkirche, wo heute noch ein Enterotaph an ihn erinnert, der Leichnam wurde in der Familiengrablege in Stanisławów beerdigt, einem Dorf, das früher Zablotow hieß, dann aber vom Vater zu Ehren seines gefallenen Sohnes umbenannt wurde.

Der Text des Enterotaphs lautet:

VIENNA
SALVE ET VALE

11. Herzbestattungen im übrigen Europa

HAEC TIBI
ILLVSTRISSIMVS ET MAGNIFICVS STANISLAVS A POTOK
IN STANISLAWOW POTOCKI HALICEN COLOMYZEN CAPITANE
COLLONELLVS REGIAE MAJESTATIS POLONAE
PRAESTITIT.
DVM
SVB AVGVSTISSIMI SERENISSMI ET INVICTISSIMI JOANNIS III
REGIS POLONIARVM AVSPICIIS.
CASTRA OTTOMANICA AGGREDIENDO
SANGVINE SVO MARTE ET MORTE IN OBSIDIONE
TIBI VITAM PARAVIT.
HIC
SVA VISCERA CONDIDIT MATRI POLONIAE
CORPVS EXANGVE REDDIDIT:
DA VIENNA DEO GLORIAM
SERENISSIMO REGI POLONIARVM GRATIAS AGE
AETERNVM FOVE NOMEN ET GESTA POLONA
OBIIT XII SEPTEMB. ANNO MDCLXXXIII
CVRAVERVNT INSCRIBI NOBILIS ONEROSI POLONI
ILLVSTRISSIMI EIVS ASSISTENTES ET COLONELLI
IOHANNES PONIKIEWSKI GLADIFER MVRENSIS
ET STANISLAVS PORADOWSKI ROTMAGISTER EIVS.[176]

Zwei verwandte Herzen liegen in einer barocken Seitenkapelle der Schlosskapelle des Branicki-Palastes von Białystok, jene von Stefan Mikołaj Branicki (1640–1709) und seiner Mutter Alexandra Katharina (Aleksandra Katarzyna Czarniecka) († 1698). Stefan hatte unter Johann III. Sobieski unter anderem vor Wien gegen die Türken gekämpft, wurde von ihm zum Leibtruchsess ernannt und erhielt das Stadtrecht für Białystok, wo er den Familienpalast barockisierte. Dieser war durch Heirat seiner Mutter mit Jan Klemens Branicki Eigentum der Branicki-Familie geworden. Stefans Herzurne wurde 1711 mit der seiner Mutter vereint. Sein Corpus ruht in der Familiengruft in der St.-Peter-und-Pauls-Kirche in Krakau.[177]

1771 starb der Letzte der Familie Branicki-Gryf, der Großhetman der Krone, Heerführer, zeitweise Anwärter auf die polnische Krone, Graf Jan Klemens von Branicki, und wurde bei seinen Vorfahren in der St.-Peter-und-Pauls-Kirche in Krakau begraben.[178] Sein Herz blieb an seinem Sterbeort Białystok, in dem dortigen Mausoleum seiner Familie in der Kirche Mariä Himmelfahrt. Das Kardiotaph links neben dem Hauptaltar besteht aus einer Pyramide aus dunkelgrünem Marmor mit dem vergoldeten Medaillon mit dem Profil des Verstorbenen, darunter die Insignien seiner Würde als Hetman, ein Helm mit Helmbusch, ein Schwert und eine Keule.[179]

Das Herz der 1702 gestorbenen Herzogin Elżbieta Lubomirska von Doenhoff soll in der Familiengruft in der Kirche des Schlosses in Łańcut in einer Glasurne auf dem Corpussarg eingeschlossen gewesen sein.[180]

Ein für seine Tapferkeit berühmter Mitkämpfer Sobieskis 1683 vor Wien war der Magnat, Politiker, Heerführer, Hofbeamte, Malteserritter Hieronim Augustyn Lubo-

11.7. Polen

mirski (1647–1706), der sich ebenfalls Hoffnung auf die polnische Königskrone machte. Er starb 1706 in Rzeszów, das damals seiner Familie gehörte, und wurde in der Familiengruft im Schloss von Wiśnicz begraben. Sein Herz liegt, in einer Urne eingeschlossen, hinter einem großen schwarzmarmornen Kardiotaph mit seinem Wappen und einer umfangreichen Inschrift in goldenen Lettern über dem Eingang zur Sakristei der von ihm zu Lebzeiten geförderten Piaristenkirche des Heiligen Kreuzes von Rzeszów.[181]

Mit seinem Herzen wurde auch das seines zweiten Sohnes vereint, des Jan Kazimierz Lubomirski († 1737). Es liegt hinter einem oval gerahmten marmornen Wandkardiotaph mit der Inschrift:

> D.O.M.
> Celsissimus S. R.I. Princeps
> IOANNES LUBOMIRSKI
> EQUES ORDINIS MELITENSIS
> Praefectus Bolimouiensis
> In Templo hoc clericoru Regularium
> Scholar. Piar. per Quos olim in Christia
> nis morib., a bonis artib., profecerat
> & Quos in vita constanter dilexit
> post mortem cordi suo monu
> mentum erigendum
> destinavit anno
> Aerae vulgaris
> MDCCXXXVII[182]

Ein bemerkenswertes Detail stellen zwei rote Spielkartenherzen mit einander zugewandten Spitzen unter der Inschriftenplatte von Hieronims Kardiotaph dar. Hieronim sollte als Jugendlicher ins Kloster eintreten und wurde später während eines Italienaufenthaltes in den Malteserorden aufgenommen. Als er dann Konstancja Bokumowa heiraten wollte, musste er erst vom Keuschheitsgelübde dieses Ritterordens entbunden werden. Drei Jahre nach seinem Tod soll auch das Herz seiner geliebten Gattin mit dem seinen in der gleichen Nische vereint worden sein.[183]

Auch Jerzy Ignacy Lubomirski (1687–1753), ebenfalls hochrangiger Hofbeamter, Leutnant der Krone, General sächsischer und polnischer Truppen, machte sich – vergeblich – Hoffnungen auf die polnische Krone nach dem Tod August des Starken. Auch sein Herz liegt in dem ehemaligen Piaristenkloster von Rzeszów in der Kirche des Heiligen Kreuzes, einer Grablege der Lubomirski, hinter einer schwarzmarmornen Rokoko-Kartusche mit Krone und Wappen und folgender herzförmig eingerahmten Inschrift:

> Drogi depozyt
> W schowaniu Serce pood Grobowem Marmurem
> Jasnie Oswieconego Xiazecia Imci
> S. P.R. Hrabi na Wisniczu i Jaroslawiu [...].
> Tu Depocyt zlozony drogi pod tym glazem
> Sklad przymiotow wspanialych y Cnot wszystkich razem

> Jasnie Oswieconego Xiazecia Imci
> S. P. R. Hrabi na Wisniczu i Jaroslawiu [...].
> Tu Depocyt zlozony drogi pod tym glazem
> Sklad przymiotow wspanialych y Cnot wszystkich razem
> Serce Xiazece lezy tchnace w martwym ciele
> Jak Fenix ozywiony w smiertelnym popiele
> Tchnie bowiem z dusza w Bogu, ktorym zyjac tchnelo.
> Tchnie slawa ktorcey wlasne: smiertelnosc, dzielo
> Tchnie nakoniec to Serce co wspaniale meznie
> Zawsze tchnelo: w Potomkach pozostalo Xieznie
> Nowey Artemizyi ktora Go w swym chowa
> Y ozywia pamiecia Sercu, smutna Wdowa.
> Umarl 19 Julij RP 1753[184]

Ein weiterer Lubomirski vermachte sein Herz den Piaristen in Warschau, der Feldmarschall und Gouverneur von Krakau, Theodor Lubomirski (1683–1745). Es wurde bei der Zerstörung der Kirche durch eine deutsche Bombe 1944 vernichtet.[185]

1707 wurde das Herz einer Piastenprinzessin,[186] der Karolina von Legnica-Brzeska (Brieg), in Breslau (Wrocław) begraben. Sie war calvinistisch erzogen worden, dann aber zum katholischen Glauben ihres Ehemannes Friedrich, Herzog von Schleswig-Holstein-Sonderburg-Wiesenburg, konvertiert. Die Ehe war nicht glücklich, wurde geschieden und Karolina bezog ihre Residenz in Breslau, der Stadt ihrer Vorfahren, und widmete sich für den Rest ihres Lebens wohltätigen Aufgaben. Sie wurde im Zisterzienserinnenkloster Trzebnica beigesetzt, ihr Herz blieb auf ihren Wunsch in Breslau, in einer Silberurne in der Hedwigskapelle der St.-Klara-Kirche, der Grablege der Breslauer Herzöge der Piastenlinie. Diese wurde im Zweiten Weltkrieg zerstört, 1964 wurde beim Wiederaufbau die leere Herzurne gefunden.[187]

Ein weiterer Favorit und Berater König Johanns III. Sobieski, ebenfalls bei der Rettung Wiens 1683 dabei, Jan Dobrogost Krasiński (1639–1717), erfolgreicher Militärführer, Förderer der Künste und Architektur, wollte – vielleicht auch durch das Beispiel seines Souveräns beeinflusst –, dass sein Herz in der Stadt aufbewahrt würde, die er zu Lebzeiten besonders gefördert hatte und die zum Besitz der Familie Krasiński gehörte, in Węgrów. Hier hängt das silberne Behältnis in Spielkartenherzform noch immer in einer Nische an der Nordwand der Kirche Mariä Himmelfahrt. Der Corpus blieb ebenfalls in der Stadt, in der Kirche St. Antonius von Padua und St. Peter von Alcantara.[188]

In dieser Kirche liegt auch das Herz einer Familienangehörigen, der Marya Krasińska († 1745), hinter einem Rokokokardiotaph aus Messing mit einem zentralen vergoldeten Herzen und einer ausführlich die Verstorbene preisenden Inschrift darunter.[189]

Das Herzgefäß eines weiteren Krasiński, des Stanisław Bonifacy († 1762), ähnelt sehr dem seines Vorfahren Jan Dobrogost und befindet sich ebenfalls in der Kirche Mariä Himmelfahrt von Węgrów, wo er auch gestorben war. Es hat Spielkartenherz-

11.7. Polen

form, aus Zinn gefertigt, mit Flammenbündel und Wappen, in einem quadratischen Rahmen.[190]

1728 starb der Politiker, Diplomat, Heerführer im Kampf gegen die Türken und die Schweden und Unterstützer Augusts II., des Starken, Stanisław Chomętowski. Corpus und Herz wurden in der Jesuitenkirche der Stadt Sambor (heute Sambir, Ukraine) beigesetzt, wahrscheinlich wurde die Herzurne 1751 in den kupfernen Sarkophag eingeschlossen. Dieser existiert nicht mehr, die Kirche ist jetzt ein Konzertsaal.[191]

In der Heilig-Geist-Kirche von Lublin liegt hinter einem Marmorkardiotaph das Herz der 1730 verstorbenen Anny Denhoffowa Daniłowiczowa.[192]

Der Husarengeneral und Politiker Stefan Potocki (1665–1730) förderte zeitlebens die Jesuiten, insbesondere in Lwiw und Warschau. Corpus und Herz wurden daher in der Jesuitenkirche in Lwiw begraben.[193]

Die letzte Trägerin des Namens Sobieski, Maria Karolina, durch ihre erste Heirat auch Prinzessin von Turenne, nach dem frühen Tod des Ehemannes durch die zweite Heirat Herzogin von Bouillon (1697–1740), kehrte nach ihrer Scheidung aus Frankreich in ihre Heimat, in die Residenzstadt ihrer Vorfahren, nach Żółkiew (heute Schowkwa, Ukraine), zurück und wurde nach ihrem Tod mit 43 Jahren in der Kirche St. Kasimir in Warschau begraben. Ihr einbalsamiertes Herz liegt in der Pfarrkirche St. Laurentius in Żółkiew bei den Herzen ihrer Vorfahren (s.o.).[194]

Der Prinz Mikołaj Faustyn Radziwiłł (1688–1746) finanzierte 1743 den Wiederaufbau der durch einen Brand zerstörten Pfarrkirche seines Geburtsortes Zdzięcioł (Dsjatlawa bzw. Djatlowo). Sie nahm dann auch sein Herz auf in einem Gefäß aus Messingblech mit seinem Porträt.[195]

Acht Jahre später starb sein Sohn, Prinz Jerzy Radziwiłł, Gouverneur von Nowogródek, mit 43 Jahren. Dessen Herz wurde mit dem seinen in der Kirche von Zdzięcioł vereint.[196]

Einer der reichsten Magnaten des Königreiches seiner Zeit war Prinz Hieronim Florian Radziwiłł (1715–1760), Hofbeamter, Gouverneur von Przemyśl, Exzentriker, Kulturförderer, bekannt für seine Grausamkeit und seine Ausschweifungen. Während er in der Jesuitenkirche von Nieśwież begraben wurde, kam sein einbalsamiertes Herz in die aus Holz erbaute Pfarrkirche der zum Familienterritorium gehörenden Stadt Sluzk, die 1852 zusammenstürzte. Daraufhin wurde es in einer früher dem Bernhardinerorden gehörenden Kirche des Ortes aufbewahrt. Ende des 19. Jahrhunderts fand ein Historiker auf dem Dachboden der Kirche das von Mäusen angenagte Organ, das seither verschwunden ist.[197]

Im Jahre 1746 wurde in der Kirche Simon und Judas Thaddäus von Kołaczkowo eine Urne aus rosafarbenem Calcit, mit einem Gedicht beschriftet, aufgestellt, die das Herz des im gleichen Jahre verstorbenen Gutsbesitzers Władysław Zajączek z Wrzący enthielt.[198] Die Inschrift ist eine Eloge in Versform auf den Verstorbenen in polnischer Sprache:

> D.O.M
> Przyimi podrozny bez wszelkiej urazy
> Co ci te nieme peroruja glazy
> Patrz jak na dowod pobozney choynosci
> Cialo Reformie tu daje wnetrznosci
> I choc zeby go wszyscy dosc mieli
> Serce dla Pyzdrskich Zakonnikow dzieli
> Wiesz kto? Wladyslaw. To iest slawa wlada
> Wiec pros niech mu ia Bog w wiecznosci nada
> Zszedl ze swiata R 1746 D 16 czerwca[199]

Prinz Paweł Karol Sanguszko entstammte einer angesehenen litauischen Familie, bereits sein Vater war Hofbeamter und Gouverneur. Der Sohn, Großmarschall von Litauen, Gouverneur, in weiteren höchsten Staatsämtern tätig, starb 1750 mit 70 Jahren und wurde bei den Kapuzinern in Lublin begraben. Ein Jahr später wurde seine Herzurne in der St.-Anna-Kirche in Lubartów bei Lublin beigesetzt, daneben, weil er als Redner im polnischen Parlament berühmt war, seine Zunge.[200]

Auch das Herz seiner zweiten Gattin, der Marianna Sanguszkowa (1689 oder 1693–1729), einer Angehörigen der Lubomirski-Familie, die der Witwer 1710 heiratete, wurde 1729 in einer herzförmigen Silberurne in die Kirche von Sanguszków-Slawucie gebracht, wo sie im Kellergewölbe zusammen mit einem Kardiotaph gefunden wurde, auf dem stand:

> Serce Marii Anny Lubomirskich Sanguszkowej,
> Ksieznej na Ostrogu i Zaslawiu itd., itd.,
> Marszalkowej Wielkiego Ksiestwa Litewskiego;
> Roku Zycia 1689 5 sierpnia zaczela życie;
> Rok smierci wyznaczonym
> przez Boga 1729 dnia 12 stycznia
> godzina 5 wieczorem;
> Dokonala zycia w Kolbuszowej[201]

Der Corpus blieb in der Kirche des Karmelitinnenklosters von Nowy Wiśnicz und wurde nach deren Zerstörung in die Schlosskapelle des Ortes umgebettet.[202]

Seine dritte Gattin Barbara Urszula Sanguszko (1718–1791) wurde als Dichterin und Übersetzerin, aber auch als Philanthropin und Förderin der schönen Künste berühmt. Als sie nach kurzer Krankheit in Warschau verstarb, wurde ihre Leiche mit großem Zeremoniell bei ihrem Gatten in der Kapuzinergruft von Lublin begraben. Auch ihr Herz wurde mit dem ihres Mannes vereinigt: Ihrer beider Söhne ließen zwei Jahre nach ihrem Tod für die elterlichen Herzen im rechten Seitenschiff der Kirche St. Anna der Stadt Lubartów ein aufwendiges klassizistisches Grabmal an der Kirchenwand errichten, eine Ädikula aus schwarzem Marmor mit dem polnischen Adler im Giebel, darüber zwei ovale Wappenschilder mit einer Krone und in der

11.7. Polen

Nische eine mit einem Tuch umschlungene Urne auf einer halbrunden Basis mit einer Inschrift.[203]

1755 starb der General Marcjan Russocki mit 62 Jahren. Sein Herz wurde in die Wand der Pfarrkirche des zu seinem Besitz gehörenden Ortes Pacanów eingemauert. Der Text auf der dazugehörigen Tafel lautet:

> D. O. M.
> Jasnie Wielmoznemu JMPanu
> Marcyanowi z Brzeza Russockiemu
> Generalowi Woysk Koronych
> Tezmy pamiatke umyslili razem
> By polozono bylo przed obrazem Tego co przenika
> Wskros, umysl i serce kazdego grzesznika
> Tu serce Twoje
> Wiec kiedy zadna skrytosc nieukryta
> Bogu, ktoremu Pamiatka wyryta
> W oltarzu wiesz, ze Ciebie kocham Panie
> Wes dusze z sercem w twe wieczne staranie[204]

Der Diplomat und Politiker Franciszek Antoni Kwilecki heiratete 1759 die 17-jährige Józefa Kozminska, die bereits sieben Wochen später an den Pocken verstarb. Er ließ ihr Herz in der von ihm erbauten Erzengel-Michael-Kirche in dem der Familie gehörenden Ort Kwilcz begraben und bestimmte, dass sein Leichnam dort, in der Gruft der Kwileckis, neben der Herzurne beigesetzt werden sollte, was 35 Jahre später auch geschah.[205]

1761 starb der Landtagsabgeordnete Józef Lasocki. Eine 70 cm × 60 cm große Sandsteinurne mit seinem Herzen mit einem Schild in der Form eines flammenden Herzens befindet sich noch heute in der Familiengruft der Lasockis in der Kirche der Franziskanerinnen in der Stadt Brzeziny bei Łódź. Die Aufschrift auf dem Schild ist lateinisch:

> PRIMUM VIVENS
> ULTIMUM MORIENS
> COR
> Illustrissimi et excellentissimi Domini Domini
> IOSEPHI LASOCKI
> Castellani Palatinatus Lanciensis Equitis Aquilae
> Albae. Qui in vita sua Deum Fidem Orthodoxam Familiam
> suam et patriam toto Corde diligebat:
> Solleniter hic
> DEPOSITUM
> Ao DNI 1761
> Tu vero qui haec legis, aeternam
> Illi precare requiem[206]

1764 wurde das Herz des Fürsten Jan Kajetan Jabłonowski auf seinen Wunsch in der Pfarrkirche Mariä Himmelfahrt von Ostrog begraben, wo er an den Folgen einer

11. Herzbestattungen im übrigen Europa

Rauferei gestorben war. Die Kirche wurde säkularisiert und in einen Kornspeicher umfunktioniert, das Herz ist verschwunden.[207]

Im gleichen Jahr starb der Generalleutnant Joachim Potocki, dessen Herz im Dominikanerkloster von Czortków (heute Tschortkiw, Ukraine) bestattet wurde.[208]

Das Herz einer weiteren Angehörigen der Potocki-Familie, der jung verstorbenen Hofdame Eustachia Krasińska, wurde ebenfalls 1764 von ihrem Ehemann, dem Haushofmeister von König Stanislaus Leszczynski, Kazimierz Krasiński, bei ihrem Leichnam in der von der Familie finanzierten Kirche des Hl. Franz-Xaver in dem der Familie gehörenden Ort Krasnystaw hinter einem Wandkardiotaph aus schwarzem Marmor beigesetzt. Ein querovaler goldener Schmuckrahmen mit einem Totenkopf an der Basis, einem Herzen mit Grafenkrone am Oberrand schließt die folgende Inschrift ein:

> Eustachii Krasinski Felixa Potockiego y maryanny Danietowiczowny Kasztel
> Stonskich corki, Teresy y Gertrudy y Jozefa zmartych Dziatek a Ludwiki Zyiacey
> no [oder: na] Chwate Boza, motki Serce, naywuzszych Chrzescianskich Cnot
> przy bytek
> mitosci matzenskiey closkonaty przyktadunog ukrzyzowanego zbawiciela
> nigdzietyl =
> ko u nich pociechy mieszukaiac po dziewiacioletmin znia wzyciu
> blogostawienstwie,
> w Roku wieku Jey 26. przezsmierc Roku, 1764. dnia 13 Grudnia przerwanym,
> stra=
> piony Maz Kazimierz Krasinski Obozny wielki koronny Starosta Krasnostow
> ski Prasnyski vc sktada pod tym Kamieniem.
> Modi sie za Jey Duszie aby sie za twoiamodlono.[209]

Der Gouverneur von Livland, später von Kujawisch Brest, Gefolgsmann und Vertrauter König Augusts II., Franciszek Szembek († 1765), bestimmte wie dieser, dass seine sterblichen Überreste an drei Orte verteilt werden sollten, die ihm im Leben besonders viel bedeutet hatten: Sein Corpus wurde zu den von ihm besonders geförderten Franziskanern von Widawa, seine Eingeweide in einem Silbergefäß in die Kirche von Kaszewice, seinen Sterbeort, gebracht. In der von seiner dritten Ehefrau Anna Potocki erbauten St.-Laurentius-Kirche im von ihm besonders geschätzten Ort Grojec fand das Herz in einer Silberkapsel in der Krypta seine letzte Ruhe hinter einer schwarzmarmornen Tafel mit dem Text:

> D.O.M.
> Bogu Najwyższemu
> Franciszek hrabia w Słupowie SZEMBEK
> wojewoda Palatynatu Livonii.
> Kawaler Orła Białego.
> Ze względu na znakomitość talentu
> i powagę obyczajów
> bardzo drogi Augustowi II Królowi Polski.
> Uświetniony licznymi funkcjami publicznymi

11.7. Polen

> a także stanowiskami i legatami.
> Wyniesiony do Palatynatu Livonii.
> Dochowawszy wierności Królowi i Rzeczypospolitej
> dożywszy sędziwych lat
> zamknął swój ostatni dzień życia 26 czerwca 1765.
> W wieku 75 lat
> pochowany w Widawie.
> Sercem przy kościele Grojeckim
> który przez najznakomitszą Annę z Potockich
> jego małżonkę, został
> zbudowany od podstaw.
> Zastrzegając & umieszczając[210]

Auch der 1766 verstorbene Generalmajor Michał Ksawery Sapieha erhielt ein Dreifachbegräbnis: Die Eingeweide verblieben am Sterbeort, in Białystok, der Corpus wurde in Bereza Kartuska, das damals den Sapiehas gehörte, begraben. Für das Herz erbaute sein Bruder Aleksander Michał Sapieha in der ebenfalls der Familie gehörenden Stadt Wysokie Litewskie eine Kapelle in der Kirche der Heiligen Dreifaltigkeit. Dort lag es hinter einer vergoldeten Tafel.[211]

Das Herz der Fürstin Anna Jabłonowska († 1766) wurde von ihrer Tochter Dorota Jabłonowska im prunkvollen Trauerzug mit dem Leichnam zu den Franziskanern von Zasław (heute Izyaslaw, Ukraine) gebracht. Anschließend wurde die Urne in der Anna-Kapelle der Paulinerkirche von Nizowie endgültig beigesetzt.[212]

Eine weitere Angehörige der Familie Jabłonowski, Zofia Jabłonowska, in zweiter Ehe verh. Fredrowa, starb 1882 mit 84 Jahren im Haus ihrer Tochter in Przylbice (heute Prylbytschi, Ukraine). Ihr Herz wurde in der dortigen Kirche begraben, mit der Inschrift „Serce Zofii Fredrowej z wami za zycia i po smierci".[213]

Der 1773 verstorbene General Franciszek Skórzewski wurde dreigeteilt: Sein Leichnam wurde in der Kirche der Reformierten in Łabiszyn, seine Eingeweide in der Pfarrkirche von Margonin und sein Herz in der Kirche St. Martin in Zonin bestattet.[214]

In der Gruft der Krasińskis in der Kirche des Dorfes Krasne (Masowien) sind die Mitglieder der Familie seit dem 14. Jahrhundert in Särgen und hinter Marmorplatten an der Wand von Gewölben und Katakomben begraben. In einem Gruftabteil stehen auf dem rechten von zwei Marmorsarkophagen des 19. Jahrhunderts, in dem Ludwik Adam Krasiński († 1895) begraben ist, drei kleine Marmorsärge. Die Schrift auf dem vordersten besagt, dass er das Herz des Dominik Radziwiłł birgt:

> Serce Dominika Radziwila Xsiazecia na Nieswiezu, Olyce, Maiora Gwardyi Polsko Frankuzkiey Napoléona Cesarza, zmarlego w Latobron we Francyi dnia 11 9bra 1813 roku, tu zlozone przez Jego bylego Pulkownika Wincentego Hrabiego Krasinskiego Generala Dywizyi r. 1816.[215]

Der Offizier starb am 11. November 1813 im polnischen Lauterecken an den Folgen einer Kopfverletzung, die er sich am 30. Oktober in der Schlacht von Hanau zugezogen hatte. Sein Kommandeur Wincenty Krasiński († 1858) ließ das Herz in die Gruft seiner Familie bringen, der Corpus kam in die Kapuzinerkirche von Warschau. Die Eingeweide blieben am Sterbeort, in der Kirche von Lauterecken.[216]

Im mittleren Behälter ist das einbalsamierte Herz eines Familienmitgliedes, des Generals und Parlamentariers Michał Hieronim Krasiński (1712–1784), in einer Silberdose eingeschlossen, auf der nur der Name „Krasiński" eingraviert war. Sein Corpusgrab ist nicht bekannt, unklar ist auch, wer das Herz in die Gruft gebracht hat. Bei einer Untersuchung 1841 wurde festgestellt, dass sich die Herzurne seit 1787 in der Gruft befand. Daraus schloss man, dass es sich um das Herz von Michał Hieronim handeln müsse. Auf dem „Särglein" steht jetzt: „SERCE MICHALA HIERONIMI / KRASNEM Hr KRASINSKI / KONFEDERACI BARSKIE".[217]

Der hintere Marmorsarg enthält zwei Herzen: das des Chevaulégers Jan Nepomuk Dziewanowski, der mit 26 Jahren in der Schlacht von Somosierra vor Madrid am 30. November 1808 das Kommando über eine polnische Kavallerieschwadron übernahm, nachdem sein Vorgänger gefallen war. Auch er wurde schwer verwundet, das Kommando übernahm Piotr Krasiński. Dziewanowski verstarb am 5. Dezember im Lazarett im Kloster Nuestra Señora de Atocha in Madrid. Sein Grab ist unbekannt, auch sein Kommandeur war Wincenty Krasiński, der das Herz des Offiziers 1814 in einem fest verschlossenen Metallbehälter zurück in die Heimat bringen und 1816 in seiner Familiengruft aufstellen ließ.[218] Dort wurde es vereint mit dem Herzen des Oberleutnants Stanislaus Gorayski, der in der Schlacht von Wagram 1808 schwer verwundet wurde und 1809 in einem Wiener Spital verstarb. Als das Heer von General Wincenty Krasiński 1814 nach Warschau zurückkehrte, brachte dieser das Herz des Stanislaus Gorayski in seine Familiengruft.

Die Inschrift auf dem „Doppelherzsarg" lautet: „SERCA POLEGLYCH KAPITANÓW / DZIEWANOWSKIEGO W HISZPANII / I GORAJSKIEGO W NIEMCZECH".[219]

An der nördlichen Wand der St.-Jakobs-Kirche des Ortes Skaryszew ist eine schwarze Marmorplatte eingelassen, die das Herz der adeligen Konstancja Sobieszczańska († 1789) birgt, die die Kirche zu Lebzeiten unterstützt hatte.[220]

Das Herz einer weiteren Adligen, der Rosalia Gurowska, die 1792 im Alter von 34 Jahren starb, wurde in einer Säule vor der Kanzel der Kirche der Franziskaner von Kolo bei Posen begraben und noch heute ist davon in den polnischen Schulbüchern die Rede. Für das Kardiotaph, für das „Grab der Seele", ließ der Vater, Rafał Gurowski, ein bekannter Epitaphiendichter, die folgende Inschrift auf eine Metalltafel gravieren:

> Ojciec z afektu te pamiatke kladzie
> Skutek na walnej serca stanal radzie
> Zakonne na co dzien wspomnienie
> Przez wiecznosc u Boga w cenie
> Rozalii dusza wola:
> Ratuj mnie klasztorze z Kola?
> Bez zaslug ta tkliwa dusza,
> Milosierdziem niech nas wzrusza

11.7. Polen

> D.O.M. [...]
> Chrystus z Franciszkiem taki parol czyni
> Ze Rozalia z mak czyscca wybawi.
> Pokuty w krotsze godziny odmieni
> Wesolosc Nieba Stworca Duszy sprawi [...]
> Ten kto przeczyta nagrobek w kosciele
> Latwo sie z liter wyrazonych dowie
> R.G.H. serce lezy herbu Wczele
> Ksiega zakonna przezwisko dopowie...
> Zmilujciez sie nade mna przynajmniej wy, przyjaciele moi.
> Amen[221]

Dieser Rafał Gurowski war der letzte Kastellan von Posen, Gouverneur von Wschowa, Kämmerer König Augusts III. mit Grundbesitz vorwiegend in Großpolen. Er starb 1797 mit 81 Jahren auf seinem Besitz in Drezyno und wurde in der Kirche St. Jakob in Wschowa begraben. Der Metallbehälter mit seinem Herzen befindet sich bis heute hinter einer schwarzen Marmortafel mit dem sogenannten Wczele-Wappen und einer nicht mehr lesbaren Inschrift in der St.-Jakobs-Kirche von Obra.

Er hatte die Vereinigung seiner sterblichen Überreste mit denen seiner Gattin Ludwika Gurowska gewünscht, die bereits 1779 mit 44 Jahren verstorben war und in Wschowa in St. Jakob begraben lag. Das Herz der Wohltäterin des früheren Zisterzienserklosters von Obra, der jetzigen Pfarrkirche St. Jakob, ist in einem Kupferbehälter in der Krypta unter einer Marmortafel begraben.[222]

Dorf und Landgemeinde Kikół, Kujawien-Pommern, gehörten lange der Familie Zboiński. Die jetzige neugotische Dorfkirche St. Adalbert ersetzte das Vorgängergotteshaus, das Ende des 18. Jahrhunderts gebaut wurde und in dem sich Familiengräber des Geschlechtes befanden. Darunter war auch das Marmorkardiotaph des Offiziers, Politikers, Gouverneurs von Płock, Ignacy Antoni Zboiński (1715–1796), der in Kikół das Familienschloss hatte errichten lassen und dessen Corpus zusammen mit dem seiner Gattin in der Franziskanerkirche von Skępe, die er zu Lebzeiten unterstützt hatte, begraben liegt.[223]

Wie in den Nachbarländern, der Donaumonarchie, den deutschen Fürstentümern und Frankreich, änderte sich im 19. Jahrhundert, in der Romantik, vor allem aber in Zeiten der Aufklärung mit deren grundlegenden gesellschaftspolitischen Veränderungen auch in Polen der Kreis jener, die ein eigenes Grab für ihr Herz, als den wichtigsten Teil ihrer Persönlichkeit, wünschten. Neben Militärs waren es Freiheitskämpfer, bürgerliche Politiker, Wissenschaftler und vor allem Kunstschaffende, die diese Adelsdomäne übernahmen.

Der Kavalleriegeneral und Parlamentarier Antoni Józef Madaliński (1739–1804) kämpfte gegen die Russen und die Preußen im Russisch-Polnischen Krieg unter Kościuszko und Dąbrowski (s.u.). Er starb am 19. Juli 1804 in seinem Dorf Przybyszewo und wurde in den Katakomben der Pfarrkirche unter der Sakristei begraben.

11. Herzbestattungen im übrigen Europa

Die Kirche brannte zweimal, zuletzt 1892, ab, das Herz wurde angeblich in die Kirche des benachbarten Lubań gebracht und ist seither verschollen. Ende des 20. Jahrhunderts wurde an der Kirche von Przybyszewo ein neues Grabmal errichtet. Darüber wurden die Reste des ursprünglichen Grabes angebracht. Neben der Lubańer Kirche erinnert ein Eisenkreuz an die verloren gegangene Herzurne und an die Familien Madaliński-Sosnowski.[224]

In der alten Holzkirche St. Dorothea in Trzcinica, Südost-Polen, wurde 1996 ein Behälter mit einem in einer bernsteinfarbenen Flüssigkeit konservierten Gewebestück gefunden, wahrscheinlich einem Herzen. Das Gefäß war mit Pergament versiegelt und mit einem unbeschriebenen Papier in einer Kupferurne eingeschlossen. Da in der Kirche Mitglieder der Familie Jabłonowski begraben sind, wäre es möglich, dass es sich um die Herzurne des 1806 verstorbenen Stanislaus Jabłonowski handelt. Die Urne wurde im Altarraum belassen.[225]

Der berühmte Pädagoge und Historiker Tadeusz Czacki (1765–1813), der das Schulwesen in Polen im Sinne der Aufklärung beeinflusste, gründete das modellhafte Krzemieniec Lyceum in der gleichnamigen Stadt in Wolhynien, in der heutigen Ukraine. Er wurde in seiner Geburtsstadt Poryck (heute Pawliwka, Ukraine) begraben, seine prächtige Herzurne mit der auf Kardiotaphen immer wieder gebräuchlichen Inschrift aus dem Matthäusevangelium „UBI THESAURUS TUUS, IBI ET COR TUUM" wurde jedoch in der Institution aufgestellt, die ihm so viel verdankte, in der Aula des Lyzeums von Krzemieniec. Nach dem Novemberaufstand 1830 wurde das Lyzeum geschlossen und teilweise nach Kiew umgesiedelt, die Herzurne wurde zum Corpusgrab in die Kirche von Poryck gebracht. Diese wurde 1915 von den Bolschewiken verwüstet. Dabei ging die Urne verloren.[226]

Der polnische Nationalheld Andreas Tadeusz Kościuszko (1746–1817), letzter Oberbefehlshaber der Republik Polen, kämpfte für sein Land gegen Russland und Preußen, unter anderem in dem nach ihm benannten Aufstand gegen die beiden Staaten 1794, diente im Exil in den Vereinigten Staaten von Amerika als erfolgreicher General und Freiheitskämpfer unter Washington, wurde wegen seines Eintretens für Freiheit und Gleichheit von Frankreich mit dem Bürgerrecht geehrt und vertrat Polen beim Wiener Kongress. Enttäuscht von der politischen Entwicklung in seinem Heimatland nach der Ära Napoléons begab er sich erneut ins Exil zu seinem Freund Franciszek Zeltner, dem Bürgermeister von Solothurn in der Schweiz. Bereits krank und hinfällig, starb er dort nach einem Sturz von Pferd am 15. Oktober 1817 und wurde in der Jesuitenkirche der Stadt beigesetzt. Die Eingeweide erhielten auf dem Friedhof des Vorortes Zuchwil ein Grab. Ein dort 1820 aufgestellter Gedenkstein existiert heute noch.[227]

Sein Herz hatte er testamentarisch der Tochter seines Gastgebers, seiner Patentochter Tadea Emilie Zeltner, verh. Morosini, vermacht.[228] Das Organ wurde zwei Tage nach seinem Tod in einen Glasbehälter gelegt, der in eine Metallurne eingeschlossen wurde. Dieses Behältnis blieb bis zur Heirat der Besitzerin 1894 in Solothurn. Dann nahm sie es an ihren neuen Wohnort nach Lugano mit, wo

11.7. Polen

es in der Privatkapelle der Morosini in Vezia einen Platz fand. 1894 berichtete eine Posener Tageszeitung von einem Denkmal aus grauem Marmor im Garten des Grandhotels Varese bei Lugano mit der Inschrift „Cœur de Kosciuszko". Daneben sei ein unverschlossener Metallbehälter gestanden, der ein versiegeltes Glasgefäß enthielt.[229]

Fest steht, dass die Töchter von Tadea Zeltner am 15. Oktober 1895 das Herz an das polnische Museum im Schloss Rapperswil übergaben. Dort wurde die Urne zunächst nach Abhaltung feierlicher Zeremonien in einem provisorischen Sanktuarium aufgestellt. Am 11. August wurde sie dann an ihren vermeintlich letzten Standort verlegt. Die *New York Times* schreibt in ihrer Ausgabe vom 12. August 1897:

> BERNE, Switzerland, Aug.11. – The heart of Kosciusco, the Polish patriot, was interred to-day in the special mausoleum of Castle Rappenwyl, on Lake Zurich. The ceremony was preceded by a requiem mass which was attended by 150 Polish patriots.[230]

Am neuen Standort wurde das Glasgefäß geöffnet, das in Alkohol eingelegte Organ mit einem Tuch[231] abgetrocknet und in einer Mischung aus Glyzerin, Karbol und Benzoesäure neu konserviert. In einem eigens für die Reliquie konzipierten Mausoleum im Erdgeschoss eines vom Architekten Xaver Müller entworfenen Pulverturmes wurde ein von Wincenty Trojanowski entworfenes Herzmonument, eine goldfarbene Bronzeurne mit dem Medaillonporträt des Toten, dem Polenadler und einem Jüngling mit einer Posaune auf einem Sockel aufgestellt. Die Wand dahinter schmückten Bilder des Münchner Malers Stephan Herweg, die unter anderem Engel und die Muttergottes von Tschenstochau darstellten.[232]

1921 beschloss das polnische Parlament, das Herz des Helden nach Warschau zurückzuholen und im Präsidentenpalast aufzustellen, was dann 1927 geschah. Im September 1939 wurde es wegen der Invasion der Deutschen Wehrmacht in einer Kapelle der Johanneskathedrale versteckt. Als diese 1944 zerbombt wurde, barg man die beschädigte Urne und brachte sie vorübergehend in die Karmeliterkirche, dann, 1963, ins Nationalmuseum und von dort in den Łazienki-Palast.

Seinen endgültigen Platz fand das Herz 1983 in der Kapelle des Warschauer Königsschlosses in einem 98 Kilogramm schweren, von zwei grünen Marmorsäulen flankierten Marmorkubus auf einem weißmarmornen Podest mit vier vergoldeten Adlern als Standfüßen. Darauf steht in goldenen Lettern „SERCE TADEUSZA KOSCIUSZKI" (s. Abb. 60, S. 748). Der einbalsamierte Corpus war bereits 1818 ohne Umwege aus der Solothurner Jesuitenkirche nach Krakau in die Königsgruft der Wawel-Kathedrale überführt worden.[233]

In der Schlacht an der Beresina 1812 wurde der Brigadegeneral Kazimierz Turno schwer verwundet. Er erholte sich nicht mehr von den Verletzungsfolgen, verstarb 1817 38-jährig in Dobrzyca und wurde in der Familiengruft der Kirche von Goniembice begraben. Herz und Eingeweide verblieben am Sterbeort, in der Krypta der Pfarrkirche von Dobrzyca. Heute sind sie nicht mehr auffindbar.[234]

11. Herzbestattungen im übrigen Europa

Das Herz der polnischen Adligen Marie Walewska († 1817), einer Mätresse Napoléons I., wird in der d'Ornano-Gruft auf dem Friedhof Père Lachaise in Paris aufbewahrt (s. Kap. 8.12).[235]

Ein anderer polnischer Nationalheld ist im Text von Polens Nationalhymne verewigt: Jan Henryk Dąbrowski kämpfte unter Poniatowski und Kościuszko, später als Oberbefehlshaber der gesamten Armee gegen die Teilung Polens, organisierte nach dem Wiener Kongress die neue polnische Armee und quittierte 1816 seinen Dienst. Zwei Jahre später, am 6. Juni 1818, starb er mit 63 Jahren an den Spätfolgen einer Kriegsverletzung auf seinem Besitz in Winna Góra. Sein Zeitgenosse, der Schriftsteller Józef Wybicki, nahm die Zeile „Marsz, marsz, Dąbrowski" in sein *Lied für die Polnischen Legionen in Italien, Noch ist Polen nicht verloren* auf, das 1927 zur polnischen Nationalhymne wurde.

Dąbrowski wurde in seiner Uniform in einer Kapelle der St. Michaelskirche von Winna Góra in einem großen klassizistischen Sarkophag bestattet. Das Herz ließ seine Frau Barbara in einem Metallbehälter in eine Wand des Herrenhauses von Winna Góra einmauern. Fast 100 Jahre später wurde dieser Besitz in einen Palast umgebaut. Die Familie übergab die Herzurne dem Nationalmuseum von Krakau. Während des Zweiten Weltkriegs wurde sie an einem geheimen Ort sichergestellt. 1966 beanspruchte die Stadt Posen die Reliquie für ihr Historisches Museum im Rathaus. 1992 wurde sie nochmals umgebettet: Sie steht jetzt bei den Gräbern anderer prominenter Polen, unter anderen des eben erwähnten Schriftstellers Wybicki, in der 1997 erbauten Krypta der Kirche des heiligen Adalbert in Posen.[236]

Ein Mitbewerber um den polnischen Thron nach dem Tod Augusts III. war Fürst Adam Kazimierz Czartoryski (1734–1823). Nach der Wahl von Stanislaus Poniatowski trat er in österreichische Dienste und wurde von Kaiser Joseph II. zum Feldmarschall ernannt. Er setzte sich weiterhin für die Unabhängigkeit Polens ein und starb hochbetagt als Senator Palatinus in seinem Palast in Sieniawa in Galizien. Der einbalsamierte Leichnam in Uniform und Orden wurde in der Czartoryski-Krypta in der Heilig-Kreuz-Basilika in Warschau begraben. Das Herz kam in seinen Palast in Puławy. Bei einer Inventur 1853 wurde festgestellt, dass das Gefäß von marodierenden Kosaken bei einer Plünderung geraubt worden war. Im Jahr 2000 brachte man an der leeren Herzgrabnische eine Gedenktafel an. Hinter einem Eisengitter mit Herzornamenten und einer kleinen Monstranz steht in polnischer Sprache geschrieben: „spoczywało / serce / Adama Kazimierza Czartoryskiego 1734–1823".[237]

Seine Ehefrau Izabela Czartoryska, aus dem alten pommerschen Adelsgeschlecht der Flemming stammend, war eine berühmte Schriftstellerin, Philanthropin und Mäzenin, die im Palast in Puławy mit vielen namhaften Intellektuellen, Künstlern und Politikern verkehrte. Sie gründete das Czartoryski-Museum in Krakau als erstes polnisches Nationalmuseum, engagierte sich für polnische Patrioten und stellte während des Novemberaufstandes 1830 ihr Schloss als Lazarett und Zuflucht für polnische Freiheitskämpfer zur Verfügung.

11.7. Polen

Als sie im Alter von 90 Jahren am 19. Juni 1835 im Palast ihrer Tochter Maria, verh. von Württemberg, in Wysocko starb, bedurfte es einer Sondergenehmigung für die Aufbahrung in der Palastkapelle, da zu dieser Zeit wegen eines Dekrets Kaiser Josephs II. nur Friedhofsbestattungen erlaubt waren. Außerdem verzögerte sich die Aufbahrung wegen der Fronleichnamsfeierlichkeiten und der Leichnam begann, sich zu zersetzen. So wurde mit der Einbalsamierung und Organentnahme erst nach einer Woche begonnen. Der in einem zugeschweißten Zinnsarg in Spiritus konservierte Corpus stand zunächst in einer von der Tochter gestifteten Kirche in einem Nachbarort und kam erst 1860 in die Pfarrkirche von Sieniawa. Die ebenfalls in Spiritus eingelegten Eingeweide wurden auf dem Friedhof, das Herz in einer Silberurne in der Pfarrkirche des Ortes Moszczany begraben, der sich damals im Familienbesitz befand und wo die Herzogin Maria ein Kloster mit Kranken- und Waisenhaus gestiftet hatte.[238]

Fürst Józef Zajączek (1752–1826), General und Politiker, begleitete Napoléon nach Ägypten und später nach Moskau, gewann trotzdem später das Vertrauen des russischen Zaren Alexander I. und wurde von diesem 1815 zum Statthalter von Polen und 1818 zum Fürsten von Polen ernannt. Er starb mit 74 Jahren in Warschau und wurde in der St.-Anna-Kapelle der Kirche vom Heiligen Herzen Jesu in Opatówek, deren Wiederaufbau er finanziert hatte, begraben. Bei der Einbalsamierung am Sterbeort wurden Herz und Eingeweide entnommen und auf mehrere Gefäße verteilt. Sie blieben dann auch in Warschau und wurden auf dem Powązki-Friedhof in einen Pfeiler der Katakomben eingemauert, wobei auf dem Verschlussstein ein „Z" eingeritzt wurde. Es existiert ein nicht belegbarer Hinweis, dass das Herz in die Franziskanerkirche gekommen sei. Es könnte aber auch auf dem Powązki-Friedhof geblieben sein.[239]

Der französischstämmige Baron Franciszek Girardot (1773–1831) arbeitete als Chirurg beim polnischen Heer und war in Warschau einer der behandelnden Ärzte Chopins. Er starb im Palast seines Freundes, des Grafen Wincenty Krasiński, in Opinogóra Górna und wurde auf dem dortigen Friedhof begraben, während das Herz in der Krypta der Krasiński-Familie in der Kirche des Ortes seine letzte Ruhe fand.[240]

Jan Kanty Edward Stadnicki, aus polnischem Adel, hoher österreichischer Justizbeamter, Präsident des nationalen Parlaments von Galizien in Lemberg (Lwiw, Ukraine), starb dort 1842 und wurde auf dem dortigen Lytschakiwski-Friedhof beigesetzt. Sein Herz wurde auf seinen Wunsch mit dem seines 1831 gefallenen Sohnes Anton in der Kirche des der Familie gehörenden Dorfes Nawojowa vereint.[241]

Edward Raczyński, ebenfalls aus altem polnischen Adel, begeisterte sich für Lord Byron, organisierte eine Reise auf dessen Spuren nach Griechenland und Kleinasien und veröffentlichte darüber einen vielgelesenen Reisebericht, der ins Deutsche übersetzt wurde.[242] Er gründete die Raczyński-Bibliothek in Posen. Unter Depressionen leidend, sprengte er sich am 20. Januar 1845, 59 Jahre alt, in Zaniemyśl in die Luft und wurde eilends, in kleinem Kreis, an der Mauer der Kirche begraben. Sein Herz liegt hinter einer Tafel mit der Aufschrift „Serce Edwarda / brabiego Raczynskiego / Boze badz milosciw jemu"[243] in der Wand der Hl.-Marcellin-Kapelle des Familienschlosses in Rogalin, die inzwischen in ein Mausoleum in frühklassizistischem Stil umgebaut worden ist.[244]

Im gleichen Jahr, 1845, verstarb die beliebte polnische Schriftstellerin und Pädagogin Klementyna Hoffmanowa. Sie war ihrem Ehemann ins französische Exil gefolgt und starb mit 47 Jahren nach schwerer Krankheit in Passy bei Paris. Corpus und Herz wurden getrennt im gleichen Monument auf dem Pariser Friedhof Père Lachaise begraben. Das neben dem Grab beigesetzte Herz wurde 15 Jahre später nach Krakau zurückgebracht und als einzige Herzurne in der Wand der Wawel-Kathedrale eingemauert. Das schlichte, von einem Kreuz gekrönte Kardiotaph links vom Eingang trägt die Inschrift:

Tu lezy
serce
Klementyny z Tanskich
HOFFMANNOWEJ
zasluzonej autorki i zacnej
obywatelki zmarlej w Passy
pod Paryzem d. 21 wrtzesnia
1845[245]

Klementyna, die mit ihrer Mutter in einem Haus im Park des Zamoyski-Palastes lebte, kannte die Familie Chopin und den früh als Wunderkind gefeierten Fryderyk, den sie im Pariser Exil wiedertraf. Polens bedeutendster, ebenfalls als Nationalheld gefeierter Komponist und Pianist war 1831 nach Paris übersiedelt, sah seine Heimat nie wieder und starb dort an 17. Oktober 1849 an den Folgen seiner langjährigen Lungen- und Kehlkopftuberkulose nach dreitägigem Todeskampf, immer bei klarem Bewusstsein. Sein zuletzt behandelnder Arzt war der berühmte Pathologe Cruveilhier, der auch die Autopsie und Herzentnahme durchführte. Das Protokoll darüber ist verloren gegangen, über die Todesursache besteht Unklarheit, Cruveilhier hatte ein Herzversagen angenommen.

Chopin hatte nämlich gewünscht, obduziert zu werden. Vor allem sollte seine Schwester Ludwika sein Herz in seine Heimat zurückbringen. Der Sterbende hatte es am Abend vor seinem Tod nochmals ausdrücklich verlangt.[246]

Der Leiche wurden die Totenmaske und ein Abdruck der linken Hand abgenommen, sie wurde einbalsamiert und in die Krypta der Madeleine-Kirche gebracht, wo die Trauerfeierlichkeiten unter großer Anteilnahme der Bevölkerung stattfanden. Das von Auguste Clésinger gestaltete Grab befindet sich auf dem Père Lachaise: Auf einem weißen Marmorblock mit dem Medaillonbild und dem Namen des Komponisten hält die trauernde Muse Euterpe eine zerbrochene Leier.

Die Schwester, die das Begräbnis organisierte und bezahlte, brachte den Glasbehälter mit dem in Spiritus[247] konservierten Herzen in einem Ebenholzkästchen mit einem Silberherz auf dem Deckel, in Kleider eingewickelt, heimlich über die preußisch-russische Grenze nach Warschau.[248]

11.7. Polen

Am 24. Februar 1880, also 34 Jahre nach dem Tode des Komponisten, wurde die Urne feierlich in eine Säule links vor dem Altar der Heilig-Kreuz-Kirche von Warschau eingemauert. Das Kardiotaph stammt von Leandro Marconi. Unter der idealisierten Marmorbüste des Toten steht auf einer großen, von Putten und Ornamenten eingerahmten Marmortafel das Matthäuswort „Denn wo euer Schatz ist, da ist auch euer Herz" in polnischer Sprache, darunter sein Name und biographische Daten (s. Abb. 68, S. 751).[249]

1944, während des Warschauer Aufstands, wurde die Urne in der zerstörten Heilig-Kreuz-Kirche von einem Chopin-Verehrer, einem deutschen Kaplan namens Schulze, geborgen und von einem Wehrmachtsgeneral dem Warschauer Bischof Szlagowski übergeben.[250] Dieser vertraute sie wiederum seinem Freund, dem Pfarrer der Kirche St. Hedwig von Milanówek bei Warschau, an, der sie vom 9. September 1944 – 17. Oktober 1945 aufbewahrte.[251] An diesem Tag, dem 96. Todestag Chopins, wurde die Reliquie feierlich an ihren angestammten Platz zurückgebracht und unter dem Kardiotaph ein Metallschild mit folgender Inschrift angebracht:

> 17 X 1945
> SERCE
> FRYDERYKA CHOPINA
> POWPOCILO
> DO WARSZAWY

2008 kam das Herz wieder in die Schlagzeilen: Polnische Ärzte wollten dem gut konservierten Organ Gewebeproben zur DNA-Analyse entnehmen, um ihre These zu erhärten, dass der Komponist nicht an einer Lungentuberkulose, sondern an einer Mukoviszidose, einer erblichen Stoffwechselerkrankung, litt.[252] Der Antrag wurde vom polnischen Kulturmuseum abgelehnt. Am 14. April 2014 wurde das Kristallgefäß mit dem Gewebsstück in gelblicher Flüssigkeit in einer nächtlichen Aktion durch eine Kommission erneut eröffnet, fotografisch dokumentiert und mit Wachs wiederversiegelt.[253]

An der Seite der Säule, die das Herz Chopins bewahrt, befindet sich das Herzgrab des Schriftstellers Władysław Reymont († 1925, s. S. 496).

1869 wurde im damaligen preußischen Stettin, dem heute polnischen Szczecin, der Wunsch eines weiteren Kulturschaffenden, des Komponisten Carl Loewe, verwirklicht, der, von der Herzmystik der Romantik fasziniert, sein Herz in seiner geliebten Orgel der Jacobi-Kirche der Stadt geborgen haben wollte (s. Kap. 10.4.3).

Das Herz des konservativen, zum Katholizismus konvertierten Publizisten und Pädagogen Ludolph von Beckedorff († 1858) wurde vor den Altarstufen der Kirche seines Gutes im preußisch-pommerschen Grünhoff (heute Święciechowo, Polen) beerdigt. Die Kirche wurde 1945 zerstört (s. Kap. 10.4.3).

Eines der bekanntesten Gräber auf dem Lytschakiwski-Friedhof in Lwiw[254] birgt die Asche des Polen Julian Konstanty Ordon, dessen Teilnahme am Novemberaufstand der Dichter Adam Mickiewicz in einem Gedicht verewigt hat. Nach mehreren Exilstationen in Westeuropa schloss er sich der italienischen Risorgimento-Bewegung an und wählte im Jahre 1887 mit 77 Jahren in Florenz den Freitod. Testamentarisch hatte er den Wunsch geäußert, dass sein Herz nach Lemberg (Lwiw) gebracht werden solle, was dann auch geschah, wobei der Ort des Grabes nicht mehr bekannt ist.[255]

Der Direktor einer Zuckerfabrik, Mieczysław Dąbrowski (1846–1908), verstarb an einer Lungenentzündung und wurde auf dem Friedhof von Lublin begraben. Sein Herz sollte im Park seines Gutes in Stare Łubki ruhen und wurde in ein Monument aus bearbeitetem Sandstein eingeschlossen, hinter einer Granittafel, auf der geschrieben steht:

> Pod ta plyta kamienna pochowano serce sp. Mieczyslawa Dabrowskiego,
> wlasciciela dobr Lubki
> oraz wiersz
> Przekazujac potomnyn te milosc zagonu
> Ktora w zyciu wyznawal az do chwili zgonu,
> Temu kurhanowi powierzyl swe serce,
> By Lubek nie oddano obcej poniewierce.
> Niech wiec to zyczenie przez szereg stuleci
> Bedzie sakramentem dla wnukow i dzici.[256]

Das Glasfenster an der Hinterwand ist zerbrochen, das Herzgefäß gestohlen.

Ein Zeitgenosse von Thomas Hardy († 1928), dem englischen Schriftsteller, dessen Herz auf dem Friedhof von Stinsford liegt (s. S. 259), war der Romancier Władysław Reymont, der ihm bei der Literatur-Nobelpreisverleihung 1924 vorgezogen wurde. Er konnte an der Preisverleihung in Stockholm wegen einer Herzerkrankung bereits nicht mehr teilnehmen, starb mit 58 Jahren, ein Jahr später, am 5. Dezember 1925, und wurde auf dem Powązki-Friedhof von Warschau in der Allee der ums Vaterland Verdienten beigesetzt. Das einbalsamierte Herz kam zunächst in die Johanneskathedrale der Stadt und wurde vier Jahre später neben dem Herzen Chopins in der Heilig-Kreuz-Kirche in einem Pfeiler beigesetzt.[257] Auf dem schlichten Kardiotaph steht:

> TU SPOCYWA
> SERCE S. P.
> WLADYSLAWA
> REYMONTA[258]

Einer der berühmtesten Polen des 20. Jahrhunderts war der aus einem polnisch-litauischen Adelsgeschlecht stammende Marschall Józef Klemens Piłsudski. Er kämpfte zeitlebens politisch und militärisch für die Unabhängigkeit Polens, initiierte 1926 einen Staatsstreich und errichtete eine autoritäre Regierung ohne Auflösung des Parlamentes, in der er sich mit dem Posten des Kriegsministers, des Generalinspekteurs, vorübergehend auch des Ministerpräsidenten begnügte, aber

11.7. Polen

diktatorisch die Geschicke Polens bestimmte. Als er am 12. Mai 1935 in Warschau an Leberkrebs verstarb, wurde ihm vom 13.–18. Mai eine der größten Begräbnisfeierlichkeiten mit folgender Staatstrauer zuteil, die das Land erlebt hatte.

Der einbalsamierte Leichnam ruht in einem freistehenden Metallsarkophag in der Krypta der Wawel-Kathedrale St. Stanislaus in Krakau. Sein Herz, mit 520 Gramm zu groß, und sein Hirn wurden entnommen, das Letztere wissenschaftlich aufgearbeitet. Das Herz wurde in einem Glasbehälter und dieser in ein Silbergefäß mit der Aufschrift „SERCE JOZEFA PILSUDSKIEGO. 12. MAJA 1935" und dem polnischen Adler eingeschlossen.

Es sollte nach seinem Wunsch wegen seiner Liebe zu Litauen und seiner Mutter Maria, in Vilnius, in dessen Nähe er geboren war, und zwar auf dem Rasos-Friedhof,[259] dem ältesten und berühmtesten Friedhof der litauischen Hauptstadt, seine letzte Ruhe finden. Zunächst wurden die Asche der Mutter, die drei Wochen nach dem Tod des Sohnes aus ihrem Grab in Suginty exhumiert worden war, und das Herz des Sohnes in der Kirche der Hl. Teresa in Vilnius vereint. Ein Jahr später trugen Generäle der polnischen Armee das Herz in einer Sänfte zum Rasos-Friedhof. Dort liegen bei vielen polnischen Gefallenen, bei zwei Brüdern und der ersten Frau Piłsudskis, diese sterblichen Überreste von Mutter und Sohn vereint unter einem großen schwarzen Block aus schwarzem Granit, auf dem in goldenen Lettern steht:

> *Ty wiesz, że dumni nieszczęściem nie mogą*
> *Za innych śladem iść tą samą drogą.*
> Matka i Serce Syna[260]
> *między nimi:*
> *Kto mogąc wybrać, wybrał zamiast domu*
> *Gniazdo na skałach orła, niechaj umie*
> *Spać, gdy źrenice czerwone od gromu*
> *I słychać jęk szatanów w sosen szumie*
> *Tak żyłem.*[261]

1926 war bereits ein Herz zum mütterlichen Grab im Rasos-Friedhof gebracht worden, das des litauischen Grafen Ignacy Karol Korwin-Milewski (1846–1926), als Bankier einer der reichsten Männer Polens, Politiker, Schriftsteller, Kunstmäzen und -sammler, bei seinen Zeitgenossen auch durch Skandale berüchtigt. Er hatte die istrische Adriainsel Santa Catarina, wo er ein Schloss besaß, zu einem Feriendomizil für Aristokraten ausgebaut und wurde dort auf dem Friedhof begraben. Seine von ihm geliebte Mutter liegt in einem klassizistischen Grabmonument aus weißem und schwarzem Marmor, das als eines der schönsten des Rasos-Friedhofs gilt.[262]

Der an Tuberkulose erkrankte Komponist Karol Szymanowski (1882–1937) starb während eines Sanatoriumaufenthaltes in Lausanne. Sein Leichnam wurde von seiner Schwester Stanisława nach Warschau überführt, wo er mehrere Jahre gelebt hatte und wo er Direktor der Musikakademie gewesen war. Sein Corpus kam in das „polnische Pantheon", die Krypta der Kirche des heiligen Erzengels Michael und des Hl. Stanislaus, die Skałka, nach Krakau. Sein Herz wurde in einem Warschauer Krankenhaus aufbewahrt, weil man sich nicht über den endgültigen Verbleib einigen konnte. Als dann der Zweite Weltkrieg ausbrach, wurde die Urne der Schwester des Komponisten Nula Szymanski übergeben, die sie dem Kloster der Schwestern des Heiligen Herzens Jesu in Warschau anvertraute. Dieses Kloster wurde während des Warschauer Aufstandes im September 1944 völlig zerstört und mit ihm die Herzurne.[263]

Ein anderer berühmter Pole wollte, dass sein Herz in dem Land für immer bliebe, dem Polen zu seinen Lebzeiten so viel zu danken hatte, in den USA: Das Herz des Pianisten, Patrioten und Politikers Ignacy Jan Paderewski, der 1941 in New York starb, wird jetzt im in Doylestown, Pennsylvania, im National Shrine of Our Lady of Czestochowa aufbewahrt (s. Kap. 12.2), einem Wallfahrtsort der Polen in Amerika.[264]

11.8 Tschechien

Das heutige Tschechien schließt Böhmen, Mähren, einen Teil Schlesiens ein, mit Grenzen zu Deutschland, Österreich und Polen und der Hauptstadt Prag. Es gehörte über längere Phasen seiner Geschichte zur Habsburger Monarchie, war dann katholisch und Teil des Heiligen Römischen Reiches.

Wenzel I. Přemysl, König von Böhmen, Verbündeter Kaiser Friedrichs II., erkrankte auf der Jagd und verstarb am 23. September 1253 auf seinem Jagdhof in Počaply. Herz und Eingeweide wurden in der dortigen Kirche beigesetzt, sein Corpus unter dem Chor der Franziskuskirche des Prager St.-Agnes-Klosters bei seiner Gattin Kunigunde.[265]

Das Herz ihres Sohnes Ottokar II. († 1278) wurde in der Kirche des Wiener Minoritenklosters beigesetzt (s. Kap. 10.3.2).

Dessen Tochter Agnes (1269–1296) wurde 1289 mit Rudolf, Graf von Habsburg, verheiratet, der bereits ein Jahr später starb. Die Witwe zog sich in das von ihrem Vater gestiftete Zisterzienserkloster Königsaal[266] bei Prag zurück, dessen Basilika zu einer Grablege der Přemysliden wurde und wo auch ihr Herz begraben wurde.[267]

Prag, den Sitz der Přemysliden, der Kaiser und Könige, wählten weitere Prominente als Ruheort für ihr Herz:

Der böhmische König Georg von Podiebrad (1420–1471) schwor nach fehlgeschlagenen Verhandlungen mit dem päpstlichen Stuhl dem katholischen Glauben ab. Er war mit Jan Rokycana befreundet, einem Vertreter der hussitischen Utraquisten, Pfarrer der Prager Teynkirche, der wegen seiner Konfession vertrieben und von ihm wieder eingesetzt worden war. Nach dessen Tod am 22. Februar 1471 wurde dieser in seiner Pfarrkirche beigesetzt. Georg starb nur einige Wochen später, am 22. März. Er hatte verfügt, dass sein Corpus im Veitsdom, sein Herz bei seinem Vertrauten in der Teynkirche beigesetzt würde. Nach der Schlacht am Weißen Berge wurden Rokycanas Gebeine und Georgs Herz vor der Teynkirche verbrannt.[268]

11.8. Tschechien

Herz und Eingeweide Kaiser Ferdinands I. († 1564), das Herz seines Nachfolgers Maximilian II. († 1576) und Herz und Eingeweide Rudolfs II. († 1612) wurden ihren Corporagräbern im Veitsdom beigegeben (s. Kap. 10.3.5).

1613 verstarb der Ratgeber Kaiser Rudolfs, der protestantische Bischof von Halberstadt und Fürst von Braunschweig-Wolfenbüttel, Heinrich Julius, während eines Aufenthaltes am kaiserlichen Hof. Eingeweide und Hirn wurden in der evangelisch-lutherischen Kirche auf der Prager Kleinseite bestattet, während der Leichnam nach Wolfenbüttel zurückgeführt wurde (s. Kap. 13.9.3).

Im tschechischen Opava, dem früheren schlesischen Troppau, hinter dem Altar der Kirche St. Georgen wurden die Eingeweide des Johann Ernst I., Herzog von Sachsen-Weimar, beigesetzt. Der im Dreißigjährigen Krieg in dänischen Diensten stehende General war mit 32 Jahren auf einem Feldzug in Ungarn, am 6. Dezember 1626, in St. Martin im heutigen Burgenland verstorben. Sein ausgeweideter Leib wurde 27 Tage später in die Heimat überführt und in der wettinischen Familiengruft in der Stadtkirche St. Peter und Paul in Weimar begraben.

In den Lebensbeschreibungen der sächsischen Kurfürsten in der Weimarer Lutherbibel der Druckerei Endter, Nürnberg, aus dem Jahr 1700 ist dazu zu lesen:

> Starb in Königlichen Dennemärkischen General=Feld Obristen Diensten/ an der Hauptkranckheit in S. Martin/ in der Grafschafft Turotzsch/ den 4. Christmonats im Jahr 1626. Seines Alters kaum 32. Jahr. 9. Monat/ 13 Tage. Von dannen der F. Leichnam/ samt dem davon gesonderten Eingeweide/ nacher Troppau/ in Ober=schlesien geführt/ und gedachtes Eingeweide daselbst stracks nach Ankunfft/ in die Kirche zu St. Georgen hintern Altar tieff in die Erde bey Nacht/ vergraben/ der ausgeweidete Körper aber 27. Wochen war wahrlich enthalten/ Doch endlich auf allergnädigste Gunst und Urlaub der Röm. Kais. M. gen Weinmar bracht und daselbst in der höchst=und hochlöblichen Chur=und Fürstl. Vor=Eltern Ruhe=Stätte/ im Chor der Pfarr= und Stadt=Kirche/ mit Fürstl. ansehnlichem Kriegs=Gepräng/ den 18. Julii 1627. zur Erden bestattet wurde.[269]

Zwei Jahre vorher, am 19. August 1622, war bereits sein jüngerer Bruder, der Obrist Friedrich von Sachsen-Weimar, ebenfalls auf protestantischer Seite, in der Schlacht von Fleurus, Belgien, mit nur 26 Jahren gegen spanische Truppen gefallen:

> Sein Eingeweide ward von einem Dorff in Braband/ da de Cörper ausgeweidet wurde/ in einem Särglein/ den 22. Augusti mit gen Breda bracht/ und in Printz Moritzens zu Uranien Excell. Groß=Herrn Vaters/ weiland Wilhelm/ des Aeltern/ Grafen zu Nassau/ u. Gräfliches Begräbnis/ im Castel daselbst beygesetzt. Der Fürstl. Cörper aber gen Weinmar geführt/ und in die Haupt=Pfarr=Kirch zu S. Peter und Paul/ Fürstlich/ und mit ansehnlicher Kriegs=Manier/ zur Erde bestattet/ den 8. Novembr. Im 1622. Jahr.[270]

Diese beiden Eingeweidebestattungen bei protestantischen Fürsten waren wegen des Heimtransportes des Leichnams notwendig, der Rang der Toten erforderte eine zeremoniöse Behandlung der Viscera.

11. Herzbestattungen im übrigen Europa

Im damals österreichischen Krumau, dem seit 1919 tschechischen Český Krumlov, sind in der Veitskirche die Herzen des Fürsten Adam Franz von Schwarzenberg († 1732), seiner Mutter Eleonora von Lobkowitz († 1741) und weiterer Familienangehöriger bestattet (s. Kap. 10.3.12).

Franz Joseph von Dietrichstein gehörte zum Habsburger Hofadel, als solcher Generalmajor, Oberhofmeister, Herr der Herrschaft Nikolsburg (heute Mikulov) in Mähren, als Wohltäter der Armen Ehrenbürger von Wien. Er entschloss sich, sein Herz in seiner Heimat bestatten zu lassen: Er starb 1854 in Wien, wurde auf dem Sankt Marxer Friedhof begraben, sein Herz, eingeschlossen in ein unbeschriftetes, schlichtes Metallgefäß, wurde in die Familiengruft in der Gruftkirche der Dietrichstein in Nikolsburg, erbaut nach dem Vorbild des „Heiligen Hauses von Loreto", mit einer Schwarzen Madonna,[271] gebracht. Jetzt steht das Gefäß in einer Ausstellung der Kirche über deren Geschichte.[272]

Auf dem Friedhof von Austerlitz, dem tschechischen Slavkov u Brna, in der Gruft der Kirche St. Johann Baptist, stehen die Särge von sieben Mitgliedern der Familie von Kaunitz-Rietberg, die zum Habsburger Hofadel gehörte. Unter den Särgen stehen Metallurnen mit den Eingeweiden der Verstorbenen.

11.9 Ungarn

Albrecht II., römisch-deutscher König, König von Ungarn, Kroatien und Böhmen, starb 1439 mit 42 Jahren in der Nähe von Stuhlweißenburg (indexSzekesfehervar@SzékesfehérvárSzékesfehérvár), wo er zum König von Ungarn gekrönt worden war, und wurde dort in der Gruft der ungarischen Könige begraben.[273] Seine Eingeweide seien an seinem Sterbeort Langendorf (Neszmély) bestattet worden.[274]

Ein Herz eines türkischen Sultans, das nach abendländischem Brauch entnommen und begraben wurde, könnte das des berühmtesten osmanischen Herrschers, von Süleyman I., dem Großen oder dem Prächtigen (1494–1566), gewesen sein.
In den islamischen Ländern gab es keine Trennung des Herzens vom Leichnam, auch wenn dessen spirituelle Bedeutung ähnlich wie in der christlichen Welt war. Der Sieger über Ungarn in der Schlacht von Mohács, Belagerer von Wien, starb nach längerer Krankheit am 6. September 1566 im Feldlager während der Belagerung der Burg von Szigetvár bei Pécs in Südungarn mit 72 Jahren. Sein Tod wurde von seinem Großwesir Sokollu vor der Armee verheimlicht, um zunächst Unruhen zu vermeiden. Dieser ließ den Leichnam im Oberbefehlshaberzelt sezieren, einbalsamieren und unter strenger Geheimhaltung nach Istanbul bringen, wo er nach seinem Wunsch in der von ihm erbauten Süleymaniye-Moschee beigesetzt wurde. Einbalsamierung und mehrwöchige Geheimhaltung waren notwendig, um den Heimtransport und die Nachfolge seines Sohnes Selim II. zu sichern.
Herz und Eingeweide seien in der Mitte des Zeltes beerdigt worden. Selim habe an dieser Stelle ein prächtiges Grabmal mit einer Türbe aus Marmor bauen lassen,

11.9. Ungarn

der später ein Derwischkloster mit Moschee angeschlossen wurde. Der Komplex befand sich etwa drei Kilometer östlich von der Burg in einer mit Bretterzaun und Graben umgebenen Befestigung. 1664 wurde diese Festung durch ungarische Soldaten niedergebrannt, die Türbe blieb Ziel muslimischer Pilger. 1693 ließ ein österreichischer Offizier das Mausoleum abreißen. Der Ort selber sei der Heiligen Jungfrau geweiht und dort eine Marien-Wallfahrtskirche mit den Steinen der Türbe gebaut worden.[275] Die Quellenlage ist unsicher, der osmanische Reisende Celebi berichtete im 17. Jahrhundert erstmals, Süleymans Herz, Leber, Magen und andere Innereien seien in einem goldenen Gefäß dort begraben worden, „wo Khan Süleymans Zelt stand".[276]

Norbert PAP, Professor für historische Geografie der Universität Pécs, leitet seit mehreren Jahren neue Untersuchungen zur Auffindung des Grabes, die auch vom türkischen Staat gefördert werden. Er ist der Überzeugung, dass die Ansicht, die Innereien lägen an der Stelle der Wallfahrtskirche, an der sogar eine entsprechende Gedenktafel aus dem Jahr 1913 angebracht ist, falsch sei und dass diese sterblichen Reste an anderer Stelle in einer Holzkiste vergraben worden seien.[277] Die Ausgrabungsarbeiten und Archivstudien sind nicht abgeschlossen, des Sultans Herz ist bisher nicht gefunden. Wenn es auch denkbar ist, dass der osmanische Großwesir eine Verwesung des Leichnams aus politischen Gründen und weil dieser im Mausoleum der Süleymaniye-Moschee begraben werden sollte, verhindern wollte, gibt es bisher keinen eindeutigen Beweis für ein solches Vorgehen. Das gilt auch für die Annahme, dass der Großwesir die Methoden der Einbalsamierung und den Brauch die Herzbestattung der Eliten im christlichen Europa kannte und die Innereien seines Herrn würdig behandeln wollte.[278]

Die Verhinderung der Verwesung des Leichnams war wohl der Grund, dass die Eingeweide des Siegers der Schlacht auf dem Amselfeld im heutigen Kosovo (1389), des dort erstochenen Sultans Murad I., entnommen und vor Ort in einer Türbe[279] bei Pristina begraben wurden, während der Leichnam zurück in die Heimat, nach Bursa, gebracht wurde.[280]

Die letzte Herzbestattung in Ungarn, wahrscheinlich die letzte überhaupt, fand in der Kirche der Benediktinerabtei Pannonhalma feierlich im engen Familienkreis im Beisein ausgesuchter Medienvertreter statt. Der Sohn des letzten österreichischen Kaiserpaares, Karls I. und Zitas von Bourbon-Parma, Otto von Habsburg-Lothringen, Publizist, Politiker, Mitglied des europäischen Parlamentes und Staatsbürger von Österreich, Deutschland und Ungarn, bis 1921 Kronprinz von Ungarn, war in einem Gymnasium bei Pannonhalma durch Benediktinermönche einige Monate unterrichtet worden und hatte später im Exil als Thronprätendent von Ungarn die ungarische Sprache erlernt. Nach dem Fall des Eisernen Vorhangs nahm er zum Kloster wieder Kontakt auf und bestimmte es ausdrücklich zum Ruheort seines Herzens.

Als der christlich-monarchisch geprägte Traditionalist, Gegner des Nationalsozialismus und Mitinitiator der Öffnung des Eisernen Vorhangs an der ungarischen Grenze am 4. Juli 2011 in seinem Wohnsitz in Pöcking, Oberbayern, im Alter von 98 Jahren starb, wurde er autopsiert, in der St.-Ulrichs-Kirche von Pöcking, der

Theatinerkirche von München, der Basilika Mariazell in der Steiermark und im Stephansdom von Wien aufgebahrt, bevor er zusammen mit seiner Gattin Regina († 2010, s. S. 379) in der Kapuzinergruft von Wien bei seinen Ahnen am 16. Juli die letzte Ruhe fand. Während das Herz seiner Gattin in ihrer Familiengruft auf der Veste Heldburg in Thüringen blieb, trugen zwei Söhne das seine in einem stählernen Zylinder mit der Aufschrift

S.K.K.H.
OTTO
Erzherzog von Österreich
Königlicher Prinz von Ungarn
* 20. November 1912
in die Ewigkeit eingegangen
4. Juli 2011

unter Ausschluss der Öffentlichkeit und in Anwesenheit der Familie und geistlicher Würdenträger in die Krypta der Abteikirche von Pannonhalma, wo es unter einer schlichten quadratischen Steinplatte mit dem Kaiserhaus-Wappen und der Inschrift „OTTO / 1912.11.20 – 2011.07.04 / COR MUNDUM CREA IN ME, DEUS"[281] eingeschlossen wurde (s. Abb. 78, S. 754). Die Herzurne war von seiner Tochter, der Bildhauerin Gabriela von Habsburg, geschaffen worden und entspricht in der Form der Urne seiner Gattin, die ebenfalls von Gabriela von Habsburg stammt.

11.10 Slowenien

Eine romantisch glorifizierende Geschichte wird von einem in einem Glasgefäß mit Desinfektionsflüssigkeit konservierten Herzen in der Friedhofskapelle der Burg Turjak des alten Adelsgeschlechtes von Auersperg bei Ljubljana erzählt:[282] Der junge Hanno von Auersperg sei von seinen Eltern nach Neapel geschickt worden, um eine nicht standesgemäße Liaison mit einer Bürgerlichen zu beenden. Dort habe er Selbstmord begangen, sein Herz sei in die Heimat zurückgebracht worden. Hingegen berichtete der zeitgenössische Historiker Radics „von seinem Freund, dem Hanno Maria Josef Reichsgraf Auersperg, Freiherr auf Schön- und Seisenberg", dieser sei am 18. Februar 1861 „als Volontär in den Reihen des königl. neapolitanischen Generalstabes auf den Wällen der hartbedrängten Festung Gaeta"[283] am rechten Bein von einer Kartätschenkugel getroffen, das Bein sei amputiert worden. Der 23-jährige Oberleutnant sei gestorben und in Gaeta begraben worden. Das Herz sei in die Familiengruft der Burg Turjak gebracht worden.

Tatsächlich steht in der Friedhofskapelle der heutigen Burg in einer Wandnische eine ungewöhnliche Herzurne: In einem Schauglas schwimmt in gelblicher Konservierungsflüssigkeit ein Herz, das an der Gefäßwurzel abgeschnitten und aus der Brust entfernt wurde, wie ein anatomisches Demonstrationsobjekt (s. Abb. 69, S. 751). Der gute Erhaltungszustand lässt darauf schließen, dass es von einer in der Autopsie erfahrenen Person wenige Stunden nach dem Tod entnommen und in ein Gefäß mit Konservierungsflüssigkeit, am ehesten Formalin, eingelegt wurde. Die Nische wird von einem Metalltürchen verschlossen, auf dem geschrieben steht:

11.11. Slowakei

> Hanno Graf Auersperg, Oberlieutenant im Dienste Pius IX. und Franz II., Ritter des neapolitanischen Georg Ordens, geb. 3. Mai 1838. Gest. 19. Februar 1861. Sein Herz ruht hier, in dem Lande, das ihm Leben gab, und in der Naehe seiner trauernden Eltern und Geschwister. Seinen Körper bewahrt die Kirche San Giuseppe in Gaeta, wo er für ein heiliges Recht den Tod des Helden fand.

In der 1903 erbauten Stadtpfarrkirche St. Bartholomäus von Gottschee[284] (jetzt slowenisch Kočevje) enthält ein durch eine schwarze Tür mit dem Auersperg-Wappen, einem Auerochsen, und der Aufschrift „DIE HERZEN DER SRCA HERZOGE V GOTTSCHEE KOCÉVSKIH VOJVOD" verschlossenes Schränkchen in der Wand des Presbyteriums vier pokalähnliche Herzurnen des fürstlichen, des Gottscheer Zweiges von Auersperg. Sie stammen von den Herzögen von Gottschee, Karl Josef Anton († 1800), Wilhelm († 1822), Karl Wilhelm II. († 1827) und Karl Wilhelm Philipp († 1890). Die Urne des fünften und letzten Herzogs Karl Maria Alexander von Auersperg († 1927) fehlt. Mindestens eines der vier Gefäße enthält kein Herz: Karl Wilhelm Philipp hatte eine Herzentnahme testamentarisch abgelehnt. Die Familie ließ stattdessen ein leeres Silbergefäß ins Schränkchen stellen.

Bereits 1713 wurde das Herz des kaiserlichen Generals Franz Karl von Auersperg, der auf seinem Gut Gschwend in Oberösterreich verstorben war, in einem silbernen, vergoldeten Gefäß seiner Familie übergeben und wahrscheinlich in der Familiengruft, einem Anbau der Pfarrkirche Maria Laah bei Wolfern in Oberösterreich, beigesetzt.

Sein Sohn Heinrich starb 1783 im 86. Lebensjahr in Wien. Er wollte, dass sein Herz in die Familiengruft bei den Laibacher Franziskanern überführt werde, während sein Corpus in Maria Laah blieb.[285]

Archäologische Ausgrabungen an der Stelle dieser nicht mehr vorhandenen Gruftkapelle[286] im Stadtzentrum von Ljubljana (Laibach) im Jahre 2009 fanden fünf Skelette und ein zylindrisches Bronzefäß mit einem Deckel, auf dem der Name des Auersperger Fürsten Johann Ferdinand II. (1655–1705) eingraviert zu erkennen war. Der Inhalt bestand aus bröckelig-faserigem organischen Material.[287] Möglicherweise wurden die Herzen weiterer Fürsten von Auersperg in der Gruft deponiert, die von Johann Weikard († 1677), Franz Karl († 1713), Heinrich Josef († 1783) und Karl Maria Alexander († 1927).[288]

Ebenfalls im damals habsburgischen Laibach, in der Jesuitenkirche St. Jakob, befand sich das Herzgrab des unter Kaiser Ferdinand II. zum Katholizismus konvertierten Hofkammerpräsidenten Hans Ulrich von Eggenberg († 1634) (s. Kap. 10.3.12).[289]

11.11 Slowakei

Die slowakische Kleinstadt Malacky, nördlich von Bratislava, gehörte früher zum Königreich Ungarn und stand im Besitz des aus dem ungarischen Uradel stammenden Geschlechtes der Pálffy, die zum Habsburger Hofadel zählten. Paul IV., Palatin von Ungarn, k.k. Geheimrat (1590–1653), baute in Malacky von 1653–1660 ein

Franziskanerkloster, dessen Krypta zu einer Grablege des Geschlechtes wurde.[290] Paul und sein Sohn Johann wollten, dass ihre Herzen dort Ruhe finden sollten.[291]

Beider Corpusgräber befinden sich im Dom von Bratislava. Pauls Herz in der Krypta ging 1866 bei der preußischen Invasion, nach anderen Quellen in den Wirren des Ersten Weltkrieges verloren.[292] Das seines 1694 gestorbenen Sohnes Johann III. Anton ist in ein für die damalige Zeit typisches herzförmiges Behältnis aus Silber eingeschlossen und wird heute in einem luftdicht versiegelten flachen Glaskasten im katholischen Pfarramt von Malacky aufbewahrt. Die Inschrift auf der Oberseite lautet (gekürzt):

> Huc sub Praesidium
> Beatissimae virginis Matris Dm nri Jesu
> Christi Lauretana : Sui Corda Parentis
> Filij Filiaeque quam post fata conjuncta
> maneant sepeliri mandavit suum
> C O R
> Ilmus D COMES JOAN Ant Pálffy ab
> Erdeod perp A Deii lib Bachared: Dn. In Arc Siomsta
> Deven et Marbék Sacr. Caes. R. Mas Cam Cons
> Incl Com Poson Sup Comes
> Arc eius Supr. Ac Haered: Capit
> Obijt Poson
> Die 26 9bt Ae suae
> 52 Anno 1694[293]

11.12 Rumänien und Bulgarien

Rumänien entstand als einheitliches Staatswesen erst im 19. Jahrhundert aus Fürstentümern, die meist längerfristig unter osmanischem und slawischem Einfluss standen und überwiegend dem orthodoxen Glauben angehörten. Eine Teilung des Leichnams mit Mehrfachbestattung war daher nicht üblich.

Die einzige bekannte Herzbestattung war die des Herzens der rumänischen Königin Maria von Rumänien, der Marie Alexandra Victoria von Edinburgh, die 1875 als Tochter von Alfred von Edinburgh, Herzog von Sachsen-Coburg und Gotha, geboren wurde und Ferdinand von Hohenzollern-Sigmaringen, den späteren König von Rumänien, heiratete.

Sie bestimmte über ihren Ehemann nachhaltig die rumänische Politik, galt als Patriotin, engagierte sich im Ersten Weltkrieg als Rotkreuzschwester und vertrat ihr Land bei den Friedensverhandlungen in Versailles. Sie gehörte zwar dem anglikanischen Glauben an, entwickelte aber im Alter eine Neigung für die Orthodoxie ihres Landes, aber auch für die Bahai-Religion. Als sie am 18. Juli 1938 starb, wurde sie neben ihrem Mann in der Kathedrale der rumänischen Stadt Curtea de Argeș begraben.

Im Rumänischen Nationalarchiv existiert ein Brief an ihren Sohn Carol vom 29. Juni 1933:

11.12. Rumänien und Bulgarien

> Today, as the grave lies between us I can say anything to you; you need not answer nor need you be shocked, but Carol, do what I ask you: Have my heart cut out of my body, place it in a golden casket & bury it near or under the altar of Stella Maris and there it will find rest & Stella Maris will become a „Wallfahrtsort". All through life people came to my heart, much was asked of my heart, always, more than you ever will know; so let them come to my heart even after it has stopped beating & I shall be up there waiting for them in the rustic little church by the sea [...].[294]

Ihr Herz wurde zunächst in der Kapelle des Schlosses Cotroceni in Bukarest, der königlichen Residenz, aufbewahrt und dann in der kleinen Kirche Stella Maris beim Schloss Baltschik an der Schwarzmeerküste beigesetzt, wo sie sich nach dem Tode ihres Mannes häufig aufgehalten hatte. Als das Schloss 1940 an Bulgarien zurückgegeben wurde, ließ ihre Tochter Ileana das Behältnis in eine der Stella-Maris-Kirche nachgebaute Kapelle beim Schloss Bran in der Nähe der rumänischen Stadt Brașov, das der Königin gehört hatte, zurückbringen.

Nach der Abschaffung der Monarchie 1947 wurde das Herz in einer Felsennische beim Örtchen Măgura bei Bran verborgen. 1968 wurde dieses Grab geöffnet und der kunstvolle, mit Edelsteinen verzierte goldene Kasten mit der Königskrone, der das Herz in einer weiteren, vergoldeten Kiste einschloss, zunächst in das Schloss Peleș, dann in das Nationalmuseum für die Geschichte Rumäniens in Bukarest gebracht. Am 3. November 2015 wurde die silberne Schatulle mit dem Herzen wieder ins Schloss Peleș zurückgebracht, auf einen Sockel hinter jenem Sofa, auf dem Maria vor 77 Jahren verstorben war, auf der Rückreise von einer ärztlichen Konsultation in Dresden zum Schloss Cotroceni.[295] Wenige Jahre später wurde ein geschlossenes Silbergefäß mit den Organresten erneut im Nationalmuseum für die Geschichte Rumäniens in Bukarest aufgestellt.

Auch der Adel und die Geistlichkeit Bulgariens, das lange unter osmanischer Herrschaft stand, dessen Bürger überwiegend dem orthodoxen Glauben angehören und das erst seit 1878 wieder als unabhängiger Staat existiert, kannte keine postmortale Dreiteilung.

In Bulgarien wurde nur ein Herz aus dem Corpus eines Herrschers entnommen und konserviert, jenes des bulgarischen Zaren Boris III., wie Maria von Rumänien aus dem Hause Coburg-Gotha. Er hatte sich gegenüber Hitler geweigert, die Juden seines Landes nach Auschwitz deportieren zu lassen, und auch dessen Forderung abgelehnt, der Sowjetunion den Krieg zu erklären. Als er am 28. August 1943 auf einer Wanderung im Rila-Gebirge mit 49 Jahren verstarb, hielt sich das Gerücht, Hitler habe ihn vergiften lassen. Er wurde im Kloster Rila bestattet, zuvor wurde das Herz entnommen. 1944 ließ die kommunistische Regierung den Leichnam exhumieren und ihn im Wrana-Palast in Sofia erneut bestatten. Nach dem Fall des Regimes sei bei einer neuerlichen Exhumierung nur das Herz in einem Glasgefäß gefunden und in den Tresor der bulgarischen Nationalbank gebracht worden, bevor es dann in der Kirche des Rila-Klosters seine letzte Ruhe fand.[296] 1996 besuchte sein Sohn, Ex-König Simeon II., das Grab seines Vaters.[297]

11.13 Spanien

In Spanien und Portugal wurden wie in den anderen Mittelmeeranrainerstaaten – mit Ausnahme Frankreichs – eher selten Herzen geistlicher und weltlicher Eliten bestattet.

Die erste bedeutsame getrennte Bestattung wurde dem König von Aragón, Alfons II., dem Keuschen, zuteil. Als Graf der Provence war er auch Gönner der Troubadoure und starb 1196 im südfranzösischen Perpignan. Begraben wurde er dann in der Familiengruft von Santa Maria de Poblet in Katalonien, ein Teil seines Leichnams liegt hinter einer Steinplatte in der Wand der Kirche des Klosters Santa Maria de Vilabertran mit einer lateinischen Inschrift, die lautet: „Ildefonsus eram magnatum magna potestas. / Non sum qui fueram. Iacet hic pars maxima nostri."[298] Mit hoher Wahrscheinlichkeit handelt es bei den bestatteten Körperteilen um seine Eingeweide (und das Herz?).

Das Beispiel seiner französischen, deutschen und englischen Verwandten und Vorfahren könnte später den König von Kastilien und León, Alfons X., genannt „El Sabio" (der Weise, 1221–1284), bewogen haben, testamentarisch die Verteilung seines Leichnams und besonders die Bestattung seines Herzens anzuordnen.[299] Er war Großenkel Friedrich Barbarossas, Sohn der Tochter des deutschen Königs Philipp von Schwaben, Beatrix (bzw. in Spanien Elisabeth), Großneffe der französischen Königin Blanka von Kastilien (s. S. 70) und hatte testamentarisch festgelegt, dass, falls er ohne Erben sterben würde, Kastilien an den französischen König fallen sollte. Wegen seiner hohenstaufischen Abkunft mütterlicherseits war er mehrere Jahre König des Heiligen Römischen Reiches deutscher Nation. Die Unruhen seiner Regierungszeit hatten ihn gehindert, nach Jerusalem zu pilgern, daher sollte sein Herz auf dem Kalvarienberg begraben werden, „wo schon einige unserer Vorfahren beerdigt sind".[300] In seinem zweiten Testament vom 10. Januar 1284, nach seiner Entmachtung 1282 durch seinen Sohn Sancho, kurz vor seinem Tod in Sevilla am 4. April, wählte er als Grablege das Kloster Santa María la Real in Murcia – „quae est caput istius regni" – oder die Capilla Real der Kathedrale von Sevilla. Seine Eingeweide sollten zum Corpusgrab kommen.

Er wurde dann endgültig begraben bei seinen Eltern in der Capilla Real der Kathedrale, Herz und Eingeweide wurden nach Murcia gebracht als Dank für die Treue seiner Bewohner.[301] Im Chorraum der Kathedrale links vom Hochaltar wurde ein prächtiges Renaissance-Arkosolgrab angelegt: In einer großen, bogenüberwölbten Nische steht ein Steinsarg mit floralen Verzierungen, beidseits flankiert von Szepter und Hämmern tragenden Herolden in höfischer Tracht mit den Wappen von Kastilien und León. Das Grab ist farbig bemalt und renoviert. Über dem Sarg hat die Stadt Murcia ein rundes Memorialschild mit Inschrift zum 700. Todesjahr des Monarchen angebracht. Eine weitere Inschrift in Minuskeln auf dem Podest, auf dem der Sarg steht, betont die Treue der Stadt als Motiv für die Übereignung eines Teils seines Körpers mit Begräbnis in der Kathedrale:

> Aqui estan las entranas del s.r. don
> alonso X., el qual muriendo en sevilla

11.13. Spanien

> por la gran lealtad con que esta cibdat de murcia le sirvio
> en sus adversidades las mando sepultar en ella[302]

Ein Jahrhundert später dürften ähnliche Motive wie bei Alfons X. den Enkel des französischen Königs Ludwig X., den in Evreux geborenen König von Navarra und Grafen von Évreux, Karl II. von Navarra (1332–1387), wegen seiner Unberechenbarkeit, Skrupellosigkeit und Illoyalität auch „der Böse" genannt, veranlasst haben, testamentarisch eine postmortale Dreiteilung seines Leichnams anzuordnen,[303] zumal auch sein Vater Philipp III. sein Herz in der Pariser Jakobinerkirche hatte begraben lassen (s. Kap. 8.4). Gestützt auf seine Ehe mit der französischen Königstochter Johanna versuchte er, seine Ansprüche auf den französischen Thron kriegerisch durchzusetzen, wurde aber vom französischen Connétable du Guesclin (s. Kap. 8.5) vernichtend geschlagen.

Als er am 1. Januar 1387 in Pamplona starb, wurde er von einem jüdischen Arzt namens Samuel Trigo seziert, das Herz und die Eingeweide wurden entnommen und in zwei Zinnkrüge gelegt. Der Leichnam wurde mit einem Gemisch von Kräutern, Harzen, aromatischen Ölen etc. gefüllt.

Sein Corpus liegt in der Kathedrale von Pamplona, das Herz sollte zur Muttergottes von Ujué gebracht werden, einem spätromanischen Marienbild in der dortigen Kirche Santa María, deren Bau er gefördert hatte. Das Herzdenkmal steht in einer Nische links neben dem Altar der Festungskirche und wird gelegentlich auf Ausstellungen[304] gezeigt. Das konservierte, nur wenig geschrumpfte Organ wird in einer ovalen Kristallvase aufbewahrt, die durch einen hölzernen Deckel verschlossen ist, mit einer vergoldeten Krone am Vorderrand. Die Vase steht auf einem Sockel, der von drei liegenden vergoldeten Löwen gestützt wird. Zu beiden Seiten stehen Ritterstatuetten mit Schwert und Schild, auf dem einen das Wappen von Évreux, auf dem anderen das von Navarra.[305] In der Kirche steht es auf einem quadratischen Podest mit spanischer Schrift mit Angaben zum Inhalt („CORACŌ"), zu Namen, Daten und Titeln.

Die Eingeweide sollten nach dem ersten Testament in die nordfranzösische Abtei de la Noé gebracht werden,[306] in deren Nähe er die entscheidende Schlacht gegen du Guesclin verloren hatte, kamen dann aber aufgrund eines dritten Testamentes in das damalige Hospital von Roncesvalles. Heute sind sie nicht mehr auffindbar.

Dort, in Roncesvalles, in der Kirche Notre-Dame, wollte ein weiterer navarresischer König sein Herz und seine Eingeweide begraben haben, bei den sagenhaften Gräbern der Paladine Karls des Großen, Olivier und Roland, Oliver und Turpin. Gaston IV. de Foix-Béarn starb dort 1472, ein Herzgrab existiert nicht mehr.[307]

Von einem frühen Vorfahren, Gaston IV., „le Croisé" („der Kreuzfahrer"), Graf von Béarn († 1131), der am Ersten Kreuzzug teilgenommen hatte, wird ebenfalls berichtet, er habe sein Herz bestatten lassen. Als Orte werden der Hochaltar der Kirche Sainte-Foy in Morlaàs in der französischen Pyrenäenregion genannt, aber auch der Platz vor der „Virgen del Pilar", der Muttergottes auf der Säule in der Kathedrale von Saragossa, wo der Graf begraben liegt.[308]

11. Herzbestattungen im übrigen Europa

Der Großvater des Konquistadors Francisco Pizarro, Francisco Pizarro de Vargas, starb 1569 während eines Maurenaufstandes in Granada. Sein Leichnam wurde in seine Heimatstadt Trujillo in die Kirche Nuestra Senora de Santa Maria La Mayor zurückgebracht, sein Herz sei in Granada geblieben, der Ort ist nicht bekannt.[309]

Nicht belegbar ist ein Herzbegräbnis des spanischen Königs Ferdinand VI. († 1759) in der Kathedrale von Noyon, Frankreich, wie es HARTSHORNE behauptet.[310]

Ein Namensvetter des illegitimen Sohnes Kaiser Karls V., des Juan de Austria († 1587), dessen Herz sich in Namur befindet (s. S. 467), ebenfalls einer bürgerlichen Verbindung des Königs Philipp IV. von Spanien mit einer Schauspielerin entstammend, ebenfalls Statthalter der Niederlande, war der Heerführer und Staatsmann Juan José de Austria (1629–1679). Er wurde trotz seiner unehelichen Geburt im Escorial begraben. Sein Herz, so hatte er es testamentarisch bestimmt, sollte bei der Madonna del Pilar in der Kathedrale von Saragossa ruhen. Dorthin wurde es am 27. Februar 1680 gebracht.

Der französische Adlige Alexandre II. de Bournonville kämpfte als General und Marschall in kaiserlichen und spanischen Diensten und starb 1690 im Alter von 74 Jahren in Pamplona, wo sein Herz in der Karmeliterkirche geblieben sein soll. Sein Leichnam kam in die Familiengruft bei den Unbeschuhten Karmeliten in Brüssel.[311] Ein weiteres Mitglied der Familie, Ambroise-François de Bournonville, Pair de France, Marschall, Gouverneur von Paris, als Witwer noch zum Priester geweiht, starb 1693 mit 73 Jahren in seinem Schloss La Motte-Tilly bei Nogent-sur-Seine. In der Kirche der Filles de St. Benoit des Ortes wurde er begraben, seine Eingeweide kamen ins Kloster, das Herz in den Kirchenchor.[312]

Das Herz der 1740 im Escorial begrabenen Königin von Spanien, Maria Anna von der Pfalz-Neuburg, in deren Familie solche Bestattungen üblich waren, soll in die Kirche des Klosters Santa Clara de las Descalzas Reales in Madrid gekommen sein.[313]

Noch im 20. Jahrhundert unterstreicht die Odyssee des Herzens des populären Präsidenten von Katalonien, Francesc Macià (1859–1933), die Wertschätzung dieses Organs im Heldenkult durch Volk, Familie und Weggefährten. Der katalanische Politiker musste in seinem Kampf um die Unabhängigkeit seines Heimatlandes mehrfach ins Exil, wurde schließlich zum Präsidenten der Landesregierung gewählt und starb am 25. Dezember 1933 in Barcelona. Wenige Stunden nach seinem Tod wurde das Herz herausgeschnitten und in einer mit Blei versiegelten Urne mit Formalin konserviert, um es als Reliquie aufzubewahren. Es blieb über Jahrzehnte im Besitz seines politischen Freundes und Mitarbeiters Josep Tarradellas auf allen Stationen seines Exils und wurde zuletzt in einer Bank in der französischen Stadt Tours in einem Safe hinterlegt.

Macià selbst wurde im Collaso i Gil Pantheon, Barcelona, begraben. Bei der Eröffnung des Grabes fand sich die Leiche trotz Balsamierung teilweise zerfallend, daneben lag ein kleines Zinkkästchen mit den Eingeweiden. Diese sterblichen Überreste des Staatsmannes wurden dann in das endgültige Grab, ein großes Memorialmonument auf der Plaza de la Fe des Friedhofs von Montjuïc, Barcelona, umgebettet.[314]

Am 9. Oktober 1971 wurde das Herzgefäß in einem kleinen schwarzen Sarg mit einem Kreuz auf dem Deckel von Tarradellas, inzwischen Präsident von Katalonien, und der Tochter Maria Macià in das geöffnete Grab hinabgesenkt.[315]

11.14 Portugal

Wie in Spanien waren die Teilung des Leichnams und die Herzbestattung in der portugiesischen Aristokratie selten.

Eines der ersten Herzen stammte von António von Crato, einem Mitglied des portugiesischen Königshauses, allerdings aus einer illegitimen Verbindung. Er rief sich nach dem Tod des kinderlosen Königs Heinrich I. 1580 selbst zum König aus, wurde aber von den spanischen Habsburgern, die diesen Thron für sich beanspruchten, ins französische Exil vertrieben. Er starb verarmt 1595 in Paris, sein Herz wurde dort in der Kirche des Couvent de l'Ave-Maria begraben, die während der Revolution zerstört wurde (s. S. 8.7).

MADDEN ordnet in seiner 1851 erschienenen Beschreibung von Grabstätten in der Alten und Neuen Welt[316] ein Herzgrab dem Seefahrer und Vizekönig von Indien, João de Castro, zu, der 1548 in Goa starb und dessen sterbliche Überreste in sein Heimatland, ins Kloster von Benfica bei Lissabon, zurückgebracht wurden: Eine in der Kapelle Nossa Senhora do Monte des Landgutes Penha Verde[317] bei Sintra, unweit von Lissabon, das dem Seefahrer gehört hatte, angebrachte Steintafel trägt die Inschrift:

> Cor Sublime Capax et Olympi montis ad instar
> amplius orbe ipsa cor brevis urna tegit,
> Cor consanguini concors comparque Ioanni
> India cui palmas subdita mille dedit.
> Cor virtutis amans, cor victima virginis almae
> corque ex corde pium nobile forte, vallens
> Non pars sed totus latet hoc Saldanha sepulchro
> in corde est totus, cor quia totus erat.
> Obiit anno Domini 1723
> aetatis suae 55, die vero 12 Augusti.[318]

Es handelt sich also nicht um das Herz des João de Castro, sondern um das des 1723 verstorbenen António de Saldanha de Mesquita Lobo Albuquerque Castro e Ribafria, Generalkapitän von Angola, Gouverneur von Goa.

Die meisten portugiesischen Könige und Angehörigen des Hauses Braganza sind im königlichen Pantheon der Familie im Kloster von São Vicente de Fora in Lissabon begraben. Eine getrennte Bestattung war keine dynastische Pflicht, von vier Monarchen ist eine solche bekannt. Drei davon, Herzen mit Eingeweiden, befinden sich im Fußboden der Kapelle Meninos de Palhavã des Pantheons. Bedeckt sind sie jeweils von einer schlichten quadratischen Kachel, die erste über den Organen Johanns V. (1689–1750) trägt die Inschrift „Cor / & Viscera / Reg. Joannis / Quinti / 1750".[319]

Eine zweite liegt über Herz und Eingeweiden König Josephs I. (1714–1777) mit der Inschrift in Majuskeln „COR / ET VISCERA / REGIS JOSEPHI / PRIMI".

Unter der dritten sind Herz und Eingeweide des Königs von Portugal und Kaisers von Brasilien, Johann VI. (1767–1826) begraben. Ihre Inschrift beinhaltet den zweifachen Titel: „COR / ET VISCERA / IMPERATORIS / AC REGIS IOANNIS / SEXTI / ANNO / 1826"

Er war in seiner portugiesischen Hauptstadt nach schweren Krämpfen und Erbrechen gestorben. In den 1990er Jahren wurden die Organe, die in einem chinesischen Keramiktopf eingeschlossen waren, untersucht und paläopathologisch analysiert. Es bestätigte sich der bereits nach dem Tod des Monarchen geäußerte Verdacht einer Vergiftung, und zwar mit Arsen.[320]

Auf einer Tafel vor der Kapelle der „Meninos" steht, dass „die Herzen und Eingeweide einiger Könige der vierten Dynastie" unter dem Fußboden liegen. Weitere Angaben fehlen. Es könnte sich auch um die Organe zweier unehelicher, später legitimierter Söhne Johanns V. handeln, nach denen die Kapelle benannt ist.[321]

Über zwei Monate des Jahres 1826 war der zweite Sohn Johanns VI. portugiesischer König:[322] Peter IV. war als Peter I. von 1822–1831 Kaiser von Brasilien. Er hatte als Kind mit der königlichen Familie vor Napoléon nach Brasilien flüchten müssen, das 1815 ein mit Portugal in Personalunion verbundenes Königreich geworden war. Peter, Kronprinz beider Länder, rief 1822 die brasilianische Unabhängigkeit aus und wurde Kaiser des Landes. In seiner Regierungszeit kam es zu erheblichen innenpolitischen Schwierigkeiten in beiden Ländern, die jahrelange kriegerische Auseinandersetzungen zur Folge hatten. Peter dankte schließlich zugunsten seines Sohnes ab und kehrte über Umwege nach Portugal zurück, wo er, erst 35-jährig, am 24. September 1834 nach längerer Krankheit im Palast von Queluz bei Lissabon verstarb. Er wurde zunächst im Pantheon der Braganzas im Kloster São Vicente de Fora begraben. 1972 wurden seine sterblichen Überreste nach Brasilien überführt und mit denen seiner zwei Gattinnen, der Maria Leopoldine von Österreich († 1826) und der Amélie von Leuchtenberg († 1873), zu Füßen des Unabhängigkeitsdenkmals in São Paulo beigesetzt.

Sein Herz hatte er testamentarisch der Stadt Porto vermacht, weil sie ihn in den Kämpfen während seiner portugiesischen Herrschaft[323] unterstützt hatte. Möglicherweise hat zu diesem Entschluss beigetragen, dass seine beiden Gattinnen aus Familien stammten, bei denen die Herzbestattung Tradition war.

In der Chorwand der von ihm geschätzten und oft besuchten Kirche Igreja da Lapa, links neben dem Hauptaltar mit der Madonnenstatue „Unsere Frau von Lapa", befindet sich seit 1837 ein großes klassizistisches Kardiotaph aus Granit in der Form eines Tores mit einem säulengetragenen Türsturz, auf dem eine steinerne Urne steht. Zu beiden Seiten sind Fahnen, Wappen und kniende Engel angebracht. Das ganze Monument steht auf einem altarähnlichen Piedestal. Zwischen den Säulen verschließt eine schwarze, mit einer goldenen Girlande geschmückte Bronzetür mit einer langen lateinischen Eloge in goldenen Majuskeln, die Lebensdaten und -schicksale, Ereignisse seiner Regierung und Leistungen des Verstorbenen in und für Portugal zum Inhalt hat, das Grab. Das Gefäß mit dem Organ, das fünf Monate nach seinem Tod per Schiff von Lissabon nach Porto gebracht worden war, steht in einem schwarzen Holzschrank mit zwei Türflügeln. Der aus vergoldetem Silber gefertigte Pokal hat einen wappengekrönten Deckel und birgt das kaiserliche Herz, wie das Herz von Hardenberg in Neuhardenberg (s. Kap. 10.4.3) in Formalin konserviert und vollständig erhalten, in einem Glasgefäß, das durch ein Drahthenkelgeflecht heraushebbar ist. Die Stadtverwaltung lässt die Flüssigkeit in zehnjährigen Intervallen wechseln.

2009 wurde durch brasilianische Wissenschaftler eine Probenentnahme zur DNA-Analyse beantragt, die aber aus Pietätsgründen zurückgestellt wurde. Von den zwei umfangreichen Inschriften auf dem Gefäß weist die erste in Latein auf die Unterstützung hin, die Peter bei der Belagerung von Porto durch seinen Bruder Miguel im sogenannten Miguelistenkrieg 1832/33 durch die Einwohner der Stadt zuteilwurde, und auf sein Gelübde, sein Herz dieser Stadt zu „schenken", das seine zweite Gattin Amélie Auguste erfüllte. Die zweite, portugiesische, betrifft einen Abschnitt der Rede, die Peter bei seinem Dankesbesuch 1834 an die Einwohner von Porto gerichtet hatte.

Im Zentrum des Vereinswappens des Fußballclubs FC Porto befindet sich ein rotes Spielkartenherz, das das Herz Peters IV. symbolisieren soll.

11.15 Schweden und Litauen

Das Herz des schwedischen Königs Gustav II. Adolf, der in der Schlacht von Lützen am 6. November 1632 fiel, fand seine endgültige Ruhe in seinem Sarkophag in der Riddarholmskyrkan in Stockholm (s. S. 315).

Noch 1949 wurde ein Herz auf dem Stockholmer Friedhof Norra begravningsplatsen begraben, wobei die damit verbundenen Schicksale besonders das Motiv für dieses Ereignis repräsentieren: Der Polarforscher Nils Strindberg starb 1897 auf dem Weg zum Nordpol beim Absturz seines Ballons mit seinen zwei Kameraden. Die Leichen wurden 33 Jahre später gefunden, nach Stockholm zurückgebracht und nach Einäscherung auf dem genannten Friedhof beerdigt. Strindberg hatte sich acht Monate vor seiner Abreise mit Anna Charlier verlobt, der auch sein während der Expedition verfasstes Tagebuch galt. Annas Trauer um Strindberg hielt bis zu ihrem Tod im Jahre 1949 an. Sie hatte erst 1910 geheiratet und testamentarisch bestimmt, dass ihr Herz nach ihrem Tod mit den sterblichen Überresten ihres Verlobten vereinigt werde. Das Organ wurde getrennt verbrannt, die Asche wurde in einer kleinen Silberbox im Grab von Strindberg beigesetzt.[324] Ein Hinweis darauf fehlt.[325]

11. Herzbestattungen im übrigen Europa

In eine 1932 angelegte Gruft unter der Kasimirkapelle der Kathedrale St. Stanislaus und St. Ladislaus des litauischen Vilnius wurde die Herzurne des polnischen Königs Władysław IV. Wasa († 1648) gebracht, der den Umbau der Kathedrale veranlasst hatte (s. Kap. 11.7).

Anmerkungen zu Kapitel 11

[1] Vgl. EISLER: Byron – Der Held im Kostüm, S. 772.

[2] Vgl. ANON.: Burial of heart of Baron de Coubertin and Greek proposal to hold 1944 games at Athens. URL: http://discovery.nationalarchives.gov.uk/details/r/C12462524 (besucht am 23. 06. 2013).

[3] Auf den Seitenflächen der viereckigen Stele stehen Inschriften zur Geschichte der modernen Olympischen Spiele. Auf der Vorderseite lautet der in altgriechischen Majuskeln verfasste altgriechische Text (Üb. Norbert Behringer): „Für die Erneuerung der Olympischen Spiele in der ganzen Welt hat als ewiges Denkmal diese Stele Griechenland in dem hochheiligen Olympia aufgestellt als ewige von den Wettkämpfen [ausgehende] Lehre für Seele und Leib. Des Erneuerers aber Petros Kuberten [= Coubertin] Herz hat es [Griechenland] in Verehrung hier beigesetzt aus Dankbarkeit gegen ihn für das, was er für der Spiele Wiedererweckung getan hat."

[4] Vgl. Lawrence GATT: Persönliche Mitteilung an den Verfasser. Chancellor, Diocese of Mdina. 2. Feb. 2010.

[5] Üb. Johann Dorner: „Bruder Philippe de Villiers l'Isle Adam, Großmeister des Heeres von Jerusalem, solange er lebte ein gewissenhafter Verehrer von Jesus, der im Alter von über 70 Jahren seine Seele und seinen Körper Jesus anvertraute, aber seine körperlichen Eingeweide [der heiligen] Maria in dieser Kirche. Er starb am 21. August 1534. Quintinus hat [das Denkmal] zur Erinnerung an den Verstorbenen veranlasst."

[6] Vgl. George AQUILINA: Persönliche Mitteilung an den Verfasser. O.F.M. Franciscan Friars Minor, Valetta. 8. Feb. 2010.

[7] Ergänzungen in Klammern von Johann Dorner. Üb. Johann Dorner: „Seitdem Joachim von Wignacourt, der ältere Bruder, ein hervorragender Mann unter den Franzosen, merkte, dass sein Bruder Aloph von Wignacourt, die Zierde des Militärs von Jerusalem, zur Spitzenstellung des Großmeisters des Militärs von Jerusalem aufgestiegen war, wünschte er, ihn zu besuchen. Hinderlich war sein Alter, aber schließlich siegte die Liebe. Er kam, sah seinen Bruder, und als er ihn auf Erden gesehen hatte, starb er und ging weg, um seinen Vater im Himmel zu sehen, am dritten Tag vor den Iden des August 1615 [11. August 1615]. Seine Eingeweide, er war nämlich im Palaste des Berges Verdale verstorben, bestattete an diesem Ort auf dessen Befehl der hochherzige Bruder Johann Lanfrancus Ceba, der Einnehmer der Hochmeistereinkünfte von Rom und Notar und zur gleichen Zeit Befehlshaber hier über das Waffenwesen."

[8] Ergänzungen in Klammern von Johann Dorner. Üb. Johann Dorner: „Für Gott, den Besten und Größten. Du siehst die Eingeweide des einstigen militärischen Großmeisters von Rhodos, des hochherzigen Claudius, von Marmor bedeckt. Das innere Wesen des Mannes war erfüllt von der Verehrung des Namens Jesu; als Toter gab er seine Eingeweide diesen Altären. Der Seneschall Bruder Karl von Hangest und der Verwalter Bruder Christophorus von Montcauldry haben in Gedanken an ihren Herr am 15. September ... 1557 diese letzte Pflicht erfüllt." Die ersten vier Zeilen sind lateinische Distichen, dann Prosa.

[9] Vgl. GATT: Persönliche Mitteilung an den Verfasser; AQUILINA: Persönliche Mitteilung an den Verfasser (8.2.2010); Amadeo ZAMMIT: Persönliche Mitteilung an den Verfasser. O.Carm., Dar tat-Dalb Lunzjata, Rabat. 26. Feb. 2010.

[10] Üb. Johann Dorner: „Das durch seine Frömmigkeit einzigartige Herz des Mannes Claudius, der die Herrschaft von Rhodos lenkte, wird eingeschlossen in einer Urne. Angenehm war dem Mann das Geburtsland des geborenen Wortes; diesem heiligen Menschen übergab er sterbend sein Herz. Der Seneschall Bruder Karl von Hangest und der Verwalter Bruder Christophorus von Montegauldry haben, eingedenk ihrer Achtung gegen ihren Herrn, diese letzte Pflicht erfüllt am 15. Tag vor den Kalenden des Septembers [= 16. August] 1577." Am Anfang zwei lateinische Distichen, dann Prosa.

[11] Vgl. ebd.

[12] Albert GANADO: The Funeral of Angelo Emo in Malta in 1792: A pictorial Record. In: Joan ABELA/Emanuel BUTTIGIEG/Krystie FARRUGIA (Hrsg.): Proceedings of History week 1993. The Malta Historical Society 1993, S. 151–180, S. 161. Üb. Johann Dorner: „Dem besten und größten Gott. Errichtet für den Ritter Angelo Emo, den Großadmiral der venezianischen Flotte, der, ausgestattet mit der Würde eines Prokurators des heiligen Markus, alle Aufgaben in Krieg und Frieden mit gleichem Lob und Ruhm gemeistert hat. Seine Tüchtigkeit bestand in einer außerordentlichen Tapferkeit. Er hat den Handel mit höchster Gewandtheit zur See vermehrt. Der Übermut von Julia Caesarea wurde beendet durch seine Klugheit und die Gewalt der Waffen, die Mauern der tunesischen Städte wurden niedergerissen

in einem wütenden Krieg. Die Irrfahrten auf dem Meer wurden mit ausgezeichneter geistiger Stärke unterbunden. Er hat mit bewundernswerter Güte für sich eingenommen die Gefühle seiner Republik und der europäischen Fürsten für ihren höchstverdienten Streiter. Dessen Eingeweide sind hier begraben. Der Ritter Thomas Condulmier, Kommandeur der gleichen Flotte, hat das Denkmal in Dankbarkeit und trauriger Gesinnung errichten lassen. Er starb in Malta an den Kalenden des März [= 1. März] 1792."

[13] Vgl. George AQUILINA: Persönliche Mitteilung an den Verfasser. O.F.M. Franciscan Friars Minor, Valetta. 24. Juli 2010.

[14] Vgl. Constantine MARKIDES: Macabre battle over Makarios' heart. In: Cyprus Mail, 16. Nov. 2006, S. 14.

[15] Vgl. CHRISTOU: Persönliche Mitteilung an den Verfasser.

[16] MARKIDES: Macabre battle over Makarios' heart (Üb. d. Verf.).

[17] Vgl. PARK: The Life of the Corpse, S. 118f.

[18] Gerlach von MÜHLHAUSEN: MS XVII, 706, zit. n. D. SCHÄFER: Mittelalterlicher Brauch bei der Überführung von Leichen, S. 488. Üb. d. Verf.: „Dessen Fleisch wurde in Monte Cassino begraben, die Knochen jedoch wurden nach Prag gebracht."

[19] Vgl. Hansmartin DECKER-HAUFF: Das staufische Haus. In: Die Zeit der Staufer [Katalog der Ausstellung]. Bd. 3. Stuttgart: Landesarchiv Baden-Württemberg 1977, S. 339–374, S. 364.

[20] Vgl. ENDERLEIN: Die Grablegen des Hauses Anjou in Unteritalien, S. 12.

[21] Vgl. M. LETRONNE: Examen critique de la Découverte du Prétendu Cœur de Saint Louis, Faite de la Sainte-Chapelle, le 15 Mai 1845. Paris: Firmin Didot Frères 1844, S. 44.

[22] Guillelmus de NANGIACO: Gesta Philippi Regis Franciae filii Sanctae memoriae Regis Ludovici, HF, X, S. 468, zit. n. ENDERLEIN: Die Grablegen des Hauses Anjou in Unteritalien, S. 11. Üb. d. Verf.: „Hier empfangen, veranlasste er, dass die heiligen Reliquien in Ehren nach Sizilien gebracht wurden, und ordnete an, dass sie in der vornehmen Kathedralkirche des Ordens des Hl. Benedikts bei Palermo, die man Monreale nennt, zu begraben seien; wo sie mit einer sehr feierlichen und weihevollen Prozession des gesamten Klerus und der Bevölkerung jenes Ortes beigesetzt wurden."

[23] A. J. LETRONNE: Sur l'authenticité d'une lettre de Thibaut, roi de Navarre relative à la mort de S. Louis. BEC, V, 1843–44, S. 112. zit. n. ebd., S. 13.

[24] G. B. TARALLO: Sul dubbio se il cuore di San Luigi IX Re di Francia esitesse in Parigi o in Monreale. Palermo 1843, S. 5 FN 2, zit. n. ebd., S. 13, FN 23.

[25] G. L. LELLO: Historia della chiesa di Monreale, Roma 1596, zit. n. ebd., S. 14. Üb. d. Verf.: „Hier sind begraben die Eingeweide und der Corpus Ludwigs, des Königs von Frankreich, der bei Tunis starb, im Jahr 1270 der göttlichen Menschwerdung, im Monat August, in der 13. Indiktion [= 15-jähriger Zyklus zur Jahreszählung, der seit der Spätantike bis zum Ende des Mittelalters häufig verwendet wurde]."

[26] Vgl. Ph. CHARLIER u. a.: Schistosomiasis in the mummified viscera of Saint Louis (1270 AD). In: Forensic Science, Medicine, and Pathology 12 (2016), S. 113–114.

[27] Vgl. L. CAROLUS-BARRÉ: Le testament d'Isabelle d'Aragón, Reine de France, épouse de Philippe III le Hardi. Annuaire-Bulletin de la Societé de l'histoire de France, VIII–IX (1983–1984), S. 132–137, zit. n. ENDERLEIN: Die Grablegen des Hauses Anjou in Unteritalien, S. 16.

[28] Vgl. E. BERTAUX: Le tombeaux d'une Reine de France à Cosenza. GBA, XIX (1898), S. 265–276, 369–378, zit. n. ebd., S. 17.

[29] Vgl. ebd., S. 17.

[30] Vgl. BANDE: Le cœur du roi, S. 68; Jack HARTNELL: The Body Inside-Out: Anatomical Memory at Maubuisson Abbey. In: Art History 2019, S. 1–18, S. 19.

[31] Vgl. A. DIETZ: Ewige Herzen, S. 66.

[32] Vgl. Testament de Charles II, roi de Sicile, Marseille, mars 1308. B. N. Fr. 4507, fol. 37, zit. n. BANDE: Le cœur du roi, S. 214.

[33] Das Grabmal wurde bei einem Erdbeben in der Mitte des 15. Jahrhunderts vernichtet.

[34] Nach einem Erdbeben im 15. Jahrhundert ist der Standort des Eingeweidegrabes nicht mehr eruierbar (vgl. ENDERLEIN: Die Grablegen des Hauses Anjou in Unteritalien, S. 158).

[35] Vgl. Antonio TORTORA: Napoli.com: Sagrestia e Sala del Tesoro di S. Domenico Maggiore. 15. Okt. 2009. URL: http://www.napoli.com/viewarticolo.php?articolo=30671 (besucht am 20.03.2018), S. 2.

[36] Mehr dazu vgl. WARNTJES: Programmatic Double Burial, S. 249 und Kap. 8.3.

[37] Vgl. ENDERLEIN: Die Grablegen des Hauses Anjou in Unteritalien, S. 169.

[38] Vgl. KEYSSLER: Neueste Reisen, S. 810.

Anmerkungen zu Kapitel 11

[39] Vgl. Joana BARRETO: Come soavemente dormisse: les funérailles des Aragon de Naples entre légitimation politique et exemplarité chrétienne. In: Micrologus 22 (Le Corps du Prince) (2014), S. 455–486, S. 457.

[40] Beim Umbau der Kirche nach einem Erdbeben von 1570 verschwand die Säule.

[41] Vgl. Giovanni RICCI: Un corps sacré, un cadavre outragé. In: Micrologus 22 (Le Corps du Prince) (2014), S. 441–454, S. 444.

[42] Vgl. Chronicon Estense gesta marchionum Estensium complectens. In: L. A. Muratori (Hrsg.): Rerum Italicarum Scriptores XV, Milano: 1729, S. 543, zit. n. ebd., S. 444.

[43] Er wurde aus medizinischen Gründen autopsiert und die Eingeweide wurden ohne Zeremoniell an nicht mehr bekannter Stelle begraben (vgl. ebd., S. 446).

[44] Vgl. ebd., S. 445.

[45] Vgl. Minou SCHRAVEN: Festive Funerals in Early Modern Italy. The Art and Culture of Conspicuous Commemoration. Farnham: Ashgate 2014, S. 246.

[46] KEYSSLER: Neueste Reisen, S. 1174. Üb. Johann Dorner: „Weil sein Herz immer mit dieser Stadt [Venedig] eng verbunden war, wollte Jakob de Verme, dass seine Eingeweide zusammen mit seinem Herzen hier bestattet würden; sein übriger Körper aber sollte seiner Vaterstadt Verona zurückgegeben werden. Er bekleidete die hohe Ehrenstelle eines obersten Befehlshabers der lateinischen Truppen. Der Ruhm seiner Taten im Krieg und seine Ratschläge im geheiligten Frieden machten ihn berühmt. In keiner schlangenabstammenden [„anguigena" bezieht sich wohl auf die Schlange im mittelalterlichen Viscontiwappen von Mailand und steht hier für „mailändisch"] Gruppe nahm er eine untergeordnete Rolle ein, sondern seine Stimme hatte das höchste Gewicht im Rat. Unter seiner Führung wurden die Franzosen gefangengenommen, die Deutschen durch seine Tapferkeit in die Flucht geschlagen, und so befreite er siegreich Italien von der Besatzung durch fremde Völker. Und oft besiegte er andere Feinde, erwarb Orte und Städte für die Herrschaft des Herzogs der Liguer, und war auf der ganzen Welt durch seinen Ruhm bekannt. Auch hier griff er selbst erfolgreich zu den Waffen, um die Macht von Venetien, wo er persönlich Senatsmitglied war, auszuweiten. Er starb im Licht am 12. Tag des auf den Januar folgenden Monats, 1409 der laufenden Zeitrechnung."

[47] Vgl. Giovanni BENADUCCI: Biografie di illustri Tolentinati. Hrsg. v. FILELFO. Tolentino: Filelfo 1887, S. 70. Diese Quelle verdankt der Verfasser dem Augustinerpater Pasquale Cormio, San Nicola da Tolentino, Tolentino (4. 11. 2011).

[48] Pasquale CORMIO: Persönliche Mitteilung an den Verfasser. Augustinerpater, San Nicola da Tolentino, Tolentino. 4. Nov. 2011. Üb. d. Verf.: „Hier achtete die Frömmigkeit der Bürger darauf, dass für jenes allertapferste Herz des Niccolò Maurazzi, mit dem er, selbst im Mutterland geboren, sterbend das Vaterland in seinem Testament beschenkt hat, nach der Pflicht der Väter gebührend gesorgt wurde. Im Jahr des Heils 1955." Das Herz wurde jahrhundertelang in einem Reliquiarbehälter aufbewahrt, bis es auf bischöfliche Anordnung in die Eingangswand zur „Capellone" eingefügt wurde.

[49] Vgl. Louys BEURRIER: Histoire du Monastère et Couvent des Pères Célestins de Paris. Paris: Pierre Chevalier 1634.

[50] Mehr dazu bei BLUNK: Das Taktieren mit den Toten, S. 114.

[51] Vgl. ebd., S. 114.

[52] Andrea S. NORRIS: The tomb of Gian Galeazzo Visconti at the Certosa di Pavia. Dissertation, New York University, Graduate School, 1977, S. 100, zit. n. ebd., S. 114.

[53] Vgl. ebd., S. 64.

[54] Vgl. Francesco MARI u. a.: The mysterious death of Francesco I de Medici and Bianca Cappello: An arsenic murder? In: British Medical Journal 333 (Dez. 2006), S. 1299–1301, S. 1299.

[55] Die in Tongefäßen bestatteten Eingeweide ermöglichten DNA-Analysen zur Überprüfung der Vergiftungshypothese, die bis 2010 nicht eindeutig widerlegt worden war. 2006 waren in Skelettresten Francescos (Biancas Grab ist unbekannt) erhöhte Arsenkonzentrationen gefunden worden. 2010 wurde dann DNA von Malariaplasmodien festgestellt und als Todesursache eine Malaria wie von den zeitgenössischen Ärzten der Verstorbenen angenommen. Die Arsenspuren wurden auf die damals übliche Malariabehandlung mit Arsen zurückgeführt. Die für die Untersuchungen verantwortliche Paläopathologin Lippi hält die bisherigen Befunde für unzureichend und zweifelt den Tod durch Malaria an (vgl. Hans HOLZHAIDER: Arsen und Fürstenhäubchen. In: Süddeutsche Zeitung, 16. Feb. 2013, S. 20).

[56] Vgl. Rubio RAMOS: Persönliche Mitteilung an den Verfasser. Chronist, Rathaus Trujillo. 25. Jan. 2009.

Anmerkungen zu Kapitel 11

⁵⁷ KEYSSLER: Neueste Reisen, S. 1142. Üb. d. Verf.: „Zum größeren Ruhme des Herrn [Ad majorem Dei gloriam]. Dem Angedenken an den hervorragenden und mächtigen Herrn Renatus de Voyer von den Grafen von Paulmy, Graf von Argenson, Gesandter des allerchristlichen Königs Ludwigs XIV. bei der Serenissima, dessen Grabstein sich hier befindet, das Herz besitzt Gallien, der Corpus liegt im Mausoleum. Sein Ruhm erfüllt die Erde, die Seele lebt ewig im Himmel. Wenn Du mehr wissen willst, Wanderer, sagt es der Marmor in der Kirche."

⁵⁸ Vgl. MAISON DE BROGLIE: Maison de Broglie: François-Marie, Comte de Revel. 22. Feb. 2013. URL: http://maisondebroglie.com/francois-marie-comte-de-revel/ (besucht am 19.08.2022).

⁵⁹ Vgl. ANON.: nl.wikipedia.org: Michiel de Ruyter. URL: https://nl.wikipedia.org/wiki/Michiel_de_Ruyter (besucht am 04.12.2022).

⁶⁰ Vgl. A. DIETZ: Ewige Herzen, S. 19.

⁶¹ Vgl. Lorenza TROIAN: Persönliche Mitteilung an den Verfasser. Archivo Storico, Accademia, Venedig. 28. Aug. 2019.

⁶² Üb. d. Verf.: „Hier wurde das Herz von Friedrich, Erzherzog von Österreich, mit gütiger Erlaubnis des Kaisers aufgestellt, liebend unter Liebenden. 16. Kalenden des Febr. 1848."

⁶³ Vgl. Monika BUTZEK: Monumento funebre per il cuore del gran maestro Marc'Antonio Zondadari di Giuseppe e Bartolomeo Mazzuoli. In: M. LORENZONI (Hrsg.): Le sculture del Duomo di Siena. Cinisello Balsamo: Silvana Editoriale 2009, S. 154–156, S. 155. Üb. Johann Dorner: „Für Gott, den Besten und Größten. Für den hervorragenden Fürsten, den Bruder Marc'Antonio Zondadari, den Großmeister des heiligen Hospitals zu Jerusalem, dessen Herz hier bestattet ist, hat Bruder Gaspare Gori-Mancini Bischof von Malta, auf Grund der hohen Beschlüsse seines Ordens und des Königreichs Sizilien, entsprechend einem öffentlichen Dekret seiner Heimatstadt Siena, in Dankbarkeit dem Patron und dem Vaterland eigenhändig das Denkmal errichten lassen im Jahre des Herrn 1726."

⁶⁴ Vgl. Renzo Uberto MONTINI: Le Tombe dei Papi. Rom: Angelo Belardetti 1957, S. 387.

⁶⁵ Noel S. MCFERRAN: The Jacobite Heritage: A Jacobite Gazetteer – Lazio: Frascati-Cattedrale di San Pietro. 2017-07-30. URL: http://www.jacobite.ca/gazetteer/Frascati/Cattedrale.htm (besucht am 22.08.2022), S. 4.

⁶⁶ Vgl. ders.: The Jacobite Heritage: A Jacobite Gazetteer – Rome: Basilica dei Santi XII Apostoli. 2. Sep. 2008. URL: http://www.jacobite.ca/gazetteer/Rome/SSXIIApostoli.htm (besucht am 05.06.2012).

⁶⁷ Üb. Johann Dorner: „Hier ruhen die Brusteingeweide der Clementina. Ihr Herz hat nämlich dafür gesorgt, dass ihre himmlische Liebe nicht überflüssig war. Für Maria Clementina Königin von Großbritannien etc. haben die Minderen Brüder des Konvents voller Ehrfurcht das Monument errichten lassen."

⁶⁸ David COGHLAN: Persönliche Mitteilung an den Verfasser. Lecturer in Business Studies, Trinity College Dublin. 8. Sep. 2005. Papst Pius IX. hatte für den berühmten Verstorbenen einen Gedenkgottesdienst in der Kirche Sant'Andrea della Valle angeordnet. Der Theatinermönch Pater Ventura beendete seine Predigt, indem er auf O'Connells letzten Wunsch und damit auf das Motiv des Herzvermächtnisses einging: „'My body to Ireland – my heart to Rome – my soul to heaven': What bequests what legacies are these! What can be imagined at the same time more sublime and more pious than such a testament as this! Ireland is his country – Rome is the church – heaven is God. God, the Church and his country – or, in other words, the glory of God, the liberty of the Church, the happiness of his country are the great ends of all his actions [...]! He loves his country and therefore he leaves to it his body; he loves still more the Church and hence he bequeaths to it his heart; and still more he loves God, and therefore confides to Him his soul [...]" (Henry PEEL: O'Connell's last bequest. In: St Martin de Porres Magazine 1999. URL: https://www.catholicireland.net/oconnells-last-bequest/ (besucht am 22.08.2022) – diesen Hinweis verdankt der Verfasser David COGHLAN.

⁶⁹ Vgl. Albert MCDONNELL: Persönliche Mitteilung an den Verfasser. Pontificio Collegio Irlandese, Rom. 27. Juni 2007.

⁷⁰ Vgl. Tony JORDAN: The Irish Times: Daniel O'Connell's Heart. 18. März 2003. URL: https://www.irishtimes.com/opinion/letters/daniel-o-connell-s-heart-1.352555 (besucht am 21.04.2021).

⁷¹ Vgl. SCHRADE: Das Herz im Umkreis der Kunst, S. 9.

⁷² Vgl. Emil RAINER: Ein Herz ruht in fernem Land. In: Der deutsche Hugenott 20.4 (1956), S. 105–109, S. 108.

⁷³ Üb. d. Verf.: „Bleib stehen, Wanderer, / Hier ruht / Das Herz Eines unbesiegten Helden, / Des edlen und berühmten Abraham Du Quesne, Marquis, / Baron in der Herrschaft Du Quesne, von Walgrand, / Von Monros, von Querichard, D'Indrettes, / Des Admirals der französischen Flotten. / Seine Seele ist im

Anmerkungen zu Kapitel 11

Himmel, / Aber sein Körper hat nirgendwo ein Grab gefunden. / Niemals jedoch wird die Erinnerung an seine Heldentaten verblassen. / Sollte es möglich sein, dass Du die unbestechliche Treue / Eines so großen Mannes / Seinem Herrscher gegenüber, / Seinen unerschütterlichen Mut im Kampfe, / Die außerordentliche Weisheit seines Ratschlages, / Die Vornehmheit und Größe seiner Seele / Und seinen flammenden Eifer für den rechten Glauben nicht kennst, / So frage / Hofstaat, Armee, Kirche, / Besser noch: / Frage Europa, Asien, Afrika / Und die beiden Meere. / Fragst Du aber, / Warum für den wackeren Ruyter / Ein prunkvolles Mausoleum errichtet wurde, / Keines aber / Für Ruyters Bezwinger / So verbietet der Respekt, der dem König, dessen Macht weit reicht, / Gebührt, eine Antwort. / Henri, sein Erstgeborener, / Herr dieser Gegend und Patron dieser Kirche, / Hat ihm in Sohnestreue, in Trauer, Schmerz und unter Tränen / Dieses traurige Grabmal errichtet. / Im Jahre 1700."

[74] Vgl. Uwe BRÜGMANN: Persönliche Mitteilung an den Verfasser. Friedhofsführer, Konstanz. 12. Apr. 2010.

[75] Vgl. Markus KAISER: Persönliche Mitteilung an den Verfasser. Stadtarchiv St. Gallen. 24. Apr. 2010.

[76] Die Stammburg der Dynastie, die Habsburg, liegt nicht weit entfernt im Kanton Aargau.

[77] Vgl. ANON.: Mehr als 1000 Habsburger feierten ihren Kaiser Karl. In: Bunte 43 (2004), S. 60.

[78] Vgl. A. DIETZ: Ewige Herzen, S. 22.

[79] Üb. d. Verf.: „Das Herz Zitas, Kaiserin von Österreich, Königin von Ungarn, möge untrennbar mit dem Herzen des Gatten verbunden sein." Ein Chronogramm ist eine Inschrift mit hervorgehobenen Großbuchstaben, die als römische Zahlen die Jahreszahl eines besonderen Ereignisses ergeben.

[80] Vgl. Antoon VIAENE: Harten in lood. Topografie van hart-urnen in West-Vlaanderen. In: Biekorf 11A (1963), S. 321–328, S. 322.

[81] Vgl. HARTSHORNE: Enshrined Hearts, S. 220.

[82] Vgl. Antoon VIAENE: Harten van Bourgondische Prinsen te Brugge 1531. In: Biekorf 1959, S. 188–191, S. 190; ders.: Harten in lood, S. 326.

[83] Vgl. ders.: Harten van Bourgondische Prinsen te Brugge 1531, S. 190.

[84] Üb. d. Verf.: „Herz des erhabensten und unbesiegten Herrschers Philipp, König von Kastilien, Leon und Granada, Prinz von Aragón und beider Sizilien und Jerusalem, Erzherzog von Österreich, Herzog von Burgund und Brabant, Graf von Flandern etc., der in Burgos in Spanien starb. Im Jahr des Herrn 1506, am 25. Tag des September. Betet für ihn."

[85] Vgl. Hubert de WITTE: Maria van Bourgondie. Brugge. Een archeologisch-historisch onderzoek in de Onze-Lieve-Vrouwekerk. Westvlaamse Gidsenkring 1982, S. 53f.

[86] Der Notar Adrianus Clayssoene beschreibt das Begräbnis und die damit verbundenen Vorgänge vom 28.–31. Juli 1507 (Brugge, Rijksarchif, Archief van de Onze-Lieve-Vrouwekerk, Kapittelakten van de Onze-Lieve-Vrouwekerk, reg.19. juli 1506-7. juni 1529, f. 22r-.23r. [akte nr. 114]; zit. n. ebd., S. 135): „[...] Tenor instrumenti receptionis et sepelitionis cordis serenissimi principis pacificiqe regis Philippi Castelle, archiducis Austrie etc., comitis Flandrie." – Üb. d. Verf.: „Inhalt des Aufnahmegefäßes und des Begräbnis des Herzen des erlauchtesten Fürsten und friedfertigen Königs von Kastilien, Erzherzog von Österreich etc., Graf von Flandern."

Es folgt eine Aufzählung der Personen, die am 28. Juli 1507 das Herz des erlauchten Fürsten in Empfang nahmen: „[...] receperunt cum omni honore et reverencia cor serenissimi principis [...], qui in Hyspanie partibus diem suum clausit extremum, cuius anima requiescat in sancta pace, amen, inclusum et obseratum quodam plumbeo locello quadrato superius continente impressum: / Cor serenissimi ac invictissimi principis Philippi etc." – Üb. d. Verf.: „[...] nahmen mit aller Ehre und Hochachtung das Herz des durchlauchtigsten Fürsten in Empfang [...], der auf spanischem Boden seinen letzten Tag beschloss, dessen Seele in heiligem Frieden ruht, eingeschlossen und versiegelt in jenem quadratischen Bleikästchen, auf dessen Deckplatte geschrieben steht: / Herz des erlauchtesten und unbesiegten Fürsten Philipp etc."

Der nächste Absatz betrifft notariell beglaubigte Vereinbarungen und Anordnungen seiner Schwester, der Margarete von Österreich, deren Herz später mehrere Monate lang neben dem seinen aufbewahrt werden sollte, zum Begräbnis und der Hinterlassenschaft des Verstorbenen.

[87] Vgl. ebd., S. 54.

[88] Vgl. VIAENE: Harten in lood, S. 325.

[89] Vgl. Hannah ITERBEKE: Persönliche Mitteilung an den Verfasser. Collection Manager, Museum Hof van Busleyden, Mechelen. 16. Jan. 2018

[90] Vgl. VIAENE: Harten van Bourgondische Prinsen te Brugge 1531, S. 190.

[91] Vgl. ITERBEKE: Persönliche Mitteilung an den Verfasser.

⁹² Vgl. J.-J. ALTMEYER: Marguerite d'Autriche, gouvernante des Pays-Bas; sa vie, sa politique et sa cour. In: Revue Belge 15 (1840), S. 348–355, S. 351; WITTE: Maria van Bourgondie, S. 135.

⁹³ Vgl. ALTMEYER: Marguerite d'Autriche, S. 354.

⁹⁴ Vgl. ITERBEKE: Persönliche Mitteilung an den Verfasser.

⁹⁵ Vgl. REIFENSCHEID: Die Habsburger, S. 95.

⁹⁶ Vgl. Hubert de WITTE: Persönliche Mitteilung an den Verfasser. Chief Curator, Bruggemuseum, Brügge. 15. Mai 2009.

⁹⁷ Vgl. VIAENE: Harten in lood, S. 328.

⁹⁸ Vgl. P. ANSELME/M. du FOURNY: Histoire Genealogique et Chronologique de la Maison royale de France, des Pairs, Grands Officiers de la Couronne et la Maison du Roy etc. 3. Aufl. Bd. 5. Paris: Compagnie des Libraires 1730, S. 640.

⁹⁹ Holländisch Sint-Donaaskerk, englisch St. Donatian's. Auf dem Platz steht jetzt ein Hotel.

¹⁰⁰ Vgl. VIAENE: Harten in lood, S. 323; Ausführliche Beschreibung des Begräbnisses von Philipp dem Guten vgl. Edward A. TABRI: The Funeral of Duke Philip the Good. Essays in History. University of Virginia: Corcoran Department of History 1990–91.

¹⁰¹ Vgl. VIAENE: Harten in lood, S. 324.

¹⁰² Seit 1856 ist die Familie de Limburg-Stirum Eigentümerin und hat das Patrimonium 1995 einer Stiftung übertragen.

¹⁰³ Vgl. , S. 203, 225.

¹⁰⁴ J. H. ROUND: The Heart of St. Roger. In: Transactions of the Essex Archaeological Society XVI.1 (1921), S. 1–4, S. 4. Üb. d. Verf.: „Hier ruht begraben das Herz der edlen Herrin Maria Anna Gifford."

¹⁰⁵ Corneille GAILLIARD: Épitaphes et monuments des églises de la Flandre au XVIme siècle, d'après les manuscrits de Corneille Gailliard et d'autres auteurs, par le baron Bethune. Hrsg. v. SOCIÉTÉ D'EMULATION POUR L'ÉTUDE DE L'HISTOIRE ET DES ANTIQUITÉS DE LA FLANDRE. Bruges: L. de Plancke 1900, S. 166.

¹⁰⁶ Vgl. Véronique LAMBERT: Persönliche Mitteilung an den Verfasser. Directeur, Kasteel van Laarne, Laarne. 4. Okt. 2019.

¹⁰⁷ VIAENE: Harten in lood, S. 326.

¹⁰⁸ Vgl. Pierre CAPELLE: Persönliche Mitteilung an den Verfasser. Archivar, Ecclesia Cathedralis SS.Michaelis et Gudulae, Brüssel. 27. Apr. 2009.

¹⁰⁹ Vgl. François REINERT/Cécile ARNOULD: Un petit air d'Ernest … In: Museomag 2019, S. 15.

¹¹⁰ Üb. d. Verf.: „Des erhabensten Fürsten Ernst Erzherzog von Österreich Statthalter von Brüssel, dahingeschieden in aller Frömmigkeit im Jahre 1595 am 20. Februar, Herz in diesem Gefäß aufbewahrt."

¹¹¹ Vgl. LAURO: Die Grabstätten der Habsburger, S. 168.

¹¹² Vgl. ebd., S. 169f.

¹¹³ Vgl. GAUDE-FERRAGU: Le cœur „couronné", S. 248.

¹¹⁴ Vgl. BANDE: Le cœur du roi, S. 55.

¹¹⁵ Vgl. Cornelius VAN GESTEL: Historia Sacra et Profana Archiepiscopatus Mechliniensis etc. Bd. 1. Haga Comitum [Den Haag]: Christianum van Lone. Bibliopolam. 1725, S. 105.

¹¹⁶ Vgl. VIAENE: Harten in lood, S. 326.

¹¹⁷ Vgl. ebd., S. 328; GAILLIARD: Épitaphes et monuments des églises de la Flandre au XVIme siècle, d'après les manuscrits de Corneille Gailliard et d'autres auteurs, par le baron Bethune, S. 290.

¹¹⁸ Ludwig Börne hat in seinem zwischen 1822 und 1824 erschienenen Buch *Schilderungen aus Paris* die Umstände und Ereignisse der Herzentnahme auf Veranlassung von Louis-Victor Flamand-Grétry, des Gatten einer Nichte, die Behandlung des entnommenen Organs, der erstmaligen Beisetzung im Garten seines Wohnhauses, der Eremitage in Montmorency, unter einer Marmorsäule mit der Büste des Tondichters und der Inschrift „Grétry! Ton génie est partout, mais ton cœur n'est qu'ici" ausführlich beschrieben. Er schildert ironisiert-romanhaft auch die dann entstandenen Streitigkeiten um die Reliquie, deren Verbringung nach Liège im Jahre 1829 und die endgültige Beisetzung im Sockel des prächtigen, von Guillaume Geefs errichteten, 1842 aufgestellten Bronzedenkmals vor dem Opernhaus.

¹¹⁹ Üb. d. Verf.: „Er selbst gab dem Vaterland sein Herz – Der Erdkreis beansprucht seine Lyra für sich."

¹²⁰ Nicht zu verwechseln mit Juan José de Austria (1629–1679), s. Kap. 11.13.

¹²¹ Vgl. Estella WEISS-KREJCI: Unusual Life, Unusual Death and the Fate of the Corps: A Case Study from Dynastic Europe. In: Eileen M. MURPHY (Hrsg.): Deviant Burial in the Archaelogical Record. Bd. 2 (Studies in Funerary Archaeology). Oxford: Oxbow Books 2008, S. 169–190, S. 178.

Anmerkungen zu Kapitel 11

[122] Vgl. Jacques JEANMART: Persönliche Mitteilung an den Verfasser. Conservateur du Musée diocésain, Namur. 1. Aug. 2007; N. J. AIGRET: Histoire de l'église et du chapitre de Saint-Aubain à Namur. Namur: Doufils 1881.

[123] Üb. d. Verf.: „Dem erlauchten Herrn und Fürsten Johann von Österreich D.C.V., Sohn des Kaisers, der, nachdem er die aufständischen Mauren in Andalusien niedergeworfen hatte, und nachdem unter seiner Führung die gewaltige Flotte der Türken bei Patras ganz und gar in die Flucht geschlagen und zerstört wurde, dann als Vizekönig in Belgien regierte, dann im Feldlager von Bouge in der Blüte seiner Jugend einem anhaltenden Fieber erlag, von seinem innig liebenden Onkel Alexander Farnese, Herzog von Parma und Piacenza, seinem Nachfolger in der Regierung. Dieser ließ auf Anordnung des allermächtigsten Königs von Spanien und Indien, Philipp, diese Altartafel anstelle eines Kenotaphs anbringen. 1578."

[124] VIAENE: Harten in lood, S. 327.

[125] Vgl. Nora MCGREEVY: Smithsonian Magazine: Renovations Reveal 19th-Century Mayor's Heart Entombed in Belgian Fountain. 2. Sep. 2020. URL: https://www.smithsonianmag.com/smart-news/heart-belgian-city-mayor-180975708/ (besucht am 03. 09. 2020).

[126] Vgl. Anne DOEDENS: Over de „Oudste Oorkonde": De Bilts begin in 1113? In: De Biltse Grift. Tijdschrift van Historisch Kring d'Oude School 2 (2008), S. 34–49, S. 47.

[127] Vgl. Simone van ROOIJEN: Persönliche Mitteilung an den Verfasser. Sr. Medewerker Toerisme, Delft. 13. März 2019.

[128] Vgl. J. HENKENS: Het graf van de graaf van Horne in de St. Martinuskerk te Weer. In: De Maasgouw 5/6 (1979), S. 178–192, S. 181; VIAENE: Harten in lood, S. 321.

[129] Vgl. HENKENS: Het graf van de graaf van Horne in de St. Martinuskerk te Weer, S. 188.

[130] Vgl. Martin LUTHER: Biblia. Das ist Die gantze Heilige Schrift. Verdeutscht durch Martin Luther. Nürnberg: Johann Andrea Endters Seel. Söhne 1700, S. 7.

[131] Ger VERHOEVE: de Franse Verleiding: Nederlandse held ooit bijgezet in het Parijse Panthéon. 2018. URL: www.defranseverleiding.nl/Pantheon.html (besucht am 30. 09. 2022). Üb. d. Verf.: „Die IJssel sah seine Geburt, die Seine sein Sterben – beide gedenken seiner in ehrenvollem Respekt."

[132] Vgl. Simone FEIS: Persönliche Mitteilung an den Verfasser. Conservatrice, Musée National d'Histoire et d'Art, Luxembourg. 20. Apr. 2020.

[133] Stadtviertel der Hauptstadt.

[134] Vgl. François REINERT: Persönliche Mitteilung an den Verfasser. Conservateur délégué à la direction, Musée National d'Histoire et d'Art, Luxembourg. 27. Apr. 2020.

[135] Vgl. Mieczysław CZUMA/Leszek MAZAN: Poczet Serc Polskich. Kraków: Anabasis 2005.

[136] Vgl. ebd., S. 493.

[137] Vgl. ebd.

[138] Vgl. ebd., S. 22.

[139] Jadwiga (poln.), Hedwig von Anjou, Thronfolgerin von Ungarn und Polen, war als Königin ihrem Mann rechtlich gleichgestellt. Wegen ihrer Frömmigkeit und ihrer Fürsorge für Arme und Kranke wurde sie im Volk als Heilige verehrt und 1997 heiliggesprochen.

[140] Vgl. ebd., S. 34.

[141] Vgl. ebd., S. 35.

[142] Vgl. ebd., S. 47.

[143] Vgl. ebd., S. 53f.

[144] Vgl. ebd., S. 58f.

[145] Vgl. ebd., S. 65.

[146] Vgl. ebd., S. 78.

[147] Vgl. ebd., S. 72. Nach der Sprengung wurde die Kirche der Gnädigen Muttergottes, der Patronin Warschaus, so originalgetreu wie möglich im Stil der Renaissance und des Manierismus wieder aufgebaut.

[148] Vgl. ebd., S. 94.

[149] Vgl. ebd., S. 89.

[150] Üb. d. Verf.: „Herz des Michael König von Polen von Gottes Gnaden, etc., zum frommen Gedenken."

[151] Vgl. A. BRONIKOWSKI: Die Geschichte Polens. Bd. 3. Dresden: Hilscher 1827, S. 77.

[152] Vgl. Anna Sylwia CZYZ: O pochówkach serc Michala Korybuta Wisniowieckiego i Klary Izabelli de Mailly-Lascaris Pacowej oraz o nekropoli Paców w Pożajściu (On the Burial of the hearts of Michal

Korybut Wisniowiecki und Klara Izaella de Mailly-lascaris and about the Pac Mausoleum in Pozajscie). In: Biuletyn Historii Sztuki 4 (2013), S. 671–696, S. 672–674.

[153] Vgl. CZYZ: O pochówkach serc Michala Korybuta Wisniowieckiego i Klary Izabelli de Mailly-Lascaris Pacowej oraz o nekropoli Paców w Pozajsciu (On the Burial of the hearts of Michal Korybut Wisniowiecki und Klara Izaella de Mailly-lascaris and about the Pac Mausoleum in Pozajscie), S. 671.

[154] Zit. n. ebd., S. 693. Üb. d. Verf.: „Herz der Klara Izabella Eugenia Genovefa de Mailly Lascaris Pacowa, der hohen Kanzlerin."

[155] Üb. d. Verf.: „Für die zu bewahrenden Eingeweide des unbesiegten Fürsten Johannes III., des Königs von Polen, hochberühmt wegen seiner häufigen Vertreibung türkischer Heere und wegen des von der Belagerung befreiten Wiens, hat dieses Denkmal seinem Vorgänger der hocherhabene Kaiser des gesamten Russland, Nikolaus I., König von Polen, errichtet im Jahre 1829."

[156] Vgl. Artur STELMASIAK: niedziela.pl: Badanie serca króla Jana III Sobieskiego. 21. Dez. 2018. URL: https://www.niedziela.pl/artykul/39815/Badanie-serca-krola-Jana-III-Sobieskiego (besucht am 08.10.2022).

[157] Vgl. CZUMA/MAZAN: Poczet Serc Polskich, S. 115.

[158] Vgl. RICHOUX: Des cœurs et des reliques en Loir-et-Cher.

[159] Vgl. CZUMA/MAZAN: Poczet Serc Polskich, S. 146f.; RICHOUX: Des cœurs et des reliques en Loir-et-Cher.

[160] Vgl. CZUMA/MAZAN: Poczet Serc Polskich, S. 83.

[161] Vgl. ebd., S. 157.

[162] Ihr zweiter Gatte war Michal Kasimierz Radziwiłł.

[163] Vgl. ebd., S. 109.

[164] Zit. n. ebd., S. 172. Üb. d. Verf.: „Ruhm und Liebe dem, der stärker ist im Tod."

[165] Zit. n. ebd., S. 255f.

[166] Vgl. ebd., S. 131.

[167] Vgl. Jean GRANAT/Evelyne PEYRE: Nicolas FERRY dit „Bébé", (1741–1764) nain à la cour du Roi Stanislas LESZCZYNSKI, duc de Lorraine, Lunéville [hal-00734574]. In: HAL open science 2008. URL: https://hal-univ-paris.archives-ouvertes.fr/hal-00734574/document (besucht am 11.10.2022), S. 17.

[168] Üb. d. Verf.: „Gott dem Besten und Größten. Hier ruht nicht das Körperlein, sondern die Eingeweide des NICOLAS FERRY aus Lothringen. Aus dem Dorf Plaine im Fürstentum Salm. Geboren am Tag des 14. Novembers im Jahr 1741, gestorben am Tag des 9. Mai im Jahr 1764. Sein Skelett wird wahrhaftig aufbewahrt in der königlichen Bibliothek von Nancy. Eine außernatürliche Missgeburt des nicht uneleganten Körpers, ein prächtiges Menschlein von kurzem Wuchs und Anmut … etc. Dem wohltätigen STANISLAUS, König der Polen, Herzog von Lothringen und Bar, lieb: und welchem, was das Jugendalter für die Übrigen ist, das Greisenalter war und fünf Lustren [Lustrum = Zeitraum von fünf Jahren; Anm. d. Verf.] das Jahrhundert."

[169] Vgl. CZUMA/MAZAN: Poczet Serc Polskich, S. 303.

[170] Zit. n. ebd., S. 310f.

[171] Üb. d. Verf.: „Er wollte, dass sein Herz in dieser Urne bei denjenigen ruhe, die er liebte."

[172] Vgl. STADTARCHIV LEIPZIG (Hrsg.): Lexikon Leipziger Straßennamen. Leipzig: Verlag im Wissenschaftszentrum Leipzig 1995, S. 110.

[173] Vgl. CZUMA/MAZAN: Poczet Serc Polskich, S. 315.

[174] Vgl. ebd., S. 69.

[175] Vgl. ebd., S. 102.

[176] Üb. d. Verf.: „Wien, sei gegrüßt und lebe wohl. Dies hat Dir geschenkt der hochberühmte und hochherzige Stanislaus von Potocki, Kapitän [Starost] von Stanislow Potocki, Halica und Kolomyja, Oberst der königlichen Majestät von Polen. Als er unter dem Oberbefehl des erhabensten, durchlauchtigen und unbesiegten Johanns III., des Königs der Polen, das Lager der Ottomanen angriff, opferte er mit seinem Blut in Kampf und Tod bei der Belagerung Dir sein Leben. Hier hat er der Mutter Polen seine Eingeweide anvertraut, den Körper blutleer zurückgegeben: Wien, gib Gott die Ehre. Sage Dank dem erhabenen König der Polen, behalte auf ewig den Namen und die Taten Polens. Er starb am 12. September im Jahr 1683. Es haben dafür gesorgt, dass eine Inschrift gesetzt wird für den edlen und bedeutenden Polen, seine bekannten Gefolgsleute und Hauptleute Johannes Ponikiewski, Schwertkämpfer aus Nursk, und Stanisław Poradowski, sein Hauptmann."

[177] Vgl. ebd., S. 123.

[178] Vgl. ebd., S. 266.

Anmerkungen zu Kapitel 11

179 Abb. vgl. ebd., S. 268.
180 Vgl. ebd., S. 127.
181 Vgl. ebd., S. 135.
182 Zit. n. ebd., S. 183. Üb. d. Verf.: „Gott, dem Besten und Größten. Der hocherhabene Fürst des Heiligen Römischen Reiches, Johannes Lubomirski, Ritter des Malteserordens, Starost von Bolimów hatte im Jahre 1737 in allbekanntem Alter bestimmt, dass in dieser Kirche der Regulariermönche mit den Piaristenschülern, durch die er einst in christlichen Sitten, in den schönen Künsten sich fortgebildet hatte, und die er im Leben immer geliebt hatte, seinem Herzen nach seinem Tod ein Denkmal errichtet werden sollte."
183 Vgl. Marek CZARNOTA: Servis informacyjny: Podania, legendy i opowieści z Rzeszowa i okolic: Dwa serca złączone. URL: https://erzeszow.pl/516-historia/8455-podania-legendy-i-opowiesci-z-rzeszowa-i-okolic/8464-dwa-serca-zlaczone.html (besucht am 04. 09. 2021), S. 135.
184 CZUMA/MAZAN: Poczet Serc Polskich, S. 212. Üb. Krystyna Kollmann: „Sein Herz liegt eingeschlossen unter dem Marmor-Grabmal des erlauchten Fürsten und früheren Grafen von Wiśnicz und Jarosław. Viele herausragende Tugenden, verborgen im fürstlichen Herzen, erheben sich aus dem toten Leib wie Phönix aus der Asche. Seine Verdienste und sein unsagbar tapferes Herz bleiben unsterblich. Seinen Nachkommen und der untröstlichen Witwe des Fürsten, der Artemis ähnlich, blieb nur, sein Andenken im Herzen zu tragen. Gestorben am 17. Juli 1753."
185 Vgl. ebd., S. 190.
186 Piasten ist der Name einer Herrscherdynastie, die mehrere Herzöge und Könige in Polen stellte.
187 Vgl. ebd., S. 136.
188 Vgl. ebd., S. 148.
189 Vgl. ebd., S. 188.
190 Vgl. ebd., S. 240.
191 Vgl. ebd., S. 158.
192 Vgl. ebd., S. 165.
193 Vgl. ebd., S. 166.
194 Vgl. ebd., S. 184.
195 Vgl. ebd., S. 194.
196 Vgl. ebd., S. 216.
197 Vgl. ebd., S. 234.
198 Vgl. ebd., S. 200.
199 Üb. Krystyna Kollmann: „Gott, dem Besten und Größten. Nimm, Reisender, ohne Erstaunen an, was der stumme Stein Dir sagt. Siehe als Zeichen der christlichen Andacht den Leib, der seine Eingeweide hingab. Auch wenn ihm viel bekommen hatten, schlug sein Herz für die Mönche von Pyzdry. Und weißt Du, wer? Władysław, der Berühmte und Mächtige Also bitte für ihn, dass ihm Gott die Ewigkeit schenken möge. Gegangen von dieser Welt im Jahre 1746, am 16. Juni."
200 Vgl. ebd., S. 206.
201 Üb. Krystyna Kollmann: „Das Herz von Maria Anna Lubomirska Sanguszkowa, Fürstin von Ostróg und Zasławie etc. etc., Marschallin des Großfürstentums Litauen, geboren am 5. September 1689, von Gott bestimmtes Sterbedatum 12. Januar 1729, abends um 5 Uhr, das Leben ausgehaucht in Kolbuszowa."
202 Vgl. ebd., S. 162.
203 Vgl. ebd., S. 292.
204 Zit. n. ebd., S. 218. Üb. Krystyna Kollmann: „Gott, dem Besten und Größten. Dem Wohlgeborenen, hochgeehrten Herrn Marcyn Russocki von Brzeza, General des Polnischen Heeres, haben wir diese Inschrift gewidmet, um durch Dein Bild den Geist und die Seele aller Sünder zu berühren. Hier Dein Herz! Keine Heimlichkeit bleibt Gott verborgen, dem dieses Andenken gewidmet ist. Beim Altar versichere ich Dich, Herr, meiner Liebe. Nimm Seele und Herz in Deine ewige Obhut."
205 Vgl. ebd., S. 231.
206 Zit. n. ebd., S. 238. Üb. d. Verf.: „Erst im Leben, zuletzt im Sterben. Hier im Jahre des Herrn 1761 feierlich begraben liegt das Herz des hochberühmten und außerordentlichen Herrn Joseph Lasocki, des Hofbeamten, Woiwoden von Łęczyca, Ritter vom Weißen Adler, der in seinem Leben Gott, den orthodoxen Glauben, seine Familie und das Vaterland von ganzem Herzen geliebt hat. Du aber, der Du das liest, bitte für jenen um ewige Ruhe."
207 Vgl. ebd., S. 242.

208 Vgl. CZUMA/MAZAN: Poczet Serc Polskich, S. 493.
209 Zit. n. ebd., S. 245. Üb. Krystyna Kollmann: „Eustachia Krasińska, Tochter von Felix Potocki und Maryanna Danielowicz von Schloss Slonsk, Mutter der verstorbenen Kinder Teresia, Gertruda und Jozefa sowie der mit Gottes Hilfe am Leben gebliebenen Ludwika, ist nach neunjähriger Ehe voll christlicher Tugenden im 26. Lebensjahr am 13. Dezember 1764 verstorben. Ihr Mutterherz ist zu Füßen des Gekreuzigten unter diesem Grabstein beigesetzt. In großer Trauer ihr Ehemann Kazimierz Krasiński, königlicher Generalquartiermeister und Starost von Kranostaw Prasnyski. Bete für ihre Seele, damit auch für die Deinige gebetet wird."
210 Zit. n. ebd., S. 247. Üb. Krystyna Kollmann: „Gott, dem Besten und Größten. Franz Szembek Graf von Slupowie, Gouverneur von Livland, Ritter des Weißen Adlers. Wegen seines Ruhmes, seiner Talente und seiner Sittenstrenge war er dem polnischen König August II. sehr teuer. Geehrt durch eine Reihe öffentlicher Ämter, Verpflichtungen und Vermächtnisse, erhöht zum Palatin von Livland. Treu dem König und der Republik, über viele Jahre in hohen Ehren, beschloss er sein Leben am 26. Juni 1765 im Alter von 75 Jahren. Er liegt begraben in Widawa, sein Herz in der Kirche von Grojec, die seine edle Frau Anna Potocki hat erbauen lassen."
211 Vgl. ebd., S. 249.
212 Vgl. ebd., S. 258.
213 Zit. n. ebd., S. 257. Üb. Krystyna Kollmann: „Das Herz der Sophia Fredrowa – mit Euch zu Lebzeiten – und nach dem Tode."
214 Vgl. ebd., S. 276.
215 Zit. n. ebd., S. 345. Üb. Krystyna Kollmann: „Das Herz von Dominik Radziwiłł, Herzog von Nieśwież und Olyka, Major der polnisch-französischen Garde des Kaisers Napoleon, gestorben in Latobron [sic!] in Frankreich am 11.9.1813, bestattet hier von seinem ehemaligen Obersten Wincenty Graf Krasiński, General der Division, im Jahr 1816."
216 Vgl. ebd., S. 341.
217 Zit. n. ebd., S. 285. Üb. Krystyna Kollmann: „Das Herz von Michał Hieronim Graf Krasiński aus Krasne, Konföderation von Bar."
218 Vgl. ebd., S. 324.
219 Zit. n. ebd., S. 328. Üb. Krystyna Kollmann: „Die Herzen der Hauptleute Dziewanowski, gefallen in Spanien, und Gorajski, gefallen in Deutschland."
220 Vgl. ebd., S. 290.
221 Zit. n. ebd., S. 294. Üb. Krystyna Kollmann: „Der Vater verfasst aus Zuneigung dieses Andenkens / Auf Anraten des großen Herzens. / Tägliches klösterliches Gedenken / In Ewigkeit in Gottes Gnade. / Rosalias Seelenwille: / Rette mich, Kloster von Kolo! / Diese zarte Seele ohne Verdienste. / Lasst Barmherzigkeit uns rühren / Gott, dem Besten und Größten. [...] / Christus vereinbarte mit Franziskus, / Dass Rosalia aus dem Fegefeuer erlöst wird. / Er wird die Buße in kürzere Stunden verwandeln. / Der Seelenschöpfer wird den Himmel fröhlicher machen [...]. / Der Leser der Grabinschrift in der Kirche / Kann leicht den Buchstaben entnehmen: / R.G.H.s Herz liegt im Wappen von Wczele. / Das Klosterbuch wird den Namen ergänzen... / Habt wenigstens Ihr Erbarmen mit mir, meine Freunde. / Amen."
222 Vgl. ebd., S. 302.
223 Vgl. ebd., S. 298.
224 Vgl. ebd., S. 316.
225 Vgl. ebd., S. 320.
226 Vgl. ebd., S. 335.
227 Vgl. Anna PIOTROWSKI: Persönliche Mitteilung an den Verfasser. Bibliothek des Polenmuseums von Rapperswil. 11. Aug. 2013.
228 Vgl. Halina ZIELINSKA: Magna Res Libertas. Die polnische Freiheitssäule in Rapperswil. Ein Jahrhundert Polenmuseum auf Schloss Rapperswil. Rapperswil: Selbstverlag 1979, S. 18.
229 In der *Tessiner Zeitung* vom 1. Juli 2011 ist zum passageren Herzgrab des Generals zu lesen: „In einem Park in Vezia, einem Vorort Luganos, steht zwischen der Via Morosini und der Via San Gottardo eine kleine Kapelle. Sie ist dem polnischen General Tadeusz Kosciuszko gewidmet. Der Innenraum des kleinen Gebäudes ist nahezu leer. Auf einem Altar steht eine Vase, darüber hängt ein Kruzifix. Bis 1895 stand in dem kleinen Raum eine Terracotta-Urne, in der das einbalsamierte Herz des polnischen Generals ruhte. Ein Schild an der Pforte erklärt auf polnisch und italienisch: In der Grabkapelle der Familie Morosini lag das Herz des Generals Tadeusz Kosciuszko (geb. 4. Juli 1746 in Mereczowszczyznie – gest. 15. Oktober 1817), des polnischen Nationalhelden, der für die Befreiung seines geteilten Vaterlandes

Anmerkungen zu Kapitel 11

von den drei Besatzern Russland, Preussen und Österreich kämpfte und der am Unabhängigkeitskrieg der Vereinigten Staaten von Amerika teilnahm." Weiter heißt es, dass die Urne mit dem Herzen des Helden 1895 an das Polenmuseum im Schloss Rapperswil überführt und 1827 in den königliche Palast in Warschau gebracht wurde [...]" (Martina KOBLENA: Sein Herz verlor er an die Familie Zeltner. In: Tessiner Zeitung, 1. Juli 2011; der Verfasser verdankt diesen Hinweis Anna Piotrowski, Bibliothekarin des Polenmuseums, Rapperswil).

[230] Zur Verfügung gestellt von Anna PIOTROWSKI: Persönliche Mitteilung an den Verfasser. Bibliothek des Polenmuseums von Rapperswil. 13. Nov. 2013.

[231] Das Tuch wird im Historischen Museum von Posen aufbewahrt.

[232] Vgl. Anna PIOTROWSKI: Persönliche Mitteilung an den Verfasser. Bibliothek des Polenmuseums von Rapperswil. 13. Nov. 2013.

[233] Vgl. CZUMA/MAZAN: Poczet Serc Polskich, S. 346.

[234] Vgl. ebd., S. 356.

[235] Vgl. ebd., S. 360.

[236] Vgl. ebd., S. 368.

[237] Zit. n. ebd., S. 378. Üb. d. Verf.: „Hier ruhte das Herz von Adam Kazimierz Czartoryski 1734–1823."

[238] Vgl. ebd., S. 394.

[239] Vgl. ebd., S. 385.

[240] Vgl. ebd., S. 392.

[241] Vgl. ebd., S. 400.

[242] Edward RACZYŃSKI: Malerische Reise in einigen Provinzen des Osmanischen Reiches. Aus dem Poln. des Herrn Grafen Eduard Raczyński übers. Hrsg. von Friedr. Heinr. von der Hagen. Breslau: Verlag von Grass, Barth und Comp. 1824.

[243] Üb. d. Verf.: „Herz von Edward Graf Raczyński – Der Herr sei ihm gnädig."

[244] CZUMA/MAZAN: Poczet Serc Polskich, S. 408.

[245] Zit. n. ebd., S. 409. Üb. d. Verf.: „Hier liegt das Herz von Klementyna, geb. Tanskich Hoffmannova, hochverdiente Schriftstellerin, ehrbare Bürgerin, verstorben in Passy bei Paris am 21. September 1845."

[246] Vgl. Andrzej PETTYN: Chopin's Heart. In: Kazimierz SZTARBALLO/Michal WARDZYNSKI (Hrsg.): Heart of the City. Church of the Holy Cross in Warsaw. Warsaw: Mazowiecka Jednostka Wdrazania Programów Unijnych 2011, S. 147–151, S. 147.

[247] Andere Quellen sprechen von Cognac.

[248] Vgl. Alojzy NIEZIEL: Persönliche Mitteilung an den Verfasser. Kościół św. Wincentego à Paulo, Krakau. 17. Okt. 2000.

[249] Vgl. Piotr Tadeusz KWAPIESZ: Von Herzen ein Pole, ein Bürger der Welt. In: Leipziger Volkszeitung, 14. Okt. 1999, S. 19.

[250] Vgl. ebd., S. 19.

[251] Vgl. PETTYN: Chopin's Heart, S. 2.

[252] Vgl. Mary SIBIERSKI: Spiegel Wissenschaft: Chopins Herz soll Todesursache verraten. 25. Juni 2008. URL: https://www.spiegel.de/wissenschaft/mensch/gen-analyse-chopins-herz-soll-todesursache-verraten-a-561964.html (besucht am 22.11.2022).

[253] Vgl. ANON.: CBS News: Secret operation to exhume Chopin's heart. 17. Nov. 2014. URL: https://www.cbsnews.com/news/frederic-chopins-heart-exhumed-in-secret-operation-in-poland/ (besucht am 22.11.2022).

[254] Jetzt ukrainisch, von 1772–1918 zur Habsburger Monarchie gehörend.

[255] Vgl. M. OCHORCHAK/L. KYRYCHUK: Persönliche Mitteilung an den Verfasser. Ärzte des Krankenhauses der Notfallversorgung, Lwiw. 2. Okt. 2001.

[256] CZUMA/MAZAN: Poczet Serc Polskich, S. 442. Üb. Krystyna Kollmann: „Bestattet unter dieser Steinplatte wurde das Herz von Mieczysław Dąbrowski seligen Angedenkens, Eigentümer von Gut Łubki, geb. 1854, gest. 3. Sept. 1908. Ich gebe an die Nachkommen jene Liebe zum Land weiter, die ich bis zum Tode empfunden habe. Ich überlasse mein Herz diesem Grabhügel, damit Łubki nicht in fremde Hände gerät. Mein Vermächtnis soll über die Jahrhunderte wie ein Sakrament für Enkel und Kindeskinder sein."

[257] Vgl. ebd., S. 453.

[258] „Hier ruht das Herz von Władysław Reymont seligen Angedenkens."

[259] Poln. Cmentarz Na Rossie.

[260] „Die Mutter und das Herz des Sohnes."

261 CZUMA/MAZAN: Poczet Serc Polskich, S. 457. Die Verse in Kursivschrift stammen aus dem Epos *Beniowski* von Juliusz Słowacki. Üb. Krystyna Kollmann: „Du weißt, dass die auf ihr Unglück Stolzen nicht auf den Fußspuren der anderen denselben Weg gehen können. [...] Wer auch immer die Wahl hat, würde ein Adlernest auf den Klippen wählen statt eines trauten Heimes. Mag er dort schlafen können, obwohl seine Augen rot sind vom Donner, mag er die Schreie der wilden Geister hören im Rauschen der Pinien. – So habe ich gelebt."

262 Vgl. ebd., S. 454.

263 Vgl. ebd., S. 466.

264 Vgl. ebd., S. 472.

265 Vgl. BRAVERMANOVÁ: Persönliche Mitteilung an den Verfasser (1.2.2010).

266 Mehrfach verwüstet, säkularisiert.

267 Vgl. Winfried EBERHARD: Westmitteleuropa, Ostmitteleuropa. Vergleiche und Beziehungen. München: R. Oldenbourg Verlag 1992, S. 297, 304.

268 Vgl. Michal FLEGL/Lydie ROSKOVCOVA: Georg von Podebrady und Johannes von Rokycany zum 530. Todestag. In: Evangelische Nachrichten aus Tschechien 3 (2001), S. 6.

269 LUTHER: Biblia. Das ist Die gantze Heilige Schrift. Verdeutscht durch Martin Luther. S. 6.

270 ebd., S. 7.

271 1784 durch Brand schwer beschädigt, ab 1845 durch Franz Joseph von Dietrichstein zur Grabkirche umgebaut.

272 Vgl. Kristýna JANDOVÁ: Persönliche Mitteilung an den Verfasser. Fremdenführerin, Mikulov. 13. Feb. 2020.

273 Die Nagyboldogasszony-Kirche wurde 1545 durch die Türken geplündert und zerstört.

274 Vgl. R. J. MEYER: Königs- und Kaiserbegräbnisse im Spätmittelalter, S. 160.

275 Vgl. Jaap SCHOLTEN: Sultans Trail: The heart of Sultan Suleiman. 1. Sep. 2016. URL: https://www.sultanstrail.net/en/the-heart-of-sultan-suleiman-the-example-for-erdogan/ (besucht am 15.05.2021).

276 Boris KÁLNOKY: Auf der Suche nach Sultan Süleymans Herz. In: Die Welt, 25. Aug. 2013. URL: https://www.welt.de/politik/ausland/article119351435/Auf-der-Suche-nach-Sultan-Sueleymans-Herz.html (besucht am 12.12.2022).

277 Vgl. Norbert PAP: Persönliche Mitteilung an den Verfasser. Head of Department of Political Geography etc., University of Pécs. 8. Okt. 2014.

278 Vgl. ders.: Research on the türbe complex of Suleiman the Magnificent in Szigetvár and its fortification. In: Journal of Ottoman Studies LVI (2020), S. 1–23, S. 17.

279 Islamisches Mausoleum, „Meşhed-i Hüdavendigar".

280 Vgl. Günther HOLZMANN/M. KASPAR: Kosovo – Kultur, Natur und Abenteuer für Individualisten. Übersee am Chiemsee: hobo-team.de 2017, S. 47.

281 „Ein reines Herz schaffe in mir, Gott!" (Ps. 50,12).

282 Vgl. Eugen SERBEC: Persönliche Mitteilung an den Verfasser. Grad Turjak, Slowenien. 30. Dez. 2016.

283 Peter von RADICS/Herbard AUERSPERG: Herbard VIII, Freiherr zu Auersperg (1528–1575), ein krainischer Held und Staatsmann. Wien: Wilhelm Braumüller 1862, S. 88.

284 Vorher befanden sich die Urnen in der 1872 abgetragenen alten Pfarrkirche gleichen Namens.

285 Die Informationen zu den Herzbestattungen der Auersperg verdanke ich zum größten Teil Miha PREINFALK: Persönliche Mitteilung an den Verfasser. Historiker, Ljubljana. 7. Jan. 2017.

286 1895 nach einem Erdbeben niedergerissen (vgl. ders.: Persönliche Mitteilung an den Verfasser. Historiker, Ljubljana. 14. Jan. 2017).

287 Vgl. Martin HORVAT: Persönliche Mitteilung an den Verfasser. Archäologe, Stadtmuseum Ljubljana. 27. Jan. 2017.

288 Vgl. PREINFALK: Persönliche Mitteilung an den Verfasser (14.1.2017).

289 Vgl. HENGERER: AB OMNIBUS AMATUS ET AESTIMATUS. Kaiserliche Günstlinge und ihre Gräber im 17. Jahrhundert, S. 144.

290 Vgl. Jozef BULLA: Persönliche Mitteilung an den Verfasser. Bürgermeister, Malacky. 4. Mai 2009.

291 Vgl. Joseph von HORMAYR/Franz-Ludwig von MEDNYANSKY: Taschenbuch für die vaterländische Geschichte. 9. Aufl. Bd. 1. Wien: Franz Ludwig 1828, S. 65.

292 Vgl. BULLA: Persönliche Mitteilung an den Verfasser.

Anmerkungen zu Kapitel 11

[293] Üb. d. Verf.: „Hier unter dem Schutz der allerseligsten Jungfrau, der lauretanischen Mutter unseres Herrn Jesus Christus, hat der hochberühmte Herr und Graf Johannes Anton Pálffy von Erdöd etc. veranlasst, dass die Herzen seines Vaters, des Sohnes und der Tochter, verbunden durch das Schicksal, und sein Herz begraben bleiben mögen. Er starb in Pozsony [= Bratislava], am 26. 9. 1694, im Alter von 52 Jahren."

[294] Diana MANDACHE: Diana Mandache's Weblog: „Oh dear, my poor heart!" 27. Okt. 2015. URL: https://royalromania.wordpress.com/2015/10/27/oh-dear-my-poor-heart/ (besucht am 14. 09. 2016).

[295] Vgl. ebd.

[296] Vgl. Bernhard SCHMITT: Letzte Ruhe für des Königs Herz. In: Trierischer Volksfreund 196 (1993).

[297] Vgl. Boris KALNOKY: Ein Zar, dem das Volk zu Füßen liegt. In: Welt am Sonntag 24 (2001), S. 11.

[298] Josep FERREIRA: Persönliche Mitteilung an den Verfasser. Canònica de Santa Maria de Vilabertran, Vilabertran. 22. März 2018. Üb. d. Verf.: „[...] Ich bin nicht der, der ich gewesen war. Hier liegt der wichtigste Teil von uns."

[299] Vgl. E. A. BROWN: Death and the Human Body in the later Middle Ages, S. 234f.

[300] Es ist unklar, ob derartige Begräbnisse stattgefunden haben. Zu den zwei Testamenten Alfonsos vgl. ebd., S. 234 und WARNTJES: Programmatic Double Burial, S. 228.

[301] Vgl. Juan TORRES FONTES: El Corazón de Alfonso X el Sabio en Murcia. In: Revista Murgetana 106 (1979), S. 1–5, S. 1. Es existiert ein Bericht zur Exhumierung und forensischen Untersuchung der Gebeine des Königs und seiner Mutter aus den Gräbern der Kathedrale von Sevilla (Juan DELGADO ROIG: Examen médico legal de unos restos históricos. Los cadaveres de Alfonso X el Sabio Y de Dona Beatriz del Suabia. In: Archivo Hispalense IX (1948), S. 135–153, S. 140f.). Der Untersucher berichtet von der Eröffnung des linken Brustkorbs durch saubere, fachkundige, mit anatomischen Instrumenten durchgeführte Schnitte. Durch diese Öffnung wurde das Herz entnommen. Eine Entnahme der Bauchorgane lässt sich an Skelettteilen nicht nachweisen.

[302] José Luis MORALES Y MARIN: La Catedral de Murcia. Madrid etc.: Editorial Everest, S.A. 1986, S. 34.

[303] Vgl. BANDE: Le cœur du roi, S. 39; WARNTJES: Programmatic Double Burial, S. 226.

[304] Z.B. im Palacio Real de Pamplona (vgl. Mikel BURGUI: Nabarralde: El corazon de Carlos II de Navarra vuelve al lugar donde dejó de latir: El Palacio Real de Pamplona. 16. Dez. 2010. URL: https://nabarralde.eus/el-corazon-de-carlos-ii-de-navarra-vuelve-al-lugar-donde-dejo-de-lat (besucht am 30. 12. 2022)).

[305] Vgl. Marie-Laure SURGET: Les représentations des armes d'Évreux-Navarre dans les miniatures des Grandes Chroniques de France et des Chroniques de Froissart. In: Revue française d'héraldique et de sigillographie 76 (2006), S. 97–125, S. 97.

[306] Vgl. GEORGES: Les Cœurs des Princes de Condé, S. 30 FN 25.

[307] Vgl. E. A. BROWN: Death and the Human Body in the later Middle Ages, S. 265.

[308] Vgl. ANON.: Ayuntamiento de Zaragoza: Museos e esposiciones: Gaston de Béarn. URL: http://www.zaragoza.es/ciudad/museos/es/chistoria/gaston.html (besucht am 12. 07. 2021).

[309] Vgl. Archivo Histórico Nacional de Madrid, un legajo 542, expediente 446, sgn del archivo de Uclés-Santiago (1529), übermittelt von Rubio RAMOS: Persönliche Mitteilung an den Verfasser. Chronist, Rathaus Trujillo. 8. Okt. 2008.

[310] Vgl. HARTSHORNE: Enshrined Hearts, S. 371.

[311] Vgl. ANSELME/FOURNY: Histoire Genealogique et Chronologique de la Maison Royale de France, Bd. 5 (1730), S. 840.

[312] Vgl. ebd., S. 838.

[313] Vgl. ANON.: de.wikipedia.org: Maria Anna von der Pfalz (1667–1740). URL: https://de.wikipedia.org/wiki/Maria_Anna_von_der_Pfalz_(1667âÄ$1740) (besucht am 16. 07. 2021).

[314] Vgl. Alfons QUINTA/Enric CANALS: Tarradellas ocultó a las autoridades y a la familia el lugar de enterramiento de Francesc Macià. In: El País, 3. Okt. 1979. URL: http://elpais.com/diario/1979/10/03/espana/307753232_850215.html (besucht am 24. 11. 2012).

[315] Vgl. Josep PLAYÀ MASET: La Vanguardia: ¿Quién se llevó y guardó durante 40 años el corazón de Francesc Macià? 30. Dez. 2020. URL: https://www.lavanguardia.com/cultura/20201230/6155737/llevo-guardo-40-anos-corazon-francesc-macia.html (besucht am 20. 01. 2023).

[316] Vgl. MADDEN: The Shrines and Sepulchres of the Old and New World, S. 628.

[317] Jetzt Casa da Quinta da Penha Verde.

Anmerkungen zu Kapitel 11

[318] Paula NOÉ/Teresa VALE E GOMES CARLOS: Sistema de Informacao para o Património Arquitectónco: Casa da Quinta da Penha Verde. 1991. URL: http://www.monumentos.pt/Site/APP_PagesUser/SIPA.aspx?id=6130 (besucht am 11.01.2022). Üb. Norbert Behringer: „Herz, Hohes fassend, gleich dem Berg Olympus, / mehr als den Erdkreis selbst deckt die kleine Urne das Herz, / Herz, übereinstimmend mit dem Blut und gleich dem Johannes, / dem das unterworfene Indien tausend Siege gegeben. / Herz, die Tugend liebend, Herz, Opfer der gütigen Jungfrau, / Herz, aus dem Herzen fromm, edel, tapfer, kräftig. / Nicht als Teil sondern ganz liegt Saldanha in diesem Grab / im Herzen ist er ganz, weil er ganz Herz war. / Er ist gestorben im Jahr des Herrn 1723, / im 55. seines Lebens, am Tag des 12. August."

[319] WEISS-KREJCI: Heart burial in medieval and early post-medieval central Europe, S. 121.

[320] Vgl. ANON.: de.wikipedia.org: Johann VI. (Portugal). URL: https://de.wikipedia.org/wiki/Johann_VI._(Portugal) (besucht am 21.07.2021).

[321] Vgl. Isabel MELO: Persönliche Mitteilung an den Verfasser. Direktorin Panteão Nacional, Lissabon. 10. Okt. 2017.

[322] Peter bestieg nach dem Tode seines Vaters Johann VI. 1826 den portugiesischen Thron, weigerte sich aber, in seine Heimat zurückzukehren, und dankte zwei Monate später wieder ab.

[323] Mit seiner Rückkehr nach Portugal hatte er den Titel eines Herzogs von Braganza angenommen und übernahm die Regentschaft des Landes für seine Tochter Maria II.

[324] Vgl. Silke BIGALKE: Die Eisbrecherin. In: Süddeutsche Zeitung, 18. Juni 2016, S. 57.

[325] Vgl. Klaus DIETZ: Persönliche Mitteilung an den Verfasser. Jesuitenpater, Stockholm. 28. Okt. 2015.

12 Außereuropäische Herzbestattungen

Die eigenständige Bestattung des Herzens war ein aus der christlichen Theologie und dem antiken Herzmythos entstandener Funeralritus, der deshalb auf West- und Mitteleuropa beschränkt blieb.

Außerhalb Europas wurden fast ausschließlich Herzen von Europäern begraben, die entweder in der Fremde gestorben waren, wie Kolonialbeamte, Seeleute, Abenteurer, Entdecker, oder – insbesondere im 19. Jahrhundert – von Persönlichkeiten, die von diesem Herzmythos beeindruckt waren.

12.1 Osmanisches Reich und Naher Osten, Armenien

Wenngleich die Kreuzzugsbewegung die Entnahme und das Heimbringen des Herzens prominenter Toter, die Eviszeration, meist auch das Begräbnis der Viscera am Sterbeort, die Teilung des Leichnams mit anschließendem Kochen oder andersartiger Konservierung der Leichenteile, ebenfalls verbunden mit Heimtransport und Mehrfachbegräbnis, beförderte, gibt es im Heiligen Land selbst wenig nachprüfbare Begräbnisse dieser Art. Auch die literarischen Zeugnisse von Zeitgenossen sind eher legendenhaft und oft widersprüchlich. Dies gilt sowohl für die Kreuzritter und ihren Tross als auch für die Fürsten von Outremer,[1] ihre Familien und ihren Hofstaat.

Wohl zutreffend sind die Berichte zur Dreifachbestattung Kaiser Friedrichs I. († 1190) in Antiochia, Tyrus und Tarsus (s. Kap. 10.1). Weniger zuverlässig sind solche zum Wunsche englischer bzw. schottischer Monarchen, ihr Herz nach Jerusalem bringen zu lassen, und zum Vollzug dieses Wunsches, wie von Edward I. († 1307),[2] Robert the Bruce († 1329)[3] Jakob I. († 1437).[4]

Die Epoche der Romantik mit der Überhöhung des Herzkultes, in der sich Dichter in Balladen und Novellen mit dem Herzen toter Helden und anderer Prominenter befassten (s. Kap. 4), veranlasste Jahrhunderte später Einzelne, ihr Herz nach dem Matthäuswort[5] dorthin bringen zu lassen, wo „zu Lebzeiten ihr Schatz war".

Bezogen auf Jerusalem, handelten zwei Personen besonders konsequent nach diesem Motiv:

Aurelia Bossi, Prinzessin de la Tour d'Auvergne et de Bouillon (1809–1889), einzige Tochter des Grafen Giuseppe Carlo di Bossi (1758–1823) aus Florenz, heiratete in zweiter Ehe den Prinzen Maurice César de la Tour d'Auvergne. Als Witwe kam sie 1856 nach Jerusalem und kaufte historischen Grund auf dem Ölberg, wo Jesus seine Jünger das Vaterunser zu beten gelehrt haben soll und wo seit dem 4. Jahrhundert Kirchen gebaut (und wieder zerstört) wurden. Dort ließ sie archäologische Grabungen durchführen und das Kloster „Pater Noster" mit Kirche für die Karmelschwestern erbauen.

12. Außereuropäische Herzbestattungen

Sie starb 1889 in Florenz, hatte sich aber gewünscht, dass ihre sterblichen Überreste in „ihr" Kloster gebracht werden sollten. Napoléon III. hatte bereits in einer vergitterten Nische vor dem Kirchenportal ein Mausoleum mit einer weißmarmornen Liegefigur der Prinzessin einrichten lassen. Dorthin kamen 1957 ihre Gebeine. Ein zweiter Wunsch Aurelias war, dass das Herz ihres Vaters an ihrem Sarg stehen möge. Sie hatte das einbalsamierte Organ nach Jerusalem gebracht. Es ist in einer schlichten schwarzen Urne auf der Fensterbank über ihrem Grab eingeschlossen (s. Abb. 63, S. 749). Auf einer Tafel darunter ist zu lesen:

> Ici repose
> dans la paix du Seigneur
> Aurélie Marie Josephine BOURG née baronne
> de Bossi, Princesse de la Tour d'Auvergne,
> née le 14 Juillet 1809, morte à Florence le
> 4 Mai 1889. Elle fonda le Carmel du Pater
> en 1872. Ses Restes ont été transférés
> dans ce mausolée le 22 Décembre 1957. Le
> cœur du baron Joseph, Charles, Aurèle de BOSSI
> est déposé dans l'urne placée près de ce mausolée

Das zweite Herz liegt im Garten der Kirche „Dominus flevit", ebenfalls am Ölberg: Der Industrielle, Philanthrop und Mäzen John Crichton-Stuart, 3. Marquess of Bute, entstammte einem illegitimen Zweig des schottischen Königshauses der Stuart, war also ein später Nachkomme von Robert the Bruce († 1329), der sein Herz nach Jerusalem gebracht haben wollte. Crichton-Stuarts Interessen- und Tätigkeitsspektrum umfasste neben der Verwaltung des Familienvermögens die Architektur, die Geschichte der Antike und des Mittelalters, Linguistik, Okkultismus, Reisen, besonders ins Heilige Land, und Religion. Seine Konversion zum römisch-katholischen Glauben löste große Entrüstung beim Adel aus. Schon als 21-Jähriger hatte er von seinem Wunsch gesprochen, sein Herz in Jerusalem begraben zu lassen, hatte später mehrfach die Passionsspiele von Oberammergau besucht und in Briefen geschrieben, dass sein Herz nach seinem Tod „should mingle with the sacred dust of the Mount of Olives".[6]

Als er dann nach längerer Krankheit am 9. Oktober 1900 im Alter von 53 Jahren starb, wurde er nach seinem Testament in einer von ihm restaurierten und geliebten Kapelle am Strand seiner Insel Bute begraben, die Teil der schottischen Grafschaft Buteshire ist. Schon wenige Tage später brachte seine Witwe, begleitet von ihren vier Söhnen, sein Herz in den kleinen Garten der Franziskaner am Ölberg. Ein Oleanderbaum wächst am Herzgrab, das durch ein in den Boden versenktes Steinkreuz und durch ein aufrecht stehendes schmiedeeisernes Kreuz gekennzeichnet ist. An der Wand beschreibt eine Marmortafel den Träger und den Weg des Herzens zu dieser kleinen Kirche:

> PAX ESTO AETERNA
> ANIMAE PIENTISSIMAE
> JOANNIS PATRICII MARCHIONIS III DE BUTE
> IN SCOTIA

VII ID OCTBR
ANNO DOMINI MDCCCC
MORTEM IN CHRISTO OBEUNTIS
CUJUS COR
IN TERRAM SANCTAM
SUPREMA TESTAMENTI CAUTIONE
DELATUM
GUENDOLINA CONJUNX
IN HORTO
HUIC DOMINUS FLEVIT AEDICULAE
ANNEXO
QUATUOR ADSISTENTIBUS FILIIS
ID NOVEMBR EODEM ANNO
PROPRIIS RELIGIOSE MANIBUS
SEPELIVIT.[7]

Im Komitas Pantheon, dem Friedhof der Intellektuellen und Künstler in der armenischen Hautstadt Jerewan, soll vor einem steinernen Denkmal, einer Statue des Toten vor einem vegetabilen Ornament, unter einer rechteckigen Steinplatte das Herz eines berühmten amerikanischen Autors liegen:[8] William Saroyan, 1908 in den USA als Kind eines eingewanderten armenischen Ehepaars geboren, starb 1981 in seiner Geburtsstadt Fresno, Kalifornien. Er wurde verbrannt und ein Teil der Asche auf dem Friedhof der armenischen Immigranten in dieser Stadt begraben. Der Rest wurde nach Jerewan gebracht, angeblich mit seinem Herzen.[9] Von einem diesbezüglichen Wunsch des Verstorbenen ist nichts bekannt, die Angabe bleibt fragwürdig.

In die heutige Türkei, in die Hauptstadt des Osmanischen Reiches, nach Istanbul, wurde zumindest ein Herz gebracht: In die Kirche der französischen Kapuziner, Saint-Louis-des-Français im Stadtteil Pera, staatlich genehmigt für prominente katholische Ausländer, besonders Angehörige von Botschaften, wurde das Herz des französischen Botschafters bei der Hohen Pforte von 1710–1716, des Pierre Puchot des Alleurs, überführt, der 1725 mit 82 Jahren in Paris verstarb und dort in der Kirche des Couvents de l'Oratoire, wo er zuletzt gelebt hatte, begraben wurde. Er hatte in seinem Amt Saint-Louis-des-Français intensiv gefördert und testamentarisch gewünscht, sein Herz möge hier seine letzte Ruhe finden.[10] Die Kirche wurde bei einem Stadtbrand 1831 weitgehend zerstört, das Grabmal existiert nicht mehr.

12.2 Nord-, Mittel- und Südamerika

Wahrscheinlich entsprang die Story, dass das Herz von Crazy Horse, letzter Kriegshäuptling der Oglala und Kampfgenosse von Sitting Bull, von seinem geschundenen und vertriebenen Volk geborgen und bestattet wurde,[11] eher der Fantasie des Romanautors Dee BROWN.

12. Außereuropäische Herzbestattungen

Romanhaft ist auch die Geschichte des Schicksals des Herzens eines berühmten schottischen Helden und Poeten, das in den USA verloren gegangen sein soll, des James Graham, 1. Marquess of Montrose, des „Great Montrose" (1612–1650). Dieser, als Presbyterianer, kämpfte im englischen Bürgerkrieg zunächst für die Covenanters des Parlaments, dann aber für die Könige Karl I. und Karl II. In des Letzteren Dienst unterlag er in der Schlacht bei Carbisdale, floh, wurde an die Regierungstruppen ausgeliefert und – lange vorher schon zum Tode verurteilt – am 21. Mai 1650 in Edinburgh gehängt, anschließend wurden Gliedmaßen und Kopf abgetrennt. Die Letzteren wurden an den Stadttoren von Stirling, Glasgow, Dundee und Aberdeen, der Kopf aufgespießt auf eine Stange von 1650–1660 auf dem Platz vor dem Tolbooth in Edinburgh zur Schau gestellt. Der Rumpf wurde zunächst in einer Holzkiste im Boroughmuir, dem Begräbnisplatz für hingerichtete Delinquenten, verscharrt. Seine angeheiratete Nichte, Lady Napier, der Montrose sein Herz versprochen hatte, ließ den Corpus ausgraben, das Herz entnehmen, einbalsamieren und in ein Behältnis einschließen, das aus der Klinge von Montroses Schwert gefertigt war. Kurz vor ihrem Tod sandte sie das Gefäß an Montroses Sohn James im holländischen Exil, nach anderen Quellen verblieb es über mehrere Generationen in der Familie Napier und ging während der Französischen Revolution verloren bzw. kam nach Amerika und ist dort bis auf den heutigen Tag nicht mehr aufgetaucht.

Noch vorhanden ist hingegen der linke Arm des Hingerichteten, der am Haupttor von Dundee angenagelt war, von einem Cromwell'schen Offizier abgenommen wurde und über Umwege an die Familie Montrose zurückkam. Der rechte Arm, Beine, Rumpf und Haupt wurden nach der Restauration 1661 in einem Staatsbegräbnis in St. Giles' in Edinburgh beigesetzt.[12]

Ein noch vorhandenes Herzmonument birgt das Herz eines berühmten Polen, des Pianisten und Komponisten, Politikers und Patrioten Ignacy Jan Paderewski. Bereits früh als Klaviervirtuose international renommiert und unter anderem auf einer USA-Tournee gefeiert, siedelte er 1902 in die Vereinigten Staaten über und begann dort, sich politisch zu engagieren. Er veranlasste den amerikanischen Präsidenten Woodrow Wilson, die Souveränität Polens nach dem Ende des Ersten Weltkrieges zu fordern, unterzeichnete für Polen den Versailler Vertrag, wurde Ministerpräsident und Außenminister der Zweiten Polnischen Republik und übernahm nach dem Überfall Polens durch die Deutsche Wehrmacht 1939 das Präsidium des Nationalen Rates der Exilregierung in London.

Er starb plötzlich am 29. Juni 1941 in New York und wurde auf Veranlassung Präsident Roosevelts auf dem Nationalfriedhof von Arlington in einer Rotunde beigesetzt. 1992 übergab Präsident George Bush senior die sterblichen Überreste des polnischen Nationalhelden an Lech Wałęsa, den damaligen Staatspräsidenten, der Sarg und seine Büste wurden in der Johanneskathedrale von Warschau aufgestellt.

Paderewski hatte ausdrücklich gewünscht, dass sein Herz in den Vereinigten Staaten verbliebe, jenem Land, das für sein Volk in schwerer Zeit so viel geleistet und so viele seiner Landsleute aufgenommen hatte. Das einbalsamierte Organ wurde zunächst vier Jahre in einem Begräbnisinstitut aufbewahrt, dann auf den

12.2. Nord-, Mittel- und Südamerika

Cypress Hill Friedhof von Brooklyn und Queens gebracht. 1986 wurde es zum National Shrine of Our Lady of Czestochowa, einem katholisch-polnischen Zentrum, einer Gründung des polnischen Paulinerordens bei Doylestown, Pennsylvania, überführt und liegt in einer Kapelle hinter einer Bronzeskulptur des polnisch-amerikanischen Bildhauers Andrzej Pityński, die den polnischen Adler darstellt, dessen Brust vom Gesicht des Komponisten gebildet wird, darunter ein Herz und darunter eine Klaviertastatur.[13]

Bizarre Randnotiz: Gegenwärtig lassen in den USA Pferdezüchter mitunter Herzen und Hufe von Rassetieren in eigens angelegten Parks begraben.[14]

Der britische Seeheld Admiral George Somers gründete nach einem Schiffbruch 1609 die englische Kolonie auf den Bermuda-Inseln, wo er, 56 Jahre alt, 1610 starb. Er habe Bermuda so geliebt, dass sein Herz dort bleiben sollte. Sein konservierter Leichnam wurde nach Entnahme von Herz und Eingeweiden nach England in seinen Geburtsort Lyme Regis, Dorset, zurückgebracht. Herz und Eingeweide seien im Garten seines Anwesens in Saint George's, Bermuda, begraben worden. 1876 ließ der damalige Gouverneur Lefroy dort eine Gedenktafel mit folgender Inschrift anbringen:

> Near this spot was interred in the year 1610 the heart of the heroic Admiral Sir George Somers who nobly sacrificed his life to carry succor to the infant and suffering Plantation now the State of Virginia. To preserve his fame to future ages, near the scene of his memorable shipwreck of 1609, the Governor and Commander in Chief of the Colony for the time being caused this tablet to be erected. 1876.[15]

Ein weiterer Brite, Politiker, Parlamentarier und Offizier, Christopher Monck, Herzog von Albemarle (1653–1688), wurde 1687 zum Gouverneur von Jamaika ernannt, starb aber bereit ein Jahr später, am 6. Oktober 1688, mit 35 Jahren. Der Leichnam wurde von einem Apotheker seziert und einbalsamiert: Herz, Eingeweide und Hirn wurden – wohl zur Verzögerung der Verwesung – entnommen, die Körperhöhlen mit pulvrigen Substanzen gefüllt, der in Leinen eingewickelte Körper in eine Mixtur aus Pech, Teer, Harz und Talg getaucht, in einen Sarg aus Zedernholz, einen zweiten aus Blei, einen dritten wieder aus Zedernholz eingeschlossen, die Hohlräume mit der Mixtur gefüllt und so konserviert nach England zurückgebracht und im Juli 1689 in der väterlichen Gruft in der Westminster Abbey begraben. Herz und Eingeweide wurden in einem Kästchen aus Zedernholz mit ungelöschten Kalk konserviert und unter dem Hauptaltar der Kirche von St. Jago de la Vega (Spanish Town), der damaligen Hauptstadt von Jamaika, beigesetzt.[16]

Der aus einer reichen einheimischen Familie stammende Nationalheld Südamerikas, Simón Bolívar, wurde am 24. Juli 1783 in Caracas, Venezuela, geboren. Er hielt sich oft in Europa auf und starb, militärisch erfolgreich, politisch gescheitert, wegen politischer Querelen resignierend, mit 47 Jahren, schwer erkrankt und einsam am 17. Dezember 1830 im Hause eines Freundes bei Santa Marta, Kolumbien. Sein betreuender Arzt, der Franzose Reverend, bestätigte bei der von ihm durchgeführten Autopsie die klinische Diagnose „Lungentuberkulose" und beschrieb das Herz als unauffällig, fand lediglich einen grün verfärbten Herzbeutelerguss.[17]

Erst zwölf Jahre später wurden die sterblichen Überreste Bolívars exhumiert. Das Skelett wurde mit Silberfäden zusammengesetzt. Das Brustbein wurde als „gespalten" beschrieben, ein Hinweis auf die Herzentnahme. Der Sarg wurde dann in seine Heimatstadt Caracas überführt und in der Kathedrale, 1876 im Pantheon der Stadt beigesetzt.[18] Und auch diese letzte Ruhe wurde gestört: 2010 ließ der venezolanische Präsident Hugo Chávez das Leichenbehältnis öffnen, um die Hypothese zu überprüfen, Bolívar sei vergiftet worden.[19] Das Herz sollte auf ausdrücklichen Wunsch der Regierung von Neu-Granada in Santa Marta bleiben und sei 1842 bestattet worden. Die Urne ging später verloren.[20]

Einer von Bolívars Mitkämpfern, der kolumbianische Revolutionär Atanasio Girardot, fiel im Gefecht von Barbula im heutigen Venezuela am 30. September 1813 beim Versuch, die Fahne der Revolution auf dem Barbula-Hügel aufzupflanzen. Auf Anordnung von Bolívar wurde sein Herz am 11. Oktober 1813 nach einer feierlichen Prozession durch die Straßen von Caracas unter Anteilnahme der Bevölkerung in die Capilla de la Santísima Trinidad der Kathedrale überführt, wo auch die Eltern Bolívars lagen. Der Leichnam erhielt ein Grab in der Catedral de Valencia.[21]

Unbekannt ist auch das Schicksal der Herzurne des kolumbianischen Dichters, Politikers, Soldaten und Präsidenten der Confederación Granadina,[22] Julio Arboleda Pombo. Er wurde am 13. November 1862 im Auftrag politischer Gegner ermordet. Bei seiner Aufbahrung in Popayán stand die Urne neben dem Leichnam, der dann ins Pantheon der Helden dieses Ortes überführt wurde.[23]

Ebenfalls im Pantheon begraben wurde Arboledas in Popayán geborener Nachfolger, General, letzter Präsident der Confederación, viermaliger Präsident von Kolumbien, Tomás Cipriano de Mosquera, der mit 80 Jahren am 7. Oktober 1878 auf seiner Hacienda in der Nähe von Popayán starb. Sein Herz ist in eine rötliche Urne in Pokalform eingeschlossen, die unter einem Glassturz auf einem Holzpodest im für den Staatsmann eingerichteten Museum in Popayán steht. Dahinter ist auf einer Steintafel an der Wand zu lesen: „EN ESTA URNA REPOSA / EL CORAZON DEL GRAL. / T. C. DE MOSQUERA."

In einer Urne aus Silber und Kristall soll das Herz des kolumbianischen Politikers und Dichters Jorge Isaacs, der 1895 verarmt an Tuberkulose starb, in sein Grabmonument auf dem Friedhof San Pedro in Medellín[24] eingeschlossen worden sein.[25]

Eine romantische Legende ist mit dem Schicksal des Herzens des Spaniers Baltasar de Zúñiga y Guzmán (1658–1727) verbunden. Unverheiratet, habe er sich als Vizekönig von Neuspanien mit Sitz in Mexico City in eine indianische Kazikentochter verliebt, die es vorzog, in das von ihm gegründete Nonnenkloster Corpus Christi

12.2. Nord-, Mittel- und Südamerika

für indigene Frauen in seiner Residenzstadt einzutreten.[26] Wegen seiner Ernennung zum Majordomus des spanischen Königshauses kehrte er 1726 nach Madrid zurück und starb dort ein Jahr später. Sein Herz wurde auf seinen testamentarischen Wunsch 1728 nach Mexico City ins Kloster Corpus Christi zurückgebracht und der Äbtissin übergeben. Auf dem Silbergefäß sei folgende Gravur gestanden:

> D. O. M.
> Excmi.D.D. Balthasaris de Zuniga, Mendoza, Guzman, Sotomayor,
> Ducis de Arion, Marchionis de Alencher, Ayamonte,
> Philippi V. Cubicularij, Pro Regis Mexicanae Americae Senatus
> Indiarum Praesidentis,
> Virginum mexicanarum huius Fundatoris Coenobij
> COR
> Obijt Matriti VII. Kal. Januarij Anno MDCCXVII. aetatis suae LXVIII
> ubi fuit thesaurus eius, ibi COR eius.[27]

Es wurde vor dem Hauptaltar begraben.[28] Vom Kloster existiert heute nur noch die als Tempel von Corpus Christi bezeichnete, säkularisierte, restaurierte Kirche.[29] 2004 entdeckte man dort hinter einem Stein mit der Jahreszahl 1728 ein intaktes Herz in einer Kristallurne, von dem man annahm, dass es von Zúñiga y Guzmán stammte.[30]

Der mexikanische Rechtsanwalt und Politiker Melchor Ocampo (1814–1861), ebenfalls involviert in Freiheits- und Reformbewegungen seines Landes, wurde von politischen Gegnern von seiner Hacienda entführt und in Tepeji del Río, das später seinen Namen erhielt, durch Erschießen hingerichtet. Sein Grab befindet sich in der Rotonda de las Personas Ilustres in Mexico City, sein Herz hatte er zusammen mit seiner Bibliothek dem Colegio de San Nicolas der Universität von Michoacán in Morelia vermacht.[31] In einem Gedenkraum des Kollegs für den Freiheitshelden steht eine Glasvitrine mit einem Wappen am vorderen unteren Rand, darin in einem runden Glasgefäß das in Formalin konservierte Herz.

Ebenfalls durch eine Gewehrsalve hingerichtet, auf Befehl des mexikanischen republikanischen Präsidenten Benito Juárez, zusammen mit dem von ihm unterstützten Kaiser Maximilian von Mexiko, wurde der General Miguel Miramón am 19. Juni 1867. Seine Witwe Concepción Lombardo habe sein Herz einbalsamieren lassen und es in einem Glasgefäß verschlossen, von einer Kerze beleuchtet, in ihrem Wohnraum aufbewahrt. Ein Priester habe sie schließlich überredet, das Organ begraben zu lassen.[32]

In Rio de Janeiro, im nationalen Luft- und Raumfahrtmuseum, wird das Herz des Nationalhelden Alberto Santos Dumont aufbewahrt, nach dem einer der beiden Flughäfen dieser Stadt benannt ist. In seiner Heimat wird er noch immer als herausragender Luftfahrtpionier verehrt, dem 1906 auch der erste Motorflug über die Distanz von 100 m gelang. Er beging am 23. Juli 1932 Suizid und wurde auf dem Cemitério São João Batista der Metropole begraben. Gegen den Willen der Familie entnahm ein österreichischer Arzt namens Dr. Walter Haberfeld dem Toten das Herz. Die Familie verweigerte die Annahme des Organs, es wurde der brasilianischen Luftwaffe übergeben und kam endlich in das Museu Aeroespacial. Das inzwischen farblose Organ ist mit Formalin in einem Glasgefäß konserviert, das, nicht sichtbar, in einer vergoldeten Metallkugel, die das bestirnte Himmelsgewölbe darstellen soll, eingeschlossen ist. Ein kniender, geflügelter, nackter Mann, wohl der Titan Atlas, aus Bronze stützt die Kugel (s. Abb. 74, S. 752).[33]

In der bolivianischen Kleinstadt Vallegrande, wo die sterblichen Reste des getöteten berühmten Rebellen Ernesto „Che" Guevara († 1967) zuerst verscharrt wurden, bevor sie 1987 im Rahmen eines Staatsaktes in Santa Clara, Kuba, begraben wurden, sagt man, seien dessen Herz und Eingeweide geblieben.[34] Die Behauptung ist wohl eher dem auch in der Moderne existenten Mythos des Organs geschuldet.

12.3 Sonstige

Das Christentum, insbesondere der Katholizismus, gelangte erst in der frühen Neuzeit mit der Kolonialisierung und durch Missionierung nach Afrika, Herzbestattungen sind auf dem Kontinent so gut wie unbekannt. Denkbar wären sie lediglich bei in Afrika verstorbenen Europäern.

So blieb das Herz des schottischen Missionars und Afrikaforschers David Livingstone (1813–1873) auf diesem Kontinent, während sein Leichnam in die Heimat zurückgebracht wurde. Livingstone hatte seit 1841 in ausgedehnten Expeditionen die Südhälfte Afrikas durchquert und immer versucht, die Lebensbedingungen der einheimischen Bevölkerung zu verbessern. Seine letzte Reise führte ihn auf der Suche nach den Nilquellen an den Bangweulusee im heutigen Nordosten von Sambia. Am 1. Mai 1873 wurde er von seinem Diener in seinem Zelt in Chitambo's Village am Bett kniend tot aufgefunden, verstorben an den Folgen einer Malaria bei chronischer Dysenterie. Die Diener entnahmen Eingeweide und Herz, versuchten, den Leichnam zu konservieren, wickelten ihn in eine Rindenhülle und in Segeltuch und transportierten ihn, an einer Tragestange aufgehängt, über 1.500 Kilometer in neun Monaten an die Ostküste, von wo er, in einen Sarg eingeschlossen, per Schiff nach England transportiert wurde und ein Ehrengrab in der Westminster Abbey in London erhielt.

Sein Herz und die Eingeweide begruben seine Diener unter einem Mvula-Baum neben seinem Sterbeplatz.[35] Einer seiner Diener schnitt „LIVINGSTONE MAY 4 1873", also ein falsches Sterbedatum, in die Rinde. 1899 wurde der verdorrte, absterbende Baum abgeholzt, in die Royal Geographic Society nach London gebracht, in deren Museum heute noch ein Stück zu sehen ist, und ein Denkmal begonnen, das 1902 fertiggestellt wurde. Es handelt sich um einen sechs Meter hohen Obelisken mit einem Eisenkreuz auf der Spitze mit ursprünglich zwei Bronzetafeln, denen später zwei weitere hinzugefügt wurden (s. Abb. 70, S. 751).[36]

12.3. Sonstige

Im Friedhof der Pfarrkirche von Rotherhithe, einem Stadtteil von London, war folgende Inschrift auf einem Grabstein zu lesen:

> Here lyeth interred the Body of Anne Blake, late Widow of Capt. John Blake, of Rederiffe, who departed this Life the 21st of October, Anno 1681, and in the 65th Year of her Age, and with her lye buried 4 Sons and 2 Daughters.
> In Jettepore the Head, in Callibar the Heart,
> The Body here intomb'd must meet, tho' far apart.[37]

Der Kopf der Witwe Anne Blake († 1681) wäre also in die indische Stadt Jettepore (Jaitapur?) gebracht worden, wo nach einer anderen Quelle ihr Mann begraben lag, das Herz ebenfalls nach Indien, in einen Ort namens Callibar,[38] wo das Grab des ältesten Sohnes war. Vielleicht hatte sie es so gewünscht.[39]

Anmerkungen zu Kapitel 12

[1] Kreuzfahrerstaaten im Nahen Osten.
[2] Vgl. BRADFORD: Heart Burial, S. 41.
[3] Vgl. ebd., S. 44.
[4] Vgl. ebd., S. 44.
[5] Mt 6,21; Lk 12,34.
[6] David Hunter BLAIR: John Patrick, Third Marquess of Bute, K.T. (1847–1900). London: John Murray 1921, S. 163.
[7] Üb. d. Verf.: „Ewiger Friede sei der allerfrömmsten Seele des John Patrick, 3. Marquis von Bute, gestorben in Schottland an den VII. Iden des Oktobers im Jahre des Herrn 1900. Dessen Herz, das unter höchster Beachtung des Testaments ins Heilige Land gebracht worden war, hat die Gattin Gwendolina im Garten, der hier an die Kapelle Dominus Flevit grenzt, an den Iden des November im gleichen Jahr unter dem Beisein von vier Kindern mit eigenen Händen gottesfürchtig begraben."
[8] Vgl. Gerald HUBER: Persönliche Mitteilung an den Verfasser. Studiendirektor, Mörmoosen. 13. Jan. 2017.
[9] Vgl. ANON.: MassisPost: August 31st: William Saroyan's 105th Birth Anniversary. 1. Sep. 2013. URL: https://massispost.com/2013/09/august-31st-william-saroyans-105th-Birth-Anniversary (besucht am 16. 01. 2023).
[10] Vgl. François FARIN: Histoire de la Ville de Rouen. 3. Aufl. Bd. 2. Rouen: Le Broun 1738, S. 173.
[11] Vgl. Dee BROWN: Begrabt mein Herz an der Biegung des Flusses. Hamburg: Hoffmann und Campe 1972, S. 304.
[12] Vgl. Robert CHAMBERS: Domestic Annals of Scotland from the Reformation to the Rebellion of 1745. Edinburgh und London: W. & R. Chambers 1885, S. 282f., 306f.
[13] Vgl. CZUMA/MAZAN: Poczet Serc Polskich, S. 477f.
[14] Vgl. ANON.: Grave Matters: North American Farm Index. URL: http://www.tbheritage.com/TurfHallmarks/Graves/GraveMattersFarmNAM.html (besucht am 20. 05. 2008).
[15] Vgl. Keith Archibald FORBES: Bermuda Online: Admiral Sir George Somers colonized Bermuda for Britain. URL: http://bermuda-online.org/sirgeorgesomers.htm (besucht am 03. 02. 2015).
[16] Vgl. den ausführlichen Bericht mit Sektionsprotokoll im British Museum, London, SLOANE MSS., D.N.B., Vol. 13, p. 594. zit. n. BRADFORD: Heart Burial, S. 208.
[17] Vgl. Hector O. VENTURA: The Death of the South American Liberator Simon Bolivar: A Critical Reappraisal. In: AOS Meeting Abstracts/Presentations 18 (2005), S. 57.
[18] Vgl. Thomas SCHMID: Das Herz des Befreiers. In: Die Zeit 27 (28. Juni 2007), S. 80–81.
[19] Vgl. Tim PADGETT: Why Venezuela's Chávez Dug Up Bolívar's Bones. In: Time Magazine, 17. Juli 2010.
[20] Vgl. T. SCHMID: Das Herz des Befreiers, S. 81.
[21] Vgl. venezuelatuya.com: Hasta la Independencia Atanasio Girardot. URL: https://www.venezuelatuya.com/biografias/girardot.htm (besucht am 28. 07. 2021).
[22] Vorläuferstaat von Kolumbien und Panama.
[23] Vgl. ANON.: es.wikipedia.org: Julio Arboleda. URL: https://es.wikipedia.org/wiki/Julio_Arboleda (besucht am 31. 10. 2014).
[24] Seit 1998 ein Museum.
[25] Vgl. Belisario BETANCUR: El corazon y la cultura, y la cultura del corazón (Lectura en XIX Congreso Colombiano de Cardiologia: Cartagena de Indias, Novembre 27 de 2001). In: Revista Colombiana de Cardiologia 9.4 (2002). URL: http://scc.org.co/revista.cfm?do=detalle&idarticulo=1111&idpublicacion=19 (besucht am 05. 09. 2008), S. 9.
[26] Eine zweite Version lautet, dass er das Kloster als Dank für ein unversehrt überstandenes Attentat gegründet habe.
[27] Üb. d. Verf.: „Gott, dem Besten und Größten. Des höchst vortrefflichen Herrn Balthasar de Zuniga [...] des Kammerherrn Philipps V., für den König von Mexiko-Amerika Präsident des Senates von Westindien, des Gründers dieses Klosters der mexikanischen Jungfrauen Herz. Er starb im Jahre 1717 am 7. Tag zu den Kalenden des Januar, 68 Jahre alt. Wo sein Schatz war, da ist sein Herz."
[28] Vgl. Arturo Rocha CORTÉS: El convento de Corpus Christi de México, para indias cacicas (1724). Documentos para servir en la restauración de la iglesia. In: Boletin de Monumentos Históricos 1

Anmerkungen zu Kapitel 12

(2004). URL: https://mediateca.inah.gob.mx/repositorio/islandora/object/articulo:9934 (besucht am 07.07.2008), S. 23.

[29] Heute historisches Hauptarchiv der Notare von Mexiko Stadt.

[30] Vgl. Arturo Vargas ORIGEL: Persönliche Mitteilung an den Verfasser. Escuela de Medicina de León, Mexiko. 5. Sep. 2009.

[31] Vgl. ders.: Persönliche Mitteilung an den Verfasser. Escuela de Medicina de León, Mexiko. 1. Aug. 2010.

[32] Vgl. ders.: Persönliche Mitteilung an den Verfasser (5.9.2009).

[33] Vgl. Daniele NEGRÃO: Persönliche Mitteilung an den Verfasser. Museu Aeroespacial, Rio de Janeiro. 2. Juni 2018.

[34] Vgl. Peter BURGHARDT: Ein Mythos lässt den Dollar rollen. In: Süddeutsche Zeitung, 13. Jan. 2008, S. 3.

[35] Vgl. MURPHY: After the Funeral, S. 168–171.

[36] Auf der größten Tafel steht: „THIS MONUMENT / OCCUPIES THE SPOT / WHERE FORMERLY STOOD THE TREE / AT THE FOOT OF WHICH / LIVINGSTONE'S HEART WAS BURIED / BY HIS FAITHFUL NATIVE FOLLOWERS / ON THE TRUNK WAS CARVED / THE FOLLOWING INSCRIPTION: / ‚DR. LIVINGSTONE MAY 4, 1873 / ChuMA SUZA MNIASERE VCHOPERE.'" Auf der letzten, 1973 angebrachten Tafel ist eine Widmung des damaligen Präsidenten von Sambia, Kenneth Kaunda, zu lesen.

[37] John AUBREY: Natural History and Antiquities of the County of Surrey. Bd. 5. London: E. Curll 1719, S. 28.

[38] Nicht ermittelt.

[39] Vgl. BRADFORD: Heart Burial, S. 205.

13 Geistliche Fürsten

13.1 Allgemeines zur Herzbestattung geistlicher Fürsten

Schon in der ersten Periode der Leichenteilung bzw. Eviszeration im Hochmittelalter wurden auch prominente Kleriker wie die weltlichen Adligen behandelt. Die Gründe waren die gleichen: Primär ging es um die Verzögerung der Verwesung durch Entfernung und Bestattung bzw. Konservierung der Eingeweide oder das Kochen des zerteilten Leichnams vor geplantem Transport des Corpus oder der sterblichen Überreste zum endgültigen Grab wie bei Bonifatius († 754, s. S. 10), Gerdag von Hildesheim († 992, s. Kap. 13.2.10), dem Prager Bischof Daniel I. († 1167, s. Kap. 1.5) und anderen,[1] wobei bald die Herzmystik zur besonderen Behandlung des Organs Anlass gab. Hier ist die frühe zeitgenössische Quellenlage ebenfalls unsicher, z.T. legendenhaft, wie beim Herzen des Hl. Meinrad († 861), das in der nach ihm benannten Kapelle am Schweizer Etzelpass ruhen soll, oder dem des Hl. Wolfgang († 994), das (einschließlich der Eingeweide?) am Todesort, der Otmarskapelle in Pupping, Österreich, geblieben sein soll.

Noch im 17. und 18. Jahrhundert konnten nur für knapp 40% der Bischofsbegräbnisse der „Germania Sacra" zuverlässige Quellen über eine separate Bestattung von Herz und Eingeweiden gefunden werden.[2]

Die erste dokumentierte Herzentnahme eines Heiligen wurde zur ersten bekannten, noch existierenden Herzreliquie, der des Hl. Godehard († 1038) in der Schatzkammer von St. Godehard in Hildesheim. Später wurden – wenn auch selten – mehr solcher Herzen zu kostbaren und verehrungswürdigen Reliquien (s. Kap. 14), wie das des Hl. Engelbert († 1225, s. Abb. 5, S. 725) und anderer Heiliger der katholischen Kirche, wobei bei solchen Teilbegräbnissen der Wunsch des Verstorbenen entfiel.

Unter den Teilnehmern der Kreuzzüge und der kaiserlichen Feldzüge nach Italien waren auch Kirchenfürsten wie der Kölner Erzbischof Rainald von Dassel († 1167) oder sein Nachfolger Philipp von Heinsberg († 1191) oder Erzbischof Bruno von Berg († 1137), deren sterbliche Reste nach Teilung oder Kochen des Leichnams zurück in die Heimat gebracht wurden.[3]

Auch später waren die Gründe und die Motive für eine Mehrfachbestattung von geistlichen ähnliche wie bei den weltlichen Eliten:

Der dynastische Zwang bei den Letzteren entsprach der Befolgung des Beispiels der Amtsvorgänger bei den geistlichen Fürsten, bei den Würzburger Bischöfen wurde dieses Funeralritual sogar über Jahrhunderte mit wenigen Ausnahmen beibehalten.[4]

Häufig spielten die Liebe für oder Bindung an einen besonderen Ort, die ersehnte Ruhe des Herzens bei einer Reliquie, einem Muttergottes- oder Heiligenbild eine Rolle. Fürstbischöfe wählten die Kirche ihrer Residenz, ein Gotteshaus, das sie selbst erbaut hatten, oder, bei Bistumskumulation, die Domkirche des Zweitbistums für ihr Herz, während der Dom, die Metropolitankirche des höherwertigen Bistums zur Ruhestätte des Leibes wurde.[5] Weltlicher und geistlicher Machtbereich wurden so vereint, die Fürstbischöfe verstanden sich als „principes et episcopi". Auch der Wunsch, post mortem an mehreren Orten Fürbitten zu erhalten oder weitere Bischofssitze zu bedenken, gab den Ausschlag für die Dreifachteilung.

Zweifellos wollten die Kirchenfürsten mit dem Grab ihres Herzens, dem Sitz der unsterblichen Seele, auch ihr Angedenken, aber auch den Machtanspruch ihres Amtes über den Tod hinaus bewahren, wie sie es ja auch mit ihrer „Baulust" beabsichtigten.

Der Brauch betraf überwiegend die höhere kirchliche Hierarchie, also Bischöfe, insbesondere Fürstbischöfe und Kardinäle, bei denen vor allem im 17. und 18. Jahrhundert eine Obduktion üblich war,[6] weniger die Ordensoberen, also Äbte und Fürstäbte, Äbtissinnen, einfache Priester, Mönche und Nonnen, und auch die Päpste. Die Oberhäupter der geistlichen Ritterorden, mit Ausnahme der Johanniter in Malta (s. Kap. 13.9.5), verzichteten überwiegend auf dieses Privileg. Ohnehin wünschten auch die geistlichen Eliten des südlichen Europas, der Mittelmeeranrainerländer, wie die weltlichen kaum eine Teilung ihres Leichnams. So ordneten französische Kardinäle ihre posthume Teilung an, italienische dagegen nicht.[7]

Nach der Säkularisation wurden Herzbegräbnisse bei den geistlichen Fürsten zur Ausnahme, lediglich bei den Päpsten wurde die Entnahme und Bestattung der Praecordia bis in den Anfang des 20. Jahrhunderts beibehalten (s. Kap. 13.10).

13.2 Herzen geistlicher Fürsten im Heiligen Römischen Reich deutscher Nation

13.2.1 Würzburger Fürstbischöfe

13.2.1.1 Julius Echter

1573 wurde der 28-jährige Julius Echter von Mespelbrunn vom Würzburger Domkapitel mit knapper Mehrheit zum Bischof gewählt. Er sollte in den 44 Jahren seiner Amtszeit das Hochstift mit harter und gerechter Hand überwiegend zum Wohle seiner Bürger regieren, als Speerspitze der Gegenreformation in fränkischen Landen.[8]

Allein in Würzburg errichtete er mehrere Stiftungen, die bis heute am Leben geblieben sind. Vor allem erwirkte er, der an den Hochschulen von Köln, Löwen, Donai, Paris und Pavia studiert hatte, die päpstlichen und kaiserlichen Privilegien für eine Universität, die am 2. Januar 1582 ihre Gründung feiern konnte. Dieses sein stolzestes Vermächtnis sollte auch für sein Herz sorgen: 1591 weihte er als Abschluss des Universitätsbaus die von ihm erbaute Neubaukirche als Universitätskirche ein. Schon zu Lebzeiten ließ er hier für sein Herz ein Grabmal im Stile der Zeit errichten,

13.2. Herzen geistlicher Fürsten im Heiligen Römischen Reich deutscher Nation

als Hochgrab mit reichem allegorischen Schmuck aus fränkischem Alabaster, mitten in der Kirche vor dem Chor, geschaffen vom Mainzer Bildhauer Johann Robin, einem katholischen Niederländer.

Getreu dem Matthäus-Wort „Wo dein Schatz ist, soll dein Herz sein", das ihm sein Nachfolger auf die Grabplatte schreiben ließ, wurde sein Herz nach seinem Tod im Jahre 1617 hier, in einer Nische unter dem Alabaster-Gisant des Fürsten mitten in der Kirche, eingeschlossen. Echter lag mit Mitra und den Insignien seiner Macht auf der Tumba, war flankiert von vier fackeltragenden Sklaven, Jünglingen und den Kardinaltugenden. Die in vergoldeten Lettern angebrachte Inschrift soll folgendermaßen gelautet haben:

> Frankens Fürst und Bischof Julius hat diese Kirche in frommer Gesinnung zu seinen Lebzeiten erbaut und zur Grabstätte seines Herzens in der Todesstunde bestimmt. Erwäge diesen Wunsch im frommen Herzen, wenn Du das Grab siehst, Wanderer, und geh dann Deines Weges.[9]

Julius hatte dieses Grabmal als Mahnmal der Vergänglichkeit bauen lassen. Er wollte von seinen Gemächern in der Burg die Kirche sehen, die später sein Herz bergen sollte.

Bei der Grablegung des fürstbischöflichen Herzens am 2. September 1617 hielt der Theologieprofessor Maximilian van der Sandt eine dem Anlass entsprechende Predigt, wahrscheinlich die erste dieser Art im Heiligen Römischen Reich überhaupt, in der er das Herz des Bischofs mit der Sonne verglich.[10]

Der Leichnam liegt im St.-Kilians-Dom begraben. Die Eingeweide wurden in die Viscera-Grablege der Fürstbischöfe (s. Abb. 28, S. 737) in der Marienkirche auf der Festung gebracht.

1707 wurde das Herzbehältnis, da das Hochgrab verfiel, in einer Pfeilernische des dreischiffigen Hallenbaus ein zweites Mal beigesetzt. Als dann die Kirche, nach Georg DEHIO eines der bedeutendsten Denkmäler der deutschen Renaissance,[11] im Feuersturm des Würzburger Bombardements am 16. März 1945 den Flammen zum Opfer fiel, konnte der herzförmige Zinnbehälter unversehrt geborgen und in der Interims-Universitätskirche St. Michael verwahrt werden.

Die Universität, offensichtlich von der Magie des Herzens beeindruckt, erfüllte dann ein letztes Mal den Wunsch ihres Stifters: 1982, im Jahre ihrer 400-Jahr-Feier, kam das Herz in der säkularisierten, als Aula der Universität dienenden Neubaukirche in einem zehn Zentner schweren, vom Bildhauer Julian Walter gefertigten Monolith (s. Abb. 29, S. 738) zur vierten, vorerst endgültigen Ruhe, nachdem Bischof Scheele am 13. September 1982 die kirchliche Weihe vorgenommen hatte.[12]

Mit großer Wahrscheinlichkeit wurde auch die Geburtsstätte des Fürsten mit einer Reliquie bedacht: Die rechte Hand soll hinter einem kleinen Steinrelief mit dem Bild des Verstorbenen, das sich heute im Würzburger Martin-von-Wagner-Museum befindet, in die Wand des Ahnensaals im Schloss Mespelbrunn eingemauert worden sein.[13]

Die Viscera wurden bei den Vorgängern in der Marienkapelle der Marienburg bestattet, mit der Inschrift: „REVERENDISSIMVS. AC. CELSISS. DNS. DNS. IVLIVS

541

ECHTER []ESPELBRUNN IPS HERB[] FRANCOR. DVX CVIVS ANIMA DEO VIVAT AMEN. ANNO DNI 1617 D XIII SEPT. OBIIT".[14]

13.2.1.2 Fürstbischöfliche Herzen im Kloster Ebrach

Echter wird gelegentlich ein anderes, eher weltliches Motiv für seinen letzten Wunsch unterstellt: Er habe sich über den anmaßenden Abt des Klosters Ebrach im Steigerwald geärgert und sei der anhaltenden Rechtsstreitigkeiten des Hochstifts mit dem allzu selbständigen Kloster müde gewesen. Jedenfalls brach er mit einer jahrhundertealten Tradition: Die Würzburger Fürstbischöfe, die Territorialherren des Klosters, hatten ihre Herzen bis zu diesem Zeitpunkt in dieser ältesten und bedeutendsten Zisterzienserabtei Frankens im Steigerwald beisetzen lassen[15] und behielten auch danach bis ins 18. Jahrhundert diese Tradition am konsequentesten unter allen geistlichen Fürsten Europas bei.[16]

Die testamentarisch gewünschte Bestattung eines besonderen Körperteils hatte im Bistum Würzburg schon davor Tradition:

Der 18. Bischof, Heinrich I. von Rothenburg († 1018), bestimmte, dass sein rechter Arm, also seine Schwert- und Segenshand, abgetrennt und in der Kirche St. Stephan in Würzburg beigesetzt werden sollte.[17]

Gottfried von Spitzenberg, 33. Bischof von Würzburg, starb kurz nach Barbarossa 1190 auf dem Dritten Kreuzzug in Antiochia. Er wollte ebenfalls seinen rechten Arm nach Würzburg zurückgebracht haben. Dieser ging aber beim Rücktransport verloren.[18]

Otto I. von Lobdeburg († 1223) bestimmte für das Kloster Anhausen seinen rechten Arm und ein jährliches Fuder Wein.[19]

Der fürstbischöfliche Würzburgische Rat und „Geheimschreiber", Magister Lorenz FRIES (1491–1550), dem die Nachwelt eine umfangreiche und detaillierte Chronik der Würzburger Bischöfe bis zum 60. Bischof, Rudolf II. von Scherenberg, verdankt,[20] war der Meinung, dass zuerst Eingeweide, und zwar die des römischdeutschen Gegenkönigs Konrad III., der am 15. Februar 1152 in Bamberg starb und dort begraben liegt, in Ebrach bestattet wurden.[21]

Der 44. Bischof Berthold II. von Sternberg († 1287) könnte der Erste gewesen sein, dessen Herz nach Ebrach kam.[22]

Nach anderen Quellen[23] soll bereits das Herz des 28. Würzburger Bischofs, des 1150 verstorbenen Siegfried von Truhendingen, seinen Ruheplatz im Kloster gefunden haben. Dieser wäre dann der Erste gewesen, bei dem die durchgehend bis ins 19. Jahrhundert geübte Praxis der Autopsie durchgeführt wurde.[24] Auch sein Vorgänger Embricho († 1146) wird in dieser Hinsicht genannt.[25]

13.2. Herzen geistlicher Fürsten im Heiligen Römischen Reich deutscher Nation

In der Chronik von Sebastian MÜNSTER sind die Begräbnisriten der Würzburger Fürstbischöfe nachzulesen:

> Wie ein newer Bischoff zu Wirtzburg eynreit / und so er gestirbt / begraben wirdt:
>
> Wann aber ein Bischoff stirbt, so wird sein Leib entweidet / und die Därm werden begraben auff dem Schloß in der Capellen[26] außgenommen das Hertz das wird beschlossen in ein Glaß / und auff ein wohlbereiten Wagen gelegt / und mit ettlichen Reutern geführt gen Eberach in das Closter / und da vom Abt und den München so ihm entgegen kommen / gar Ehrlich empfangen / und mit Gebett vor dem Fronaltar zu der Erden bestetigt. Aber das Corpus wird im Todtenbaum auffgericht un mit Bischofflichen Kleydern angetan / ein Bischofflicher Stab in die Hand gegeben / und in die andere ein Schwerdt als einem Hertzogen gebührt / und am andern tag wird er mit grossem Pracht vom Schloß herab in S. Jacobs Closter geführt und da über nacht gelassen. Darnach wird er mit vielen Ceremonien über die Bruck in die Statt zu dem Thumbstifft[27] getragen / unnd da under dem Gebett und Gesäng der Pfaffen übernacht in rhu gehalten / und darnach noch weiter zum Newen Closter aller nechst gelegen / getragen / und zu letst wider in Thumbstifft getragen / und da mit Bischofflichem geziert und blossem Schwerdt zu der Erden bestetigt.[28]

Im 16. Jahrhundert sollen sich etwa 30 Herzen Würzburger Bischöfe in Ebrach, im nach DEHIO „großartigsten frühgotischen Bau, den Deutschland hervorgebracht hat",[29] befunden haben. Im Bauernkrieg 1525 rissen dann die plündernden Bauern – viel früher als die Sansculotten in Paris – die Herzen ihrer verhassten geistlichen Fürsten heraus und beraubten sie ihrer silbernen Kapseln.[30]

Danach kamen noch vier Herzen ins Kloster, die letzten beiden stammten von Melchior Zobel, der 1558 von Wilhelm von Grumbach (s. Kap. 3.1) ermordet worden war, und von Friedrich von Wirsberg († 1573), dem Vorgänger Julius Echters.[31]

Bis zur barocken Umgestaltung des Innenraums der Abteikirche kennzeichnete eine von zwei Engeln gehaltene kupferne Schrifttafel mit Distichen die aus dem 14. Jahrhundert stammende Herzgräberstätte. Sie besagte, die Mönche hätten aus Sorge um die Erhaltung der Herzen dieselben bis auf zwei an einem sicheren Ort zur ewigen Ruhe gebettet:

> Haec retinent capsae, lector, si forte requiris,
>   Franciacae gentis corda reclusa Ducum.
> Causam nosse cupis, cur sacro hoc limine templi
>   Optarint bustum cordibus esse suis?
> Integritas fratrum, pietas hoc praestitit, atque
>   Bernhardinae ingens religionis amor.
> At quid tot capsae vacuae? Cur jam duo tantum
>   Urneolae binae corda reposta tenent?
> Abstulit hinc fratrum pia cura furentibus armis,
>   Ne sacra foedaret corda scelesta manus,

> Abdidit et sacro majus quo hoc fornice templi
> Haud est, hinc sancta pace quieta jacent.

Am Fuße des Monuments stand: „Sepultura Cordium Episcopor. Wirceburg. in Ecclesia Ebracensi."[32]

Jetzt halten die noch vorhandenen zwei, durch Anstrich und Ergänzungen beeinträchtigten Bischofsfiguren aus dem frühen 14. Jahrhundert hinter dem Hochaltar der Basilika als Gisants mit Kopfkissen, allerdings in aufrechter Position, in der rechten Hand ihr Herz, in der linken den Krummstab als Zeichen ihrer geistlichen, das Schwert als Zeichen ihrer weltlichen Macht.[33] In den rechteckigen kleinen Nischen dazwischen waren einst die Herzen geborgen.[34] Inschriften identifizieren die Gisants als Berthold II. von Sternberg († 1287, s.o.) und seinen Nachfolger Manegold von Neuenburg († 1303). Auf dem Kardiotaph steht geschrieben:

> ANNO DOMINI MCCLXXXVII OBYT DOMINUS BERTHOLDUS A STERNBERG, WIRCEBURGENSIS EPISCOPUS, PONTIFICATUS SUI ANNO XIII. XVIII. CALEND. DECEMBRIS.
> COR JACET HAC FOSSA, SINE QUO CARO NIL, NIHIL OSSA, PRAESULIS ATQUE DUCIS WIRCEBURGI. DA BONA LUCIS BERTHOLDO, CHRISTE, QUO SACRATUR LOCUS ISTE, DE STELLAE MONTE, DEDIT HOC MUNUS QUIA SPONTE.[35]

Schmuck und Bemalung sind späteren Datums, nämlich spätbarock-klassizistisch. Auch die Schrift ist barock, sie entspricht aber den ursprünglichen Inschriften der Kardiotaphen, die nicht mehr existieren.[36]

13.2.1.3 Begräbnisordnung der Fürstbischöfe im Bistum Würzburg

Die Bischöfe, die sich seit dem 12. Jahrhundert auch Herzöge von Franken nannten, also auch die weltliche Gewalt im Hochstift ausübten, wurden wie andere Fürsten seit dem 12. Jahrhundert post mortem von Ärzten und dem Hofbarbier einbalsamiert.[37] Die Würzburger Domkapitel-Rezess-Protokolle, die allerdings erst seit 1501 vorhanden sind, sprechen von der „Exenterierung" des hochfürstlichen Leichnams.[38] Die Eingeweide wurden in der Kirche der bischöflichen Festung Marienberg beigesetzt. So lautet ein zeitgenössischer Bericht beim Begräbnis des Konrad von Thüngen († 1540), dass „das eingeweide in einer schönen hültzernen gelten mit kalch darzu bereith gethan und in der kirche uff Unser Lieben Frauenberg zur linken hand vom kreuzalter begraben".[39]

Der Grund für diese Sitte war damals folgende Ansicht:

> [...] und das ingeweyde, intestina genant, ließ man auch nach altem herkommen uf dem haubtschloß dits stiefts Unser Lieben Frawen berg, zu bedeuten, dar er und ein iglicher Verweser seine schloß dits würdigen stiefts gespeist soll haben und halten, in maßen, das ingeweyde nit lehr sein will.[40]

Im Boden der Rundkapelle sind die Enterotaphia mit den Flachreliefs von 20 Würzburger Fürstbischöfen eingelassen, die größtenteils später erneuert oder renoviert worden sind.[41] Der eviszerierte Leichnam kam meist in den Würzburger Dom.

13.2. Herzen geistlicher Fürsten im Heiligen Römischen Reich deutscher Nation

Friedrich MERZBACHER hat in seiner *Die Begräbnisordnung der Würzburger Fürstbischöfe im späteren Mittelalter* Details dieser frühen, bereits im 13. Jahrhundert begonnenen kollektiven Funeralpraxis des Würzburger Bistums zusammengestellt.[42]

Zum gleichen Thema steht in der *Topographia Franconiae* des Matthaeus MERIAN von 1648:

> Man schleust solches Hertz ein in einin bleyinen Sarck / legts auf einen Wagen / thut einen alten getreuen Diener dazu / und läßts mit vier Pferden dahinführen. Der Wagen und Pferde bleiben im Kloster. Hingegen wird der besagte Diener in demselben / sein lebenlang / wie ein Convent Bruder gehalten.[43]

Auch der Benediktiner Ignatius GROPP berichtet in seiner Beschreibung der Ebracher Grabmonumente (1730), dass die vier Pferde, der Trauerwagen und der Fuhrmann, die das Herz ins Kloster brachten, Eigentum des Klosters wurden und der Letztere eine lebenslange Pfründe von den Mönchen erhielt.[44]

13.2.1.4 Nach Julius Echter bis zur Säkularisation des Bistums

Bei den Nachfolgern Julius Echters wurde die Tradition der Dreiteilung des Körpers weniger konsequent verfolgt, wenn auch die Autopsie beibehalten wurde.[45]

Philipp Adolf von Ehrenberg, der 68. Bischof, wie Echter Gegenreformator, ein unerbittlicher Hexenverfolger, starb plötzlich („morte inopina" steht auf seinem Epitaph im Dom) am 16. Juni 1631. Sein Herz kam wie sein Corpus in den Dom von Würzburg, in den zweiten nördlichen Pfeiler am Bartholomäus-Altar. An der gleichen Stelle wurde das Herz seines Nachfolgers eingeschlossen:

Franz von Hatzfeld, der 69. Bischof, gleichzeitig Bischof von Bamberg, wurde sogar durch die Schweden im Dreißigjährigen Krieg drei Jahre lang aus Würzburg vertrieben. Er starb – ebenfalls plötzlich – 1642. Für sein Herz sah man wieder das Kloster Ebrach vor, aber „biß einmahl der hohe friedt kommen [...] möchte",[46] kam es in die Nähe seines Corpusgrabes an den Bartholomäus-Altar zum Herzen seines Vorgängers und wurde dort belassen.

Sein Bruder Melchior, kaiserlicher Generalfeldmarschall, nahm sich übrigens das brüderliche Vorbild zu Herzen (s. Kap. 10.4). Nach dem Einsturz der nördlichen Langhauswand des Domes 1946 wurde die Herzkapsel aus dem Pfeiler geborgen, 1992 fand das Herz dort in einer neuen Kapsel wieder seinen Platz.[47] Die ursprüngliche Kapsel kam ins Dommuseum.[48] Sie hat die Spielkartenherzform und besaß ursprünglich einen Standfuß. Zwei gegossene und verlötete Zinnschalen tragen das „IHS"-Monogramm in einer Strahlenaura als Bekrönung. Auf der Vorderseite ist folgende Inschrift eingraviert:

> COR
> Nunc Dormiens Quondam
> Vigilans
> Reverendissimi atque Illustrissimi Principis ac
> Domini Domini Francisci Ep[isc]opi Bambergensis
> et Herbipolensis Franciae Orient[alis Ducis]. Nati XIII Septembr(is)
> Anno MDXCVI Electi in Epi(scopum) Herbipolensem). VII

Augu[sti An]no
MDCXXXI in Episcop[um Bambergensem] IV Augusti [Anno
MDCXXXIII
Defuncti XXX] Julii An[no MDC]XL[II].⁴⁹

Auf der Rückseite ist das fürstbischöflich-hatzfeldische Wappen graviert. Das Innere barg das Herz in einem roten Samtbeutel, bei der Bergung 1946 war die IHS-Bekrönung noch in den ursprünglichen schwarzen Taft gehüllt. Auf der Herzurne selbst waren noch Reste von schwarzem Leinengewebe erhalten sowie das daraufgestickte fürstbischöfliche Wappen.⁵⁰

Das Herz seines Nachfolgers Johann Philipp von Schönborn († 1673), gleichzeitig Bischof von Worms, Erzbischof von Mainz, ist im Mainzer Dom bestattet (s. Kap. 13.2.3), wie die Herzen anderer Würzburger geistlicher Fürsten, die ein zweites, sogar drittes Episkopat innehatten, wie Friedrich Karl von Schönborn († 1746) in der Hofkapelle der Bamberger Residenz (s. Kap.13.2.2), Adam Friedrich von Seinsheim († 1779) und Franz Ludwig von Erthal († 1795) im Dom zu Bamberg.

Neun weitere Herzen Würzburger Fürstbischöfe des 17. und 18. Jahrhunderts standen in herzförmigen Zinnkapseln in einem Wandschrank in der Sepultur des Würzburger Doms, wo sie bei der Bombardierung der fränkischen Stadt am 16. März 1945 verbrannten.⁵¹ Die Sepultur wurde 1953–1955 wiederhergestellt und dient als Grablege des Domkapitels.⁵²

Das wahrscheinlich letzte Herz der Würzburger Fürstbischöfe ruht hinter einer Gedenktafel in der neugotischen Allerheiligenkapelle des Würzburger Hauptfriedhofes rechts vom Eingang:⁵³ Der aus altem fränkischen Adel stammende Adam Friedrich Groß zu Trockau starb 1840 in seiner Residenz und wurde im Dom begraben. Die Kardiotaph-Inschrift lautet:

    ASSERVATUM EST HIC
    COR
    REVERENDISSIME DOMINI
    ADAMI FRIDERICI
    B. DE GROSS
    EPISCOPI HERBIPOLENSIS,
    QUOD PALPITARE DESIIT
    XXI. MARTII ANNI MDCCCXL.
    UBI EST THESAURUS TUUS
    IBI ERIT ET COR TUUM.
    Matth. VI, 21.⁵⁴

Die Domherren wurden in toto begraben. Eine Ausnahme stellt das Viscera-Grab des Würzburger Domkapitulars und Gesandten beim immerwährenden Reichstag in Regensburg sowie Titularbischofs von Tenera⁵⁵ Johann Philipp von Fechenbach dar. Die „pia viscera", die „frommen Eingeweide", blieben in Regensburg, wo er

13.2. Herzen geistlicher Fürsten im Heiligen Römischen Reich deutscher Nation

1779 verstarb – wohl auch, weil der Leichnam in die fränkische Heimat zurücktransportiert werden sollte.[56] In der Nordwand des Seitenschiffes, beim Josephsaltar der Rupertkirche der Basilika St. Emmeram, steht auf einer schlichten Steinplatte:

Pia Viscera
Rdmi ac illmi
Jonn. Philipp. Car.
Epis. Tenar.
Can Cath. Eccl. Herb.&c&c
ex
L. B. De Fechenbach & c.
Per XXVIII A. Leg. Herb.
Ad Comitia
Hic sepulta
III Kal. Jan. An. MDCCLXXIX ante diem tertium Kalendas
Ianuarias[57]

Wahrscheinlich war auch das Herz unter den Viscera, denn im Totenbuch der Pfarrei steht unter dem 30. Dezember, dass das Herz „juxta altare S. Josephi"[58] beigesetzt worden sei.

Auch die Eingeweide des ersten Bischofs, der die beiden Hochstifte Würzburg und Bamberg in Personalunion regierte, des Johann Gottfried von Aschhausen, waren nach seinem Tode 1622 auf dem Regensburger Fürstentag schon in der dortigen Stiftskirche zur Alten Kapelle beigesetzt worden. Der Leichnam kam in den Bamberger Dom. Zu einer Herzsepultur kam es wegen „vor dißmal umb ereigneter Ungelegenheiten"[59] nicht, zumal sein Vorgänger Julius Echter die lange Reihe dieser Bestattungen in Ebrach beendet hatte.

13.2.2 Erzbistum Bamberg

Das Bistum Würzburg ist eine Suffragandiözese des Erzbistums Bamberg, das 1007 auf Drängen Kaiser Heinrichs II. entstand und zunächst Mainz, dann aber Rom direkt unterstellt war. Wie bei den meisten deutschen Bistümern setzte sich auch bei den Bamberger Erzbischöfen[60] eine an den Vorgängern bzw. am Amt orientierte Pflicht zur Herzbestattung nicht durch. Vielmehr war die Entscheidung derer, die eine solche für ihren Leichnam verfügten, eine individuelle und von unterschiedlichen Motiven bestimmt. Bamberger Domherren ließen ihre Herzen mit einer Ausnahme[61] nicht entnehmen. Lediglich die Eingeweidebestattung eines Dompropstes in der zweiten Hälfte des 18. Jahrhunderts ist registriert.[62]

Nach dem Tod eines geistlichen Fürsten hatten die Testamentsvollstrecker die Entscheidung bezüglich einer Obduktion zu treffen, die nicht der Arzt, sondern der „Statt Chirurgus" durchführte und die nicht der geteilten Beisetzung des Leichnams, sondern der Feststellung der Todesursache diente. In den Bamberger Quellen existieren dazu nur wenige Aufzeichnungen.[63]

Wenig ist bekannt über die wahrscheinlich erste getrennte Bestattung eines Bamberger Fürstbischofs, des Weigand von Redwitz († 1556). Sein Corpus wurde, wie er testamentarisch gewünscht hatte, ohne Herz und Eingeweide, die vorher herausgenommen und getrennt bestattet wurden, im Dom beigesetzt.[64]

Fast vier Jahrzehnte später sollen die „intestina" des Ernst von Mengersdorf († 1591) in die Kirche des Karmeliterklosters in der Au gekommen sein, das der Bischof den Jesuiten zur Verfügung gestellt hatte.[65]

Ebenfalls nicht mehr vorhanden ist das Herzgrab des Johann Philipp von Gebsattel († 1609) in der von ihm geförderten und renovierten Kirche des Zisterzienserinnenklosters Schlüsselau. Dazu existiert lediglich eine handschriftliche zeitgenössische Notiz.[66] Sein Corpus wurde wie der des von Mengersdorf im Dom begraben, die Epitaphia kamen später ins Kloster Michelsberg.

Erst Ende des 17. Jahrhunderts, in der späten Gegenreformation nach dem Dreißigjährigen Krieg, in der dieses Ritual ohnehin häufiger praktiziert wurde, wurde das nächste Herz, das des Marquard Sebastian Schenk von Stauffenberg (1644–1693), eines Förderers der Jesuiten, beigesetzt. Von ihm existiert sogar noch der Obduktionsbericht.[67] Sein Corpusgrab befindet sich im Bamberger Dom, sein Herz liegt, seinem Wunsch entsprechend, vor dem von ihm gestifteten Altar seines Namenspatrons Sebastian in der von ihm geweihten Klosterkirche St. Anton in Forchheim, der bischöflich bambergischen Festungsstadt. Über der Statue des Heiligen sind die Wappen des Hochstifts Bamberg und der Stauffenbergs angebracht, vom Herzgrab ist keine Spur mehr nachweisbar.[68]

Ein weiterer Kirchenfürst veranlasste die posthume Verbringung seines Herzens nach St. Martin, zurück in seine Geburtsstadt Forchheim: Der mit 58 Jahren am 3. Juni 1753 plötzlich verstorbene Johann Philipp Anton von und zu Frankenstein wurde von seinem Kammerdiener und Leibchirurgen Friedrich im Beisein von Ärzten seziert, exenteriert und einbalsamiert. Der Leichnam wurde drei Wochen lang für seine Untertanen aufgebahrt und dann im Bamberger Dom begraben. Die Eingeweide wurden am Tag darauf in einem Eichenfässchen, von einer Prozession begleitet, in die Gruft des hohen Domstifts, wo schon Intestina seiner Vorgänger begraben waren, gebracht. Das Herz wurde in einer mit Eisstücken gefüllten Silberschale zu Füßen des aufgebahrten Leichnams ausgestellt.

Der Goldschmied Heim fertigte eine herzförmige Silberkapsel mit dem fürstbischöflichen Familienwappen und einer lateinischen Inschrift mit den Lebensdaten an. Der Hofbarbier wusch das Organ mit einer wohlriechenden Flüssigkeit mehrmals aus, dann teilte es der Kammerdiener Friedrich durch drei Einschnitte in Kleeblattform. Diese wurden erneut einbalsamiert, mit einem Farbstoff bestreut, zusammengeheftet und in die Silberkapsel mit Silberdraht eingehängt.

Am 2. Juli 1753 startete dann ein umfangreicher Trauerzug unter dem Geläute sämtlicher Kirchenglocken nach Forchheim. In St. Martin wurde das Herz auf einer vielfach illuminierten Trauerbühne erneut aufgestellt. Nach feierlichem Requiem

13.2. Herzen geistlicher Fürsten im Heiligen Römischen Reich deutscher Nation

und vielen Messen wurde es dann in einer Nische im linken nördlichen Chorgestühl eingeschlossen. Diese ist verschlossen durch eine geschwungene, abnehmbare Messingtafel mit verschiedenen Wappen, darunter ein geflügelter Schädel, darüber der Fürstenhut mit Schwert und Pastorale. Die Inschrift preist den Verstorbenen:

> Hoc Lapide Clauditur
> Cor
> Reverendissimi ac Celsissimi Domini Domini
> Joannis Philippi Antonii S. R. J.
> Principis ac Episcopi Bamberge & &
> Qui Dum Viveret nemini male
> Sed omnibus bene ex corde voluit.
> Hanc amoris victimam In Singularis affectus tesseram
> Die 3tia Junij 1753 huc Reddidit. Unde 25 Martij 1695 Recepit
> Cui in tuae gratitudinis Debitum
> Requiem aeternam ex toto corde precare.[69]

Die oben genannte Behandlung des Herzens des Fürstbischofs Marquard Sebastian Schenk von Stauffenberg hatte wohl ein Beispiel gegeben, das dann von seinen Nachfolgern befolgt wurde: Der Domkapitular Michael PFISTER beschreibt in seinem Domführer von 1896 eine weiße Marmortafel auf der Westseite des Domes, auf der die Namen von fünf Fürstbischöfen eingraviert sind. Deren ursprünglich in der Schatzkammer aufbewahrte Herzurnen wurden 1890 hier in der Krypta beigesetzt.[70]

Die erste war die des Nachfolgers von Schenk von Stauffenberg, des Kurfürsten und Erzbischofs von Mainz und Fürstbischofs von Bamberg, Lothar Franz von Schönborn (1655–1729). Er war der Neffe des Johann Philipp von Schönborn († 1673), dessen Herz im Mainzer Dom ruht (s. Kap. 13.2.3), mit dem der Aufstieg dieses ursprünglich wenig bedeutenden Westerwälder Geschlechtes begann, das in der Folge eine Reihe der mächtigsten und einflussreichsten Kirchenfürsten des Reiches mit prohabsburgischer Haltung stellte.

Wie mehrere seiner Verwandten vom „Bauwurmb" besessen, erbaute er das Schloss Weißenstein in Pommersfelden bei Bamberg. Als er 1729 in Mainz starb,[71] wurden dorthin, in die Schlosskapelle von Weißenstein, seine Eingeweide verbracht. Nach der Säkularisation wurde auch seine Herzurne, die sich zuvor im Bamberger Dom befunden hatte,[72] hinzugefügt. Über dem Grab vor dem Hochaltar ist eine schlichte Steintafel mit folgender Inschrift eingelassen:

> HIC
> RECONDITVM EST PIISSIM.COR
> COM.DE.SCHOENBORN.PRINC.ELECT.
> ET EPISC.FVNDATOR.HARVM AEDIUM
> XXX.I.ANN.MDCCXXIX[73]

Sein Neffe und Nachfolger Friedrich Karl von Schönborn-Buchheim war gleichzeitig Fürstbischof von Würzburg und Reichsvizekanzler der Habsburger Joseph I. und Karl IV. mit diplomatischen Missionen in ganz Europa. Die Herzen seiner beiden Brüder Johann Philipp Franz († 1724) und Hugo Damian († 1743) lagen bereits in Mainz bzw. Bruchsal (s. dort), das seines 1756 verstorbenen jüngsten Bruders Franz Georg sollte auf die Festung Ehrenbreitstein kommen. Er war der produktivste aller Schönborns, was seine Förderung von Wissenschaften, Kunst und Architektur betraf, mit ihm endete die Reihe bedeutender Kirchenfürsten des Geschlechtes.

Er starb am 25. Juli 1746 in Würzburg, wo sein Leib in der Schönbornkapelle des Domes seine letzte Ruhe fand. Sein Herz wurde am 18. August nach Bamberg gebracht und mit einer feierlichen Prozession in die Hofkapelle der Neuen Residenz, seiner fürstbischöflichen Residenz, geleitet.[74] Hier wurden am nächsten Tag Messen gelesen, danach das Herz im Trauerzug in den Dom, in die Schatzkammer, getragen. Erst am 22. August wurde das Trauergeläut in der Stadt eingestellt.[75]

Seine lange diplomatische Tätigkeit in Wien als Vizekanzler der Habsburger hatte ihn bewogen, seine Eingeweide, seine Augen und Zunge in die von ihm für seine Familie erbaute Gruftkirche in Göllersdorf in Niederösterrreich zu einer Loretomadonna bringen zu lassen, bei der er ursprünglich sogar begraben sein wollte.[76]

Die übrigen Herzen in der Domkrypta stammten von Franz Konrad von Stadion und Thannhausen († 1757), seinem Nachfolger Adam Friedrich von Seinsheim, der in Personalunion auch Fürstbischof von Würzburg war, mütterlicherseits aus der Familie Schönborn stammend († 1779),[77] und zuletzt von Franz Ludwig von Erthal, ebenfalls auch Fürstbischof von Würzburg († 1795).[78] Dessen Eingeweide waren wie die des von Seinsheim in Würzburg in der Festungskapelle geblieben, während die des von Stadion in der vorderen Gruft des Bamberger Domes begraben wurden.[79]

Vor der von Franz Ludwig hatte eine Herzbestattung in der ältesten Bamberger Kirche, in St. Gangolf, stattgefunden, deren Anlass sich aus Herkunft und Lebenslauf des Verstorbenen, des Bamberger Weihbischofs Heinrich Joseph von Nitschke, erklären lässt. In Mainz geboren, stand er zeitweise in diplomatischen Diensten der Habsburger, hatte verschiedene Kanonikate, unter anderen von St. Gangolf und St. Martin in Bamberg, inne und verstarb am 23. März 1778 in Bamberg an „Herzwassersucht". Er wurde auf seinen Wunsch in St. Martin bestattet, das Herz wurde in einer feierlichen Prozession nach St. Gangolf gebracht.[80] Es wurde vor dem inzwischen beseitigten Martinsaltar in einer herzförmigen Zinnkapsel im südlichen Querhausarm im Erdreich unter einer quadratischen Platte begraben, die ein Kreuz, Namen, Titel und die Jahreszahl 1778 trug. Der Neffe des Geistlichen, Freiherr Burkard von der Klee, Hofrat in Wien, ließ erst 1802 vom Bildhauer Mutschele ein klassizistisches Denkmal errichten.[81] Der Verstorbene hatte testamentarisch ein solches Epitaphium verlangt, die Gestaltung seinen Testamentariern überlassen.

Auf einer schmalen Sockelleiste steht links eine trauernde Frau mit verhülltem Kopf, die mit der Linken eine große ovale schwarzmarmorne Tafel hält und mit der rechten Hand auf die vergoldete Inschrift hinweist:

13.2. Herzen geistlicher Fürsten im Heiligen Römischen Reich deutscher Nation

>MDCCLXXVIII. D: XXIII. MAII
>PIE IN DOMINO OBIIT
>REVERENDISSIMUS AC PERILLUSTRIS
>D. DUS: HENRICUS IOSEPHUS
>DE NITSCHKE
>EPISCOPUS ANTIPATRENSIS, SUFFRAGANEUS BAMBERGENSIS,
>ET IN SPIRITUALIBUS PROVICARIUS GENERALIS; EMINENTISSIMI
>ARCHIEPIS: ET PRINCIP: ELECT: MOGUNT: CONSILIARIUS
>ECCLESIASTICUS REVERENDISSIMORUM AC CELSISSIMORUM
>PRINCIP: ET EPISCOP: BAMBERG: ET EICHSTETT: INTIMUS,
>EPISCOPALIS SEMINARII BAMBERGAE PRAESES, INSIGNIUM
>ECCLES: COLLEG: AD S. STEPHANUM, AD GRADUS B.V.M. ET
>AD S. CRUCEM EXTRA MUROS MOGUNTIAE CANON: CAPITUL:
>ECCLES: COLLEG. AD B.V.M. ET S. GANGOLPHUM BAMBERGAE
>DECANUS, AD S. MARTINUM IN HUIATE URBE PAROCHUS
>NATUS MOGUNTIAE 5ta AUGUSTI 1708.
>CONSECRATUS EPISCOP. 23 MARTII 1749.
>SUMMA IN DEUM PIETATE; HUMANITATE ET MANSUETUDINE
>ERGA CUNCTOS, MUNIFICIENTIA IN PAUPERIS, VIGILI
>COMMISSARUM OVIUM CURA
>IN VITA CONSPICUUS,
>FACTA LIBERALI IN SCHOLAS DONATIONE
>POST OBITUM CLARUS.
>AVUNCULO SUO CHARISSIMO
>PIETATIS ERGO POSUIT
>MDCCCII.
>FRANCISCUS L.B. BURKART
>DE KLEE DOMINUS IN BATTELAU ET
>STRANKA CONSILIAR. AUSTRIA: AULICUS
>VIENNAE[82]

Rechts neben der Tafel steht eine Mitra auf einem Buch und einem Bischofsstab, unter der Leiste ist das Nitschke'sche Wappen angebracht. Mit keinem Wort geht der Text auf das Herz des Würdenträgers ein, obwohl das Monument für dessen Grab in Auftrag gegeben war. Möglicherweise war es für das Corpusgrab in St. Martin gedacht. 1972 musste es einer Orgel weichen, wurde bei seiner Lagerung in einem Steinmetzbetrieb beschädigt und befindet sich jetzt im Depot des Diözesanmuseums.[83]

2008 wurde die herzförmige Herzkapsel ausgegraben, in ein mit einem Tuch ausgeschlagenes Behältnis eingeschlossen und ein Text zur Person des Verstorbenen und den Umständen der Exhumierung beigelegt. Sie wurde in 40 cm Tiefe beigesetzt und mit einer rechteckigen Steinplatte bedeckt, die wie die vorherige mit einem Kreuz, dem Namen und Titel des Bischofs und seinem Todesdatum versehen wurde.[84]

1858, also lang nach der Säkularisation, wollte zum letzten Mal ein Bamberger Erzbischof, Bonifaz Kaspar von Urban, sein Herz zurückgebracht haben in die Kirche St. Vitus beim Backlhof, seinem Geburtsort im oberbayerischen Oberherrnhausen.[85]

13. Geistliche Fürsten

Eine schlichte Tafel auf der rechten Seite des Chorbogens gibt davon Zeugnis. Der Leichnam des beliebten, frommen und bescheidenen Oberhirten, dem die dankbaren Bürger seiner Stadt die Ehrenbürgerwürde verliehen hatten, blieb in seiner Domkirche.

Lediglich zwei Domherren, Lothar Franz Philipp Wilhelm († 1758) und Bruder Johann Philipp Anton († 1759) Horneck von Weinheim, ließen ihre Herzen auf ihrem Gut Schloss Thurn vor dem Altar der Schlosskapelle beisetzen.[86]

13.2.3 Bistum Mainz

Das Bistum Mainz entstand vor 1600 Jahren, war fast 1000 Jahre Erzbistum, die Erzbischöfe waren Kurfürsten und Reichserzkanzler des Heiligen Römischen Reiches. Bistümer wie Würzburg, Worms, Speyer und andere waren Suffragandiözesen, im 19. Jahrhundert wurde dann Mainz zum Suffragansitz des Erzbistums Freiburg.

Auf die Möglichkeit, dass die Eingeweide des Hl. Bonifatius († 754), der 744 Bischof von Mainz wurde, im alten Dom, der heutigen Johanniskirche, begraben und dort als Reliquien verehrt wurden, wurde bereits hingewiesen (s. Kap. 1).

Die Eingeweide des streitbaren Erzbischofs Adolf von Nassau-Wiesbaden-Idstein († 1390) verblieben an seinem Sterbeort, der Mainzer Enklave Heiligenstadt, während sein Corpus nach Mainz zurückgebracht wurde.[87]

Fast 100 Jahre später ließ der Erzbischof und Kurfürst Daniel Brendel von Homburg († 1582) in der von ihm errichteten Schlosskapelle der erzbischöflichen Festung Martinsburg, St. Gangolf, an der Stelle des gleichnamigen Stifts, eine Gruft unter dem Altar im Mittelschiff anlegen, in der seine und seiner Nachfolger Herzen und Eingeweide,[88] also nicht deren Corpora, beigesetzt wurden.[89] Grabsteine und Denkmäler sind verschwunden, St. Gangolf wurde nach der Belagerung von Mainz 1813/14 abgebrochen.

Der Zugang zu der kleinen Gruft lag auf der Evangelienseite unter einem mit einem Kreuz bezeichneten Stein. Auf einer Grundrisszeichnung[90] sind insgesamt 14 nummerierte, auf dem Boden stehende Behältnisse ohne nähere Bezeichnung abgebildet, teils Särge, teils rechteckige, runde und herzförmige Urnen.

Nach dem Herz und den Eingeweiden des Erbauers wurden Organe und sterbliche Reste folgender Erzbischöfe und Kurfürsten in diese besondere Gruft gebracht:
Es ruhen dort „exta, cor et cerebrum"[91] des in Aschaffenburg 1604 verstorbenen Johann Adam von Bicken, dessen Corpus ebenfalls in den Mainzer Dom überführt wurde.[92] (Das Herz seines Nachfolgers, des Förderers der Gegenreformation und damit der Jesuiten, des Erbauers des zweiten Mainzer Residenzsitzes, des Schlosses Johannisburg in Aschaffenburg, Johann Schweikhard von Cronberg [† 1626] verblieb vor Ort,[93] nämlich in der heute säkularisierten Jesuitenkirche von Aschaffenburg, in einer nicht mehr zugänglichen Gruft.[94])

13.2. Herzen geistlicher Fürsten im Heiligen Römischen Reich deutscher Nation

„[E]xta, cor, lingua, cerebrum" des Nachfolgers Schweikhards von Cronberg, des Georg Friedrich von Greiffenclau zu Vollrads († 1629)[95] sowie „cor et cerebrum" von dessen Nachfolger, Anselm Casimir Wambolt von Umstadt, der, bedingt durch die Wirren des Dreißigjährigen Krieges, 1647 im Exil zu Ettwil starb,[96] ruhen ebenfalls in der Gruft von St. Gangolf.

Dort befindet sich auch die in einem Holzkasten eingeschlossene Eingeweideurne des Lothar Friedrich von Metternich († 1675). Sein Leichnam wurde im Mainzer Dom bestattet, sein Herz kam, da er auch Bischof von Speyer war, in den dortigen Dom.[97]

Auf einem weiteren Holzkasten war ein Blech mit folgendem Text angebracht:

D.O.M.
Viscera
R.dissimi ac. Em:mi Principis ac Dni Dni Caroli Henrici de familia comitum de Metternich Archi Eppi Mog: S:R:J: per Germaniam ArchiCancellarij, Principis Electoris, Episcopi Wormatiensis. Nati
Anno MDCCII.XIV. Julij.
Electi
In Archi Eppu Mogunt: IX. Jan. Ao MDCLXXIX.
Postulati
In Eppum Wormatiensem 30. Jan. Ao MDCLXXIX. Mortui
Aschaffenburgi XXVI. Sept. eodem anno. Cuius Anima requiescat in pace, per viscera misericordiae Dei Luc:[98]

Es handelte sich um den Eingeweidesarg des 1679 verstorbenen Karl Heinrich von Metternich, dessen Corpus im Dom liegt.

Gehirn und Eingeweide des Philipp Karl von Eltz († 1743) waren ebenfalls in der kurfürstlichen Eingeweidegruft in St. Gangolf bestattet. Sie waren in einen Bleikasten auf einem eisernen Rost eingelötet, der folgendermaßen beschriftet war:

Cerebrum et viscera
Emmi ac Celsissimi Principis ac Domini Philippi Caroli S. Sedis Moguntinae Archiepiscopi; S. R.J. Per Germaniam Archicancellarii, Principis Electoris, Praepositi Trevirensis, ex perantiqua familia S. R.J. Comitum ab Eltz Kempenich. Nati XXVI. Octob. MDCLXV. Electi Archiepiscopi Moguntini MDCCXXXII. Consecrati XVI.
Novembris eiusdem anni. Denati Moguntiae XXI. Martii MDCCXLIII. Aetatis LXXVII. Mensium IV. Dierum XXI. CVIVs anJMae Vt DeVs propJtJVs sJt, tVqVI LegJs, CoeIJtes ora.

[Darunter:]

obJVJt phJLJppVs CaroLVs, qVI pro honore DeJ pJe, pro bono JmperJJ et patrJae fortJter pVgnaVJt.[99]

Der Bleibehälter war in einem links von der Treppe aufgestellten Eichenkasten mit Schuber eingeschlossen, auf dem die silberne Herzurne des Kurfürsten stand. Diese hatte die Form eines Kelches mit Fuß und Nodus und an Stelle der Cuppa das Herzgefäß, dessen Hälften mit Scharnieren und Riegel aufklappbar sind und das mit einem Doppelkreuz bekrönt ist. Sie wurde von dem Goldschmied Johannes Seyfried geschaffen und trägt die Meistermarke „I S". Die Gravur lautet:

> D.O.M.
> Cor Emin[mi] Principis ac Domini
> Domini PHILIPPI CAROLI, S. Sedis
> Moguntinae Archi Episcopi, S. R.I. per
> Germaniam Archi Cancellary Principis
> Electoris Praepositi Trevirensis
> nati 26 Octob 1665 Electi
> Archi Episcopi 9. Junij:
> 1732 Denati 21. Martij 1743
> aetatis 77 et 4 mens: 21 die
> Cujus Anima requi=
> escat in pace
> Amen
>
> [Auf der Gegenseite:]
>
> Cor antIstItIs veneranDI In VIVIs eX CorDe erga sVperos DeVotI.[100]

Die Herzurne wurde nach der Zerstörung der Kirche[101] in den Dom überführt und steht jetzt leer im Dommuseum.

Von diesen Behältern bzw. Gefäßen wurden außerdem die von Johann Friedrich Karl von Ostein († 1763) und Emmerich Joseph von Breidbach zu Bürresheim († 1774) in die Domschatzkammer gerettet.[102]

Jetzt ruhen die Silberreliquiare in der 1927 angelegten Westkrypta des Domes bei den seit dieser Zeit bestatteten Bischöfen hinter einer schlichten Steinplatte mit den persönlichen Daten und den bischöflichen Wappen (s. Abb. 53, S. 746).

Das Herz des Nachfolgers von Lothar Friedrich von Metternich-Burscheid, des Erzbischofs und Kurfürsten von Mainz und Bischof von Worms, Damian Hartard von der Leyen († 1678), wurde in die Abteikirche Maria Laach gebracht, wo bereits das Herz seines älteren Bruders Karl Kaspar von der Leyen ruhte (s. Kap. 13.2.6). Hirn und Eingeweide blieben in der Schlosskapelle St. Gangolf, der Corpus im Dom von Mainz, der Stadt, in der er verstorben war.[103]

Am 12. Februar 1673 starb in Würzburg ein bedeutender deutscher Kirchenfürst und Staatsmann, Erzbischof von Mainz, Bischof von Würzburg und Worms, der „deutsche Salomo" Johann Philipp von Schönborn. Er wurde im Dom von Würzburg beigesetzt; Eingeweide, Augen, Zunge und Hirn kamen in die Festungskapelle der Marienburg von Würzburg.[104] Sein Herz wurde am 8. März 1673 vor dem Hochaltar des Mainzer Domes begraben, wo auch ein erst 1745 errichtetes Denkmal im Westchor an den Verstorbenen erinnerte.[105] Über eine Grabplatte über dem Herzen ist nichts bekannt. Die Stelle sei lediglich durch ein Kreuz zwischen Sakramentshäuschen und dem Muttergottesbild gekennzeichnet gewesen.[106] Eine Abbildung der Herzurne hat sich in der Niederschrift einer Gedenkrede des Mainzer Dompredigers Volosius bei der Beisetzung des Herzens erhalten mit einem Hinweis auf

13.2. Herzen geistlicher Fürsten im Heiligen Römischen Reich deutscher Nation

dieses Ereignis: „Am ersten Tag da das churfürstliche Hertz am hohen Altar gegen Auffgang der Sonnen beygesetzt und die gewöhnliche Exequien verrichtet worden / mündlich in höchst: und hochansehnlicher sehr Volckreichen Versammlung den 8. Martii dieses lauffenden MDCLXXIII".[107] Die Urne in der typischen Spielkartenherzform stand auf einem mit Ornamenten verzierten Fuß mit der Inschrift: „Quiescit ante altare princeps / versus plagam australem / In Basilica Metropolitana / Depositum anno 1673 d.8 Martii"[108]

Über die Außenkontur des Herzens verlief eine weitere Inschrift:

> Deus cordis mei
> et pars mea deus
> in aeternum
>
> Et factus est
> mihi in
> salutem[109]

Während der Domrenovierung 1925–1928 wurde unter dem Hochaltar in der Westvierung unter dem Backsteinbelag eine unbeschriftete Sandsteinplatte gefunden. Darunter lag

> ein kleines, auf einer ebensolchen Sandsteinplatte rings mit Backsteinen aufgeführtes und verputztes Behältnis von 45 cm im Geviert und 40 cm Höhe. Im Innern lagen die Überreste einer versilberten Bleiurne in Form eines Herzens. Die eine Seite zeigte als Inschrift das Schriftwort: Cor contritum et humiliatum Deus non despicies.[110] Die andere Seite ist verwittert. Die Worte Franc… ab Ingelheim, Archiepiscopi… sind noch zu erkennen. Die Urne war so zerstört, wie es nicht allein durch die Verwitterung des Metalls entstanden sein kann. Vermutlich war sie einmal gewaltsam geöffnet. Auch waren die Backsteine auf der Nordseite leicht herauszunehmen, was ebenfalls auf eine Öffnung der kleinen Gruft schließen läßt. Im Inneren der Urne befand sich ein gut erhaltenes festschließendes Kupfergefäß in Herzform, in welchem sich noch das Herz im eingetrockneten Zustand befand. Vermutlich war das Kupfergefäß mit einer wohlriechenden Substanz zur Einbalsamierung gefüllt gewesen. Das Herz ist hinter dem Hochaltar wieder beigesetzt worden.[111]

Der Corpus dieses Kurfürsten, des Anselm Franz von Ingelheim (1634–1695), blieb in der Stiftskirche in Aschaffenburg, seiner Sommerresidenz, wo er verstorben war, die Eingeweide kamen in die Gruft von St. Gangolf in Mainz.[112]

Der letzte Erzbischof und Kurfürst von Mainz und Regensburg, Bischof mehrerer weiterer Bistümer, Staatsmann und Schriftsteller, war Karl Theodor Anton Maria Reichsfreiherr von Dalberg. Nach der Säkularisation 1803 behielt er den Titel des Erzkanzlers des Heiligen Römischen Reiches und wurde mit Regensburg, Aschaffenburg und Wetzlar entschädigt. Er schloss sich eng an Napoléon I. an und verlor nach der Völkerschlacht bei Leipzig die Landeshoheit über diese Gebiete, blieb aber Bischof von Regensburg und behielt also nur seine geistlichen Würden. Nach

13. Geistliche Fürsten

seinem Tod in Regensburg am 10. Februar 1817 wurde er unter einem Marmorepitaph im Mittelschiff des Domes beigesetzt, der Stadt Aschaffenburg vermachte er seine Sammlungen in seinem Residenzschloss Johannisburg und sein Herz.

Dieses wurde, eingeschlossen in eine silberne Hülle in Spielkartenherzform, am 8. April 1817 zunächst in die Jesuitenkirche und zwei Tage später in die Gruft seines Vorgängers Friedrich Karl Joseph von Erthal unter dem Altar der Stiftskirche St. Peter und Alexander überführt.

Eine Lokalzeitung berichtete damals mit einem lateinischen Chronogramm: „Wir setzen das Herz Carl Theodors, des Frommen; Hervorragenden und Liebenswürdigen bei. Mögen auch die Gebeine des Primas in Regensburg bestattet sein, das edlere Stück wurde uns durch das zurückgebrachte Herz zuteil."[113]

Ihren endgültigen Platz erhielt die silberne Urne in Kelchform mit einer das Herz enthaltenden Cuppa in Herzform 1877 in einer marmorgerahmten, durch eine Glastür mit Gitter verschlossenen Nische vor einem bestirnten Himmel, einem blauen, mit goldenen Sternen verzierten Hintergrund, in der Wand des linken westlichen Vierungspfeilers der Kirche (s. Abb. 59, S. 748).[114] Fuß und Schaft des pokalähnlichen Gefäßes sind mit klassizistischen Pflanzenornamenten und Putten verziert, das als Cuppa bezeichnete Silberherz trägt die folgende lateinische Inschrift:

VITAE. DATUM   VITAE. EREPTUM.
D.VIII. FEBR. MDCCXLVI   D.X. FEBR. MDCCCXVII.
COR
EMINENTISSIMI. AC. CELSISSIMI. PRINCIPIS. DOMINI.
DOMINI. CAROLI. THEODORI.
EX. IlLL. ET. PERANTIQUA. FAMIL. LIB. BARON. IMP.
DE. DALBERG. DICTUS. KAEMERER. DE. WORMAT.
S. SEDIS. MOGUNT. ARCHIEP. S. R.I. PER GERMAN.
ARCHIC: ET. ELECT. EPISC. CONST. ET. WORMAT.
PRIMATIS. CONFOEDERATIONIS. RHENANAE.
ET. MAGNI. DUCIS. FRANCOFURTI.
LEVITER. QUIESCAT.
PRINCEPS. SAPIENS. PIUS. FELIX.
RELIGIOSI. CULTUS. CONSTANS. PROMOTOR.
IUSTUS. CLEMENS. INSTITUTORUM. PRO. SALUTE. PUBLICA.
FAUTOR. MAGNANIMUS. ARTIUM. LIBERAL. ET SCIENTIAR.
DECUS. ET. PRAESIDIUM.
BENE. MERENTIUM PATRONUS.
PAUPERUM. VIDUAR. ET. ORPHANOR.
SOLATOR. ET. ADIUTOR.
MUNIFICENTISSIMUS. TENERE . FIDEM.
VEL. INDIGNO. DATAM. SCEPTRO. ANTEPOSUIT.
SUCCESSOREM.
IN. DIGNITATE ET VIRTUTE. NON VIDIT. AETAS. NOSTRA.
H AVE. SANCTA. ANIMA[115]

13.2. Herzen geistlicher Fürsten im Heiligen Römischen Reich deutscher Nation

In den Einschnitt an der Herzbasis ist ein Engelchen mit einem goldenen Kreuz auf dem Kopf eingefügt. Unter der Nische steht: „Herz des Fürst-Primas u. Großhzgs. v. Frankfurt / Carl Theodor von Dalberg / gest. 10. Febr. 1817."[116]

In St. Antonius, dem früheren Armklarenkloster von Mainz, befindet sich an der Wand der Kapelle eine Inschrift mit folgendem Text: „Allhier liegt das herz von Joh. Philipp: Anton, d.h.r. Reiches Graf von Berlepsch u. Millendonk, ist gestorben zu Trier ann: 1732 d.5.febr: seines Alters im 20.ten. / r.i.p. / Der letzte aus der Familie."[117]

13.2.4 Bistum Speyer

Speyer ist eines der ältesten deutschen Bistümer. Es war bis 1801 Suffraganbistum von Mainz, dann von Bamberg. Der Dom war die Grablege der Salierkaiser.
Seit dem 16. Jahrhundert existieren für die Bischöfe Berichte über Tod und Begräbnis, aus den Jahrhunderten davor sind nur vereinzelte Dokumente bekannt.[118] Die Bischöfe des 17. Jahrhunderts waren zugleich Metropoliten von Trier oder Mainz und wurden in den dortigen Kathedralen begraben. Die des 18. Jahrhunderts wurden in der von Damian Hugo von Schönborn angelegten Gruft der Bruchsaler Peterskirche bzw. auf der Flucht vor den französischen Revolutionären in Passau beigesetzt.
Im 15. und 16. Jahrhundert starben die Bischöfe meistens in Udenheim, wohin sie ihre Residenz wegen der Macht des Stadtrates von Speyer verlegt hatten.

Die erste dokumentierte Einbalsamierung mit Entnahme der Eingeweide wurde bei dem in Zabern 1552 verstorbenen Fürstbischof Philipp von Flersheim vorgenommen. Dieser hochgeachtete Kleriker, Ratgeber zweier Kaiser, Vermittler zwischen den streitenden Parteien bei der sich ausbreitenden Reformation auch in seinem Bistum war, bereits alt und krank, vor den plündernden Truppen des Markgrafen Alcibiades ins elsässische Zabern geflohen und dort gestorben. Die Eingeweide wurden vor dem Hochaltar der Barfüßerkirche am Sterbeort bestattet.[119] Der Corpus wurde nach Speyer zurückgebracht und fand im Domkreuzgang seine letzte Ruhestätte.
Von nun an wurden die Sektion und Einbalsamierung der Speyerer Kirchenfürsten zu einem regelmäßig ausgeübten Ritual, in der Pfarrkirche der Residenzstadt Udenheim sollte sogar nach dem Würzburger Vorbild eine Herz- und Eingeweidesepultur entstehen.[120]

Als am 7. Dezember 1581 nach längerer Krankheit Bischof Marquard von Hattstein in seiner Residenz in Udenheim starb, wurde sein Leichnam am 9. Dezember von zwei Ärzten und einem Barbier seziert und einbalsamiert, anschließend mit allen Pontifikalien bekleidet und in der Schlosskapelle aufgebahrt, bevor er nach Speyer gebracht wurde. Die entnommenen Herz, Lunge, Leber, Milz und Nieren wurden am selben Tag in einer Kupferurne vor dem Sakramentshäuschen der Udenheimer Pfarrkirche beigesetzt.[121]

Danach nahm die Pfarrkirche noch die Eingeweide seines Nachfolgers Eberhard von Dienheim (1540–1610) auf.[122]

Eberhards Nachfolger Philipp Christoph von Sötern baute Udenheim zur Feste Philippsburg als militärische Absicherung gegen Frankreich um. Damit verlor die Stadt ihren Residenzcharakter, eine Herzgruft kam nicht zustande. Philipp wurde später noch zum Erzbischof und Kurfürst von Trier gewählt, wo er 1652 auch starb. In seiner letztwilligen Verfügung hatte er die St.-Martius-Kapelle im Speyerer Dom zu seiner letzten Ruhestätte bestimmt. Aus Kostengründen berief sich das Domkapitel auf ein zweites, nicht unterschriebenes Testament und ließ den Verstorbenen im Trierer Dom begraben. Seine Eingeweide blieben bei den Kapuzinern in Ehrenbreitstein bei Koblenz, die er selber dorthin geholt hatte, bei seiner Residenz, dem von ihm erbauten Schloss Philippsburg unterhalb der Festung. Das Herz wurde in seine zweite Metropolitankirche, den Dom von Speyer, gebracht.[123]

Ihm folgte Lothar Friedrich von Metternich-Burscheid (1617–1675) auf dem Bischofssitz nach, der 1670 auch zum Koadjutor des Mainzer Erzbischofs Johann Philipp von Schönborn, dessen Herz im Mainzer Dom ruht (s. Kap. 13.2.3), ernannt und nach dessen Tod 1673 zu dessen Nachfolger gewählt wurde. Im gleichen Jahr kam das Episkopat von Worms dazu. Er starb bereits zwei Jahre später und ruht im Mainzer Dom, sein Herz blieb in Speyer, „unter dem dritten Steine vor dem St. Anna-Altare".[124]

In den Speyerer Dom wurde auch das Herz des nächsten Bischofs gebracht: Johann Hugo von Orsbeck (1634–1711), Bischof von Speyer, seit 1676 auch Erzbischof und Kurfürst von Trier, musste in kriegerischen Zeiten schwere Zerstörungen in seinen Bistümern, vor allem in seinen Residenzstädten hinnehmen. Trotzdem gelangen dem frommen Kirchenfürsten weitgehende wirtschaftliche und strukturelle Stabilisierungen seiner Gebiete, Reformen in zivilen und religiösen Bereichen und eine Förderung von Kunst und Kultur. Er hatte seinen Tod in seiner Residenz auf Schloss Philippsburg in Ehrenbreitstein bei Koblenz am 6. Januar 1711 in einer Vision vorausgesehen und wünschte, dass sein Leib im Trierer Dom begraben würde, wo er wegen der kriegerischen Wirren fast ausschließlich residiert hatte.

Eingeweide, Gehirn, Augen und Zunge blieben ebenfalls am Sterbeort, in der von ihm erbauten Kirche von Thalehrenbreitstein,[125] das Herz wurde vom Domkapitular Philipp Anton von Eltz am 6. Februar in einer Kutsche abgeholt und im Dom von Speyer vor dem Kreuzaltar aufgestellt. Die Trauerfeierlichkeiten fanden am 11. Februar statt, das Domkapitel wählte als Gruft einen Raum, der in der Nähe des Gnadenbildes Unserer Lieben Frau, auf der Epistelseite unterhalb des Königschores am ersten südlichen Arkadenbogen, lag.[126] Der kurmainzische Ingenieur Person wurde mit der Anfertigung einer Grabplatte beauftragt. Dieses Kardiotaph ist noch immer in der Katharinenkapelle des Domes zu sehen, eine übermannsgroße, schwarze, rechteckige, in die Wand eingelassene Marmorplatte, auf der flachreliefierte Wappen, Rocaillen, Vasen und Urnen, Fackeln und ein großes Herzsymbol mit Inschriften abgebildet sind.[127] Das Herz liegt unter einer schmucklosen quadratischen Steinplatte, mit einem neu angebrachten Herzsymbol im Boden vor dem Kardiotaph.

13.2. Herzen geistlicher Fürsten im Heiligen Römischen Reich deutscher Nation

Da Speyer im 17. und 18. Jahrhundert ein typisches Nebenbistum war, bevorzugten seine Bischöfe ihre bedeutsameren Kathedralkirchen in Trier und Mainz als Grablegen; lediglich einer, der Nachfolger von Johann Hugo von Orsbeck, Heinrich Hartard von Rollingen († 1719) ließ Leib und Herz im Dom zu Speyer begraben.[128] Das Corpusgrabmal wurde 1828 wegen starker Beschädigung durch plündernde Franzosen aus dem Dom entfernt. Dabei stieß man auf den Sarg des Bischofs, den man unangetastet ließ. Von einem Herzgefäß ist allerdings in dem Bericht keine Rede.[129]

Wegen ständiger Streitereien mit der protestantischen Reichsstadt Speyer verlegte der nächste Fürstbischof, Kardinal Damian Hugo Philipp von Schönborn-Buchheim, seit 1740 auch Fürstbischof von Konstanz, seine Residenz nach Bruchsal, wo er sich von Balthasar Neumann ein Schloss und die Pfarrkirche St. Peter erbauen ließ. Er starb nach längerem Leiden am 19. August 1743 in seinem Schloss in Bruchsal. Die zwei vom Domkapitel ernannten Statthalter veranlassten die Einbalsamierung des Leichnams, der dann im Kardinalsornat im Schloss aufgebahrt wurde.[130] Am Abend des 27. August wurden die Eingeweide vor dem Hochaltar der Kapuzinerkirche feierlich beigesetzt. Der Leichnam wurde dann in einem Sarg zur weiteren Aufbahrung am 10. September in die Hofkirche verlegt, wozu die Kapuzinerchronik bemerkt: „[...] non absque perpesso insigni foedore [...]."[131] Da die Peterskirche noch nicht vollendet war, wurde der Sarg dann in einer kleinen Gruft unter einer vom Verstorbenen errichteten Betkapelle ebenfalls in der Kapuzinerkirche vorläufig beigesetzt. Der Trauerzug bestand aus 39 Abteilungen.[132] Darunter trug der Oberkämmerer Freiherr von Lehrbach das Herz „in einem Gehäuse von Silber auf einem silbernen Waschbecken, umgeben von sechs Fackelträgern".[133] Dieses blieb zunächst auf dem Sarg in der vorläufigen Gruft.

Das über drei Pfund schwere Gehirn sollte in einem gläsernen Gefäß in seiner zweiten Metropolitankirche in Konstanz beigesetzt werden, was das dortige Domkapitel verweigerte. Es wurde daher ohne Zeremoniell in der Nacht des 19. Oktober ebenfalls in der Kapuzinerkirche vor dem Hochaltar eingesenkt.[134] 1755 wurde schließlich der Sarg auf Drängen des Bruders, des Trierer Kurfürsten Franz Georg, in einem neuen Eichensarg mit zeremoniellem Trauergeleit in die vom Verblichenen veranlasste Gruft in der Peterskirche gebracht. Die goldene Herzkapsel in Spielkartenherzform mit der lateinischer Inschrift

HIC JACET
COR
EMI QUONDAM CARDIN.DE SCHÖNBORN
PRINCIP. ET EPIS. SPIRENS. CONSTANT.
NATI D 19 7 1676 CREATI IN CARDIN
D 30. JAN 1713 ELEG IN COADI EPI SPIREN
D 21 JUI 1716 IN COADI EPI CONSTANT
D 18 MAY 1722 DE NATI 19 AUG 1743
REGIM SPIR ANNOR 24 ET CONST 3.
Cujus anima in Deo
Requiescit[135]

wurde auf den Sarg gelegt. Im Chor der Kirche ließ der Bruder ein großes Marmorepitaph errichten.

Der Nachfolger Schönborns, Franz Christoph von Hutten, aus einem reichsritterlichen Geschlecht mit vielen geistlichen Würdenträgern stammend, starb am 20. April 1770 ebenfalls im Bruchsaler Schloss und wurde neben seinem Vorgänger in der Gruft der Peterskirche beigesetzt. Beide Bischöfe waren Verehrer der „Mutter mit dem guten Herzen", des Marienbildes, und Förderer der damit verbundenen Wallfahrt des Kapuzinerklosters Waghäusel. Franz Christoph wollte sein Herz neben der Gottesmutter begraben wissen.

Seine Leiche war seziert,[136] sofort einbalsamiert und 14 Tage lang im Schloss Bruchsal aufgebahrt worden. Beim Leichenzug zur Peterskirche trug Freiherr Joachim von Deuring die silberne Kapsel mit dem Herzen. Dieses

> ward am anderen Tage gen Waghäusel gebracht und daselbst vor dem Marienaltar, neben der Communicantenbank, in einem in die Mauer gebrochenen Behälter eingesetzt und mit einer schwarzen Marmorplatte, oberhalb ein weinender Engel mit dem Brustbilde des Fürsten, unterhalb ein Herz und darunter ein Todtenkopf aus weißem Marmor gemeiselt, verschlossen. Die Inschrift lautet:
>
> Hoc sub marmore quiescit posteritati immortale cor cardinalis eminentissimi, episcopi integerrimi, principis amatissimi, Francisci Christophori, ex liberis baronibus ab Hutten prosapia, sibi minimum, terris majus, meritis maximum, coelo dignum, in vita semper constans et idem Deo, sibi suisque, nescium extolli secundis, nec dejici adversis, ipsa etiam morte superius, licet eidem succubuit, in quo afflicti refugium, viduae asylum, subditi solatium, dioecesis Spirensis propagata auctorem venerantur, divae virgini, ut in vivis devotum, sic fato functum ad aram thaumaturgae in Waghaeusel, optimum, quod habuit, perpetuum mnemosynon reponi voluit, die 11. maji anno MDCCLXX. r.i.p.[137]

Heute befindet sich dieses Kardiotaph neben dem Marienaltar. Es hat Renovierungen, Säkularisation und den schweren Brand der Kirche 1920, die teilweise bis auf die Grundmauern niederbrannte, überstanden. Anlässlich des Wiederaufbaus sei die Nische ein letztes Mal geöffnet worden.[138]

Franz Christophs Nachfolger, der Neffe seines Vorvorgängers Damian Hugo von Schönborn, der Fürstbischof Damian August Philipp Karl von Limburg-Stirum, konnte nicht, wie er gewünscht hatte, bei seinen Vorgängern in der Bruchsaler Peterskirche begraben werden. Er war vor den französischen Revolutionstruppen, die Speyer und die umliegenden Gebiete verwüsteten, über mehrere Stationen nach Passau geflohen und weilte dort in dem von Fürstbischof Graf von Auersperg zum Aufenthalt zur Verfügung gestellten Schloss Freudenhain. Eineinhalb Jahre nach seinem Einzug starb der über 70-Jährige dort am 26. Februar 1797. Seinem Wunsche gemäß wurde er am 2. März in der dortigen Kapuzinerkirche beigesetzt.[139]

Sein Herz sollte „ohne jegliche Leichenrede"[140] in dem von ihm errichteten Stephansaltar im Speyerer Dom begraben werden. Am 21. März wurde es von

13.2. Herzen geistlicher Fürsten im Heiligen Römischen Reich deutscher Nation

zwei Hofjunkern in einer silbernen, 26 cm hohen Urne in Form eines Pokals mit Deckel nach Bruchsal gebracht und ohne Zeremoniell – der Bischof hatte sich jegliche Trauerfeierlichkeiten in seinem Bistum verbeten – entgegen seinem letzten Willen in der Bischofsgruft der Peterskirche auf einem Steinpostament vor dem Sarg Franz Christoph von Huttens platziert. Die deutsche Übersetzung der in Majuskeln geschriebenen lateinischen Inschrift um den Pokalrand lautet:

> Es ist beigesetzt in dieser Urne das Herz des sehr ehrenwerten und hochwürdigsten Herrn, Herrn August Philipp Carl, des Heiligen Römischen Reiches Graf von Limburg Styrum, Bischof von Speier, Probst von Weißenburg, des Heiligen Römischen Reiches Fürst, dessen Körper in der Kirche der Kapuzinermönchen zu Passau, wie er gewünscht hatte, begraben liegt, geboren am 16. März 1721, zum Bischof von Speyer gewählt am 19. Mai 1771, starb er im Schloss Freudenhain bei Passau am 26. Februar 1797.[141]

Es war die letzte Herzbestattung eines Speyerer Bischofs, der nächste, Philipp Franz Wilderich Nepomuk von Walderdorff, starb 1810 und wurde ungeteilt in der Gruft von St. Peter beigesetzt und diese dann endgültig verschlossen. Der Eingang geriet in Vergessenheit, 1907 wurde er wieder geöffnet, in den drei Nischen standen die zerfallenden Holzsärge, die ebenfalls stark beschädigte Zinnsärge umschlossen. Die Leichname waren weitgehend zerfallen. Vor dem mittleren Sarg stand die Steinsäule mit dem Herzen von August von Limburg-Stirum, auf dem Sarg lag die Herzkapsel des Fürstbischofs Schönborn. 1910 wurden alle drei Fürstbischöfe in neue Särge umgebettet, Schönborn und sein Herz kamen in die linke, Walderdorff in die rechte Nische. 1996 wurde der Grufteingang bei einer Innenraumrenovierung der Kirche nochmals verlegt.[142]

13.2.5 Bistum Worms

Ausdehnung und Macht des seit dem 7. Jahrhundert bestehenden Bistums waren im Hochmittelalter am größten. Es verlor in der Reformation den größten Teil seiner Pfarreien und wurde schließlich um 1800 aufgelöst. Seit dem Ende des 16. Jahrhunderts wählte das Domkapitel meist auswärtige geistliche Fürsten mit entsprechendem Einfluss und Besitz, meist Erz- bzw. Fürstbischöfe aus Mainz oder Trier, um so das Überleben des Bistums zu sichern. Diese regierten dann auch in ihren wichtigeren Residenzstädten.

Metropolitankirche war der Wormser Dom, in dem ein großer Teil der Bischöfe, aber nur ein Herz begraben wurde, das des Domherrn in Worms und Mainz, des 1604 zum Fürstbischof von Worms erwählten Philipp II. Kratz von Scharfenstein († 1604), in der Georgskapelle[143] zwischen Altar und Südwand beim Grab seines Onkels Bischof Georg von Schönenberg.[144]

Vor ihm hatte bereits ein Wormser Bischof sein Herz an anderer Stelle begraben lassen: Reinhard von Rüppur[145] resignierte 1523 und starb 1533 auf seinem Stammschloss in Rüppur, wohin er sich zurückgezogen hatte nach ständigen Auseinandersetzungen mit der Stadt Worms, zuletzt vertrieben von aufständischen Bauern. Er wurde in der Krypta des Wormser Domes begraben. Das Herzgrabmal, hinter dem auch die Eingeweide beigesetzt sind, befand sich zunächst im Boden vor dem Altar des Nikolauskirchleins von Rüppur, das 1774 durch einen neuen Kirchenbau ersetzt wurde. In diesem ist es an der Nordwand der Turmhalle eingelassen. Es handelt sich um eine rechteckige Marmorplatte mit einem Herzsymbol in einem quadratischen Rahmen, von einer Inschrift eingeschlossen:

> TEGIT HOC SAXUM
> COR ET VITALIA
> REVERENDI IN CHRISTO
> PATRIS
> DOMINI DNI
> REINHARDI A. RIPUR
> EPISCOPI
> VORMATIENSIS
> COR CONTRITUM
> ET HUMILIATUM DE
> VS NON DESPICIT[146]

13.2.6 Bistum Trier

Das Bistum Trier geht, wie auch das Bistum Köln (s.u.), auf frühchristliche Gemeinden in diesen Städten zurück. Beide wurden früh Erzbistümer, beide wurden durch die Reformation wenig beeinträchtigt. Die Erzbischöfe, die häufig weitere Bistümer regierten, waren bis zum Ende des Heiligen Römischen Reiches Kurfürsten, seit der Säkularisation, genauer seit 1821, ist Trier ein Suffraganbistum des Erzbistums Köln.

Einer der führenden Kirchenmänner seiner Zeit, der in Toul, Frankreich, geborene Albero von Munsterol (frz. Albéron de Montreuil, um 1080–1152), war als Erzbischof von Trier vor allem als Reichsfürst militärisch und politisch, aber auch als religiöser Reformer in seinem Bistum erfolgreich. Bernhard von Clairvaux suchte ihn in seinem Bistum auf und gründete auf seine Bitte das Kloster Himmerod. Als er in Koblenz am 13. Januar 1152 verstarb, sei er von seinem Leibarzt Philippus Lombardus einbalsamiert worden.[147] Seine Eingeweide und sein Herz wurden in Himmerod, sein Leib im Trierer Dom beigesetzt.[148]

In einem mittelalterlichen Manuskript steht dazu:

> Licet communi mortalium sorte in fata lapsus sit, non tamen communi hominum fortuna funeratus est. Confluentiae cum enim abisset, exta ejus in claustro juxta parietem, quae respicit ad septentrionem, humata sunt et lapide tecta marmoreo; corpus vero myrra et aloe et aromatibus conditum a medico suo peritissimo Philippo Lombardo, qui et urinae suae inspectione mortem ejus tribus diebus ante predixerat, pontificalibus adornatum vestibus Treveris allatum est cum magno comitatu.[149]

Bis ins 17. Jahrhundert war in Himmerod noch die Marmorplatte mit der Inschrift zu sehen: „Hic recondita sunt cor et exta venerabilis Adalberonis Trevirorum Archiepiscopi, primi nostri fundatoris, qui obiit anno gratiae 1152, 18. Kal. Febr."[150]

13.2. Herzen geistlicher Fürsten im Heiligen Römischen Reich deutscher Nation

Erst drei Jahrhunderte später, als die Teilung des Leichnams bereits zu einer Funeralpraxis auch der geistlichen Eliten geworden war, bestimmte der Erzbischof und Kurfürst von Trier, Primicerius[151] des Metzer Domes, Reichskanzler des Kaisers Friedrichs III., Jakob I. von Sierck (1398–1456), testamentarisch,[152] dass er in der Liebfrauenkirche neben dem Trierer Dom, damals der Grabeskirche des Domkapitels, in seiner Residenzstadt begraben werden sollte. Er hatte seit vielen Jahren versucht, zusätzlich die weltliche und geistliche Herrschaft in Metz, damals einem Suffraganbistum von Trier, anzutreten, was ihm nicht gelang. Dorthin, in die Domkirche vor dem Stephansaltar, sollten sein Herz, seine Eingeweide hingegen in die Kirche des Benediktinerklosters Mettlach zum Grab seines Vaters Arnold von Sierck kommen. Das Monument im Metzer Dom sollte folgendermaßen aussehen: „[...] under eynen steyne, daruff eyn figure eyns erczbischoffs mit messyngen gegossen, die eyn Hercze in beyden henden halde [...]".[153]

Als er am 28. Mai 1456 nach längerer Krankheit in seiner Pflegestätte, dem Marienstift von Pfalzel bei Trier, starb, wurde das Herz bereits zwei Tage später von einer großen Prozession unter Führung des Domdekans aus dem Hause seines Bruders Philipp von Sierck abgeholt, in einer Bleikapsel in die Kathedrale von Metz gebracht und vor dem Hochaltar an der Evangelienseite begraben.[154]

Wieder verging mehr als ein Jahrhundert, bis die nächste Herzbestattung stattfand: In der Gegenreformation ehrten die Jesuiten, die Protagonisten dieser Bewegung, gelegentlich ihre Förderer, indem sie deren Herzen in ihren Kirchen beisetzten. So geschah dies mit den Herzen der Erzbischöfe Jakob III. von Eltz und Lothar von Metternich, die die Trierer Jesuiten in ihrer Kirche aufnahmen. Von Eltz (1510–1581) war ein aktiver Unterstützer der Gegenreformation, setzte in seinem Bistum die Reformen des Konzils von Trient durch und förderte das Trierer Jesuitenkolleg. Sein kunsthistorisch bedeutendes Grab befindet sich im Dreifaltigkeitsaltar des Trierer Domes. „Sein so echt katholisches Herz", die Lunge und Leber ihres Wohltäters brachten die Jesuiten, die am Sterbebett den geistlichen Beistand geleistet hatten, in ihre Kirche, die Dreifaltigkeitskirche, und setzten sie auf der rechten Seite des Hochaltars in der Mauer neben dem Grabmal der Elisabeth von Görlitz bei.[155] Von begleitenden Begräbnisfeierlichkeiten, von einem Monument ist nichts überliefert.[156]

Von von Eltz' Nachfolger Johann von Schönenberg, dessen Herz ebenfalls begraben wurde,[157] ist die Begründung für die Wahl des Grabes bei den Jesuiten überliefert: „[...] cor cum extis templo Societas Jesu Confluentiae illatum, ut fundatoris ibi memoria perpetuo viveret [...]."[158]

Lothar von Metternich verschied mit 75 Jahren nach längerem Siechtum, auch von den Jesuiten begleitet, am 17. September 1623 in der alten Burg zu Koblenz. Ebenfalls aus Dankbarkeit für seine Unterstützung brachten sie Corpus und Herz nach Trier, eine gesonderte Entnahme der Eingeweide erfolgte nicht. Das Herz wurde wiederum vor dem Hochaltar der Dreifaltigkeitskirche, der Corpus im Trierer Dom bestattet.[159]

Die Herzen seiner Nachfolger Philipp Christoph von Sötern († 1652) und Johann Hugo von Orsbeck († 1711), die auch Bischöfe von Speyer waren, liegen im dortigen Dom (s. Kap. 13.2.4).

Zwischen den beiden lag die Amtszeit des Karl Kaspar von der Leyen († 1676), der im Trierer Dom beigesetzt wurde. Sein Herz wurde in die Abteikirche Maria Laach gebracht, zwei Jahre später wurde das seines jüngeren Bruders Damian Hartard von der Leyen, Erzbischof von Mainz (s. Kap. 13.2.3), mit ihm vereint.[160] Die Wahl des Ortes ging auf die Wertschätzung der Abtei seitens der Familie von der Leyen zurück. Die Herzen wurden in silbernen Gefäßen hinter Marmortafeln an der Südseite der Kirche neben dem Hochaltar beigesetzt. Heute sind nur noch Spuren der Gräber an den Steinen der Außenwand vorhanden.[161]

Orsbecks Nachfolger Karl Joseph von Lothringen verstarb mit 35 Jahren am 4. Dezember 1715 in Wien an den Pocken; Herz, Eingeweide und Corpus befinden sich in der Kapuzinergruft (s. Kap. 13.4). Orsbeck hatte als dritten Bestattungsort die Heilig-Kreuzkirche in Ehrenbreitstein vorgesehen, die er in der damaligen Residenzstadt der Trierer Erzbischöfe hatte erbauen lassen: In die Gruft kamen seine Eingeweide, Zunge, Augen und Gehirn.[162]

Seine Nachfolger Franz Georg von Schönborn und Johann Philipp von Walderdorff ließen ihre Herzen, der Erstere zusätzlich seine Eingeweide dorthin bringen:

Franz Georg von Schönborn (1682–1756) war Kurfürst und Erzbischof von Trier und Worms, in der Familientradition treu zum Papst und zum Kaiser. Er starb auf seinem Schloss Philippsburg nach längerer Krankheit und wurde im Trierer Dom vor dem Auferstehungsaltar beigesetzt.[163]

Zur Herzbeisetzung seines Nachfolgers Johann Philipp von Walderdorff (1701–1768), ebenfalls Fürstbischof von Worms, neben dem seines Vorgängers in der Gruft der Heilig-Kreuz-Kirche existiert ein ausführlicher Bericht.[164] Die Heilig-Kreuz-Kirche wurde 1944 durch Fliegerbomben zerstört, wobei die Gruft erhalten blieb. 1964 wurde über den Trümmern eine neue Kirche erbaut und die Gruft restauriert.

Jetzt hängen zwei moderne beschriftete Herzsymbole in Spielkartenherzform mit abgerundeter Spitze und abgeflachter Inzisur an der Hinterwand einer Glasvitrine über einem großen kastenförmigen Eingeweidesarg.

1798 wurde das Bistum Trier von der französischen Revolutionsarmee teilweise okkupiert, 1801 sogar annektiert. Der letzte Fürstbischof Clemens Wenzeslaus von Sachsen, gleichzeitig Fürstbischof von Augsburg, aus der wettinischen Dynastie, Enkel August des Starken, Onkel dreier französischer Könige, floh nach dem Verlust seiner weltlichen Territorien nach Augsburg und starb 1812 im Alter von 73 Jahren auf seinem Sommersitz in Marktoberdorf. Sein Herz wurde im Augsburger Münster St. Ulrich und Afra[165] beigesetzt (s. Kap. 13.2.10).

13.2. Herzen geistlicher Fürsten im Heiligen Römischen Reich deutscher Nation

Erst 1821 wurde das deutlich verkleinerte Bistum wieder erneuert und zu einem Suffraganbistum des Erzbistums Köln. Seine Bischöfe wurden seither in toto begraben.

13.2.7 Erzbistum Köln

Die Erzbischöfe von Köln waren auch Erzkanzler des Heiligen Römischen Reiches, daher im Mittelalter häufig in weltlicher Mission im Ausland unterwegs und starben nicht selten dort. Es ist daher möglich, dass die Leichname, um sie in heimatlicher Erde zu bestatten zu können, *more teutonico* (s. Kap. 1) behandelt wurden.

Historisch sicher ist diese Leichenbehandlung bei drei aufeinanderfolgenden Würdenträgern:

1. Der erste, Friedrich II. von Berg, starb am 15. Dezember 1158 bei Pavia, wohin er Kaiser Friedrich I. Barbarossa auf dessen zweitem Italienfeldzug begleitet hatte, an den Folgen eines Sturzes vom Pferd. „Corpus ejus exossatum ad sedem propriam relatum est",[166] berichtet die Kölner Königschronik. Offenbar wurden ihm nicht nur die Eingeweide entnommen, sondern die verbleibenden Leichenteile gekocht: „Carnes ejus et viscera apud Papiam posita, ossa vero ad civitatem Coloniensem deportata sunt",[167] ist in Rahewins *Gesta Friderici* zu lesen. Der dritte Erzbischofskatalog bestätigt: „[...] ejus et viscera remanserunt in Longobardia, ossa vero in Coloniam delata."[168] Der Rest der Leiche wurde ins Kloster Altenberg zurückgebracht.[169]

2. Sein Nachfolger Rainald von Dassel verbrachte wenig Zeit im Erzbistum. Der Erzkanzler war ein wichtiger Vertrauter Friedrich Barbarossas, bereitete dessen Feldzüge vor und führte sie militärisch durch, so die Belagerung und Eroberung von Rom, wo er dann 1167 an einer Seuche verstarb. Fleisch und Eingeweide wurden an Ort und Stelle begraben, die Knochen kamen in seinen Dom nach Köln, in die Marienkapelle.[170]

3. Rainalds Nachfolger Philipp von Heinsberg starb am 13. August 1191, ebenfalls an einer Seuche, bei der Belagerung von Neapel durch die Truppen Friedrichs I. Die Knochen wurden nach Köln gebracht und dort am 26. September 1191 im alten Dom beigesetzt.[171] Eingeweide und Fleisch blieben wohl am Sterbeort.[172]

Am 7. November 1225 wurde der Erzbischof Engelbert I. von Berg, der Neffe Friedrichs II. von Berg, auf der Rückreise von Soest nach Köln bei Gevelsberg von Graf Friedrich von Isenberg erschlagen. Trotz der Nähe Kölns wurde der Leichnam ins nahe Kloster Altenberg gebracht, ausgenommen und mit Myrrhe und Salz gefüllt. Die Behandlung erfolgte *more teutonico*,[173] das Fleisch wurde im Turm des alten Domes von Köln bestattet, die Knochen zunächst in einem Schrein verwahrt, um sie bei der Anklageerhebung vorweisen zu können. Später wurden sie in einen barocken Schrein gelegt, der heute in der Schatzkammer des Domes gezeigt wird. Das Herz des nicht kanonisierten Lokalheiligen wird heute in einem modernen Reliquiar im Altenberger Dom verehrt (s. Kap. 14).

13. Geistliche Fürsten

Der Wunsch eines weiteren Kölner Erzbischofs, sein Herz gesondert begraben zu lassen, könnte mit seiner Verbindung zum englischen Königshof zusammengehangen haben:[174] Wigbold von Holte war diplomatischer Mittler zwischen dem deutschen König Adolf von Nassau und dem englischen König Edward I., bei dessen Familie diese Funeralsitte mehrfach praktiziert wurde (s. Kap. 9), und wurde später sogar von Edward zum Sekretär ernannt. Er starb 1304 in Soest, damals westfälische Prinzipalstadt des Kölner Erzbistums, und wurde dort im St.-Patrokli-Dom begraben. Sein Herz lag unter einem sechseckigen Kardiotaph vor den Chorstufen in der Minoritenkirche St. Thomae der Stadt, in deren Nähe sich der Pfalzbau des Kölner Erzbischofs befand.[175] Der Grabstein wurde im Rahmen des Wiederaufbaus nach schweren Zerstörungen in die Ostwand des nördlichen Seitenschiffs eingefügt. In der Mitte des Sechsecks kniet der Erzbischof vor dem heiligen Franziskus, auf beiden Seiten steht ein Engel mit einem Weihrauchfass. Die umlaufende Schrift lautet:

> ACCIPE COR
> FRANCISCE PRECOR
> DE CARNE SOLVTVM
> SANCTE DEI TIBI REDDO
> FINALE TRIBVTVM[176]

Eine Tradition der Leichenteilung der Erzbischöfe etablierte sich in Köln in den folgenden Jahrhunderten nicht. Der Erste, mit dessen Leichnam auf seinen Wunsch so verfahren wurde, war Hermann IV. von Hessen (1450–1508), der sein Herz und seine Eingeweide in der von ihm erbauten Franziskanerkloster- und Schlosskirche St. Maria von den Engeln neben dem Schloss Augustusburg in Brühl begraben haben wollte. Das Grab befand sich vor dem Hochaltar unter einer Metallplatte mit Inschrift in deutscher Sprache, die nach der Zerstörung der Kirche im Zweiten Weltkrieg verschwand. 2009 wurde eine neue Platte links neben dem Hochaltar eingefügt, deren Inschrift lautet:

> Hermann, Landgraf von Hessen, Erzbischof der Kölner Kirche hat dieses Kloster und dieses Gotteshaus aus eigenen Mitteln von Grund auf gebaut. Sein Herz und seine Eingeweide sind hier gemäß seinem Befehle bestattet im Vertrauen auf die Fürbitten der Brüder. Er starb im Jahre 1508 am 20. Oktober. Seine Seele mit allen Christgläubigen möge ruhen im ewigen Frieden. Amen.[177]

Der Corpus liegt unter einer einfachen Steinplatte im Kölner Dom, die im 19. Jahrhundert bei einer Fußbodenerneuerung beseitigt wurde.

In der Schlosskirche wurden dann auch die Herzen der beiden nächsten Nachfolger beigesetzt, das des Adolf von Schaumburg, der sein Amt von 1547 bis zu seinem Tode am 20. September 1556 in Brühl ausübte, und das seines jüngeren Bruders, Anton von Schaumburg, der bereits am 18. Juni 1558 starb.[178] Zu dessen Herz- und Eingeweidebestattung existiert ein Dokument:

> Anno 1558 obiit [...] Anthonius a Schawenbergh. [...] Hic pius ac prudens vir ingrediebatur vestigia fratris ac predecessoris sui D. Adolphi Serenissimi,

13.2. Herzen geistlicher Fürsten im Heiligen Römischen Reich deutscher Nation

quamvis brevi suo regimine fere valetudinarius fuit. Ob paternum suum ergo nos affectum cor suum cum intestinis a sinistris Rev. Dom. Herrmanni ab Hassia plumbea capsa in choro nostro sepultum est, cuius anima requiescat in sancta pace.[179]

Die Corpora der beiden liegen im Kölner Dom.

Von 1583–1761 residierten fünf Wittelsbacher Prinzen als Erzbischöfe und Kurfürsten in Köln, die außerdem diverse weitere Bistümer innehatten. Die letzten drei, Maximilian Heinrich von Bayern (1621–1688), Joseph Clemens von Bayern (1671–1723) und Clemens August von Bayern (1700–1761), ließen ihre Herzen in die Herzgrablege ihrer Familie, in die Gnadenkapelle nach Altötting, bringen.

Die Eingeweide von Maximilian Heinrich liegen in der von ihm errichteten Jesuitenkirche von Bonn, der damaligen Residenzstadt der Kölner Kurfürsten, die von Clemens August in St. Remigius, dessen Gehirn, Augen und Zunge in der 1897 abgerissenen Kapuzinergruft von Bonn.

Die Corpora der fünf Kirchenfürsten sind in der Dreikönigskapelle des Kölner Domes vereint (s. Kap. 13.2.9).

Die Herzen bzw. Eingeweide zweier weiterer Kölner Erzbischöfe aus dem Hause Habsburg wurden in die Familiengrüfte nach Wien zurückgebracht:

Erzherzog Maximilian Franz von Österreich starb, von den Wirren der Französischen Revolution aus seinem Kurfürstentum vertrieben, verbittert am 26. Juli 1801 in Wien und wurde in der Kapuzinergruft beigesetzt. Sein Herz kam in die Loretokapelle, die Eingeweide wurden in die Herzogsgruft gebracht.[180]

Nach ihm wurde sein Neffe Erzherzog Anton Viktor Joseph Johann Raimund zum Erzbischof und Kurfürsten gewählt, konnte aber das Amt wegen der französischen Besetzung seines Herrschaftsgebietes nicht mehr antreten. Er amtierte später als Vizekönig des lombardisch-venezianischen Königreichs und starb 1835 in Wien. Sein Grab befindet sich in der Kapuzinergruft, die Eingeweide sind wie die seines Onkels in der Herzogsgruft des Stephansdoms, das Herz in der Loretokapelle der Augustinerkirche der Stadt deponiert[181] (s. Kap. 10.3.7).

13.2.8 Bistum Fulda

Der bayerische Missionar Sturmius gründete im Jahre 744 im Auftrag seines Lehrers Bonifatius das Kloster Fulda, das 1220 von Kaiser Friedrich II. zur Fürstabtei, 1772 durch Papst Benedikt XIV. zum Hochstift mit einem Fürstbistum erhoben wurde. Hier wurde die Herzbestattung über ein Jahrhundert bis zur Säkularisation Tradition für die Fürstäbte bzw. -bischöfe.

Der erste Bericht über eine Autopsie und Einbalsamierung eines Fuldaer Fürstabtes stammt von dem in der Schlacht bei Lützen am 16. November 1632 gefallenen Johann Bernhard Schenk zu Schweinsberg.[182] Die Leichenöffnung erfolgte am 20. November in Chemnitz, die Eingeweide wurden am 2. Dezember im Chor der Prämonstratenserabtei Strahov von Prag begraben, der Corpus kam zunächst nach St. Emmeram in Regensburg, dann nach Fulda.

Vorher hatte ein Administrator der Fürstabtei von 1576–1602,[183] der Würzburger Fürstbischof Julius von Echter († 1617), einer lange schon bestehenden Tradition folgend, sein Herz getrennt in Würzburg bestatten lassen (s. Kap. 13.2.1).

Der 1625 verstorbene Propst Ernst von der Feltz hatte angeordnet, dass „[...] in signum eximii amoris cor suum et cerebrum ante summum altare [...]"[184] des Franziskanerklosters auf dem Frauenberg in Fulda beigesetzt werden sollten. Das Grab verschwand spätestens mit dem Neubau der Klosterkirche 1765.[185]

1671 verstarb der 78-jährige Fürstabt Joachim von Gravenegg. Die Sektion erfolgte durch Ärzte, die Eingeweide wurden in der Andreaskapelle des Domes beigesetzt, wo dann Wochen später auch der Corpus bestattet wurde.[186]

Das Herz des Nachfolgers, des Kardinals Bernhard Gustav von Baden-Durlach († 1677), sollte ursprünglich nach Kempten kommen, blieb aber dann in einem Zinnbehältnis im Corpussarg in der Bonifatiusgruft des Fuldaer Domes bei den Gebeinen des Heiligen.[187] Die Eingeweide wurden in die Antoniuskapelle des Franziskanerklosters Altstadt gebracht (s. a. Kap. 13.2.10).[188]

Die nun folgenden Herzbestattungen geistlicher Fürsten in dieser Gruft zeigen exemplarisch die Motive, welche die Betreffenden zu diesem Entschluss veranlassten: In einer Zeit, in der diese Funeralien besonders im Heiligen Römischen Reich deutscher Nation exponentiell zunahmen, im 17. und 18. Jahrhundert, wurden die Herzen sieben aufeinanderfolgender Fürstäbte bzw. -bischöfe entnommen und beim Schutzpatron und Gründer des Bistums, dem Hl. Bonifatius, beigesetzt. Im Unterschied zu den meisten anderen Gräbern dieser Art spielte die postmortale Repräsentation in memoriam durch ein aufwendiges Grabmal keine Rolle. Die Grabplatten gehören zu den schlichtesten dieser Art überhaupt. Beiderseits des Reliquiengrabaltars sind sieben, z.T. mit einem Teil des Namens, z.T. nicht beschriftete, ca. 15 cm × 15 cm große, quadratische Platten in der Wand eingelassen.

Das als erstes hinter einer unbeschrifteten Steinplatte verborgene Herz des Fürstabtes Adalbert I. von Schleifras war in Wirklichkeit das zweite in diesem Herzmausoleum. Adalbert war am 4. Oktober 1714 in Fulda verstorben, wurde am 6. seziert, in einem Castrum doloris im Dom aufgebahrt und dort begraben.[189] Das Herz (und die Eingeweide?) war(en) in einen Silberbecher eingeschlossen worden.[190]

Die nächsten Nischen zu beiden Seiten des Bonifatiusaltares enthalten die Herzurnen der letzten Fürstäbte Konstantin von Buttlar († 626) und Adolf von Dalberg († 1737). Sie wurden seziert und einbalsamiert, der Letztere an seinem Sterbeort Hammelburg.[191] Seine Eingeweide wurden in der Stadtpfarrkirche des Ortes beigesetzt, bei der feierlichen Grabprozession zum Fuldaer Dom trug der Oberstallmeister das Herz in einer Silberkapsel vor dem Sarg.[192]

Infolge der Erhebung der Fürstabtei in den Bistumsrang im Jahr 1752 bergen die letzten vier Nischen der Gruft fürstbischöfliche Herzen:

13.2. Herzen geistlicher Fürsten im Heiligen Römischen Reich deutscher Nation

Amand von Buseck, der erste Fürstbischof, verstarb mit 71 Jahren am 4. Dezember 1756 auf seinem Schloss Fasanerie bei Fulda, wurde gleich seziert und einbalsamiert und am 5. Dezember nach Fulda überführt. Die Eingeweide wurden an Ort und Stelle begraben, der Leichnam blieb bis zur Beisetzung im Dom am 13. Dezember aufgebahrt. Das Herz wurde bei den übrigen, in einer silbernen Kapsel versiegelt, hinter einer Platte eingeschlossen.[193]

Sein Nachfolger Adalbert von Walderdorff hatte sich vor den Händeln des Siebenjährigen Krieges 1759 ins Fuldaer Kloster Johannisberg im Rheingau geflüchtet und starb dort am 16. September an einer Durchfallerkrankung. Er wurde in der Kirche des Klosters begraben, sein Herz in einem Zinnbehälter zu denen seiner Vorgänger gebracht.[194]

Der nächste Fürstbischof, Heinrich von Bibra (1711–1788), kränkelte in den letzten Jahren seiner Amtszeit und starb am 25. September 1788 nach einer akuten Verschlechterung, von mehreren, z.T. konsiliarisch hinzugezogenen Ärzten betreut. Diese nahmen dann auch am nächsten Morgen die Sektion vor.[195] Die Eingeweide wurden am Abend im Dom begraben, ebenso am 2. Oktober der Corpus ohne Monument. Das Herz ruht in der Bonifatiusgruft.[196]

Ebenso wurde mit dem Leichnam des am 8. Oktober 1814 verstorbenen letzten Fürstbischofs Adalbert von Harstall verfahren, mit dem das Fürstbistum und Hochstift endete.[197] Nach der Sektion wurde der Leib vor dem Sturmiusaltar im Dom, das Herz in der Bonifatiusgruft bestattet.

Erst 1829 wurde das Bistum Fulda neu gegründet, die Bischöfe wurden seitdem in toto bestattet.

13.2.9 Bistum Passau-Altötting

Das wie eine Reihe anderer Bistümer von Bonifatius im Jahre 739 gegründete Bistum Passau war von 1217 bis zur Säkularisation Hochstift und gehörte bis ins 18. Jahrhundert zur Kirchenprovinz Salzburg. Bis zur Abtrennung der Bistümer Wien und Wiener Neustadt war es das größte Bistum des Heiligen Römischen Reiches. 1805 verlor es das weltliche Fürstentum.

Der erste Bischof, der testamentarisch wie seine Halbbrüder, die Erzbischöfe von Salzburg Guidobald († 1668) und Johann Ernst († 1709), sein Herzbegräbnis anordnete, war Wenzeslaus von Thun und Hohenstein († 1673). Er wurde in der Bischofsgruft des von ihm erbauten barocken Doms begraben, das Herz kam in die Gruft seiner Familie in Klösterle im heutigen Tschechien (s. Kap. 13.9.3).

Das Herz seines Nachfolgers, des Fürstbischofs Sebastian Johann Graf von Pötting und Persing (1628–1689), blieb in seiner Residenzstadt. Dieser hatte eine starke Bindung ans Haus Habsburg, hatte Kaiser Leopold mit der Prinzessin Eleonore von Pfalz-Neuburg im Passauer Dom getraut und wurde auch in diesem, in der 1678 erbauten Fürstengruft unter dem Presbyterium, bestattet. Das Herz und die Eingeweide fanden nicht weit davon ihre letzte Ruhestätte, in der Bischof-Urban-von-Trennbach-Kapelle im Westtrakt des Domkreuzganges. In den Protokollen des

Domkapitels anlässlich der fürstbischöflichen Beisetzung heißt es hierzu: „Idem Herr Ceremoniarius fragt sich an, wo die Intestina Ihro Fürstl. Gnaden hin zu deponieren – Conc[lusum]: In die Bischoff Urban Capell, warzue khonftig ein khleines Steini von Märbl mit einer Yberschrifft verfertigen zu lassen."[198]

Schicksal, Form, Ornamentierung und Beschriftung des Herzgefäßes sind bemerkenswert: Das Herzgrab existiert nicht mehr, das spielkartenherzförmige, vollplastische Gefäß wurde für das Germanische Nationalmuseum Nürnberg 1989 von einem unbekannt gebliebenen Verkäufer erstanden.[199] Es ähnelt dem Herzgefäß des Salzburger Fürstbischofs Paris von Lodron († 1653, s. S. 317) und besteht aus zwei vergoldeten Messinggusshälften (17,5 cm × 22 cm × 9,5 cm). Das Oberteil ist mit Gravuren, einem Wappen des Fürstbischofs und einer umlaufenden kommentierenden Titulatur sowie einem Spruch verziert.[200] Auf Amt und Würde des Bischofs verweisen die hinter dem Wappenschild aufragenden Insignien Krone und Schwert für den souveränen Fürsten, Mitra, Stab und Vortragskreuz für den Bischof. Das Herzfeld des gevierten Wappenschildes zeigt den Passauer Wolf.

Auf weiteren Feldern sieht man ein gebrochenes, mit Stollen aufstehendes Hufeisen, zwei gekreuzte Nägel sowie einen aufspringenden Windhund mit Halsband. Zwei Inschriften sind am Rand der oberen Herzhälfte eingraviert. Oben der nur aus Anfangsbuchstaben bestehende sogenannte „Titulus honorarius", der auf den kaiserlichen Repräsentanten hinweist:

>
> S[ebastianus] D[ei] G[ratia] E[piscopus] P[assaviensis]
> S[acrae] R[omanae] I[mperii]
> P[rinceps] D[uae] S[acrae] C[aesarea] M[ajestatis]
> A[d] C[omitiam] R[atisbonensem] P[lenipotentiarius]
> E[t] C[ommisarius] P[rincipalis] C[omes] D[e] P[ötting]
> E[t]
> B[urggravius] H[aereditarius] I[n] L[ienz][201]

Und am unteren Rand: „Mirum / Cor grande / in Parvo nunc quiescit."[202]

Nur zwei weitere Bischöfe hielten sich an das Beispiel ihrer Vorgänger: Johann Philipp von Lamberg († 1712) und sein Neffe Joseph Dominikus von Lamberg († 1761) ruhen im Passauer Dom. Ihre Herzen wurden vor dem Muttergottesbild der Wallfahrtskirche Mariahilf in Passau vor den Stufen des Altars bestattet, wovon sich heute keine Spuren mehr finden lassen.[203]

Zu Johann Philipp fehlen auch entsprechende Einträge in den Matrikeln der Dompfarrei,[204] wohingegen in den Generalakten des Doms zu Joseph Dominikus zu lesen ist: „Am 4. Sept. (1761) wurde sein Herz, wie er es selbst gewünscht hatte, vor dem Gnadenaltar von Mariahilf beigesetzt."[205]

Passau verlor durch die Säkularisation das weltliche Fürstentum und wurde 1826 Suffraganbistum von München-Freising. Dabei wurde es um den südöstlichen Teil von Bayern mit dem Wallfahrtsort Altötting erweitert. Die Gnadenkapelle mit der Muttergottes wurde nicht nur Herzgrablege weltlicher Mitglieder des Hauses Wittelsbach, sondern auch geistlicher Würdenträger.

13.2. Herzen geistlicher Fürsten im Heiligen Römischen Reich deutscher Nation

Als erstes wurde das Herz des Kardinals Franz Wilhelm von Wartenberg, gleichzeitig Fürstbischof von Regensburg und Osnabrück, Bischof von Minden und Verden, Stiftspropst des Kollegiatsstiftes von Altötting, der einer wittelsbachischen Seitenlinie entstammte, in einer Silberurne unter den Pflasterboden der inneren Eingangspforte gebettet. Vor seinem Tod am 1. Dezember 1661 hatte er testamentarisch bestimmt, dass Leib und Herz nach Altötting überführt werden sollten.[206] Corpus und Herz waren im Franziskanerkloster von Altötting (heute Kapuzinerkloster) bis zur Bestattung „deponiert".[207] Sie wurden am 22. Dezember in einem großartigen Trauerzug zu den Gräbern gebracht, der Corpus in die Stiftskirche, das Herz „in die heylig capellen [...], alwo ihro Eminenz herz in dem eisern [äußern] thail under der tür der innern heyl. Capellen beigesezt worden".[208] Die Eingeweide sollen nach St. Mang in Füssen überführt worden sein.[209] Wahrscheinlicher ist jedoch, dass sie in der Gruft des Klosters St. Kassian in Regensburg begraben wurden, das er als Regensburger Bischof gegründet hatte.[210] Das Kloster existiert nicht mehr.

Der nächste Wittelsbacher Albrecht Sigismund von Bayern (1623–1685) war ebenfalls Stiftspropst in Altötting, vor allem aber Fürstbischof von Freising und Regensburg und wurde deshalb im Freisinger Dom begraben. Das Herz liegt zu Füßen der Madonna in der Gnadenkapelle von Altötting neben den Gebeinen seiner Eltern Herzog Albrecht VI. und Herzogin Mechthild im Kapellenboden.[211]

Sein Bruder Maximilian Heinrich von Bayern, Kurfürst von Köln, Bischof von Hildesheim, Münster und Lüttich (1621–1688), war der erste Wittelsbacher unter den Kölner Kurfürsten, der seine sterblichen Überreste drei Orten widmete, den Corpus dem Dom zu Köln, die Eingeweide der Bonner Jesuitenkirche, die er erbaut hatte, und das Herz der Altöttinger Madonna.[212]

Auch die letzten beiden Kölner Kurfürsten aus dem Hause Wittelsbach, Joseph Clemens, auch Bischof von Freising, Regensburg, Hildesheim und Lüttich († 1723), und Clemens August, gleichzeitig Bischof von Münster, Paderborn, Hildesheim, Osnabrück († 1761), folgten der Familientradition und bestimmten Altötting zu ihrem Herzgrab:[213] Die Silberkapsel mit dem Herzen Clemens Augusts wurde bis zum Eintreffen der kurfürstlichen Genehmigung zwei Wochen „in der hochheylig. Capellen schaz-casten hinderlegt".[214] Im Bericht des Dekans von Delling an den Geheimen Rat der Stadt München, der das Begräbnis am 8. Mai 1761 vornahm, heißt es:

> [...] wurde sohin das in der silbernen schachtl – worinnen noch ein ganz blayerne mit 2 schwarzen sigill [...] verbettschierte schachtl ware [...] verwahrt geweste endbläste höchste herz in die hierzue sonderheitlich herausgemauerte erden ausser den speisgatter ex parte evangelii eingelassen, sodan mit den marmelsteinen pflasterstein, welchen man mit dem buechstaben AC und der jahrszahl 1761 von aussen merkhen lassen zuegeschlossen.[215]

Bezüglich des Herzens seines Vorgängers vermerkte er: „[...] wie schier ein gleiches mit beerdigung des ebenfahls anhero yberbrachten und in der mitte ausser den speisgatter ruhenden höchsten herz Josephi Clementis Churfürsten zu Cölln [...] beobachtet worden."[216]

Die Eingeweide von Clemens August blieben in der Remigiuskirche, Gehirn, Augen und Zunge in der Clemenskapelle der Kirche des Kapuzinerklosters in Bonn, die 1897 abgerissen wurde.[217]

Zwei Jahre nach seinem Tod wurde das Herz seines Bruders, des 1763 in Lüttich verstorbenen Kardinals Johann Theodor von Bayern, Bischof von Regensburg, Freising und Lüttich, Stiftspropst des Altöttinger Chorherrenstifts, dem seinen unter dem Boden der inneren Heiligen Kapelle von Altötting auf der Evangelienseite vor dem Kommuniongitter beigesellt.[218]

In der zum früheren Zisterzienserkloster Raitenhaslach gehörenden, im Landkreis Altötting liegenden Wallfahrtskirche Marienberg liegt das Herz ihres Erbauers, des Abtes Emanuel II. Mayr (1717–1780), vor dem Altar des nach einem von ihm selbst entworfenen mariologischen Programm erbauten Gotteshauses mit der von ihm verehrten Muttergottes. Vor der Kommunionbank ist eine reliefierte Rotmarmorplatte mit dem Dreipasswappen des Abtes eingelassen, das auf drei Feldern ein Tatzenkreuz, einen Anker, bekrönt von einem Stern, und ein flammendes Herz enthält. Darunter ist die Inschrift eingraviert:

> HIC IACET
> COR MARIANUM
> EMANUELIS II
> ABBAT RAITENHASL.
> MAGNIFICI HUIUS
> TEMPLI AEDIFICATORIS
> RECONDITUM
> XIII JUNII
> ANNO MDCCLXXX
> REQUIESCAT IN PACE[219]

Der Guardian des Kapuzinerkonvents Burghausen, Pater Jakob, wies in seiner Trauerrede anlässlich der Beisetzung des Herzens auf den letzten Wunsch des Sterbenden hin.[220] Dessen Corpus ist hinter dem Hochaltar der Klosterkirche Raitenhaslach begraben.

Anlässlich der Innenrenovierung der Wallfahrtskirche 2002 wurde die früher bereits ausgebesserte Marmorplatte über dem Herzgrab angehoben.[221] Nach Entfernung des darüberliegenden Bauschutts kamen zwei vermauerte Ziegelsteine zum Vorschein. Darunter stand das Herzgefäß in einem quadratischen, 26 cm messenden Schacht. Es handelte sich um ein Zinngefäß in Spielkartenherzform mit geraden Seitenwänden. Die Grundplatte wies mehrere durch Zinnfraß verursachte, unregelmäßig begrenzte Löcher auf (s. Abb. 56, S. 747). Um Beschädigungen zu vermeiden, wurde der Inhalt im Endoskopielabor des Kreiskrankenhauses Burghausen mit einem Gastroskop in Augenschein genommen. Neben bröselig-braunen Fragmenten fand sich lediglich ein Lederflecken, wohl ein Rest des Beutels, in den das Herz eingenäht war. Organstrukturen waren nicht mehr vorhanden. Die Inschrift auf der erhaltenen Deckplatte lautete:

13.2. Herzen geistlicher Fürsten im Heiligen Römischen Reich deutscher Nation

COR MARIANUM
EMANUELIS II: ABBATIS
RAITENHASLAC
MORT. XX IUN.
1780

Der Defekt wurde durch einen zweiten Boden aus Bleiblech abgedeckt, das Herzgefäß in einer schlichten Zeremonie am ursprünglichen Ort wieder beigesetzt und mit dem Kardiotaph verschlossen.

Wahrscheinlich wurde auch das Herz seines Nachfolgers, des Abtes Theobald Weissenbach, der in Wien am 30. Juni 1792 verstarb und auf dem Vorortfriedhof von Penzing begraben wurde, in sein Kloster zurückgebracht. Auf einer Rotmarmorplatte in der Raitenhaslacher Klosterkirche steht zu lesen:

Quiescit heic Corde, qui corpore nunq[uam]
quiescebat pro bono Monasterii sui
THEOBALDUS AbbAS RAITENHaslac[ensis]
gen[uinus] Bav[ariae] Stud[iorum] Directorii Condirector,
etc.
Subito a morte est victus
Sepultus[que] in Benzing, prope Viennam
A[nn]o Salut[is] 1792, die 30ma Junii
Aetat[is] 36, Abbat[iae] 12mo
R[equiescat] I[n] P[ace][222]

In den Kirchen- und Sterbebüchern von Penzing gibt es dazu keine Aufzeichnungen.[223]

13.2.10 Sonstige geistliche Fürsten im Heiligen Römischen Reich deutscher Nation

992 verstarb Bischof Gerdag von Hildesheim auf der Rückkehr von einer Pilgerreise nach Rom. Sein zerteilter Corpus wurde in zwei Schreinen nach Hildesheim zurückgeführt: „Corpus ejusdem per singula divisum membra in scriniis duobus ad monasterium suimet a consociis lugubriter delatum est [...]."[224]

1012 wurden dem Magdeburger Erzbischof Waltherdus, der auf Burg Giebichenstein bei Halle verstarb, die Eingeweide entnommen und beigesetzt: „[...] Post haec solutis visceribus et intra ecclesiam atque caminatam sepultis corpus preparatur et sancto altari presentatur [...]."[225]

Der Wettiner Ernst II. von Sachsen (1464–1513) war zwar Erzbischof von Magdeburg, residierte aber meist auf der von ihm erbauten Moritzburg in Halle, das er militärisch unterworfen hatte. Hier starb er dann auch, sein Herz wurde nach seinem Wunsch in einer Messingkapsel unter einer beschrifteten Metallplatte in der Maria-Magdalenen-Kapelle der Burg beigesetzt.[226] Der Corpus kam in den Dom von Magdeburg.[227]

13. Geistliche Fürsten

Ein anderer Magdeburger Erzbischof, Vertrauter Friedrich Barbarossas, militärisch und politisch erfolgreich und einflussreich, Wichmann von Seeburg (1116–1192), starb auf seinem Hof Könnern an der Saale. Sein Leichnam wurde nach einer zeitgenössischen Chronik von einem Gaukler geöffnet und einbalsamiert: „[...] ille histrio in corpore ejus carnificis officio functus est ventremque ejus cultro aperuit et intestina ejecit, que in predicta possessione humata sunt. Corpus autem sale infusum, ne estu corrumperetur, Magdeburg adductum est."[228]

Die Eingeweide blieben also am Sterbeort, der Corpus wurde im Magdeburger Dom beigesetzt.

In der St.-Gangolfi-Kapelle des Magdeburger Domes[229] wurden im 14. und 15. Jahrhundert Eingeweide von Magdeburger Erzbischöfen begraben.

Das Kardiotaph des Kölner Erzbischofs Wigbold von Holte († 1304) liegt in der Kirche St. Thomae in Soest (s. Kap. 13.2.7).

Ein berühmter Kleriker am Übergang des Spätmittelalters zur Renaissance wurde nach seinem Tode auf die zentralen Stätten seines Wirkens aufgeteilt: Nikolaus von Cusa, Kues oder Cusanus, eigentlich Khrypffs (Krebs), war ein universal gebildeter Gelehrter, Philosoph, Diplomat, Bischof von Brixen und Kardinal, 1401 zu Kues (jetzt Bernkastel/Mosel) geboren. Mit 22 Jahren in Padua zum Doktor der Rechte promoviert, verlor er seinen ersten Prozess und widmete sich deshalb dem geistlichen Stand. Obgleich Kritiker des Heiligen Stuhls, war er ob seiner Gelehrsamkeit und seines diplomatischen Geschicks bald dessen wichtigste Stütze und konnte schon vor Kopernikus und Galilei unbeeinträchtigt die Vermutung aussprechen, dass sich die Erde um die Sonne drehe. In hohen Ehren verstarb er am 11. August 1464 in Todi in Umbrien. Den Körper ließ Pius II. in die römische Titular-Kirche des Kardinals, San Pietro in Vincoli, zurückbringen. Das Herz kam nach Norden, in seinen Geburtsort, in das von ihm und seinen Geschwistern gestiftete St.-Nikolaus-Hospital in Kues, und wurde 1488 von seinem Vertrauten und Sekretär Peter von Erkelenz im Altarraum der Hospitalkapelle in einem „Kästchen" beigesetzt.[230]

Eine im Boden eingelassene Messingplatte, aus sieben Einzelplatten unterschiedlicher Größe zusammengesetzt, zeigt sein eingraviertes Abbild, das dem auf dem Epitaph in San Pietro in Rom entspricht. Der Kardinal in liturgischem Gewand trägt eine Mitra, hinter seinem Kopf liegt ein Kissen mit seinem Wappen mit Krebs und Kardinalshut auf beiden Seiten. Auf der Brust ist als Herzäquivalent ein Granatapfelmotiv mit punktfömigen Vertiefungen abgebildet. Er hält die Hände über einer Inschriftentafel gefaltet, auf der in gotischer Schrift zu lesen ist:

> Dilexit deum, timuit ac veneratus/
> est ac illi soli servivit/ promissio/
> retributionis non fefellit eum.
> Vixit annis lxiii
> deo et hominibus carus.
> Benefactori suo Munificentissimo

13.2. Herzen geistlicher Fürsten im Heiligen Römischen Reich deutscher Nation

> P. de erklens decanus Aquensis
> faciendum curavit 1488.

Die Umschrift um die Figur lautet:

> Nicolao de Cusa Tit. Sti Petri
> Ad Vincula Presbytero Cardinali et Episcopo
> Brixin. Qui Obiit Tuderti Huius Hospitalis
> Fundator
> M CCCCLXIII Die XI Augusti et ob Devocionem Rome
> Ante Cathenas S. Petri Sepeliri Voluit
> corde suo huc relato[231]

In einer handschriftlichen Aufzeichnung des Hospitalrektors Stephan Schoenes (1754–1783) über „alles, was für den Verwalter des Hospitals wissenswert ist", findet sich folgende Notiz:

> Im Jahre 1773 unter Rector Stephan Schoenes wurde der Chor der Hospitalkapelle mit Sandstein-Platten frisch belegt, bei dieser Gelegenheit das Grab des Cardinals eröffnet, das alte Kästchen verfault und das darin befindliche Herz des Cardinals in Staub und Asche verwandelt gefunden, weshalb die Asche in ein neues Kästchen verschlossen und in den steinernen Sarg, worüber ein steinerner Deckel, wohlverschlossen eingelegt wurde. Über dem Grab oder Gewölbe liegt ein großer Grabstein, darauf eine kupferne Platte cum effigie Cardinalis [...].[232]

Konrad IV. von Rietberg († 1508) wurde zunächst zum Bischof von Osnabrück, später von Münster gewählt. Sein Leib wurde im Paulusdom von Münster bestattet, das Epitaph später durch die Wiedertäufer zerstört. Sein Herz kam auf seinen Wunsch in sein zweites Bistum, unter eine heute nicht mehr vorhandene Grabplatte im Dom St. Peter zu Osnabrück.[233] Auch das im gleichen Kirchenraum angebrachte Epitaph mit einer in Distichen formulierten Eloge in Ich-Form existiert nicht mehr.

Die Grabplatte trug an den vier Ecken kleine, in der Mitte ein großes Wappen und die Inschrift:

> Anno Dni MDVIII ipso die B Apolloniae virg obyt in Castro Rittbergae recolendae memoriae Rd ac Illustris Princeps D Conradus de Rittberge Antistes monasterii ac Ecclesiae Osnabrugensis Administrator cuius Cor sub hoc conditum lapide eiusq anima requiescat in Pace.[234]

Auf der kupfernen Epitaphplatte war zu lesen:

> Hic ego Conradus cor tectum morte reliqui.
> Reitburgi comitum stemmata clara ferens
> Romuleas arces, ac celsa palatia Regum
> Pervidi, mores tam varios hominum.
> Bis denos tenui sedem hanc septemq per annos,
> Principis Impery functus honore sacri
> Arces Petre tibi restaurans moenibus altis,

> Caetera structurus, sed cita mors vetuit.
> Corporis egregy forma vultusq decorus,
> Aetatis firmae cum mihi robur erat.
> Pacis eram cultor vel Dapsilitate profusus
> Nunc sit apud superos Pax quoq sancta mihi.
>
> Anno M. D. VIII IX Februarii. Soli Deo gloria.[235]

Weitere Herzbegräbnisse haben im Bistum Osnabrück nicht mehr stattgefunden. Das Herz des Fürstbischofs Franz Wilhelm von Wartenberg († 1661) liegt in Altötting (s. Kap. 13.2.9).

Der Markgraf von Baden Gustav Adolph (1631–1677) kämpfte als Offizier in fremden Diensten gegen Polen, vor allem gegen die Osmanen, und wurde vom Kaiser zum Reichs-Generalwachtmeister ernannt. Von Geburt Protestant, konvertierte er zum katholischen Glauben, nannte sich von da an Bernhard Gustav, wurde Benediktinermönch und avancierte zum Koadjutor und später zum Fürstabt von Fulda und Kempten und erhielt die Kardinalswürde als Bernhard Gustav von Baden-Durlach. Er residierte meist in Fulda und ließ Kempten durch einen Statthalter verwalten. Er starb auf der Rückkehr von der Papstwahl in Rom am 26. Dezember 1677 auf dem dem Kloster Fulda gehörigen Schloss Saaleck in Hammelburg. Er wurde unter Anwesenheit mehrerer Ärzte seziert,[236] die Eingeweide im Oratorium der Antoniuskapelle des Franziskanerklosters Altstadt in Hammelburg begraben. Sein Leichnam liegt in der Bonifatiusgruft des Domes zu Fulda, sein Herz sollte ins Fürststift Kempten gebracht werden.[237] Es wurde aber dann doch in einer Zinnschachtel in den Corpussarg gelegt. Der Grund dafür könnten Eifersüchteleien zwischen den beiden Stiften gewesen sein.[238]

Im 1821 aufgelösten Hochstift Konstanz ließ der Fürstbischof Kasimir Anton von Sickingen (1684–1750) sein Herz posthum entnehmen. Es wurde in der Familiengruft seines Geburtsortes, in der St.-Hilarius-Kirche von Ebnet, beigesetzt, das Corpusgrab befindet sich im Konstanzer Münster.

Herzen anderer Kirchenfürsten, die Konstanz als Nebenbistum besaßen, blieben an Orten, die für die Verstorbenen eine besondere Bedeutung hatten, wie das des Amtsvorgängers des von Sickingen, Kardinal Damian Hugo von Schönborn-Buchheim († 1743), Fürstbischof von Konstanz und Speyer, in seiner Residenzstadt in Bruchsal (s. Kap. 13.2.4) oder das des Andreas von Österreich († 1600) in Rom (s. Kap. 13.9).

Ein Herzgrab befindet sich allerdings in Konstanz, das des Klerikers und Kirchenmusikers Abraham Megerle († 1680) im Kloster Zoffingen der Dominikanerinnen (s. Kap. 10.2).

1656 wurde das Herz des Fürstbischofs von Basel, Johann Franz von Schönau, auf seinen Wunsch im Kapuzinerkloster der Stadt Waldshut (Württemberg-Baden) bestattet (s. Kap. 13.5).

13.2. Herzen geistlicher Fürsten im Heiligen Römischen Reich deutscher Nation

Die Augsburger Fürstbischöfe (s.u.) mussten wegen der lutherisch gewordenen Freien Reichsstadt ihre Residenz nach Dillingen, in das dortige Schloss,[239] verlegen. Nur ein Fürstbischof, Johann Christoph von Freyberg (1616–1690) ließ als Erster Herz und Eingeweide entnehmen und dorthin, in die von ihm barockisierte, dem Hl. Johannes, dem Evangelisten, geweihte Schlosskapelle bringen.[240] Sie ruhen unter einer schlichten steinernen Bodenplatte mit Wappen und Mitra hinter dem Altar,[241] worauf die Inschrift hinweist:

> Viscera
> Rmi et Celmi Dni Dni
> JOANNIS CHRISTOPHORI
> EPISCOPI AUGUSTANI
> S. R.I PRINCIPIS
> pie in Domino defuncti
> I. April
> MDCLXXXX[242]

Sein Grab befindet sich im Augsburger Dom.

Herz und Eingeweide eines weiteren Mitglieds des Geschlechtes, des Fürstbischofs von Eichstätt, Johann Anton II. von Freyberg, sind im dortigen Dom St. Salvator und St. Willibald begraben. Er war mit 82 Jahren am 20. April 1757 an „marasmo senili" (Altersauszehrung) verstorben, wurde im Auftrag des Domkapitels von Leibarzt und drei Konsiliarärzten des fürstbischöflichen Hofstaates bereits am folgenden Tag seziert und einbalsamiert.[243] Herz und Eingeweide wurden in ein Holzfässchen mit folgender Inschrift eingeschlossen: „Intestina Re.^{mi} ac Cels.^{mi} S. R. I. Princip: & Eppi Eustett. JOAN. ANTON. II. reposita Anno 1757. die 21. April"[244] und in der Freyberg'schen Kapelle, der Corpus im Willibaldschor des Eichstätter Domes, nach feierlicher Prozession begraben.[245]

1725 war bereits das Herz des Fürstbischofs Johann Anton I. Knebel von Katzenelnbogen, der mit 79 Jahren am 27. April an Schlaganfallfolgen verstorben war, auch in einer Silberkapsel eingeschlossen, im gotischen Mortuarium des Domes beigesetzt worden. Der Leib kam in die von ihm errichtete Gruft unter der Nepomukkapelle des Domes, die Eingeweide in die Klosterkirche Notre Dame von Eichstätt, das Hirn nach St. Quintin in Mainz.[246] Bei Renovierungsarbeiten im Mortuarium 1868 wurde die Herzkapsel geborgen und wieder unter dem Kardiotaph an der Wand beim Pappenheimer Altar beigesetzt. Auf dieser rechteckigen Rotmarmorplatte sind ein Herz und zwei Wappen im Halbrelief abgebildet mit folgender Inschrift:

> AH. NE QUAERE MEUM CUR SUB
> CRUCE COR REQUIESCAT
> NAM THESAURUS UBI EST.
> COR SIMUL ESSE PETIT

AD PEDES CRUCIFIXI UNICI SUI
THESAURI QUIESCIT
COR
IOANNIS ANTONII KNEBEL à CA
ZENELENBOGEN ET & & R:I PRIM
EYSTETT HUC SEPULTUM
17 MAY
1725[247]

Johann Antons Vorgänger Johann Martin von Eyb (1630–1704) war der erste der drei Eichstätter Fürstbischöfe, die eine Herzbestattung wünschten. Er wurde von den Franzosen im Spanischen Erbfolgekrieg aus Eichstätt vertrieben und verlegte seine Residenz nach Herrieden, wo er dann auch starb. Dort, in der Stiftskirche, verblieben seine Eingeweide, der Corpus wurde in den Eichstätter Dom, in die Eybkapelle, zurückgebracht, das Herz ruht vor dem Hochaltar der von ihm wieder erbauten Eichstätter Spitalkirche.

Im seit 1821 existierenden Erzbistum München-Freising sind keine Herzbestattungen geistlicher Fürsten bekannt.[248] Allerdings sind vor der Säkularisation die Herzen mehrerer Bischöfe, zu deren Bistümern auch Freising gehörte, getrennt bestattet worden, so das von Albrecht Sigismund von Bayern[249] († 1685), des Joseph Clemens von Bayern[250] († 1723), Johann Theodor von Bayern[251] († 1763), Clemens Wenzeslaus von Sachsen[252] († 1812).
Vom Freisinger Fürstbischof Ludwig Joseph von Welden (1727–1788) wurden – nach einem Eintrag im Sterbebuch der Pfarrei Freising St. Georg – nach der Sektion die „Intestina" in ein eigens dazu verfertigtes eichenes Fässchen verschlossen und etwa drei bis vier Tage vor dem Leichenkondukt „an dem Ort der Begräbniß vermauert".[253]

Die Diözese Regensburg ist ein Suffraganbistum von München-Freising. Im Regensburger Dom, hinter dem Hochaltar, sollen die Eingeweide des heiliggesprochenen Kirchenlehrers Albertus Magnus (1200–1280) ruhen, dessen Gebeine in Köln, jetzt in der Krypta von St. Andreas, begraben liegen, wo er zuletzt im Dominikanerkloster gelebt hatte und auch gestorben war. Angeblich hatte das Domkapitel von Regensburg, wo er mehrere Jahre lang Bischof war, den Heiligen für sich beansprucht, dann aber von den Kölner Dominikanern, deren Provinzial er früher gewesen war, als bedeutsame Reliquie seine Eingeweide erhalten, die hinter dem Hochaltar der Kathedrale St. Peter beigesetzt worden seien.[254]

Vielleicht das erste Herzgrab im Regensburger Dom könnte das des Philipp von Bayern aus dem Hause Wittelsbach gewesen sein: Der bereits mit drei Jahren zum Fürstbischof Ernannte verunglückte am 18. Mai 1598 im herzoglichen Schloss zu Dachau tödlich. Er wurde in der Frauenkirche von München begraben, das Herz sei in seinen Dom zurückgebracht worden,[255] wo sich noch ein bronzenes, von seinem älteren Bruder Kurfürst Maximilian I. (s. Kap. 10.2.4) errichtetes, sieben Meter hohes Grabdenkmal befindet, bei dem es sich um ein Kardiotaph handeln soll.[256]

13.2. Herzen geistlicher Fürsten im Heiligen Römischen Reich deutscher Nation

Es zeigt den Verstorbenen, kniend vor einem Kreuz, mit Wappen und Inschriften auf dem Sockel.

Herzlich verbunden mit seiner Bistumskirche über den Tod hinaus blieb Bischof Adam Lorenz von Toerring-Stein, der nach kurzer Amtszeit am 16. August 1666 im Alter von 52 Jahren auf dem Familienschloss Pertenstein verstarb. Sein Leib kam in die Familiengruft im nahegelegenen Kloster Baumburg, sein Herz in den Regensburger Dom.[257]

Ein anderer Wittelsbacher auf dem Regensburger Bischofsstuhl, Vetter Kurfürst Maximilians I., auch Bischof von Osnabrück und anderer Bistümer, Franz Wilhelm Graf von Wartenberg († 1661), verlobte sein Herz postmortal der Gnadenmutter in Altötting, wo er bereits mit elf Jahren Stiftspropst geworden war (s. Kap. 13.2.9).

Auch das Herz des Wittelsbacher Bischofs von Regensburg und Freising, des Albrecht Sigismund von Bayern (1623–1685), wurde gemäß der Familientradition bei seinen Eltern im Boden der Altöttinger Gnadenkapelle bestattet (s. Kap. 13.2.9). Auf einem zeitgenössischen Kupferstich verteilen sechs Putten die bischöflichen Leichenteile wie Gehirn, Lunge, Leber, Milz, Gallenblase und Nieren an die einzelnen Kirchen seines Wirkungskreises, darunter auch an den Regensburger Dom.[258]

Nach Altötting wurden auch die Herzen weiterer Bischöfe aus dem Hause Wittelsbach, zu deren Bistümern Regensburg gehörte, gebracht (s. dort), so das des Clemens August von Bayern († 1761) und jenes des Johann Theodor von Bayern († 1763).

Die letzten Eingeweide, die im Regensburger Dom, im Boden vor dem Frauenaltar, bestattet wurden, waren die des Fürstbischofs Anton Ignaz von Fugger-Glött (1711–1787). Er wurde vier Tage nach seinem Tod ins Vorzimmer bei der Kapelle gebracht, „damit derselbe gehörigermaßen eröffnet werden könnte", und seziert. Man fand ein „Lungengeschwör".[259] Das Corpusmonument steht bei der St.-Peters-Statue der Kathedrale.

Der letzte Fürstbischof von Regensburg, Karl Theodor von Dalberg († 1817), gleichzeitig Kurfürst und Reichserzkanzler, Bischof von Konstanz, Worms und Mainz, wurde im Mittelschiff des Domes unter einer schlichten Bodenplatte beigesetzt. Sein Herzgefäß steht hinter einer vergitterten Glastüre in einem Pfeiler der Stiftskirche in Aschaffenburg (s. S. 555), wo er 1808 eine Universität gegründet hatte und ihr als Präsident vorgestanden war.

Ein weiteres Suffraganbistum von München-Freising ist das seit dem 11. bzw. 12. Jahrhundert bestehende Bistum Augsburg. Bis zur Säkularisation war es ein Hochstift mit einem Fürstbischof. Der verlegte seine Residenz allerdings nach der Kirchenspaltung nach Dillingen, wo dann auch Herz und Eingeweide von Johann Christoph von Freyberg († 1690) ihre letzte Ruhe fanden (s. S. 577).

13. Geistliche Fürsten

Der übernächste Nachfolger, Johann Franz Schenk von Stauffenberg (1658–1740), gleichzeitig Fürstbischof von Konstanz, bedachte dann den Dom von Augsburg mit seinem Herzen, die Kathedrale von Konstanz mit seinem Leib.[260]

Dessen Nachfolger wählte für sein Herz wieder einen ihm besonders bedeutungsvollen Platz: Joseph Ignaz Philipp von Hessen-Darmstadt (1699–1768) starb während eines Kuraufenthaltes in Plombières-les-Bains in Frankreich. Er hatte zu Lebzeiten die Verehrung des Bistumsheiligen St. Ulrich gefördert, deshalb liegt das Herz jetzt hinter einer Tafel mit der Inschrift

> Ubi Thesaurus Vester Est
> Ibi et Cor Vestrum Erit.
> Hinc
> Cor Sermi Et Revmi D.D. Josephi
> S. R.I. Pric. Et Episc. Augustani
> Hassiae Lantgravii
> Hic Tumulatum Est[261]

in der Krypta der Basilika St. Ulrich und Afra in Augsburg zwischen den Nischen mit den Gebeinen der Heiligen.

Der letzte Fürstbischof von Augsburg, auch Erzbischof und Kurfürst von Trier, Clemens Wenzeslaus von Sachsen, verlor durch Revolution und Säkularisation seine Fürstbistümer und starb 1812 auf seinem Sommersitz in Marktoberdorf im Allgäu. In der dortigen Pfarrkirche wurde er nach Einbalsamierung durch seinen Hofarzt Ahorner aufgebahrt und beerdigt. Das Herz wurde gegen seinen Willen herausgenommen und auf Betreiben von Ahorner in einer Silberkapsel in St. Ulrich und Afra neben dem Herzen seines Vorgängers beigesetzt, um auch dort ein Gedenken an den Verstorbenen zu schaffen.[262] Die Inschrift auf dem Kardiotaph lautet:

> Has
> Piissimi Cordis Exuvias
> Reverendissimi ac Serenissimi
> Elect. Et Archiepiscopi trevirens.
> Pr. Ep. Augustani P. Mem.
> Clementis Wenceslaii
> Defuncti in Oberdorf
> XXVII Julii MDCCCXII
> Munus Gratissimum
> A Moestissima Sorore
> Regia Principe
> Cunigunda
> Plorantibus Augustae Incolis
> Benigne Concessum
> In Perennem Devotionis Memoriam
> Servare et Colere
> Licet[263]

13.3. Fürsterzbistum Salzburg

Die einzige Herzbestattung im Aachener Dom war eine Folge der linksrheinischen, von Napoléon gewollten Kirchenpolitik im neu gegründeten Bistum Aachen: Der französische Priester Marc-Antoine Berdolet wurde 1802 zum ersten Bischof des Bistums berufen. Das Herz des 1809 Verstorbenen ruht hinter einem schwarzmarmornen, rautenförmigen Quadrat mit Namen und Lebensdaten in der Wand der Chorhalle des Domes.[264]

13.3 Fürsterzbistum Salzburg

Das Bistum Salzburg wurde im 8. Jahrhundert gegründet und 798 zum Erzbistum erhoben. Zu Fürsten des Heiligen Römischen Reiches deutscher Nation wurden die Erzbischöfe im 14. Jahrhundert.

Der wahrscheinlich erste post mortem geteilte Erzbischof von Salzburg war Rudolf von Hoheneck, Hofkanzler König Rudolfs I. von Habsburg, der 1290 in Erfurt verstarb und eine Behandlung *more teutonico* erfuhr. Sein Corpus (Fleisch und Eingeweide?) wurde im dortigen Dom begraben, seine Knochen nach Salzburg zurückgebracht: „Cujus corpus sine ossibus [...] sepelivimus ante altarem sancte Dei genitricis Marie, ossibus suis ad urbem Salczburgensem a suis clericis et famulis [...] deportatis [...]."[265]

In Salzburg selbst ließen die geistlichen Fürsten – vielleicht angeregt vom Beispiel der Wittelsbacher im nahen bayerischen Altötting oder der Habsburger in Wien – ihre Herzen, zum Teil ihre Eingeweide ein Jahrhundert lang getrennt bestatten.

Der mit dem bayerischen Herzog und späteren Kurfürsten Maximilian I. im Streit liegende Wolf Dietrich von Raitenau verstarb 1612 in der Haft auf der Feste Hohensalzburg und bestimmte noch testamentarisch: „Man solle den Leichnam nicht ausweiden und ihn nicht länger als 24 Stunden öffentlich aufbahren [...]."[266] Sein Leichnam wurde gleichwohl von drei Ärzten, fünf Chirurgen und vor mehreren Zeugen seziert und einbalsamiert, öffentlich aufgebahrt und in seinem Mausoleum in der Gabrielskapelle auf dem Sebastiansfriedhof ohne Monument begraben.[267]

Sein Neffe und Nachfolger Markus Sittikus († 1619) versuchte ebenso, Salzburg aus dem Dreißigjährigen Krieg herauszuhalten. Auch er soll ungeteilt im Dom nach dessen Weihe 1629 begraben worden sein. Franz MARTIN schreibt allerdings, sein Herz sei in den Altar der Karl-Borromäus-Kapelle der Franziskanerkirche gekommen.[268] Heute ist die Nische leer.[269]

Nach Markus Sittikus wurde gleich im ersten Wahlgang Paris Graf Lodron (Amtszeit 1619 bis zum Tod im Jahr 1653) vom Domkapitel gewählt, Zeitgenosse des Dreißigjährigen Krieges, Verbündeter des bayerischen Kurfürsten Maximilian I. (s. Kap. 10.2.4). Er war ein kluger und umsichtiger Landesfürst, unterstützte die Katholische Liga finanziell und mit Truppenkontingenten, konnte aber sein Land selbst aus den Kriegsgreueln heraushalten.

Er erwarb die kaiserlichen und päpstlichen Privilegien für eine Universität, führte den Bau des Domes zu Ende und gründete ein Loreto-Kloster als Zeichen seiner marianischen Liebe. Er, der mit dem in bayerischen Diensten stehenden Tilly und seinem Herrn Maximilian I. viel verhandelt, mit dem Kurfürsten in Ingolstadt studiert hatte, vertraute, deren Beispiel folgend, nun auch sein Herz den Kapuzinern an, dem Kloster am westlichen Steilhang des Kapuzinerberges mit der schlichten Kirche des Hl. Bonaventura, am rechten Ufer der Salzach gelegen, einer burgartigen Klosteranlage, die über die Stadt hinwegblickt. Er wollte, dass es neben dem Sarg seines verehrten Landsmannes, des Kapuziners Johannes von Ala, Platz finden sollte.[270] Das vergoldete, flache Herzgefäß wird in einer der Öffentlichkeit nicht zugänglichen Gruft aufbewahrt und nur selten ausgestellt. Es hat eine Spielkartenherzform mit abgerundeter Spitze. In der Mitte ist Lodrons Wappen, am Rande folgende Inschrift eingraviert:

PRO LEGATO PER TESTAMENTVM ADSCRIPSIT COR SVVM AVRO PVRO
OBDVCTVM PIIS MANIBVS. P. IOANNI BAPT. CAPVCC:
CVM ANIMARE NON POSSET AMPLIVS, IBI ESSET. VBI AMARET PARIS. E.
COMITIBVS LODRONI ARCHIEPISCOPVS MDCLIII[271]

Der einbalsamierte Leichnam bekam ein prächtiges Grabmal im Dom, die Eingeweide sollen in die Familiengruft der Thuns nach Altötting gekommen sein.[272]

Nach ihm wurde Guidobald Graf Thun und Hohenstein (1616–1668) zum Erzbischof gewählt, der seine Residenzstadt um prächtige Bauten erweiterte, der Universität eine medizinische Fakultät hinzufügte, zum Bischof von Regensburg gewählt, zum Kardinal und zum Prinzipalkommissar auf dem Reichstag in Regensburg ernannt wurde. Da er am 1. Juni 1668 mit 52 Jahren unerwartet an den Folgen einer geringfügigen Verletzung starb, hatte er kein Testament hinterlassen, wohl aber im Sterben angegeben, dass sein „Herz zu unser Lieben Frauen am Plain" gebracht werden sollte, wo er „auß getragener besondern devotion nicht allein die Khürchen erpauen", sondern auch „sein „begröbnis richten zu lassen gedacht" hatte. Damals stand das Gnadenbild noch in einer Holzkapelle, das Herz sollte daher bis zur Erbauung der Kirche „in der Hoff Capellen bey den Herrn Franciscanern"[273] ruhen. Der Leichnam wurde seziert und nach Entnahme von Herz und Eingeweiden im Dom begraben.[274] Das „Trichele" für das Herz des Fürstbischofs kostete acht Gulden und 21 Kronen und wurde Anfang Juli 1668 zu „den Herrn Franciscanern in die Sacristey" gebracht. Die Herzurne wurde mit dem Siegel des Domkapitels verschlossen, damit der zu befürchtenden Neugier und der „nach sich zihenten gefahr, wann mans solte aufschliessen khönnen",[275] vorgebeugt wurde. Heute sind davon keine Spuren mehr vorhanden. Die Eingeweide sollen zu denen seines Vorgängers nach Altötting gebracht worden sein.[276] Dort ist dazu nichts mehr bekannt.[277]

Ihm folgte der Bischof von Seckau, Max Gandolf Graf von Kuenburg (1622–1687). Sein Name ist mit kirchlichen Gründungen verbunden, vor allem erbaute

13.3. Fürsterzbistum Salzburg

er die Wallfahrtskirche Maria Plain, welche die genannte Holzkapelle ersetzen sollte.[278]

Hier wurde seit langer Zeit das Wunderbild „Maria Trost" verehrt, das die Brandschatzung durch den mit den Schweden verbündeten General Bernhard von Weimar 1633 unversehrt inmitten der lodernden Flammen überstanden hatte. Der Erzbischof, der in seinem letzten Lebensjahr auf Betreiben des Kaisers noch die Kardinalswürde erhielt, bestimmte vor seinem Tode im Jahre 1687 für sein Herz und seine Eingeweide den Platz vor dem Hochaltar, unterhalb der Madonna, unter den Füßen seiner Nachfolger, mit folgender Inschrift:

> VIATOR CAUTE
> APAGE PEDES HUC OCULOS
> EMINENTISSIMI; CELSISSIMI; AC REVERENDIS-
> SIMI S. R. E. CARDINALIS,
> S. R. I. PRINCIPIS ET ARCHI-EPISCOPI SALIS-
> BURGENSIS
> MAXIMILIANI GANDOLPHI EX COMITIBUS
> DE KÜENBURG etc. etc.
> COR ET INTIMA VISCERA HIC QUIESCUNT:
> MAXIMI PRINCIPIS PRINCIPALES PARTES.
> EDIC,
> AN NON MARIAM EX TOTO CORDE
> ET INTIMIS VISCERIBUS AMAVIT,
> QUI COR IPSUM ET VISCERA DEDIT?
> ANIMAM SI QUAERIS,
> IN CORDE MARIAE INENIES;
> ERANT ENIM SEMPER DUO IN CORDE UNO.
> NUNC MITRAM QUI MERITIS, ET IPSAM PURPURAM
> TINXIT,
> CORONATUR IN COELIS.
> ABI,
> DISCE AMARE MARIAM.
> Cor atqVe IntestIna soLennI rItV deposIta
> fVerVnt seXta MaII[279]

Die Dämme gegen die Herzentnahme waren endgültig gebrochen:

Johann Ernst Graf Thun und Hohenstein (1643–1709), Halbbruder von Guidobald Graf Thun, ließ die Priesterhauskirche, auch Dreifaltigkeitskirche genannt, mit den anschließenden Konviktsgebäuden (1700 vollendet) vom Barockbaumeister Fischer von Erlach errichten. In deren Gruft[280] ruht sein Herz in einem ebenfalls von jenem errichteten weißen Marmorsarkophag mit Wappen an der Vorderseite und einem Totenkopf auf dem Deckel.

Im Zentrum des Bodens des ovalen Kirchenraums über der Gruft, dominierend eingelassen in den radial gemusterten Marmorbelag, trägt eine große, runde, schwarze Marmorplatte die folgende Eloge:

> VIATOR
> SISTE ET MIRARE

COR MUNDUM,
QUOD CREAVIT DEUS
IN IOANNE ERNESTO
ARCHIEPISC. ET PRINC. SALISB.
S. SEDIS APOSTOLICAE LEGATO,
GERMANIAE PRIMATE.
S. R.I. COMITE A THUN &c. &c,
ECCLESIAE ET UTRIUSQUE
COLLEGII HUIUS FUNDATORE;
QUI ANNIS LXVI: QUIBUS VIXIT;
ID ILLIBATUM SERVAVIT:
MORIENS VERO XX. APRILIS MDCCIX
DEO SUO REDDI VOLUIT
TRINO ET UNI,
QUEM VIVENS SEMPER IN CORDE
HABUIT, AC, SI DICERE FAS EST,
TRINUM ET UNUM
IN CORDE UNO EXPRESSIT:
SAPIENTIA CREATOREM,
IUSTITIA IUSTUM IUDICEM,
CASTITATE SPIRITUM.
DIC REQUIEM CASTO
QUI VIRGO MAN-
SIT IN AEVUM.[281]

Sein Leib ruht in der Krypta des Domes, seine Eingeweide ließ er in die Johannsspitalkirche bringen. Er hatte dieses Kleinod ebenfalls von Fischer von Erlach errichten und von Johann Michael Rottmayr ausmalen lassen und ein Spital für Handwerksgesellen, Studenten und Priester gestiftet (heute Landeskrankenanstalten). Unter dem erhöht angelegten Hochaltar befindet sich eine kleine Gruftkapelle mit einem Marienaltar. Am Fuße der marmornen Treppe liegen die Viscera des Stifters im Pflastermarmor mit folgender Inschrift:

IOANNES ERNESTUS
ARCHIEPISCOPUS ET PRINC SALISBURGENSIS
S. SEDIS APOSTOLICAE LEGATUS
EX COMIT. DE THUN &c. &c.
VERUS PATER PAUPERUM,
QUOS INTIMIS IN VISCERIBUS DILEXIT,
DUM VESTIMENTA NUDIS, CIBUM EXURIENTIBUS,
ET POTUM DEDIT SITIENTIBUS, AC AEGRIS
MEDICUM
ANIMALE ET CORPORIS
CUM AMPLIUS NON HABERET,
QUOD DARET PAUPERIBUS,
SUA VISCERA HUC DEDIT.
OBIIT
XX. APRILIS ANNO MDCCIX.[282]

13.3. Fürsterzbistum Salzburg

Für sein Hirn hatte er einen vierten Standort bestimmt, die von ihm ebenfalls durch Fischer von Erlach erbaute Universitätskirche.[283] Als die Gruften der Kirche im Rahmen von Renovierungsarbeiten im Jahr 2013 eröffnet wurden, konnte die Marmorkiste mit den Überresten unter der Marmorplatte der sogenannten Rektorengruft nicht mehr gefunden werden.[284]

In seinen letzten Jahren hatte er das Domkapitel, mit dem er im Dauerstreit lag, veranlasst, den Bischof von Wien, Franz Anton Graf Harrach, zu seinem Nachfolger zu wählen.

Dies geschah zum Besten des Erzstiftes, Franz Anton regierte von 1709–1727, gab der Residenz ihr heutiges Aussehen und ließ das Lustschloss Mirabell durch den kaiserlichen Hofarchitekten Johann Lucas von Hildebrandt umbauen. Er liebte dieses Lustschloss dann so sehr, dass er die ebenfalls von ihm erbaute Schlosskapelle des heiligen Johannes Nepomuk zum ewigen Ruheort seines Herzens bestimmte. Er hatte eigens ein „Genickbein", einen Halswirbel des Hl. Nepomuk von Prag, bringen lassen und eine tägliche Messe, zusätzlich einen abendlichen Rosenkranz gestiftet und von Zanusi eine Muttergottes für den Hauptaltar malen lassen, vor der sein Namens- und Schutzpatron kniete. Im Pflaster des prächtigen, für den Fürsten vorgesehenen Oratoriums mit erzbischöflichem Harrach'schem Wappen aus roten und weißen Marmorrauten lag das Herz des Kirchenfürsten unter einer runden Platte mit der Aufschrift „Hic Quiescit Praeclarum / Cor Francisci Antoni".[285]

Das Mariengemälde wurde durch einen Brand beschädigt und 1830 durch eine Darstellung des Hl. Nepomuk ersetzt. Die Platte wurde im Rahmen einer Renovierung angehoben, die Herzurne, die eine schwärzliche Flüssigkeit absonderte, ohne Eröffnung wieder zurückgelegt.[286] Der neue Marmorboden bestand aus auf der Spitze stehenden Rauten. Jetzt deckt eine solche Raute mit einem Kreuz ohne Inschrift das Grab.

Seine Eingeweide ruhen unter einer runden Marmorplatte vor dem Kardiotaph seines Vorgängers in dessen Lieblingskirche, der Dreifaltigkeitskirche. Die Inschrift ist nur mehr schwer lesbar:[287]

VISCERA
MISERICORDIAE ET PIETATIS
IN VIVIS PLENA
DEO UNI ET TRINO
IN TERRIS RELIQUIT
FRANCISCUS ANTONIUS.
ARCHIEPISC. ET PRINC. SALISBURG.
SED. APOST. LEG. GERMANIE PRIMAS
S. R. I. PRINCEPS AB HARRACH
MDCCXXXII.[288]

Das Domkapitel brauchte nach seinem Tode mehrere Tage, bis es sich auf den nächsten Kandidaten einigen konnte. Leopold Anton Eleutherius Reichsfreiherr von Firmian war ein aufgeklärter Kirchenfürst, der die Karfreitagsprozessionen und Geißelungen abstellte und sich für die Wissenschaften interessierte, was ihm sogar den Vorwurf eintrug, er sympathisiere mit den Freimaurern. Für seine Familie baute er das Schloss Leopoldskron, den schönsten Rokokoprofanbau in Salzburg. Er verstarb nach mehreren „Blutstürzen" am 22. Oktober 1744 mit 66 Jahren in diesem Schloss an einem „Lungenapostem" (Lungenabszess) und wurde in der Krypta des Domes begraben. Sein Herz ruht im Boden der Schlosskapelle unter einer ovalen, grauen Marmorplatte mit grob behauener Umrahmung mit folgender Messinginschrift:

†
COR
LEOPOLDI FIRMIANI
ARCHIEPISCOPI SALISBURGIENSIS
IN HOC LOCO
QUEM AMAVERAT
QUIESCIT.[289]

Die Eingeweide kamen zu denen seines Vorgängers in die Gruft der Dreifaltigkeitskirche.[290] Dort wurden auch Herz und Eingeweide seines Nachfolgers, des Jakob Ernst Graf von Liechtenstein-Kastelkorn (1690–1747), begraben, dem nur eine kurze Regierungszeit (1745–1747) beschieden war.[291]

Der Letzte, dessen Viscera in der Dreifaltigkeitskirche, dieser Eingeweidegrablege der Salzburger Kirchenfürsten der Barock- und Rokokozeit, bestattet wurden, war Siegmund Christoph Graf von Schrattenbach (1698–1771). Sein Herz stand zunächst in einer Silberurne neben dem Hauptaltar des Sacellum, der dem Hl. Karl Borromäus geweihten Hauskapelle der Salzburger Universität,[292] und wurde später unter einem heute stark abgetretenen, jetzt unleserlichen Inschriftenstein direkt vor seinem Wappen an der Altarmensa beigesetzt.[293]

Ihm folgte der Bischof von Gurk, der fortschrittlich eingestellte, der Aufklärung nahestehende Hieronymus von Colloredo (1732–1812), nach. Er musste im Jahre 1800 vor den Franzosen nach Wien flüchten, 1803 wurde das Fürsterzbistum säkularisiert, der stets kränkelnde Kirchenfürst, der letzte seines Bistums, starb im Exil in Wien. Er wurde auf seinen Wunsch im Stephansdom bestattet, die Urne mit seinen Eingeweiden steht in einer Nische der Herzogsgruft unter dem Dom.[294] 2003 wurden seine sterblichen Reste in seine Residenzkirche, den Salzburger Dom, überführt. Sein Herz ruht in einem Kupferbehälter in der erst 1810 fertiggestellten Familiengruft der Colloredos in der Friedhofskirche St. Marien in Opočno, heute Tschechien.[295]

13.4 Herzen geistlicher Fürsten in Österreich

Herzbegräbnisse geistlicher Fürsten waren in Österreich im Vergleich zu denen weltlicher deutlich seltener.

Als erstes geschichtlich überliefertes Ereignis dieser Art wird von der Bestattung des Herzens und der Eingeweide des Hl. Wolfgang berichtet[296] (s. Kap. 1). Dieser verstarb am 31. Oktober 994 während einer Schiffsreise auf der Donau nach Regensburg auf den Stufen des Altars einer seinem Lieblingsheiligen St. Othmar

13.4. Herzen geistlicher Fürsten in Österreich

geweihten Kapelle an der Stelle des später gegründeten Klosters Pupping im heutigen Oberösterreich. Herz (und Eingeweide) seien dort bestattet worden, eine Inschrift aus dem Jahr 1467 kündet vom „gedechnus seines gewaidts" (s.u.). Das Herzgefäß ist verloren gegangen, es soll im Zusammenhang mit der Aufhebung des 1477 gegründeten Klosters im Jahre 1796 in die Pfarrkirche von Hartkirchen überführt und hinter einem Seitenaltar beigesetzt worden sein. Kloster und Kirche wurden um 1800 abgerissen, „über Wolfgangs Sterbestätte weidete das Vieh".[297] In der Othmarkapelle wurde der Sterbeort vor den Altarstufen mit einem Eisengitter umfriedet, weil man die Pilger vom Betreten der „rotmarmornen" Gedenktafel abhalten musste. Deren Schrift wurde im Laufe der Jahrhunderte unleserlich, aber ihr Wortlaut ist in einer Abschrift enthalten:

> Hie ist gestorben der heilig Nothelffer und Bischoff und Beichtiger Sankt Wolfgang, nach Christi geburth neunhundert und in vier und neunzigsten Jahr, als ihm das von Gott durch Otthmar Hauptherren vor zweiundzwanzig Jahren sein Sterben hero verkhundt war, und ahn der statt ist gedechnuss seines gewaidts [...].[298]

Der Corpus des im Jahre 1052 Heiliggesprochenen kam in die Krypta der Stiftskirche St. Emmeram in Regensburg.

Erst in der Barockzeit entschloss sich dann ein hoher Kleriker, beeinflusst durch das Beispiel seines Herrn, vielleicht auch der Salzburger Fürstbischöfe (s. dort), sein Herz an einem Ort bestatten zu lassen, der ihm zu Lebzeiten besonders am Herzen lag: Melchior Klesl (auch Khlesl), als Protestant getauft, zum katholischen Glauben konvertiert, Bischof von Wiener Neustadt, später auch von Wien, Kardinal, Vorkämpfer der Gegenreformation, war auch Kanzler des Habsburger Kaisers Matthias, der die Tradition der Herzbestattung im Hause Habsburg etablierte (s. Kap. 10.3). Vier Tage vor seinem Tod in Wiener Neustadt am 18. September 1630 verfasste er sein Testament, in dem er unter anderem bestimmte:

> Den Cörper zu S. Stephan gen Wienn neben seiner Frau Muetter bey Unser Frauen abseits alda nit weniger als in der Neustatt ein gleiches Epitaphium soll auffgericht werden, das Herz alhier zur Neustatt vor dem Hoch Altar.[299]

Das Grabmonument im Wiener Stephansdom[300] und das rechts neben dem Altar befindliche Kardiotaph im Dom von Wiener Neustadt sind sich sehr ähnlich: In Wiener Neustadt steht in einem Arcosolium ein großes barockes Kardiotaph, in dessen Mitte eine Marmortafel mit einer umfangreichen Eloge auf den Verstorbenen angebracht ist:

> EMINENTISSIMVS AC REVEREN.
> DISS PRINCEPS. D.D.MELCHIOR S. R.E.
> TIT.S. MARIAE DE. PACE CARDINALIS
> KLESELIVS,
> QUONDAM
> E.S. D.N. ALVMNO CATHEDRALIS.
> ECCLAE.S. STEPHANI VIEN. PRAEPOSITVS

> PASSAVIENSIVM ANTISTITIS PERAVS,
> TRIAM.INFERVICARIVS GEN.INDEFES,
> SVS. RELIGIONIS ORTHODOXAE, AC
> DISCIPLINAE VNDIQVE.FERE COLLAPSAE, RES
> TAVRATOR ZELOSISS. NEO STADIEN. PRIVS. AC
> PAVLO POST VIENNEN. EPVS TANDEM PVR.
> PVRATVS CELEBERRIMVS AVGVSTISS. IMPP
> RUDOLPHI II ET MATTHIAE I CONSIL. MAG.
> NVM., ECCLAE., LVMEN PATER PATRIAE SVAE.
> OPTIMVS. DE REP: CHRIST: MERITISS: AETER
> NVM NOMINIS. ET LABORVM SVORVM MONV
> MENTVM PONI. ET COR SVVM HIC CONDI
> VOLVIT. PERAMANTER.
> OBDORMIVIT NEOST: IN DNO PIE,
> ANNO DOM MDCXXX.XIII KAL.
> OCTOB. AETATIS LXXVII SACERDOTI
> SVI. LI. EPISCOPATVVM. NEOSTAD.
> XLII. VIENN. XXXVI. DIGNITATIS. PVRPVREAE., XIV.
>
> BONVM CERTAMEN CERTAVIT[301]

Das Herz selbst liegt unter einer Bodenplatte mit der Inschrift „COR EMINENTISSIMI DOMINI CARDINALIS MELCHIORIS KLESELII MDCXXX."

1979 wurde das Grab eröffnet und der Inhalt wissenschaftlich untersucht.[302]

Der Kardinal hatte den Zisterzienser, später Benediktiner Anton Wolfradt, damals Abt von Kremsmünster, wegen seiner Fähigkeiten von Kaiser Ferdinand II. zum Hofkammerpräsidenten ernannt, zum Bischof von Wien vorgeschlagen. Dort starb dieser 1639 und wurde im Stephansdom begraben. Sein Herz kehrte nach Kremsmünster zurück.[303]

Eines der eher seltenen Herzgräber eines Abtes ist in der Pfarrkirche St. Andreas in Piber in der Steiermark zu sehen: In der dortigen Propstei des Stiftes St. Lambrecht starb dessen Abt Johannes Heinrich Stattfeld im Jahre 1638. Wahrscheinlich mussten Herz und Eingeweide entnommen werden, da der Leichnam zurück nach St. Lambrecht transportiert wurde.[304] Die entnommenen Organe erhielten ein würdiges Begräbnis durch seinen Nachfolger: Eine Steinplatte in der Wand vor dem Hochaltar mit einem sogenannten Blattherzen, einem Herzsymbol mit Blattstiel, umwunden von einem Kranz, trägt die folgende Inschrift:

> RE ET AMPL DNI D IOANNIS
> HENRICI STATTFELD ABBATIS
> S LAMB MERITIS PARTES IN
> TERIORES RECONDITAE FVE
> RVNT SVB HOC SAXO QVOD
> DEBITAE VENERATIONIS ERGO
> PONI CVRAVIT EIVS SVCCESSOR
> BENEDICTVS ABBAS EIVSDEM
> MONRY XIX MART 1639[305]

13.4. Herzen geistlicher Fürsten in Österreich

Ein Bruder Kaiser Ferdinands III., erfolgreicher Feldherr, Statthalter der spanischen Niederlande, Kunstsammler und Inhaber einer Reihe von Bischofssitzen, so Halberstadt, Magdeburg, Olmütz, Passau, Breslau, Straßburg, Abt mehrerer Klöster, Leopold von Österreich (1614–1662), liegt in der Wiener Kapuzinergruft bei seinen Vorfahren, das Herz in der Loretokapelle der Augustinerkirche.[306]

Ein Sohn Kaiser Ferdinands III., der frühverstorbene Bischof von Olmütz und Passau sowie Fürstbischof von Breslau, Karl Joseph von Österreich (1649–1664), wurde wie sein Vater in der Wiener Kapuzinergruft bestattet. Sein Herz steht noch heute in einer Metallurne bei vielen anderen Herz- und Eingeweidegefäßen in der Herzogsgruft, der Eingeweidegruft der Habsburger unter dem Stephansdom.[307]

Der übernächste Bischof von Olmütz, Karl III. Joseph von Lothringen, regierte auch das Bistum Osnabrück und vor allem das Erzbistum Trier und residierte vorwiegend in Osnabrück, später in Ehrenbreitstein. Als er bei einem Aufenthalt in Wien 1715 mit 35 Jahren an den Pocken verstarb, wurde ihm die Ehre zuteil, in der Kaisergruft begraben zu werden, zumal seine Mutter Eleonore Maria Josefa eine Tochter Kaiser Ferdinands III. und sein Vater Karl Leopold von Lothringen Oberbefehlshaber der kaiserlichen Truppen im Türkenkrieg 1683–1688 gewesen war. Der Prunksarkophag trägt die fürstlichen und geistlichen Insignien. Auf dem Deckel, zu Füßen eines großen Kruzifixes, steht das eher kleine, becherähnliche Herzgefäß.[308] Die Eingeweideurne steht an anderer Stelle in der Gruft.[309]

Das aus dem Rheingau stammende Haus Schönborn hat eine Reihe hoher politischer, vor allem auch geistlicher Würdenträger im Heiligen Römischen Reich deutscher Nation hervorgebracht, unter denen vor allem die Fürstbischöfe eine Herzbestattung testamentarisch verfügten (s. Kap. 13.2.10). Friedrich Karl von Schönborn-Buchheim war Fürstbischof von Würzburg und Bamberg und einflussreicher Vizekanzler der Habsburger in Wien. Er starb 1746 in Würzburg, seine sterblichen Überreste wurden auf drei ihm zu Lebzeiten bedeutsame Orte verteilt: der Corpus in die Schönbornkapelle des Würzburger Domes, das Herz in die Residenz, dann den Dom von Bamberg (s. Kap. 13.2.2) und Eingeweide, Augen und Zunge in die Loretokapelle zu Göllersdorf in Niederösterreich, wo seine Familie ein Schloss besaß.

Die Eingeweide des Wiener Kardinals und Erzbischofs Sigismund von Kollonitz (1677–1751) stehen in einem Metallkrug in der Herzogsgruft unter dem Stephansdom in Wien, der Leichnam liegt in der Bischofsgruft.[310]

Das Bistum Gurk war ein Salzburger Eigenbistum und gehört jetzt zur Erzdiözese Salzburg. Der Dom zu Gurk wurde nach Übersiedlung des Domkapitels nach Klagenfurt zur einfachen Pfarrkirche. Der Passauer Fürstbischof Wenzeslaus von Thun (1629–1673) wurde 1665 auch zum Bischof von Gurk gewählt. Wie seine beiden Halbbrüder Guidobald und Johann Ernst, beides Fürstbischöfe von Salzburg, entschied er sich für ein gesondertes postmortales Begräbnis seines Herzens in der

Schlosskapelle in Klösterle (Klášterec nad Ohří) in Tschechien bei seinem leiblichen Bruder Michael Oswald.[311]

Das Herz seines Nachfolgers Polykarp von Kuenburg († 1675), vor seiner Wahl zum Bischof von Gurk Mitglied des Salzburger Domkapitels, der in Salzburg verstarb und dort auch begraben wurde, wurde in seinen Dom, den Dom zu Gurk, zurückgebracht und liegt hinter einem Kardiotaph aus braunem Marmor neben dem Sakristeiportal.[312]

Der Nächste war Johann von Goëss, zunächst Offizier und Diplomat, 1675 dann Bischof von Gurk, im gleichen Jahr zum Priester geweiht und 1686 zum Kardinal ernannt mit mehrfachen Reisen nach Rom in diplomatischer Mission, wo er schließlich 1696 auch starb und beigesetzt wurde. Er hatte Schloss Straßburg, den Sitz der Gurker Bischöfe, zur barocken Residenz ausgebaut, sein Herz wurde in die Pfarrkirche St. Nikolaus der Stadt zu den Gräbern weiterer Bischöfe zurückgebracht und liegt hinter einem Marmorkardiotaph mit figürlichem Schmuck an der nördlichen Chorwand.[313]

Im Dom St. Jakob von Innsbruck wird ein berühmtes Marienbild „Mariahilf" von Lucas Cranach verehrt, das in die Mitte des vom Brixener Fürstbischof Kaspar Ignaz von Künigl (1671–1747) gestifteten barocken Hochaltars eingefügt ist. Dessen Grab befindet sich im Dom von Brixen, sein Herz sollte aber bei der Muttergottes im Innsbrucker Dom, wo er auch getauft worden war, bleiben.[314] Das Epitaph des Geistlichen (das Herz wird nicht erwähnt) wurde auf einen Altar mit der Statue des sitzenden gemarterten Heilands[315] am linken Chorpfeiler aufgesetzt: Über einem reich geschmückten Sarkophag über einem von Flügeln flankierten Totenschädel sind die Wappen des Fürstbistums Brixen und der Grafen Künigl angebracht. Darüber trauert ein Putto, auf der Gegenseite hält ein Genius eine Schriftrolle mit den Zeilen „MONUMEN / TUM / COMITUM / KÜNIGL".[316]

Die Spitze bilden eine Totenleuchte und eine Draperie mit Wolke und Engelskopf.[317] Das Organ selbst kam in einer Kupferkapsel zum Grab seines Bruders in die Krypta.[318] Diese sind mit anderen Grabstätten älteren Datums verschwunden.[319]

13.5 Herzen geistlicher Fürsten in der Schweiz

Eine Teilung des Leichnams mit getrennter Bestattung war in den römisch-katholischen Bistümern der Schweiz nicht üblich.

Der aus der Gegend um Tübingen stammende Hl. Meinrad (797–861) lebte als Einsiedler auf dem Etzelpass in der Schweiz. Später zog er sich in die Wildnis des sogenannten Finsterwaldes zurück, in eine Einsiedelei an der Stelle, an der heute die Gnadenkapelle der Klosterkirche von Einsiedeln steht. Die Sage berichtet, dass er dort erschlagen wurde und dass Mitbrüder sein Herz in die alte Klause am Etzelpass zurückgebracht hätten.[320] Sein Leichnam sei auf die Insel Reichenau im Bodensee überführt worden, später seien die Gebeine und die Kopfreliquie in die Gnadenkapelle von Einsiedeln[321] gekommen. Auf dem Etzelpass wird eine Kapelle

13.5. Herzen geistlicher Fürsten in der Schweiz

erstmals im 13. Jahrhundert erwähnt, 1698 wurde dann ein neuer barocker Bau errichtet, in dem ein Vers aus dem Alten Testament leicht modifiziert das Verlangen des Märtyrers ausdrückt: „ICH HAB / DIESEN ORT ERWÄHLET / DASS MEIN HERZ ALLZEIT / DASELBST BLEIBEN SOLLE / 2. Chr. 7,16."[322]

1656 verstarb der Fürstbischof von Basel, Johann Franz von Schönau, im Schloss von Pruntrut, der damaligen Residenz der Fürstbischöfe von Basel, das 1529 die Reformation eingeführt hatte. Er wurde in der dortigen Jesuitenkirche bestattet, sein Herz wurde aufgrund seines testamentarisch geäußerten Wunsches in eine bleierne Kapsel eingeschlossen und bei den Kapuzinern im badischen Waldshut, wo er seine Kindheit verbracht hatte, im Presbyterium der von ihm geförderten Kirche oberhalb des Altares bestattet.[323] Das Behältnis trug neben dem Familienwappen die Inschrift „Cor Rmi. et Jllmi. D. Joan. Francisci Episcop. Basil. Defuncti XXX. Nov. 1656".[324]

1825 wurden nach Aufhebung des Klosters die noch vorhandenen Chorgrabsteine herausgebrochen. Das fürstbischöfliche Herz wurde zunächst in die Seitenwand der Kreuzkapelle des Waldshuter Friedhofes neben der Kapuzinergrabstätte und zuletzt in die Mauer dieses Friedhofs neben dem Eingang eingemauert. Darüber wurde das Kardiotaph befestigt. Es trug die Inschrift:

> Heus Viator! Breve momentum da Momento non parvi momenti, Joannes Franciscus, é nobilissima Schoenoviensium etc. prosapia, virtuti natus, cujus circum maximum Romae emensus, ad honoris adyta per Decanatum Eichstet.
> Et Praeposituram Basil. hujus Episcopus. Primum vivens Deo, Deiparae, Coelitibus, pietate dicavit, ultimum moriens, cor suis hic deposuit, quos cordi semper habuit, ut scirent, quo bono esset thesaurus, et tute, ut scires, pios tibi illius
>
> Manes aD Cor LoqVI[325]

Dieses Kardiotaph ist verschollen, es wurde durch eine Steinplatte mit einem Totenkopf über dem von Lorbeer eingerahmten Familienwappen ersetzt.

1687 war neben dem Herzen des Fürstbischofs auch das des letzten Grafen von Sulz, Johann Ludwig II., in die Wand des Presbyteriums der Waldshuter Kapuzinerkirche eingemauert worden. Die silberne Kapsel wird heute im Klettgau Museum in Tiengen aufbewahrt (s. Kap. 10.4).

Das Herz des 1683 in Obersteinbrunn im damals französischen Elsass geborenen, 1737 zum Bischof von Basel ernannten Jakob Sigismund von Reinach wurde nach seinem Tod 1743 in Pruntrut in seinen Geburtsort zurückgebracht.[326]

Ebenfalls in seiner Residenz in Pruntrut verstarb einer seiner Nachfolger auf dem Bischofsstuhl, Simon Nicolaus Eusebius Graf von Frohberg (auch: Simon-Nicolas de Montjoie-Hirsingue; 1693–1775). Er wurde in seiner Sommerresidenz im schweizerischen Delsberg begraben, sein Herz kam in die Gruft der Basilika von Arlesheim,[327] dem damaligen Sitz des Domkapitels.

Dem nächsten Fürstbischof Friedrich Ludwig Franz Freiherr von Wangen-Geroldseck (1727–1782) war nur eine Amtszeit von sieben Jahren beschieden. Er hatte sein Herz seiner Residenz Pruntrut vermacht. Der Leichnam wurde geöffnet, das Herz entnommen und in der Pfarrkirche St. Pierre, der Corpus in der Krypta der Jesuitenkirche von Pruntrut begraben.[328] 1980 wurde bei Renovierungsarbeiten in der Kirche St. Pierre eine Platte vor dem Altar angehoben mit einem Relief, das ein Spielkartenherz, dahinter gekreuzt Bischofsstab und Schwert und darüber die Mitra darstellte.[329] Darunter lag eine dicht verschlossene bleierne Kapsel in Herzform. Sie enthielt ein stark geschrumpftes, aber gut erhaltenes, mit Kräutern behandeltes Herz.[330]

Wegen seiner Gelehrsamkeit berühmt, in hohe und einflussreiche Ämter der Kurie berufen, unter anderem auch als Lehrer an der Salzburger Universität tätig, wurde der aus italienischem Adel stammende Cölestin Sfondrati 1687 zum Fürstabt von St. Gallen gewählt. 1695 zum Kardinal ernannt, mit der Titularkirche Santa Cecilia in Rom, wechselte er zum Heiligen Stuhl, wo er am 4. September 1696 im Alter von 52 Jahren an Krebs starb. Er wurde in seiner Titularkirche begraben. Seine Bibliothek, seine Schriften und insbesondere sein Herz hatte er St. Gallen vermacht, wohin das Letztere zurückgebracht und am 1. Dezember 1696 feierlich in der Stiftskirche beigesetzt wurde.[331] Auf dem von dem berühmten Stukkateur und Bildhauer Joseph Anton Feuchtmayer auf Veranlassung des Abtes Beda Angehrn angefertigten Wandkardiotaph sind in der unteren Hälfte Familienwappen mit Totenkopf und umgeknickter Kerze in Gold angebracht. Der obere Teil ist von Krone, Mitra, Kardinalshut und -stab, ebenfalls in Gold, gekrönt. Darunter sitzen zwei Putten mit Sanduhr und Kerze, die eine ovale goldene, von einem Blattkranz eingerahmte Tafel mit der Inschrift umgeben:

Hic requiescit
COR
COELESTINI SFONDRATI
Princip. Abbat. S. Galli
S. R.E. Cardinalis Presbyt. Tit.
S. Caeciliae.
Cui
Avorum gloria. Propria virtute.
Libris editis, Clarissimo de DEO.
Ecclesia. Monasterio. Scriptis.
& Gestis optime Merito. Sed
praematuris Fatis Ao MDCXCVI.
Die IV. Septembr. Aetatis LIII.
Exspectationis Urbis et Orbis
erepto
hoc gratae memoriae Monumentum
in hac nova Basilica BEDA princeps
posuit.[332]

13.5. Herzen geistlicher Fürsten in der Schweiz

Ein weiterer Schweizer Abt, der post mortem auf seine wichtigsten Lebensstationen verteilt wurde, war der erste Fürstabt des Klosters Muri – in dem Jahrhunderte später die Herzen des letzten österreichischen Kaiserpaares ihre letzte Ruhe fanden –, Plazidus Zurlauben (1646–1723).[333] Vielleicht spielte die innige Verbindung des Klosters, des Hausklosters der Habsburger, zum Kaiserhaus für diesen Wunsch des Abtes eine Rolle. Er hatte sich zur Besserung seiner Erkrankung auf das zum Kloster gehörende, von ihm renovierte Schloss Sandegg zurückgezogen und verstarb dort am 14. September 1723. Der Leichnam wurde einbalsamiert, die Eingeweide verblieben in der Schlosskapelle, der Corpus wurde ins Kloster Rheinau gebracht, wo sein Bruder Abt war. Das Herz wurde am 19. September im Rahmen eines feierlichen Gottesdienstes in seinem Kloster Muri beigesetzt, wovon heute noch eine Tafel mit goldener Schrift, einem barocken Rahmen, mit Wappen und Porträt des Verstorbenen kündet:[334]

MONUMENTUM
Reverend^orum Illustrissi: Praesulum Monasterii Murensis;
D.D. PLACIDI ZURLAUBEN
de Thurn et Gestellenburg etc.
S. R. I. Principis et Abb: Mon=^{rii} XXXIX
nat. 13. mart. 1646. profes. 17. jun. 1663. Sacerd. I. mart. 1670. Elect.
14. mart.1684
defuncti in Sandegg 14 Sept. 1723
Et
D.D. AMBROSII BLOCH.
etc.

Placidi cor hic loci, corpus Rhenovii.
R.I.P.[335]

August Müller (1712–1768, s. a. S. 20), Abt des Zisterzienserklosters St. Urban bei Solothurn, verstarb auf der Rückreise vom Mutterkloster Cîteaux in Paris. Seine Mitbrüder bestatteten seinen Leib im Collège des Bernardins in Paris und brachten das Herz zum Troste seiner „aufs höchste trauernden Söhne" in die Klosterkirche St. Mariä Himmelfahrt zurück. Hier liegt es unter einer bronzenen Grabplatte neben vier besonders verdienten, in toto bestatteten Äbten des Klosters vor dem Hochaltar. Die Inschrift lautet:

D.O.M.
HIC JACET
Rv:^{mi}9 AC AMPL:^{m}9 DOMINUS D. AUGUSTINUS
ABBAS DOMUS HUJUS.
VIR LITTERATUS,
AMATOR REGULAE, AC FRATRUM; DOMUS DEI
CULTOR EXIMIUS. SERVUS MARIAE DEVOTIS=
=SIMUS, PAUPERUM CONSOLATOR MAGNIFICUS,
SUSCEPTOR HOSPITUM HUMANISSIMUS,
SUAVIS UNIVERSIS;
QUI Â CAPITULO GENERALI ORDINIS REDUX,

PARISIIS ADVENA, FATALI CORREPTUS PLEU=
=RISI OBIIT 8 JUNII, 1768. AETATIS 57. REGIMI=
=NIS. 17. ANIMAM CAELO COMMENDANS,
CORPUS PARISIIS COLLEGIO S. P. BERNARDI
INHUMANDUM COMMITTENS, PATERNUM
COR FILIIS MAESTISSIMIS PRO PIGNORE
AMORIS AETERNI IN HAC ECCLESIA
CONDENDUM TRADIDIT.
FR. BENEDICTUS IN ABBATIA SUCCESSOR
OPTIME MERITO ANTECESSORI
HOC POSUIT MONUMENTUM.
REQUIESCAT IN PACE.[336]

13.6 Herzen geistlicher Fürsten in Frankreich

Die institutionalisierte Herzgrabtradition der französischen Königshäuser, die zahlreichen Herzgräber des Adels waren der Anlass für die vergleichsweise hohe Anzahl solcher Funeralpraktiken im prominenten französischen Klerus, wenn auch eine längere kontinuierliche Leichenteilung wie in den deutschen Nachbarländern nicht existierte. Verteilt über das Land entschieden sich Einzelpersonen, manchmal auch aufeinanderfolgende Bischöfe, ihr Herz an einem Ort ihrer Wahl begraben zu lassen. Eine weitgehende Erfassung all dieser Gräber ist bisher nicht erfolgt.

13.6.1 Bistum Besançon[337]

Die Stadt war bereits im 2. Jahrhundert Bistum, seit dem 4. Jahrhundert Sitz eines Erzbischofs, zum Heiligen Römischen Reich, später zu Burgund, Spanien, Frankreich gehörend, zwischendurch Freie Reichsstadt, seit 1687 endgültig französisch, die Hauptstadt der Region Franche-Comté. Bis 1803 blieb der Erzbischof geistlicher Reichsfürst des Heiligen Römischen Reiches deutscher Nation. Die gotische Kathedrale St. Jean stammt aus dem 11. Jahrhundert.

Die enge Bindung an das Heilige Römischen Reich hat wohl sehr früh, bereits im Mittelalter, den Erzbischof Hugo de Salinis (Hugues de Salins) veranlasst, sein Herz postmortal der von ihm restaurierten Kirche Sainte-Madeleine seiner Bischofsstadt anzuvertrauen.[338] Er war ein enger Parteigänger Kaiser Heinrichs III. († 1056, s. Kap. 10.1), der ihn zum Erzkanzler von Burgund ernannte und ihm die Stadtherrschaft von Besançon verlieh und der sein eigenes Herz testamentarisch seiner Lieblingspfalz Goslar vermacht hatte, eine der frühesten dokumentierten Herzbestattungen überhaupt.

Als Hugo 1066 starb, wurde sein Leib in der Kathedrale begraben. Sein Herz sollte die Madeleine bekommen, die Kirche, der seine letzten Bemühungen galten.

Es lag dort unter einer Steinplatte im oberen Chor. Sie ist nicht erhalten, die Inschrift wurde überliefert.[339] Bei einer Kirchenrenovierung im 13. Jahrhundert wurde der Stein als quadratische Platte aus schwarzem Marmor beschrieben, in

13.6. Herzen geistlicher Fürsten in Frankreich

welche die Figur des Erzbischofs eingraviert war, mit der Inschrift im Pentameterversmaß: „HUGONIS PRIMI COR SEPELITUR IBI", darunter: „Fratres / orate pro Magdalenes primo fundatore / per quem sumus in / honore."340

In einem aus der Madeleine stammenden Manuskript steht der folgende Absatz: „Hugo. Iste fundavit ecclesiam istam, cuius viscera ibi sunt tumulata in medio chori, sub lampade, ubi habetur parvulum sepulchrum, in cuius sinu est vas terrenum, quo inclusa sunt dicta viscera."341

Die zitierten Literaturhinweise sprechen dafür, dass das Herz des Erzbischofs tatsächlich, auf seinen dezidierten Wunsch, mit Kardiotaph zum Angedenken für die Nachwelt begraben wurde. Damit wäre dieses nicht mehr existierende, wohl historisch ausreichend belegte Herzgrab eines der ersten, wenn nicht das erste in Frankreich.

Nichts mehr nachweisbar ist von einem angeblichen Herzgrab des in Rom 1299 verstorbenen Kanonikers Etienne de Bourgogne in der Kathedrale St. Etienne.342

Das Gleiche gilt für das Herzgrab des Erzbischofs von Besançon, Charles de Neufchâtel, der am 28. Juli 1498 in seinem Schloss in Neuilly starb. Er hatte in seinem am 19. Juli erstellten Testament angeordnet, sein Leib sollte für den Fall seines Todes innerhalb Paris in St. Etienne von Besançon, sein Herz vor dem Hochaltar der Kirche von Bayeux begraben werden. Stürbe er außerhalb von Paris, sollten sich die Begräbnisstätten umkehren. Das Herz sei am 8. August in die Kathedrale von Besançon gebracht worden.343

Ebenfalls in der Kathedrale, rechts neben dem Hochaltar, ruht das Herz des in Madrid am 20. Juli 1659 verstorbenen Erzbischofs Charles-Emmanuel II. de Gorrevod hinter einer in Stein eingelassenen Kupferplatte344 mit folgendem Text:

> Caroli Emanuelis de Gorrevod
> Archiepiscopi Bisunt. electi march. de Marnay
> Sacri Rom. Imp. principis
> Abbatis Balmensis et Montis Benedicti
> Prioris Arbosiensis
> Madriti in amplissima Sequan. Ordinum
> Ad regem legatione XX a 1659 vita functi
> Cor illustrissimum
> Illustri huic capitulo cui olim decan. major praefuerat
> Ut aeterni amoris insigne pignus testam to legatum
> Philippus Eugenius de Gorrevod dux Pontis Vallium
> S. R.S. princeps vice-comes Salinensis etc.
> Fraterno cordi cor suum inserens
> Hoc sub marmore justo cum maerore et amore
> Recondi curavit.345

Als Nächster veranlasste Erzbischof Antoine-Pierre I. de Grammont († 2. Mai 1698) kurz vor seinem Tod die Dreiteilung seines Leichnams: Der Leib kam in die Kathedrale, die Eingeweide mit einer „beträchtlichen" Silberspende in das von ihm erbaute Hospital St. Jacques und das Herz, ebenfalls mit einer Spende, als Erstes in die Kapelle des von ihm gegründeten bischöflichen Seminars von Besançon, die damit zu einer Herzgrabstätte der Bischöfe wurde.

Das Zentrum eines barocken Kardiotaphs bildet eine ovale gewölbte, schwarze Marmorplatte mit goldenen Lettern:

P.M.
ILL^{MI} R^{MI} Q. D. D. ANTONII
PETRI DE GRAMMONT
ARCHIEPISCOPI BISVNT S. R. I.
PRINCIPIS HVIVS SEMINARII
FVNDATORIS
CVIVS COR HIC RECONDITVR
COMMVNITAS SACERDOTVM SEMIN.
BISVNT. AB EODEM ERECTA HOC
PERENNE SVAE GRATITVDINIS
VENERATIONIS Q. MONVMENT.
POSVIT OBIIT VI NON. MAII AN. DOM. MDC[]³⁴⁶

Darüber leuchtet ein goldenes, plastisches Spielkartenherz als Symbol der göttlichen Liebe, an der Basis erinnert ein goldener geflügelter Schädel an die Vergänglichkeit.

Auf Antoine Pierre folgte 1698 sein Neffe François-Joseph de Grammont auf dem Erzbischofsstuhl. Er starb 1717 im Schloss von Vieilley (Doubs) und wurde dort begraben. Aufgrund seines testamentarisch geäußerten Willens wurde der Leichnam in die Kathedrale von Besançon in die Nähe seines Onkels umgebettet und das Herz entnommen und im Seminar begraben.[347] Die Inschrift des Kardiotaphs lobt sein Wirken für Seminar und Klerus (er hatte das Seminar zu seinem einzigen Erben erklärt):

ILL^{MO} REV^{MO}
D:D:F^{CO} J^{PHO}
DE GRAMMONT
ARCHI^{PO} BIS^{NO} S. R.I. PRINCIPI
QUIA PIA MUNIFICENTIA MOTUS
AC PRO DOMO DEI ZELATUS
HANC CLERICALIS REGULAE SCHOLAM
OPIBUS AMPLIAVIT CORDEQUE DITAVIT
FUNEREUM ISTUM LAPIDEM
SACERDOTES HUJUS SEMINARII DIRECTORES
ACCEPTI MEMORES BENEFICII
CORDISQUE VERE EPISCOPALIS
AVITAM SEQUANORUM IN CORDIBUS FIDEM
PERPETUANDAM ANHELANTIS
CUSTODES REVERENTISSIMI
IN ARCHIEPISCOPUM PATREM OPTIMUM
PIETATIS

13.6. Herzen geistlicher Fürsten in Frankreich

IN BENEVOLUM TESTATOREM
GRATITUDINIS ERGO
POSUERUNT OBIIT XI KAL. SEPTEMBRIS AN. MDCCXVII

AETATIS LXXIV PONTIFICATUS XIX[348]

Der letzte Grammont unter den Erzbischöfen von Besançon war François-Josephs Neffe, Antoine-Pierre II. († 1754), wie seine Verwandten ein Förderer des Seminars, dessen Kardiotaph in Sargform an der Kapellenwand folgende Inschrift in goldenen Lettern trägt:

P.M. ILL^{MI} AC RVD^{MI} D. D. ANTONII-PETRI DE GRAMMONT,
ARCHIEP. BISUNT. S. R. I. PRINCIPIS;
PATRUORUM ARCHIEPISCOPORUM STUDIOSI AEMULATORIS,
QUI SEMINARUM SUUM, ECCLESIASTICAE DISCIPLINAE ZELO
SOLLICITE FOVIT DUM VIVERET; MORIENS BONIS AMPLIAVIT,
ET IN AETERNAE BENE VOLUNTIAE PIGNUS, CORDE SUO DONARI VOLUIT,
OBIIT VII ID. SEPT. AN. DOM. MDCCLIV[349]

Erst fast 75 Jahre später wurde das Herz von Paul-Ambroise Frère de Villefrancon (1754–1828) in den Marmorsarg seines Vorgängers Gabriel Cortois de Pressigny († 1823) an der Wand der Seminarkapelle gelegt. Auf dem Marmorsarg steht in goldenen Lettern auf schwarzem Grund:

ILL°. AC R. GABR: LI: CORTOIS DE PRESSIGNY ARCH. BISONT.
FRANCIAE PARI QUI SEMINARIUM SUMMA MORE ATQUE
SINGULARI BENEVOL,TI^{A}A VIVENS PROSECUTUS
MORIENS BONIS AMPLIAVIT:
OBIIT LUTETIAE DIE 2^A MAII 1823.
NECNON, COADJUTORI EJUS ATQUE SUCCESSORI PAULO AMB: DE
VILLEFRANCON, PARI FRANCIAE, QUI EAMDEM DOMUM
BENEVOLENTIA ET DONIS FOVIT, CUJUSQUE COR HIC
RECONDITUM EST: OBIIT DIE 27 MARTII 1828[350]

Von seinem Nachfolger, dem Kardinal Louis-François-Auguste de Rohan-Chabot (1788–1833), der mit 45 Jahren an der Cholera verstarb, sind die Eingeweide hinter einem Enterotaph in der Seminarkapelle bestattet, der das Wappen des Kirchenfürsten mit seinem Wahlspruch „POTIUS MORI QUAM FOEDARI"[351] trägt.[352]

Ein schlichtes Kardiotaph mit dem Bischofswappen im gleichen Kirchenraum birgt das Herz des Erzbischofs von Besançon, Bischof von Langres, Kardinal Jacques-Marie-Adrien-Césaire Mathieu (1796–1875), mit der Inschrift:

P.M.
EMINENT: Ill: R. JACOBI MARIAE ADRIANI
CAESARII MATHIEU CARD ARCHIEPIS BISUNT

> CUJUS CURA ET ZELO AMPLIFICATAE SUNT
> AEDES HUJUS SEMINARII
> COR IPSIUS HIC RECONDITUM EST
> OBIIT DIE IX JULII ANN DOM
> MDCCCLXXV[353]

Ebenso einfach gehalten ist das Kardiotaph seines Nachfolgers, des Erzbischofs Pierre-Antoine-Justin Paulinier (1815–1881), das letzte in der Kapelle:

> ILL^{MO} R^{MO} DD^O PETRO ANTONIO JUSTINO
> PAULINIER
> ARCHIEPISCOPI BISUNT
> QUI SEMINARIUM
> VIVENS AMORE PATERNUM FOVIT
> MORIENSQUE OPIBUS ET CORDE
> DITAVIT
> PRIDIE IDUS NOVEMBRIS
> MDCCCLXXXI.[354]

13.6.2 Sonstige Herzbestattungen in der Franche-Comté[355]

Der in Poligny geborene Bischof von Tournai, Jean Chevrot († 1460), bestimmte testamentarisch, dass sein Herz in seinen Geburtsort zurückkommen sollte, vor den Altar der von ihm gestifteten Kapelle der Collégiale Saint-Hippolyte.[356] Sein Corpus liegt in seiner Bischofskirche, der Kathedrale von Tournai.

Aus dem Jahr 1550 stammt das Herzgrab des Genfer Bischofs Louis de Rye vor dem Hauptaltar der Kirche Notre-Dame seiner Abtei Acey, von 1558 das des Pfarrers Bombardey in seiner Kirche von Betoncourt-les-Ménetriérs.

In der Kapelle des Schlosses Montigny-sur-Aube ruhen Herz und Eingeweide des Kanonikers und Erzdiakons von Langres, Jean d'Amoncourt († 1559), in einem kleinen Sarg, verziert mit Kartuschen und Rosetten, in einer rechteckigen Nische.

Herz und Eingeweide eines Bischofs von Langres, des 1733 verstorbenen Mitglieds der Académie Française, Pierre Pardaillan, Großenkel der Madame de Montespan (s. Kap. 8.8), wurde in der Kirche von Bougey, seinem Sterbeort, vor dem Hauptaltar aufbewahrt. Das Grab verschwand 1850 bei der Zerstörung der alten Kirche. Es trug die Inschrift:

> Illustrissime et reverendissime Pierre Pardaillant, évêque et duc de Langres, pair de France, mort au château de Bougey le 2 novembre 1733. Son cœur et ses entrailles ont été inhumés le lendemain dans cette église.

13.6. Herzen geistlicher Fürsten in Frankreich

13.6.3 Erzbistum Paris

Der Schutzheilige von Paris, Patron der französischen Könige, Namenspatron der Kathedrale Saint-Denis, der Grablege der französischen Könige, der Hl. Dionysius, soll der erste Bischof des Bistums gewesen sein.

Von den Bischöfen bzw. Erzbischöfen von Paris sind wenige Herzbestattungen bekannt.

So wurden die Eingeweide (und das Herz?) des 1695 verstorbenen Pariser Erzbischofs François III. de Harlay de Champvallon, in Notre-Dame, in der Chapelle des Sept-Douleurs, beigesetzt.[357]

Sein Nachfolger, der Kardinal Louis-Antoine de Noailles († 1729), folgte seinem Beispiel und ließ sein Herz in eine Porphyrurne in der Grablege seiner Familie, der Kapelle Saint-Louis der Kathedrale, einschließen.[358]

Hingegen wurden die Herzen anderer Kleriker aus verschiedenen Motiven nach Paris gebracht, wie das des einflussreichen englischen Klerikers, Lehrers, Erzbischofs von Canterbury und Heiligen Edmond Rich (Saint Edmund d'Abingdon). Dieser hatte sich wegen Streitigkeiten mit dem Papst ins Exil zu den Zisterziensern von Pontigny zurückgezogen und war bei den Augustinern von Soisy-Bouy bei Paris mit 65 Jahren am 16. November 1240 gestorben. In Pontigny sind seine sterblichen Reste in einem barocken Reliquiar bestattet. Sein Herz soll nach Saint-Jacques, Paris, oder Provins gekommen sein,[359] andere Historiker berichten, dass es mitsamt den Eingeweiden an seinem Sterbeort, also dem Augustinerkloster von Soisy-Bouy, seine letzte Ruhe gefunden habe.[360] Der Heilige wurde von der königlichen Familie sehr verehrt und um Fürbitte gebeten, die postmortale Behandlung seines Herzens könnte den Wunsch mancher Mitglieder, ihr Herz getrennt begraben zu lassen – z.B. den englischen König Heinrich III. und seinen Bruder, den römisch-deutschen König Richard von Cornwall –, inspiriert haben.[361]

Der Erzbischof von Beauvais, Jean de Dormans († 1373), war unter anderem unter den Königen Johann II. und Karl V. Pair und Kanzler von Frankreich, sein Herz kam zu denen anderer Aristokraten bei den Cölestinern von Paris (s. S. 110).[362]

Dorthin wurden auch die Herzen des Bischofs von Arras und Beraters Philipps II., des Kühnen, Jean Canard († 1407), des Erzbischofs von Bourges, Jean de Cœur († 1483), und des Bischofs von Soissons, des Rektors der Pariser Universität, Jean Millet († 1512/13), gebracht.[363]

Das Sterbedatum des Kanonikers Jean Quintin stand nicht auf seinem Kardiotaph in der Kapelle der Hl. Anna in der von ihm geförderten, nicht mehr existierenden Kirche des Couvent des Minimes de Chaillot ou des Bonshommes in Paris:

> Cy git au bas de ce pillier
> Le cœur du bon pénitencier,
> Maitre Jean Quintin sans errer,
> Qui de ce couvent bienfaiteur

> Fut, et de l'ordre amateur.
> Et pour ce y a donné son cœur.
> Vous qui lisez cet épitaphe,
> Vers Dieu veuillez intercéder
> Que à son ame mercy face
> Et à tous autres trespassez. Amen[364]

Er war Domherr und oberster Beichtvater (Pénitencier) von Notre-Dame von Paris, lebte in der ersten Hälfte des 16. Jahrhunderts und wurde in Saint-Jean-de-Latran in Paris begraben.[365]

In Saint-Denis bestattet wurden Herz und Eingeweide des Bischofs von Laon und fünf weiterer Diözesen, Kardinal von Sens, Abt von sieben Abteien, so auch erster Kommendatarabt von Saint-Denis bis zu seinem Tod, Louis de Bourbon-Vêndome (1493–1557), Großonkel Heinrichs IV., der unter den Königen Franz I. und Heinrich II. auch militärische Aufgaben übernommen hatte.[366] Der Corpus kam in seine Kathedrale nach Laon. Das Herzmonument, eine glatte, rotmarmorne Säule, stand auf einem rechteckigen Piedestal mit einem Relief von um den Leichnam Jesu trauernden Frauen. Die Organe waren im Boden unter der Säule begraben. Auf der Säulenspitze befand sich eine Bronzestatue des knienden, betenden Verstorbenen. Während der Revolution wurde es ins Musée des Monuments Français gebracht und die Kardinalsstatue durch eine ovale Bronzevase mit drei Putten auf dem Deckel ersetzt. Auf beiden Seiten der Säule stand je eine allegorische Frauenfigur. 1816 wurde die Säule nach Saint-Denis zurückgebracht und an einem Gewölbepfeiler neben der Herzsäule von Heinrich III. aufgestellt.[367] Von den Reliefs sind lediglich Kardinalswappen, Greifen und allegorische Kinderfiguren auf dem Kapitell verblieben.

In der 1793 zerstörten Kirche der Büßer des Dritten Ordens des Heiligen Franziskus, Faubourg Saint-Antoine, soll sich das Herz des 1618 verstorbenen Theologen, Diplomaten und Poeten Jacques-Davy Duperron, Kardinal, Erzbischof von Sens und Évreux, Protegé des Kardinals Charles I. de Bourbon († 1590, s.u.), Freund Montaignes († 1592, s. Kap. 13.6.8), befunden haben.[368]

Vor dem Hauptaltar der Kirche Notre-Dame-des-Blancs-Manteaux, Paris, befanden sich die Eingeweide der Schwester des eben genannten Kardinals Charles I. de Bourbon, der Äbtissin von Notre-Dame de Soissons, Catherine de Bourbon († 1594), die in Paris verstorben war. Herz und Corpus erhielten ein Grab in ihrer während der Revolution abgerissenen Abtei in Soissons.[369]

Eine andere Catherine de Bourbon, eine Tochter Heinrichs I., Fürst von Condé, starb 1595 mit 21 Jahren und wurde in der Abtei von Saint-Germain-de-Prés, Paris, begraben. Das Herz kam zu den Filles-Dieu von Paris.[370]

Das jetzt im Louvre ausgestellte Kardiotaph des Theologen und Staatsmanns, des Richelieu-Gegners und Gründers der Kongregation Oratoire de France, des

13.6. Herzen geistlicher Fürsten in Frankreich

Kardinals Pierre de Bérulle (1575–1629), wurde von dem Bildhauer Jacques Sarazin für die Kapelle Sainte-Madeleine der Karmeliten in der Rue Saint-Jacques gefertigt, wo sein Herz begraben wurde. Auf einem rechteckigen Marmorsockel mit dem Kardinalswappen vorne und Opferszenen im Halbrelief aus dem Alten Testament und der Messe an den Seiten kniet der Kirchenfürst in ekstatischer Gebetshaltung.[371] Er war während einer Messe plötzlich gestorben und im Pariser Oratorium begraben worden. Die Gebeine wurden mehrfach umgebettet und liegen heute in der Krypta der Kapelle Notre-Dame de Lorette des Seminars Saint-Sulpice von Issy-les-Moulineaux, wohin sein Herz bereits 1840 umgebettet wurde. Ein Arm des Kardinals wird im Hôpital Saint Vincent de Paul von Paris aufbewahrt.[372]

Der Nachfolger des regierenden Ministers des französischen Königs, Kardinal Richelieu, der ebenso bedeutende und einflussreiche Kardinal Jules Mazarin, starb am 9. März 1661 in seinem Schloss in Vincennes, in das er sich, hinfällig und krank, zurückgezogen hatte. Zunächst in der Sainte-Chapelle des Palastes begraben, wurden die sterblichen Reste 1684 nach Paris, in die Kapelle des von ihm gegründeten Collège des Quatre-Nations der Universität von Paris, umgebettet. Das Herz bekamen die von ihm ins Land geholten Theatiner von Paris im Kloster Sainte-Anne-la-Royale,[373] die Eingeweide blieben in der Sainte Chapelle von Vincennes unter einem herzförmigen Marmorstein mit der Inschrift: „Sont les entrailles de Jules Mazarin, cardinal de la sainte église romaine, premier ministre d'estat de France, lequel décéda au château de Vincennes, de 9 de mars de l'année 1661, âgé de 57 ans. Priez Dieu pour le repos de son âme."[374]

Der Erzbischof Denis Auguste Affre († 1848) wurde während des Juniaufstands 1848 auf den Barrikaden getötet, als er Frieden stiften wollte. Sein Begräbnis in Notre-Dame fand unter großer Anteilnahme weltlicher und kirchlicher Prominenz statt. Sein Herz aber kam in die Kirche Saint-Joseph-des-Carmes der Stadt. Er hatte die Kirche, die während der Französischen Revolution in ein Gefängnis umgewandelt worden war, als Institut Catholique wieder einer kirchlichen Verwendung zugeführt.[375] Neben dem Marienaltar im linken Querschiff ist das große weißmarmorne Kardiotaph angebracht, mit dem bischöflichen Wappen und der Inschrift in Majuskeln:

D.O.M.
HIC REPOSITVM EST COR
ILLVSTRISS AC REVERENDISS IN CHRISTO PATRIS DD
DIONYSII AVGVSTI AFFRE
ARCHIEPISCOPI PARISIENSIS
FIDEI DIVINARVMQVE LITTERARVM STVDIO INCENSVS
HOC IN MONASTERIO
OLIM SANGVINE MARTYRVM SACRATO
CLERVM
FORTI ESSE ANIMO COELESTIQVE POLLERE SCIENTIA
DOCEBAT
EXEMPLVM VERBIS CONSOCIANS

> IPSE BONVS PASTOR
> OCCVBVIT PRO GREGE
> DIE XXVII IVNII ANNI MDCCC XLVIII
> ANNOS NATVS LIV MENSES IX DIES XIII
> DOCTOR PASTOR MARTYR[376]

In die 1806 abgerissene Pariser Kirche Saint-Louis-du-Louvre kam das Herz des Bischofs von Chartres, Charles-François des Montiers de Mérinville († 1746).[377]

Der in Paris geborene Lyoner Erzbischof Joseph Alfred Foulon († 1893) hatte neben Theologie auch klassische Literatur studiert und am Seminar Notre-Dame-des-Champs in Paris gelehrt. Dort, in der Kapelle, sollte auch posthum sein Herz ruhen, während sein Corpus in der Kathedrale von Lyon blieb.[378]

Des Weiteren wurden in Paris bestattet die Herzen

- des Klerikers und Diplomaten Père Joseph († 1639) bei den Filles du Calvaire (s. Kap. 13.6.8);[379]
- des Kardinals François de La Rochefoucauld († 1645), Förderer der Jesuiten und Wegbereiter der Gegenreformation, aufgrund seines testamentarischen Wunsches bei den Jesuiten, denen er auch seine Bibliothek vermacht hatte, im Collège de Clermont in Paris;[380]
- des zum Katholizismus konvertierten englischen Benediktiners, Abtes, Kaplan des französischen Königshauses Walter Montagu († 1677) im Hôpital des Incurables;[381]
- des Kardinals Jean François Paul de Gondi de Retz († 1679), ebenfalls bei den Filles du Calvaire (s. Kap. 13.6.8);
- des Bischofs von Nevers Charles Fontaine des Montées († 1740) im Karmeliterkonvent Carmes Déchaux (s. Kap. 13.6.6);
- der Priester Jean-Denis Cochin († 1783) im Hôpital Cochin und Charles Joseph Durand de Laur († 1855) im Hôpital de la Salpêtrière (s. Kap. 13.6.8).

13.6.4 Erzbistum Reims

PETTIGREW hat eine historisch zweifelhafte Herzbestattung des Erzbischofs William d'Estonville († 1067) in der Kathedrale von Reims gelistet.[382] Der Bau der gotischen Kathedrale, der Krönungskirche der französischen Könige, wurde erst 1211 begonnen.

Das Herz des 1297 in Rom verstorbenen Abtes von Saint-Remi, Reims, Jean de Clinchamp, soll nach Reims, in die Kirche seiner Abtei, zurückgebracht worden sein.[383]

13.6. Herzen geistlicher Fürsten in Frankreich

1532 soll das Herz des Erzbischofs von Tours, später von Reims, Robert de Lenoncourt, in eine Kupferdose eingeschlossen im Altarbereich dieser Kirche beigesetzt worden sein.[384]

BRADFORD schreibt, dass die Herzen dreier verwandter Kardinäle aus dem Hause Guise in einer weißen Marmorurne in der Kathedrale von Reims vereint worden seien,

- das des einflussreichen Politikers und Diplomaten, Erzbischof von Reims und Bischof von Metz, Kardinal Charles de Lorraine († 1574),
- das seines Bruders, des Bischofs von Troyes, Albi, Metz und Sens, des Kardinals Louis I. von Lorraine († 1578), und
- das eines weiteren Kardinals und Erzbischof von Reims, Louis III. de Lorraine († 1621).[385]

Nach einer anderen Quelle sei noch das Herz seines Nachfolgers Gabriel (Guillaume) Gifford († 1629) mit eingeschlossen worden.[386] Die vier Herzen seien aber zuerst in der Chapelle des Religieuses des Klosters Saint-Pierre-les-Dames,[387] wo die Schwester von Charles in dieser Zeit Äbtissin war, bestattet worden.[388] Nach Zerstörung der Kirche 1793 seien sie zunächst in einem Schrank im Kloster, dann in der Kathedrale aufbewahrt und zuletzt in die Basilika Saint-Remi, die Grabkirche vieler Erzbischöfe, gebracht worden.[389] Der Letzte der vier, Guillaume de Gifford, ein englischer Benediktiner, hatte unter seinem französischen Namen Gabriel de Sainte-Marie sogar einen Bericht über die Herzbestattung seines Vorgängers Louis III. de Lorraine geschrieben: *Oraison funèbre prononcée en l'eglise S. Pierre aux Nonnains de Reims, le 26 juillet, à la cérémonie de l'enterrement du cœur de feu Monseigneur Illustrissime et Réverendissime Louys, cardinal de Guyse, archivesque duc de Reims, premier pair de France etc. par Gabriel de Ste. Marie évesque d'Archidal, cy devant suffragant et vicaire général dudit seigneur.*[390]

Eine Festschrift zu seinem Herzbegräbnis 1629 stammt vom Abt von Saint-Denis, Reims, Henri de Maupas.[391]

Nach Saint-Remi wurde zuletzt das Herz des Staatsmannes, Kardinals und Erzbischofs von Paris, Alexandre Angélique de Talleyrand-Périgord (1736–1821), gebracht,[392] der in dieser Stadt einen Teil seiner theologischen Ausbildung absolviert hatte, später Erzbischof der Diözese war und in Notre-Dame de Paris begraben liegt.

In der von ihm restaurierten Chapelle Abbatiale der Kathedrale von Reims ist das Herz des Kardinals Thomas Gousset (1792–1866) in einer goldenen, mit seinem Wappen versehenen Urne eingeschlossen,[393] die auf einer von zwei Bronzesäulen steht, während der Leichnam unter einem großen Monument nach seinem Wunsch in der Kirche Saint-Thomas von Reims ruht.

In seiner Abtei in Bourgueil wurde das Herz des Erzbischofs von Reims, Léonor d'Estampes de Valençay (1589–1651), begraben.[394]

13.6.5 Bistum Amiens

Das im 3. Jahrhundert entstandene Bistum war dem Erzbistum Reims als Suffraganbistum unterstellt. Dies könnte der Grund dafür gewesen sein, dass vor allem in der Kathedrale Notre-Dame von Amiens eine Reihe von Herzbestattungen höherrangiger Kleriker stattfand. Eine verbindliche Tradition bestand nicht.

Bereits das Herz von Robert de Luzarches († wahrscheinlich 1228), der als Architekt der Kathedrale gilt, soll hinter einem Relief in (fraglicher) Herzform neben dem Portal der Vierge dorée eingeschlossen worden sein.[395]

Der einflussreiche Kirchenfürst, Diplomat, Berater König Karls V., Kardinal von Amiens, Jean de la Grange, hatte testamentarisch seine Metropolitankirche, die Kathedrale von Amiens, als Begräbnisort bestimmt. Falls er aber in Avignon sterben sollte, wollte er, dass sein ungeteilter Leichnam in der Kirche Saint-Martial aufgebahrt würde. Nach den Obsequien sollte er aber geteilt bzw. *more teutonico* behandelt werden, wozu er eine päpstliche Genehmigung eingeholt hatte.[396] Die Knochen sollten heimlich nach Amiens gebracht werden, wohingegen Eingeweide und Fleisch in ein Monument in Saint-Martial eingeschlossen werden sollten, das er in Auftrag gegeben hatte. Dies geschah dann auch, als er am 25. April 1402 in Avignon starb.[397] Das Herz liegt in der Kapelle Saint-Jean der Kathedrale von Amiens unter einer Bodenplatte mit der Inschrift „COR / DD CARDINALIS / DE LA GRANGE/ EPISCOPI / AMBIENSIS"[398]

Bei dem Grabdenkmal in Chor von Saint-Martial handelt es sich um einen der ersten „Transis"[399] in der französischen Grabarchitektur. Es befindet sich jetzt im Musée du Petit Palais von Avignon.

Weitere Teilbestattungen wurden von den folgenden Kirchenfürsten berichtet:

1530 verstarb der Kanoniker Adrien de Hénencourt. Er wurde in der Kathedrale begraben, seine Eingeweide kamen noch in den Friedhof Saint-Denis der Stadt.[400]

Ein Jahrzehnt später starb der Kardinal und bischöfliche Administrator von Amiens, Charles de Hémard de Denonville, in Le Mans am 17. August 1540, sein Corpus wurde in die Kathedrale zurückgebracht, sein Herz blieb in der Kathedrale des Sterbeortes.[401]

Das Herz des Kanonikers Philippe Probus († 1559) deckte eine runde Kupferplatte im Boden der Kathedrale, mit Wappen und Herzsymbol, umschlungen von einer Banderole mit der Inschrift „Cœur en Vert V suppendit Fortune".[402] Eine weitere Inschrift entlang dem Außenrand der Platte nannte Namen, Titel und Sterbedatum des Geistlichen.

In der Chapelle Saint-Pierre der Kathedrale liegt das Herz eines Laien, dessen Bruder später Bischof der Stadt wurde, des Jacques de La Marthonie († 1570).[403]

13.6. Herzen geistlicher Fürsten in Frankreich

1706 wurde beim Begräbnis des Bischofs Feydeau de Brou in der Kathedrale die bleierne Herzurne des 1574 verstorbenen Kardinals Antoine de Créqui Canaples gefunden.[404]

Der Bischof François Lefebvre de Caumartin († 1652) wurde in seiner Kathedrale begraben, sein Herz erhielt auf seinen Wunsch das Karmeliterkloster Sainte-Thérèse in Abbeville.[405]

Die Eingeweide einer adligen Dame, der Anne Elisabeth de Lannoy, die 1654 mit 28 Jahren in Amiens starb, blieben in der Kathedrale Notre-Dame, der Corpus wurde zu den Pariser Jakobinern gebracht.[406]

Ein künstlerisch wertvolles Kardiotaph von Nicolas Blasset und François Cressent aus dem Jahr 1705 ist heute noch in der Chapelle de Saint-Jean der Kathedrale zu sehen. Es birgt das Herz des Kanonikers Charles de Vitry († 1630), der auch das Amt des Generalsteuereinnehmers des Königs in der Picardie innehatte[407] und die Renovierung seiner Grabkapelle finanziert hatte.[408] Ein von Blasset gestaltetes Jesuskind aus weißem Marmor hält ein eisernes Kreuz in der rechten Hand und tritt mit dem rechten Fuß auf eine Schlange. Darunter ist auf einer von zwei Engelsputtenköpfen flankierten Tafel Folgendes zu lesen:

> HIC ANTE EFFIGIEM CHRISTI
> SALVATORIS, RECONDITVR COR
> CAROLI DE VITRY NOBILIS –
> SCVTARII, REGI A CONSILIIS, NEC
> NON IN EQUITES STIPENDIARII –
> VECTIGALIS IN PICARDIA –
> QVAESTORIS GENERALIS, QVI
> CONSTRVENDAE DE NOVO CAPELLAE
> SANCTI IOANNIS BAPTISTAE
> TRIA MILLIA LIBRARVM LEGAVIT;
> CVIVS FILII FRANCISCVS ET –
> IOANNES DOMINI DES AVTEVX
> ET DE LA HESTROIE IN SVBSIDIVM
> EIVS ANIMAE OBITVM SOLEMNEM IN
> PERPETVVM FVNDAVERE, DIE EIVS
> MORTIS. 18A. AVGVSTI QVOTANNIS
> CELEBRANDVM OBIIT ANNO 1670.
> REQVIESCAT IN PACE
> FRANCISCVS FILIVS SVPERSTES PATRI
> COLENDISSIMO HOC MONVMENTVM
> POSVIT ANNO. 1705.[409]

Das Herz des 1687 verstorbenen, in seiner Kathedrale begrabenen Bischofs François Faure sei zu den Cölestinern nach Paris gekommen.[410]

1774 wurden die Eingeweide des Bischofs Louis-François-Gabriel d'Orléans de La Motte nicht in der Kathedrale, sondern auf dem Friedhof Saint-Denis bestattet. Sie sollten nach seinem testamentarischen Willen zu Füßen des großen Friedhofkreuzes liegen.⁴¹¹

Eine blattumkränzte Marmorurne, auf einer rechteckigen schwarzmarmornen Inschriftentafel an der Nordwand des Querschiffes der Kathedrale, über zwei Kanoniker-Epitaphien, umschließt das Herz des 1817 verstorbenen Bischofs der Stadt, Jean-François de Demandolx.⁴¹² Auf der Tafel ist zu lesen:

>HIC DEPOSITUM
>COR
>JOAN. FRANCISCI DE DEMANDOLX
>PATRIC. MASSILIENS.
>RUPELLENS.
>ECCLESIAE AN. MDCCCIII
>AMBIENS. AN. MDCCCIV
>EPISCOPI
>OBIIT
>AN. REP. SAL. MDCCCXVII, KAL. SEPT.
>AETAT. LXXIII MENS. X
>In Deo speravit cor meum
>DOMINICUS DE DEMANDOLX FRATER MAIOR
>CAROL. ANDR. JULIUS DE GASSAUD SORORIS PRONEPOS
>CUM LACRYMIS
>PP.⁴¹³

In der Kapelle Sainte-Théodosie der Kathedrale liegt das Herz des 1861 gestorbenen Bischofs von Amiens, Erzbischofs von Auch, Antoine de Salinis, hinter einem neogotischen Wandkardiotaph aus Kupfer und Bronze mit vegetabilem Dekor, einem Kreuz und einer Inschrift:

>ANTONII DE SALINIS
>AMBIANENSIS EPISCOPI
>POSTE ARCHIEPISCOPI AUSCITANI
>COR AMANTISSIMUM
>AFFECTU NUMQUAM ABSENS⁴¹⁴

13.6.6 Nevers

In dieser Diözese hatten sich in der Barockzeit vier Bischöfe in Folge entschlossen, ihre Körper postmortal auf Stätten ihrer Wahl verteilen zu lassen:

Der Erste war Eustache du Lys de Grenant, der in der bischöflichen Residenz, dem Schloss von Prémery, 1643 starb und dessen Corpus im Chor der Kathedrale von Nevers, dessen Eingeweide vor dem Altar der Kirche von Prémery und dessen Herz bei den Kapuzinern von Nevers beerdigt wurden.⁴¹⁵

13.6. Herzen geistlicher Fürsten in Frankreich

Sein Neffe und Nachfolger Eustache de Chéry de Mongazon starb 1669 ebenfalls im Schloss, seine Eingeweide kamen zu denen seines Onkels, das Herz vor den Altar des von ihm gegründeten Seminars in der Abtei Saint-Martin von Nevers.[416]

Der nächste Bischof, Édouard Vallot, wurde ungeteilt begraben.[417]

Dann folgte Édouard Bargedé, der nach seinem Tod 1719 in der Kathedrale seine letzte Ruhe fand. Sein Herz kam in die Kirche Saint-Sauveur[418] der Stadt, wo er ein Jesuitenseminar gegründet hatte.[419]

Das Herz des Nachfolgers Charles Fontaine des Montées, der 1740 in Paris starb, wurde auch dort, in der Kirche des Karmeliterkonvents Carmes Déchaux, bestattet.[420]

13.6.7 Erzbistum Rouen

Auch in der Kathedrale von Rouen war das erste Herzgrab das eines weltlichen Fürsten, des englischen Königs Richard I., genannt Löwenherz († 1199, s. Kap. 8.2), nachdem 1183 sein älterer Bruder, Heinrich der Jüngere, dort bestattet worden war.

Ins Jakobinerkloster der Stadt soll dann Jahrzehnte später das Herz des Bischofs von Bayeux Thomas de Fréauville († 1238) gebracht worden sein.[421]

1323 kam das eines Namensvetters, des Philosophie- und Theologielehrers an der Sorbonne, des Dominikaners Nicolas Caignet de Fréauville, hinzu, nachdem er in Avignon gestorben und dort auch begraben worden war.[422]

Der Kardinal, Erzbischof von Rouen, Bischof von Tournai und Paris, Pierre de La Forest, starb 1361 in Villeneuve-lès-Avignon an der Pest und wurde in der Kathedrale von Le Mans begraben. Sein Herz blieb am Sterbeort.[423]

Einer der einflussreichsten französischen Kirchenfürsten des 15. Jahrhunderts war Guillaume d'Estouteville, unter anderem Erzbischof von Rouen, römischer Kardinal, Kandidat einer Papstwahl und Diplomat. Im letzten Jahrzehnt seines Lebens lebte er in Rom, sorgte sich aber weiter um sein Erzbistum. Testamentarisch hatte er festgelegt, dass er im Falle seines Todes in Rom in Sant'Agostino begraben werden sollte, sein Herz aber, „sein edelster Teil", sollte vor dem Altar seiner Metropolitankirche in Rouen in ein Monument eingeschlossen werden, das aufgrund seines Status dem des Königs Karl V. in der gleichen Kirche ebenbürtig sein sollte und bereits 1475 von Pierre Le Sinierre entworfen wurde.[424]

Guillaume d'Estouteville starb 1483 in Rom und wurde in Sant'Agostino begraben; das Monument ist nicht mehr vorhanden. Das Herz wurde heimgebracht, vor dem Stadttor von Rouen von einer großen Trauerprozession empfangen, in die Kathedrale geleitet und unter einem prunkvollen Marmormonument im Chor der Kathedrale begraben.

Nach einer zeitgenössischen Beschreibung lag der Gisant des Kardinals, aus weißem Alabaster, auf einer schwarzmarmornen Tumba, umgeben von den ebenfalls aus Alabaster gefertigten theologischen Tugenden.[425]

Heute sind keine Spuren des Denkmals mehr vorhanden, nur eine moderne Schrift vor der Brüstung des Hauptaltars erinnert an das Grab:

IN PROXIMO COR EST RECONDITVM GVILLELMI CARDINALIS DE ESTOVTEVLLA ARCHIEPISCOPI ROTOMAGENSIS ROMAE QVI OBIIT ANNO M.CD. LXXXIII EO PONTIFICE AB OMNI CRIMINE NON. QVINTIL. AN. M.CD. LVI VINDICATA EST. IOHANNA. DE. ARC.[426]

In einer Quelle ist von einer Zerstörung des Monuments durch die Calvinisten die Rede. Die beiden silbernen Platten, die das Herz eingeschlossen hätten, seien verkauft worden.[427]

1517 seien die Eingeweide des Adligen Jean III. d'Estouteville neben dem Herzdenkmal seines Verwandten begraben worden. Der Corpus wurde in die Abtei von Valmont gebracht.[428]

1566 wurde das Herz eines weiteren Verwandten sogar in das Monument des Kardinals hineingelegt, das des Jean d'Estouteville de Villebon, des Generalleutnants der Normandie, Vogts von Paris und Rouen, gestorben in Rouen am 29. April 1566.[429]

Andere Erzbischöfe von Rouen, wie Georges d'Amboise († 1510) oder Charles I. de Bourbon († 1590), bestimmten für ihre Herzen andere Stätten (s. nächstes Kapitel).

13.6.8 Übrige Bistümer

In den französischen Bistümern gab es mit Ausnahme von Besançon keine längere Herzbestattungstradition. Ebenso wenig fand, anders als bei den weltlichen Eliten, eine Zentralisierung dieser Funeralpraxis statt.

Im ehemaligen Kloster Saint-Pierre-et-Saint-Paul von Cluny wird eine marmorne Urne aufbewahrt, die das Herz des dort begrabenen benediktinischen Großabtes Hugo von Cluny, eines der einflussreichsten Kirchenmänner seiner Zeit (1024–1109), enthalten haben soll.[430] Sein Corpusschrein verschwand bereits während des Hugenottenaufstandes 1575. In zeitgenössischen Quellen lassen sich keine Belege zu einer Herzentnahme finden.

Die Eingeweide eines Zeitgenossen, des Bischofs Pierre II. de Poitiers († 1115), sollen in der – später zerstörten – Benediktinerabtei Saint-Cyprien der Stadt begraben worden sein.[431]

13.6. Herzen geistlicher Fürsten in Frankreich

Der Savoyer Peter von Aigueblanche kam im Gefolge der Eleonore von der Provence (s. Kap. 9.4) nach England an den Hof ihres Gatten Heinrich III. und wurde zum Bischof von Hereford geweiht. Wegen Kriegswirren im Königreich zog er sich nach Savoyen zurück, wo er 1268 starb. Er hatte testamentarisch verfügt, sein Leichnam solle in Savoyen, seine Eingeweide in Hereford begraben werden. In Aiguebelle (Department Savoyen) errichtete man ihm ein 1792 zerstörtes Grabmal, in der Kathedrale von Hereford ist ein weiteres Monument erhalten, mit einem Gisant aus Stein unter einer dreiteiligen Baldachinarchitektur. Bei einer Öffnung im Jahre 1925 wurden hier die Corpusreste aufgefunden. Somit dürften Herz und Eingeweide entgegen seinem Wunsch in Savoyen verblieben sein.[432]

Am 23. September 1299 starb der Kardinal von Paris, Kanzler des Kathedralkapitels von Paris, Bischof von Évreux, Nicolas de Nonancourt (L'Aide), in Rom. Er hatte dort am Konklave teilgenommen, das Bonifaz VIII. zum Papst wählte, hatte dessen Bullen zwischen 1295 und 1298 unterschrieben. Die von ihm gewünschte postmortale Teilung seines Leibes[433] war unmittelbarer Anlass für die Bulle Bonifaz' *Detestandae feritatis abusum* (s. Kap. 1.9) gegen diese Praxis. Angeblich seien Eingeweide und die sonstigen sterblichen Reste in die Kathedrale von Évreux heimgebracht worden.

1456 verstarb der Dekan der Kathedrale Saint-Étienne von Bourges, Parlamentsmitglied in Paris, königlicher Botschafter beim päpstlichen Stuhl, Pierre Fradet, in Rom. Sein Bruder Nicolas, Kanzler der Kathedrale und der Universität von Bourges, erfüllte seinen letzten Willen: Er wurde in St. Peter in der Ewigen Stadt begraben, sein Herz in seine Heimat zurückgebracht und in der von ihm erbauten Fradet-Kapelle der Kathedrale hinter einem schwarzen rechteckigen Wandkardiotaph begraben.[434] Über folgender Inschrift in goldenen gotischen Lettern wurde sein Wappen mit einer Helmzier, darunter ein Totenschädel mit gekreuzten Knochen, eingraviert:

> Anno salutis mille 1⁰ iiij.LVj.⁰ Illustrissimus
> Dominus D.⁹ Petrus de Fradet, huius Ecclesiae
> venerabilis decanus, in suprema Parisiensi curia
> senator integerrimus honorificâ apud Paulum ij^m
> pontificem maximum legatione functus, quam ei
> Ludovicus Galliae Rex xj. ob summam viri
> authoritatem, et in gerendis publicis rebus experientiam,
> commisit; sacellum hoc se inedificatum, insigni
> dote locupletavit. Romae mortuus, a Paulo ij⁰.
> Cui bonorum partem ex testamento legaverat,
> intra Apostolorum basilicam maximo cum
> honore conditus, cordis depositum huic tumulo
> reddi voluit.
> Spectandum Italiae vult dare Gallia Petrum
> Eximium in Petro perdidit ipsa decus
> Defuncti cineres ornant Roma sepulchro
> Communemque dedit cum Petro habere locum

> Ne tamen ingrata, aut fidei quondam immemor esset
> Cordis depositum reddidit huic tumulo.
> Requiescat in Pace[435]

Pierre de Laval (1442–1493), zuletzt Erzbischof von Reims, Bruder der Jeanne de Laval, der Gattin des René d'Anjou, wollte wie diese beiden (s. Kap. 8.5) sein Herz an dem Ort bestattet haben, zu dem er zu Lebzeiten eine besondere Beziehung hatte. Er hatte in Angers studiert, war dort Abt der Abteien Saint-Aubin und Saint-Nicolas und starb schließlich in dieser alten Hauptstadt der Anjou. Er wurde in Saint-Aubin beerdigt, sein Herz ließ die Schwester nach Saint-Nicolas[436] bringen.

In der Sammlung Gaignières ist das Kardiotaph des Laurent Bureau (1448–1504), Bischof von Sisteron und Beichtvater der Könige Karl VIII. und Ludwig XII., der Ehemänner der Anne von Bretagne, deren Herzen entnommen wurden, als Abbildung vorhanden, das aus der Karmelitenkirche von Dijon stammt.[437]

Ein Herzsymbol mit dem Bischofswappen ist umrahmt von der Inschrift:

> Cy gist ♡ de maistre laures
> bureau puicial de narbonne puis cfesseur du Roy Charles 8 et
> Loys 12. Euesque de Sistero et
> religieux de ceans qi trespassa a blaye I es de Iuillet 1504 le corps gist
> A Orléans aux Carmes.

Der Ort des Herzgrabes des François de Luxembourg, Bischof von Le Mans († 1509), wurde auch während der Revolution zerstört, eine Abbildung des Kardiotaphs existiert noch, ebenfalls in der Sammlung Gaignières.[438] Er war der Neffe und Patensohn des Kardinals Philippe de Luxembourg (1445–1519), der seinetwegen auf den Bischofsstuhl von Le Mans verzichtete und diesen nach seinem frühen Tod wieder übernahm. Dieser Cousin von König Karl VIII., Kardinal, päpstlicher Legat, einer der reichsten Kirchenfürsten seiner Zeit, war unter anderem Abt des Benediktinerklosters Saint-Vincent bei Le Mans. Im Chor dieser Kirche wurde dann auch sein Herz unter einem Kardiotaph aus schwarzem und weißem Marmor mit einem großen Herzsymbol, Wappen, Totenschädel, Knochen mit folgender Inschrift begraben:

> SISTE VIATOR HIC MIRARE FIRMIOREM
> HOC MARMORE VNIONEM CORDIVM CVM
> DILECTISSIMI PATRIS CORDE FILIORVM. POSITVM SVB LAPIDE COR
>
> AN 1519 HOC MARMORE TECTVM
>
> ANNO
> 1670 OBIIT
>
> AETATIS
> DIE 21
> VERO SVAE
> IVNII
> MEMENTO

13.6. Herzen geistlicher Fürsten in Frankreich

In kreisförmiger Anordnung um das Herz steht: „COR DNI PHILIPP. CARDIN. / LVXEMBURGO EPI. CENOM. & / HVIVS ABBATIAE QUONDAM ABBATIS."[439] Gemeint ist also eine virtuelle Vereinigung des Kardinalsherzens mit denen seiner Söhne, d.h. seiner früheren Mitbrüder. Ins Grab kam nur das Organ des Philippe von Luxembourg.

Georges d'Amboise, der mächtige und reiche Staatsminister Ludwigs XII. († 1515, s. Kap. 8.5), Heerführer, päpstlicher Legat, Kardinal, Erzbischof von Rouen, erhielt nach seinem unerwarteten Tod im Alter von 50 Jahren im Cölestinerkonvent von Lyon[440] auf der Rückreise von Italien am 25. Mai 1510 in seiner Kathedrale in Rouen ein aufwendiges Begräbnis und ein prächtiges Monument. Wegen seiner Zuneigung zu den Cölestinern von Lyon sollten dort sein Herz und seine Eingeweide bleiben, und zwar zu Füßen des Hauptaltars.[441] Die Historiker sind sich allerdings über den endgültigen Verbleib der Organe uneins, auch Rouen wird als Bestattungsort diskutiert.[442]

Sein Nachfolger und Neffe, Georges d'Amboise II., Erzbischof von Rouen († 1550), wurde im Grabdenkmal seines Onkels bestattet, sein Herz bei den Cordeliers in Pontoise,[443] seine Eingeweide in der Kirche von Vigny, wo er gestorben war.[444]

Der am Königshof einflussreiche Erzbischof von Sens, Bischof von Meaux, Kardinal und Kanzler von Frankreich Antoine Duprat (1463–1535) erhielt in seiner Metropolitankirche, der Kathedrale von Sens, ein aufwendiges Tumbengrabmal,[445] sein Herz kam in die Kathedrale seiner zweiten Residenzstadt Meaux.[446]

Weitere Erzbischöfe von Sens sorgten sich um ihre Herzen nach dem Tode:
Das Herz des Kardinals Nicolas de Pellevé († 1591 oder 1594), später auch Erzbischof von Reims, soll erst bei den Cölestinern in Paris, anschließend in der Kathedrale von Sens begraben worden sein.[447]

Erzbischof Louis-Henri de Gondrin (1620–1674) wurde in der Kathedrale seiner Metropolitankirche begraben, sein Herz und seine Eingeweide erhielt nach seinem Wunsch die Abtei von Chaumes, wo er gestorben war.[448] Auf dem Marmormonument stand geschrieben:

> Hoc cippo includitur ardens caritate Christi cor magni archiepiscopi Senonensis Ludovic. Henric. De Gondrin, hujus monasterii abbatis. Viscera ejus, misericordia in pauperes toties commota, hic quoque requiescunt. Ossa jacent in ecclesia metropolitana Senonensi expectentia Resurrectionem, donec sol convertatur in tenebras, et luna in sanguinem antequam veniat dies Domini magnus et mirabilis. Obiit XII Calendas octobris MDCLXXI.[449]

Das Grab wurde mit der Abtei 1791 zerstört, das bleierne Herzgefäß kam ins Museum von Melun, dann wieder zurück in die Pfarrei von Chaumes und verschwand schließlich ebenfalls.

Zwei Bischöfe von Limoges bestimmten eine Bestattung ihrer Herzen: Der 1582 gestorbene Sébastien de l'Aubespine in seiner Kathedrale in Limoges und sein Neffe Jean de l'Aubespine († 1596) bei den Jakobinern von Paris.[450]

Selten waren auch in Frankreich Herzbegräbnisse von Äbtissinnen: Das Herz der Äbtissin Isabelle de Bourbon (1475–1531) blieb in ihrem Kloster Sainte-Trinité in Caen, der Corpus wurde im Schloss von Vendôme beerdigt.[451]

***

Herzbegräbnisse einer Reihe weiterer Kirchenfürsten Frankreichs sollen hier nur kurze Erwähnung finden:

Der Kleriker Thomas Le Roy (Régis), war Protegé der Anne von Bretagne und der Könige Karl VIII., Ludwig XII. und Franz I. Er wurde vom Papst zum Bischof von Dol ernannt. Franz I. sah dies als Verstoß gegen das Konkordat und verweigerte ihm diese Würde. Thomas begab sich daraufhin nach Rom, wo er wichtige Ämter bekleidete und 1524 starb. Er wurde in der von Ludwig XII. errichteten Kirche Santa Trinità dei Monti begraben, sein Herz kam in die Heimat zurück. In der von ihm erbauten Kapelle Saint-Thomas der Kirche Collégiale Notre-Dame[452] in Nantes war in den Altarstufen ein rechteckiges kupfernes Kardiotaph eingelassen, auf dem der Verstorbene im bischöflichen Ornat mit Wappen und einer umlaufenden Inschrift eingraviert war:

HIC JACET COR REVERENDI IN CHRISTO PATRIS DOMINI REGIS, DOLENSIS ELECTI, CAMERE APOSTOLICAE CLERICI, LITTERARVM APOSTOLICARVM ABBREVIATORIS AC SCRIPTORIS, HVIVS BASILICE CAPICERI NECNON REQ-VESTARVM CONSILII BRITANNIE MAGISTRI, QVI ROME FATIS CONCESSIT XXI MENSIS OCTOBRIS DIE, ANNO DOMINI MDXXIV, CVIVS ANIMA IN PACE REQVIESCAT. AMEN.[453]

Das Herz des Bischofs von Arras Eustache de Croÿ († 1538) befand sich in der (nicht mehr existierenden) Abtei von Mareuil.[454]

Das Herz des René le Rouillé, Bischof von Senlis († 1559), wurde in der Abtei von Hérivaux bestattet.[455]

Ebenso in Hérivaux befand sich das Herz des Generalabtes von Cîteaux, Louis de Baissey (1515–1564), und zwar in der in der Kapelle des Hl. Vinzenz, während sein Corpus im Frauenkloster Santa Maria di Pogliola bei Mondovi, Italien, verblieb, wo er auf der Rückreise vom Trientiner Konzil verstorben war.[456]

Das Herz seines Nachfolgers, Jérôme de la Sanchière (Souchier), der 1571 in Rom verstarb und dort begraben wurde, wurde ebenfalls in seiner Abtei beigesetzt.[457]

Das Herz des Julien de Baïf, eines Kanonikers von Le Mans, verstorben im frühen 16. Jahrhundert, fand seine Ruhe hinter einem kupfernen Kardiotaph an

13.6. Herzen geistlicher Fürsten in Frankreich

der Wand des Altarraumes der Kirche Saint-Fraimbault-et-Saint-Antoine in Épineu-le-Chevreuil mit einem eingravierten Wappen, einem Herzsymbol und der Inschrift in gotischen Lettern:

> Cy gist le cueur de honorable seigneur Julian de Baif
> en son vivant chanoine de l'égle du Mans
> pro [?] onotaire du Saict siege aplique
> sr d'Epineu e fode r de ceste esglise.[458]

Das Herz des Bischofs von Saint-Omer, Jean Six († 1586 in Lille), wurde in seine Bischofskirche, die Kathedrale von Saint-Omer, zurückgebracht, während der Corpus in Lille, in der Kirche Saint-Pierre, verblieb.[459]

Der Beichtvater Heinrichs II. und III., Bischof von Saint-Malo und Angers, Guillaume Ruzé († 1587), starb in Paris und wurde dort begraben. Sein Herz wurde von einem seiner Nachfolger, Claude de Rueil, der mit ihm befreundet war, in die Kathedrale von Angers zurückgebracht.[460]

Einer der mächtigsten und reichsten Fürsten und Kleriker seiner Zeit war Kardinal Charles I. von Bourbon, ein Verwandter der französischen und navarresischen Könige, päpstlicher Legat, Gouverneur von Paris und der Île-de-France, Inhaber von ca. 20 Abts- und sechs Bischofssitzen. Er war als Erzbischof von Rouen Nachfolger von Georges d'Amboise II. und wurde unter dem Namen Charles X. sogar kurz zum französischen König ausgerufen (1523–1590). Er starb, noch in Haft wegen seiner Ausrufung zum König durch die Katholische Liga, am 9. Mai 1590 im Schloss Fontenay-le-Comte. Eine Urne mit seinen Eingeweiden blieb in der Kirche Saint-Nicolas[461] des Städtchens. Eine Platte mit seinem Wappen und der Inschrift „OBIIT PIISSIMVS / PRINCEPS NONA / MAII 1590 / VRNA VISCERVM"[462] kennzeichnete die Stelle. Corpus und Herz kamen in das von ihm erbaute Kartäuserkloster von Gaillon, das bis 1792 zur Grablege seiner Familie wurde.[463]

Mit dem Herzen Charles' vereint wurden dort die Herzen seines Bruders Jean de Bourbon, 1557 in der Schlacht von Saint-Quentin gefallen, seines Neffen und Nachfolgers als Erzbischof von Rouen, Kardinal Charles II. († 1594), und dessen Zwillingsbruders, des mit sieben Jahren 1569 verstorbenen Louis de Bourbon. Weitere Herzen stammten von Charles de Bourbon, Graf von Soissons († 1612), seiner Frau Anne de Montafié († 1601), seinem mit vier Jahren verstorbenen Bruder Benjamin de Bourbon († 1573) und seiner Tochter Louise de Bourbon[464] († 1637). Das einer zweiten Tochter, der Charlotte Anne de Bourbon († 1623), kam zu den Kapuzinerinnen an der Pariser Place Vendôme.[465]

Auch Herz und Eingeweide des François II. de Harlay, eines Erzbischofs von Rouen, der 1653 (oder 1654) im Schloss des Ortes verstorben war, sollen in die Grablege gebracht worden sein.[466]

Das Kartäuserkloster von Gaillon, in dessen Kapelle weitere Mitglieder der Familie Bourbon – übrigens auch der Vater von Prinz Eugen, Eugen Moritz von Savoyen-

Carignan († 1673) – begraben lagen, wurde während der Revolution geplündert und 1834 endgültig abgerissen. In der benachbarten Kirche Saint-Georges von Aubevoye existiert noch ein schwarzmarmornes Wandepitaph, das an die beiden Kardinäle Charles I. und II. und weitere Familienmitglieder erinnert,[467] mit folgendem Text:

>D.O.M.
>SUB HOC MARMORE
>IN SPEM BEATAE IMMORTALITATIS REQUIESCUNT
>SERENISSIMI PRINCIPES BORBONII
>CAROLUS SENIOR S. R.E. CARDIN: ARCH. ROTHOM.
>VITA FUNCTUS AN. M.DLXX
>NEC NON CAROLUS ALTER IISDEM TITULIS INSIGNITUS
>AMBO HUJUS CE DOMUS FUNDATORES
>ITEM PLURES E REGIA STIRPE PRINCIPES
>QUORUM ALII CORPUS, ALII COR SUUM HOC TUMULO
>RECONDI MANDAVERUNT
>MAXIME
>CAROLUS BORBONIUS COMES SUESSIONUM
>QUEM SERENISSIMA CONJUX ANNA DE MONTAFIÉ
>ILLUSTRI DECORAVERAT MAUSOLEO
>FLAMMIS SIMUL CUM ECCLESIA CONSUMPTO
>ANNO M.DCC.LXIV. DIE IX. AUGUSTI.
>ALTERA DE NOVO HAC AEDE CONSTRUCTA.
>HORUM CINERES ANNUENTE REGE HUC TRANSLATI SUNT
>ANNO M.DCCLXXII.
>AD PERPETUAM VERO MUNIFICENTIAE TOT PRINCIPUM
>MEMORIAM.
>HUIUS COENOBII FRATRES
>HOC QUALECUMQUE GRATI ANIMI MONUMENTUM
>POSUERE.
>REQUESCANT IN PACE.[468]

Die Eingeweide des François III. de Harlay (de Champvallon; † 1695), Neffe und Nachfolger des Kirchenfürsten François II. als Erzbischof von Rouen, später von Paris, liegen in der Kathedrale Notre-Dame de Paris, in der Kapelle der Muttergottes von den Sieben Schmerzen.[469]

Ein anderer Nachfolger Charles' I. auf dem Bischofssitz von Saintes, Tristan de Bizet († 1576), war zuvor Mönch im Zisterzienserkloster von Clairvaux.[470] Dorthin, in die Allerheiligenkapelle der Kirche, zu den Gräbern weiterer kirchlicher Würdenträger, wurde sein Herz in einem herzförmigen Bleigefäß zurückgebracht, während sein Leichnam im Collège des Bernardins in Paris blieb, wo er gestorben war.[471]

In die Kathedrale der südfranzösischen Stadt Auch, in sein Nebenbistum, wurde das Herz eines italienischen Kardinals und Diplomaten Luigi d'Este gebracht. Er war 1586 in Rom verstorben und in Santa Maria Maggiore in Tivoli begraben worden. Die römische Kirche San Luigi dei Francesi bedachte er mit seinen Eingeweiden.[472]

13.6. Herzen geistlicher Fürsten in Frankreich

Seine Schwester, Anne d'Este, ließ später (1607) ihr Herz zu ihrem ersten Gatten in die Pariser Augustinerkirche bringen (s. a. Kap. 8.6, S. 106).[473]

Ein anderer einflussreicher Kleriker, Beichtvater, Vertrauter und Ratgeber Richelieus, der aus adeliger Familie stammende François-Joseph Le Clerc du Tremblay de Maffliers, mit dem Ordensnamen Père Joseph, hatte als Geheimdiplomat wesentlichen Einfluss auf die französische Haltung im Dreißigjährigen Krieg. Er gründete unter anderen die Filles du Calvaire in Paris. Als er am 18. Dezember 1639 mit 61 Jahren starb, wurde sein Herz mit aufwendigem Zeremoniell in der Kirche des Konvents beigesetzt,[474] während der Leichnam auf Veranlassung von Richelieu bei den Kapuzinern in der Rue Saint-Honoré seine letzte Ruhe fand.

Der Bruder der Gründerin des Salesianerinnenordens, der heiliggesprochenen Jeanne Françoise Frémyot de Chantal († 1641), deren Herzreliquie im Salesianerinnenkloster von Nevers aufbewahrt wird, der Erzbischof von Bourges, André Frémyot, starb 1641 in Paris und wurde im dortigen Salesianerinnenkloster begraben. Sein Herz in einer Bleikapsel wurde in der Abtsgruft der Kirche Saint-Etienne in Dijon begraben, wo er früher Abt gewesen war. Auf dem Grab stand geschrieben:

> CY gist le Cœur d'Illustrissime & Reverendissime Pere en Dieu, Messire André Fremiot Patriarche Archevesque de Bourges, Primat des Aquitaines, Conseiller ordinaire ez Conseils du Roy, Abbé de S. Estienne de Dijon, qui deceda à Paris le 13. May 1641.[475]

Ebenfalls 1641 starb in Paris der „arme Priester", der populäre Claude Bernard, der sein Leben den Armen, Kranken und Gefangenen gewidmet hatte. Begraben wurde er auf seinen Wunsch auf dem „Friedhof der Armen" des Hôpital de la Charité in Paris. Sein Herz wurde, ebenfalls auf seinen testamentarischen Wunsch, in einer Bleiurne ins Grab des Vaters, in die Église des Minimes von Chalon-sur-Saône, gebracht.[476]

***

In den nächsten Jahrhunderten wurde eine Reihe weiterer geistlicher Herzen bestattet. Sie werden im Folgenden – weit entfernt vom Anspruch auf Vollständigkeit – aufgeführt:

Eines der seltenen Äbtissinnenherzgräber des Barock ist jenes der Louise Rouxel de Médavy, die 40 Jahre lang der Benediktinerinnen-Abtei Almenêches in der Normandie vorstand und 1652 starb. In dem schlichten schwarzmarmornen Wandkardiotaph im Chor der Kirche Sainte-Opportune von Almenêches ist eingraviert:
In der Umrahmung:

> PRIEZ DIEV POVR LOVISE DE MEDAVY QUI DECEDA
> L'AN 1652 LE 4me SEPTEMBRE A L'ABBAYE
> D'ALMENESCHES APRES AVOIR GOVVER NE LADITTE
> ABBAIE LESPASSE DE 40 ANS

Im Zentrum:

> SY SALOMON NA SCEV
> OV GIST LA FEME FORTE
> ALMENESCHES PEVT BIEN
> DIRE QVELLE EN A VEV
> EN COVRAGE EN PIETE,
> E EN TOVTE VERTV
> LOVISE DE MEDAVY.
> CEST ELLE QVI L'EMPORTE
> ELLE ESTOIT DE CE LIEV
> ABBAISE VENERABLE
> SON ♡ EST SOVBZ CE MARBRE
> E SON CORPS AVTRE PART
> IMITE SES VERTVS
> QVI VOVDRA AVOIR PART
> A SA GLOIRE E RECOMPENSE
> CEST CHOSE VRGENTE.[477]

Bei einer Restaurierung des Chors 1879 wurde das silberne herzförmige Behältnis gefunden.

Der Mitgründer des französischen Missionsordens Missions Étrangères de Paris, der Karmelitermönch und Bischof von Babylon, Jean Duval, mit dem Ordensnamen Bernard de Sainte Thérèse (1597–1669), ist begraben im Couvent des Carmes Déchaussés in Paris. Sein Herz mit der Kapselinschrift „Cor apostolicum" wird im Séminaire des Missions Étrangères aufbewahrt.[478]

Das Herz des Diplomaten und Kardinals Jean-François Paul de Gondi de Retz († 1679) lag in der während der Revolution zerstörten Église les Filles du Calvaire in Paris, wo angeblich auch die Leber des Ordensgründers, des Kapuzinermönchs François Leclerc du Tremblay († 1638), begraben gewesen sein soll.[479]

Das des Erzbischofs von Bordeaux Henry de Béthune († 1680) wurde im Jesuitenkolleg seiner Residenzstadt, dem er auch seine Bibliothek vermacht hatte, beigesetzt.[480]

Das Herz des Domherrn Louis de Fogasses d'Entrechaux († 1706) befindet sich in der Kathedrale von Avignon. Auf einem Pfeiler links vor dem Hochaltar steht auf einer schlichten Steintafel: „D.O.M. ~ HIC BEATAM RESURRECTIONEM EXPECTAT ~ COR ~ R.D. LUDOVICI DE FOGASSE ~ D ENTRECHAUX PRESB. ~ HUJUS METROPOL. ECCLE. CANONICI ~ OBIIT ANNO MDCCVI"[481]

Das Herz des englischen Klerikers Bonaventure Giffard (1642–1734) liegt hinter einem lateinisch beschrifteten Kardiotaph in der Kapelle des English College in Douai, das zur Zeit der Revolution aufgelöst wurde, bestattet.[482] Giffard hatte während der Unterdrückung des Katholizismus in seiner Heimat dort studiert, an

13.6. Herzen geistlicher Fürsten in Frankreich

der Sorbonne promoviert. Er war unter James II. nach England zurückgekehrt, wurde sogar Hofprediger, füllte wichtige kirchliche Ämter aus und wurde vom König zum Präsidenten des Magdalen College von Oxford ernannt. Er starb mit 92 Jahren in Hammersmith, London, und wurde auf dem Friedhof St. Pancras begraben. Sein Herz sollte auf seinen Wunsch in die Kapelle des französischen Collèges, das er weiter finanziell unterstützt hatte, zurückkehren.[483]

Das Herz und die Eingeweide[484] des gefeierten Predigers, Mitglieds der Académie Française, Bischofs von Clermont, Jean-Baptiste Massillon, wurden bestattet in der Pfarrkirche von Beauregard-l'Évêque, zwischen Choreingang und Altarstufen. Er war im Alter von 79 Jahren 1742 im Schloss von Beauregard, der Residenz der Bischöfe von Clermont, gestorben und in der Kathedrale von Clermont begraben worden.[485] In der Pfarrkirche, bei seinen Intestina, lagen bereits Herz und Eingeweide des 1560 verstorbenen Bischofs von Clermont, Guillaume Duprat, hinter einer ähnlich gestalteten Wandmarmorplatte mit lateinischer Inschrift.

Im Bistum Noyon, in der Kathedrale, war das erste Herz, das beigesetzt wurde, das eines Adligen, des Ferdinand (Ferrand) von Portugal († 1233) in der Kapelle des Hl. Eligius (s. Kap. 8.3). Éloi DELBECQUE berichtet lediglich von der Herzbestattung eines Bischofs, des Charles de Broglie († 1777), zusammen mit den Eingeweiden im Familienschloss von Charlepont, wo er auch verstorben war.[486] Nach P. ANSELME/M. du FOURNY wurde aber auch das Herz des Bischofs Charles de Balzac († 1627) unter einer Pyramide in seiner Kathedrale begraben,[487] der Leichnam kam zu den Cölestinern von Marcoussis.

Drei bischöfliche Herzen ruhen in der Pfarrkirche Saint-Aurélien im bretonischen Saint-Pol-de-Léon, der früheren Kathedrale des Bistums Léon, das 1802 in die Diözese Quimper integriert wurde:

1651 wurde René de Rieux, Bischof von Léon, in einer Steintumba, auf der der Gisant des Verstorbenen liegt, im Chor der Kathedrale begraben. In dieses Grab wurde sein Herz gelegt.

Ein Jahrhundert später, am 22. Februar 1745, starb Bischof Jean-Louis de La Bourdonnaye in Brest. Sein Herz wurde in seine Kathedrale zurückgebracht und ebenfalls im Chor bestattet.

Noch vorhanden ist das Kardiotaph des Bischofs von Autun, Léopold-René Leséleuc de Kerouara († 1873), der in Saint-Pol-de-Léon geboren war, in einer Nische auf der Evangelienseite des Chores. Auf der weißmarmornen Tafel steht in goldenen Majuskeln:

IN PACE CHRISTI
AD PATRIAS LEONENSES ARAS
HIC SITVM EST
COR ILLMI ET RRMI DD
LEOPOLDI RENATI DE LESELEVC
EPISCOPI AVGVSTODVNENSIS
QVI ROMANA ILLIBATA FIDE

13. Geistliche Fürsten

> A TENERIS VNICE IMBVTVS
> ROMANAE PETRI CATHEDRAE
> INTER PROSPERA ET ADVERSA AEQUE ADDICTVS
> A ROMANO IPSO PONTIFICE
> AD INFVLAS AVGVSTODVNENSES EXPEDITVS ET ELECTVS
> INTRA VIX DECIMVM BREVIS PONTIFICII MENSEM
> TOTAM PENE GALLIAM
> CVM PIIS ANGLIAE BELGII NEERLANDIAE SLAVONIAE LEGATIS
> SACRATISSIMO CORDI JESV
> IN PARODIENSE SANCTVARIO SVPPLICANTEM
> VT OPTAVERAT ET INCITAVERAT VIDIT
> AC VIDISSE LAETVS
> AD EJVSDEM DIVINI CORDIS CONSPECTVM MIGRAVIT
> DIE XVI DECEMBRIS A D MDCCCLXXIII AET LIX[488]

Das Herz des Bischof von Valence, Alexandre Milon († 1771), ruht in der Kathedrale Saint-Apollinaire der Stadt, in der auch das Herz von Papst Pius VI. liegt (s. Kap. 13.10). Die Inschrift des eher grob gefertigten Steins lautet:

> HIC JACET
> COR ILL^{mi}. AC R^{mi} D.D. ALEXANDRI
> MILON EPISCOPI COMITIS
> VALENTINENSIS ABBATIS
> LEONCELLI ET SANCTI
> BENEDICTI FLORIACENSIS
> SUPRA LIGERIM ET HUIUSCE
> BASILICAE RESTAURATORIS MAGNIFICI
> OBIIT DIE 18 NOVEMBRIS 1771
> REQUIESCAT IN PACE[489]

Étienne-Alexandre Bernier, Bischof von Orléans, Royalist und Unterstützer der Aufständischen in der Vendée,[490] Verhandlungsführer Napoléons beim Konkordat mit dem Papst 1801, starb 1806 in Paris und wurde auf dem kleinen Kalvarienfriedhof auf dem Friedhof Montmartre unter einem Stein ohne Inschrift begraben. Sein Herz ruht in der Chapelle de la Compassion seiner Metropolitankathedrale Sainte-Croix von Orléans hinter einer schlichten Steinplatte mit der Inschrift:

> †
> IN MEMORIAM
> ETIENNE-ALEXANDRE BERNIER
> NEGOTOCIATEUR DU CONCORDAT DE 1801
> ÉVÊQUE D'ORLEANS EN 1802
> RESTAURATEUR DU DIOCÉSE
> DECEDÉ Á PARIS LE 1er OCTOBRE 1806
> INHUMÉ AU CIMITIÉRE SAINT PIERRE DE MONTMARTRE
> SON CŒUR A ETÉ DEPOSE DANS CETTE CATHÉDRALE
> CHAPELLE DE NOTRE-DAME DE COMPASSION
> IN PACE[491]

13.6. Herzen geistlicher Fürsten in Frankreich

Das Kardiotaph mit dem Halbrelief des Bischofs von Comminges und Nancy Antoine Eustache d'Osmond († 1823) an der Südwand der Pfarrkirche von Saint-Germain-l'Auxerrois in Aubry-le-Panthou, wo das Schloss der Familie steht, trägt die Inschrift:

> ICI REPOSE LE CŒUR DE MONSEIGNEUR
> ANTOINE EUSTACHE D'OSMOND
> EVEQUE DE COMMINGES
> EVEQUE DE NANCY
> NE A OUANAMINTHE
> EN 1754
> MORT A NANCY
> EN 1829[492]

Das Herz des Bischofs von Beauvais, François-Jean-Hyacinthe Feutrier (1785–1830), der in Paris starb und in seiner Residenzstadt begraben wurde, blieb in Paris, in der Kirche La Madeleine, deren Pfarrer er früher gewesen war.[493] Auf seinem schwarzmarmornen Kardiotaph steht:

> Ici est déposé le cœur de monseigneur Jean-François-Hyacinthe Feutrier, évêque de Beauvais, pair de France, ministre des affaires ecclésiastiques, ancien curé de la Madeleine, décédé à Paris le 26 juin 1830, agé de 45 ans. Sa mémoire sera toujours en bénédiction.

Denis-Antoine-Luc de Frayssinous (1765–1841) war royalistischer Geistlicher, Titularbischof von Hermopolis, Offizier der Ehrenlegion, Mitglied der Académie Française, Großmeister der Universität von Paris und Vertrauter König Karls X.[494] Sein Herz ruht in der kleinen romanischen Kirche Saint-Pierre de Boisse in Saint-Côme-d'Olt hinter einem klassizistischen Monument aus weißem Marmor. Dessen oberer Teil besteht aus einer Pyramide, auf deren Vorderseite ein Engelchen die Büste des Klerikers hält, darüber ein brennendes Herz. Auf der Spitze der Pyramide steht eine bekränzte Urne. Die untere Hälfte wird von einem Marmorquader mit zwei Kränzen an den oberen Ecken gebildet, auf dem eine von gesenkten brennenden Fackeln gerahmte Inschrift eingraviert ist:

> A Ω
> HEIC CONDITVM EST
> COR DIONYSI ANTONI LVCAE FRAYSSINOVS
> PONTIFICIS HERMOPOLITANI
> VIRI CLARISSIMI
> ELOQVENTIA ET SCRIPTIS
> DE RELIGIONE DE PATRIA DE LITTERIS OPTIME MERITI
> SVMMIS HONORIBVS MVNERIBVS RECTE FACTIS
> NOMEN SIBI ET SVIS VICTVRVM ADEPTI
> PIETATE MODESTIA LIBERALITATE MANSVOTVDINE
> ACCEPTI OMNIBVS ET IN VLTIMVM DIEM VENERABILIS
> QVI VIXIT ANNOS LXXVI M VII D III
> DIVTVRNIS LABORIBVS ET VITA
> DEFVNCTVS PRIDIE JDVS DECEMBRIS MDCCCXLI.

Darunter ist ein Flachrelief des bischöflichen Wappens abgebildet. Das Ganze steht auf einer schwarzen Basis mit der vom Neffen des Verstorbenen veranlassten Inschrift:

> HUNC TITVLVM AMABILIS FRASSINOVS
> MEMOR. BENEDICTORVM MAXIMORVM
> PATRVO DESIDERATISSIMO
> AMORE PARENTI
> CVM LACRIMIS POSVIT.[495]

Der Bischof von Blois Marie-Auguste Fabre des Essarts († 1850) hatte die Gemeinschaft der Sœurs de Notre-Dame de la Providence in seiner Residenzstadt gefördert, weswegen sein Herz hinter einem Kardiotaph der Ordenskapelle begraben liegt (s. Kap. 8.10).[496]

Der Erzbischof von Reims, Jean-François Landriot (1816–1874), vorher Bischof von La Rochelle, sollte an beiden Wirkungsstätten begraben werden. Sein Herz ruht in der Kathedrale Saint-Louis in La Rochelle in einem weißmarmornen Monument[497] mit Wappen, auf dem der betende Bischof kniet; mit folgender Inschrift auf einer Bronzetafel:

> Vigilant corda [i]storum
> i.p. dormitet
> cor
> il[lustrissi]mi ac in Christo r[everendissi]mi patris
> D[ominus]
> Ioann[nes] Francisc[us] Landriot.
> Rup[ellensis] ac Sant[onensis] quond[am] episc[opus]
> post hac Rem[ensis] archi[episcopus]
> cujus ossa resurrect[ionem] expectant
> apud Remos lugend[um],
> obiit VII Iun[ii] an[no] MDCCCLXXIV.
> LVIII an[nis] natus.
> Il[lustrissi]mus et r[everendissi]mus D[ominus] Leo Thomas,
> R[upellensis] et S[antonensis] epi[scopus]
> marmorea sub hac effigie
> religiose voluit cor pastoris recondi[tus],
> ipseq[ue] Rhotom[agensis] archi[episcopus] factus,
> il[lustrissimo] ac r[everendissimo] Stephano Ardin,
> eccle[siae] Rup[ellensis] et Sant[onum] praesuli
> magno c[u]m sacerd[otum]
> fideliumq[ue] concursu[m]
> dedicabat monumentum[498]

Auch der Bischof von Orléans, Félix Antoine Philibert Dupanloup (1802–1878), begraben in der Kathedrale seiner Bischofsstadt, wollte, dass sein Herz in seine Heimat, den kleinen Ort Saint-Félix in Obersavoyen, zurückkehren solle. Ein Wandkardiotaph mit der Urne befindet sich in der Dorfkirche von Saint-Félix mit der Inschrift:

13.6. Herzen geistlicher Fürsten in Frankreich

>   HIC IN PACE QUIESCIT
>   COR
>   R.R. IN XO PATRIS
> D.D. FELICIS ANT. P. DUPANLOUP
>   AURELIANENSIS EPISCOPI
>   QUI VERBO. SCRIPTO. ET OPERE
> RELIGIONIS ET PATRIAE PROPUGNATOR
>   INDEFESSUS
>   AC JUVENTUTIS AMANTISSIMUS
>   NUMQUAM QUIEVIT.
> OBIIT ANNO R.S. MDCCCLXXVIII. V. IDUS OCTOBRIS
>   VIXIT ANNIS 76, EPISCOPUS 25.
> OSSA SUA RESURRECTIONEM EXPECTANTIA
>   AURELIANO
>   HIC VERO. UBI NATUS AC BAPTISATUS
>   RECONDI VOLUIT
>   COR SUUM
>   SUB HOC LAPIDE
>   SOLEMNITER PIEQUE REPOSITUM
>   XV. KAL. Apr. Anno MDCCCLXXIX[499]

Der Wiedergründer der Universität von Angers, Abgeordneter der Nationalversammlung, Bischof von Angers, Charles-Émile Freppel (1827–1891), wurde traditionsgemäß in seiner Metropolitankirche, der Kathedrale von Angers, bestattet. Sein Herz sollte nach seinem Willen an seinen Geburtsort zurückkehren, ins elsässische Obernai.[500] Seit 1921 ruht es in der Muttergotteskapelle der Pfarrkirche Saints-Pierre-et-Paul des Ortes. Die herzförmige Urne steht im Chor in einer rechteckigen, von einem Engel umarmten, mit einem vergoldeten Gitter verschlossenen Nische im Zentrum eines runden, aus rötlichem Sandstein gefertigten Wandkardiotaphs mit dem bischöflichen Wappen, das von einem neugotischen Baldachin gekrönt ist. Auf einer Inschrifttafel darunter steht ein Zitat des Verstorbenen:

>   JE NE CONNAIS QUE
>   DEUX PASSIONS:
> L'AMOUR DE DIEU ET DE L'EGLISE,
>   ET L'AMOUR DE LA FRANCE

Rechts und links sind Tafeln mit Namen und Lebensdaten auf Latein und Französisch angebracht.[501]

Zwei verdienten Krankenhausgeistlichen wurde in Paris die Ehre eines Herzgrabes zuteil,[502] dem Priester und Philanthropen Jean-Denis Cochin († 1783) in der Kapelle des von ihm gegründeten und nach ihm benannten Hôpital Cochin,[503] und dem Anstaltsgeistlichen des Psychiatriekrankenhauses Hôpital de la Salpêtrière, Charles Joseph Durand de Laur (1797–1855). Die graufarbene Urne des Letzteren steht am Eingang der Krankenhauskapelle, eine Marmorstele trägt die Inschrift:

>   ICI REPOSE LE CŒUR
> DE CHARLES JOSEPH RAPHAEL DURAND DE LAUR

ANCIEN VICAIRE GENERAL DE TARBES
CHEVALIER DE LA LEGION D'HONNEUR (CHOLERA DE MDCCCXLIX)
PREMIER AUMONIER DE LA SALPETRIERE PENDANT XXVII ANS
DECEDE LE XI MAI MDCCCLV, A L'AGE DE LVIII ANS
PASTEUR VENERABLE, DOUX, CHERI DE TOUS,
IL S'EST EXPOSE A LA MORT, COMME UN AUTRE SAINT CHARLES
POUR LE SALUT DE SON TROUPEAU
BONUS PASTOR ANIMAM SUAM DAT PRO QUIBUS SUIS
REQUIESCAT IN PACE[504]

Wohl einer der letzten Kirchenfürsten, zumindest von Frankreich, der diese Begräbnisform wählte, war Kardinal Georges François Xavier Marie Grente, Erzbischof von Le Mans, der mit 87 Jahren am 5. Mai 1959 starb und in seiner Kathedrale begraben wurde. Geboren wurde er 1872 in der Kleinstadt Percy in der Normandie. Seine Liebe zu seinem Geburtsort wollte er durch sein Herz symbolisieren: In der erst zu Beginn des 20. Jahrhunderts erbauten Kirche Saint-Jean-Baptiste steht in der südlichen Kapelle sein Kardiotaph, seine Büste auf einem rechteckigen Marmorpodest mit dem Kardinalswappen und der Inschrift:

SON EMINENCE
LE CARDINAL
GEORGES GRENTE
DE L'ACADEMIE
FRANÇAISE
ARCHEVEQUE / EVEQUE
DU MANS
COMMANDEUR DE LA
LEGION D'HONNEUR
NE A PERCY LE 5 MAI 1872
RAPELLE A DIEU
LE 5 MAI 1959
FIDELE
A SON PAYS NATAL
A VOULU QUE
SON CŒUR
REPOSE
EN CETTE CHAPELLE[505]

13.7 Herzen geistlicher Fürsten in England, Irland und Schottland

Die englische Kirche bestand bereits im Hochmittelalter auf weitgehender Unabhängigkeit vom Papst und trennte sich endgültig als Anglikanische Gemeinschaft während der Regierung Heinrichs VIII. von Rom. Sowohl Beginn als auch Häufigkeit der Herzbestattungen des englischen Klerus gehen parallel zu denen des weltlichen Adels mit der größten Anzahl im 13. Jahrhundert. Im anglikanischen Episkopat war die Funeralpraxis allerdings deutlich seltener.

13.7. Herzen geistlicher Fürsten in England, Irland und Schottland

Eine frühe – vielleicht die früheste – Körperteilung erfuhr der Leichnam des heiliggesprochenen Königs Edwin von Northumberland, der 633 in der Schlacht von Hatfield Chase fiel. Der Corpus wurde in Whitby begraben, der Kopf kam als Reliquie ins Münster von York.[506]

1129 verstarb William Gifford (Giffard), Kanzler Wilhelm des Eroberers und dessen Sohns Heinrich I., die beide bereits eine postmortale Körperteilung erfahren hatten, später Bischof von Winchester, in dessen Kathedrale er begraben wurde. Irgendwann sei bei Renovierungsarbeiten in der von ihm gegründeten Waverley Abtei – er hatte die Zisterzienser ins Land geholt – sein Herz, in zwei Bleischalen eingeschlossen, in einer Steinnische gefunden worden, konserviert durch Gewürze, gut erhalten.[507]

Ein weiterer englischer Kanzler, William de Longchamp, Vertrauter Richard Löwenherz', Bischof von Ely, wurde von seinem König als Gesandter zum Papst geschickt, starb auf dieser Reise in Poitiers 1197 und musste in der nahen Zisterzienserabtei von Le Pin begraben werden. Dafür wurde sein Herz in seine Kathedrale in Ely zurückgebracht.[508]

Die Dubliner Katholiken sind noch immer überzeugt davon, dass das Herz ihres 1180 verstorbenen Heiligen Laurence O'Toole in einer eisernen herzförmigen Kapsel in der Christ-Church-Kathedrale von Dublin aufbewahrt wird. Das ist allerdings zweifelhaft (s. Kap. 9.9).

13.7.1 13. Jahrhundert

In diesem Jahrhundert wurden über 20 Bischofsherzen in England bestattet. Mehrere aufeinanderfolgende Begräbnisse in einer Diözese oder Kathedrale, wie in Frankreich oder im Heiligen Römischen Reich deutscher Nation, waren eher unüblich.

1235 wurde die Leiche des Abtes von St. Albans, William de Trumpington, entkleidet, ein Kirchendiener schnitt den Leib „von der Kehle bis zum Unterbauch" auf, nahm die Eingeweide heraus und legte sie in ein mit Salz gefülltes Gefäß. Dieses wurde respektvoll auf dem Friedhof beim St. Stephen's Altar mit kirchlichem Zeremoniell begraben, darüber später ein kleiner Marmorgrabstein errichtet. Der einbalsamierte Leib wurde in der Kathedrale der Abtei begraben.[509]

Richard Poore, Bischof von Chichester, Salisbury, später von Durham, erbaute die Kathedrale seines zweiten und erweiterte die seines dritten Bischofssitzes. Als er 1237 starb, wurde er auf seinen Wunsch in der Kirche seines Sterbeortes Tarrant Keyneston begraben. Unsicher bleibt der Standort seines Herzgrabes: Einerseits wird es unter dem Gisant eines Bischofs aus dem 13. Jahrhundert in der Kathedrale von Salisbury, andererseits in der Kathedrale von Durham lokalisiert.[510]

Das Herz des einflussreichen Bischofs von Winchester, Peter des Roches (de Rupibus) († 1238), eines gebürtigen Franzosen, Lordkanzler von Richard Löwenherz und Johann Ohneland, Begleiter und Ratgeber des Staufers Friedrich II. auf dessen Kreuzzug, sei wie das Giffards (s.o.) in die Waverley-Abtei gekommen, während er selbst in der Kathedrale von Winchester seine letzte Ruhe fand.[511]

Das Herz eines weiteren, allerdings nicht kanonisierten Heiligen, Roger Niger, Bischof von London († 1241), kam in die 1536 aufgelöste Beeleigh Abbey in Essex, seinem Geburtsort, während sein Leichnam in seiner Metropolitankirche St. Paul's in London blieb.[512] Eine Vereinbarung des Abtes John von 1249 mit dem Ehepaar William de Fanecurt und seiner Gattin Roese weist darauf hin:

> „in pure and perpetual alms," on condition that he and his successors would provide a wax candle burning daily at the mass of the B. V. Mary, „and at the great mass of the high altar [...] before the heart of St. Roger for ever".[513]

In der Klosterruine der Zisterzienserabtei Dore, Herefordshire, ist das rechteckige Kardiotaph eines Bischofs von Hereford, des John Le Breton († 1275), zu sehen mit der beschädigten Figur des Klerikers mit verschlungenen Armen, Mitra, seinen Bischofsstab im linken Arm, zwei Engel neben dem Kopfkissen. Inschriftsreste in Lombardkapitalien am Rand beiderseits besagen: „(SER)VA:PONTIFICIS COR / (S)A(NCTUM):XRISTE:IOH(ANNIS)"[514] Er hatte seine Eltern vor dem Altar der Klosterkirche bestatten lassen und wollte, dass sein Herz mit ihnen vereint bliebe. Das Corpusgrab befand sich in der Kathedrale von Hereford.[515]

Ein weiterer Bischof von Ely, Kanzler König Heinrichs III., William of Kilkenny, starb 1256 auf diplomatischer Mission in Spanien und wurde in Segovia beerdigt. Sein Herz wurde in seine Kathedrale zurückgebracht und beim Altar des Hl. Andreas begraben.[516] Vielleicht liegt es unter einem Monument aus Purbeck-Marmor mit dem Gisant eines Bischofs mit segnender rechter Hand, über dem Kopf zwei Weihrauchfass schwingende Engel.[517]

Sein Nachfolger, der Letzte, dessen Herz – es war das vierte – in der Kathedrale, und zwar vor dem St.-Martin-Altar,[518] bestattet wurde, war Hugh de Balsam († 1286),[519] der Nachfolger von William of Kilkenny, ein früher Förderer der Universität Cambridge.

Die Eingeweide, wahrscheinlich auch das Herz des Bischofs von Durham, Walter of Kirkham († 1260), ebenfalls am Hofe Heinrichs III. tätig, lagen in der Pfarrkirche von Howden, er selbst wurde im Kapitelsaal seiner Kathedrale bestattet. Die Inschrift lautete: „H^c requiescunt viscera Walteri Kirkha^m quoda Dunelmi S Ep'y, ora p av'a."[520]

Sein Gegenkandidat bei der Bischofswahl, der in Paris geborene Aymer de Valence (de Lusignan), Halbbruder Heinrichs III., wurde dann Bischof von Winchester und

13.7. Herzen geistlicher Fürsten in England, Irland und Schottland

starb 1261 im Alter von 32 Jahren auf einer Reise in Paris in der Abtei Sainte-Geneviève, wo sein Corpus blieb. Sein Herz wurde in einem goldenen Behälter am Hauptaltar seiner Kathedrale unter einem für die damalige Zeit aufwendig gestalteten Kardiotaph aus rotem Purbeck-Marmor begraben:

Der Bischof in einer von Pflanzen, einem Löwen und einem Adler umrahmten, z.T. aus Säulen bestehenden Mandorla hält sein pinienzapfenförmiges Herz mit beiden Händen vor der Brust (leicht beschädigt), in seinem linken Arm liegt der Krummstab, der Kopf mit der Mitra (ebenfalls beschädigt) ruht auf einem Kissen. Auf dem Piedestal steht, flankiert von den zwei Wappen des Bischofs (s. Abb. 8, S. 727):

> CORPVS ETHELMARI
> CVIVS COR NVNC TENET
> ISTVD SAXVM PARISIIS
> MORTE DATVR TVMVLO
> OB. ANNO 1261.[521]

Das Monument wurde 1525 erstmals, dann 1818 erneut an seine jetzige Position in der Kathedrale versetzt, in den rückwärtigen Chor des nördlichen Kirchenschiffes. Dabei wurde es zersägt, der Spalt verläuft waagrecht durch die Mitra, der obere Teil wurde erst 1911 wiederentdeckt und angemauert.[522]

Auch Robert Stitchill, Bischof von Durham, starb 1274 im Ausland, während des Konzils im französischen Lyon, und wurde in der Abtei Saint-Martin de Savigny begraben. Das Herz kehrte zurück, in den Kapitelsaal der Kathedrale von Durham zu den Gräbern seines Vorgängers Walter of Kirkham (s.o.) und anderer Würdenträger.[523]

Ebenfalls auf der Rückreise von Lyon 1274 starb der Abt der Benediktinerabtei von Peterborough, Robert of Sutton, und wurde in einem Kloster in der Nähe von Bononia[524] begraben.[525] Sein Herz wurde in einem Silberbecher in seine Kirche, die Kathedrale von Peterborough, zurückgebracht und vor dem St.-Oswald-Altar begraben.[526]

Der Bischof von Winchester und Worcester, Nicholas of Ely, hatte vor seiner Weihe hohe weltliche Ämter inne als Lord- und Schatzkanzler Heinrichs III. Nach seinem Tod 1280 wurde er in der Abtei von Waverley, die er zu Lebzeiten immer gefördert hatte, begraben, sein Herz hingegen in seiner Kathedrale von Winchester.[527] Sein Herzmonument, eine rechteckige, spärlich verzierte Steinplatte, ist an der Wand des südlichen Chores angebracht und trägt die Inschrift „INTVS EST COR NICHOLAI OLIM WINTON EPISCOPI / CVIVS CORPVS EST APVD WAVARLEI".[528]

Der Ort des Herzgrabes von Walter Giffard, Erzbischof von York, Schatzkanzler von England († 1279), ist nicht mehr bekannt.[529]

13. Geistliche Fürsten

Thomas de Cantilupe (1218–1282), aus einer der großen englischen Adelsfamilien des 13. Jahrhunderts stammend, zweimal Kanzler von Oxford, Kanzler von England, Ratgeber König Edwards I., wurde 1275 zum Bischof von Hereford geweiht. In einem Streit mit dem Erzbischof von Canterbury, John Peckham (s.u.), wurde er von diesem exkommuniziert. Thomas begab sich deshalb zum Papst nach Rom, folgte diesem nach Montefiascone und starb dort am 23. August 1282 nach kurzer Krankheit. Sein Nachfolger und Begleiter Richard Swinfield veranlasste eine Behandlung des Leichnams *more teutonico*, also Kochen, Teilung und gesonderte Bestattung der Überreste. Das Fleisch blieb in der Benediktinerabtei Santi Severo e Martirio bei Orvieto, das Herz wurde auf Betreiben von Edmund, Earl of Cornwall († 1300), in die Kirche der Abbey of Ashridge, Buckinghamshire, die dieser gegründet hatte, gebracht.[530] Acht Jahre später wurde das Herz Edmunds daneben begraben (vgl. Kap. 9.4).

Die Knochen von Thomas de Cantilupe wurden in der Kathedrale von Hereford mehrmals in Schreine umgebettet, 1287 unter Anwesenheit König Edwards I. Dieser Schrein existiert noch. Wegen seines heiligmäßigen Lebens und wegen vieler Wunder, die sich vor diesem Schrein ereignet haben sollen, wurde Thomas 1320 heiliggesprochen, der letzte englische Heilige vor der Reformation.

Zehn Jahre vorher waren Corpus und Herz des Abtes von St. Albans, Roger de Norton († 1290), getrennt in der Kathedrale des Klosters begraben worden, der Leichnam vor dem Hochaltar, das Letztere in einem kleinen Gefäß, das bei einer Restaurierung wiedergefunden wurde, vor einem Marienaltar im hinteren Chor.[531]

Der Erzbischof von Canterbury, Verfasser naturwissenschaftlicher Schriften, John Peckham (auch: Peecham; ca. 1230–1292), der Thomas de Cantilupe exkommuniziert hatte (s.o.), wurde in seiner Metropolitankathedrale begraben. Sein Herz wollte der Förderer der Mendikantenorden bei diesen wissen, bei anderen prominenten Herzen bei den Grey Friars von London, im Kirchenchor hinter dem Hochaltar.[532]

Sein Konkurrent um das Amt des Erzbischofs von Canterbury war Robert Burnell, einer der einflussreichsten Männer seiner Epoche, Lordkanzler von England, Berater und Gesandter König Edwards I., Bischof von Wells und Bath, der im gleichen Jahre wie Peckham, also 1292, starb und im Kirchenschiff der Kathedrale von Wells, am Choreingang, begraben wurde. Sein Herz erhielt die Abtei von Bath.[533]

Bei Restaurierungsarbeiten in der St.-Peters-Kirche von Yaxley, Cambridgeshire, im Jahr 1842 wurde ein leicht beschädigtes Steinrelief mit zwei erhobenen Händen abgenommen, die einen mit der Spitze nach oben gerichteten pinienzapfenförmigen Gegenstand, typisch für die Darstellung des Herzens in dieser Zeit, hielten. Dahinter fand sich in einer Höhlung ein zylindrisches Holzgefäß. In diesem sei ein gut erhaltenes Herz eingeschlossen gewesen, das einen aromatischen Geruch verströmte, aber beim Herausnehmen zu Staub zerfallen sei. Die lokale Überlieferung schreibt es William de Yaxley († 1293) zu, Abt von Thorney, zu dem die

13.7. Herzen geistlicher Fürsten in England, Irland und Schottland

Kirche damals gehörte und für die der Verstorbene die kleine Kapelle im nördlichen Querschiff hatte bauen lassen, die sein Herz aufnehmen sollte.[534] Der Behälter steht wieder in der quadratischen Nische.

In seinem Testament legte der Bischof von Salisbury Nicholas Longespée († 1297) fest, dass die Kirche der Lacock-Abtei, in der seine Mutter Ela, Gräfin von Salisbury, Äbtissin war, sein Herz bekommen sollte:

> [...] in primis lego animam deo creatori meo, et corpus meum ad sepeliendum in maiori ecclesia Sarresbiriense, coram altare beatae virginis ubi cantatur salue, ad pedem tumuli patris mei [...]. Item lego Cor meum ad sepeliendum in Abbathia de Lacok, et cum eo crucifixum meum argentum [...].[535]

Die Abteikirche ist zerstört, das marmorne sargähnliche Herzmonument mit religiösen Symbolen wird noch heute in der ehemaligen Abtei gezeigt. Die Eingeweide seien in die Pfarrkirche von Ramsbury, seinem Sterbeort, der Leib in seine Kathedrale in Salisbury zu seines Vaters Grab gekommen.[536]

Der schottische Bischof von St. Andrews, William Fraser († 1297), wurde von seinem König zu einer diplomatischen Mission an den französischen Hof gesandt und verstarb in der Fremde. Er wurde im Jakobinerkloster in Paris begraben, sein Herz ruhte in der Heimat, in der Wand seiner Kirche, der Kathedrale von St. Andrews (seit 1561 Ruine).[537]

Ein weiterer schottischer Bischof, königlicher Haushofmeister, Richard of Inverkeithing, starb 1272 und wurde in seiner Bistumskathedrale in Dunkeld begraben. Sein Herz wurde in die Abtei von Inchcolm, die er um einen neuen Chor erweitert hatte, gebracht.[538]

Der Erzbischof von Dublin, der Dominikaner William Houghton (Hothum), starb 1298 auf dem Rückweg von Rom, wo er in diplomatischer Mission von Papst Bonifaz VIII. empfangen worden war, in Dijon. Dort blieben seine Eingeweide (und sein Herz?), während sein Leichnam in seine Heimatkirche, die Londoner Dominikanerkirche, weitertransportiert wurde.[539]

13.7.2 14.–18. Jahrhundert

Ab dem 14. Jahrhundert, insbesondere seit der englischen Reformation, existieren nur noch vereinzelte Berichte über eine getrennte Bestattung von Corpus und Herz im englischen Klerus.

1406 wurde wieder ein Bischof von Durham geteilt begraben: Walter Skirlaw, auch Bischof von Coventry, Bath und Wells, einflussreicher Berater König Richards II. Sein Leichnam kam nach Durham, seine Eingeweide ins von ihm vollendete Kapitelhaus von Howden. Unter einem sargförmigen Monument sei zu lesen gewesen: „Hic requiescunt viscera Walteri Skirlaw quondam Dunelmies episcopi quae sepeliuntur sub hoc saxo a.d. 1405".[540]

13. Geistliche Fürsten

Bei einer Messingplatte in der Pfarrkirche St. Mary von Lillingstone Lovell, auf der zwei aus Wolken kommende Hände ein blutendes Herz mit der Inschrift „Jhc" umfassen, könnte es sich um ein Herzgrab für den Priester John Merstun († 1486) handeln oder um ein Symbol der Gottesliebe auf einem Corpusgrab.[541] Herzgräber für einfache Geistliche waren im Allgemeinen nicht üblich.

Das Gleiche trifft wahrscheinlich auf einen Gedenkstein in Spielkartenherzform an der Innenwand der Kirche St. Mary the Virgin in Waltham, Norfolk, zu, auf dem zu lesen ist: „Post tenebras / spero lucem / Laus deo / meo."[542] Darunter steht auf einem rechteckigen Stein geschrieben, dass hier der 1487 verstorbene Vikar der Kirche, Robert Alen, begraben liege.

Der Gisant des Bischofs von Winchester, William Wainfleet (auch: Waynflete; † 1486), in der Magdalenenkapelle der Kathedrale hält ebenfalls ein Herz in der Hand. Auch hier handelt es sich eher um eine symbolische Darstellung seiner Liebe zu Gott als um den Hinweis auf eine getrennte Bestattung seines Herzens (s. Kap. 9.7).[543]

Thomas Savage (1463–1507), Erzbischof von York, wurde auch in seinem Münster begraben. Sein Herz soll in der Gruft unter dem Altar der von ihm gestifteten Savage-Chapel der Kirche St. Michael von Macclesfield, seinem Geburtsort, liegen. Hinweise sind nicht mehr vorhanden.[544]

Der Bischof von Llandaff, Wales, Salley Miles († 1516), verfügte in seinem Testament: „My body to be buried in the North end of our Lady Chapel, before the image of St. Andrew at the Gaunts of Bristol; my heart and my bowels to be buried at the high altar in the Church of Marthern [...]."[545]

Ebenfalls testamentarisch bestimmte der Bischof von Meath, Erzbischof von Dublin und Lordkanzler von Irland, William Rokeby († 1521), aus einer alten und reichen Familie stammend, sein Leichnam möge an seinem Geburts- und Sterbeort Kirk Sandall, Yorkshire, wo er auch am Anfang seiner geistlichen Laufbahn Rektor der Pfarrkirche war, in der posthum erbauten Rokeby-Kapelle bleiben. Als Ruhestätte für seine Eingeweide und das Herz bestimmte er eine gleichnamige Kapelle im Chor der Pfarrkirche (jetzt Münster) von Halifax, Yorkshire, wo er Vikar war.[546] Hier lautet eine Inschrift: „Hic jacet [] Willielmi Rokeby nuper Dublin. Archiepiscopi & Vicarii perpetui istius ecclesiae, qui [] credo quod Redemptor meus vivit."[547]

Eher legendenhaft ist die Annahme, dass die inneren Organe nach Irland gebracht worden seien.[548]

Vielleicht durch das Beispiel Peter des Roches († 1238) veranlasst, wollte der Abt von Waverley, später von Beaulieu, Thomas Skevington († 1533), sein Herz in seiner Kathedrale begraben haben, für die er zu Lebzeiten gesorgt hatte. Er war nämlich zuletzt Bischof von Bangor in Wales; sein Herz wurde in den Boden

13.7. Herzen geistlicher Fürsten in England, Irland und Schottland

der Bischofskirche vor einem Bild des Hl. Daniel versenkt.[549] Der Corpus blieb in Beaulieu, wo er seine letzten Jahre verbracht hatte.

Die „bowelles" (Eingeweide) eines weiteren Bischofs von Winchester, des Stephan Gardiner, der unter Heinrich VIII. und Maria I. auch hohe weltliche Ämter bekleidete und die Totenrede am Grab des Monarchen gehalten hatte, wurden bereits wenige Stunden nach seinem Tod am 12. November 1555 vor dem Hochaltar der Kirche St. Mary Overie,[550] Southwark, London, mit Trauerzeremoniell ohne Denkmal begraben.[551]

Auch mit dem Herzen des Beichtvaters des Monarchen, des John Longland, Bischof von Lincoln († 1547) wurde so verfahren. Es liegt in einer von ihm errichteten Kapelle in der Kathedrale von Lincoln.[552]

Wie in anderen Ländern gab es auch in England Protestanten, die vom Mythos des begrabenen Herzens beeindruckt waren, wie William Holcott von Barcote Manor († 1575). Dieser blieb auch unter Maria I. im Glauben fest und war nach der Revolution für seine eifernden Predigten bekannt. Nach seinem letzten Willen sollte sein Herz in die Kirche der Jungfrau Maria von Buckland gebracht werden.[553] Es liegt im Altarraum hinter einer steingerahmten dreieckigen Nische, verschlossen durch ein Holztürchen mit Metallschließe.

Im gleichen Jahr starb Matthew Parker, der anglikanische Erzbischof von Canterbury (1504–1575). Er wurde einbalsamiert und in seiner Privatkapelle im Lambeth-Palast, der Londoner Residenz der Erzbischöfe von Canterbury, begraben. Herz und Eingeweide kamen ohne Gedenkstein zu den Gräbern seiner Frau und seines Sohnes in der nahen St. Mary's Church.[554]

Die Eingeweide und das Herz eines weiteren Bischofs von Winchester, eines führenden reformierten Protestanten, des Robert Horne, der auch in seiner Kathedrale begraben liegt, wurden nach seinem Tod im Winchester House, Southwark, am 1. Juni 1580 entnommen und bei denen seines Vorgängers Stephan Gardiner († 1555, s.o.) in der Kirche St. Mary Overie, Southwark, begraben, wie im Sterberegister der Kirche zu lesen ist: „July 26th, 1579/80. buried the bowels of Robert Horne, Bishop of Winchester, in the church. Received for it 26s. 8d."[555]

Wie Herz oder/und Eingeweide von fünf seiner sieben Vorgänger andernorts bestattet wurden, so blieben auch Herz und Eingeweide von James Montagu(e), eines calvinistisch orientierten Bischof von Bath, später Winchester, im Altarraum der Pfarrkirche St. Alfege's von Greenwich, wo er am 20. Juli 1618 gestorben war. Sie wurden mit feierlichem Zeremoniell im Rahmen eines Gottesdienstes zur letzten Ruhe gebettet. Der Corpus wurde erst einen Monat später, erneut balsamiert, unter einem Monument in der Abbey Church von Bath begraben.[556]

Francis Atterbury war zwar königlicher Kaplan, später Bischof von Rochester, stiftete aber eine jakobitische Verschwörung an und musste ins Exil nach Paris gehen, wo er am 3. März 1732 verstarb. Sein Leichnam wurde in die Heimat, in die Westminster Abbey, gebracht, worüber ein detaillierter Bericht von STANLEY existiert.[557] In seiner von ihm früher angelegten Gruft lagen bereits die sterblichen Überreste seiner Frau und zweier Töchter. Neben seinen Sarg wurde seine Herzurne gestellt, die die Inschrift trug: „In hac urna depositi sunt cineres Francisci Atterbury, Episcopi Roffensis."[558]

Ein Denkmal war geplant, wurde aber nicht verwirklicht. Die Gruft wurde 1877 geöffnet, der Zustand der Särge und der Urne beschrieben.[559]

Zwei der letzten Herzen englischer Bischöfe wurden nebeneinander bestattet, unter dem Hochaltar der Kirche des St. Edmund's College, Old Hall Green, Ware, Hertfordshire. Dieses College hatte die Aufgaben des English College von Douai in Frankreich in der Ausbildung des englischen katholischen Priesternachwuchses übernommen, als dieses zur Zeit der Französischen Revolution schließen musste. William Poynter lehrte in Douai, das er während der Revolution verlassen musste. Nach mehreren Stationen im Exil kehrte er 1795 nach England zurück, arbeitete und lehrte dort wiederum in verschiedenen Ämtern und wurde 1812 zum katholischen Bischof von Halia „in partibus"[560] ernannt. Er wirkte vorwiegend am St. Edmund's College, unter anderem als College-Präsident, als Präsident der Catholic Book Society, und verfasste religiöse Schriften und Deklarationen. Deshalb blieb nach seinem Tod am 26. November 1827 in London sein Herz am Fuße des Hauptaltars des Colleges, wo der Priester die Messe zelebrierte.[561]

Fast zehn Jahre später wurde daneben das Herz seines Nachfolgers, des James Yorke Bramston, in den Boden gesenkt. Bramston, ein Konvertit zum römisch-katholischen Glauben, folgte dem Dr. Poynter als apostolischer Vikar des Distrikts London nach und wurde seinerseits zum Bischof von Usula „in partibus" ernannt. Er starb in Southampton mit 74 Jahren am 11. Juli 1836. Auch sein Corpus wurde mit dem seines Vorgängers vereinigt, in der katholischen St. Mary's Church, Moorfields, London.[562]

Noch 100 Jahre später wurde das Herz des Erzbischofs von Westminster, Francis Bourne (1861–1935) in der Kapelle des St. John's-Seminars in Wonersh, Surrey, dessen erster Rektor er gewesen war, begraben. Die Grabinschrift lautete: „Francis, Cardinal Bourne, first rector of this seminary, bestows his mortal heart in pledge of his immortal love."

Sein Corpus kam ins St. Edmund's College von Old Hall Green (s.o.).[563]

13.8 Herzen geistlicher Fürsten in Polen[564]

Der Katholizismus war und ist in Polen die dominierende Religion, daher entschied sich doch eine größere Anzahl von Kirchenfürsten bis ins 20. Jahrhundert, ihr Herz

13.8. Herzen geistlicher Fürsten in Polen

gesondert bestatten zu lassen. Eine verbindliche Tradition für dieses Funeralritual existierte nicht im polnischen Klerus, bemerkenswert ist jedoch, dass mehrere Primasse von Polen ihr Herz der Gnesener[565] Kathedrale anvertrauten[566] und dass die Zahl der geistlichen Herzbestattungen vom Ende des 19. bis Mitte des 20. Jahrhunderts noch höher war als in anderen mitteleuropäischen Ländern.

Eine der ersten Bestattungen dieser Art fand in der Jesuitenkirche St. Marien von Nysa (Neisse) statt, nachdem die Stadt durch die Reformation zur Residenz der Breslauer Bischöfe geworden war. Der Habsburger Erzherzog Karl von Österreich, Fürstbischof von Breslau, Bischof von Brixen, Bruder Kaiser Ferdinands II., hatte die Jesuiten in diese seine Residenzstadt geholt und dort ein Gymnasium erbaut. Als er auf einer Reise nach Madrid am 28. Dezember 1624 dort starb, wurde sein Herz, in einer vergoldeten Silberkapsel eingeschlossen, auf seinen Wunsch in seine Residenz zurückgebracht,[567] sein Leichnam blieb im Escorial.[568] Das dem Spielkartenherz nachgeformte, mit Henkeln, Kette und Deckel versehene Gefäß trägt die Inschrift:

> COR
> SEREN. CAROLI Arch.
> Duc Austr. Episc. Wroc.
> FUNDATORIS
> COLL. Soc. IESV
> NISSAE
> in ARRHAM AMORIS
> ex Hispan.
> A. MDCCXXV
> missum et in Tesseram Graditudinis
> hic inclusum[569]

Es wird alljährlich am 4. November, dem Geburtstag des Erzbischofs, während der Messe ausgestellt. Sonst ist sein Platz in der Schatzkammer St. Jakobus im Glockenturm der Basilika St. Jakob und St. Agnes.

Dem Beispiel seiner Mutter, der Österreicherin Constanze von Österreich († 1631), der Gattin Königs Sigismund III. Wasa, folgend, ließ der nächste Fürstbischof von Breslau und Bischof von Płock, Karl Ferdinand Wasa (1613–1655), sein Herz mit dem ihrigen in der Warschauer Jesuitenkirche vereinigen. Dort wurden auch Corpus und Eingeweide des Bischofs bestattet. Die Kirche wurde im Zweiten Weltkrieg vollständig zerstört und mit ihr die Gräber von Mutter und Sohn.[570]

Wiederum in Neisse, in der von ihm barockisierten gotischen St. Jakobskirche, liegt das in ein Blechkästchen eingeschlossene Herz des Kardinals und Fürstbischofs von Breslau, Friedrich von Hessen-Darmstadt, eines konvertierten Protestanten und früheren Militärführers, der sich stark für die Rekatholisierung Schlesiens eingesetzt hatte, unter einer quadratischen Steinplatte in einem Mauervorsprung im Presbyterium. In schwarzen Lettern steht darauf:

> SEREN: ET EMINEM:
> PRINCIPIS, AC DNI DNI

FRIDERICI
S. R.E. CARDINALIS. LANDGRAVII
HASSIAE, EPI VRATISLAVIEN
COR HIC RECONDITVM EST
QVI IN DOMINO OBIIT
VRATISLAV: XIX FEB A: MDCLXXXII[571]

Der geistliche Würdenträger war nach längerem Siechtum mit 66 Jahren am 19. Februar 1682 im Oberamtshaus zu Breslau gestorben. Am 24. Februar wurde das Kästchen in einer hölzernen Kiste von einem Boten nach Neisse gebracht und stand bei den feierlichen Exequien mit einem schwarzen Schleier verhüllt auf der Tumba.[572] Sein Corpusgrab befindet sich im Breslauer Dom.

Der Bischof von Krakau, Vizekanzler der Krone, Jan Małachowski (1623–1699), hatte der Muttergottes eine Kirche wegen Errettung aus Lebensgefahr gelobt. Er holte die Schwestern des Ordens Mariä Heimsuchung nach Krakau und ließ die Klosterkirche Heiliger Franz von Sales bauen, in der er auch sein Herz bestattet haben wollte.[573]

Sein Neffe Stanisław Małachowski, Gouverneur von Posen und Kalisch, starb im gleichen Jahr wie sein Onkel, also 1699, während Friedensgesprächen mit dem Osmanischen Reich im Auftrag seines Königs August II. in Istanbul. Sein Leichnam wurde zurück in die Heimat gebracht, der Corpus erhielt ein Ehrengrab in der Heilig-Kreuz-Kirche von Warschau, sein Herz liegt in der von seinem Onkel gegründeten Franz-von-Sales-Kirche in Krakau an einem heute nicht mehr bekanntem Ort begraben.[574]

Mehr als zwei Jahrhunderte später wurde neben das Herz des Krakauer Bischofs ein zweites eines Krakauer Bischofs postiert, das des späteren Kardinals Albin Dunajewski (1817–1894) in einem in ein Silbergefäß eingeschlossenen Glasbehälter. Die beiden Urnen standen vor der Figur eines in kostbare Kleider gehüllten, segnenden Jesuskindes, das in der linken Hand die Erdkugel hält und das von den Salesianerinnen besonders verehrt wird, in der Kapelle des Jesuskindes der Franz-von-Sales-Kirche.[575] Der Verstorbene war vor seiner Ernennung zum Kardinal Kaplan und Beichtvater der Nonnen.

Jan Aleksander Lipski (1690–1746) war wie sein Vorfahr Andrzej Lipski († 1631) Bischof von Luzk.[576] Dieser hatte die Lipski-Kapelle in der Sankt-Stanislaus-und-Wenzel-Kathedrale auf dem Wawel in Krakau gebaut, in der er und später auch Jan Aleksander begraben wurden. Der Letztere war auch Bischof von Krakau, Kardinal, als Diplomat Vertrauter König Augusts II. Sein Herz befindet sich in einer Alabasterurne in einer durch ein Glastürchen verschlossenen Nische in der Wand der Marienwallfahrtskirche Mariä Himmelfahrt und St. Andreas im Dorf Chocz, das damals Eigentum der Familie Lipski war. Die Inschrift darauf ist schlicht: „TU SPOCZYWA SERCE KARDYNALAS JANA ALEKSANDRA LIPSKIEGO."[577]

Sein Nachfolger auf dem Bischofsstuhl von Krakau war Andrzej Stanisław Załuski (1695–1758), der ebenfalls in der Kathedrale auf dem Wawel begraben wurde.

13.8. Herzen geistlicher Fürsten in Polen

Sein Herz ruht in der spätbarocken Kirche der Heiligen Dreifaltigkeit in Kobyłka, einem Ort in der Nähe von Warschau.[578] Diese Kirche hatte sein Bruder, der Jesuit Martin Załuski, erbaut und geweiht.

Der Erzbischof von Gnesen, von Posen, Bischof von Livland, Primas von Polen, Krzysztof Antoni Szembek, starb 1748 in Łowicz und vermachte sein Herz den dortigen Piaristen, deren Kirche er finanziell gefördert hatte. In der Wand des linken Seitenschiffes dieser Kirche bedeckt ein kunstvoll gestaltetes Wandkardiotaph aus vergoldetem Kupfer mit einem ausführlichen Text die aus Zinn gefertigte Urne.[579]

Der Bischof von Przemyśl und Włocławek, Walenty Aleksander Czapski, starb 1751 in seiner Residenz im nahen Danzig und wurde in der Kathedrale von Włocławek begraben. Sein Herz fand seine letzte Ruhe in dem seiner Familie gehörenden Dorf Lalkowy, in der Pfarrkirche. Diese brannte 1862 vollständig aus. Dabei ging auch der Metallbehälter mit dem Herzen verloren.[580]

Der Bischof von Kamieniec,[581] Mikołaj (Nicholas) Dembowski, stammte aus einer Familie, die auch verschiedene andere Kirchenfürsten hervorgebracht hatte. Der einflussreiche Kleriker versah eine Reihe weiterer Kirchenämter und betätigte sich politisch, unter anderem auch als Sekretär König Augusts III., der ihn 1756 zum Erzbischof von Lwiw ernannte. Er starb ein Jahr später, 1757, sein Herz wurde in der Kathedrale St. Peter und Paul von Kamienec, in deren Krypta auch sein Corpus liegt, in einem Bronzebehälter beigesetzt.

Dieser ist in eine Alabastervase eingeschlossen, umrahmt von vergoldetem Rocaillenschmuck, darüber die Büste des Bischofs. Darunter steht auf einer Tafel in goldenen Lettern:

> Nomine vocatione vita NICOLAO
> De stemmate ielitarum a Dembowa Gora
> DEMBOWSKI
> Ex Aqua & Spiritus Die 17 xbris 1693 renato
> Ecclesiae praesentis Sponso. Gregis Pastori Praeelecto.
> Ad Metropolim. Russiae Antistitum Postulato.
> In Osculo Crucifixi Dni. Jesu Xij. Cui vixit.
> Eadem vita Die 17 9bris 1757 Anno denato.
> Ac Aras Ciborii ab Eodem crccii & fundati sepulto
> CAPITULUM CATHEDRALE Kamienec CAMENECENSE
> CUI COR sursum consignavit.
> Perpetuae Gratitudinis monumentum
> Filialis reverentiae & amoris ergo
> Anno salutis 1758 vo Extruxit.[582]

Zwei Bischofsherzen ruhen in der St.-Jakobs-Kirche der Stadt Skierniewice in Zentralpolen, in der sich die Residenz der Erzbischöfe von Gnesen befand. Die alte gotische Kirche war 1781 durch einen Neubau ersetzt worden, den der Erzbischof von Gnesen, Antoni Kazimierz Ostrowski, finanziert und eingeweiht hatte. Hier wollte er in einem zu Lebzeiten errichteten prächtigen Monument auch begraben werden. 1782 reiste der bereits schwerkranke Kirchenfürst nach Paris, um sich bei dem berühmten Arzt Mesmer behandeln zu lassen. Dort starb er 1784 und wurde in der Kirche Saint-Louis beim Louvre begraben. Drei Jahre später wurde sein Herz in einem Metallbehälter zurückgebracht und in sein Grabmal eingeschlossen. Das Monument steht in einer kleinen Seitenkapelle rechts vom Altar: Die Herzurne aus schwarzem Marmor mit der Aufschrift „RESURGAM"[583] wird von einem kleinen und einem großen Engel flankiert, die Rückwand bildet ein vergoldeter Vorhang über einem Medaillon mit dem Brustbild des Bischofs. Dahinter ragt ein Obelisk aus Rotmarmor mit Wappen und Bischofsinsignien empor. Das Podest trägt eine Marmorplatte mit Inschrift mit Namen, Würden und Lebensdaten.[584]

Jahre vorher war das Herz eines anderen Primas von Polen und Erzbischof von Gnesen in St. Jakob von Skierniewice bestattet worden: Adam Ignacy Komorowski (1699–1759) hatte noch den Verfall der alten Kirche moniert, ohne Renovierungsmaßnahmen einzuleiten. Er hatte aber in seiner Residenzstadt ein Krankenhaus erbaut. Der berühmte Prediger verstarb 1759 an einer Sepsis nach einer Fußverletzung und wurde in der Kathedrale von Łowicz begraben. Das Herz liegt hinter einem wie ein Vorhang oder ein drapiertes Tuch gestalteten Marmorkardiotaph, in dessen Mitte sich ein halbreliefiertes Herz befindet, an der Wand der Kirche St. Jakob. Darüber ist das Porträtmedaillon des Kirchenfürsten angebracht.[585]

Das Grab des Bischofs von Przemyśl, Józef Tadeusz Kierski († 1783), befindet sich in der Kathedrale dieser Stadt. Sein Herz liegt hinter einem mit einem Herzsymbol verzierten Kardiotaph über dem Altartisch der Herz-Jesu-Kapelle der Stiftskirche von Brzozowo, die er hatte renovieren lassen.[586]

Die Herzen zweier Kanoniker aus der einflussreichen Familie der Potockis, des Kajetan († 1793) und des Pawel Potocki (Todesdatum nicht bekannt), lagen hinter einer roten Marmortafel in der Mariä-Himmelfahrts-Kirche von Buczacz,[587] das damals der Familie gehörte. 1945 wurde die Kirche profaniert, die Urnen, die noch 1993 vorhanden waren, verschwanden später, wurden wahrscheinlich gestohlen. Die Tafel wurde später in die renovierte und wieder geweihte Kirche transferiert.[588]

Einer der bedeutendsten Vertreter der Aufklärung in Polen war der als Patriot verehrte Kanoniker, Politiker und Publizist Hugo Kołłątaj. Er starb, nachdem ihm die russischen Behörden jede politische Tätigkeit untersagt hatten, weitgehend vergessen, 1812 in Warschau und wurde auf dem Powązki-Friedhof anonym bestattet. Sein Herz wurde auf Veranlassung seines Sekretärs Michael Szymanski entnommen und in die Kirche des Dorfes Wiśniowa gebracht, das damals seiner Familie gehörte. Am Tor zur Kirche wurde eine Tafel angebracht, die auf dieses Begräbnis hinwies. Das Behältnis wurde allerdings dann im Keller der Pfarrkirche vergessen. 1867 entdeckte der Pfarrer Skrzynecki bei Aufräumarbeiten eine Holzkiste, in der sich eine mit einer Inschrift versehene Bleikiste und in dieser ein Glasbehälter mit einem geschrumpften, vertrockneten Herzen befand.

13.8. Herzen geistlicher Fürsten in Polen

1882 erinnerte ein weiterer Pfarrer der Kirche, Bonaventura Rewrowski, in einem Schreiben an eine Warschauer Zeitung seine Mitbürger an ihren verdienten, aber vergessenen Landsmann. Daraufhin wurde eine vom Bildhauer Faustina gefertigte Gedenktafel links neben dem Hauptaltar der Pfarrkirche angebracht, auf die die Inschrift des Bleibehälters[589]

SERCE
KS HUGONA HR STUMBERG
KOLLONTAJA
PIERWSZEGO EMERYTA
SZKOŁY CŁOWNEJ AKADEMI KRAKOWSKIEJ
PODKANCLERZIGO KORONNEGO
KANONIKA KATEDRALNEGO KRAKOWSKIEGO
ORDEROW POLSKICH KAWALERA
KTORY URODZIL IEDNIA I KWIETNIA
1750 R:
UMARL DNIA 28 LUTEGO 1812 R:
W WARSZAWIE
PAMIECI KOLONTAIA RODACY
1882 ROKU

übertragen wurde und die mit diesem Herzgefäß gekrönt wurde. Rotarmisten zerschlugen im Zweiten Weltkrieg den Behälter auf der Suche nach Wertgegenständen, 1950 sicherte wieder ein Pfarrer der Kirche, Stanisław Resztzak, die Überreste. 1991 wurde der Behälter während Renovierungsarbeiten hinter der Tafel eingemauert, wo er sich bis heute befindet und Ziel von Besuchern ist, die sich der nationalen Bedeutung Kołłątajs erinnern.[590]

Ein weiterer Erzbischof von Gnesen, Primas von Polen, Tymoteusz Paweł Gorzeński (1743–1825) wünschte eine Bestattung an zwei verschiedenen Orten: Da er auch Bischof von Posen war, wurde sein Leib in der dortigen Kathedrale begraben. Sein Herz ist in eine Kristallurne in Pokalform eingeschlossen, die in der Krypta der Kathedrale von Gnesen steht.[591]

Danach blieb der Bischofsstuhl von Gnesen mehrere Jahre unbesetzt, bis 1831 Marcin Dunin (1774–1842), zum Erzbischof von Gnesen und Posen und Primas von Polen ernannt wurde. Auch sein Herz wurde auf seinen Wunsch hin in seiner zweiten Metropolitankirche, der Gnesener Kathedrale, beigesetzt. Dort steht in einer Nische der St.-Josephs-Kapelle die Urne, ein Pokal mit Deckel und Henkeln aus Edelmetall. Sein Leib blieb wie der seines Vorgängers in der Kathedrale von Posen.[592]

Der Lemberger[593] Erzbischof Łukasz Baraniecki (1798–1858) starb während einer Visitation der Kirche von Cieszanów. Dort blieb dann auch sein Herz, in einer Kapelle auf dem Friedhof, unter einem Obelisken mit der Aufschrift „Tu spoczywa serce abpa lwoskiego / Lukasza Baranieckiego". Der Corpus wurde nach Lwiw, in die katholische Mariä-Himmelfahrt-Kathedrale, zurückgebracht.[594]

13. Geistliche Fürsten

Erzbischof Dunins Nachfolger auf den Bischofsstühlen von Gnesen und Posen und als Primas von Polen war nach einer mehrjährigen Vakanz der politisch aktive, mit der polnischen Nationalbewegung sympathisierende Leon Michał Przyłuski. Er starb 1865 in Posen und wurde in seiner Kathedrale beigesetzt. Sein Herz ist in einer schlichten runden Zinnurne in seiner zweiten Metropolitankirche, ebenfalls in der Krypta des Domes von Gnesen, eingeschlossen.[595]

1865 wurde dann Mieczysław Halka Ledóchowski von Papst Pius IX. zum Nachfolger ernannt. Wegen seines Widerstands gegen die preußischen Behörden im Kulturkampf wurde er inhaftiert und noch während der Haft zum Kardinal ernannt. Von Papst Leo XIII. zum Präfekten der Kongregation für die Verbreitung des Glaubens ernannt, trat er als Erzbischof zurück und residierte in Rom, wo er am 22. Juli 1902 verstarb. Da die preußische Regierung die Überführung seines Leichnams nach Posen verbot, wurde er in Rom auf dem Campo-Verano-Friedhof begraben.

Dafür kehrte sein Herz zurück. Es wurde noch 1902 in der Kathedrale von Gnesen, an der rechten Wand der Kapelle der Muttergottes von Tschenstochau hinter einem von seinem Neffen gestifteten Kardiotaph begraben, das sein Halbporträt im Profil auf einem goldenen Mosaikhintergrund zeigt.[596]

Darunter steht

TU ZLOZONE SERCE S. P. MIECZYSLAWA
KARDINALA LEDOCHOWSKIEGO ARCYBISKUPA
GNIEZNIESKIEGO I POZNANSKIE OD 1866–1886
ZMARIEGO W RZYMIE DNIA 22 LIPCA 1902.

WOZIECZNY BRATANEK
MIECZYSLAW HR LEDOCHOWSKI Z LIPNICI

1927 wurden dann die sterblichen Überreste aus Rom in die Kathedrale von Posen überführt und hinter einem Epitaph verschlossen.

Der letzte Erzbischof von Posen und Gnesen, dessen Herz bestattet wurde, war der Salesianer August Hlond (1881–1948), Primas von Polen und seit 1946 auch Erzbischof von Warschau, bereits 1927 von Papst Pius XI. zum Kardinal ernannt. Er musste vor den deutschen Truppen 1939 fliehen und begab sich nach Rom ins Exil, um von dort aus den Völkermord der Nationalsozialisten und die Verfolgung der katholischen Kirche in Polen anzuprangern. Nach Kriegsende reorganisierte er die katholische Kirche seines Heimatlandes neu und starb 1948. Seine Seligsprechung war allerdings wegen seines Umgangs mit der Vertreibung der Deutschen aus den Ostgebieten umstritten. Sein Grab befindet sich hinter einem großen Wandepitaph in der Johanneskathedrale in Warschau. Sein Herz wurde auf seinen Wunsch hin in einem in eine Metallurne eingeschlossenen Kristallbehälter in einer Wand der Kathedrale von Gnesen beigesetzt. Sein Nachfolger, Kardinal Wyszyński, spendete zu seinem 25. Todestag die Marmorplatte für das Grab, auf der geschrieben steht:

TU SLOZONO
SERCE

13.8. Herzen geistlicher Fürsten in Polen

PRIMASA POLSKICH
AUGUSTA KARDYNALA HLONDA
ARCIBYSKUPA GNEZNENSKIEGO
I POZNANSKIEGO 1926–1946
ARCYBISCUPA GNEZNENSKIEGO
I WARSZAWSKIEGO 1946–1948
ZMARLEGO N WARSZAWIE
22.10.1948[597]

Der Theologe, Dekan der katholischen Fakultät und Rektor der Universität des damals polnischen Lembergs Józef Bilczewski (1860–1923) wurde auf Initiative Kaiser Franz Josephs I. von Papst Leo XIII. zum Bischof von Lemberg ernannt. Er engagierte sich im Ersten Weltkrieg und in den darauffolgenden Jahren, als es zu bürgerkriegsähnlichen Auseinandersetzungen zwischen Polen, Ukrainern und Einheiten der Roten Armee kam, unter Einsatz seines Lebens für den regionalen Klerus und die Bevölkerung, die hohe Opferzahlen zu beklagen hatten. Er starb am 20. März 1923 an einer Blutkrankheit in seiner Bischofsstadt und wurde seinem Wunsch entsprechend auf dem Janiwskyj-Friedhof, der den Armen und der Arbeiterklasse vorbehalten war, begraben. Sein Herz kam in die St.-Stanislaus-Kirche von Lubaczów. 2001 wurde der Bischof von Papst Johannes Paul II. bei dessen Besuch in der Ukraine seliggesprochen. Der Papst segnete die Herzreliquie, die dann in die Lateinische Kathedrale von Lwiw gebracht wurde und noch heute bei Prozessionen mitgeführt und verehrt wird.

Das blaue sargförmige Behältnis mit dem bischöflichen Wappen steht in einer Seitenkapelle der Kathedrale unter einem marmornen, von vier Säulen gestützten Baldachin auf einem ornamentgeschmückten Postament. Auf dem Deckel knien zwei betende Engel. Eine Gedenktafel aus Marmor mit Bild und Wappen erinnert in der St.-Stanislaus-Kirche an das ursprüngliche Grab und den Verbleib des bischöflichen Herzens:

BL. KS. JOZEF BILCZIEWSKI
ARCHIEPISKUP LWOWSKI

TU SPOCZYWALO
SERCE
SIUGI BOZEGO
ARCYBISKUPA
IOZEFA
BILCZEWSKIEGO
POWROCILO DO LWOWA A.D. 2001

2005 erfolgte die Heiligsprechung durch Papst Benedikt XVI.[598] In der Kathedrale von Lwiw, Ukraine, wird das Herz Bilczewskis inzwischen als Reliquie verehrt.

Bilczewski traf während seines Studiums in Rom mit Bolesław Twardowski zusammen, der an der Päpstlichen Universität Gregoriana Kirchenrecht studierte. Dieser kehrte in seine Heimat, das damals österreichische, später polnische Lemberg zurück und versah mehrere hohe Kirchenämter. Wenige Wochen nach dem

Tod Bilczewskis im Jahre 1923 wurde er vom Heiligen Stuhl zu dessen Nachfolger als Erzbischof von Lemberg ernannt. Er starb nach längerer Krankheit am 22. November 1944 und wurde zunächst in der Krypta der Ostra-Brama-Kirche in Łyczaków bestattet. Vier Jahre später, nach der Säkularisierung der Kirche, wurden seine sterblichen Überreste in die Katakomben der Kathedrale Mariä Himmelfahrt von Lemberg überführt. Sein Herz kam eingeschlossen in eine Silberurne mit der Inschrift „Serce sp. Boleslawa Twardowskiego arcybiskupa – metropolity lwowskiego" zu dem von ihm verehrten Gnadenbild Unserer Lieben Frau von der Immerwährenden Hilfe in die Kirche des Klosters der Unbeschuhten Karmelitinnen seiner Bischofsstadt. Die Schwestern siedelten 1946 nach Polen um, als die Stadt sowjetisch wurde, und nahmen Gnadenbild und Herzurne mit sich. Nach Zwischenaufenthalten entstand das neue Kloster in Kalisz. 1971 wurde die Klosterkirche eingeweiht mit einer Kapelle mit Gnadenbild und Bischofsherz. 2011 wurde die Kapelle renoviert und ein neuer Altar unter dem Muttergottesbild mit einer Reliquie des Hl. Ignatius von Antiochien geschaffen. Rechts daneben steht auf einem schlichten Podest ein Kästchen mit dem Herzen.[599]

Die Herzbestattungen der Bischöfe Twardowski und Hlond dürften die letzten im katholischen Polen gewesen sein. Das polnische Volk wollte – wohl auch in Erinnerung an den Verbleib der Herzen berühmter Landsleute wie Kościuszko, Chopin oder Pilsudski – das Herz seines berühmten Landsmannes, des Papstes Johannes Paul II. († 2005), zurückhaben, nachdem der Leichnam im Petersdom bleiben musste (s. Kap. 13.10; 1). Hochrangige Kirchenvertreter gingen noch nach der endgültigen Beisetzung in toto mit solchen Erwartungen an die Öffentlichkeit, insbesondere nach erfolgter Selig- und bevorstehender Heiligsprechung,[600] wenn dann Reliquien des Papstes in seine Heimat zurückgesandt würden. Bisher ruht Johannes Paul ungeteilt in der St.-Peters-Gruft des Petersdomes von Rom.

13.9 Herzen geistlicher Fürsten im übrigen Europa und außerhalb

13.9.1 Italien

Wie bei den weltlichen Eliten handelte es sich bei den Eingeweide- und Herzbestattungen geistlicher Fürsten auf italienischem Boden überwiegend um die sterblichen Reste ausländischer Würdenträger, die dort residierten, sich aus anderen Gründen dort aufhielten oder dort im Exil starben. Die italienischen Kardinäle lehnten eine postmortale Körperteilung im Gegensatz zu ihren französischen, englischen und deutschen Amtsbrüdern ab.[601]

So starb der französische Dominikaner Hugues Aycelin Montaigut de Billom am 28. Dezember 1297 in Rom, wo er als Kardinalpriester von Santa Sabina dem damals dort bestehenden Dominikanerkloster vorstand. Seinem letzten Willen entsprechend wurde sein Leichnam in die Heimat, in die Kirche des Jakobinerklosters

13.9. Herzen geistlicher Fürsten im übrigen Europa und außerhalb

von Clermont, zurückgebracht, wohingegen seine Eingeweide in der Basilika Santa Sabina vor dem Altar blieben.[602]

Der aus dem Hause Habsburg stammende[603] Kardinal Andreas von Österreich, Bischof von Konstanz und Brixen, residierte in Konstanz und vor allem im Meersburger Schloss. Im Herbst 1600 pilgerte der damals 42-Jährige anlässlich des Heiligen Jahres, angeblich in härenem Gewand, mit kleinem Gefolge, über den Marienwallfahrtsort Loreto nach Rom. Von dort aus begab er sich auf eine Reise nach Neapel, zog sich eine schwere Infektion zu und verstarb am 12. November 1600. Sein Leichnam wurde in der deutschen Nationalkirche Santa Maria dell'Anima in Rom, sein Herz in der Kirche Santa Maria della Pietà des Campo Santo bei St. Peter beigesetzt.[604]

Der von seinem Großonkel, dem Papst Sixtus V. († 1590, s. Kap. 13.10), zum Kardinal ernannte Alessandro Peretti di Montalto († 1623) wollte, dass sein Herz in der von ihm geliebten und geförderten Kirche Sant'Andrea della Valle ruhen sollte.[605]

Ein weiteres Mitglied der Familie Peretti, die erste Frau des Don Michele Peretti, Magdalena della Somaglia († 1611), wurde in der Familiengruft in Santa Maria Maggiore begraben, ihr Herz bekamen die Kapuziner von San Bonaventura in Rom.[606]

Einem in Geisa bei Fulda geborenen berühmten Naturforscher, Autor vieler wissenschaftlicher Werke, Sammler, Universalgelehrten, dem Jesuiten Athanasius Kircher, der mit 80 Jahren nach langer, schwerer Krankheit am 27. November 1680 in Rom verstarb, wo er meist am Collegium Romanum, der aus einer Jesuitenschule entstandenen Päpstlichen Universität Gregoriana, lebte und forschte, wurde nach der Sektion, bei der 30 Gallensteine gefunden wurden, das Herz entnommen. Er hatte in seinen letzten Lebensjahren Mittel gesammelt für den Bau einer der Jungfrau Maria geweihten Wallfahrtskirche auf dem Berg Mentorella bei Tivoli, wo nach einer Legende dem Hl. Eustachius ein wundersamer Hirsch erschienen war und wo bereits Kaiser Konstantin eine der Muttergottes geweihte Kirche hatte bauen lassen. Dort sollte sein Herz zu Füßen der seligsten Jungfrau Maria ruhen. Unter dem Teppich über den Stufen des Hauptaltares ist eine Steinplatte mit der folgenden Inschrift eingelassen:

> Athanasius Kirker Sac. Soc. Jesu.
> templi huius instaurator
> et sacrae quae heic quotannis celebratur
> expeditionis auctor,
> cor suum ad Arae Mariae D.N. pedes
> condi voluit,
> Obiit Romae A. MDCLXXX
> aetatis LXXX [607]

Sein Corpus wurde in der Hauptkirche des Jesuitenordens Il Gesù in Rom an einer nicht mehr bekannten Stelle begraben.

13. Geistliche Fürsten

Fast ein halbes Jahrhundert später, 1724, kam das Herz des Papstes Innozenz XIII. in die Wallfahrtskirche von Mentorella (s. Kap. 13.10). 1786 wurde ein drittes Herz dort begraben, ebenfalls eines Jesuiten und Forschers, des Giuseppe Maria Mazzolari (1712–1786).[608]

In der im Zweiten Weltkrieg vollständig zerstörten, wiederaufgebauten Kirche der Benediktinerabtei Monte Cassino wurde das Herz des spanischen Benediktiners und späteren Kardinals José Saenz d'Aguirre (1630–1699) nach dessen Wunsch begraben, der Leib in San Giacomo degli Spagnoli in Rom.[609]

Der einflussreiche, in vielen hohen Kirchenämtern tätige Kardinal Girolamo Casanate (1620–1700) war unter anderem auch Leiter der Vatikanischen Bibliothek. Er gründete seine eigene Bibliothek, die noch heute bestehende Biblioteca Casanatense, die bis 1884 von den Dominikanern der Kirche Santa Maria sopra Minerva geleitet wurde. Zwei Dominikaner standen ihm im Sterben bei. Deshalb vermachte er sein Herz dieser Kirche, wo es unter einer schwarz gerahmten weißen Marmorplatte mit der schwer lesbaren Inschrift

D O M
EMINENTISSIMI S. R.E.CARDINALIS
HIERONYMI CASANATI.
COR
PIETATI SACRUM, DEOQUE PLENUM
EFFUSAE IN PRAEDICATORUM ORDINEM
BENEFICIENTIAE FONS.
VOTA DEO, PRECESQUE NUNCUPANTIBUS
GRATI AC PIE MEMORIS ANIMI
MONUMENTUM
MDCC[610]

im Kirchenschiff liegt. Sein Leib wurde auf seinen Wunsch in der Lateranbasilika bestattet.

Der Bischof von Montefiascone, Kardinal Marcantonio Barbarigo (1640–1706), starb in seiner Residenz und wurde in der Krypta der Kathedrale Santa Margherita von Montefiascone begraben, sein Herz bzw. seine Praecordia kamen in das von ihm gegründete Priesterseminar des Ortes.[611]

Das Herz des Kardinals und Erzbischofs von Benevento, Serafino Cenci (1676–1740), liegt hinter einer weißen Steinplatte aus dem 20. Jahrhundert mit Wappen und der Inschrift „QUI / IN SEGNO DI AMORE / VERSO LA CHIESA SUA SPOSA / RIPOSA IL CUORE / DEL CARDINALE SERAFINO CENCI / METROPOLITA DI BENEVENTO / MORTO A ROMA L'ANNO DEL SIGNORE / 1740" in der Krypta seiner Kathedrale Santa Maria Assunta.[612] Er war nach längerer Krankheit in Rom gestorben, dort in seiner Titelkirche Sant'Agnese fuori le mura begraben worden, wollte aber, dass sein Herz in seine Residenzstadt zurückkäme.

13.9. Herzen geistlicher Fürsten im übrigen Europa und außerhalb

Der Kardinal Lodovico Pico della Mirandola (1668–1743) starb in seinem römischen Palast und wurde in der Kirche der Bruderschaft des Heiligsten Namens Mariä begraben. Sein Herz ruht nach seinem Wunsch unter einer weißen Marmorplatte mit der teilweise verwischten Inschrift

>COR HEIC ASSERVATVR
>LVDOVICI S. R.I. CARDINALI
>PICO DI MIRANDVLA
>EPISCOPI POPINI []SIS
>OBIIT DIE IX ANNO (MDCCXLIII)[613]

im Boden vor dem Abgang zur Krypta von Santa Prassede in Rom.

In der Kirche San Luigi dei Francesi in Rom, wo er 1794 gestorben war, blieb das Herz des französischen Kardinals und Botschafters beim Heiligen Stuhl, François-Joachim de Pierre de Bernis, während die Familie den Leichnam nach Frankreich, in die Kathedrale Notre-Dame-et-Saint-Castor von Nîmes zurückbrachte.[614]

Im antiken, im Jahre 609 in eine Kirche umgewandelten Pantheon in Rom sind neben anderen Berühmtheiten auch die Herzen zweier Kardinäle beigesetzt: die Praecordia des Kardinals, Großpriors des Malteserordens und Neffen des Papstes Pius VI., Romoaldo Braschi-Onesti († 1817), hinter einer rechteckigen, wappengekrönten Marmorwandtafel in der Kapelle der Mutter der Barmherzigkeit mit der Inschrift

>D.O.M.
>HEIC IN TEMPLO SVAE DIACONIAE SITA SVNT PRAECORDIA
>ROMVALDI S. R.E CARD. BRASCHI DE HONESTIS
>PII VI P.M. EX SORORE NEPOTIS
>BREVIVM A SECRETIS
>ORDINIS HIEROSOL IN VRBE MAGNI PRIORIS
>SS BASIL VATIC ARCHIPRESBITERI
>VIRI ANIMI FORTITVDINE RELIGIONE
>MORVM CANDORE ET COMITATE NVLLI SECVNDI
>QVI VIXIT ANNOS LXIII MENS IX DIE XI
>OBIIT ROMA PRID KAL MAIAS AN MDCCCXVII
>ORATE PRO EO[615]

und das Herz des Kardinals Ercole Consalvi, des Hauspälaten Pius' VI. und diplomatischen Vertreters des Kirchenstaates beim Wiener Kongress, wo er die Restauration des Kirchenstaates erreichte. Er verstarb mit 66 Jahren 1824 in Rom und wurde dort in der Familiengruft in San Marcello al Corso beigesetzt. Sein Herz ruht in einem von Thorvaldsen geschaffenen Sarkophag im klassizistischen Stil in der ersten Nische links vom Eingang. Er stellt in einem Flachrelief den Geistlichen dar, wie er die als Frauengestalten personifizierten päpstlichen Provinzen an Pius VII. zurückgibt. Darüber stehen seine Büste und auf dem Postament die Inschrift:

D.O.M.\
HERCULI CONSALVI S. R.E.\
DIAC. CARD. S. MARIAE. AD. MARTYRES\
CUIUS COR HIC CONDITUM EST HOCCE PIETATIS.\
MONUMENTUM AMICI TANTI VIRI POSERUNT. MDCCCXXIIII[616]

1752 wurde das Herz des Kardinals und Erzbischofs von Montefiascone, Pompeo Aldrovandi, in der Rosenkranzkapelle seiner Kathedrale bestattet.[617]

Die Herzen einiger Brixener Fürstbischöfe wurden im Ausland beerdigt, so des Nikolaus von Kues in Bernkastel in Deutschland, des Andreas von Österreich in Rom, des Kaspar Ignaz von Künigl in Innsbruck (s. dort). Lediglich die Eingeweide des Leopold von Spaur († 1778) wurden in der von ihm renovierten Hofkirche der Stadt beigesetzt.[618] Im Dom wird von einer Eingeweidebestattung des Kardinals Bernhard von Cles berichtet.[619] Dieser war Bischof von Trient und am 21. Mai 1539 zum Apostolischen Administrator des Fürstbistums Brixen ernannt worden. Dort verstarb er bereits am 30. Juli 1539 und wurde in der Kathedrale von Trient begraben.

Ein wegen seiner Schlichtheit auffallendes, undatiertes Herzgrab eines Unbekannten, vielleicht eines Mönches, befindet sich in der Wand des Ganges zur Sakristei der Kirche San Domenico des ehemaligen Dominikanerklosters in Chioggia: Auf einer ca. 20 cm × 20 cm großen quadratischen Kachel mit grober Oberfläche steht lediglich „COR" (s. Abb. 52, S. 746).

13.9.2 Holland und Belgien

Getrennte Bestattungen von prominenten Klerikern in Holland, Belgien und Luxemburg, den Beneluxstaaten, sind nur wenige bekannt, obwohl die Länder lange zum Heiligen Römischen Reich deutscher Nation gehörten.

In der Domkirche von Utrecht steht ein prunkvolles, einem römischen Triumphbogen ähnliches, als Kenotaph bezeichnetes Renaissance-Monument aus Marmor und Sandstein. Hier stand der Herzschrein des Utrechter Bischofs George von Egmond, der auch Abt im französischen Kloster Saint-Armand war, wo er am 21. September 1559 starb und wo sein Leib blieb.

Am 7. Oktober war das Herz mit gebührender Feierlichkeit wahrscheinlich in dem Raum zwischen Sockel und der Platte, auf der die Säulen des Bogens ruhen, beigesetzt worden. Es ist ebenso verschwunden wie eine Statue des knienden Kirchenfürsten.[620]

Die innere Bogenwölbung ist dekoriert mit den Familienwappen und der Inschrift „exerce pietatem",[621] der umfangreiche lateinische Text an beiden vergoldeten Innenseiten darunter enthält vor allem Vorschriften für Messen für den Verstorbenen.[622]

13.9. Herzen geistlicher Fürsten im übrigen Europa und außerhalb

Mathias Hovius, 1542 in Mechelen geboren, 1596 zum Erzbischof seiner Geburtsstadt geweiht, starb 1620 bei einer Visitation des Benediktinerklosters Affligem bei Brüssel und wurde in seiner Metropolitankirche in Mechelen beigesetzt. Herz und Eingeweide blieben im Boden der Sakristei der Klosterkirche von Affligem.[623]

Ein Bischof von Brügge, Jean-Baptiste Malou († 1864), vermachte sein Herz dem Priesterseminar (Grootseminarie) seiner Residenzstadt. Es wurde in einen im sogenannten Sulpice-Stil geschnitzten Holzschrein eingeschlossen, der als Sockel einer Marienstatue im Oratorium der Kirche diente. Heute befindet sich der Schrein mit der Urne in einem Nebenraum der Sakristei.[624]

13.9.3 Tschechien

Das heutige Tschechien umfasst die Länder Böhmen, Mähren und Tschechisch-Schlesien. Sie waren historisch Teil des Heiligen Römischen Reiches, wurden zwischenzeitlich von den polnischen Jagiellonen und von 1526–1918 von den Habsburgern regiert. Böhmen wurde im 10. Jahrhundert christianisiert, das Erzbistum Prag unterstand damals dem Metropoliten von Mainz.

Die Chronik berichtet vom Erzbischof Daniel I., der 1167 im Heer Friedrich Barbarossas vor Rom starb, dass sein Leichnam *more teutonico* behandelt wurde, d.h. Fleisch und Viscera vor Ort verblieben, und die Knochen zurück in den Dom von Prag gebracht wurden (s. Kap. 1.5).

Der protestantische Bischof von Halberstadt, Heinrich Julius, Fürst von Braunschweig-Wolfenbüttel, war trotz seines Bekenntnisses Ratgeber Kaiser Rudolfs II. und hielt sich deshalb häufig am kaiserlichen Hof in Prag auf. Dort starb er am 20. Juli 1613, sein Leichnam wurde nach Wolfenbüttel überführt, seine Eingeweide und sein Hirn blieben in Prag, in der Evangelisch-Lutherischen Kirche auf der Kleinseite.[625]

Ebenfalls nach Prag, ins Kloster Strahov, kamen die Eingeweide des während der Schlacht von Lützen (1632) tödlich verletzten Fürstabtes von Fulda, Johann Bernhard Schenk zu Schweinsberg (s. Kap. 13.2.8), der in Fulda begraben wurde.[626]

Der aus österreichischem Adel stammende Kanoniker von Brünn und Olmütz, Johann Wilhelm Libštejnský von Kolowrat (1627–1668), wurde zum Erzbischof von Prag ernannt, verstarb aber kurz vor der päpstlichen Bestätigung in Brünn und wurde in der Olmützer Kathedrale begraben, sein Herz kam in die Kirche von Reichenau an der Knieschna (Rychnov nad Kněžnou) zu seiner Familie.[627]

Der Erzbischof von Passau und Bischof von Gurk, Wenzeslaus von Thun, verstarb 1673 in seiner Residenz in Passau und wurde im dortigen Dom begraben. Sein Herz wurde ebenfalls zu seiner Familie in die Kapelle des Schlosses Klösterle an der Eger gebracht (s. Kap. 13.4).

Auch das Herz des Prager Erzbischofs Matthäus Ferdinand Sobek von Bilenberg († 1675) erhielt nach seinem Willen ein eigenes Begräbnis in der von ihm errichteten Wenzelkapelle im Veitsdom von Prag, den er hatte renovieren lassen. Das Zinnkästchen, in dem ein zerfallenes Holzkästchen eingeschlossen war, wurde 1888 gefunden. Auf einer Seite war sein Wappen, auf der gegenüberliegenden folgende Inschrift eingraviert:

> A BILENBERG
> SPECIALIS CVLTOR
> S DVCIS WENCESLAI
> CVIVS SEPVLCHRVM
> MARMORE ET ARGENTO
> PRETIOSE EX
> ORNAVIT[628]

Die Eingeweide wurden in der dortigen Nikolauskirche in der Gruft seiner Mutter, der Corpus in der Stiftskirche von Braunau (tschech. Broumov) beigesetzt.[629]

In der Familiengruft in der Friedhofskirche St. Marien in Opočno ruht in einem Kupferbehälter das Herz des letzten Fürsterzbischofs von Salzburg, Hieronymus von Colloredo (1732–1812),[630] der im Jahre 1800 vor den anrückenden Franzosen nach Wien flüchten musste. Dort wurde er auf seinen Wunsch im Stephansdom begraben, der Leichnam 2003 in den Salzburger Dom überführt.

Der österreichische Erzherzog, Kardinal und Erzbischof von Olmütz, Rudolph Johann Joseph von Österreich, war der bedeutendste Förderer Beethovens und komponierte selbst. Als er am 24. Juli 1831 mit 43 Jahren in Baden bei Wien an einer Hirnblutung verstarb, wurde der Familientradition gemäß sein Herz auf seinen Wunsch in seinem Dom, in der Krypta des Wenzelsdoms von Olmütz, hinter einer schlichten schwarzen Marmortafel mit der Inschrift

> RVDOLPHI
> ARCHIDVCIS PVRPVRATI ANTISTITIS
> OLOMVCENSIS
> COR
> QVO VIVVS SVOS ERAT AMPLEXVS
> HIC SERVATVR
> PERPETVVM CARITATIS SYMBOLVM
> OBIIT IX CAL AVG A D MDCCCXXXI AET XLIV REG XIII[631]

begraben. Der Leichnam ruht bei seiner Familie in der Wiener Kapuzinergruft.

13.9.4 Ungarn

Das im Jahre 1000 von Stephan I. gegründete Königreich Ungarn geriet von 1526–1686 zu einem großen Teil unter osmanische Herrschaft, danach gehörte es bis 1918 zum Habsburger Reich. Trotzdem sind nur wenige Herzbestattungen von Geistlichen bekannt.

13.9. Herzen geistlicher Fürsten im übrigen Europa und außerhalb

In Esztergom (deutsch: Gran) steht die größte, dem Rang nach erste katholische Basilika des Landes, die Kathedrale Unserer Lieben Frau und des Hl. Adalbert. Bereits Stephan I. hatte hier eine Kirche errichten lassen, die während der Türkenkriege zerstört wurde. 1822 wurde dann der Grundstein zum neuen, klassizistischen Dom gelegt, an dem fast 50 Jahre gebaut wurde. Seine Krypta ist die Ruhestätte der Erzbischöfe, die gleichzeitig Primasse des Landes sind. Hier sind auch die Herzen und Eingeweide der drei Erzbischöfe bestattet, die die Kathedrale gebaut haben:

József Kopácsy folgte 1838 auf Sándor Rudnay († 1831), der mit dem Bau begonnen hatte. Nach seinem Tod 1847 wurde János Scitovszký († 1866) zum Erzbischof bestellt, nach dessen Tod wiederum János Simor, der 1891 verstarb.

Eine Wandtafel mit Namen und Todesjahr weist auf die Herzen der drei Primasse hin. Das von Kopácsy liegt hinter einer quadratischen unbeschrifteten Steinplatte mit einem Malteserkreuz in der Wand, auf den Platten der beiden anderen steht

> Cor et intestina
> Joan. Card.
> **SCITOVSZKY**
> †

und

> Cor et Intestina
> Joa Card Simor
> 1891.

Der als Sohn deutschsprachiger Eltern in Ungarn geborene Johann Ladislaus Pyrker (1772–1847) trat ins Stift Lilienfeld, Österreich, ein und wurde 1811 dort Abt. Er war Vertrauter des österreichischen Kaiserhauses, leidenschaftlicher Dichter, Mitglied der Ungarischen Akademie und der Österreichischen Akademie der Wissenschaften und wurde vom Kaiser zum Patriarchen von Venedig, Primas von Dalmatien und zum Erzbischof von Erlau (ungarisch: Eger) ernannt, wo er eine neue Kathedrale errichten ließ.

Er starb in Wien und wurde auf seinen Wunsch hin im Ortsfriedhof von Lilienfeld bestattet. Sein Herz liegt, wie er in seinem Testament festgelegt hatte, unter einer Steinplatte im Boden des vorderen Raumes der Krypta des Domes von Erlau, den er hatte erbauen lassen. Die Inschrift auf einer Hinweistafel am Kopfende lautet:

> Ez a márványlap lakarja
> PYRKER JÁNOS LÁSZLO egri érsek SZIVÉT.
> Végrendelelében az érsek meghagvla, hogv SZIVE
> az állala épitett egri Föszékesegyház allemplomában
> pihenjen.
> TESTÉRÓL. ágv rendelkezett, hogv az ausztriai
> Lilienfeld ciszrercita szerztes kolostor temetöjében ayugodjék
> Ebben a kolostorban volt ugvanis régebben apátt, vagvis fö-elöl- járo
> Éll 1772–1847 – ig. Egri érsek volt 1827 töl.
> Öt év allat felépitette a Föszékesegyházat,
> melvet a Pápa 1970 ben Bazilika rangjára emett.[632]

13.9.5 Rhodos und Malta

Der erfolgreiche Verteidiger von Rhodos gegen die Osmanen im Jahre 1480, der aus französischem Adel stammende Großmeister des Johanniterordens Pierre d'Aubusson (1423–1503), 1489 zum Kardinal ernannt, wollte seine Eingeweide getrennt vom Corpus begraben wissen. Sie wurden nach der Autopsie in einem Steinkasten in einer Kapelle der inzwischen verschwundenen Kirche Notre-Dame de la Victoire von Rhodos beigesetzt, während die übrigen sterblichen Reste in Saint-Jean du Collachium die letzte Ruhe fanden.[633] Eine derartige Bestattung war bei den Johannitern in Rhodos sonst nicht üblich.[634]

Der Italiener Gaspare Gori-Mancini, Priester der Johanniter auf Malta, wurde 1722 zum Bischof der Insel ernannt, starb 1727 mit 74 Jahren nach nur fünfjähriger Amtszeit und wurde in der St. John's Co-Cathedral in Valletta begraben. Dort liegt auch sein Herz.[635]

Sein Nachfolger, der Franzose Paul Alphéran de Bussan († 1757), ließ als Bischof das Seminar in Mdina erbauen, das später in das Kathedralmuseum umgewandelt wurde. Sein Herz liegt hinter einem barocken Marmorschild in der Wand der Kapelle des Heiligen Sakraments des Museums[636] mit folgender Inschrift in Majuskeln:

> D.O.M.
> FR PAULUS ALPHERAN DE BUSSAN
> PELUSIENSIS ARCHIEPISCOPUS EPISCOPUS MELITENSIS
> IN HOC SACELLO SUIS SUMPTIBUS
> PERVENUSTÉ ELABORATO
> COR SUUM SEPELIRI MANDAVIT;
> QUOD EXINDE A TERGO HUJUS MARMORIS
> CONDITUM EST.
> UT POSTERIS INNOTESCERET,
> CUI VIVENS COR SUUM TOTU ADDIXERAT,
> ETIAM POST MORTEM INTEGRU RELIQUISSE.
> OBIIT XII. KAL. MAIJ
> MDCCLVII.[637]

Der Corpus ruht in einem Steinsarkophag in der Kathedrale von Mdina.

13.9.6 Mittelamerika

Der Spanier Antonio Alcalde Barriga wirkte als Dominikaner in seinem Heimatland, als er zum Bischof von Merida in Mexiko, dann aber von Guadalajara, Jalisco, Mexiko gewählt wurde. Wegen seiner einfachen Lebensweise, seiner Fürsorge für die Armen und seiner Leistungen für sein Bistum genoss er hohes Ansehen. Nach seinem Tod mit 91 Jahren am 7. August 1792 in Guadalajara wurde er in der Wallfahrtskirche Unserer lieben Frau von Guadalupe, deren Fertigstellung er zu Lebzeiten gefördert und deren Muttergottesbild er geliebt hatte, hinter einer Inschriftentafel begraben. Sein Herz in einem von Metallspangen umschlossenen Glasgefäß mit der Figur des Toten auf dem Deckel wird im gleichen Gotteshaus in

13.10. Teil- und Herzbestattungen von Päpsten

einer Nische hinter einem verschließbaren Türchen aufbewahrt, das seine Namen und Titel trägt:

> Aqui Yaze el Coracón del Ilust
> risimo y Reverendissimo Senor y
> Maestro Don frai Antonio Alcal
> de y Bariga del Sagrado or
> dende Predicadores, Dignisimo
> Obispode esta Ciudad de Gua
> dalaxara en, donde, fallecio á 7 de
> Agostode 1792 ysu Cadaber
> está Sepultado en la Paroquia de
> Nuestra Senora de Guadalupe [...]⁶³⁸

Die 1994 beantragte Seligsprechung ist noch nicht erfolgt. Das Herz wird allerdings bereits als Reliquie verehrt (s. Kap. 14.2).

Das Herz des ersten Bischofs der Stadt Saint-Pierre auf der zu Frankreich gehörenden Insel Martinique, des Franzosen Étienne-Jean-François Le Herpeur (oder Leherpeur; † 1858), wurde in einem von einem Kreuz gekrönten Monument in dem von ihm gegründeten Seminarkolleg in Saint-Pierre⁶³⁹ begraben, wo er gestorben war. Das Corpusgrab befindet sich in seiner Kathedrale.⁶⁴⁰

13.10 Teil- und Herzbestattungen von Päpsten

In der abendländischen Bestattungskultur folgen die Papstgrablegen wie die entstehungsgeschichtlich jüngeren Bischofsgrablegen dem gleichen Konzept, den Prinzipien der Exklusivität, politischen Gründen und einem Legitimationsbedürfnis.⁶⁴¹ Der Großteil der Nachfolger Petri wurde bei dessen Leib in der „basilica beati Petri" begraben. Die Plätze sind manchmal nicht bekannt, ein Teil wurde auch in anderen Kirchen Roms, Italiens und sogar im europäischen Ausland bestattet. Ab Julius II. wurden alle Päpste unmittelbar post mortem in Alt- oder Neu-St. Peter begraben, davon 18 nur vorübergehend.⁶⁴²

In der Literatur ist von einem testamentarisch geäußerten Wunsch einer getrennten Bestattung oder sogar einer Herzbestattung nur bei einzelnen Päpsten die Rede.⁶⁴³ Möglicherweise spielte auch das von Bonifaz VIII. im Jahr 1299 per Bulle erlassene Verbot einer Dreiteilung des Leichnams eine Rolle (s. Kap. 1.9). So sind auch keine Organentnahmen zur Konservierung bei der Rückführung des päpstlichen Leichnams bekannt.⁶⁴⁴ Selbstverständlich fehlte bei den gewählten Nachfolgern Petri auch eine dynastische Kontinuität wie bei den weltlichen Herrschern Europas.

Die von Sixtus V. verfügte Deponierung seiner „praecordia" in Santi Vincenzo e Anastasio a Trevi wird von der Geschichtsschreibung, wurde aber auch von der Bevölkerung, den Gläubigen nicht wahrgenommen und verlief ohne zeremoniellen Aufwand. Der theologische Grund lag in der Vorstellung, dass bei der Auferstehung am Jüngsten Tag die entnommenen Organe wieder mit dem Corpus vereint würden.[645] Auch ist die Praecordia-Gruft der Verehrung der Öffentlichkeit entzogen.

Die erste bekannte Bestattung eines päpstlichen Herzens erfolgte in der Kirche des Klosters Cîteaux in Burgund: Der Franzose Guido von Vienne oder von Burgund (1060–1124), seit 1088 Erzbischof des zum Heiligen Römischen Reich gehörenden Vienne, wurde 1119 als Calixt II. zum Papst gewählt, starb 1124 in Rom und wurde in der Lateranbasilika begraben. Sein Herz wurde in seine Heimat zurückgebracht.[646] In der Kirche der burgundischen Abtei Cîteaux, hinter der Epistelseite des Hochaltares, stand ein Schrein, auf dem Deckel zwei gekreuzte Schlüssel, darunter zwei Mitren, die eine mit einem Bischofsstab, die andere mit einem Patriarchalkreuz. Die Inschrift lautete:

ECCE
HIC EST
COR NOBILE
DOMINI CALIXTI PAPAE[647]

Unter dem Schrein barg ein steinernes Monument die Leichname zweier weiterer Kleriker. Abtei und Kirche mit den Gräbern wurden in den Wirren der Französischen Revolution zerstört.

Vom heiliggesprochenen Papst Coelestin V. († 1296) wird eine Herzreliquie in der Kapelle der Burg von Fumone verehrt (s. Kap. 14).

Der letzte Gegenpapst von 1439–1449, Felix V., Herzog von Savoyen, starb 1451, sein Herz soll in die Mauritiuskapelle des Schlosses von Ripaille, Frankreich (s. Kap. 8.5), gebracht worden sein.[648]

Seit Sixtus V. wurden bis Ende des 19. Jahrhunderts, bis zu Leo XVI., die sogenannten Praecordia (Herzen, Brust- und Baucheingeweide) eines Großteils der Päpste, nämlich 23, in der Kirche Santi Vincenzo e Anastasio a Trevi beim Trevi-Brunnen in Rom in einer verschlossenen Gruft zu beiden Seiten des Hochaltares begraben (s. Abb. 26, S. 737).[649] Schon Jahrhunderte davor wurden die Eingeweide nach einem Bericht des Leibarztes von Clemens VI. († 1352) entfernt, die Körperhöhlen mit aromatischen Substanzen und Gewürzen gefüllt.

Magdalena HAWLIK-VAN DE WATER fasst einen Bericht über die Sektion und Konservierung des 1410 verstorbenen Papstes Alexander V. zusammen, die von dem Anatomen Pietro d'Argellata vorgenommen wurde: Die Eingeweide der Brust- und Bauchhöhle wurden entfernt, die Körperhöhlen mit Weingeist ausgewaschen, mit Baumwolle und einem Pulver ausgefüllt, welches zu gleichen Teilen aus Myrrhe, Aloe, *acacia, nucleus cypressis, gallae muscatae, santalorum omn., lignum aloes, alumen ust. sanguis draconis, bolus armen* und *terra sigillata* bestand. Dann wurde der Leichnam zugenäht, Anus, Mund und Nase wurden mit balsamgetränkter Baumwolle verstopft, Extremitäten und Rumpf in ein wachs- und terpentingetränktes

13.10. Teil- und Herzbestattungen von Päpsten

Sparadrap (Textilie) gehüllt und schließlich „in pontificalibus" (Bischofsgewänder) gekleidet. Konservierend wirkte dabei lediglich die geringe Menge Alaun.[650]

Diese nicht dem ausdrücklichen Wunsch der Betroffenen entsprechende Tradition war wegen der üblichen neuntägigen Aufbahrung und der notwendigen ehrfürchtigen Behandlung der entnommenen Körperteile der Verstorbenen notwendig. Papst Sixtus V. (1521–1590) hatte dann festgelegt, dass seine und seiner Nachfolger Praecordia[651] in Zinkbehältern aufzubewahren seien, die Kirche Santi Vincenzo e Anastasio a Trevi als Aufbewahrungsort bestimmt und zur Pfarrkirche erhoben, weil sie dem damaligen Papstpalast Quirinal, seiner Sommerresidenz, am nächsten lag. Dies geschah dann mit Unterbrechungen und einzelnen Ausnahmen über drei Jahrhunderte lang, bis zum Tod Leos XIII. am 20. Juli 1903.

> Dessen Leichnam wurde am 22. Juli einbalsamiert und im Thronsaal ausgestellt. Die Eingeweide, welche in eine irdene, mit Weidengeflecht geschützte und mit roter Seide umhüllte Urne luftdicht eingeschlossen wurden, übertrugen die Monsignore Marzolini und Angeli um Mitternacht in die Kirche der Heiligen Vinzenz und Anastasius, wo sie unter üblichen Zeremonien und Gebeten zunächst in der Kapelle der „Marianischen Kongregation" niedergelegt, sodann in die rechte Wand des Hochaltars eingemauert wurden.[652]

Die Überführung der Praecordia war genau geregelt:

> Wenn der päpstliche Leibarzt den Tod des Heiligen Vaters festgestellt hatte, wurden dem Leichnam des hohen Verstorbenen das Herz und die inneren Organe entnommen und in ein Gefäß gelegt. Das aus Zink bestehende Behältnis verschloss man sorgfältig und versah es mit den Siegeln des Kardinalkämmerers der Heiligen Römischen Kirche und des Präfekten der Apostolischen Sakristei. Die Aufgabe, die praecordia in die Kirche von Santi Vincenzo e Anastasio zu überbringen, oblag dem „Caudatarius" (Schleppenträger) des Papstes. Dieser Geistliche war der erste Geheimkaplan des Heiligen Vaters. Begleitet wurde der Caudatarius bei der Übertragung der praecordia von einer Abteilung der aristokratischen Leibgarde des Papstes – bis zum Ende des 19. Jahrhunderts von den „Lanze Spezzatte", nach 1801 dann von den Mitgliedern der Päpstlichen Nobelgarde.[653]

Leos Nachfolger, Pius X., schaffte diesen Brauch endgültig ab und verfügte, dass sein Leichnam nicht einbalsamiert werden sollte.[654]

Auf den schlichten, nach oben mit einem Tympanon abgeschlossenen Marmortafeln im Chor rechts und links vom Altar stehen Namen und Todesdaten von 23 Päpsten. Lediglich bei Sixtus V. und Benedikt IV., von denen der Erste diese Bestattungsform eingeführt, der Zweite den Aufbewahrungsort verändert hatte, sind weitere Angaben verzeichnet. So beginnt die erste Tafel auf der Evangelienseite mit dem Namen von Sixtus und dem Hinweis auf die erste Eingeweidebestattung in der Gruft:

D.O.M.
SIXTVS V. P.M.
PONTIFICIIS AEDIBVS

IN QUIRINALI AMPLIATIS
ET IN IISDEM
PRIMVS SVPREMA MORTALIS VITAE
EXPLETA PERIODO
AD HANC APOST. PALAT. PAROCH. ECCLESIAM
VT EADEM EXIMIIS AVGERETVR HONORIBVS
EX SVIS PRAECORDIIS PORTIONE DELATA
ROMANORVM PONTIFICVM
MONVMENTA PRIMA RELIQVIT
DIE XXVII AVGVSTI MDXC[655]

Bei Benedikt XIV., dem Ersten auf der zweiten Tafel auf der Epistelseite, steht:

BENEDICTVS XIV. PONT. MAX.
SVMMORVM PONTIFICVM
praecordia
HVMILI ET OBSCVRO LOCO
SITA
CONSTRVCTIS NOVIS LOCVLAMENTIS
IN HONESTIOREM TVMVLVM
INFERRI JVSSIT
ANNO MDCCLVI[656]

Die Organreste sind meist in einfache, versiegelte, mit Alkohol, zuletzt Formalin gefüllte Tonkrüge in Nischen im Mauerwerk der Gruft eingeschlossen,[657] die zur Gruft führende Treppe mit einem Eisengeländer war bei der letzten Öffnung 2011 baufällig.

Einige Nachfolger Petri entschieden sich doch, ihr Herz aus besonderen Motiven an einem Ort ihrer Wahl bestatten zu lassen:

Der bedeutende Humanist und Gelehrte, Zeitgenosse des Nikolaus von Kues, Enea Silvio Piccolomini, als Papst Pius II. (1405–1464), starb in Ancona. Seine Leiche wurde zunächst im Petersdom, dann in Sant'Andrea della Valle beigesetzt. Seine Praecordia wurden zunächst hinter dem Hauptaltar, dann in der Heilig-Geist-Kapelle des Domes von Ancona begraben.[658] 1900 wurden die zwei Deckplatten, eine mit dem Papstwappen Piccolominis, die zweite mit Inschrift, ins Museo del Duomo gebracht und durch neue ersetzt. Auf dem Wappenstein steht in Renaissance-Kapitalis „MCCCCLXIIII XIX KLS. SEPT.", auf der Zweiten:

PII II
PONT. MA[X. PRAE]
CORDIA T[VMV]
LANTV[R]
CORPVS ROMA[M]
TRANSLATVM AN[CONAE]
MORITVR DVM
IN TVRCOS BELLA P[ARAT][659]

Die letzte Zeile weist daraufhin, dass Pius II. gegen die Gefahr der türkischen Expansion aufrief.

13.10. Teil- und Herzbestattungen von Päpsten

Ein wirkungsvoller Verteidiger des christlichen „Abendlands" gegen die Türken war der bedeutende Innozenz XI., bürgerlich Benedetto Odescalchi (1611–1689), der wegen seiner beispielhaften Lebens- und Amtsführung 1956 seliggesprochen wurde. Sein Herz wurde am 22. August 1689 in die Kapelle des Palastes Odescalchi in Rom gebracht, der seiner Familie gehörte. Seine Eingeweide sollten in die Praecordia-Gruften von Santi Vincenzo e Anastasio kommen (sein Name steht auf der ersten Marmortafel links vom Altar), wurden dann aber in der dortigen Madonnenkapelle unter einer kleinen Bodenplatte mit der Inschrift „PRAECORDIA INNOCENTII XI." platziert.[660] die anlässlich der Seligsprechung entfernt wurde.[661] Der Corpus erhielt ein prunkvolles Monument in Sankt Peter, wurde dann aber zweimal umgebettet und ruht jetzt in einem Glassarg in der Basilika.

Auf der Tafel in Santi Vincenzo e Anastasio ist auch der aus der neapolitanischen Aristokratie stammende Innozenz XII. (1615–1700) verzeichnet, dessen Viscera in der Gruft ruhen. Da er auch Erzbischof von Neapel war, wurde sein Herz in einem Silbergefäß[662] in seiner Kathedrale, dem Dom von Neapel, im Querschiff links hinter einem schwarzmarmornen Kardiotaph mit einer ausführlichen Würdigung des Verstorbenen ohne Erwähnung der Herzbestattung beigesetzt:

> INNOCENTIO XII PONT. MAX. PIGNATELLO
> DE CHRISTIANA RE OPTIME MERITO
> MUNIIS PLURIMIS APUD CATHOLICOS PRINCIPES ET IN AULA ROMANA
> MIRE PERFUNCTO
> PER GRADUS HONORUM OMNES
> AB ARCHIEP. NEAPOLITANO SANCTE ET EFFUSA IN EGENOS CHARITATE
> GESTO
> AD SUPREMUM PONTIFICATUS MAXIMI APICEM EVECTO
> INDICTA ABOLITI NEPOTISMI LEGE NORMAQUE PRAEMONSTRATA
> ECCLESIA AC TOTO TERRARUM ORBINE PLAUDENTE
> PAUPERIBUS PERPETUO CENSU DITATIS ET IN LATERANO
> MAGNI GREGORII EXEMPLO MUNIFICENTISSIME ALITIS
> PARAECIARUM (sic) REDDITIBUS UT EGESTATI UBIQUE
> OCCURATUR EX INTEGRO RESTITUTIS
> MAGNO CUM ECCLESIARUM EMOLUMENTO NEAPOLITANI REGNI
> EPISCOPIS
> SPOLIORUM ONERE SUPRA VOTUM CONDONATO LEVATIS
> INTER PRAECLARISSIMA LIBERALITATIS MUNERA[663]

Darüber sitzt eine weibliche Figur mit drei Putten, die die vergoldete Büste des Kirchenfürsten in beiden Händen hält.

Die Eingeweide seines Nachfolgers, des Papstes Clemens XI., bürgerlich Giovanni Francesco Albani (1649–1721), befinden sich bei denen seiner Vorgänger in Santi Vincenzo e Anastasio, das Herz wurde in seine Heimatstadt Urbino gebracht,[664] in die Kapelle seiner Familie in der Kirche San Francesco, wo die Alabastervase unter seiner Büste an der rechten Wand steht und wo auch seine Mutter ruht.[665]

Auch das Herz des nächsten Papstes wurde in einem besonderen Sakralraum begraben, während die Eingeweide in Santi Vincenzo e Anastasio blieben: Im Wallfahrtsheiligtum Madre delle Grazie von Mentorella auf dem Berg Guadagnolo, wo schon das Herz von Athanasius Kircher († 1680, s. S. 639) liegt, ist das des Papstes Innozenz XIII. (1655–1724) in einem Wandpfeiler eingeschlossen hinter einer vom päpstlichen Wappen gekrönten Tafel mit der Inschrift „COR INNOCENTII XIII. DE COMITIBUS" (s. Abb. 48, S. 744).[666] Er war Kommendatarabt des Klosters.[667]

Die Praecordia des nächsten Papstes, Benedikt XIII. (1649–1730), wurden in den Vatikanischen Grotten in einem Pilaster eingeschlossen und später mit denen der schwedischen Königin Christina († 1689) in der der Öffentlichkeit nicht zugänglichen Kapelle Santa Maria de pregnantibus aufbewahrt.[668]

Das lange Pontifikat des Papstes Pius VI. (1717–1799) war durch ständige Abwehrkämpfe gegen die religiösen Folgen der Aufklärung, der Französischen Revolution, gegen die politischen Bestrebungen, die Kirche dem Staat zu unterwerfen, geprägt. Zuletzt besetzte Napoléon den Kirchenstaat und brachte den 80-Jährigen als Gefangenen in das französische Valence, wo er am 29. August 1799 starb. Erst 1802 wurde sein Leichnam nach Rom, in die Grotte Vaticane des Petersdomes, überführt, die Eingeweide wurden in die Gruft von Santi Vincenzo e Anastasio gestellt, wovon auch eine Inschrift auf der rechten Tafel zeugt: „PII. VI. PONT. MAX. / [Praecordia] TRANSLATA SVNT VALENTIAM APVD RHODANVM VBI DECESSIT DIE XXIX AVGVSTI MDCCIC".[669]

Sie wurden nämlich auf Bitten des Bischofs von Valence, Monsignore Bécherel, in einem Bleibehälter wieder an den Sterbeort zurückgebracht und 1811 unter einem klassizistischen Monument, gekrönt von der Büste des Kirchenfürsten, in der Kathedrale von Valence beigesetzt.[670] Das Denkmal wurde mehrfach umgesetzt und befindet sich jetzt zwischen zwei Säulen des Chores. Auf einem allegorischen Halbrelief des Piedestals zeigt die trauernde Religion der Kirche von Frankreich das Kreuz. Auf der Rückseite ist zu lesen:

PIVS VI PONT. MAX.
DIE 29 AVGVSTI 1799
VALENTIAE ALLOBROGORVM PIENTISSIME OBIIT
CVIVS CORPVS IN COEMETERIO S. CATHARINAE DEPOSITVM
ROMAM DIE 29 DECEM. 1802 TRANSLATVM
IN BASILICA VATICANA IVXTA B. PETRI CONFESSIONEM
REQVIESCIT PRAECORDIA EIVS PII VII MVNIFICENTIA

VALENTINAE CATHEDRALI DIE 29 MARTII 1803 CONCESSA
IN HOC MARMORE DIE 25 OCT. 1811 INCLVSA
RELIGIOSE SERVANTVR CLERICIS MAI(ORIS) SEMINARII AB ANNO 1791

EXSVLIS
ET SAEVIENTE ITERVM PERSECVTIONE A. D.
1906 A PIO VI NVNCVPATI
IN CIVITATEM EPISCOPALEM FELICITER REDEVNTIBVS

13.10. Teil- und Herzbestattungen von Päpsten

ANNO REPARATAE SALVTIS IVBILARI 1934
HOC PIETATIS MONVMENTVM
ILL. AC RR. DD. CAMILLO PIC VALENTINENSI PRAESVLE
IN NOBILIORI HAC CHORI PARTE
COLLOCATVM EST[671]

Darunter steht ein Distichon des Kardinals Spina, der mit dem Pontifex die Gefangenschaft geteilt hatte:

Sancta PII sexti redeunt praecordia Gallis
Roma tenet corpus nomen ubique sonat
Valentiae obiit XXIX. Aug. an. MDCCXCIX
Card. Spina[672]

Während der Regierung des Papstes Pius IX. wurde die weltliche Macht des Kirchenstaates auf den Vatikanstaat reduziert. Als er – ebenfalls nach langer Amtszeit – 1878 starb, wurde er in der Basilica di San Lorenzo fuori le mura begraben. 1956 wurde er seliggesprochen. Seine Praecordia liegen im Petersdom in einer Urne hinter einer Platte mit seinem Wappen in den Grotte Vecchie di Vaticane beim Sarg des „Old Pretender", des Anwärters auf den englischen und schottischen Thron, James Francis Edward Stuart. Der Platz auf der Tafel in Santi Vincenzo e Anastasio für seinen Namen ist leer geblieben.[673]

2003 wurde die Kirche vom Heiligen Stuhl „pro tempore" der bulgarischen orthodoxen Kirche offiziell übergeben. Die Ikonostase vor dem Altarraum erschwert den Blick auf die Marmortafeln und den Gruftbereich der Praecordia.

Nachdem dann über ein Jahrhundert keine Rede mehr von einer getrennten Bestattung der verstorbenen Päpste war, wollten die Polen das Herz ihres verstorbenen Landsmannes Johannes Paul II. († 2005) zurückhaben, um es auf dem Wawel in Krakau bei den polnischen Königen begraben zu können, was ihnen die Kurie verwehrte.[674] Der inzwischen Heiliggesprochene wurde nicht einbalsamiert, es wurden keine Körperteile zur Reliquienverehrung entnommen.

Wendy J. REARDON berichtet allerdings, dass bei einem Attentat 1981 eine Kugel in den Bauch des Papstes gedrungen sei und den Darm verletzt habe. Bei der Sofortoperation musste ein Stück Darm entfernt werden. Dieses wurde in ein Gefäß eingeschlossen, das bei den Praecordia der Päpste in Santi Vincenzo e Anastasio beigesetzt wurde.[675]

Anmerkungen zu Kapitel 13

[1] Vgl. D. SCHÄFER: Mittelalterlicher Brauch bei der Überführung von Leichen, S. 483.

[2] Vgl. Bettina BRAUN: Wo wurden die Fürstbischöfe begraben? In: Carolin BEHRMANN/Arne KARSTEN/Philipp ZITZELSBERGER (Hrsg.): Grab – Kult – Memoria. Wien, Köln, Weimar: Böhlau 2007, S. 255–275, S. 261.

[3] Vgl. D. SCHÄFER: Mittelalterlicher Brauch bei der Überführung von Leichen, S. 485.

[4] Vgl. A. DIETZ: Ewige Herzen, S. 105.

[5] Vgl. BRAUN: Wo wurden die Fürstbischöfe begraben?, S. 257.

[6] Vgl. ebd., S. 261.

[7] Vgl. BAGLIANI: Démembrement et intégrité du corps au XIIIe siècle, S. 29.

[8] Vgl. Max von FREEDEN: Die Würzburger Universitätskirche. Geschichte, Schicksal und Zukunft der „Neubaukirche". Bd. 10/70. Würzburg: Echter Verlag 1971, S. 12.

[9] Vgl. ebd., S. 2.

[10] Vgl. MICHEL: Herzbestattungen und der Herzkult des 17. Jahrhunderts, S. 125.

[11] Vgl. Georg DEHIO: Handbuch der Deutschen Kunstdenkmäler. 2. Aufl. Bd. Bayern I: Franken. München: Deutscher Kunstverlag 1999, S. 252.

[12] Vgl. Wilhelm HILPERT: Ein Herz kehrt zurück – Zum dritten Mal Bestattung in Würzburgs Neubaukirche. In: Süddeutsche Zeitung, 10. Sep. 1982, S. 21; A. DIETZ: Ewige Herzen, S. 106. Auf der Stele steht folgende Inschrift: „UBI THESAURUS TUUS / IBI ET COR TUUM. / VOLUNTATIS EIUS MEMOR / SEMPERQUE SINGULARES / AGENS GRATIAS / UNIVERSITAS / JULIA MAXIMILIANEA / QUARTO SUAE AETATIS / SAECULO CONSUMMATO / COR JULII ECHTER / S. R. I. PRINCIPIS / EPISCOPI WIRCEBURG. / FRANCIAE OR. DUCIS / FUNDATORIS SUI INGENUI / HAC IN DEI DOMU AB / EO INAUGURATA A. D. / MCMXLV CRUDELISSIMIS / BELLI FURIIS PAENE / DIRUTA INTERIM VERO / FELICITER RESTAURATA / A. D. MCMLXXXII DENUO / CONDIDIT" (Mareile MANSKY: Persönliche Mitteilung an den Verfasser. Universitätsarchiv Würzburg. 21. Jan. 2021). Üb. d. Verf.: „Wo Dein Schatz [ist], da [ist] auch Dein Herz. In Erinnerung an seinen Wunsch und immer außerordentlich dankbar hat die Julius-Maximilians-Universität am Ende des vierten Jahrhunderts ihres Bestehens das Herz Julius Echters, des Fürsten des Heiligen Römischen Reiches, des Bischofs von Würzburg, des Herzogs von Ostfranken, ihres edlen Gründers, in diesem von ihm geweihten Gotteshaus, 1945 durch höchst grausame Kriegswirren gänzlich zerstört, inzwischen wahrhaft glücklich restauriert, im Jahre 1982 erneut bestattet."

[13] Vgl. E. KIESER: Zum Reliefbild Julius Echters. In: M. BUCHNER (Hrsg.): Aus der Vergangenheit der Universität Würzburg. Berlin, Heidelberg: Springer 1932, S. 1.

[14] Üb. d. Verf.: „Der verehrteste und erhabenste Herr Julius Echter [] Mespelbrunn [] Würzburg Herzog der Franken, dessen Seele in Gott leben möge, Amen. Er starb im Jahre des Herrn 1617 am 13. Tag des September." [] markiert unleserliche Stellen.

[15] Von einer Beisetzung der Herzen der Äbte der Abtei ist hingegen nichts bekannt.

[16] Vgl. BRAUN: Wo wurden die Fürstbischöfe begraben?, S. 272; WARNTJES: Programmatic Double Burial, S. 235f. Bei den Bischofsbegräbnissen der Germania Sacra konnten allerdings nur für knapp 40% zuverlässige Hinweise über eine separate Bestattung von Herz und Eingeweiden gefunden werden (vgl. BRAUN: Wo wurden die Fürstbischöfe begraben?, S. 261).

[17] Vgl. Lorenz FRIES: Geschichte, Namen, Thaten und Absterben der Bischöfe von Würzburg und Herzoge zu Franken, auch was während der Regierung jedes Einzelnen derselben Merkwürdiges sich ereignet hat, bearbeitet nach Gropp und anderen Quellen [Nachdruck, Erstauflage: 1546]. Hrsg. v. Adolf DRÖSSLER. Bd. 1. Würzburg: Bonitas-Bauer 1961, S. 125.

[18] Vgl. JUNGINGER: Lebenslauf des Gottfried von Spitzenberg, S. 5.

[19] Vgl. FRIES: Geschichte, Namen, Thaten und Absterben der Bischöfe von Würzburg und Herzoge zu Franken, Bd. 1, S. 267.

[20] Vgl. ebd.; ders.: Geschichte, Namen, Thaten und Absterben der Bischöfe von Würzburg und Herzoge zu Franken, auch was während der Regierung jedes Einzelnen derselben Merkwürdiges sich ereignet hat, bearbeitet nach Gropp und anderen Quellen [Nachdruck, Erstauflage: 1546]. Hrsg. v. Adolf DRÖSSLER. Bd. 2. Würzburg: Bonitas-Bauer 1963.

[21] Vgl. ders.: Geschichte, Namen, Thaten und Absterben der Bischöfe von Würzburg und Herzoge zu Franken, Bd. 1, S. 199.

Anmerkungen zu Kapitel 13

[22] Vgl. ebd., S. 340, Johannes JAEGER: Die Klosterkirche zu Ebrach. Würzburg: Stahel'sche Verlagsanstalt 1903, S. 111.

[23] Vgl. Wolfram ZIEGLER: König Konrad III. (1138–1152). Hof, Urkunden und Politik. Bd. 26. Wien: Böhlau 2007, S. 193; Josef WIRTH: Die Abtei Ebrach. Zum achthundertjährigen Gedenken 1127–1927. Gerolzhofen: Franz Teutsch 1928, S. 7; Alfred WENDEHORST: Das Bistum Würzburg. Die Bischofsreihe bis 1254. Berlin: Walter de Gruyter 1962, S. 155.

[24] Vgl. Franz Xaver HIMMELSTEIN: Der St. Chilians-Dom in Würzburg. Würzburg 1889, zit. n. Jürgen LENSSEN: Domschatz Würzburg. Museumsschriften der Diözese Würzburg. Bd. 1. Regensburg: Schnell und Steiner 2002, S. 42.

[25] Vgl. Winfried ROMBERG: Das Bistum Würzburg. Bd. 7: Die Bischofsreihe 1617 bis 1684 (Germania Sacra. Dritte Folge 4). Berlin, New York: Walter de Gruyter GmbH 2011, S. 119.

[26] Rundkapelle auf der Festung Marienberg in Würzburg.

[27] Würzburger Dom.

[28] Sebastian MÜNSTER: Cosmographia. Das ist: Beschreibung der gantzen Welt. Jetz und auf das newe übersehen. Basel: Henricpetri 1628, S. 1121.

[29] Georg DEHIO: Handbuch der deutschen Kunstdenkmäler. 2. Aufl. Bd. 1: Mitteldeutschland. Berlin: Wasmuth A.-G. 1914, S. 126.

[30] Vgl. WIRTH: Die Abtei Ebrach, S. 287, Wolfgang WIEMER: Abteikirche Ebrach. 16. Aufl. Regensburg: Schnell & Steiner 1984, S. 12.

[31] Vgl. ebd., S. 12; JAEGER: Die Klosterkirche zu Ebrach, S. 112.

[32] Karl Wilhelm JUSTI: Die Vorzeit. Marburg: N. G. Elwert 1838, S. 325; Ignatius GROPP: Monumenta Sepulchralia Ecclesiae Ebracensis, inprimis Cordium Episcoporum Wirceburgensium. Wirceburgum [Würzburg]: Philipp Wilhelm Fuggart 1730, S. 12f. Üb. d. Verf.: „Hier bergen die Kapseln, Leser, wenn Du zufällig suchst, die Herzen der Fürsten des Frankenvolkes eingeschlossen. Willst Du den Grund wissen, warum sie wollten, dass in diesem heiligen Platz des Tempels für ihre Herzen ein Grab sei? Hier überragte die Reinheit ihrer Brüder, die Frömmigkeit und die außerordentliche Liebe zur Bernhardinischen Religion. Und warum sind so viele Kapseln leer? Warum halten jetzt nur zwei Urnen zwei Herzen eingeschlossen? Die fromme Sorge der Brüder hat sie von hier vor den wütenden Waffen in Sicherheit gebracht, damit nicht eine ruchlose Hand die heiligen Herzen schände. Sie hat sie versteckt und nichts ist größer in dieser heiligen Nische des Tempels. Hier ruhen sie ruhig in heiligem Frieden." Und: „Herzgrablege der Würzburger Bischöfe in der Ebracher Kirche."

[33] Vgl. WIEMER: Abteikirche Ebrach, S. 12; WIRTH: Die Abtei Ebrach, S. 286; JAEGER: Die Klosterkirche zu Ebrach, S. 112.

[34] Vgl. GROPP: Monumenta Sepulchralia Ecclesiae Ebracensis, inprimis Cordium Episcoporum Wirceburgensium, S. 12f.

[35] Üb. Alois Buchleitner: „Hier ruht das Herz, ohne welches Fleisch und Gebeine nichts sind, des Bischofs und Herzogs von Würzburg. Christus, gib das ewige Licht dem Berthold von Sternberg, durch welches dieser Ort eingeweiht ist, weil er diese Gabe freiwillig geschenkt hat."

[36] Vgl. WIRTH: Die Abtei Ebrach, S. 40f.

[37] Vgl. Friedrich MERZBACHER: Die Begräbnisordnung der Würzburger Fürstbischöfe im späteren Mittelalter. In: Zeitschrift der Savigny-Stiftung für Rechtsgeschichte. Kanonistische Abteilung 38.1 (1952), S. 500–506, S. 501; Adolf HOLZMANN: Anatomische Sektionen Würzburger Fürstbischöfe aus dem 17. und 18. Jahrhundert. In: Virchows Archiv für pathologische Medizin 283.2 (1932), S. 513–539, S. 513.

[38] Vgl. z.B. St.A.W (Staatsarchiv Würzburg), Würzburger Domkapitelprotokolle 1698 – Dez. 15, Tod des Fürstbischofs Johann Gotfrid von Guttenberg, zit. n. MERZBACHER: Die Begräbnisordnung der Würzburger Fürstbischöfe im späteren Mittelalter, S. 501.

[39] St.A.W. Standbuch Nr. 308b, fol. 3, zit. n. ebd., S. 501.

[40] Zit. n. ebd., S. 501; aus der Ratschronik, S. 52, zit. n. Malte PRIETZEL: Le corps des évêques. L'exemple de Wurtzbourg aux XVe et XVIe siècles. In: Agostino Paravicini BAGLIANI (Hrsg.): Le corps du Prince. Bd. 12. Firenze: Sismel 2014, S. 67–104, S. 89.

[41] In der unteren Reihe von links liegen die Eingeweide von Rudolf von Scherenberg, Johann Philipp von Schönborn, Julius Echter von Mespelbrunn, Adam Friedrich von Seinsheim, Melchior Zobel von Giebelstadt. In der zweiten Reihe von links die von Lorenz von Bibra, Anselm Franz von Ingelheim, Johann Hartmann von Rosenbach, Peter Philipp von Dernbach, Friedrich von Wirsberg. In der dritten Reihe von links die von Konrad von Thüngen, Christoph Franz von Hutten, Konrad Wilhelm von Wernau, Johann

Gottfried von Guttenberg, Gerhard von Schwarzburg. In der vierten Reihe von links die von Konrad von Bibra, Karl Philipp von Greiffenclau, Johann Philipp von Schönborn, Albrecht von Hohenlohe. Die Inschriften am Rande der rechteckigen Steinplatten enthalten keinen Hinweis auf die Eingeweidebestattung, sondern nur Namen, Daten, Titel und Würden der Kleriker (vgl. Werner HELMBERGER: Persönliche Mitteilung an den Verfasser. Museumsdirektor, Bayerische Schlösserverwaltung. 14. Apr. 2012). Der Gedenkstein für die Eingeweide Franz Ludwigs von Erthal († 1795, Fürstbischof von Würzburg und Bamberg), dessen Herz im Bamberger Dom liegt (s. Kap. 13.2.2), wurde 1826 in den Würzburger Dom transferiert, da sich dort kein Grabstein für den letzten Würzburger Fürstbischof befand (vgl. BRAUN: Wo wurden die Fürstbischöfe begraben?, S. 274).

[42] Vgl. MERZBACHER: Die Begräbnisordnung der Würzburger Fürstbischöfe im späteren Mittelalter, S. 500–506. Im sogenannten *Liber quartus diversarum formarum et contractuum Rudolphi*, einem Kopialbuch aus der Regierungszeit des Fürstbischofs Rudolf von Scherenberg (1466–1495) (St.A.W. Würzburg, Liber div. form. 14, fol. 155 v–156 v), ist eine Abschrift über diese Ordnung enthalten. Sie trägt die Überschrift: „ordnung, so ein bischowe zu Wirtzpurg tods abgangen ist, wie man seynen leichnam zu der erden bestatten solle" und lautet: „[...] item zu gedencken, zu bestellen die kuchen in dem hove, die zeyt auß, Item man sol herabe tragen den leychnam sein ritter und diener [...]. Item so man kompt zu dem hohen creutz uff dem blatz bei den Schotten mit seinen herren unter der infeln [...] setzen den leichnam mitten in die kirchen für der altare sancte Crucis. Item sein hertz sol steen in eynem glaß uff der bare vor im und sollen die Burckhartt und die Schotten lesen ut supra animarum dilexi [...]. Item dornach tregt man das funus zum Neuenmonster und thut, als man mit eynem thumhern pflicht zu thun. Item dornach tregt man das funus wider zum thume und singt meß Si enim credimus [...]. Item nach der meß sollen die weybischoff mit den epten das corpus beleyten zu dem grabe und das corpus soll decorirt seyn [...]. Item und so er begraben wurdt, so sol man orationes ober dem grabe sprechen und solempniter die glocken leuten [...]. Item so er begraben wurdt, sollen die diener des Herrn das hertz defuncti nemen und tragen in der Ebracher hove [Absteigequartier der Ebracher Äbte in Würzburg; Anm. d. Verf.]. Item und sollen dann die diener des herrn bestellen eynes wagen mit vierden pferden und eynem knecht und vier groß sperr kertzen und sollen das hertz furen gein Eberach. Item der ime das heubt helt uff der bare, der sol das hertz furen gein Eberach uff dem wagen [...]."

[43] Matthaeus MERIAN: Topographia Franconiae, Das ist, Beschreibung, Und Eygentliche Contrafactur der Vornembsten Stätte, Un Plätze des Franckenlandes. Franckfurt: Merian 1648, S. 63.

[44] Vgl. GROPP: Monumenta Sepulchralia Ecclesiae Ebracensis, inprimis Cordium Episcoporum Wirceburgensium, S. 25.

[45] Vgl. HOLZMANN: Anatomische Sektionen Würzburger Fürstbischöfe aus dem 17. und 18. Jahrhundert; G. SPÖRLEIN/H. BLANZ: Originalberichte über Obduktionen von zwei Würzburger Fürstbischöfen aus den Jahren 1749 und 1754. In: Virchows Archiv 330.5 (1957), S. 169–173.

[46] Reinhard WEBER: Würzburg und Bamberg im Dreißigjährigen Krieg. Die Regierungszeit des Bischofs Franz von Hatzfeld 1631–1642 (Forschungen zur fränkischen Kirchen- und Theologiegeschichte). Würzburg: Echter Verlag 1979, zit. n. LENSSEN: Domschatz Würzburg, S. 491.

[47] Vgl. ebd., S. 44.

[48] Zinn gegossen, graviert, Höhe 35 cm, Breite 23 cm, Restaurierung 1991. Vgl. Abb. W FB 10 in ebd., S. 44.

[49] Zit. n. ebd., S. 44. Ergänzungen in Klammern und Übersetzung dort: „Das Herz, jetzt ruhend, einst wachend, des höchstehrwürdigen Fürsten und Herrn, Herrn Franz, Bischof von Bamberg und Würzburg, Herzog von Ostfranken, geboren am 13. September im Jahre 1596, gewählt zum Bischof von Würzburg am 7. August im Jahre 1631, zum Bischof von Bamberg am 4. August im Jahre 1633, gestorben am 30. Juli im Jahre 1642 (Wortlaut ergänzt)."

[50] Vgl. ebd., S. 44.

[51] Vgl. ebd., S. 44.

[52] Vgl. Hanswernfried MUTH: Kiliansdom Würzburg. 12. Aufl. Regensburg: Schnell und Steiner 2003, S. 34.

[53] Vgl. Adalbert BENKER: Persönliche Mitteilung an den Verfasser. Priester, Würzburg. 6. Juli 2020.

[54] Üb. d. Verf.: „Hier ist aufbewahrt das höchst verehrungswürdige Herz des Herrn Adam Friedrich B. von Groß, Bischof von Würzburg, welches am 21. März 1840 aufgehört hat zu schlagen. Wo Dein Schatz ist, wird auch Dein Herz sein."

[55] Kap Tenaro, Peloponnes.

Anmerkungen zu Kapitel 13

[56] Vgl. Joachim SCHAMRISS: Persönliche Mitteilung an den Verfasser. Vorstand Emmeramverein, Regensburg. 25. Sep. 2018.

[57] Otto WEIPPERT: Persönliche Mitteilung an den Verfasser. Leiter der Universitätsbibliothek Augsburg. 9. Aug. 2018. Üb. d. Verf.: „Hier sind die frommen Eingeweide des höchstverehrten und hochberühmten Johann Philipp Karl, Bischof von Tenara, katholischer Chorherr der Würzburger Kirche etc., von den [vom Geschlecht der; Anm. d. Verf.] Freiherren von Fechenbach etc., über 28 Jahre der Gesandte von Würzburg beim Reichstag, begraben worden am 26. Dezember 1779."

[58] Hans SCHLEMMER: „Redende Steine". Menschen hinter den Grabmälern in und um St. Emmeram. Bd. 4. Regensburg: Verein der Freunde von St. Emmeram Regensburg e.V. 2014, S. 51.

[59] ROMBERG: Das Bistum Würzburg, S. 118.

[60] Seit 1303 auch Fürstbischöfe des Hochstiftes.

[61] Lothar Franz Horneck von Weinheim († 1758), s. unten.

[62] Vgl. Protokollbuch des Subkustos Graff (Archiv des Erzbistums Bamberg, Rep. 1 Nr. 1311), zit. n. Renate BAUMGÄRTEL-FLEISCHMANN: Persönliche Mitteilung an den Verfasser. Oberkonservatorin, Diözesanmuseum Bamberg. 2. Sep. 1999.

[63] Vgl. dies.: Trauerfeierlichkeiten für Bamberger Domherren im 16. und 17. Jahrhundert. In: Michael PETZET (Hrsg.): Textile Grabfunde aus der Sepultur des Bamberger Domkapitels (Internationales Kolloquium, Schloss Seehof, 22./23. April 1985). Bamberg: Bayerisches Landesamt für Denkmalpflege 1987, S. 12–26, S. 14.

[64] Vgl. Alfred FRANK: Der Trauerweg eines Fürstenherzens. Fürstbischof v. Franckenstein ließ sein Herz in Forchheim beisetzen. In: Unser Bayern, Heimatbeilage der Bayerischen Staatszeitung 25.3 (1976), S. 18–19, 24, S. 18.

[65] Vgl. Renate BAUMGÄRTEL-FLEISCHMANN: Persönliche Mitteilung an den Verfasser. Oberkonservatorin, Diözesanmuseum Bamberg. 2. Sep. 2007. Renate BAUMGÄRTEL-FLEISCHMANN weist allerdings daraufhin, dass in nachmittelalterlichen Quellen zur Bamberger Bistumsgeschichte einige Herzbestattungen Bamberger Bischöfe nachweisbar sind.

[66] Vgl. dies.: Notiz über die Beisetzung von Herz und Eingeweiden Gebsattels in Schlüsselau. In: dies. (Hrsg.): Fürstbischof Johann Philipp von Gebsattel und die Kirche in Schlüsselau (Veröffentlichungen des Diözesanmuseums Bamberg Bd. 10). Bamberg: Diözesanmuseum Bamberg 1997, 49f. S. 49. Das in der Staatsbibliothek Bamberg (H.e.f.42) aufbewahrte Exemplar von Caspar BRUSCHS *Chronick oder kurtz Geschichtbuch aller Ertzbischouen zu Mayntz / Auch der zwölfften Bisthumben / welche dem Bistumbh Maintz als Suffraganien / zugethan vnd angehörig* (Frankfurt am Main 1551) enthält in seinem letzten Kapitel Lebensläufe der Bamberger Bischöfe bis zu dem im Erscheinungsjahr des Buches residierenden Fürstbischof. Auf den folgenden leeren Seiten stehen von verschiedenen Schreibern verfasste Einträge (mit Angabe von Jahren, Tagen, sogar Uhrzeiten), die folgenden Bischofswahlen und das Ableben der Bischöfe betreffend. Dem Text zu Gebsattel ist der Nachsatz angefügt, dass Herz und Intestina Gebsattels in Schlüsselau begraben worden seien. Eine sonstige Dokumentation ist nicht bekannt (vgl. ebd. 50).

[67] Vgl. StA. Bbg., Rep. B 84 Nr. 22, Wahl- und Sterbeakte Bamberger Bischöfe – Marquard Sebastian, zit. n. dies.: Trauerfeierlichkeiten für Bamberger Domherren im 16. und 17. Jahrhundert, S. 25.

[68] Vgl. Anton WINTERER/Monika SOFFNER: Klosterkirche St. Anton Forchheim. Passau: Kunstverlag Peda 1993, S. 18.

[69] FRANK: Der Trauerweg eines Fürstenherzens, S. 18f., 24. Üb. d. Verf.: „Unter diesem Stein ist verborgen das Herz des höchst verehrenswerten und hocherhabenen Herrn Johann Philipp Anton, des Heiligen Römischen Reiches Fürst und Bischof in Bamberg, welcher im Leben niemandem böse, sondern allen Gutes von Herzen wollte. Dieses Opfer der Liebe hat er zum Zeugnis einmaliger Hingabe am 3. Juni 1753 dorthin zurückgegeben, von wo er es am 25. März 1695 empfangen hatte. Für ihn bitte in Deiner Dankesschuld aus ganzem Herzen um ewige Ruhe."

[70] Vgl. Michael PFISTER: Der Dom zu Bamberg. Bamberg: Franke 1896, S. 36; FRANK: Der Trauerweg eines Fürstenherzens, S. 18.

[71] Sein Corpus ruht im Mainzer Dom.

[72] Im Protokollbuch des Subkustos Graff (Archiv des Erzbistums Bamberg, Rep. 1 Nr. 1311) werden die Überbringungen der Herzurnen der Fürstbischöfe Lothar Franz von Schönborn (S. 33–37) und Friedrich Karl von Schönborn (S. 166) in den Dom beschrieben (vgl. BAUMGÄRTEL-FLEISCHMANN: Persönliche Mitteilung an den Verfasser (2.9.1999)).

[73] Üb. d. Verf.: „Hier ist begraben das allerfrommste Herz des Grafen von Schönborn, Kurfürst und Bischof, Erbauer dieses Palastes. [Verstorben, d. Verf.] am 30. 1. des Jahres 1729."

Anmerkungen zu Kapitel 13

⁷⁴ Vgl. Johann LOOSHORN: Graf Friedrich Karl von Schönborn alias Fürstbischof von Bamberg 1729–1746 (Festschrift zur neunten Säkular-Feier des Bisthums Bamberg). Bamberg: Handels-Druckerei 1907, S. 283.

⁷⁵ Vgl. Dieter J. WEISS: Das exemte Bistum Bamberg. Die Bamberger Bischöfe von 1693 bis 1802 (Germania Sacra. Herausgegeben von der Akademie der Wissenschaften zu Göttingen. Dritte Folge 12). Göttingen und Boston: Walter de Gruyter 2016, S. 84.

⁷⁶ Vgl. Maria Antonia MAYRHOFER: Loreto- und Gruftkapelle der Familie Schönborn in Göllersdorf in Niederösterreich. Ein Werk von Johann Lukas von Hildebrandt Johann Lucas von Hildebrandt. Diplomarbeit. Universität Wien, Historisch-Kulturwissenschaftliche Fakultät, 2008, S. 75. In einem Brief von Eugen von Hildebrandt (Schönbornarchiv Wien, Nr. 154 vom 28. 6. 1744, zit. n. ebd., S. 74) mit Zeichnungen, die möglicherweise einen Entwurf für ein Herzgrabmal darstellen, findet sich folgender Text: „Dieses ist die anverlangte Abriß der Loreto Capellen pro deposito Cordis. Deus est maneat ut est per longam seriam Anorum cum opima saluti." Am „letzten Tag des Jahres 1732, den 31. Wintermonats" schrieb der Fürstbischof in seinem Testament: „Sollte er in Österreich sterben, wohin er eben jetzt vom Kaiser verlangt wird, so ist sein Leib und Herz heraus, sein Ingeweid aber nach Göllersdorf zu senden und in der loretto-Kirche bei der Tür mit einem marmornen Grabstein, wo man zum hohen Altar geht, inmitten des eisernen Gatters zu beerdigen, welches allzeit zu tun sein wird, es erfolge auch mein christlicher Tod, wo er wolle [...]." Offensichtlich entschloss sich der Kirchenfürst während seiner Zeit in Wien und Göllersdorf, wo er ein Schloss besaß, sein Herz dort, bei der Loretomadonna, zu lassen.

⁷⁷ Corpus im Würzburger Dom.

⁷⁸ Corpus im Würzburger Dom.

⁷⁹ Vgl. D. J. WEISS: Das exemte Bistum Bamberg, S. 232, 294, 297.

⁸⁰ Dazu ist im Bericht des Leonhard Clemens SCHMITT (Geschichte des Ernestinischen Klerikalseminars in Bamberg, 20. Bericht des Historischen Vereins Bamberg 1857, S. 170/180, zit. n. Fritz ARENS: Das Grabmal des Weihbischofs Heinrich Joseph von Nitschke in St. Gangolf zu Bamberg. In: 120. Bericht des Historischen Vereins Bamberg 88 (1984), S. 459) Folgendes zu lesen: „Den 28ten Mai wurde sein Herz in einer zinnernen Kapsel ebenda gegen 8 Uhr nach St. Gangolph überbracht, wobei folgende Ceremonien geschehen sind, als: [...] Als die Chaise mit dem Conduct bei dem sogenannten Trenkgäßlein angelangt, so sind von dem Stift St. Gangolph 3 Geistliche dagewesen, und haben das Herz des abgelebten übernommen, das Aussegnungs-Ceremoniel vorgenommen; nach dieser wurde das Herz wiederum den Hrn Caplan übergeben, welcher sodann mit den Geistlichen von St. Gangolph zur Kirche abgefahren ist, anbei die Geistlichen von der St. Martins-Pfarr wiederum zurückgegangen. 8vo. Beim Eintritt der St. Gangolphs Kirch wurde das Herz abermal von den Geistlichen übernommen, und auf ein Trauergerüst gesetzt; nach abgesungen Psalmen hat Hr. Caplan das Herz von dem Trauergerüst abgenommen, und bis zur Kruft getragen, wo Hr. Can. Cap. und Custos Herzog solches übernommen und beerdigt worden ist."

⁸¹ Vgl. ebd., S. 457–462.

⁸² Üb. d. Verf.: „Am 23. Tag des Mai 1778 starb fromm im Herrn der hochverehrte und hochberühmte Herr Heinrich Joseph von Nitschke Bischof von Antipatris, Weihbischof von Bamberg [...]. Geboren in Mainz am 5. August 1708. Zum Bischof geweiht am 23. März 1749. Durch höchste Frömmigkeit gegen Gott, durch Menschenliebe und Sanftmut gegen alle, Großzügigkeit bei den Armen, in wachsamer Sorge für die anvertraute Herde ausgezeichnet im Leben, berühmt durch die großzügig gemachte Schenkung nach seinem Tod an die Seminare. [Dieses Denkmal; Anm. d. Verf.] der Frömmigkeit errichtete so seinem allerteuersten Onkel 1802 Franz L. B. Burkart von Klee, Herr in Battelau und Stranka, österreichischer Kammerrat, zum Wiener Hofe gehörig."

⁸³ Vgl. Heinrich HOHL: Dr. phil. Heinrich von Nitschke, Stiftsdekan von St. Gangolf und Weihbischof von Bamberg. In: Pfarrbrief St. Gangolf, Dez. 2007.

⁸⁴ Vgl. ders.: Persönliche Mitteilung an den Verfasser. Domvikar, St. Gangolf, Bamberg. 20. Dez. 2012.

⁸⁵ Vgl. Josef URBAN: Die Bamberger Erzbischöfe. Lebensbilder. Bamberg: Archiv des Erzbistums Bamberg 1997, S. 137.

⁸⁶ Vgl. D. J. WEISS: Das exemte Bistum Bamberg, S. 440; Edwin DIPPACHER: Schloßkapelle St. Sebastian zu Schloß Thurn. Heroldsbach: Heimat- und Trachtenverein Heroldsbach 2001, S. 5.

⁸⁷ Vgl. WEISS-KREJCI: Heart burial in medieval and early post-medieval central Europe, S. 128.

⁸⁸ „[...] cor autem cum reliquis visceribus [...]", Üb. d. Verf.: „[...] aber das Herz mit den übrigen Eingeweiden [...]". Sein unmittelbarer Nachfolger Wolfgang von Dalberg († 1601) wurde zwar eviszeriert, über eine Eingeweidebestattung ist jedoch nichts bekannt (vgl. ebd., S. 128).

Anmerkungen zu Kapitel 13

[89] Vgl. ARENS: Die Kunstdenkmäler der Stadt Mainz, Teil 1, S. 314, 605. Die Corpora kamen in den Dom.

[90] Vgl. Würdtweinsches Epitaphienbuch, Aktenstück im Gräflichen Eltz'schen Archiv, Eltville, Fasc. 304, zit. n. ebd., S. 314.

[91] Üb. d. Verf.: „Eingeweide, Herz und Hirn."

[92] Vgl. WEISS-KREJCI: Heart burial in medieval and early post-medieval central Europe, S. 128.

[93] Vgl. MICHEL: Herzbestattungen und der Herzkult des 17. Jahrhunderts, S. 122. Corpus im Mainzer Dom.

[94] Die Inschriftenplatten wurden entfernt, vgl. Wolfgang REUSS: Persönliche Mitteilung an den Verfasser. Aschaffenburg. 23. Apr. 2012. Mit dem Herzen wurden wie bei seinem Nachfolger auch Gehirn, Zunge und Eingeweide in eine Kiste aus Blei eingeschlossen, diese wiederum in einen Holzsarg gelegt. Auf dem Grab lag eine Steinplatte mit der Inschrift „COR CEREBRUM EXTAQUE JO. SUICARDI ARCHIEP. MOGUNTINI. / OBIIT AO CHRISTI 1626 XVII. SEPT." (Alois GRIMM: Aschaffenburger Häuserbuch. Bd. II: Altstadt zwischen Dalbergstr. und Schloß (Schriftenreihe Band 34). Aschaffenburg: Geschichts- und Kunstverein 1991; Üb. d. Verf.: „Herz, Hirn und Eingeweide des Johannes Schweikhard, des Mainzer Erzbischofs. Er starb im Jahre Christi 1626 am 17. September").

[95] Corpus ebenfalls im Mainzer Dom.

[96] Vgl. WEISS-KREJCI: Heart burial in medieval and early post-medieval central Europe, S. 129; MICHEL: Herzbestattungen und der Herzkult des 17. Jahrhunderts, S. 122.

[97] Vgl. Würdtweinsches Epitaphienbuch, gedruckt von F. Falck, Moguntia QBII NF 4, 1908, S. 296, zit. n. ARENS: Die Kunstdenkmäler der Stadt Mainz, Teil 1, S. 316. Auf der Urne war zu lesen: „Intestina Emmi Principis ac Dni Dni Lotharij Friderici S. Sedis Mogunt: Archi Eppi S:R:I:per Germaniam Archi Cancellarij et Electoris, Eppi Wormatiensis et Spirensis, praepositi Weisenburgensis et Odenheimensis. Die tertia Junij 1675. pie Defuncti, cuius anima requiescat in pace". Üb. d. Verf.: „Eingeweide des hocherhabenen Fürsten und Herrn Lothar Friedrich, Bischofsstuhl Mainz [...]. Fromm gestorben am dritten Tag des Juli 1675, dessen Seele in Frieden leben möge."

[98] Zit. n. ders.: Mainzer Inschriften von 1651–1800. Bd. II. Mainz: Stadtarchiv Mainz 1985, S. 34. Üb. d. Verf.: „Gott, dem Besten und Größten. Eingeweide des höchst verehrungswürdigen und hervorragendsten Fürsten und Herrn Karl Heinrich aus der Familie der Grafen von Metternich [...]. Gestorben in Aschaffenburg am 26. September im gleichen Jahr [1679]. Dessen Seele möge in Frieden ruhen, seine Eingeweide im Lichte der Barmherzigkeit Gottes."

[99] Zit. n. ders.: Mainzer Inschriften von 1651–1800. Bd. I. Mainz: Stadtarchiv Mainz 1982, S. 170. Üb. d. Verf.: „Hirn und Eingeweide des höchst verehrungswürdigen und hervorragendsten Fürsten und Herrn Philipp Karl, Bischofsstuhl Mainz [...]. Hingeschieden in Mainz am 21. März 1743, des Alters 77, vier Monate, 21 Tage. Damit dessen Seele Gott gnädig sei, bitte Du, der das liest, die Himmlischen. [Darunter:] Es starb Philipp Karl, der für die Ehre Gottes fromm, für das Wohl seines Reiches und seiner Heimat tapfer kämpfte."

[100] BRATNER: Die Grabdenkmäler der Erzbischöfe im Mainzer Dom, S. 289. Üb. d. Verf.: „Gott, dem Besten und Größten. Herz des hervorragendsten Fürsten und Herrn Philipp Karl, Erzbischof des Bistums Mainz [...]. Gestorben am 21. März 1743, im Alter von 77, 4 Monate 21 Tage. Dessen Seele ruhe in Frieden. [Auf der Gegenseite:] Herz des unter den Lebenden verehrungswürdigen Bischofs, vom Herzen her treu den Heiligen."

[101] St. Gangolf wurde 1793 schwer zerstört und und 1826 endgültig niedergelegt (vgl. ebd., S.402).

[102] Die silberne Herzurne des Johann Friedrich Karl von Ostein befand sich ursprünglich in der Gruft von St. Gangolf, kam von dort im 19. Jahrhundert in den Domschatz und zuletzt in die Westkrypta. 35 cm hoch, mit getriebenen Rocaillen, nach dem Beschauzeichen eine Arbeit des Mainzer Goldschmiedes Johann Franz Schmitt, lautet ihre in Versalien eingravierte Inschrift: „D.O.M. / COR / EMINMI AC celsmi archiepiscopi / ac principis electoris / Johannis Friederici Caroli / Denati IV IVNIJ MDCCLXIII / Aetat. 73 mens 10 Die 29" (ARENS: Die Kunstdenkmäler der Stadt Mainz, S. 316; ders.: Mainzer Inschriften von 1651–1800, S. 91; Üb. d. Verf.: „Dem besten und größten Gott / Herz / des hervorragendsten und edelsten Erzbischofs / und Kurfürsten / Johann Friedrich Karl / gestorben am 4. Juni 1763 / im Alter von 73 Jahren 10 Monaten 29 Tagen"). – Die gleichfalls silberne, von einem Doppelkreuz gekrönte Urne des Emmerich Joseph von Breidbach zu Bürresheim mit eingraviertem Wappen am Fuß kam auch von St. Gangolf in die Domkrypta. Sie ist 45 cm hoch, versehen mit einem Mainzer Beschauzeichen von 1774, der Meistermarke des Goldschmieds Johann Franz Schmitt, und ist auch in Versalien beschriftet: „D.O.M. / COR / EMINENTISSIMI AC CELSISSIMI ARCHIEPISCOPI / ET PRINCIPIS ELECTORIS /

EMMERICI IOSEPHI / EX LB. BARONIBUS DE BREIDBACH / IN BÜRRESHEIM / DENATI XI IUNIJ MDCCLXXIV / AET 66 ANN 7 MENS" (ARENS: Mainzer Inschriften von 1651–1800, S. 98; BRATNER: Die Grabdenkmäler der Erzbischöfe im Mainzer Dom, S. 342; Üb. d. Verf.: „Dem besten und größten Gott / Herz / des hervorragendsten und edelsten Erzbischofs / und Kurfürsten / Emmerich Joseph / aus der Baronie Breidbach in Bürresheim / gestorben am 11. Juni 1774 / im Alter von 66 Jahren, 7 Monaten").

[103] Vgl. ebd., S. 225f.

[104] Vgl. ebd., S. 304.

[105] Vgl. ARENS: Mainzer Inschriften von 1651–1800, S. 74; BRATNER: Die Grabdenkmäler der Erzbischöfe im Mainzer Dom, S. 344.

[106] Vgl. ebd., S. 303.

[107] Fred G. RAUSCH: Fürstenlob am Katafalk. Zwei Veränderungen im Bestattungsritual der Würzburger Erzbischöfe im 17. Jahrhundert. In: Dieter HARMENING/Erich WIMMER (Hrsg.): Volkskultur – Geschichte – Region. Festschrift für Wolfgang Brückner zum 60. Geburtstag (Quellen und Forschungen zur europäischen Ethnologie Bd. VII). Würzburg: Königshausen & Neumann 1990, S. 360–381, S. 377f.

[108] ROMBERG: Das Bistum Würzburg, S. 417. Üb. d. Verf.: „Es ruht vor dem Altar gegen Aufgang der Sonne der Fürst [das Herz des Fürsten?; Anm. d. Verf.] in der Metropolitanbasilika. Begraben am 8. Tag des März 1673."

[109] Üb. d. Verf.: „Gott meines Herzens und mein Anteil ist der Herr auf ewig / Und geworden mir zum Heil" (Anklang an Psalm 73,26: „Auch wenn mein Leib und mein Herz verschmachten, / Gott ist der Fels meines Herzens / und mein Anteil auf ewig").

[110] Üb. d. Verf.: „Gott, verwirf nicht ein demütiges und geschlagenes Herz."

[111] Vgl. Gräberfundeprotokoll von 1928, Domarchiv, zit. n. ARENS: Mainzer Inschriften von 1651–1800, S. 44.

[112] Vgl. BRATNER: Die Grabdenkmäler der Erzbischöfe im Mainzer Dom, S. 248, 365, 402–405.

[113] Jürgen OVERHOFF: Das Herz Dalbergs. In: Main-Echo Aschaffenburg (Wochenendmagazin), 17. Jan. 2015, S. 2, von Hans-Bernd Spies übersetzt.

[114] Vgl. A. DIETZ: Ewige Herzen, S. 109, Abb. 3.

[115] Martin HEIM: Persönliche Mitteilung an den Verfasser. Stiftspfarrer St. Peter und Alexander, Aschaffenburg. 19. Nov. 2020. Üb. d. Verf.: „Leben gegeben Leben genommen / 8. Tag des Febr. 1744 10. Tag des Febr. 1817 / Das Herz des hocherhabenen und hochherzigen Fürsten und Herren Karl Theodor aus der berühmten und sehr alten Familie der freien Barone der Herrschaft von Dalberg. Ernannt zum Kämmerer von Worms, Erzbischof des Heiligen Sitzes Mainz, Erzkanzler des Heiligen Römischen Reiches und erwählter Bischof von Konstanz und Worms, Primas des Rheinbundes und Großherzog von Frankfurt. Möge er sanft ruhen. Bedeutend, weise, fromm, glückselig. Beständiger Anwalt der religiösen Bildung. Gerecht, milde. Hochherziger Förderer der Einrichtungen des öffentlichen Wohls. Zierde der freien Künste und der Wissenschaften. Haupt der verdienstvollen Kirchenoberen. Tröster und höchst freigiebiger Unterstützer der Armen, der Witwen und Waisen. Er hat es vorgezogen, die Treue zu halten, auch gegenüber einem unwürdigen Reich. Unser Zeitalter hat keinen in Würde und Tugend Ebenbürtigen erlebt. Gruß sei Dir, Heilige Seele."

[116] 1875 wurde die fürstbischöfliche Gruft unter dem Altar geöffnet und das Herz herausgenommen. Der Stiftspfarrer Johann Kiesel bewahrte das Gefäß im Silberschrank der Sakristei auf. 1877 wurde es vor seiner endgültigen Aufstellung in einer Säule des Kirchenschiffs geöffnet. Der Verwalter der Familie Dalberg, Ludwig Stadelmayer, schrieb an die Familie: „Ich war zu dieser Aufstellung eingeladen, habe das Herz gesehen, da die Kapsel, in welche dasselbe gefaßt war, stark mit Grünspan angelaufen war. Es wurde nun eigens in einer böhmischen Fabrik eine Kapsel von Glas gefertigt u. in dasselbe das Herz verwahrt. Dasselbe war stark einbalsamirt u. wenn man die Balsam-Schicht hob, griff sich das Herz lederartig. Ich selbst griff es. Die Flüssigkeit, der alte Weingeist, wurde schon früher abgelassen. Man roch noch theils Balsam, zum Theil Moder." Über die Glaskapsel wurde noch eine Eisenhülle angepasst. Eine neuerliche Restaurierung des inzwischen schwarz verfärbten Silbergefäßes wurde von November 2014 bis Januar 2015 notwendig. Das fast 200 Jahre alte Herz war inzwischen zu einer schwarzbraunen, körnigen, amorphen, geruchlosen Substanz zerfallen. Der Silberbehälter wurde gereinigt und geglättet, das Schloss an der Herzinzisur repariert, der Glasbehälter ausgebessert und das Herz an seinen alten Platz zurückgestellt (vgl. OVERHOFF: Das Herz Dalbergs).

[117] Fritz ARENS/Laetitia BREDE: Kirche und Kloster St. Antonius (Armklaren) zu Mainz. Mainz: Stadtbibliothek Mainz 1950, S. 88. Es dürfte sich um Philipp Anton von Berlepsch handeln (* 1702), kurtrierischer Kammerherr und Malteserritter (vgl. ANON.: de.wikipedia.org: Berlepsch (Adelsgeschlecht).

Anmerkungen zu Kapitel 13

URL: https://de.wikipedia.org/wiki/Berlepsch_(Adelsgeschlecht) (besucht am 28.02.2023)). Über die Positionierung der Herzurne ist nichts bekannt.

[118] Vgl. Kurt ANDERMANN: Zeremoniell und Brauchtum beim Begräbnis und beim Regierungsantritt Speyerer Bischöfe. In: Archiv für mittelrheinische Kirchengeschichte. Bd. 42. Mainz: Selbstverlag der Gesellschaft für mittelrheinische Kirchengeschichte 1990, S. 125–177, S. 127.

[119] Vgl. GLA 67/312 fol. 380, zit. n. ebd., S. 129, 131.

[120] Vgl. ebd., S. 129.

[121] Vgl. ebd., S. 133.

[122] Vgl. ebd., S. 135.

[123] Vgl. Franz Xaver REMLING: Geschichte der Bischöfe zu Speyer. Bd. 2. Mainz: Kirchheim und Schott 1854, S. 512.

[124] Vgl. ebd., S. 553.

[125] Franz Xaver REMLING schildert die Vision Johanns, die sein eigenes Leichenbegängnis betraf, ausführlich und schreibt, dass dieser in seinem Testament „die Domkirche zu Trier, das unter dem Altare der heiligen drei Könige, eigens hergerichtete Gewölbe [...] zu seinem Begräbnisse [...], für sein Herz eine Stelle in der Cathedrale zu Speyer nächst dem dortigen Marienbilde [...], für seine Eingeweide, Gehirn, Augen und Zunge aber die von ihm neu erbaute Kirche von Thalehrenbreitstein" gewählt habe (ebd., S. 594). Bei der „Thalehrenbreitsteinkirche" handelt es sich um die Heilig-Kreuz-Kirche im Koblenzer Stadtteil Ehrenbreitstein, die Johann Hugo anstelle einer im Dreißigjährigen Krieg erbauten Heribertskapelle hatte erbauen lassen. Sie wurde im Zweiten Weltkrieg vollständig zerstört, lediglich die Gruft blieb weitgehend erhalten. Hier ruhen Herzen und Eingeweide der Trierer Kurfürsten und Erzbischöfe Franz Georg von Schönborn († 1756) und Johann IX. Philipp von Walderdorff († 1768) und eben Eingeweide, Zunge, Augen und Gehirn des von Orsbeck, deren Grab allerdings nicht mehr existiert.

REMLING beschreibt weiterhin das Herzmonument (ebd., S. 596): „Das Denkmal war an der östlichen Wand des genannten Arcadenbogens angebracht. Es bestand aus fünf zu Häupten über einander gefügten Marmorplatten. Die untere bildete den Sockel des Denksteines. Die zweite hatte die Inschrift, welche auf das Herz Bezug hatte. Die dritte zeigte in halberhabener Arbeit von schlechtem Geschmacke eine herzförmige Capsel mit kreuzweise niedergesenkten Trauerfackeln. Die vierte Platte enthielt das Wappen des Fürsten mit fünf Helmen [...]. Die fünfte Platte bildete das Haupt des Ganzen. Folgende Inschrift ist auf dem Denksteine ausgegraben: ‚Vulnerasti cor meum, soror mea sponsa ait ad sponsam sponsus. Cant. IV. Vers 9. / Desponsata mihi sacro quia Spira fuisti / foedere, cor merito nunc tibi sponsa datur. / Tibi enim dixit cor meum: / Haec requies mea in seculum seculi; hic habitabo; / Quoniam elegi eam. Psalm. 131. / Tuus olim / Johannes Hugo / archiepiscopus Treverensis, s. r. I princeps / electus coadjutor 7. jan. 1672 / episcopus Spirensis 16. jul. 1675 / administrator Prumiensis, praepositus Weissenburgensis, / perpetuus et supremus camerae judex. / Ex perillustri familia baronum ab Orsbeck ultimus. / Quem januarius dedit 1633, / januarius abstulit 1711. / dum die sexta ejusdem hora noctis undecima / ultimo vixi et triste dixi: / Vale Spira, / pro me ad Jesum suspira! / Munificentissimo principi / posuit / gratissimum capitulum / cathedrale.' (Üb. Johann Dorner: ‚Du hast mein Herz verwundet, meine Schwester Braut, sagt der Bräutigam zur Braut. Cantica 4, Vers 9. Weil Du, Speyer, mit mir in einem heiligen Bund verlobt gewesen bist, wurde Dir jetzt als Braut verdientermaßen das Herz gegeben. Denn zu Dir hat mein Herz gesagt: Dies ist meine Ruhe in alle Ewigkeit; hier werde ich wohnen, weil ich sie erwählt habe. Psalm 131. Ich einst der Deine: Johannes Hugo, Erzbischof von Trier, Fürst des Heiligen Römischen Reiches, erwählt zum Koadjutor am 7. Januar 1672, zum Bischof von Speyer am 16. Juli 1675, zum Administrator von Prüm, zum Propst von Weißenburg und zum dauernden obersten Kammerrichter. Er war der letzte Sproß aus der berühmten Familie der Barone von Orsbeck, den der Januar 1633 gegeben und der Januar 1711 weggenommen hat, als ich zur sechsten Stunde am Tage und in der elften während der Nacht zuletzt gelebt und traurig gesagt habe: Speyer, lebe wohl, atme für mich bei Jesus! Dem freigiebigsten Fürsten hat das Denkmal gesetzt das dankbare Domkapitel').

Die Platte wurde während der Französischen Revolution an den Ecken „verstümmelt". Auf Wunsch König Ludwigs I. musste sie 1852 neuen Fresken weichen und wurde an den jetzigen Standort [Katharinenkapelle; Anm. d. Verf.] versetzt. REMLING zitiert Franz Christian GÜNTHER (Geschichte der Bischöfe zu Speyer, Heft III, nach 1826), der über das Herz von Johann Hugo erzählt: „Im Jahre 1802 oder 1803 kam ich in den damals noch ruinierten Dom und sah zunächst bei dem Denkmale Johann Hugo's mehrere Personen zusammenstehen, die etwas auf dem Boden Liegendes nachdenkend zu betrachten schienen. Es war ein großes Herz aus Sandstein, das man eben vor der Marmorplatte aus dem Boden herausgeschafft hatte.' Ob dieses steinerne Herz, welches aus zweien Theilen zusammengekittet war, damals zerschlagen oder wieder eingegraben wurde, wußte Günther nicht anzugeben. Weiter schreibt er: Gelegentlich der (damaligen) Erhöhung des Bodens der Domkirche habe man bei dessen Aufgrabung das Herz von Johann Hugo in einem Kästchen verschlossen gefunden, und weil dasselbe wegen erhöhet werdenden Bodens auch etwas höher hätte müssen gelegt werden, so hat der Domdechant von Hutten dieses besorgen und über das Kästchen ein kleines Gewölb machen lassen" (REMLING: Geschichte der Bischöfe zu Speyer, S. 597).

[126] Vgl. ebd., S. 564.

[127] Siehe FN 125.

[128] Vgl. BRAUN: Wo wurden die Fürstbischöfe begraben?, S. 265.

[129] Vgl. Johann Michael KÖNIG: Fehde der Stadt Speyer mit weiland dem Herrn Heinrich Hartard von Rollingen, gewesenen Fürstbischof zu Speyer, im Jahre 1716. Speyer 1830, S. 5, 31.

[130] Vgl. REMLING: Geschichte der Bischöfe zu Speyer, S. 663.

[131] Üb. d. Verf.: „[...] nicht ohne ertragenen außerordentlichen Gestank [...]."

[132] Vgl. ebd., S. 663.

[133] Vgl. ebd., S. 665.

[134] REMLING zitiert ein Dokument (Chron. conv. Brug. Ad 1743) mit der Grabinschrift (ebd., S. 663): „Haec leo purpuratus magno de stemate Schoenborn, / Occlusis oculis parva dormitat in urna. / Purpuream, quam Roma dedit, vestem, libitina / Abstulit atque duo peda pontificalia nisu / Uno contregit; signum crucis, ordinis almi / Teutonici, titulorum aliorum syrmata, gemmas, / Divitias ac omne decus, suspiria, vota, / Omnia sub nihilo parvam hanc projecit in urnam. / Credite, mortales! Damiano haec verba loquenti: / Quidquid hic orbis habet, nihil est nisi nominis umbra!" (Üb. Johann Dorner: „Dieser purpurne Löwe aus dem großen Geschlecht der Schönborn schläft mit geschlossenen Augen in einer kleinen Urne. Das purpurne Gewand, das Rom gegeben hat, hat der Tod weggenommen und hat zwei bischöfliche Hirtenstäbe durch einen einzigen Schwung zusammengeheftet; das Kreuzzeichen des erhabenen deutschen Ordens, die Gewänder anderer Titel, Edelsteine, Reichtümer und jeden Schmuck, Seufzer, Gelübde, alles Wertlose warf er in diese kleine Urne. Glaubt es, ihr Menschen, dem Damian, der diese Worte spricht: Alles, was diese Erde hat, ist nichts als der Schatten eines Wortes!")

[135] Dieter BÖSER: Persönliche Mitteilung an den Verfasser. Kirchenführer von St. Peter, Bruchsal. 19. Nov. 2019. Üb. d. Verf.: „Hier ruht das Herz des hervorragendsten einstigen Kardinals von Schönborn, Fürstbischof von Speyer und Konstanz, geboren am 19. 71676, zum Kardinal ernannt am 30. Januar 1713 [...]. Gestorben am 19. August 1743 nach 24-jährigem Episkopat in Speyer und von drei Jahren in Konstanz, dessen Seele in Gott ruht."

[136] Als Todesursache war „eine gänzliche Vereiterung der Lunge" (REMLING: Geschichte der Bischöfe zu Speyer, Bd. 2, S. 704) gefunden worden.

[137] Zit. n. ebd., Bd. 2, S. 704. Üb. d. Verf.: „Unter diesem Marmor ruht in Zukunft das unsterbliche Herz des hervorragendsten Kardinals, des untadeligsten Bischofs, des höchstgeliebten Fürsten Franz Christoph, von den freien Baronen aus dem Stamme von Hutten, für sich sehr klein, größer für die Welt, am größten durch seine Verdienste, würdig für den Himmel, immer beständig im Leben und gleichermaßen bei Gott. Es wusste nicht, dass es von anderen gerühmt, noch dass es von Feinden vernichtet wird, auch im Tode sogar überlegen, obwohl es demselben unterlag, in dem die Betrübten Zuflucht, die Witwen Schutz, die Besiegten Trost [finden; Anm. d. Verf.]. Die Erweiterungen der Diözese Speyer ehren den Urheber. Der wollte der göttlichen Jungfrau, wie im Leben gelobt, so im Tode vollendet, das Beste, was er hatte, zum ewigen Gedenken bewahrt haben, am 11. Tag des Mai, im Jahre 1770. Er ruhe in Frieden."

[138] Vgl. P. Robert MARIA: Persönliche Mitteilung an den Verfasser. Wallfahrtsrektor Kloster Waghäusel. 6. Aug. 2007.

[139] 1803 wurde das Kloster aufgehoben, die Kirche wurde beseitigt.

[140] REMLING: Geschichte der Bischöfe zu Speyer, S. 732.

[141] Vgl. Dieter BÖSER: Persönliche Mitteilung an den Verfasser. Kirchenführer von St. Peter, Bruchsal. 11. Juni 2013.

[142] Vgl. ANON.: Letzte Ruhestätte für Speyerer Bischöfe inmitten der Kirche St. Peter. In: Der Kurier, Ausgabe Bruchsal, 12. Sep. 2007.

[143] Heute Herz-Jesu-Kapelle.

[144] Vgl. Erwin GATZ: Die Bischöfe des Heiligen Römischen Reiches 1648–1803. Berlin: Duncker und Humblot 1990, S. 114.

Anmerkungen zu Kapitel 13

[145] Informationen zu Reinhard von Rüppur und zur Nikolauskirche verdanke ich Hubertus NIEDERSTRASSER: Persönliche Mitteilung an den Verfasser. Oberstudienrat, Karlsruhe. 18. Dez. 2007.

[146] Ekkehard SCHULZ: Reinhard II. – ein Fürstbischof aus Rüppur. In: BÜRGERGEMEINSCHAFT RÜPPUR (Hrsg.): 900 Jahre Rüppur. Geschichte eines Karlsruher Stadtteils. Karlsruhe: INFO Verlagsgesellschaft 2003, S. 36–40, S. 39. Üb. d. Verf.: „Dieser Stein deckt Herz und lebenswichtige Organe des verehrungswürdigen Vaters in Christo, des Herrn Reinhard von Rüppur, Bischof von Worms. Der Herr verachtet nicht ein geschundenes und erniedrigtes Herz."

[147] In dieser Zeit waren Einbalsamierung und Organentnahme bereits üblich. Bei der Eröffnung eines Steinsargs vor dem Marienaltar im Trierer Dom fand man einen erstaunlich gut erhaltenen Erzbischofsleichnam, den die Historiker für den von seinem Leibarzt einbalsamierten Albero hielten (vgl. Gesta Alberonis archiepiscopi Balderico, zit. n. Michael Viktor SCHWARZ: „Flet Roma, flet undique Trevir". Grabmalstiftungen und Grabmal des Trierer Erzbischofs Albero (1131–1152): Sepukrale Repräsentation nach dem Investiturstreit. In: INSTITUT FÜR ÖSTERREICHISCHE KUNSTFORSCHUNG (Hrsg.): Wiener Jahrbuch für Kunstgeschichte. Bd. 51. Wien: Institut für Österreichische Kunstforschung 1998, S. 9–31, S. 21.

[148] Vgl. ebd., S. 21.

[149] Gesta Adalberonis archiepiscopi Treverensis auctore Balderico scholastico Treverensi a. 1132–1152 (MGH SS VIII), S. 258, zit. n. D. SCHÄFER: Mittelalterlicher Brauch bei der Überführung von Leichen, S. 486. Üb. d. Verf.: „Wenn er auch gemäß allgemeinem Los der Sterblichen dem Tod zum Opfer fiel, wurde er dennoch nicht nach allgemeiner Sitte begraben. Als er nämlich in Koblenz gestorben war, wurden seine Eingeweide im Kloster neben der Mauer, nach Norden hin, an die er gedacht hatte, begraben und mit einem Marmorstein bedeckt. Sein Corpus aber wurde mit Myrrhe, Aloe und aromatischen Kräutern behandelt von seinem höchst erfahrenen Arzt Philipp Lombardus, welcher durch Beurteilung seines Urins seinen Tod drei Tage vorausgesagt hatte, und geschmückt mit priesterlichen Gewändern mit großem Gefolge nach Trier gebracht."

[150] Zit. n. ebd., S. 486; Georgius Heinricus PERTZ: Monumenta Germaniae Historica – Inde ab Anno Christi quingentesimo usque ad Annum Millesimum et quingentesimum. Bd. 8. Hannover: Impensis Bibliopolii Aulici Hahniani 1848, S. 258. Üb. d. Verf.: „Hier sind Herz und Eingeweide des verehrungswürdigen Adalbero, Erzbischof von Trier, unseres ersten Gründers, begraben, der im Jahr der Gnade 1152 starb, an den 18. Kalenden des Februar."

[151] Dritter in der Rangfolge des Domkapitels, Vorgesetzter des niederen Klerus.

[152] Vgl. Ignaz MILLER: Nachlaßregelung und Testament des Trierer Erzbischofs Jakob von Sierck. In: GESELLSCHAFT FÜR NÜTZLICHE FORSCHUNGEN ZU TRIER u. a. (Hrsg.): Landeskundliche Vierteljahresblätter (Jahrgang 31). Trier, Koblenz: Selbstverlag 1985, S. 51–67, S. 51–67.

[153] LHA Koblenz 1 D 1171 S. 5, zit. n. ebd., S. 55, 58.

[154] Vgl. J.-F. HUGUENIN: Les chroniques de la ville de Metz (900–1552), Metz 1838, S. 50, zit. n. Friedrich GRIMME: Der Trierer Erzbischof Jacob v. Sirk und seine Beziehungen zur Metzer Kirche. In: GESELLSCHAFT FÜR LOTHRINGISCHE GESCHICHTE UND ALTERTUMSKUNDE (Hrsg.): Jahr-Buch der Gesellschaft für Lothringische Geschichte und Altertumskunde. Bd. 21. Metz: Selbstverlag 1909, S. 108–131, S. 125.

[155] In den Trierer Annalen von 1670 ist dazu Folgendes zu lesen: „Ut vero illaesum a tabe defuncti corpus ad dies aliquot conservaretur, exenteratum est, intestinaque, & viscera, rara in parentem suum pietate Sacerdotes de Societate Jesu, qui morienti adstiterant, in templum suum intulere, atque dextrorsum apud aram maximam e regione Elizabethae Gorlitziae nobilissimae foeminae condiderunt" (Ch. BROWER/J. MASEN (Hrsg.): Antiquitatum et Annalium Trevirensium libri XXV, Bd. II, S. 416, zit. n. Bernhard SCHMITT: Zur Bestattung der Herzen der Trierer Kurfürst-Erzbischöfe Jakob von Eltz (1567–1581) und Lothar von Metternich (1599–1623) in der Dreifaltigkeitskirche zu Trier. In: Michael EMBACH (Hrsg.): Kontinuität und Wandel: 750 Jahre Kirche des Bischöflichen Priesterseminars Trier. Trier: Paulinus Verlag 1994, S. 297–326, S. 320). Üb. Johann Dorner: „Damit aber der von Verwesung unversehrte Körper des Verstorbenen für einige Zeit erhalten werden sollte, wurden die Eingeweide entnommen. Darauf brachten die Priester von der Gesellschaft Jesu, die dem Sterbenden beigestanden hatten, das Gedärm und die Eingeweide in seltener Frömmigkeit gegenüber ihrem Vater in ihre Kirche und bestatteten sie rechts beim Hochaltar im Bereich der hochedlen Frau Elisabeth von Görlitz."

[156] Vgl. ebd., S. 319.

[157] Vgl. ebd., S. 302.

Anmerkungen zu Kapitel 13

[158] Ch. BROWER/J. MASEN (Hrsg.): Antiquitatum et Annalium Trevirensium libri XXV, Bd. II, S. 430, zit. n. B. SCHMITT: Zur Bestattung der Herzen der Trierer Kurfürst-Erzbischöfe Jakob von Eltz (1567–1581) und Lothar von Metternich (1599–1623) in der Dreifaltigkeitskirche zu Trier, S. 303. Üb. d. Verf.: „[...] das Herz mit den Eingeweiden ist in der Kirche der Gesellschaft Jesu von Koblenz begraben, damit dort das Gedenken an den Gründer ewig lebe [...]."

[159] Vgl. ebd., S. 302, 322.

[160] Vgl. BRATNER: Die Grabdenkmäler der Erzbischöfe im Mainzer Dom, S. 225.

[161] Vgl. Bertram RESMINI: Die Benediktinerabtei Laach (Germania Sacra). Berlin: de Gruyter 1993, S. 29.

[162] Vgl. REMLING: Geschichte der Bischöfe zu Speyer, S. 594.

[163] Vgl. Wolfgang SCHMID: Portal Rheinische Geschichte: Franz Georg von Schönborn Erzbischof und Kurfürst von Trier (1729–1756). URL: http://www.rheinische-geschichte.lvr.de/Persoenlichkeiten/franz-georg-von-schoenborn/DE-2086/lido/57c948f15286b4.89968150 (besucht am 08.08.2021).

[164] Der Bericht stammt aus J. A. J. HANSEN: Johann Philipp von Walderdorff, Erzbischof und Churfürst von Trier. Ein Beitrag zu dessen Lebens- und Regierungs-Geschichte. Trier 1842, S. 48–50, zit. n. B. SCHMITT: Zur Bestattung der Herzen der Trierer Kurfürst-Erzbischöfe Jakob von Eltz (1567–1581) und Lothar von Metternich (1599–1623) in der Dreifaltigkeitskirche zu Trier, S. 304f.: „Am 12. Januar 1768 rief ihn der Herr des Lebens ab in das Land des ewigen Friedens. Am 14. Januar wurde in Gegenwart der Herren Heinrich Milz und J. W. Mainone die Einbalsamierung der Leiche vorgenommen. [...] Das Herz wurde in ein bleiernes Gefäß gesetzt und in ein blechernes eingeschlossen und mit einem dreieckigen hölzernen Kasten umgeben. Auf diesem wurde eine bleierne Platte mit folgender Inschrift angebracht: ‚Cor / Sine felle melleum / Joannis Philippi / Archiepiscopi Elect. Trevir. / ex / Comitibus de Walderdorff, / quod / neminem pressit unquam / sed / a fellea morte pressum et oppressum / Pridie Jd. Jan. MDCCLXVIII.' [Üb. Johann Dorner: ‚Das ohne Galle honigsüße Herz des erwählten Trierer Erzbischofs Johann Philipp aus dem Geschlecht der Grafen von Walderdorff, das niemanden jemals bedrängt hat, sondern von einem gallebitteren Tod bedrängt und bezwungen wurde, am Tag vor den Iden des Januar 1768'] In den letzten Kasten wurde noch eine kleine unter dem Churfürsten geprägte Münze gelegt, und der Schlüssel dem P. Hiacynthus Schaar, Ordin. S. Dominici, Beichtvater des Churfürsten, übergeben. Das Gehirn, die Augen, Zunge, Lunge, der Magen, die Milz, Gedärme, Nieren und Blase wurden in einem kleinen, die Form einer Todtenlade habenden, bleiernen Sarg gelegt, der in einem hölzernen Kasten eingeschlossen wurde. Den Schlüssel erhielt ebenfalls der Beichtvater. Die auf dem Kasten angebrachte Inschrift lautete, wie folgt: ‚Aromatizata viscera / Principis optimi / Joannis Philippi / Archi-Episcopi et Elect. Trev. / Exanimati / pridie Jd. Jan. M.D.CC.LXVIII / quae / die postrema respirent / in odorem suavitatis.' – Üb. d. Verf.: ‚Die aromatisierten Eingeweide des besten Fürsten Johannes Philipp, Erzbischof und Kurfürst von Trier, der zu atmen aufgehört hat vor den Iden des Januar 1768, welche am letzten Tag einen süßen Duft atmen mögen.'

An demselben Tage, abends um halb 9 wurde, nachdem der Pastor Pistor das Libera in Pluviali gebetet, der Conduct angefangen und das Herz, wie auch die Eingeweide, von dem Beichtvater mit einer schwarzsammtenen Decke überhangen und von vier churfürstlichen Leibgarden in die Trauer-Kutsche getragen. In diese mit zwei Pferden bespannte Kutsche setzten sich der Beichtvater und P. Philippus, geistlicher Rath, Hofprediger und Kapuziner. Der Zug ging nach dem Kapellen-Saale und dann nach der h. Kreuzkirche [...]. Nachdem der P. Dionysius das Libera gebetet, wurden das Herz von dem Beichtvater, und die Intestine von 4 Leibgarden, welche den ersten Wagen auf dem Zuge begleitet hatten, ohne die geringsten weiteren Zeremonien nach der h. Kreuzkirche getragen und in Gegenwart der beiden Deputirten und des P. Dionysius in eine Kiste gesetzt und dann unter gewöhnlicher Einsegnung in die Gruft gesenkt. Einen Schlüssel erhielt der Pastor Franz, einen der Kammer-Direktor, und einen der Beichtvater, den Schlüssel der allgemeinen Kiste übernahm aber der Kammerdirektor."

[165] Vgl. Edith SEIDL: Tod, Leichenfeierlichkeiten und Grabdenkmäler Clemens Wenzeslaus' von Sachsen (1739–1812), des letzten Kurfürsten von Trier und Fürstbischofs von Augsburg. In: BISTUM AUGSBURG (Hrsg.): Jahrbuch des Vereins für Augsburger Bistumsgeschichte. Bd. 40. Augsburg: Selbstverlag 2006, S. 477–519.

[166] Üb. d. Verf.: „Dessen Leichnam wurde ohne Knochen zu einer nahen Ruhestätte gebracht."

[167] Zit. n. D. SCHÄFER: Mittelalterlicher Brauch bei der Überführung von Leichen, S. 483. Üb. d. Verf.: „Dessen Fleisch und Eingeweide wurden bei Pavia begraben, die Knochen aber wurden in die Stadt Köln überführt."

Anmerkungen zu Kapitel 13

[168] MS. XXIV, 3503c, zit. n. ebd., S. 485. Üb. d. Verf.: „[...] dessen Fleisch und Eingeweide blieben in Longobardia, die Knochen aber wurden nach Köln gebracht."

[169] Vgl. MS. XXIV., 342^{45}, 350^{31}, zit. n. ebd., S. 485.

[170] In den Regesten der Kölner Erzbischöfe (zit. n. ebd., S. 484) steht geschrieben: „Carnis velamina ibidem exuit et ossa Coloniam tumulanda transmisit [...]" (Üb. d. Verf.: „Er trennte ebenda die Haut vom Fleisch und brachte die Gebeine nach Köln zur Bestattung [...]").

[171] Vgl. ebd., S. 485.

[172] Vgl. Hubert HOUBEN: Philipp von Heinsberg, Erzbischof und Reichskanzler. In: Museumsschriften des Kreises Heinsberg 12 (1991), S. 96.

[173] Vgl. D. SCHÄFER: Mittelalterlicher Brauch bei der Überführung von Leichen, S. 485.

[174] Vgl. WEISS-KREJCI: Heart burial in medieval and early post-medieval central Europe, S. 124.

[175] Vgl. Wolf KALIPP: Persönliche Mitteilung an den Verfasser. Presbyterium St. Thomae, Soest. 14. Aug. 2014.

[176] Üb. d. Verf.: „Nimm an das Herz, Franziskus, gelöst aus dem Fleisch der Präcordia. O Heiliger Gottes, ich gebe Dir die letzte Gabe zurück."

[177] Meik SCHIRPENBACH: Persönliche Mitteilung an den Verfasser. Pfarrer, Erzbistum Köln. 4. März 2012.

[178] Vgl. ebd.

[179] Wieland VIRNICH: Nekrologium und Memorienbuch der Franziskaner zu Brühl nebst urkundlichen Nachrichten über die Gründung und Geschichte des dortigen Franziskanerklosters „Maria von den Engeln". In: Annalen des Historischen Vereins für den Niederrhein (34) 1879, S. 87–166, zit. n. Wolfgang SCHMID: Grabdenkmäler und Kunstpolitik der Erzbischöfe von Trier und Köln im Zeitalter der Gegenreformation. In: Michael EMBACH u. a. (Hrsg.): Sancta Treveris. Beiträge zu Kirchenbau und bildender Kunst im alten Erzbistum Trier. Festschrift für Franz J. Ronig zum 70. Geburtstag. Trier: Paulinus Verlag 1999, S. 526.

[180] Vgl. LAURO: Die Grabstätten der Habsburger, S. 301.

[181] Vgl. ebd., S. 281.

[182] Vgl. Norbert HONEGGER: Beiträge zu einer Fuldaer Medizinalgeschichte. III. Tod und Beerdigung einiger Fuldaer Fürstäbte und Fürstbischöfe. In: Fuldaer Geschichtsblätter: Zeitschrift des Fuldaer Geschichtsvereins 1987, S. 70–101, S. 82.

[183] Wegen der erzwungenen Abdankung des Fürstabtes Balthasar von Dernbach.

[184] ebd., S. 81. Üb. d. Verf.: „[...] zum Zeichen höchster Liebe sein Herz und sein Hirn vor dem Hochaltar [...]".

[185] Vgl. Berthold DUFFNER: Persönliche Mitteilung an den Verfasser. Franziskanermönch, Klosterbibliothek Fulda. 16. Aug. 2014.

[186] Vgl. HONEGGER: Tod und Beerdigung einiger Fuldaer Fürstäbte und Fürstbischöfe, S. 72.

[187] Vgl. ebd., S. 72.

[188] Die Herzgräber sind Wandnischen beiderseits des Altars mit den Gebeinen des Hl. Bonifatius in der Krypta. Sie sind durch kleine quadratische Platten mit den Namen der geistlichen Fürsten verschlossen. Zwei sind unbeschriftet. Von links nach rechts befinden sich die Herzen von Adalbert II. von Walderdorff († 1759), Adolf von Dalberg († 1737), Adalbert I. von Schleifras († 1714), Konstantin von Buttlar († 1726), Amand von Buseck († 1756), Heinrich III. von Bibra († 1788) und Adalbert III. von Harstall († 1814).

[189] Vgl. ebd., S. 73.

[190] Vgl. Gregor RICHTER: Isidor Schleicherts Fuldaer Chronik 1633–1833. Nebst Urkunden zur Entstehung des Bistums Fulda (1662–1757). Hrsg. v. HISTORISCHER VEREIN DER DIÖZESE FULDA. Fulda: Fuldaer Actiendruckerei 1917, S. 14.

[191] Ausführliche Anamnesen und Sektionsberichte bei HONEGGER: Tod und Beerdigung einiger Fuldaer Fürstäbte und Fürstbischöfe, S. 91.

[192] Vgl. ebd., S. 75.

[193] Vgl. ebd., S. 75.

[194] Vgl. ebd., S. 75.

[195] Vgl. Sektionsbericht (St. AM 96/387, S. 146) bei ebd., S. 77.

[196] Vgl. RICHTER: Isidor Schleicherts Fuldaer Chronik 1633–1833, S. 35.

[197] Vgl. Erwin STURM: Die Bau- und Kunstdenkmale der Stadt Fulda. 52. Veröffentlichung des Fuldaer Geschichtsvereins. Hrsg. v. FULDAER GESCHICHTSVEREIN (Die Bau- und Kunstdenkmäler des Fuldaer

Landes Bd. 3). Fulda: Parzeller 1984, S. 125; HONEGGER: Tod und Beerdigung einiger Fuldaer Fürstäbte und Fürstbischöfe, S. 78.

[198] Zit. n. Viola EFFMERT: Herzbegräbnis des Passauer Bischofs Sebastian Graf von Pötting, Fürstbischof 1673–1689. In: Germanisches Nationalmuseum: Monats Anzeiger 105 (1989), S. 838–839, S. 839.

[199] Vgl. ebd., S. 839; Julius BITTMANN: Ein großes Herz im kleinen Herzen. In: Altbayerische Heimatpost 10 (1990), S. 9, S. 9.

[200] Vgl. EFFMERT: Herzbegräbnis des Passauer Bischofs Sebastian Graf von Pötting, S. 839.

[201] Ergänzungen in eckigen Klammern von Herbert WURSTER, Diözesanarchivdirektor, Passau, 5. 9. 2007. Üb. d. Verf.: „Sebastian von Gottes Gnaden Bischof von Passau [etc., weitere Titel]."

[202] Üb. H. Wurster: „O Wunder! Ein großes Herz ruht nun in diesem kleinen Herzen."

[203] Vgl. GRUBER: Memento Mori. Die Katakomben im Wiener Stephansdom. S. 247.

[204] Vgl. Herbert WURSTER: Persönliche Mitteilung an den Verfasser. Diözesanarchivdirektor, Passau. 5. Sep. 2007.

[205] ABP, OA, Generalakten, 1413: Tod des Kardinals Joseph Dominikus Grafen von Lamberg. Trauer- und Lobreden (Druck) S. 434, zit. n. Rudolf WEISS: Das Bistum Passau unter Kardinal Joseph Dominikus von Lamberg (1723–1761). Zugleich ein Beitrag zur Geschichte des Kryptoprotestantismus in Oberösterreich (Münchener theologische Studien I. Historische Abteilung, Band 21). St. Ottilien: Eos Verlag der Erzabtei 1979, S. 434–438. Den Hinweis verdankt der Verfasser dem Direktor des Diözesanarchivs Passau Dr. Herbert Wurster.

[206] Zu seiner Bestattung hatte der Kardinal verfügt (AAR 115, zit. n. M. A. KÖNIG: Weihegaben an u. l. Frau von Altötting Bd. 1, S. 265): „Quod si contingat in partibus Westfalicis seu in vicinia meorum episcopatuum post Imperio datam pacem obire, in mea Osnabrugensi ecclesia in choro, [...] si ad Rhenum in ecclesia mea Bonnensi sub cupula, si in Bavaria in ecclesia mea Ettingensi in choro sepulturam eligo ac statuo. [...] Ubicumque autem obiero, volo, ut cor meum Ettingam Veterem deferatur, in terram extra ipsum sacrum Sacellum ante portam, per quam pii peregrini ex adjuncta navi, dem Lanckhauß, continuo intrant atque exeunt, defodiatur, lapis etiam ei superponatur cum inscriptione: Cor contritum et humiliatum Deus ne despicias. Supra eandem portam ponatur inscriptio ex metallo, quam anno 1617 fieri feci, et provisoribus sacri sacelli ipse postmodum consignavi" (Üb. d. Verf.: „Wenn der Tod eintritt in westfälischen Gebieten oder in Nachbarschaft meiner Bistümer nach beschlossenen Frieden im Reich, wähle und bestimme ich mein Grab im Chor meiner Osnabrücker Kirche [...], wenn am Rhein unter der Kuppel meiner Bonner Kirche, wenn in Bayern im Chor meiner Öttinger Kirche. [...] Aber wo auch immer ich sterben werde, will ich, dass mein Herz nach Altötting gebracht wird, in die Erde außerhalb der Heiligen Kapelle, vor dem Eingang, durch den die frommen Pilger aus dem angrenzenden Kirchenschiff, dem Langhaus, fortwährend ein- und ausgehen, begraben wird, ihm auch ein Stein darübergedeckt wird mit der Inschrift: Herr, verschmähe nicht ein erschöpftes und erniedrigtes Herz. Über dem gleichen Eingang soll eine Inschrift aus Metall angebracht werden, welche ich im Jahre 1617 habe anfertigen lassen, und die ich bald darauf selbst den Pflegern der Heiligen Kapelle bestätigt habe").

[207] Der Corpus wurde nach dem Wunsch des Verstorbenen unter einer schlichten Grabplatte in der Stiftskirche beerdigt.

[208] Zit. n. ebd., S. 267. Der Stein über dem „cor contritum", dem zerknirschten Herzen, ist nicht mehr vorhanden, ebenso wenig eine beschriftete Metallplatte über dem inneren Portal. Sie wurde wohl bei der Mauerverkleidung mit schwarzem Stuckmarmor 1886 weggenommen oder überdeckt. Dagegen befindet sich an der inneren Südwand der Stiftskirche das Corpusgrabmal mit der testamentarisch gewünschten Inschrift „Orate pro Francisco Guilielmo peccatore" (ebd., S. 266).

[209] Vgl. STADLBAUER: Die separate Bestattung von Leichenteilen, S. 68.

[210] Vgl. Peter MORSBACH: Haus der Bayerischen Geschichte: Klöster in Bayern: Kloster Sankt Kassian Stadtamhof. URL: http://www.hdbg.eu/kloster/index.php/detail/geschichte?id=KS0341 (besucht am 03. 04. 2018).

[211] Vgl. M. A. KÖNIG: Weihegaben an u. l. Frau von Altötting Bd. 1, S. 267. Nach Anordnung des Hofkammerdirektors liegt der Bestattungsort „neben dero frau muetter" wahrscheinlich in der Nähe des dritten Betstuhls rechts vom inneren Eingang (AAR 115, zit. n. ebd., S. 267).

[212] Vgl. LOSSEN: Maximilian Heinrich, Kurfürst von Köln, S. 56.

[213] Vgl. M. A. KÖNIG: Weihegaben an u. l. Frau von Altötting Bd. 1, S. 270, 277f.

[214] AAR 122, zit. n. ebd., S. 271.

[215] AAR 122, zit. n. ebd., S. 271.

Anmerkungen zu Kapitel 13

[216] Zit. n. ebd., S. 271.
[217] Vgl. Kaspar Anton MÜLLER: Geschichte der Stadt Bonn. Bonn: Selbstverlag 1834, S. 220.
[218] Vgl. M. A. KÖNIG: Weihegaben an u. l. Frau von Altötting Bd. 1, S. 278.
[219] A. DIETZ: Ewige Herzen, S. 139. Üb. Johann Dorner: „Hier liegt das Marianische Herz Emanuels II. des Abts von Raitenhaslach, des großzügigen Erbauers dieser Kirche. Es wurde beigesetzt am 23. Juni im Jahre 1780. Es ruhe in Frieden."
[220] In der 1780 gedruckten Trauerrede (Trauerrede auf den tödtlichen Eintritt des Hochwürdig – Hochedelgebohrnen Herrn Herrn Emanuels des Zweyten dieses Namens würdigsten Abtes des heil. und befreyten Cisterzerordens in Raitenhaslach dann Mitverordneten einer hochlöbl. Landschaft in Oberbaiern. Vorgetragen bey dessen Dreyßigsten des 20. Tags des Heymonathes im Jahr 1780 von P. Jakob Kapuziner, Guardian in dem Convent zu Burghausen. Burghausen, gedruckt bei Jakob Lutzenberger. etc., zit. n. HOPFGARTNER: Die Herzurne von Abt Emanuel II. Mayr vom Zisterzienserkloster Raitenhaslach, beigesetzt in der Wallfahrtskirche Marienberg, S. 3) steht zum letzten Wunsch des Sterbenden: „O! so höret selbst die Stimme des zwar dahin sterbenden, aber in der Liebe Mariä immer aufsteigenden Emanuels: Hochwürdige Väter sagte er zu seinen um das Sterbbette herumstehenden geistlichen Ordenssöhnen: vernehmet den letzten Willen eures Vaters [...] ich will, daß ihr nach meinem Tode dieses mein Herz aus meinem Leibe herausschneidet, und selbes nach Marienberg überbringet, alldort vor dem Altar der mächtigen Himmelsfrau in die Erde versenket; denn wo mein Schatz ist, dort soll auch allzeit mein Herz verbleiben. Was er anbefohlen, wurde vollzohen; dieses marianische Herz wurde den 23 Brachmonats dieses laufenden Jahres unter abfließenden Thränen von seinen geistlichen Söhnen an das bestimmte Ort übersetzet, und damit die ergraute Nachwelt in unvergeßlichen Marmor lesen könnte, wessen Herz allda seine Ruhestadt hätte, wurde der Stein mit diesen Worten bezeichnet / Hier ruhet das marianische Herz Emanuels des zwey- / ten, würdigsten Abtes zu Raitenhaslach, welcher die- / ses prächtige Gotteshaus vom Grunde erbauet hat. / So ruhe nun, liebvolles Herz! Du hast dich unter einem schattenreichen Baume gelagert, ruhe bis an jenem Tage deiner abermaligen Verherrlichung, wo dir alle Himmelsbürger mit vollen Freuden beylegen werden den Namen, den du dir durch deine wirkende dreyfache Tugend erworben hast, nämlich eines ausnehmenden Lieblings Mariä [...]."
[221] Vgl. ebd.
[222] Ergänzungen in eckigen Klammern und Üb. Johann Dorner: „Er ruht hier mit dem Herzen, der mit seinem Körper niemals ruhte zum Nutzen seines Klosters, Abt Theobald von Raitenhaslach, der edle Kondirektor des bayerischen Direktoriums der Studien usw. [...] als er [...] vom Tode besiegt und in Penzing begraben wurde, nahe bei Wien, im Jahre des Heiles 1792, am 30. Tag des Juni, im 36. Jahr des Alters und im 12. der Würde als Abt. Er ruhe in Frieden."
[223] Vgl. Franziska HILLEN: Persönliche Mitteilung an den Verfasser. Pfarrsekretärin, Wien-Penzing. 15. Jan. 2019.
[224] D. SCHÄFER: Mittelalterlicher Brauch bei der Überführung von Leichen, S. 486. Üb. d. Verf.: „Dessen in einzelne Glieder geteilter Corpus wurde in zwei Behältnissen von seinen Gefährten in Trauer in sein Kloster gebracht [...]."
[225] Zit. n. ebd., S. 486. Üb. Norbert Behringer: „Danach wurden die Eingeweide entnommen und innerhalb der Kirche und der Kemenate beigesetzt, der Körper präpariert und am heiligen Altar aufgebahrt."
[226] Grab nach Brand der Kapelle 1613 nicht mehr nachweisbar.
[227] Vgl. Andreas STAHL: Die Maria-Magdalenen-Kapelle bis 1680. In: Heinrich L. NICKEL (Hrsg.): Die Maria-Magdalenen-Kapelle der Moritzburg zu Halle (Im Auftrag der Stiftung Schlösser, Burgen und Gärten des Landes Sachsen-Anhalt). Halle an der Saale: Verlag Janos Stekovics 1999, S. 48–52, S. 48.
[228] Chronicon Montis Sereni MS. XXIII, 1649, zit. n. D. SCHÄFER: Mittelalterlicher Brauch bei der Überführung von Leichen, S. 487. Üb. d. Verf.: „[...] jener Schauspieler [Gaukler] versah das Amt des Leiböffners, eröffnete den Bauch mit einem Messer und nahm die Eingeweide heraus, welche in dem erwähnten Besitztum [in Könnern] begraben worden sind. Der Corpus aber wurde mit Salzlösung gefüllt, damit er nicht verfaulte, und nach Magdeburg gebracht."
[229] Mehrfach umgebaut, 1906 weitgehend abgerissen. ANON.: de.wikipedia.org: Sankt-Gangolfi-Kapelle (Magdeburg). URL: https://de.wikipedia.org/wiki/Sankt-Gangolfi-Kapelle_(Magdeburg) (besucht am 07.01.2015).
[230] In seinem fünf Tage vor seinem Tod verfassten Testament ist von einem entsprechenden Wunsch nicht die Rede. In ihm sieht er nur für seinen Leichnam ein Grab in seiner Titularkirche in Rom vor (vgl. Gabriele NEUSIUS: Persönliche Mitteilung an den Verfasser. Leiterin der Cusanus-Bibliothek, Bernkastel-Kues. 16. März 2005). Die Forschung geht allerdings davon aus, dass er die Verbringung seines Herzens

in die Heimat gewünscht hatte. Der lange Zeitraum zwischen Tod und Einmauerung des Kardiotaphs ist unklar, man nimmt eine vorläufige Bestattung des Herzens unmittelbar nach Ankunft in Kues an.

[231] Herrmann KRÄMER: Die Grabmäler des Cusanus. In: Archiv für Kultur und Geschichte des Landkreises Bernkastel. Bernkastel: Landkreis Bernkastel 1964–1965, S. 40–45, S. 43–45. Üb. d. Verf.: „Er liebte, fürchtete und verehrte Gott und hat ihm allein gedient. Die Verheißung einer Belohnung hat ihn nicht getäuscht. Er lebte 63 Jahre – Gott und den Menschen teuer. Was für seinen höchst barmherzigen Wohltäter notwendig war, besorgte 1488 Peter von Erklens, Dekan von Aachen." – „Dem Nikolaus von Kues mit den Titeln Kardinalpresbyter von St. Petrus ad Vincula und Bischof von Brixen der als Gründer dieses Hospitals am 11. Tag des Augusts 1463 starb und wegen seiner Neigung für Rom vor den Cathenen von St. Peter begraben werden wollte, sein Herz hierher zurückgebracht."

[232] Zit. n. ebd., S. 45.

[233] Vgl. Georg WILHELM: Persönliche Mitteilung an den Verfasser. Bischöfliches Generalvikariat, Osnabrück. 2. Sep. 2014.

[234] Sabine WEHKING: Deutsche Inschriften Online: DI 26, Stadt Osnabrück, Nr. 90†. 1988. URL: www.inschriften.net,urn:nbn:de:0238-di026g003k0009003 (besucht am 15.04.2023). Üb. d. Verf.: „Im Jahr des Herrn 1508, gerade am Tag der seligen Jungfrau Apollonia verstarb auf der Burg Rietberg der zu verehrende und hochberühmte Fürst Herr Konrad von Rietberg, zu ehrenden Andenkens, Bischof von Münster und Administrator der Osnabrücker Kirche. Dessen Herz ist unter diesem Stein begraben, seine Seele ruhe in Frieden."

[235] Zit. n. ebd. Üb. dort: „Hier habe ich, Konrad, das im Tode bedeckte Herz zurückgelassen. Den berühmten Namen der Grafen von Rietberg tragend habe ich die römischen Burgen und die erhabenen Paläste der Könige genau angeschaut, die so verschiedenen Sitten der Menschen. 27 Jahre lang habe ich diesen Bischofsstuhl innegehabt und das Amt eines Fürsten des Heiligen Reiches ausgeübt, Burgen habe ich für Dich, Petrus, wiederhergestellt mit hohen Mauern. Weiteres war ich im Begriff zu erbauen, aber der rasche Tod hat es verhindert. Ich besaß eine hervorragende Gestalt und ein schönes Gesicht, als ich in kraftvollem Lebensalter stand. Ich förderte den Frieden und war dabei von großzügiger Freigebigkeit. Nun sei auch mir bei den Himmlischen heiliger Frieden beschieden. / Im Jahre 1508 am 9. Februar. Allein Gott die Ehre."

[236] Vgl. Sektionsprotokoll im Tagebuch des O. v. Riedheim, S. 114, StAM Protokolle II Fulda AS, zit. n. HONEGGER: Tod und Beerdigung einiger Fuldaer Fürstäbte und Fürstbischöfe, S. 73.

[237] Vgl. Johann Baptist HAGGENMÜLLER: Kempten von den ältesten Zeiten bis zu ihrer Vereinigung mit dem baierischen Staat. Bd. 2. Kempten: Dannheimer 1847, S. 232.

[238] Im Tagebuch des O. v. Riedheim ist dazu zu lesen: „An hoc studio ex invidia erga capitulares Campidonenses, aut ex oblivione vel qua ex causa tactum fuerit, ignoro." (zit. n. HONEGGER: Tod und Beerdigung einiger Fuldaer Fürstäbte und Fürstbischöfe, S. 83).

[239] Der Residenzcharakter entfiel nach der Säkularisation, heute ist dort das Finanzamt untergebracht.

[240] Vgl. BRAUN: Wo wurden die Fürstbischöfe begraben?, S. 263.

[241] Vgl. Karl BAUMANN: Persönliche Mitteilung an den Verfasser. Heimathistoriker, Dillingen. 7. März 2014.

[242] W. MEYER: Die Kunstdenkmäler der Stadt Dillingen an der Donau. München: Oldenburg Verlag 1964. Üb. d. Verf.: „Eingeweide des hochverehrten und hochberühmten Herrn Johannes Christoph, Bischof von Augsburg, Fürst des Heiligen Römischen Reiches, fromm im Herrn dahingeschieden am 1. April 1690."

[243] Vgl. Christian PROBST: Der Tod des Fürstbischofs von Eichstätt und die Ärzte. Krankengeschichte und Sektionsbericht Johann Antons von Freyberg. In: Zeitschrift für bayerische Landesgeschichte 53.2 (1990), S. 265–317, S. 301f.

[244] Üb. d. Verf.: „Eingeweide des hochverehrten und hochberühmten Fürsten des Heiligen Römischen Reiches und Bischofs von Eichstätt Johannes Antonius II. sind begraben begraben worden im Jahr 1757, am Tag des 21. April."

[245] Vgl. Domkap. Prot. 1757, fol. 53v–55v, zit. n. ebd., S. 290.

[246] Vgl. Bruno LENGENFELDNER: Persönliche Mitteilung an den Verfasser. Diözesanarchivar, Eichstätt. 19. Juli 2010.

[247] Üb. d. Verf.: „Ah, frage nicht, warum mein Herz unter dem Kreuze ruht, denn es fordert, wo der Schatz ist, soll auch das Herz sein. / Zu Füßen des Gekreuzigten, seines einzigen Schatzes, ruht das Herz des Johannes Antonius Knebel von Katzenelnbogen etc. Fürstbischof von Eichstätt, hier begraben am 17. Mai 1725."

Anmerkungen zu Kapitel 13

[248] Vgl. Roland GÖTZ: Persönliche Mitteilung an den Verfasser. Archivoberrat, Archiv und Bibliothek, Erzbischöfliches Ordinariat München. 19. Okt. 2012.

[249] Fürstbischof von Freising und Regensburg aus dem Hause Wittelsbach, Herz in Altötting (s. Kap. 13.2.9).

[250] Unter anderem Erzbischof von Köln, Fürstbischof von Liège, Bischof von Regensburg und Freising aus dem Hause Wittelsbach, Herz in Altötting (s. Kap. 13.2.7).

[251] Bischof von Regensburg, Freising, Fürstbischof von Lüttich aus dem Hause Wittelsbach, Herz in Altötting (s. Kap. 13.2.9).

[252] Von 1763–1768 Bischof von Freising und Regensburg (s. Kap. 13.2.6). Herz in St. Ulrich und Afra, Augsburg.

[253] Wohl im Freisinger Dom; ebd.

[254] Vgl. Joachim SIGHART: Albertus Magnus. Sein Leben und seine Wissenschaft. Regensburg: Georg Josef Manz 1857, S. 255.

[255] Vgl. Romuald BAUERREISS: Kirchengeschichte Bayerns: Das sechzehnte Jahrhundert. Bd. 6. Augsburg: Eos 1965, S. 286.

[256] Dr. Stephan ACHT, Bischöfliches Zentralarchiv, Regensburg, zitiert aus einer Beschreibung des Domes, 1704 vom Domvikar Josef Cranner angefertigt (Bischöfliches Zentralarchiv: Bischöfliches domkapitlisches Archiv alte Registratur Nr. 141 a/2 S. 58, zit. n. Stephan ACHT: Persönliche Mitteilung an den Verfasser. Bischöfliches Zentralarchiv Regensburg. 21. Okt. 2015) zum Monument des Bischofs: „Sein Herz wurde allhier in der Domkirche in der Mitte des Chores beygelegt, und Maximilian Herzog und nachmaligen Churfürst in Baiern ließ ihm jenes prächtige Monument errichten, welches mitten in der Domkirche aller Augen auf sich zieht. Das Gestell ist von (gestrichen: rothen) Marmor, und der Bildniß des Gekreuzigten, und des davor knieenden Cardinals von Glockenspeise. Die Aufschrift ist dreyfach, und zwar gegen den Hochaltar liest man folgendes: / PHILIPPO. GVIL. V. COMPALAT. RHENI. BOIORVM. DVCI. / ECCLESIAE. RATISB. ANTIST. ROM. CARD. etc." Die drei Inschriften enthalten ausführliche Angaben zu Leben und Tod, zu Würden und Würdigungen des 22-Jährigen, aber nichts zur Herzbestattung.

[257] Vgl. STADLBAUER: Die separate Bestattung von Leichenteilen, S. 69.

[258] Vgl. ebd., S. 69.

[259] Vgl. ebd., S. 71.

[260] Vgl. BRAUN: Wo wurden die Fürstbischöfe begraben?, S. 264. Nach Auskunft des Archivs des Bistums Augsburg (Doris BAUCHROWITZ: Persönliche Mitteilung an den Verfasser. Archivoberrätin, Archiv des Bistums Augsburg. 10. Aug. 2014) ist von einer Herzbestattung des Fürstbischofs im Augsburger Dom nichts bekannt. Lediglich von einer Grabplatte ist in den Beständen die Rede.

[261] Üb. d. Verf.: „Wo Euer Schatz ist, dort wird auch Euer Herz sein. Hier ist das Herz des erlauchtesten und ehrwürdigsten Herrn Joseph begraben, Fürst des Heiligen Römischen Reiches und Bischof von Augsburg, Landgraf von Hessen."

[262] Vgl. BRAUN: Wo wurden die Fürstbischöfe begraben?, S. 264.

[263] Üb. d. Verf.: „Bewahrt und geehrt werden sollen diese sterblichen Reste des höchst frommen Herzens des hochverehrten und ehrwürdigen Kurfürsten und Erzbischofs von Trier, Bischof von Augsburg, Clemens Wenzeslaus, gestorben in Oberdorf am 27. Juli 1812, eine höchst willkommene Gabe, gnädig überlassen zum ewigen Angedenken der Verehrung von der tief trauernden Schwester, der königlichen Fürstin Kunigunde, an die wehklagenden Einwohner von Augsburg."

[264] Vgl. Günter von AU: Persönliche Mitteilung an den Verfasser. München. 3. Okt. 2019.

[265] O. HOLDER-EGGER: Chronica s. Petri Erfordensis moderna, Monumenta Erphesfurtensia, S. 297, zit. n. D. SCHÄFER: Mittelalterlicher Brauch bei der Überführung von Leichen, S. 487. Üb. d. Verf.: „Dessen Corpus ohne Knochen [...] wir haben ihn begraben vor dem Altar der heiligen Gottesmutter Maria, nachdem seine Knochen von seinen Priestern und Schülern in die Stadt Salzburg [...] zurückgebracht worden waren [...]."

[266] Dieser sein letzter Wille ist auf einer Inschriftentafel aus Messing in seinem Mausoleum in der Gabrielskapelle des Sebastiansfriedhofs in Salzburg festgehalten.

[267] Vgl. Franz MARTIN: Salzburgs Fürsten in der Barockzeit. Salzburg: Verlag Das Bergland-Buch 1982, S. 62.

[268] Vgl. ebd., S. 81.

[269] Vgl. Alexander PUCHBERGER: Persönliche Mitteilung an den Verfasser. Mönch, Franziskanerkloster Salzburg. 26. Mai 2014.

Anmerkungen zu Kapitel 13

²⁷⁰ Vgl. Reinhard Rudolf HEINISCH: Paris Graf Lodron. Reichsfürst und Erzbischof von Salzburg. Wien: Amalthea Verlag 1991, S. 303.

²⁷¹ Georg STADLER: Kapuzinerkloster Salzburg (Christliche Kunststätten Österreichs Nr. 146). Salzburg: St. Peter 1986, S. 16. Üb. Bruno Bischof: „Dem Kapuzinerpater Johannes Baptista, dem frommen Botschafter, bestimmte durch Testament Sein Herz, mit reinem Golde von frommen Händen umhüllt, auf dass es, als es nicht weiter [den Leib; Anm. d. Verf.] beleben konnte, dort sei, wo es liebte, der Erzbischof Paris aus dem Grafengeschlecht von Lodron im Jahre 1653."

²⁷² Vgl. Christoph BRANDHUBER: Der Tod des Fürsterzbischofs. In: Roswitha JUFFINGER (Hrsg.): Fürsterzbischof Guidobald Graf von Thun 1654–1668. Salzburg: Residenzgalerie Salzburg 2008, S. 153–164, S. 157.

²⁷³ Vgl. ebd., S. 157.

²⁷⁴ Guidobald verstarb am „Wundbrand", an den Folgen einer geringfügigen Verletzung des Schienbeins bei einem Spaziergang. Bei der von Dr. Johann L. Jobst vorgenommenen Autopsie war das Hirn intakt, die Lungen von Blut schwarz getränkt, der linke Herzteil „völlig verzehrt". Sein Diener und Chronist Franz Dückher von Haßlau meinte dazu, man habe das Herz seines Herrn deshalb „gleichsamb halb verzört" gefunden, weil er „mit tag unnd nacht unaußgesetzter khopf und Sinarbeit sein Zeit unnd leben verzehrt, unnd verkürzt, maßen er nit allein alle hoch: unnd nidere Staadts, und Regierungs, sonder auch die geringsten haußwürttschafft Sachen selbst unnd allein ohne beyhilf eines oder anderen hochen Ministri verrichtet hat". Die Eingeweide wurden herausgenommen und der Leichnam einbalsamiert und „mit den Erzbischöfflichen Kleidern angethan und in dem Oratorio ob denen PP. Franciscanern auf einem Paradeböett dem Volck gewißen". Das „Begröbnis" mußte vorverlegt werden, da der Leichnam anfing, „ainen starkhen geruch von sich zu geben" und es stand zu befürchten, dass derselbe „bey dermahligen warmen wötter mehrers zuenemmen" würde (ebd., S. 155).

²⁷⁵ PUCHBERGER: Persönliche Mitteilung an den Verfasser.

²⁷⁶ Vgl. BRANDHUBER: Der Tod des Fürsterzbischofs, S. 157.

²⁷⁷ Vgl. Manfred LERCH: Persönliche Mitteilung an den Verfasser. Stadtheimatpfleger, Altötting. 5. Dez. 2012.

²⁷⁸ Vgl. Adolf HAHNL: Zur Bau- und Kunstgeschichte des Plainer Heiligtums. In: HISTORISCHE SEKTION DER BAYERISCHEN BENEDIKTINERAKADEMIE (Hrsg.): Maria Plain 1674–1974 (Studien und Mitteilungen zur Geschichte des Benediktinerordens und seiner Zweige Jg. 85 Bd. I/II). Salzburg: St. Peter 1974, S. 172–224, S. 199; Roland KERSCHBAUM: Persönliche Mitteilung an den Verfasser. Kunsthistoriker, Salzburg. 29. Okt. 1998.

²⁷⁹ Lorenz HÜBNER: Beschreibung der Hochfürstlich-erzbischöflichen Haupt- und Residenzstadt Salzburg und ihrer Gegenden verbunden mit ihrer ältesten Geschichte. Bd. 1. Salzburg: Verlag des Verfassers 1792, S. 552. Üb. Norbert Behringer: „Wanderer, bleibe achtsam stehen und sieh: Hier ruhen Herz und innerste Eingeweide des hervorragendsten, berühmtesten und verehrungswürdigsten Kardinals, des Fürsten und salzburgischen Erzbischofs Maximilian Gandolf, Graf von Kuenburg. / Es sind die wichtigsten Teile des so berühmten Fürsten. / Sag, hätte er sein eigenes Herz und seine Eingeweide hergegeben, wenn er nicht Maria aus ganzem Herzen und aus den innersten Eingeweiden geliebt hätte? / Wenn du nach seiner Seele fragst, wirst du sie im Herzen Marias finden; es waren nämlich immer zwei in diesem einen Herzen. / Er, der durch seine Verdienste die Mitra, sogar in Purpur erhielt, wird jetzt im Himmel gekrönt. / Gehe weiter, lerne, Maria zu lieben. / Herz und Eingeweide wurden am 6. Mai in feierlicher Zeremonie hier bestattet."

²⁸⁰ Die Gruft ist verschlossen und wurde zum letzten Mal 1990 bei Renovierungsarbeiten geöffnet. Hier sind auch die Gefäße mit den Viscera der Nachfolger aufbewahrt (vgl. KERSCHBAUM: Persönliche Mitteilung an den Verfasser).

²⁸¹ Johannes NEUHARDT: Dreifaltigkeitskirche Salzburg. 4., veränderte Aufl. Salzburg: Verlag St. Peter 1998, S. 6. Üb. dort: „Wanderer, halte ein und bewundere das reine Herz, das Gott geschaffen hat in Johannes Ernestus, Erzbischof und Fürst zu Salzburg, Legat des Heiligen Apostolischen Stuhles, Primas Germaniae des Heiligen Röm. Reiches, Graf von Thun etc. Etc., dieser Kirche und dieser Kollegien Gründer, der durch 66 Lebensjahre dies Herz vor dem Bösen bewahrte, sterbend gab er es am 20. April 1709 seinem Gott zurück: ihm, dem Dreifaltigen und Einen, den er im Leben immer im Herzen hatte, und, wenn es recht ist zu sagen, den Dreifaltigen und Einen in dem einen Herzen verkünden wollte: in der Weisheit den Schöpfer, in der Gerechtigkeit den gerechten Richter, in der Reinheit den Geist. / Sprich ein Gebet dem Reinen, der sein Leben lang jungfräulich blieb."

Anmerkungen zu Kapitel 13

[282] HÜBNER: Beschreibung der Hochfürstlich-erzbischöflichen Haupt- und Residenzstadt Salzburg, S. 463. Üb. d. Verf.: „Johannes Ernestus, Erzbischof und Fürst von Salzburg, Gesandter des Apostolischen Stuhles, wahrer Vater der Armen, welche er in seinem innersten Eingeweiden liebte, während er die Nackten kleidete, die Hungernden speiste, die Dürstenden tränkte, den Kranken einen Arzt gab für Leib und Seele. Da er nichts mehr hatte, was er den Armen hätte geben können, gab er hierher seine Eingeweide. 20. April 1709."

[283] Vgl. MARTIN: Salzburgs Fürsten in der Barockzeit, S. 160.

[284] Vgl. ANON.: Die Suche nach dem Hirn von Ernest Thun. In: Salzburger Nachrichten, 20. März 2013. URL: http://search.salzburg.com/display/ks211200_21.03.2013_41-45988081 (besucht am 25.05.2014).

[285] MARTIN: Salzburgs Fürsten in der Barockzeit, S. 172. Üb. d. Verf: „Hier ruht das herrliche Herz des Franz Anton."

[286] Vgl. Martin EISENBRAUN: Persönliche Mitteilung an den Verfasser. Pfarrer, Salzburg. 27. Nov. 2014.

[287] Vgl. KERSCHBAUM: Persönliche Mitteilung an den Verfasser.

[288] HÜBNER: Beschreibung der Hochfürstlich-erzbischöflichen Haupt- und Residenzstadt Salzburg, S. 368. Üb. d. Verf.: „Franziskus Antonius Erzbischof und Fürst von Salzburg etc., ließ seine Eingeweide, die im Leben voller Barmherzigkeit und Frömmigkeit waren, auf Erden zurück für den einen und dreifaltigen Gott. 1732."

[289] Üb. d. Verf.: „Das Herz des Leopold Firmian Erzbischof von Salzburg ruht an diesem Ort, den er geliebt hatte."

[290] Vgl. MARTIN: Salzburgs Fürsten in der Barockzeit, S. 192.

[291] Vgl. ebd., S. 199.

[292] Vgl. ebd., S. 225.

[293] Vgl. BRANDHUBER: Der Tod des Fürsterzbischofs, S. 141.

[294] Vgl. TIMMERMANN: Die Begräbnisstätten der Habsburger in Wien, S. 177.

[295] Vgl. Johann Gottfried SOMMER: Das Königreich Böhmen; statistisch=topographisch dargestellt. Prag: J.G. Calve'sche Buchhandlung 1836, S. 358.

[296] Vgl. W. J. PROMINTZER: Klosterkirche Pupping. Sterbestätte des hl. Wolfgang. Pupping: Eigenverlag der Kaplanei Pupping 1993, S. 6.

[297] Vgl. ebd., S. 4.

[298] Zit. n. ebd., S. 9.

[299] Renate KOHN: Das Epitaph Kardinal Melchior Khlesls. Eine verlorengeglaubte Grabinschrift aus dem Stephansdom. In: Der Dom. Mitteilungsblatt des Wiener Domerhaltungsvereins 2 (2002), o.S.

[300] Nur noch teilweise erhalten. Die sterblichen Überreste Klesls wurden 1952 in die Bischofsgruft in die Katakomben des Stephansdomes umgebettet.

[301] REIDINGER: Persönliche Mitteilung an den Verfasser (2014). Üb. d. Verf.: „Hervorragendster und höchst verehrungswürdiger Fürst des Heiligen Römischen Reiches Herr Melchior Klesl, Kardinal, Titelkirche St. Maria de Pace [...]. Er wollte ein ewiges Denkmal seines Namens und seiner Mühen setzen und in höchster Liebe sein Herz hier bestatten lassen. Er schlief fromm im Herrn in Neustadt ein, im Jahr des Herrn 1630, an den 13. Kalenden des Oktobers, 77 [Jahre] alt, 51 [Jahre] Priester, 42 [Jahre]) Bischof von Neustadt, 36 von Wien, 14 in Purpurwürde. Er hat einen guten Kampf gekämpft."

[302] Vgl. Anton EPPEL: Die Herzurne des Kardinals Melchior Klesl. In: Amtsblatt Wiener Neustadt 5 (1979), S. 16. Bei der Erneuerung des Bodenbelages des Dompresbyteriums 1979 wurde in ca. 50 cm Tiefe unter einer marmornen Bodenplatte mit der besagten Inschrift (Üb. d. Verf.: „Herz des hervorragendsten Herrn Kardinal Melchior Klesl 1630") ein viereckiger, an den Ecken abgerundeter, getriebener Kupferbehälter mit den Maßen 24 cm × 16 cm × 9 cm gefunden. In dem verlöteten Deckel waren in einem Herzrahmen die Worte „† COR CARD KLESELY 1630" eingraviert. Die Bodenplatte war defekt, etwas bräunliche, uncharakteristisch riechende Flüssigkeit war ausgetreten. Eingeschlossen war ein herzförmiger Silberbehälter mit der Schrift „COR MELCH. CARDIN. KLESELII. N.C. 1630". Zwei Punzen auf der Bodenplatte zeigten das Stadtwappen von Wiener Neustadt und die verschlungenen Initialen GG, die Meisterpunze des Silberschmiedes Gregor Gebhard. Der Deckel des Behälters war leicht zu öffnen, im Inneren lagen in einem Seidensäckchen ein viereckig gefaltetes Leinentuch und ein nur wenig zerfallenes, mit Pflanzenresten bedecktes Herz, ca. 12 cm × 7 cm × 3,5 cm groß, mit feuchter Oberfläche, mit erhaltenen Gefäßstümpfen. Die Herzhöhlen waren mit Pflanzen ausgestopft, die Klappen erhalten, nicht verkalkt. Im Autopsiebericht war das Organ als „satis magnum, sed flaccidum" (Üb. d. Verf.: „ziemlich groß, aber schlaff") beschrieben worden. In der Flüssigkeit ließen sich Kupfer, Blei, Eisen,

Nickel, Zink und Silber nachweisen. Bei den Pflanzenresten wurden Thymian, Traubenkirsche, Schlehe, Borretsch nachgewiesen. Es wurde angenommen, dass die Pflanzen und ein luftdichter Verschluss des Organs den relativ guten Erhaltungszustand bewirkt hätten. Nach den Untersuchungen wurde das Herzgefäß ins Grab zurückgelegt und vom Weihbischof Kuntner eingesegnet (vgl. EPPEL: Die Herzurne des Kardinals Melchior Klesl).

[303] Vgl. Árpád GYŐRY VON NÁDUDVAR: Artikel „Wolfradt Anton". In: HISTORISCHE KOMMISSION BEI DER BAYERISCHEN AKADEMIE DER WISSENSCHAFTEN (Hrsg.): Allgemeine Deutsche Biographie. Bd. 55. 1910, S. 389–396. URL: https://de.wikisource.org/w/index.php?title=ADB:Wolfradt,_Anton&oldid=- (besucht am 16.05.2023), S. 396.

[304] Vgl. WEISS-KREJCI: Heart burial in medieval and early post-medieval central Europe, S. 120.

[305] Zit. n. ebd., S. 121. Üb. d. Verf.: „Unter diesem Stein sind die inneren Organe des höchst verehrungswürdigen und erhabenen Herrn Johannes Heinrich Stattfeld, des Abtes von St. Lambrecht, wegen seiner Verdienste begraben worden, welchen um geschuldeter Verehrung willen zu errichten besorgt hat dessen Nachfolger Benedikt, Abt des gleichen Klosters, am 29. März 1639."

[306] Vgl. WOLFSGRUBER: Geschichte der Loretokapelle, S. 74.

[307] Vgl. HAWLIK-VAN DE WATER: Die Kapuzinergruft, S. 347.

[308] Vgl. dies.: Der schöne Tod, S. 75.

[309] Vgl. BRAUN: Wo wurden die Fürstbischöfe begraben?, S. 261.

[310] Vgl. TIMMERMANN: Die Begräbnisstätten der Habsburger in Wien, S. 177; LAURO: Die Grabstätten der Habsburger, S. 69.

[311] Vgl. Roswitha JUFFINGER u. a.: Erzbischof Guidobald von Thun 1654–1668. Ein Bauherr für die Zukunft. Salzburg: Residenzgalerie 2008, S. 40.

[312] Vgl. Peter G. TROPPER: Persönliche Mitteilung an den Verfasser. Archiv der Diözese Gurk, Klagenfurt. 8. Aug. 2014.

[313] Vgl. ebd.

[314] Vgl. ebd.

[315] Name des Altars: „Unser Herr im Elend".

[316] Üb. d. Verf.: „Denkmal der Grafen Künigl."

[317] Vgl. Johanna FELMAYER: Propsteipfarrkirche und Dom St. Jakob. Beschreibender Teil. In: BUNDESDENKMALAMT (Hrsg.): Die sakralen Kunstdenkmäler der Stadt Innsbruck. Bd. I. Wien: Schroll & Co 1994, S. 21–101, S. 53.

[318] Vgl. Katharina LEHNER: Persönliche Mitteilung an den Verfasser. Sekretariat der Dompfarre St. Jakob, Innsbruck. 10. Juli 2018.

[319] Vgl. KAPFERER: Persönliche Mitteilung an den Verfasser.

[320] Vgl. Albert KUHN: Das Kloster Einsiedeln. Geschichte, Beschreibung, Wirkungskreis, Umgebung. Einsiedeln und Köln: Benziger und Co. 1926. Als jedoch der Wagen mit dem Herzen an der Klause auf dem Etzelberg vorbeifahren sollte, soll er laut Sage nicht weiterzubewegen gewesen sein, bis man das Herz des Eremiten in der kleinen Kapelle beigesetzt hatte (Meinrad LIENERT: Schweizer Sagen und Heldengeschichten. Stuttgart: Levy und Müller 1914, S. 245).

[321] Das Kloster Einsiedeln wurde 934 an der Stelle, an der die Einsiedelei Meinrads gestanden hatte, erbaut.

[322] Altes Testament, 2. Buch der Chronik.

[323] Vgl. Johann HUBER: Geschichte des Stiftes Zurzach. Ein Beitrag zur schweizerischen Kirchengeschichte. Klingnau: F. Bürli 1869, S. 260.

[324] Üb. d. Verf.: „Herz des höchst verehrungswürdigen und berühmten Herrn Johannes Franziskus, Bischof von Basel, gestorben am 30. Nov. 1656."

[325] Zit. n. ebd., S. 260. Die letzte Zeile ist als Chronogramm geschrieben und ergibt das Todesjahr 1656. Üb. d. Verf.: „Halt, Wanderer! Widme einen kurzen Augenblick dem Moment eines nicht kurzen Zeitraumes. Johannes Franziskus aus dem edelsten Geschlecht der von Schönau etc., tugendhaft geboren, hat den Circus Maximus von Rom erlebt, die ehrenvollen Stellungen als Dekan in Eichstätt und das hohe Amt von Basel, als dessen Bischof. Im Leben hat er sich vor allem Gott, der Gottesmutter, den Heiligen in Frömmigkeit geweiht. Endlich sterbend, hat er hier sein Herz niederlegen lassen für die Seinen, die er immer im Herzen trug, damit sie wüssten, in welchem Guten sein Schatz war, und Du, damit Du weißt, dass dessen fromme Seele für Dich zum Herzen spricht."

[326] Vgl. GATZ: Die Bischöfe des Heiligen Römischen Reiches 1648–1803, S. 370.

Anmerkungen zu Kapitel 13

[327] Vgl. Joseph SCHNELLER: Die Bischöfe von Basel. Ein chronologischer Nekrolog. Zug: Beat Joseph Blunschi 1830, S. 85.

[328] Beim Umbau der Jesuitenkirche wurden die Gebeine in der Krypta von St. Pierre eingemauert. Der Historiker VAUTREY notiert: „A l'ouverture du cadavre, on a trouvé le foie, la rate et l'estomac gangrenés, le cœur même était attaqué ainsi qu'un des poumons [...]. A l'eglise parroissiale, le cœur du vénérable défunt fut inhumé par le curé au pied de l'autel. A l'eglise des jésuites le P. Vogelweid prononca l'oraison funèbre du prince qui fut ensuite déposé dans le caveau de ses prédécesseurs" (L. VAUTREY: Histoire des Evêques de Bâle. 2. Bd. Einsiedeln, New York, Cincinnati, St. Louis 1884–1886, zit. n. Walter WEBER: Das Herz von Frédéric de Wangen, Bischof von Basel, 1776–1782. In: Gesnerus 53 (1996), S. 15–26, S. 25 FN 16.

[329] Vgl. ebd., S. 15.

[330] Dimensionen der Kapsel 20 cm × 20 cm × 6 cm, Kapsel ringsum verlötet, durch in Kreuzform aufgelötete Eisenbänder verstärkt. Die gewölbte Vorderseite trägt die Jahreszahl 1782. Bei Öffnung der Hinterseite stieß man auf eine dunkelbraune feuchte Masse mit rauer Oberfläche, unangenehm riechend. Es handelte sich um eine locker aufliegende, ca. 1 cm dicke Pflanzenschicht mit teilweise erhaltenen Lorbeerblättern. Sie bedeckte ein stark geschrumpftes, relativ gut erhaltenes Herz, dessen Kammern an der Vorderseite je einen längs verlaufenden Einschnitt aufwiesen. Auch die Papillarmuskelstruktur der Kammern war erhalten. Die Analyse der Pflanzenschicht ergab Kümmel, Salbei, Lorbeer, Lavendel, Kamille etc. (vgl. ebd.).

[331] Vgl. Rudolf HENGGELER: Sfondrati, Cölestin († 04.09.1696). In: Professbuch der fürstlichen Benediktinerabtei der Heiligen Gallus und Otmar zu St. Gallen (Monasticon-Benedictinum Helvetiae 1). Zug 1930. URL: http://scope.stiftsarchiv.sg.ch/deskriptordetail.aspx?ID=12675 (besucht am 24.05.2023).

[332] Andreas PRAEFCKE: Wikimedia Commons: St. Gallen, Stiftskirche, Epitaph für Fürstabt Coelestin I. Sfondrati, Kardinal († 1696), dessen Herz in der Stiftskirche beigesetzt ist (der Leib in S. Cecilia in Trastevere in Rom); aufgestellt von Beda Angehrn (Amtszeit 1767–1796). 19. Juni 2013. URL: https://commons.wikimedia.org/wiki/File:St_Gallen_Stiftskirche_Epitaph_Coelestin_I_img01.jpg (besucht am 07.12.2023). Üb. d. Verf.: „Hier ruht das Herz des Coelestin Sfondrati, Fürstabt von St. Gallen, Kardinalpriester der Heiligen Römischen Kirche, Titelkirche St. Cecilia, welchem höchstverdient durch den Ruhm seiner Vorfahren, durch eigene Tugend, durch geschriebene Bücher, höchstberühmt durch Gott, Kirche, Kloster, Schriften und Taten, aber entrissen durch zu frühes Schicksal der Hoffnung von Stadt und Erdkreis im Jahre 1696, mit 53 Jahren, Fürst Beda dieses Monument der dankbaren Erinnerung in dieser neuen Basilika errichtet hat."

[333] Vgl. A. DIETZ: Ewige Herzen, S. 17.

[334] Das Epitaph enthält auch eine Grabinschrift für den Abt Ambrosius Bloch († 1831), der in der Gruft des Klosters Engelberg beigesetzt wurde (s.u.).

[335] Eigene Dokumentation; Üb. d. Verf.: „Denkmal der höchstehrwürdigen und hochberühmten Äbte des Klosters Muri; des Herrn Plazidus Zurlauben von Thurn und Gestellenburg etc. und des Herrn Ambrosius Bloch etc. Das Herz von Placidus [ruht] an diesem Ort, der Corpus in Rheinau, der des Ambrosius in Engelberg."

[336] Zit. n. ebd., S. 17. Üb. d. Verf.: „Gott, dem Besten und Größten. Hier ruht der höchst ehrwürdige und erhabene Herr Augustinus, Abt dieses Hauses, ein höchst schriftkundiger Mann, Verehrer der Klosterregel, herausragender Lehrer der Brüder dieses Hauses, hingebungsvollster Diener Mariens, großzügiger Tröster der Armen, allermenschlichster Gastgeber der Fremden, liebevoll in allem. Welcher auf der Rückkehr vom Generalkapitel des Ordens, in Paris angekommen, von einer tödlichen Rippenfellentzündung infiziert, verstarb am 8. Juni 1768, 57 Jahre alt, im 17. Jahr als Abt. Seine Seele dem Himmel empfehlend, den Corpus dem Kolleg des heiligen Bernhard in Paris anvertrauend, vermachte er sein väterliches Herz seinen schwerst trauernden Söhnen zur Bewahrung in dieser Kirche als Unterpfand seiner ewigen Liebe. Bruder Benedictus, sein Nachfolger in der Abtei, erbaute seinem höchst verdienstvollen Vorgänger dieses Denkmal. Er ruhe in Frieden."

[337] Die Informationen zur Herzbestattung im Bistum Besançon stammen aus Nicolas VERNOT: Une histoire du cœur. In: Généalogie franc-comtoise. Bulletin du centre d'entraide généalogique de Franche-Comté 111 (2007), S. 39–40 und ders.: Le cœur en Franche-Comté à l'époque moderne: iconographie et symbolique. Thèse. École Pratique des Hautes-Études, 2014, S. 121–130.

[338] Vgl. M. J. B. GUILLAUME: Histoire Généalogique des Sires de Salins au Comté de Bourgogne. Bd. I. Besançon: Jean-Antoine Vieille 1757, S. 22.

[339] Vgl. Bernard de VREGILLE: Hugues de Salins, archevêque de Besançon, 1031–1066. Besançon: Maison du livre de Franche-Comté o.J. [1983]. Diese Quelle verdankt der Verfasser Nicolas VERNOT, Herblay.

[340] Üb. d. Verf.: „Hugos I. Herz ist hier begraben. Brüder, betet für den ersten Gründer der Madeleine, durch welchen wir geehrt sind."

[341] Jean-Pierre BAVEREL: Notices sur les graveurs qui nous ont laissé des estampes marqueés de monogrammes, chiffres, rébus, lettres initiales etc. avec une description de leurs plus beaux ouvrages et des planches en taille-douce, contenant toutes les marques dont ils se sont servis: suivies d'une table qui en donne l'explication. Besançon: Taulin-Dessirier 1807–1808, S. 45, f°, 8v°. Üb. d. Verf.: „Hugo. Diese Kirche hat jener gegründet, dessen Eingeweide hier in der Chormitte unter dem Leuchter bestattet sind, wo sich ein kleines Grab befindet, in dessen Höhlung ein Gefäß aus Ton steht, in dem die angesprochenen Eingeweide eingeschlossen sind." (Diese Quelle verdankt der Verfasser Nicolas VERNOT, Herblay.)

[342] Vgl. VERNOT: Persönliche Mitteilung an den Verfasser (25.8.2012). Der Name der Kathedrale von Besançon war bis ins 18. Jahrhundert St. Etienne, dann St. Jean

[343] Vgl. ders.: Persönliche Mitteilung an den Verfasser. Historiker, Herblay. 17. Juni 2017.

[344] Bei der Zerstörung der Kathedrale verloren gegangen.

[345] J. GAUTHIER: Les inscriptions de la cathédrale Saint-Etienne de Besançon. Acad. Besancon 1881, S. 322–373, hier S. 366 (zit. n. Nicolas VERNOT: Une histoire du cœur. In: Généalogie franc-comtoise. Bulletin du centre d'entraide généalogique de Franche-Comté 111 (2007), S. 39–40, S. 40). Üb. d. Verf.: „Das höchst berühmte Herz des Karl Emmanuel de Gorrevod, erwählt zum Erzbischof von Besançon, des Markgrafen von Marnay, Fürst des Heiligen Römischen Reiches, Abt von Baume-les-Messieurs, Prior von Arbois, der im großen Madrid, eine Delegation von Sequanern zum König leitend, starb, für dieses berühmte Kapitel, dem er einst als Großdekan vorgestanden war. Wie ein herrliches, im Testament festgelegtes Pfand ewiger Liebe pflanzte Philipp Eugen de Gorrevod, Herzog von Pont-de-Vaux, Fürst des Heiligen Römischen Reiches, Vizegraf von Salins etc. sein Herz dem brüderlichen Herzen ein und ließ dieses unter Marmor mit angemessener Trauer und Liebe begraben." Der Begriff „Sequaner" bezeichnete ursprünglich einen keltischen Stamm in Gallien, Hauptort Vesontio, das heutige Besançon. Hier für Einwohner der Region Franche-Comté benutzt.

[346] Nicolas VERNOT: Persönliche Mitteilung an den Verfasser. Historiker, Herblay. 20. Okt. 2012. Üb. d. Verf.: „Für das Andenken an den höchst verehrungswürdigen und hochberühmten Herrn Antonius Petrus von Grammont Erzbischof von Besançon, Fürst des Heiligen Römischen Reiches, Gründer des Seminars, dessen Herz hier begraben ist. Die Gemeinschaft der Priester des von ihm erbauten Seminars von Besançon errichtete dieses ewige Monument als Zeichen ihrer Dankbarkeit und Verehrung. Er starb an den 6. Nonen des Mai im Jahre des Herrn [1691; Anm. d. Verf.]." [] markiert unleserliche Stellen.

[347] Vgl. ders.: Une histoire du cœur.

[348] ders.: Persönliche Mitteilung an den Verfasser (20.10.2012). Üb. Norbert Behringer: „Dem Durchlauchtigsten, Ehrwürdigsten Herrn Franz Joseph von Grammont, Erzbischof von Besançon, des Heiligen Römischen Reiches Fürst. Weil er von frommer Wohltätigkeit veranlasst und im Eifer für das Haus des Herrn diese Schule geistiger Regel durch Güter vermehrt und durch sein Herz bereichert hat, haben diesen Grabstein hier die Priester und Leiter dieses Seminars, eingedenk der empfangenen Wohltat, und des wahrhaft bischöflichen Herzens und des den in den Herzen der Sequaner angestammten Glauben zu verewigen strebenden, die verehrungswürdigsten Wächter, für den Erzbischof, den besten Vater, aus Frömmigkeit für den gütigen Stifter aus Dankbarkeit setzen lassen. Er ist gestorben am 22. August des Jahres 1717, im Alter von 74 Jahren, im 19. Jahr seines Amtes als Erzbischof."

[349] ebd. Üb. d. Verf.: „Zum Gedächtnis an den hochberühmten und höchst verehrungswürdigen Herrn Antonius Petrus von Grammont, Erzbischof von Besançon, Fürst des Heiligen Römischen Reiches; des fleißigen Nacheiferers seiner bischöflichen Oheime, der sein Seminar zeit seines Lebens mit dem Eifer kirchlicher Zucht sorgsam leitete; im Sterben hat er es mit Gütern vergrößert, und wollte es mit seinem Herzen beschenkt haben als Pfand seines ewigen Wohlwollens. Er starb am 7. September des Jahrs des Herrn 1754."

[350] ebd. Üb. d. Verf.: „Dem hochberühmten und höchst verehrungswürdigen Gabriel Cortois de Pressigny Erzbischof von Besançon, Pair von Frankreich, der im Leben das Seminar mit höchster Charakterstärke und einmaligem Wohlwollen leitete und es sterbend mit Gütern vergrößerte: Er starb am 2. Mai 1828 in Paris. Und auch seinem Koadjutor und Nachfolger Paulus-Ambrosius de Villefrancon, Pair von

Anmerkungen zu Kapitel 13

Frankreich, welcher dieses Haus mit Wohlwollen und Geschenken förderte, dessen Herz hier begraben liegt. Er starb am 27. März 1828."

[351] Üb. d. Verf.: „Eher sterben als entehrt werden."

[352] Vgl. ebd.

[353] ebd. Üb. d. Verf.: „Zum Gedächtnis an den hervorragenden, berühmten, verehrten Jakob Maria Hadrian Cäsar Mathieu Kardinal Erzbischof von Besançon, dessen Sorge und Eifer für das Gebäude dieses Seminars groß waren. Sein Herz ist hier begraben. Er starb am 9. Tag des Juli im Jahre des Herrn 1875."

[354] Zit. n. ebd. Üb. d. Verf.: „Dem hochberühmten und höchst verehrungswürdigen Herrn Petrus Antonius Justinus Paulinier Erzbischof von Besançon, der im Leben das Seminar mit Liebe väterlich förderte und es sterbend mit Vermögen und seinem Herzen bereicherte. [...] vor den Iden des November 1881."

[355] Dieses Kapitel basiert wesentlich auf den Ausführungen von Nicolas VERNOT: Le cœur en Franche-Comté à l'époque moderne: iconographie et symbolique. Thèse. École Pratique des Hautes-Études, 2014, S. 121–130.

[356] Vgl. Henri TRIBOUT DE MOREMBERT: Jean Chevrot, Evêque de Tournai et de Toul vers 1395–1460. In: Memoires de Metz 9 (1963/64), S. 171–220, S. 198.

[357] Vgl. Marie-Christine PÉNIN: Tombes et sepultures dans les cimetières et autres lieux: Les sépultures de la Cathédrale Notre-Dame de Paris. 17. Dez. 2022. URL: http://www.tombes-sepultures.com/crbst_816.html (besucht am 10.06.2023).

[358] Vgl. ebd.

[359] Vgl. BANDE: Le cœur du roi, S. 54.

[360] HARTSHORNE verlegt das Herzgrab des Erzbischofs nach „Soissy", womit wohl der genannte Augustinerkonvent von Soisy-Bouy südöstlich von Paris gemeint sein dürfte (HARTSHORNE: Enshrined Hearts, S. 81). Elizabeth A.R. BROWN, die mehrere weitere Quellen zitiert, schließt sich dieser Lokalisierung an. Der Heilige habe gewünscht, dass sein Herz am Sterbeort bliebe (vgl. E. A. BROWN: Death and the Human Body in the later Middle Ages, S. 228). In HARTSHORNEs eher legendenhafter Beschreibung fragt der Abt des Klosters Edmond: „Herr, warum willst Du von uns weggehen? Die Reise wird zu schwer für Dich. Bleib' in Frieden bei uns!" Der Bischof habe geantwortet: „Mein Herz wird bei Euch bleiben." Die Mönche hätten den Satz nicht verstanden. Nach dem Tod sei das Herz dann zurückgekehrt. Der gesamte Text dazu stammt aus der lateinischen Chronik von MATTHEW PARIS, Chronica maiora s.a. 1240 (De sepultura gloriosi confessoris domini Aedmundi Canturiensis archiepiscopi et miraculis inauditis, ed. Luard, Matthaei Parisiensis Chronica majora, iv., zit. n. WARNTJES: Programmatic Double Burial, S. 222).

[361] Vgl. E. A. BROWN: Death and the Human Body in the later Middle Ages, S. 228.

[362] Vgl. BEURRIER: Histoire du Monastère et Couvent des Pères Célestins de Paris, S. 379; P. ANSELME/ M. du FOURNY: Histoire Genealogique et Chronologique de la Maison Royale de France, des Pairs, Grands Officiers de la Couronne et de la Maison du Roy etc. 3. Aufl. Bd. 6. Paris: Compagnie des Libraires 1730, S. 332.

[363] Vgl. BEURRIER: Histoire du Monastère et Couvent des Pères Célestins de Paris, S. 381, 384, 386, 387.

[364] MILLIN: Antiquités Nationales V, S. 28.

[365] Vgl. DE GAULLE/NODIER: Nouvelle histoire de Paris et de ses environs, S. 186.

[366] Vgl. HARTSHORNE: Enshrined Hearts, S. 240; NAGLE: La civilisation du cœur, S. 78.

[367] Vgl. BLUNK: Das Taktieren mit den Toten, S. 254.

[368] Vgl. BRADFORD: Heart Burial, S. 94. In einer Biografie von M. de BURIGNY sind als Begräbnisorte von Herz und Eingeweiden des Kardinals die Kirche Saint-Paul-Saint-Louis der Jesuiten in Paris, des Körpers die Kathedrale von Sens angegeben (M. de BURIGNY: Vie du Cardinal Du Perron Archevêque de Sens et Grand-Aumônier de France. Paris: De Buré 1768, S. 369).

[369] Vgl. GUILHERMY/LASTEYRIE: Inscriptions de la France du Ve siècle au XVIIIe recueillies et publiées, S. 173.

[370] Vgl. Marie-Christine PÉNIN: Tombes et sepultures dans les cimetières et autres lieux: Abbaye et église Saint-Germain-des-Prés. 5. Mai 2016. URL: https://tombes-sepultures.com/crbst_2013.html (besucht am 24.06.2023).

[371] Vgl. ANON.: Oratoire du Louvre: Genèse de l'Oratoire du Louvre XVIe–XVIIe: Le tombeau du cardinal de Bérulle. Hrsg. v. EGLISE PROTESTANTE UNIE DE FRANCE. URL: https://oratoiredulouvre.

fr/patrimoine/visites/genese-de-loratoire-du-louvre-xvie-xviie/le-tombeau-du-cardinal-de-berulle (besucht am 25. 07. 2020).

[372] Vgl. ANON.: Oratoire du Louvre: Genèse de l'Oratoire du Louvre XVIe–XVIIe: Architectes de la construction de l'Oratoire: Jacques Lenercier (1585–1654). Hrsg. v. EGLISE PROTESTANTE UNIE DE FRANCE. URL: https://oratoiredulouvre.fr/index.php/patrimoine/visites/genese-de-loratoire-du-louvre-xvie-xviie/architectes-de-la-construction-de-loratoire (besucht am 25. 07. 2020).

[373] 1791 säkularisiert und verkauft, die Kirche wurde 1822 zerstört.

[374] MILLIN: Antiquités Nationales V, S. 56.

[375] Vgl. ANON.: Eglise Catholique à Paris: Denis-Auguste Affre. Hrsg. v. EGLISE CATHOLIQUE À PARIS. URL: https://dioceseparis.fr/denis-auguste-affre-1840-1848 (besucht am 01. 07. 2023).

[376] Nicole de MONTS: Persönliche Mitteilung an den Verfasser. Saint-Joseph des Carmes, Paris. 3. März 2020. Üb. d. Verf.: „Gott, dem Besten und Größten. Hier ist das Herz des hochberühmten und höchst verehrungswürdigen Vaters in Christus, des Herrn Dionysius Augustus Affre, des Erzbischofs von Paris, begraben. Befeuert vom Glauben und dem Eifer für göttliche Wissenschaften, lehrte er in diesem einst durch das Blut der Märtyrer geheiligten Kloster die Priesterschaft, tapferen Mutes zu sein und stark zu sein in himmlischer Weisheit. Mit den Worten ein Beispiel gebend ist er selbst als guter Hirte für seine Herde gestorben am 27. Tage des Juni des Jahres 1848, geboren vor 54 Jahren 9 Monaten 13 Tagen. Doktor, Hirte, Märtyrer."

[377] Vgl. R. P. RICHARD: Dictionnaire Universel, Dogmatique, Canonique, Historique, Géographique et Chronologique, de Sciences Ecclésiastiques etc. Bd. 1. Paris: Jacques Rollin, Ch. Ant. Jombert, Jean-Baptiste-Claude Bauche 1760, S. 989.

[378] Vgl. E. LESUR/F. BOURNAND: S. E. Le cardinal Foulon, archevêque de Lyon et de Vienne, primat des Gaules: sa vie et œuvres. Paris, Lyon: Delhomme et Briguet 1893.

[379] Vgl. René RICHARD: Vie du P. Joseph, Le clerc Du Tremblay, capucin, nommé au Cardinalat. Paris: Barbin, Boudot, Febvre, Witte 1704, S. 428.

[380] Nach MADDEN seien allerdings Herz und Teil der Eingeweide in der Kirche des von ihm gegründeten Hôpital des Incurables (bis zum Jahr 2000 Hôpital Laennec) begraben worden (vgl. MADDEN: The Shrines and Sepulchres of the Old and New World, S. 394). Der Corpus kam in die Abtei Sainte-Geneviève von Paris, wo der Kardinal mit 85 Jahren gestorben war.

[381] Vgl. Marie-Christine PÉNIN: Tombes et sepultures dans les cimetières et autres lieux: Chapelle de l'Hôpital des Incurables, puis de Hôpital Laennec (Paris). 29. Sep. 2016. URL: https://tombes-sepultures.com/crbst_2036.html (besucht am 26. 07. 2020)

[382] Vgl. PETTIGREW: Chronicles of the Tombs, S. 250.

[383] Vgl. Prosper TARBÉ: Les Sépultures de l'église Saint-Remi de Reims. Reims: Brissart 1842, S. 42.

[384] Vgl. ebd., S. 30.

[385] Vgl. BRADFORD: Heart Burial, S. 162.

[386] Vgl. Prosper TARBÉ: Reims – Essais historiques sur ses rues et ses monuments. Reims: Librairie de Quentin-Dailly 1844, S. 200, 286.

[387] Auch Saint-Pierre aux Nonnains de Reims.

[388] Vgl. MARTÈNE/DURAND: Voyage litteraire de deux religieux benedictins, S. 86.

[389] Das zugehörige Kloster wurde ebenfalls in der Revolution aufgehoben, jetzt befindet sich dort das Städtische Museum von Reims.

[390] Reims: Simon de Foigny, 1651.

[391] Vgl. Henry de MAUPAS: Discours Funebre, Prononcé en l'eglise de Saint Pierre aux Nonnes de Reims le xj. iour de May 1629. A l'enterrement du cœur de feu Monseigneur Gabriel Gifford etc. Reims: Simon de Foigny 1629.

[392] Vgl. TARBÉ: Reims – Essais historiques sur ses rues et ses monuments, S. 201.

[393] Vgl. V. TOURNEUR: Description historique et archéologique de Notre-Dame de Reims. 2. Aufl. Reims: Paul Giret 1868, S. 56.

[394] Vgl. P. ANSELME/M. du FOURNY: Histoire Genealogique et Chronologique de la Maison Royale de France, des Pairs, Grands Officiers de la Couronne et de la Maison du Roy. Bd. 2. Paris: Compagnie des Libraires 1726, S. 90; Guillaume MARLOT: Histoire de la Ville, Cité et Université de Reims. Bd. 4. Reims: Jacquet 1846, S. 596.

[395] Vgl. Georges DURAND: Monographie de l'Eglise Notre-Dame Cathedrale d'Amiens. Histoire et Description de l'Edifice. Bd. 1. Amiens / Paris: Yvert et Tellier / Picard 1901, S. 24.

Anmerkungen zu Kapitel 13

[396] Vgl. ders.: Monographie de l'eglise Notre-Dame Cathedrale d'Amiens. Mobilier et Accessoirs. Bd. 2. Amiens: Yvert et Tellier 1901, S. 24.

[397] Vgl. Casimir François Henri BARJAVEL: Dictionnaire Historique, Biographique et Bibliographique du Département de Vaucluse etc. Bd. 2. Carpentras: L. Devillario 1841, S. 35; DURAND: Monographie de l'eglise Notre-Dame Cathedrale d'Amiens. Mobilier et Accessoirs. S. 23f.

[398] A. P. M. GILBERT: Description Historique de L'Église Cathédrale de Notre-Dame d'Amiens. Amiens: Caron-Vitet 1833, S. 166; DURAND: Monographie de l'eglise Notre-Dame Cathedrale d'Amiens. Mobilier et Accessoirs. S. 370.

[399] Darstellung des Verstorbenen als verwesender Leichnam, als Memento mori.

[400] Vgl. ebd., S. 88.

[401] Vgl. ebd., S. 521.

[402] Vgl. ebd., S. 536.

[403] Vgl. ebd., S. 291.

[404] Vgl. GILBERT: Description Historique de L'Église Cathédrale de Notre-Dame d'Amiens, S. 300, 354.

[405] Vgl. DURAND: Monographie de l'eglise Notre-Dame Cathedrale d'Amiens. Mobilier et Accessoirs. S. 292.

[406] Vgl. ebd., S. 436.

[407] Vgl. ebd., S. 293, 535.

[408] Vgl. GILBERT: Description Historique de L'Église Cathédrale de Notre-Dame d'Amiens, S. 269.

[409] VASSIL: Wikimedia Commons: Mausolée de Charles de Vitry, élevé en 1705: l'épitaphe. Cathédrale Notre-Dame d'Amiens. 2. Juli 2008. URL: https://commons.wikimedia.org/wiki/File:MausolÃ©e_de_Charles_de_Vitry_Amiens_110608_2.jpg (besucht am 07. 11. 2023). Üb. d. Verf.: „Hier ist vor dem Bild Christi, des Erlösers, das Herz des edlen Charles de Vitry begraben, um Sold dienend dem König als Berater aber auch dem Adel, Steuereinheber in der Picardie. Des Generalschatzmeisters, der dreitausend Livres spendete, um die neue Kapelle des heiligen Johannes, des Täufers, zu bauen. Dessen Söhne Franziskus und Johannes, des Herrn von Auteux und von Hestroye, haben zur Bewahrung seiner Seele ein feierliches Totengedächtnis auf ewig begründet, am Tage seines Todes zu feiern, am 18. August jedes Jahres. Er starb im Jahre 1670. Er ruhe in Frieden. Franz, der noch lebende Sohn, hat seinem höchst zu verehrenden Vater im Jahre 1705 dieses Denkmal errichten lassen."

[410] Vgl. DURAND: Monographie de l'eglise Notre-Dame Cathedrale d'Amiens. Mobilier et Accessoirs. S. 301.

[411] Vgl. ebd., S. 78.

[412] Vgl. ebd., S. 519; GILBERT: Description Historique de L'Église Cathédrale de Notre-Dame d'Amiens, S. 370.

[413] Üb. d. Verf.: „Hier ist begraben das Herz des Johannes Franziskus von Demandolx, aus Marseille stammend, Bischof der Kirche von Rochelle im Jahre 1803, von Amiens im Jahre 1804. Er starb im Jahre des Heils 1817, an den Kalenden des Septembers, 73 Jahre und 10 Monate alt. Auf Gott hat mein Herz gehofft. Dominikus von Demandolx, älterer Bruder, Karl Andreas Julius von Gassaud, Großneffe der Schwester, in Tränen."

[414] Vgl. M. L'Abbé de LADOUE: Vie de Monseigneur de Salinis Archevèque d'Auch. Nouvelle édition. Paris: Libraire Saint-Joseph Tolra 1873, S. 500. Üb. Johann Dorner: „Das liebevolle Herz, in seiner Zuneigung niemals abwesend, des Anton von Salinis, des Bischofs von Amiens; danach Erzbischof von Auch."

[415] Vgl. ANON.: fr.wikipedia.org: Eustache du Lys de Grenant. URL: https://fr.wikipedia.org/wiki/Eustache_du_Lys_de_Grenant (besucht am 16. 07. 2023).

[416] Vgl. ders.: Eustache de Chéry de Mongazon. URL: https://fr.wikipedia.org/wiki/Eustache_de_Chery_de_Mongazon (besucht am 16. 07. 2023).

[417] Vgl. ders.: fr.wikipedia.org: Édouard Vallot. URL: https://fr.wikipedia.org/wiki/Edouard_Vallot (besucht am 16. 07. 2023).

[418] 1838 teilweise abgerissen.

[419] Vgl. ders.: fr.wikipedia.org: Édouard Bargedé. URL: https://fr.wikipedia.org/wiki/Edouard_Bargede (besucht am 16. 07. 2023).

[420] Vgl. ders.: fr.wikipedia.org: Charles Fontaine des Montées de Prémery. URL: https://fr.wikipedia.org/wiki/Charles_Fontaine_des_Montees_de_Premery (besucht am 16. 07. 2023).

[421] Vgl. R. P. RICHARD: Dictionnaire Universel, S. 568; HARTSHORNE: Enshrined Hearts, S. 171.

⁴²² Vgl. François DU CHESNE: Histoire de tous les cardinaux françois de naissance, ou qui ont esté promeus au cardinalat. Paris 1660. URL: http://catalogue.bnf.fr/ark:/12148/cb35976499h (besucht am 20. 07. 2023), S. 352.

⁴²³ Vgl. ANSELME: Histoire Genealogique et Chronologique de la Maison Royale de France Bd. 1 (1726), S. 381.

⁴²⁴ Vgl. Meredith J. GILL: Death and the Cardinal: The Two Bodies of Guillaume d'Estouteville. In: Renaissance Quarterly 54.2 (2001), S. 347–388, S. 359f.

⁴²⁵ Auf der Tumba sei in goldenen Lettern geschrieben gewesen: „PERENNI MEMORIAE / D.D: GUILLELMI D'ESTOUTEVILLE / S. R. ECC. CARDINALIS / ARCH. ROTOM. AN. MCCCCLIII. / A. SUM. PONT. NICOLAO V / AD CAROLUM VII GALLIARUM REGEM / LEGATI A LATERE / QUI ROTOM. ECCLESIAM / AMANTISSIMI CORDIS / HAEREDEM / ROMAE MORIENS INSTITUIT / ANNO MCCCC LXXXII / RECONDITUM EST IN TUMULO / B. MAURILI ARCHIEP" (vgl. DEVILLE: Tombeaux de la Cathedrale de Rouen, S. 182, 190). Üb. d. Verf.: „Zum ewigen Gedenken an Guillaume d'Estouteville, Kardinal der Heiligen Römischen Kirche, Erzbischof von Rouen im Jahr 1453, Gesandter des erhabenen Papstes Nikolaus V. bei Karl VII., König von Frankreich. Bei seinem Sterben in Rom im Jahre 1482 bestimmte er, dass die Kirche von Rouen sein höchst liebendes Herz bekommen sollte. Es ist bestattet im Grab des seligen Erzbischofs Maurilius." HARTSHORNE schreibt zu Herzgrab und Inschrift, dass das Kardinalsherz in das Grab des Hl. Maurilius, eines nicht kanonisierten Lokalheiligen und Märtyrers aus dem 6. Jahrhundert, in der Kathedrale von Rouen gelegt worden sei. Auf einer schwarzen Marmorplatte an der letzten Säule des Kirchenschiffs sei die Inschrift zum Herzgrab, auf der anderen auf der gegenüberliegenden Säule eine zum Tod des Hl. Maurilius gestanden. Das Denkmal sei 1777 oder 1778 bei einer Renovierung zerstört worden (vgl. HARTSHORNE: Enshrined Hearts, S. 222 f.).

⁴²⁶ Üb. d. Verf.: „Daneben ist das Herz des Kardinals Wilhelm von Estouteville, begraben, des Erzbischofs von Rouen, der in Rom starb im Jahr 1483. In seinem Pontifikat wurde Johanna von Orleans an den Nonen des Juni 1456 freigesprochen von jedem Verbrechen." Als Legat des Papstes Nikolaus V. brachte d'Estouteville 1455 das Verfahren zur Rehabilitierung der Jeanne d'Arc in Gang.

⁴²⁷ Vgl. M. J. GILL: Death and the Cardinal, S. 359.

⁴²⁸ Vgl. DEVILLE: Tombeaux de la Cathedrale de Rouen, S. 184 f., 258.

⁴²⁹ Vgl. M. J. GILL: Death and the Cardinal, S. 385 FN 96; DEVILLE: Tombeaux de la Cathedrale de Rouen, S. 247.

⁴³⁰ Mehr dazu bei WARNTJES: Programmatic Double Burial, S. 215 FN 53.

⁴³¹ Vgl. BRADFORD: Heart Burial, S. 23.

⁴³² Vgl. DILBA: Das Memorialprogramm für Eleonore von Kastilien, S. 388.

⁴³³ Vgl. PARK: The Life of the Corpse, S. 113; E. A. BROWN: Death and the Human Body in the later Middle Ages, S. 248.

⁴³⁴ Vgl. A. de GIRARDOT/H. DURAND: La Cathédrale de Bourges. Moulins: P.-A. Desrosiers 1849, S. 79.

⁴³⁵ Üb. Johann Dorner: „Im Jahre des Heils 1456 starb der hochberühmte Herr, Herr Petrus de Fradet, der verehrungswürdige Dekan dieser Kirche, der vollkommen sittenreine Senator am Königshof in Paris, nachdem er zum Papst Paul II. eine ehrenvolle Gesandtschaftsreise durchgeführt hatte, die ihm der französische König Ludwig XI. wegen des hohen Ansehens des Mannes und seiner Erfahrung in der Durchführung politischer Aufgaben übertragen hat. Diese Kapelle, die noch nicht errichtet war, bedachte er mit einer reichen Mitgift. Er starb in Rom und wurde von Paul II., dem er einen Teil seiner Güter testamentarisch vermacht hatte, in der Basilika der Apostel unter hohen Ehren beigesetzt. Er wollte, dass das anvertraute Gut seines Herzens diesem Grabhügel zurückgegeben werde. Gallien wollte Petrus Italien zum Bewundern überlassen, es hat selbst in Petrus diese herausragende Zierde verloren. Die Aschenreste des Verstorbenen schmücken Rom mit einem Grabmal und [die Stadt] gewährte ihm einen [Ruhe-]Platz gemeinsam mit Petrus. Um aber nicht undankbar zu sein oder einst die Dankbarkeit [?] zu vergessen, gab [die Stadt Rom] das anvertraute Gut seines Herzens diesem Grabhügel zurück. Er ruhe in Frieden."

⁴³⁶ Während der Französischen Revolution zerstört.

⁴³⁷ Vgl. BRÄM: Vom Herzen, S. 178 Abb. 16.

⁴³⁸ Vgl. ebd., S. 178.

⁴³⁹ Üb. Norbert Behringer: „Halt ein, Wanderer, hier (und) staune über die stärkere / Vereinigung als dieser Marmor der Herzen der Söhne mit des / geliebten Vaters Herz. / Bestattet wurde unter dem Stein das Herz / Anno 1519, / Mit diesem Marmor bedeckt / Anno 1670 // Er starb / seines Alters / am

Anmerkungen zu Kapitel 13

21 / jedoch / Juni / Sei eingedenk! // Das Herz des Herrn Philipp, Kardinal / von Luxemburg, Bischof von Cenom[anum; Le Mans] / und dieser Abtei einst Abt."

[440] Vgl. FARIN: Histoire de Rouen Bd. 2, S. 174.

[441] Vgl. Alain MARCHANDISSE: Les funérailles de Georges d'Amboise et de Gaston de Foix: Jalons d'une comparaison. In: Georges Ier d'Amboise: Une figure plurielle de la Renaissance. 1460–1510. Rennes: Presses universitaires de Rennes 2013, S. 225–240. URL: http://books.openedition.org/pur/112887 (besucht am 17.03.2020), S. 226. Der Konvent wurde 1785 säkularisiert, ein Teil fiel einem Brand zum Opfer.

[442] Vgl. ebd., S. 227. Der Lokalhistoriker und Kleriker François FARIN nennt in Rouen und Umgebung eine ungewöhnlich hohe Zahl von getrennten Bestattungen: Zu den Cordeliers der Stadt kamen die Herzen von Guillaume Chambellan de Tancarville († 1260) (vgl. FARIN: Histoire de Rouen Bd. 2, S. 55) (s. a. Kap. 8.2); des Jean de Mouy († 1591) (vgl. ders.: Histoire de la Ville de Rouen. 3. Aufl. Bd. 6. Rouen: Le Broun 1738, S. 57); der Renée de Medavit, Marquise de La Londe († 1645) (vgl. ders.: Histoire de Rouen Bd. 2, S. 55); ihrer Tochter, der Cathérine de Bigars († 1653) (vgl. ebd., S. 59); des Jacques Poirier d'Amfreville und des Louis de Franquetot († beide in der ersten Hälfte des 17. Jahrhunderts) (vgl. ebd., S. 52); in die Kirche Saint-Nicolas das des Monsieur du Perron, mit den Eingeweiden († 1597) (vgl. ebd., S. 122); in die Église des Carmes das des Jean-Louis de Faucon († 1663) (vgl. ebd., S. 48); zu den Jakobinern das des Charles Houel († 1656) (vgl. ebd., S. 47); zu den Jesuiten das der Elisabeth de Moncel d'Aubigny († erste Hälfte 17. Jh.) (vgl. ebd., S.112); in den Couvent des Pénitents die des Ehepaares Nicolas Langlois († 1641) und Françoise Bertaut de Motteville (vgl. ders.: Histoire de Rouen Bd. 6, S. 119); zu den Religieuses de la Visitation das des Jean-Antoine de Caradas († 1674) (vgl. ebd., S. 135).

Die Eingeweide der Marie du Four († 1597) und der Cathérine du Val († 1603) wurden in Saint-Lô begraben (beide vgl. ders.: Histoire de Rouen Bd. 2, S. 49); die der Anne du Moncel († 1601) in Notre-Dame de la Ronde (vgl. ebd., S. 58); die des François Romé († 1708) und der Anne Blondel (Sterbedatum unbekannt) in Saint-Pierre-le-Portier (beide vgl. ebd., S. 102); die eines Unbekannten († 1595) in Saint-Godard (vgl. ebd., S. 142).

In der Region wurden Eingeweide bestattet von Madeleine de Hanivel († 1643) in Saint-Étienne von Rouvroy (vgl. ebd., S. 47); von Agnès Surelle († 1449) in der Abtei von Jumièges (Farin:1738 II, S.54); von François de Harlay († 1654) (s.u.) und Gabriel Rouxel († 1676) in der Kartause von Gaillon (vgl. MILLIN: Antiquités Nationales IV, S. 7); die des Engländers Gilbert Talbot († 1418) auf dem Friedhof von Saint-Maur von Rouen (vgl. FARIN: Histoire de Rouen Bd. 2, S. 110).

[443] 1792 zerstört.

[444] Vgl. ders.: Histoire de la Ville de Rouen. 3. Aufl. Bd. 3. Rouen: Louis de Souillet 1738, S. 175.

[445] Vgl. C. PECQUEUR: Des Armées dans leurs Rapports avec L'Industrie, la Morale et la Liberté etc. Paris: Capelle 1842, S. 80.

[446] Vgl. André BOREL D'HAUTERIVE: Revue Historique de La Noblesse. Bd. 3. Paris: Bureau de la Publication 1845, S. 78.

[447] Vgl. BEURRIER: Histoire du Monastère et Couvent des Pères Célestins de Paris, S. 389.

[448] Vgl. L.-F. LABOISE: Le cœur de Louis-Henri de Gondrin. In: Bulletin de la societé archéologique de Sens 23 (1908), S. 140–147.

[449] Üb. Johann Dorner: „In diesem Grabstein ist eingeschlossen das vor Liebe brennende Herz des Erzbischofs von Sens, Ludwig Heinrich von Gondrin, des Abts dieses Klosters. Seine Eingeweide, durch Barmherzigkeit gegen die Armen so oft bewegt, ruhen auch hier. Die Gebeine liegen in der Metropolkirche von Sens und warten auf die Auferstehung, bis die Sonne in Finsternis verwandelt wird, und der Mond in Blut, bevor der Tag des Herrn groß und wunderbar kommen möge. Er starb am 12. Tag vor den Kalenden des Oktobers 1671."

[450] Vgl. ANSELME/FOURNY: Histoire Genealogique et Chronologique de la Maison Royale de France, Bd. 6 (1730), S. 559, 562.

[451] Vgl. NAGLE: La civilisation du cœur, S. 77.

[452] Die Kapelle wurde 1866 zerstört.

[453] Vgl. Louis BOUDAN: Wikimedia Commons: Tombe du cœur de de Thomas Le Roy, évêque de Dol, à Notre-Dame de Nantes. 30. Sep. 2021. URL: https://commons.wikimedia.org/wiki/File: Tombe_du_cÅŞur_de_de_Thomas_Le_Roy,_ÅıvÅque_de_Dol,_Åä_Notre-Dame_de_Nantes.png (besucht am 05.10.2023). Üb. Johann Dorner: „Hier liegt das Herz des in Christus verehrungswürdigen Vaters, des Herrn Le Roy. Er war Elekt von Dol, Kleriker der apostolischen Kammer, Abbreviator und

Notar, Magister dieser Basilika Capiceri und auch des Rates der Bretagne. Er erlag in Rom dem Schicksal am 21. Oktober des Jahres im Herrn 1524. Seine Seele ruhe in Frieden. Amen."

454 Vgl. NAGLE: La civilisation du cœur, S. 76.

455 Vgl. HARTSHORNE: Enshrined Hearts, S. 242. Die Abtei wurde während der Revolution zerstört. Vom Kardiotaph war in der Sammlung Gaignières die Abbildung eines schwarzmarmornen Kardiotaphs mit goldenen Lettern, einem eingravierten Herzsymbol, flankiert von zwei bischöflichen Wappen vorhanden (vgl. BOUCHOT: Inventaire des Dessins exécutés pour Roger De Gaignières, S. 236.

456 Vgl. Herman H. SCHWEDT: Biographia Cisterciensis (Cistercian Biography): Baissey, Louis. 14. März 2014. URL: http://www.zisterzienserlexikon.de/wiki/Baissey,_Louis (besucht am 05.08.2023).

457 Vgl. BRADFORD: Heart Burial, S. 45.

458 Vgl. ANON.: Patrimoine de France: Eglise Saint-Fraimbault Et Saint-Antoine. URL: http://patrimoine-de-france.com/sarthe/epineu-le-chevreuil/eglise-saint-fraimbault-et-saint-antoine-1.php (besucht am 29.07.2020).

459 Vgl. MILLIN: Antiquités Nationales V, S. 19.

460 Vgl. ANON.: POP: la plateforme ouverte du patrimoine: tombeau de Claude de Rueil, évêque d'Angers (1628-1649). 18. Mai 2022. URL: https://www.pop.culture.gouv.fr/notice/palissy/PM49000008 (besucht am 05.08.2023).

461 1793 säkularisiert und als Futterdepot genutzt.

462 Üb. Johann Dorner: „Es starb der allerfrömmste Fürst am 9. Mai 1590. Die Urne mit den Eingeweiden."

463 Vgl. MILLIN: Antiquités Nationales IV, S. 5.

464 Erste Frau Heinrichs II. de Longueville, s. a. S. 126.

465 Auf dem Kardiotaph der mit 15 Jahren Verstorbenen stand: „Cy-gist le cœur de très-vertueuse princesse mademoiselle CHARLOTTE-ANNE DE BOURBON, fille de feu très-haut et très-excellent prince monseigneur Charles de Bourbon, comte de Soissons, prince du sang, pair et grand-maitre de France, gouverneur et lieutenant-général pour le roi en ses pays de Dauphiné et de Normandie, et de très-illustre et très-excellente princesse madame Anne de Montafié, ses père et mère, qui décéda à Paris le vendredi, dixième jour de novembre 1623" (vgl. ebd., S. 7).

466 Vgl. ebd., S. 7; DEVILLE: Tombeaux de la Cathédrale de Rouen, S. 258; FARIN: Histoire de Rouen Bd. 2, S. 61.

467 Vgl. MILLIN: Antiquités Nationales IV, S. 4.

468 Vgl. Thierry GARNIER: Le Mercure de Gaillon: La Chartreuse de Bourbon-lèz-Gaillon: Le mausolée des princes. 7. Aug. 2008. URL: http://lemercuredegaillon.free.fr/gaillon27/bourbon_les_gaillon.htm (besucht am 05.08.2023). Üb. d. Verf.: „Gott, dem Besten und Größten. Unter diesem Marmor ruhen in der Hoffnung auf selige Unsterblichkeit die hocherhabenen bourbonischen Prinzen, der ältere Karl, Kardinal der Heiligen Römischen Kirche von Rouen. Er hat das Leben vollendet im Jahr 1570. Und auch der andere Karl mit den gleichen Würden ausgezeichnet, beide dieses Hauses Gründer. Ebenso mehr Fürsten aus königlichem Hause, von denen die einen den Corpus, die anderen ihr Herz haben zu begraben befohlen.Vor allem Karl von Bourbon, Graf von Soissons, welchen seine hocherhabene Gattin Anna de Montafié mit einem illustren Mausoleum geschmückt hatte, das zugleich mit der Kirche durch die Flammen im Jahre 1764, am 9. August, vernichtet wurde. Ein anderes wurde in diesem Hause von Neuem erbaut. Die Aschen derer wurden im Jahre 1773 mit Einverständnis des Königs hierhin überführt. Zum wahrlichen Angedenken an die Wohltätigkeit so vieler Fürsten haben die Brüder dieses Klosters dieses Denkmal einer dankbaren Seele errichtet. Sie mögen in Frieden ruhen."

469 Vgl. PÉNIN: Tombes et sepultures dans les cimetières et autres lieux: Les sépultures de la Cathédrale Notre-Dame de Paris. s. a. Kap. 13.6.3.

470 Abtei 1791 zerstört, heute Gefängnis.

471 GGE: Biographia Cisterciensis (Cistercian Biography): Bizet, Tristan. 2. Feb. 2019. URL: http://www.zisterzienserlexikon.de/wiki/Bizet,_Tristan (besucht am 05.08.2023).

472 Vgl. Roberto BORGIA (Hrsg.): Collana „Contributi alla conoscenza del patrimonio tiburtino". 2. Aufl. Bd. 11. Liceo Ginnasio Statale „Amedeo di Savoia" 2013. URL: https://www.societatiburtinastoriaarte.it/STSA-resources/pubblicazioni/misc/Deuotissime_orationi_chogni_notte__Oltre_il_diuino_Offitio_soleua_dire_la_fe._me._Dellillustriss._et_reuerrndiss_Sig._Cardinal_dEste__2.pdf (besucht am 05.08.2023).

473 Vgl. RICCI: Un corps sacré, un cadavre outragé, S. 445.

474 Vgl. R. RICHARD: Vie du P. Joseph, S. 428 f. Der Konvent wurde 1790 geschlossen.

Anmerkungen zu Kapitel 13

[475] Vgl. Claude FYOT DE LA MARCHE: Histoire de l'eglise abbatiale et collegiale de Saint Estienne de Dijon. Dijon: Jean Ressayre 1696, S. 234.

[476] Vgl. Joseph Jean de BROCA: Claude Bernard dit le Pauvre Prêtre (1588–1641). Paris: P. Lethielleux 1913, S. 205; COURTÉPÉE: Description Générale et Particuliére de Duché de Bourgogne, S. 46. Friedhof wie Kirche wurden während der Revolution zerstört (vgl. BROCA: Claude Bernard dit le Pauvre Prêtre (1588–1641), S. 257).

[477] Vgl. ALIFER61: Almenêches.Perreaux.Vendel: Le Patrimoine almenéchois par le Patrimoine de France: Plaque funéraire de Louise de Médavy, abbesse à Almenèches. 8. Feb. 2011. URL: https://alifer61.blogspot.com/2011/02/le-patrimoine-almenechois-par-le.html (besucht am 24.10.2019).

[478] Vgl. Ch. MILON: Annuaire historique de department de l'Yonne. Bd. 18. Auxerre: Perriquet et Rouille 1854, S. 215.

[479] Vgl. FOSSEYEUX: Communication sur les ceremonies etc. S. 235.

[480] Vgl. Antoine-Louis BERTRAND: La vie de Messire Henry de Béthune. Bd. 1. Bordeaux: A. Picard 1902, S. 404.

[481] Üb. d. Verf.: „Gott, dem Besten und Größten. Hier erwartet seine selige Auferstehung das Herz des verehrten Herrn Louis de Fogasses, Herr von Entrechaux, Priester, Domherr dieser Metropolkirche. Er starb im Jahr 1706."

[482] Vgl. BRADFORD: Heart Burial, S. 224.

[483] Vgl. W. BRADY: Episcopal succession in England, Scotland and Ireland Bd. III. Rom: Tipografia della pace 1876, S. 161, zit. n. Thompson COOPER: Giffard, Bonaventure, D.D. In: Dictionary of National Biography, 1885–1900. Bd. 21. London: Smith, Elder & Co. 1890. URL: https://en.wikisource.org/wiki/Giffard,_Bonaventure_(DNB00) (besucht am 30.03.2020).

[484] Die Eingeweide wurden 1862 exhumiert und unter einer Inschriftenplatte erneut begraben.

[485] Vgl. Bertrand BEYERN: Guide des tombes d'hommes célèbres. Paris: Le Cherche Midi 2008, S. 128.

[486] Vgl. Éloi DELBECQUE: Nouvelles Annales ou Mémoires Chronologiques pour servir à l'Histoire de la Ville et de l'Eglise de Noyon par le Chanoine Claude Sézille (1707–1775). Hrsg. v. Jean-Yves BONNARD. Société Historique Archéologique et Scientifique de Noyon. Noyon: Edito 2012, S. 305.

[487] Vgl. ANSELME/FOURNY: Histoire Genealogique et Chronologique de la Maison Royale de France, Bd. 2 (1726), S. 435.

[488] Vgl. Roger FREY: Infobretagne.com: Cathédrale de Saint-Pol de Léon. URL: http://www.infobretagne.com/cathedrale-saintpoldeleon.htm (besucht am 06.08.2020). Üb. d. Verf.: „Hier liegt in Christi Frieden vor den heimatlichen Altären von Leon das Herz des höchst berühmten und höchst verehrungswerten Herrn Leopold Renatus von Leseleuc, Bischof von Autun, begraben. Welcher einzigartig erfüllt von unvermindertem katholischem Glauben von Jugend an dem Römischen Stuhl Petri hingegeben war, gleichermaßen in guten und in schlechten Zeiten. Vom Römischen Papst selbst beauftragt und gewählt zum bischöflichen Amt von Autun, gerade innerhalb des 10. Monats eines kurzen Pontifikates. Er hat beinahe das gesamte Gallien mit den Gläubigen von England, Belgien, der Niederlande, mit den Gesandten von Slawonien zum allerheiligsten Herzen Jesu im [...] Heiligtum betend erlebt, wie er es gewünscht und veranlasst hatte, und war froh, es erlebt zu haben. Er ist hinübergegangen zum Anblick eben dieses göttlichen Herzens am 16. Tag des Dezembers im Jahre des Herrn 1873, 59 Jahre alt."

[489] Vgl. Viviane RAGEAU: Persönliche Mitteilung an den Verfasser. Responsable du service Patrimoine etc., Valence Romans Agglo. 2. Sep. 2022; André BLANC: La Cathédrale de Valence, témoin de l'humanité romane. Valence: Valence Éditions Peuple libre 1984, S. 197. Üb. d. Verf.: „Hier liegt das Herz des erlauchtesten und verehrungswürdigsten Herrn Alexander Milon, Bischof und Graf von Valence, Abt von Léoncel und Saint-Benoit-sur-Loire und großer Restaurateur dieser Kirche. Er starb am Tag 18 des November 1771. Er ruhe in Frieden."

[490] Aufstand der katholisch gesinnten Landbevölkerung der Vendée gegen die Revolutionstruppen 1793–1796.

[491] Vgl. Philippe LANDRU: Cimetières de France et d'ailleurs: Orleans (45):cathedrale Sainte-Croix. 2. Feb. 2012. URL: https://www.landrucimetieres.fr/spip/spip.php?article3266 (besucht am 30.08.2023).

[492] Vgl. RÉDACTION L'AIGLE: Le Reveil Normand: Pierres en lumières. Coup de projecteur sur l'histoire de l'eglise Saint-Germain à Vimoutiers. 18. Mai 2017. URL: https://actu.fr/normandie/vimoutiers_61508/pierres-en-lumieres-coup-de-projecteur-sur-lhistoire-de-leglise-saint-germain-a-vimoutiers_6255960.html (besucht am 30.08.2023).

[493] Vgl. DE GAULLE/NODIER: Nouvelle histoire de Paris et de ses environs, S. 114.

Anmerkungen zu Kapitel 13

[494] Vgl. Mathieu HENRION/Auguste RICHARD: Notice sur la vie de M. Frayssinous, évêque d'Hermopolis. Paris: d'Adrien le Clerc 1842, S. 58.

[495] Üb. Johann Dorner: „Alpha Omega. Hier ist bestattet das Herz des Bischofs von Hermopolis, des Dionysius Antonius Lucas Frayssinous, des berühmten Mannes, der sich durch seine Beredsamkeit und Schriften über die Religion, das Vaterland und die Wissenschaften große Verdienste erworben hat. Durch die ordentliche Ausführung seiner Aufgaben (?) erlangte er höchste Ehren, wodurch er sich und den Seinen einen Namen verschaffte, der auf Grund seiner Frömmigkeit, seiner Bescheidenheit, Freundlichkeit und Sanftmut gegenüber allen Menschen in alle Ewigkeit nicht untergehen wird. Er lebte verehrungswürdig 76 Jahre, sieben Monate und drei Tage und starb, nachdem er langdauernde Mühen und das Leben gemeistert hatte, am Tag vor den Iden des Dezember 1841. / Diese Inschrift hat der liebenswerte Frassinous, eingedenk der großen Wohltaten, seinem in Liebe herbeigesehnten Onkel und Vater unter Tränen setzen lassen."

[496] Vgl. RICHOUX: Des cœurs et des reliques en Loir-et-Cher.

[497] Gefertigt 1880 von Gabriel-Jules Thomas.

[498] Vgl. Jean-Pierre ROUSSEL/Thierry ALLARD: POP : la plateforme ouverte du patrimoine: tombeau de Monseigneur Landriot (priant). 27. Feb. 2020. URL: https://www.pop.culture.gouv.fr/notice/palissy/IM17003668 (besucht am 30.08.2023). Üb. Johann Dorner und d. Verf., Ergänzungen Johann Dorner: „Es wachen ihre Herzen. In Ewigkeit möge schlafen das Herz des hochberühmten und in Christus verehrten Vaters. Der Herr Johannes Franziskus Landriot, einst Bischof von La Rochelle-Saintes, dann Erzbischof von Reims, dessen Gebeine die Auferstehung in Trauer bei Reims erwarten, starb am 7. Juni des Jahres 1874, 58 Jahre nach Geburt. Der hochberühmte und verehrte Herr Leo Thomas, Bischof von La Rochelle-Saintes, wollte in religiöser Absicht das Herz des Hirten unter diesem Marmorbild bestattet haben, nachdem er selbst zum Erzbischof von Rouen geworden war. Er widmete das Denkmal dem hochberühmten und verehrten Stephan Ardin, Vorsteher der Kirche von La Rochelle-Saintes, mit großer Hilfe von Priestern und Gläubigen."

[499] Vgl. F. LAGRANGE: Vie de Monsignore Dupanloup, Éveque d'Orléans, Membre de l'Académie Française. Bd. III/2. Paris: Librairie Poussielgue Frères 1884, S. 482. Üb. d. Verf.: „Hier ruht in Frieden das Herz des höchstverehrten Vaters in Christo, des Herrn Felix Antonius Philibert Dupanloup, Bischof von Orléans, welcher in Wort, Schrift und Tat unermüdlich als Vorkämpfer für Religion und Vaterland und der Jugend höchst zugetan niemals ruhte. Er starb im Jahre des Heils 1878, vor den Iden des Oktobers. Er lebte 76 Jahre, als Bischof 25. Während seine Gebeine die Auferstehung in Orléans erwarten, wollte er, dass sein Herz begraben werden sollte, wo er geboren und getauft worden war. Unter diesem Stein ist es in feierlicher Frömmigkeit beigesetzt worden an den 15. Kalenden des April im Jahre 1879."

[500] Vgl. BEYERN: Guide des tombes d'hommes célèbres, S. 128.

[501] Vgl. Cathie TOUSSAINT: Persönliche Mitteilung an den Verfasser. Pfarrsekretärin, Obernai. 22. Nov. 2019.

[502] Vgl. FOSSEYEUX: Communication sur les ceremonies etc. S. 239.

[503] Heute Spezialklinik der Medizinischen Fakultät der Universität.

[504] Vgl. Philippe CHARLIER: Médecin des morts. Paris: Fayard 2006, S. 305.

[505] Vgl. Eman BONNICI: Find a Grave: Cardinal Georges François Xavier Marie Grente. 3. Dez. 2014. URL: https://de.findagrave.com/memorial/139525940/georges-francois-xavier-marie-grente (besucht am 24.03.2021).

[506] Vgl. A. DIETZ: Ewige Herzen, S. 11.

[507] Vgl. HARTSHORNE: Enshrined Hearts, S. 42; A. A. GILL: Heart Burials, S. 11.

[508] Vgl. HARTSHORNE: Enshrined Hearts, S. 53; A. A. GILL: Heart Burials, S. 11.

[509] Vgl. BRADFORD: Heart Burial, S. 23. BRADFORD verlegte das Todesdatum des Abtes irrtümlich auf 1135.

[510] In den *Curious Church Gleanings* wird sogar der Text des Kardiotaphs zitiert: „Ibique cor ejus corpus vero apud Durham humatum est" (Üb. d. Verf.: „Hier [liegt] das Herz, dessen Körper aber bei Durham begraben worden ist.") Die Inschrift war bereits damals nicht mehr vorhanden (vgl. William ANDREWS: Curious Church Gleanings. Hull und London: The Hull Press und Simpkin, Marshall, Hamilton, Kent & Co. 1896, S. 227).

[511] Vgl. HARTSHORNE: Enshrined Hearts, S. 76.

[512] Vgl. BRADFORD: Heart Burial, S. 72.

[513] Vgl. Essex Fines, i., p. 181, zit. n. ROUND: The Heart of St. Roger, S. 1.

Anmerkungen zu Kapitel 13

[514] Vgl. R. SHOESMITH/Ruth RICHARDSON: A Definitive History of Dore Abbey. Logaston: Logaston Press 1997, S. 89 (Ergänzungen in Klammern dort). Üb. d. Verf: „O Christus, bewahre das heilige Herz des Bischofs Johannes."

[515] Vgl. A. A. GILL: Heart Burials, S. 16.

[516] Vgl. Angl. Sacr. Tom. i., S. 636, zit. n. DUGDALE: Monasticon anglicanum, S. 463.

[517] Vgl. HARTSHORNE: Enshrined Hearts, S. 86.

[518] Sein Leichnam ruht vor dem Hochaltar der Kathedrale.

[519] Vgl. ebd., S. 119.

[520] Vgl. A. A. GILL: Heart Burials, S. 11. Üb. d. Verf.: „Hier ruhen die Eingeweide des Walter of Kirkham, einst Bischof von Durham. Bitte für ihn."

[521] Vgl. Phillip LINDLEY: The Medieval Sculpture of Winchester Cathedral. In: John CROOK (Hrsg.): Winchester Cathedral. Chichester: Phillimore 1993, S. 97–122, S. 97. Üb. d. Verf.: „Der Corpus von Ethelmar, dessen Herz nun jener Stein bewahrt, wird durch den Tod in Paris dem Grab gegeben. Er starb im Jahr 1261."

[522] Das aus Frankreich heimgebrachte Herz seines Halbbruders wurde auf Anordnung des Königs mit großem Zeremoniell in der Kathedrale von Winchester bestattet. 500 Arme wurden an diesem Tag, 10.000 weitere im darauffolgenden Jahr gespeist. Das Herzgrab sei noch Jahrzehnte später Objekt der Verehrung gewesen, an dem sich Wunder ereignet hätten. Als das verloren gegangene obere Drittel des Monuments 1912 ca. einen halben Meter tief im Boden der Kathedrale im südlichen Schiff wiedergefunden und auf das wandständige untere Teil aufgesetzt wurde, habe man unter dem Letzteren ein rundes Gefäß aus Blei (also nicht aus Gold), ca. 15 cm im Durchmesser, entdeckt. Der Inhalt habe aus Pflanzenfasern, Holzsplittern und dunklen amorphen Bröseln bestanden, in Analysen habe es sich um biologisches Material gehandelt. Ein Experte des British Museum habe die Entstehung der Box im 13. Jahrhundert angesiedelt. Es könnte sich also auch um das Herzgefäß Aymers gehandelt haben. Im Registerbuch der Kathedrale ist ein Bericht des Chorleiters Thomas Gray († 1692) eingetragen: Während der Renovierung des Aufgangs zum Hauptaltar in der „Late Rebellion" im 18. Jahrhundert habe ein Handwerker unter einer Stufe eine Urne gefunden, „ye urn wherein ye Heart of this Ethelmar was, enclosed in a golden cup". Daraus seien sogar einige Tropfen frischen Blutes auf die Hand des Mannes gefallen. Das Gefäß sei einer Kommission gezeigt worden und später verschwunden (vgl. Pat WAGSTAFF: Aymer de Lusignan. In: Winchester Cathedral Record. Bd. 76. Winchester: Winchester Cathedral 2007, S. 29–40 S. 29, 38; Norman C.H. NISBETT: Notes on the monument in Winchester cathedral, originally marking the burial place of the heart of Ethelmar d. 1261. In: Papers and Proceedings of the Hampshire Field Club and Archaeological Society 7 (1914). URL: http://www.hantsfieldclub.org.uk/publications/hampshirestudies/digital/1910s/Vol_7/Nisbett.pdf (besucht am 05. 10. 2023), S. 68–73).

[523] Vgl. DRU DRURY: Heart Burials and Some Purbeck Marble Heart Shrines, S. 41.

[524] Das antike Gesoriacum auf der französischen Seite des Ärmelkanals, durch die Via Agrippa mit Lugdunum (Lyon) verbunden. Gleicher antiker Name wie das italienische Bologna; heute Boulogne-sur-Mer.

[525] Vgl. HARTSHORNE: Enshrined Hearts, S. 112.

[526] Vgl. A. A. GILL: Heart Burials, S. 13; Symon GUNTON: The history of the Church of Peterburgh wherein the most remarkable things concerning that place, from the first foundation thereof, with other passages of history not unworthy publick view, are represented. London: Chiswell 1686, S. 36.

[527] Vgl. HARTSHORNE: Enshrined Hearts, S. 114.

[528] Üb. d. Verf.: „Hier drinnen ist das Herz von Nicholas, einst Bischof von Ely, dessen Corpus bei Waverley liegt." Bei der Anlage eines Grabes für einen Nachfolger im 19. Jahrhundert musste das Kardiotaph Nicholas' vorübergehend abgenommen werden. Darunter fand sich eine quadratische graue Marmorplatte (50 cm × 50 cm), die einen etwas kleineren Steinblock mit einer quadratischen Bleiplatte mit einer lateinischen Inschrift bedeckte. Unter dieser lag die umwickelte vasenförmige Herzurne des Bischofs aus Zinn in einer ca. 20 cm tiefen Höhlung. Um den oberen Teil war ein schwärzlich verfärbtes, zerfallendes Tuch aus Seide oder Damast geschlungen, der untere Teil mit dem Organ war verlötet. Er wurde nicht eröffnet, vom Rest wurden Untersuchungsproben entnommen und das Ganze wieder verschlossen. Die Inschrift auf der Bleiplatte lautete: „Hic humatum est Cor Nicholai Hely qui obiit anno MCCLXXIX., Pridie Idus Februari" (ANON.: [o.T.] In: Hampshire Chronicle and General Advertiser for the South and West of England, 29. Juni 1887, S. 3, zur Verfügung gestellt von Gillian HAMILTON: Persönliche Mitteilung an den Verfasser. Winchester. 5. Feb. 2009. Üb. d. Verf.: „Hier ist das Herz von Nicolas Ely begraben, der am Tag vor den Iden des Februars im Jahr 1279 starb").

[529] Vgl. DANIELL: Death and Burial in Medieval England 1066–1550, S. 177.

[530] Vgl. A. A. GILL: Heart Burials, S. 13; HARTSHORNE: Enshrined Hearts, S. 115.

[531] Vgl. Thomas PERKINS: The Cathedral Church of Saint Albans. London: George Bell & Sons 1903. URL: http://gutenberg.org/files/19494/19494-h/19494-h.htm (besucht am 05.05.2020), S. 49, 65.

[532] Vgl. Janet BURTON: Monastic and Religious Orders in Britain, 1000–1300. Cambridge: Cambridge University 1994, S. 120; Christian STEER: The Franciscans and their Graves in Medieval London. In: Michael ROBSON/Patrick ZUTSHI (Hrsg.): The Franciscan Order in the Medieval English Province and Beyond. Amsterdam: University Press 2018, S. 115–138, S. 121 f.

[533] Vgl. ANON.: British History Online: Fasti Ecclesiae Anglicanae 1066–1300. Vol 7: Bath and Wells. Hrsg. v. Diana E. GREENWAY. URL: http://www.british-history.ac.uk/fasti-ecclesiae/1066-1300/vol7 (besucht am 13.10.2015), S. 6.

[534] Vgl. A. A. GILL: Heart Burials, S. 8.

[535] Vgl. A. R. MALDEN: The Will of Nicholas Longespee, Bishop of Salisbury. In: The English Historical Review 15.59 (1900), S. 523–528, S. 523. Üb. d. Verf.: „Vor allem vermache ich meine Seele meinem Schöpfergott. Mein Körper soll in der mächtigen Kirche von Salisbury begraben werden, vor dem Altar der Gottesmutter, wo ihr Gruß gesungen wird, am Fuße meines Vatergrabes. Mein Herz aber soll in der Abtei von Lacock begraben werden, und mit ihm mein silbernes Kruzifix."

[536] Vgl. MACKLIN: The Brasses of England, S. 206.

[537] Vgl. John DOWDEN: The Bishops of Scotland. Glasgow: James Maclehose und Sons 1912, S. 21.; HARTSHORNE: Enshrined Hearts, S. 123.

[538] Vgl. ANON.: Richard de Inverkeithing. Hrsg. v. Society of the Antiquaries of SCOTLAND. Bd. II (Sessions MDCCCLIV.-V.-MDCCCLVI.VII). Edinburgh: Neill und Company 1859, S. 520.

[539] Vgl. DILBA: Das Memorialprogramm für Eleonore von Kastilien, S. 393.

[540] Vgl. PETTIGREW: Chronicles of the Tombs, S. 253; HARTSHORNE: Enshrined Hearts, S. 207. Üb. d. Verf.: „Hier ruhen die Eingeweide des Walter Skirlaw, einst Bischof von Durham, welche unter diesem Stein im Jahre 1405 begraben wurden."

[541] Vgl. MACKLIN: The Brasses of England, S. 207.

[542] Vgl. ebd., S. 207. Üb. d. Verf.: „Nach der Finsternis hoffe ich auf das Licht. Meinem Gott (sei) Lob."

[543] Vgl. Richard CHANDLER: The life of William Waynflete, bishop of Winchester etc. London: White und Cochran 1811, S. 237; BRADFORD: Heart Burial, S. 144.

[544] Vgl. Alexa STENHOUSE: Persönliche Mitteilung an den Verfasser. St. Michael's, Macclesfield. 23. Okt. 2019.

[545] Vgl. Nicholas Harris NICOLAS: Testamenta vetusta: being illustrations from wills, of manners, customs, & c. as well as of the descents and possessions of many distinguished families. From the reign of Henry the Second to the accession of Queen Elizabeth. Bd. 1. London: Nichols 1826, S. 588. Die damalige Kirche existiert nicht mehr (vgl. ebd., S. 589).

[546] Vgl. HARTSHORNE: Enshrined Hearts, S. 232.

[547] Vgl. J. Roderick O'FLANAGAN: The Lives of the Lord Chancellors and Keepers of the Great Seal of Ireland. Bd. 1. London: Longmans, Green und Co. 1870, S. 157. Üb. d. Verf.: „Hier ruht [das Herz?] des William Rokeby, einst in Dublin. Des Erzbischofs und Vikars auf ewig dieser Kirche, der [] ich glaube, dass mein Erlöser lebt." [] markiert unleserliche Stellen.

[548] Vgl. Gillian JOHNSON: Persönliche Mitteilung an den Verfasser. Hon. Secretary, Friends of St. Oswald's Church, Barnby Dun. 4. März 2013.

[549] Vgl. William Arthur JOBSON ARCHBOLD: Skevington, Thomas. In: Dictionary of National Biography, 1895–1900. Bd. 52. London: Smith, Elder & Co. 1885. URL: https://en.wikisource.org/wiki/Dictionary_of_National_Biography,_1885-1900/Skevington,_Thomas (besucht am 13.11.2023), S. 340.

[550] Heute Cathedral and Collegiate Church of St. Saviour and St. Mary Overie.

[551] Vgl. BRADFORD: Heart Burial, S. 143.

[552] Vgl. Joseph Hirst LUPTON: Longland, John. In: Dictionary of National Biography, 1885–1900. Bd. 34. London: Smith, Elder & Co. 1885. URL: https://en.wikisource.org/wiki/Dictionary_of_National_Biography,_1885-1900/Longland,_John (besucht am 13.11.2023).

[553] Vgl. Richard COPUS: St. Mary the Virgin Buckland. 3. Aufl. Buckland: Cherbury with Gainfield 2012, S. 20.

[554] Vgl. BRADFORD: Heart Burial, S. 152.

[555] Vgl. ebd., S. 155.

Anmerkungen zu Kapitel 13

[556] Vgl. ebd., S. 179. Die Kosten der Eviszeration und Eingeweidebestattung schlossen das Honorar für drei Chirurgen, eine Frau für die Reinigung des Sektionsraumes, für das Einwickeln der Eingeweide in Wachstücher, das Begräbnis der Eingeweide, für das Ausschachten einer Grube im Altarraum, fürs Glockenläuten, für ein weiteres Glockenläuten am Nachmittag, für die Anlage des Grabes, für einen Messdiener und für den Mitzelebranten ein (vgl. Archaeologia Vol. 44, S. 403, zit. n. ebd.).

[557] Vgl. STANLEY: Historical Memorials of Westminster Abbey, S. 462.

[558] Üb. d. Verf.: „In dieser Urne geborgen sind die Aschereste des Franziskus Atterbury, des Bischofs von Rochester."

[559] Vgl. BRADFORD: Heart Burial, S. 223.

[560] Sogenanntes Titularbistum, also ein Bischofssitz in irgendeinem Land, meist nicht mehr existierend. Halia war ein früheres Bistum in Armenia Minor.

[561] Vgl. ebd., S. 240.

[562] Vgl. ebd., S. 241.

[563] Vgl. Eman BONNICI: Find a Grave: Cardinal Francis Alphonsus Bourne. 21. Dez. 2013. URL: https://www.findagrave.com/memorial/122021500/francis-alphonsus-bourne (besucht am 24.03.2021).

[564] Namen und Angaben zu den einzelnen Persönlichkeiten stammen, soweit nicht ausdrücklich anders vermerkt, aus Mieczysław CZUMA/Leszek MAZAN: Poczet Serc Polskich. Kraków: Anabasis 2005. Die Übersetzungen aus dem Polnischen verdankt der Verfasser Dr. Krystyna Kollmann, Burghausen.

[565] Poln. Gniezno.

[566] Genaue Zahl, Namen und Orte der Herzgräber nicht mehr zu eruieren (Michał SOŁOMIENIUK: Persönliche Mitteilung an den Verfasser. Archiwum Archidiecezjalne w Gnieźnie. 12. Nov. 2013).

[567] Vgl. Josef JUNGNITZ: Die Grabstätten der Breslauer Bischöfe. Breslau: Josef Max 1895, S. 27.

[568] Vgl. Franz-Christian JARCZYK: Persönliche Mitteilung an den Verfasser. Kulturwart des Neisser Kultur- und Heimatbundes, Ludwigshafen. 27. Jan. 1998.

[569] Üb. d. Verf.: „Das Herz des erlauchten Karl Erzherzog von Österreich, Bischof von Breslau, des Gründers des Jesuitenkollegs von Neisse, zum Versprechen der Liebe aus Spanien im Jahr 1625 gesandt und zum Ausdruck der Dankbarkeit hier eingeschlossen."

[570] Vgl. CZUMA/MAZAN: Poczet Serc Polskich, S. 79.

[571] Vgl. Wolfgang KAPS: Franz Ludwig: Der Landesherr im Fürstentum Neisse-Grottkau (1683–1732). Mai 2010. URL: http://www.franzludwig.de/wp-content/uploads/2010/02/FranzNeisseLandes.pdf (besucht am 18.03.2021), S. 9. Üb. d. Verf.: „Hier ist das Herz des erlauchten und hervorragenden Fürsten und Herrn Friedrich, der Heiligen Römischen Kirche Kardinal, Landgraf von Hessen, Bischof von Breslau, begraben, der im Herrn verschied in Breslau am 19. Februar des Jahres 1682."

[572] Vgl. JUNGNITZ: Die Grabstätten der Breslauer Bischöfe, S. 34.

[573] Vgl. CZUMA/MAZAN: Poczet Serc Polskich, S. 124.

[574] Vgl. Sr. MARIA MAŁGORZATA: Persönliche Mitteilung an den Verfasser. Siostra Klasztor Sióstr Wizytek, Kraków. 9. Okt. 2013.

[575] Vgl. CZUMA/MAZAN: Poczet Serc Polskich, S. 433.

[576] Poln. Łuck; heute Ukraine.

[577] Vgl. ebd., S. 199.

[578] Vgl. ebd., S. 227.

[579] Vgl. ebd., S. 205.

[580] Vgl. ebd., S. 211.

[581] Damals war Kamieniec polnisch, jetzt gehört die Stadt Kamjanez-Podilskyj zur Ukraine.

[582] Üb. d. Verf.: „Über Namen, Amt und Leben, über Nicholas vom Stamme der Jeliten aus Dembowa Gora, über DEMBOWSKI. Wiedergeboren [getauft] mit Wasser und dem Heiligen Geist am 17. Dezember 1693. Über den Herrn der gegenwärtigen Kirche, den auserlesenen Hirten der Herde, Berufen zur Metropole der Priester von Russland. Aus diesem Leben geschieden mit einem Kuss des Herrn Jesu Christi am Kreuz, für den er lebte, am 17. November 1757. Und auch begraben am Sakramentsaltar, der von ihm erbaut worden war. Das Kapitel der Kathedrale von Kamienec hat ihm das Herz in der Höhe eingeschlossen. Es hat das Monument des ewigen Dankes, der kindlichen Verehrung und Liebe also, im Jahre des Heils 1758 errichtet."

[583] Üb. d. Verf.: „Ich werde auferstehen."

[584] Vgl. ebd., S. 289.

[585] Vgl. ebd., S. 230.

[586] Vgl. ebd., S. 283.

587 Heute Butschatsch, Ukraine.
588 Vgl. CZUMA/MAZAN: Poczet Serc Polskich, S. 297.
589 Enthält neben Name, Lebensdaten, Titeln und Würden des Verstorbenen einen Hinweis auf das Fertigungsjahr der Tafel.
590 Vgl. ebd., S. 329.
591 Vgl. ebd., S. 384; SOŁOMIENIUK: Persönliche Mitteilung an den Verfasser.
592 Vgl. CZUMA/MAZAN: Poczet Serc Polskich, S. 403; SOŁOMIENIUK: Persönliche Mitteilung an den Verfasser.
593 Das heute ukrainische, früher polnische Lemberg gehörte von 1772–1918 als Hauptstadt von Galizien zur österreichischen Doppelmonarchie. Etwa die Hälfte seiner Einwohner waren Polen
594 Vgl. CZUMA/MAZAN: Poczet Serc Polskich, S. 423.
595 Vgl. ebd., S. 427.
596 Vgl. ebd., S. 441; Stefan LAUBE: Die Kathedrale in Gnesen – die Schlosskirche in Wittenberg. Erinnerungsorte sakraler Nation oder nationaler Religion zwischen Napoleon und Erstem Weltkrieg. In: Robert BORN (Hrsg.): Visuelle Erinnerungskulturen und Geschichtskonstruktionen in Deutschland und Polen 1800–1939. Warschau: Instytut Sztuki Polskiej Akademii Nauk 2006, S. 185–203, S. 196.
597 Vgl. SOŁOMIENIUK: Persönliche Mitteilung an den Verfasser; CZUMA/MAZAN: Poczet Serc Polskich, S. 482.
598 Vgl. ebd., S. 446.
599 Vgl. ebd., S. 479.
600 Johannes Paul II. wurde am 27. April 2014 durch Papst Franziskus heiliggesprochen.
601 Vgl. PARAVICINI BAGLIANI: The corpse in the middle ages, S. 332.
602 DU CHESNE: Histoire de tous les cardinaux françois, S. 314.
603 Ältester Sohn aus der morganatischen Ehe von Erzherzog Ferdinand II. und der Augsburger Patriziertochter Philippine Welser.
604 Vgl. Konstantin MAIER: Andreas Kardinal von Österreich. Fürstbischof von Konstanz und Brixen 1558–1600. In: Lebensbilder aus Baden-Württemberg. Bd. 20. Stuttgart: Kommission für geschichtliche Landeskunde in Baden Württemberg 2001, S. 49–75, S. 73.
605 Vgl. SCHRAVEN: Festive Funerals in Early Modern Italy, S. 249.
606 Vgl. ebd., S. 246.
607 Klaus DIETZ: Persönliche Mitteilung an den Verfasser. Jesuitenpater, Stockholm. 14. Juli 2017. Üb. d. Verf.: „Athanasius Kircher, Priester, Jesuit, Renovierer dieser Kirche und Initiator der heiligen Wallfahrt, die hier jedes Jahr gefeiert wird. Er wollte, dass sein Herz zu Füßen des Altars unserer Herrin Maria begraben würde. Im Jahr 1680, Alter 80."
608 Vgl. I. BERNI: Tre cuori in un santuario di montagna. Rom 1956, S. 33, zit. n. MONTINI: Le Tombe dei Papi, S. 387.
609 Vgl. Lorenzo CARDELLA: Memorie storiche de' cardinali della Santa Romana Chiesa. Bd. 7. Roma: Stamperia Pagliarini 1793, S. 284.
610 Vgl. R. P. RICHARD: Dictionnaire Universel, S. 877f. Üb. Johann Dorner: „Für Gott den Besten und Größten. Denkmal für das heilige und von Gott erfüllte Herz des hervorragenden Kardinals der Heiligen Römischen Kirche Hieronymus Casanate. Es war eine Quelle überfließender Wohltätigkeit gegenüber dem Predigerorden [= Dominikanerorden] und offen für die Wünsche und Bitten der Menschen gegenüber Gott, beruhend auf seiner dankbaren Gesinnung und seinem frommen Wesen."
611 Vgl. ANON.: Santi, Beati e Testimoni: Venerabile Marco Antonio Barbarigo Cardinale. Istituto Barbarigo. 2. Aug. 2004. URL: https://www.santiebeati.it/dettaglio/91933 (besucht am 02. 11. 2013).
612 Vgl. ders.: Gazzetta Benevento: Dopo sette anni è stata riaperta al culto ed ai fedeli la Cripta della Cattedrale dove sono conservate le salme di quattro arcivescovi. 2. Nov. 2013. URL: http://www.gazzettabenevento.it/Sito2009/detagliocomunicato.php (besucht am 29. 07. 2019).
613 Üb. d. Verf.: „Hier wird aufbewahrt das Herz des Kardinals des Heiligen Römischen Reiches Ludovico Pico della Mirandola, Bischof []. Er starb am 9. Tag im Jahr 1743." [] markiert unleserliche Stellen.
614 Vgl. Philippe LANDRU: Cimetières de France et d'ailleurs: Nîmes (30): cathédrale Notre-Dame-et-Saint-Castor. 6. Feb. 2008. URL: https://www.landrucimetieres.fr/spip/spip.php?article186 (besucht am 25. 03. 2021).
615 Üb. Johann Dorner und Verf.: „Für Gott, den Besten und Größten. Hier in der Kirche seines Diakonates sind bestattet die Brusteingeweide des Kardinals der Heiligen Römischen Kirche, Romoaldo

Anmerkungen zu Kapitel 13

Braschi-Onesti, des Neffen des verstorbenen Papstes Pius VI. von Seiten dessen Schwester, des Sekretärs des [päpstlichen)] Geheimarchivs, des Großpriors in der Stadt des Jerusalemordens, des Archipresbyters der Heiligen Vatikanischen Basilika, eines Mannes [ausgezeichnet durch] Mut und Religiosität der Seele, durch Reinheit und Freundlichkeit seiner Sitten wie kein Zweiter Er lebte 63 Jahre neun Monate und 19 Tage und starb in Rom am Tag vor den Kalenden des Mais des Jahres 1817. Betet für ihn!"

[616] Üb. d. Verf.: „Gott, dem Besten und Größten. Dem Herkules Consalvi, der heiligen katholischen Kirche Diakon, Kardinal von Sankt Maria bei den Märtyrern [= Pantheon], dessen Herz hier begraben liegt, haben Freunde des so großen Mannes dieses Denkmal der Frömmigkeit errichtet. 1824."

[617] Vgl. Pietro VOLPINI: Storia dei Vescovi della Diocesi di Montefiascone. Montefiascone: Edizioni La Voce 1987, S. 32.

[618] Vgl. Eduard SCHEIBER: Persönliche Mitteilung an den Verfasser. Direktor des Diözesanarchives, Brixen. 27. Aug. 2014.

[619] Vgl. Joseph BERGMANN: Medaillen auf berühmte und ausgezeichnete Männer des Oesterreichischen Kaiserstaates, vom XVI. bis zum 19. Jahrhunderte. Bd. 1. Wien: Tendler & Schaefer 1844, S. 11.

[620] Vgl. Ron HELSLOOT: Persönliche Mitteilung an den Verfasser. Coordinator Educatieve Dienst, Domkerk Utrecht. 11. Feb. 2021.

[621] Üb. d. Verf.: „Übe Frömmigkeit."

[622] Vgl. BORST u. a.: Graven en begraven in de Dom van Utrecht, S. 22, 79.

[623] Vgl. VAN GESTEL: Historia Sacra et Profana Archiepiscopatus Mechliniensis etc. S. 56.

[624] Vgl. VIAENE: Harten in lood, S. 326.

[625] Vgl. HERZOG AUGUST BIBLIOTHEK WOLFENBÜTTEL (Hrsg.): Herzog Heinrich Julius (1564–1613) zum 400. Todestag. Ausstellung in der Herzog August Bibliothek vom 6. Oktober bis 29. November 2013. 2013. URL: https://www.hab.de/de/home/museum-kulturprogramm/ausstellungen/ausstellungsarchiv/herzog-heinrich-julius-1564-1613-zum-400-todestag.html (besucht am 08.06.2020).

[626] Vgl. HONEGGER: Tod und Beerdigung einiger Fuldaer Fürstäbte und Fürstbischöfe, S. 92.

[627] Vgl. ANON.: Austria-Forum: Johann Wilhelm Libštejnský von Kolowrat. 2. Apr. 2022. URL: https://austria-forum.org/af/AustriaWiki/Johann_Wilhelm_Libstejnsky_von_Kolowrat (besucht am 07.01.2024).

[628] Üb. d. Verf.: „Erzbischof Bilenberg, besonderer Verehrer des heiligen Herzogs Wenzeslaus, dessen Grab er mit Marmor und Silber wertvoll ausgeschmückt hat."

[629] Vgl. J. VLCEK: Persönliche Mitteilung an den Verfasser (18.7.2018).

[630] Vgl. SOMMER: Das Königreich Böhmen, S. 358.

[631] Üb. d. Verf.: „Das Herz Rudolphs, Erzherzog und Oberhirte in Purpur in Olmütz, mit dem er im Leben die Seinen umarmt hatte. Hier wird es bewahrt als ewiges Sinnbild der Barmherzigkeit. Er starb an den 9. Kalenden des August, im Jahr des Herrn 1831, 44 Jahre alt, 13 Jahre im Amt."

[632] Vgl. Peter RILL: Persönliche Mitteilung an den Verfasser. Fremdenführer, Budapest. 27. Jan. 2001. Üb. Peter Rill: „Diese Marmorplatte bedeckt das Herz des Erzbischofs von Eger, JÁNOS LÁSZLO PYRKER. In seinem Testament hat er veranlasst, dass sein Herz in der Unterkirche der von ihm errichteten Kathedrale ruhen soll. Für seinen KÖRPER hat er verordnet, dass er im Friedhof des österreichischen Zisterzienserkloster Lilienfeld ruhe. In diesem Kloster war er nämlich früher Abt, d.h. der Vorsteher. Gelebt 1772–1847. Erzbischof von Eger ab 1827."

[633] Vgl. Jean-Bernard de VAIVRE/Alain MARCHANDISSE/Laurent VISSIÈRE: L'agonie, la mort et les funérailles de Pierre d'Aubusson (†1503), Grand Maître de Rhodes et Cardinal. In: Micrologus 22 (Le Corps du Prince) (2014), S. 619–655, S. 641.

[634] Vgl. ebd., S. 633.

[635] Vgl. Mario GAUCI: Persönliche Mitteilung an den Verfasser. Archivar, Kathedrale, Mdina. 6. März 2010; Anthony CASHA: Persönliche Mitteilung an den Verfasser. General Administration Officer, St. John's Co-Cathedral, Valletta. 16. Jan. 2019.

[636] Vgl. GAUCI: Persönliche Mitteilung an den Verfasser.

[637] Üb. Johann Dorner: „Dem Besten und Größten Gott. Der Bruder Paulus Alpheran de Bussan, Erzbischof von Pelusium und Bischof von Malta, ordnete an, dass in dieser Kapelle, die sehr anmutig auf seine eigenen Kosten ausgestattet worden ist, sein Herz bestattet werde. Das Herz wurde sodann hinter diesem Marmorstein beigesetzt, um den später lebenden Menschen bekannt zu machen, das er den Menschen, denen er zu Lebzeiten sein Herz ganz und gar zugewandt hatte, das Herz auch nach seinem Tode unbeschädigt hinterlassen habe. Er starb am 12. Tag vor den Kalenden des Mai 1757 [= 20. April] 1757."

[638] Vgl. HOSPITAL CIVIL: Universidad de Guadalajara: Celebra el HCG el 222 aniversario luctuoso de Fray Antonio Alcalde. 8. Aug. 2014. URL: http://www.comsoc.udg.mx/noticia/celebra-el-hcg-el-222-aniversario-luctuoso-de-fray-antonio-alcalde (besucht am 14.06.2020).

[639] 1902 durch einen Vulkanausbruch völlig zerstört.

[640] Vgl. Denise CHRISTOPHE: POP: la plateforme ouverte du patrimoine: tombeau du cœur de Mgr Leherpeur. 24. Mai 2005. URL: https://www.pop.culture.gouv.fr/notice/palissy/IM97200155 (besucht am 07.01.2024).

[641] Vgl. Ingo HERKLOTZ: Paris de Grassis tractatus de funeribus et exequiis und die Bestattungsfeiern von Päpsten und Kardinälen im Spätmittelalter und Renaissance. In: Jörg GARMS/Angiola Maria ROMANINI (Hrsg.): Skulptur und Grabmal des Spätmittelalters in Rom und Italien (Akten des Kongresses „Scultura e monumento septolcrale del Tardo medioevo a Roma e in Italia", Rom, 4.–6. Juli 1985). Wien: Verlag der Österreichischen Akademie der Wissenschaften 1990, S. 217–248, und Carolin BEHRMANN/Arne KARSTEN/Philipp ZITZLSPERGER: The Roman Papal- and Cardinal Tombs of the Early Modern Age; Introductory Remarks on a Research Project. In: Analecta Romana Instituti Danici 29 (2003), S. 101–117.

[642] Ausführlich zur Bestattung der Päpste vgl. Michael BORGOLTE: Petrusnachfolge und Kaiserimitation. Die Grablege der Päpste, ihre Genese und Traditionsbildung. Göttingen: Vandenhoeck & Ruprecht 1995 und Wendy J. REARDON: The Deaths of the Popes. Jefferson, North Carolina, und London: McFarland & Company, Inc. 2004.

[643] Vgl. BORGOLTE: Petrusnachfolge und Kaiserimitation, S. 234.

[644] Vgl. ebd., S. 322.

[645] Vgl. REARDON: The Deaths of the Popes, S. 278.

[646] Vgl. Alexandra GAJEWSKI: Burial, Cult and Construction at the Abbey Church of Clairvaux. In: Jackie HALL/Christine KRATZKE (Hrsg.): Sepulturae Cistercienses (Citeaux Special Publications 14, Vol. 56). Forges-Chimay 2005, S. 57; WEISS-KREJCI: Heart burial in medieval and early post-medieval central Europe, S. 122, 133.

[647] Üb. d. Verf.: „Siehe, hier ist das edle Herz des Papstes und Herrn Calixtus."

[648] Vgl. BANDE: Le cœur du roi, S. 171; BORGOLTE: Petrusnachfolge und Kaiserimitation, S. 268.

[649] Vgl. Rodolfo Ippoliti CECCHETELLI: I Precordi dei Papi. In: Rivista d'Italia 20 (1917), S. 460–466, S. 462.

[650] Vgl. HAWLIK-VAN DE WATER: Der schöne Tod, S. 207.

[651] In der einschlägigen Literatur sind damit die Brusteingeweide, also vor allem Herz und Lunge, gemeint. Hier handelt es sich um Brust- und Baucheingeweide.

[652] Vgl. Angelo MARCHESAN: Papst Pius X. Einsiedeln und Köln: Benziger 1906, S. 493, 496.

[653] Vgl. Ulrich NERSINGER: Liturgien und Zeremonien am Päpstlichen Hof. Bd. 2. Bonn: nova & vetera 2011, S. 314f.

[654] Vgl. Leonhard von MATT: Pius X. Zürich: NZN Buchverlag 1954, S. 212.

[655] Üb. Johann Dorner und Verf.: „Für Gott den Besten und Größten. Papst Sixtus V. hat den päpstlichen Palast auf dem Quirinal vergrößert und als erster in Folge in eben diesem [Palast] das Ende des sterblichen Lebens erreicht. Indem in diese apostolische Pfarrkirche ein Teil seiner Praecordia überbracht worden waren, damit sie durch außerordentliche Ehren gefördert würde, hinterließ er die ersten Denkmäler der römischen Päpste am 27. Tag des Augusts 1590."

[656] REARDON: The Deaths of the Popes, S. 279f. Üb. d. Verf.: „Papst Benedikt XVI. ordnete an, dass die Praecordia der höchsten Priester, die an einem niedrigen und dunklen Ort liegen, in ein ehrwürdigeres Grab gebracht werden sollten, sobald dieser neue Platz gebaut sei, im Jahr 1756."

Auf der Tafel links vom Altar sind verzeichnet: Sixtus V. (1585–1590); Leo XI. (1605–1605); Paul V. (1605–1621); Gregor XV. (1621–1623); Innozenz X. (1644–1655); Alexander VII. (1655–1667); Clemens IX. (1667–1669); Clemens X. (1670–1676); Innozenz XI. (1676–1689); Alexander VIII. (1689–1691); Innozenz XII. (1691–1700); Clemens XI. (1700–1721); Innozenz XIII. (1721–1724); Clemens XII. (1730–1740).

Auf der Tafel rechts von Altar: Benedikt XIV. (1740–1758); Clemens XIII. (1758–1769); Clemens XIV. (1769–1774); Pius VI. (1775–1799); Pius VII. (1800–1823); Leo XII. (1823–1829); Pius VIII. (1829–1830); Gregor XVI. (1831–1846); Leo XIII. (1878–1903).

Es fehlen: Urban VII. (1590, 12 Tage); Gregor XVI. (1590–1591); Innozenz IX. (1591, 2 Monate); Clemens VIII. (1592–1605); Urban VIII. (1623–1644); Benedikt XIII. (1624–1630); Pius IX. (1846–1876).

Anmerkungen zu Kapitel 13

657 Einzelheiten vgl. CECCHETELLI: I Precordi dei Papi, S. 465.

658 Vgl. MONTINI: Le Tombe dei Papi, S. 285.

659 Vgl. Claudia MÄRTL: Epigraphisches zu Papst Pius II. (Enea Silvio Piccolomini 1405/58–1464). In: Theo KÖLZER (Hrsg.): De Litteris, manuscriptis, inscriptionibus etc. Festschrift zum 65. Geburtstag von Walter Koch. Wien, Köln, Weimar: Böhlau 2007, S. 329–352, S. 350 (Ergänzungen dort). Üb. d. Verf.: „Den 19. September 1464 werden die Praecordia des Pontifex Maximus Pius II. begraben. Der Corpus wurde von Ancona nach Rom überführt. Während er starb, bereitete er Kriege gegen die Türken vor."

660 Vgl. CECCHETELLI: I Precordi dei Papi, S. 463.

661 Vgl. MONTINI: Le Tombe dei Papi, S. 374.

662 Dieses Gefäß wurde später gestohlen und ist nicht mehr aufgetaucht.

663 Vgl. ebd., S. 380. Üb. Johann Dorner: „Papst Innozenz XII. Pignatello hat sich um das Christentum höchst verdient gemacht. Bei katholischen Fürsten und am Römischen Hof hat er sehr viele Aufgaben in bewundernswerter Weise gemeistert und ist aufgestiegen über alle Stufen von Ehrenämtern vom Erzbischof von Neapel bis zur höchsten Spitze des Priestertums, wobei er gegen die Armen in frommer Weise und großzügig Nächstenliebe übte. Nachdem er das Gesetz von der Abschaffung des Nepotismus verkündet und eine Richtlinie für die Zukunft angekündigt hatte, zollten die Kirche und die ganze Welt Beifall. Die Lage der Armen verbesserte er durch eine finanzielle Maßnahme auf Dauer und erhöhte die Einkünfte der Pfarreien nach dem Vorbild Gregors des Großen im Lateran in großzügiger Weise, indem er die Einkünfte der Pfarreien, um die Armut zu mindern, von Grund auf verbesserte. Unter großem Nutzen für die Kirchen des Königreiches Neapel erleichterte er den Bischöfen die Last der Spolien als unerwartete Gabe unter den herrlichen Geschenken seiner Großzügigkeit."

664 Vgl. ebd., S. 384.

665 Vgl. REARDON: The Deaths of the Popes, S. 218.

666 Üb. d. Verf.: „Herz des Innozenz XIII. – von seinen Freunden."

667 Vgl. ebd., S. 218.

668 Vgl. ebd., S. 219.

669 Vgl. MONTINI: Le Tombe dei Papi, S. 400. Üb. d. Verf.: [Die Eingeweide] des Papstes Pius VI. sind nach Valence an der Rhone überführt worden, wo er am 29. August 1799 verschieden ist).

670 Vgl. ebd., S. 402; BLANC: La Cathédrale de Valence, S. 201; J. PERROT: La Basilique de Saint-Apollinaire (Cathédrale de Valence). Valence: J. Céas et fils 1925, S. 220.

671 Vgl. BLANC: La Cathédrale de Valence, S. 201. Üb. d. Verf.: „Pius VI., Papst. Er starb in höchster Frömmigkeit am Tag 29 des August 1799 im Valence der Allobroger [Département Drôme]. Dessen Corpus, begraben im Friedhof St. Katharina, wurde nach Rom überführt am Tag 29 des Dezember 1802, er ruht in der Vatikan-Basilika neben der Confessio Petri [= Grab des Hl. Petrus]. Seine Praecordia wurden durch die Großzügigkeit Pius VII. der Kathedrale von Valence zugestanden und in diesem Marmor am 25. Oktober 1811 eingeschlossen. Sie wurden fromm bewahrt von den Geistlichen des größeren Seminars, die 1791 vertrieben wurden und immer wieder schwere Verfolgungen erlitten. Sie kehrten glücklicherweise 1906 in die von Pius VI. benannte Bischofsstadt zurück. Im Jubiläumsjahr des wiederhergestellten Heils 1934 wurde dieses Denkmal der Frömmigkeit vom erlauchtesten und verehrungswürdigsten Herrn und Fürsten [Bischof] Camillo Pic in diesem ehrwürdigeren Teil des Chores aufgestellt."

672 Üb. d. Verf.: „Die heiligen Eingeweide Pius VI. kehren zurück zu den Franzosen. Rom behält den Corpus. Der Name Valence klingt überall. Er starb am 29. August des Jahres 1799."

673 Vgl. Josef IMBACH: Die Eingeweide der Päpste. Wiesbaden: Marixverlag 2010, S. 15.

674 Vgl. ANON.: CNN.com International: Pope's heart may rest in Poland. 6. Apr. 2005. URL: http://www.cnn.com/2005/WORLD/europe/04/06/pope.heart/ (besucht am 06.04.2005).

675 Vgl. REARDON: The Deaths of the Popes, S. 278.

14 Herzreliquien

14.1 Herzreliquien in Europa

Seit der Spätantike, insbesondere seit dem Mittelalter und erneut seit der zweiten Hälfte des 19. Jahrhunderts, war die Reliquienverehrung ein wichtiger Kult vor allem in der katholischen Religion. Sie war unter anderem auch ein Motiv für den Wunsch, sein Herz und damit die Seele in die Nähe einer Reliquie zu bringen, um von deren heilbringender Wirkung zu profitieren und an ihrer Verehrung teilzuhaben.

Neben vermeintlichen Überresten aus dem Leben und Sterben Jesu, der Muttergottes und der Jünger waren es vor allem solche von Heiligen, ihrer Kleidung, von mannigfaltigen Gebrauchsgegenständen, denen nach christlichem Glauben Heilkräfte innewohnten, die Wunder bewirkten, zum Erlass von Sündenstrafen führten und so ein Leben in der ewigen Seligkeit ermöglichten. Sie erhöhten die Anziehungskraft des Ortes, an dem sie aufbewahrt wurden, und Ansehen und Autorität derer, die sie besaßen oder für ihre Bewahrung verantwortlich waren. Das zweite Vatikanum (1962–1965) hat diese Tradition weitgehend bejaht; Reliquien gelten den Gläubigen in der Moderne als irdische Zeichen, die die Gegenwart Gottes sinnlich erfahrbar machen sollen.

Bei den Objekten solcher Verehrung handelte es sich meist um Fragmente aus dem Umfeld der Heiligen Familie und der Heiligen, wie Textilien, Holz-, Stein- und Metallpartikel oder Gebrauchsgegenstände, aber auch um Körperteile, die der Verwesung länger widerstanden, wie Zähne, Haare, Nägel und Knochen, Schädel oder Schädelfragmente, viel seltener um solche, die der Leiche unmittelbar post mortem entnommen wurden, wie Blut, Augen, Zunge, intakte Hand, Finger oder Zehen und eben sehr selten um Herz und Eingeweide. Andere parenchymatöse Organe wie Nieren, Leber, Hirn usw. wurden nicht verehrt, was sich mit der im Volksglauben verhafteten Höherwertigkeit des Herzens gegenüber anderen Organen erklärt.

Nicht immer wurde das ganze Organ in ein Reliquiar eingeschlossen, im Norditalien des 19. Jahrhunderts wurden Reliquienostensorien mit Partikeln „ex corde" oder „ex praecordiis" verehrt. Noch 1931 wurde das Herz des seliggesprochenen Arztes Batthyány-Strattmann auf mehrere Reliquiare verteilt (s.u.).

Eine Verehrung der Eingeweide ist eher selten, Ausnahmen sind das Eingeweidereliquiar von Ludwig IX., dem Heiligen, in der Kathedrale Saint-Louis in Versailles (s. S. 449) oder das Eingeweidegrab des Hl. Bonifatius im Alten Dom von Mainz (s. Kap. 1.7) .

Selbstverständlich ist der Einschluss des Herzens in ein Reliquiar kein Äquivalent der Herzbestattung, zumal die Organentnahme nicht auf Wunsch des Trägers erfolgte. Maßgebend war hier vor allem die Vorstellung, dass es sich um den wichtigsten Körperteil des oder der Heiligen handelte, um den Sitz der Seele oder der tiefen Liebe zu Gott und den Menschen.

Auffallend viele solcher Reliquien entstanden in Italien, besonders Mittelitalien, wohingegen Herzbestattungen beim italienischen Adel und der Geistlichkeit eher seltener waren als in Mitteleuropa. Dabei könnten Konkurrenzdenken der Orte bzw. Klöster, zumindest eine gegenseitige Beeinflussung eine Rolle gespielt haben. Die legendenhaft verbrämten Berichte und Biographien betreffen häufig weibliche Personen, die bereits zu Lebzeiten wegen ihrer streng religiösen, meist klösterlichen Lebensweise, vor allem wegen ihrer Visionen und stattgehabter Wunder wie Heilige verehrt und Ziel von Pilgerströmen wurden.

BRADFORD benennt in seiner Monographie eine Reihe von Herzreliquien, die sich meist nicht bestätigen lassen, wie die des Hl. Ignatius von Antiochien († 107), des Hl. Georg († 303), des Hl. Blasius († 316), des Hl. Benedikt († 547), der Hl. Katharina von Siena († 1380), der Hl. Teresa von Ávila und des Hl. Karl Borromäus.[1] Nur die beiden letzten existieren noch (s.u.).

In der religiösen Literatur, vor allem in den Heiligenlegenden, ist häufig die Rede davon, dass die Leichname, denen Herzen zur Verehrung entnommen werden, trotz längerer Aufbahrung bei einer Exhumierung teilweise oder gänzlich erhalten bzw. (in kirchlicher Diktion) „unverwest" waren, einen wunderbaren Geruch verströmten, dass das Herz erhalten war, was bereits als Wunder verehrt wurde. Dies ist zum Teil mit einer (natürlichen) Mumifikation durch physikalische, chemische und mikroklimatische Einflüsse erklärbar, daneben spielen hier auch legendenhafte, wunschgeleitete Darstellungen neben frühzeitig eingeleiteten Konservierungsmaßnahmen eine Rolle. Beispielsweise wurden Gesicht und Hände mit Wachs, später mit Silikon überzogen oder Masken aufgelegt.

Eines der ältesten bekannten Herzreliquiare wird in der Schatzkammer der Basilika St. Godehard in Hildesheim aufbewahrt. Es soll Teile des Herzens des Hl. Gotthard (Godehard), zu dessen Ehren die Kirche erbaut wurde, enthalten. Dieser um 960 in Reichersdorf in Niederbayern geborene Bischof von Hildesheim war einer der bedeutendsten Heiligen des Mittelalters, Abt verschiedener Benediktinerklöster, so auch von Niederaltaich, wo er cluniazensische Reformen durchsetzte. Er starb 1038 im von ihm gegründeten Mauritiusstift in Hildesheim, wurde in der Domkrypta begraben und 1031 heiliggesprochen, seine Reliquien waren Ziel großer Pilgerströme des Hochmittelalters.

Das aus vergoldetem Kupfer gefertigte, 51 cm hohe Ostensorium in der Schatzkammer besteht aus einem Fuß mit Schaft, auf dem das eigentliche Schaugefäß steht, eine mit Vierpässen durchbrochene Galerie mit Eckkonsolen, überwölbt von Rundbogen mit Pflanzenornamenten, innen eingefasst mit durchbrochenem Maßwerk, bekrönt von einem barocken Kreuzchen mit einer Reliquie unter einer Kristallscheibe. In der Galerie liegt ein faustkeilgroßer Bergkristall. In einer Höhlung an der Unterseite ist die Reliquie in roter Seide unter Siegeln eingeschlossen.[2] Die Hildesheimer Tradition spricht vom Reliquieninhalt als dem „Herzen St. Gode-

14.1. Herzreliquien in Europa

hards", eine Benennung, die der Form des Reliquienbehälters am ehesten entspricht. Die Beschriftung der Reliquie lautet „De S. Godehardo epo".[3]

Die Entstehungszeit des Reliquiars wird in die zweite Hälfte des 15. Jahrhunderts datiert, zur Provenienz und Art der Reliquie selbst existieren keine verlässlichen Aufzeichnungen.

1116 starb in einem Kloster im französischen Orsan der Gründer der Abtei von Fontevraud, Robert d'Arbrissel. Trotz eines heiligmäßigen Lebens wurde seinen Anhängern die Kanonisation verweigert. Sein ursprünglich im Rahmen der Bestattung entnommenes Herz wurde jedoch bald als Reliquie verehrt (s. S. 66).

Ebenfalls eindeutig ist die Provenienz der nächsten Herzreliquie: Im Altenberger Dom, dem Dom des Bergischen Landes in Nordrhein-Westfalen, einer ehemaligen Zisterzienserabtei mit wechselvoller Geschichte, wird die Herzreliquie Engelberts des Heiligen auf dem Altar der Scheitelkapelle des Chorumgangs verehrt. Dieser lokale Heilige (* 1185), der nie offiziell kanonisiert wurde, gebürtiger Graf von Berg, lag nach einer militärischen Karriere zunächst im Streit mit dem Kölner Domkapitel, wurde sogar vom Papst gebannt, versöhnte sich mit dem Heiligen Stuhl und wurde 1216 zum Erzbischof von Köln, 1220 sogar zum Reichsverweser ernannt. Er förderte die Zisterzienser und war nach zeitgenössischen Quellen ein unbeugsamer Verteidiger der Rechte der Kirche.

Am 7. November 1225 wurde er vom Gefolge seines Vetters Friedrich von Isenburg im Rahmen eines Erbschaftsstreites erschlagen. Dieses Ende wurde später als Märtyrertod interpretiert, der Leichnam im Kölner Dom bestattet.[4]

Herz und Eingeweide wurden 1226 zunächst in der eigens umgestalteten Markuskapelle des Klosters und dann vor dem Hochaltar des Altenberger Domes unter einer schwarzen Schieferplatte beigesetzt, wo der Leichnam vor seiner Translation nach Köln aufgebahrt war. Während des Wiederaufbaus der in der Säkularisation schwer beschädigten Zisterzienserkirche von 1847–1915 wurde das Herz in seinem kleinen Bleibehältnis in der nahegelegenen Pfarrkirche St. Pankratius in Odenthal aufbewahrt. Die erneut gegründete katholische Gemeinde von Altenberg gab aus Anlass des silbernen Priesterjubiläums ihres Pfarrers ein modernes Herzbehältnis in Auftrag und bat das Domkapitel zu Köln um eine neue Reliquie, da das Herz Engelberts „fast gänzlich zerfallen" sei.

Der Goldschmied E. Riegel fertigte 1932 einen quadratischen Holzkasten, dessen Wände mit insgesamt acht filigran dekorierten Kupferplatten und vier Silbergussfiguren, die jeweils leicht vertieft zwischen diese Platten gesetzt wurden, verkleidet sind. Glatte, mit Messingnägeln befestigte Silberbänder rahmen die bräunlichen Platten, welche Szenen aus der Engelbertlegende und dem Arbeitsleben der Zisterzienser zeigen. Auf der linken Seite ist der Hl. Engelbert in liturgischem Gewand zu sehen. Vor ihm liegt der Palmzweig des Märtyrers, in der Rechten hält er den Bischofsstab, links ein Schwert, rechts oben ist eine Burg zu erkennen. Auf der Rückseite trägt eine Strahlenkranz-Madonna das Jesuskind. Rechts sind der Hl. Bernhard und arbeitende Zisterziensermönche abgebildet.

Die Vorderseite des Reliquiars schmücken ein Herzsymbol, darüber eine Mitra und, gekreuzt, Bischofsstab und Schwert, darunter die Inschrift „COR SAPIENS ET FORTIS".[5] Die zugehörigen Erzählszenen schildern die Ermordung und die Translation Engelberts, die Aufbewahrung der heiligen Gebeine und zeigen die Domfassade. Bei geöffneter Vorderseite sieht man hinter einer Glasscheibe amorphes Material, die Inschrift „INTESTINA S. ENGELBERTI",[6] das Altenberger Wappen und einen Löwen, das Wappen des Bischofs. Über dem Herz sind die Wappen des Kölner Erzbistums, des Heiligen, der Zisterzienser und von Altenberg zu sehen. Den Deckel des Reliquiars krönt eine würfelförmige Laterne aus Bergkristall mit Messingrahmen, darauf ein Kreuz. In ihrem Inneren liegt, umfangen von einem Strahlenkranz, ein Knochenpartikel Engelberts mit der Inschrift „EX OSSIBUS S. ENGELBERTI ARCHIEPISCOPI ET MARTYRIS".[7]

1985 war das Reliquiar geraubt und mit nur geringen Beschädigungen in einem Steinbruch wiedergefunden worden. Da auch die alte Knochenreliquie fehlte, musste sie durch eine neue aus dem Kölner Engelbertschrein ersetzt werden. Der Schrein ist jetzt durch eine Sicherheitsvitrine geschützt.[8]

Ein goldenes, flammendes Herz mit der Inschrift „Cœur Elisabeth Hongrie" aus dem Jahre 1990 wird vom Domkapitel der Kathedrale von Cambrai aufbewahrt. Es soll Reste des Herzens der Hl. Elisabeth von Thüringen (1207–1231), der Gattin des Landgrafen Ludwig IV. von Thüringen (s. Kap. 10.1, S. 302), enthalten. Nach zeitgenössischen Berichten hatte sie ihr Leben ausschließlich der Fürsorge für Arme und Kranke gewidmet und war mit 24 Jahren in dem von ihr gegründeten Franziskanerkloster in Marburg gestorben, wo sie zunächst auch begraben wurde. Da sie bereits zu Lebzeiten wie eine Heilige verehrt wurde, hatte das Volk bereits dem aufgebahrten Leichnam Haare, Nägel und Stücke des Leichentuchs abgerissen, sogar einen Finger abgeschnitten. Der Corpus sei präpariert, Fleisch und Knochen voneinander getrennt worden. 1881 sei ein bleiernes Kästchen aus einem Schacht unter dem heutigen Elisabethmausoleum in der Elisabethkirche von Marburg geborgen worden, von dem man annahm, dass es einst das Fleisch der Heiligen enthalten haben könnte.[9] Nach ihrer Heiligsprechung im Jahre 1235 wurden ihre Gebeine, unter anderen auch der Schädel, als Reliquien an mehrere Standorte verteilt bzw. gingen verloren.

Das Herz sei der Toten entnommen und bereits 1232 nach Cambrai gebracht worden. 1235 sei in der dortigen Kathedrale für die Reliquie ein Altar der Heiligen errichtet worden, in den Reliquienverzeichnissen sei das Herz vermutlich unter dem Titel „Apfel" geführt worden. Zwei Einträge vom 20. September 1401 erwähnen die Reliquie: Ein Silberbehältnis mit der Inschrift „de corde sancte Elisabeth" und eine runde Kapsel „cor sancte Elisabeth".[10]

Während der Französischen Revolution wurde die Kathedrale zerstört und die Kathedralfunktion auf die Klosterkirche St. Sepulchre übertragen. Die Herzreliquie sei der Plünderung entgangen und in ein Kupfergefäß eingebettet worden, das in einer herzförmigen Nische (35 cm × 35 cm) in der Rückwand des Hauptaltars aufgestellt wurde. 1990 sei dieses Gefäß aufgebrochen und gestohlen worden, die

14.1. Herzreliquien in Europa

Reste habe man vom Boden aufgelesen und in das oben beschriebene Reliquiar eingeschlossen.[11]

Eine weitere frühe Herzreliquie wird im Kastell von Fumone, östlich von Rom, aufbewahrt. Sie stammt vom Papst Coelestin V., der dort 1296 in einer Art Ehrenhaft, von seinem Nachfolger Bonifaz VIII. (s. Kap. 1.9) veranlasst, im Alter von 85 Jahren verstorben war. Er war der erste und vor Benedikt XVI. einzige Papst, der abdankte (1294), war vor seiner Wahl Benediktinermönch, Einsiedler, Gründer des Ordens der C(o)elestiner, wurde bereits zu Lebzeiten als Heiliger verehrt und 1313 kanonisiert. Sein Leichnam im geistlichen Ornat mit einer silbernen Gesichtsmaske wird in einem gläsernen Sarg in der von ihm gegründeten Basilika Santa Maria di Collemaggio in L'Aquila verehrt.

In der Kapelle der Burg von Fumone steht in einem Schrank neben vielen anderen Reliquien, unter anderem auch einem Zahn des Heiligen, ein monstranzähnliches Ostensorium, das einen Teil seines Herzens enthalten soll.[12] Im ovalen Zentrum der Monstranz ist ein bräunliches Gewebe mit unregelmäßiger, z.T. gefurchter Oberfläche zu sehen, das von bunten Blumenmustern eingerahmt ist.

Im italienischen Viterbo wird jedes Jahr die Stadtheilige, die 1252 mit 18 Jahren in der Stadt gestorbene, seliggesprochene Rosa, die Schutzpatronin der italienischen Mädchen, mit Prozessionen geehrt, bei denen ein großer Turm, gekrönt von einer Statue der Seligen, und am Tag vorher die Herzreliquie von mehreren Hundert von Trägern durch die Straßen der Stadt getragen werden. Das vergoldete Silber-Ostensorium, ein Geschenk Papst Pius' XI. aus dem Jahre 1929, besteht aus einem Podest in Tabernakelform mit einer Marienfigur, auf dem ein zweiter, tabernakelähnlich gearbeiteter Schrein, die Seiten aus Glas, mit reichem neugotischen Maßwerk, aufgesetzt ist, darüber eine weitere Madonna auf der Mondsichel. In diesem Gefäß befindet sich die Reliquie in einem runden Rahmen.

Der mumifizierte Leichnam der Rosa liegt in einem barocken vergoldeten Schrein hinter Glas im Chor der Kirche des Klarissenklosters von Viterbo, in Santa Rosa, wo auch die Reliquie in einer kleinen Kapelle hinter Glas gezeigt wird.[13]

1921 hatte der Arzt NERI das Herz aus dem „unverwesten" (erhaltenen) Leichnam herausgenommen, das dann in das von Pius XI. gestiftete Reliquiar eingeschlossen wurde.[14] 1995 war die Mumie Gegenstand einer wissenschaftlichen, vor allem röntgenologischen Untersuchung. Dabei wurde zum einen festgestellt, dass die Seliggesprochene unter einer seltenen Thoraxskelettanomalie, einem Fehlen des Brustbeines, litt,[15] und zum zweiten, dass sie an einer „Blutgerinnselverstopfung des Herzens", das weitgehend erhalten war, gestorben sein soll.[16]

Parallelen zur Verehrung von Rosas Leib und Herzen weist die der 1308 im Alter von 40 Jahren verstorbenen Augustinernonne und Mystikerin Klara von Montefalco auf, die wegen ihrer Visionen vom gekreuzigten Christus auch Klara vom Kreuz genannt wird.[17] In den Wochen vor ihrem Tod hatte sie immer wieder betont, sie habe keine Angst vor dem leiblichen Ende, da sie physisch spüre, dass der Gekreuzigte in ihrem Herzen sei. Nachdem der Leichnam trotz der extremen Sommerhitze nicht verweste, sondern einen angenehmen Geruch ausströmte, hätten sich ihre Mitschwestern entschlossen, ihn als Reliquie zu konservieren. Vier Nonnen hätten eigenhändig der Toten nach zehn Tagen das Herz und die Eingeweide entnommen. Ein Apotheker habe den Leichnam mit Melisse und Myrrhe einbalsamiert. Die Schwestern hätten dann auf der Vorderseite des Herzens einen etwa daumengroßen Gekreuzigten mit nach rechts geneigtem Kopf und der Lanzenstichwunde und die Symbole der Passion Jesu eingeprägt gefunden, die Dornenkrone, die drei Nägel, den Schwamm mit dem Stock, die Geißel und die Geißelsäule.[18] In der Gallenblase fand man drei Steine von gleicher Größe und Konsistenz, was als Symbol für die Dreifaltigkeit interpretiert wurde.[19] Kirchliche und zivile Autoritäten bestätigten wenige Tage später Herzveränderung, Gallensteine und die Tatsache, dass Corpus und Herz noch unversehrt waren, d.h. der Verwesungsprozess noch nicht eingesetzt hatte. Das Herz kam dann in einen Behälter, die Eingeweide wurden im Oratorium der Klosterkirche begraben.[20] Der Heiligsprechungsprozess wurde eingeleitet. Obwohl sich am Grab viele Wunder ereigneten, verzögerte er sich bis 1881.[21]

Der mumifizierte Leib der Heiligen liegt in der Kirche des Augustinerinnenklosters Santa Chiara della Croce von Montefalco hinter einer Glaswand vor dem Hochaltar. Dort hängt auch in einer Seitenkapelle das Kreuz, in dessen Zentrum in einem Silberreliquiar hinter einem ovalen Glas das Herz in Gestalt des Gekreuzigten zu sehen ist. Ein Fresko in der Kirche zeigt Christus, wie er das Kreuz in Klaras Herz pflanzt.

Wenige Jahre nach der Einbalsamierung der Hl. Rosa starb, ebenfalls in Umbrien, in der Stadt Città di Castello, eine Nonne des Dritten Ordens der Dominikaner, die Hl. Margarete von Città di Castello. Sie war blind und verkrüppelt geboren und deshalb von ihren Eltern vernachlässigt worden, mit 15 Jahren in den Dominikanerorden eingetreten und hatte sich aufopfernd um Arme, Behinderte und Gefangene gekümmert, bis sie mit 33 Jahren am 13. April 1320 starb. Die Bevölkerung drang darauf, dass sie in der Kirche ihres Klosters begraben werden sollte, was dann nach einem Wunder auch geschah. Ihr Leichnam sei einbalsamiert und dabei das Herz entnommen worden. In dem Organ seien Bilder der Heiligen Familie und des Heiligen Geistes eingeprägt gewesen. Die Herzreliquie ist später verloren gegangen. 1558 wurde ihr wohlerhaltener Leichnam hinter einer Glaswand des Hochaltars von San Domenico in Città di Castello eingeschlossen, 1609 erfolgte die Seligsprechung,[22] 2021 die Heiligsprechung.

Seit der Entdeckung und Verehrung dieses Phänomens der inneren Stigmatisierung – also der Einprägung religiöser Symbole auf innere Organe, insbesondere auf das Herz – im Spätmittelalter wurden in Mittelitalien, vor allem in Umbrien, weitere solcher wundertätigen Reliquien entdeckt. Meist handelte es sich dabei um Frauen mit einem frommen Lebenswandel: Nonnen, häufig Klarissen, mit mystischer Veranlagung, insbesondere mit Visionen, die eine innige Verehrung Jesu, vor allem des Gekreuzigten, beinhalten. Bei diesen Visionen berichten die Betroffenen von körperlich erlebten Schmerzen und anderen Sensationen in der Herzgegend, Zeichen ihrer innigen Verbindung mit dem Leiden Christi. Des Weiteren ist die-

14.1. Herzreliquien in Europa

sen (später meist selig- oder heiliggesprochenen) Personen gemeinsam, dass ihre Corpora post mortem in der Vorstellung der Gläubigen nicht verwesen.

Bei dieser Form der regionalen Reliquienverehrung mag der Wunsch der Orden bzw. Klöster oder der Kommunen eine Rolle gespielt haben, ebenfalls eine Reliquie einer Fürbitterin und Schutzpatronin, auch als Anziehungspunkt für Pilgerströme, zu besitzen.

In diesem Sinne wird eine weitere Herzstigmatisierung in Città di Castello berichtet, die der Hl. Veronica Giuliani (1660–1727), einer Klarissin, ebenfalls mystisch veranlagt mit Visionen von der Passion Jesu, die mit intensiven Empfindungen, sogar Schmerzen in der Herzgegend einhergegangen sein sollen.[23] Ihren ursprünglichen Vornamen Ursula hatte sie gegen Veronika eingetauscht im Angedenken an das Leiden Jesu. 1694 erschienen auf ihrer Stirn die Dornenkrone, drei Jahre später auf ihrem Körper die fünf Wunden des Gekreuzigten eingeprägt. Die Stigmata seien vom Bischof der Stadt und von ihm beauftragten Priestern häufig kontrolliert und schließlich authentifiziert worden. Sie starb am 9. Juli 1727 in Kloster, wurde 1839 heiliggesprochen, ihr Körper blieb (in kirchlicher Diktion) „unverwest" und lag hinter einer Glaswand im Hauptaltar der Kirche des Klarissenklosters, jetzt Kloster der Santa Veronica Giuliani in Città di Castello. Vor einigen Jahren habe er bei einer Tiberüberschwemmung Schaden genommen. Im Kloster wird auch in einem Monstranz-Ostensorium die Reliquie ihres Herzens aufbewahrt, auf dem bei der Entnahme das Kreuz eingeprägt war.[24] Die Heilige wird abgebildet mit ihrem Herzen in der Hand, mit der Dornenkrone, in mystischer Versenkung vor dem Gekreuzigten, von dem aus Strahlen in das Herz und die Körperstellen der Wunden Christi dringen.[25]

Der katholische Publizist GÖRRES berichtet in seinem legendenhaften Werk *Die christliche Mystik* (1837) weitere Stigmatisierungen autoptisch entnommener Herzen, von denen keine Reliquiare mehr existieren:

So fand der Arzt bei der Sektion der Theatiner-Tertiarin Isabella Barillis († 1623) zur Klärung ihrer zu Lebzeiten erlittenen Herzschmerzen die Leidenswerkzeuge Jesu auf dem entnommenen Organ.[26]

Auf dem Herzen der Dominikanernonne Paula vom Hl. Thomas (1572–1634) aus Neapel war der sterbende Jesus eingeprägt,[27] bei der mit 25 Jahren verstorbenen Cecilia Nobili aus Nocera, Umbrien († 1655), die ebenfalls unter heftigen Schmerzen in der linken Brust litt, fand sich an der Herzvorderseite eine dreieckige Wunde, wie von einem Lanzenstich.[28] Die gleiche Lanzenstichwunde habe das Herz der Martina de los Ángeles Arilla (1573–1635) aus Benabarre, Spanien, aufgewiesen, so wie sie es ihrem Beichtvater vorausgesagt habe.[29]

Die Klarissin Johanna Maria vom Kreuze, Äbtissin des nicht mehr existierenden Klosters San Carlo,[30] Roveredo, Schweiz, litt unter schweren Schmerzen, vor allem in Verbindung mit ihren Kreuzvisionen, und wurde mit den fünf Wunden des Gekreuzigten stigmatisiert, die auch nach ihrem Tode 1673 blutig blieben. Bei der

Eröffnung der Brust sah man, dass die Seitenwunde durch die Lunge bis ins Herz reichte.[31]

Nicht belegt sind weitere Herzstigmatisierungen, die eine Entnahme des Organs voraussetzen.[32]

Im Unterschied zu diesen legendenhaften, religiös geprägten Berichten über Herzreliquien von Nonnen mit mystischen Visionen befindet sich die Herzreliquie der berühmtesten Mystikerin der katholischen Kirche, der heiliggesprochenen Karmelitin und Kirchenlehrerin Teresa von Ávila, neben anderen Reliquien, insbesondere einem Arm, und dem Schrein mit ihren Gebeinen noch heute in der Kirche der Verkündigung des Karmelitinnenklosters Alba de Tormes in Spanien,[33] das sie gegründet hatte und in dem sie auf einer Visitationsreise am 4. Oktober 1582 verstorben war. Ihre von ihr selbst niedergeschriebenen Visionen schildern insbesondere die intensive Vereinigung mit Christus als „Transverberation",[34] als Durchbohrung ihres Herzens,[35] die Bernini in seiner berühmten Skulptur „Die Verzückung der heiligen Theresia von Ávila" in der Kirche Santa Maria della Vittoria in Rom so genial dargestellt hat.

Das Ostensorium (s. Abb. 25, S. 737) besteht aus einem prunkvollen vergoldeten, mit Edelsteinen besetzten, portalähnlichen Rahmen, von Engeln mit Spruchbändern umrahmt, gekrönt von einer Nachbildung der Bernini-Skulptur, auf einem Marmorfuß, in dem das herzförmige Gefäß aus Bergkristall eingepasst ist, das das pinienzapfenförmig geschrumpfte Herz in einer Konservierungsflüssigkeit enthält. An der linken Herzkammer ist noch eine Verletzung nachweisbar.[36]

Eine Herzreliquie wird mit weiteren Reliquien von Juan de Ávila (1499–1569), einem spanischen Priester, Autor religiöser Schriften, der seinen Familiennamen beibehielt, also keine Beziehung zur Stadt Ávila hatte, an seinem Sterbeort Montilla, in der Jesuitenkirche der Inkarnation, aufbewahrt, zur Verehrung neben dem Hauptaltar ausgestellt und auf Prozessionen mitgeführt. Bei dem Ostensorium aus versilbertem Metall handelt es sich um die figürliche Darstellung des Heiligen, wie er seinen Zuhörern mit der Bibel in der einen, dem Kreuz in der anderen Hand predigt, unter einem Weinstock vor der Fassade einer Kapelle. An deren Giebel ist ein silbernes, herzförmiges, Strahlen aussendendes Schaugefäß mit dem Organrest und einem Etikett angebracht, darüber ein Kästchen mit weiteren Reliquien.[37]

Auf der Rückseite des Hauptaltars der Basilika Santi Ambrogio e Carlo am Corso in Rom befindet sich ein sarkophagähnliches barockes Sacellum, in dessen Zentrum die Herzreliquie des Hl. Karl Borromäus eingeschlossen ist. Der Staatssekretär, Erzbischof von Mailand und Kardinal, Reformer und Kämpfer gegen den Protestantismus, starb 1584 mit 46 Jahren in Mailand. Der Chirurg Giovanni Battista Carcano habe das Herz herausgeschnitten, habe es nach seinen Angaben in der linken Hand gehalten, es betrachtet und sei davon so gerührt gewesen, dass er begonnen habe, tränenüberströmt mit dem Herzen zu sprechen. Er erklärte in seinem Bericht, er habe dieses perfekte Herz nicht weiter sezieren, nicht zerstören

14.1. Herzreliquien in Europa

wollen. Bereits seine ungewöhnliche Größe schien ihm ein deutliches Zeichen für seine Heiligkeit.[38]

Anlässlich der Heiligsprechung des Kardinals 1610 wurde die Basilika als erste von vielen dem Heiligen geweihten erbaut, in die sein Vetter, der Kardinal Federico Borromeo, die Herzreliquie in einer feierlichen Prozession im Juni 1694 bringen ließ. Die öffentliche Verehrung, die das Herz bei dieser Gelegenheit erfuhr, spricht für die Wertschätzung des Heiligen, aber auch des Herzens allgemein in dieser Epoche.[39]

Der herzförmige Behälter mit einem Strahlenkranz ist in eine Monstranz eingearbeitet, die in einer tabernakelartigen, von zwei Engeln gestützten Nische mit Türchen steht.

Ein ebenso bedeutsamer Protagonist der Gegenreformation war Karl Borromäus' Zeitgenosse, der Hl. Philipp Romulus Neri, Gründer der Kongregation des Oratoriums, der im Jahre 1595 in Rom starb und 1600 zusammen mit Teresa von Ávila heiliggesprochen wurde, nachdem bereits zu seinen Lebzeiten von vielen Wundern berichtet wurde. Bei seiner Obduktion sei das Herz vergrößert, die davor verlaufenden Rippen gebrochen und vorgewölbt gewesen, was seine Schüler darauf zurückführten, dass es bei den Ekstasen des Heiligen immer heftig geschlagen habe. Seine sterblichen Überreste ruhen unter dem Altar der Philipp-Neri-Kapelle in der Kirche Santa Maria in Vallicella (auch „Chiesa Nuova") in Rom. Dort wird auch ein Teil des Herzens aufbewahrt, schwärzliche Gewebereste, in Gold mit herzförmigem Ausschnitt gefasst, in einem ovalen verglasten Ostensorium. Die Inschrift lautet „Ex precordiis S. Philippi Nerii".

Ein anderer Teil soll in die Kirche San Filippo Neri in Perugia gebracht worden sein. Eine weitere Herzreliquie befindet sich in der Brust einer vergoldeten Büste des Heiligen im ersten Oratorianerkollegium in Deutschland, in Aufhausen bei Regensburg, in der Wallfahrtskirche Maria Schnee, zusammen mit der Kopie der Totenmaske[40] und einer Blutreliquie des Heiligen.[41] Die Inschrift lautet ähnlich: „DE PRAECORDIJS / S. PHILIPPI. NERIJ".[42]

Ein Zeitgenosse, der sich eng an Philipp Neri anschloss und ebenfalls einen heute noch aktiven Orden gründete, war Kamillus von Lellis (1550–1614). Nach einem von Abenteuern, Kämpfen mit schweren Verletzungen und Todesgefahren, aber auch von Spielsucht geprägten Soldatenleben, zwischenzeitlichen Tätigkeiten als franziskanischer Laienbruder und als Krankenpfleger wurde er bekehrt und arbeitete aufopferungsvoll im St.-Jakobs-Spital in Rom. Philipp Neri riet ihm, Priester zu werden, was dann 1584 auch geschah. Zwei Jahre später gründete er den Orden der Kamillianer, der Gesellschaft der Diener der Kranken, die unter Einsatz ihres Lebens den Kranken und Sterbenden dienen wollten, und der in Form verschiedener Gemeinschaften auch heute noch existiert.

Er starb 1614 in Rom, wurde 1746 heiliggesprochen und 1886 zum Schutzpatron der Kranken und Krankenhäuser erklärt. Seine Corpusreliquien ruhen in einem prunkvollen vergoldeten Reliquienschrein unter einer von zwei Engeln gestützten Altarplatte in der rechten Seitenkapelle der Kirche Santa Maria Maddalena[43] in

Rom, in deren Kloster er gestorben war. Auf einem Schildchen steht: „EXUVII S. CAMILLI O.P. P.R. HISPANA" (s. Abb. 30, S. 738).[44]

In der gegenüberliegenden Seitenkapelle steht die Herzreliquie des Heiligen zur Rechten eines Altars, in einem tabernakelähnlichen Holzschränkchen, das über dem Türchen die Inschrift „Cor S. Camilli" trägt. Die Überreste sind in einem von Edelsteinen gerahmten, von zwei Engeln getragenen goldenen Herzen eingeschlossen, das in einem kleinen, einem Rundtempel ähnlichen Monument steht. Aufgrund der Bedeutung dieser Reliquie für den Orden und die Gläubigen wird sie immer wieder in verschiedenen Institutionen und Kirchen der Kamillianer in der ganzen Welt zur Verehrung ausgestellt. Zur Linken des Altars steht in einem identischen Schränkchen ein Ostensorium mit einer Fußreliquie des heiligen Kamillus.[45]

Das Herz eines anderen in Rom gestorbenen Klerikers, des Abtes der Feuillants, Jean de la Barrière (1544–1600), dessen Reformen zur Abspaltung des Ordens von den Zisterziensern führte, wurde als Reliquie in die Heimat zurückgebracht. Er leitete die Abtei Notre-Dame des Feuillants bei Toulouse, starb in der römischen Abtei Saint-Bernard-aux-Thermes und wurde dort begraben. Herz und Schädel erhielten seine Mitbrüder in Toulouse zurück, die Reliquien sollen zur Verehrung des Seliggesprochenen in einem Pfeiler der Basilika Saint-Sernin in Toulouse eingeschlossen worden sein. Jetzt sind keine Spuren mehr vorhanden.[46]

Wenige Jahre später soll ein weiterer italienischer Heiliger auf dem Sterbebett sein Herz Deutschland vermacht haben, das er auf seinen Reisen kennengelernt hatte: Der 1881 heiliggesprochene Laurentius von Brindisi war Kapuziner, sogar Ordensgeneral, in diplomatischen Missionen in Europa unterwegs, Prediger und Publizist der Gegenreformation, Feldgeistlicher der kaiserlichen Truppen beim Kampf gegen die Osmanen, Vertrauter Kaiser Ferdinands II. und des Kurfürsten Maximilian I. von Bayern. Er starb 1619 auf einer Reise in Lissabon und wurde auf dem Armenfriedhof von Villafranca del Bierzo in Spanien begraben. Die Kapuziner des Klosters St. Anton in München bewahren einen Teil seines Herzens auf.

In einem zylindrigen Glasbehälter, umgeben von gotisierendem Zierrat, auf einem Pokalfuß, gekrönt von einer goldenen bekreuzten Spitze „sprosst" ein dunkles kompaktes Gewebeteil aus einem goldenen Blumenkelch, von Drähten gehalten. Ein silbernes Band trägt die Inschrift „De Corde Sancti Laurentii / A Brundisio. Confr.".[47]

In der Kirche „Onze-Lieve-Vrouw van Leliëndaal" des Jesuitenkollegs im belgischen Mechelen wird das Herz des 1888 kanonisierten Ordensbruders Johannes Berchmans verehrt.[48] Er starb mit 22 Jahren 1621 in Rom, wo er in Sant'Ignazio begraben wurde. Sein Herz wurde im gleichen Jahr in seine Heimat, ins Jesuitenkolleg von Leuven, zurückgebracht und 1970 an das Kolleg in Mechelen weitergegeben:[49]

Ein aus dem 19. Jahrhundert stammendes, kostbares, goldenes, mit Edelsteinen verziertes Ostensorium in Monstranzform umschließt ein silbernes, flammendes Herz in Spielkartenherzform, in dem hinter einer verglasten, ebenfalls herzförmigen Öffnung Organreste sichtbar sind. Darunter, in einer kleineren, ovalen Kammer

14.1. Herzreliquien in Europa

ist eine weitere Reliquie aufbewahrt, wahrscheinlich ein Finger des Heiligen. Eine Inschrift umläuft den herzfömigen Behälter: „COR BEATI IOANNIS BERCHMANS SOCIETAS JESU MDCXXI DONATUM A RECTORE COLL ROM COLLEGIO LOUVENSI."[50]

Ein noch immer in Italien sehr populärer Heiliger, wegen seiner angeblichen Levitationen, seiner Fähigkeit, in Ekstase zu schweben, Schutzpatron der Piloten, der 1767 heiliggesprochene Franziskaner Josef von Copertino (1603–1663), wirkte in mehreren Klöstern in Mittelitalien, zog wegen seiner Wundertaten schon in vivo Pilgerströme an und starb im Franziskanerkloster in Osimo. Dort wird sein Leichnam in einem Glassarg in der Krypta der nach ihm benannten Basilika verehrt. Er war einbalsamiert und sein Herz war herausgeschnitten worden. Der Herzbeutel sei geschrumpft gewesen, die Kammern blutleer, der Herzmuskel sei trocken und ebenfalls geschrumpft gewesen, was seine Mitbrüder auf seine brennende Liebe zu Gott zurückführten. Er habe im Sterben den Gekreuzigten angefleht, sein Herz zu nehmen, zu verbrennen und zu teilen.[51]

Es existieren zwei Herzreliquien in seinem Geburtsort Copertino: Bei der einen handelt es sich um ein in einen grob bearbeiteten Olivenholzrahmen eingefügtes vergoldetes Ostensorium in Herzform, das auf einem Altartisch in dem einfachen, als Stall (*stalletta*) bezeichneten Raum steht, in dem der Heilige geboren wurde.[52] Bei der zweiten, die bei Krankensegnungen vom Priester getragen wird, sind schwärzliche Gewebereste in einem vergoldeten herzförmigen Rahmen hinter Glas zu sehen, der wiederum in einem von einem Holzdeckel abgeschlossenen Glasgefäß eingeschlossen ist. Um den Deckel ist die Kordel eines Franziskanerhabits gewunden. Es wird im Santuario e Stalletta di San Giuseppe aufbewahrt.

Ein Zeitgenosse des Hl. Laurentius von Brindisi, Ordensgründer wie er, Kirchenlehrer, Mystiker und Bischof von Genf war der aus einem savoyardischen Adelsgeschlecht stammende Hl. Franz von Sales (1567–1622). Wegen seiner Verehrung des Herzens Jesu wird er oft mit dem zum Himmel gestreckten Herzen in der Hand dargestellt, das auch zum Wappenzeichen des Ordens geworden ist. Er starb am 16. Dezember 1622 auf einer Reise im Salesianerinnenkloster Bellecour in Lyon und soll im Sterben zur Äbtissin Marie-Aimée de Blonay gesagt haben: „Auf Wiedersehen, meine Tochter, ich lasse Euch meinen Geist und mein Herz." Deshalb veranlasste die Oberin die Entnahme des Herzens bei der Einbalsamierung. Danach wurde der Leichnam in seine Bischofsstadt Annecy gebracht und in der Kirche Saint-François-de-Sales begraben.[53] Das Herz trugen die Schwestern in feierlicher Prozession in ihre Kapelle, wo es drei Tage lang auf einem Tablett zur Anbetung gezeigt wurde. Es behielt seine rote Farbe und verströmte einen angenehmen Duft, wurde mit aromatischem Puder bestäubt, in Stoff eingenäht und in eine herzförmige Bleidose eingeschlossen, diese wiederum in schwarzen bestickten Samt gewickelt und auf den Choraltar gelegt.[54]

In den folgenden Jahrhunderten wechselte die Reliquie, die eine ständige Anbetung erhielt und für viele Wunder verantwortlich gemacht wurde, mehrfach Aufbewahrungsgefäß und -ort: Das Bleigefäß wurde bereits nach wenigen Wochen gegen ein silbernes ausgewechselt, in dem es fünf Jahre blieb. 1630 wurde es in einen goldenen Schrein eingeschlossen, den der französische König Ludwig XIII. zum Dank für seine Genesung nach Fürbitte vor dem Herzen stiftete. Ein Jahr darauf schenkten die Salesianerinnen von Riom ein neues Silberkästchen für die Reliquie und erhielten dafür das alte. Nach der Heiligsprechung des Bischofs 1661 wurde das Herz in einen goldenen, von der Herzogin von Vendôme gestifteten Schrein gelegt und dieser dann in den größeren goldenen, vom König gestifteten gestellt. Das Organ habe bei seinen Umbettungen immer seine „Schönheit" und seine natürliche Farbe behalten und „einen herrlichen Duft verbreitet".[55]

1793 mussten die Schwestern mit der Reliquie vor den Revolutionären fliehen und fanden zunächst bei den Salesianerinnen von Mailand Aufnahme. Als sie dann nach Mantua weiterzogen, überließen sie aus Dankbarkeit ein Stück des Herzens ihren Mitschwestern. Im Kloster der Heimsuchung in Mantua wurde das Sibergefäß mit der Herzreliquie in einen neuen herzfömigen Silberschrein eingeschlossen, da der goldene im Rathaus von Lyon zurückgelassen werden musste. Nach drei Jahren mussten die Schwestern erneut mit der Reliquie über mehrere Stationen fliehen und blieben dann von 1801–1913 in Venedig im dortigen Kloster der Heimsuchung. 1841 wurde vom venezianischen Goldschmied Pietro Fauro ein neuer Schrein angefertigt. Er hatte die Form einer Monstranz mit der Reliquie im Zentrum, mit einem Engel als Fuß. Auf dem Sockel befand sich ein Medaillon mit einem Hautstück der Hl. Johanna Franziska[56], in das sie den Namen Jesu eingeritzt hatte. Daneben wurde in einem Holzkästchen das Herz der „Lieblingstochter" des Hl. Franz, der Marie-Aimée de Blonay[57] († 1649), aufbewahrt, das die Oberin Françoise-Madeleine de Chaugy 1653 nach Lyon gebracht und die Schwestern ins Exil mitgenommen hatten. 1863 wurde das Herz, das noch immer den charakteristischen Duft verströmte, in ein von der Marquise von Trotti als Dank für ihre Genesung gestiftetes Silberkästchen luftdicht eingeschlossen, da sich einige Fragmente abgelöst hatten. Eines davon übergab die Oberin dem Papst Pius IX., der sich in einem Brief ausdrücklich bedankte. 1885 erhielt der damalige Domherr von Treviso, Giuseppe Sarto, der spätere Papst Pius X., für sein Brustkreuz einen weiteren Reliquienteil.[58]

1897 fertigte der Goldschmied Giuseppe Fontana das Ostensorium für den Herzrest des Hl. Franz an, das auch heute noch existiert: Er benutzte das Silber des alten Schreins und das Silberkästchen der Frau von Trotti und fertigte wiederum ein Kunstwerk in Monstranzform an, im neugotischen Stil, 75 cm hoch, aus vergoldetem Silber und mit vielen kostbaren Steinen, unter anderen einem Solitär von Papst Leo XIII. Im Zentrum des Schreins war das in dunkelrote Seide eingewickelte Herz hinter einer doppelten Glasscheibe eingeschlossen, auf die das Siegel des Patriarchen von Venedig, des Kardinals Giuseppe Sarto, aufgeprägt war. Bei einer neuerlichen Inspektion 1897 sei der Zustand des Herzens nur wenig schlechter gewesen. Das „große, weiche" Organ habe seine rote Farbe und seinen aromatischen Duft behalten. Lediglich der „obere Teil habe sich verschlechtert". Auf dem Papier, auf dem es vorübergehend abgelegt wurde, seien Blutflecken gewesen.[59]

1913 zogen die Schwestern dann auf Veranlassung Pius' X. nach Treviso, in das umgebaute ehemalige Kloster St. Josef, um. In diesem neuen Kloster der Heim-

14.1. Herzreliquien in Europa

suchung wechselten Standort und Hülle der Reliquie mehrere Male, neuerliche Untersuchungen fanden statt, so 1952 und 1953,[60] das Ostensorium wurde zur Verehrung mehrfach auf Reisen geschickt, nachdem der Organrest luftdicht in ein angedeutet herzförmiges goldenes Behältnis mit Glasvorderwand eingebettet wurde. Weitere Herzfragmente wurden Wohltätern des Klosters und religiösen Autoritäten geschenkt. Heute wird das Fontana-Ostensorium wegen seiner religiösen Bedeutung, vor allem aber wegen seines materiellen Wertes in einem gesicherten Fach verborgen in einem Raum des Klosters aufbewahrt und kann zur Besichtigung oder Anbetung nach oben herausgefahren werden. Grund dafür war ein Einbruch ins Kloster im Jahre 1923. Da die Diebe die Reliquie nicht fanden, nahmen sie den Schrein mit dem Herzkästchen der Oberin de Blonay (s.o.) und einige Silbergegenstände mit. Später fanden die Nonnen die Glasscheiben des Schreins im Klostergarten, nicht mehr aber das Herz und den Schrein selbst.[61]

Ein Freund des Hl. Franz von Sales, ein Patron der Krankenhäuser, der Kranken, der Waisen und anderer Bedürftiger wie der heilige Kamillus, Gründer der Orden der Lazaristen, aber auch der Barmherzigen Schwestern des Hl. Vinzenz von Paul,[62] ein Initiator der katholischen Institution der Caritas, war eben jener Vinzenz von Paul, der nach einem heiligmäßigen Leben 1660 in Paris starb und 1737 heiliggesprochen wurde. Sein konservierter Leichnam ruht seit 1830 hinter Glas in einem prachtvollen Sarg über dem Altar der von den Lazaristen für ihren Gründer 1827 errichteten Chapelle Saint-Vincent-de-Paul in Paris.[63]

Sein Herz wurde während der Französischen Revolution nach Turin in Sicherheit gebracht, dann bewahrte es der Bischof von Lyon über 140 Jahre in der Kapelle Saint-Vincent-de-Paul der Kathedrale auf. Es wurde geteilt, in der Kathedrale blieb ein Monstranz-Reliquiar mit einem flammenden Herzen, in dessen Vorderseite ein weiteres Herz eingraviert ist. Ein weiterer Teil wurde 1953 in die Kapelle der Wundersamen Medaille des Mutterhauses der Vinzentinerinnen, der Compagnie des Filles de la Charité, nach Paris in der Rue du Bac gebracht. Hier steht das Reliquiar im Historismus-Stil in der Erscheinungskapelle rechts vom Hauptaltar vor einer Statue des Heiligen, der ein kleines Kind auf dem rechten Arm trägt. Die Rückwand der Kapelle bildet ein Mosaik mit Flammen, die den Heiligen umlodern, und Engeln zu beiden Seiten, die ovale Schilder mit Christusdarstellungen halten. Die Reste des geteilten Herzens sind hinter einem ovalen Glas sichtbar, eingefasst von einem goldenen Strahlenkranz, flankiert von vier blauen Säulen, die ein goldenes Dach mit vier Engelsfiguren und einem Kreuz in der Mitte tragen. Das Ganze steht auf einem pokalähnlichen Fuß mit kostbaren Steinen.

Ein anderer Partikel des Herzens wurde in einem von der Herzogin von Aiguillon († 1675), einer Philanthropin und Anhängerin des Heiligen, gestifteten kostbaren Monstranzreliquiar eingeschlossen und blieb in Turin, in der Casa Provinciale dei Missionari.[64]

Vor der Reliquie in Paris betete immer wieder eine Nonne der Gemeinschaft der Töchter der christlichen Liebe, der in der Nacht des 18. Juli 1830 die Muttergottes und das Herz ihres Ordensgründers erschienen: Catherine Labouré (1806–1876) widmete ihr Leben den Alten und Kranken und arbeitete 46 Jahre lang in dem nahe ihrem Kloster gelegenen Altenheim L'Hospice d'Enghien im Quartier de Reuilly, im Südosten von Paris, wo sie auch starb. Ihr Corpus blieb in der Krypta der Klosterkapelle und war bei der Sargöffnung anlässlich ihrer Seligsprechung 1933 „unverwest". Er wurde dann in die Kapelle der Wundertätigen Medaille[65] in die Rue du Bac gebracht, wo er beim Herzen von Vinzenz von Paul neben dem Hochaltar in einem Glassarg liegt.[66]

Eine Herzreliquie der Heiligen steht unter einem schlichten Altar im Keller des Altenheimes von Reuilly am Eingang zu einem kleinen Museum, in dem Gebrauchsgegenstände der Hl. Catherine gezeigt werden. In einem ovalen Schaugefäß in einem vergoldeten Reliquiar sind die Gewebepartikel eingeschlossen.[67]

Eine weitere französische Herzreliquie, das Herz der wegen ihres tugendhaften Lebenswandels 1921 seliggesprochenen Marguerite de Lorraine-Vaudémont († 1521), wird in der Pfarrkirche Saint-Germain in Argentan verehrt, wo sie ein Klarissenkloster gegründet hatte. Die Reliquie befindet sich in einer herzförmigen Urne, in einer mit einem schmiedeisernen Gitter verschlossenen Nische.[68]

Im Benediktinerinnen-Kloster von Saint-Julien-l'Ars wird ein aus dem 19. Jahrhundert stammendes Herzreliquiar der Antoinette d'Orléans-Longueville (1572–1618) verehrt. Sie trat nach dem frühen Tod ihres Gatten Charles de Gondi († 1596) in das Kloster der Feuillantines in Toulouse ein und gründete ein Jahr vor ihrem Tod den Orden der Bénédictines de Notre-Dame-du-Calvaire in Poitiers, seit 1962 in Saint-Julien-l'Ars. Das 23,5 cm hohe Reliquiar besteht aus einem Behältnis aus vergoldetem Messing in Spielkartenherzform mit einem Wappen und der am Rande verlaufenden Inschrift „CŒUR DE MADAME ANTOINETTE D'ORLEANS FONDATRICE []".[69] Ein Kreuz ist zwischen den beiden Herzbögen angebracht, die Herzspitze stützt ein kleiner Engel.

Eine Herzreliquie des 1960 heiliggesprochenen Kardinals und Bischofs von Bergamo und Padua, Gregorio Barbarigo (1625–1697), dessen einbalsamierter Körper in einem Glassarg in der Kathedrale von Padua liegt, wird im Diözesanpriesterseminar von Padua aufbewahrt.[70]

Der Schutzpatron der Pfarrer, der 1925 heiliggesprochene Jean-Marie Vianney, der „heilige Pfarrer von Ars", starb, bereits zu Lebzeiten hochverehrt und Ziel von Pilgerströmen, an „Erschöpfung" im Alter von 73 Jahren am 4. August 1859 in dem kleinen Ort Ars[71] bei Lyon, wo er seit 1818 gewirkt hatte. Er wurde in einer Gruft seiner Pfarrkirche beigesetzt. Nachdem bei einer Exhumierung 1904 sein Leib „unverwest" (erhalten) gefunden worden war, wurde dieser präpariert und in der noch von ihm initiierten, 1904 vollendeten Basilika Saint-Sixte d'Ars in einem vergoldeten Bronzeschrein mit gläserner Vorderwand beigesetzt, die dadurch zu einem der meist besuchten europäischen Pilgerorte wurde.[72] Sein Herz steht in einem Schrein in der eigens dafür errichteten „Chapelle du Cœur" neben der Basilika im Bogen einer Nische, in der Namen seiner Nachfolger und anderer

14.1. Herzreliquien in Europa

regionaler Kleriker aufgeführt sind und welche die Inschrift „SAINT CURE D'ARS PROTECTEZ LE CHEF DE L'EGLISE ET TOUS LES CURES DE L'UNIVERS" trägt.

Der Schrein hat die Form eines von zwei Engeln flankierten, vergoldeten Turmes, in dessen unterem Drittel ein schwärzliches Gewebestück eingefügt ist, darunter ein Spruchband mit der Aufschrift „CHARITE PENITENCE PURETE". Das runde Schaugefäß mit dem Herzrest hat einen goldenen Rahmen und eingravierte Blütenzweige auf dem Glas. Auf einem Spruchband darüber steht: „LE CŒUR DES SAINTS EST CONSTANT COMME UN ROCHER AU MILIEU DE LA MER."

Das Gefäß ist herausnehmbar und wird zur Verehrung bei bestimmten kirchlichen Ereignissen in katholische Institutionen in der ganzen Welt gebracht. Dabei werden verschiedene tragbare Ostensorien benutzt.

Ein weiterer französischer Heiliger,[73] Sankt Eugen (Eugen von Mazenod), gründete die Missionskongregation der Oblaten der Makellosen Jungfrau Maria. Einflussreich in der kirchlichen und weltlichen Hierarchie als Bischof von Marseille und Senator von Napoléons III. Gnaden, erreichte er viel im sozialen Bereich, reformierte priesterliches Leben und Ausbildung und baute die neue Kathedrale von Marseille.

In Gesprächen mit seinen Mitbrüdern, Predigten und Schrifttum nahm das Herz eine herausragenden Platz ein, er wollte das seine dann auch als Zeichen seiner Verbundenheit seinen Mitbrüdern hinterlassen. Er starb 1861, sein Herz wurde entnommen und zuerst in zwei Hälften geteilt, sein Corpus in der Kathedrale von Marseille begraben. Nach seinem Willen sollte eine Herzhälfte in die von ihm ebenfalls gebaute Kirche Notre-Dame de la Garde seiner Bischofsstadt vor den Füßen der Muttergottes begraben werden, die andere sollten seine Mitbrüder im Oblaten-Scholastikat von Montolivet bei Marseille erhalten. Es wurde dann aber mehrfach geteilt, Teile in monstranzähnlichen Behältern wurden ins Generalat nach Paris, ins Scholastikat von Italien in Vermicino, von Polen in Obra, von Texas in San Antonio, andere nach Aix-en-Provence und nach Montréal gesandt.[74]

Der seliggesprochene, in Palermo geborene Giacomo Cusmano († 1888) war zunächst Arzt, sah aber dann die Fürsorge für die Armen und Kranken als seine Lebensaufgabe, wurde Priester, „Bruder der Armen", und gründete unter anderem die Congregazione Suore serve dei poveri. Seine Herzreliquie wird in der römischen Ordensniederlassung aufbewahrt und ebenfalls zur Verehrung in verschiedene Orte und Länder gesandt. Sie besteht aus schwärzlichen Gewereresten, die von feinen Drähten über einem Kissen in einem tragbaren Glaskasten gehalten werden, auf dessen Dach geschrieben steht: „IL CUORE DEL BEATO GIACOMO CUSMANO PELLEGRINO TRA I SUOI FIGLI DEVOTI."

Sein konservierter Leichnam kam zurück in seinen Geburtsort und ruht in einem Glassarg in der Chiesa dell'Orfanotrofio di Terre Rosse.[75]

Ebenfalls Arzt, der sich überwiegend der Versorgung der Armen widmete, von intensiver Religiosität, vor allem in der Marienverehrung, war der 1897 in Trivolzio bei Pavia geborene Riccardo Pampuri, der bereits zwei Jahre nach seinem Eintritt in den Orden der Barmherzigen Brüder mit 33 Jahren 1930 an einer Lungenentzündung verstarb und 1989 heiliggesprochen wurde. Auch sein konservierter Leichnam liegt in einem Glassarg in der Pfarrkirche seines Geburtsortes.

Die Herzreliquie befindet sich in der Kapelle des kirchlichen Museums von Trivolzio: Es handelt sich um ein konserviertes Schnittpräparat, einen Querschnitt des Organs in Höhe der Herzkammern, fixiert in einem herzförmigen Silberrahmen, darunter die Inschrift „Ex corde / S. Riccardi Pampuri / O.H.".[76] Fixiert ist das Reliquiar wiederum in einem sechseckigen Edelmetallrahmen auf einem Standfuß. Dieses Ostensorium steht in einem Glaszylinder, Teil einer antiken Säule, unterhalb des Kapitells.[77]

1927 verstarb in seiner Geburtsstadt Messina, Sizilien, Pater Annibale Maria Di Francia im Alter von 76 Jahren. Er hatte sein Leben der Fürsorge für die Armen, Behinderten und Waisen gewidmet und zwei noch immer aktive religiöse Kongregationen gegründet. Er stand bereits zu Lebzeiten im Ruf der Heiligkeit und wurde 2004 heiliggesprochen.

Sein weitgehend erhaltener (in kirchlicher Formulierung „unverwester") Leichnam ruht in einem gläsernen Sarg unter dem Altar der Krypta der Basilica Santuario di S. Antonio di Padova a Messina ebendort. Auch das Herz sei bei der Entnahme „unverwest" gewesen. Ein Rest davon, bräunlich geschrumpfte Gewebefragmente, ist in einen ovalen Glasbehälter eingeschlossen, der sich in einer hohlen, goldenen, von einem Kreuz gekrönten Erdkugel befindet. Diese wird von einem goldfarbenen Ährenstrauß getragen, in einer Vase mit dem Bild des einen Kranken versorgenden Heiligen, und steht in einer Kirche des von dem Heiligen gegründeten Ordens der Rogazionisti del Cuore di Gesù, Santi Antonio e Annibale Maria in Rom.[78] Zum 150. Geburtstag des Heiligen wurde dieses moderne Ostensorium in den Kirchen der von ihm gegründeten Institutionen in der ganzen Welt zur Verehrung ausgestellt.

Eine zweite Herzreliquie, die ebenfalls auf Prozessionen mitgeführt wird, befindet sich in der Krypta der Basilica Santuario di S. Antonio di Padova a Messina, wo auch der Corpus liegt, eine versilberte, tragbare, lebensgroße Büste des Heiligen mit einem Gewebrest des Organs in einer ovalen, mit Glas verschlossenen Höhlung in der Brust.

Ähnlich unversehrt bei der Autopsie sei das Herz der Hl. Gemma Galgani gewesen, während der Körper schon in Verwesung übergegangen war. Nach einer von Entbehrungen und Krankheiten geprägten Jugend, nach Empfang der Wundmale im Rahmen einer Ekstase 1899, engem Anschluss an den Orden der Passionisten in Lucca, Italien, war die Mystikerin am 11. April 1903 mit 25 Jahren in Lucca verstorben. Ihr geistlicher Mentor, Pater Germano, und ihre Familie verlangten eine Autopsie, die am 24. April durch zwei Ärzte im Beisein mehrerer Ordensleute und Familienangehöriger vorgenommen wurde. Das entnommene Herz habe frisch und lebendig gewirkt,[79] die Herzkammern hätten noch flüssiges, rotes Blut enthalten. Die Rippen über dem Organ seien auffällig vorgewölbt gewesen. Anschließend wurde der Leichnam im Friedhof von Lucca begraben.

14.1. Herzreliquien in Europa

1909 erfolgte eine zweite Untersuchung der sterblichen Überreste, das Herz habe sich in einer Pappschachtel befunden. Ein neues Grab mit einem kleinen Monument mit einer von Pater Germano verfassten lateinischen Inschrift wurde angelegt.

1923 untersuchten Ärzte unter Anwesenheit mehrerer Zeugen den Grabinhalt und die zerfallende Pappschachtel zum dritten Mal. Sie fanden ein gut erhaltenes Skelett und einen kompakt geschrumpften, dunkel-faserigen Herzrest. Dieser wurde in ein Kristallgefäß in Herzform eingeschlossen und in das Passionistenkloster nach Rom gebracht.

Von da an wechselte die Reliquie der 1940 Heiliggesprochenen häufig ihren Standort, sie wurde zum 50. Todestag erstmals ins Passionistenkloster nach Madrid gebracht. 1978 wurde ein neues Reliquiar angefertigt, eine Statue der Heiligen, die in einer herzförmigen Höhle in der Brust bröckelige Reste des Herzens trägt, das sich jetzt in der Kirche Santuario Santa Gema in Madrid befindet. Die sonstigen sterblichen Reste sind in einem Altar des Passionistenklosters von Lucca zur Verehrung ausgestellt.[80]

Dass auch noch im 20. Jahrhundert Herzreliquien eine besondere Verehrung der Gläubigen erfahren, zeigen weitere Beispiele:

Der einer ungarischen Adelsfamilie entstammende Arzt Ladislaus Batthyány-Strattmann behandelte unentgeltlich in seinem Krankenhaus Arme und chronisch Kranke und verschenkte den größten Teil seines Vermögens. Am 22. Januar 1931 verstarb er mit 61 Jahren an einem Krebsleiden in Wien, wurde in der Familiengruft im Franziskanerkloster von Güssing, Burgenland, beigesetzt und 2003 von Papst Johannes Paul II. seliggesprochen.

Im Rahmen des bereits 1944 eingeleiteten Seligsprechungsprozesses untersuchte 1988 der Gerichtsmediziner Christian REITER den Leichnam. Dabei stellte er fest, dass Herz und Hände auffallend gut erhalten waren. Diese symbolträchtigen Gewebeteile wurden in Anwesenheit einer rund 20-köpfigen Kommission zur Reliquienverehrung entnommen.[81] Sie wurden konserviert, Hände und Skelettteile in Ossarien in die Klosterkirche verbracht. Der Pathologe deutete die partielle Erhaltung des Herzens und anderer Leichenteile mit postmortalen Gewebsumbauvorgängen durch Einwirkung von Mikroorganismen, Mikroklima und anorganische Substanzen.[82]

Einer der meistverehrten Heiligen der Gegenwart in Italien ist der 2002 heiliggesprochene, allerdings umstrittene Kapuzinerpater Francesco Forgione, genannt Padre Pio (1887–1968). Er wurde bereits zu Lebzeiten wegen der mit ihm in Verbindung gebrachten Wunder, insbesondere der Heilung von Kranken, und wegen seiner „Sehergaben" als Heiliger verehrt. Durch Sammeln von Spenden verschaffte er dem Ort seines Wirkens, San Giovanni Rotondo, eines der größten und modernsten Krankenhäuser Süditaliens.

Inzwischen ist San Giovanni Rotondo mit dem Kapuzinerkloster und der modernen, von dem italienischen Stararchitekten Renzo Piano gebauten großen Basilika San Pio da Pietrelcina zu einem der meistbesuchten Wallfahrtsorte der Welt geworden. Wie bei der Generierung anderer italienischer Herzreliquiare führten Padre Pios früh aufgetretene Stigmatisierung, die Tatsache, dass bei seiner Exhumierung 2008 Teile des Leichnams „unverwest" waren, und seine Biographie zur Asservierung seines Herzens und Anfertigung einer Herzreliquie. Sein konservierter Leichnam mit einer Gesichtsmaske aus Silikon wird in der Unterkirche von San Pio da Pietrelcina in einem gläsernen Schrein als Reliquie verehrt. Das Herzreliquiar wird im Kapuzinerkloster aufbewahrt und bei besonderen Anlässen zur Verehrung ausgestellt. Es handelt sich um ein modernes, aus Glas gefertigtes tabernakelähnliches Schaugefäß mit dem schwärzlichen Organrest, das auf einem nach oben sich verzweigenden Silberfuß steht.

In einem Schauraum der St.-Franziskus-Kirche von Lanciano bei Chieti, Italien, dem Santuario Miracolo Eucaristico, steht ein kostbares, 63 cm hohes Ostensorium, bestehend aus einem Glasgefäß mit roten Partikeln, flankiert von zwei Engeln, die eine silberne Monstranz emporhalten. In deren Zentrum ist ein gelblich-braunes Gewebestück von unregelmäßig runder Form mit zentralem Loch von ca. 55 mm Durchmesser, bedeckt von weißlichen Flecken, eingeschlossen. Die Legende spricht von einem Hostienwunder, das sich in Lanciano im 8. Jahrhundert ereignete, bei dem sich die Hostie in menschliches Fleisch, den Einschluss in der Monstranz, und der Wein in Blut, den Inhalt des Glaskelches, verwandelt habe. Die Reliquie ist auch heute noch Ziel vieler Pilger. Sie wurde 1970 histologisch, chemisch und immunologisch untersucht. Es handelt sich tatsächlich um menschliches Blut, beim Monstranzinhalt um Herzgewebe derselben Leiche. Der Schluss liegt nahe, dass bei der Erstellung des Reliquiars Herzgewebe eines nicht mehr bekannten Heiligen oder einer später heiliggesprochenen Person eingeschlossen wurde.[83]

Im Jahre 2011 wurde das Herz der seligen, stigmatisierten Anne-Madeleine Rémusat (1696–1730) vom Orden von der Heimsuchung Mariens im Rahmen des Heiligsprechungsverfahren von einem Team von Wissenschaftlern anatomisch, histologisch, chemisch, radiologisch, genetisch, toxikologisch und palynologisch[84] untersucht.[85] Die Reliquie wird in der Sacré-Cœur-Kirche von Marseille in einem mit Schnitzereien verzierten Holzkästchen aufbewahrt und verehrt. Es handelt sich um ein durch Mumifizierung gut erhaltenes „natürliches" Trockenpräparat, ein Etikett im Deckel ist beschrieben mit:

> Ici repose
> Le cœur de nostre venerable Sœur
> Anne Madeleine Remuzat
> morte en odeur de sainteté dans le
> 1ere Monastère de la Visitation de Marseille
> Le 15 Fevrier 1730 agé 33 ans

Das Organ wog noch 55 Gramm, war geöffnet und vernäht sowie mit Honig und aromatischen pflanzlichen Substanzen gefüllt und einbalsamiert worden.

14.2. Außereuropäische Herzreliquienverehrung

Als erster Heiliger des digitalen Zeitalters, als „Influencer Gottes", könnte der im Jahre 2006 an einer Leukämie verstorbene 15-jährige Carlo Acutis nach seiner Kanonisation in die Kirchengeschichte eingehen.[86]

Der teilweise mit Silikon konservierte Leichnam des bereits 2020 seliggesprochenen Schülers, der in tiefer Religiosität das Internet in großem Umfang vor allem für Glaubensfragen und -zwecke nutzte, liegt, in einen modernen Anzug gekleidet, hinter einer Glaswand in einem großen Sarg in der Kirche Santa Maria Maggiore in Assisi.

Sein Herz, das zur Anbetung bereits häufig in Kirchen anderer Länder gesandt wird, ist in ein zylindrisches vergoldetes Metallgefäß, von Stützsäulen umgeben, eingeschlossen und zur Verehrung auf einem neuen Seitenaltar des Domes San Rufino neben einem großen Bild des Verstorbenen aufgestellt. Die Inschrift auf dem Reliquiar, ein vom Toten stammender Satz, lautet: „EUCARISTIA – LA MIA AUTOSTRADA PER IL CIELO – COR BEATI CAROLI ACUTIS."

14.2 Außereuropäische Herzreliquienverehrung

Von einigen Herzreliquien wie auch Herzbestattungen wird aus Südamerika, insbesondere aus den ehemaligen spanischen Überseeprovinzen, berichtet (s. Kap. 12.2).

Der in Asunción, Paraguay, geborene Jesuit Roque González de Santa Cruz, Sohn spanischer Kolonialisten, wurde während seiner Missionstätigkeit in einer Region des jetzigen Brasilien in einer von ihm betreuten Kirche zusammen mit einem Mitbruder von Indigenen am 15. November 1628 mit einem Beil erschlagen.[87] Die Kirche wurde in Brand gesteckt und mit ihr die beiden Leichname. Dabei sei das Herz von San Roque unversehrt aus der Asche geborgen worden. Nach der Legende habe es zu den Mördern gesprochen, sie sollten bereuen und sich bekehren.[88] Das Organ des ersten paraguayanischen, 1988 von Papst Johannes Paul II. Heiliggesprochenen, ein rundlicher schwärzlicher Geweberest, fixiert mit zwei Metallgabeln, in einem Glasgefäß, von einem Silbergestell gehalten, wird jetzt zusammen mit der Mordwaffe in der Kapelle der Märtyrer des Colegio Cristo Rey in Asunción verehrt.

Eine andere außereuropäische Herzreliquie befand sich bis 22. Januar 2008 im Franziskanerkonvent von Catamarca in Argentinien. Der Glasbehälter des Reliquiars wurde aufgebrochen und das Organ, das 1990 schon einmal verschwunden war, gestohlen.[89] Es stammte von dem Franziskanermönch, späteren Bischof von Córdoba und patriotischen Kämpfer für die Einheit seines Landes, Mamerto Esquiú, der 1883 in Catamarca gestorben war und in der Kathedrale von Córdoba begraben wurde. Sein Leichnam habe bei der Einsargung bereits die Zeichen der Verwesung aufgewiesen, das Herz sei hingegen erhalten gewesen. Tatsächlich wirkte das Herz, das in einem Glaskasten in der Kirche des Franziskanerklosters von Catamarca ausgestellt war, konserviert. Die Seligsprechung des Bischofs ist eingeleitet.

14. Herzreliquien

Ein weiteres Herz ist Ziel von Verehrung und Wallfahrt in Argentinien, im Santuario del Cottolengo[90] in Claypole in der Provinz von Buenos Aires, das des italienischen Heiligen und Ordensgründers Luis Orione. Er starb im Alter von 67 Jahren am 12. März 1940 in Italien. Sein Leichnam, der äußerlich erhalten wirkt und in Priesterornat gehüllt ist, ist in einem Glassarg in der Krypta der Wallfahrtskirche Nostra Signora della Guardia in Tortona, wo er das Priesterseminar besucht hatte, aufgebahrt. Im Rahmen der Vorbereitung auf die Heiligsprechung wurde im Jahr 2000 sein Herz entnommen und anatomisch untersucht. Es war weitgehend erhalten und wurde in einem Schrein zunächst in der Curia degli Orionini in Rom aufbewahrt.[91] Noch im gleichen Jahr wurde es nach Argentinien in die Kirche des Piccolo Cottolengo überführt, wo er eine Zeitlang als Missionar gewirkt hatte. Es ist in einen zylindrischen Glasschrein eingeschlossen, den ein Engel himmelwärts erhebt. Dieses Reliquiar steht in einer Glasvitrine, die wiederum auf einem altarähnlichen Marmorblock aufgesetzt ist, der die Inschrift trägt: „Solo la Caridad / Salvara al mundo'/ Don Orione". Die Reliquie wird auf Prozessionen mitgeführt und an anderen religiösen Standorten ausgestellt.

1993 wurde der Seligsprechungsprozess des spanischen Dominikaners Antonio Alcalde Barriga (1701–1792) eingeleitet, der als Bischof von Guadalajara in Mexiko starb. Die Beatifikation ist noch nicht erfolgt. Sein Herz wird in dem bedeutendsten Marienwallfahrtsort des Landes verehrt, in der Basilika Unserer Lieben Frau von Guadalupe (s. Kap. 13.9.6).

Im Museum des St.-Josephs-Oratorium von Montreal, der größten Kirche Kanadas, ruhen Gebeine und eine Herzreliquie des 1982 heiliggesprochenen Laienbruders der Kongregation vom Heiligen Kreuz, André Bessette („Frère André"; 1845–1937). Dieser hatte durch Spendensammeln wesentlich zum Bau der Kirche beigetragen und stand wegen seines frommen Lebenswandels bereits zu Lebzeiten im Ruf der Heiligkeit.

Im Oratorium ist das Schaugefäß, das ein Glasröhrchen mit Gewebepartikeln des 2010 Heiliggesprochenen in einer Konservierungsflüssigkeit enthält, aufgestellt. Auf der Innenseite eines metallenen Türflügels steht: „ICI REPOSE DANS LA PAIX DE DIEU LE CŒUR DU FRERE ANDRE, C.S. C. FONDATEUR DE L'ORATOIRE 1845–1937".[92]

Die Reliquie wurde 1973 gestohlen und ein Jahr später wieder aufgefunden. Sie ist nach wie vor ein vielbesuchtes Pilgerziel, das auch in anderen Kirchen zur Verehrung aufgestellt wird.[93]

***

Systematische Herzreliquienverehrungen in anderen Religionen sind nicht bekannt. Eine Ausnahme bildet die Verehrung des Herzens des 16. Gyalwa Karmapa Rangjung Rigpe Dorje, des höchsten Lamas der Karma-Kagyü-Schule des tibetischen Buddhismus. Dieser starb 1981 mit 56 Jahren im Exil in den USA an Krebs. In religiösen Berichten ist davon die Rede, dass seine Brust über dem Herzen noch

14.2. Außereuropäische Herzreliquienverehrung

drei Tage warm gewesen sei. Sein Leichnam wurde im Kloster Rumtek in Sikkim, Indien, dem Exilsitz der Karmapas, verbrannt. Dabei sei sein Herz unversehrt aus den Flammen herausgefallen. Es sei zusammen mit Zunge und Augen in dem für ihn errichteten goldenen Stupa eingeschlossen worden.[94]

Als Reliquie bezeichnet wurde das Herz des buddhistischen Mönchs Thich Quang Duc, der sich aus Protest gegen das Diem-Regime im Vietnam-Krieg am 11. Juni 1963 in Saigon selbst verbrannte. Das Organ, im Wesentlichen nur oberflächlich verbrannt und geschrumpft, wurde geborgen und in einem Glaskelch aufbewahrt. Es sei in die damalige Reserve Bank von Vietnam gebracht worden (s. Kap. 3.2, S. 39).

Noch im dritten Jahrtausend, im Jahre 2005, versuchte das polnische Volk, in dessen Land viele Herzbestattungen stattfanden (s. Kap. 11.7), wenigstens das Herz seines berühmten und verehrten Landsmannes, des Papstes Johannes Paul II. († 2. April 2005), zurückzuerhalten, um es mit anderen berühmten Polen auf dem Wawel zu vereinen. Diesem Wunsch wurde seitens des Vatikans nicht entsprochen (s. Kap. 13.10).

***

Auch dieses Kapitel über Herzreliquien, vor allem im Katholizismus, kann keinen Anspruch auf Vollständigkeit erheben, unter anderem weil es dazu auch in der Literatur keine umfassende Auflistung gibt. Viele verehrte Reliquien befinden sich in sakralen Räumen und Museen; ihre Provenienz ist meist legendenhaft, der Gewebecharakter unklar.[95]

Die Herzreliquienverehrung kann als ein weiteres Beispiel für den Jahrtausende überdauernden Mythos des Herzens als Metapher für die Seele, hier besonders als Sitz der Liebe zu Gott und zu den Mitmenschen, dienen.

Anmerkungen zu Kapitel 14

[1] Vgl. BRADFORD: Heart Burial, S. 19.

[2] Vgl. W. OSTHAUS: Persönliche Mitteilung an den Verfasser. Pfarrer von Heilig-Kreuz, Hildesheim. 5. Dez. 2007.

[3] Üb. d. Verf.: „Von St. Gotthard, dem Bischof."

[4] 1368 wurde er in die Engelbertkapelle umgebettet, 1622 aus der Grabtumba zu den Altären erhoben. 1683 kamen die Gebeine in einen barocken Reliquienschrein, der sich jetzt in der Domschatzkammer befindet. Im 17. Jahrhundert wurde ein offizielles Engelbertfest im Erzbistum Köln eingeführt.

Offensichtlich wurde bei der Gattin des Friedrich von Isenburg, Sophie von Limburg († 1227), eine Leichenöffnung vorgenommen. Der Chronist Caesarius von Heisterbach berichtet, dass bei der Autopsie das Herz aus Trauer über die Tat ihres Mannes, des Mörders Engelberts I., auf die Größe einer Bohne zusammengeschrumpft gefunden worden sei: „Mortua est uxor Friderici morte subitanea, cumque viscera ejus ejecta essent, adeo cor ejus ex dolore, ut ajunt, emarcuerat, ut vix fabe quantitatem excederat" (vgl. Caesarii Heisterbacensis vita s. Engelberti, zit. n. D. SCHÄFER: Mittelalterlicher Brauch bei der Überführung von Leichen, S. 492). Üb. d. Verf.: „Gestorben ist die Gattin Friedrichs durch plötzlichen Tod. Und als ihre Eingeweide herausgenommen waren, sei ihr Herz vor Schmerz so geschrumpft gewesen, wie sie sagen, dass es kaum die Größe einer Bohne übertraf."

[5] Üb. d. Verf.: „Kluges und tapferes Herz."

[6] Üb. d. Verf.: „Eingeweide des heiligen Engelbert."

[7] Üb. d. Verf.: „Aus den Knochen des heiligen Engelberts, des Erzbischofs und Märtyrers."

[8] Zu den Ausführungen zur Herzreliquie Engelberts von Köln vgl. Petra JANKE: Das Engelbertreliquiar. In: Altenberger Blätter. Beiträge aus der Vergangenheit und Gegenwart Altenbergs 36 (2006), S. 44–47, passim; Franz GRUSS/Klaus HERDEPE: Geschichte des Bergischen Landes. Engelbert, Erzbischof von Köln und Graf von Berg. Overath-Witten: Bücken & Sulzer Verlag 2007, S. 125–137.

[9] Vgl. Maxi Maria PLATZ: Hypotheses/MinusEinsEbene: Das Herz der Elisabeth in Nordfrankreich? 17. Okt. 2012. URL: http://minuseinsebene.hypotheses.org/162 (besucht am 01. 02. 2014).

[10] Vgl. Suzanne de LA MESSELIÈRE: Sainte Elisabeth de Hongrie, biographie et hagiographie. Thèse de théologie. Fribourg: Université de Fribourg, 2007, S. 445.

[11] Vgl. ebd., S. 447.

[12] Vgl. Stephan ULRICH: Die Hölle des Frommen. In: Süddeutsche Zeitung, 8. Feb. 2014, S. 9.

[13] Vgl. Manila OLIMPIERI: Persönliche Mitteilung an den Verfasser. Officio Turistico, Viterbo. 17. Jan. 2014.

[14] Vgl. Alessandro FINZI: Persönliche Mitteilung an den Verfasser. Director of the Saint Rose of Viterbo Research Centre, Viterbo. 25. Jan. 2014.

[15] Vgl. Luigi CAPASSO/Salvatore CARAMIELLO/Ruggiero D'ANASTASIO: The anomaly of Santa Rosa. In: The Lancet 353.9151 (1999), S. 54.

[16] Vgl. ebd., S. 63.

[17] Vgl. Johann Joseph von GÖRRES: Die christliche Mystik. Bd. 2. Regensburg: G. Joseph Manz 1837, S. 463.

[18] Dieses Ereignis wird im Augustinerorden noch immer am 30. Oktober als „Impressio Crucifixi in corde S. Clarae" (Üb. d. Verf.: „Eindruck des Gekreuzigten im Herzen der Hl. Klara") gefeiert.

[19] Vgl. Elfriede GRABNER: Gallensteine als Heiligenattribut. Clara von Montefalco in Ikonographie und Legende. In: H. GERNDT (Hrsg.): Dona ethnologica. München: Oldenbourg 1973, S. 172–184, passim.

[20] Agostino PARAVICINI BAGLIANI schreibt, sie seien im Oratorium verbrannt worden (vgl. PARAVICINI BAGLIANI: The corpse in the middle ages, S. 336).

[21] Vgl. Margaret Elizabeth KLOTZ: Clare of Montefalco (1268–1308). The life of the soul is the love of God. PhD thesis. Toronto: Faculty of Theology of the University of St. Michael's College und the Departement of Theology of the Toronto School of Theology, 2001, S. 56.

[22] Vgl. PARAVICINI BAGLIANI: The corpse in the middle ages, S. 336.

[23] Vgl. GÖRRES: Die christliche Mystik, S. 465.

[24] Vgl. Renzo ALLEGRI: I miracoli de Padre Pio. Santa Veronica Giuliani, le piaghe nel cuore. Milano: Mondadori 1993, S. 53f. „Veronica hatte auf Bitten ihres Beichtvaters eine Zeichnung von den Bildern und Zeichen anfertigen lassen, die sie bei ihren Visionen ‚im Herzen trage', ... ‚um sie dann nach ihrem Tode durch den Augenschein mit dem wirklichen Befunde vergleichen zu können ...' Nach ihrem Tode wurde auf Befehl des Bischofs in aller Form eine Sektion ihres Herzens, durch den Wundarzt Professor

Anmerkungen zu Kapitel 14

Giovan Francesco Gentili etc ... vorgenommen. Man fand das Kreuz aufs bestimmteste angegeben, oben mit dem Buchstaben C eingezeichnet; die Dornenkrone, zwei Flammen, die sieben Schwerdter in Form eines Fächers zusammengestellt; die Buchstaben V und P, die Lanze und das Rohr miteinander sich kreuzend, die zweilappige Fahne mit den Zeichen I und M; einen Nagel mit geschärftem Kopfe, wie sie gewöhnlich vorgestellt werden. Der Bischof hielt nicht für nöthig, tiefer in die rechte Seite einzuschneiden; weil er fürchtete, das herz möge gänzlich zerstört werden: da schon 34 Stunden seit ihrem Tode verflossen, und er überdem den anwesenden Schwestern nicht unnöthigerweise ihr Leid vermehren wollte" (vgl. GÖRRES: Die christliche Mystik, S. 465).

[25] Vgl. Father CUTHBERT: Nobility and Analogous Traditional Elites: July 9 – St. Veronica Giuliani. 8. Juli 2013. URL: http://nobility.org/2013/07/08/veronica-giuliani/ (besucht am 13.10.2020).

[26] Vgl. GÖRRES: Die christliche Mystik, S. 462.

[27] Vgl. ebd., S. 463.

[28] Vgl. ebd., S. 462.

[29] Vgl. ebd., S. 418.

[30] Nach dem Hl. Karl Borromäus benannt, s.u.

[31] Vgl. ebd., S. 463.

[32] Anna Maria TURI nennt folgende weitere Herzstigmatisierungen, vorwiegend in Italien: Unbekannter Märtyrer (keine Daten, Beschreibung durch den seligen Thomas von Cantimpré († 1272) in *Le Livre des abeilles*); Lucia di Norcia († 1430 oder 1530); selige Giuliana von Bologna († 1435); seliger Matteo Carreri († 1470); Hl. Katharina von Genua (1447–1510); selige Stefania Quinzani aus Soncino (1457–1530); seliger Raniero von Borgo San Sepolcro (1511–1589); Paola von San Tommaso (1572–1634); Maria Vittoria Angelini (1590–1659); seliger Carlo da Sezze (1613–1670); Claude-François Dutronchet (1700–1726) (vgl. Anna Maria TURI: Stigmate e Stigmatizatti. Roma: Edizioni Mediterranee 1990, S. 157).

[33] Monasterio de la Anunciación de Nuestra Señora de Carmelitas Descalzas de Alba de Tormes (Salamanca).

[34] Von lat. „transverbere" (durchstechen).

[35] Die Heilige beschreibt diese Vision in ihrer Autobiografie *El libro de las misericordias del Senor*: „Ich sah neben mir, gegen meine linke Seite zu, einen Engel in leiblicher Gestalt [...]. Er war nicht groß, sondern klein und sehr schön [...]. In den Händen des mir erschienenen Engels sah ich einen langen, goldenen Wurfpfeil, und an der Spitze des Eisens schien mir ein wenig Feuer zu sein. Es kam mir vor, als durchbohre er mit dem Pfeil einigemal mein Herz bis aufs Innerste, und wenn er ihn wieder herauszog, war es mir, als zöge er diesen innersten Herzteil mit heraus. Als er mich verließ, war ich ganz entzündet von feuriger Liebe zu Gott" (vgl. TERESA VON ÁVILA: Wege der Vollkommenheit. Endfassung. Kodex von Valladolid. 4. Aufl. Freiburg: Herder 2012, S. 321).

[36] Vgl. Gion CONDRAU/Marlis GASSMANN: Das verletzte Herz. Stuttgart: Kreuz-Verlag 1990, S. 63. Die Legende erzählt, dass die Heilige in einem schlichten Holzsarg in feuchter Erde bestattet worden sei. Zwei Jahre später sei das Grab erstmals eröffnet worden. Während Sarg und Oberkleid verfault waren, sei der Leichnam unversehrt gewesen und habe ein „duftendes Öl" abgesondert, mit dem man bereits Reliquien getränkt habe. Man trennte die linke Hand ab, um sie nach Ávila zu bringen. Bei weiteren Öffnungen und Umbettungen sei der Leib weiterhin unversehrt gefunden und weitere Körperteile entnommen worden. Einmal habe eine arme Laienschwester mit einem gewöhnlichen Messer die Brust aufgeschnitten und das Herz herausgenommen, das frische Blutstropfen und einen „himmlischen Duft" abgesondert habe. Die Täterin sei streng bestraft worden. Das Herz sei in zwei Hälften geteilt gewesen, rund um diese Wunde sei es durch den brennenden seraphischen Pfeil versengt gewesen. Noch bei der letzten Graböffnung am 14. Oktober 1760 sei der Leichnam unversehrt gewesen (Albert Christian SELLNER: Immerwährender Heiligenkalender. Frankfurt a. M.: Eichborn 1993, S. 344).

[37] Bilddokumentation vgl. Emilio Martin AGUIRRE: El Sayon: San Juan de Avila y Almodovar del Campo. 8. Okt. 2012. URL: https://elsayon.blogspot.com/2012/10/altorrelieve-en-bronce-conmemorativo.html (besucht am 31.10.2014).

[38] Vgl. Xenia von TIPPELSKIRCH: Heilige Herzen. Zur Kulturgeschichte eines christlichen Kultes. In: Zur Debatte. Themen der Katholischen Akademie in Bayern 3 (2014), S. 32–34.

[39] Der Zeitgenosse Patrizio FATTORIO DI TORRITA berichtete in seiner Darstellung *Ampla et diligente Relatione* (1614), dass die Reliquie von einem großen Umzug vorbei an Tribünen, auf denen sich die Massen drängten, begleitet wurde. Der Zug führte bis zur Kirche, an deren Fassade von Pfeilen durchbohrte, flammende Herzen angebracht waren. Voran zog die Schweizer Garde, dann kamen acht

Trompeter, sodann 36 als Engel verkleidete Jünglinge, die Lilien, Weihrauchkessel und mit Herzen bemalte Tafeln in den Händen hielten. Einige sangen mit Sopranstimme, dann folgten weitere Chöre sowie Ordensmitglieder. Blumen wurden von den Fenstern auf das Reliquiar geworfen, die zahlreich erschienenen Gläubigen knieten nieder, schlugen sich heftig an die Brust, brachen in Tränen aus und riefen den Heiligen an. Es schien, dass Gott „durch dieses Heilige Herz die verhärteten Herzen der Gläubigen in der Trauer und Anbetung erweichen und fleischlich werden lassen wolle, um durch das Wunder die Heiligkeit des Herzens zu verifizieren" (zit. n. TIPPELSKIRCH: Heilige Herzen. Zur Kulturgeschichte eines christlichen Kultes, S. 32).

[40] Original in der Kirche Santa Maria in Valicella.

[41] Vgl. Abraham RING: Persönliche Mitteilung an den Verfasser. Pater, Oratorium Aufhausen. 13. Okt. 2020.

[42] Vgl. Eugen TRAPP: Kunsthistorische Brechungen zwischen Bayern und Rom. Carl Amurath, Pietro Del Pò, Jacob Herman und eine Neri-Büste von Bernini? Der Fall „Carl Amurath". In: Karl MÖSENEDER/ Gosbert SCHÜSSLER (Hrsg.): Bedeutung in Bildern. Regensburg: Schnell & Steiner 2002, S. 455–475, S. 467.

[43] Klosterkirche der Kamillianer.

[44] Üb. d. Verf.: „Sterbliche Überreste des Hl. Kamillus [...]."

[45] Vgl. Paolo GUARISE: Ricognizione del Corpo di S. Camillo. In: Camilliani. Trimestrale di informazione camilliana 183 (2011), S. 20–24, S. 20, 24.

[46] Vgl. Caroline CHÉRUBIN: Persönliche Mitteilung an den Verfasser. Sacristine, Basilique Saint Sernin, Toulouse. 30. Jan. 2021.

[47] Üb. d. Verf.: „Vom Herzen des Hl. Laurentius / von Brindisi, seine Mitbrüder."

[48] Vgl. Frans MISTIAEN: Persönliche Mitteilung an den Verfasser. Jesuits, Mechelen. 30. Aug. 2018; Klaus DIETZ: Persönliche Mitteilung an den Verfasser. Jesuitenpater, Stockholm. 27. Aug. 2018.

[49] Vgl. ebd.

[50] Üb. d. Verf: „Herz des seligen Johannes Berchmans, Jesuitenorden, 1621. Gespendet vom Rektor des Römischen Kollegs dem Kolleg von Leuven."

[51] Vgl. Christopher J. SHARROCK: KWL: The Life of Saint Joseph of Cupertino. Society of Saint Peter Canisius. 1985. URL: https://www.kwl.com.au/blog/theology/the-life-of-saint-joseph-of-cupertino/ (besucht am 24. 10. 2020).

[52] Vgl. Fernando VERDESCA: Assoziazione Pro Loco „F. Verdesca": Stalletta di San Guiseppe da Copertino. Feb. 2014. URL: http://prolococopertino.it/2013/01/stalletta-di-san-guiseppe-da-copertino (besucht am 24. 10. 2020).

[53] Heute Basilika der Visitation.

[54] Vgl. Pedro FERNÁNDEZ RODRÍGUEZ: Das Herz des heiligen Franz von Sales im Kloster der Heimsuchung von Treviso. Eichstätt: Franz-Sales-Verlag 2008, S. 21.

[55] So schrieb die Mutter Oberin, Marthe-Séraphine Dapchon de Ponsein, die die Kommunität 30 Jahre lang leitete, am 18. Februar 1696 in einem Manuskript über die Geschichte des Klosters: „Die Unterschreibende, Oberin des ersten Klosters der Heimsuchung Mariens in Lyon, bescheinigt und erklärt der zuständigen Person, dass sich das Herz des heiligen Franz von Sales, unseres glorreichen Stifters, im gleichen Zustand befindet, wie es Monsignor de Posselaigne, Bischof von Belley, und Henri de Maupas, Bischof von Évreux, vorgefunden haben. Das heißt, es ist vollkommen heil, immer noch unberührt, von roter Farbe und einen herrlichen Duft verströmend. Seit der Kanonisation des Stifters ist es möglich, das Herz zu sehen, welches sich hinter Glas in einem goldenen Schrein befindet, der dem Kloster 1630 von König Ludwig XIII. gestiftet wurde als glorreiche Erinnerung zum Zeichen seines Dankes für seine wundersame Heilung, die er Dank der Gnade dieses großen Heiligen erhalten hat."

1705 schrieben die Schwestern erneut: „Von diesem Herzen geht vor allem an Tagen großer Feierlichkeiten ein himmlischer Duft aus, in Übereinstimmung mit dem Glauben jener, die es verehren" (zit. n. ebd., S. 27).

[56] Vgl. Johanna Franziska von Chantal, Mitgründerin des Ordens der Heimsuchung Mariens. Sie hatte bereits ein Stück des Herzens dem Salesianerinnenkloster von Paris überlassen (vgl. ebd., S. 110).

[57] Oberin des Klosters Bellecour in Lyon, Sterbebegleiterin des Heiligen.

[58] Vgl. ebd., S. 90, 110.

[59] Vgl. ebd., S. 90.

[60] Die Untersuchung erfolgte durch die Professors Dr. V. M. Palmieri, Gerichtsmediziner der Universität Neapel, und Dr. M. Bortolozzi, Pathologie, Krankenhaus Treviso. In ihrem Bericht steht: „Insgesamt

Anmerkungen zu Kapitel 14

hat die Reliquie eine dunkelrote Farbe mit manchmal rot-gelblichen Tönen [...]. Berücksichtigt man auch die offenkundige Erhaltung des Herzmuskelgewebes, kann man feststellen, dass insgesamt ein Drittel des Herzmuskels fehlt [...]. Aus der Untersuchung der wertvollen Reste kann man ableiten, dass dem Prozess der Austrocknung ein Phänomen der Pulverisierung gefolgt ist [...]. Trotzdem muss man zugeben, dass der Konservierungszustand der Reliquie, wenn auch teilweise pulverisiert, so doch außergewöhnlich ist." Zur Blutbefleckung des weißen Stoffs, in dem das Herz eingewickelt war, äußerten sich die beiden Untersucher: „[...] die rote Farbe auf dem Leinenstoff [ist] einem Zustand großer atmosphärischer Feuchtigkeit zuzuschreiben. Durch den Kontakt mit dem Herzen hat das Leinentuch, nun mit Wasser getränkt, die besondere blutrote Farbe angenommen [...]" (vgl. ebd., S. 110).

[61] Vgl. ebd., S. 124.

[62] Die „Vinzentinerinnen", die größte katholische Frauengemeinschaft, sind auch heute noch Träger vieler konfessioneller Krankenhäuser in Europa.

[63] Ursprünglich befand sich das Grab des Heiligen im Mutterhaus der Lazaristen, in der Kirche Saint-Lazare in Paris; es wurde während der Revolution zerstört. Jetzt steht dort die 1844 geweihte Kirche Saint-Vincent-de-Paul. Der Leichnam des Heiligen sei nach der ersten Exhumierung 1713 „unverwest" gewesen, nur Augen und Nase hätten sich bereits zersetzt. Bei der erneuten Exhumierung 1737 anlässlich der Heiligsprechung war der Zerfall durch Wassereinwirkung weit fortgeschritten. Die Knochen seien deshalb in ein wächsernes Abbild eingesetzt worden, das heute in dem Glassarg über dem Altar der Kapelle Saint-Vincent-de-Paul in der Chorwölbung zur Verehrung ausgestellt ist (vgl. MELCHERS/MELCHERS: Das große Buch der Heiligen, S. 616).

[64] Vgl. G. TONELLO: Prezioso tesoro religioso quasi ignorato. In: Annali della Missione 1928, S. 388–396, S. 395.

[65] Die sogenannte Wundertätige Medaille entstand nach einer Marienvision der Catherine Labouré.

[66] Vgl. ANON.: Anointing Fire Catholic Ministries: Saint Catherine Laboure. URL: http://www.afcmmedia.org/Saints-82.html (besucht am 06.10.2021).

[67] Vgl. ebd.

[68] Vgl. Valentin HAMON-BEUGIN: Ouest-France: Marguerite de Lorraine, la bienfaitrice d'Argentan. Services Ouest-France. 23. Aug. 2019. URL: https://www.ouest-france.fr/normandie/argentan-61200/mfarguerite-de-lorraine-la-bienfaitrice-d-argentan-6489257 (besucht am 06.12.2023).

[69] Jean de L'HABIT: Dictionnaire de l'Ordre Monastique de Fontevraud: Reliquaire du cœur d'Antoinette d'Orléans-Longueville; Visitandine, Fontevriste, Fondatrice des. 12. Apr. 2014. URL: https://tinyurl.com/yc5jnmh7 (besucht am 26.02.2018). [] markiert unleserliche Stellen.

[70] Vgl. Elisabetta GULLI GRIGIONI: Il cuore di San Gregorio Barbarigo: dal reliquiario al panegirico, dalla decorazione al linguaggio. In: Il Santo – Rivista francescana di storia, dottrina e arte 39 (1999), S. 613–625, S. 624.

[71] Jetzt Ars-sur-Formans.

[72] Johannes SCHÄFER: Ökumenisches Heiligenlexikon: Johannes-Maria Vianney. 25. Nov. 2019. URL: https://www.heiligenlexikon.de/BiographienJ/Johannes-Maria_Vianney.htm (besucht am 10.01.2024).

[73] Vgl. Heiligsprechung 1995 durch Papst Johannes Paul II.

[74] Vgl. Yvon BEAUDOIN: OMI The Missionary Oblates of Mary Immaculate: Heart of the Founder. URL: https://www.omiworld.org/lemma/heart-of-the-founder/ (besucht am 05.11.2020).

[75] Vgl. ANON.: Filo d'oro – Suore Serve dei Poveri del Beato Giacomo Cusmano: Una Reliquia del Beato Giacomo Cusmano. URL: http://www.cusmano.org/richiesta-materiale (besucht am 21.11.2020).

[76] Üb. d. Verf.: „Vom Herzen des Heiligen Riccardo Pampuri."

[77] Vgl. ders.: Associazione di Volontariato San Riccardo Pampuri Onlus: Il Cuore del santo. URL: https://associazionesanriccardopampuri.it/museo/ (besucht am 24.11.2020).

[78] Vgl. Pasquale ALBISINNI: Rogazionisti del cuore di Gesù: Il Cuore di Sant'Annibale a Roma. 10. Nov. 2019. URL: http://rcj.org/it/news/il-cuore-di-santannibale-a-roma (besucht am 13.11.2020).

[79] Vgl. ANON.: Santa Gemma Galgani: La Reliquia del cuore a cura delle Monache Passioniste di Lucca. URL: http://www.passionisti.org/JoomlaOLD/sito/santagemma/reliquiacuore-1.htm (besucht am 22.09.2008).

[80] Vgl. SORELLE DI SANTA GEMMA: Congregazione Missionaria Sorelle di Santa Gemma: La Reliquia del Cuore di Gemma Galgani. 18. Feb. 2017. URL: http://www.suoresantagemma.it/?p=964 (besucht am 07.12.2023).

[81] Vgl. Christian REITER: Ein Gutachten für den Vatikan. In: Österreichische Zeitschrift für das Ärztliche Gutachten 1 (2014), S. 19–21, S. 21.

⁸² Die Untersuchung fand in der Familiengruft des Hauses Batthyány in der Klosterkirche der Franziskaner in Güssing statt. Im Bericht von Reiter, Gerichtsmediziner der Medizinischen Fakultät der Universität Wien, ist zu lesen, dass man „[...] bei oberflächlicher Besichtigung den Eindruck von vollständig erhaltenen Weichteilen, insbesondere im Bereich des Gesichtes und der freiliegenden Hände [...]" hatte. Der Wissenschaftler erklärte dieses Phänomen mit der Umwandlung der Weichteile in Chitin, einen Bestandteil der Stützstruktur von Buckel- bzw. Gruftfliegen, das in diesem Fall durch den Vermehrungsvorgang, die Verpuppung der Maden entstand und die Haut in eine zerbrechliche, an locker verklebte Sägespäne erinnernde Masse umwandelte, die die äußeren Strukturen des Körpers zunächst bewahrte, aber bereits bei geringen Erschütterungen zerfiel. „Während der Leichnam sonst überwiegend skelettiert war, wurde als auffälligste und bemerkenswerteste Veränderung eine teilweise Erhaltung des Herzens bei gleichzeitigem Fehlen der Lungen festgestellt. Auch die Sehnen und Bänder beider Hände, die die Kreuze hielten, waren der Verwesung nicht anheimgefallen, sodass beide Hände in ihrem natürlichen Zusammenhalt vorlagen. Diese symbolträchtige und unerwartete Erhaltung des Herzens und beider Hände bei dem durch karitative ärztliche Tätigkeit sich ausgezeichnet habenden Dr. Ladislaus Batthyány-Strattmann führte zur Asservierung von Reliquien des Herzens und von Fingern. Die erhaltenen Weichteile wurden konservierenden Behandlungen unterzogen und gemeinsam mit den knöchernen sterblichen Überresten in ein Ossarium verbracht [...]". Der Tote habe in jeder Hand ein Kruzifix aus schwarzem Holz mit einer silbernen Christusfigur gehalten, um den Hals sei eine goldene Kette gelegt gewesen, die als Anhänger ein silbernes Kruzifix getragen habe. Über dem Herzen, zwischen den Rippen in die Tiefe gesunken, haben sich ein stark korrodiertes Kupfer- und ein Goldmedaillon gefunden. Der chemische Prozess, der durch das Zusammenwirken des postmortalen Gewebezerfalls und der Korrosion der Metalle und durch Silberkontamination verursacht wurde, habe, so Reiter, durch die eiweißfällende Wirkung von Metallsalzen zu einer der Fäulnis entgegenwirkenden Konservierung geführt, andererseits sei das bakterielle Wachstum durch die hohen Metallkonzentrationen in diesen Regionen gehemmt worden, wodurch die beiden Gewebskomplexe der Fäulnis und Verwesung trotzten (vgl. Reiter: Ein Gutachten für den Vatikan, S. 20).

⁸³ Vgl. Odoardo Linoli: Studio anatomo-histologico sul „cuore" de Miraculo Eucaristico di Lanciano (VIII. Sec.) In: L'Osservatore Romano, 23. Apr. 1982, S. 5.

⁸⁴ Pollenanalyse.

⁸⁵ Vgl. Philippe Charlier u. a.: The heart of Blessed Anne-Madeleine Remuzat: a biomedical approach of „miraculous" heart conservation. In: Cardiovascular Pathology 23.6 (2014), S. 344–350.

⁸⁶ Vgl. Marc Beise: „Influencer Gottes" wird heiliggesprochen. In: Süddeutsche Zeitung, 3. Juli 2024, S. 8.

⁸⁷ Vgl. Guillermo Fúrlong Cárdiff: Misiones y sus pueblos de Guaranies. Lumicop y Cía 1978, S. 356.

⁸⁸ Vgl. Marisa Reyes Franco: Persönliche Mitteilung an den Verfasser. Counselor of the Embassy of Paraguay, Stockholm. 13. Juli 2019.

⁸⁹ Vgl. Haroon Siddique: The Guardian World News: Remains of Argentine friar's heart stolen from monastery. 23. Jan. 2008. URL: https://www.theguardian.com/world/2008/jan/23/argentina.religion (besucht am 15.09.2018).

⁹⁰ Heim für Menschen mit Behinderung.

⁹¹ Vgl. F. Ezio u. a.: Cuore: La reliquia del Cuore di Don Orione. In: Messaggi Di Don Orione 103 (2001), S. 73–74.

⁹² Vgl. Maryse Trudel: La dévotion au Saint Frère André à l'Oratoire Saint-Joseph du Mont-Royal: éthnographie d'une religiosité populaire contemporaine. Thèse. Montréal: Université de Montréal, Institut d'études religieuses, 2019, S. 157.

⁹³ Vgl. Andréanne Charbonneau-Desfosses: Le cœur du frère André. Musée du patrimoine religieux de l'Oratoire Saint-Joseph du Mont Royal. In: Conserveries mémorielles 19 (2016). URL: http://journals.openedition.org/cm/2350 (besucht am 07.12.2020).

⁹⁴ Vgl. Zhanag Dzogpa Tenzin Namgyal: A Few Accounts about the Wondrous Activities of His Holiness the XVIth Gyalwa Karmapa, Rangjung Rigpe Dorje. 24. Feb. 2009. URL: http://rinpoche.com/stories/krmpamiracles.htm (besucht am 05.12.2020).

⁹⁵ Ein Beispiel ist die Herkunft einer der frühesten Reliquien dieser Art, des Herzens des Lokalheiligen Alfio in Lentini, auf Sizilien: Er soll mit seinen zwei Brüdern am 10. März 253 in Lentini gemartert und getötet worden sein. Ihre Leichen sollen von Mitchristen geborgen und in den folgenden Jahrhunderten mehrfach umgebettet worden sein. 1516 seien die sterblichen Überreste wiedergefunden und geteilt

Anmerkungen zu Kapitel 14

worden; sie werden seither an mehreren Orten verehrt. Lentini erhielt unter anderem das Herz von Alfio. In der Chiesa della Campana, der Nachfolge-Kirche der alten Kathedrale, steht eine Büste des segnenden Märtyrers und Bruders San Cirino. In der Brust der Figur ist der Herzgeweberest von Sant'Alfio in einer kleinen ovalen, verglasten Aushöhlung, umgeben von einem Goldkranz, eingeschlossen. Die Reliquie wird von Gläubigen, die sich mit ihren Anliegen an den Heiligen wenden, berührt.

15 Herz- und Eingeweidebestattungen in Zahlen

Getrennte Bestattungen, insbesondere Herzbegräbnisse, seltener Eingeweide- oder Herz-Eingeweide-Begräbnisse, ein Privileg des Adels und der prominenten Geistlichkeit, fanden seit dem Hochmittelalter überwiegend im katholischen West- und Mitteleuropa, vor allem in Frankreich, im Heiligen Römischen Reich deutscher Nation, im pränaglikanischen England, in Österreich und Polen, seltener in den Mittelmeeranrainerstaaten, kaum in den protestantisch geprägten nordeuropäischen Königreichen und gar nicht in Staaten mit orthodoxer Religion statt.

Eingeweidebestattungen waren seltener, sie werden im Folgenden unter „Herzbestattung" eingeschlossen oder im Text unter der Rubrik „getrennte Bestattung" subsumiert.

Zeitraum	UK	F	D	A	PL	Andere	Summe
bis 10. Jh.	0	5	4	1	0	1	11
11. Jh.	2	3	6	0	0	2	13
12. Jh.	15	8	13	0	0	19	55
13. Jh.	129	37	6	3	0	12	187
14. Jh.	25	45	7	0	0	5	82
15. Jh.	34	54	5	7	2	30	132
16. Jh.	47	174	29	4	4	29	287
17. Jh.	40	283	70	44	19	60	516
18. Jh.	23	149	104	41	54	63	434
19. Jh.	10	94	54	33	22	54	267
20. Jh.	2	4	9	0	19	22	56
21. Jh.	0	0	1	0	0	1	2
Summe	327	856	308	133	120	298	2042

Tabelle 15.1: Herz- und Eingeweidebestattungen vom 8.–21. Jh. nach Ländern (der Gegenwart)

Die erste auffallende Häufung von Herzbestattungen fand im England des 13. Jahrhunderts statt, am ehesten im Zusammenhang mit der Kreuzzugsbewegung, vielleicht auch inspiriert durch das Beispiel der Plantagenets, insbesondere des angevinischen Königs Richard Löwenherz († 1199) (vgl. Tabelle 15.1).

Im 14. und 15. Jahrhundert verlangsamte sich der Anstieg, waren solche Bestattungen eher selten (vgl. Tabelle 15.1). Die Ursachen sind im Abflauen der Kreuzzugsidee und -bewegung und im Verbot des Papstes Bonifaz VIII., den Leichnam zu teilen, zu suchen. Im Heiliges Römischen Reich entschieden sich noch im 16. Jahrhundert nur wenige für diese Begräbnisform, da das Vorbild des Herrscherhauses fehlte. Anders war dies auf dem Gebiet des heutigen Vereinigten Königreichs und in Frankreich, da deren Monarchien diese Funeralform als dynastisches Ritual etablierten.

Für Frankreich, aus dem die meisten getrennten Bestattungen bekannt sind, galt dies auch noch im 17. Jahrhundert, während in England durch die Abspaltung der anglikanischen Kirche sich vor allem die Zahl der hochrangigen Kleriker, die eine solche Behandlung ihres Leichnams wünschten, eher reduzierte (vgl. Tabelle 15.1).

Hingegen kam es im Heiligen Römischen Reich deutscher Nation zu einem deutlichen Anstieg, vor allem weil das Haus Habsburg und die Wittelsbacher die Zwei- bzw. Dreifachbestattung zur Familientradition machten und die kulturanthropologische, insbesondere die religiöse Bedeutung des Herzens in der Gegenreformation einen Höhepunkt erreichte (vgl. Tabelle 15.1).

Das blieb so bis ins 19. Jahrhundert, im 20. Jahrhundert wurde nur noch in Deutschland und in einigen wenigen, auch außereuropäischen Ländern eine geringe Zahl solcher Bestattungen vorgenommen; bis zur schließlich letzten, jener Otto von Habsburgs, im Jahre 2011 in Ungarn (vgl. Tabelle 15.1).

Weibliche Herzen wurden frühzeitig, bereits im 12. Jahrhundert, entnommen und beigesetzt, insgesamt jedoch deutlich seltener als männliche; sie machen etwa ein Fünftel der Gesamtzahl aus (vgl. Tabelle 15.2).

Zeitraum	Männer	Frauen
8.–10. Jh.	11	0
11. Jh.	12	1
12. Jh.	54	1
13. Jh.	145	42
14. Jh.	52	30
15. Jh.	110	22
16. Jh.	234	53
17. Jh.	380	136
18. Jh.	327	107
19. Jh.	226	41
20. Jh.	51	5
21. Jh.	1	1
Summe	**1603**	**439 (21,3%)**

Tabelle 15.2: Herz- und Eingeweidebestattungen vom 8.–21. Jh. nach Geschlecht

Eingeschränkt ist die Validität dieser Zahlen dadurch, dass in den Recherchen des Verfassers nur etwa 50% der Bestattungen als historisch belegt eingestuft werden konnten und insbesondere, was den niederen Adel und die Geistlichkeit betrifft, in den Kernländern (heutiges) Vereinigtes Königreich, Frankreich und Heiliges Römisches Reich deutscher Nation einschließlich der ehemaligen Donaumonarchie noch viele solcher Begräbnisse wohl nicht erfasst sind. Darüber hinaus fehlen in den Quellen manchmal Namen, biographische Daten und Begräbnisorte.

Die Zahlen von BRADFORD, der als Erster eine mengenmäßige Erfassung versuchte (*Heart Burial*, S. 52) sind bezüglich Herkunft und Systematik nicht definiert, ihr dürften vorwiegend englische Quellen zugrundeliegen. Auch sie zeigen Häufigkeitsgipfel im 13., 16., 17. und 18. Jahrhundert.

Die meisten Herzbestattungen fanden in Frankreich statt, gefolgt von den deutschsprachigen Nationen und dem heutigen Vereinigten Königreich (vgl. Tabelle 15.1). Abgesehen davon wurden Herzbestattungen in nennenswerter Zahl in Polen, den nicht-deutschsprachigen Ländern der ehemaligen Donaumonarchie und in Italien vorgenommen. Sonst waren sie sehr selten (vgl. Tabelle 15.3). Allerdings dürften hier die Zahlen wegen der schwierigen Recherchebedingungen und fehlender Literatur zu niedrig sein.

Außerhalb Europas sind nur wenige Herzbestattungen bekannt, in keinem außereuropäischen Kulturkreis entwickelte sich eine derartige Funeralform. Abgesehen von einigen südamerikanischen, z.T. historisch unsicheren, wohl auf europäischem Vorbild beruhenden Herzbegräbnissen des 19. Jahrhunderts waren es einige wenige Herzen von Europäern, die im Ausland verstarben (vgl. Tabelle 15.3).

Land	Anzahl
Übriges Europa	
Italien	41
Mittel- und Osteuropa (BY, BG, LT, SK, SI, CZ, UA, HU)	53
Niederlande, Belgien, Luxemburg	22
Schweiz	11
Malta, Zypern und Griechenland	9
Spanien und Portugal	9
Schweden	1
Naher Osten (EG, IL, SY)	8
Weitere außereuropäische Länder (BM, IN, JM, CO, MX, ZM, US, VE)	13
Gesamt	**167**

Tabelle 15.3: Getrennte Bestattungen im übrigen Europa und in außereuropäischen Ländern

16 Herzbestattung, Eingeweidebestattung und Herzreliquien in Bildern

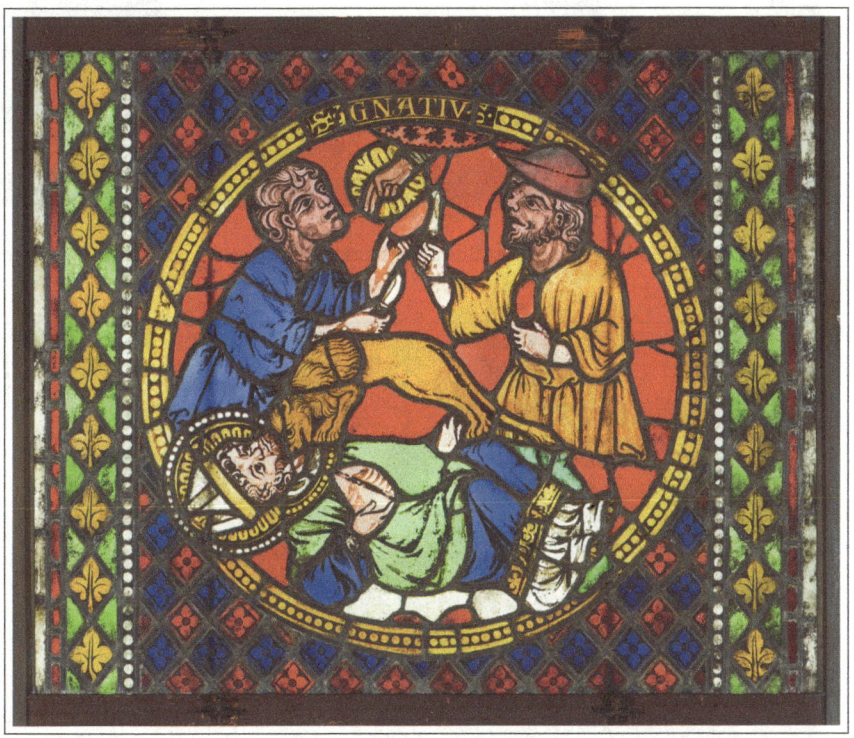

Abb. 1: Entnahme des Herzens des Ignatius von Antiochien († 2. Jh.), „Märtyrerfenster" im Freiburger Münster

16. Herzbestattung, Eingeweidebestattung und Herzreliquien in Bildern

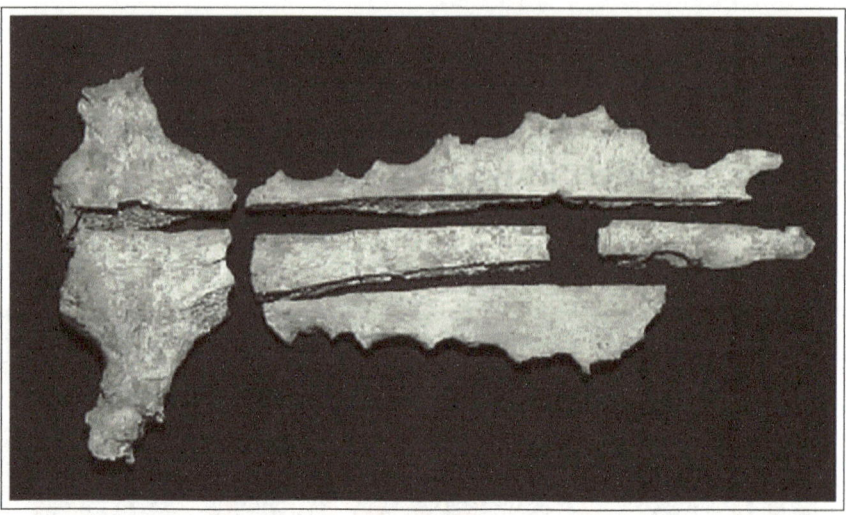

Abb. 2: Zur Herzentnahme gespaltenes Brustbein eines unbekannten Ritters (11. Jh.), Klosterkirche Ganagobie

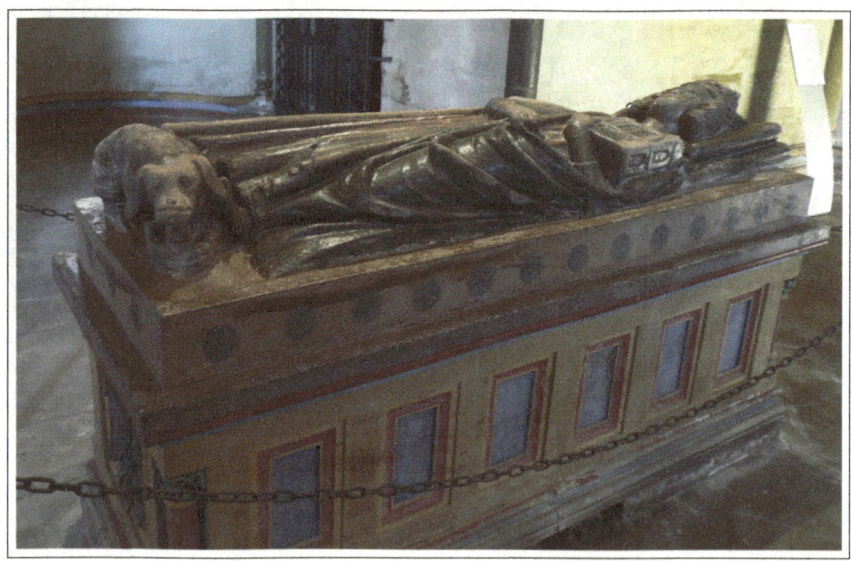

Abb. 3: Herz- und Eingeweidegrab Heinrichs III. († 1056), Pfalzkapelle St. Ulrich, Goslar

16. Herzbestattung, Eingeweidebestattung und Herzreliquien in Bildern

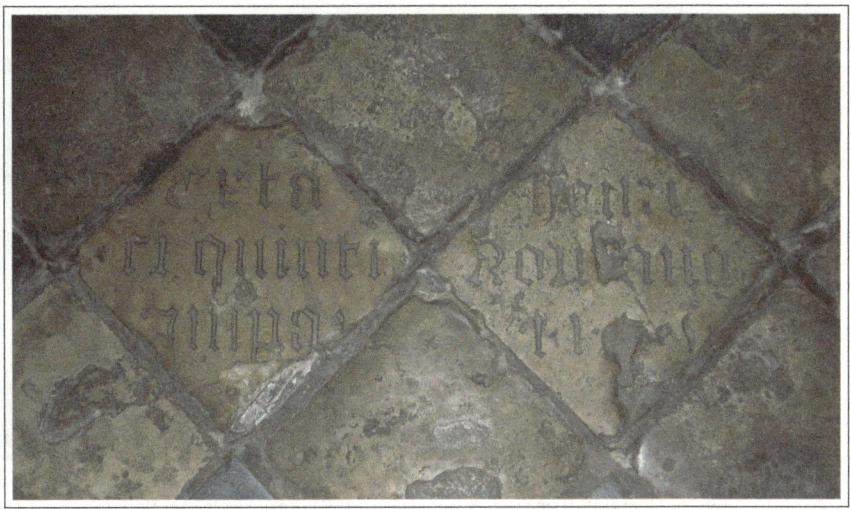

Abb. 4: Keizerssteentjes, Eingeweidegrab Kaiser Heinrichs V. († 1125), Dom von Utrecht

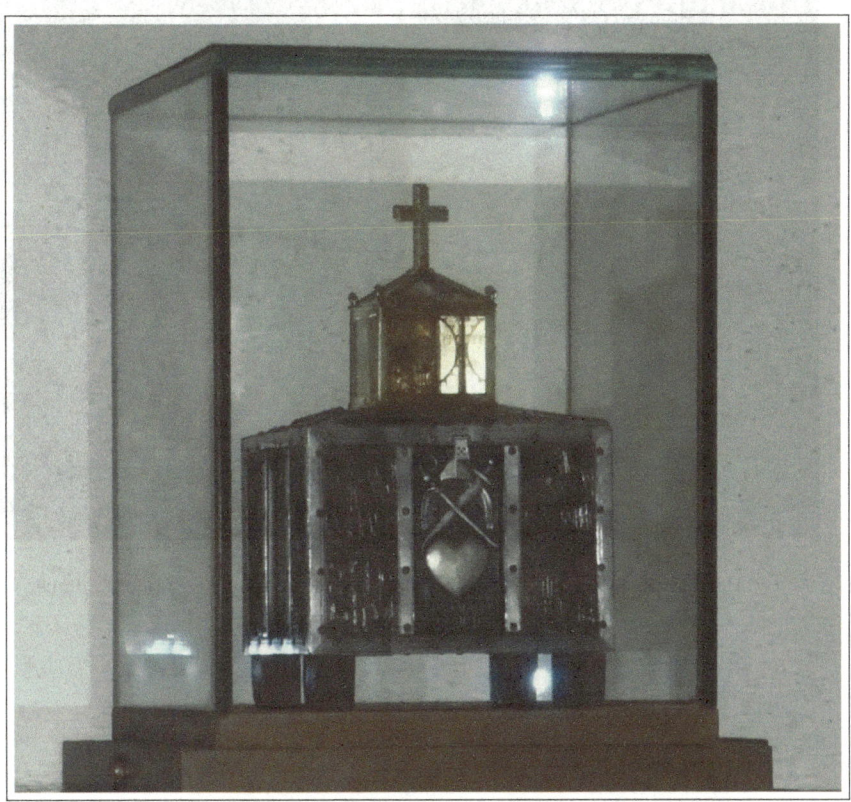

Abb. 5: Herzreliquienschrein des Hl. Engelbert († 1125), Altenberger Dom, Odenthal

16. Herzbestattung, Eingeweidebestattung und Herzreliquien in Bildern

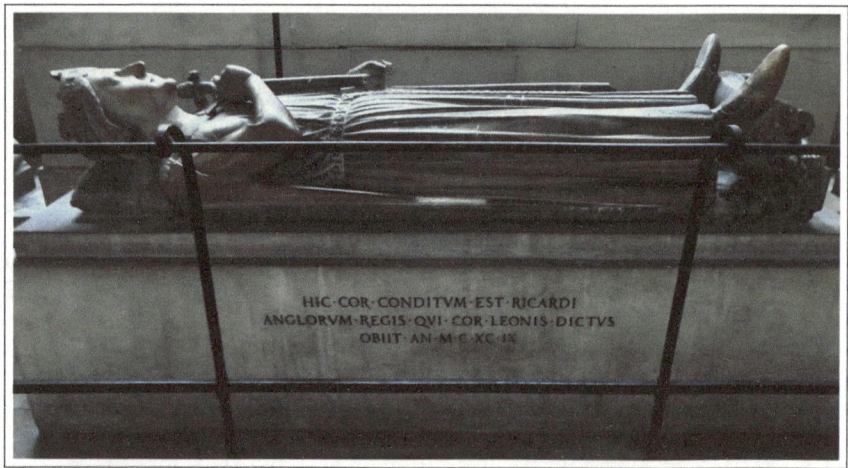

Abb. 6: Herzgrab Richard Löwenherz' († 1199), Kathedrale von Rouen

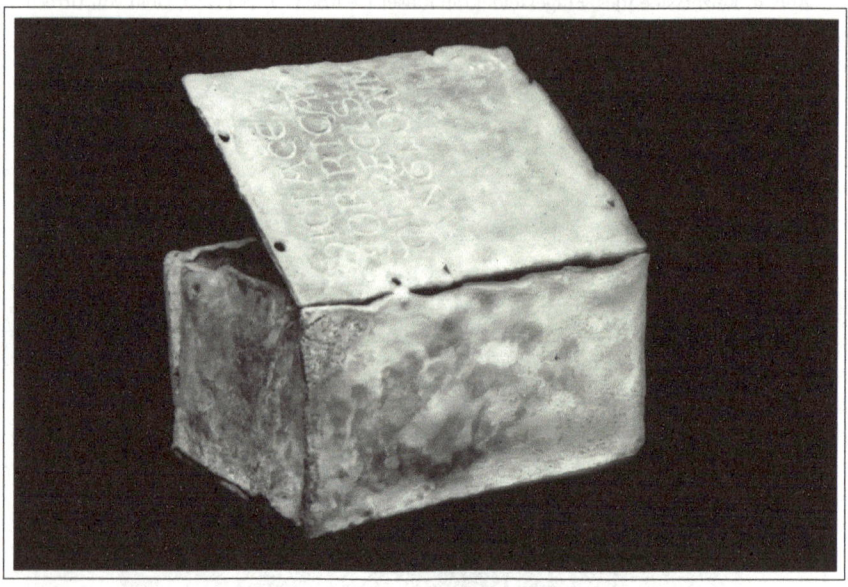

Abb. 7: Herzkästchen Richard Löwenherz', Musée départemental des Antiquités, Rouen

16. Herzbestattung, Eingeweidebestattung und Herzreliquien in Bildern

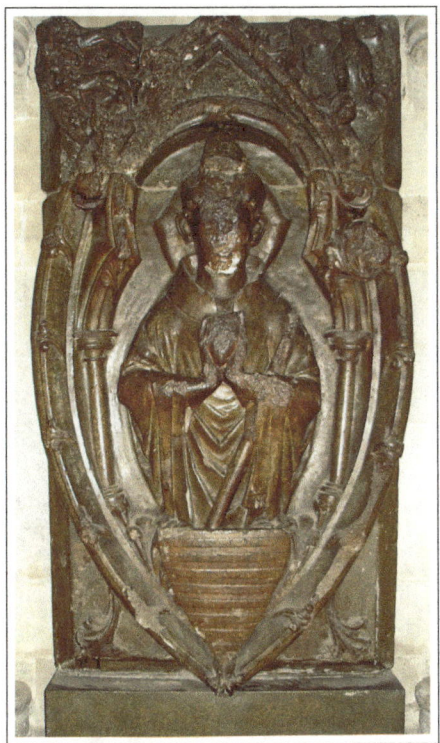

Abb. 8: Herzgrab des Aymer de Valence († 1260), Winchester Cathedral

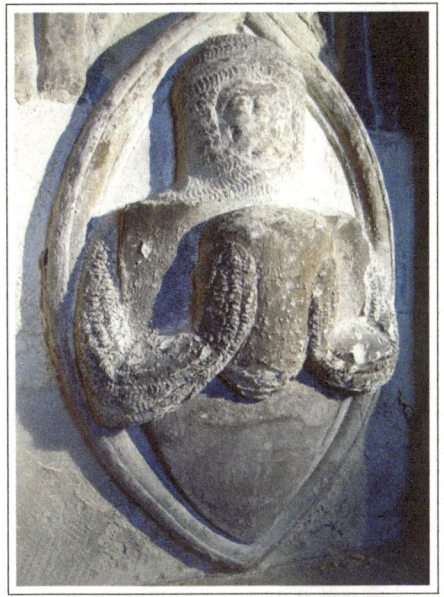

Abb. 9: Kardiotaph des Giles de Berkeley († 1294) in St. Giles, Coberley

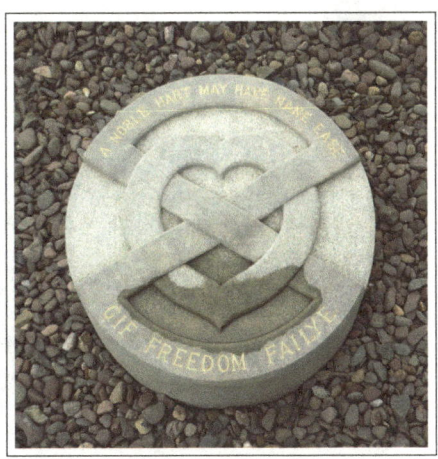

Abb. 10: Letztes Herzgrab von Robert the Bruce († 1329), Melrose Abbey

16. Herzbestattung, Eingeweidebestattung und Herzreliquien in Bildern

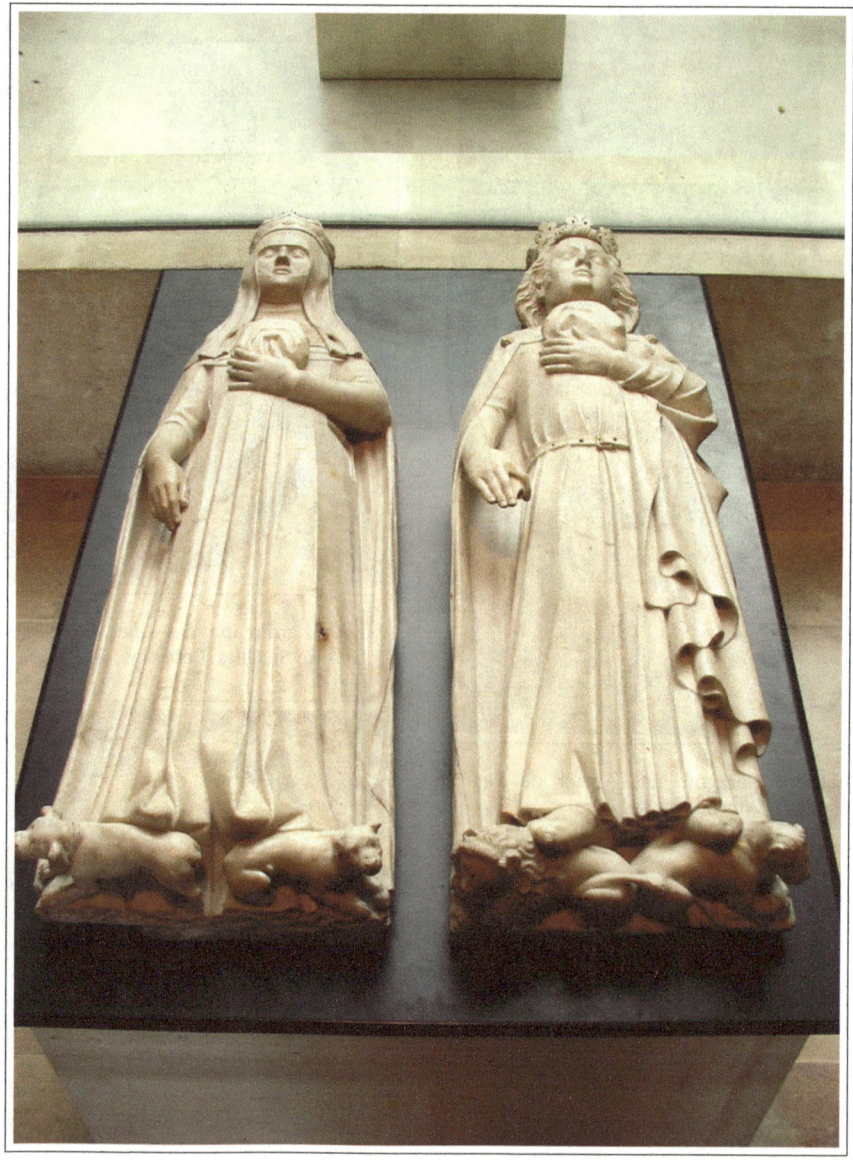

Abb. 11: Enterotaph von Karl IV. († 1328) und Jeanne d'Evreux († 1371), Louvre, Paris

16. Herzbestattung, Eingeweidebestattung und Herzreliquien in Bildern

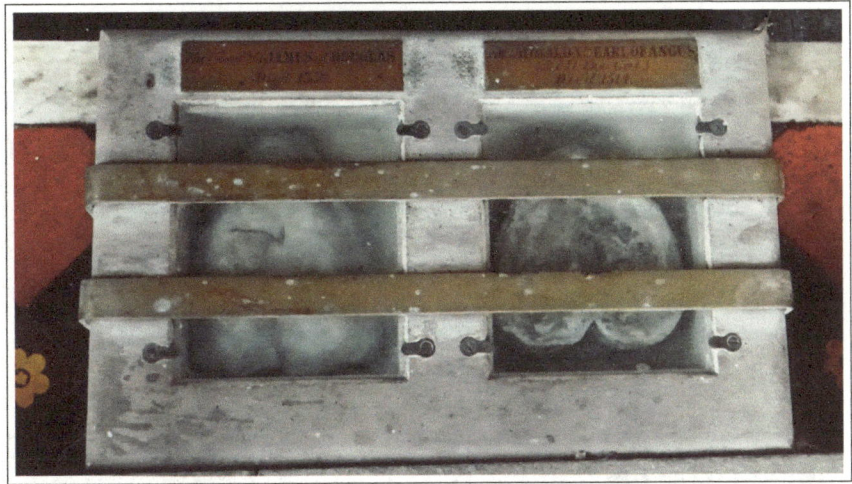

Abb. 12: Herzurnen von James († 1330) und Archibald Douglas († 1514), St. Bride's Church, Douglas

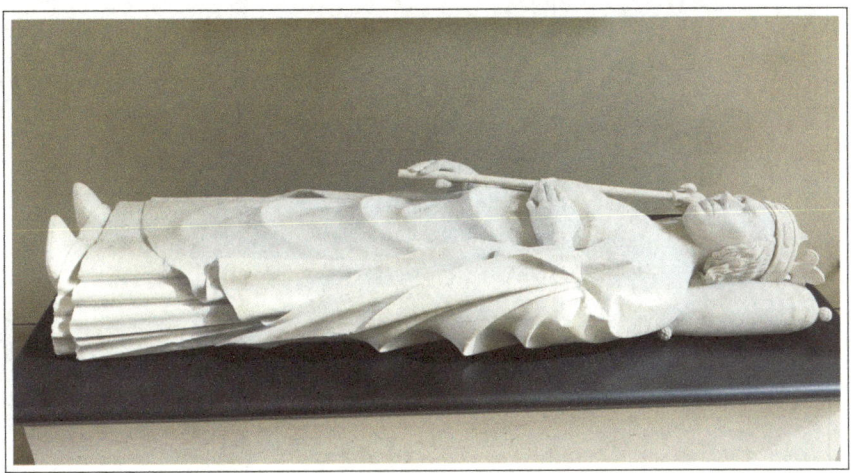

Abb. 13: Enterotaph Karls V. († 1380), Louvre, Paris

16. Herzbestattung, Eingeweidebestattung und Herzreliquien in Bildern

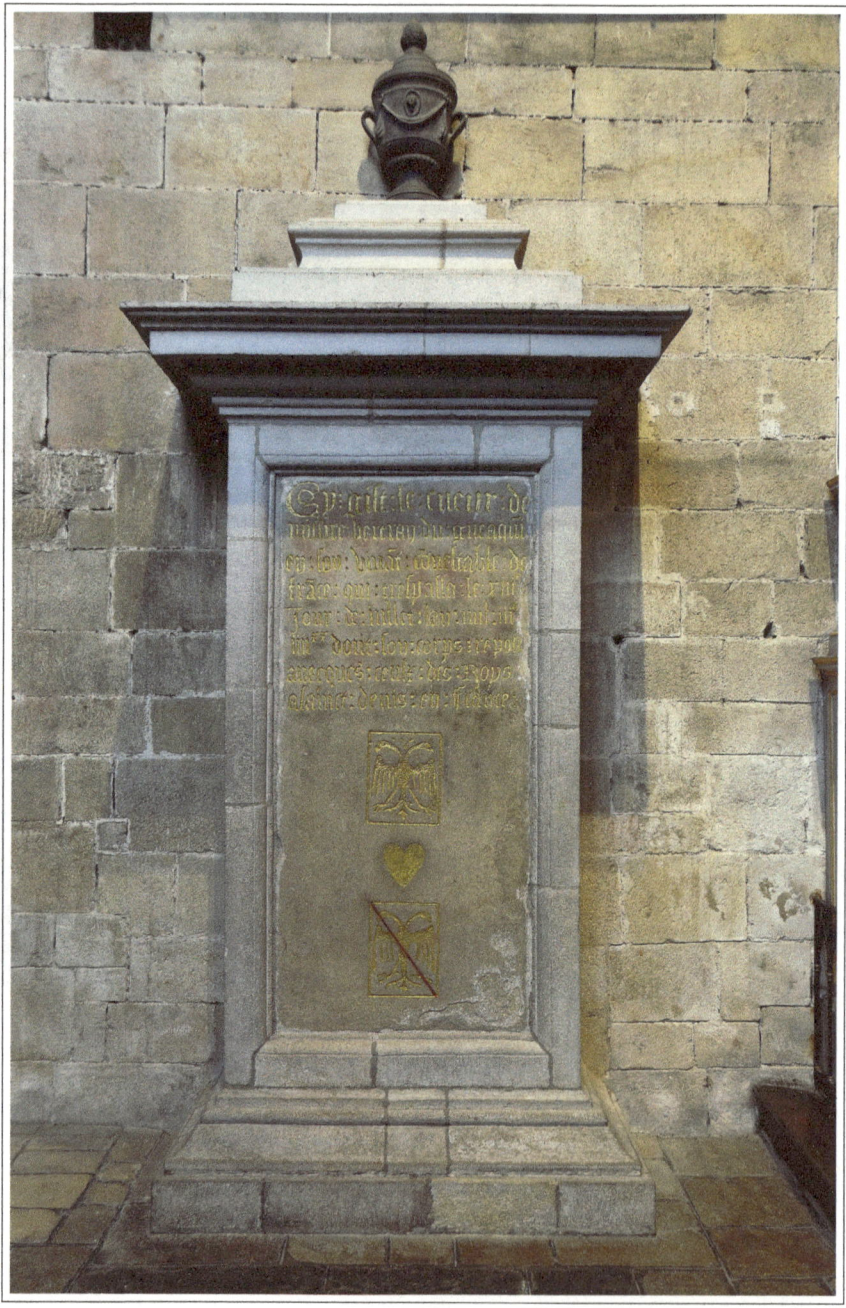

Abb. 14: Herzgrab des Bertrand du Guesclin († 1380), Saint-Sauveur, Dinan

16. Herzbestattung, Eingeweidebestattung und Herzreliquien in Bildern

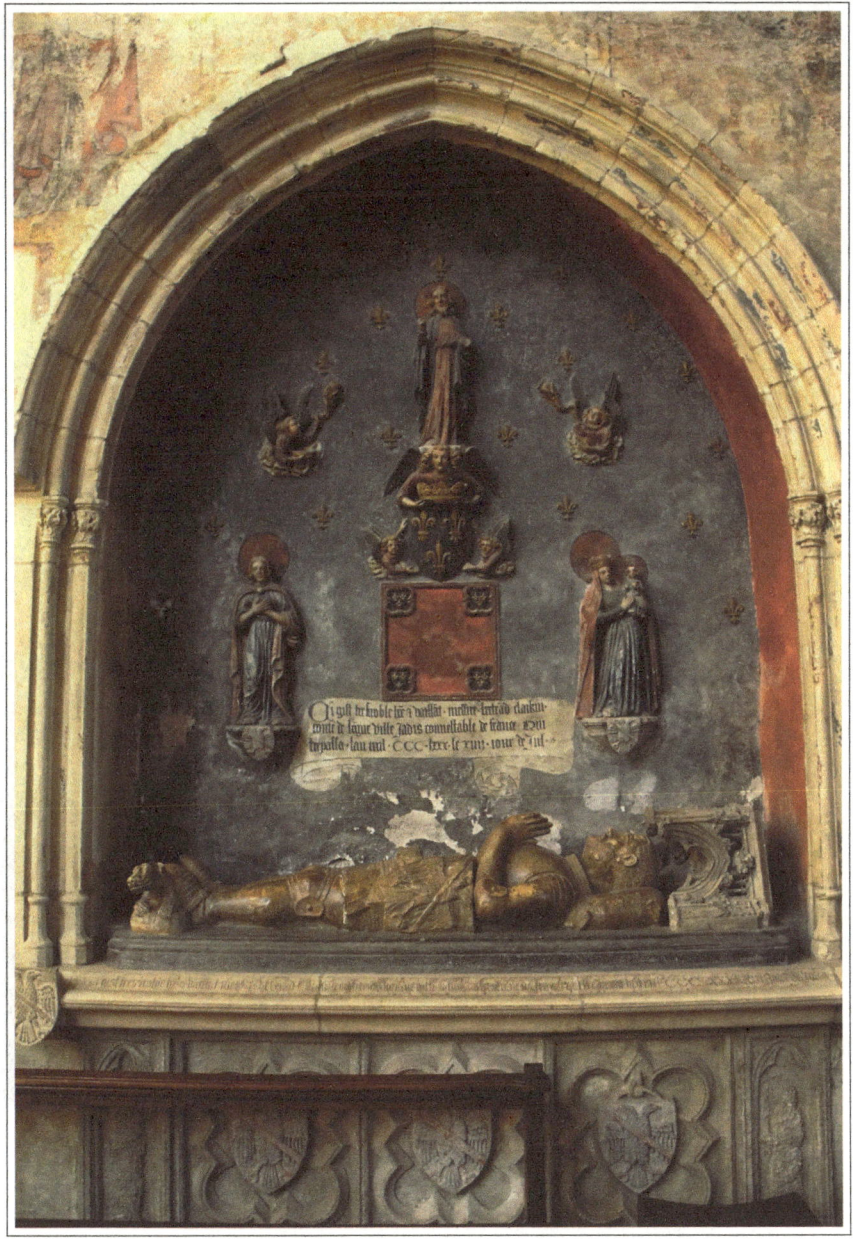

Abb. 15: Eingeweidegrab des Bertrand du Guesclin († 1380), Saint-Laurent, Le Puy-en-Velay

16. Herzbestattung, Eingeweidebestattung und Herzreliquien in Bildern

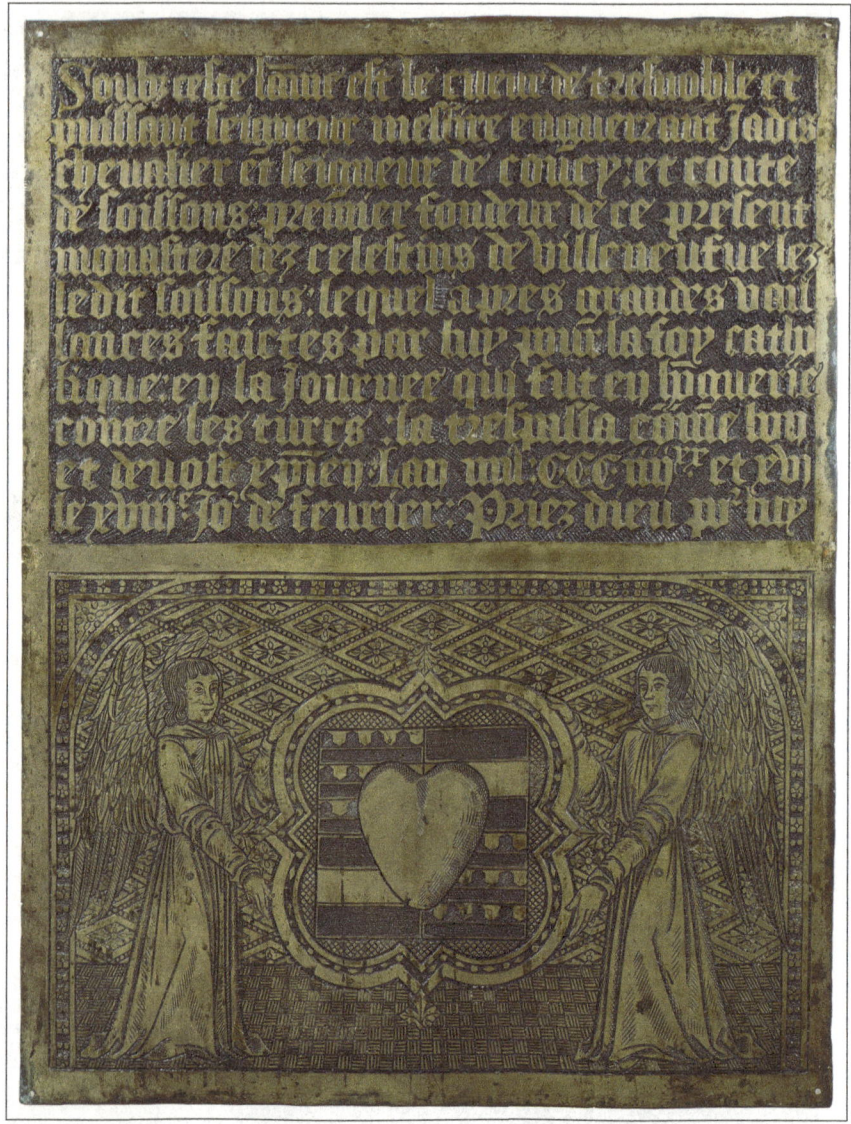

Abb. 16: Kardiotaph des Enguerrand VII. († 1397), Musée municipal de Soissons

16. Herzbestattung, Eingeweidebestattung und Herzreliquien in Bildern

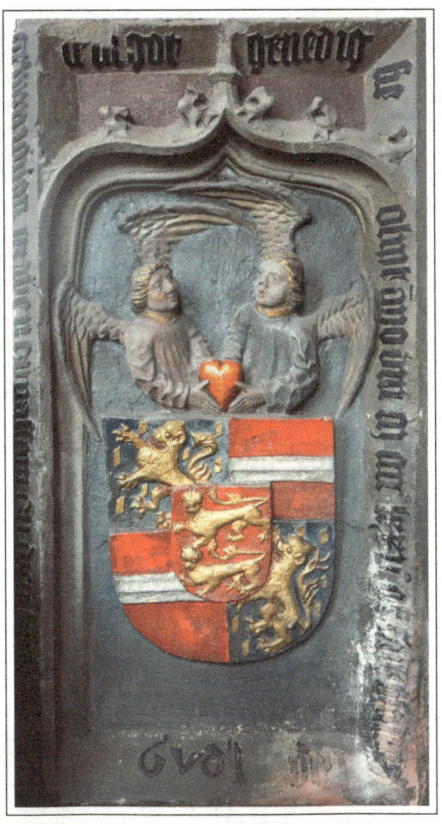

Abb. 17: Herzgrab Johanns IV. (Nassau) († 1475), evang. Stadtkirche, Dillenburg

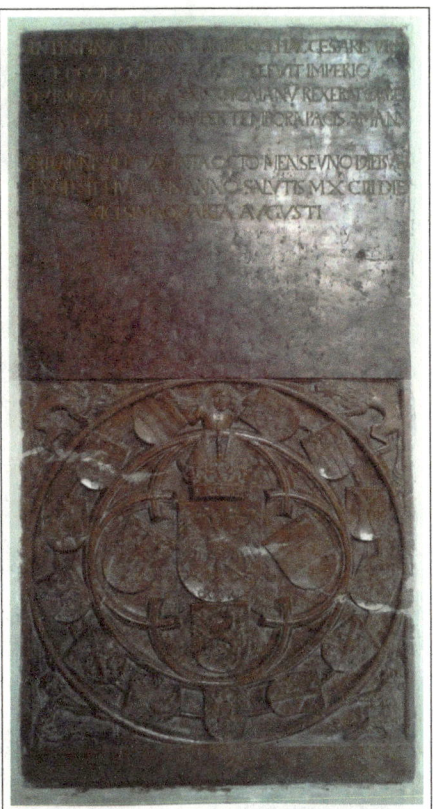

Abb. 18: Herz-Eingeweidegrab Friedrichs III. (HRR) († 1493), Stadtpfarrkirche, Linz

16. Herzbestattung, Eingeweidebestattung und Herzreliquien in Bildern

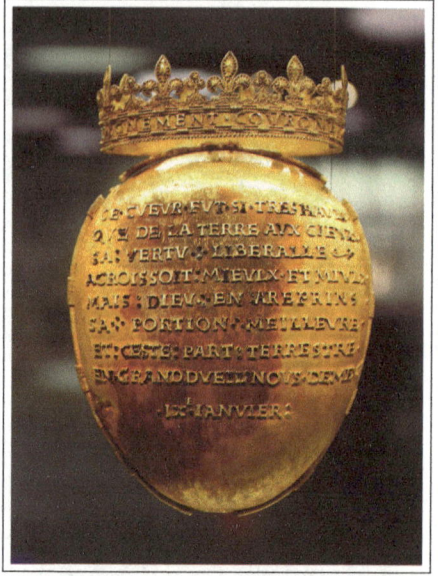

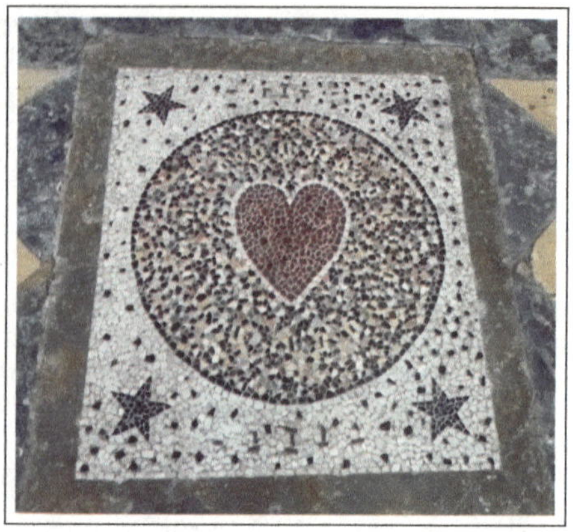

Abb. 20: Herzgrab Franz' III. († 1536) vor dem Altar der Kathedrale von Vienne

Abb. 19: Herzgefäß der Anne de Bretagne († 1514), Musée départemental Thomas-Dobrée, Nantes

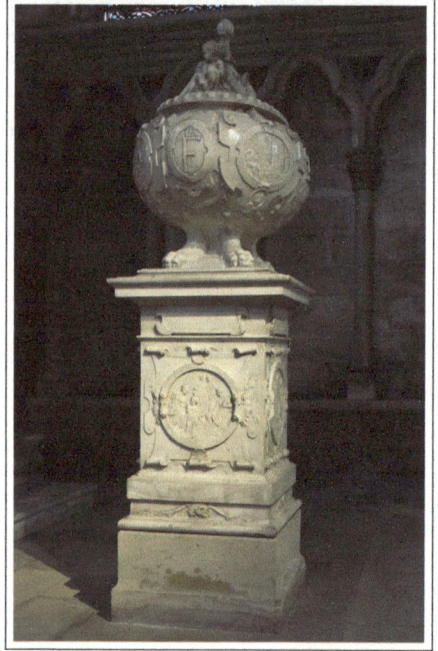

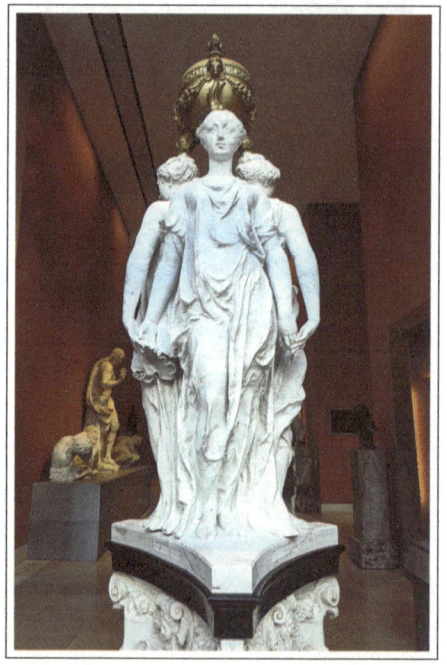

Abb. 21: Herzmonument Franz' I. († 1547), Saint-Denis

Abb. 22: Herzgrabmal Heinrichs II. († 1559), Louvre, Paris

16. Herzbestattung, Eingeweidebestattung und Herzreliquien in Bildern

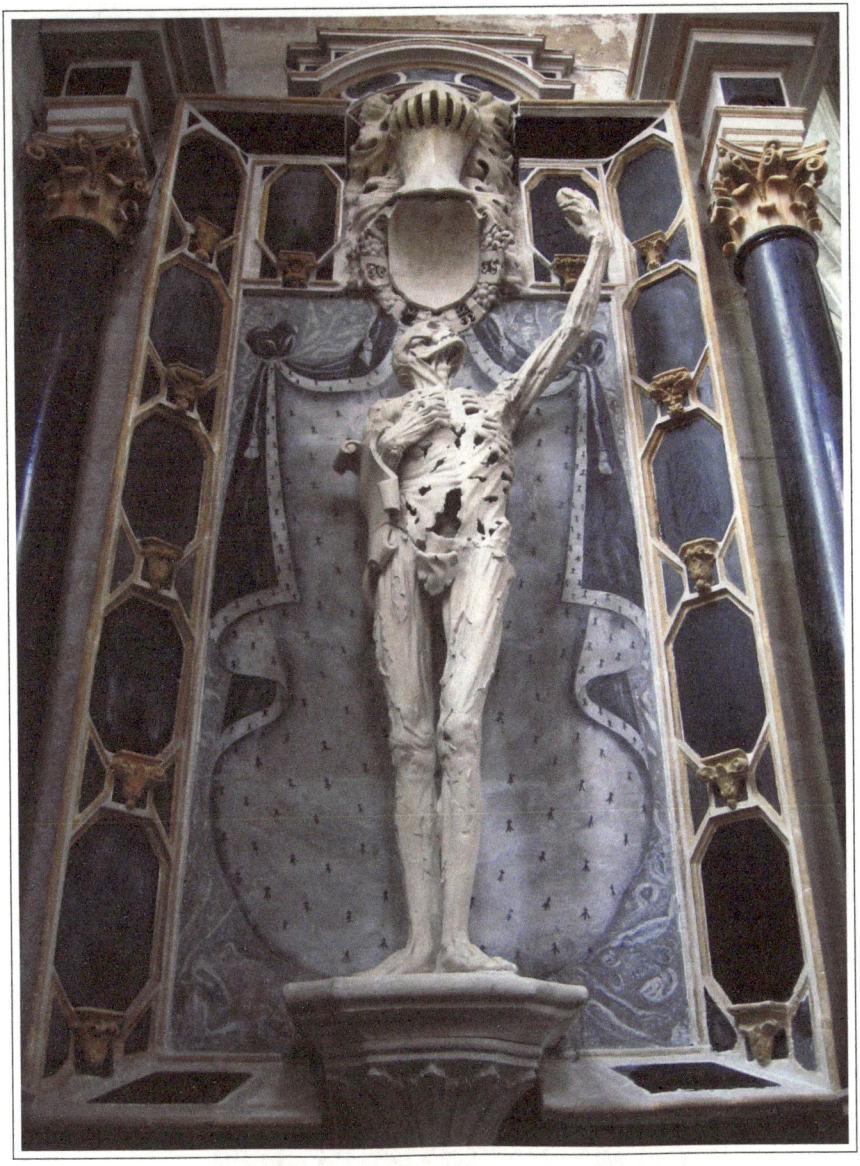

Abb. 23: Herzgrab des René de Chalon († 1544), Saint-Étienne, Bar-le-Duc

16. Herzbestattung, Eingeweidebestattung und Herzreliquien in Bildern

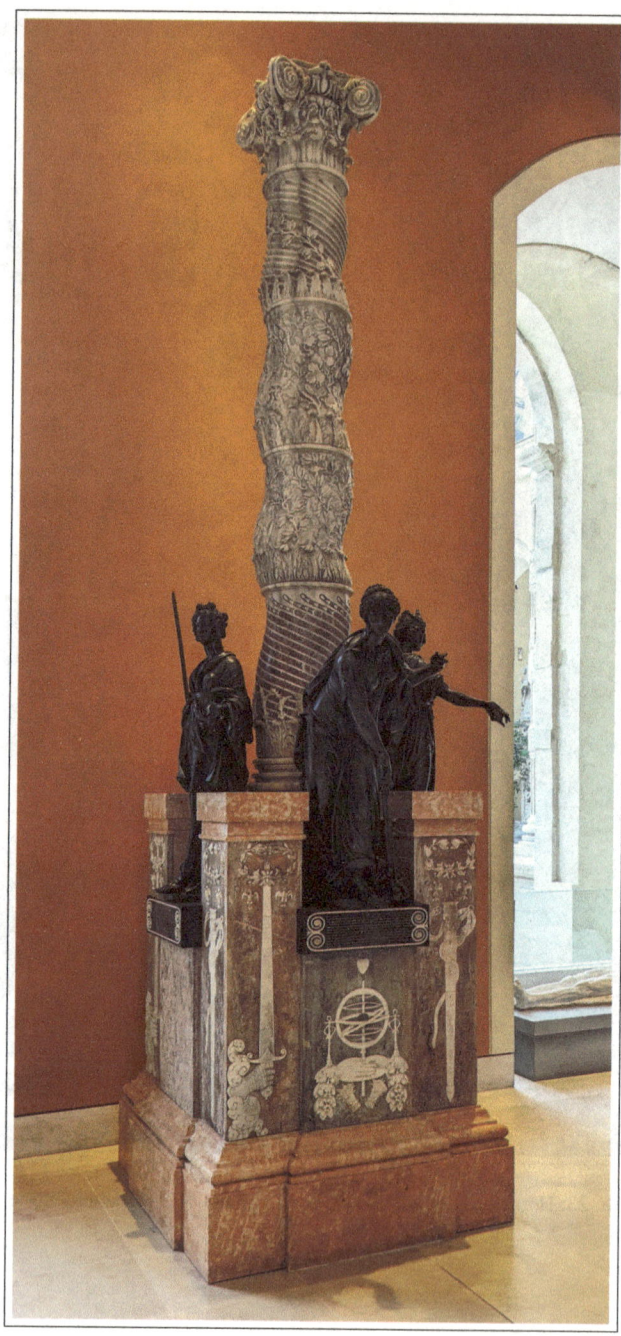

Abb. 24: Herzmonument des Anne de Montmorency († 1567), Louvre, Paris

16. Herzbestattung, Eingeweidebestattung und Herzreliquien in Bildern

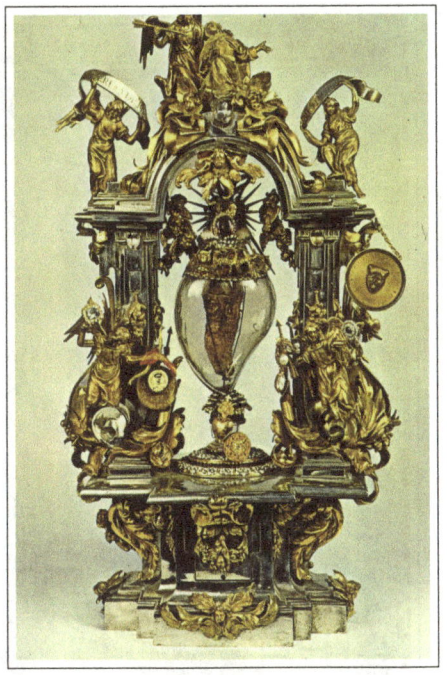

Abb. 25: Herzreliquie der Hl. Teresa von Ávila († 1582), Karmelitinnenkloster Alba de Tormes

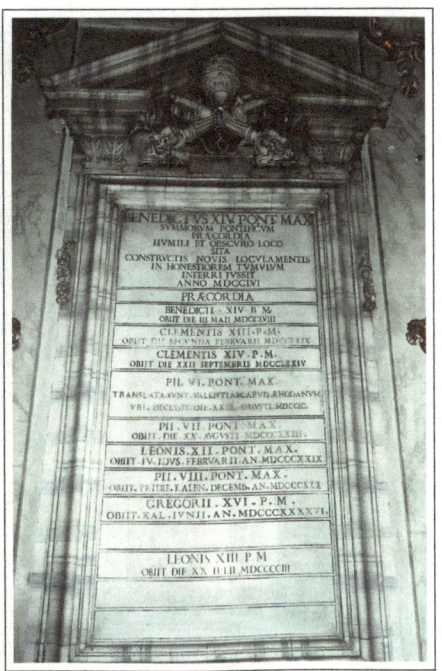

Abb. 26: Praecordia der Päpste, rechte Tafel, Santi Vincenzo e Anastasio, Rom

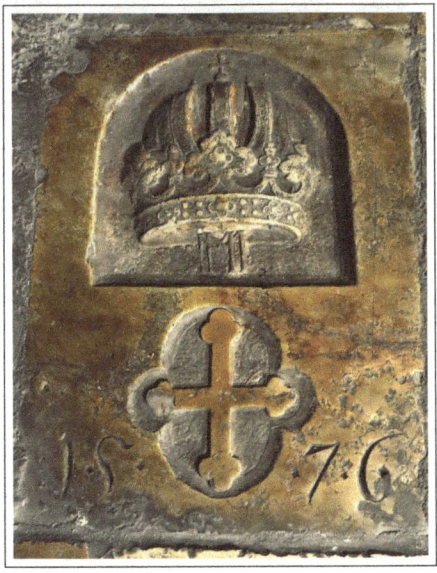

Abb. 27: Eingeweidegrab Maximilians II. († 1576), Regensburger Dom

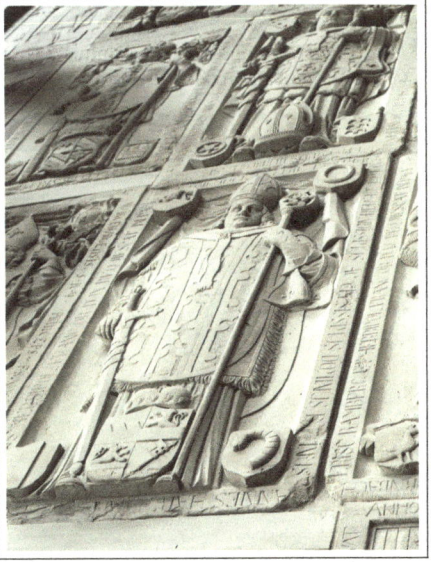

Abb. 28: Eingeweidegräber Würzburger Fürstbischöfe, Marienkirche, Festung Würzburg

16. Herzbestattung, Eingeweidebestattung und Herzreliquien in Bildern

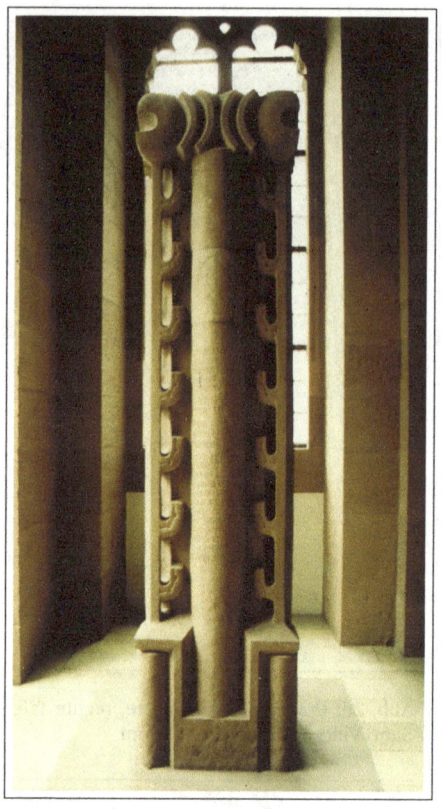

Abb. 29: Herzmonument des Julius Echter († 1617), Neubaukirche, Würzburg

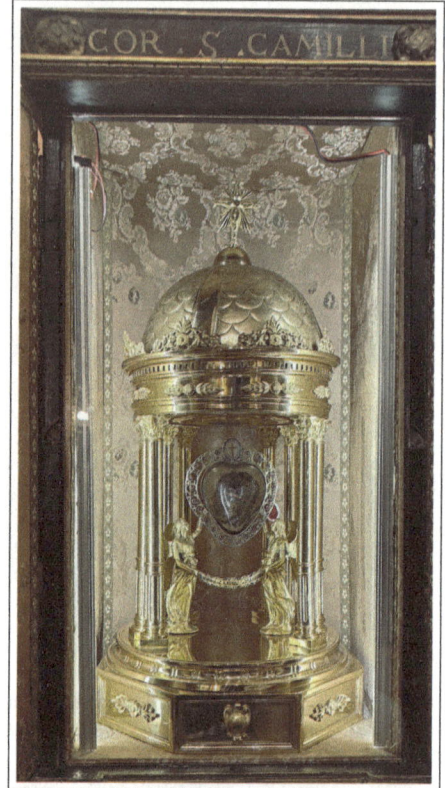

Abb. 30: Herzreliquie des Hl. Kamillus von Lellis († 1614), Santa Maria Maddalena, Rom

16. Herzbestattung, Eingeweidebestattung und Herzreliquien in Bildern

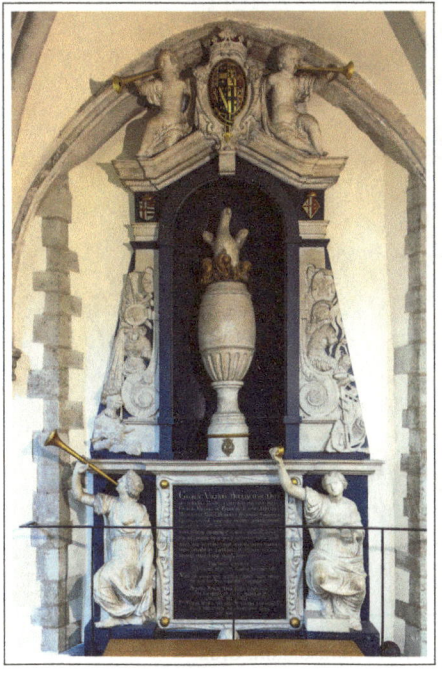

Abb. 31: Herz- und Eingeweidegrab des George Villiers († 1628) und seiner Schwester Susan Feilding († 1652), Kathedrale von Portsmouth

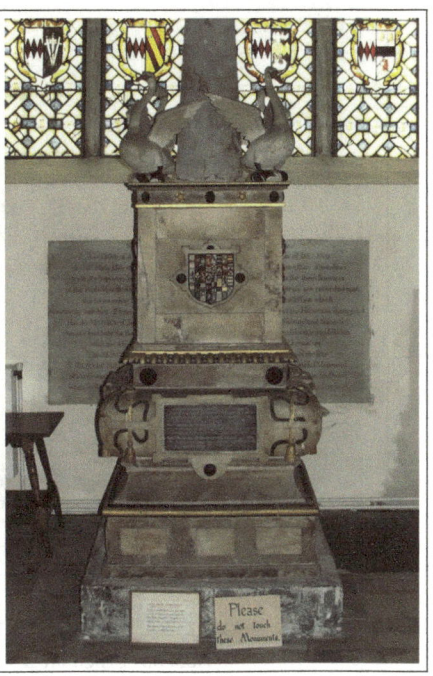

Abb. 32: Herzmonument der Margaret Hoby († 1633), Kirche von Bisham

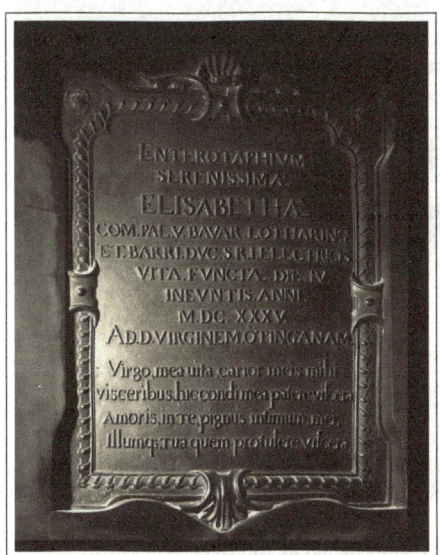

Abb. 33: Enterotaph der Elisabeth Renata von Lothringen († 1635), Gnadenkapelle Altötting

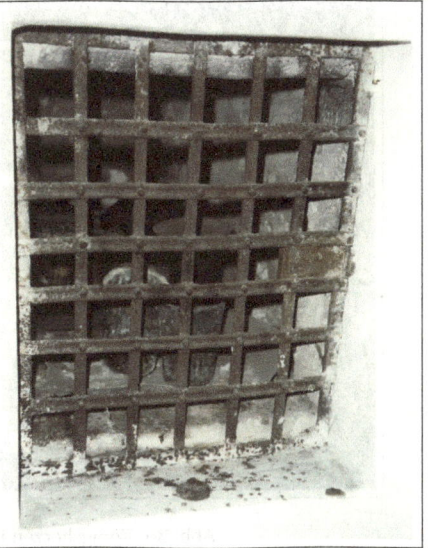

Abb. 34: Vergittertes „Herzgrüfterl", Mausoleum, Graz

16. Herzbestattung, Eingeweidebestattung und Herzreliquien in Bildern

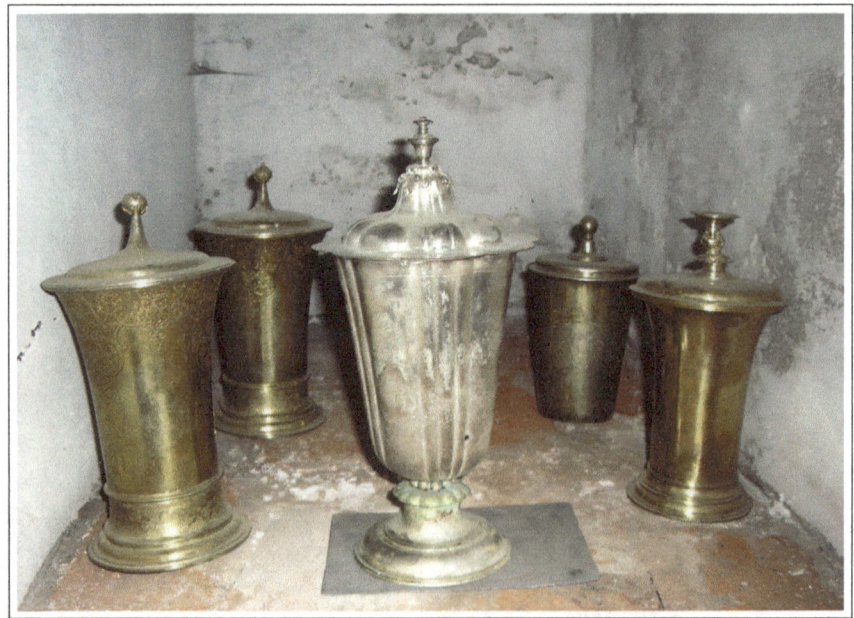

Abb. 35: Urnen im „Herzgrüfterl", Mausoleum, Graz

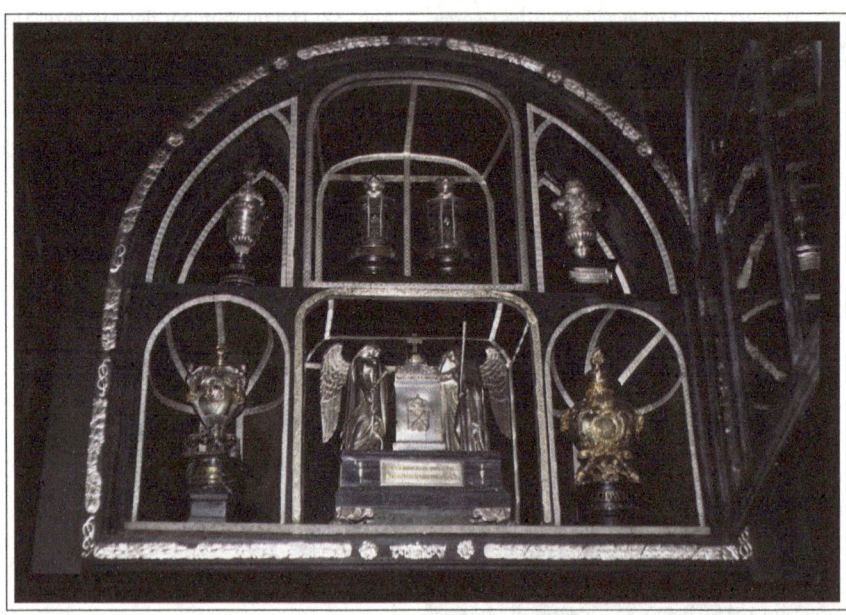

Abb. 36: Königsherzen in der Gnadenkapelle Altötting

16. Herzbestattung, Eingeweidebestattung und Herzreliquien in Bildern

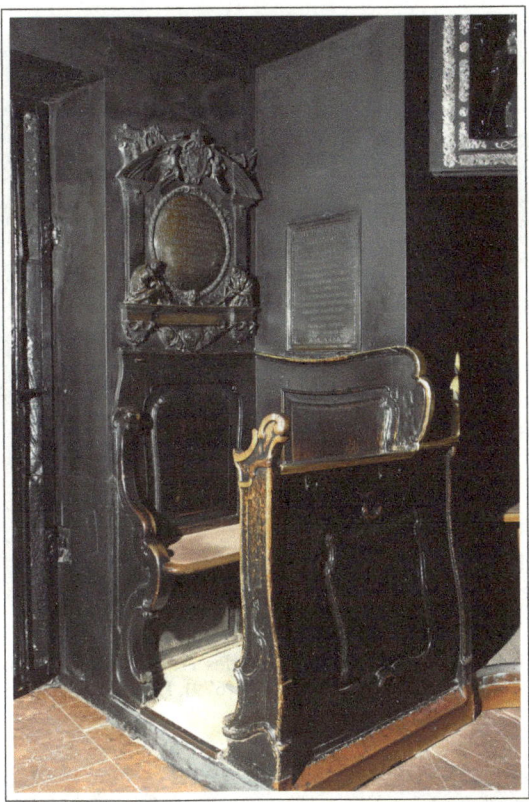

Abb. 37: Kardiotaphen Maximilians I. († 1651) und Tillys († 1632), Gnadenkapelle Altötting

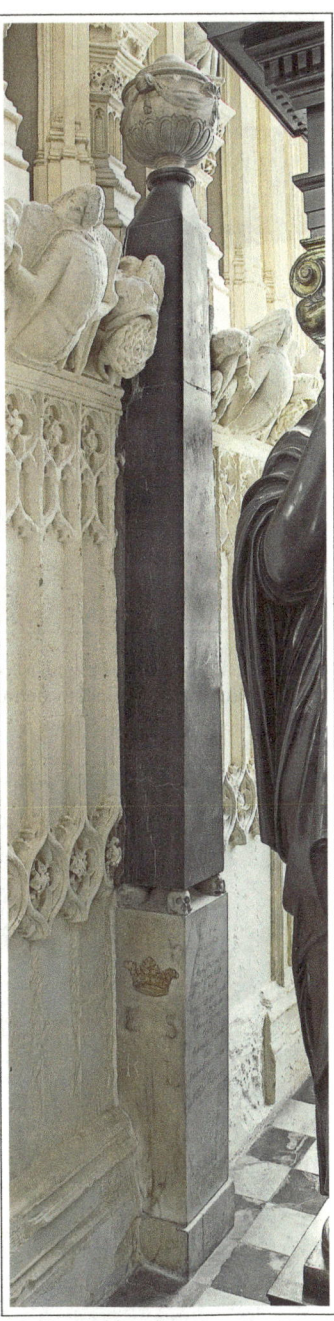

Abb. 38: Herzmonument Esmé Stuarts († 1660), Westminster Abbey, London

16. Herzbestattung, Eingeweidebestattung und Herzreliquien in Bildern

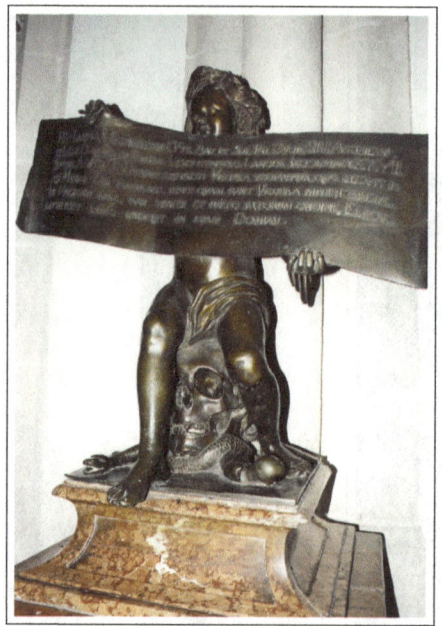

Abb. 39: Eingeweidegrabmal Maximilians I. von Bayern († 1651), Liebfrauenmünster, Ingolstadt

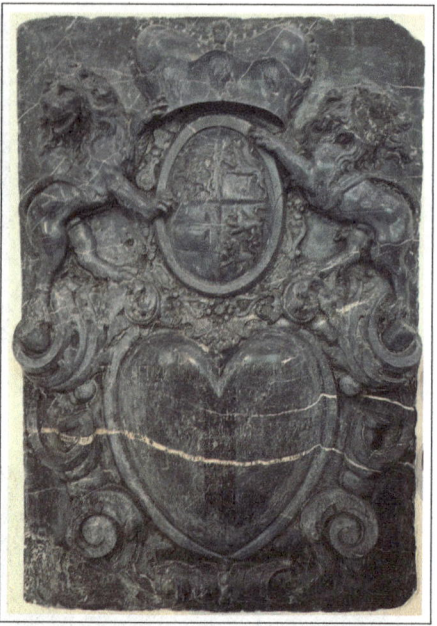

Abb. 40: Herzgrab des Franz Alexander von Nassau-Hadamar († 1679), Herzenbergkapelle, Hadamar

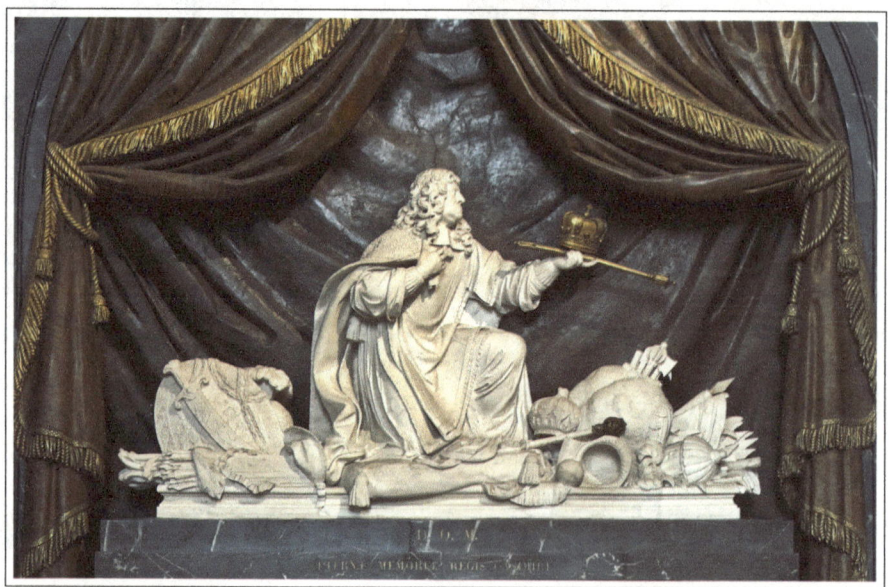

Abb. 41: Herzgrab Johanns II. Kasimir († 1672), Saint-Germain-des-Prés, Paris

16. Herzbestattung, Eingeweidebestattung und Herzreliquien in Bildern

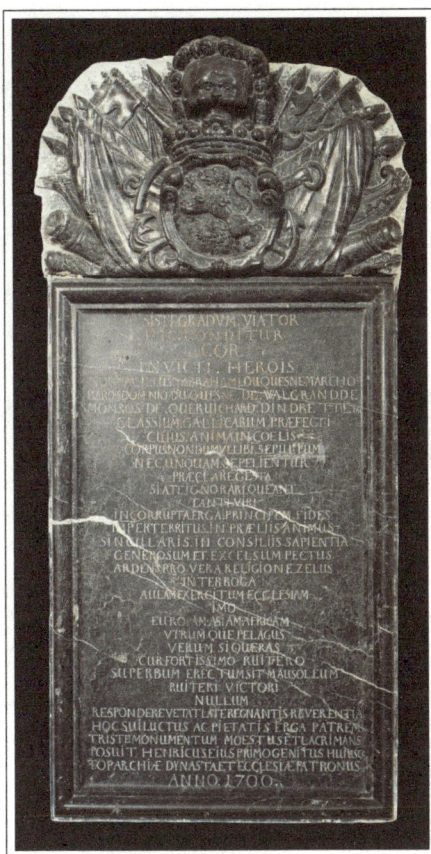

Abb. 42: Herzgrab Abraham Duquesnes († 1688), Kirche von Aubonne

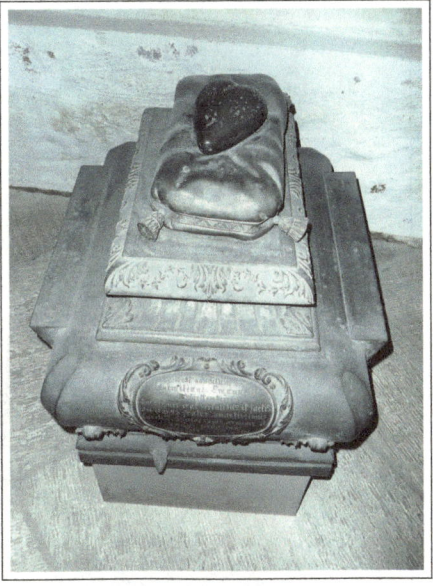

Abb. 43: Herzgrab des Maximilian Emanuel von Württemberg-Winnental († 1709), Fürstengruft St. Gumbertus, Ansbach

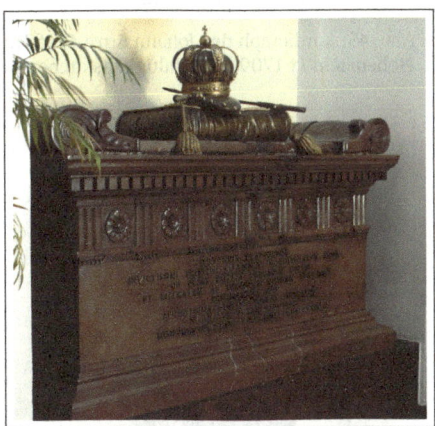

Abb. 44: Herzmonument von Johann III. Sobieski († 1696), Kapuzinerkirche, Warschau

16. Herzbestattung, Eingeweidebestattung und Herzreliquien in Bildern

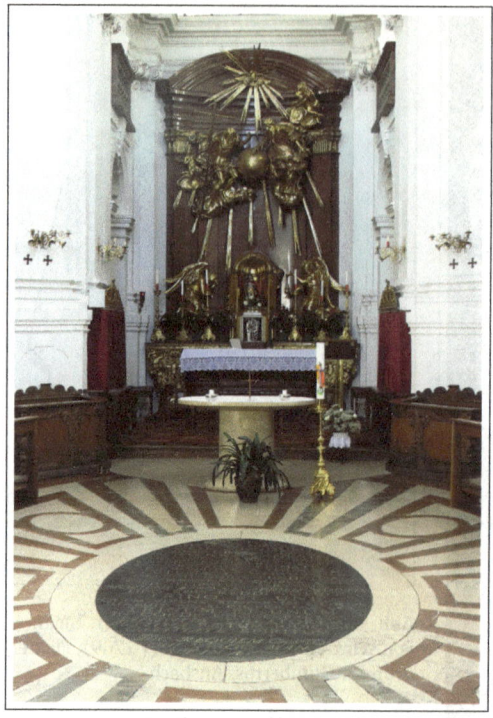

Abb. 45: Kardiotaph des Johann Ernst Graf Thun und Hohenstein († 1709), Dreifaltigkeitskirche, Salzburg

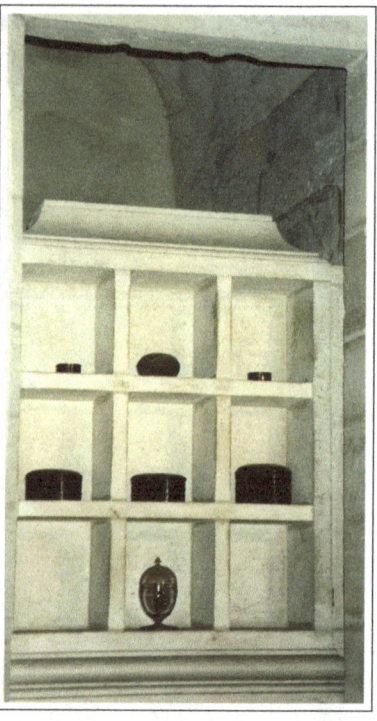

Abb. 46: „Armoire des cœurs" in der Bourbonengruft von Saint-Denis

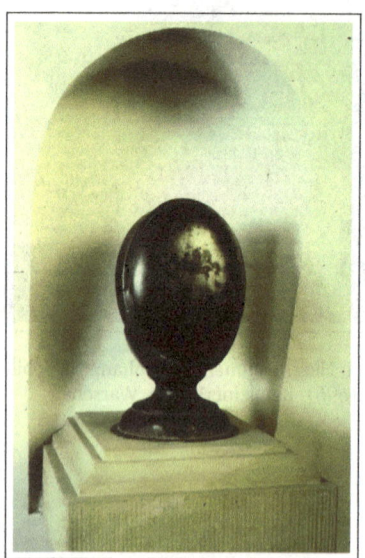

Abb. 47: Herzgefäß Augusts des Starken († 1733), Hofkirche, Dresden

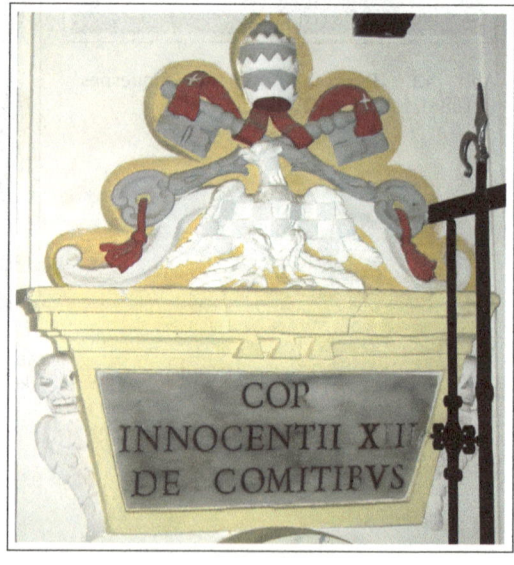

Abb. 48: Herzgrab Innozenz' XIII. († 1724), Madre delle Grazie, Mentorella

16. Herzbestattung, Eingeweidebestattung und Herzreliquien in Bildern

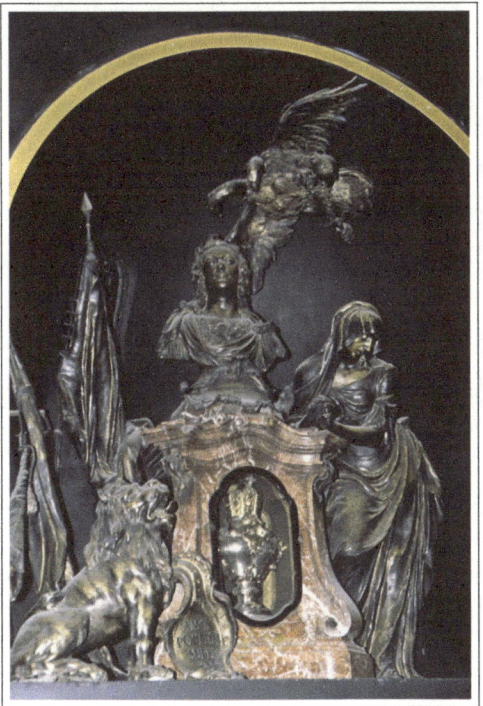

Abb. 49: Doppelherzurne Karls VII. († 1745) und seiner Frau Maria Amalia († 1756), Gnadenkapelle Altötting

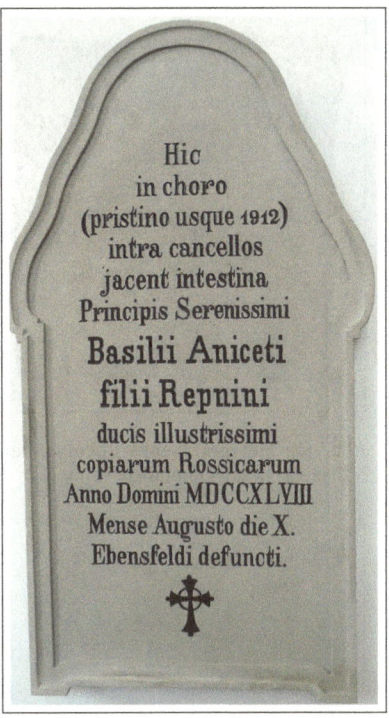

Abb. 50: Eingeweidegrab Wassili Anikitowitsch Repnins († 1748), Maria Verkündigung, Ebensfeld

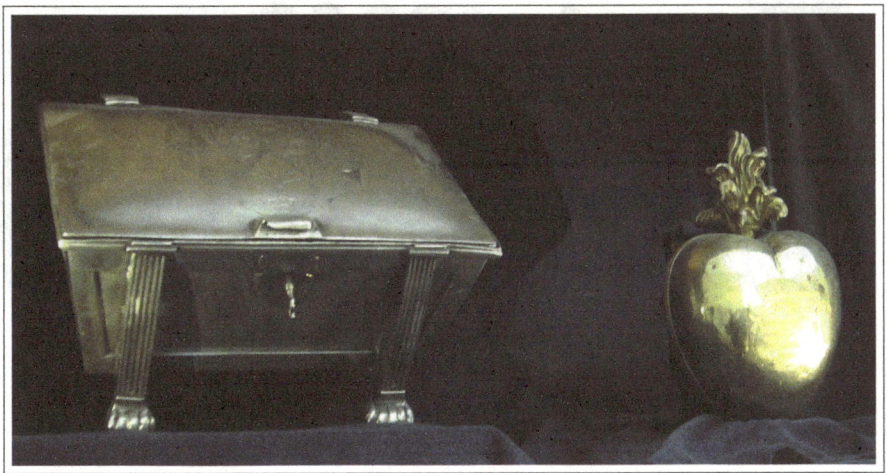

Abb. 51: Eingeweidegefäß und Herzurne Moritz' von Sachsen († 1750), St. Thomas, Straßburg

16. Herzbestattung, Eingeweidebestattung und Herzreliquien in Bildern

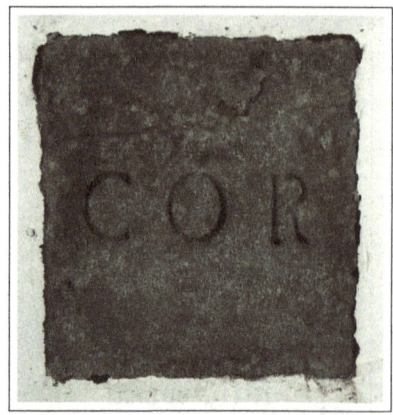

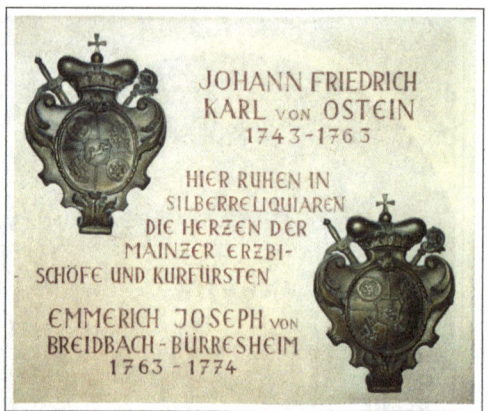

Abb. 52: Herzgrab eines unbekannten Mönchs (?), San Domenico, Chioggia

Abb. 53: Herzgräber der Mainzer Erzbischöfe, Mainzer Dom

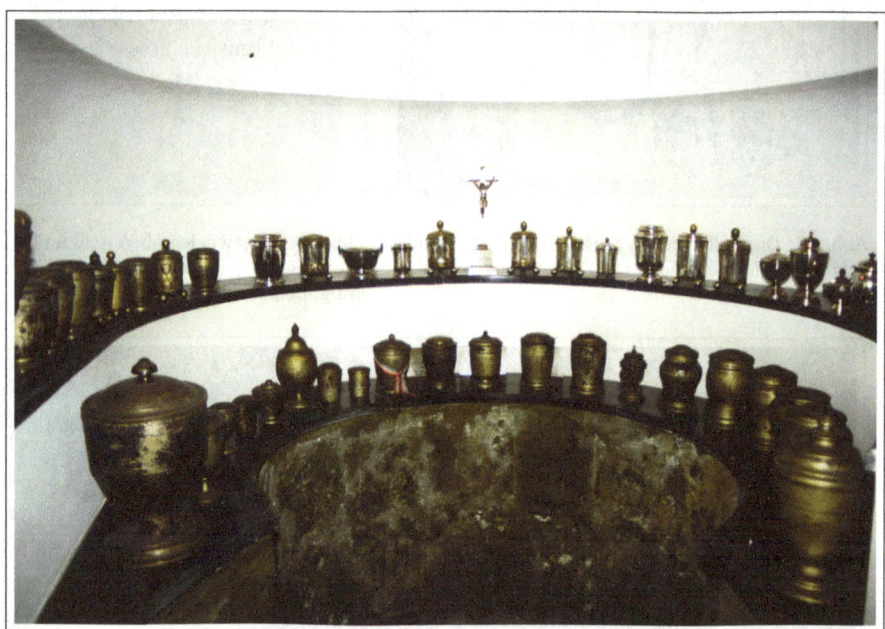

Abb. 54: Habsburgische Herzurnen in der Loretogruft, St. Augustin, Wien

16. Herzbestattung, Eingeweidebestattung und Herzreliquien in Bildern

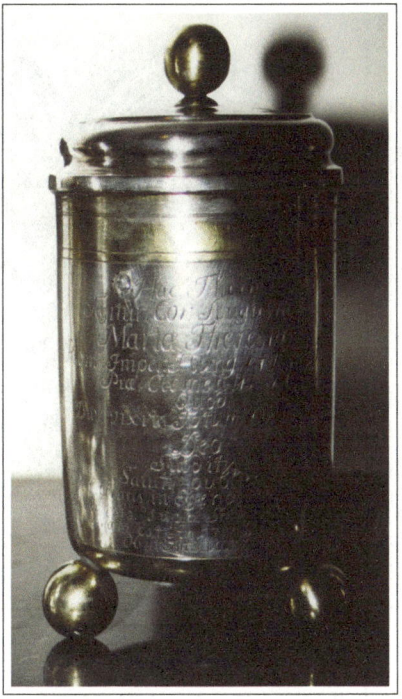

Abb. 55: Herzurne von Kaiserin Maria Theresia († 1780), Loretogruft, St. Augustin, Wien

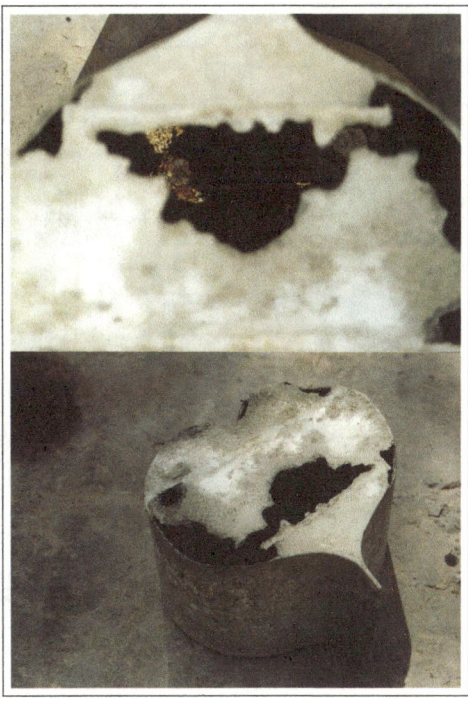

Abb. 56: Eröffnetes Herzgrab des Abtes Emanuel II. Mayr († 1780), Detail, Wallfahrtskirche Marienberg, Burghausen

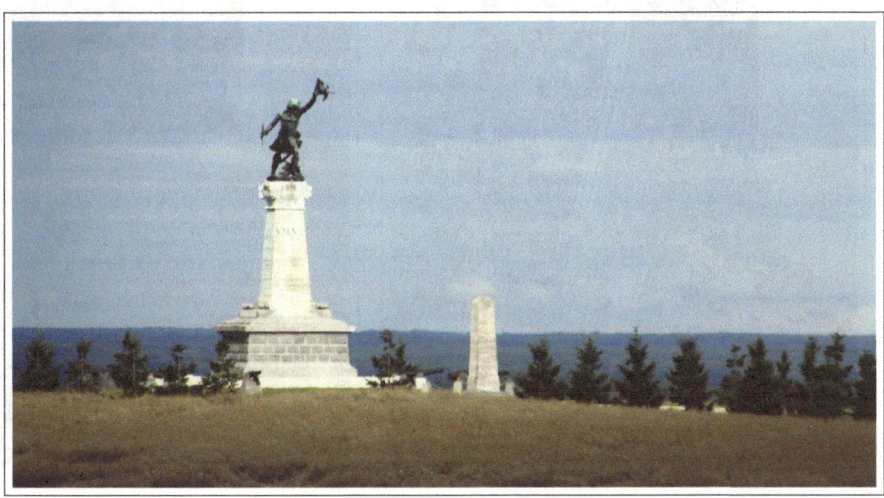

Abb. 57: Denkmal und Obelisk mit dem Herzen von François-Christophe Kellermann († 1820), Valmy

16. Herzbestattung, Eingeweidebestattung und Herzreliquien in Bildern

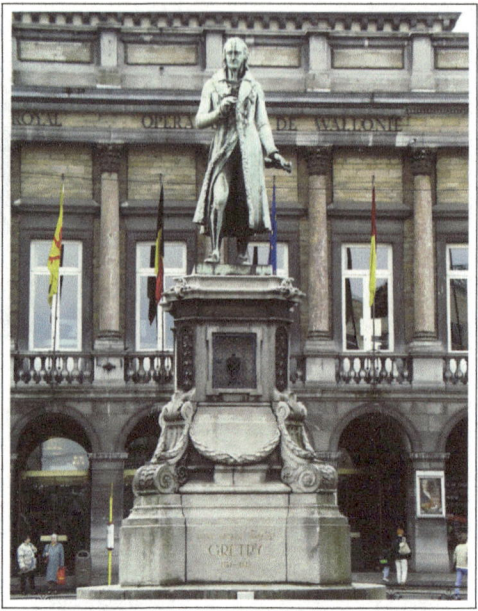

Abb. 58: Herzmonument André-Ernest-Modeste Grétrys († 1815), Liège

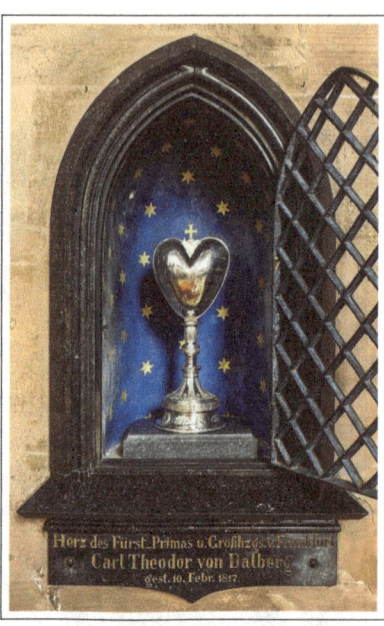

Abb. 59: Herzurne des Carl Theodor von Dalberg († 1817), Stiftskirche Aschaffenburg

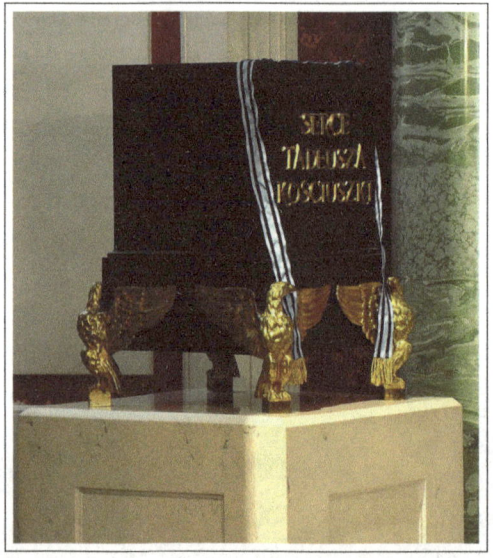

Abb. 60: Herzmonument Tadeusz Kościuszkos († 1817), Königsschloss, Warschau

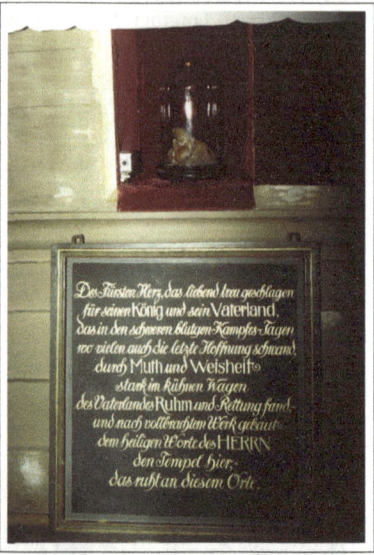

Abb. 61: Herz des Karl August von Hardenberg († 1822), Schinkelkirche, Neuhardenberg

16. Herzbestattung, Eingeweidebestattung und Herzreliquien in Bildern

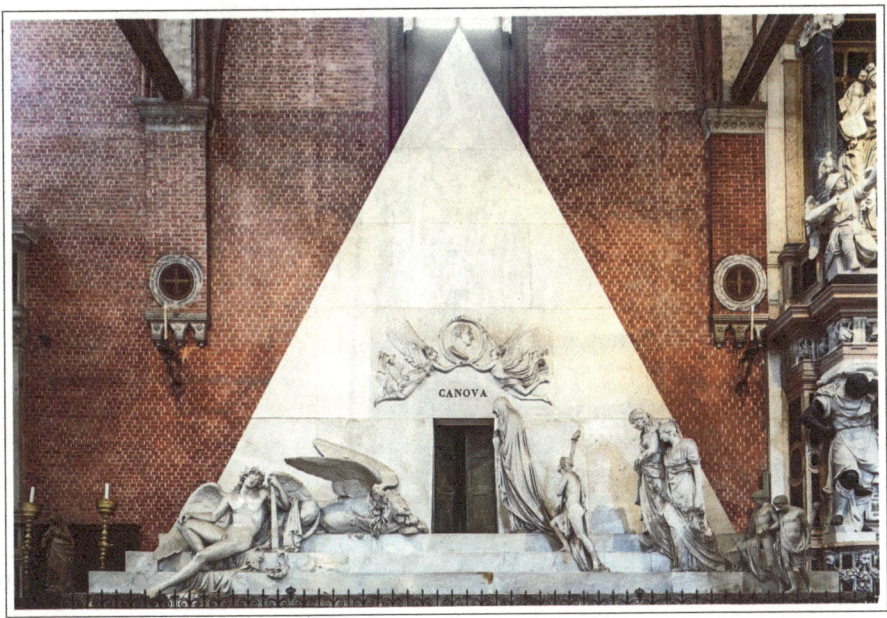

Abb. 62: Herzgrab Antonio Canovas († 1822), Frari-Kirche, Venedig

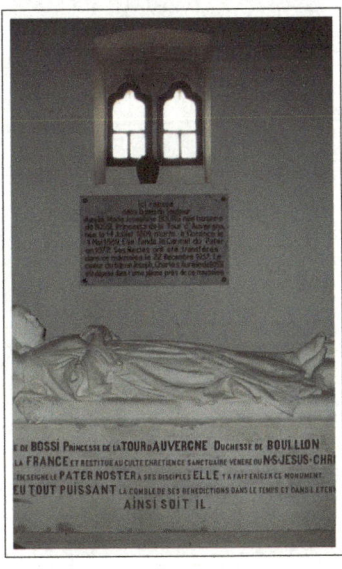

Abb. 63: Herzurne des Giuseppe Carlo di Bossi († 1823), Paternosterkirche, Jerusalem

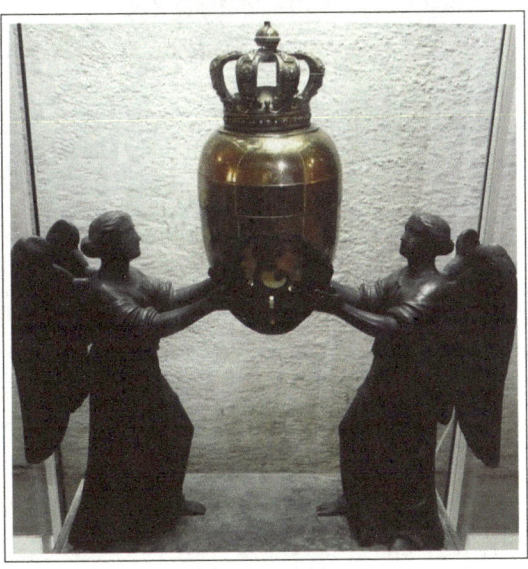

Abb. 64: Herzurne des Eugène de Beauharnais († 1824), St. Michael, München

16. Herzbestattung, Eingeweidebestattung und Herzreliquien in Bildern

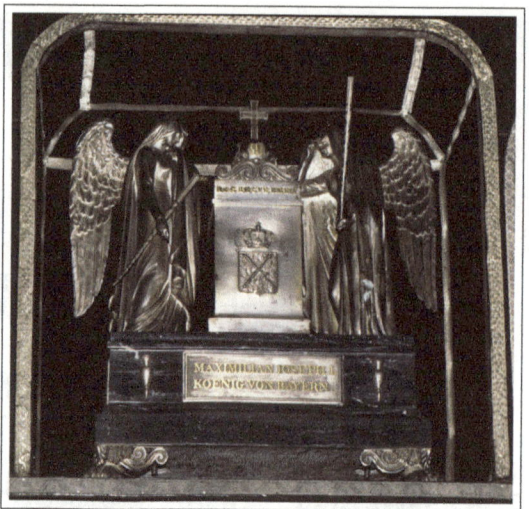

Abb. 65: Herzurne Maximilians I. Joseph († 1825), Gnadenkapelle, Altötting

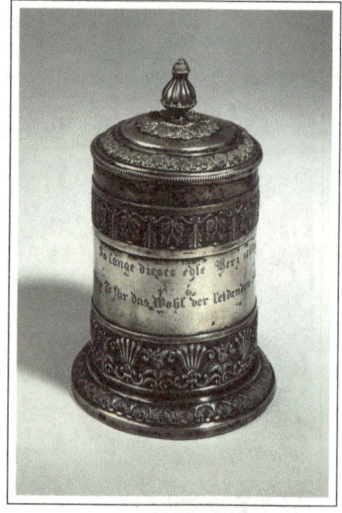

Abb. 66: Herzgefäß Christian Heinrich Büngers († 1842), Museum Anatomicum, Universität Marburg

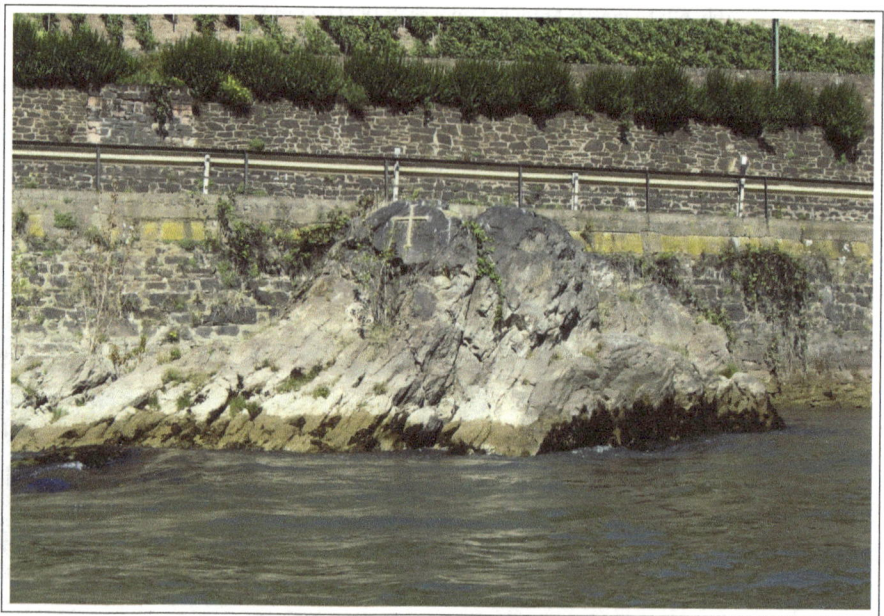

Abb. 67: Herz- und Hirngrab Niklas Vogts († 1836), Binger Loch, Rhein

16. Herzbestattung, Eingeweidebestattung und Herzreliquien in Bildern

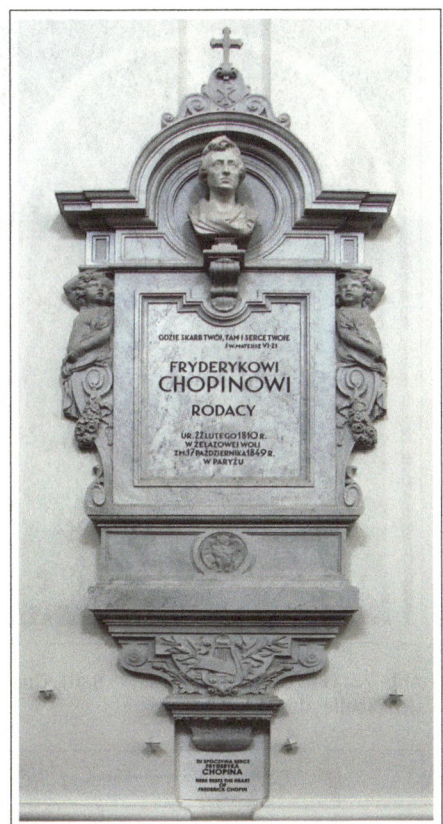

Abb. 68: Herzgrab Frédéric Chopins († 1849), Heilig-Kreuz-Kirche, Warschau

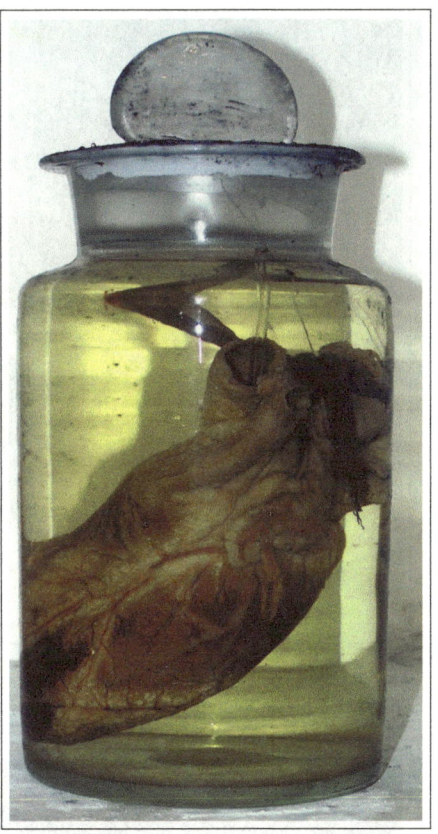

Abb. 69: Herzgefäß des Hanno von Auersperg († 1861), Burg Turjak

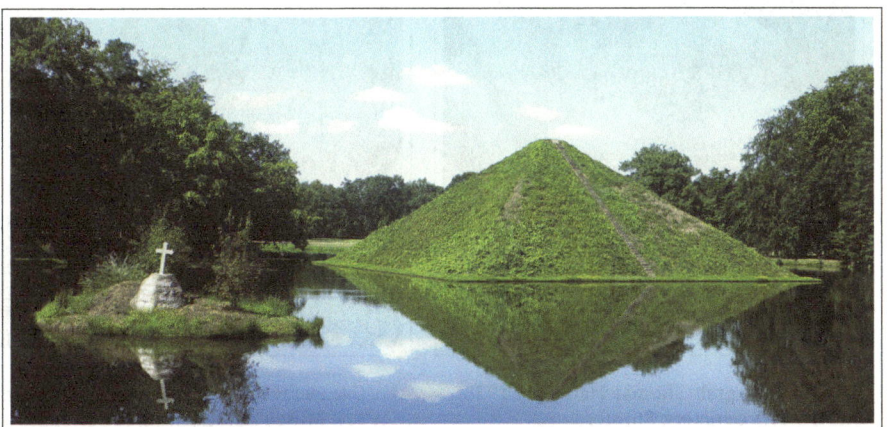

Abb. 70: Erdpyramide mit dem Herzgrab des Hermann von Pückler-Muskau († 1871), Branitz

16. Herzbestattung, Eingeweidebestattung und Herzreliquien in Bildern

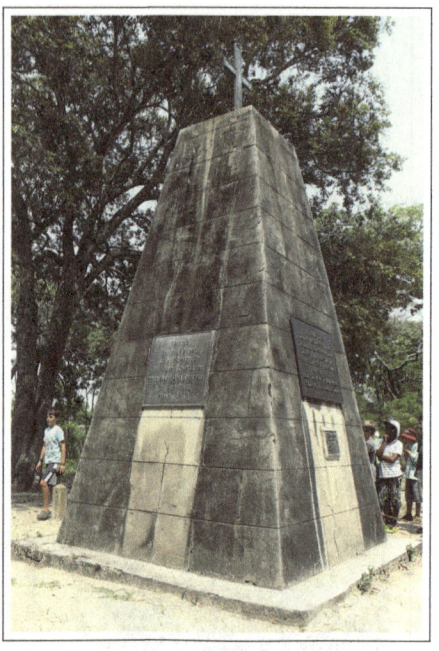

Abb. 71: Herzmonument David Livingstones († 1873), Chitambo's Village, Sambia

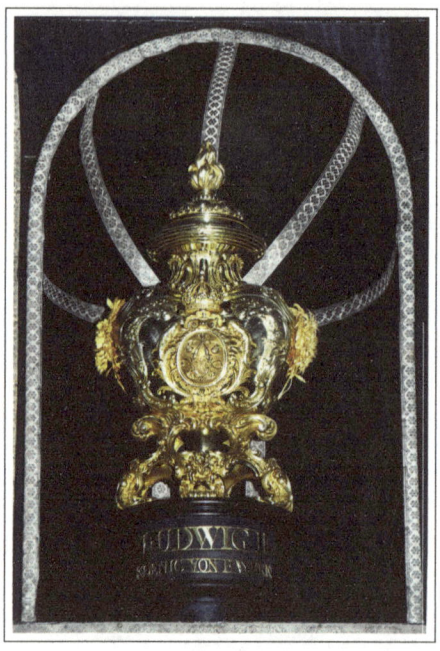

Abb. 72: Herzurne Ludwigs II. († 1886), Gnadenkapelle Altötting

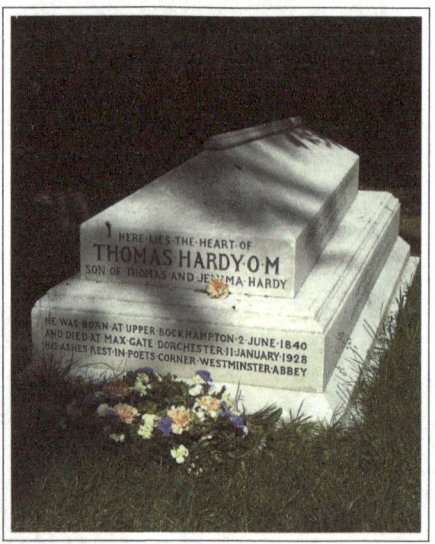

Abb. 73: Herzgrab Thomas Hardys († 1928), St. Michael's cemetery, Stinsford

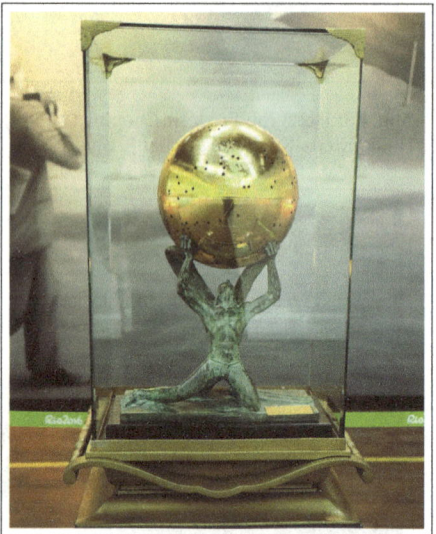

Abb. 74: Herzgefäß Alberto Santos Dumonts († 1932), Museu Aeroespacial, Rio de Janeiro

16. Herzbestattung, Eingeweidebestattung und Herzreliquien in Bildern

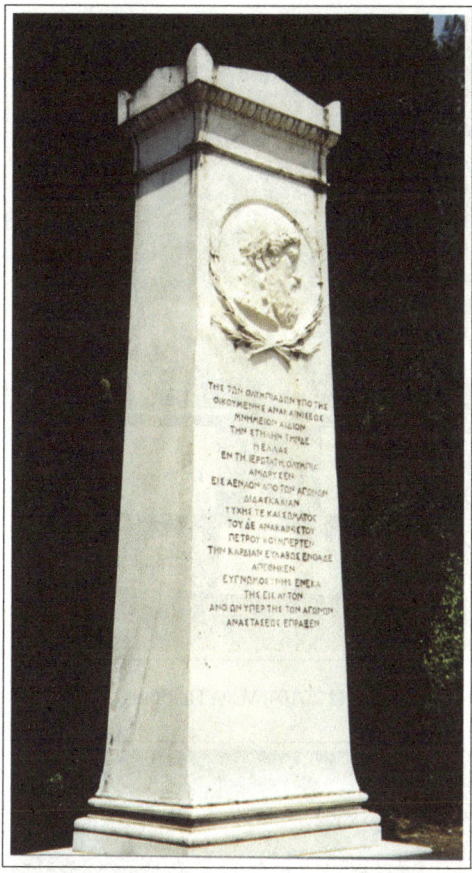

Abb. 75: Stele mit dem Herzen von Pierre de Coubertin († 1937), Olympia

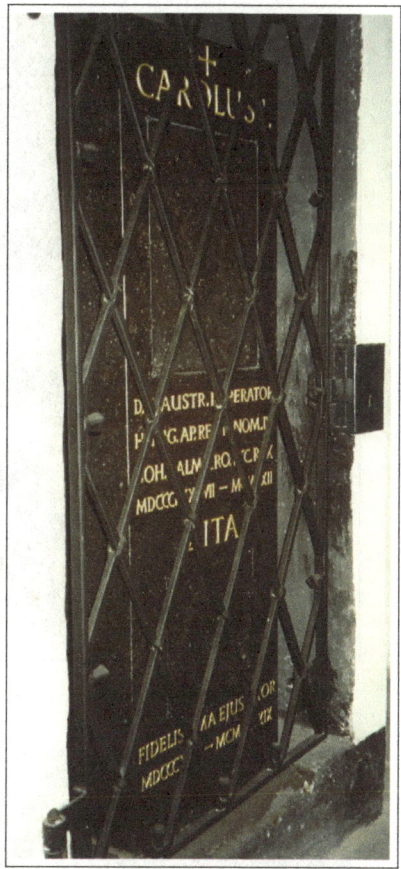

Abb. 76: Herzgrab von Zita von Bourbon-Parma († 1989) und Karl I. von Habsburg († 1922), Kloster Muri

16. Herzbestattung, Eingeweidebestattung und Herzreliquien in Bildern

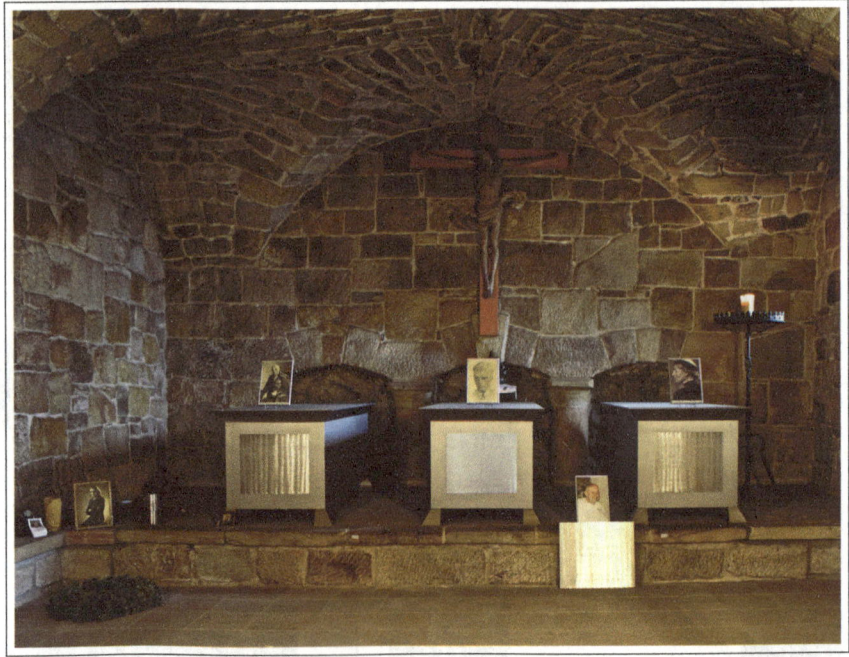

Abb. 77: Herzurne der Regina von Habsburg († 2010), Veste Heldburg

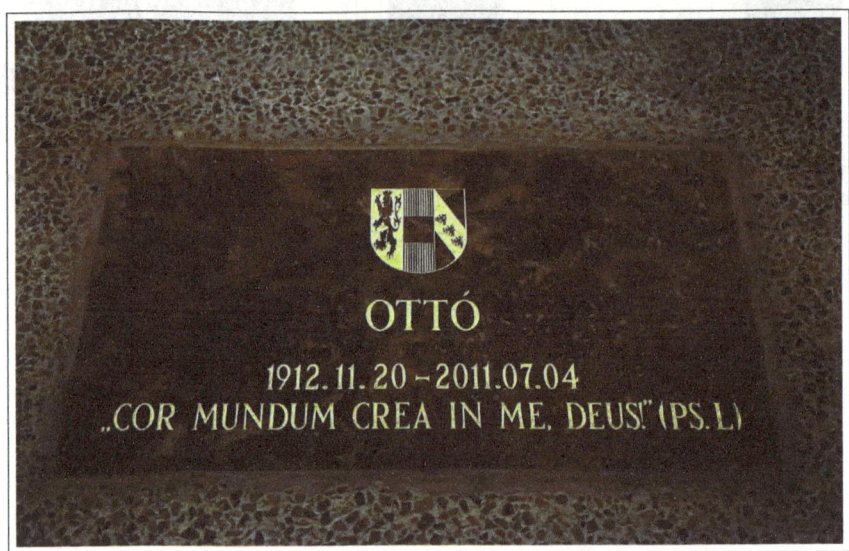

Abb. 78: Kardiotaph des Otto von Habsburg († 2011), Pannonhalma

Abbildungsverzeichnis und Bildnachweis

1 Entnahme des Herzens des Ignatius von Antiochien († 2. Jh.), „Märtyrerfenster" im Freiburger Münster; © Peter Trenkle, Erzbischöfl. Ordinariat Freiburg i. Br., Bildarchiv 723
2 Zur Herzentnahme gespaltenes Brustbein eines unbekannten Ritters (11. Jh.), Klosterkirche Ganagobie (vgl. MAFART/PELLETIER/FIXOT: Postmortem Ablation of the Heart, S. 69) 724
3 Herz- und Eingeweidegrab Heinrichs III. († 1056), Pfalzkapelle St. Ulrich, Goslar; © Ramessos (https://commons.wikimedia.org/wiki/File:SargHeinrichDrei.jpg), https://creativecommons.org/publicdomain/zero/1.0/legalcode 724
4 Keizerssteentjes, Eingeweidegrab Kaiser Heinrichs V. († 1125), Dom von Utrecht; © pepijntje (https://commons.wikimedia.org/wiki/File:Keizerssteentjes.JPG), https://creativecommons.org/licenses/by-sa/3.0/legalcode 725
5 Herzreliquienschrein des Hl. Engelbert († 1125), Altenberger Dom, Odenthal; © Norbert Orthen 725
6 Herzgrab Richard Löwenherz' († 1199), Kathedrale von Rouen; © Fab5669 (https://commons.wikimedia.org/wiki/File:Rouen_-_cathédrale_Notre-Dame,_intérieur_34.jpg), https://creativecommons.org/licenses/by-sa/4.0/legalcode 726
7 Herzkästchen Richard Löwenherz' († 1199), Musée départemental des Antiquités, Rouen; © Yohann Deslandes/CG76, Musée départemental des Antiquités Rouen 726
8 Herzgrab des Aymer de Valence († 1260), Winchester Cathedral; © Gillian Hamilton 727
9 Kardiotaph des Giles de Berkeley († 1294) in St. Giles, Coberley; © Tim Sutton 727
10 Letztes Herzgrab von Robert the Bruce († 1329), Melrose Abbey; © Andrew Bowden from London, United Kingdom (https://commons.wikimedia.org/wiki/File:Monument_to_the_burial_place_of_a_heart_presumed_by_some_to_be_that_of_Robert_the_Bruces_(6903328491).jpg), https://creativecommons.org/licenses/by-sa/2.0/legalcode ... 727

Abbildungsverzeichnis und Bildnachweis

11 Enterotaph von Karl IV. († 1328) und Jeanne d'Evreux († 1371), Louvre, Paris; © Jean de Liège artist QS:P170,Q10306567 (https://commons.wikimedia.org/wiki/File:Gisants_de_Charles_IV_le_Bel_et_Jeanne_d'Évreux,_RF_1436_&_RF_1437_(018).jpg), https://creativecommons.org/licenses/by-sa/2.5/legalcode 728

12 Herzurnen von James († 1330) und Archibald Douglas († 1514), St. Bride's Church, Douglas; © Rosser1954 (https://commons.wikimedia.org/wiki/File:Encased_hearts_of_Sir_James_Douglas_&_Archibald_Douglas,_St_Bride's_Church,_Douglas,_South_Lanarkshire.jpg), https://creativecommons.org/licenses/by-sa/4.0/legalcode 729

13 Enterotaph Karls V. († 1380), Louvre, Paris; © Tangopaso (https://commons.wikimedia.org/wiki/File:Gisant_du_tombeau_des_entrailles_de_Charles_V_(Louvre,_LP_440).jpg), https://creativecommons.org/publicdomain/zero/1.0/legalcode 729

14 Herzgrab des Bertrand du Guesclin († 1380), Saint-Saveur, Dinan; © Patrick from Compiègne, France (https://commons.wikimedia.org/wiki/File:Dinan_(Côtes-d'Armor)_-_Basilique_Saint-Sauveur_-_Cénotaphe_du_coeur_de_Bertrand_Du_Guesclin_(50589839432).jpg), https://creativecommons.org/licenses/by-sa/2.0/legalcode 730

15 Eingeweidegrab des Bertrand du Guesclin († 1380), Saint-Laurent, Le Puy-en-Velay; © Günter von Au 731

16 Kardiotaph des Enguerrand VII. († 1397), Musée municipal de Soissons; © Michel Minetto, Musée municipal de Soissons 732

17 Herzgrab Johanns IV. (Nassau) († 1475), evang. Stadtkirche, Dillenburg; © Armin Dietz 733

18 Herz-Eingeweidegrab Friedrichs III. (HRR) († 1493), Stadtpfarrkirche, Linz; © ViennaUK (https://commons.wikimedia.org/wiki/File:Stadtpfarrkirche_Linz,_Intestina-Grabstein_für_Kaiser_Friedrich_III._(Gesamtansicht).jpg), https://creativecommons.org/licenses/by-sa/4.0/legalcode 733

19 Herzgefäß der Anne de Bretagne († 1514), Musée départemental Thomas-Dobrée, Nantes; © Pymouss (https://commons.wikimedia.org/wiki/File:Reliquaire_Anne_de_Bretagne_-_Musée_de_Bretagne_20141102-02.JPG), https://creativecommons.org/licenses/by-sa/4.0/legalcode 734

20 Herzgrab Franz' III. († 1536) vor dem Altar der Kathedrale von Vienne; © Jean-Yves Estre, Le DL 734

21 Herzmonument Franz' I. († 1547), Saint-Denis; © Myrabella (https://commons.wikimedia.org/wiki/File:Basilique_Saint-Denis_Francois_Ier_monument_coeur.jpg), https://creativecommons.org/licenses/by-sa/3.0/legalcode 734

Abbildungsverzeichnis und Bildnachweis

22 Herzgrabmal Heinrichs II. († 1559), Louvre, Paris; © Domenico del Barbiere creator QS:P170,Q1411009 Germain Pilon creator QS:P170,Q554943 Shonagon (https://commons.wikimedia.org/wiki/File:Les_Trois_Grâces_-_Germain_Pilon_;_Domenico_del_Barbiere_-_Musée_du_Louvre_Sculptures_MR_1591_A_;_N_15165.jpg), https://creativecommons.org/publicdomain/zero/1.0/legalcode 734

23 Herzgrab des René de Chalon († 1544), Saint-Étienne, Bar-le-Duc; © Coin-coin (https://commons.wikimedia.org/wiki/File:Le_Transi_de_René_de_Chalon_(Ligier_Richier).jpg), als gemeinfrei gekennzeichnet, Details auf Wikimedia Commons: https://commons.wikimedia.org/wiki/Template:PD-self 735

24 Herzmonument des Anne de Montmorency († 1567), Louvre, Paris; © Shonagon (https://commons.wikimedia.org/wiki/File:Monument_du_c\T1\oeur_du_connétable_de_Montmorency_-_Musée_du_Louvre_Sculptures_ENT_1866.03_;_MR_1658_A_à_MR_1658_H_;_MR_1681_à_MR_1683.jpg), https://creativecommons.org/publicdomain/zero/1.0/legalcode 736

25 Herzreliquie der Hl. Teresa von Ávila († 1582), Karmelitinnenkloster Alba de Tormes; © Madres Carmelitas Descalzas 737

26 Praecordia der Päpste, rechte Tafel, Santi Vincenzo e Anastasio, Rom; © Armin Dietz 737

27 Eingeweidegrab Maximilians II. († 1576), Regensburger Dom; © Armin Dietz 737

28 Eingeweidegräber Würzburger Fürstbischöfe, Marienkirche, Festung Würzburg; © Werner Helmberger, Bayerische Schlösserverwaltung, München 737

29 Herzmonument des Julius Echter († 1617), Neubaukirche, Würzburg; © Armin Dietz 738

30 Herzreliquie des Hl. Kamillus von Lellis († 1614), Santa Maria Maddalena, Rom; © Fr. Sibi Augustin, Order of the Ministers of the Infirm (Camillians), Generalate, Rome 738

31 Herz- und Eingeweidegrab des George Villiers († 1628) und seiner Schwester Susan Feilding († 1652), Kathedrale von Portsmouth; © The wub (https://commons.wikimedia.org/wiki/File:Portsmouth_Cathedral_memorial_for_George_Villiers,_Duke_of_Buckingham_-_2023-04-21.jpg), https://creativecommons.org/licenses/by-sa/4.0/legalcode 739

32 Herzmonument der Margaret Hoby († 1633), Kirche von Bisham; © David Nash Ford, https://berkshirehistory.com 739

33 Enterotaph der Elisabeth Renata von Lothringen († 1635), Gnadenkapelle Altötting; © Armin Dietz 739

34 Vergittertes „Herzgrüfterl", Mausoleum, Graz; © Engelbert Leiß-Huber 739

35 Urnen im „Herzgrüfterl", Mausoleum, Graz; © Engelbert Leiß-Huber . 740

36 Königsherzen in der Gnadenkapelle Altötting; © Hildegard Pollety . . . 740

37 Kardiotaphen Maximilians I. († 1651) und Tillys († 1632), Gnadenkapelle Altötting; © Armin Dietz 741

Abbildungsverzeichnis und Bildnachweis

38 Herzmonument Esmé Stuarts († 1660), Westminster Abbey, London; © Dean and Chapter of Westminster, London 741
39 Eingeweidegrabmal Maximilians I. von Bayern († 1651), Liebfrauenmünster, Ingolstadt; © Armin Dietz 742
40 Herzgrab des Franz Alexander von Nassau-Hadamar († 1679), Herzenbergkapelle, Hadamar; © Karsten Ratzke (https://commons.wikimedia.org/wiki/File:Hadamar,_Herzenbergkapelle,_Epitaph_Franz_Alexander_von_Nassau-Hadamar.jpg), https://creativecommons.org/publicdomain/zero/1.0/legalcode 742
41 Herzgrab Johanns II. Kasimir († 1672), Saint-Germain-des-Prés, Paris; © Mbzt (https://commons.wikimedia.org/wiki/File:F3347_Paris_VI_eglise_St-Germain_cenotaphe_Jean_II_Casimir_Vasa_rwk.jpg), https://creativecommons.org/licenses/by-sa/4.0/legalcode 742
42 Herzgrab Abraham Duquesnes († 1688), Kirche von Aubonne; © Rama, Wikimedia Commons, Cc-by-sa-2.0-fr (https://commons.wikimedia.org/wiki/File:Duquesne_plaque.jpg), https://creativecommons.org/licenses/by-sa/2.0/fr/deed.en 743
43 Herzgrab des Maximilian Emanuel von Württemberg-Winnental († 1709), Fürstengruft St. Gumbertus, Ansbach; © Armin Dietz 743
44 Herzmonument von Johann III. Sobieski († 1696), Kapuzinerkirche, Warschau; © Maciej Szczepańczyk Mathiasrex (https://commons.wikimedia.org/wiki/File:Sarcophagus_with_the_heart_of_Jan_III_Sobieski_in_the_Capuchin_church_in_Warsaw.png), https://creativecommons.org/licenses/by-sa/4.0/legalcode 743
45 Kardiotaph des Johann Ernst Graf Thun und Hohenstein († 1709), Dreifaltigkeitskirche, Salzburg; © Armin Dietz 744
46 „Armoire des cœurs" in der Bourbonengruft von Saint-Denis (vor 2004); © Armin Dietz 744
47 Herzgefäß Augusts des Starken († 1733), Hofkirche, Dresden; © Armin Dietz 744
48 Herzgrab Innozenz' XIII. († 1724), Madre delle Grazie, Mentorella; © Gffr (https://commons.wikimedia.org/wiki/File:Innocenzo_XIII.JPG), als gemeinfrei gekennzeichnet, Details auf Wikimedia Commons: https://commons.wikimedia.org/wiki/Template:PD-self 744
49 Doppelherzurne Karls VII. († 1745) und seiner Frau Maria Amalia († 1756), Gnadenkapelle Altötting; © Hildegard Pollety 745
50 Eingeweidegrab Wassili Anikitowitsch Repnins († 1748), Maria Verkündigung, Ebensfeld; © Armin Dietz 745
51 Eingeweidegefäß und Herzurne Moritz' von Sachsen († 1750), St. Thomas, Straßburg; © Armin Dietz 745
52 Herzgrab eines unbekannten Mönchs (?), San Domenico, Chioggia; © Armin Dietz 746
53 Herzgräber der Mainzer Erzbischöfe, Mainzer Dom; © Armin Dietz . . 746
54 Habsburgische Herzurnen in der Loretogruft, St. Augustin, Wien; © Armin Dietz 746

Abbildungsverzeichnis und Bildnachweis

55 Herzurne von Kaiserin Maria Theresia († 1780), Loretogruft, St. Augustin, Wien; © Armin Dietz 747
56 Eröffnetes Herzgrab des Abtes Emanuel II. Mayr († 1780), Detail, Wallfahrtskirche Marienberg, Burghausen; © Armin Dietz 747
57 Denkmal und Obelisk mit dem Herzen von François-Christophe Kellermann († 1820), Valmy; © Aloxe Alix Guillard (https://commons.wikimedia.org/wiki/File:Statue_de_Kellermann_a_Valmy.jpg), https://creativecommons.org/licenses/by-sa/3.0/legalcode 747
58 Herzmonument André-Ernest-Modeste Grétrys († 1815), Liège; Belgavox (https://commons.wikimedia.org/wiki/File:Gretry_statue.jpg), https://creativecommons.org/licenses/by-sa/3.0/legalcode 748
59 Herzurne des Carl Theodor von Dalberg († 1817), Stiftskirche Aschaffenburg; © NearEMPTiness (https://commons.wikimedia.org/wiki/File:St._Peter_und_Alexander_(Aschaffenburg).JPG), https://creativecommons.org/licenses/by-sa/3.0/legalcode 748
60 Herzmonument Tadeusz Kościuszkos († 1817), Königsschloss, Warschau; © Boston9 (https://warszawa.fandom.com/wiki/Tadeusz_Kościuszko?file=Urna_z_sercem_Tadeusza_Kościuszki_Zamek_Królewski.JPG); https://creativecommons.org/licenses/by-sa/3.0/ 748
61 Herz des Karl August von Hardenberg († 1822), Schinkelkirche, Neuhardenberg; © Armin Dietz 748
62 Herzgrab Antonio Canovas († 1822), Frari-Kirche, Venedig; © Didier Descouens (https://commons.wikimedia.org/wiki/File:Basilica_di_Santa_Maria_dei_Frari_interno_-_Monumento_di_Canova.jpg), https://creativecommons.org/licenses/by-sa/4.0/legalcode 749
63 Herzurne des Giuseppe Carlo di Bossi († 1823), Paternosterkirche, Jerusalem; © Armin Dietz 749
64 Herzurne des Eugène de Beauharnais († 1824), St. Michael, München; © Armin Dietz 749
65 Herzurne Maximilians I. Joseph († 1825), Gnadenkapelle, Altötting; © Hildegard Pollety 750
66 Herzgefäß Christian Heinrich Büngers († 1842), Museum Anatomicum, Universität Marburg; © Sven Köhler, Bildarchiv Marburg 750
67 Herz- und Hirngrab Niklas Vogts († 1836), Binger Loch, Rhein; © Faltboot (https://commons.wikimedia.org/wiki/File:Muehlstein_binger_loch.JPG), als gemeinfrei gekennzeichnet, Details auf Wikimedia Commons: https://commons.wikimedia.org/wiki/Template:PD-self . . 750
68 Herzgrab Frédéric Chopins († 1849), Heilig-Kreuz-Kirche, Warschau; © User:Mathiasrex Maciej Szczepańczyk (https://commons.wikimedia.org/wiki/File:Epitaph_for_heart_of_Frédéric_Chopin_in_Holy_Cross_Church_in_Warsaw.PNG), https://creativecommons.org/licenses/by/3.0/legalcode 751
69 Herzgefäß des Hanno von Auersperg († 1861), Burg Turjak; © Miha Preinfalk 751

Abbildungsverzeichnis und Bildnachweis

70 Erdpyramide mit dem Herzgrab des Herrmann Pückler-Muskau († 1871), Branitz; © Muck (https://commons.wikimedia.org/wiki/File:Branitzer_Park-06-Wasserpyramide.jpg), https://creativecommons.org/licenses/by-sa/4.0/legalcode 751
71 Herzmonument David Livingstones († 1873), Chitambo's village, Sambia; © Nsobe Sitatunga Eco-Tourism Route 752
72 Herzurne Ludwigs II. († 1886), Gnadenkapelle Altötting; © Hildegard Pollety 752
73 Herzgrab Thomas Hardys († 1928), St. Michael's cemetery, Stinsford; © Martinevans123 (https://commons.wikimedia.org/wiki/File:Thomas_Hardy's_heart.JPG), als gemeinfrei gekennzeichnet, Details auf Wikimedia Commons: https://commons.wikimedia.org/wiki/Template:PD-user 752
74 Herzgefäß Alberto Santos Dumonts († 1932), Museu Aeroespacial, Rio de Janeiro; © Sgt Israel, Museu Aeroespacial, Rio de Janeiro 752
75 Stele mit dem Herzen von Pierre de Coubertin († 1937), Olympia; © Armin Dietz 753
76 Herzgrab von Zita von Bourbon-Parma († 1989) und Karl I. von Habsburg († 1922), Kloster Muri; © Armin Dietz 753
77 Herzurne der Regina von Habsburg († 2010), Veste Heldburg; © josef knecht (https://commons.wikimedia.org/wiki/File:Veste_Heldburg,_Krypta_-_panoramio.jpg), https://creativecommons.org/licenses/by/3.0/legalcode 754
78 Kardiotaph des Otto von Habsburg († 2011), Pannonhalma; © Thaler Tamas (https://commons.wikimedia.org/wiki/File:PannonhalmaFotoThalerTamas20.jpg), https://creativecommons.org/licenses/by-sa/4.0/legalcode 754

Verfasser und Verlag haben sich bemüht, die Inhaber von Bildrechten zu ermitteln und erforderliche Abdruckgenehmigungen einzuholen. Sollten weitere Ansprüche bestehen, werden die Berechtigten gebeten, sich mit dem Verlag in Verbindung zu setzen.

Wikimedia-Commons-Bilder wurden hinsichtlich Bildausschnitt und Druckoptimierung bearbeitet.

Verwendete Literatur

6MEDIAS: Le Point: Le reliquaire du cœur d'Anne de Bretagne retrouvé. 21. Apr. 2018. URL: https://www.lepoint.fr/societe/vol-du-reliquaire-d-anne-de-bretagne-trois-hommes-arretes-21-04-2018-2212420_23.php (besucht am 09.01.2021).

ACHT, Stephan: Persönliche Mitteilung an den Verfasser. Bischöfliches Zentralarchiv Regensburg. 21. Okt. 2015.

ADHEMAR, Jean und Gertrude DORDOR: Les tombeaux de la collection Gaignières. Dessins d'archéologie du XVIIe siècle. In: Gazette des Beaux-arts 116/118/119 (1974–1977), S. 192, 128, 76.

AGUIRRE, Emilio Martin: El Sayon: San Juan de Avila y Almodovar del Campo. 8. Okt. 2012. URL: https://elsayon.blogspot.com/2012/10/altorrelieve-en-bronce-conmemorativo.html (besucht am 31.10.2014).

AIGRET, N. J.: Histoire de l'église et du chapitre de Saint-Aubain à Namur. Namur: Doufils 1881.

ALBERT, Hanns: Leben und Werke des Komponisten und Dirigenten Abraham Megerle (1607–1680). Dissertation. Ludwig-Maximilian-Universität zu München, Philosophische Fakultät, 1927.

ALBISINNI, Pasquale: Rogazionisti del cuore di Gesù: Il Cuore di Sant'Annibale a Roma. 10. Nov. 2019. URL: http://rcj.org/it/news/il-cuore-di-santannibale-a-roma (besucht am 13.11.2020).

ALIFER61: Almenêches.Perreaux.Vendel: Le Patrimoine almenéchois par le Patrimoine de France: Plaque funéraire de Louise de Médavy, abbesse à Almenêches. 8. Feb. 2011. URL: https://alifer61.blogspot.com/2011/02/le-patrimoine-almenechois-par-le.html (besucht am 24.10.2019).

ALLÉGRET, Marc: Morand Charles Antoine Louis Alexis (1771–1835), Général, Comte de L'Empire. In: Revue du Souvenir Napoléonien 462 [10/2005-01/2006] (2005), S. 75–76. URL: https://www.napoleon.org/histoire-des-2-empires/biographies/morand-charles-antoine-louis-alexis-1771-1835-general-comte-de-lempire/ (besucht am 09.01.2021).

ALLEGRI, Renzo: I miracoli de Padre Pio. Santa Veronica Giuliani, le piaghe nel cuore. Milano: Mondadori 1993.

ALLEN, Thomas: The History and Antiquities of London, Westminster, Southwark and Parts adjacent. Bd. 3. London: Virtue 1839.

ALTMEYER, J.-J.: Marguerite d'Autriche, gouvernante des Pays-Bas; sa vie, sa politique et sa cour. In: Revue Belge 15 (1840), S. 348–355.

AMANN, Peter: Apulien, Gargano, Salento. Bielefeld: Rump 2008.

ANDERMANN, Kurt: Zeremoniell und Brauchtum beim Begräbnis und beim Regierungsantritt Speyerer Bischöfe. In: Archiv für mittelrheinische Kirchengeschichte.

Bd. 42. Mainz: Selbstverlag der Gesellschaft für mittelrheinische Kirchengeschichte 1990, S. 125–177.

Andrews, William: Curious Church Gleanings. Hull und London: The Hull Press und Simpkin, Marshall, Hamilton, Kent & Co. 1896.

Andry, Félix: Recherches sur le cœur et le foie. Paris: Germer Ballière 1858. Kap. De l'inhumation isolée du cœur, S. 100–124.

Angot, Alphonse-Victor und Ferdinand Gaugain: Jeanne de Laval-Tinténiac. In: Dictionnaire historique, topographique et biographique de la Mayenne. Bd. IV. Goupil 1900–1910, S. 528.

Anon.: Anointing Fire Catholic Ministries: Saint Catherine Laboure. URL: http://www.afcmmedia.org/Saints-82.html (besucht am 06. 10. 2021).

Ders.: Associazione di Volontariato San Riccardo Pampuri Onlus: Il Cuore del santo. URL: https://associazionesanriccardopampuri.it/museo/ (besucht am 24. 11. 2020).

Ders.: Austria-Forum: Johann Wilhelm Libštejnský von Kolowrat. 2. Apr. 2022. URL: https://austria-forum.org/af/AustriaWiki/Johann_Wilhelm_Libstejnsky_von_Kolowrat (besucht am 07. 01. 2024).

Ders.: Ayuntamiento de Zaragoza: Museos e esposiciones: Gaston de Béarn. URL: http://www.zaragoza.es/ciudad/museos/es/chistoria/gaston.html (besucht am 12. 07. 2021).

Ders.: BBC Local Legends: Sir Richard Clough – „The Most Complete Man". URL: http://www.bbc.co.uk/legacies/myths_legends/wales/w_ne/article_1.shtml (besucht am 01. 01. 2017).

Ders.: Biography.com: René Descartes. 14. Okt. 2014. URL: https://www.biography.com/people/ren-descartes-37613 (besucht am 25. 12. 2018).

Ders.: British History Online: Fasti Ecclesiae Anglicanae 1066–1300. Vol 7: Bath and Wells. Hrsg. v. Diana E. Greenway. URL: http://www.british-history.ac.uk/fasti-ecclesiae/1066-1300/vol7 (besucht am 13. 10. 2015).

Ders.: British Listed Buildings: Church of St Blaise. URL: https://www.britishlistedbuildings.co.uk/101168193-church-of-st-blaise-haccombe-withcombe (besucht am 27. 11. 2017).

Ders.: British Listed Buildings: Church of St. Stephen. URL: https://britishlistedbuildings.co.uk/101360059-church-of-st-stephen-careby-aunby-and-holywell#.YBBOmS1XbOQ (besucht am 26. 01. 2021).

Ders.: Burial of heart of Baron de Coubertin and Greek proposal to hold 1944 games at Athens. URL: http://discovery.nationalarchives.gov.uk/details/r/C12462524 (besucht am 23. 06. 2013).

Ders.: CBS News: Secret operation to exhume Chopin's heart. 17. Nov. 2014. URL: https://www.cbsnews.com/news/frederic-chopins-heart-exhumed-in-secret-operation-in-poland/ (besucht am 22. 11. 2022).

Ders.: Châteaux de France: Château de Brumare. URL: http://chateau-fort-manoir-chateau.eu/chateaux-eure-chateau-a-brestot-chateau-de-brumare.html (besucht am 30. 11. 2018).

Ders.: Chichester cathedral: The eastern arm. In: L.F. Salzman (Hrsg.): A History of the County of Sussex. Bd. 3. London: Victoria County History 1935, S. 116–126.

URL: http://www.british-history.ac.uk/vch/sussex/vol3/pp116-126 (besucht am 09.06.2008).

Ders.: Church Monument Society: Herefordshire Brampton Bryan St. Barnabas. URL: http://churchmonumentssociety.org/Herefordshire.html (besucht am 01.03.2013).

Ders.: Church Monuments Society: Porlock – St. Dubricius. URL: http://www.churchmonumentssociety.org/Somerset_3.html (besucht am 01.11.2017).

Ders.: CNN.com International: Pope's heart may rest in Poland. 6. Apr. 2005. URL: http://www.cnn.com/2005/WORLD/europe/04/06/pope.heart/ (besucht am 06.04.2005).

Ders.: Das altfranzösische Rolandslied. Altfranzösische Bibliothek. Hrsg. v. Wendelin FOERSTER. Bd. 7. Henninger 1886.

Ders.: Des Königs Herz kehrt heim. In: Die Rheinpfalz, 21. Aug. 1993.

Ders.: de.wikipedia.org: Berlepsch (Adelsgeschlecht). URL: https://de.wikipedia.org/wiki/Berlepsch_(Adelsgeschlecht) (besucht am 28.02.2023).

Ders.: de.wikipedia.org: Élisabeth Charlotte d'Orléans. URL: https://de.wikipedia.org/wiki/Elisabeth_Charlotte_d'Orleans (besucht am 06.03.2019).

Ders.: de.wikipedia.org: Herzmäre. URL: https://de.wikipedia.org/wiki/Herzmaere (besucht am 04.05.2017).

Ders.: de.wikipedia.org: Johann VI. (Portugal). URL: https://de.wikipedia.org/wiki/Johann_VI._(Portugal) (besucht am 21.07.2021).

Ders.: de.wikipedia.org: Maria Anna von der Pfalz (1667–1740). URL: https://de.wikipedia.org/wiki/Maria_Anna_von_der_Pfalz_(1667âĂŞ1740) (besucht am 16.07.2021).

Ders.: de.wikipedia.org: Mos teutonicus. 31. Aug. 2022. URL: https://de.wikipedia.org/wiki/Mos_teutonicus (besucht am 25.04.2024).

Ders.: de.wikipedia.org: Sankt-Gangolfi-Kapelle (Magdeburg). URL: https://de.wikipedia.org/wiki/Sankt-Gangolfi-Kapelle_(Magdeburg) (besucht am 07.01.2015).

Ders.: Die Suche nach dem Hirn von Ernest Thun. In: Salzburger Nachrichten, 20. März 2013. URL: http://search.salzburg.com/display/ks211200_21.03.2013_41-45988081 (besucht am 25.05.2014).

Ders.: Eglise Catholique à Paris: Denis-Auguste Affre. Hrsg. v. EGLISE CATHOLIQUE À PARIS. URL: https://dioceseparis.fr/denis-auguste-affre-1840-1848 (besucht am 01.07.2023).

Ders.: Eintrag zu Ludwig I. Alte Registratur des Administrationsarchivs Altötting, Akten-Nr. 1227. Altötting. o.D.

Ders.: English Monarchs: The Heart of Robert the Bruce. URL: https://www.englishmonarchs.co.uk/bruce_16.html (besucht am 28.04.2021).

Ders.: en.wikipedia.org: Thich Quang Duc. URL: https://en.wikipedia.org/wiki/Thich_Quang_Duc (besucht am 07.01.2018).

Ders.: en.wikipedia.org: William de Cantilupe (died 1254). URL: https://en.wikipedia.org/w/index.php?title=William_de_Cantilupe_(died_1254) (besucht am 07.02.2021).

Verwendete Literatur

Anon.: en.wikipedia.org: William Schaw. URL: https://en.wikipedia.org/wiki/William_Schaw (besucht am 31.08.2020).

Ders.: es.wikipedia.org: Julio Arboleda. URL: https://es.wikipedia.org/wiki/Julio_Arboleda (besucht am 31.10.2014).

Ders.: Eustache de Chéry de Mongazon. URL: https://fr.wikipedia.org/wiki/Eustache_de_Chery_de_Mongazon (besucht am 16.07.2023).

Ders.: Filo d'oro – Suore Serve dei Poveri del Beato Giacomo Cusmano: Una Reliquia del Beato Giacomo Cusmano. URL: http://www.cusmano.org/richiesta-materiale (besucht am 21.11.2020).

Ders.: France to Honor Unknown Dead. With Heart of Gambetta Soldier's Body will be interred in Pantheon. In: The New York Times, 3. Nov. 1920.

Ders.: Friaries: Black friars of Pontefract. In: William Page (Hrsg.): A History of the County of York. Bd. 3. London: Victoria County History 1974, S. 217–271. URL: http://www.british-history.ac.uk/vch/yorks/vol3/pp271-273 (besucht am 28.08.2017).

Ders.: Friaries: The Franciscans at Bridgwater. In: William Page (Hrsg.): A History of the County of Somerset. Bd. 2. London: Victoria County History 1911, S. 151–152. URL: https://www.british-history.ac.uk/vch/som/vol2/pp151-152 (besucht am 19.08.2019).

Ders.: fr.wikipedia.org: Antoine de Pluvinel. URL: https://fr.wikipedia.org/wiki/Antoine_de_Pluvinel (besucht am 21.02.2021).

Ders.: fr.wikipedia.org: Charles Fontaine des Montées de Prémery. URL: https://fr.wikipedia.org/wiki/Charles_Fontaine_des_Montees_de_Premery (besucht am 16.07.2023).

Ders.: fr.wikipedia.org: Édouard Bargedé. URL: https://fr.wikipedia.org/wiki/Edouard_Bargede (besucht am 16.07.2023).

Ders.: fr.wikipedia.org: Édouard Vallot. URL: https://fr.wikipedia.org/wiki/Edouard_Vallot (besucht am 16.07.2023).

Ders.: fr.wikipedia.org: Eustache du Lys de Grenant. URL: https://fr.wikipedia.org/wiki/Eustache_du_Lys_de_Grenant (besucht am 16.07.2023).

Ders.: fr.wikipedia.org: François Michel Le Tellier de Louvois. URL: https://fr.wikipedia.org/wiki/Francois_Michel_Le_Tellier_de_Louvois (besucht am 28.11.2021).

Ders.: fr.wikipedia.org: Vauvillers (Haute-Saône). URL: https://fr.wikipedia.org/wiki/Vauvillers_(Haute-Saone) (besucht am 22.06.2018).

Ders.: Galignani's New Paris Guide to Which is Added a Description of the Environs and Arranged on an Entirely New Plan etc. Paris: A., W. Galignani und Co. 1844.

Ders.: Gambetta's Heart carried in procession – France celebrates Armistice. In: The Mail, 13. Nov. 1920.

Ders.: Gazzetta Benevento: Dopo sette anni è stata riaperta al culto ed ai fedeli la Cripta della Cattedrale dove sono conservate le salme di quattro arcivescovi. 2. Nov. 2013. URL: http://www.gazzettabenevento.it/Sito2009/detagliocomunicato.php (besucht am 29.07.2019).

Ders.: Grave Matters: North American Farm Index. URL: http://www.tbheritage.com / TurfHallmarks / Graves / GraveMattersFarmNAM . html (besucht am 20.05.2008).

Ders.: Grey friars of Ipswich. In: William PAGE (Hrsg.): A History of the County of Suffolk. Bd. 2. London: Victoria County History 1975, 126f. URL: http://www.british-history.ac.uk/vch/suff/vol2/pp126-127 (besucht am 08.09.2017).

Ders.: Herzmaere. In: Kindlers Literatur Lexikon. Bd. 6. München: Deutscher Taschenbuch Verlag 1986, S. 4405.

Ders.: House of the Gilbertine order: The priory of Chicksand. In: ders. (Hrsg.): A History of the County of Bedford. Bd. 1. London: Victoria County History 1904, S. 390–393. URL: www.british-history.ac.uk/vch/beds/vol1/pp390-393 (besucht am 27.08.2017).

Ders.: Houses of Augustinian canonesses: Abbey of Lacock. In: R. B. PUGH und Elizabeth CRITTALL (Hrsg.): A History of the County of Wiltshire. London: Victoria County History 1956, S. 303–316. URL: http://www.british-history.ac.uk/vch/wilts/vol3/pp303-316 (besucht am 29.08.2017).

Ders.: La maison de Charles Maurras, un héritage... plutôt encombrant. 16. Sep. 2012. URL: http://www.ledauphine.com/loisirs/2012/09/15/la-maison-de-charles-maurras-un-heritage-plutot-encombrant (besucht am 13.07.2019).

Ders.: Letzte Ruhestätte für Speyerer Bischöfe inmitten der Kirche St. Peter. In: Der Kurier, Ausgabe Bruchsal, 12. Sep. 2007.

Ders.: Marine's family sues Greek entities for lost heart. URL: https://ktar.com/story/121796/marines-family-sues-greek-entities-for-lost-heart/ (besucht am 17.06.2017).

Ders.: MassisPost: August 31st: William Saroyan's 105th Birth Anniversary. 1. Sep. 2013. URL: https://massispost.com/2013/09/august-31st-william-saroyans-105th-Birth-Anniversary (besucht am 16.01.2023).

Ders.: maville.com: Le Mans. Un reliquaire en forme de cœur découvert à la cathédrale Saint-Julien. 26. Nov. 2019. URL: https://lemans.maville.com/actu/actudet_-le-mans.-un-reliquaire-en-forme-de-coeur-decouvert-a-la-cathedrale-saint-julien_fil-3919673_actu.Htm (besucht am 08.01.2020).

Ders.: Mehr als 1000 Habsburger feierten ihren Kaiser Karl. In: Bunte 43 (2004), S. 60.

Ders.: Mémoires et Documents inédits, pour servir a l'histoire de la Franche-Comté. Hrsg. v. L'Académie de BESANCON. Bd. 1. Besançon: Jacquin 1838.

Ders.: Museum of London: Grave slab for Joan de St Edmunds: Coffin lid. 5. Juli 2023. URL: https://collections.museumoflondon.org.uk/online/object/35594.html (besucht am 28.01.2024).

Ders.: nl.wikipedia.org: Michiel de Ruyter. URL: https://nl.wikipedia.org/wiki/Michiel_de_Ruyter (besucht am 04.12.2022).

Ders.: Oratoire du Louvre: Genèse de l'Oratoire du Louvre XVIe–XVIIe: Architectes de la construction de l'Oratoire: Jacques Lenercier (1585–1654). Hrsg. v. EGLISE PROTESTANTE UNIE DE FRANCE. URL: https://oratoiredulouvre.fr/index.php/patrimoine/visites/genese-de-loratoire-du-louvre-xvie-xviie/architectes-de-la-construction-de-loratoire (besucht am 25.07.2020).

Verwendete Literatur

Anon.: Oratoire du Louvre: Genèse de l'Oratoire du Louvre XVIe–XVIIe: Le tombeau du cardinal de Bérulle. Hrsg. v. Eglise Protestante Unie de France. URL: https://oratoiredulouvre.fr/patrimoine/visites/genese-de-loratoire-du-louvre-xvie-xviie/le-tombeau-du-cardinal-de-berulle (besucht am 25.07.2020).

Ders.: [o.T.] In: Hampshire Chronicle and General Advertiser for the South and West of England, 29. Juni 1887.

Ders.: Parishes: Adwell. In: Mary D. Lobel (Hrsg.): A History of the County of Oxford. Bd. 8 (Lewknor and Pyrton Hundreds). London: Victoria County History 1964, S. 7–16. URL: http://www.british-history.ac.uk/vch/oxon/vol8/pp7-16 (besucht am 30.12.2020).

Ders.: Parishes: Clifton-on-Dunsmore. In: L. F. Salzman (Hrsg.): A History of the County of Warwick. Bd. 6 (Knightlow Hundred). London: Victoria County History 1951, S. 65–72. URL: https://www.british-history.ac.uk/vch/warks/vol6/pp65-72 (besucht am 30.12.2020).

Ders.: Parishes: Cogenhoe. In: L. F. Salzman (Hrsg.): A History of the County of Northampton: Parishes: Cogenhoe. Bd. 4. London: Victoria County History 1937, S. 236–240. URL: https://www.british-history.ac.uk/vch/northants/vol4/pp236-240 (besucht am 30.12.2020).

Ders.: Parishes: Denham. In: William Page (Hrsg.): A History of the County of Buckingham. Bd. 3. London: Victoria County History 1925, S. 255–261. URL: https://www.british-history.ac.uk/vch/bucks/vol3/pp255-261 (besucht am 30.12.2020).

Ders.: Parishes: Hound with Netley. In: William Page (Hrsg.): A History of the County of Hampshire. Bd. 3. Victoria County History 1908, S. 472–478. URL: https://www.british-history.ac.uk/vch/hants/vol3/pp472-478 (besucht am 07.11.2017).

Ders.: Parishes: Mixbury. In: Mary D. Lobel (Hrsg.): A History of the County of Oxford. Bd. 6. London: Victoria County History 1959, S. 251–262. URL: https://www.british-history.ac.uk/vch/oxon/vol6/pp251-262 (besucht am 30.12.2020).

Ders.: Parishes: Slingsby. In: William Page (Hrsg.): A History of the County of York North Riding. Bd. 1. London: Victoria County History 1914, S. 557–561. URL: https://www.british-history.ac.uk/vch/yorks/north/vol1/pp557-561 (besucht am 30.12.2020).

Ders.: Parishes: Tenbury. In: William Page und J. W. Willis-Bund (Hrsg.): A History of the County of Worcester. Bd. 4. London: Victoria County History 1924, S. 362–371. URL: https://www.british-history.ac.uk/vch/worcs/vol4/pp362-371 (besucht am 12.12.2020).

Ders.: Patrimoine de France: Eglise Saint-Fraimbault Et Saint-Antoine. URL: http://patrimoine-de-france.com/sarthe/epineu-le-chevreuil/eglise-saint-fraimbault-et-saint-antoine-1.php (besucht am 29.07.2020).

Ders.: Photisto: La Chapelle des Bodin de Bois Renard. URL: https://saintlaurentnouan.jimdofree.com/histoire/la-chapelle-des-bodin-de-boisrenard/ (besucht am 13.12.2020).

Ders.: POP: la plateforme ouverte du patrimoine: Plaque funéraire des cœurs de Jean-François-Michel Le Tellier de Louvois, marquis de Montmirail, et de Michel-

Ders.: François Le Tellier de Louvois, marquis de Courtanvaux. 20. Dez. 2018. URL: https://www.pop.culture.gouv.fr/notice/palissy/PM51000573 (besucht am 05.08.2023).

Ders.: POP: la plateforme ouverte du patrimoine: tombeau de Claude de Rueil, évêque d'Angers (1628-1649). 18. Mai 2022. URL: https://www.pop.culture.gouv.fr/notice/palissy/PM49000008 (besucht am 05.08.2023).

Ders.: POP: la plateforme ouverte du patrimoine: tombeau du cœur de César-Pierre de Chastellux, maréchal de France. 20. Feb. 2020. URL: https://www.pop.culture.gouv.fr/notice/palissy/PM89000292 (besucht am 06.03.2024).

Ders.: POP: la plateforme ouverte du patrimoine: trois cœurs-reliquaires. 18. Sep. 2017. URL: https://www.pop.culture.gouv.fr/notice/palissy/PM78002228 (besucht am 19.12.2020).

Ders.: Richard de Inverkeithing. Hrsg. v. Society of the Antiquaries of SCOTLAND. Bd. II (Sessions MDCCCLIV.-V.-MDCCCLVI.VII). Edinburgh: Neill und Company 1859.

Ders.: Santa Gemma Galgani: La Reliquia del cuore a cura delle Monache Passioniste di Lucca. URL: http://www.passionisti.org/JoomlaOLD/sito/santagemma/reliquiacuore-1.htm (besucht am 22.09.2008).

Ders.: Santi, Beati e Testimoni: Venerabile Marco Antonio Barbarigo Cardinale. Istituto Barbarigo. 2. Aug. 2004. URL: https://www.santiebeati.it/dettaglio/91933 (besucht am 02.11.2013).

Ders.: Science: Heart Burial. In: Time Magazine XXII (31. Juli 1933).

Ders.: Sépulture de cœur de François de Carnavalet. URL: http://fr.topic-topos.com (besucht am 25.03.2017).

Ders.: Shropshire Magazine: Ludlow's Heart. Aug. 2011. URL: http://www.shropshiremagazine.com/2011/08/ludlows-heart/ (besucht am 18.03.2014).

Ders.: St. Bridget's, Bridstow and the Bridstow War Memorial. URL: http://www.wyenot.com/bridstow.htm (besucht am 10.05.2009).

Ders.: St. Giles' Church, Horsted Keynes, Sussex. URL: http://www.horstedkeynes.com/church_history3.html (besucht am 01.11.2017).

Ders.: Stadt Lützen: Ortschaft Meuchen. URL: http://www.stadt-luetzen.de/de/ortschaften/ortschaft-meuchen-20002003.html (besucht am 09.03.2021).

Ders.: The Coberley Tourist Information & Travel Guide Cotswolds: Cotswold Village of Coberley. URL: http://www.cotswolds.info/places/coberley.shtml (besucht am 24.08.2017).

Ders.: The Douglas Archives: St Bride's Church, Douglas. 29. Juli 2018. URL: http://douglashistory.co.uk/history/Places/Churches&Abbeys/stbride's_church.htm (besucht am 07.01.2021).

Ders.: The History of Paris from the earliest Period to the present day: Containing a Description of its Antiquities, public Buildings, etc. to which is added an Appendix containing a Notice of the Church of Saint Denis etc. Bd. 1. London/Paris: G. B. Whittaker / A. und W. Galignani 1827.

Ders.: The History of Paris from the earliest period to the present day etc. – to which is added an appendix containing a notice of the church of Saint-Denis;

Verwendete Literatur

An account of the violation of the royal tombs etc. Bd. 3. London/Paris: G. B. Whittaker / A. und W. Galignani 1825.

ANON.: The hospital of St. James and St. John, Brackley. In: R. M. SERJEANTSON und W. R. D. ADKINS (Hrsg.): A History of the County of Northampton. Bd. 2. London: Victoria County History 1906. URL: https://www.british-history.ac.uk/vch/northants/vol2/pp151-153 (besucht am 31.07.2017).

Ders.: Une cérémonie patriotique: Translation aux Invalides du Cœur de La Tour d'Auvergne. In: Le Petit Journal, 10. Apr. 1904. URL: http://cent.ans.free.fr/pj1904/pj69910041904.htm (besucht am 14.05.2017).

Ders.: Voltaire's heart. In: The New York Times, 6. Aug. 1885, S. 8. URL: https://www.nytimes.com/1885/08/06/archives/voltaires-heart.html (besucht am 02.04.2019).

Ders.: Würdiger Platz in der Sulzer Stube. In: Südkurier Ausgabe Waldshut, 2. Jan. 2003, S. 25.

ANON. (COLLECTIF): La Marquise de Gaubert. Société des Amis de Sarlat 1980.

ANSELME, P.: Histoire Genealogique et Chronologique de la Maison Royale de France, des Grands Officiers de la Couronne et de la Maison du Roy. Bd. 1. Paris: Michel-Estiene David 1712.

Ders.: Histoire Genealogique et Chronologique de la Maison Royale de France, des Pairs, des Grands Officiers de la Couronne et de la Maison du Roy et des anciens Barons du Royaume. 3. Aufl. Bd. 1. Paris: Compagnie des Libraires 1726.

ANSELME, P. und M. du FOURNY: Histoire Genealogique et Chronologique de la Maison Royale de France, des Pairs, Grands Officiers de la Couronne et de la Maison du Roy. Bd. 2. Paris: Compagnie des Libraires 1726.

Dies.: Histoire Genealogique et Chronologique de la Maison Royale de France, des Pairs, Grands Officiers de la Couronne et de la Maison du Roy etc. 3. Aufl. Bd. 6. Paris: Compagnie des Libraires 1730.

Dies.: Histoire Genealogique et Chronologique de la Maison royale de France, des Pairs, Grands Officiers de la Couronne et la Maison du Roy etc. 3. Aufl. Bd. 5. Paris: Compagnie des Libraires 1730.

ANTIQUARIUS: Account of Englishmen buried at Venice. In: The Gentleman's Magazine and Historical Chronicle 1, No. 93 (Apr. 1823).

ANTOMMARCHI, François: Les derniers moments de Napoléon (1819–1821) par le docteur Antommarchi. Paris: Garnier Frères 1898. URL: https://gallica.bnf.fr/ark:/12148/bpt6k5652330m (besucht am 05.05.2019).

APULIENSIS, Guillelmus: Gesta Roberti Wiscardi. URL: http://www.thelatinlibrary.com/williamapulia.html (besucht am 31.01.2017).

AQUILINA, George: Persönliche Mitteilung an den Verfasser. O.F.M. Franciscan Friars Minor, Valetta. 8. Feb. 2010.

Ders.: Persönliche Mitteilung an den Verfasser. O.F.M. Franciscan Friars Minor, Valetta. 24. Juli 2010.

ARDAGH, J.: o.T. In: Daily Mail, 22. Nov. 1927.

ARENS, Fritz: Das Grabmal des Weihbischofs Heinrich Joseph von Nitschke in St. Gangolf zu Bamberg. In: 120. Bericht des Historischen Vereins Bamberg 88 (1984).

Ders.: Der Dom zu Mainz. Darmstadt: Wissenschaftliche Buchgesellschaft 1998.
Ders.: Die Kunstdenkmäler der Stadt Mainz. Kirchen St. Agnes bis Hl. Kreuz. Bd. 1. Berlin, München: Deutscher Kunstverlag 1961.
Ders.: Mainzer Inschriften von 1651–1800. Bd. I. Mainz: Stadtarchiv Mainz 1982.
Ders.: Mainzer Inschriften von 1651–1800. Bd. II. Mainz: Stadtarchiv Mainz 1985.
ARENS, Fritz und Laetitia BREDE: Kirche und Kloster St. Antonius (Armklaren) zu Mainz. Mainz: Stadtbibliothek Mainz 1950.
ARIÈS, Philippe: Geschichte des Todes. München: dtv 1982.
ARMIT, Ian: Porticos, pillars and severed heads: the display and curation of human remains in the southern French Iron Age. In: Katharina REBAY-SALISBURY, Marie-Louise STIG SØRENSEN und Jessica HUGHES (Hrsg.): Body Parts and Bodies Whole. Oxford: Oxbow Books 2010, S. 89–99.
ARNOLD-BECKER, Alice: Ein Schloss im Umbruch. Zum 750. Jubiläum des Wittelsbacher Schlosses in Friedberg. In: Bayernspiegel. Zeitschrift der Bayerischen Einigung und Bayerischen Volksstiftung 5 (Sep. 2007), S. 6–10.
ARTELT, Walter: Die ältesten Nachrichten über die Sektion menschlicher Leichen im mittelalterlichen Abendland. In: Abhandlungen zur Geschichte der Medizin und der Naturwissenschaften 34 (1940), S. 1–27.
ASHWORTH, Libby: Priory or Friary – Who lies Where? 16. Juli 2015. URL: https://elizabethashworth.com/2015/07/16/priory-or-friary-who-lies-where/ (besucht am 05.03.2018).
ASSING, Ludmilla: Fürst Herrmann von Pückler-Muskau. Bd. 2. Berlin: Wedekind & Schwieger 1874.
ASSOCIATION AMICALE DES ANCIENS ÉLÈVES DU PRYTANÉE NATIONAL MILITAIRE: Edit de Fondation de Henri IV. URL: https://www.prytanee.asso.fr/global/gene/link.php?doc_id=405&fg=1 (besucht am 22.08.2018).
AU, Günter von: Persönliche Mitteilung an den Verfasser. München. 3. Okt. 2019.
AUBREY, John: Natural History and Antiquities of the County of Surrey. Bd. 5. London: E. Curll 1719.
AUFGEBAUER, Peter: Der tote König. Grablegen und Bestattungen mittelalterlicher Herrscher (10.–12. Jahrhundert). In: Geschichte in Wissenschaft und Unterricht 45 (1994), S. 680–693.
AURA, Ekkehard von: Ekkehardi Chronicon Wirziburgense. In: Georgius Heinricus PERTZ (Hrsg.): Monumenta Germaniae Historica etc. Bd. 4. Hannovera: Bibliopolium Aulici Hahniani 1844.
BÄCHTOLD-STÄUBLI, Hanns: Handwörterbuch des deutschen Aberglaubens. Bd. 3. Berlin, New York: Walter de Gruyter 2000. Kap. Herzkrankheiten, S. 1810–1813.
BADER, Karl Siegfried: Die fürstenbergischen Erbbegräbnisse. Kirchen-, rechts- und hausgeschichtliche Studien. Freiburg: Freiburger Diözesanarchiv 1941.
BADHAM, Sally F.: Divided in Death. The iconography of English medieval heart and entrail monuments. Church Monuments. In: Journal of the Church Monuments Society 34 (2019), S. 16–76.
Dies.: Heart imagery on medieval English brasses. In: Monumental Brass Society Bulletin 144 (2020), S. 867–870.

Verwendete Literatur

BAGLIANI, Agostino Paravicini: Démembrement et intégrité du corps au XIIIe siècle. In: Terrain 18 (1992), S. 26–32.

BALTZER, Georg: Historische Notizen über die Stadt Saarlouis und deren unmittelbare Umgebung. Dillingen/Saar: Queißer 1979.

BANDE, Alexandre: Le cœur du roi. Paris: Tallandier 2009.

Ders.: Les voyages des cœurs royaux en val de Loire (fin XIVe – début XVIe siècle). In: François MICHAUD-FRÉJAVILLE, Noëlle DAUPHIN und Jean-Pierre GUILHEMBET (Hrsg.): Entrer en ville. Rennes: Presses Universitaires 2006, S. 231–243.

BANKL, Hans: Behandlung des Leichnams von Mitgliedern des ehemaligen österreichischen Kaiserhauses. In: N. STEFENELLI (Hrsg.): Körper ohne Leben. Wien, Köln, Weimar: Böhlau 1998.

BANNISTER, Arthur: The history of Ewias Harold, its castle, priory, and church. High Town: Jakeman & Carver 1902.

BARBER, Thomas Gerrard: Byron – and where he is buried. 5. Aufl. Hucknall Parish Church 1998.

BARGHEER, Ernst: Eingeweide. Lebens- und Seelenkräfte des Leibesinneren im Deutschen Glauben und Brauch. Berlin, Leipzig: Walter de Gruyter & Co 1931.

BARJAVEL, Casimir François Henri: Dictionnaire Historique, Biographique et Bibliographique du Département de Vaucluse etc. Bd. 2. Carpentras: L. Devillario 1841.

BARKO, Ivan: Le petit Condé: The death in Sydney in 1866 of Australia's first royal visitor. In: Explorations – Journal of French-Australian Connections 35 (2003), S. 32.

BARRETO, Joana: Come soavemente dormisse: les funérailles des Aragon de Naples entre légitimation politique et exemplarité chrétienne. In: Micrologus 22 (Le Corps du Prince) (2014), S. 455–486.

BATZ, K. und B. ETTELT: Bayern–Ingolstadt, Bayern–Landshut: 1392–1506. Glanz und Elend einer Teilung. Ausstellung des Stadtarchivs, 20. September 1992 bis 22. November 1992. Ingolstadt: Stadtarchiv, Wissenschaftliche Stadtbibliothek, Stadtmuseum Ingolstadt 1992.

BAUCH, Kurt: Das mittelalterliche Grabbild. Figürliche Grabmäler des 11. bis 15. Jahrhunderts in Europa. Berlin und New York: De Gruyter 1976.

BAUCHROWITZ, Doris: Persönliche Mitteilung an den Verfasser. Archivoberrätin, Archiv des Bistums Augsburg. 10. Aug. 2014.

BAUER, Benedikt: Das Frauenkloster Lichtenthal. Baden-Baden: Pet. Weber 1896.

BAUER, Paul: Deux siècles d'histoire au Père Lachaise. Versailles: Mémoire et Documents 2006.

BAUER, Robert: Bayerische Wallfahrt Altötting. 3. Aufl. München, Zürich: Schnell und Steiner 1985.

Ders.: Persönliche Mitteilung an den Verfasser. Bischöflicher Administrator der Heiligen Kapelle, Altötting. 15. Dez. 1982.

Ders.: Persönliche Mitteilung an den Verfasser. Bischöflicher Administrator der Heiligen Kapelle, Altötting. 1. Okt. 1984.

BAUER, W.: Kleinodien im Dillkreis. 3. Der Herzgrabstein in der evangelischen Kirche zu Dillenburg. In: Heimatblätter zur Pflege und Förderung des Heimatgedankens, Dillenburg, Weidenbach 16 (1951), S. 3.

BAUERREISS, Romuald: Kirchengeschichte Bayerns: Das sechzehnte Jahrhundert. Bd. 6. Augsburg: Eos 1965.

BAUMANN, Eduard: Ludwigs Herz ruht in Altötting. In: Passauer Neue Presse – Heimatglocken, Beilage für heimatliche Belehrung und Unterhaltung 7 (1986), S. 1–4.

BAUMANN, Karl: Persönliche Mitteilung an den Verfasser. Heimathistoriker, Dillingen. 7. März 2014.

BAUMGÄRTEL-FLEISCHMANN, Renate: Notiz über die Beisetzung von Herz und Eingeweiden Gebsattels in Schlüsselau. In: dies. (Hrsg.): Fürstbischof Johann Philipp von Gebsattel und die Kirche in Schlüsselau (Veröffentlichungen des Diözesanmuseums Bamberg Bd. 10). Bamberg: Diözesanmuseum Bamberg 1997, 49f.

Dies.: Persönliche Mitteilung an den Verfasser. Oberkonservatorin, Diözesanmuseum Bamberg. 2. Sep. 1999.

Dies.: Persönliche Mitteilung an den Verfasser. Oberkonservatorin, Diözesanmuseum Bamberg. 2. Sep. 2007.

Dies.: Trauerfeierlichkeiten für Bamberger Domherren im 16. und 17. Jahrhundert. In: Michael PETZET (Hrsg.): Textile Grabfunde aus der Sepultur des Bamberger Domkapitels (Internationales Kolloquium, Schloss Seehof, 22./23. April 1985). Bamberg: Bayerisches Landesamt für Denkmalpflege 1987, S. 12–26.

BAVEREL, Jean-Pierre: Notices sur les graveurs qui nous ont laissé des estampes marqueés de monogrammes, chiffres, rébus, lettres initiales etc. avec une description de leurs plus beaux ouvrages et des planches en taille-douce, contenant toutes les marques dont ils se sont servis: suivies d'une table qui en donne l'explication. Besançon: Taulin-Dessirier 1807–1808.

BAYERISCHES HAUPTSTAATSARCHIV: Bericht des Dr. Wilhelm Ludwig Bennz, Proz. U. Pfr. Bei U. L. Frau zu Ing, an die Kurfürstinwitwe Maria Anna über das Fürstengrab in Ingolstadt. Kasten schwarz 226/54 (mitgeteilt von Doris Wittmann, Stadtarchiv Ingolstadt, 15.5.2007). München. o.J.

Ders.: Verlassenschaft Christine von Lothringen 1568–90. Kasten schwarz, Nr. 1688 (mitgeteilt von Alice Arnold-Becker, Museum im Wittelsbacher Schloss, Friedberg, 12.11.2007). München.

BAYERN, Adalbert Prinz von: Die Herzen der Leuchtenberg. Geschichte einer bayerisch-napoleonischen Familie. München: Nymphenburger 1992.

BAYON, H. P.: The Medical Career of Jean-Paul Marat. In: Proceedings of the Royal Society of Medicine 39 (Nov. 1944).

BBC: A History of the World-Object: Tudor Heart Burial Urn. URL: https://www.bbc.co.uk/ahistoryoftheworld/objects (besucht am 18.03.2014).

BEAUDOIN, Yvon: OMI The Missionary Oblates of Mary Immaculate: Heart of the Founder. URL: https://www.omiworld.org/lemma/heart-of-the-founder/ (besucht am 05.11.2020).

Verwendete Literatur

BEAUDOUIN, Pierre-Yves: Wikimedia Commons: Grave of Charles-Étienne Gudin. 19. Juni 2013. URL: https://commons.wikimedia.org/wiki/File:PÃĺre-Lachaise_-_Division_40_-_Gudin_05.jpg (besucht am 16. 05. 2019).

Ders.: Wikimedia Commons: Grave of Montègre. 10. Nov. 2013. URL: https://upload.wikimedia.org/wikipedia/commons/f/fa/Pere-Lachaise_-_Division_11_-_Montegre_03.jpg (besucht am 11. 01. 2020).

BEAUNIS, Pierre: Le Tou-Beau Feu de la Memoire du Seigneur Mareschal de Fervaques. Rouen: Marin Michel 1614. URL: www.bmlisieux.com/normandie/beaunis.htm (besucht am 11. 08. 2018).

BECKEDORFF, J.-B. von: Persönliche Mitteilung an den Verfasser. München. 16. Dez. 2016.

BEER, Hans: Die romanische Krypta in der St. Gumbertus-Kirche zu Ansbach. Hrsg. v. HISTORISCHER VEREIN FÜR MITTELFRANKEN. Ansbach: C. Brügel & Sohn 1936.

BEGER, Jens: Persönliche Mitteilung an den Verfasser. Oberarchivrat, Thüringisches Staatsarchiv Schleiz. 13. März 2012.

BEHRMANN, Carolin, Arne KARSTEN und Philipp ZITZLSPERGER: The Roman Papal- and Cardinal Tombs of the Early Modern Age; Introductory Remarks on a Research Project. In: Analecta Romana Instituti Danici 29 (2003), S. 101–117.

BEI DER WIEDEN, Helge: Schaumburg-Lippische Genealogie. Stammtafeln der Grafen, später Fürsten zu Schaumburg-Lippe bis zum Thronverzicht 1918. 2., ergänzte Aufl. Bd. 25 (Schaumburger Studien). Melle: Ernst Knoth 1995, S. 1–108.

BEINE, Manfred und Käthe HERBORT: Rietberg, die ehemals gräfliche Landeshauptstadt an der Ems. 2. Aufl. (Westfälische Kunststätten Heft 67). Münster: Westfälischer Heimatbund 2008.

BEISE, Marc: „Influencer Gottes" wird heiliggesprochen. In: Süddeutsche Zeitung, 3. Juli 2024, S. 8.

BENADUCCI, Giovanni: Biografie di illustri Tolentinati. Hrsg. v. FILELFO. Tolentino: Filelfo 1887.

BENKER, Adalbert: Persönliche Mitteilung an den Verfasser. Priester, Würzburg. 6. Juli 2020.

BENOIST, Jacques: Le Sacré-Cœur de Montmartre. De 1870 à nos jours. Bd. 1 (Coll. patrimoine). Paris: Editions Ouvrières 1992.

BENTLEY, Samuel: Excerpta historica: or, Illustrations of English history. London: S. Bentley 1831.

BEPLER, Jill: „zu meinem und aller dehrer die sichs gebrauchen wollen, nutzen, trost undt frommen." Lektüre, Schrift und Gebet im Leben der fürstlichen Witwe in der Frühen Neuzeit. In: Martina SCHATTKOWSKY (Hrsg.): Witwenschaft in der frühen Neuzeit: fürstliche und adlige Witwen zwischen Fremd- und Selbstbestimmung. Leipzig: Leipziger Universitätsverlag 2003, S. 303–320.

BERGMANN, Joseph: Medaillen auf berühmte und ausgezeichnete Männer des Oesterreichischen Kaiserstaates, vom XVI. bis zum 19. Jahrhunderte. Bd. 1. Wien: Tendler & Schaefer 1844.

BERNARDA, M.: Persönliche Mitteilung an den Verfasser. Äbtissin der Zisterzienserinnen von Lichtenthal. 27. Juli 2009.

BERTHELOT, M.: La sépulture de Voltaire et de Rousseau. In: Journal des savants, 5. März 1898.
BERTHY, Nicole und Michael BREY: Bild in der Landschaft – Landschaft im Bild. In: KOMMUNALE STIFTUNG FÜRST PÜCKLER MUSEUM (Hrsg.): Pückler Pyramiden Panorama (Edition Branitz Nr. 4). Cottbus 1999.
BERTRAND, Antoine-Louis: La vie de Messire Henry de Béthune. Bd. 1. Bordeaux: A. Picard 1902.
BETANCUR, Belisario: El corazon y la cultura, y la cultura del corazón (Lectura en XIX Congreso Colombiano de Cardiologia: Cartagena de Indias, Novembre 27 de 2001). In: Revista Colombiana de Cardiologia 9.4 (2002). URL: http://scc.org.co/revista.cfm?do=detelle&idarticulo=1111&idpublicacion=19 (besucht am 05.09.2008).
BEURRIER, Louys: Histoire du Monastère et Couvent des Pères Célestins de Paris. Paris: Pierre Chevalier 1634.
BEYER, Victor und Yves MUGLER: Le Mausolée du Maréchal de Saxe. Strasbourg: Hirlé-Oberlin 1994.
BEYERN, Bertrand: Guide des tombes d'hommes célèbres. Paris: Le Cherche Midi 2008.
Ders.: Prayssac, église Saint-Barthélemy. 3. Nov. 2015. URL: https://www.bertrandbeyern.fr/spip.php?article638 (besucht am 08.07.2019).
BIERNOTH, Alexander: Persönliche Mitteilung an den Verfasser. Stadtführer, Ansbach. 4. Dez. 2018.
BIGALKE, Silke: Die Eisbrecherin. In: Süddeutsche Zeitung, 18. Juni 2016.
BILHÖFER, Peter: Außer Zweifel ein hoch verständiger Herr und tapferer Kavalier. Friedrich V. von der Pfalz – eine biographische Skizze. In: Peter WOLF u. a. (Hrsg.): Der Winterkönig Friedrich V., der letzte Kurfürst aus der Oberen Pfalz (Katalog zur Bayerischen Landesausstellung 2003). Augsburg: Haus der Bayerischen Geschichte 2003, S. 19–32. URL: http://www.hdbg.de/winterkoenig/german/winterkoenig_aufsaetze.pdf (besucht am 08.07.2004).
BIRD, Paul: Persönliche Mitteilung an den Verfasser. Woodford, Parish Council. 15. März 2011.
BITTMANN, Julius: Ein großes Herz im kleinen Herzen. In: Altbayerische Heimatpost 10 (1990), S. 9.
BIVER, Paul und Marie Louise BIVER: Abbayes, monastères et couvents de Paris: des origines à la fin du XVIIIe siècle (Nouvelles éditions latines). Paris: Éditions d'histoire et d'art 1975.
BLAAK, Wilco: Persönliche Mitteilung an den Verfasser. Hoofd Oude & Nieuwe Kerk, Delft. 10. Apr. 2010.
BLACKLEY, F. D.: Isabella of France, Queen of England 1308–1358 and the Late Medieval Cult of the Dead. In: Canadian Journal of History 15 (Apr. 1980), S. 23–48.
BLACKWOOD, William: The New Statistical Approach of Scotland. Bd. X. Edinburgh und London: William Blackwood & Sons 1845.
BLAIR, David Hunter: John Patrick, Third Marquess of Bute, K.T. (1847–1900). London: John Murray 1921.

BLANC, André: La Cathédrale de Valence, témoin de l'humanité romane. Valence: Valence Éditions Peuple libre 1984.

BLESSIG, Johann Lorenz: Pompe funébre à l'occasion de la translation du corps de M. Le Maréchal de Saxe dans l'église de S. Thomas, le 20. Août 1777. Strasbourg: Simon Kürsner 1777.

BLOCHBERGER, Lutz: Persönliche Mitteilung an den Verfasser. Mesner der Johanniskirche Saalfeld. 17. Sep. 2018.

BLOMEFIELD, Francis und Charles PARKIN: An essay towards a topographical history of the County of Norfolk. Bd. 6. William Miller 1807.

BLUMENFELD, Carole: L'amant de la Du Barry en majesté. In: La Gazette Drouot, 18. Jan. 2018. URL: https://www.gazette-drouot.com/article/l-amant-de-la-du%25C2%25A0barry-en-majeste/6071 (besucht am 20. 08. 2019).

BLUNK, Julian: Das Taktieren mit den Toten: Die französischen Königsgrabmäler in der Frühen Neuzeit. Wien, Köln, Weimar: Böhlau 2011.

Ders.: Des Königs Herzensangelegenheiten. Zum Auszug der Bourbonen aus Saint-Denis. In: Kirsten KRAMER und Jens BAUMGARTEN (Hrsg.): Visualisierung und kultureller Transfer. Würzburg: Königshausen und Neumann 2009, S. 119–132.

BOCKENHEIMER, Karl Georg: Vogt, Nicolaus. In: Allgemeine Deutsche Biographie. Bd. 40. München: Historische Kommission bei der Bayerischen Akademie der Wissenschaften 1896, S. 189–192.

BÖHME, Ralf: Verschollenes Herz von Carl Loewe entdeckt. In: Mitteldeutsche Zeitung, 11. März 2012.

BÖHNE, C.: Das Grabmal Herzog Ludwigs des Strengen in der Fürstenfelder Klosterkirche. In: Amperland. Heimatkundliche Vierteljahresschrift für die Kreise Dachau, Freising und Fürstenfeldbruck 2 (1966), S. 41–43.

BÖHRINGER, Letha: Persönliche Mitteilung an den Verfasser. Historisches Archiv Köln. 24. Juli 2013.

BOLTON, Harry: Persönliche Mitteilung an den Verfasser. Bolton Hall, Wensley. 6. Jan. 2011.

BONCOMPAGNUS: Liber primus de forma litterarum scolastice conditionis. 1.27.2 De consuetudinibus Sepelentium / De corporibus, que balsamo vel aromatibus condiuntur aut preciosis unguntur unguentis vel humectantur cum aqua salita. URL: http://scrineum.unipv.it/wight/bon127.htm (besucht am 08. 01. 2017).

BONNET, Astrid: Persönliche Mitteilung an den Verfasser. Musée Crozatier, Puy-en-Velay. 8. Juni 2015.

BONNICI, Eman: Find a Grave: Cardinal Francis Alphonsus Bourne. 21. Dez. 2013. URL: https://www.findagrave.com/memorial/122021500/francis-alphonsus-bourne (besucht am 24. 03. 2021).

Ders.: Find a Grave: Cardinal Georges François Xavier Marie Grente. 3. Dez. 2014. URL: https://de.findagrave.com/memorial/139525940/georges-francois-xavier-marie-grente (besucht am 24. 03. 2021).

BOREL D'HAUTERIVE, André: Revue Historique de La Noblesse. Bd. 3. Paris: Bureau de la Publication 1845.

BORGIA, Roberto (Hrsg.): Collana „Contributi alla conoscenza del patrimonio tiburtino". 2. Aufl. Bd. 11. Liceo Ginnasio Statale „Amedeo di Savoia" 2013. URL:

https://www.societatiburtinastoriaarte.it/STSA-resources/pubblicazioni/misc/Deuotissime_orationi_chogni_notte__Oltre_il_diuino_Offitio__soleua_dire_la_fe._me._Dellillustriss._et_reuerrndiss_Sig._Cardinal_dEste__2.pdf (besucht am 05. 08. 2023).
BORGOLTE, Michael: Petrusnachfolge und Kaiserimitation. Die Grablege der Päpste, ihre Genese und Traditionsbildung. Göttingen: Vandenhoeck & Ruprecht 1995.
BORST, P. u. a.: Graven en begraven in de Dom van Utrecht. Utrecht: Reinders 1997.
BÖSER, Dieter: Persönliche Mitteilung an den Verfasser. Kirchenführer von St. Peter, Bruchsal. 11. Juni 2013.
Ders.: Persönliche Mitteilung an den Verfasser. Kirchenführer von St. Peter, Bruchsal. 19. Nov. 2019.
BOTERF, Hervé Le: Anne de Bretagne. Paris: France-Empire 1996.
BOUCHOT, Henri: Inventaire des Dessins exécutés pour Roger De Gaignières et Conservés aux Départments des Estampes et des Manuscrits. Bd. 1. Paris: E. Plon et Nourrit 1891.
BOUDAN, Louis: Wikimedia Commons: Tombe du cœur de de Thomas Le Roy, évêque de Dol, à Notre-Dame de Nantes. 30. Sep. 2021. URL: https://commons.wikimedia.org/wiki/File:Tombe_du_cÅŞur_de_de_Thomas_Le_Roy,_ÃŽvÃŞque_de_Dol,_Ãă_Notre-Dame_de_Nantes.png (besucht am 05. 10. 2023).
BOULTON, Chris: Persönliche Mitteilung an den Verfasser. The Old Rectory, Little Hadham. 17. Juli 2011.
BOUREAU, Alain: Le simple corps du roi. L'impossible sacralité des souverains français XVe–XVIIIe siècle. Paris: Les Editions de Paris 1988.
BOUTELL, Charles: The Monumental Brasses of England. London: George Bell 1849.
BOUWY, Sébastien: Franceinfo: Une découverte rarissime au château des Milandes: un cœur reliquaire en plomb vieux de 5 siècles. 9. Aug. 2019. URL: https://france3-regions.francetvinfo.fr/nouvelle-aquitaine/dordogne/perigord/decouverte-rarissime-au-chateau-milandes-coeur-reliquaire-plomb-vieux-5-siecles-1709138.html (besucht am 24. 03. 2021).
BOYER, Jean-Paul: La „Foi monarchique" dans le royaume de Sicile et de Provence (mi XIIIe – mi XIVe). In: Le forme della propaganda politica nel Due e nel Trecento. Relazioni tenute al convegno internazionale di Trieste (2–5 marzo 1993). Bd. 201/1. École française de Rome 1994, S. 85–110.
BOYER-MAS, André: Comment le cœur de Turenne est à Saint-Paulet (Aude): ou les tribulations posthumes d'un grand cœur: ou les tribulations posthumes d'un grand cœur. Toulouse: Editions Privat 1938.
BRADFORD, Charles Angell: Heart Burial. London: Allen & Unwin 1933.
BRADLEY, John W.: The royal charters and letters patent granted to the burgesses of Stafford A.D. 1206-1228. Stafford: J. und C. Mort 1897. URL: https://archive.org/details/royalchartersan00enggoog/page/n18/mode/2up (besucht am 23. 08. 2017).
BRÄM, Andreas: Vom Herzen. Ein Beitrag zur systemischen Ikonographie. In: Micrologus XI (Il cuore/The heart) (2003), S. 159–192.

Verwendete Literatur

BRANDHUBER, Christoph: Der Tod des Fürsterzbischofs. In: Roswitha JUFFINGER (Hrsg.): Fürsterzbischof Guidobald Graf von Thun 1654–1668. Salzburg: Residenzgalerie Salzburg 2008, S. 153–164.

BRANDT, Mirjam: Persönliche Mitteilung an den Verfasser. Bayerische Verwaltung der staatlichen Schlösser, Gärten und Seen, Schloss Nymphenburg, München. 2. März 2017.

BRATNER, Luzie: Die Grabdenkmäler der Erzbischöfe im Mainzer Dom. Hrsg. v. GESELLSCHAFT FÜR MITTELRHEINISCHE KIRCHENGESCHICHTE. Mainz: Selbstverlag der Gesellschaft für mittelrheinische Kirchengeschichte 2005.

BRAUBACH, Max: Eugen von Savoyen. Bd. 1. München: Oldenbourg 1963.

BRAUN, Bettina: Wo wurden die Fürstbischöfe begraben? In: Carolin BEHRMANN, Arne KARSTEN und Philipp ZITZELSBERGER (Hrsg.): Grab – Kult – Memoria. Wien, Köln, Weimar: Böhlau 2007, S. 255–275.

BRAVERMANOVÁ, Milena: Persönliche Mitteilung an den Verfasser. Archäologische Sammlung, Prager Burg. 16. Feb. 2010.

Dies.: Persönliche Mitteilung an den Verfasser. Archäologische Sammlung, Prager Burg. 1. Feb. 2010.

Dies.: Persönliche Mitteilung an den Verfasser. Archäologische Sammlung, Prager Burg. 30. Jan. 2010.

BRAVERMANOVÁ, Milena, Jana KOBRLOVÁ und Alena SAMOHÝLOVÁ: Textilie z hrobu Maxmiliána II. Habsburského z Colinova mauzolea v katedrále sv. Víta na Pražském hrade. [Textilien aus dem Grab Maximilians II. von Habsburg aus dem Colin-Mausoleum im St. Veitsdom in der Prager Burg]. In: Archaelogia Historica 20 (1995), S. 497–521.

BRENAN, Gerald und William LINDSAY: A history of the house of Percy: from the earliest times down to the present century. Bd. 1. London: Freemantle 1902.

BREUER, Judith: Das Grabmal des Melchior von Hatzfeld in der Bergkirche zu Laudenbach (Stadt Weikersheim/Main-Tauber-Kreis). Beiträge zu seiner kultur- und kunsthistorischen Bedeutung und seiner Schadens- und Restaurierungsgeschichte. In: Nachrichtenblatt der Landesdenkmalpflege 4 (2002), S. 207–220.

BRITTEN, Austin Paul: 1812 – Napoleon's invasion of Russia. London: Greenhill Books 2000.

BROCA, Joseph Jean de: Claude Bernard dit le Pauvre Prêtre (1588–1641). Paris: P. Lethielleux 1913.

BROMILOW, John: Church Monuments. A Gazetteer Being An Illustrated List of Church Monuments in Britain and France: Yorkshire – The North Riding – 4. URL: http://churchmonumentsgazetteer.co.uk/Yorks_N_Riding_4.html (besucht am 16.02.2020).

BRONIKOWSKI, A.: Die Geschichte Polens. Bd. 3. Dresden: Hilscher 1827.

BROWN, Dee: Begrabt mein Herz an der Biegung des Flusses. Hamburg: Hoffmann und Campe 1972.

BROWN, Elizabeth A.R.: Death and the Human Body in the later Middle Ages: The Legislation of Boniface VIII on the Division of the Corpse. In: Viator Medieval and Renaissance Studies 12 (1981), S. 221–270.

BROWN, Elizabeth R.A.: The Oxford Collection of the Drawings of Roger de Gaignières and the Royal Tombs of Saint-Denis. In: Transactions of the American Philosophical Society 78 (1988), S. 1–74.

BROWN, Hilary: Persönliche Mitteilung an den Verfasser. Ursulines de Jesus, Edinburgh. 10. Aug. 2010.

BRÜGMANN, Uwe: Persönliche Mitteilung an den Verfasser. Friedhofsführer, Konstanz. 12. Apr. 2010.

BRUNNER, Hellmut: Das Herz im ägyptischen Glauben. In: DR. KARL THOMAE GMBH (Hrsg.). Bd. 1: Im Umkreis des Glaubens. Biberach an der Riß: Dr. Karl Thomae GmbH 1965, S. 81–106.

BRYDGES, Egerton: The Topographer for the Year 1790. Bd. 2. London: Robson & Walker & Stalker 1790.

BUCHFELLNER, Simon: Die Geschichte der Verehrung der gnadenreichen Jungfrau und Gottes Mutter Mariae zu Altenötting. München: Seidl-Signatur 1826.

BUHR, Susan: Persönliche Mitteilung an den Verfasser. Greenwich Heritage Centre, Royal Arsenal, London. 15. Feb. 2011.

BULLA, Jozef: Persönliche Mitteilung an den Verfasser. Bürgermeister, Malacky. 4. Mai 2009.

BULST, Neithard: Die französischen Könige des Mittelalters. Von Odo bis Karl VIII. Hrsg. v. Joachim EHLERS, Heribert MÜLLER und Bernd SCHNEIDMÜLLER. München: C.H. Beck 1996.

BURCHELL, Howard B. und Thomas E. KEYS: The Heart of George II. of England. In: Bull. Med. Libr. Assoc. Apr. 1942, S. 198–202.

BUREAU, Arnaud und Rozenn COLLETER: La crypte funéraire du Plessis-Châtillon. In: Dossier 303 142: Arts et rites funéraires (2016), S. 22–27.

BURGHARDT, Peter: Ein Mythos lässt den Dollar rollen. In: Süddeutsche Zeitung, 13. Jan. 2008, S. 3.

BURGUI, Mikel: Nabarralde: El corazon de Carlos II de Navarra vuelve al lugar donde dejó de latir: El Palacio Real de Pamplona. 16. Dez. 2010. URL: https://nabarralde.eus/el-corazon-de-carlos-ii-de-navarra-vuelve-al-lugar-donde-dejo-de-lat (besucht am 30. 12. 2022).

BURIGNY, M. de: Vie du Cardinal Du Perron Archevêque de Sens et Grand-Aumônier de France. Paris: De Buré 1768.

BURTON, Janet: Monastic and Religious Orders in Britain, 1000–1300. Cambridge: Cambridge University 1994.

BUTLER, Declan: Joan of Arc's relics exposed as forgery. In: Nature 446 (2007), S. 593.

BUTTLAR-GERHARTL, Gertrud: Epitaph für Herzogin Elisabeth von Sachsen (gest. 1594) in der alten Winzendorfer Pfarrkirche. In: Jahrbuch für Landeskunde in Niederösterreich. Verein für Landeskunde Niederösterreich 1987, S. 37–46.

BUTZEK, Monika: Monumento funebre per il cuore del gran maestro Marc'Antonio Zondadari di Giuseppe e Bartolomeo Mazzuoli. In: M. LORENZONI (Hrsg.): Le sculture del Duomo di Siena. Cinisello Balsamo: Silvana Editoriale 2009, S. 154–156.

Verwendete Literatur

CABANES, Docteur: Légendes et curiosités de l'Histoire. Bd. 5. Paris: Albin Michel 1890, 261–281 (L'odyssée du cœur de Gambetta et autres reliques notoires).

CAFFIN DE MEROUVILLE, Michel: Le Beau Dunois et son Temps. Paris: Nouvelles Éditions latines 2003.

CALISSE, C.: I prefetti di Vico. In: Archivio della società Romana di Storia Patria LVIII.10 (1887), S. 1–136.

CAPASSO, Luigi, Salvatore CARAMIELLO und Ruggiero D'ANASTASIO: The anomaly of Santa Rosa. In: The Lancet 353.9151 (1999).

CAPELLE, Pierre: Persönliche Mitteilung an den Verfasser. Archivar, Ecclesia Cathedralis SS.Michaelis et Gudulae, Brüssel. 27. Apr. 2009.

CARDELLA, Lorenzo: Memorie storiche de' cardinali della Santa Romana Chiesa. Bd. 7. Roma: Stamperia Pagliarini 1793.

CARL, Dietmar: Ständig vom Todfeind verfolgt. In: Kölner Stadtanzeiger, 28. Jan. 2003.

CARQUE, Bernd: Stil und Erinnerung. Französische Hofkunst im Jahrhundert Karls V. und im Zeitalter ihrer Deutung. Göttingen: Vandenhoeck und Ruprecht 2005.

CASHA, Anthony: Persönliche Mitteilung an den Verfasser. General Administration Officer, St. John's Co-Cathedral, Valletta. 16. Jan. 2019.

CASSAN, Stephen Hyde: The Lives of the Bishops of Winchester, from Birinus, the First Bishop of the West Saxons, to the Present Time. Bd. 1. London: Rivington etc. 1827.

CASTELLI, Jorge H.: tudorplace.com.ar: Sir Richard MANNERS of Lapley, Knight. URL: http://www.tudorplace.com.ar/Bios/RichardManners.htm (besucht am 06.07.2020).

CASTETS, Ferdinand: Turpini historia Karoli magni et Rotholandi. Paris: Maisonneuve 1880.

CECCHETELLI, Rodolfo Ippoliti: I Precordi dei Papi. In: Rivista d'Italia 20 (1917), S. 460–466.

CHALINE, Jean-Pierre: La Cathédrale de Rouen: 16 siècles d'histoire. Société de l'Histoire de Normandie 1996.

CHALMERS, Alexander: The General Biographical Dictionary. An Historical and Critical Account of the Lives and Writings of the Most Eminent Persons in Every Nation; Particularly the British and the Irish. From the Earliest Accounts to the Present Time. Bd. 19. London: J. Nichols und Son 1812.

CHALMERS, Peter: Abbey Old Church. Extracted from Historical and Statistical Account of the Town and Parish of Dunfermline Vol. 1/ P. 114-154 by Rev Peter Chalmers, A.M. Minister of the first charge, Abbey Church. URL: http://royaltombsdunfermline.co.uk/res/ABBEY_OLD_CHURCH.pdf (besucht am 12.12.2020).

CHAMBERS, Robert: Domestic Annals of Scotland from the Reformation to the Rebellion of 1745. Edinburgh und London: W. & R. Chambers 1885.

Ders.: The Book of Days: Heart-Bequests. Bd. 2. London & Edinburgh: W. & R. Chambers 1832. Kap. Heart Bequests, S. 414–418.

CHANDLER, Richard: The life of William Waynflete, bishop of Winchester etc. London: White und Cochran 1811.

CHARBONNEAU-DESFOSSES, Andréanne: Le cœur du frère André. Musée du patrimoine religieux de l'Oratoire Saint-Joseph du Mont Royal. In: Conserveries mémorielles 19 (2016). URL: http://journals.openedition.org/cm/2350 (besucht am 07.12.2020).

CHARLIER, Ph. u. a.: Schistosomiasis in the mummified viscera of Saint Louis (1270 AD). In: Forensic Science, Medicine, and Pathology 12 (2016), S. 113–114.

CHARLIER, Philippe: Evolution of embalming methodology in medieval and modern France. In: Medicina nei secoli 18.3 (2006), S. 777–797.

Ders.: Médecin des morts. Paris: Fayard 2006.

CHARLIER, Philippe u. a.: Multidisciplinary medical identification of a French king's head (Henri IV). In: BMJ 341 (2010). URL: https://doi.org/10.1136/bmj.c6805 (besucht am 15.01.2024).

Dies.: The embalmed heart of Richard the Lionheart (1199 A. D.): a biological and anthropological analysis. In: Scientific Reports 3.1296 (2013), S. 1–7. URL: http://www.ncbi.nlm.nih.gov/pmc/articles/PMC3584573/ (besucht am 30.10.2014).

Dies.: The heart of Blessed Anne-Madeleine Remuzat: a biomedical approach of „miraculous" heart conservation. In: Cardiovascular Pathology 23.6 (2014), S. 344–350.

CHENAYE-DESBOIS, Francois-Alexandre Aubert de la: Dictionnaire de la noblesse, contenant les généalogies, l'histoire & la chronologie des Familles Nobles de France etc. 2. Aufl. Bd. 4. Paris: Antoine Boudet 1773.

CHÉRUBIN, Caroline: Persönliche Mitteilung an den Verfasser. Sacristine, Basilique Saint Sernin, Toulouse. 30. Jan. 2021.

CHERVALIER, Jean: Le mausolée de Du Guesclin au Puy. Le Puy: Éd. des Cahiers de la Haute-Loire 1978.

CHEVALIER, F.-F.: Mémoires Historiques sur la Ville et Seigneurie de Poligny. Hrsg. v. Lons le SAUNIER. Bd. 2. Delhorme 1769.

CHRISTOPHE, Denise: POP: la plateforme ouverte du patrimoine: tombeau du cœur de Mgr Leherpeur. 24. Mai 2005. URL: https://www.pop.culture.gouv.fr/notice/palissy/IM97200155 (besucht am 07.01.2024).

CHRISTOU, Jean: Persönliche Mitteilung an den Verfasser. Journalist, Cyprus Mail, Nicosia. 10. Dez. 2012.

CLAPHAM, Alfred W.: On the topography of the Dominican Priory of London. In: Archaeologia 63 (1911/1912), S. 57–84.

CLARK, John Willis: Liber Memorandum Ecclesie de Bernewelle. Cambridge: University Press Cambridge 1907.

COCHET, Jean-Benoît-Désiré: Découverte, Reconnaisance et Déposition du cœur du Roi Charles V, Dans la Cathédrale de Rouen en Mai et Juin 1862. Havre: Costey Freres 1862.

COESTER, Christiane: Schön wie Venus, mutig wie Mars. Anna d'Este, Herzogin von Guise und von Nemours. Berlin: Oldenbourg 2007.

COGHLAN, David: Persönliche Mitteilung an den Verfasser. Lecturer in Business Studies, Trinity College Dublin. 8. Sep. 2005.

COGNET, Louis: Les Jansenistes et le Sacré-Cœur. In: Le Cœur. Les études Carmelitaines 29 (1950).

Verwendete Literatur

COMMERSON, Philibert: Testament singulier Dem. Commerson, docteur en médicine, Médecin Botaniste & Naturaliste du Roi. Fait le 14 & 15. Décembre 1766. Paris 1774. URL: https://books.google.de/books?id=w6qMVt9gJeoC (besucht am 02.03.2018).

CONDRAU, Gion und Marlis GASSMANN: Das verletzte Herz. Stuttgart: Kreuz-Verlag 1990.

COOPER, Robert: The Literary Guide & Companion to Southern England. Athens, Ohio: Ohio University Press 1998.

COOPER, Thompson: Giffard, Bonaventure, D.D. In: Dictionary of National Biography, 1885–1900. Bd. 21. London: Smith, Elder & Co. 1890. URL: https://en.wikisource.org/wiki/Giffard,_Bonaventure_(DNB00) (besucht am 30.03.2020).

COPUS, Richard: St. Mary the Virgin Buckland. 3. Aufl. Buckland: Cherbury with Gainfield 2012.

COQUELIN, Jean-René: Persönliche Mitteilung an den Verfasser. Archives de Montargis. 9. Nov. 2012.

CORLIEU, A.: La mort des rois de France depuis François Ier jusqu'a la Révolution française. In: Etudes médicales et historiques 1873, S. 213–214.

CORMIO, Pasquale: Persönliche Mitteilung an den Verfasser. Augustinerpater, San Nicola da Tolentino, Tolentino. 4. Nov. 2011.

CORNISH, Peter: Persönliche Mitteilung an den Verfasser. Fordwich Church, Kent. 1. Jan. 2010.

CORP, Edward: The last years of James II. (1690–1701). In: History today 51 (Sep. 2001), S. 19–25.

CORTÉS, Arturo Rocha: El convento de Corpus Christi de Méxiko, para indias cacicas (1724). Documentos para servir en la restauración de la iglesia. In: Boletin de Monumentos Históricos 1 (2004). URL: https://mediateca.inah.gob.mx/repositorio/islandora/object/articulo:9934 (besucht am 07.07.2008).

COSENTINO, Frank: Almonte's Brothers of the Wind: R. Tait McKenzie and James Naismith. Burnstown: General Store Publishing House 1996.

COURIÈRES, Cécile des: Persönliche Mitteilung an den Verfasser. Paroisse Rouen Centre. 16. Dez. 2008.

COURTÉPÉE, M.: Description Générale et Particuliére de Duché de Bourgogne, Précédée de L'Abrégé Historique de Cette Province. 2. Aufl. Bd. II. Dijon: Victor Lagier 1847.

COYAU: Wikimedia Commons: Grave of d'Eymar. 8. März 2014. URL: https://commons.wikimedia.org/wiki/File:PÃlre-Lachaise_-_Division_17_-_d%27 Eymar_05.jpg (besucht am 24.06.2019).

CRAMOISY, Sebastian: Historiae Francorum Scriptores a Philippo Augusto Rege usque ad R. Philippi IV. dicti Pulchri Tempora. Bd. V. Paris 1649. URL: https://books.google.at/books?id=fnor0_LHfkcC (besucht am 14.09.2024).

CRONIN, Vincent: Napoleon. Hamburg und Düsseldorf: Claassen 1973.

CROUCH, David: Oxford Dictionary of National Biography: Robert [Robert de Beaumont], second earl of Leicester. URL: https://doi.org/10.1093/ref:odnb/1882 (besucht am 23.09.2005).

CRULL, Jodocus: The Antiquities of St. Peter's, or the Abbey Church of Westminster: etc. 3. Aufl. Bd. 1. London: John Morphew 1740.

CUTHBERT, Father: Nobility and Analogous Traditional Elites: July 9 – St. Veronica Giuliani. 8. Juli 2013. URL: http://nobility.org/2013/07/08/veronica-giuliani/ (besucht am 13.10.2020).

CZARNOTA, Marek: Servis informacyjny: Podania, legendy i opowieści z Rzeszowa i okolic: Dwa serca złączone. URL: https://erzeszow.pl/516-historia/8455-podania-legendy-i-opowiesci-z-rzeszowa-i-okolic/8464-dwa-serca-zlaczone.html (besucht am 04.09.2021).

CZERNY, Helga: Der Tod der bayerischen Herzöge im Spätmittelalter und in der frühen Neuzeit 1347–1579 (Schriftenreihe zur Bayerischen Landesgeschichte, Bd. 146). München: C.H. Beck 2005.

CZUMA, Mieczysław und Leszek MAZAN: Poczet Serc Polskich. Kraków: Anabasis 2005.

CZYZ, Anna Sylwia: O pochówkach serc Michala Korybuta Wisniowieckiego i Klary Izabelli de Mailly-Lascaris Pacowej oraz o nekropoli Paców w Pozajsciu (On the Burial of the hearts of Michal Korybut Wisniowiecki und Klara Izaella de Mailly-lascaris and about the Pac Mausoleum in Pozajscie). In: Biuletyn Historii Sztuki 4 (2013), S. 671–696.

DAMONGEOT, Marie-Françoise und Martine PLOUVIER: Cîteaux-nécropole: La „Saint-Denis bourguignonne". In: Martine PLOUVIER und Alain SAINT-DENIS (Hrsg.): Pour une histoire monumentale de l'abbaye de Cîteaux, Cîteaux, commentarii cistercienses. Association Bourguignonne des Sociétés Savantes 1998, S. 285–286.

DANIELE, I.: Regali sepolcri del Duomo di Palermo riconosciuti e illustrati. Napoli: Stamperia del Re 1784.

DANIELL, Christopher: Death and Burial in Medieval England 1066–1550. London, New York: Routledge 1997.

DE GAULLE, M. J. und M. Ch. NODIER: Nouvelle histoire de Paris et de ses environs. Bd. 4. Paris: Pourrat 1839.

DEBRIE, Christine: Nicolas Blasset: Architecte et Sculpteur Ordinaire du Roi 1600–1659. Paris: Nouvelles Éditions Latines 1985.

DECKER-HAUFF, Hansmartin: Das staufische Haus. In: Die Zeit der Staufer [Katalog der Ausstellung]. Bd. 3. Stuttgart: Landesarchiv Baden-Württemberg 1977, S. 339–374.

DEHIO, Georg: Handbuch der deutschen Kunstdenkmäler. 2. Aufl. Bd. 1: Mitteldeutschland. Berlin: Wasmuth A.-G. 1914.

Ders.: Handbuch der Deutschen Kunstdenkmäler. 2. Aufl. Bd. Bayern I: Franken. München: Deutscher Kunstverlag 1999.

DELBECQUE, Éloi: Nouvelles Annales ou Mémoires Chronologiques pour servir à l'Histoire de la Ville et de l'Eglise de Noyon par le Chanoine Claude Sézille (1707–1775). Hrsg. v. Jean-Yves BONNARD. Société Historique Archéologique et Scientifique de Noyon. Noyon: Edito 2012.

Verwendete Literatur

DELGADO ROIG, Juan: Examen médico legal de unos restos históricos. Los cadaveres de Alfonso X el Sabio Y de Dona Beatriz del Suabia. In: Archivo Hispalense IX (1948), S. 135–153.

DELMAS, André: Geschichte der Anatomie. In: J.-Ch. SOURNIA, J. POULET und M. MARTINY (Hrsg.): Illustrierte Geschichte der Medizin. Bd. 3. Salzburg: Andreas & Andreas 1980, S. 871–930.

DEMPWOLFF, Otto: Persönliche Mitteilung an den Verfasser. Leiter der Dokumentationsstätte, Sievershausen. 18. Mai 2010.

DEMURGER, Alain: Die Ritter des Herrn. München: C.H. Beck 2003.

DESFAYES, Marguerite: Les tombeaux de cœur et d'entrailles en France au Moyen Age. In: Bulletin des Musées de France 8 (1947), S. 18–20.

DESORMIERE, Edwige: Persönliche Mitteilung an den Verfasser. Château de Voltaire, Ferney. 2. Mai 2019.

DETTELBACHER, Werner: Würzburg – ein Gang durch seine Vergangenheit. Würzburg: Stürtz Verlag 1974.

DEVILLE, Achille: Découverte de la statue de Richard Cœur de Lion dans le sanctuaire de la cathédrale de Rouen. In: Revue de Rouen 8 (1838), S. 57–67.

Ders.: Tombeaux de la Cathedrale de Rouen. Rouen: Nicétas Periaux 1833.

DEVRIENDT, William u. a.: Découverte d'un cœur – reliquaire à Douai: Approche pluridisciplinaire de l'embaumement à l'époque moderne. In: Archéologie Médiévale 42 (2012), S. 23–43.

DI GIOIA, Michele: Il duomo di Foggia. Bd. 2. Foggia: Lito Leone 1975.

DIEHL, Wilhelm: Georg, Landgraf von Hessen-Darmstadt. In: Allgemeine Deutsche Biographie. Bd. 49. München: Historische Kommission bei der Bayerischen Akademie der Wissenschaften 1904, S. 285–288.

DIETZ, Armin: Das Herz in der medizinischen Abbildung. In: Cardio News 9 (2009), S. 28–29.

Ders.: Die Herzen unserer Ur-Ur-Ahnen. In: Cardio News 9 (2009), S. 29.

Ders.: Ewige Herzen. Kleine Kulturgeschichte der Herzbestattungen. München: MMV Medien & Medizinverlag 1998.

DIETZ, Klaus: Persönliche Mitteilung an den Verfasser. Jesuitenpater, Stockholm. 28. Okt. 2015.

Ders.: Persönliche Mitteilung an den Verfasser. Jesuitenpater, Stockholm. 14. Juli 2017.

Ders.: Persönliche Mitteilung an den Verfasser. Jesuitenpater, Stockholm. 27. Aug. 2018.

DILBA, Carsten: Das Memorialprogramm für Eleonore von Kastilien. Manifestation königlichen Selbstanspruchs Eduards I. von England 1290–1300. Dissertation. Philosophische Fakultät der Universität Bonn, 2005.

DIPPACHER, Edwin: Schloßkapelle St. Sebastian zu Schloß Thurn. Heroldsbach: Heimat- und Trachtenverein Heroldsbach 2001.

DIVISIONE DI PALEOPATOLOGIA DELL'UNIVERSITÀ DI PISA: Alcune Pubblicazioni Della Divisione di paleopatologia Dell'Università Di Pisa. URL: http://www.paleopatologia.it/articoli/aticolo.php?recordID=71 (besucht am 04.01.2017).

DOEDENS, Anne: Over de „Oudste Oorkonde": De Bilts begin in 1113? In: De Biltse Grift. Tijdschrift van Historische Kring d'Oude School 2 (2008), S. 34–49.

DONAGHUE, Anthea: Persönliche Mitteilung an den Verfasser. Gillis Centre, Edinburgh. 13. Aug. 2010.

DONNER, Dagmar: Persönliche Mitteilung an den Verfasser. Gemeindebüro der Stadtkirchengemeinde St. Marien, Celle. 3. Jan. 2019.

DOST, Alfred: Persönliche Mitteilung an den Verfasser. Kustos Fürstengruft Theatinerkirche, München. 13. Apr. 2012.

DOUGLAS, David C.: Wilhelm der Eroberer, Herzog der Normandie. München: Diederichs 1994.

DOWDEN, John: The Bishops of Scotland. Glasgow: James Maclehose und Sons 1912.

DRAPER, Warwick H.: Hammersmith – A Study in Town History. London: Hammersmith 1913.

DREILING, Semjon: Herzvereinigung von König und Konnetabel. In: Marburger Jahrbuch für Kunstwissenschaft 36 (2009), S. 145–183.

DREJHOLT, Nils: Persönliche Mitteilung an den Verfasser. Intendent Livrustkammaren, Stockholm. 3. März 1998.

DR. KARL THOMAE GMBH (Hrsg.): Das Herz. Bd. 1: Im Umkreis des Glaubens. Biberach an der Riß: Dr. Karl Thomae GmbH 1965.

Dies. (Hrsg.): Das Herz. Bd. 2: Im Umkreis der Kunst. Biberach an der Riß: Dr. Karl Thomae GmbH 1966.

Dies. (Hrsg.): Das Herz. Bd. 3: Im Umkreis des Denkens. Biberach an der Riß: Dr. Karl Thomae GmbH 1969.

DRU DRURY, G.: Heart Burials and Some Purbeck Marble Heart Shrines. In: Dorset Natural History and Antiquities Field Club Proceedings 48 (1927), S. 38–58.

DU BOUETIEZ DE KERORGUEN, Émmanuelle: Les pratiques funéraires au couvent et monastère de l'Ave Maria de Paris de la fin du Moyen-Âge à l'époque moderne. In: Revue archéologique du Centre de la France 35 (1996), S. 153–175.

DU CHESNE, François: Histoire de tous les cardinaux françois de naissance, ou qui ont esté promeus au cardinalat. Paris 1660. URL: http://catalogue.bnf.fr/ark:/12148/cb35976499h (besucht am 20.07.2023).

DUFFNER, Berthold: Persönliche Mitteilung an den Verfasser. Franziskanermönch, Klosterbibliothek Fulda. 16. Aug. 2014.

DUFFY, Mark: Royal Tombs of Medieval England. Gloucestershire: The History Press 2011.

DUFOUR, Hortense: La comtesse de Ségur, née Sophie Rostopchine. Paris: Flammarion 2008.

DUGDALE, William: Monasticon anglicanum, or, The history of the ancient abbies, and other monasteries, hospitals, cathedral and collegiate churches, in England and Wales with divers French, Irish, and Scotch monasteries formerly relating to England. London: Sam Keble und Hen. Rhodes 1693. URL: http://name.umdl.umich.edu/A36798.0001.001 (besucht am 15.05.2020).

Ders.: The baronage of England, or, An historical account of the lives and most memorable actions of our English nobility in the Saxons time to the Norman conquest, and from thence, of those who had their rise before the end of King Henry the Third's reign deduced from publick records, antient historians, and other authorities. London: Tho. Newcomb, for Abel Roper, John Martin, und Henry Herringman 1675–1676. URL: http://name.umdl.umich.edu/A36794. 0001.001 (besucht am 15. 05. 2020).

DUNNING, Arend Jan: Extreme. Betrachtungen zum menschlichen Verhalten. Frankfurt am Main: Eichborn 1992.

DUPONT, Hélène: À cœur ouvert, le Cardiotaphe de Flers (Orne). Inrap. 15. Dez. 2020. URL: https://www.inrap.fr/coeur-ouvert-le-cardiotaphe-de-flers-orne-15415 (besucht am 30. 12. 2020).

DURAND, Georges: Monographie de l'Eglise Notre-Dame Cathedrale d'Amiens. Histoire et Description de l'Edifice. Bd. 1. Amiens / Paris: Yvert et Tellier / Picard 1901.

Ders.: Monographie de l'eglise Notre-Dame Cathedrale d'Amiens. Mobilier et Accessoirs. Bd. 2. Amiens: Yvert et Tellier 1901.

DUTILLEUX, Adolphe und Joseph DEPOIN: L'Abbaye de Maubuisson Notre-Dame-de-Royale. Histoire et Cartulaire. Histoire de L'Abbaye et des Abbesses. Hrsg. v. Pontoise Société historique et archéologique de l'arrondissement de Pontoise et du VEXIN. Bd. I. Paris: De Amadée 1882.

DUVAL, Mathias: Le poids de l'encéphale de Gambetta. In: Bulletins de la Société d'anthropologie de Paris 9 (1886), S. 399–416.

EBERHARD, Winfried: Westmitteleuropa, Ostmitteleuropa. Vergleiche und Beziehungen. München: R. Oldenbourg Verlag 1992.

ECKER, Alfred Eugen: Maria Ernestine Franziska Gräfin von Ostfriesland und Rietberg Erbgräfin von Rietberg Gräfin von Kaunitz 1687–1758. Münster: Aschendorff 1982.

EDWARDS, Eric: Rethinking Pitt-Rivers: Human heart in a heart shaped cist 1884.57.18. 24. Jan. 2010. URL: http://web.prm.ox.ac.uk/rpr/index.php/object-biography-index/19-prmcollection/75-human-heart-in-a-heart-shaped-cist-18845718/index.html (besucht am 01. 11. 2017).

EFFMERT, Viola: Herzbegräbnis des Passauer Bischofs Sebastian Graf von Pötting, Fürstbischof 1673–1689. In: Germanisches Nationalmuseum: Monats Anzeiger 105 (1989), S. 838–839.

EISENBRAUN, Martin: Persönliche Mitteilung an den Verfasser. Pfarrer, Salzburg. 27. Nov. 2014.

EISLER, Benita: Byron – Der Held im Kostüm. München: Blessing 1999.

ELLISTON-ERWOOD, F. C.: A Brief Guide to Lesnes Abbey. In: Woolwich and District Antiquarian Society Annual Report and Balance Sheet for the Year 1949 XXIX (1950), S. 1–16.

EMMERICH, Manfred: Das Herz des letzten Grafen von Sulz. In: Land zwischen Hochrhein und Südschwarzwald. Beiträge zur Geschichte des Landkreises Waldshut. Waldshut: Geschichtsverein Hochrhein e.V. Waldshut 2001, S. 4–15.

ENDERLEIN, Lorenz: Die Grablegen des Hauses Anjou in Unteritalien. Totenkult und Monumente 1266–1343 (Römische Studien der Bibliotheca Hertziana Bd. 12). Worms: Werner'sche Verlagsgesellschaft 1997.

ENGEL, Eduard: Lord Byron. Eine Autobiographie nach Tagebüchern und Briefen. Hamburg: Severus 2013.

ENGELMANN, Emil: Germania's Sagenborn. Eßlingen: Paul Neff 1889.

EPPEL, Anton: Die Herzurne des Kardinals Melchior Klesl. In: Amtsblatt Wiener Neustadt 5 (1979), S. 16.

ERICHSEN, Johannes und Katharina HEINEMANN: Behältnis für das Herz des Prinzen Maximilian um 1803. In: BAYERISCHE SCHLÖSSERVERWALTUNG (Hrsg.): Bayerns Krone 1806: 200 Jahre Königreich Bayern [Ausstellungskatalog]. München: Hirmer 2006, S. 166–167.

ERLANDE-BRANDENBURG, Alain: Die Abteikirche von Saint Denis. Die Königsgrabmäler. Bd. 2. Paris: Editions de la Tourelle 1986.

Ders.: Le Roi est mort. Étude sur les funérailles, les sépultures et les tombeaux des rois de France jusqu'à la fin du XIIIe siècle. Bd. 7 (Bibliothèque de la Société française d'archéologie). Geneva: Arts et Métiers Graphiques 1975.

Ders.: Le Tombeau de Cœur de Blanche de Castille à l'Abbaye du Lys. In: Art et Architecture à Melun au Moyen Age. Actes du colloque d'histoire de l'art et d'archéologie tenu à Melun les 28 et 29 Novembre 1998. Paris: Picard 2000, S. 256–258.

ERNST, Wilhelm: Entdeckung und Wiederherstellung der Fürstengruft im Liebfrauenmünster zu Ingolstadt 1849–1851. In: Ingolstädter Heimatblätter (Beilage zum Donaukurier) 7–8 (1964), S. 27–28, 31–32.

ERSCH, J. S.: Allgemeine Encyclopädie der Wissenschaften und Künste in alphabetischer Folge. Bd. 9. Leipzig: F. A. Brockhaus 1832.

ESAIN, Maria: Persönliche Mitteilung an den Verfasser. Chiddingstone Castle, Edenbridge. 27. Juli 2015.

ESCHMANN, Ernst Wilhelm: Das Herz in Kult und Glauben. In: DR. KARL THOMAE GMBH (Hrsg.). Bd. 1: Im Umkreis des Glaubens. Biberach an der Riß: Dr. Karl Thomae GmbH 1965, S. 9–50.

ESSER, Johannes u. a.: Die Wittelsbachische Fürstengruft in der Hofkirche „Unsere Liebe Frau" zu Neuburg a.d. Donau. Hrsg. v. HOFKIRCHENFONDS NEUBURG A.D. DONAU. Neuburg a.d. Donau: R. Hausladen 1998.

EZIO, F. u. a.: Cuore: La reliquia del Cuore di Don Orione. In: Messaggi Di Don Orione 103 (2001), S. 73–74.

FARCY, Louis de: Les sèpultures princières de la cathédrale d'Angers. Bd. 8. Angers: Germain et Grassin 1906.

FARIN, François: Histoire de la Ville de Rouen. 3. Aufl. Bd. 2. Rouen: Le Broun 1738.

Ders.: Histoire de la Ville de Rouen. 3. Aufl. Bd. 3. Rouen: Louis de Souillet 1738.

Ders.: Histoire de la Ville de Rouen. 3. Aufl. Bd. 6. Rouen: Le Broun 1738.

FEIGL, Erich: Zita Kaiserin und Königin. München, Wien: Amalthea 1991.

FEIS, Simone: Persönliche Mitteilung an den Verfasser. Conservatrice, Musée National d'Histoire et d'Art, Luxembourg. 20. Apr. 2020.

FELMAYER, Johanna: Propsteipfarrkirche und Dom St. Jakob. Beschreibender Teil. In: BUNDESDENKMALAMT (Hrsg.): Die sakralen Kunstdenkmäler der Stadt Innsbruck. Bd. I. Wien: Schroll & Co 1994, S. 21–101.

FERNÁNDEZ RODRÍGUEZ, Pedro: Das Herz des heiligen Franz von Sales im Kloster der Heimsuchung von Treviso. Eichstätt: Franz-Sales-Verlag 2008.

FERREIRA, Josep: Persönliche Mitteilung an den Verfasser. Canònica de Santa Maria de Vilabertran, Vilabertran. 22. März 2018.

FINZI, Alessandro: Persönliche Mitteilung an den Verfasser. Director of the Saint Rose of Viterbo Research Centre, Viterbo. 25. Jan. 2014.

FIRMIN-DIDOT, Georges: La Captivité de Sainte-Hélène d'après les rapports inédits du Marquis de Montchenu, commissaire du gouvernement du roi Louis XVIII dans l'île. Paris 1894.

FISCHER, Ludger: Schloss Raesfeld (DKV-Kunstführer 587/1). München, Berlin: Deutscher Kunstverlag 2001.

FISHER, Paul: Persönliche Mitteilung an den Verfasser. Merriott Parish Council, Merriott. 2. Nov. 2015.

FLEGL, Michal und Lydie ROSKOVCOVA: Georg von Podebrady und Johannes von Rokycany zum 530. Todestag. In: Evangelische Nachrichten aus Tschechien 3 (2001).

FOLDA, Jaroslav: Crusader Art in the Holy Land, from the Third Crusade to the Fall of Acre, 1187–1291. Cambridge: Cambridge University Press 2005.

FOLKWIN VON LAUBACH: Gesta abbatum S. Bertini Sithiensium. In: Oswald HOLDER-EGGER (Hrsg.): MGH SS 13. 1881, S. 600–635.

FONS, Alexandre de la: Noyon et le Noyonnais. Noyon: Soulas-Amondry 1839.

FORBES, Keith Archibald: Bermuda Online: Admiral Sir George Somers colonized Bermuda for Britain. URL: http://bermuda-online.org/sirgeorgesomers.htm (besucht am 03.02.2015).

FORCE, Jean-Aymar Piganiol de la: Déscription Historique de la Ville de Paris et de ses Environs. Bd. 3. Paris: Les Libraires Associés 1765.

Ders.: Déscription Historique de la Ville de Paris et de ses Environs. Bd. 4. Paris: Les Libraires Associés 1765.

FORD, David Nash: David Nash Ford's Royal Berkshire History: Long Wittenham St. Mary's Church. 2004. URL: http://www.berkshirehistory.com/churches/longwittenham.html (besucht am 03.09.2017).

FORNACIARI, G.: The mummies of the Abbey of Saint Domenico Maggiore in Naples. In: Archivia per l'Antropologia e la Etnologia 115 (1985), S. 215–226.

FORNACIARI, G. und V. GIUFFRA: The Blessed Christina from Spoleto: a case of 15th century artificial mummy from Umbria (central Italy). 2008. URL: http://hdl.handle.net/11568/123600 (besucht am 09.01.2008).

FORSTER, J. M.: Die Fürsten – Herzen und die Beisetzung des Herzens weiland Sr. Majestät König Ludwig's II. v. Bayern in der Gnadenkapelle zu Altötting. Altötting: Selbstverlag 1886.

FOSSEYEUX, Marcel: Communication sur les ceremonies qui accompagnaient les translations de cœurs dans les monuments parisiens. In: Commission municipale du Vieux Paris 8 (1920), S. 233–239.

FRANK, Alfred: Der Trauerweg eines Fürstenherzens. Fürstbischof v. Franckenstein ließ sein Herz in Forchheim beisetzen. In: Unser Bayern, Heimatbeilage der Bayerischen Staatszeitung 25.3 (1976), S. 18–19, 24.

Fraser, Antonia: Marie Antoinette. New York: Doubleday 2001.

Freeden, Max von: Die Würzburger Universitätskirche. Geschichte, Schicksal und Zukunft der „Neubaukirche". Bd. 10/70. Würzburg: Echter Verlag 1971.

Frey, Roger: Infobretagne.com: Cathédrale de Saint-Pol de Léon. URL: http://www.infobretagne.com/cathedrale-saintpoldeleon.htm (besucht am 06. 08. 2020).

Fries, Lorenz: Geschichte, Namen, Thaten und Absterben der Bischöfe von Würzburg und Herzoge zu Franken, auch was während der Regierung jedes Einzelnen derselben Merkwürdiges sich ereignet hat, bearbeitet nach Gropp und anderen Quellen [Nachdruck, Erstauflage: 1546]. Hrsg. v. Adolf Drössler. Bd. 1. Würzburg: Bonitas-Bauer 1961.

Ders.: Geschichte, Namen, Thaten und Absterben der Bischöfe von Würzburg und Herzoge zu Franken, auch was während der Regierung jedes Einzelnen derselben Merkwürdiges sich ereignet hat, bearbeitet nach Gropp und anderen Quellen [Nachdruck, Erstauflage: 1546]. Hrsg. v. Adolf Drössler. Bd. 2. Würzburg: Bonitas-Bauer 1963.

Fritz, Gerhard: DI 37: Rems-Murr-Kreis, Nr. 25 (Murrhardt, ev. Stadtkirche St. Januarius) (urn:nbn:de:0238-di037h011k0002508). 1994. URL: http://www.inschriften.net/rems-murr-kreis/inschrift/nr/di037-0025.html (besucht am 04. 03. 2018).

Froude, James Anthony: Froud's history of England: Edward VI. Bd. 6. London: J.M. Dent 1909.

Früh, Jochen: Persönliche Mitteilung an den Verfasser. Heimatforscher, Waldshut. 17. Feb. 2013.

Ders.: Persönliche Mitteilung an den Verfasser. Heimatforscher, Waldshut. 18. Feb. 2013.

Fryer, Alfred C.: Monumental Effigies made by Bristol Craftsmen (1240–1550). In: Archaeologia 74 (1925), S. 1–72. URL: https://doi.org/10.1017/S0261340900013059.

Frymus, Małgorzata und Piotr Kolodziejski: Radio Szczecin/Kultura: Serce Carla Loewego wróciło na swoje miejsce. 8. Okt. 2012. URL: https://radioszczecin.pl/4,91919,serce-carla-loewego-wrocilo-na-swoje-miejsce-zdj (besucht am 25. 05. 2021).

Fuchs, Rüdiger, Britta Hedtke und Susanne Kern: Deutsche Inschriften Online: DI 1, Mainz, SN1, Nr. 1. 2011. URL: www.inschriften.net, urn:nbn:de:0238-di002mz00k0000103 (besucht am 20. 01. 2017).

Fucikova, Eliska u. a. (Hrsg.): Rudolf II and Prague The Court and the City. Prague und London: Prague Castle Administration Thames und Hudson Skira 1997.

Fúrlong Cárdiff, Guillermo: Misiones y sus pueblos de Guaranies. Lumicop y Cía 1978.

Fynemore, R. J.: Heart Burial in Niches in Church Walls. In: Notes and Queries 11/VIII (29. Nov. 1913).

Fyot de la Marche, Claude: Histoire de l'eglise abbatiale et collegiale de Saint Estienne de Dijon. Dijon: Jean Ressayre 1696.

G., M.: Où est le Cœur de Larrey? In: Supplément mensuel illustré de Progrès Médical 1926, S. 91–94.

GABLER, Gottlob Traugott: Die Fürstengruft auf Neu-Augustusburg. Oder: Die Herzöge von Sachsen-Weißenfels und Querfurth. Weißenfels: C. F. Meusel 1844.

GAILLIARD, Corneille: Épitaphes et monuments des églises de la Flandre au XVIme siècle, d'après les manuscrits de Corneille Gailliard et d'autres auteurs, par le baron Bethune. Hrsg. v. SOCIÉTÉ D'EMULATION POUR L'ÉTUDE DE L'HISTOIRE ET DES ANTIQUITÉS DE LA FLANDRE. Bruges: L. de Plancke 1900.

GAJEWSKI, Alexandra: Burial, Cult and Construction at the Abbey Church of Clairvaux. In: Jackie HALL und Christine KRATZKE (Hrsg.): Sepulturae Cistercienses (Citeaux Special Publications 14, Vol. 56). Forges-Chimay 2005, S. 57.

GAJEWSKI-KENNEDY, Alexandra: Recherches sur l'architecture cistercienne et le pouvoir royal. Blanche de Castille et la construction de l'Abbaye du Lys. In: Yves GALLET (Hrsg.): Art et Architecture à Melun au Moyen Age. Actes du colloque d'histoire de l'art et d'archéologie à Melun les 28 et 29 Novembre 1998. Paris: Picard 2000, S. 255–257.

GALLICA: Chambre du Cœur de Voltaire : [estampe] Née, François Denis (1732–1817). URL: https://catalogue.bnf.fr/ark:/12148/cb41508487d (besucht am 22.03.2019).

GANADO, Albert: The Funeral of Angelo Emo in Malta in 1792: A pictorial Record. In: Joan ABELA, Emanuel BUTTIGIEG und Krystie FARRUGIA (Hrsg.): Proceedings of History week 1993. The Malta Historical Society 1993, S. 151–180.

GANDELOT, Antoine-Louis: Histoire de la Ville de Beaune et de ses Antiquités. Dijon: Frantin 1772.

GARNIER, Edouard: Henriette de France, reine d'Angleterre. In: Musée des Archives nationales. Documents étrangers. Bd. 41. Bibliothèque de l'école des chartes 1880, S. 215–250. URL: http://www.persee.fr/web/revues/home/prescript/article/bec_0373-6237_1880_num_41_1_446933 (besucht am 08.01.2019).

GARNIER, Thierry: Le Mercure de Gaillon: La Chartreuse de Bourbon-lèz-Gaillon: Le mausolée des princes. 7. Aug. 2008. URL: http://lemercuredegaillon.free.fr/gaillon27/bourbon_les_gaillon.htm (besucht am 05.08.2023).

GATT, Lawrence: Persönliche Mitteilung an den Verfasser. Chancellor, Diocese of Mdina. 2. Feb. 2010.

GATZ, Erwin: Die Bischöfe des Heiligen Römischen Reiches 1648–1803. Berlin: Duncker und Humblot 1990.

GAUCI, Mario: Persönliche Mitteilung an den Verfasser. Archivar, Kathedrale, Mdina. 6. März 2010.

GAUDE-FERRAGU, Murielle: D'or et de cendres. La mort et les funérailles des princes dans le royaume de France au bas Moyen Âge. Villeneuve-d'Ascq: Presses Universitaires du Septentrion 2005.

Dies.: Le cœur „couronné". Tombeaux et funérailles de cœur en France à la fin du Moyen Age. In: Micrologus XI (Il cuore/The heart) (2003), S. 241–265.

Dies.: Les dernières volontés de la reine de France: Les deux testaments de Jeanne de Bourgogne, femme de Philippe VI de Valois (1329, 1336). In: Annuaire-Bulletin de la Société de l'histoire de France 2007, S. 23–66.

GAUTIER-ERNOUL, Joëlle: Prieurés fontevristes: 2016 – 900 ans Anniversaire de la mort de Robert d'Arbrissel. URL: https://prieuresfontevristes.wordpress.com/robert-darbrissel/ (besucht am 12.12.2020).

GEISS, Ernest: Geschichte der Stadtpfarrei St. Peter in München. München: Königlicher Central-Schulbücher-Verlag 1867.

GENTLEMAN, Peter: Persönliche Mitteilung an den Verfasser. Administrator of the Cemeteries, Edinburgh. 20. Feb. 2017.

GEORGES, Patrice: Les Cœurs des Princes de Condé. In: Bulletin du musée Condé 6 (Dez. 2003), S. 21–30.

GERMER, Renate: Das Geheimnis der Mumien. Ewiges Leben am Nil. München, New York: Prestel 1997.

GGE: Biographia Cisterciensis (Cistercian Biography): Bizet, Tristan. 2. Feb. 2019. URL: http://www.zisterzienserlexikon.de/wiki/Bizet,_Tristan (besucht am 05.08.2023).

GIBERT, Daniel: Une histoire de cœur. La tombe de cœur de François de Mansan, seigneur de Morcourt (1619 – 1649). In: Bulletin de la Société d'Histoire et d'Archéologie du Valois 3 (2013).

GIER, Albert: Herzmäre. In: Rolf Wilhelm BREDNICH u. a. (Hrsg.): Enzyklopädie des Märchens. Bd. 6. Berlin, New York: Walter de Gruyter 1990, S. 933–939.

GIESEY, Ralph E.: The Royal Funeral Ceremony in Renaissance France. Geneve: E. Droz 1960.

GILBERT, A. P. M.: Description Historique de L'Église Cathédrale de Notre-Dame d'Amiens. Amiens: Caron-Vitet 1833.

GILL, A. A.: Heart Burials. In: Yorkshire Architectural and York Archaeological Society Proceedings 2 (1936), S. 3–18.

GILL, Meredith J.: Death and the Cardinal: The Two Bodies of Guillaume d'Estouteville. In: Renaissance Quarterly 54.2 (2001), S. 347–388.

GIRARDOT, A. de und H. DURAND: La Cathédrale de Bourges. Moulins: P.-A. Desrosiers 1849.

GITTOS, Brian und Moira GITTOS: Irish Purbeck: Recently identified Purbeck Marble Monuments in Ireland. In: Church Monuments 13 (1998), S. 5–14.

GLÜCKSELIG, Legis: Der Prager Dom zu St. Veit. Prag und Leitmeritz: Carl Wilhelm Medau 1855.

GOETTING, H.: Das Bistum Hildesheim: Das reichsunmittelbare Kanonissinnenstift Gandersheim. Berlin: De Gruyter 1973.

GOLDBERG, Victoria L.: Graces, Muses and Arts: The Urns of Henry II. and Francis I. In: Journal of the Warburg and Courtauld Institutes 29 (1966), S. 206–218.

GOLDING, Brian: Burials and Benefactions: An Aspect of Monastic Patronage in Thirteenth Century England. In: William Mark ORMROD (Hrsg.): England in the thirteenth century (Harlaxton Symposium 1984 Proceedings). Woodbridge: Boydell Press 1986, S. 64–75.

GOODWIN, Stephen: Robert the Bruce's heart finds its final resting place. In: The Independent, 24. Juni 1998.

GÖRGES, Friedrich: Der von Heinrich dem Löwen, Herzog von Sachsen und Baiern erbauete St. Blasius-Dom zu Braunschweig und seine Merkwürdigkeiten wie auch die Erb-Begräbnisse der Fürsten des Hauses Braunschweig-Lüneburg. Braunschweig: Ludewig Lucius 1815.

GÖRGES, Friedrich: Der von Heinrich dem Löwen, Herzoge von Sachsen und Bayern, erbauete Sanct Blasius Dom in Braunschweig und seine Merkwürdigkeiten wie auch die Erbbegräbnisse der Fürsten des Hauses Braunschweig-Lüneburg zu Braunschweig und Wolfenbüttel. 2., verbesserte Aufl. Braunschweig: Ludwig Lucius 1820.

GÖRRES, Johann Joseph von: Die christliche Mystik. Bd. 2. Regensburg: G. Joseph Manz 1837.

GÖTZ, Hans-Werner: Hugo Capet 987–996. In: Joachim EHLERS, Heribert MÜLLER und Bernd SCHNEIDMÜLLER (Hrsg.): Die französischen Könige des Mittelalters. Von Odo bis Karl VIII. München: C.H. Beck 1996, S. 75–86.

GÖTZ, Roland: Persönliche Mitteilung an den Verfasser. Archivoberrat, Archiv und Bibliothek, Erzbischöfliches Ordinariat München. 19. Okt. 2012.

GOUGH, Richard: Sepulchral monuments in Great Britain. Bd. 1/2. London: Payne und Son 1796.

GRABNER, Elfriede: Gallensteine als Heiligenattribut. Clara von Montefalco in Ikonographie und Legende. In: H. GERNDT (Hrsg.): Dona ethnologica. München: Oldenbourg 1973, S. 172–184.

GRANAT, Jean und Evelyne PEYRE: Nicolas FERRY dit „Bébé", (1741–1764) nain à la cour du Roi Stanislas LESZCZYNSKI, duc de Lorraine, Lunéville [hal-00734574]. In: HAL open science 2008. URL: https://hal-univ-paris.archives-ouvertes.fr/hal-00734574/document (besucht am 11. 10. 2022).

GRANSDEN, Antonia: A history of the Abbey of Bury St. Edmunds 1257–1301: Simon of Luton, John of Northwold. Woodbridge: The Boydell Press 2015.

GREEN, Judith A.: Henry I: King of England and Duke of Normandy. Cambridge: Cambridge University Press 2009.

GRIMM, Alois: Aschaffenburger Häuserbuch. Bd. II: Altstadt zwischen Dalbergstr. und Schloß (Schriftenreihe Band 34). Aschaffenburg: Geschichts- und Kunstverein 1991.

GRIMME, Friedrich: Der Trierer Erzbischof Jacob v. Sirk und seine Beziehungen zur Metzer Kirche. In: GESELLSCHAFT FÜR LOTHRINGISCHE GESCHICHTE UND ALTERTUMSKUNDE (Hrsg.): Jahr-Buch der Gesellschaft für Lothringische Geschichte und Altertumskunde. Bd. 21. Metz: Selbstverlag 1909, S. 108–131.

GROPP, Ignatius: Monumenta Sepulchralia Ecclesiae Ebracensis, inprimis Cordium Episcoporum Wirceburgensium. Wirceburgum [Würzburg]: Philipp Wilhelm Fuggart 1730.

GRUBER, Reinhard H.: Memento Mori. Die Katakomben im Wiener Stephansdom. Wien: Kirchenmeisteramt der Domkirche St. Stephan 2010.

GRUNDMANN, Kornelia: Persönliche Mitteilung an den Verfasser. Philipps-Universität Marburg, Emil-von-Behring-Bibliothek für Geschichte und Ethik der Medizin. 30. Apr. 2010.

GRUNDMANN, Reinhart T.: Dominique-Jean Larrey, revolutionärer Chirurg in Napoleons Diensten. In: Chirurgische Allgemeine Zeitung 3 (2011), S. 187–192.

GRUSS, Franz und Klaus HERDEPE: Geschichte des Bergischen Landes. Engelbert, Erzbischof von Köln und Graf von Berg. Overath-Witten: Bücken & Sulzer Verlag 2007.

GRZYBKOWSKI, Andrzej: Herzbilder in der Kunst des 13.–14. Jh. zwischen Erotik und Mystik. In: Arte medievale 14 (2000), S. 101–112.

GUARISE, Paolo: Ricognizione del Corpo di S. Camillo. In: Camilliani. Trimestrale di informazione camilliana 183 (2011), S. 20–24.

GUETRATHER, Otto: Adnotationes, Stiftsarchiv St. Peter Hs. 151, 2, 169. In: Alois PROSCHKO (Hrsg.): Die Todeskrankheiten der Erzbischöfe von Salzburg. Gesellschaft für Salzburger Landeskunde 1946/1947 (Bd. 86/87), S. 93.

GUILHERMY, Ferdinand: Monographie de l'église royale de Saint-Denis. Paris: Didron 1848.

GUILHERMY, Ferdinand und Robert de LASTEYRIE: Inscriptions de la France du Ve siècle au XVIIIe recueillies et publiées. Paris: Imprimerie Nationale 1873.

GUILLAUME, M. J. B.: Histoire Généalogique des Sires de Salins au Comté de Bourgogne. Bd. I. Besançon: Jean-Antoine Vieille 1757.

GUILLOT, Laurence und Philippe LUEZ: L'église Saint-Germain-de-Pres. Magny-Les-Hameaux: Musée national de Port-Royal-de-Champs 2009.

GULLI GRIGIONI, Elisabetta: Il cuore di San Gregorio Barbarigo: dal reliquiario al panegirico, dalla decoraziome al linguaggio. In: Il Santo – Rivista francescana di storia, dottrina e arte 39 (1999), S. 613–625.

GUMPELZHAIMER, Christian Gottlieb: Regensburg's Geschichte, Sagen und Merkwürdigkeiten von den ältesten bis auf die neuesten Zeiten etc. (Zweite Abtheilung, vom Jahre 1486 bis 1618). Regensburg: Friedrich Pustet 1837.

GUNTON, Symon: The history of the Church of Peterburgh wherein the most remarkable things concerning that place, from the first foundation thereof, with other passages of history not unworthy publick view, are represented. London: Chiswell 1686.

GURATZSCH, Herwig: Zur Persönlichkeit Maximilian Speck von Sternbergs. In: ders. (Hrsg.): Maximilian Speck von Sternburg. Ein Europäer der Goethezeit als Kunstsammler. Leipzig: E. A. Seemann 1998, S. 14–21.

GURNEY, Daniel: The record of the house of Gournay. London: John Bowyer Nichols und John Gough Nichols 1848.

GUTHRIE, Neil: The Material Culture of the Jacobites. Cambridge: University Printing House 2013.

GYŐRY VON NÁDUDVAR, Árpád: Artikel „Wolfradt Anton". In: HISTORISCHE KOMMISSION BEI DER BAYERISCHEN AKADEMIE DER WISSENSCHAFTEN (Hrsg.): Allgemeine Deutsche Biographie. Bd. 55. 1910, S. 389–396. URL: https://de.wikisource.org/w/index.php?title=ADB:Wolfradt,_Anton&oldid=- (besucht am 16.05.2023).

HAGGENMÜLLER, Johann Baptist: Kempten von den ältesten Zeiten bis zu ihrer Vereinigung mit dem baierischen Staat. Bd. 2. Kempten: Dannheimer 1847.

HAHN, Susanne: Pars pro toto: Leichenteile. In: Norbert STEFENELLI (Hrsg.): Körper ohne Leben. Begegnung und Umgang mit Toten. Wien, Köln, Weimar: Böhlau 1998, S. 756–770.

Verwendete Literatur

HAHNL, Adolf: Zur Bau- und Kunstgeschichte des Plainer Heiligtums. In: HISTORISCHE SEKTION DER BAYERISCHEN BENEDIKTINERAKADEMIE (Hrsg.): Maria Plain 1674–1974 (Studien und Mitteilungen zur Geschichte des Benediktinerordens und seiner Zweige Jg. 85 Bd. I/II). Salzburg: St. Peter 1974, S. 172–224.

HAIDACHER, Christoph: Persönliche Mitteilung an den Verfasser. Tiroler Landesarchiv, Innsbruck. 8. Aug. 2018.

HALLAM, Elizabeth M.: Royal burial and the cult of kingship in France and England 1060–1330. In: Journal of Medieval History 8 (1982), S. 359–380.

HAMILTON, Antony: Account of the discovery and internment of the heart of Arthur Lord Capel. In a letter from Anthony Hamilton to John Brand. In: Archaeologia 15 (1806), S. 300–301.

HAMILTON, Gillian: Persönliche Mitteilung an den Verfasser. Winchester. 5. Feb. 2009.

HAMMER, Ellen J.: A Death in November: America in Vietnam, 1963. New York: Oxford University Press 1988.

HAMMERSTEIN, C. Freyherr von: Schreiben (übermittelt von H. Roch-Stühler, Kultur am Rosentor, Goslar am 13.8.1996). Domcapitular und Forstmeister in Goslar. 21. Apr. 1843.

HAMON-BEUGIN, Valentin: Ouest-France: Marguerite de Lorraine, la bienfaitrice d'Argentan. Services Ouest-France. 23. Aug. 2019. URL: https://www.ouest-france.fr/normandie/argentan-61200/mfarguerite-de-lorraine-la-bienfaitrice-d-argentan-6489257 (besucht am 06. 12. 2023).

HANNA, J. M.: Notes on the Royal Heart preserved at St. Margaret's Convent, Whitehouse Loan, Edinburgh Margaret's Convent, Whitehouse Loan, Edinburgh. In: Proceedings of the Society of Antiquaries of Scotland, Dez. 1916, S. 16–25.

HARLAND-OXLEY, W. E.: St Margaret's Church and Westminster Benefactors. In: Notes and Queries, März 1902.

HARRISON, Jim: Legends of the Fall. New York: Dell 1979.

HARTFELDER, Karl: Zu Conrad Celtis. In: Vierteljahresschrift für Kultur und Litteratur der Renaissance 2 (1887), S. 253–262.

HARTL, Elfriede: Persönliche Mitteilung an den Verfasser. Mesnerin der Stadtpfarrkirche, Eferding. 4. Sep. 2009.

HARTMANN, Peter Claus: Französische Könige und Kaiser der Neuzeit. Hrsg. v. dems. München: C.H. Beck 1994.

Ders.: Karl Albrecht – Karl VII. Glücklicher Kurfürst, unglücklicher Kaiser. Regensburg: Anton Pustet 1985.

Ders.: Ludwig XV. (1715–1774). In: ders. (Hrsg.): Französische Könige und Kaiser der Neuzeit. München: C.H. Beck 1994, S. 237–271.

Ders.: Ludwig XVI. In: ders. (Hrsg.): Französische Könige und Kaiser der Neuzeit. München: C.H. Beck 1994, S. 272–307.

HARTNELL, Jack: The Body Inside-Out: Anatomical Memory at Maubuisson Abbey. In: Art History 2019, S. 1–18.

HARTSHORNE, Emily Sophia: Enshrined Hearts of Warriors and Illustrious People. London: Robert Hardwicke 1861.

HARVEY, Anthony und Richard MORTIMER: The Funeral Effigies of Westminster Abbey. Woodbridge: The Boydell Press 1994.

HARVEY, Mary Jackson: Death and Dynasty in the Bouillon Tomb Commissions. In: College Art Association 72.2 (1992), S. 271–296.

HATTENHAUER, H.: Das Herz des Königs in der Hand Gottes. Zum Herrscherbild der Spätantike und Mittelalter. In: Zeitschrift der Savigny-Stiftung für Rechtsgeschichte, Kanonistische Abteilung 67 (1981), S. 1–35.

HAUSMANN, Friedrich: Die Grafen zu Ortenburg und ihre Vorfahren im Mannesstamm, die Spanheimer in Kärnten, Sachsen und Bayern, sowie deren Nebenlinien. In: Ostbairische Grenzmarken 36 (1994), S. 9–62.

HAWLIK-VAN DE WATER, Magdalena: Das Einbalsamieren und die Herzbestattung. In: MUSEUM ÖSTERREICHISCHER KULTUR (Hrsg.): Triumph des Todes? (Ausstellungskatalog). Eisenstadt: Museum Österreichischer Kultur 1992, S. 133–139.

Dies.: Der schöne Tod. Zeremonialstrukturen des Wiener Hofes bei Tod und Begräbnis zwischen 1640 und 1740. Wien, Freiburg, Basel: Herder 1989.

Dies.: Die Kapuzinergruft. Freiburg, Basel, Wien: Herder 1993.

HEILINGSETZER, Georg: Persönliche Mitteilung an den Verfasser. Oberösterreichisches Landesarchiv, Linz. 20. Okt. 1998.

HEIM, Jean-Louis: Le squelette reconstitué de Buffon. In: Pour la Science 50 (2006). URL: http://www.pourlascience.fr/ewb_pages/a/article-le-squelette-reconstitue-de-buffon-21083.php (besucht am 08.01.2019).

HEIM, Martin: Persönliche Mitteilung an den Verfasser. Stiftspfarrer St. Peter und Alexander, Aschaffenburg. 19. Nov. 2020.

HEIN, Jasper: Zur Geschichte der Anatomie und Chirurgie. Christian Heinrich Bünger 1782–1842, Anatom und Chirurg. Dissertation. Universität Mannheim, 1976.

HEINE, Martina: Persönliche Mitteilung an den Verfasser. Staatsarchiv Wertheim. 13. Dez. 2010.

HEINISCH, Reinhard Rudolf: Paris Graf Lodron. Reichsfürst und Erzbischof von Salzburg. Wien: Amalthea Verlag 1991.

HEINRICH, Renate: Herzurne König Ludwig II. seit 120 Jahren in der Kapelle. In: Burghauser Anzeiger, 15. Aug. 2006, S. 22.

HELMBERGER, Werner: Persönliche Mitteilung an den Verfasser. Museumsdirektor, Bayerische Schlösserverwaltung. 14. Apr. 2012.

HELMINGER, Georg Philipp, Ernst Friedrich Ferdinand HITZIG und Johann Jakob von REBSTOCK: Bericht über die Öffnung der Fürstengräber in der Kirche zu Rötteln vom 1. bis 8. September 1783. In: Das Markgräflerland 1 (2001), S. 342–349.

HELSLOOT, Ron: Persönliche Mitteilung an den Verfasser. Coordinator Educatieve Dienst, Domkerk Utrecht. 11. Feb. 2021.

HEMPEL, Joachim: Persönliche Mitteilung an den Verfasser. Domprediger, Braunschweig. 22. Juli 2009.

Verwendete Literatur

HENGERER, Mark: AB OMNIBUS AMATUS ET AESTIMATUS. Kaiserliche Günstlinge und ihre Gräber im 17. Jahrhundert. In: Studien zur Memorialkultur frühneuzeitlicher Favoriten. Berlin: Mann 2011, S. 139–166.

Ders.: Grabmäler des oberschwäbischen Adels 1500–2000. Entwicklungspfade – Familie und Individualität. In: GESELLSCHAFT OBERSCHWABEN (Hrsg.): Adel im Wandel: Oberschwaben von der Frühen Neuzeit bis zur Gegenwart. Bd. 2. Stuttgart: Thorbecke 2006, S. 775–792.

HENGGELER, Rudolf: Sfondrati, Cölestin († 04.09.1696). In: Professbuch der fürstlichen Benediktinerabtei der Heiligen Gallus und Otmar zu St. Gallen (Monasticon-Benedictinum Helvetiae 1). Zug 1930. URL: http://scope.stiftsarchiv.sg.ch/deskriptordetail.aspx?ID=12675 (besucht am 24.05.2023).

HENKEL, Nikolaus: Die Geschichte von Tristan und Isolde im Deutschen Mittelalter. In: Schriftenreihe der Universität Regensburg 17 (1990), S. 71–96.

HENKENS, J.: Het graf van de graaf van Horne in de St. Martinuskerk te Weer. In: De Maasgouw 5/6 (1979), S. 178–192.

HENRION, Mathieu und Auguste RICHARD: Notice sur la vie de M. Frayssinous, évêque d'Hermopolis. Paris: d'Adrien le Clerc 1842.

HERING, Carl Wilhelm: Geschichte der kirchlichen Unionsversuche seit der Reformation bis auf unsere Zeit. Bd. 1. Leipzig: Friedrich Fleischer 1836.

HERKLOTZ, Ingo: Paris de Grassis tractatus de funeribus et exequiis und die Bestattungsfeiern von Päpsten und Kardinälen im Spätmittelalter und Renaissance. In: Jörg GARMS und Angiola Maria ROMANINI (Hrsg.): Skulptur und Grabmal des Spätmittelalters in Rom und Italien (Akten des Kongresses „Scultura e monumento septolcrale del Tardo medioevo a Roma e in Italia", Rom, 4.–6. Juli 1985). Wien: Verlag der Österreichischen Akademie der Wissenschaften 1990, S. 217–248.

HERR, Franz-Josef: Das Kloster Lichtenthal, dessen Kirche und Kapelle. Carlsruhe: Johann Velten 1833.

HERRMANN, Paul (Hrsg.): Zimmerische Chronik urkundlich berichtet von Graf Froben Christof von Zimmern und seinem Schreiber Johannes Müller. Nach der von K. Barack edierten 2. Ausgabe. Bd. 2. Meersburg und Leipzig: Hendel Verlag 1932.

HERTLEIN, Edgar: Das Grabmonument eines Lateinischen Kaisers von Konstantinopel. In: Zeitschrift für Kunstgeschichte 29 (1966), S. 1–50.

HERTZ, Wilhelm: Das Rolandslied. Das älteste französische Epos. Stuttgart: Cotta'scher Verlag 1861.

HERVIER, Dominique: Pierre Le Gendre et son inventaire après décès. Paris: Champion 1977.

HERZOG AUGUST BIBLIOTHEK WOLFENBÜTTEL (Hrsg.): Herzog Heinrich Julius (1564–1613) zum 400. Todestag. Ausstellung in der Herzog August Bibliothek vom 6. Oktober bis 29. November 2013. 2013. URL: https://www.hab.de/de/home/museum-kulturprogramm/ausstellungen/ausstellungsarchiv/herzog-heinrich-julius-1564-1613-zum-400-todestag.html (besucht am 08.06.2020).

HILLEN, Franziska: Persönliche Mitteilung an den Verfasser. Pfarrsekretärin, Wien-Penzing. 15. Jan. 2019.

HILPERT, Wilhelm: Ein Herz kehrt zurück – Zum dritten Mal Bestattung in Würzburgs Neubaukirche. In: Süddeutsche Zeitung, 10. Sep. 1982, S. 21.

HINDMARSH, J. Th. und Ph. CORSO: The death of Napoléon Bonaparte: A Critical Review of the Cause. In: Journal of the History of Medicine and Allied Sciences 53 (1998), S. 201–218.

HINNEBUSCH, W. A.: The Pre-Reformation Sites of the Oxford Blackfriars. In: Oxoniensia 3 (1938), S. 57–82.

HOCH, S. Bernarda: Persönliche Mitteilung an den Verfasser. Institut der Englischen Fräulein, Burghausen. 29. Sep. 2002.

HOFMANN, Siegfried und Johannes MAYER: Das Münster zur Schönen Unserer Lieben Frau in Ingolstadt. 4. Aufl. Ingolstadt: Münsterpfarramt Ingolstadt 1997.

HOHENEICHER, Franz von Paula Ludwig: Historisch-topographische Beschreibung des berühmten Wallfahrtsortes Alten-Oetting in Baiern. München: Ernst August Fleischmann 1817.

HOHKAMP, Michaela u. a.: Verzehren, regieren und bestatten. Vorstellungen vom Herzen in der europäischen Geschichte – eine Annäherung. In: fundiert – Das Wissenschaftsmagazin der FU Berlin 1 (2000). URL: http://www.elfenbeinturm.net/archiv/2000/ges2.html (besucht am 05. 10. 2000).

HOHL, Heinrich: Dr. phil. Heinrich von Nitschke, Stiftsdekan von St. Gangolf und Weihbischof von Bamberg. In: Pfarrbrief St. Gangolf, Dez. 2007.

Ders.: Persönliche Mitteilung an den Verfasser. Domvikar, St. Gangolf, Bamberg. 20. Dez. 2012.

HOLZHAIDER, Hans: Arsen und Fürstenhäubchen. In: Süddeutsche Zeitung, 16. Feb. 2013, S. 20.

HOLZMANN, Adolf: Anatomische Sektionen Würzburger Fürstbischöfe aus dem 17. und 18. Jahrhundert. In: Virchows Archiv für pathologische Medizin 283.2 (1932), S. 513–539.

HOLZMANN, Günther und M. KASPAR: Kosovo – Kultur, Natur und Abenteuer für Individualisten. Übersee am Chiemsee: hobo-team.de 2017.

HONEGGER, Norbert: Beiträge zu einer Fuldaer Medizinalgeschichte. III. Tod und Beerdigung einiger Fuldaer Fürstäbte und Fürstbischöfe. In: Fuldaer Geschichtsblätter: Zeitschrift des Fuldaer Geschichtsvereins 1987, S. 70–101.

HOPE, W. H.: On the funeral effigies of the kings and queens of England. In: Archaeologia 60.2 (1907), S. 517–570.

HOPFGARTNER, Wolfgang: Die Herzurne von Abt Emanuel II. Mayr vom Zisterzienserkloster Raitenhaslach, beigesetzt in der Wallfahrtskirche Marienberg. Raitenhaslach/Burghausen: Eigenverlag 2002.

HORMAYR, Joseph von und Franz-Ludwig von MEDNYANSKY: Taschenbuch für die vaterländische Geschichte. 9. Aufl. Bd. 1. Wien: Franz Ludwig 1828.

HORN, Sonia: Vom Leichenöffnen ... Beobachtungen zum Umgang mit anatomischen und pathologischen Sektionen in Wien vor 1800. In: Wiener Klinische Wochenschrift 23 (2004), S. 792–803.

HORVAT, Martin: Persönliche Mitteilung an den Verfasser. Archäologe, Stadtmuseum Ljubljana. 27. Jan. 2017.

Verwendete Literatur

HOSPITAL CIVIL: Universidad de Guadalajara: Celebra el HCG el 222 aniversario luctuoso de Fray Antonio Alcalde. 8. Aug. 2014. URL: http://www.comsoc.udg.mx/noticia/celebra-el-hcg-el-222-aniversario-luctuoso-de-fray-antonio-alcalde (besucht am 14.06.2020).

HOUBEN, Hubert: Philipp von Heinsberg, Erzbischof und Reichskanzler. In: Museumsschriften des Kreises Heinsberg 12 (1991).

HOWSE, Christopher: The burial of the heart. In: The Telegraph, 12. Apr. 2008. URL: https://www.telegraph.co.uk/comment/columnists/christopherhowse/3557176/The-burial-of-the-heart.html (besucht am 01.07.2011).

HUBER, Gerald: Persönliche Mitteilung an den Verfasser. Studiendirektor, Mörmoosen. 13. Jan. 2017.

HUBER, Johann: Geschichte des Stiftes Zurzach. Ein Beitrag zur schweizerischen Kirchengeschichte. Klingnau: F. Bürli 1869.

HÜBNER, Lorenz: Beschreibung der Hochfürstlich-erzbischöflichen Haupt- und Residenzstadt Salzburg und ihrer Gegenden verbunden mit ihrer ältesten Geschichte. Bd. 1. Salzburg: Verlag des Verfassers 1792.

HUNT, William: Quincy, Saer de. In: Dictionary of National Biography, 1885–1900. Bd. 47. London: Smith, Elder & Co. 1885. URL: https://en.wikisource.org/wiki/Dictionary_of_National_Biography,_1885-1900/Quincy,_Saer_de (besucht am 13.11.2023).

HURTAUT, Pierre Thomas Nicolas und Thomas Nicolas MAGNY: Dictionnaire Historique de la Ville de Paris et de ses Environs. Bd. I. Paris: Moutard 1779.

HUTCHINSON, Robert: The Last Days of Henry VIII. London: Weidenfeld und Nicolson 2005.

HUYGENS, Ineke: Persönliche Mitteilung an den Verfasser. Instituut voor Nederlandsse Geschiedenis, Den Haag. 5. Mai 2010.

IMBACH, Josef: Die Eingeweide der Päpste. Wiesbaden: Marixverlag 2010.

INSTITUT NATIONAL DE RECHERCHES ARCHÉOLOGIQUES PRÉVENTIVES: L'exceptionnelle sépulture de Louise de Quengo, dame du XVIIe siècle. 2. Juni 2015. URL: http://www.inrap.fr/l-exceptionnelle-sepulture-de-louise-de-quengo-dame-du-xviie-siecle-5407 (besucht am 04.06.2017).

ITERBEKE, Hannah: Persönliche Mitteilung an den Verfasser. Collection Manager, Museum Hof van Busleyden, Mechelen. 16. Jan. 2018.

JACKSON, J. E.: Farleigh-Hungerford Castle, Somerset. In: Proceedings of Somerset Archaeology 3.2 (1852), S. 114–124.

JAECKEL, Gerhard: Die Deutschen Kaiser. Hamburg, München: Stalling 1980.

JAEGER, Johannes: Die Klosterkirche zu Ebrach. Würzburg: Stahel'sche Verlagsanstalt 1903.

JAGER, Eric: The Book of the Heart. Chicago und London: The University of Chicago Press 1957.

JAMIESON, John: Brabourne Community Website: St Mary the Virgin, Brabourne. URL: https://www.brabournepc.kentparishes.gov.uk/st-mary-the-virgin-brabourne/ (besucht am 07.01.2011).

JANDOVÁ, Kristýna: Persönliche Mitteilung an den Verfasser. Fremdenführerin, Mikulov. 13. Feb. 2020.

JANKE, Petra: Das Engelbertreliquiar. In: Altenberger Blätter. Beiträge aus der Vergangenheit und Gegenwart Altenbergs 36 (2006), S. 44–47.

JANSEN, Hans Hellmut: Das Denkmal Moreaus in Dresden. In: Friedhof und Denkmal 43 (1998), S. 23–27.

JANSSENS, P. A.: Examen Paleopathologique et Microscopique du Cœur de Jean de Gros (mort le 10 Avril 1623). In: Paleobios 3.1 (1987), S. 5–11.

JARCZYK, Franz-Christian: Persönliche Mitteilung an den Verfasser. Kulturwart des Neisser Kultur- und Heimatbundes, Ludwigshafen. 27. Jan. 1998.

JEANMART, Jacques: Persönliche Mitteilung an den Verfasser. Conservateur du Musée diocésain, Namur. 1. Aug. 2007.

JEHAES, E. u. a.: Mitochondrial DNA analysis of the putative heart of Louis XVII, son of Louis XVI and Marie-Antoinette. In: European Journal of Human Genetics 3 (2001), S. 185–190.

JOBSON ARCHBOLD, William Arthur: Skevington, Thomas. In: Dictionary of National Biography, 1895–1900. Bd. 52. London: Smith, Elder & Co. 1885. URL: https://en.wikisource.org/wiki/Dictionary_of_National_Biography,_1885-1900/Skevington,_Thomas (besucht am 13. 11. 2023).

JOHNSON, Gillian: Persönliche Mitteilung an den Verfasser. Hon. Secretary, Friends of St. Oswald's Church, Barnby Dun. 4. März 2013.

JORDAN, Tony: The Irish Times: Daniel O'Connell's Heart. 18. März 2003. URL: https://www.irishtimes.com/opinion/letters/daniel-o-connell-s-heart-1.352555 (besucht am 21. 04. 2021).

JUFFINGER, Roswitha u. a.: Erzbischof Guidobald von Thun 1654–1668. Ein Bauherr für die Zukunft. Salzburg: Residenzgalerie 2008.

JULIEN, Christian und J. DAGNOT: Louis Malet de Graville, seigneur de Marcoussis (XXIII) Jeanne, la fille puinée. URL: http://julienchristian.perso.sfr.fr/Chroniques/graville28.htm (besucht am 16. 05. 2016).

JUNG, Georg: Die Herzenbergkapelle zu Hadamar. 2., unveränderte Aufl. Hadamar: Verein zur Verschönerung des Herzenbergs 1926.

JUNG, Norbert: Pfarrkirche Maria Verkündigung. 2. Aufl. (Kunstführer Nr. 1532). Regensburg: Schnell & Steiner 2008.

JUNGINGER, Helmut: Gemeinde Kuchen online: Lebenslauf des Gottfried von Spitzenberg. 2003. URL: http://www.kuchen.de/media/files/gottfried.pdf (besucht am 06. 03. 2018).

JUNGNITZ, Josef: Die Grabstätten der Breslauer Bischöfe. Breslau: Josef Max 1895.

JUSTI, Karl Wilhelm: Die Vorzeit. Marburg: N. G. Elwert 1838.

KAISER, Markus: Persönliche Mitteilung an den Verfasser. Stadtarchiv St. Gallen. 24. Apr. 2010.

KALIPP, Wolf: Persönliche Mitteilung an den Verfasser. Presbyterium St. Thomae, Soest. 14. Aug. 2014.

KÁLNOKY, Boris: Auf der Suche nach Sultan Süleymans Herz. In: Die Welt, 25. Aug. 2013. URL: https://www.welt.de/politik/ausland/article119351435/Auf-der-Suche-nach-Sultan-Sueleymans-Herz.html (besucht am 12. 12. 2022).

KALNOKY, Boris: Ein Zar, dem das Volk zu Füßen liegt. In: Welt am Sonntag 24 (2001).

Verwendete Literatur

KANTOROWICZ, Ernst H.: Die zwei Körper des Königs. Eine Studie zur politischen Theologie des Mittelalters. München: dtv 1994.

KAPFERER, Martin: Persönliche Mitteilung an den Verfasser. Diözesanarchiv Innsbruck. 9. Dez. 2014.

KAPS, Wolfgang: Anna Katharina Konstanze von Polen (1619–1651). Feb. 2013. URL: http://www.pfalzneuburg.de/wp-content/uploads/2010/03/AnnaKatharinaKonstanze.pdf (besucht am 18.03.2021).

Ders.: Franz Ludwig: Der Landesherr im Fürstentum Neisse-Grottkau (1683–1732). Mai 2010. URL: http://www.franzludwig.de/wp-content/uploads/2010/02/FranzNeisseLandes.pdf (besucht am 18.03.2021).

Ders.: Leopoldine Eleonore (Josepha) von Pfalz-Neuburg (1679–1693). Jan. 2018. URL: http://www.pfalzneuburg.de/wp-content/uploads/2010/03/Leopoldine_Eleonore.pdf (besucht am 18.03.2021).

Ders.: Magdalena von Bayern (1587–1628). Jan. 2017. URL: http://www.pfalzneuburg.de/wp-content/uploads/2013/04/MagdalenavonBayern.pdf (besucht am 18.03.2021).

KERSCHBAUM, Roland: Persönliche Mitteilung an den Verfasser. Kunsthistoriker, Salzburg. 29. Okt. 1998.

KEYSSLER, Johann Georg: Neueste Reisen durch Deutschland, Böhmen, Ungarn, die Schweiz, Italien und Lothringen. Bd. Band 2. Hannover: Nicolai Förster und Sohns Erben 1751. URL: http://www.zeno.org/nid/20007753888 (besucht am 24.08.2009).

KIESER, E.: Zum Reliefbild Julius Echters. In: M. BUCHNER (Hrsg.): Aus der Vergangenheit der Universität Würzburg. Berlin, Heidelberg: Springer 1932.

KINGSFORD, Charles Lethbridge: Additional Material For the History of the Grey Friars, London. Manchester: Manchester University Press 1922, 128–142 (Wills relating to Grey Friars, London: 1513–43). URL: http://www.british-history.ac.uk/no-series/grey-friars-additional/pp128-142 (besucht am 07.09.2017).

Ders.: The Grey Friars of London; their history, with the register of their convent and an appendix of documents. London: University Press 1915.

KINSELLA, Stuart: Persönliche Mitteilung an den Verfasser. Archives, Christ Church Cathedral, Dublin. 27. Juni 2011.

Ders.: Persönliche Mitteilung an den Verfasser. Archives, Christ Church Cathedral, Dublin. 30. Apr. 2012.

KLASSIK STIFTUNG WEIMAR (Hrsg.): Fürstengruft. Historischer Friedhof am Poseckschen Garten. Rundgang. Weimar o.J.

KLATT, Dietrich: Die Fürstengruft und die Grabplatten der Herzöge zu Braunschweig-Lüneburg in der Stadtkirche St. Marien Celle. In: Stadtkirche St. Marien Celle. Regensburg: Schnell & Steiner 2008.

KLEMENZ, F.: Persönliche Mitteilung an den Verfasser. Archiv des Erzbistums München. 21. Feb. 1999.

KLOTZ, Margaret Elizabeth: Clare of Montefalco (1268–1308). The life of the soul is the love of God. PhD thesis. Toronto: Faculty of Theology of the University of St. Michael's College und the Departement of Theology of the Toronto School of Theology, 2001.

KNÄBLE, Susanne: Höfisches Erzählen von Gott. Funktion und narrative Entfaltung des Religiösen in Wolframs „Parzival". Berlin–New York: Walter de Gruyter 2011.

KNAPP, Fritz: Kleinepik, Tierepik, Allegorie und Wissensliteratur. Berlin, Boston: Walter de Gruyter 2013. Kap. 2.3. Das gegessene Herz, S. 29–35.

KNODT, Manfred: Evangelische Stadtkirche in Darmstadt. München, Zürich: Schnell & Steiner 1980.

KOBLENA, Martina: Sein Herz verlor er an die Familie Zeltner. In: Tessiner Zeitung, 1. Juli 2011.

KOHLBACH, Rochus: Die Barocken Kirchen von Graz. Graz: Grazer Domverlag 1951.

KOHN, Renate: Das Epitaph Kardinal Melchior Khlesls. Eine verlorengeglaubte Grabinschrift aus dem Stephansdom. In: Der Dom. Mitteilungsblatt des Wiener Domerhaltungsvereins 2 (2002), o.S.

KOMMUNALE STIFTUNG FÜRST PÜCKLER MUSEUM (Hrsg.): Pückler Pyramiden Panorama (Edition Branitz Nr. 4). Cottbus 1999.

KÖNIG, Bruno Emil: Geschichte der Hexenprozesse. Berlin-Schöneberg: A. Bock 1930.

KÖNIG, E.: Das liebentbrannte Herz. Der Wiener Codex und der Maler Barthélemy d'Eyck. Graz: Akademische Druck- und Verlagsanstalt 1996.

KÖNIG, Gabriele: Persönliche Mitteilung an den Verfasser. Kinderakademie, Fulda. 10. Nov. 2014.

KÖNIG, Johann Michael: Fehde der Stadt Speyer mit weiland dem Herrn Heinrich Hartard von Rollingen, gewesenen Fürstbischof zu Speyer, im Jahre 1716. Speyer 1830.

KÖNIG, Maria Angela: Weihegaben an U. L. Frau von Altötting. Bd. 1. München: Lentner'sche Buchhandlung 1939.

Dies.: Weihegaben an U. L. Frau von Altötting im Rahmen der Zeitgeschichte 1492–1750. Bd. 2. München: Lentner'sche Buchhandlung 1940.

KONRAD VON WÜRZBURG: Das Herzmaere. Stuttgart: Philipp Reclam jun. 1968.

KORSMEYER, Cartolyn: Savoring disgust: The Foul and the Fair in Aesthetics. Oxford: Oxford University Press 2011.

KOSTYNOWICZ, Roman: Persönliche Mitteilung an den Verfasser. Custos, Katedry Szczecin. 11. Juni 2007.

KRÄMER, Herrmann: Die Grabmäler des Cusanus. In: Archiv für Kultur und Geschichte des Landkreises Bernkastel. Bernkastel: Landkreis Bernkastel 1964–1965, S. 40–45.

KRAMMER, Markus: Abt Sebastian Häfele von Ebersberg (1472–1500). Ein bayerischer Prälat des 15. Jahrhunderts. Ebersberg: Kathol. Pfarrstiftung Ebersberg 1984.

KRANZBÜHLER, Eugen: Verschwundene Wormser Bauten. Beiträge zur Baugeschichte und Topographie der Stadt. Worms: H. Kräuter'sche Buchhandlung 1905.

KRAUS, J. A.: Das Herz des letzten Grafen von Sulz. In: Freiburger Diözesanarchiv. Bd. 9 (3). Freiburg: Herder 1957, S. 348–350.

KRUG-RICHTER, Ursula: Persönliche Mitteilung an den Verfasser. Evangelische Stadtkirche, Dillenburg. 23. Apr. 2014.

Krüger, A. G.: Die Bestattung der bei Ronceval gefallenen Paladine. In: Zeitschrift für deutsche Philologie 58 (1933), S. 105–116.

Krüggeler, Wilhelm: Die Grablegen der Grafen von Rietberg. URL: http://kaunitz-rietberg.de/kaunitz/grablegen.html (besucht am 28.07.2018).

Kuhl, Hartmut: Persönliche Mitteilung an den Verfasser. Heimatforscher, Hadamar. 25. Juli 1999.

Ders.: Persönliche Mitteilung an den Verfasser. Heimatforscher, Hadamar. 20. März 2005.

Kuhn, Albert: Das Kloster Einsiedeln. Geschichte, Beschreibung, Wirkungskreis, Umgebung. Einsiedeln und Köln: Benziger und Co. 1926.

Kulturfreunde Lobkowitz: Kulturfreunde Lobkowitz Neustadt a.d. Waldnaab: Die kaiserliche Jagd. URL: http://www.lobkowitz.de/weitere_Infos_ueber_Lobkowitz/Mord%20oder%20Unfall.htm (besucht am 07.01.2011).

Kusin, Eberhard: Die Kaisergruft bei den PP. Kapuzinern in Wien. Wien: Othomar Kloiber 1949.

Kwapiesz, Piotr Tadeusz: Von Herzen ein Pole, ein Bürger der Welt. In: Leipziger Volkszeitung, 14. Okt. 1999.

L.-S., C.: L'enquête sur le cœur reliquaire de Douai avance pas à pas. In: La Voix du Nord, 12. Juli 2008.

La Chapelle, Laure de: Les deux Cœurs de Louis XVII. URL: http://musee.louis.xvii.online.fr/Les2coeurs.pdf (besucht am 24.04.2019).

La Messelière, Suzanne de: Sainte Elisabeth de Hongrie, biographie et hagiographie. Thèse de théologie. Fribourg: Université de Fribourg, 2007.

Laboise, L.-F.: Le cœur de Louis-Henri de Gondrin. In: Bulletin de la societé archéologique de Sens 23 (1908), S. 140–147.

Laboureur, Jean le: Histoire de Charles VI. Roi de France. Paris: Lovis Billaine 1663.

Ders.: Les Tombeaux des Personnes Illustres avec leurs Éloges, Généalogies, Armes & Dévises. Paris: Le Bouc 1642.

Ladoue, M. L'Abbé de: Vie de Monseigneur de Salinis Archevèque d'Auch. Nouvelle édition. Paris: Libraire Saint-Joseph Tolra 1873.

Lafer, Dompfarrer: Persönliche Mitteilung an den Verfasser. Grazer Dom. 30. Nov. 1996.

Lagrange, F.: Vie de Monsignore Dupanloup, Éveque d'Orléans, Membre de l'Académie Française. Bd. III/2. Paris: Librairie Poussielgue Frères 1884.

Lambert, Véronique: Persönliche Mitteilung an den Verfasser. Directeur, Kasteel van Laarne, Laarne. 4. Okt. 2019.

Lampl, Lorenz: Die Klosterkirche Fürstenfeld. München: Bruckmann 1981.

Landru, Philippe: Cimetières de France et d'ailleurs: Buffon (Georges Louis Leclerc, comte de: 1707–1788). 22. März 2008. URL: http://www.landrucimetieres.fr/spip/spip.php?article1422 (besucht am 08.01.2019).

Ders.: Cimetières de France et d'ailleurs: Joly Robert de (1887–1968). 1. Jan. 2014. URL: http://www.landrucimetieres.fr/spip/spip.php?article4225 (besucht am 30.12.2014).

Ders.: Cimetières de France et d'ailleurs: Narrosse (40): église. 30. Okt. 2020. URL: https://www.landrucimetieres.fr/spip/spip.php?article5971 (besucht am 21.03.2021).

Ders.: Cimetières de France et d'ailleurs: Nîmes (30): cathédrale Notre-Dame-et-Saint-Castor. 6. Feb. 2008. URL: https://www.landrucimetieres.fr/spip/spip.php?article186 (besucht am 25.03.2021).

Ders.: Cimetières de France et d'ailleurs: Orleans (45):cathedrale Sainte-Croix. 2. Feb. 2012. URL: https://www.landrucimetieres.fr/spip/spip.php?article3266 (besucht am 30.08.2023).

LÄPPLE, Alfred: Reliquien. Verehrung, Geschichte, Kunst. Augsburg: Pattloch 1990.

LARKING, L. B.: On the Heart-Shrine in Leybourne Church. In: Archaeologia Cantiana 5 (1863), S. 133–193.

LAUBE, Stefan: Die Kathedrale in Gnesen – die Schlosskirche in Wittenberg. Erinnerungsorte sakraler Nation oder nationaler Religion zwischen Napoleon und Erstem Weltkrieg. In: Robert BORN (Hrsg.): Visuelle Erinnerungskulturen und Geschichtskonstruktionen in Deutschland und Polen 1800–1939. Warschau: Instytut Sztuki Polskiej Akademii Nauk 2006, S. 185–203.

LAUGEL, A.: Henry de Rohan, son rôle politique et militaire sous Louis XIII. 1579–1638. Paris: Firmin-Didot 1889.

LAULAN, Robert: La recherche des cœurs. In: Mercure de France VIII.1 (1933).

LAURO, Brigitta: Die Grabstätten der Habsburger. Wien: Christian Brandstätter 2007.

LE CLECH-CHARTON, Sylvie: POP: la plateforme ouverte du patrimoine: tombeau du cœur: médaillon; plaque commémorative. 21. Aug. 2020. URL: https://www.pop.culture.gouv.fr/notice/palissy/IM89002216 (besucht am 14.01.2021).

LECHNER, Abt Odilo: Persönliche Mitteilung an den Verfasser. St. Bonifaz, München. 29. Feb. 2008.

LECHNER, Georg: Persönliche Mitteilung an den Verfasser. Österreichische Galerie Belvedere, Wien. 9. März 2012.

LEEB, Friedrich: Die Altöttinger Gnadenkapelle als letzte Ruhestätte. In: Ostbairische Grenzmarken IV (1960), S. 20–25.

LEESE, Thelma Anna: Blood Royal: Issue of the Kings and Queens of Medieval 1066–1399. Berwyn Heights Maryland: Heritage Books 2007.

LEFEBVRE, P., A. CORNET und A. SICARD: La tombe oubliée du Baron Larrey: près le 150e anniversaire de sa mort, la volonté de l'illustre chirurgien d'etre inhumé aux Invalides sera-t-elle relevée? In: Société francaise d'Histoire de la Médecine 1990, S. 259–263.

LEFÈVRE, E.: Documents Historiques sur le Comté et la Ville de Dreux. Chartres: Garnier 1859.

LEHMBRUCH, Hans: Das Palais Leuchtenberg in München. Bau- und Ausstattungsgeschichte. In: BAYERISCHE VEREINSBANK MÜNCHEN (Hrsg.): Palais Leuchtenberg – Die Geschichte eines Münchner Adelspalais und seines Bauherrn. München: Bayerische Vereinsbank, Zentralabteilung ÖAV 1987, S. 93–148.

LEHNARTZ, Sascha: Dieser Mumien-Schädel ist doch nicht königlich. In: Die Welt, 10. Okt. 2013.

Verwendete Literatur

LEHNER, Katharina: Persönliche Mitteilung an den Verfasser. Sekretariat der Dompfarre St. Jakob, Innsbruck. 10. Juli 2018.

LEMESURIER, Peter: Nostradamus Prophezeiungen bis 2050. Düsseldorf: Econ 1996.

LEMUEL, Chester Joseph: The marriage, baptismal, and burial registers of the collegiate church or abbey of St. Peter, Westminster. Bd. 10. London: Harleian Society 1876.

LENGENFELDNER, Bruno: Persönliche Mitteilung an den Verfasser. Diözesanarchivar, Eichstätt. 19. Juli 2010.

LENOIR, Alexandre: Saint-Denis, cimetière des Rois: L'armoire des cœurs. URL: http://saintdenis-tombeaux.1fr1.net/t8-1-armoire-des-coeurs (besucht am 05.04.2019).

LENSSEN, Jürgen: Domschatz Würzburg. Museumsschriften der Diözese Würzburg. Bd. 1. Regensburg: Schnell und Steiner 2002.

LERCH, Manfred: Persönliche Mitteilung an den Verfasser. Stadtheimatpfleger, Altötting. 5. Dez. 2012.

LESUR, E. und F. BOURNAND: S. E. Le cardinal Foulon, archevêque de Lyon et de Vienne, primat des Gaules: sa vie et œuvres. Paris, Lyon: Delhomme et Briguet 1893.

LETRONNE, M.: Examen critique de la Découverte du Prétendu Cœur de Saint Louis, Faite de la Sainte-Chapelle, le 15 Mai 1845. Paris: Firmin Didot Frères 1844.

LEWIS, Mary E.: A traitor's death? The identity of a drawn, hanged and quartered man from Hulton Abbey, Staffordshire. In: Antiquity 82 (2008), S. 113–124.

L'HABIT, Jean de: Dictionnaire de l'Ordre Monastique de Fontevraud: Reliquaire du cœur d'Antoinette d'Orléans-Longueville; Visitandine, Fontevriste, Fondatrice des. 12. Apr. 2014. URL: https://tinyurl.com/yc5jnmh7 (besucht am 26.02.2018).

L'HERMITTE, M. J.: Précis sur la Ville de Montfort-L'Amaury, et Histoire Chronologique des Seigneurs de cette Ville. Paris: Dupont et Roret 1825.

LIENERT, Meinrad: Schweizer Sagen und Heldengeschichten. Stuttgart: Levy und Müller 1914.

LIERSCH, Ludwig Wilhelm: Aus den letzten Lebenstagen des Fürsten Pückler-Muskau. In: Gartenlaube 42 (1874), S. 678–680.

LIMIERS, Henri Ph. de: Histoire du règne de Louis XIV. Roy de France et de Navarre. Amsterdam: De la Compagnie 1720.

LINDLEY, Phillip: The Medieval Sculpture of Winchester Cathedral. In: John CROOK (Hrsg.): Winchester Cathedral. Chichester: Phillimore 1993, S. 97–122.

LINOLI, Odoardo: Studio anatomo-histologico sul „cuore" de Miraculo Eucaristico di Lanciano (VIII. Sec.) In: L'Osservatore Romano, 23. Apr. 1982, S. 5.

LIPBURGER, P. M.: De prodigiis et ostentisque mortem Friderici imperatoris precesserunt. Zum Tode Kaiser Friedrich III. In: L. KOLMER (Hrsg.): Der Tod des Mächtigen. Paderborn: Schöningh 1997, S. 125–135.

LIST, Claudia: Die mittelalterlichen Grablegen der Wittelsbacher in Altbayern. In: Hubert GLASER (Hrsg.): Wittelsbach und Bayern. Die Zeit der frühen Herzöge. Beiträge zur Bayerischen Geschichte und Kunst 1180–1350. München und Zürich: Hirmer 1980, S. 521–540.

LOBELL, Jarrett A.: Buried with Care. In: Archaeology 1/2 (2015).

LOFTS, Norah: Anne Boleyn. New York: Coward, Mc Cann & Geoghegan 1979.
LONIE, Bill: Melrose Abbey and the Heart of the Bruce. In: Melrose Historical Society Bulletin 5 (2007), S. 1–6.
LOOSHORN, Johann: Graf Friedrich Karl von Schönborn alias Fürstbischof von Bamberg 1729–1746 (Festschrift zur neunten Säkular-Feier des Bisthums Bamberg). Bamberg: Handels-Druckerei 1907.
LORENTZ, Iny: Die Pilgerin. München: Droemer Knaur 2006.
LOSSEN, Max: Maximilian Heinrich, Kurfürst von Köln. In: Allgemeine Deutsche Biographie. Bd. 21. München: Historische Kommission bei der Bayerischen Akademie der Wissenschaften 1885, S. 53–56.
LOTTIN, Denis: Recherches Historiques sur la Ville d'Orléans. Bd. 2. Orléans: Jacob D'Alexandre 1837.
LOVEDAY, Lewes Gee: Women, Art and Patronage from Henry III to Edward III. 1216–1377. Woodbridge: Boydell 2002.
LÖWENSTEIN, Uta: Landesgeschichtliches Informationssystem Hessen: Hessische Biographie: Hessen-Kassel, Ernst Landgraf zu. 6. Dez. 2021. URL: http://www.lagis-hessen.de/pnd/118963287 (besucht am 29.03.2022).
LUARD, Henry Richards: Annales Monastici. Bd. 1. London: Longman Green Longman Roberts & Green 1864.
LUPTON, Joseph Hirst: Longland, John. In: Dictionary of National Biography, 1885–1900. Bd. 34. London: Smith, Elder & Co. 1885. URL: https://en.wikisource.org/wiki/Dictionary_of_National_Biography,_1885-1900/Longland,_John (besucht am 13.11.2023).
LUTHER, Martin: Biblia. Das ist Die gantze Heilige Schrift. Verdeutscht durch Martin Luther. Nürnberg: Johann Andrea Endters Seel. Söhne 1700.
LYNCÉE, Laurence: Persönliche Mitteilung an den Verfasser. Musée départmental de Rouen. 17. Nov. 2008.
MACDONALD, Michael: The Secularization of Suicide in England 1660–1800. In: Past and Present 111 (1986), S. 50–100.
MACFARQUHAR, Colin und George GLEIG (Hrsg.): Encyclopædia Britannica: Or, a dictionary of Arts, Sciences compiled upon a New Plan. Bd. 10/1. Edinburgh 1771.
MACKLIN, Herbert W.: Monumental Brasses. 7. Aufl. London: George Allen & Unwin 1953.
Ders.: The Brasses of England. Hrsg. v. Charles COX. London: Methuen & Co 1928.
MADDEN, Richard Robert: The Shrines and Sepulchres of the Old and New World: Records of Pilgrimages in Many Lands – The Shrine and Sepulchre of St. Laurence o'Toole, in the Ancient Collegiate Church, „L'Abbaye de Notre Dame" of Eu, in Normandy. Bd. 2. London: T. C. Newby 1851.
MADLER, Philipp J.: Das Kloster auf dem Engelberg und die Familiengruft des Fürstenhauses Löwenstein-Wertheim-Rosenberg. Weiden: Selbstverlag 1857.
MAFART, B., J.-P. PELLETIER und M. FIXOT: Post-mortem Ablation of the Heart: a Medieval Funerary Practice. A Case Observed at the Cemetery of Ganagobie Priory in the French Departement of Alpes De Haute Provence. In: International Journal of Osteoarchaeology 14 (2004), S. 67–73.

Maguire, Donna M.: Persönliche Mitteilung an den Verfasser. Scottish Catholic Archive, Edinburgh. 28. Nov. 2019.

Mahoney, Irene: Katharina von Medici, Königin von Frankreich. München: Hugendubel 2004.

Maidment, James: Lettres de Madame la Duchesse de Valentinois à La Royne Douariere Descosse. 1550–1557. In: Analecta Scotica: Collections Illustrative of the Civil, Ecclesastical, and Literary History of Scotland. Series A. Edinburgh: Stevenson 1834.

Maier, Konstantin: Andreas Kardinal von Österreich. Fürstbischof von Konstanz und Brixen 1558–1600. In: Lebensbilder aus Baden-Württemberg. Bd. 20. Stuttgart: Kommission für geschichtliche Landeskunde in Baden Württemberg 2001, S. 49–75.

Maier-Albang, Monika: Ein Münchner Michel und die schöne Karoline. In: Joachim Käppner (Hrsg.): München – die Geschichte der Stadt. München: Süddeutsche Zeitung Verlag GmbH 2008, S. 170–173.

Maison de Broglie: Maison de Broglie: François-Marie, Comte de Revel. 22. Feb. 2013. URL: http://maisondebroglie.com/francois-marie-comte-de-revel/ (besucht am 19.08.2022).

Malden, A. R.: The Will of Nicholas Longespee, Bishop of Salisbury. In: The English Historical Review 15.59 (1900), S. 523–528.

Malettke, Klaus: Französische Könige und Kaiser der Neuzeit. München: C.H. Beck 1994, 189–236 (Ludwig XIV.)

Malmesbury, William of: Historia Novella. The Contemporary History. Hrsg. v. Edmund King. Oxford: Oxford University Press 1998.

Mandache, Diana: Diana Mandache's Weblog: „Oh dear, my poor heart!" 27. Okt. 2015. URL: https://royalromania.wordpress.com/2015/10/27/oh-dear-my-poor-heart/ (besucht am 14.09.2016).

Manning, Owen: The History and Antiquities of the County of Surrey. Bd. 3. London: White, Cochrane & Co 1814.

Mansky, Mareile: Persönliche Mitteilung an den Verfasser. Universitätsarchiv Würzburg. 21. Jan. 2021.

Marchandisse, Alain: Les funérailles de Georges d'Amboise et de Gaston de Foix: Jalons d'une comparaison. In: Georges Ier d'Amboise: Une figure plurielle de la Renaissance. 1460–1510. Rennes: Presses universitaires de Rennes 2013, S. 225–240. URL: http://books.openedition.org/pur/112887 (besucht am 17.03.2020).

Marchesan, Angelo: Papst Pius X. Einsiedeln und Köln: Benziger 1906.

Mari, Francesco u. a.: The mysterious death of Francesco I de Medici and Bianca Cappello: An arsenic murder? In: British Medical Journal 333 (Dez. 2006), S. 1299–1301.

Maria, P. Robert: Persönliche Mitteilung an den Verfasser. Wallfahrtsrektor Kloster Waghäusel. 6. Aug. 2007.

Maria Małgorzata, Sr.: Persönliche Mitteilung an den Verfasser. Siostra Klasztor Sióstr Wizytek, Kraków. 9. Okt. 2013.

Markides, Constantine: Macabre battle over Makarios' heart. In: Cyprus Mail, 16. Nov. 2006, S. 14.

MARKOWSKI, Rolf-Peter und Ingrid ROSENZWEIG: Kirche der Mönche. Die Klosterkirche zu Zinna. 4. Aufl. Kloster Zinna: Ev. Pfarramt Kloster Zinna 2003.

MARKOWSKI, Steffi: Persönliche Mitteilung an den Verfasser. SV Greiz, Archiv. 22. Feb. 2012.

MARLOT, Guillaume: Histoire de la Ville, Cité et Université de Reims. Bd. 4. Reims: Jacquet 1846.

MARQUIS, Bettina, Charlotte BRETSCHER-GISIGER und Thomas MEIER (Hrsg.): Lexikon des Mittelalters. Stuttgart, Weimar: J.B. Metzler 1999.

MARTÈNE, Edmond und Ursin DURAND: Voyage litteraire de deux religieux benedictins de la Congregation de Saint Maur … : ouvrage enrichi de figures. Bd. 1. Paris: Florentin Delaulne, Hilaire Foucalt und Michel Clouzier u.a. 1717. URL: https://archive.org/details/voyagelitteraire00mart (besucht am 10.05.2019).

MARTIN, Franz: Salzburgs Fürsten in der Barockzeit. Salzburg: Verlag Das Bergland-Buch 1982.

MÄRTL, Claudia: Epigraphisches zu Papst Pius II. (Enea Silvio Piccolomini 1405/58–1464). In: Theo KÖLZER (Hrsg.): De Litteris, manuscriptis, inscriptionibus etc. Festschrift zum 65. Geburtstag von Walter Koch. Wien, Köln, Weimar: Böhlau 2007, S. 329–352.

MASSÉE, H. J. L. J.: The Abbey Church of Tewkesbury. London: George Bell 1906. URL: https://gutenberg.org/files/22260/22260-h/22260-h.htm (besucht am 21.10.2019).

MATT, Leonhard von: Pius X. Zürich: NZN Buchverlag 1954.

MATTHIES, Helene: Lottine – Lebensbild der Philippine Charlotte, Schwester Friedrichs des Großen, Gemahlin Karls I. von Braunschweig. Braunschweig: Waisenhaus 1958.

MAUPAS, Henry de: Discours Funebre, Prononcé en l'eglise de Saint Pierre aux Nonnes de Reims le xj. iour de May 1629. A l'enterrement du cœur de feu Monseigneur Gabriel Gifford etc. Reims: Simon de Foigny 1629.

MAYER, Bernd: Persönliche Mitteilung an den Verfasser. Kunstsammlungen der Fürsten zu Waldberg-Wolfegg, Wolfegg. 13. Aug. 2014.

MAYRHOFER, Maria Antonia: Loreto- und Gruftkapelle der Familie Schönborn in Göllersdorf in Niederösterreich. Ein Werk von Johann Lukas von Hildebrandt Johann Lucas von Hildebrandt. Diplomarbeit. Universität Wien, Historisch-Kulturwissenschaftliche Fakultät, 2008.

MCDONALD, Henry: Irish police suspect rhino horns gang in theft of saint's heart. In: The Guardian, 22. Apr. 2012.

MCDONNELL, Albert: Persönliche Mitteilung an den Verfasser. Pontificio Collegio Irlandese, Rom. 27. Juni 2007.

MCFERRAN, Noel S.: A Jacobite Gazetteer – France. Paris – Scots College. URL: http://www.jacobite.ca/gazetteer/France/ParisScotsCollege.htm (besucht am 30.12.2013).

Ders.: The Jacobite Heritage: A Jacobite Gazetteer – Lazio: Frascati-Cattedrale di San Pietro. 2017-07-30. URL: http://www.jacobite.ca/gazetteer/Frascati/Cattedrale.htm (besucht am 22.08.2022).

Verwendete Literatur

McFerran, Noel S.: The Jacobite Heritage: A Jacobite Gazetteer – Rome: Basilica dei Santi XII Apostoli. 2. Sep. 2008. URL: http://www.jacobite.ca/gazetteer/Rome/SSXIIApostoli.htm (besucht am 05.06.2012).

McGarry, Patsy: The Irish Times: Jubilation as heart of St Laurence returns to Christ Church in Dublin. 27. Apr. 2018. URL: https://www.irishtimes.com/news/social-affairs/religion-and-beliefs/jubilation-as-heart-of-st-laurence-returns-to-christ-church-in-dublin-1.3475771 (besucht am 28.10.2019).

McGreevy, Nora: Smithsonian Magazine: Renovations Reveal 19th-Century Mayor's Heart Entombed in Belgian Fountain. 2. Sep. 2020. URL: https://www.smithsonianmag.com/smart-news/heart-belgian-city-mayor-180975708/ (besucht am 03.09.2020).

Melchers, Erna und Hans Melchers: Das große Buch der Heiligen. 9. Aufl. München: Südwest Verlag 1986.

Melo, Isabel: Persönliche Mitteilung an den Verfasser. Direktorin Panteão Nacional, Lissabon. 10. Okt. 2017.

Menzel, Dieter: Persönliche Mitteilung an den Verfasser. Heimatforscher, Wolfenbüttel. 27. Feb. 2010.

Merian, Matthaeus: Topographia Franconiae, Das ist, Beschreibung, Und Eygentliche Contrafactur der Vornembsten Stätte, Un Plätze des Franckenlandes. Franckfurt: Merian 1648.

Merzbacher, Friedrich: Die Begräbnisordnung der Würzburger Fürstbischöfe im späteren Mittelalter. In: Zeitschrift der Savigny-Stiftung für Rechtsgeschichte. Kanonistische Abteilung 38.1 (1952), S. 500–506.

Meyer, Jürgen: Persönliche Mitteilung an den Verfasser. OFMCap, Kapuzinerkloster Stühlingen. 8. Dez. 2015.

Meyer, Rudolf J.: Königs- und Kaiserbegräbnisse im Spätmittelalter. Von Rudolf von Habsburg bis zu Friedrich III. Wien, Köln, Weimar: Böhlau 2000.

Meyer, W.: Die Kunstdenkmäler der Stadt Dillingen an der Donau. München: Oldenburg Verlag 1964.

Michalsky, Tanja: Memoria und Repräsentation. Die Grabmäler des Königshauses Anjou in Italien. Göttingen: Vandenhoeck & Ruprecht 2000.

Michel, Walter: Das Herz des Fürsten Johann Ludwig von Nassau-Hadamar gefunden. In: Verein für Nassauische Altertumskunde und Geschichtsforschung (Hrsg.): Nassauische Annalen. Jahrbuch des Vereins für Nassauische Altertumskunde und Geschichtsforschung. Bd. 76. Wiesbaden: Verlag des Vereins für für Nassauische Altertumskunde und Geschichtsforschung 1965, S. 226–227.

Ders.: Herzbestattungen und der Herzkult des 17. Jahrhunderts. In: Archiv für mittelrheinische Kirchengeschichte 23 (1971), S. 121–139.

Mieck, Ilja: Heinrich III. In: Peter C. Hartmann (Hrsg.): Französische Könige und Kaiser der Neuzeit. München: C.H. Beck 1994, S. 119–142.

Miller, Ignaz: Nachlaßregelung und Testament des Trierer Erzbischofs Jakob von Sierck. In: Gesellschaft für Nützliche Forschungen zu Trier u. a. (Hrsg.): Landeskundliche Vierteljahresblätter (Jahrgang 31). Trier, Koblenz: Selbstverlag 1985, S. 51–67.

Millin, Aubin-Louis: Abrégé des Antiquités Nationales ou Recueil de Monumens pour Servir à l'Histoire de France. Paris: J.N. Barba 1837.

Ders.: Antiquités Nationales, ou Recueil de Monumens, pour servir à l'Histoire générale et particulière de l'Empire françois, tels que Tombeaux, Inscriptions, Statues, Vitraux, Fresques etc. tirés des Abbayes etc., devenus domaines nationaux. Bd. IV. Paris: Drouhin 1790.

Ders.: Antiquités Nationales, ou Recueil de Monumens, pour servir à l'Histoire générale et particulière de l'Empire françois, tels que Tombeaux, Inscriptions, Statues, Vitraux, Fresques etc. tirés des Abbayes etc., devenus domaines nationaux. Bd. I. Paris: Drouhin 1790.

Ders.: Antiquités Nationales, ou Recueil de Monumens, pour servir à l'Histoire générale et particulière de l'Empire françois, tels que Tombeaux, Inscriptions, Statues, Vitraux, Fresques etc. tirés des Abbayes etc., devenus domaines nationaux. Bd. V. Paris: Drouhin 1798.

Ders.: Antiquités nationales, ou Recueil de monumens, pour servir à l'histoire générale et particulière de l'empire francois, tels que tombeaux, inscriptions, statues, vitraux, fresques etc. tirés des abbayes, monastères, châteaux et autres lieux devenus domaines nationaux. Bd. IV. Paris: Drouhin 1792.

Milon, Ch.: Annuaire historique de department de l'Yonne. Bd. 18. Auxerre: Perriquet et Rouille 1854.

Ministère de la Culture et de la Communication: Architecture & Patrimoine: 3 tombeaux du cœur d'Antoine Ier Ruzé-d'Effiat, seigneur de Chilly et maréchal de France, de Marie de Fourcy, sa femme, de Marie d'Effiat, leur fille, femme du marquis de La Meilleraye, maréchal de France (réf. PM91000105). URL: http://www2.culture.gouv.fr/culture/inventai/patrimoine/ (besucht am 30.11.2018).

Dass.: Architecture & Patrimoine: tombeau, autel de Philippe du Moulin. 2003. URL: https://www.pop.culture.gouv.fr/notice/palissy/PM41000635 (besucht am 11.03.2018).

Mistiaen, Frans: Persönliche Mitteilung an den Verfasser. Jesuits, Mechelen. 30. Aug. 2018.

Moiroux, Jules: Le Cimitière du Père Lachaise. A. Marechal 1908. URL: https://gallica.bnf.fr/ark:/12148/bpt6k6423517n/f203.texteImage (besucht am 24.06.2019).

Mokrane, Fatima-Zohra: Is it Possible to Investigate Archeological Hearts Using CT and MRI? About Five Archeological Hearts. In: RSNA, Dez. 2015.

Mokrane, F.Z. u.a.: Old hearts for modern investigations. CT and MR for archaelogical human heart remains. In: Forensic Science International 268 (2016), S. 14–24.

Monicat, Jacques: Le tombeau du duc et la duchesse de Montmorency dans la chapelle du lycée de Moulins. In: Gazette des beaux-arts 62 (1963), S. 179–198.

Montagu Scott Gravelly, Mary: Persönliche Mitteilung an den Verfasser. Beaulieu. 28. Jan. 2009.

Montini, Renzo Uberto: Le Tombe dei Papi. Rom: Angelo Belardetti 1957.

Monts, Nicole de: Persönliche Mitteilung an den Verfasser. Saint-Joseph des Carmes, Paris. 3. März 2020.

Moorhen, Charles: Pictures of England: A Human Heart and a Ghost Story in a Northamptonshire Church. URL: http://www.picturesofengland.com/England/Northamptoshire/Woodford/article/1067 (besucht am 01.01.2011).

Morales y Marin, José Luis: La Catedral de Murcia. Madrid etc.: Editorial Everest, S.A. 1986.

Moranville, H.: Journal de Jean Le Fèvre, Évêque de Chartres, Chancelier de Roys de Sicile Louis I et Louis II d'Anjou. Bd. I. Paris: Alphonse Picard 1887.

Moreau, Henri: Wikimedia Commons: Étui en plomb contenant le cœur de François de Coëtquen etc. 27. Apr. 2016. URL: https://commons.wikimedia.org/wiki/File: 326_Plouasne_Etui_contenant_le_coeur_de_Fran%C3%A7ois_de_Co%C3%ABtquen.jpg (besucht am 11.01.2020).

Moreau-Néret, André: Les Registres des Sépulture de la Chartreuse de Bourgfontaine. In: Mémoires de la Fédération des Sociétés d'histoire et d'archéologie de l'Aisne 13 (1967), S. 164–167.

Ders.: Philippe VI de Valois et la Chartreuse de Bourgfontaine, où son cœur fut déposé. In: Mémoires de la Fédération des sociétés d'histoire et d'archéologie de l'Aisne 13 (1967), S. 149–163.

Morsbach, Peter: Haus der Bayerischen Geschichte: Klöster in Bayern: Kloster Sankt Kassian Stadtamhof. URL: http://www.hdbg.eu/kloster/index.php/detail/geschichte?id=KS0341 (besucht am 03.04.2018).

Morus (Richard Lewinsohn): Eine Weltgeschichte des Herzens. Hamburg: Rowohlt 1959.

Moser, Friderich Carl von: Teutsches Hof=Recht enthaltend eine Systematische Abhandlung etc. Bd. 1. Franckfurt und Leipzig: Knoch- und Eßlingerische Buchhandlung 1761.

Moser, Peter: Altötting. Mythos – Geschichte – Wahrheit. München: Sequenz Medien 2004.

Mraz, Gottfried: Prinz Eugen und St. Stephan. In: Der Dom – Mitteilungsblatt des Wiener Domerhaltungsvereins 1 (1985), S. 5–11.

Müller, Kaspar Anton: Geschichte der Stadt Bonn. Bonn: Selbstverlag 1834.

Müller, Ulrich: Herrscher, Helden, Heilige. Hrsg. v. Ulrich Müller und Werner Wunderlich. St. Gallen: UVK Fachverlag für Wissenschaft und Studium 2001.

Münster, Sebastian: Cosmographia. Das ist: Beschreibung der gantzen Welt. Jetz und auf das newe übersehen. Basel: Henricpetri 1628.

Murphy, Edwin: After the Funeral. The Posthumous Adventures of Famous Corpses. New York: Barnes & Noble 1998.

Musée de l'Armée – Hôtel des Invalides: Fiche-monument Dôme des Invalides: Fiche-monument: Les tombeaux et monuments funéraires. URL: https://www.musee-armee.fr/fileadmin/user_upload/Documents/Support-Visite-Fiches-Presentation/dome-tombes.pdf (besucht am 10.05.2019).

Mussafia, Adolfo: La Prise de Pampelune: Ein Altfranzösisches Gedicht. Bd. 1. Nabu Press 2012.

Muth, Hanswernfried: Kiliansdom Würzburg. 12. Aufl. Regensburg: Schnell und Steiner 2003.

Nagle, Jean: La civilisation du cœur. Paris: Fayard 1998.

NAMGYAL, Zhanag Dzogpa Tenzin: A Few Accounts about the Wondrous Activities of His Holiness the XVIth Gyalwa Karmapa, Rangjung Rigpe Dorje. 24. Feb. 2009. URL: http://rinpoche.com/stories/krmpamiracles.htm (besucht am 05. 12. 2020).

NEGRÃO, Daniele: Persönliche Mitteilung an den Verfasser. Museu Aeroespacial, Rio de Janeiro. 2. Juni 2018.

NELLMANN, Eberhard: Gurnemanz' viergeteiltes Herz zu Parz. In: Zeitschrift für deutsche Philologie 120 (2001), S. 421–425.

NERSINGER, Ulrich: Liturgien und Zeremonien am Päpstlichen Hof. Bd. 2. Bonn: nova & vetera 2011.

NETTE, Herbert: Jeanne d'Arc. Reinbek bei Hamburg: Rowohlt 1977.

NEUHARDT, Johannes: Dreifaltigkeitskirche Salzburg. 4., veränderte Aufl. Salzburg: Verlag St. Peter 1998.

NEUMANN, Siegfried: Die Begräbnisstätten im Branitzer Park. In: KOMMUNALE STIFTUNG FÜRST PÜCKLER MUSEUM (Hrsg.): Pückler Pyramiden Panorama (Edition Branitz Nr. 4). Cottbus 1999, S. 7–18.

NEUSIUS, Gabriele: Persönliche Mitteilung an den Verfasser. Leiterin der Cusanus-Bibliothek, Bernkastel-Kues. 16. März 2005.

NICOLAS, Nicholas Harris: Testamenta vetusta: being illustrations from wills, of manners, customs, & c. as well as of the descents and possessions of many distinguished families. From the reign of Henry the Second to the accession of Queen Elizabeth. Bd. 1. London: Nichols 1826.

NICOLLIÈRE-TEIJEIRO, S. de la: Le cœur de la reine Anne. In: La Bretagne Artistique et Littéraire II (1881).

NIEDERSTEINER, Christoph: Persönliche Mitteilung an den Verfasser. Leiter des kunsthistorischen Institutes Burghausen. 20. Dez. 2002.

NIEDERSTRASSER, Hubertus: Persönliche Mitteilung an den Verfasser. Oberstudienrat, Karlsruhe. 18. Dez. 2007.

NIEZIEL, Alojzy: Persönliche Mitteilung an den Verfasser. Kościół św. Wincentego à Paulo, Krakau. 17. Okt. 2000.

NIKITSCH, Eberhard J.: Deutsche Inschriften Online: DI 34, Bad Kreuznach, Nr. 340. 1993. URL: www.inschriften.net,urn:nbn:de:0238-di034mz03k0034006 (besucht am 16. 03. 2020).

NISBETT, Norman C.H.: Notes on the monument in Winchester cathedral, originally marking the burial place of the heart of Ethelmar d. 1261. In: Papers and Proceedings of the Hampshire Field Club and Archaeological Society 7 (1914). URL: http://www.hantsfieldclub.org.uk/publications/hampshirestudies/digital/1910s/Vol_7/Nisbett.pdf (besucht am 05. 10. 2023).

NOÉ, Paula und Teresa VALE E GOMES CARLOS: Sistema de Informacao para o Património Arquitectónco: Casa da Quinta da Penha Verde. 1991. URL: http://www.monumentos.pt/Site/APP_PagesUser/SIPA.aspx?id=6130 (besucht am 11. 01. 2022).

NÖHBAUER, Hans F.: Die Wittelsbacher. Eine europäische Dynastie – eine deutsche Chronik. Bern und München: Scherz 1979.

NORMAN, Arthur Z. M.: Shelley's Heart. In: Journal of the History of Medicine and Allied Sciences 1 (1955), S. 114.

Norris, Malcolm: Monumental Brasses: The Memorials. London: Hilmarton Manor Press 1977.

Obermeier, Siegfried: Richard Löwenherz. München: Langen Müller 2003.

Obernberg, Joseph von: Reisen durch das Königreich Baiern. Bd. 1/4, II. Heft. München und Leipzig: Lentner 1817.

Ochorchak, M. und L. Kyrychuk: Persönliche Mitteilung an den Verfasser. Ärzte des Krankenhauses der Notfallversorgung, Lwiw. 2. Okt. 2001.

Odell, Steve: The community and local history web site for the Parish of Wimpole. URL: www.wimpole.info/chapel (besucht am 03.06.2008).

Oepen, Joachim: Persönliche Mitteilung an den Verfasser. Historisches Archiv des Erzbistums Köln. 21. Dez. 2018.

Oer, Franz von: Die Grazer Domkirche und das Mausoleum Ferdinands II. Graz: Mosers Buchhandlung 1915.

O'Flanagan, J. Roderick: The Lives of the Lord Chancellors and Keepers of the Great Seal of Ireland. Bd. 1. London: Longmans, Green und Co. 1870.

Ogée, M.: Dictionnaire Historique et Géographique, de la Province de Bretagne; Dédié a la nation Bretonne. Bd. 3. Nantes: Vatar 1779.

Ohff, Heinz: Der grüne Fürst. Das abenteuerliche Leben des Herrmann Pückler-Muskau. 8. Aufl. München: Piper 1999.

Olariu, Dominic: Körper, die sie hatten – Leiber, die sie waren. Totenmaske und mittelalterliche Grabskulptur. In: Hans Belting, Dietmar Kamper und Martin Schulz (Hrsg.): Quel corps? Eine Frage der Repräsentation. München: Fink 2002, S. 85–104.

Olimpieri, Manila: Persönliche Mitteilung an den Verfasser. Officio Turistico, Viterbo. 17. Jan. 2014.

Oosterwijk, Sophie: Church Monuments Society: A medieval miniature adult? An unidentified female miniature effigy at St Giles's church, Coberley (Gloucestershire). URL: https://churchmonumentssociety.org/monument-of-the-month/an-unidentified-female-miniature-effigy-at-st-giless-church-coberley-gloucestershire (besucht am 21.08.2017).

Dies.: Church Monuments Society: The so-called „Stanley boy" monument. 2010. URL: https://churchmonumentssociety.org/monument-of-the-month/the-so-called-stanley-boy-monument (besucht am 28.12.2020).

Origel, Arturo Vargas: Persönliche Mitteilung an den Verfasser. Escuela de Medicina de León, Mexiko. 5. Sep. 2009.

Ders.: Persönliche Mitteilung an den Verfasser. Escuela de Medicina de León, Mexiko. 1. Aug. 2010.

Os, Henk van: Der Weg zum Himmel. Reliquienverehrung im Mittelalter. Regensburg: Schnell und Steiner 2001.

Osthaus, W.: Persönliche Mitteilung an den Verfasser. Pfarrer von Heilig-Kreuz, Hildesheim. 5. Dez. 2007.

Ott, Margret: Pommerscher Greif e.V.: Das Herz von Carl Löwe. 15. Mai 2012. URL: www.blog.pommerscher-greif.de/carl-loewe/ (besucht am 20.03.2022).

OTTENTHAL, Emil von: Die Regesten des Kaiserreichs unter den Herrschern aus dem Sächsischen Hause 919–1024. Nach Johann Friedrich Böhmer neu bearbeitet von Emil von Ottenthal. Innsbruck: Wagner'sche Universitätsbuchhandlung 1893.

OUVRARD, Robert: Napoléon – Histoire du Consulat et du Premier Empire. URL: https://www.napoleon-histoire.com/testament-de-napoleon-page-1/ (besucht am 06. 05. 2019).

OVERHOFF, Jürgen: Das Herz Dalbergs. In: Main-Echo Aschaffenburg (Wochenendmagazin), 17. Jan. 2015, S. 2.

PADGETT, Tim: Why Venezuela's Chávez Dug Up Bolívar's Bones. In: Time Magazine, 17. Juli 2010.

PANOFSKY, Erwin: Grabplastik. Hrsg. v. Horst W. JANSON. Köln: DuMont 1993.

PAP, Norbert: Persönliche Mitteilung an den Verfasser. Head of Department of Political Geography etc., University of Pécs. 8. Okt. 2014.

Ders.: Research on the türbe complex of Suleiman the Magnificent in Szigetvár and its fortification. In: Journal of Ottoman Studies LVI (2020), S. 1–23.

PARAVICINI BAGLIANI, Agostino: The corpse in the middle ages: The Problem of the division of the body. In: Peter LINEHAN und Janet L. NELSON (Hrsg.): The Medieval World. London: Routledge 2003, S. 327–341.

PARÉ, Ambroise: Œuvres complètes d'Ambroise Paré. In: J.-F. MALGAIGNE (Hrsg.). Bd. 3. Paris: Baillière 1841, S. 478–479.

PARIS, Bruno Paulin Gaston: Le roman du Châtelain de Coucy. Paris: Société des amis de la Romania 1872.

PARK, Katherine: The Life of the Corpse: Division and Dissection in Late Medieval Europe. In: Journal of the History of Medicine and allied Sciences 50 (1995), S. 111–132.

PASQUES, Abbé: Histoire abrégée de Provins. In: Fonds ancien de la bibliothèque de Provins Ms 130 (o.J.), S. 151–152.

PECQUEUR, C.: Des Armées dans leurs Rapports avec L'Industrie, la Morale et la Liberté etc. Paris: Capelle 1842.

PEEL, Henry: O'Connell's last bequest. In: St Martin de Porres Magazine 1999. URL: https://www.catholicireland.net/oconnells-last-bequest/ (besucht am 22. 08. 2022).

PÉNIN, Marie-Christine: Tombes et sepultures dans les cimetières et autres lieux: Abbaye de Notre-Dame De Port-Royal-des-Champs à Magny-les-Hameaux (Yvelines). 1. Nov. 2014. URL: https://www.tombes-sepultures.com/crbst_1794.html (besucht am 29. 11. 2021).

Dies.: Tombes et sepultures dans les cimetières et autres lieux: Abbaye de Port-Royal de Paris. 4. Nov. 2014. URL: http://www.tombes-sepultures.com/crbst_1795.html (besucht am 27. 01. 2019).

Dies.: Tombes et sepultures dans les cimetières et autres lieux: Abbaye et église Saint-Germain-des-Prés. 5. Mai 2016. URL: https://tombes-sepultures.com/crbst_2013.html (besucht am 24. 06. 2023).

Dies.: Tombes et sepultures dans les cimetières et autres lieux: Bontemps, Alexandre. 2. Mai 2017. URL: https://tombes-sepultures.com/crbst_2093.html (besucht am 31. 01. 2020).

Pénin, Marie-Christine: Tombes et sepultures dans les cimetières et autres lieux: Chapelle de l'Hôpital des Incurables, puis de Hôpital Laennec (Paris). 29. Sep. 2016. URL: https://tombes-sepultures.com/crbst_2036.html (besucht am 26.07.2020).

Dies.: Tombes et sepultures dans les cimetières et autres lieux: Cimetière de Picpus. URL: http://www.tombes-sepultures.com/crbst_756.html (besucht am 07.07.2019).

Dies.: Tombes et sepultures dans les cimetières et autres lieux: Couvent des Capucines de la Place Vendôme. 15. Apr. 2012. URL: http://www.tombes-sepultures.com/crbst_1164.html (besucht am 25.08.2018).

Dies.: Tombes et sepultures dans les cimetières et autres lieux: Couvent des Carmélites de la Rue Saint-Jacques (Paris). 25. Okt. 2011. URL: https://tombes-sepultures.com/crbst_1019.html (besucht am 18.03.2021).

Dies.: Tombes et sepultures dans les cimetières et autres lieux: Couvent des Minimes de Chaillot ou des Bonshommes (Paris). 23. Okt. 2013. URL: http://www.tombes-sepultures.com/crbst_1555.html (besucht am 27.10.2019).

Dies.: Tombes et sepultures dans les cimetières et autres lieux: Église et cimetière (disparu) Saint-Nicholas-des-Champs (Paris). 20. Dez. 2017. URL: https://www.tombes-sepultures.com/crbst_2141.html (besucht am 08.03.2014).

Dies.: Tombes et sepultures dans les cimetières et autres lieux: Epernon, Jean-Louis de Nogaret de La Valette, duc d'. 27. Juni 2012. URL: https://www.tombes-sepultures.com/crbst_1216.html (besucht am 27.11.2021).

Dies.: Tombes et sepultures dans les cimetières et autres lieux: Grasse François Joseph Paul de. 24. Aug. 2013. URL: https://www.tombes-sepultures.com/crbst_1523.html (besucht am 20.03.2021).

Dies.: Tombes et sepultures dans les cimetières et autres lieux: GUÉBRIANT Jean-Baptiste Bude, comte de. URL: https://www.tombes-sepultures.com/crbst_280.html (besucht am 07.03.2024).

Dies.: Tombes et sepultures dans les cimetières et autres lieux: Les sépultures de la Cathédrale Notre-Dame de Paris. 17. Dez. 2022. URL: http://www.tombes-sepultures.com/crbst_816.html (besucht am 10.06.2023).

Penman, Michael: Head, Body and Heart. Legitimating Kingship and the Burial of Robert Bruce, Scotlands „Leper King", ca. 1286–1329. In: Micrologus 22 (2014), S. 229–252.

Père, L.: Recherches Historiques sur la Ville d'Orleans du 8 Juillet 1816 au 15 Septembre 1850. Orléans: J.-B. Niel 1845.

Perkins, Thomas: The Cathedral Church of Saint Albans. London: George Bell & Sons 1903. URL: http://gutenberg.org/files/19494/19494-h/19494-h.htm (besucht am 05.05.2020).

Perkinson, Stephen: The Likeness of the King: A Prehistory of Portraiture in Late Medieval France. Chicago und London: University of Chicago Press 2009.

Perl, Alexander: Persönliche Mitteilung an den Verfasser. Schlossverwalter Schloss Bückeburg. 18. Feb. 2010.

Perl, Alexander und Franz Rappel: Schloß Bückeburg (Discover Guides). Hamburg: Rappel 2007.

PERROT, J.: La Basilique de Saint-Apollinaire (Cathédrale de Valence). Valence: J. Céas et fils 1925.

PERTZ, Georgius Heinricus: Monumenta Germaniae Historica – Inde ab Anno Christi quingentesimo usque ad Annum Millesimum et quingentesimum. Bd. 8. Hannover: Impensis Bibliopolii Aulici Hahniani 1848.

PES, Luca: Persönliche Mitteilung an den Verfasser. Bayerische Verwaltung der staatlichen Schlösser, Gärten und Seen (Schloss Nymphenburg, München). 15. März 2017.

PETERICH, Eckart: Italien. Bd. 3. München: Prestel 1976.

PETTIGREW, Thomas Joseph: Chronicles of the Tombs: A Select Collection of Epitaphs. London: George Bell & Sons 1888.

PETTYN, Andrzej: Chopin's Heart. In: Kazimierz SZTARBALLO und Michal WARDZYNSKI (Hrsg.): Heart of the City. Church of the Holy Cross in Warsaw. Warsaw: Mazowiecka Jednotka Wdrazania Programów Unijnych 2011, S. 147–151.

PEVSNER, Nikolaus: The Buildings of England. Yorkshire. The North Riding. New Haven und London: The University Press 2002.

PFISTER, Michael: Der Dom zu Bamberg. Bamberg: Franke 1896.

PIDGEON, Lynda: Antony Wydevile, Lord Scales and Earl Rivers: Family, Friends and Affinity. Part 2. In: The Ricardian 15 (2005), S. 1–18.

PILLWEIN, Benedikt: Neuester Wegweiser durch Linz und seine nächste Umgebung. Linz: Johann Huemer 1837.

PIOTROWSKI, Anna: Persönliche Mitteilung an den Verfasser. Bibliothek des Polenmuseums von Rapperswil. 11. Aug. 2013.

Dies.: Persönliche Mitteilung an den Verfasser. Bibliothek des Polenmuseums von Rapperswil. 13. Nov. 2013.

PLATZ, Maxi Maria: Hypotheses/MinusEinsEbene: Das Herz der Elisabeth in Nordfrankreich? 17. Okt. 2012. URL: http://minuseinsebene.hypotheses.org/162 (besucht am 01.02.2014).

PLAYÀ MASET, Josep: La Vanguardia: ¿Quién se llevó y guardó durante 40 años el corazón de Francesc Macià? 30. Dez. 2020. URL: https://www.lavanguardia.com/cultura/20201230/6155737/llevo-guardo-40-anos-corazon-francesc-macia.html (besucht am 20.01.2023).

POCOCK, Robert: Memorials of the Family Tufton, Earls of Thanet: Deduced from Various Sources of Authentic Information. Gravesend: Robert Pocock 1800. URL: https://archive.org/stream/memorialsfamily00pocogoog/memorialsfamily00pocogoog_djvu.txt (besucht am 23.09.2020).

POHL, Walter und Karl VOCELKA: Die Habsburger. Hrsg. v. Brigitte VACHA. 2. Aufl. Graz, Wien, Köln: Styria 1993.

POSCH, Gerald: Das Herz des Herrschers: Die Herzbestattung der Habsburger. In: Herz 2007. Ein kulturwissenschaftlich-kulturhistorischer Wandkalender, Nov. 2006, S. 1–15.

POUSSARD, Raymond: Halatte: deux mille ans d'art et d'histoire autour d'une forêt royale 2e partie: Autour de la forêt: Pontpoint. In: Bulletin du G.E.M.O.B., Beauvais, Groupement d'étude des monuments et œuvres d'art de l'Oise et du Beauvaisis 92–94 (Okt. 1999), S. 53–66.

PRAEFCKE, Andreas: Wikimedia Commons: St. Gallen, Stiftskirche, Epitaph für Fürstabt Coelestin I. Sfondrati, Kardinal († 1696), dessen Herz in der Stiftskirche beigesetzt ist (der Leib in S. Cecilia in Trastevere in Rom); aufgestellt von Beda Angehrn (Amtszeit 1767–1796). 19. Juni 2013. URL: https://commons.wikimedia.org/wiki/File:St_Gallen_Stiftskirche_Epitaph_Coelestin_I_img01.jpg (besucht am 07.12.2023).

PRATT, Maggie: Persönliche Mitteilung an den Verfasser. St Mary's Priory, Abergavenny. 15. Feb. 2020.

PREINFALK, Miha: Persönliche Mitteilung an den Verfasser. Historiker, Ljubljana. 7. Jan. 2017.

Ders.: Persönliche Mitteilung an den Verfasser. Historiker, Ljubljana. 14. Jan. 2017.

PRESCHE, Christian: Die fürstlichen Grabstätten in der Kasseler Martinskirche. In: Zeitschrift des Vereins für hessische Geschichte 107 (2002), S. 17–69.

PRESTON, Robert: VII. Account of the Discovery of the Heart of Lord Edward Bruce, at Culross in Pertshire. In: Archaeologia: or Miscellaneous Tracts Relating to Antiquity 20 (1824), S. 515–518.

PRESTWICH, Michael: Edward I. Berkeley und Los Angeles: University of California Press 1988.

PRIETZEL, Malte: Le corps des évêques. L'exemple de Wurtzbourg aux XVe et XVIe siècles. In: Agostino Paravicini BAGLIANI (Hrsg.): Le corps du Prince. Bd. 12. Firenze: Sismel 2014, S. 67–104.

PROBST, Christian: Der Tod des Fürstbischofs von Eichstätt und die Ärzte. Krankengeschichte und Sektionsbericht Johann Antons von Freyberg. In: Zeitschrift für bayerische Landesgeschichte 53.2 (1990), S. 265–317.

PROMINTZER, W. J.: Klosterkirche Pupping. Sterbestätte des hl. Wolfgang. Pupping: Eigenverlag der Kaplanei Pupping 1993.

PRUTZ, Hans: Die Geistlichen Ritterorden. Berlin: Haude & Spener 1908.

PUCHBERGER, Alexander: Persönliche Mitteilung an den Verfasser. Mönch, Franziskanerkloster Salzburg. 26. Mai 2014.

PURSLOW, Ken: Persönliche Mitteilung an den Verfasser. Newstead Abbey, Byron Society, Hucknall. 23. Feb. 2011.

QUINTA, Alfons und Enric CANALS: Tarradellas ocultó a las autoridades y a la familia el lugar de enterramiento de Francesc Macià. In: El País, 3. Okt. 1979. URL: http://elpais.com/diario/1979/10/03/espana/307753232_850215.html (besucht am 24.11.2012).

RACZYŃSKI, Edward: Malerische Reise in einigen Provinzen des Osmanischen Reiches. Aus dem Poln. des Herrn Grafen Eduard Raczyński übers. Hrsg. von Friedr. Heinr. von der Hagen. Breslau: Verlag von Grass, Barth und Comp. 1824.

RADICS, Peter von und Herbard AUERSPERG: Herbard VIII, Freiherr zu Auersperg (1528–1575), ein krainischer Held und Staatsmann. Wien: Wilhelm Braumüller 1862.

RAFF, Gerhard: Der kleine Prinz. In: Evangelisches Gemeindeblatt für Württemberg 44 (2009), S. 11.

RAGEAU, Viviane: Persönliche Mitteilung an den Verfasser. Responsable du service Patrimoine etc., Valence Romans Agglo. 2. Sep. 2022.

RAINER, Emil: Ein Herz ruht in fernem Land. In: Der deutsche Hugenott 20.4 (1956), S. 105–109.
RALL, Hans: Wittelsbacher Lebensbilder von Kaiser Ludwig bis zur Gegenwart. Führer durch die Münchner Fürstengrüfte mit Verzeichnis aller Wittelsbacher Grablegen und Grabstätten. Hrsg. v. WITTELSBACHER AUSGLEICHSFONDS. München: Wittelsbacher Ausgleichsfonds 1986.
RAMOS, Rubio: Persönliche Mitteilung an den Verfasser. Chronist, Rathaus Trujillo. 8. Okt. 2008.
Ders.: Persönliche Mitteilung an den Verfasser. Chronist, Rathaus Trujillo. 25. Jan. 2009.
RANDOLPH, L.V.F.: Fitz Randolph Traditions: a Story of a Thousand Years. Hrsg. v. THE NEW JERSEY HISTORICAL SOCIETY. New York: Riverside Press 1907.
RANUM, Orest: My Reading of the Evidence for 1672 (The Ranums' Panat Times). URL: http://www.ranumspanat.com/evidence_1672.html (besucht am 13.06.2008).
RAUSCH, Fred G.: Fürstenlob am Katafalk. Zwei Veränderungen im Bestattungsritual der Würzburger Erzbischöfe im 17. Jahrhundert. In: Dieter HARMENING und Erich WIMMER (Hrsg.): Volkskultur – Geschichte – Region. Festschrift für Wolfgang Brückner zum 60. Geburtstag (Quellen und Forschungen zur europäischen Ethnologie Bd. VII). Würzburg: Königshausen & Neumann 1990, S. 360–381.
RAUSCH, Wilhelm: Der Türkenbezwinger Raimund Montecuccoli in Linz. In: Historisches Jahrbuch der Stadt Linz 1964, S. 99–130.
REARDON, Wendy J.: The Deaths of the Popes. Jefferson, North Carolina, und London: McFarland & Company, Inc. 2004.
REBAY-SALISBURY, Katharina, Marie-Louise STIG SØRENSEN und Jessica HUGHES (Hrsg.): Body Parts and Bodies Whole. Oxford: Oxbow Books 2010.
RÉDACTION L'AIGLE: Le Reveil Normand: Pierres en lumières. Coup de projecteur sur l'histoire de l'eglise Saint-Germain à Vimoutiers. 18. Mai 2017. URL: https://actu.fr/normandie/vimoutiers_61508/pierres-en-lumieres-coup-de-projecteur-sur-lhistoire-de-leglise-saint-germain-a-vimoutiers_6255960.html (besucht am 30.08.2023).
REEVES, Matthew: „Nostre Sépulture et Derrenière Maison": A Reconsideration of the Tomb of John, Duke of Berry, for the Sainte-Chapelle at Bourges, its inception, Revision, and Reconstruction. In: Ann ADAMS und Jessica BARKER (Hrsg.): Revisiting the Monument. Fifty years since Panofsky's Tomb Sculpture. London: The Courtauld Books Online 2016, S. 201–225.
REGNIER, C.: The heart of the Kings of France: „cordial immortality". In: Medicographia 31.4 (2009), S. 430–439.
REICH-RANICKI, Marcel: Das Herz – Der Joker der Deutschen Dichtung. In: ders. (Hrsg.): Herz, Arzt und Literatur. Zürich: Ammann 1987.
REICHEL, Maik: „... man sagt der König soll auch Todt sein." In: Inger SCHUBERTH und Maik REICHEL (Hrsg.): Gustav II. Adolf in Kunst und Geschichtsschreibung. Beiträge des wissenschaftlichen Kolloquiums der schwedischen Lützenstiftung vom 6.–8. Nov. 2003 in der Stadt Lützen (Neue Lützener Heimatblätter Heft 7; Lützener Gespräche I). Lützen: Museum Lützen 2007, S. 18–25.

Reidinger, Erwin: Persönliche Mitteilung an den Verfasser. Bausachverständiger der Niederösterreichischen Landesregierung, Wiener Neustadt. 11. Nov. 2014.
Reifenscheid, Richard: Die Habsburger. Wien: Tosa 1994.
Reinert, François: Persönliche Mitteilung an den Verfasser. Conservateur délégué à la direction, Musée National d'Histoire et d'Art, Luxembourg. 27. Apr. 2020.
Reinert, François und Cécile Arnould: Un petit air d'Ernest... In: Museomag 2019.
Reiter, Christian: Ein Gutachten für den Vatikan. In: Österreichische Zeitschrift für das Ärztliche Gutachten 1 (2014), S. 19–21.
Reitmeier, R.: Persönliche Mitteilung an den Verfasser. Pfarrsekretärin, St. Martin, Amberg. 8. Okt. 2007.
Remling, Franz Xaver: Geschichte der Bischöfe zu Speyer. Bd. 2. Mainz: Kirchheim und Schott 1854.
Resmini, Bertram: Die Benediktinerabtei Laach (Germania Sacra). Berlin: de Gruyter 1993.
Reuss, Wolfgang: Persönliche Mitteilung an den Verfasser. Aschaffenburg. 23. Apr. 2012.
Reyes Franco, Marisa: Persönliche Mitteilung an den Verfasser. Counselor of the Embassy of Paraguay, Stockholm. 13. Juli 2019.
Reynolds, Christine: Persönliche Mitteilung an den Verfasser. Assistant Keeper of the Muniments, Westminster Abbey, London. 2. Aug. 2008.
Ricci, Giovanni: Un corps sacré, un cadavre outragé. In: Micrologus 22 (Le Corps du Prince) (2014), S. 441–454.
Richard, R. P.: Dictionnaire Universel, Dogmatique, Canonique, Historique, Géographique et Chronologique, de Sciences Ecclésiastiques etc. Bd. 1. Paris: Jacques Rollin, Ch. Ant. Jombert, Jean-Baptiste-Claude Bauche 1760.
Richard, René: Vie du P. Joseph, Le clerc Du Tremblay, capucin, nommé au Cardinalat. Paris: Barbin, Boudot, Febvre, Witte 1704.
Richoux, Annette: La Nouvelle République: Des cœurs et des reliques en Loir-et-Cher. 8. Mai 2018. URL: https://www.lanouvellerepublique.fr/loir-et-cher/commune/montoire-sur-le-loir/des-coeurs-et-des-reliques-en-loir-et-cher (besucht am 08.10.2022).
Richter, Gregor: Isidor Schleicherts Fuldaer Chronik 1633–1833. Nebst Urkunden zur Entstehung des Bistums Fulda (1662–1757). Hrsg. v. Historischer Verein der Diözese Fulda. Fulda: Fuldaer Actiendruckerei 1917.
Ridgway, Claire: The Tudor Society: 13 November 1537 – Queen Jane Seymour is buried. 2017. URL: https://www.tudorsociety.com/queen-jane-seymour-is-buried/ (besucht am 31.01.2020).
Riedesel, K. J.: Persönliche Mitteilung an den Verfasser. Eisenbach. 10. Okt. 2014.
Rill, Bernd: Tilly – Feldherr für Kaiser und Reich. München: Universitas Verlag 1984.
Rill, Peter: Persönliche Mitteilung an den Verfasser. Fremdenführer, Budapest. 27. Jan. 2001.
Ring, Abraham: Persönliche Mitteilung an den Verfasser. Pater, Oratorium Aufhausen. 13. Okt. 2020.

RITTER, Michael: Zeit des Herbstes. Nikolaus Lenau: Biografie. Wien, Frankfurt: Deuticke 2002.

RIVET DE LA GRANGE, Antoine: Nécrologe de l'Abbaie de Notre-Dame de Port-Royal des Champs. Bd. 1. Amsterdam: Potgieter 1723.

ROBIN, Françoise: Quelques remarques sur l'art funéraire à la cour de roi René: de l'enfeu au sarcophage a l'italienne. In: ANON. (Hrsg.): Le roi René. René, duc d'Anjou, de Bar et de Lorraine, roi de Sicile et de Jérusalem, roi d'Aragon, comte de Provence. 1409–1480 (Actes du colloque international). Université d'Avignon et des pays de Vaucluse, Faculté de lettres 1986, S. 158–173.

ROCHEMONTEIX, Camille de: Un collège de jésuites aux XVIIe & XVIIIe siècles: le Collège Henri IV de La Flèche. Bd. 3. Le Mans: Leguicheux 1889.

RODIÈRE, Roger: Épitaphier de Picardie. In: Mémoires de la Société des Antiquaires de Picardie 21 (1925), S. 337–449.

RÖHRICHT, Reinhold: Die Jerusalemfahrt des Herzogs Friedrich von Österreich. In: Zeitschrift für deutsche Philologie 23 (1891), S. 26–41.

Ders.: Zur Geschichte des Begräbnisses more teutonico. In: Zeitschrift für deutsche Philologie 24 (1892), S. 505.

ROLE, André und Luc BOULET: Georges Cabanis: le médecin de Brumaire. Paris: Lanore 1994.

RÖLLEKE, Heinz: Zum Aufbau des Herzmaere Konrads von Würzburg. In: ZfdA 98 (1969), S. 126–133.

ROMBERG, Winfried: Das Bistum Würzburg. Bd. 7: Die Bischofsreihe 1617 bis 1684 (Germania Sacra. Dritte Folge 4). Berlin, New York: Walter de Gruyter GmbH 2011.

ROOIJEN, Simone van: Persönliche Mitteilung an den Verfasser. Sr. Medewerker Toerisme, Delft. 13. März 2019.

ROPER, Ida M.: Monumental Effigies. In: Transactions of the Bristol and Gloucestershire Archaeological Society. Bristol: Bristol und Gloucestershire Archaeological Society 1906, S. 405–424. URL: https://archive.org/stream/transactionsofbr29bris/transactionsofbr29bris_djvu.txt (besucht am 26.04.2021).

ROSENZWEIG, Ingrid: Persönliche Mitteilung an den Verfasser. Kuratorin, Ev. Pfarramt Kloster Zinna. 1. Sep. 2004.

ROSS, David: Britain Express: Bredon, St Giles Church. URL: http://www.britainexpress.com/counties/worcestershire/az/Bredon-St-Giles.htm (besucht am 20.05.2008).

Ders.: Britain Express: Castle Frome, St. Michael's Church. URL: https://www.britainexpress.com/attractions.htm?attraction=4329 (besucht am 01.11.2017).

Ders.: Britain Express: Corfe Castle, St Edward the Martyr Church. URL: http://www.britainexpress.com/counties/dorset/churches/corfe-castle.htm (besucht am 30.12.2020).

Ders.: Britain Express: England – Oxfordshire – Historic Churches – Buckland, St. Mary. URL: https://www.britainexpress.com/attractions.htm?attraction=3234 (besucht am 08.07.2020).

ROTH, Konradin: Beiträge zur Geschichte der Loretokapelle und des Kapuzinerklosters zu Stühlingen (1679–1831). Werne a.d. Lippe: Buchdruckerei Grube 1965.

ROUND, J. H.: The Heart of St. Roger. In: Transactions of the Essex Archaeological Society XVI.1 (1921), S. 1–4.

ROUSSEL, Jean-Pierre und Thierry ALLARD: POP : la plateforme ouverte du patrimoine: tombeau de Monseigneur Landriot (priant). 27. Feb. 2020. URL: https://www.pop.culture.gouv.fr/notice/palissy/IM17003668 (besucht am 30.08.2023).

RUAS, Marie-Pierre: À la rencontre d'Anne d'Alègre, dame de Laval. In: Société d'Archéologie et d'Histoire de la Mayenne 2 (1992), S. 30–90.

RUHLAND, Armin: Das Leichenbegängnis von Fürst Karl Anselm von Thurn und Taxis 1805. In: Feste in Regensburg 82 (1986), S. 441–442.

RULAND, Armin: Das Ableben von Kaiser Maximilian II. während des Reichstages 1576. In: Karl MÖSENEDER (Hrsg.): Feste in Regensburg. Von der Reformation bis in die Gegenwart. Regensburg: Mittelbayerische Druckerei- und Verlags-Gesellschaft 1986, S. 132–135.

RUNCIMAN, Steven: Geschichte der Kreuzzüge. München: C.H. Beck 1995.

RYAN, Sean: Wild Geese Heritage Museum and Library: Honora de Burgo (1675–1698). URL: http://indigo.ie/~wildgees/honora3.htm (besucht am 23.01.2019).

SAINT-ALLAIS, M. de: L'art de vérifier les dates des faits historiques, des chartes, des chroniques et autres anciens monuments depuis la naissance de Notre-Seigneur. Bd. 10. Paris: Valade 1818.

SAINT-SIMON, Louis de Rouvroy, duc de: The Memoirs of Louis XIV., His Court and The Regency. Bd. 1. Projekt Gutenberg 2006. Kap. 2. URL: https://www.gutenberg.org/files/3875/3875-h/3875-h.htm (besucht am 12.05.2017).

SALET, Francis: L'église Saint-Sulpice de Nogent-le-Roi. In: Bulletin Monumental 116.3 (1958), S. 206–207.

SANTING, Catrien: „And I Bear Your Beautiful Face Painted on My Chest." The Longevity of the Heart as the Primal Organ in the Renaissance. In: Catrien SANTING, Barbara BAERT und Anita TRANINGER (Hrsg.): Disembodied Heads in Medieval and Early Modern Culture. Bd. 28. Leiden: Koninklijke Brill NV 2013, S. 271–306.

SANTROT, Marie-Hélène: Entre France et Angleterre: Le Duché de Bretagne: essai d'iconographie des ducs de Bretagne. Nantes: Conseil général de Loire-Atlantique 1988.

SAUERLÄNDER, Willibald: Die gotische Skulptur Frankreichs 1140–1270. München: Hirmer 1970.

SCHÄFER, Dietrich: Mittelalterlicher Brauch bei der Überführung von Leichen. In: PREUSSISCHE AKADEMIE DER WISSENSCHAFTEN (Hrsg.): Sitzungsberichte der Preussischen Akademie der Wissenschaften zu Berlin (Mitteilung vom 11.3., Sitzung vom 20.5.1920). 1920, S. 478–498.

SCHÄFER, Johannes: Ökumenisches Heiligenlexikon: Johannes-Maria Vianney. 25. Nov. 2019. URL: https://www.heiligenlexikon.de/BiographienJ/Johannes-Maria_Vianney.htm (besucht am 10.01.2024).

SCHAMRISS, Joachim: Persönliche Mitteilung an den Verfasser. Vorstand Emmeramverein, Regensburg. 25. Sep. 2018.
SCHEIBER, Eduard: Persönliche Mitteilung an den Verfasser. Direktor des Diözesanarchives, Brixen. 27. Aug. 2014.
SCHEUERER, Kurt: Persönliche Mitteilung an den Verfasser. Heimatforscher, Ingolstadt. 16. Mai 2007.
SCHIRMER-IMHOF, Ruth (Hrsg.): Der Prozess Jeanne d'Arc. München: dtv 1961.
SCHIRPENBACH, Meik: Persönliche Mitteilung an den Verfasser. Pfarrer, Erzbistum Köln. 4. März 2012.
SCHIVELBUSCH, W.: The Culture of Defeat. New York: Metropolitan Books 2003.
SCHLEMMER, Hans: „Redende Steine". Menschen hinter den Grabmälern in und um St. Emmeram. Bd. 4. Regensburg: Verein der Freunde von St. Emmeram Regensburg e.V. 2014.
SCHLUMBERGER, Gustave: Charlotte d'Albret Femme de Cesar Borgia et le Chateau de La Motte-Feuilly. o. O.: Librairie Plon 1913.
SCHMETTERER, Christoph: Die letztwilligen Verfügungen Kaiser Franz Josephs. In: Beiträge zur Rechtsgeschichte Österreichs. 2011, S. 325–327. URL: http://austriaca.at/0xc1aa5576%200x002a6147.pdf (besucht am 05.08.2018).
SCHMID, Thomas: Das Herz des Befreiers. In: Die Zeit 27 (28. Juni 2007), S. 80–81.
SCHMID, Wolfgang: Grab und Dynastie: Grab und Residenz: Meisenheim am Glan im 16. Jahrhundert. 2000. URL: https://web.archive.org/web/20130322125004/http://www.grab-und-dynastie.de/gur.html (besucht am 13.01.2018).
Ders.: Grabdenkmäler und Kunstpolitik der Erzbischöfe von Trier und Köln im Zeitalter der Gegenreformation. In: Michael EMBACH u. a. (Hrsg.): Sancta Treveris. Beiträge zu Kirchenbau und bildender Kunst im alten Erzbistum Trier. Festschrift für Franz J. Ronig zum 70. Geburtstag. Trier: Paulinus Verlag 1999.
Ders.: Portal Rheinische Geschichte: Franz Georg von Schönborn Erzbischof und Kurfürst von Trier (1729–1756). URL: http://www.rheinische-geschichte.lvr.de/Persoenlichkeiten/franz-georg-von-schoenborn/DE-2086/lido/57c948f15286b4.89968150 (besucht am 08.08.2021).
SCHMIDT, Justus: Die kirchlichen Kunstdenkmäler der Stadt Linz. Hrsg. v. KULTURVERWALTUNG DER STADT LINZ. Bd. XXXVI. Wien: Anton Schroll & Co 1964.
SCHMITT, Bernhard: Letzte Ruhe für des Königs Herz. In: Trierischer Volksfreund 196 (1993).
Ders.: Zur Bestattung der Herzen der Trierer Kurfürst-Erzbischöfe Jakob von Eltz (1567–1581) und Lothar von Metternich (1599–1623) in der Dreifaltigkeitskirche zu Trier. In: Michael EMBACH (Hrsg.): Kontinuität und Wandel: 750 Jahre Kirche des Bischöflichen Priesterseminars Trier. Trier: Paulinus Verlag 1994, S. 297–326.
SCHMITT, Hannelie: Persönliche Mitteilung an den Verfasser. Humboldt-Gesellschaft, Köln. 31. Juli 2005.
Dies.: Persönliche Mitteilung an den Verfasser. Humboldt-Gesellschaft, Köln. 10. Mai 2007.
SCHNEIDER, Reinhold: Herrscher und Heilige. Köln: Hegner 1953.
SCHNELLER, Joseph: Die Bischöfe von Basel. Ein chronologischer Nekrolog. Zug: Beat Joseph Blunschi 1830.

Scholten, Jaap: Sultans Trail: The heart of Sultan Suleiman. 1. Sep. 2016. url: https://www.sultanstrail.net/en/the-heart-of-sultan-suleiman-the-example-for-erdogan/ (besucht am 15.05.2021).

Schöppler, Herrmann: War Kaiser Maximilian an einem Gallensteinleiden erkrankt? In: Verhandlungen des Historischen Vereins für Oberpfalz und Regensburg 53 (1909).

Schrade, Hubert: Das Herz in Kunst und Geschichte. In: Dr. Karl Thomae GmbH (Hrsg.). Bd. 2: Im Umkreis der Kunst. Biberach an der Riß: Dr. Karl Thomae GmbH 1966, S. 9–62.

Schraven, Minou: Festive Funerals in Early Modern Italy. The Art and Culture of Conspicuous Commemoration. Farnham: Ashgate 2014.

Schreiber, Anton Wilhelm: Geschichte des bayerischen Herzogs Wilhelm V. des Frommen. München: Lentnersche Buchhandlung 1860.

Schreilechner, Waltraud: Persönliche Mitteilung an den Verfasser. Burghauptmannschaft Österreich, Innsbruck. 5. Nov. 2009.

Schuchert, August und Wilhelm Jung: Der Dom zu Mainz. Mainz: Schmidt & Bödige 1972.

Schuhkraft, Harald: Die Grablegen des Hauses Württemberg. Stuttgart: Theiss 1989.

Ders.: Persönliche Mitteilung an den Verfasser. Historiker, Stuttgart. 31. Mai 2021.

Schuhmann, Günther: Die Hohenzollern – Grablegen in Heilbronn und Ansbach. München, Zürich: Schnell & Steiner 1989.

Schulte, Ria: Die pfalzgräflichen Schwestern Unsere Liebe Frau zu Neuburg an der Donau und St. Andreas zu Düsseldorf. 2. Aufl. München: Bayerische Vereinsbank, Zentralabteilung 1983.

Schulz, Ekkehard: Reinhard II. – ein Fürstbischof aus Rüppur. In: Bürgergemeinschaft Rüppur (Hrsg.): 900 Jahre Rüppur. Geschichte eines Karlsruher Stadtteils. Karlsruhe: INFO Verlagsgesellschaft 2003, S. 36–40.

Schulz, Heinrich Wilhelm: Die Denkmäler der Kunst des Mittelalters in Unteritalien. Hrsg. v. F. von Quast. Bd. III. Dresden: Selbstverlag 1860.

Schulze-Dörrlamm, Mechtild: Das steinerne Monument des Hrabanus Maurus auf dem Reliquiengrab des Hl. Bonifatius († 754) in Mainz. In: Jahrbuch des Römisch-germanischen Zentralmuseums Mainz 51 (2004), S. 281–334.

Schwarz, Michael Viktor: „Flet Roma, flet undique Trevir". Grabmalstiftungen und Grabmal des Trierer Erzbischofs Albero (1131–1152): Sepukrale Repräsentation nach dem Investiturstreit. In: Institut für Österreichische Kunstforschung (Hrsg.): Wiener Jahrbuch für Kunstgeschichte. Bd. 51. Wien: Institut für Österreichische Kunstforschung 1998, S. 9–31.

Schwedt, Herman H.: Biographia Cisterciensis (Cistercian Biography): Baissey, Louis. 14. März 2014. url: http://www.zisterzienserlexikon.de/wiki/Baissey,_Louis (besucht am 05.08.2023).

Schweizer, Christian: Persönliche Mitteilung an den Verfasser. Carl-Schweizer-Museum Württemberg, Murrhardt. 3. Dez. 2004.

Scott, Walter: Marmion. Hrsg. v. William J. Rolfe. Boston: Ticknor & Co. 1885.

Ders.: Tales of a Grandfather (Ten Selections for School Reading, Number 28). New York, Boston, New Orleans: University Publishing Company 1898.

SEIDL, Edith: Tod, Leichenfeierlichkeiten und Grabdenkmäler Clemens Wenzeslaus' von Sachsen (1739–1812), des letzten Kurfürsten von Trier und Fürstbischofs von Augsburg. In: BISTUM AUGSBURG (Hrsg.): Jahrbuch des Vereins für Augsburger Bistumsgeschichte. Bd. 40. Augsburg: Selbstverlag 2006, S. 477–519.

SELBMANN, Rolf: Vom Herzen. Frankfurt am Main: Insel 1988.

SELLNER, Albert Christian: Immerwährender Heiligenkalender. Frankfurt a. M.: Eichborn 1993.

SERBEC, Eugen: Persönliche Mitteilung an den Verfasser. Grad Turjak, Slowenien. 30. Dez. 2016.

SEYMOUR, Miranda: Mary Shelley. New York: Grove Press 2000.

SHARROCK, Christopher J.: KWL: The Life of Saint Joseph of Cupertino. Society of Saint Peter Canisius. 1985. URL: https://www.kwl.com.au/blog/theology/the-life-of-saint-joseph-of-cupertino/ (besucht am 24. 10. 2020).

SHOESMITH, R. und Ruth RICHARDSON: A Definitive History of Dore Abbey. Logaston: Logaston Press 1997.

SIBIERSKI, Mary: Spiegel Wissenschaft: Chopins Herz soll Todesursache verraten. 25. Juni 2008. URL: https://www.spiegel.de/wissenschaft/mensch/gen-analyse-chopins-herz-soll-todesursache-verraten-a-561964.html (besucht am 22. 11. 2022).

SIDDIQUE, Haroon: The Guardian World News: Remains of Argentine friar's heart stolen from monastery. 23. Jan. 2008. URL: https://www.theguardian.com/world/2008/jan/23/argentina.religion (besucht am 15. 09. 2018).

SIGHART, Joachim: Albertus Magnus. Sein Leben und seine Wissenschaft. Regensburg: Georg Josef Manz 1857.

SINGER, Charles: A Short History of Anatomy & Physiology from the Greeks to Harvey. New York: Dover 1957.

SMYTH, Christopher: Heart Burial at Woodford. In: Notes and Queries 1 (1886).

SMYTH, John: The Lives of the Berkeleys, Lords of the Honour, Castle and Manor of Berkeley. Hrsg. v. John MACLEAN. Bd. 2 (The Berkeley Manuscripts. For the Bristol and Gloucestershire Archaeological Society). Gloucester: Bellows 1883.

SOŁOMIENIUK, Michał: Persönliche Mitteilung an den Verfasser. Archiwum Archidiecezjalne w Gnieźnie. 12. Nov. 2013.

SOMMER, Johann Gottfried: Das Königreich Böhmen; statistisch=topographisch dargestellt. Prag: J.G. Calve'sche Buchhandlung 1836.

SORELLE DI SANTA GEMMA: Congregazione Missionaria Sorelle di Santa Gemma: La Reliquia del Cuore di Gemma Galgani. 18. Feb. 2017. URL: http://www.suoresantagemma.it/?p=964 (besucht am 07. 12. 2023).

SOUTHWELL AND NOTTINGHAM CHURCH HISTORY PROJECT: Annesley All Saints: Monuments and Memorials: Leonia de Raines. URL: http://southwellchurches.nottingham.ac.uk/annesley/hmonumnt.phps (besucht am 14. 04. 2020).

SPARROW, Simpson W.: The Burial of Isabella, Queen of Edward II. In: Notes and Queries, Sep. 1854, S. 241–242.

Verwendete Literatur

SPECK VON STERNBURG, Wolf-Dietrich: Maximilians Ehe mit Charlotte Hänel v. Cronenthall. In: Familienchronik (unveröffentlicht). o.O. [Leipzig] 2015, S. 31–39.

Ders.: Persönliche Mitteilung an den Verfasser. Leipzig. 3. Sep. 2015.

SPÖRLEIN, G. und H. BLANZ: Originalberichte über die Obduktionen von zwei Würzburger Fürstbischöfen aus den Jahren 1749 und 1754. In: Virchows Archiv 330.5 (1957), S. 169–173.

ST. ALKMUND'S CHURCH: Church Leaflet. Whitchurch. o.J.

STAATSBAUAMT GOSLAR: Protokoll über die Öffnung der Grabkammer mit dem Sarkophag Heinrichs III. am 28. Oktober 1987 (übermittelt von H. Roch-Stühler, Kultur am Rosentor, Goslar am 13.08.1996). Goslar. 10. Nov. 1987.

STADLBAUER, Ferdinand: Die separate Bestattung von Leichenteilen. In: Oberpfälzer Heimat. Beiträge zur Heimatkunde der Oberpfalz 40 (1996), S. 65–72.

STADLER, Georg: Kapuzinerkloster Salzburg (Christliche Kunststätten Österreichs Nr. 146). Salzburg: St. Peter 1986.

STADTARCHIV LEIPZIG (Hrsg.): Lexikon Leipziger Straßennamen. Leipzig: Verlag im Wissenschaftszentrum Leipzig 1995.

STAHL, Andreas: Die Maria-Magdalenen-Kapelle bis 1680. In: Heinrich L. NICKEL (Hrsg.): Die Maria-Magdalenen-Kapelle der Moritzburg zu Halle (Im Auftrag der Stiftung Schlösser, Burgen und Gärten des Landes Sachsen-Anhalt). Halle an der Saale: Verlag Janos Stekovics 1999, S. 48–52.

STANLEY, Arthur P.: Historical Memorials of Westminster Abbey. Bd. 1. Philadelphia: George W. Jacobs 1899.

STAPLETON, Thomas: A Brief Summary of the Wardrobe Accounts of the tenth, eleventh, and fourteenth years of King Edward the Second. In: Archaeologia 26 (1836), S. 318–345.

STEER, Christian: Monuments of the Dead in Early Franciscan Churches, c. 1250–c. 1350. In: Michael J. P. ROBSON (Hrsg.): The English Province of the Franciscans (1224–c. 1350). Leiden und Boston: Brill 2017, S. 405–423.

Ders.: The Franciscans and their Graves in Medieval London. In: Michael ROBSON und Patrick ZUTSHI (Hrsg.): The Franciscan Order in the Medieval English Province and Beyond. Amsterdam: University Press 2018, S. 115–138.

STEINMANN, Karl Heinrich: Die Grabstätten der Fürsten des Welfenhauses: von Gertrudis, der Mutter Heinrichs des Löwen, bis auf Herzog Wilhelm von Braunschweig-Lüneburg. Braunschweig: Goeritz & zu Putlitz 1885.

STELMASIAK, Artur: niedziela.pl: Badanie serca króla Jana III Sobieskiego. 21. Dez. 2018. URL: https://www.niedziela.pl/artykul/39815/Badanie-serca-krola-Jana-III-Sobieskiego (besucht am 08. 10. 2022).

STENHOUSE, Alexa: Persönliche Mitteilung an den Verfasser. St. Michael's, Macclesfield. 23. Okt. 2019.

STOKES, A. E.: Christ Church Cathedral Dublin. Dublin: Eason & Son Ltd. 1983.

STONE, J. Harris: Heart Burial in Niches in Church Walls. In: Notes and Queries 1913.

STRACHWITZ, Moritz von: Sämtliche Lieder und Balladen. Grote'sche Verlagsbuchhandlung 1912.

STRENG, Elias: Persönliche Mitteilung an den Verfasser. Franziskanermönch, Altötting. 3. Dez. 2010.

STRENG, Petra: Sankt Wolfgang. Das Leben eines Heiligen im Spiegel der Überlieferung. In: Ulrich MÜLLER und Werner WUNDERLICH (Hrsg.). St. Gallen: UVK 1996, S. 665–680.

STRICKLAND, Agnes: Lives of the Queens of England, from the Norman conquest. Bd. 2. Philadelphia: George Barries & Sons 1902.

STRITTMATTER, Kai: Das große Mißtrauen. In: Süddeutsche Zeitung, 13. Mai 2016, S. 49.

STRUNZ, Franz: Voltaires Tod. In: Aufklärung und Kritik 1 (2000). URL: http://www.gkpn.de/voltaire.htm (besucht am 25.09.2019).

STRYPE, John: A Survey of the Cities of London and Westminster. London: A. Churchill et al. 1720. URL: https://www.dhi.ac.uk/strype/ (besucht am 07.09.2017).

STURM, August Gottlieb: Chronik der Stadt Weißenfels. Beiträge zur thüringisch-sächsischen Geschichte. Weißenfels: C.F. Sueß 1846.

STURM, Erwin: Die Bau- und Kunstdenkmale der Stadt Fulda. 52. Veröffentlichung des Fuldaer Geschichtsvereins. Hrsg. v. FULDAER GESCHICHTSVEREIN (Die Bau- und Kunstdenkmäler des Fuldaer Landes Bd. 3). Fulda: Parzeller 1984.

STYRA, Peter: Persönliche Mitteilung an den Verfasser. Hofbibliothek und Zentralarchiv der Fürsten von Thurn und Taxis, St. Emmeram, Regensburg. 1. Okt. 2018.

SURGET, Marie-Laure: Les représentations des armes d'Évreux-Navarre dans les miniatures des Grandes Chroniques de France et des Chroniques de Froissart. In: Revue française d'héraldique et de sigillographie 76 (2006), S. 97–125.

SURNER, Guenter: Persönliche Mitteilung an den Verfasser. Apotheker, Arnstorf. 6. Okt. 1998.

SÜSSKIND, Robert von: Persönliche Mitteilung an den Verfasser. Schloss Dennenlohe, Unterschwaningen. 1. Mai 2011.

TABRI, Edward A.: The Funeral of Duke Philip the Good. Essays in History. University of Virginia: Corcoran Department of History 1990–91.

TALLANDIER, Madeleine Saint-René: Heinrich IV. – Der Hugenotte auf Frankreichs Thron. München: Hugendubel 2004.

TARBÉ, Prosper: Les Sépultures de l'église Saint-Remi de Reims. Reims: Brissart 1842.

Ders.: Reims – Essais historiques sur ses rues et ses monuments. Reims: Librairie de Quentin-Dailly 1844.

TASWELL, William: The Plague and the Fire [Reprint]. In: History Today 27 (1977), S. 812–816.

TERESA VON ÁVILA: Wege der Vollkommenheit. Endfassung. Kodex von Valladolid. 4. Aufl. Freiburg: Herder 2012.

THACKER, Alan: Membra disjecta: The Division of the Body and the Diffusion of the Cult. In: Clare STANCLIFFE und Eric CAMBRIDGE (Hrsg.): Northumbrian King to European Saint. Stamford: Paul Watkins 1995, S. 97–127.

THIBAUDEAU, Antoine-René-Hyacinthe: Histoire du Poitou. Niort: Editions Robin 1840.

THISELTON-DYER, Thomas Firminger: Church-Lore Gleanings. London: A.D. Innes 1892. (Besucht am 13. 09. 2024).

Ders.: Strange Pages from Family Papers (Nachdruck des Originals in The Echo Library, 2007). Teddington: Sampson Low. Marston & Co 1895.

TIETZE, Christian: Pyramiden in Brandenburg. In: KOMMUNALE STIFTUNG FÜRST PÜCKLER MUSEUM (Hrsg.): Pückler Pyramiden Panorama (Edition Branitz Nr. 4). Cottbus 1999, S. 19–40.

TIMM, Uwe: Halbschatten. Köln: Kiepenheuer & Witsch 2008.

TIMMERMANN, Brigitte: Die Begräbnisstätten der Habsburger in Wien. Hrsg. v. Berthold SCHWANZER. Wien: Modulverlag 1996.

TIPPELSKIRCH, Xenia von: Heilige Herzen. Zur Kulturgeschichte eines christlichen Kultes. In: Zur Debatte. Themen der Katholischen Akademie in Bayern 3 (2014), S. 32–34.

TODD, Henry John: The history of the College of Bonhommes, at Ashridge, in the county of Buckingham, founded in the year 1276, by Edmund, earl of Cornwall. London: R. Gilbert 1823. URL: https://archive.org/details/gri_33125010907489 (besucht am 14. 01. 2020).

TONELLO, G.: Prezioso tesoro religioso quasi ignorato. In: Annali della Missione 1928, S. 388–396.

TORRES FONTES, Juan: El Corazón de Alfonso X el Sabio en Murcia. In: Revista Murgetana 106 (1979), S. 1–5.

TORTORA, Antonio: Napoli.com: Sagrestia e Sala del Tesoro di S. Domenico Maggiore. 15. Okt. 2009. URL: http://www.napoli.com/viewarticolo.php?articolo=30671 (besucht am 20. 03. 2018).

TOURNEUR, V.: Description historique et archéologique de Notre-Dame de Reims. 2. Aufl. Reims: Paul Giret 1868.

TOUSSAINT, Cathie: Persönliche Mitteilung an den Verfasser. Pfarrsekretärin, Obernai. 22. Nov. 2019.

TRAPP, Eugen: Kunsthistorische Brechungen zwischen Bayern und Rom. Carl Amurath, Pietro Del Pò, Jacob Herman und eine Neri-Büste von Bernini? Der Fall „Carl Amurath". In: Karl MÖSENEDER und Gosbert SCHÜSSLER (Hrsg.): Bedeutung in Bildern. Regensburg: Schnell & Steiner 2002, S. 455–475.

TRAPP, Oswald: Die Grabstätten der Landesfürsten und ihrer Familienmitglieder in Tirol. In: VEREINIGUNG KATHOLISCHER EDELLEUTE IN ÖSTERREICH (Hrsg.): Jahrbuch der Vereinigung katholischer Edelleute in Österreich. Innsbruck, Wien, München: Tyrolia 1933, S. 85–136.

TREFFER, Gerd: Moritz von Sachsen – Marschall von Frankreich. Regensburg: Pustet 2005.

TRELAWNY, Edward John: Recollections of the Last Days of Shelley and Byron. Boston: Ticknor und Fields 1858.

TRIBOUT DE MOREMBERT, Henri: Jean Chevrot, Evêque de Tournai et de Toul vers 1395–1460. In: Memoires de Metz 9 (1963/64), S. 171–220.

Troian, Lorenza: Persönliche Mitteilung an den Verfasser. Archivo Storico, Accademia, Venedig. 28. Aug. 2019.

Tropper, Peter G.: Persönliche Mitteilung an den Verfasser. Archiv der Diözese Gurk, Klagenfurt. 8. Aug. 2014.

Trudel, Maryse: La dévotion au Saint Frère André à l'Oratoire Saint-Joseph du Mont-Royal: éthnographie d'une religiosité populaire contemporaine. Thèse. Montréal: Université de Montréal, Institut d'études religieuses, 2019.

Tuchman, Barbara: Der ferne Spiegel. Düsseldorf: Classen 1980.

Tumbült, Georg: Zimmern, Wilhelm Werner Freiherr von. In: Allgemeine Deutsche Biographie [Online-Version]. Bd. 45. 1900, S. 302–306. URL: https://www.deutsche-biographie.de/pnd117001597.html (besucht am 09.03.2018).

Tummers, Harry A.: Early Secular Effigies in England: The Thirteenth Century. Leiden: E.J. Brill 1980.

Turi, Anna Maria: Stigmate e Stigmatizatti. Roma: Edizioni Mediterranee 1990.

Ulrich, Stephan: Die Hölle des Frommen. In: Süddeutsche Zeitung, 8. Feb. 2014, S. 9.

Urban, Josef: Die Bamberger Erzbischöfe. Lebensbilder. Bamberg: Archiv des Erzbistums Bamberg 1997.

Vaivre, Jean-Bernard de, Alain Marchandisse und Laurent Vissière: L'agonie, la mort et les funérailles de Pierre d'Aubusson (†1503), Grand Maître de Rhodes et Cardinal. In: Micrologus 22 (Le Corps du Prince) (2014), S. 619–655.

van Gestel, Cornelius: Historia Sacra et Profana Archiepiscopatus Mechliniensis etc. Bd. 1. Haga Comitum [Den Haag]: Christianum van Lone. Bibliopolam. 1725.

Vassil: Wikimedia Commons: Mausolée de Charles de Vitry, élevé en 1705: l'épitaphe. Cathédrale Notre-Dame d'Amiens. 2. Juli 2008. URL: https://commons.wikimedia.org/wiki/File:MausolÃ©e_de_Charles_de_Vitry_Amiens_110608_2.jpg (besucht am 07.11.2023).

Vatout, J.: Souvenirs Historiques des Résidences Royales de France. Bd. 4. Paris: Didot 1840.

Vayre, P. und J. J. Ferrandis: Chirurgien militaire – Baron d'Empire. Des misères des batailles aux ors des palais. In: E-memoires de l'Académie Nationale de Chirurgie 3.1 (2004), S. 37–46.

venezuelatuya.com: Hasta la Independencia Atanasio Girardot. URL: https://www.venezuelatuya.com/biografias/girardot.htm (besucht am 28.07.2021).

Ventura, Hector O.: The Death of the South American Liberator Simon Bolivar: A Critical Reappraisal. In: AOS Meeting Abstracts/Presentations 18 (2005).

Verdesca, Fernando: Assoziazione Pro Loco „F. Verdesca": Stalletta di San Guiseppe da Copertino. Feb. 2014. URL: http://prolococopertino.it/2013/01/stalletta-di-san-guiseppe-da-copertino (besucht am 24.10.2020).

Verey, David und Alan Brooks: Gloucestershire 2: The Vale and the Forest of Dean David Verey. New Haven: Yale University Press 1970.

Verhoeve, Ger: de Franse Verleiding: Nederlandse held ooit bijgezet in het Parijse Panthéon. 2018. URL: www.defranseverleiding.nl/Pantheon.html (besucht am 30.09.2022).

Verwendete Literatur

VERNOT, Nicolas: Le cœur en Franche-Comté à l'époque moderne: iconographie et symbolique. Thèse. École Pratique des Hautes-Études, 2014.
Ders.: Persönliche Mitteilung an den Verfasser. Historiker, Herblay. 25. Aug. 2012.
Ders.: Persönliche Mitteilung an den Verfasser. Historiker, Herblay. 20. Okt. 2012.
Ders.: Persönliche Mitteilung an den Verfasser. Historiker, Herblay. 26. Jan. 2013.
Ders.: Persönliche Mitteilung an den Verfasser. Historiker, Herblay. 17. Juni 2017.
Ders.: Une histoire du cœur. In: Généalogie franc-comtoise. Bulletin du centre d'entraide généalogique de Franche-Comté 111 (2007), S. 39–40.
VIAENE, Antoon: Harten in lood. Topografie van hart-urnen in West-Vlaanderen. In: Biekorf 11A (1963), S. 321–328.
Ders.: Harten van Bourgondische Prinsen te Brugge 1531. In: Biekorf 1959, S. 188–191.
VIGAR, John: Persönliche Mitteilung an den Verfasser. Academic Board of Centre for Parish Church Studies, Kent Churches, Norfolk. 13. Okt. 2012.
VIGEON, Emily: Persönliche Mitteilung an den Verfasser. Ordsall Hall. 28. Juli 2008.
VLCEK, Emanuel: Srdce Habsburků. In: Vesmir 11 (1996), S. 621–624.
VLCEK, Jan: Persönliche Mitteilung an den Verfasser. Správa Przského hradu, Hradcany, Praha. 12. Juli 2018.
Ders.: Persönliche Mitteilung an den Verfasser. Správa Przského hradu, Hradcany, Praha. 13. Juli 2018.
Ders.: Persönliche Mitteilung an den Verfasser. Správa Przského hradu, Hradcany, Praha. 18. Juli 2018.
VOCELKA, Karl und Lynne HELLER: Die private Welt der Habsburger: Leben und Alltag einer Familie. Graz: Styria 1998.
VOGL, Elisabeth: Die Sulzbacher Fürstengruft. In: STADT SULZBACH (Hrsg.): „Die Mitten im Winter grünende Pfaltz". 350 Jahre Wittelsbacher Fürstentum Pfalz-Sulzbach (Schriftenreihe des Stadtmuseums und Stadtarchivs Sulzbach-Rosenberg Bd. 22). Sulzbach-Rosenberg: Stadt Sulzbach-Rosenberg und Staatsarchiv Amberg 2006, S. 89–107.
VOLPINI, Pietro: Storia dei Vescovi della Diocesi di Montefiascone. Montefiascone: Edizioni La Voce 1987.
VOSEN, Klaus-Peter: Persönliche Mitteilung an den Verfasser. Pfarrer, St. Maria in der Kupfergasse. 3. Dez. 2017.
VOSS, Klaas-Dieter: Persönliche Mitteilung an den Verfasser. Johannes a Lasco Bibliothek, Emden. 18. Juni 2010.
VREGILLE, Bernard de: Hugues de Salins, archevêque de Besançon, 1031–1066. Besançon: Maison du livre de Franche-Comté o.J. [1983].
WAGSTAFF, Pat: Aymer de Lusignan. In: Winchester Cathedral Record. Bd. 76. Winchester: Winchester Cathedral 2007, S. 29–40.
WAITZ, Georg: Scriptores rerum germanicarum in usum scholarum ex monumentis historicis recusi. Hannover: Hahnsche Buchhandlung 1883.
WALLECHINSKY, David und Irving WALLACE: Famous Exhumations English Poet Lord Byron. URL: http://www.trivia-library.com/b/famous-exhumations-english-poet-lord-byron.htm (besucht am 17.11.2020).

WALZER, Albert: Das Herz im christlichen Glauben. In: DR. KARL THOMAE GMBH (Hrsg.). Bd. 1: Im Umkreis des Glaubens. Biberach an der Riß: Dr. Karl Thomae GmbH 1965, S. 107–110.

WARD, Adolphus William: Whitehead, Paul. In: Dictionary of National Biography, 1885–1900. Bd. 61. London: Smith, Elder & Co. 1885. URL: https://en.wikisource.org/wiki/Dictionary_of_National_Biography,_1885-1900/Whitehead,_Paul (besucht am 21.10.2020).

WARD, John Sebastian Marlow: Brasses. Cambridge: Cambridge University Press 1912.

WARDROPPER, Ian: Un projet de monument aux cœurs de François de Lorraine et d'Anne d'Este. In: Yvonne BELLENGER (Hrsg.): Le mécénat et l'influence des Guises (Actes du Colloque de Joinville 1994). Paris: Champion 1997, S. 279–291.

WARLICH, Bernd: Der Dreißigjährige Krieg in Selbstzeugnissen, Chroniken und Berichten: Baloch Raboiska [Baluctz Nabocsca, Balogh], Stephan. 22. Juni 2013. URL: https://www.30jaehrigerkrieg.de/baloch-raboiska-baluctz-nabocsca-stephan/ (besucht am 17.09.2018).

WARNTJES, Immo: Programmatic Double Burial (Body and Heart) of the European High Nobility, c. 1200–1400. Its Origin, Geography and Functions. In: Karl-Heinz SPIESS und Immo WARNTJES (Hrsg.): Death at Court. Wiesbaden: Harrassowitz 2012, S. 197–260.

WAY, Albert: Effigy of King Richard Cœur de Lion, in the cathedral at Rouen. In: Archeologia 29 (1842), S. 202–216.

WEBER, Reinhard: Würzburg und Bamberg im Dreißigjährigen Krieg. Die Regierungszeit des Bischofs Franz von Hatzfeld 1631–1642 (Forschungen zur fränkischen Kirchen- und Theologiegeschichte). Würzburg: Echter Verlag 1979.

WEBER, Walter: Das Herz von Frédéric de Wangen, Bischof von Basel, 1776–1782. In: Gesnerus 53 (1996), S. 15–26.

WEEVER, John: Ancient Funerall Monuments within the united Monarchie of Great Britaine, Ireland, and the Islands adiacent, etc. London: Thomas Harper 1631. URL: https://books.google.com/books/about/Ancient_funerall_monuments_within_the_vn.html?id=sDxQAQAAIAAJ (besucht am 02.08.2020).

WEHKING, Sabine: Deutsche Inschriften Online: DI 26, Stadt Osnabrück, Nr. 90†. 1988. URL: www.inschriften.net,urn:nbn:de:0238-di026g003k0009003 (besucht am 15.04.2023).

WEINHOLD, Karl: Altnordisches Leben. Berlin: Weidemann'sche Buchhandlung 1856.

WEIPPERT, Otto: Persönliche Mitteilung an den Verfasser. Leiter der Universitätsbibliothek Augsburg. 9. Aug. 2018.

Ders.: Persönliche Mitteilung an den Verfasser. Leiter der Universitätsbibliothek Augsburg. 11. März 2023.

WEISS, Dieter J.: Das exemte Bistum Bamberg. Die Bamberger Bischöfe von 1693 bis 1802 (Germania Sacra. Herausgegeben von der Akademie der Wissenschaften zu Göttingen. Dritte Folge 12). Göttingen und Boston: Walter de Gruyter 2016.

WEISS, Rudolf: Das Bistum Passau unter Kardinal Joseph Dominikus von Lamberg (1723–1761). Zugleich ein Beitrag zur Geschichte des Kryptoprotestantismus in

Oberösterreich (Münchener theologische Studien I. Historische Abteilung, Band 21). St. Ottilien: Eos Verlag der Erzabtei 1979.

WEISS-KREJCI, Estella: Excarnation, Evisceration and Exhumation in Medieval and Post-Medieval Europe. In: J.E.B. GORDON und F.M. RAKITA (Hrsg.): Interacting with the Dead. Perspectives on Mortuary Archeology for the New Millennium. University Press of Florida 2005, S. 155–172.

Dies.: Heart burial in medieval and early post-medieval central Europe. In: Katharina REBAY-SALISBURY, Marie-Louise STIG SØRENSEN und Jessica HUGHES (Hrsg.): Body Parts and Bodies Whole. Oxford: Oxbow Books 2010, S. 119–134.

Dies.: Restless corpses: „secondary burial" in the Babenberg and Habsburg dynasties. In: Antiquity 75 (2001), S. 769–780.

Dies.: Unusual Life, Unusual Death and the Fate of the Corps: A Case Study from Dynastic Europe. In: Eileen M. MURPHY (Hrsg.): Deviant Burial in the Archaeological Record. Bd. 2 (Studies in Funerary Archaeology). Oxford: Oxbow Books 2008, S. 169–190.

WENDEBOURG, Eva-Andrea: Westminster Abbey als königliche Grablege zwischen 1250 und 1400. Worms: Wernersche Verlagsgesellschaft 1986.

WENDEHORST, Alfred: Das Bistum Würzburg. Die Bischofsreihe bis 1254. Berlin: Walter de Gruyter 1962.

WESSEL, Ruth: Die Sainte-Chapelle in Frankreich – Genese, Funktion und Wandel eines sakralen Raumtyps. Dissertation. Philosophische Fakultät der Heinrich-Heine-Universität Düsseldorf, 2003.

WESTENDORF, Wolfhart: Erwachen der Heilkunst. Die Medizin im Alten Ägypten. Zürich: Artemis & Winkler 1992.

WESTERHOF, Danielle: Celebrating Fragmentation: The Presence of Aristocratic Body Parts in Monastic Houses in Twelfth- and Thirteenth-Century England. In: Jackie HALL und Christine KRATZKE (Hrsg.): Sepulturae Cistercienses (Citeaux Special Publications 14, Vol. 56). Forges-Chimay 2005, S. 27–45.

Dies.: Death and the Noble Body in Medieval England. Woodbridge: Boydell Press 2008.

WESTERMEYER, Georg: Jacobus Balde, sein Leben und seine Werke. München: Lindauer 1868.

WHITE, Adam: England c.1560–c.1660: A Hundred Years of Continental Influence. In: Journal of the Church Monuments Society 7 (1992), S. 34–74.

WIDDER, Erich und Gertrud WIDDER: Die Linzer Stadtpfarrkirche. Hrsg. v. Stadtpfarre LINZ. Linz: Landesverlag Druckservice 1991.

WIEMER, Wolfgang: Abteikirche Ebrach. 16. Aufl. Regensburg: Schnell & Steiner 1984.

WILHELM, Georg: Persönliche Mitteilung an den Verfasser. Bischöfliches Generalvikariat, Osnabrück. 2. Sep. 2014.

WILKES, Carl: Nickenich in der Pellenz. Andernach am Rhein: Gemeindevertretung Nickenich 1925.

WILTS, Andreas: Persönliche Mitteilung an den Verfasser. Fürstlich-Fürstenbergisches Archiv, Donaueschingen. 17. März 2011.

WINGERT, Paul: The Funerary Urn of Francis I. In: The art bulletin 21.4 (1939), S. 383–396.
WINKLE, Stefan: Johann Friedrich Struensee. Arzt, Aufklärer, Staatsmann. Stuttgart: Fischer 1983.
WINTERER, Anton und Monika SOFFNER: Klosterkirche St. Anton Forchheim. Passau: Kunstverlag Peda 1993.
WIRTH, Josef: Die Abtei Ebrach. Zum achthundertjährigen Gedenken 1127–1927. Gerolzhofen: Franz Teutsch 1928.
WITTE, Hubert de: Maria van Bourgondie. Brugge. Een archeologisch-historisch onderzoek in de Onze-Lieve-Vrouwekerk. Westvlaamse Gidsenkring 1982.
Ders.: Persönliche Mitteilung an den Verfasser. Chief Curator, Bruggemuseum, Brügge. 15. Mai 2009.
WITTMANN, Doris: Persönliche Mitteilung an den Verfasser. Stadtmuseum/Stadtarchiv Ingolstadt. 15. Mai 2007.
WOLFSGRUBER, Cölestin: Geschichte der Loretokapelle bei St. Augustin. Wien: Hölder 1886.
WOODWARD, Jennifer: The Theatre of Death. The Ritual Management of Royal Funerals in Renaissance England, 1570–1625. Martlesham: Boydell & Brewer 1997.
WRIGHT, Thomas: The Political Songs of England. From The Reign Of John To That Of Edward II. Hrsg. v. dems. Camden Society 1839.
WU, Duncan: 30 Great Myths about the Romantics. Malden, USA: Wiley 2015.
WURSTER, Herbert: Persönliche Mitteilung an den Verfasser. Diözesanarchivdirektor, Passau. 5. Sep. 2007.
WURTS, John S.: Magna Charta. Hedgefield, Germantown: Brookfield Publishing Company 1942.
YOUNG, Louisa: The book of the Heart. New York: Doubleday 2003.
ZAHN, Fritz: Fürst Pückler-Muskau als Gartenkünstler und Mensch. Cottbus: Albert Heine 1928.
ZÁLOHA, Jiří: Persönliche Mitteilung an den Verfasser. Český Krumlov. 1999.
ZAMMIT, Amadeo: Persönliche Mitteilung an den Verfasser. O.Carm., Dar tat-Dalb Lunzjata, Rabat. 26. Feb. 2010.
ZATSCHKER, Karl: Persönliche Mitteilung an den Verfasser. Finanzbeamter, Burghausen. 2. Sep. 2005.
ZELFEL, Hans Peter: Ableben und Begräbnis Friedrichs III. Dissertation. Wien: Universität Wien, 1974.
ZELLER, Alfred: Der Tag, an dem Ludwigs Herz nach Altötting kam. In: Burghauser Anzeiger, 13. Aug. 2011, S. 19.
ZIEGLER, Wolfram: König Konrad III. (1138–1152). Hof, Urkunden und Politik. Bd. 26. Wien: Böhlau 2007.
ZIELINSKA, Halina: Magna Res Libertas. Die polnische Freiheitssäule in Rapperswil. Ein Jahrhundert Polenmuseum auf Schloss Rapperswil. Rapperswil: Selbstverlag 1979.
ZIEMSSEN, Hugo Wilhelm von: Bericht über die Obduktion von König Ludwig II. von Bayern – Autopsie vom 15. Juni 1886. 15. Juni 1886. URL: http://www.

Verwendete Literatur

koenig-ludwig-schloss-neuschwanstein.de/koenig-ludwig-ii-von-bayern/entmuendigung-und-tod/bericht-ueber-die-obduktion-von-koenig-ludwig-ii-von-bayern-autopsie-vom-15-juni-1886/ (besucht am 07.04.2021).

Namens-, Orts- und Sachregister

1. Kreuzzug, 59, 219, 233
2. Kreuzzug, 234
3. Kreuzzug, 14, 43, 261, 301, 447, 542
5. Kreuzzug, 233, 235, 303
6. Kreuzzug, 70, 74, 75, 447
7. Kreuzzug, 49, 59, 69, 70, 74, 183, 223, 224, 449

Aachen, 297, 298, 405, 406, 581, 668
Aachener Dom, 581
Aare, 338
Aargau, 517
Abbaye d'Hérivaux, 612
Abbaye de Clermont, 85
Abbaye de Jumièges, 87, 679
Abbaye de la Guiche, 75
Abbaye de la Noë, 507
Abbaye de Sellières, 155
Abbaye des Châtelliers (Poitiers), 86
Abbaye du Bec, 219
Abbaye du repos de Notre-Dame de Marquette, 464
Abbaye Saint-Arnould de Metz, 298
Abbazia della Trinità, 13
Abbazia Viboldone, 453
Abbeville, 605
Abbott, The, 293
Aberdeen, 530
Abergavenny, 234
Aberglaube, 40
Abingdon, Edmund of, 181, 599, 675
Abraham a Santa Clara, 317
Absolutismus, 162
Académie Française, 128, 134, 136, 598, 617, 619

Académie Nationale de Médicine, 150
Accademia di Belle Arti (Venedig), 407, 455
Acht, Stephan, 669
Aconbury, 250
Aconbury Priory, 240
Acutis, Carlo, 709
Adam Franz Karl (Schwarzenberg), 364, 431, 500
Adelbert von Böhmen, 7
Adelheid von Burgund, 466
Adhemar, Jean, 67
Adolf II. (Schauenburg und Holstein), 302
Adornes, Anselm, 465
Adwell, 263
Ägidienkirche (Hadamar), 393
Ägypten, VII, 6, 9, 68, 69, 72, 165, 493, 721
Ägypter, 1, 33–35, 43, 196
Affligem, 643
Affre, Denis Auguste, 601, 676
Afra, Heilige, 405
Afrika, 21, 534
Agde, 106
Agilolfinger, 311
Agnes von Böhmen, 498
Agneskloster (Prag), 498
Aguirre, José Saenz d', 640
Ahaus, 419
Aicher, Franz, 56
Aichholzer, Johannes, 422
Aiguebelle, 609
Aigueblanche, Pierre d', 609
Aix-en-Provence, 72, 73, 89, 182, 451, 705
Akkon, 233, 241, 303, 338

NAMENS-, ORTS- UND SACHREGISTER

Ala, Johannes von, 582
Alaun, 649
Alba de Tormes, 698, 737
Albani, Giovanni Francesco, siehe
 Clemens XI., Papst
Albert, Léon d', 197
Albertina, 426
Albertus Magnus, 578
Albi, 603
Albigenser, 180
Albon de Saint-André, Jacques d', 75
Albrecht II. (HRR), 305, 340, 500
Albrecht IV. (Österreich), 340
Albrecht V. (Bayern), 309
Albrecht VI. (Bayern-Leuchtenberg),
 322, 412, 571
Albrecht der Beherzte, 397, 440
Albret, Charlotte d', 95
Alcalde Barriga, Antonio, 646, 647,
 710
Aldborough, 265
Aldeburgh, William de, 265
Aldgates, 223
Aldrovandi, Pompeo, 642
Alègre, Anne d', 118
Alen, Robert, 628
Alençon, Louise d', 145
Alençon, Pierre d', 61
Aleppo, 378
Alexander I. (Russland), 214, 493
Alexander III. (Schottland), 266
Alexander V., Papst, 648
Alexander VI., Papst, 454
Alexander VII., Papst, 688
Alexander VIII., Papst, 688
Alfio, Heiliger, 716, 717
Alfons II. (Aragón), 506
Alfons V. (Aragón), 451
Alfons X., 222, 506, 507
Alfons XI. (Kastilien und León), 47,
 266, 293
Alfred (Sachsen-Coburg und Gotha),
 504
Algerien, 148
Alighieri, Dante, 277

All Hallows-by-the-Tower, 275
All Saints (Annesley), 238
All Saints (Graveney), 264
All Saints (Ingleby), 263
All Saints (Merriott), 238
All Saints (Narborough), 241
All Saints (Slingsby), 263
All Saints (West Parley), 237
Almaine, Henry d', 60
Almenêches, 615
Aloe vera, 5, 25, 648, 663
Alopaeus, Fredrik, 333
Alphonso, Earl of Chester, 223, 240,
 276
Alstadt, Kloster, 568
Altenberg, 693, 694
Altenberg, Kloster, 565
Altenberger Dom, 565, 693, 725
Altes Testament, 19, 298, 601
Altötting, 19, 22, 47, 49, 50, 107,
 187, 307, 310, 311, 314, 316,
 317, 321–332, 336, 344–346,
 349, 350, 353, 356, 381, 390,
 396, 408, 411–414, 567,
 570–573, 576, 579, 581, 582,
 669, 739–741, 745, 750, 752
Altstadt, Kloster, 576
Amberg, 316, 335
Amboise, 90–92
Amboise, Charles II. d', 95, 198
Amboise, Georges d', 608, 611
Amboise, Georges II. d', 611, 613
Amerika, 21
Amesbury, 223
Amiens, 113, 604–606
Amner, James, 279
Amoncourt, Jean d', 598
Amphion-les-Bains, 175
Amselfeld, 501
Amsterdam, 455
Amussat, Jean Zuléma, 171
Anastassiou, Efthymios, 447
Ancona, 423, 650, 689
Andreas, Heiliger, 624
Andrew of Wyntoun, 294

NAMENS-, ORTS- UND SACHREGISTER

Andry, Félix, 65
Anet, Schloss, 99
Ange d'Hautpoul, Jean-Joseph, 165
Angehrn, Beda, 592, 673
Angelini, Maria Vittoria, 713
Angelsachsen, 9
Angennes, Jacques d', 251
Angers, 89, 610, 613, 621
Angers, David d', 169
Angers, Pierre Jean David d', 148
Angle, 243
Angle, Guichard d', 243
Anglure, Louis d', 198
Angola, 509
Angoulême, 85, 111, 318
Angoulême, Isabella von, 179, 220, 275
Angoulême, Karl von, 99, 197
Anguier, François, 109, 128, 142
Anhalt-Bernburg, Alexius Friedrich Christian von, 373
Anhausen, Kloster, 542
Anjou, Hedwig von, 470, 471, 519
Anjou, Marie von, 85
Anjou, Robert von, 27, 451
Anjou-Sizilien, Marguerite von, 77
Anker, 317, 572
Anna, Heilige, 143
Anne (Großbritannien), 281
Annecy, 106, 195, 701
Annesley, 238
Anniviers, 4
Anniviers, Jacques d', 4
Annunziaten, 95
Annweiler, 179
Ansbach, 337, 378, 387, 743
Anselm von Gembloux, 405
Anselme, P., 617
Antike, 3, 6, 17, 35, 43, 102, 108, 528
Antiochia, 14, 59, 219, 301, 407, 527, 542
Antommarchi, Francesco, 162
Anton Egon (Fürstenberg-Heiligenberg), 382
Anton Ulrich (Braunschweig-Wolfenbüttel), 441
Antonius von Padua, Heiliger, 17
Antwerpen, 341, 463
Anubis, 34
Apollo, 111
Apulien, 69, 74, 448
Aquila, L', 695
Aquin, Thomas von, 9
Aragón, 71, 379, 436, 506, 517
Aragón, Isabella von, 61, 72, 183, 450
Aragón, Katharina von, 227, 228
Arbois, 674
Arboleda Pombo, Julio, 532
Arbouze, Marguerite d', 143
Arbrissel, Robert d', 14, 47, 66, 178, 693
Arbroath Abbey, 266
Arc, Jeanne d', 38, 39, 87, 244, 678
Ardagh, J., 241
Aregunde, 63
Arenberg, Pauline Caroline von, 364
Argenson, Marc René d', 135
Argentan, 90, 704
Argenteau, Charlotte d', comtesse d'Esneux, 268
Argentinien, 709, 710
Aristoteles, 19
Arlesheim, 591
Arlesheimer Dom, 591
Arlington Cemetery, 530
Armagnac (Geschlecht), 91
Armenien, 90, 529
Der arme Heinrich, 43
Armklarenkloster Mainz, 557
Arnauld de Pomponne, Simon, 125
Arnauld, Angélique, 141, 203
Arnauld, Antoine, 141, 203
Arnstorf, 55, 335, 336, 408
Arras, 113, 462, 599, 612
Ars moriendi, 19
Ars-sur-Formans, 704, 715
Arsen, 515
Artemis, 482, 521

Arthuret, 263
Artois, Charles-Ferdinand d', duc de Berry, 160, 172, 212
Artois, Louis Antoine d', duc d'Angoulême, 432
Artois, Louise-Isabelle d', 160, 172, 213, 215
Artois, Sophie d', 147
Arundel, Maud, Countess of, 238
Aschaffenburg, 57, 552, 553, 555, 556, 579, 659, 748
Aschhausen, Johann Gottfried von, 547
Ashridge, 224, 234
Ashridge Priory, 234, 626
Askanier (Geschlecht), 373
Aspern, 214, 347, 355
Assisi, 709
Assmannshausen, 376
Astorg, Adèle-Félix-Françoise d', 168
Astraea, 104
Asunción (Paraguay), 39, 709
Athen, 443
Athene, 122, 385
Atlas, 534
Atlilied, 40
Atlit, 275
Atterbury, Francis, 281, 629, 630, 685
Attila, 40
Aubespine, Jean de l', 612
Aubespine, Sébastien de l', 612
Aubevoye, 614
Aubigny, 250
Aubigny, Philip d', 60, 236
Aubigny, William III. d', Lord of Belvoir, 237
Aubigny, William IV. d', Lord of Belvoir, 237
Aubonne, 133, 460, 743
Aubry-le-Panthou, 619
Aubusson, Pierre d', 646
Auch, 606, 614, 677
Auderghem, 466
Aue, Hartmann von, 43

Auersperg (Geschlecht), 502
Auersperg, Franz Karl von, 503
Auersperg, Hanno von, 49, 502, 503, 751
Auersperg, Heinrich Josef von, 503
Auersperg, Johann Ferdinand II., 503
Auersperg, Johann Weikard von, 503
Auersperg, Joseph Franz Anton von, 560
Auersperg, Karl Josef Anton von, 503
Auersperg, Karl Maria Alexander von, 503
Auersperg, Karl Wilhelm II. von, 503
Auersperg, Karl Wilhelm Philipp von, 503
Auersperg, Maria Wilhelmina von, 352
Auersperg, Wilhelm von, 503
Auerstedt, 403
Aufbahrung, 10, 17, 18, 27, 64, 113, 154, 211, 217, 258, 348, 356, 358, 378, 478, 493, 532, 559, 649, 692
Auferstehung, 2, 33, 111, 113, 188, 203, 647, 679, 681, 682
Aufhausen, 336, 699
Aufklärung, 20, 162, 173, 353, 489, 490, 586, 634, 652
Augen, 5, 66, 68, 219, 222, 272, 325, 344, 348, 351, 373, 430, 550, 554, 558, 564, 567, 572, 589, 661, 691, 711, 715
Augsburg, 12, 299, 337, 405, 564, 577, 579, 580, 669
Augsburger Dom, 577, 669
August III. (Polen), 211, 478, 489, 492, 633
August der Starke, 152, 355, 382, 398, 399, 476, 478, 481, 483, 486, 522, 564, 632, 744
Augusta, 455
Augustiner, 234, 241, 242, 270, 285, 345, 357, 427, 437, 453, 515, 599, 675, 695, 712

Augustinerkirche (Wien), 21, 50, 307, 312, 344, 349–353, 355, 364, 423, 455, 567, 589, 746, 747
Augustinerkloster Gent, 369
Augustinus, Heiliger, 49
Augustusburg, Schloss, 566
Aumâle, 238
Aumiller, Jochen, V, VII
Auschwitz, 505
Austerlitz, 363, 500
Australien, 127
Auteuil, 136
Auteux, 677
Autopsie, siehe Sektion
Autun, 617
Aven d'Orgnac, 176
Averne, Isabel de, 242, 286
Avignon, 16, 141, 164, 254, 604, 607, 616
Ávila, 698, 713
Ávila, Juan de, 698
Avon, 77
Aycelin Montaigut de Billom, Hugues, 638
Ayloffe, Joseph, 221
Aymeries, Anne d, 113
Azincourt, 87
Azteken, 38

Babenberger (Geschlecht), 338
Babylon, 616
Bacon, Francis, 39
Bad Teinach, 387
Baden bei Wien, 644
Baden, Karoline von, 330–332
Baden, Marie Amalie von, 392
Baden, Marie Salome von, 310
Baden-Baden, 56, 388–390
Baden-Baden, Anna von, 389
Baden-Baden, August Georg Simpert von, 390–392, 438, 439
Baden-Baden, Auguste von, 146
Baden-Baden, Carl Friedrich Ferdinand von, 391, 439
Baden-Baden, Ferdinand Maximilian von, 388, 389, 391, 439
Baden-Baden, Leopold Wilhelm d. Ä. von, 390, 391, 439
Baden-Baden, Leopold Wilhelm d. J. von, 389, 390, 438, 439
Baden-Baden, Ludwig Georg Simpert von, 389–391, 438, 439
Baden-Baden, Maria Anna Wilhelmine von, 322
Baden-Durlach, Bernhard Gustav von, 568, 576
Baden-Durlach, Dorothea von, 386
Badham, Sally F., 218
Bagenall, Anne Charlotte, 254
Bagenall, Nicolas, 254
Bagnères-de-Bigorre, 168
Bahaitum, 504
Baïf, Julien de, 612, 613
Baissey, Louis de, 612
Balde, Jakob, 412
Balduin I. (Flandern), 12, 65, 177
Balkan, 15
Balliol College, 267
Balliol, John, 267, 294
Balsam, Hugh de, 624
Baltschik, 505
Balzac, Charles de, 111, 617
Bamberg, 299, 373, 381, 542, 545–551, 557, 656–658
Bamberger Dom, 299, 546–550, 589
Banck, Margaretha van der, 465
Bancroft, Francis, 254
Bande, Alexandre, 66, 74, 190
Bangor, 628
Bangweulusee, 534
Bann, päpstlicher, 16, 294
Bannockburn, 225, 241, 267
Banz, Kloster, 330
Bar (Geschlecht), 91
Bar-le-Duc, 99, 735
Bara, Joseph, 157
Baraguey d'Hilliers, Louis, 165
Baraniecki, Łukasz, 635
Barbarigo, Gregorio, 704

NAMENS-, ORTS- UND SACHREGISTER

Barbarigo, Marcantonio, 640
Barbour, John, 294
Barbula, 532
Barcelona, 379, 436, 508, 509
Barcote Manor, 629
Baret, Jeanne, 168
Barfüßerkirche (Zabern), 557
Bargedé, Édouard, 607
Bargheer, Ernst, 41
Bari, 89, 454, 471
Barigioni, Filippo, 457
Barillis, Isabella, 697
Barmherzige Brüder, 706
Barnard Castle, 294
Barnwell, 242
Barock, 12, 18, 19, 48, 99, 183, 311, 389, 395, 583, 586, 587, 606, 615
Barrière, Jean de la, 700
Barrin de Boisgeoffroi, Jean, 51
Bartholomäusnacht, 106, 107, 195
Basel, 4, 57, 338, 576, 591, 672
Basilika vom Heiligen Haus (Loreto), 311, 344
Basilique de la Visitation (Annecy, 714
Basler Münster, 338, 339
Bassompierre, Henriette de, 197
Bastille, 81, 157, 162
Baston, Ferdinand, comte de Lariboisière, 165, 166
Baston, Jean Ambroise, comte de Lariboisière, 165
Batavische Republik, 469
Bath, 274, 626, 627, 629
Bath Abbey, 626
Batthyány-Strattmann, Ladislaus, 691, 707, 716
Baucheingeweide, 2, 5–7, 10–12, 37, 48, 54, 89, 147, 221–224, 275, 299, 309, 327, 339, 342, 346–348, 359, 367, 372, 386, 390, 402, 405, 449, 473, 478, 480, 499, 510, 541, 546, 547, 577, 584–586, 624, 627, 643, 651, 670

Bauchfell, 33
Baudry de Saint-Gilles d'Asson, Antoine de, 141
Bauer, Robert, 330
Baumburg, Kloster, 579
Baume-les-Messieurs, 595, 674
Baumgärtel-Fleischmann, Renate, 657
Bautzen, 166
Bavaria, 324
Bavière, Isabeau de, 86, 189, 197, 308
Bayerische Schlösserverwaltung, 330
Bayerisches Nationalmuseum, 308
Bayern, V, 19, 28, 307, 308, 311, 312, 322, 325–327, 329, 330, 332, 337, 345, 381, 400, 410, 411, 413–415, 570, 666
Bayern, Adalbert Prinz von, 334
Bayern, Albrecht Sigismund von, 322, 571, 578, 579
Bayern, Albrecht von, 329
Bayern, Auguste von, 332–335, 419
Bayern, Clemens August von, 323–325, 567, 571, 572, 579
Bayern, Clemens Franz de Paula von, 325, 331, 419
Bayern, Ernst von, 309
Bayern, Ferdinand Maria Innozenz von, 332, 419
Bayern, Ferdinand von, 309, 310, 312, 316
Bayern, Hildegard Luise von, 427
Bayern, Johann Theodor von, 324, 572, 578, 579
Bayern, Johanna von, 340
Bayern, Joseph Clemens von, 324, 567, 571, 578
Bayern, Karl Albrecht von, siehe Karl VII. (HRR)
Bayern, Karl von, 333
Bayern, Luitpold von, 418
Bayern, Magdalene von, 310, 318, 319

Bayern, Maria Anna Josepha von, 325, 332, 419
Bayern, Maria Anna Victoria von, 145
Bayern, Maria Anna von (* 1551), 309, 365, 432
Bayern, Maria Anna von (* 1574), 312, 366, 411, 432
Bayern, Maria Anna von (* 1734), 390
Bayern, Max Joseph in, 333
Bayern, Maximilian Heinrich von, 322, 567, 571
Bayern, Maximilian III. Joseph von, 323, 411
Bayern, Maximilian Joseph Karl Friedrich von, 332, 419
Bayern, Maximiliane Josepha Karoline von, 331, 332, 419
Bayern, Philipp von, 312, 578
Bayern, Philipp Wilhelm von, 310
Bayern, Rupprecht von, 328, 329
Bayern, Theresia Emanuela von, 419
Bayeux, 595, 607
Bayezid I., 75
Bayonne, 223
Béarn, Gaston IV. von, 507
Beatrix von der Bretagne, 179
Beatrix von England, 223
Beau, Antoinette, 168
Beauclerc, Michel de, 139
Beaudean, 149
Beaugency, 87, 88
Beauharnais, Alexandre de, 332
Beauharnais, Auguste de, 333–335
Beauharnais, Carolina de, 333
Beauharnais, Eugène de, 332–335, 388, 749
Beauharnais, Eugénie de, 333, 378
Beauharnais, Joséphine de, 332
Beauharnais, Maximilian de, 333
Beauharnais, Théodelinde de, 333, 334, 388
Beaulieu, 628, 629
Beaulieu Abbey, 224, 225
Beaulieu, Geoffroi de, 183

Beaulieu-lès-Loches, 65
Beaumont, 464
Beaumont, Margaret de, 233
Beaumont, Marie, 280, 288
Beaumont, Robert de, 1. Earl of Leicester, 59, 60, 233, 281
Beaumont, Robert de, 2. Earl of Leicester, 233
Beaune, 81
Beauneveu, André, 82, 83
Beauregard, Schloss, 617
Beauregard-l'Évêque, 617
Beauvais, 187, 599, 619
Beauvilliers, Anne de, 118
Beauvilliers, Honorat de, 147
Beauvilliers, Marie de, 118
Le Bec, Abtei, 66
Becdelièvre, Vicomte de, 148
Beckedorff, Ludolph von, 378, 436, 495
Becket, Thomas, 234
Bécu, Marie-Jeanne, comtesse du Barry, 109
Beeleigh Abbey, 624
Beethoven, Ludwig van, 345, 644
Begijnhof (Brügge), 465
Begijnhofkerk Sint Elisabeth (Brügge), 253
Beginen, 253
Behringer, Norbert, VII, 26, 29, 30, 177–181, 183, 185, 186, 192–196, 198, 200, 203, 209, 271, 274–277, 282, 284, 286–288, 294, 406–414, 421, 422, 432, 433, 440, 513, 526, 667, 670, 674, 678
Belarus, 470, 478, 479, 721
Belgien, 14, 22, 55, 152, 159, 426, 462–469, 499, 519, 642–643, 681, 721
Bellecour, Kloster, 701, 714
Belley, 714
Belvoir, 112
Belvoir Castle, 237
Belvoir Priory, 237, 238, 240, 283
Benabarre, 697

NAMENS-, ORTS- UND SACHREGISTER

Bénédictines de Notre-Dame-du-Calvaire, 704
Benedikt IV., Papst, 649, 650, 688
Benedikt XI., Papst, 184
Benedikt XIII., Papst, 457, 652, 688
Benedikt XIV., Papst, 567, 688
Benedikt XVI., Papst, 637, 695
Benedikt, Heiliger, 692
Benediktiner, 11, 23, 59, 65, 138, 139, 151, 187, 218, 219, 223, 226, 229, 231, 234, 235, 240, 243, 266, 297, 337, 408, 501, 588, 603, 643, 692, 695
Benevento, 640
Benfica, Kloster, 509
Beninga, Eggerik, 440
Bentley, Samuel, 228
Benzoesäure, 491
Benzoni, Giovanni Maria, 458
Berber, 75
Berchmans, Johannes, 700, 701, 714
Berdolet, Marc-Antoine, 581
Bereza Kartuska, 487
Berg, Friedrich II. von, 565
Berg-Altena, Friedrich II. von, 8
Bergamo, 704
Bergen op Zoom, 268, 295
Bergkirche (Laudenbach), 368
Bergkirche (Schleiz), 434
Berkeley (England), 262, 265
Berkeley, Giles de, 60, 236, 727
Berkeley, Henry, 7. Baron Berkeley, 251
Berkhampstead, 224
Berlepsch, Philipp Anton von, 557, 660
Berlin, 21, 165, 378
Berliner Dom, 378
Bermudas, 531, 721
Bernard, Claude, 615
Bernburg, 373
Berners, Ralph, 279
Bernhard von Clairvaux, 408, 562, 693
Bernhard von Siena, Heiliger, 89

Bernhardiner, 483
Bernier, Étienne-Alexandre, 618
Bernini, Gian Lorenzo, 698
Bernkastel, 574, 642
Berry, 191
Berry (Geschlecht), 91
Bert, Paul, 173
Bertaut de Motteville, Françoise, 679
Berthelot, Daniel, 155
Bertrada die Jüngere, 222
Bertrand, Henri-Gatien, 162
Bérulle, Pierre de, 51, 177, 601
Beryrand, Jean, 165
Besançon, 66, 112, 594–598, 608, 674
Bessette, André, 710
Bessières, Jean-Baptiste, 166, 214
Béthune, Henry de, 616
Betoncourt-les-Ménetriérs, 598
Bettbrunn, 312
Beuret, Georges, 166
Beurges, Philippe de, 147
Beurrier, Louys, 81, 95, 108, 110, 194, 197, 198, 453
Białystok, 480, 487
Bibel, 35, 499, 698
Biblioteca Casanatense, 640
Bibliothèque Nationale (Paris), 86, 155, 185, 194
Bibra, Heinrich von, 569, 665
Bibra, Konrad III. von, 656
Bibra, Lorenz von, 655
Bichet, Pierre II., 112
Bicken, Johann Adam von, 552
Bielany, Kloster, 474
Bielefeld, 363
Bielk, Irmengardis, 56
Bigars, Cathérine de, 679
Bigod, Roger, 4. Earl of Norfolk, 239
Bilczewski, Józef, 637, 638
Binham Abbey, 238
Birague, Françoise de, 119
Bisceglia, 89
Bischof, Bruno, 670
Bisham, 265, 739

Bisham Abbey, 285
Bisson, Baptiste-Pierre-François de, 165
Bizet, Tristan de, 614
Bjaresina, 491
Blackfriars Church (London), 223, 237, 240
Blackfriars Church (Oxford), 263
Blackmoor's Head Inn, 258
Blain, 201
Blake, Anne, 535
Blake, John, 535
Blake, Robert, 252
Blanca (Navarra), 81
Blanche von Frankreich (*1240), 73
Blanche von Frankreich (*1328), 79
Blanka (Burgund), 79
Blanka von Kastilien, 70, 71, 181, 450, 506
Blanka von Navarra (Frankreich), 77
Blase, 664
Blasius, Heiliger, 692
Blasset, Nicolas, 113, 605
Blaye, 13, 29
Blei, 3, 54, 82, 96, 147, 158, 183, 188, 189, 201, 203, 229, 255, 261, 267, 275, 281, 371, 377, 463, 508, 659, 671, 683
Bloch, Ambrosius, 593, 673
Blois, 49, 75, 92, 94, 117, 151, 152, 196, 475, 620
Blomberg, Barbara, 467
Blonay, Marie-Aimée de, 701–703
Blondel, Anne, 679
Blondeville, Ranulf de, 4. Earl of Chester, 60, 235
Blue Nuns, 139
Boccaccio, Giovanni, 40, 45
Bodensee, 334, 590
Bodfeld, 300
Bodin de Boisrenard, Jacques, 152
Bodleian Library, 86, 185
Böhmen, 31, 304, 315, 319, 339, 351, 353, 359, 361, 415, 419, 424–426, 429, 448, 462, 498, 500, 643
Böhmischer Aufstand, 312
Boerhaave, Herman, 348
Börne, Ludwig, 45, 518
Bohemund von Tarent, 13
Bohun, Henry de, 1. Earl of Hereford, 60, 235
Bohun, Humphrey IV de, 2. Earl of Hereford, 235
Boieldieu, François-Adrien, 173
Boileau-Despréaux, Nicolas, 135
Bois, 107
Bois-de-Vaux (Friedhof), 443
Bokumowa, Konstancja, 481
Boleyn, Anne, 227, 250, 279
Bolívar, Simón, 531, 532
Bologna, 16, 454, 683
Bombardey, Pfarrer, 598
Bonaparte, Jérôme, 164, 387
Bonaparte, Napoléon, siehe Napoléon I.
Bonaparte, Pauline, 163
Bonaventura, Heiliger, 582
Boncompagnus, 7
Boner, Christian Victor, 369
Bonifatius, Heiliger, 10–12, 28, 297, 539, 552, 567–569, 665, 691
Bonifaz VIII., Papst, 16, 31, 74, 77, 80, 184, 185, 267, 294, 303, 609, 627, 647, 695, 719
Bonn, 325, 413, 416, 567
Bonnevoye, 415
Bontemps, Alexandre, 122
Bontemps, Pierre, 96, 98, 180
Borbón, Carlos María de, 161
Bordeaux, 166, 175, 244, 616
Borgia (Geschlecht), 454
Borgia, Cesare, 95
Borgia, Louise, 95
Boris III. (Bulgarien), 505
Bornhofen, Kloster, 380
Borodino, 50, 166, 214
Borretsch, 672
Borromeo, Federico, 699

NAMENS-, ORTS- UND SACHREGISTER

Bortolozzi, M., 714
Bosau, Helmold von, 407
Boscombe Lodge, 257
Bossi de la Tour d'Auvergne, Aurelia, 527, 528
Bossi, Giuseppe Carlo di, 527, 528, 749
Botreaux, William de, 3. Baron Botreaux, 245
Bottesford, 237
Bouchain, 307
Le Bouchet, Schloss, 460
Bougainville, Louis-Antoine de, 168
Bouge, 467, 519
Bougey, 598
Bouillon (Geschlecht), 128
Bouillon, Godefroy de, 69
Boulogne, Baudouin de, 69
Boulogne-sur-Mer, 205, 683
Bourbon (Geschlecht), 47, 63, 75, 125, 159
Bourbon, Anne de, 308, 409, 410
Bourbon, Anne Henriette de, 146
Bourbon, Benjamin de, 613
Bourbon, Catherine de († 1594), 600
Bourbon, Catherine de († 1595), 600
Bourbon, Charles de, comte de Soissons, 613, 614, 680
Bourbon, Charles de, duc d'Alençon, 145
Bourbon, Charles de, duc de Berry, 145, 209
Bourbon, Charles I. de, 600, 608
Bourbon, Charles Louis de, duc de Berry, 145
Bourbon, Françoise Marie de, 146, 210
Bourbon, Gaston Jean Baptiste de, duc d'Orléans, 109, 117, 128, 145, 151
Bourbon, Henri Jules de, prince de Condé, 127
Bourbon, Isabelle de, 463, 612
Bourbon, Jean de, 613
Bourbon, Jean II. de, 91

Bourbon, Jeanne de, 51, 83, 197
Bourbon, Louis Auguste de, 124
Bourbon, Louis Charles de, 161
Bourbon, Louis de, 613
Bourbon, Louis de („Le Grand Dauphin"), 119, 144, 145
Bourbon, Louis de, 1. duc de Bretagne, 145
Bourbon, Louis de, 2. duc de Bretagne, 145
Bourbon, Louis de, comte de Clermont, 126
Bourbon, Louis de, duc de Bourgogne, 145
Bourbon, Louis Ferdinand de, dauphin de Viennois, 144, 146, 147, 159, 210
Bourbon, Louis I. de, 87, 103
Bourbon, Louis I. de, duc d'Orléans, 144, 146
Bourbon, Louis II. de, 111
Bourbon, Louis Jean Marie de, duc de Penthièvre, 209
Bourbon, Louis Joseph Xavier de, 147, 210
Bourbon, Louis Joseph Xavier François de, 147, 161, 210, 213
Bourbon, Louis Philippe I. de, duc d'Orléans, 147, 155
Bourbon, Louis-Alexandre de, comte de Toulouse, 124
Bourbon, Louis-Philippe II. Joseph de, duc d'Orléans, 155
Bourbon, Louise de, 126, 613
Bourbon, Louise Marie de, 146, 210
Bourbon, Maria von, 75
Bourbon, Marie Anne de, 145
Bourbon, Marie de, 117, 201
Bourbon, Marie Helene Sophie Beatrice de, 147
Bourbon, Marie Thérèse Antoinette Raphaëlle de, 146, 210
Bourbon, Philippe I. de, duc d'Orléans, 143–146, 231

Bourbon, Philippe II. de, duc
    d'Orléans, 123, 124, 144, 146,
    147, 150, 157, 209, 210, 259
Bourbon, Pierre I. de, 86
Bourbon, Pierre II. de, 91
Bourbon, Renée de, 179
Bourbon-Condé, Anne Geneviève de,
    126, 141, 142, 196, 209
Bourbon-Condé, Charles de, 126
Bourbon-Condé, Henri I. von, 600
Bourbon-Condé, Henri II. de, 125,
    127, 141
Bourbon-Condé, Henri Jules de, 126
Bourbon-Condé, Louis Antoine Henri
    de, 169
Bourbon-Condé, Louis Henri de, 126
Bourbon-Condé, Louis II. de, 103,
    125
Bourbon-Condé, Louis III. de, 126
Bourbon-Condé, Louis VI. Henri
    Joseph de, 126, 203
Bourbon-Conti, Louise Henriette de,
    146, 156
Bourbon-Parma, Zita von, 22, 31, 51,
    356, 461, 462, 501, 517, 753
Bourbon-Soissons, Charlotte Anne de,
    201, 613, 680
Bourbon-Soissons, Louise de, 196
Bourbon-Vendôme, Louis de, 600
Bourbonen (Geschlecht), 160, 172,
    306, 613
Bourbonne-les-Bains, 205
Bourdin, Michel, 190
Bourg-en-Bresse, 464
Bourges, 86, 95, 96, 178, 191, 609,
    615
Bourgfontaine, 80
Bourgfontaine, Kartause, 71
Bourgogne, Etienne I. de, 595
Bourgueil, 603
Bourne, Francis, 630
Bournemouth, 257
Bournonville, Alexandre II. de, 508
Bournonville, Ambroise-François de,
    508

Bousbecque, 118
Bouthillier, Louise, 131
Bovenkerk (Kampen), 469
Bowyer, George, 259, 291
Brabant, 466, 517
Brabant, Beatrix von, 464
Brabant, Margarete von, 182, 304,
    451
Brabant, Marguerite von, 63
Brabant, Maria von, 72, 197
Bracchi, Pietro, 457
Brackley, 59, 233, 235
Bradenham, 247
Bradenstoke Priory, 240
Bradford, Charles Angell, 130, 139,
    178, 217, 221, 226, 230,
    232–234, 239, 243, 266, 267,
    270, 271, 274, 275, 280, 281,
    465, 603, 682, 692, 720
Braine, 447
Brampton Bryan, 262
Brampton, Margaretha de, 262
Bramston, James Yorke, 630
Bran, Schloss, 505
Brandenburg, Christian Wilhelm von,
    369, 378
Brandenburg, Maria Eleonora von,
    315
Brandenburg-Ansbach, Caroline von,
    232, 281
Brandenburg-Bayreuth, Christiane
    Eberhardine von, 398
Brandenburg-Kulmbach, Albrecht
    Alcibiades von, 37
Brandenburg-Kulmbach, Albrecht II.
    Alcibiades von, 398, 557
Brandsburton, 265
Brandt, Enevold von, 38
Brandýs nad Labem, 364
Branicki, Jan Klemens, 480
Branicki, Stefan Mikołaj, 480
Branicki-Palast (Białystok), 480
Branitz, 20, 375, 435, 751
Braose, Eva de, 234
Braschi-Onesti, Romoaldo, 641, 686

Brasilien, 334, 510, 709
Brașov, 505
Bratislava, 366, 386, 503, 504, 525
Braunschweig, 401, 402, 469
Braunschweig, Anna von, 339
Braunschweig, August von, 403
Braunschweig-Lüneburg (Herzogtum), 399
Braunschweig-Lüneburg, Wilhelmine Amalie von, 346, 357, 428
Braunschweig-Wolfenbüttel (Fürstentum), 399
Braunschweig-Wolfenbüttel, Elisabeth Christine von, 353, 426, 429
Braunschweig-Wolfenbüttel, Leopold von, 401–403, 441
Braunschweig-Wolfenbüttel, Ludwig Ernst von, 402
Braunschweig-Wolfenbüttel, Wilhelm Adolf von, 401
Braunschweig-Wolfenbüttel-Bevern, August Ferdinand von, 401
Braunschweiger Dom, 400, 401, 404, 469
Braunschweiger Schloss, 399
Bray-sur-Seine, 181
Breda, 99, 392, 469
Breidbach zu Bürresheim, Emmerich Joseph von, 554, 659, 660, 746
Breisach, 339
Brendel von Homburg, Daniel, 552
Breslau, 360, 472, 482, 589, 631, 632, 685
Brest, 248, 617
Brestot, 128
Bretagne, 92, 94, 120, 165, 680
Bretagne (Geschlecht), 91
Bretagne, Alix von, 75
Bretagne, Anne de, 51, 64, 92, 94, 95, 110, 191, 197, 341, 610, 612, 734
Bretagne, Arthur III. de, 94
Brézé, Françoise de, 99
Brézé, Louis de, 99

Bridgwater, 245
Bridstow, 262
Brington, 251
Bristol, 38, 240, 242, 628
British Museum, 51, 248, 269, 683
Brittany and Richmond, Stephen Earl of, 233
Brixen, 574, 590, 631, 639, 642, 668
Brno, 362, 372, 643
Brochier, Franz, 327
Broglie, Charles de, 617
Broglie, François-Marie de, 455
Bronckhorst-Gronsfeld, Jost Maximilian von, 116
Bronze, 47, 109, 243, 264, 331, 456, 534, 606
Brooklyn, 531
Brou, Kloster, 90, 464
Broughton, 264
Broumov, 644
Brown, Dee, 529
Brown, Elizabeth A.R., 675
Bruce, Edward, 1. Lord Kinloss, 57
Bruce, Edward, 2. Lord Kinloss, 250, 268, 294, 295
Bruce, Thomas, 2. Earl of Aylesbury, 3. Earl of Elgin, 268, 295
Bruchsal, 550, 557, 559, 561, 576
Bruchsal, Schloss, 560
Bruck an der Mur, 339
Bruckner, Anton, 340
Brügge, 53, 90, 92, 253, 310, 341, 397, 462–465, 643
Brühl, 566
Brüssel, 171, 215, 268, 323, 351, 372, 462, 464, 466, 469, 508, 518, 643
Brulart, Madeleine, 151
Brumare, 128
Brun, Antoine, 112
Bruno von Berg (Erzbischof), 539
Bryanston, 240
Brześć Kujawski, 486
Brzeziny, 485
Brzozowo, 634

Bucher, Dr., 117
Buchleitner, Alois, 655
Buckinghamshire, 626
Buckland, 629
Buckland Abbey, 285
Buckland, Francis, 202
Buckland, William, 202
Buda, 361
Buddhismus, 21, 39, 710
Budes de Guébriant, Jean Baptiste, 129
Bückeburg, 396, 397
Bünger, Christian Heinrich, 52, 376, 750
Buenos Aires, 710
Bürger, Gottfried August, 45
Bukarest, 505
Bulgarien, 504–505, 721
Bullant, Jean, 104, 194
Burchard von Worms, 40
Bureau, Laurent, 610
Bures, Hawisia de, 262
Burford, 244
Burgenland, 499
Burgh by Sands, 221
Burghausen, V, 56, 308, 317, 572, 667, 747
Burgkirchen, 414
Burgo, Honora de, 139
Burgos, 222, 463, 517
Burgund, 90, 95, 188, 305, 311, 351, 425, 517, 594
Burgund (Geschlecht), 91
Burgund, Margarete von, 132
Burgund, Maria von, 341, 462–464
Burgunder, 9
Burigny, M. de, 675
Burnell, Robert, 626
Bursa, 76, 501
Buseck, Amand von, 568, 665
Bush, George (sen.), 530
Buslingthorpe, 262
Buslingthorpe, John, 262
Buslingthorpe, Richard, 262
Bussan, Paul Alphéran de, 646, 687

Bute, 528
Buteshire, 528
Butler, James, 254, 270
Butschatsch, 634, 686
Buttlar, Konstantin von, 568, 665
Byczyna, 388
Byron, Augusta, 258
Byron, George Gordon, 256–258, 290, 443, 493
Byzantinisches Reich, 15, 448

Cabanis, Pierre-Jean-Georges, 136
Cabestany, 44
Cadillac, 111
Cadmus (Berg), 234
Caen, 14, 66, 219, 272
Cahaignes, Richard, 261
Caignet de Fréauville, Nicolas, 607
Calais, 253
Calixt II., Papst, 95, 648, 688
Calo, Friedrich Ferdinand, 376, 436
Calvinisten, 608
Cambout, Pierre César du, 147
Cambout, Sébastien-Joseph du, 141
Cambrai, 694
Cambridge, 243, 280, 624
Cambron, 113
Camillus, 193
Campo-Verano-Friedhof (Rom), 636
Campsey, 243
Canard, Jean, 197, 599
Candia, 131
Cannabis, 5
Cannaregio, 454
Canova, Abbé, 21
Canova, Antonio, 21, 355, 375, 407, 455, 457
Canterbury, 599, 626, 629
Cantilupe, George de, 234, 285
Cantilupe, Joan de, 234
Cantilupe, Thomas de, 224, 234, 626
Cantilupe, William de, 234
Cantimpré, Thomas von, 713
Capell, Arthur, 1. Baron Capell of Hadham, 252

NAMENS-, ORTS- UND SACHREGISTER

Capell, Arthur, 1. Earl of Essex, 252
Capello, Bianca, 10
Cappello, Bianca, 454, 515
Caracas, 531, 532
Caradas, Jean-Antoine de, 679
Carbisdale, 530
Carcano, Giovanni Battista, 698
Cardiff, 241
Cardross, 266
Careby, 260
Carlo da Sezze, 713
Carmoy, François, 98
Carnavalet, François de, 101
Carreri, Matteo, 713
Casa da Quinta da Penha Verde, 525
Casa Provinciale dei Missionari (Turin), 703
Casanate, Girolamo, 640, 686
Cassiobury, 252
Castel Nuovo (Neapel), 452
Castell, Gustav zu, 327
Castellan, Charles de, 131
Castellan, Louis de, 131
Castellan, Olivier de, 131
Castille, Philippe de, 141
Castillon, 244
Castle Frome, 260
Castle Rising, 226
Castro, João de, 509
Castrum doloris, 10, 348, 457, 568
Catamarca, 709
Catesby, 240
Catterick, 253
Caudatarius, 649
Caulaincourt, 165
Caulaincourt, Gabriel Louis de, 165
Caulin, Anne Marie, 206
Caumont, 113
Caumont, François de, 55
Ceba, Johann Lanfrancus, 513
Çelebi, Evliyâ, 501
Celle, 371, 404
Celtis, Conrad, 421
Cenci, Serafino, 640
Cerda, Marie de la, 197

Cervantes, Miguel de, 454
Český Krumlov, 50, 361, 364, 431, 500
Chabot, Jacques, 131
Chagny, 118
Chaillot, 129, 130, 137, 138, 231
Chalon, René de, 49, 99, 107, 735
Chalon-sur-Saône, 615
Chalus, 14, 67, 68, 178
Chambellan, Marie, 95
Chambéry, 90
Chambord, Schloss, 152, 153, 211
Champmol, Kartause, 90, 465, 466
Chantal, Johanna Franziska von, 702, 714
Chantilly, 126
Chantilly, Schloss, 125, 127, 203
Chapel Royal (Hampton Court Palace), 227
Chapelle ardente, 94
Chapelle de Vendôme, 87
Chapelle des Reliques (Port-Royal des Champs), 141
Chapelle royale Saint-Louis de Dreux, 75, 144, 209
Chapelle Saint-Vincent-de-Paul (Paris), 715
Chapt de Rastignac, Jeanne, 151
Charenton, 243
Chariten, 193
Charlepont, Schloss, 617
Charles I. (Rouen), 613, 614, 680
Charles II. (Rouen), 613, 614, 680
Charles III., 251
Charlier, Anna, 511
Charlier, Philippe, 53
Charlottenburg, 377, 436
Charlottenburg, Schloss, 21
Charon, 375
Charpentier, Victor-Thérèse, 51, 155
Chastellux, César-Pierre de, 129
Chastellux-sur-Cure, 129
Château de Voltaire, 211
Château-Chalon, 156
Châteaudun, 87, 88

Châteauneuf-de-Randon, 84
Chatham, 264
Châtillon, Johann I. von, 75
Châtillon, Mathilde de, 77
Châtillon-Blois, Marie von, 89
Châtillon-sur-Colmont, 128
Chaudet, Antoine-Denis, 122
Chaugy, Françoise-Madeleine de, 702
Chaumes, 611
Chavagnes-en-Pailliers, 220
Chávez, Hugo, 532
Chelles, 137
Chelsea, 227
Chemillé, 178
Chemnitz, 567
Chéry de Mongazon, Eustache de, 607
Chester, 235
Chester Cathedral, 235, 282
Chevrot, Jean, 598
Chichester, 238, 239, 623
Chichester Guildhall, 284
Chicksands Priory, 238
Chiddingstone Castle, 138
Chieri, 455
Chiesa dell'Orfanotrofio (Palermo), 705
Chiesa della Campana (Lentini), 717
Chieti, 708
Chilly-Mazarin, 128
Chinon, 219
Chioggia, 642, 746
Chitambo's Village, 534, 752
Chlotar I., 63
Chlum und Koschumberg, Slavata von, 412
Chocz, 632
Chodomer, 8
Choiseul, Charles-Marie de, 140
Choiseul, Jacques-François de, 140
Choiseul-Francières, Claude de, 140, 170
Choiseul-Gouffier, Marie-Gabriel-Florent-Auguste de, 136

Choisy, Thomas de, 133, 205
Cholera, 170, 597
Chomętowski, Stanisław, 483
Chopin, Frédéric, 493–496, 638, 751
Chouzé-sur-Loire, 189
Christ Church (Cork), 260, 270
Christ Church Cathedral (Canterbury), 225, 226
Christ Church Cathedral (Dublin), 269, 295, 623
Christ Church Cathedral (Oxford), 234
Christ Church Cathedral (Worcester), 227
Christchurch Abbey (Dorset), 290
Christentum, 1, 2, 6, 9, 470, 534, 689
Christian (Brandenburg-Bayreuth), 378
Christian (Ortenburg), 335
Christian (Sachsen-Weißenfels), 399
Christian August (Pfalz-Sulzbach), 320
Christian II. (Sachsen), 37
Christian von Mainz, 7
Christianisierung, 9, 15
Christina (Schweden), 135, 315, 369, 457, 652
Christoph der Starke, 308
Chrysostomos II., 447
Chur, 22, 461
Church of the Blessed Virgin (Hertford), 239
Churchill, John, 1. Duke of Marlborough, 152
Cieszanów, 635
Cimetière de la Chartreuse (Bordeaux), 166
Cimetière de Sainte-Marguerite (Paris), 161
Cimetière du Calvaire (Paris), 618
Cimetière du Chateau (Nizza), 173
Cimetière monumental (Rouen), 173
Cipriano de Mosquera, Tomás, 532
Circus Maximus, 672
Cirencester, 225

NAMENS-, ORTS- UND SACHREGISTER

Cirier, Madame le, 51
Cirino, Heiliger, 717
Cîteaux, 20, 81, 95, 408, 593, 612, 648
Città di Castello, 696, 697
Clairambault, Pierre de, 185
Clairvaux, Abtei, 70, 614
Clare College, 243
Clare, Elizabeth de, 243
Clare, Gilbert de, 2. Earl of Pembroke („Strongbow"), 270
Clare, Gilbert de, 4. Earl of Hertford und 5. Earl of Gloucester, 224, 225
Clare, Gilbert de, 6. Earl of Gloucester, 241, 243
Clare, Richard de, 2. Earl of Pembroke („Strongbow"), 270
Clare, Richard de, 5. Earl of Gloucester, 225, 285, 286
Claustre, Martin, 95
Claypole, 710
Clemens IV., Papst, 72
Clemens IX., Papst, 688
Clemens VI., Papst, 648
Clemens VII., Papst, 17
Clemens VIII., Papst, 688
Clemens X., Papst, 688
Clemens XI., Papst, 651, 688
Clemens XII., Papst, 688
Clemens XIII., Papst, 688
Clemens XIV., Papst, 688
Clément, Jacques, 110
Clérambault, Philippe de, 131
Clermont, siehe Clermont-Ferrand
Clermont, Robert de, 75
Clermont-Ferrand, 617, 639
Cléry-Saint-André, 91
Cles, Bernhard von, 642
Clésinger, Auguste, 494
Cleves, C. de, 132
Clèves, Catherine de, 128
Clèves, Marie de, 109, 197
Clifford, George, 3. Earl of Cumberland, 249

Clifford, John, 250
Clifford, Margaret, 240, 249
Clifton-on-Dunsmore, 263
Clinchamp, Jean de, 602
Closen, Franz Joseph Christoph Ignaz von, 335
Closen, Maria Viktoria von, 335
Closen, Maximilian Joseph von, 55, 335, 336, 408
Clough, Richard, 59, 61, 247
Cluny, 66, 131, 608
Coëtquen, François de, 85
Coberley, 236, 727
Coburg, 361, 430
Cochin, Jean-Denis, 602, 621
Cockerell, Sidney C., 259
Coëffier de Ruzé d'Effiat, Antoine, 50, 129
Coëffier de Ruzé d'Effiat, Marie, 129
Coelestin V., Papst, 648, 695
Cœur, Jean de, 197, 599
Cogenhoe, 262
Coghlan, David, 516
Cognac, 318
Colbert, Jean-Baptiste, 459
Colegio Cristo Rey (Asunción), 709
Colegio Primitivo y Nacional de San Nicolás de Hidalgo, 533
Colette von Corbie, Heilige, 112
Coligny, Gaspard II. de, 195
Collaso i Gil Pantheon, 508
Collège de Clermont, 602
Collège de Juilly, 117
Collège des Bernardins (Paris), 20, 593, 614
Collège des Quatre-Nations, 601
College of Arms, 228
Collegium Romanum, 639
Colloredo, Hieronymus von, 586, 644
Colombes, 231
Colombes, Schloss, 137
Combe Florey, 238
Commarin, 134
Commercy, 476
Commercy, Schloss, 150

NAMENS-, ORTS- UND SACHREGISTER

Commerson, Philibert, 168
Comminges, 619
Como, 301
Compagnie des Filles de la Charité, 703
Compiègne, 111, 124
Concordia, 105
Condé (Geschlecht), 127
Condulmier, Thomas, 446, 514
Conflans, 130
Conflans-Sainte-Honorine, 151
Conradsruh, 380
Consalvi, Ercole, 641, 642, 687
Constitutio Criminalis Carolina, 37
Conti (Geschlecht), 127
Copertino, 701
Corday, Charlotte, 157
Córdoba, 709
Corfe Castle, 263
Cork, 260, 270
Cormio, Pasquale, 515
Cornwall, Edmund, 244
Corp, Edward, 207
Corpus-Christi-Kloster (Mexico City), 532, 533
Cortois de Pressigny, Gabriel, 597, 674
Cosel, Constantia von, 398
Cosenza, 72, 89, 450
Cossé, Timoléon de, 108, 197
Cossé-Brissac, Jean Armand de, 108
Cossé-Brissac, Louis de, 51, 108, 111, 177, 196
Cossé-Brissac, Louis Hercule Timoléon de, 108
Coton, Pater, 114, 115
Cotroceni, Schloss, 505
Cottbus, 435
Coubertin, Pierre de, 21, 51, 269, 443, 444, 513, 753
Coucy, 43
Coucy, Enguerrand VII. de, 51, 61, 64, 75, 76, 81, 84, 732
Coulombs, 99
Cour-Saint-Maurice, 156

Courtenay, Catherine de, 77
Courtenay, Edward de, 264
Courtenay, Hugh de, 264
Coustou d. Ä., Guillaume, 123
Coustou, Charles-Pierre, 158
Coustou, Jean, 130
Coustou, Madeleine Julie, 158
Couvent de l'Ave Maria de Paris, 120, 201, 509
Couvent de l'Oratoire (Paris), 529
Couvent de la Madeleine de Traisnel, 135
Couvent de la Visitation (Paris), 175
Couvent de la Visitation (Rouen), 679
Couvent des Célestins (Paris), 50, 63, 81, 83, 85–87, 99, 100, 103, 107–110, 117, 189, 191, 198, 308, 453, 599
Couvent des Capucines (Paris), 50, 64, 131, 132
Couvent des Capucines de la Place Vendôme, 120, 613
Couvent des Cordeliers (Amiens), 113
Couvent des Cordeliers (Angers), 88
Couvent des Cordeliers (Paris), 64, 74, 75, 77–80, 83, 120, 157
Couvent des Cordeliers (Poitiers), 130
Couvent des Dominicains (Paris), 64, 71, 72, 75–80, 308, 451, 507, 599, 605, 612, 627
Couvent des Feuillants (Paris), 64, 123, 139
Couvent des Feuillants (Soissons), 135
Couvent des Filles-Anglaises des fossés-Saint-Victor, 139
Couvent des Filles-Dieu, 119
Couvent des Grands-Augustins (Paris), 98, 106, 615
Couvent des Minimes (Chaillot), 130
Couvent des Minimes (Lunéville), 477

Couvent des Minimes (Paris), 125
Couvent des Minimes de Chaillot ou des Bonshommes, 599
Couvent des Minimes de la place Royale (Paris), 140
Couvent des Pénitents de Rouen, 679
Couvent des Pères de Nazareth (Paris), 134
Couvent des Petits-Augustins (Paris), 117
Couvent des Récollets (Nantes), 115
Couvent des Théatins (Paris), 132
Coventry, 235, 282, 627
Crétie, M., 272
Cramer, Theodor, 337
Cramer-Klett junior, Theodor von, 337, 378, 420
Cranach d. Ä., Lukas, 590
Cranner, Josef, 669
Crato, António von, 120, 201, 509
Craylsheim, Bernolf von, 413
Crazy Horse, 529
Crécy, 79
Créqui Canaples, Antoine de, 605
Cressent, François, 605
Crest, 123
Crichton-Stuart, John, 3. Marquess of Bute, 269, 528, 536
Crisp, Nicholas, 252, 255
Crokestone Abbey, siehe Croxton Abbey
Cromwell, Oliver, 230, 270, 281, 530
Cromwell, Richard, 230
Cronberg, Johann Schweikhard von, 552, 553
Cronin, Vincent, 162
Crouchback, Edmund, 223
Croxton Abbey, 222, 237, 240, 246, 275
Croÿ, Eustache de, 612
Croÿ, Philippe II. de, 464
Croÿ-Molembais, Marie Louise Amelie Albertine de, 112
Crull, Jodocus, 280, 281
Cruveilhier, Jean, 494

Culross, 268, 294
Cumberland, 289
Curchod, Suzanne, 135
Curia degli Orionini, 710
Curtea de Argeș, 504
Cusance, Béatrix de, 112
Cusmano, Giacomo, 705
Cuvier, Frédéric, 171
Cypress Hill Cemetery, 531
Czacki, Tadeusz, 490
Czapski, Walenty Aleksander, 633
Czarniecka, Aleksandra Katarzyna, 480
Czartoryska, Izabela, 492
Czartoryska, Maria Anna, 493
Czartoryski, Adam Kazimierz, 492, 523
Czerny, Wenzel, 426
Częstochowa, 491, 498, 531, 636
Czuma, Mieczysław, 470

Dąbrowska, Barbara, 492
Dąbrowski, Jan Henryk, 489, 492
Dąbrowski, Mieczysław, 496, 523
Dachau, 578
Dänemark, 369
Dänemark, Anna von, 229, 281
Dänemark, Christina von, 309
Dänemark, Elisabeth von, 401
Dänemark, Georg von, 232, 281
Dänemark, Renata von, 309
Dagobert I., 8
Daillecourt, 140
Dal Verme, Jacopo, 452, 515
Dalberg, Adolf von, 568, 665
Dalberg, Karl Theodor von, 57, 555–557, 579, 660, 748
Dalberg, Wolfgang von, 658
Dalmatien, 31, 351, 423, 425, 462, 645
Damas, Joseph-François de, 134
Damby, Mary, 148, 149
Damiette, 233
Damiette, Johann von, 61, 183
Damory, Roger, 1. Baron Damory, 243

NAMENS-, ORTS- UND SACHREGISTER

Dampierre, 158
Daniel I. (Prag), 27, 539, 643
Daniel, Heiliger, 629
Danielowicz, Maryanna, 522
Daniłowiczówna, Sophia Theophila, 476
Danzig, 475, 633
Dapchon de Ponsein, Marthe-Séraphine, 714
Darm, 33, 148–150, 653
Darmstadt, 379
Dashwood, Francis, 11. Baron le Despencer, 255
Dassel, Rainald von, 565
David II. (Schottland), 267
David, Jacques-Louis, 171
David, Pierre, 468
Decamerone, 40
Deconchy, Vincent Martel, 165
Decourt, Anne Catherine Rosalie, 170
Dehio, Georg, 541, 543
Delbecque, Éloi, 617
Delft, 38, 369, 402, 469
della Somaglia, Magdalena, 639
Delling, Max von, 325
Delsberg, 591
Demandolx, Dominique de, 677
Demandolx, Jean-François de, 606, 677
Dembowski, Mikołaj, 633, 685
Den Haag, 112
Denbigh, 247
Denham, 246
Denhoffowa Daniłowiczowa, Anny, 483
Dennenlohe, Schloss, 337, 378
Dernbach, Balthasar von, 665
Dernbach, Peter Philipp von, 655
Descartes, René, 135
Desfayes, Marguerite, 189
Desjardins, Martin, 132
Despenser, Hugh le (der Jüngere), 38
Deuring, Joachim von, 560
Deutscher Orden, 360, 470, 471

Deutschland, 27, 28, 173, 337, 379, 396, 407, 420, 498, 501, 522, 642, 699, 700, 720
Deville, A., 179
Dewar, Donald, 267
Deym, Emma von, 336
Deym, Henriette von, 336
Deym, Otto von, 336
Di Francia, Annibale Maria, 706
Diem, Ngo Dinh, 39, 711
Dienheim, Eberhard von, 558
Dientzenhofer, Johann, 330
Dientzenhofer, Leonhard, 330
Dietrichstein, Franz Joseph von, 500, 524
Dietrichstein, Maria Margareta von, 363, 431
Dietz, Christopher, VII
Dieulacres Abbey, 235
Digby, Everard, 38
Dijon, 81, 90, 131, 408, 465, 610, 615, 627
Diksmuide, 466
Diksmuide (Familie), 466
Dilba, Carsten, 273, 276
Dillenburg, 392, 468, 733
Dillingen, 577, 579
Dimech, Sigismondo, 445
Dinan, 84, 85, 730
Dinkelsbühl, 321, 412
Diodor, 35
Dion, Adrien de, 55
Dion-le-Val, 55
Dionysius von Paris, 63
Dionysius, Heiliger, 72, 182, 599
Divina Commedia, 277
Dobrzyca, 491
Dodington, George Bubb, 1. Baron Melcombe, 255, 289
Doenhoff, Elżbieta, 480
Dokkum, 10
Dol, 612
Dom zu Gurk, 589, 590
Dôme des Invalides, 64, 131, 133, 163, 164, 166, 214, 355, 387

NAMENS-, ORTS- UND SACHREGISTER

Dominikaner, 234, 239, 242, 243, 263, 578, 627, 638, 640, 646, 686, 696
Dominikanerinnen, 576
Dominikanerkirche (Rottweil), 129
Dominikanerkloster Köln, 578
Dominikanerkloster Wien, 347
Dominus-Flevit-Kirche (Jerusalem), 528, 529, 536
Don Quichotte, 454
Donai, 540
Donatello, 17, 408
Donau, 13, 75, 341, 363, 586
Donaueschingen, 305, 382, 383
Donaumonarchie, 720, 721
Donauwörth, 308, 401
Doni, Octavien, 139
Doppelherzurne, 49
Dorchester, 259
Dordogne, 68, 118
Dordor, Gertrude, 67
Dore Abbey, 624
Dormans, Jean de, 196, 197, 599
Dorner, Johann, VII, 27, 208, 513, 515, 516, 661–664, 667, 677–680, 682, 686–689
Douai, 55, 462, 616, 630
Douglas, 267, 729
Douglas, Archibald, 3. Earl of Douglas, 267
Douglas, Archibald, 5. Earl of Angus, 267
Douglas, Archibald, 8. Earl of Angus, 267, 729
Douglas, Charles, 2. Earl of Selkirk, 281
Douglas, James, 266, 267, 293, 294, 729
Douglas-Hamilton, Charles, 2. Earl of Selkirk, 254
Douglasdale, 266
Dover, 38
Dover, Rohese de, 239
Doylestown, 498, 531
Drais von Sauerbronn, Caroline, 380

Dreißigjähriger Krieg, 129, 306, 312, 315, 343, 349, 350, 365, 368, 369, 380, 388, 390, 393, 409, 470, 499, 545, 548, 553, 581, 615, 661
Dreifachbegräbnis, 47, 48, 70, 89, 487
Dreifaltigkeitskirche (Bad Teinach), 387
Dreifaltigkeitskirche (Salzburg), 583, 585, 586, 744
Dreifaltigkeitskirche (Trier), 563
Dreiling, Semjon, 104
Dreiteilung (des Körpers), 7, 65, 78, 81, 185, 302, 312, 346, 349, 358, 400, 465, 505, 507, 545, 595, 647
Dresden, 166, 355, 398, 478, 505, 744
Dreux, 75
Dreux, Jean I. de, 60, 75, 447
Drezyno, 489
Drogo von Metz, 298
Drolling, Martin, 124, 147
Dru Drury, G., 261, 264
Dsjatlawa, 483
Dublin, 269, 270, 458, 623, 627, 628, 684
Dubno, 387
Duc, Thich Quang, 39, 711
Ducos, Roger, 167
Dückher von Haßlau, Franz, 670
Dürmentingen, 385
Dürnstein, Burg, 303
Düsseldorf, 318–320
Duffy, Mark, 276
Dugdale, William, 284
Dunajewski, Albin, 632
Dundee, 530
Dunfermline Abbey, 266, 294
Dunin, Marcin, 635, 636
Dunkeld, 627
Dupanloup, Félix Antoine Philibert, 136, 620, 621, 682
Duperron, Jacques-Davy, 600
Duprat, Antoine, 611

NAMENS-, ORTS- UND SACHREGISTER

Duprat, Guillaume, 617
Dupré, Guillaume, 199
Duquesne, Abraham, 133, 455, 459, 460, 516, 743
Duquesne, Henri, 459, 460, 517
Duquesne-Monier, Abraham, 460
Durand de Laur, Charles Joseph, 602, 621
Durazzo, Girolamo-Luigi, 167
Durfort, Guy Aldonce de, 130
Durham, 274, 623–625, 627, 682–684
Durham Cathedral, 623, 625
Duroc, Géraud Christophe Michel, 166
Dutronchet, Claude-François, 713
Duval, Jean, 616
Duvergier de Hauranne, Jean, 126, 141, 142, 203
Dziewanowski, Jan Nepomuk, 488, 522

Ebensfeld, 372, 745
Eberhard I. (Württemberg), 386
Eberhard Ludwig (Württemberg), 387
Ebersberg, 302
Eblé, Jean Baptiste, 165
Ebnet, 576
Ebrach, Kloster, V, 27, 408, 409, 542, 545, 547, 655, 656
Ebro von Zwettl, 407
Echter von Mespelbrunn, Julius, V, 408, 540–543, 545, 547, 568, 654, 655, 738
Echter, Melchior, 545
Edda, 40
Edikt von Nantes, 118
Edinburgh, 219, 220, 269, 273, 530
Edmund Crouchback, 274
Edmund, 2. Earl of Cornwall, 224
Edmund, Earl of Rutland, 285
Edward I. (England), 38, 60, 218, 221–223, 225, 236, 237, 241, 266, 273–276, 286, 527, 566, 626

Edward II. (England), 38, 221, 225, 241, 266, 267, 278
Edward III. (England), 226, 243, 266, 285
Edward IV. (England), 245, 285
Edward the Confessor, 218, 220, 224, 273
Edward VI. (England), 227, 228
Edward, Duke of Kent and Strathearn, 232
Edwin (Northumbria), 8, 218, 623
Eferding, 364
Effiat, 129
effigies, 17, 217
Eger, 645, 687
Eggenberg, Hans Ulrich von, 361, 503
Eglise de l'Annonciation (Paris), 110
Eglise de la Nativité-de-la-Très-Sainte-Vierge (Tilly), 152
Eglise des Carmes (Aix-en-Provence), 89
Eglise des Minimes (Chalon-sur-Saône), 615
Egmond, George von, 642
Egmond, Kloster, 407
Egmond, Lamoral von, 469
Egmont, George van, 300
Ehrenberg, Philipp Adolf von, 545
Ehrenberg, Schloss, 340
Ehrenbreitstein, 558, 564, 589, 661
Ehrenbreitstein, Festung, 550
Eichstätt, 577, 578, 668, 672
Einbalsamierung, 2–7, 17, 22, 25, 34, 35, 53, 54, 80, 96, 113, 196, 201, 221, 229–231, 297, 307, 331, 340, 347, 348, 355, 358, 362, 379, 400, 403, 413, 426, 430, 471, 493, 500, 501, 555, 557, 559, 567, 580, 663, 664, 696, 701
Eingeweide(bestattung), 2–8, 10–14, 16–19, 26–30, 33–35, 38, 39, 47–52, 59, 64–66, 68–75, 77–84, 86–90, 95, 96, 98–100, 106, 107,

NAMENS-, ORTS- UND SACHREGISTER

109, 110, 115–118, 121, 123–129, 131, 132, 137–139, 141, 142, 144, 147, 148, 150, 151, 154, 156, 160, 163, 172, 177, 178, 180–188, 190, 196–198, 200, 201, 203, 206–208, 210, 211, 213, 217, 219, 222, 224–232, 235, 239, 240, 245, 248, 249, 251–254, 257, 258, 266, 268, 270–272, 275, 276, 280, 281, 288, 292, 298–302, 304, 305, 307, 309–312, 315, 316, 318, 320, 321, 325, 327, 331, 332, 335, 338–340, 342–344, 346, 348, 350, 351, 357, 359–361, 363, 365, 367, 369, 371, 373, 378, 380, 386, 387, 390, 393, 397, 399, 401, 403–407, 411, 412, 418, 419, 421, 423, 428, 430–432, 437, 438, 444, 447–452, 454, 455, 457, 462, 464, 465, 467, 468, 471–473, 476–479, 490, 491, 493, 498, 499, 501, 506–510, 513, 515, 527, 531, 534, 539, 541, 542, 546–549, 552–554, 558, 562–569, 573, 574, 576–579, 581, 582, 584, 586–589, 597–599, 604, 606, 607, 611, 613, 614, 617, 624, 627–629, 631, 638, 639, 642–646, 648, 649, 651, 652, 656–659, 661, 663, 664, 667, 668, 670, 671, 675, 676, 679, 681, 685, 689, 691, 693, 696, 712, 719

Einsiedeln, Kloster, 590, 672

Eisenach, 14, 304, 402

Eisenzeit, 8

Eitel Friedrich IV. (Hohenzollern), 305, 306, 378

el-Arish, 69

Eleonore von Aquitanien, 67, 68, 179, 273, 274

Eleonore von der Bretagne, 221

Eleonore von der Provence, 18, 71, 221, 223, 224, 609

Eleonore von Kastilien, 49, 221–223, 237, 240, 241, 276

Elford, 262

Elisabeth I. (England), 228, 229, 249, 279, 281

Elisabeth II., 123

Elisabeth von Dänemark, 404

Elisabeth von Thüringen, Heilige, 302, 694

Elisabethkirche (Marburg), 694

Elizabeth of York, 226, 281

Elliston-Erwood, F. C., 239

Elsass, 129, 591

Eltz, Jakob III. von, 563

Eltz, Philipp Anton von, 558

Eltz-Kempenich, Philipp Karl von, 553, 554, 659

Ely, 623, 624, 683

Ely, Nicholas, 57

Ely, Nicholas of, 625, 683

Embricho von Würzburg, 542

Emden, 397

Emersfield, 225

Emo, Angelo, 446, 513

Engelberg, 382

Engelberg, Kloster, 673

Engelbert von Köln, Heiliger, 539, 565, 693, 694, 712

England, 8, 10, 15, 18, 31, 41, 47, 48, 59, 66, 67, 87, 92, 162, 217–267, 295, 297, 301, 310, 339, 365, 443, 448, 470, 471, 531, 617, 681, 719, 720

England, Heinrich von, 223

Englische Schwestern, 139

English Bicknor, 262

English College (Douai), 616

Enterotaph, VII, 11, 48, 75, 84, 156, 280, 299, 339, 343, 361, 399, 411, 430, 438, 464, 476–479, 544

Épineu-le-Chevreuil, 613

Erfurt, 303, 412, 581

Erizzo, Francesco, 454

Erkelenz, Peter von, 574, 575, 668
Erlande-Brandenburg, Alain, 180
Ernst (Sachsen), 397
Ernst August II.
 (Sachsen-Weimar-Eisenach), 372
Ernst der Eiserne, 339, 340
Ernst I.
 (Hessen-Rheinfels-Rotenburg), 380
Erster Weltkrieg, 22, 307, 355, 466, 504, 530, 637
Erthal, Franz Ludwig von, 546, 550, 656
Erthal, Friedrich Karl Joseph von, 556
Ertl, Manfred, 336
Erzengel-Michael-Kirche (Kwilcz), 485
Escorial, 467, 508, 631
Espinay, Anne d', 197
Esquiú, Mamerto, 709
Essex, 624
Estampes de Valençay, Léonor d', 603
Este, Alfonso II. d', 452
Este, Anna d', 50, 106, 107, 195, 452, 615
Este, Borso d', 452
Este, Ercole I. d', 452
Este, Francesco I., d', 452
Este, Luigi d', 452, 614
Este, Maria Beatrice d', 138, 207, 208
Estonville, William d', 602
Estouteville de Villebon, Jean d', 608
Estouteville, Guillaume d', 607, 608, 678
Estouteville, Jean III. d', 608
Estrées, Elisabeth Rosalia d', 130
Estrées, Jean d', 130
Estrées, Victor-Marie d', 135
Esztergom, 645
Étex, Antoine, 133
Etrusker, 1
Ettal, Kloster, 337, 378
Ettenheim, 169
Ettling, 336

Ettwil, 553
Etzdorf, Marga von, 378
Etzelpass, 590
Eu, 128, 270
Eugen IV., Papst, 90
Eugen, Prinz, siehe Savoyen, Eugen von
Euripides, 176
Eustachius, Heiliger, 129, 639
Euterpe, 494
Eversley, Ralf de, 219
Evian, 175
Eviszeration, 2, 4, 6, 19, 26, 68, 113, 178, 230, 527, 539, 685
Évreux, 507, 600, 609, 714
Évreux, Johanna von, 48, 78, 79, 82, 186, 728
Évreux, Ludwig von, 197
Ewarton, 279
Ewyas Harold, 242
Exenteration, 4, 11
Exhumierung, 5, 87, 226, 342, 505, 525, 551, 692, 704, 708, 715
Eyb, Johann Martin von, 578
Eylau, 148
Eymar, Ange Marie d', 170

Fabre des Essarts, Marie-Auguste, 151, 620
Fafnir, 40
Fairfax, 252
Falkenburg, Beatrix von, 224
Fanecurt, Roese, 624
Fanecurt, William de, 624
Farin, François, 679
Farleigh, 286
Farleigh Castle, 251
Farnese, Alexander, 519
Farnham, 254
Fasanerie, Schloss, 569
Fattorio di Torrita, Patrizio, 713
Faubourg Saint-Antoine, 600
Faucon, Jean-Louis de, 679
Faure, François, 605
Fauro, Pietro, 702

Fawkes, Guy, 38
Fechenbach, Johann Philipp von, 546, 547, 657
Federl, Johann, 310
Feigneux, 113
Feilding, Susan, Countess of Denbigh, 230, 739
Feldpach, 392
Felix V., Papst, 90, 648
Feltz, Ernst von der, 568
Ferdinand (Flandern), 71, 617
Ferdinand Albrecht I. (Braunschweig-Wolfenbüttel-Bevern), 401
Ferdinand I. (Österreich), 51, 346, 355, 360, 427, 429
Ferdinand I. (HRR), 341, 342, 421, 499
Ferdinand I. (Neapel), 451
Ferdinand I. (Rumänien), 504
Ferdinand II. (HRR), 312, 344, 349, 350, 360, 361, 365–368, 393, 425, 428, 431, 432, 472, 473, 503, 588, 631, 700
Ferdinand II. (Neapel), 451
Ferdinand II. (Tirol), 339, 424, 686
Ferdinand III. (Österreich), 82, 313
Ferdinand III. (HRR), 344, 347, 349–351, 357, 358, 360, 366, 368, 428, 589
Ferdinand IV. (HRR), 344–346, 350, 351, 359, 360, 424, 425, 428
Ferdinand Karl (Österreich-Tirol), 343, 367, 451
Ferdinand Maria (Bayern), 312, 322, 331
Ferdinand VI. (Spanien), 508
Ferdinando I., Kardinal, 10
Ferney, 154
Ferrara, 452
Ferrers, Johanna de, 242, 286
Ferry, Nicolas, 477, 520
Fervaques, 118
Fervaques, Schloss, 118
Feuchtmayer, Joseph Anton, 592

Feuillants, 64, 700
Feutrier, François-Jean-Hyacinthe, 619
Feydeau de Brou, Paul-Esprit, 605
Filles du Calvaire, Kloster (Paris), 602, 615, 616
Finhan, 167
Finsbury, 237
Firmian, Leopold Anton von, 585, 586, 671
Fischer von Erlach, Johann Bernhard, 583–585
Fitzjames, James, 1. Duke of Berwick, 139
FitzRanulph, Ralph, 240
Fitzurse, Reginald, 234
FitzWalter, Christina, 238, 283
Flamand-Grétry, Louis-Victor, 518
Flammenherz, 265, 385, 572
Flandern, 152, 517
Flandern, Mathilde von, 219
La Flèche, 114, 116, 117, 137, 199
Flemming (Geschlecht), 492
Flers, 55
Flersheim, Philipp von, 557
Fleurus, 469, 499
Fleury, Jean, 38
Florenz, 345, 347, 453, 496, 527, 528
Fluweelhof, Kloster, 464
Fogasses d'Entrechaux, Louis de, 616, 681
Foggia, 72, 304, 448, 450
Foix, Marguerite de, 94, 191, 197
Foix, Pierre de, 197
Foix-Béarn (Geschlecht), 91
Foix-Candale, Marguerite de, 111, 112
Folk Museum, 51
Folkwin, 28
Fontaine des Montées de Prémery, Charles, 602, 607
Fontainebleau, 77, 125
Fontana, Giuseppe, 702
Fontenay-le-Comte, Schloss, 613

Fontevraud, Abtei, 66, 68, 178–180, 219–221, 223, 273–275, 693
Forchheim, 548
Fordwich, 260
Foreest, Pieter van, 4
Forget de Fresnes, Pierre, 118
Forgione, Francesco, siehe Padre Pio
Formaldehyd, 5, 173
Forne, Edith, 234
Fornovo, 91
Fortuna, 104
Fosseyeux, Marcel, 5
Fotheringhay, 229
Fotheringhay, Schloss, 229
Foulon, Joseph Alfred, 602
Fouquet de Belle-Isle, Louis-Marie, 152
Four, Marie du, 679
Fourcy, Marie de, 129
Fourny, M. du, 617
Fradet, Nicolas, 609
Fradet, Pierre, 609, 678
Framingham Earl, 239
Frampton-on-Severn, 263
Franche-Comté, 112, 594, 598, 674
Franckenstein, Johann Philipp Anton von, 372
Franeker, 397
Franken, 9, 542
Frankenstein, Johann Philipp Anton von und zu, 548, 549, 657
Frankenthal, 316
Frankfurt am Main, 323, 340, 353, 381, 660
Frankreich, 8, 14, 15, 18, 22, 28, 43, 48, 50, 53, 54, 63–176, 184, 217, 220, 224, 248, 252, 260, 297, 301, 307, 310, 318, 339, 365, 398, 399, 432, 448, 464, 470, 471, 473, 475, 489, 490, 506, 508, 522, 558, 562, 580, 594, 599, 623, 630, 641, 683, 719–721
Frankreich, Anne-Élisabeth von, 143, 144, 147
Frankreich, Anne-Marie von, 144
Frankreich, Claudia von, 98
Frankreich, Henrietta Maria von, 137, 138, 206, 230, 231
Frankreich, Isabella von, 225, 278
Frankreich, Louis-François von, 145
Frankreich, Ludwig von, 144
Frankreich, Margarete von, 74
Frankreich, Marie Anne von, 143
Frankreich, Marie Zéphyrine von, 146
Frankreich, Marie-Thérèse von (*1667), 144
Frankreich, Marie-Thérèse von (*1746), 146
Frankreich, Philipp Karl von, 144
Frankreich, Philippe Louis von, 146, 210
Frankreich, Xavier Marie Joseph von, 146, 210
Franquemont, Eleonore de, 173
Franquetot, Louis de, 679
Franz I. (Frankreich), 47, 51, 94, 96, 98–100, 102, 111, 175, 177, 180, 194, 197, 229, 600, 612, 734
Franz I. Stephan (HRR), 150, 352–354, 359, 425, 426, 428, 429
Franz II. (Bretagne), 94, 191, 197
Franz II. (Frankreich), 6, 102–104, 108, 111, 175, 194, 197
Franz II. (HRR), 347, 355, 360, 427, 503
Franz III. (Bretagne), 98, 197, 734
Franz Alexander (Nassau-Hadamar), 395, 440, 742
Franz Bernhard (Nassau-Hadamar), 394, 440
Franz Hugo (Nassau-Siegen), 395, 440
Franz Joseph I., 22, 355, 357, 358, 428, 637
Franz von Sales, 174, 203, 701–703, 714
Franz-von-Sales-Kirche (Krakau), 632

Franziskaner, 18, 89, 223, 234, 242, 394, 503, 694, 701
Franziskanerkirche Kaltern, 343, 367
Franziskanerkirche Salzburg, 581
Franziskanerkirche Wien, 479
Franziskanerkloster Güssing, 707, 716
Franziskanerkloster Kaltern, 451
Franziskanerkloster Malacky, 504
Franziskanerkloster Salzburg, 317, 582
Franziskus, Heiliger, 242, 413, 522, 566, 665
Franziskus, Papst, 686
Französische Revolution, 20, 53, 63, 71, 75, 79, 82, 86, 87, 94, 95, 103, 106–108, 111, 112, 115, 117, 122, 126, 127, 130, 132, 133, 137, 138, 141, 144, 151, 155–158, 160, 168, 173, 180–182, 185, 189, 192, 193, 195, 200, 202, 205, 207, 270, 280, 332, 432, 464, 465, 475, 477, 478, 530, 567, 600, 601, 610, 614, 616, 630, 648, 652, 661, 676, 678, 680, 681, 694, 703, 715
Frari-Kloster (Venedig), 21
Frascati, 231
Fraser, William, 627
Frauenkirche (München), 307, 317, 323, 328, 331, 410, 578
Fraunhofer, Chrysant, 326
Frayssinous, Denis-Antoine-Luc de, 619, 620, 682
Fréauville, Thomas de, 607
Freiburg i. B., 5, 158, 370, 380, 552
Freimaurer, 136, 269, 401, 585
Freising, 322, 324, 571, 572, 579, 669
Freme, William, 265
Frémyot de Chantal, Jeanne Françoise, 615
Frémyot, André, 615
Freppel, Charles-Émile, 621

Frère de Villefrancon, Paul-Ambroise, 597, 674
Fresno, 529
Freudenhain, Schloss, 560, 561
Freyberg, Johann Anton II. von, 577, 668
Freyberg, Johann Christoph von, 577, 579, 668
Friedberg, Schloss, 309
Friedenskirche (Potsdam), 21
Friedhof Saint-Denis (Amiens), 605
Friedrich (Schleswig-Holstein-Sonderburg-Wiesenburg), 482
Friedrich (Württemberg), 387
Friedrich I. (Barbarossa), 7, 14, 59, 61, 301, 302, 307, 405, 506, 527, 542, 565, 574, 643
Friedrich I. (Braunschweig-Wolfenbüttel), 404
Friedrich I. (Österreich), 61, 303, 338
Friedrich II. (HRR), 72, 302, 304, 420, 448, 450, 464, 498, 567, 624
Friedrich II. (Preußen), 403, 441
Friedrich III. (HRR), 304, 305, 309, 310, 340, 341, 397, 421, 563, 733
Friedrich IV. (Tirol), 339
Friedrich IV. (von Rothenburg), 27
Friedrich V. (Pfalz), 315, 316, 368
Friedrich August II. (Sachsen), 478
Friedrich August III. (Sachsen), 441
Friedrich der Große, siehe Friedrich II. (Preußen)
Friedrich Michael (Pfalz-Birkenfeld-Bischweiler), 321
Friedrich von Altena, 8
Friedrich Wilhelm (Brandenburg), 378
Friedrich Wilhelm (Braunschweig-Wolfenbüttel), 400
Friedrich Wilhelm III. (Preußen), 20, 377

NAMENS-, ORTS- UND SACHREGISTER

Friedrich Wilhelm IV. (Preußen), 20, 93, 377
Fries, Lorenz, 542
Friesen, 10
Friesen, Henriette Amalie von, 371
Friesland, 28, 397
Frobisher, Martin, 248, 249
Frohberg, Simon Nikolaus Eusebius Graf von, 591
Frohsdorf, 361
Froulai, Abbé de, 123
Fuchs, Johann, 351
Fuchs-Mollard, Karoline von, 354
Führer, Gerard, 408
Fürstenberg (Geschlecht), 382–384
Fürstenberg-Heiligenberg, Maria Franziska von, 391
Fürstenberg-Stühlingen, Maximilian Franz von, 383, 437
Fürstenberg-Stühlingen, Prosper Ferdinand von, 383, 384, 437
Fürstenfeld, Kloster, 307, 408, 409
Fürstenfeldbruck, 307, 409
Fürstengruft (Theatinerkirche), 323, 416
Füssen, 571
Fugger, Maximilian, 313
Fugger-Glött, Anton Ignaz von, 579
Fulda, 10, 12, 380, 567–569, 576, 639, 643
Fuldaer Dom, 12, 568, 576
Fulko III. (Anjou), 65, 177
Fumone, 648, 695
Fynes, John, 60, 237

Gabriel, Esteban, 454
Gaeta, 502, 503
Gaignières, Roger de, 86, 179
Gaignon, Marie de, 102
Gaillon, 135, 196, 679
Gaillon, Kartause, 126, 135, 613, 679
Galenos, 2
Galgani, Gemma, 706
Galilei, Galileo, 574
Galizien, 31, 462, 492, 493

Gallenblase, 579, 696
Galloway, Dervorguilla of, 267, 268
Gallus Anonymus, 299
Gambetta, Léon, 167, 173
Ganagobie, 57, 65, 724
Gandersheim, 404
Garches, 53
Gardiner, Stephan, 629
Garendon Abbey, 233
Garnisonkirche Potsdam, 377, 378
Gascogne, 240, 285
Gasparin, Thomas-Augustin de, 157
Gassaud, André Charles Jules de, 677
Gaston IV. (Foix), 88, 507
Gaude-Ferragu, Murielle, 74
Gebhard, Gregor, 671
Gebsattel, Johann Philipp von, 548, 657
Gebwin, 29
Geefs, Guillaume, 518
Gegenreformation, 18, 19, 114, 319, 365, 540, 548, 552, 563, 587, 602, 699, 700, 720
Gehirn, 1, 5, 21, 33, 34, 66, 68, 90, 96, 100, 118, 134, 135, 138, 154, 155, 178, 199, 207, 219, 222, 231, 258, 271, 272, 275, 301, 325, 343, 348, 351, 376, 380, 404, 407, 430, 435, 443, 497, 499, 531, 553, 554, 558, 559, 564, 567, 572, 579, 585, 643, 659, 661, 664, 670, 691
Geisa, 639
Gendre, Pierre le, 99
Genf, 355, 443, 701
Genfer See, 175
Genossenschaft der Töchter der christlichen Liebe vom heiligen Vinzenz von Paul, 703
Genoveva, Heilige, 63
Gent, 12, 177, 369
Gentili, Giovan Francesco, 713
Genua, 20, 75, 304, 374, 451, 458
Georg (Bayern), 307–310, 409, 410
Georg I. (England), 232

NAMENS-, ORTS- UND SACHREGISTER

Georg II. (England), 232, 281
Georg III. (England), 232
Georg IV. (Vereinigtes Königreich), 138
Georg IV. Ludwig (Leuchtenberg), 310
Georg Christian (Hessen-Homburg), 380
Georg der Reiche, siehe Georg (Bayern)
Georg Wilhelm (Braunschweig-Lüneburg), 371, 404
Georg Wilhelm (Schaumburg-Lippe), 397
Georg, Heiliger, 692
Georges, Patrice, 203
Gérard, Balthasar, 38, 468
Gerdag, Bischof, 301, 539, 573
Gerlach III. von Nassau, 11
Gerlach von Mühlhausen, 27
Germanisches Nationalmuseum, 52, 570
Germano, Pater, 706, 707
Gerstorff, Johann Adam, 431
Il Gesù (Rom), 639
Gevelsberg, 565
Ghislain de Busbecq, Ogier, 118
Gibraltar, 379
Giebichenstein, Burg, 573
Giesey, Ralph E., 189
Giffard, Bonaventure, 616
Giffard, Maria Anne, 465
Giffard, Walter, 625
Giffard, William, 623, 624
Gifford, Gabriel, 603
Gigault de Bellefonds, Bernardin, 130
Gilbert de Clare, 8. Earl of Gloucester, 241
Gill, A. A., 266
Gillis Centre, 219, 273
Gillis, James, 220, 273
Girardon, François, 131, 132
Girardot, Atanasio, 532

Girardot, Franciszek, 493
Gisant, 47, 67, 71–73, 76, 78–80, 82–86, 91, 95, 96, 132, 181, 182, 186, 187, 222, 225, 235, 236, 238, 240, 242, 245, 260–263, 265, 270, 300, 368, 464–466, 469, 471, 541, 544, 608, 609, 617, 623, 624, 628
Giuliana von Bologna, 713
Giuliani, Veronica, Heilige, 697, 712
Giusti, Giovanni, 94
Giza, 165
Glasgow, 530
Glasnevin Cemetery, 458
Gleichen, Herrmann von, 303
Glogau, 299
Glogau, Anna von, 409
Glorious Revolution, 231
Gloucester, 225
Glyzerin, 491
Gnadenkapelle (Altötting), V, 50, 311, 315, 316, 321–329, 331, 336, 344, 346, 349, 350, 356, 390, 396, 408, 411, 418, 567, 570, 571, 579, 739–741, 745, 750, 752
Gnadenmadonna (Altötting), 311
Gneiding, 336
Gniezno, 631, 633–636, 685
Goa, 509
Gobert, Jacques Nicolas, 169
Godehard von Hildesheim, Heiliger, 539, 692, 712
Göllersdorf, 372, 550, 589, 658
Görlitz, Elisabeth von, 563, 663
Goëss, Johann von, 590
Göttingen, 299
Göttweig (Stift), 420
Gois, Edme-François-Etienne, 172
Gold, 44, 49, 91, 93, 329, 334, 357, 358, 390, 592, 699
Goldenes Vließ, 363, 440
Gondi, Charles de, 704
Gondi, Jean-François Paul de, 602, 616

Gondola, Franz Josef von, 363
Gondrin, Louis-Henri de, 611, 679
Gontaut, Jeanne de, 175, 176
Gonzaga von Mantua-Nevers, Eleonora Magdalena, 358, 426, 428
Gonzaga, Eleonora, 344, 350, 366, 432
Gonzaga, Marie Louise, 475
Gonzaga, Vincenzo I., 344
Gonzaga-Nevers, Louise Marie, 473
González de Santa Cruz, Roque, 39, 709
Goodfellow, John, 243
Gorajski, Stanisław, 488, 522
Gori-Mancini, Gaspare, 516, 646
Gorrevod, Charles-Emmanuel II. de, 595, 674
Gorrevod, Philippe-Eugène II. de, 595, 674
Gorzeński, Tymoteusz Paweł, 635
Goslar, 14, 21, 47, 92, 152, 300, 406, 594, 724
Gotha, 37
Gottesackerkapelle (Waldshut-Tiengen), 370, 591
Gottfried von Straßburg, 44
Gottfried von Viterbo, 301
Gouffier, Claude, 101, 102
Gough, Richard, 67, 217
Gourgaud, Gaspard, 166
Gournay, Robert de, 240
Gousset, Thomas, 603
Grabeskirche (Jerusalem), 69, 236, 294
Graff, Subkustos, 657
Graham, James, 1. Marquess of Montrose, 268, 530
Grammont, Antoine-Pierre de, 595, 596, 674
Grammont, Antoine-Pierre II. de, 597, 674
Grammont, François-Joseph de, 596, 597, 674
Granada, 463, 508, 517

Granada-Konföderation, 532
Grande Chartreuse, La, 223
Grandmont, 222
Grandmont (Abtei), 68
Grandmont, Gabriel de, 197
Grange d'Arquien, Marie Casimire Louise de la, 475
Grange, Jean de la, 604
Grasse, François Joseph Paul de, 152
Gravenegg, Joachim von, 568
Graveney, 264
Gravier de Vergennes, Constantin, 173
Graville, 96
Gray, 185
Gray, Thomas, 683
Graz, 82, 172, 310, 312, 350, 361, 366, 431, 432
Grazer Dom, 309, 365
Greenwich, 228, 629
Gregor I., Papst, 689
Gregor IX., Papst, 420
Gregor XV., Papst, 688
Gregor XVI., Papst, 688
Greiffenclau zu Vollrads, Georg Friedrich von, 553
Greiffenclau zu Vollrads, Karl Philipp von, 656
Greiz, 371
Grente, Georges, 622
Grétry, André-Ernest-Modeste, 21, 171, 466, 748
Gretrys Herz, 45
Greyfriars Church (London), 223, 225, 626
Greyfriars Church (Oxford), 278
Griechenland, 15, 257, 443–444, 493, 721
Grimaud, Albert, comte d'Orsay, 173
Grimm, Jakob, 41
Grisart, Jean-Louis Victor, 126
Gródek, 471
Groeninghe, 464
Grojec, 486, 522
Grootseminarie Brugge, 643

NAMENS-, ORTS- UND SACHREGISTER

Gropp, Ignatius, 545
Gros, Jean de, 53
Groß zu Trockau, Adam Friedrich, 546, 656
Große Kirche (Emden), 397, 440
Großgründlach, 374
Grote Kerk (Breda), 99
Grotius, Hugo, 369
Grouchy, Charlotte de, 136
Grouchy, Emmanuel de, 206
Gruffydd, Dafydd ap, 38
Grumbach, Wilhelm von, 37, 543
Grzybkowski, Andrzej, 265
Gschwend, 503
Guadagnolo, 652
Guadalajara, 646, 710
Guangxi, 40
Guarromán, 169
Gudin de La Sablonnière, Caroline, 170
Gudin de La Sablonnière, Charles Etienne, 170
Gudrun, 40
Gué de Bagnols, Guillaume de, 141
Guesclin, Bertrand du, 81, 84, 85, 103, 153, 507, 730, 731
Güssing, 707, 716
Guevara, Ernesto (Che), 534
Guido von Vienne, 648
Guildford, 223
Guilhermy, Ferdinand, 107
Guillot de Montdésir, Pierre, 151
Guirun, 44
Guise (Geschlecht), 119, 128
Guiskard, Robert, 13, 14, 16, 233, 448
Gumpelzhaimer, Christian Gottlieb, 422
Gurk, 586, 589, 590, 643
Gurnemanz, 43
Gurowska, Ludwika, 489
Gurowska, Rosalia, 488, 522
Gurowski, Rafał, 488, 489
Gustav II. Adolf (Schweden), 315, 316, 344, 368, 369, 413, 511

Gustav Samuel Leopold (Pfalz-Zweibrücken), 318
Guttenberg, Johann Gottfried von, 655

Haberfeld, Walter, 534
Habsburg, Albrecht VII. von, 466
Habsburg, Anna von, siehe Hohenberg, Gertrud von
Habsburg, Gabriela von, 379, 502
Habsburg, Hartmann von, 339
Habsburg, Mathilde von, 409
Habsburg, Otto von, VI, 23, 46, 346, 356, 379, 399, 461, 462, 501, 502, 720, 754
Habsburg, Ratbod von, 338
Habsburg, Rudolf IV. von, siehe Rudolf I. (HRR)
Habsburg, Werner I. von, 338
Habsburger (Geschlecht), V, 6, 18, 19, 22, 23, 47, 48, 50, 65, 118, 217, 305, 306, 311, 323, 338–360, 364, 365, 367–369, 381, 382, 385, 386, 388, 459, 461, 462, 471, 509, 549, 550, 567, 569, 581, 589, 593, 631, 639, 643, 720
Haccombe, 264
Hadamar, 393, 395, 440, 742
Haddington, 268
Hadham Hall, 252
Hänel von Cronenthal, Charlotte Elisabeth, 376, 435
Hainberg, 336
Haiti, 155
Halberstadt, 589, 643
Halia, 630, 685
Halifax, 628
Halle (Belgien), 90, 466
Halle (Saale), 573
Haller von Hallerstein, Johann Sigmund, 374
Hamble, 258
Hamburg, 247
Hamilton, 269

Hamilton, Alexander, 10. Duke of Hamilton, 269
Hamilton, Mary Victoria, 392
Hamilton, William, 11. Duke of Hamilton, 392
Hammelburg, 568, 576
Hammersmith, 255, 617
Hampton Court Palace, 227
Hampton-in-Arden, 261
Hanau, 373, 487
Haneberg, Abt, 326
Hangest, Charles de, 445, 513
Hanivel, Madeleine de, 679
Hannover, 232
Harald II. (England), 14
Harbin, 39
Harby, 222
Harcourt, Marie d', 88, 189
Hardenberg, Karl August von, 5, 20, 49, 337, 374, 377, 511, 748
Hardenberg, Lucie Amalie Wilhelmine von, 337, 375
Hardy sen., Thomas, 259
Hardy, Emma, 259
Hardy, Jemima, 259
Hardy, Thomas, 259, 496, 752
Hardyng, John, 81
Harlay de Champvallon, François de, 614
Harlay de Champvallon, François III. de, 599
Harlay, François de, 679
Harlay, François II. de, 613, 614
Harlay, Louis de, 120
Harley, Anna Sophia, 248, 265, 281, 288
Harley, Christopher, 248, 288
Harrach, Franz Anton von, 585, 671
Harris, Hester, 264
Harrison, Jim, 45
Harstall, Adalbert von, 569, 665
Harsyke, Frau, 264
Harsyke, Roger, 264
Hartkirchen, 587

Hartshorne, Emily Sophia, 2, 85, 107, 108, 179, 217, 233, 234, 239, 264, 271, 279, 281, 282, 294, 508, 675, 678
Harwich, 253
Haslach, 341, 383
Hastings, 14
Hastings, Maud de, 242
Hatfield Chase, 623
Hattstein, Marquard von, 557
Hatzfeld, Franz von, 368, 545
Hatzfeld, Herrmann von, 368, 369, 433
Hatzfeld, Melchior von, 368, 433
Hauff, Wilhelm, 41
Haug, Norbert, 28
Hautemer de Grancey, Guillaume de, 118
Hauterive, 4
Hautes Bruyères, 69
Hawlik-van de Water, Magdalena, 648
Haÿ-les-Roses, L', 158
Hayles Abbey, 224, 225, 277
Hechingen, 333
Heestert, 468
Heidelberg, 307
Heilig-Geist-Kirche (Lublin), 483
Heilig-Geist-Kirche (München), 410
Heilig-Kreuz-Basilika (Warschau), 492, 495, 496, 632, 751
Heilig-Kreuz-Kirche (Ehrenbreitstein), 564, 661
Heiligenberg, Schloss, 382
Heiligenkreuz, Stift, 303, 338, 359
Heiliges Römisches Reich deutscher Nation, 15, 18, 37, 48, 59, 61, 65, 260, 297–306, 311, 339, 340, 367, 368, 371, 379, 386, 397, 411, 421, 448, 462, 468, 470, 471, 473, 498, 506, 541, 552, 555, 561, 562, 565, 568, 569, 581, 589, 594, 623, 642, 643, 648, 654, 657, 660, 668, 670, 671, 674, 686, 719, 720

NAMENS-, ORTS- UND SACHREGISTER

Heinrich I. (Bar), 76
Heinrich I. (England), 66, 219, 234, 238, 623
Heinrich I. (HRR), 298
Heinrich I. (Longueville), 109
Heinrich I. (Ostfrankenreich), 297
Heinrich I. (Portugal), 509
Heinrich I. (Würzburg), 542
Heinrich II. (England), 67, 68, 179, 219, 220, 222, 238, 273
Heinrich II. (Frankreich), 50, 51, 64, 97–99, 102–108, 110, 111, 160, 175, 177, 194, 197, 199, 221, 398, 600, 613, 734
Heinrich II. (HRR), 13, 299, 547
Heinrich II. (Longueville), 109, 196
Heinrich II. (Navarra), 117, 118
Heinrich II. (Savoyen), 130
Heinrich III. (Brabant), 466
Heinrich III. (England), 57, 179, 218, 220, 221, 223, 224, 235, 236, 239, 273, 274, 285, 599, 609, 624, 625
Heinrich III. (Frankreich), 50, 103, 107, 110, 111, 118, 120, 229, 472, 600, 613
Heinrich III. (HRR), 14, 21, 47, 57, 92, 298, 300, 405, 406, 594
Heinrich IV. (Bayern), siehe Heinrich II. (HRR)
Heinrich IV. (England), 226, 281, 285
Heinrich IV. (Frankreich), 106, 109, 111, 114–118, 120, 121, 125, 137, 160, 198, 199, 202, 212, 231, 393, 600
Heinrich IV. (HRR), 9, 14, 300
Heinrich V., 244
Heinrich V. (England), 87, 226
Heinrich V. (HRR), 14, 299, 301, 302, 405, 406, 468, 725
Heinrich VI. (England), 226, 244, 245
Heinrich VI. (HRR), 448

Heinrich VII. (England), 226, 228, 229, 231, 232, 252, 253, 281
Heinrich VII. (HRR), 304, 305, 451
Heinrich VII. (Waldeck), 404
Heinrich VIII. (England), 94, 96, 227, 228, 239, 245, 285, 622, 629
Heinrich der Jüngere (England), 67, 68, 178, 222, 607
Heinrich der Löwe, 302, 400, 401
Heinrich der Stolze, 301
Heinrich III. (HRR), 724
Heinrich Julius (Braunschweig-Wolfenbüttel), 401, 403, 404, 499, 643
Heinrich Raspe IV., 304, 464
Heinrich, Archidiakon, 7
Heinrich, Michael, 37
Heinsberg, Philipp I. von, 565
Heisterbach, Caesarius von, 712
Heldburg, Veste, 23, 379, 399, 502, 754
Hémard de Denonville, Charles de, 604
Hendam, Anna Charlotta, 371
Hénencourt, Adrien de, 604
Henham, 245
Henry of Almain, 224, 236, 277, 281
Herblay, 674
Héré, Emmanuel, 150
Hereford, 234, 609, 624, 626
Hereford Cathedral, 624, 626
Herefordshire, 240
Herkules, 109, 153
Hermopolis, 619, 682
Herodot, 6, 34, 35
Herr, Franz-Josef, 56, 389, 392, 439
Herrenzimmern, Burg, 384
Herrenzimmern, Schloss, 305
Herrieden, 578
Hertfordshire, 630
Hertz, Wilhelm, 29
Herweg, Stephan, 491
Das Herz in der Büchse, 45
Das Herz von Douglas, 45

Herz-Jesu-Verehrung, 19, 56, 157, 174, 203, 264, 319, 327, 439
Herzenbergkapelle (Hadamar), 394–396, 742
Herzgrab, siehe Kardiotaph
Herzgruft, 47, 49, 56, 71, 82, 172, 345, 346, 351, 354, 355, 364, 365, 388, 389, 391, 392, 423, 439, 461, 558
Herzmäre, 40, 43
Herzmythos, 15, 19, 64, 315, 527
Herzogsgruft (Wien), 331, 346, 350, 351, 356, 359, 360, 423, 567, 586, 589
Herzskarabäus, 34
Herzsymbol, 41, 89, 115, 178, 243, 247, 264, 335, 373, 437, 558, 562, 564, 588, 604, 610, 613, 634, 680, 694
Herztransplantation, 24
Herzurne, 5, 21–23, 47–49, 51, 53, 54, 57, 72, 78, 96, 107, 108, 111, 114, 115, 120, 128, 129, 139, 141, 143, 148, 153, 155, 158, 160, 164, 167, 185, 212, 220, 226, 228, 232, 239, 248, 251, 268, 272, 311, 326–329, 331, 334, 335, 345, 346, 349, 353, 354, 356, 357, 360, 362, 375, 378, 379, 387, 400, 401, 403, 424, 425, 430, 467, 473, 476, 480, 482–485, 488, 490, 492, 494, 498, 502, 503, 512, 532, 546, 549, 553, 554, 568, 582, 585, 605, 630, 634, 638, 657, 659, 661, 683
Herzwaage, 35
Herzzauber, 41
Hessen, 669, 685
Hessen, Anna von, 318
Hessen, Hermann von, 566
Hessen-Darmstadt (Geschlecht), 379–381
Hessen-Darmstadt, Elisabeth Amalie Magdalena von, 319, 415
Hessen-Darmstadt, Friedrich von, 631, 685
Hessen-Darmstadt, Georg von, 379, 436
Hessen-Darmstadt, Heinrich von, 379
Hessen-Darmstadt, Joseph Ignaz Philipp von, 580, 669
Hessen-Darmstadt, Philipp von, 379, 380, 436
Hessen-Darmstadt, Sophie Agnes von, 319
Hessen-Kassel (Geschlecht), 380–381
Hessen-Kassel, Ludwig von, 380
Hessen-Kassel, Marie Friederike von, 373
Hessen-Rheinfels, Christina Franziska Polyxena von, 381
Hessen-Rheinfels-Rotenburg, Eleonore von, 322, 416
La Hestroye, 677
Hetzendorf von Hohenberg, Johann Ferdinand, 354
Hetzendorf, Schloss, 358, 428
Heusenstamm, 372
Heverlee, 464
Hexe, 40, 41
Hexenprozesse, 37
Hilda (Braut Rolands), 13
Hildebrandt, Eugen von, 658
Hildebrandt, Johann Lucas von, 585
Hildesheim, 301, 539, 571, 573, 692
Hilpoltstein, 318
Himmerod, Kloster, 562
Hitler, Adolf, 355, 505
Hlond, August, 636–638
Ho-Chi-Minh-Stadt, 39, 711
Hoby, Margaret, 265, 739
Hodges, Thomas, 247
Höglwörth, Kloster, 303
Hof, 378
Hofburg (Wien), 311, 343, 350, 355
Hofburgkapelle (Innsbruck), 345, 423
Hoffmanowa, Klementyna, 171, 494, 523

NAMENS-, ORTS- UND SACHREGISTER

Hofkapelle der Residenz München, 330
Hofkirche (Innsbruck), 341, 367, 432
Hofkirche (Neuburg, 318, 319, 391, 418
Hofkirche zur Unbefleckten Empfängnis (Brixen), 642
Hogarth, William, 157
Hohenberg, Gertrud von, 4, 338
Hoheneck, Rudolf von, 581
Hohenheim, Franziska von, 387
Hohenlohe, Albrecht II. von, 656
Hohenlohe, Albrecht von, 386
Hohensalzburg, Festung, 581
Hohenschwangau, Schloss, 327
Hohenzollern-Hechingen (Geschlecht), 378
Holcott, William, 247, 629
Holte, Wigbold von, 566, 574
Hoo, William de, 276
Hopfgartner, Wolfgang, 56
Hôpital aux Genettes (Lyon), 148, 149
Hôpital Cochin, 209, 602, 621
Hôpital de la Charité de Paris, 615
Hôpital de la Salpêtrière, 602, 621
Hôpital des Incurables, 602, 676
Hôpital Laennec de Paris, 676
Hôpital Saint-Charles (Nancy), 151
Hôpital Saint Vincent de Paul (Paris), 601
Horndon-on-the-Hill, 279
Horne, Robert, 629
Horneck von Weinheim, Johann Philipp, 552
Horneck von Weinheim, Lothar Franz, 552
Horsted Keynes, 261
Horus, 33
Hospice d'Enghien, 704
Hospice des Incurables (Paris), 129
Hospitalkirche (Stuttgart), 386, 438
Hôtel des Invalides, 163
Hôtel-Dieu (Paris), 161
Hôtel-Dieu (Tonnerre), 132

Houdon, Jean-Antoine, 155
Houel, Charles, 679
Houghton, William, 627
House of Commons, 458
Hoveden, Roger de, 178
Hovius, Mathias, 642
Howard, Henry, 465
Howard, William, 289
Howden, 624, 627
Hrabanus Maurus, 11, 28
Hubertusburg, Schloss, 382
Hucknall, 258, 443
Hütteldorfer Friedhof, 359
Hugenotten, 107, 179, 318
Hugenottenkriege, 103, 195
Hugo Capet, 63
Hugo von Cluny, 66, 608
Hulton Abbey, 38
Humanismus, 111
Hume of Godscroft, David, 294
Hundertjähriger Krieg, 39, 70, 84, 87, 244
Hungerford, Edward, 251
Hunnen, 40
Hunt, Leigh, 257
Hunter, John, 52, 256, 376
Hurault de Cheverny, Anne, 139
Hureau de Sénarmont, Alexandre-Antoine, 167
Hutten zum Stolzenberg, Franz Christoph von, 560, 561, 662
Hutten, Christoph Franz von, 655
Hydra, 52, 443

Ignatius von Antiochien, Heiliger, 6, 638, 692, 723
Igreja da Lapa (Porto), 374, 419, 510
IJssel, 519
Île-de-France, 68, 613
Illiers, Florent d', 189
Il-Lunzjata (Valletta), 445
Imbert, Gaspard d', 151
Imola, Benvenuto da, 277
Inchcolm, 627
Inchcolm Abbey, 627

Indersbach, Kloster, 307
Indien, 43, 509, 711, 721
Ingelheim, 298
Ingelheim, Anselm Franz von, 57, 555, 655
Ingleby, 263
Ingolstadt, 308, 312, 314, 350, 409–411, 582, 742
Inn, 322
Innes, Louis, 139
Innozenz IX., Papst, 688
Innozenz X., Papst, 688
Innozenz XI., Papst, 651, 688
Innozenz XII., Papst, 651, 688, 689
Innozenz XIII., Papst, 640, 652, 688, 689, 744
Innsbruck, 339, 345, 352, 353, 359, 367, 423, 425, 451, 590, 642
Inquisition, 37
Internationales Olympisches Komitee, 443
Invalidenfriedhof (Berlin), 378
Ipswich, 243
Ireton, Henry, 270
Irland, 240, 248, 252, 269–270, 516, 628
Isaacs, Jorge, 532
Isabella von Frankreich (Navarra), 59, 61, 69, 70
Ischia, 21
Isenburg, Friedrich von, 565, 693, 712
Isenburg-Büdingen, Christiane Fernandine von, 371
Isengrimm von Ottobeuren, 301
Islington and St. Pancras Cemetery, 617
Isolt (Isolde), 44
Israel, 721
Issy-les-Moulineaux, 601
Istanbul, 500, 529, 632
Italien, 12–15, 28, 75, 166, 407, 445, 447–459, 471, 539, 611, 638–642, 647, 678, 692, 701, 707, 710, 721
Izyaslaw, 487

Jabłonowska, Anna Paulina, 487
Jabłonowska, Dorota, 487
Jabłonowska, Zofia, 487, 522
Jabłonowski (Geschlecht), 479
Jabłonowski, Józef Aleksander, 479
Jabłonowski, Jan Kajetan, 485
Jabłonowski, Stanisław, 490
Jadwiga, siehe Anjou, Hedwig von
Jagiellonen, 472, 643
Jakob I. (England), 38, 226, 229, 230, 250, 281, 527
Jakob I. (Schottland), 267
Jakob II. (England), 137, 138, 207, 208, 231, 232, 248, 268
Jakob III. (England), 207, 208
Jakob III. (Schottland), 465
Jakob IV. (England), 294
Jakob VI. (Schottland), siehe Jakob I. (England)
Jakobiner, 20, 167
Jakobinerkloster Paris, siehe Couvent des Dominicains (Paris)
Jakobskathedrale (Szczecin), 21, 376, 436, 495
Jakobsweg, 29
Jakobus, Apostel, 85
Jamaika, 253, 531, 721
James II. (England), 617
Janiwskyj-Friedhof, 637
Jansenismus, 135, 137, 141, 142
Jansenisten, 64, 126, 196, 203
Jarosław, 479, 482, 521
Jaus, Ursus Victor, 351
Jean II. (Bretagne), 223
Jeannin, Pierre, 118
Jędrzejewicz, Ludwika, 494
Jegendorf, 336
Jena, 403
Jeremia, Prophet, 265
Jerewan, 529
Jerez de la Frontera, 77
Jermyn, Henry, 465
Jerusalem, 15, 45, 59, 69, 88–90, 219, 221, 247, 266, 269, 291,

294, 340, 397, 465, 506, 517, 527, 528, 749
Jeruzalemkerk (Brügge), 465
Jesuiten, 18, 64, 91, 114–117, 121–124, 126, 130, 132, 137, 138, 142, 151, 203, 312, 319, 328, 333, 363, 369, 381, 394, 473, 483, 548, 552, 563, 602, 607, 631, 639, 640, 675, 679
Jesuitenkirche Bonn, 567, 571
Jesuitenkirche Innsbruck, 343, 367, 451
Jesuitenkirche Pruntrut, 591, 592, 673
Jesuitenkirche Solothurn, 490, 491
Jesuitenkirche Warschau, 472, 473, 519
Jesuitenkolleg Baden-Baden, 389
Jesuitenkolleg Bordeaux, 616
Jesus Christus, 6, 9, 423, 513, 525, 527, 677, 691, 695–698, 702
Jesuskirche (Kirschkau), 371
Jobst, Johann L., 670
Johann I. (Polen), 471
Johann I. (Schwarzenberg), 364
Johann II. (Frankreich), 81, 89, 196, 453, 599
Johann II. Kasimir (Polen), 137, 472, 473, 742
Johann III. Sobieski (Polen), 151, 399, 457, 474–477, 479, 480, 482, 520, 743
Johann IV. (Nassau), 392
Johann V. (Portugal), 357, 510
Johann VI. (Portugal), 510
Johann Adolf II. (Sachsen-Weißenfels), 399
Johann Christian Joseph (Pfalz-Sulzbach), 321, 322
Johann Ernst I. (Sachsen-Weimar), 499
Johann Friedrich (Pfalz-Hilpoltstein), 319
Johann Friedrich II. (Sachsen), 306, 360, 361, 430

Johann IV. (Nassau), 733
Johann Ludwig (Nassau-Hadamar), 393, 395, 439, 440
Johann Ohnefurcht, 188
Johann Ohneland, 68, 70, 179, 221, 222, 237, 246, 275, 624
Johanna (Blois), 74, 182
Johanna (Burgund), 81, 160
Johanna (Hachberg-Sausenberg), 305
Johanna I. (Auvergne), 81, 196
Johanna I. (Navarra), 16, 77, 184, 463
Johanna II. (Burgund), 78, 79, 212
Johanna II. (Navarra), 77
Johanna Maria vom Kreuze, 697
Johanna von England, 241
Johannes der Täufer, Heiliger, 456, 677
Johannes II., Papst, 6
Johannes Nepomuk, Heiliger, 585
Johannes Paul II., Papst, 23, 46, 457, 637, 638, 653, 686, 707, 709, 711
Johannes XXII., Papst, 185, 225, 294, 297
Johannes, Evangelist, 577
Johannes, Jünger, 385
Johanneskathedrale (Warschau), 478, 491, 496, 530, 636
Johannisberg, Kloster, 569
Johannisberg, Schloss, 376
Johannisburg, Schloss, 552, 556
Johanniskirche (Mainz), 11, 12, 28, 297, 552
Johanniskirche (Saalfeld), 369, 433
Johanniskirche (Worms), 371
Johanniter, 243, 259, 402, 444, 447, 540, 646
Johannsspitalkirche (Salzburg), 584
Joinville, 107
Joly, Robert de, 176
Josef I. (Schwarzenberg), 364, 431
Josef von Copertino, 701
Joseph (Fürstenberg-Stühlingen), 382

Joseph I. (HRR), 323, 348, 349, 357, 360, 381, 424, 426, 428, 429, 549
Joseph I. (Portugal), 510
Joseph II. (HRR), 344, 345, 350, 353, 358, 359, 365, 492, 493
Joseph Maria (Fürstenberg-Stühlingen), 382
Joseph Wenzel (Fürstenberg-Stühlingen), 382
Joubert, François, 211
Jourdan, Noël de, 154
Juan de Austria, 467, 508, 519
Juan José de Austria, 312, 508, 518
Juárez, Benito, 358, 533
Judentum, 1
Julirevolution, 161, 462
Julius II., Papst, 647
Julius-Maximilians-Universität, 654
Jumièges, 87, 679
Justinian, 6
Justitia, 104, 105

Kärnten, 351, 421, 425
Kairo, 69
Kaiserdom (Königslutter), 301
Kaiserebersdorf, 165
Kaisheim, Kloster, 308, 408
Kalabrien, 448
Kalifornien, 529
Kalisz, 632, 638
Kalkar, Stephan von, 17
Kalkhoven, Matthias, 393
Kaltern, 343, 367, 451
Kamaldulenser, 474
Kamille, 25, 673
Kamillianer, 699, 700, 714
Kamillus von Lellis, 699, 700, 703, 738
Kamjanez-Podilskyj, 633, 685
Kampen, 167, 469
Kanada, 22, 710
Kanope, 33
Kap Tenaro, 547, 656, 657
Kapetinger, 19, 63, 70, 71, 76

Kapuziner, 316, 346, 347, 370, 383, 384, 391, 411, 433, 434, 439, 484, 529, 572, 582, 606, 639, 700
Kapuzinergruft Bonn, 567
Kapuzinergruft Lublin, 484
Kapuzinergruft Wien, 22, 23, 93, 343, 344, 346–347, 350, 352, 354–360, 367, 379, 416, 425, 428, 462, 502, 564, 567, 589, 644
Kapuzinerkirche Bruchsal, 559
Kapuzinerkirche Linz, 363, 364, 431
Kapuzinerkloster Altötting, 571
Kapuzinerkloster Bonn, 572
Kapuzinerkloster Dubno, 387
Kapuzinerkloster Haslach, 383
Kapuzinerkloster Meudon, 131
Kapuzinerkloster Passau, 561
Kapuzinerkloster Salzburg, 582
Kapuzinerkloster Stühlingen, 383
Kapuzinerkloster Warschau, 474, 476
Kapuzinerkloster Wien, 343
Karbol, 491
Kardiotaph, VII, 17, 47, 51, 56, 57, 69–71, 84, 87, 89, 99, 101, 105, 108, 109, 112, 113, 117, 119, 121, 129, 130, 132–134, 136, 139, 141, 154, 159, 162, 168, 176, 183, 202, 205, 211, 232, 236–238, 240, 241, 246, 247, 251, 260, 262, 265, 268, 281, 287, 300, 305, 314–318, 322, 329, 335–337, 364, 369–371, 382, 383, 385, 391, 392, 394–396, 408, 412, 437, 454, 458, 464, 465, 467, 473, 474, 476, 480–484, 486, 488–490, 494–496, 510, 544, 546, 558, 560, 566, 573, 574, 577, 578, 580, 585, 587, 590–592, 595–601, 605, 606, 609, 610, 612, 615–617, 619–622, 624, 625, 633, 634, 636, 651, 668, 680, 682, 683
Karl I. (Österreich-Ungarn), 22, 31, 356, 461, 462, 501, 753

Karl I. (England), 137, 206, 229–231, 251, 253, 281, 530
Karl I. (Habsburg), 51
Karl I. (Neapel), 47, 72–74, 182, 183, 221, 223, 338, 449–451
Karl I. (Valois), 77
Karl X. (Frankreich), 172, 367, 432, 619
Karl XII. (Schweden), 387, 398, 438, 476
Karl II. (England), 137, 206, 231, 232, 252, 253, 281, 530
Karl II. (Innerösterreich), 309, 365, 432
Karl II. (Navarra), 507
Karl II. (Neapel), 72, 73, 182, 183, 450, 451
Karl II. (Rumänien), 504, 505
Karl II. (Spanien), 379, 436
Karl III. (Parma), 459
Karl IV. (Frankreich), 48, 78–80, 82, 182, 186, 187
Karl IV. (HRR), 18, 359, 549
Karl IV. (Lothringen), 112
Karl V. (Frankreich), 47, 48, 51, 57, 75, 79, 81, 82, 84–86, 90, 92, 103, 110, 186, 188, 189, 599, 604, 607
Karl V. (HRR), 21, 37, 96, 98, 99, 103, 118, 341–343, 398, 444, 464, 467, 508
Karl V. (Lothringen), 589
Karl VI. (Frankreich), 75, 86, 189, 197, 308
Karl VI. (HRR), 156, 305, 323, 353, 360, 362, 364, 382, 426, 429–431
Karl VII. (Frankreich), 39, 85, 87, 91, 678
Karl VII. (HRR), 22, 49, 107, 323–325, 329, 331, 340, 351, 353, 390, 411, 412, 416, 418, 438, 745
Karl VIII. (Frankreich), 91, 92, 95, 191, 610, 612
Karl IX. (Frankreich), 102, 103, 107, 194, 196, 197, 472
Karl Borromäus, Heiliger, 586, 692, 698, 699, 713
Karl der Große, 10, 12, 43, 65, 297, 298, 404
Karl der Kahle, 12, 28, 63, 65, 298
Karl der Kühne, 305, 462, 463
Karl Eugen (Württemberg), 173, 387
Karl Friedrich (Baden), 392
Karl IV. (Frankreich), 728
Karl Joachim (Fürstenberg-Stühlingen), 383
Karl Ludwig Friedrich (Baden), 392
Karl Theodor (Pfalz und Bayern), 321, 325, 329–331, 416
Karl V. (Frankreich), 729
Karl Wilhelm Ferdinand (Braunschweig-Wolfenbüttel), 402, 403
Karlmann, 28
Karmeliten, 242
Karmelitenkloster in der Au, 548
Karmeliter, 112, 362, 445, 602
Karmeliterkirche (Warschau), 491
Karmelitinnen, 126, 127, 357, 380
Karolinger, 9, 218, 297, 311
Kartause von Ferrara, 452
Kasimirkirche (Warschau), 483
Kassel, 380
Kast, Laurentia, 56
Kastilien, 463, 506, 517
Kaszewice, 486
Katafalk, 10, 172, 185, 191, 328, 329, 380, 402, 418, 443, 478
Katalonien, 379, 436, 506, 508
Katharina II., 478
Katharina von Genua, Heilige, 713
Katharina von Siena, Heilige, 692
Katharina, Heilige, 365
Katharinenkirche (Oppenheim), 316
Kathedrale von Eger, 645
Katholische Hofkirche (Dresden), 398, 744

Katholische Liga, 312, 343, 388, 393, 581, 613
Katholizismus, 138, 176, 228, 231, 318, 353, 361, 369, 375, 378–380, 393, 398, 457, 458, 476, 495, 503, 534, 602, 616, 630, 691
Katte, Hans Hermann von, 403
Kaufmann, Louis, 475
Kaunda, Kenneth, 537
Kaunitz, Albrecht von, 363
Kaunitz, Karl Wilhelm von, 363
Kaunitz, Maximilian Ulrich von, 362, 372
Kaunitz-Rietberg (Geschlecht), 500
Kaunitz-Rietberg, Ernst Christoph Graf von, 363
Kaunitz-Rietberg, Franz Wenzel von, 363
Kaunitz-Rietberg, Leopoldine von, 363
Kaunitz-Rietberg, Wenzel Anton von, 363
Kaunitz-Rietberg-Questenberg, Dominik Andreas (II). von, 363
Kaupo von Turaida, 8
Keats, John, 257
Kefalonia, 13, 448
Kehlkopf, 443
Keller, Gottfried, 45
Kellermann, François-Christophe, 167, 747
Kelten, 8
Kempten, 568, 576
Kent, 138, 245, 248
Kern, Leonhard, 369
Kervile, Edmund, 287
Kervile, Robert, 243, 287
Kewstoke, 234
Keyser, Hendrick de, 469
Keyßler, Johann Georg, 19, 454
Khlesl, Melchior, 587, 588, 671
Kiel, 436
Kiernozia, 163
Kierski, Józef Tadeusz, 634

Kiesel, Johann, 660
Kiew, 490
Kikół, 489
Kilkenny, 270
Kilmainham, 243
King, William, 255
Kingsford, Charles Lethbridge, 242
Kinsella, Stuart, 295
Kirche am Hof (Wien), 363
Kirche der Heiligen Dreifaltigkeit (Kobylka), 633
Kirche der Hl. Teresa (Vilnius), 497
Kirche des heiligen Erzengels Michael und des Hl. Stanislaus (Krakau), 497
Kirche des Hl. Adalbert (Posen), 492
Kirche vom Heiligen Herzen Jesu (Opatówek), 493
Kirchenstaat, 653
Kircher, Athanasius, 639, 652, 686
Kirchheim unter Teck, 387
Kirk Sandall, 628
Kirketon, Roger de, 261, 291
Kirkham Abbey, 240
Kirschkau, 371
Klagenfurt, 589
Klara von Montefalco, 695, 712
Klarissen, 175, 223, 696, 704
Klarissenkloster (Alençon), 89
Klarissenkloster (Besançon), 112
Klarissenkloster (Graz), 350, 425
Klarissenkloster (Meran), 304
Klarissenkloster (Wien), 356, 425
Klarissenkloster Allerheiligen in Paradeis (Graz), 365, 432
Klášterec nad Ohří, 569, 590, 643
Kléber, Jean-Baptiste, 165
Klee, Burkard von der, 550, 658
Kleinarmenien, 83, 685
Kleinasien, 493
Kleinenglis, 404
Klenze, Leopold von, 333
Klesl, Melchior, 57
Kleve, Anna von, 227
Klinglin, Pastor, 211

Kloster der Unbeschuhten Karmeliten (Brüssel), 508
Kloster der Unbeschuhten Karmelitinnen (Warschau), 476
Kloster Fulda, 567
Knebel von Katzenelnbogen, Johann Anton I., 577, 578, 668
Knyszyn, 472
Koblenz, 558, 562, 563, 661, 663, 664
Kobyłka, 633
Kočevje, 503
Köln, 8, 116, 244, 309, 312, 320, 324, 357, 380, 540, 565–567, 571, 574, 578, 669, 693, 712
Köln, Engelbert I. von, 725
Kölner Dom, 27, 116, 325, 416, 565–567, 571, 693
König, Casparus, 315
König, Franz, 362
Königinkloster (Wien), 311, 343, 344, 350
Königsaal, Kloster, 498
Königsberg, 165
Königsegg-Rothenfels, Anna Sophia Eusebia von, 383
Königseinholung, 9
Königslutter, 301
Königsmarck, Aurora von, 152
Können, 574, 667
Kohlbach, Rochus, 433
Kohlhammer, Arzt, 426
Kołaczkowo, 483
Kołłątaj, Hugo, 634, 635
Kollegienkirche (Salzburg), 585
Kollmann, Krystyna, 521–524, 685
Kollonitz, Sigismund von, 589
Kolomyja, 520
Kolumbien, 536, 721
Komitas Pantheon, 529
Komorowski, Adam Ignacy, 634
Kongregation vom Heiligen Kreuz, 710
Konrad I. (Böhmen), 302

Konrad II. (HRR), 14, 47, 299, 300, 405, 406, 468
Konrad III. (HRR), 542
Konrad III. Otto, 448
Konrad IV. (HRR), 304, 449
Konrad von Würzburg, 40, 43, 44
Konradin, 72, 451
Konstantin der Große, 639
Konstantinopel, 13, 118
Konstanz, 317, 461, 559, 576, 579, 580, 639, 660, 662
Konstanzer Münster, 576
Konzil von Basel, 90
Konzil von Trient, 563
Konzil von Vienne, 1
Kopácsy, József, 645
Kopernikus, Nikolaus, 574
Korsika, 152
Kortrijk, 464, 466
Korwin-Milewski, Ignacy Karol, 497
Kościuszko, Tadeusz, 489–492, 522, 638, 748
Kosovo, 501
Kospoth, William von, 375
Kottulinsky-Rohan, Charlotte, 169
Kowno, 474
Kozminska, Józefa, 485
Krain, 425
Krakau, 23, 46, 137, 150, 151, 171, 368, 399, 471–473, 475, 477, 480, 482, 491, 492, 494, 497, 632, 635, 653
Kranichberg, Burg, 362
Kraniotomie, 5
Krasińska, Eustachia, 486, 522
Krasińska, Marya, 482
Krasiński (Geschlecht), 479, 482, 487
Krasiński, Jan Dobrogost, 482
Krasiński, Kazimierz, 486, 522
Krasiński, Ludwik Adam, 487
Krasiński, Michał Hieronim, 488, 522
Krasiński, Piotr, 488
Krasiński, Stanisław Bonifacy, 482
Krasiński, Wincenty, 488, 493, 522

Krasne, 487, 522
Krasnystaw, 486
Kratz von Scharfenstein, Philipp II., 561
Krefeld, 152
Kremsmünster, 588
Kreta, 131, 454
Kreuzfahrer, 14, 16, 18
Kreuzzüge, 59–61
Kreuzzug der Barone, 69
Kreuzzugsbewegung, 15, 16, 64, 69, 217, 303, 308, 448, 459, 527, 719
Krimkrieg, 170
Kroatien, 31, 351, 425, 462, 500
Kroell, Godefried, 25
Krumau, siehe Český Krumlov
Krumb, Joachim, 312
Krumpper, Hans, 309
Krzemieniec, 490
Kuba, 534
Kümmel, 673
Kuenburg, Max Gandolf von, 582, 583, 670
Kuenburg, Polykarp von, 590
Künigl, Kaspar Ignaz von, 340, 590, 642
Kuenring, Hadmar I. von, 407
Kuenring, Hadmar II. von, 61, 302, 303
Küppferle, Gabriel, 313
Kues, siehe Bernkastel
Kues, Nikolaus von, 17, 57, 298, 574, 575, 642, 650, 668
Kuhl, Hartmut, 440
Kujawien-Pommern, 489
Kunigunde von Staufen, 498
Kuntner, Florian, 672
Kupfer, 212, 213, 248, 606, 671, 692
Kuppenheim, 56
Kusel, 169
Kwilcz, 485
Kwilecki, Franciszek Antoni, 485
Kykkos, Kloster, 447

La Bourdonnaye, Jean-Louis de, 617

La Forest, Pierre de, 607
La Grange d'Arquien, Marie Casimire Louise de, 151
La Marche, Philippe de, 79
La Marck, Karl Robert de, 197
La Marthonie, Jacques de, 604
La Motte-Feuilly, Schloss, 95
La Rochefoucauld (Kardinal), François de, 602, 676
La Rue, Charles de, 122
La Tour d'Auvergne, Godefroy-Maurice de, 132
La Tour d'Auvergne, Maria Henriette de, 321, 322
La Tour d'Auvergne, Théophile Malo Corret de, 164, 214
La Tour d'Auvergne, vicomte de Turenne, Henri de, 130, 131, 153, 164
La Trémoïlle, Marie-Sylvie-Brabantine de, 80
Laarne, 465
Łabiszyn, 487
Labouré, Catherine, 703, 704, 715
Lachesis, 193
Lacock Abbey, 240, 627, 684
Lacy, Edmund de, 2. Earl of Lincoln, 239, 285
Lai d'Ignaure, 44
Lalande, Jérôme, 170
Lalkowy, 633
Lamballe, Marie-Louise de, 40
Lamberg, Johann Philipp von, 570
Lamberg, Joseph Dominikus von, 570
Lamberg, Karl Adam von, 361, 362, 430
Lambeth Palace, 629
Lamoignon, Guillaume I. de, 137
Lancaster (Geschlecht), 218, 226
Lanciano, 708
Łańcut, 480
Landau, 383, 384, 437
Landriot, Jean-François, 620, 682
Landshut, 308, 410
Langeais, 92

NAMENS-, ORTS- UND SACHREGISTER

Langenschwalbach, 388
Langlois, Nicolas, 679
Langobarden, 9
Langres, 597, 598
Lannes, Jean, 165
Lannoy, Anne Elisabeth de, 605
Lannoy, Nicolas de, 113
Lanze Spezzatte, 649
Laon, 600
Lariboisière, Ferdinand de, 50
Lariboisière, Jean Ambroise Baston de, 50
Larking, L. B., 236
Larrey, Dominique, 148–150, 210
Larrey, Hippolyte, 148
Lasocki, Józef, 485, 521
Lassay-sur-Croisne, 91
Lasteyrie, Robert de, 107
Lateransbasilika, 69
Laud, Heiliger, 269, 295
Laude, Simon de, 462
Laudenbach, 368, 369
Lauingen, 310, 319
Laurentius von Brindisi, 700, 701
Lausanne, 164, 443, 497
Lauterecken, 488
Laval, 118
Laval, Guy XII. de, 85
Laval, Jeanne de, 88, 610
Laval, Pierre de, 610
Laval-Montmorency, Jean de, 119
Laval-Tinténiac, Jeanne de, 85
Lavardin, Antoine de, 49, 151
Lavardin, Hector de, 49, 151
Lavello, 449
Lavendel, 5, 673
Lawson jun., John, 289
Lawson, John, 253, 289
Lazaristen, 703, 715
Łazienki-Palast, 491
Le Breton, John, 624
Le Herpeur, Étienne-Jean-François, 647
Le Hongre, Étienne, 108
Le Nôtre, André, 157

Le Prestre de Vauban, Sébastien, 133, 164, 214
Le Roy, Thomas, 612, 679
Le Sinierre, Pierre, 607
Le Tellier de Courtenvaux, François-César, 132
Le Tellier de Courtenvaux, Jean-François, 132
Le Tellier de Courtenvaux, Michel-François, 132
Le Tellier de Louvois, François Michel, 131
Le Tellier de Louvois, Michel-François, 132
Le Vasseur, Alexandre, 139
Leber, 5, 33, 37, 310, 501, 557, 563, 579, 616, 691
Leber, Ferdinand von, 426
Leclerc de Buffon, Georges-Louis, 135
Leclerc d'Ostin, Charles Victoire Emmanuel, 163
Leclerc, Charles Victoire Emmanuel, 214
Leclerc, Dermide, 164, 214
Łęczyca, 485, 521
Ledent, J., 12
Ledóchowski, Mieczysław Halka, 636
Leeds, 236
Leese, Thelma Anna, 278
Lefebvre de Caumartin, François, 605
Lefort, Martin, 104
Legentil, Alexandre, 174
Legentil, Marie, 174
Legnica-Brzeska, Karolina von, 482
Leipzig, 399, 436, 479, 555
Lémunc, 90
Lenau, Nikolaus, 365
Lenoir, Alexandre, 110, 192
Lenoncourt, Robert I. de, 603
Lens, Anne de, 55
Lentini, 716, 717
Lenzerheide, 328
Leo XI., Papst, 688
Leo XII., Papst, 688

Leo XIII., Papst, 636, 637, 649, 688, 702
Leo XVI., Papst, 648
León, 463, 506, 517, 617
Léon (Frankreich), 617
Leon VI. (Armenien), 83
Leonardo da Vinci, 96
Leopold I. (HRR), 347–349, 351, 352, 357, 360, 379, 384, 424, 426, 429, 436, 437, 569
Leopold II. (HRR), 357, 360, 427, 429
Leopold V. (Österreich), 338
Leopold V. (Österreich-Tirol), 343, 367
Leopold VI. (Österreich), 302, 338
Leopold von Trier, 205
Leopoldskron, Schloss, 586
Lepanto, 467
Lerida, 131
Leséleuc de Kerouara, Léopold-René, 617, 681
Lesnes Abbey, 239
Lessing, Gotthold Ephraim, 401
Leszczyńska, Maria, 146, 150, 159, 390, 476
Leszczyński, Rafał, 477
Leszczyński, Stanislaus I., 150, 476–478, 486, 520
Leszno, 477
Letchworth, 235
Leuchtenberg (Geschlecht), 332–335
Leuchtenberg, Amélie von, 333, 334, 510, 511
Leuchtenberg, Josephine von, 333, 334
Leuchtenberg, Mechthild von, 322, 571
Leuchtenberg, Mechthildis von, 412
Leuven, 466, 540, 700, 714
Levitation, 701
Lewes Priory, 234, 238, 239
Leybourne, 235, 236
Leybourne, Roger of, 60, 236
Leyden, Niclas Gerhaert van, 341

Leyen zu Nickenich, Philipp Ferdinand von der, 369
Leyen, Damian Hartard von der, 554, 564
Leyen, Karl Kaspar von der, 554, 564
L'Hospital, François de, 129
Libanon, 406
Libitina, 431
Libštejnský von Kolowrat, Johann Wilhelm, 643
Lichfield, 235, 282
Lichtenthal, Kloster, 56, 388–390, 392, 439
Liebenzell, 387
Liebfrauenkirche (Brügge), 341
Liebfrauenkirche (Trier), 563
Liechtenstein-Kastelkorn, Jakob Ernst von, 586
Liège, 21, 171, 247, 300, 324, 406, 466, 467, 518, 571, 572, 669, 748
Liège, Jean de, 79, 82
Liersch, Ludwig Wilhelm, 435
Lièvre, Anne Judith de, 139
Ligier, Georg, 370
Ligniville Helvétius, Anne-Catherine de, 136
Lilienfeld, 645
Lilienfeld, Stift, 302, 645, 687
Lille, 464, 465, 613
Lillingstone Lovell, 628
Limburg, Sophie von, 712
Limburg-Stirum, August von, 560, 561
Limerick, 270
Limoges, 222, 612
Limousin, 68
Lincoln, 222, 629
Lindau, 334
Linlithgow, 465
Linz, 13, 309, 310, 340, 363, 425, 431, 733
Lipski, Andrzej, 632
Lipski, Jan Aleksander, 632
Lisieux, 118
Lisieux, Arnaud de, 66

Lissabon, 333, 357, 509–511, 700
Litauen, 398, 470, 472, 474, 497, 521, 721
Liven, 8
Livingstone, David, 259, 534, 537, 752
Livland, 486, 522, 633
Livre du cœur d'amour épris, 88
Livrustkammaren, 315, 413
Ljubljana, 361, 502, 503
Llandaff, 628
Llanthony Priory, 235
Lobdeburg, Otto I. von, 542
Lobkowitz (Geschlecht), 322
Lobkowitz, Eleonora von, 364, 431, 500
Loburg, 369
Loches, 87, 111
Loches, Schloss, 189
Lodron, Paris, 316, 317, 411, 570, 581, 582, 670
Łódź, 485
Loewe, Carl, 21, 376, 377, 436, 495
Löwenstein, Ludwig I. von, 381
Löwenstein-Wertheim-Rochefort (Geschlecht), 381–382
Löwenstein-Wertheim-Rochefort, Dominik Marquard zu, 381
Löwenstein-Wertheim-Rochefort, Karl Thomas zu, 381
Löwenstein-Wertheim-Rosenberg, Dominik Konstantin zu, 381
Loire, 152, 199, 222
Lombardi, Carl Philipp, 562, 663
Lombardo, Concepción, 533
Lombardo-Venetien, 567
London, 18, 37, 51, 218, 221–223, 225, 228, 240, 241, 243, 248–251, 253–255, 258, 259, 269, 270, 275, 276, 530, 534, 535, 617, 624, 626, 627, 629, 630, 741
London Museum, 51
Longchamp, 78, 185
Longchamp, William de, 623

Longespée, Nicholas, 240, 627
Longespée, Stephen, 240
Longland, John, 629
Longueville, 126
Lorbeer, 122, 129, 214, 257, 309, 591, 673
Lorentz, Iny, 45
Loreto, 19, 306, 311–313, 344, 350, 639
Loretogruft (Wien), 22, 50, 307, 311, 312, 343–347, 349–360, 362, 365, 367, 424, 425, 427–429, 432, 461, 466, 567, 589, 746, 747
Loretokapelle (Muri), 22, 51
Loretokirche (Göllersdorf), 373, 550, 658
Loretomadonna, 311, 350, 353, 362, 365, 380, 423, 461, 550, 658
Lorges, Gabriel de, 100
L'Orme, Philibert de, 98
Lorraine (Geschlecht), 128, 130
Lorraine, Catherine-Marie de, 119
Lorraine, Charles de, 119, 229
Lorraine, duc de Guise, Louis Joseph de, 130
Lorraine, François de, 50, 106, 107, 195
Lorraine, Françoise de, 50, 120, 121
Lorraine, Marguerite de, 89, 109, 117, 130, 197, 704
Lorraine, Philippe-Emmanuel de, 50, 120
Lorraine-Guise, Charles de, 603
Lorraine-Guise, Louis I. de, 603
Lorraine-Guise, Louis III. de, 603
los Ángeles Arilla, Martina de, 697
Lothar III. (HRR), 301
Lothringen, 41, 150, 520
Lothringen, Elisabeth Renata von, 312, 313, 322, 411, 412, 739
Lothringen, Karl Alexander von, 425
Lothringen, Karl III. Joseph von, 346, 357, 564, 589
Louis de Bourbon, duc de Bourgogne, 145

Louis-Philippe I. (Frankreich), 126, 144, 155, 170, 209, 256, 446
Loukov, 371
Louvel, Louis-Pierre, 172
Louvigné-du-Desert, 165
Louvre, 51, 64, 71, 78, 79, 82, 103, 106–109, 111, 114, 117, 122, 126, 143, 155, 160, 202, 212, 600, 634, 728, 729, 734, 736
Łowicz, 633, 634
Lubań, 490
Lubaczów, 637
Lubartów, 484
Lublin, 483, 484, 496
Lubomirska, Theresa Katharina, 343
Lubomirska, Theresia Josepha, 343
Lubomirski (Geschlecht), 479
Lubomirski, Hieronim Augustyn, 480, 481
Lubomirski, Jan Kazimierz, 481
Lubomirski, Jerzy Ignacy, 481
Lubomirski, Theodor, 482
Lucca, 706, 707
Lucia di Norcia, 713
Lude, Marie Charlotte de, 139
Ludlow, 248
Ludlow Castle, 227
Ludwig (Savoyen), 90
Ludwig (Württemberg) (der Fromme), 386
Ludwig I. (Anjou), 89
Ludwig I. (Bayern), 321, 326–329, 332, 333, 336, 417, 661
Ludwig I. (der Fromme), 298
Ludwig II. (Anjou), 89
Ludwig II. (Bayern), 327–329, 337, 418
Ludwig II. (der Strenge), 307, 409
Ludwig III. (Anjou), 89
Ludwig III. (Bayern), 328, 329
Ludwig III. (Thüringen), 14, 61, 302, 447
Ludwig IV. (der Bayer), 307, 308, 409
Ludwig IV. (Thüringen), 302, 694
Ludwig VII. (Bayern) (der Bärtige), 308, 410
Ludwig VII. (Frankreich), 177
Ludwig VIII. (Bayern) (der Bucklige), 308, 409, 410
Ludwig VIII. (Frankreich), 68, 70
Ludwig IX. (Frankreich), 59, 60, 63, 67, 69–76, 111, 180, 183, 218, 221, 223, 449, 450, 514, 691
Ludwig X. (Frankreich), 77, 182, 451, 507
Ludwig XI. (Frankreich), 85, 90–92, 177, 190, 678
Ludwig XII. (Frankreich), 85, 92, 95, 96, 99, 108, 191, 194, 197, 610–612
Ludwig XIII. (Frankreich), 51, 110, 115, 116, 121, 122, 124, 125, 128, 142–144, 151, 160, 177, 201, 202, 212, 393, 702, 714
Ludwig XIV. (Frankreich), 121–125, 128–133, 135, 137, 142–147, 150, 160, 163, 165, 196, 202, 206, 212, 213, 231, 327, 362, 454, 455, 459, 516
Ludwig XV. (Frankreich), 144, 146, 150, 152, 159, 168, 209–211, 390, 476
Ludwig XVI. (Frankreich), 108, 147, 154, 161, 162, 164, 167, 210, 213
Ludwig XVII. (Frankreich), 23, 46, 57, 160, 213
Ludwig XVIII. (Frankreich), 63, 110, 124, 160, 162, 167, 172, 212, 213
Ludwig Wilhelm (Baden-Baden), 389, 391, 438, 439
Ludwigsburg, 164, 214, 387, 388
Ludwigsburg (Residenzschloss), 387
Lützelstein, 129
Lützen, 166, 214, 315, 344, 413, 511, 567, 643
Lützschena, 376, 435
Luftröhre, 33
Lugano, 490, 491, 522
Lukas, Evangelist, 17, 306

NAMENS-, ORTS- UND SACHREGISTER

Lullus, Bischof, 10
Lunéville, 150, 476–478
Lunge, 33, 37, 258, 310, 323, 443, 557, 563, 579, 664, 670
Luther, Martin, 388, 499
Lutherische Stadtkirche (Wien), 311
Luxembourg, François de, 109, 197, 610
Luxembourg, Louis de, 109, 197
Luxembourg, Marie de, 50, 120, 147
Luxembourg, Palais, 157
Luxembourg, Philippe de, 610, 611, 679
Luxemburg, 22, 392, 470, 642, 721
Luxemburg, Antonia von, 328, 329
Luxemburg, Bonne von, 82
Luxemburg, Katharina von, 359
Luzarches, Robert de, 604
Luzzi, Mondino de, 16
Lwiw, 473, 483, 493, 495, 496, 633, 635, 637, 638, 686
Lycée Théodore-de-Banville, 128, 203
Łyczaków, 638
Lyme Regis, 531
Lyon, 90, 148, 149, 183, 602, 611, 625, 683, 701–704, 714
Lyons-la-Forêt, 219
Lys de Grenant, Eustache du, 606
Lytschakiwski-Friedhof (Lwiw), 493, 495

Maat, 34, 35
Macclesfield, 628
Machov, 470
Macià, Francesc, 508
Macià, Maria, 509
Macklin, Herbert W., 264
Madaliński, Antoni Józef, 489
Madden, Richard Robert, 217, 270, 509, 676
Madeira, 22, 31, 461, 462
Madeleine, La (Paris), 494, 619
Madonna, siehe Maria, Heilige

Madre delle Grazie (Mentorella), 652, 744
Madrid, 467, 488, 508, 533, 595, 631, 674, 707
Mähren, 498, 643
Magdalen College (Oxford), 617
Magdeburg, 29, 298, 369, 573, 574, 589, 667
Magen, 33, 148, 149, 501, 664
Magny-en-Vexin, 99
Magny-les-Hameaux, 141
Măgura, 505
Maigrauge, 4
Mailand, 302, 339, 381, 453, 471, 515, 698, 702
Mailly, Marie de, 113
Mailly-Lascaris, Klara Izabella de, 474, 520
Main, 12
Mainz, 10, 11, 28, 57, 297, 305, 316, 361, 399, 430, 546, 547, 549, 550, 552–557, 559, 561, 564, 577, 579, 643, 658
Mainzer Dom, 746
Maitland, John, 1. Duke of Lauderdale, 268
Majoran, 25
Makarios III., 23, 447
Małachowski, Jan, 632
Małachowski, Stanisław, 632
Malacky, 503, 504
Malaret, Dom, 202
Malaria, 7, 515, 534
Malestroit, Françoise de, 85
Malet de Graville, Jeanne, 95
Malet de Graville, Louis, 96
Malet, Lucy, 292
Malher, Jean-Pierre Firmin, 167
Malou, Jean-Baptiste, 643
Malta, 246, 444–447, 456, 516, 540, 646, 687, 721
Malteserorden, 456, 480, 481, 641
Manchester, 246, 287
Manchester Cathedral, 246
Mancini, Maria Anna, 132

Mandeville, Geoffrey de, 238
Mandeville, William de, 3. Earl of Essex, 60, 234, 238, 284
Mandeville, William FitzGeoffrey de, 3. Earl of Essex, 238, 283
Manners, Richard, 246
Mannheim, 330
Mans, Le, 55, 68, 604, 607, 610, 612, 613, 622
Mansan, François Paul de, Seigneur de Morcourt, 113
Mansart, François, 142, 202
Mantes-la-Jolie, 68
Mantua, 379, 436, 702
Marat, Jean Paul, 20, 157
Marburg, 52, 376, 694, 750
Marchand, François, 98
Marconi, Henryk, 475
Marconi, Leandro, 495
Marcoussis, 617
Marcoussis, Schloss, 95
Mareuil, 612
Margaret of the Yle, 243
Margarete von Città di Castello, Heilige, 696
Margonin, 487
Maria Bickesheim, 390
Maria I. (England), 228, 246, 279, 281, 629
Maria II. (England), 232, 281
Maria II. (Portugal), 334, 335, 526
Maria Laach, 564
Maria Laach (Abtei), 554
Maria Laah, 503
Maria Magdalena (Österreich-Tirol), 367
Maria Magdalene (Pfalz-Hilpoltstein), 319
Maria Plain, 582, 583
Maria Santissima Assunta (Palermo), 304
Maria Schnee (Aufhausen), 699
Maria-Theresianische Herzogsgruft (Wien), 346

Maria Verkündigung (Ebensfeld), 372, 745
Maria, Heilige, 2, 9, 19, 20, 31, 47, 50, 72, 84, 87, 95, 121, 142, 151, 245, 306, 311–313, 317, 326, 327, 329, 335, 344, 345, 349, 350, 353, 356, 381, 383, 385, 390, 394, 412, 414, 418, 423, 437, 438, 450, 474, 491, 507, 540, 554, 570, 572, 583, 585, 590, 632, 636, 639, 646, 669, 670, 672, 673, 691, 703
Mariä Aufnahme in den Himmel und St. Kassian, Dom (Brixen), 590
Mariä Heimsuchung, 632
Mariä Himmelfahrt (Białystok), 480
Mariä Himmelfahrt (Linz), 340, 733
Mariä Himmelfahrt (Ostróg), 485
Mariä Himmelfahrt (Węgrów), 482
Mariä Himmelfahrt (Winzendorf), 306, 361
Mariä Himmelfahrt und St. Adalbert, Dom (Gniezno), 631, 635, 636
Mariä Himmelfahrt und St. Andreas, Kathedrale (Chocz), 632
Mariä Himmelfahrt und St. Johannes der Täufer, Kathedralbasilika (Przemyśl), 634
Mariä Himmelfahrt und St. Nikolaus, Kathedralbasilika (Łowicz), 634
Mariä Himmelfahrt, Basilika (Seckau), 365
Mariä Himmelfahrt, Kathedralbasilika (Włocławek), 633
Mariä-Himmelfahrt-Kathedrale (Lwiw), 473, 635, 637, 638
Mariahilferkirche (Graz), 361
Mariazell, Basilika, 502
Marie Antoinette, 40, 147, 161, 213
Mariemont, Schloss, 425
Marienberg (Burghausen), 56, 317, 572, 667, 747
Marienberg (Kirche), 408

Marienberg, Festung, V, 48, 541, 544, 554, 655, 737
Marienkirche (Hanau), 373
Marienkirche (Memleben), 298, 405
Marienkirche (Rostock), 369
Marienkirche (Würzburg), 541, 737
Marienkirche (Wolfenbüttel), 401, 403
Marienplatz (München), 349
Marienverehrung, 19, 317, 322, 349, 410, 411, 705
Marillac, Valence de, 139
Marivets, Jacquette de, 152
Marktoberdorf, 564, 580
Marlborough, 255
Marmion, 45
Marmirolo, 165
Marnay, 595, 674
Marne, 132
Marquette, Kloster, 71
Marseille, 677, 705, 708
Marshal, Gilbert, 4. Earl of Pembroke, 239
Marshal, Isabel, 224, 286
Marshal, Maud, 238, 239, 284
Marsy, Balthazar, 137
Marsy, Gaspard, 137
Marsyas, 111
Martel, 68, 222
Martigues, 136, 176
Martin, Franz, 581
Martinique, 647
Martinozzi, Anna Maria, 127, 141
Martinsburg, Festung, 552
Martinsdom (Bratislava), 504
Martinuskerk (Weert), 469
Martyn, Frau, 264
Martyn, John, 264
Mary Tudor (Frankreich), 94
Masowien, 471, 487
Massieu, Jean, 42
Massillon, Jean-Baptiste, 617
Mater Dolorosa, 330
Mater Lauretana, siehe Loretomadonna

Mathieu, Jacques-Marie-Adrien-Césaire, 597, 675
Mathilde (Artois), 79
Mathilde (Tochter Heinrichs III.), 14
Matilda (England), 219
Matthäus von Paris, 275, 675
Matthäus, Evangelist, VII, 17, 306, 316, 335, 490, 495, 527, 541
Matthias (HRR), 311, 312, 343, 350, 351, 354, 356, 360, 424, 425, 428, 587
Maubuisson, 64, 71, 74, 77–80, 82, 181, 186, 450
Mauduit, William, 8. Earl of Warwick, 240
Maufe, Robert, 291
Maufe, Roger, 261
Maulden, 268
Maupas, Henri de, 603, 714
Maupertuis, 86
Maurilius, Heiliger, 678
Mauritius, 168
Mauritiusstift Hildesheim, 692
Maurras, Charles, 136, 176
Mauruzzi, Niccolò, 453, 515
Maximilian I. (Bayern), 47, 50, 187, 309–316, 318, 319, 322, 329, 331, 343, 349, 350, 368, 409, 411, 412, 578, 579, 581, 582, 700
Maximilian I. (HRR), 92, 191, 310, 340, 341, 397, 462–464
Maximilian I. (Mexiko), 357, 358, 533
Maximilian I. Joseph (Bayern), 321, 325, 326, 328–332, 336, 337, 750
Maximilian II. (HRR), 10, 51, 341–343, 360, 421, 422, 466, 499
Maximilian II. Emanuel (Bayern), 322, 323, 331, 416
Maximilian II. Joseph (Bayern), 327, 329, 410
Maximilian III. Joseph (Bayern), 323, 325, 329, 331, 332, 419
Maximilian II. (HRR), 737

Maximilian I. (Bayern), 741, 742
Mayerling, 359
Mayr, Emanuel II., 56, 317, 572, 667, 747
Mazan, Leszek, 470
Mazarin, Jules, 127, 132, 141, 601
Mazenod, Eugen von, 705
Mazzolari, Giuseppe Maria, 640
Mazzoni, Guido, 94
Mazzuoli, Bartolomeo, 456
Mazzuoli, Giuseppe, 456
Mdina, 445, 646
Meath, 628
Meaux, 129, 611
Mechelen, 464, 643, 700
Meckel, Heinrich, 365
Medavit, Renée de, 679
Medellín, 532
Medici (Geschlecht), 75
Medici, Anna de', 347
Medici, Caterina de', 49, 100, 102, 107, 110, 128, 175, 194
Medici, Eleonora de', 344
Medici, Ferdinando I. de', 454
Medici, Francesco I. de', 10, 454, 515
Medici, Maria de', 114, 116, 117, 121, 125, 128, 198, 200
Meersburg, 639
Megenberg, Konrad von, 1
Megerle, Abraham, 317, 414, 576
Mehrfachbestattung, 6, 7, 18
Meißen, 397
Meinrad von Einsiedeln, Heiliger, 539, 590, 672
Meisenheim, 318
Melfi, 304, 449
Melisse, 25, 696
Mellier, Gérard, 191
Melrose Abbey, 266, 293, 727
Melun, 71, 181, 611
Melun, Jean de, 113
Melun, Marie de, 132
Melun, Maximilien de, 113
Memento mori, 677
Memleben, 12, 298

Mendikanten, 18, 242, 626
Mengersdorf, Ernst von, 548
Mentorella, 639, 640, 652, 744
Menzel, Dieter, 401
Meran, 304, 377, 451
Mereczowszczyzna, 522
Mereworth, 245
Merian, Matthaeus, 545
Merida, 646
Meriet of Hestercombe, John de, 283
Meriet of Hestercombe, Mary de, 283
Mérillon, Noël, 116
Merkinė, 472
Merowinger, 9, 63, 218, 297
Merriette, Maud de, 238
Merriott, 238
Merseburg, 9, 299
Merstun, John, 628
Merzbacher, Friedrich, 545
Meshov, Arnold, 116
Mesmer, Franz Anton, 634
Mesolongi, 257, 258, 290, 443
Mespelbrunn, 540
Mespelbrunn, Schloss, 541, 654
Messina, 706
Messing, 48
Meßkirch, 384
Metapher, Herz als, 6, 35, 43, 49, 162, 711
Metropolitan Museum of Art, 186
Metternich, Klemens Wenzel Lothar von, 366, 376
Metternich, Lothar von, 563
Metternich-Burscheid, Lothar Friedrich von, 553, 554, 558, 659
Metternich-Winneburg, Karl Heinrich von, 553
Mettlach, Kloster, 563
Metz, 65, 298, 316, 415, 563, 603
Metz, Kathedrale, 563
Meuchen, 315, 413
Meudon, 131
Mexico City, 532, 533, 537
Mexiko, 359, 646, 710, 721
Meyer, Rudolf J., 304

Mézeray, François Eudes de, 134
Mézières, Philippe de, 61, 86
Mezquita-Catedral de Córdoba, 709
Miaoulis, Andreas, 52, 443
Michael I. (Polen), 473, 474, 519
Michael I. (Portugal), 511
Michaelerkirche (Wien), 354
Michaeliskirche (Hof), 378
Michelsberg, Kloster, 548
Michoacán, 533
Mickiewicz, Adam, 496
Mignot, Françoise, 473
Mikulov, 500
Milanówek, 495
Milandes, Schloss, 55
Miles, Salley, 628
Milet, Jean, 197
Miley, John, 458
Millet, Jean, 599
Millin, Aubin-Louis, 108, 198
Milon, Alexandre, 618, 681
Milun, 29
Milz, 33, 323, 557, 579, 664
Minden, 302, 571
Minne, 43
Minnelied, 40
Minoritenkirche (Wien), 304, 357, 451
Minoritenkloster (Wien), 339, 498
Minze, 5, 25, 68
Mirabell, Schloss, 585
Miramón, Miguel, 533
Missenden Abbey, 224
Missions Étrangères de Paris, 616
Mississippi, 388
Mistral, Gabriela, 176
Mithouart, M., 154
Mittelalter, 2–4, 6–9, 12, 15, 18, 25, 31, 35, 37, 528, 691, 692
Mitteleuropa, 9, 217, 242, 470, 471, 479, 527, 692, 719
Mittelitalien, 692
Modena, 452
Moderne, 7, 48
Mönchsberg, 316

Mogersdorf, 363
Mohács, 500
Moigneville, 133
Moll, Balthasar Ferdinand, 357
Monastère de la Visitation (Chaillot), 137, 138
Monastère de la Visitation (Moulins), 128
Monastère des Religieuses du Saint-Sacrement (Paris), 135
Monasterio de la Anunciación de Nuestra Señora de Carmelitas Descalzas de Alba de Tormes (Salamanca), 713
Monastero di Santa Rosa (Viterbo), 695
Monastero di Santa Veronica Giuliani, 697
Moncel, Anne du, 679
Moncel, Kloster, 81, 187
Moncel d'Aubigny, Elisabeth de, 679
Monck, Christopher, 253, 531
Monck, George, 1. Duke of Albemarle, 253
Mondeville, Henri de, 16
Mondovi, 612
Monfort, Maria Theresia von, 372, 373, 435
Monreale, Dom, 73, 74, 183, 449, 514
Mons, 307
Monstrelet, Enguerrand de, 226
Mont Cenis, 65
Mont-Saint-Michel, 109
Mont-Sainte-Cathérine-lès-Provins, 69
Montègre, Antoine François Jenin de, 171
Montafié, Anne de, 139, 613, 614, 680
Montagu, Edward, 1. Earl of Sandwich, 253
Montagu, James, 629
Montagu, Walter, 602
Montaigne, Michel de, 118, 600

Montana, 45
Montargis, 121
Montauban, Philippe de, 191
Montbard, 135
Montbenoit, 170
Montcauldry, Christophe de, 445, 513
Monte Cassino, 302, 338, 407, 420, 448, 514, 640
Montebello, 166
Montecuccoli, Graf, 98
Montecuccoli, Leopold Philipp, 363
Montecuccoli, Raimondo, 131, 363, 430, 431
Montefalco, 695, 696
Montefiascone, 626, 640, 642
Montespan, Madame de, siehe Rochechouart de Mortemart, Françoise de
Montez, Lola, 326
Montferrand, 84
Montfichet, Richard de, 235
Montfort, Amaury VI. de, 60, 69
Montfort, Guy de, 224
Montfort, Peter de, 242
Montgelas, Maximilian von, 326
Monthorin, Schloss, 50, 165
Montiers de Mérinville, Charles-François des, 602
Montigny-sur-Aube, 598
Montilla, 698
Montjoie, François de, 151
Montjuïc, 379, 436
Montjuïc, Friedhof, 509
Montmartre, Abtei, 64, 117, 118, 130
Montmartre, Friedhof, 165, 618
Montmirail, 132
Montmorency, 106, 171, 467, 518
Montmorency (Geschlecht), 128
Montmorency, Anne de, 50, 51, 75, 100, 103, 104, 106, 108, 111, 128, 130, 177, 194, 197
Montmorency, François de, 104, 194
Montmorency, Gabriel de, 75
Montmorency, Henri I. de, 106
Montmorency, Henri II. de, 128
Montmorency, Philippe de, 469
Montoire, 151
Montolivet, 705
Montpellier, 109, 141
Montpensier, 180
Montpensier, Françoise de, 144
Montréal, 705, 710
Montreuil, Albéron de, 562, 663
Monza, 367, 423
Morand, Charles Antoine Louis Alexis, 170
Morand, Louis, 170
Morard de Galles, Justin Bonaventure, 167
Morcourt, 113
more regio, 301, 302
Moreau, Jean-Victor, 166
Morel, Hugues, 112
Morelia, 533
Morin, Marie-Marguerite, 130, 204
Moritz (Oranien), 499
Moritz (Sachsen), 398, 745
Moritzburg, 573
Morizkirche (Coburg), 361
Morlaàs, 507
mors teutonicus, siehe mos teutonicus
Mortier, Adolphe Édouard Casimir Joseph, 170
Mortimer, Hugh, 238
Mortimer, John, 242
Mortimer, Roger, 225
mos teutonicus, 7, 65, 73, 76, 84, 224, 266, 277, 297, 301–303, 306, 338, 339, 407, 448, 565, 581, 604, 626, 643
Moser, Friderich Carl von, 343, 348
Moskau, 493
Moskwa, 165, 214
Moszczany, 493
Motte Fouqué, Friedrich de la, 20, 377
Motte-Ango, Philippe René de la, 58
La Motte-Feuilly, Schloss, 95

La Motte-Tilly, Schloss, 508
Moulins, 128
Moulins, Philippe de, 91
Mouy, Jean de, 679
Mowbray, Roger de, 1. Baron Mowbray, 285
Mühlberg, 398
Müller, August, 20, 593, 673
Müller, Xaver, 491
Müller-Friedberg, Karl von, 461
München, 12, 308, 309, 312, 317, 322–324, 326–328, 331–334, 342, 388, 418, 571, 578, 700, 749
München-Freising, Bistum, 570, 578, 579
Münster, 112, 393, 571, 575
Münster Unserer Lieben Frau (Freiburg), 5, 723
Münster Zur Schönen Unserer Lieben Frau (Ingolstadt), 308, 309, 312, 409, 742
Münster, Sebastian, 543
Multscher, Hans, 308
Mumie, 35, 202, 269, 451, 695
Mumifizierung, 34, 217, 269, 708
Murad I., 501
Murcia, 47, 506
Muri, 461, 462, 753
Muri, Kloster, 20, 22, 51, 338, 356, 461, 593, 673
Murphy, Edwin, 202
Murrhardt, 298
Musée de Cluny (Paris), 64, 110, 196
Musée de l'Homme (Paris), 135
Musée des Archives Nationales, 206
Musée des Beaux-Arts (Dijon), 90
Musée du Louvre, 110
Musée du Petit Palais (Avignon), 604
Musée National d'Histoire et d'Art de Luxembourg, 51, 470
Musée Crozatier (Le Puy-en-Velay), 148, 213
Musée départemental Thomas-Dobrée, 734

Musée départemental des Antiquités de Rouen, 53
Musée départemental Thomas-Dobrée (Nantes), 51, 93, 94
Musée des Monuments Français (Paris), 103, 108, 110, 122, 160, 192, 198, 600
Musée du Service de Santé des Armées (Paris), 148
Museu Aeroespacial, 752
Museu Aeroespacial (Rio de Janeiro), 52, 378, 533, 534
Museum Anatomicum Marburg, 52, 376, 750
Museum of London, 240
Musinand, Lukas, 325
Muskat, 25
Muskau, 375
Muston, Anne, 245
Muston, William, 245
Mutschele, Josef Bonaventura, 550
Mutterel, Ma(g)deleine de, 113
Muttergottes, siehe Maria, Heilige
Myrrhe, 3, 25, 29, 33, 34, 565, 648, 663, 696
Myrte, 68
Mystik, 35

Namur, 467, 508
Nancy, 150, 151, 309, 390, 476, 520, 619
Nangis, Guillaume de, 70–72, 183, 184
Nantechild, 8
Nantes, 51, 64, 92–94, 115, 191, 612, 734
Nantua, 12, 29, 65, 298
Napoléon I., 50, 63, 122, 131, 133, 148, 159, 160, 162–171, 203, 207, 213, 214, 325, 332, 355, 357, 358, 360, 387, 469, 490, 492, 493, 510, 522, 555, 581, 618, 652
Napoléon II., 163, 207, 355, 360, 427, 429

Napoléon III., 528, 705
Napoleonische Kriege, 366
Narbonne, 76, 181, 182
Narborough, 241
Narborough, Agatha, 241
Narrosse, 167
Nassau, Adolf von, 566
Nassau-Weilburg, Henriette Alexandrine von, 346
Nassau-Wiesbaden-Idstein, Adolf von, 552
Nationalkonvent, 135, 157
Nationalsozialismus, 400, 501
Navarra, 69, 449, 507
Navarra, Margarete von, 98
Nawojowa, 493
Nazareth, 311, 423
Neapel, 8, 40, 72–74, 88, 89, 172, 182, 302, 367, 448, 450–452, 502, 565, 639, 651, 689, 697, 714
Neapel-Sizilien, Luisa Maria von, 429
Neapel-Sizilien, Maria Theresia von, 427, 429
Necker, Madame, siehe Curchod, Suzanne
Négrier, François-Marie-Casimir, 165
Neidingen, 341
Neipperg, Adam Albert von, 213
Nemeischer Löwe, 109
Neresheim, 336
Neri, Philipp Romulus, 699
Neszmély, 340, 500
Netley, 261
Netley Abbey, 261
Neu-Augustusburg, Schloss, 399
Neubaukirche (Würzburg), V, 540, 541, 738
Neuburg, 318–320, 391, 415, 418
Neudingen, 382
Neue Residenz (Bamberg), 550
Neuenburg, 305
Neuenburg, Manegold von, 544
Neuer Friedhof (Weimar), 372
Neues Rathaus (Leipzig), 479
Neues Testament, 19

Neufchâtel, 209
Neufchâtel, Charles de, 595
Neuhardenberg, 5, 20, 49, 374, 511, 748
Neuilly, 595
Neumann, Balthasar, 372, 559
Neuötting, 327, 417
Neuss, 152
Neustadt an der Waldnaab, 322
Nevers, 137, 473, 602, 606–607, 615
Neville, George, 3. Lord Bergavenny, 245
Neville, Richard, 5. Earl of Salisbury, 285
Neville, Thomas, 285
New York, 186, 498, 530
Newbury, 251
Newcastle, 38
Newmarket, Adam de, 285
Newstead, 237
Newton Purcell, 263
Nexon, 318
Ney, Michel, 170
Ney, Michel Louis Félix, 170
Nickel, 672
Nickenich, 369
Nicole (Lothringen), 112
Niederaltaich, 692
Niederlande, 14, 90, 99, 152, 156, 162, 167, 231, 253, 268, 295, 297, 307, 351, 392, 402, 424, 425, 464, 466, 468, 469, 508, 589, 642–643, 681, 721
Niere, 33, 323, 557, 579, 664, 691
Nieśwież, 476, 522
Nieuwe Kerk (Amsterdam), 455
Nieuwe Kerk (Delft), 369, 402, 469
Nieuwpoort, 253
Nikolaikirche (Byczyna), 388
Nikolaus I. (Russland), 388, 475, 520
Nikolaus V., Papst, 678
Nikolaus von Tolentino, Heiliger, 364
Nikolauskirche (Rüppur), 562, 663
Nikopol, 75
Nikosia, 23, 75, 447

NAMENS-, ORTS- UND SACHREGISTER

Nil, 33, 534
Nîmes, 641
Nitschke, Heinrich Joseph von, 550, 551, 658
Nizowie, 487
Nizza, 173, 326
Njaswisch, 483
Noailles, 175
Noailles, Anna de, 175
Noailles, Antoine de, 175, 176
Noailles, Louis-Antoine de, 599
Noailles, Marie-Victoire-Sophie de, 124
Nobili, Cecilia, 697
Noc, Raymond du, 80
Nocera, 697
Nördlingen, 129, 350
Nogaret de la Valette, Jean Louis de, duc d'Epernon, 111
Nogent, 76
Nogent-le-Roi, 99
Nogent-sur-Seine, 508
Nonancourt, Nicolas de, 30, 609
Norditalien, 691
Nordrhein-Westfalen, 693
Norfolk, 261, 279, 291
Norman, Arthur Z. M., 257
Normandie, 59, 66, 68, 84, 99, 111, 118, 219, 233–235
Normannen, 217, 218
Norra begravningsplatsen (Stockholm), 511
North Cadbury, 245
Northampton, 233
Nossa Senhora do Monte (Funchal), 22
Nostra Signora della Guardia (Tortona), 710
Nostradamus, 99
Notre Dame (Eichstätt), 577
Notre-Dame (Roncesvalles), 507
Notre-Dame (Soissons), 600
Notre-Dame (Vernon), 152
Notre-Dame d'Acey, Kloster, 598
Notre-Dame d'Amiens, 604–606

Notre-Dame de Barbeau, 177
Notre-Dame-de-Bonsecours (Nancy), 150, 390, 476
Notre-Dame de Chartres, 87, 114
Notre-Dame de Chelles, 137
Notre-Dame de Cléry, 87, 91, 177, 191
Notre-Dame de Grâce de Cambrai, 694
Notre-Dame de la Garde (Marseille), 705
Notre-Dame de la Nativité (Magny-en-Vexin), 99
Notre-Dame de la Victoire (Rhodos), 646
Notre-Dame de la Visitation de Dammarie-lès-Lys, 71
Notre-Dame de l'Assomption (Chantilly), 126
Notre-Dame de l'Assomption (Clermont-Ferrand), 617
Notre-Dame de l'Assomption (Montmirail), 132
Notre-Dame de Liesse (Annecy), 106
Notre-Dame de Malnoue, 142
Notre-Dame de Mortemer, 238
Notre-Dame de Moulins, 91
Notre-Dame-de-Nazareth (Aix-en-Provence), 72, 73, 182, 450, 451
Notre-Dame-de-Nazareth (Paris), 128
Notre-Dame de Noyon, 71, 508, 617
Notre-Dame de Paix de Picpus, 170
Notre-Dame de Paris, 74, 98, 106, 121, 123, 124, 126, 129, 599–601, 603, 614
Notre-Dame de Plaisir, 151
Notre-Dame de Reims, 64, 229, 602
Notre-Dame de Roncevaux, 88
Notre-Dame de Rouen, 14, 15, 64, 66–68, 82, 99, 118, 607
Notre-Dame de Saint-Omer, 613
Notre-Dame de Tournai, 598
Notre-Dame de la Ronde (Rouen), 679

Notre-Dame-des-Blancs-Manteaux (Paris), 600
Notre-Dame-des-Champs (Paris), 602
Notre-Dame-des-Doms d'Avignon, 616
Notre-Dame des Feuillants (Toulouse), 700
Notre-Dame-des-Hautes-Bruyères, 96, 97, 192
Notre-Dame d'Évreux, 609
Notre-Dame d'Humbercourt, 113
Notre-Dame-du-Lys (Dammarie-les-Lys), 70, 181
Notre-Dame-du-Pré (Rouen), 219
Notre-Dame-du-Pré (Valmont), 66, 608
Notre-Dame-et-Saint-Castor (Nîmes), 641
Notre-Dame-et-Saint-Laurent d'Eu, 128
Notre-Dame-la-Royale (Maubuisson), 181
Notre-Dame-la-Royale (Maubuisson), 71, 74, 77–80, 181, 186
Novalis, 20, 374
Novemberaufstand, 490, 492, 495
Nowogródek, 483
Nowy Wiśnicz, 484
Noyen-sur-Seine, 101
Noyon, 71, 111, 508, 617
Nürnberg, 52, 120, 374, 409, 499
Nürtingen, 386
Nuestra Señora de Atocha, Basílica de (Madrid), 488
Nuestra Señora del Pilar, Basílica de (Saragossa), 312, 507, 508
Nursk, 520
Nysa, 631, 632, 685

Obduktion, siehe Sektion
Oberammergau, 528
Oberdöbling, 365
Oberhausen, 164
Oberherrnhausen, 551
Obernai, 621

Oberösterreich, 364, 421, 503, 587
Oberpfalz, 322, 335
Oberpöring, 336
Oblaten der Makellosen Jungfrau Maria, 705
Obra, 489, 705
Ocampo, Melchor, 533
O'Connell, Daniel, 270, 458, 516
Oczalow, 401
Odenthal, 693, 725
Oder, 402
Oderbruch, 374
Odescalchi, Benedetto, siehe Innozenz XI., Papst
Odo IV. (Burgund), 81
Odo von Paris, 63
Österreich, 19, 306, 365, 501, 517, 523, 539, 658, 719
Österreich, Alexander Leopold von, 427, 429
Österreich, Andreas von, 576, 639, 642
Österreich, Anna Maria Sophia von, 360
Österreich, Anna von (*1573), 472
Österreich, Anna von (*1601), 121, 122, 142–144, 202
Österreich, Anton Viktor von, 427, 567
Österreich, Cäcilia Renata von, 472, 473
Österreich, Constanze von, 472, 473, 631
Österreich, Eleonore Maria Josefa von, 589
Österreich, Eleonore von, 358
Österreich, Elisabeth Marie Henriette von, siehe Petznek, Elisabeth
Österreich, Elisabeth von, 424
Österreich, Ernst von, 51, 466, 518
Österreich, Ferdinand Joseph Alois von, 428
Österreich, Ferdinand Wenzel von, 360, 428
Österreich, Franz Joseph von, 427

Österreich, Franz Karl von, 345, 355, 427, 429
Österreich, Friedrich Ferdinand Leopold von, 347, 446, 456, 516
Österreich, Johann Karl von, 365, 366, 432
Österreich, Johann Leopold von, 428
Österreich, Johann Nepomuk Karl von, 427, 429
Österreich, Johanna Gabriele von, 426, 429
Österreich, Joseph Franz von, 427, 429
Österreich, Karl Joseph von, 360, 426, 428, 429, 589
Österreich, Karl Ludwig von, 355, 423
Österreich, Karl von, 631, 685
Österreich, Karoline Ferdinanda von, 427, 429
Österreich, Karoline Leopoldine von, 427, 429
Österreich, Karoline Ludovika von, 427, 429
Österreich, Leopold Johann von, 360, 429
Österreich, Leopold Joseph von (* 1682), 428
Österreich, Leopold Joseph von (* 1700), 360, 428
Österreich, Leopold Wilhelm von, 368, 425, 428, 589
Österreich, Louise Elisabeth von, 429
Österreich, Ludovika Elisabeth von, 427
Österreich, Ludovika Maria von, 427
Österreich, Ludwig von, 427
Österreich, Margarete von, 90, 92, 464, 517
Österreich, Maria Amalia von (* 1701), 22, 49, 323, 324, 329, 745
Österreich, Maria Amalia von (* 1724), 360, 429
Österreich, Maria Amalia von (* 1746), 427
Österreich, Maria Amalia von (* 1780), 427, 429
Österreich, Maria Anna Josepha von, 357
Österreich, Maria Anna von (* 1610), 312, 313
Österreich, Maria Anna von (* 1672), 360, 428
Österreich, Maria Anna von (* 1683), 346
Österreich, Maria Anna von (* 1718), 351, 425, 426, 429
Österreich, Maria Anna von (* 1804), 427
Österreich, Maria Antonia von (* 1669), 416, 426, 428
Österreich, Maria Antonia von (* 1744), 351, 426
Österreich, Maria Christina von, 21, 355, 427, 429, 455
Österreich, Maria Elisabeth von (* 1680), 156, 351, 424–426, 429
Österreich, Maria Elisabeth von (* 1737), 360
Österreich, Maria Josepha Clementina von, 428
Österreich, Maria Josepha von, 426, 428
Österreich, Maria Karolina von (* 1724), 429
Österreich, Maria Karolina von (* 1740), 360
Österreich, Maria Karolina von (* 1752), 358, 427–429
Österreich, Maria Leopoldine von, 510
Österreich, Maria Margareta von, 360, 428
Österreich, Maria Theresia von (* 1684), 352, 426, 428
Österreich, Maria Theresia von (Kaiserin), 323, 345, 351–354, 357–360, 426–429, 747

Österreich, Marie-Louise von, 162, 355, 357, 360
Österreich, Maximilian Ernst von, 366
Österreich, Maximilian Franz von, 427, 429, 567
Österreich, Rudolf Franz von, 427
Österreich, Rudolph von, 345
Österreich, Rudolph von (Kardinal), 644, 687
Österreich-Este, Ferdinand Karl Joseph von, 427
Österreich-Este, Ferdinand Karl von, 427, 429
Österreich-Este, Maria Ludovika Beatrix von, 427, 429
Österreich-Este, Marie Therese von, 328, 329
Österreich-Teschen, Karl von, 347, 367, 427
Österreich-Teschen, Mathilde von, 427
Österreich-Tirol, Anna von, 311, 343, 346, 350, 356, 424, 425, 428
Österreich-Tirol, Claudia Felizitas von, 346, 347, 357, 424, 428
Österreich-Tirol, Maria Josefa Klementine, 347
Österreich-Tirol, Maria Leopoldine von, 357
Österreich-Toskana, Leopold II. von, 345
Österreich-Ungarn, Elisabeth von, 355
Österreich-Ungarn, Rudolf von, 359
Österreichische Akademie der Wissenschaften, 645
Österreichischer Erbfolgekrieg, 323, 372
Oettingen-Wallerstein, Marie Eleonore zu, 364
Ogiński, Michał Kazimierz, 479
Oglala, 529
Oiron, Schloss, 101
Oise, 112

Oizon, 250
Okkultismus, 528
Old Hall Green, 630
Olivier (Paladin Rolands), 12, 29, 507
Olmütz, 346, siehe Olomouc
Olomouc, 345, 360, 589, 643, 644, 687
Olyka, 522
Olympia, 22, 51, 443, 753
Olympische Spiele, 443, 513
Onze-Lieve-Vrouw-over-de-Dijlekerk (Mecheln), 464
Onze-Lieve-Vrouw ter Potterie (Brügge), 465
Onze-Lieve-Vrouw van Leliëndaal (Mechelen), 700
Onze-Lieve-Vrouwekerk (Brügge), 463
Onze-Lieve-Vrouw-over-de-Dijlekerk (Mecheln), 464
Ooigem, 53
Opalińska, Katharina, 476
Opatówek, 493
Opava, 499
Opinogóra Górna, 493
Opočno, 586, 644
Oppenheim, 316
Orange, 99
Oratoire de France, 600
Orden vom Goldenen Vlies, 90, 379, 436
Orden von der Heimsuchung Mariens, 708, 714
Ordericus Vitalis, 66
Ordon, Julian Konstanty, 495
Oregano, 25
Oriel College, 255
Orione, Luis, 710
Orléans, 8, 102–104, 136, 195, 220, 272, 273, 610, 618, 620, 621, 682
Orléans (Geschlecht), 63, 91, 110, 128, 130, 209, 453
Orléans de La Motte, Louis-François-Gabriel d', 605

Orléans, Alexandre-Louis d', 145
Orléans, Anne Marie Louise d', 117, 128, 145
Orléans, Antoine Philippe d', Duke of Montpensier, 281
Orléans, Charlotte Aglaé d', 147
Orléans, Élisabeth Charlotte d', 150
Orléans, François Louis Marie Philippe d', 127
Orléans, Françoise Louise Caroline d', 209
Orléans, Henri d', 126, 127, 203
Orléans, Henri I. d', 51, 177
Orléans, Jean d', 85
Orléans, Jean d', comte d'Angoulême, 197
Orléans, Jean d', comte de Dunois, 87
Orléans, Jean Gaston d', 109, 117
Orléans, Louis-Charles d', 446
Orléans, Louise Diane d', 146
Orléans, Louise Madeleine d', 146
Orléans, Marie Anne d', 109, 117
Orléans, Marie Louise Élisabeth d', 145
Orléans, Marie Louise Élisabeth d', duchesse de Berry, 145
Orléans, Nicolas Henri d', 198
Orléans, Philippe-Charles d', 144
Orléans, Philippine Élisabeth d', 146
Orléans-Condé, Louis Philippe d', 203
Orléans-Longueville, Antoinette d', 704
Orléans-Longueville, Charles Paris d', 141, 209
Orléans-Longueville, François I., 88
Orléans-Longueville, François II., 88
Orléans-Longueville, Henri I. d', 198
Orléans-Longueville, Henri II. d', 126, 198, 680
Orléans-Longueville, Jean d', 88
Orléans-Longueville, Léonor d', 109
Orléans-Longueville, Ludwig I., 88
Ornano, Philippe-Antoine d', 163, 171, 492
Orsan, Kloster, 66, 178, 693

Orsbeck, Johann Hugo von, 558, 559, 564, 661, 662
Orsini, Maria Felicia, 128
Ortenburg (Geschlecht), 335
Orvieto, 626
Osimo, 701
Osiris, 34
Osmanen, 474
Osmanisches Reich, 15, 529, 632
Osmond, Antoine Eustache d', 619
Osnabrück, 232, 346, 357, 413, 571, 575, 576, 579, 589, 666
Osney Abbey, 234
Ostein, Johann Friedrich Karl von, 554, 659, 746
Ostfrankenreich, 297
Ostra-Brama-Kirche (Łyczaków), 638
Ostróg, 485, 521
Ostrogska, Anna, 479
Ostrowski, Antoni Kazimierz, 633
Oswald, Victoria, 294
Otbert, Bischof, 300
Othelrich, Bischof, 405
Othmar, Heiliger, 13, 586, 587
Othon von Tusculum, 449
O'Toole, Laurence, 269, 270, 295, 623
Otranto, 13, 30, 69, 302, 448
Ottensen, 403
Otto (Bayern), 328, 329
Otto I. (Bayern), 307
Otto I. (Braunschweig-Göttingen) (der Quade), 404
Otto I. (HRR), 12, 297, 298
Otto II. (HRR), 298, 405
Otto III. (HRR), 12, 13
Otto IV. (HRR), 400
Otto von Freising, 300, 405
Otto von St. Blasien, 27
Ottobeuren, 301
Ottokar II. Přemysl, 304, 338, 339, 421, 498
Otun, 29
Ouanaminthe, 619

NAMENS-, ORTS- UND SACHREGISTER

Our Lady of Victory (Valletta), 445, 446
Oxford, 57, 86, 185, 224, 225, 255, 260, 263, 264, 270, 294, 617, 626
Oxford University, 267

Pac, Krzysztof Zygmunt, 474
Pacanów, 485
Paderborn, 571
Paderewski, Ignacy Jan, 498, 530
Padre Pio, 707, 708
Padua, 17, 574, 704
Päpstliche Universität Gregoriana, 637, 639
Pageot, Jean, 110
Paget, Henry William, Lord Uxbridge, 166
Pajou, Augustin, 135
Palace of Westminster, 228
Palace of Whitehall, 228, 230
Palacio Real de Pamplona, 525
Palästina, 16, 59, 152, 223, 236, 237, 243, 275, 307
Palais de Chaillot, 207
Palais Leuchtenberg, 333
Palaiseau, 141
Palazzo Chigi-Odescalchi, 651
Palazzo Farnese, 333
Palazzo Muti, 457
Palermo, 304, 326, 449, 514, 705
Pálffy (Geschlecht), 503
Pálffy, Johann III. Anton, 504, 525
Pálffy, Paul, 503, 504
Palmieri, V. M., 714
Palustre, Léon, 192
Pamplona, 69, 77, 165, 507, 508
Pampuri, Riccardo, 705, 706, 715
Panagia, 447
Panama, 536
Pannonhalma, 23, 356, 501, 502, 754
Panteón de Los Próceres, 532
Panteón Nacional de Venezuela, 532
Panthéon (Paris), 64, 135, 136, 155, 157, 158, 164–169, 173, 469

Pantheon (Rom), 455, 641, 687
Paola von San Tommaso, 713
Pap, Norbert, 501
Paraguay, 39, 709
Paraschist, 33
Paravicini Bagliani, Agostino, 712
Paray-Vieille-Poste, 154
Pardaillan, Pierre, 598
Paré, Ambroise, 3, 196
Paredes, Diego García de, 454
Paredes, Sancho de, 454
Paris, 12, 20, 46, 47, 50, 64, 71, 72, 74–81, 85–87, 98, 99, 101, 103, 106, 107, 110, 113–115, 117–122, 124, 125, 127–131, 134, 135, 138, 139, 142, 148, 152, 155, 162, 163, 165, 166, 169–174, 182, 183, 185, 186, 230, 250, 288, 295, 308, 334, 362, 371, 387, 410, 451, 453, 460, 467, 469, 494, 508, 509, 523, 529, 540, 543, 593, 595, 599–603, 605, 607–609, 611–616, 618, 619, 624, 625, 627, 630, 634, 673, 678, 683, 703–705, 714, 715, 728, 729, 734, 736, 742
Park, Katherine, 15, 448
Parker, Matthew, 629
Parker-Long, Philip, 279
Parkfriedhof Eichhof (Kiel), 376, 377
Parma, 162, 213, 459
Parry, Blanche, 229
Parthenay, Catherine de, 121
Parys, Émilie, 170
Parzival, 43
Parzival, 43
Passau, 335, 360, 557, 560, 561, 569–570, 589, 643, 666
Passionei, Domenico, 362
Passionisten, 706, 707
Passy, 494, 523
Paterno, 298
Paternosterkirche (Jerusalem), 527, 749
Patras, 519

Patrona Bavariae, 311, 322, 329, 330, 335, 346, 349, 365
Pau, Alexandre, 124
Paul I. (Russland), 478
Paul II., Papst, 423, 678
Paul III., Papst, 19
Paul V., Papst, 688
Paul, Arnold, 41
Paula vom Hl. Thomas, 697
Paulaner, 209
Paule de Rigaud, Joseph Hyacinthe François de, 162
Paulet, Charles, 1. Duke of Bolton, 253
Paulet, Mary, Marchioness of Winchester, 253
Paulinenkirche (Nizowie), 487
Paulinier, Pierre-Antoine-Justin, 598, 675
Pavia, 8, 28, 98, 453, 454, 540, 565, 664, 705
Pavia, Kartause, 453
Pawliwka, 490
Pax, 104
Pažaislis, 474
Peck, John, 51, 246
Peckham, John, 626
Peckham, Robert, 246
Pécs, 500, 501
Pedro I. von Brasilien, 5
Peleș, Schloss, 505
Pelham, 258
Pelletan, Gabriel-Philippe, 161
Pelletan, Philippe-Jean, 161
Pellevé, Louis Antoine de, 58
Pellevé, Nicolas de, 197, 611
Pellevé, Pierre de, 58
Pembroke, 224
Penthièvre (Geschlecht), 209
Penzing (Wien), 573, 667
Percy, 622
Percy, Eleonore, Duchess of Buckingham, 242
Percy, Serlo de, 59
Percy, William de, 59, 60, 219, 233

Père Joseph, 602, 615, 616
Père Lachaise, Friedhof, 64, 140, 148, 163, 167, 169–171, 173–175, 467, 492, 494
Peretti di Montalto, Alessandro, 639
Peretti, Michele, 639
Pérignon, Catherine-Dominique de, 167
Perkinson, Stephen, 74
Perpignan, 71, 506
Perrault, Jean, 203
Perrin, Toussaint de, 54
Perron, Monsieur du, 679
Persenbeug, Schloss, 31
Pertenstein, Schloss, 579
Perth (Schottland), 266, 267
Perugia, 699
Pest, 7, 13, 76, 77, 81, 246, 301, 316, 453, 607
Peter I. (Alençon), 74, 182
Peter I. (Brasilien), 49, 332, 334, 374, 510, 511
Peter I. (der Große), 387, 398
Peter III. (Aragón), 76
Peter IV. (Portugal), siehe Peter I. (Brasilien)
Peterborough, 291, 625
Peterborough Cathedral, 227, 229, 625
Petersdom, 69, 298, 405, 457, 458, 609, 638, 639, 647, 650–653
Petrus, Apostel, 27, 205, 647
Pettigrew, Thomas Joseph, 217, 602
Petznek, Elisabeth, 359
Pever, Paulin, 239
Pézenas, 106, 139
Pfalz, 325, 386
Pfalz, Elisabeth Charlotte (Liselotte) von der, 145, 146, 231
Pfalz, Elisabeth von der (* 1381), 339
Pfalz, Elisabeth von der (* 1540), 306
Pfalz, Elisabeth von der (* 1618), 360, 361, 430

Pfalz, Leopoldine Eleonore Josepha von der, 319, 415
Pfalz, Maria Anna von der, 332, 418, 419, 508
Pfalz, Ottheinrich von der, 318
Pfalz, Philipp Wilhelm August von der, 319, 320, 415, 418, 419
Pfalz-Neuburg, 318
Pfalz-Neuburg, Eleonore von, 569
Pfalz-Neuburg, Wolfgang Wilhelm von, 391
Pfalz-Simmern, Anna Henriette von, 127
Pfalz-Sulzbach, Maria Anna von, 325, 331, 419
Pfalz-Sulzbach, Maria Franziska von, 321, 415
Pfalzel, 563
Pfister, Michael, 549
Pfreimd, 310
Pharaonen, 1, 6, 33, 34, 269
Philadelphia, 269
Philibert I. (Savoyen), 90
Philibert II. (Savoyen), 90, 464
Philipp (Hachberg-Sausenberg), 305
Philipp I. (Kastilien), 341
Philipp I. von Heinsberg (Erzbischof), 539
Philipp II. (Burgund), 189, 466, 599
Philipp II. (Frankreich), 68, 222
Philipp II. (Savoyen), 90
Philipp II. (Spanien), 100, 343, 467, 519
Philipp III. (Burgund), 90, 197, 465
Philipp III. (Frankreich), 71–73, 76–78, 90, 182, 183, 186, 449
Philipp III. (Navarra), 77, 507
Philipp III. (Spanien), 450
Philipp IV. (Frankreich), 16, 76, 78, 184, 186, 221, 225, 278, 463, 517
Philipp IV. (Spanien), 508
Philipp V. (Frankreich), 78, 79, 160, 182, 185, 187, 212
Philipp V. (Spanien), 536

Philipp VI. (Frankreich), 79–81, 160, 182
Philipp von Heinsberg, 8
Philipp von Schwaben, 506
Philipp Wilhelm (Pfalz), 410
Philippe, Antoine, Duke of Montpensier, 256
Philippes de Pontailler, Jacqueline, 197
Philippsburg (Festung), 558
Philippsburg, Schloss, 558, 564
Piano, Renzo, 707
Pianore, 462
Piaristen, 633
Piaristenkloster Rzeszów, 481
Piasten, 482, 521
Piber, 588
Pic, Camillo, 689
Picardie, 113, 605, 677
Picart, Jean, 102
Piccolomini, Enea Silvio, siehe Pius II., Papst
Pico della Mirandola, Lodovico, 641, 686
Picot, Auguste Marie Henri, marquis de Dampierre, 158
Picot, Pierre, marquis de Dampierre, 159
Picpus, Friedhof (Paris), 169
Piemont, 455
Pierre de Bernis, François-Joachim de, 641
Pierre II. de Poitiers, 608
Pigalle, Jean Baptiste, 153, 211
Pijart, Guillaume, 96
Pilon, Germain, 100, 121
Piłsudski, Józef, 50, 496, 497, 638
Piłsudski, Maria, 497
Le Pin, 623
Pinienzapfenform, 84, 97, 241, 260, 625, 626, 698
Piräus, 443
Pisa, 304
Pisoni, Gaetano, 467
Pitt Rivers Museum, 270

NAMENS-, ORTS- UND SACHREGISTER

Pitt, Robert, 227
Pityński, Andrzej, 531
Pius II., Papst, 17, 574, 650, 689
Pius VI., Papst, 618, 641, 652, 653, 688, 689
Pius VII., Papst, 641, 688, 689
Pius VIII., Papst, 688
Pius IX., Papst, 205, 503, 516, 636, 653, 688, 702
Pius X., Papst, 649, 702
Pius XI., Papst, 636, 695
Pius XII., Papst, 191
Pizarro de Vargas, Francisco, 508
Pizarro, Francisco, 508
Place Vendôme, 64, 120, 131, 613
Plain, Liutold I. von, 303
Plaisir, 151
Plantagenet (Geschlecht), 19, 179, 217–219, 226, 233, 719
Plantagenet, Edmund, 2. Earl of Cornwall, 626
Plantagenet, Mathilde, 400
Plantagenet, Richard, 3. Duke of York, 285
Platon, 19
Plaz, Joseph Anton, 362
Plaza de la Fe, 509
Pleißenburg, Schloss, 479
Plessis-Châtillon, Madeleine du, 128
Plessis-Vignerot, Marie-Madeleine du, 703
Płock, 472, 489, 631
Plombières-les-Bains, 580
Plouasne, 85
Pluvinel, Antoine, 123
Plymouth, 248, 252, 254
Počaply, 498
Pocey, Marguerite de, 273
Podiebrad, Georg von, 498
Pöcking, 379, 501
Poets' Corner (Westminster Abbey), 259
Pötting, Sebastian von, 52, 569
Poirier d'Amfreville, Jacques, 679
Poisson, Jeanne-Antoinette, 153, 211

Poitiers, 130, 623
Poitiers, Alfons von, 61, 74, 450
Poitiers, Diana von, 99, 100
Poitou, 68, 86, 179
Polen, 15, 137, 163, 299, 378, 398, 399, 470–498, 530, 576, 719, 721
Poligny, 112, 598
Pollen, 58
Polling, 299
Polnischer Erbfolgekrieg, 399, 478
Poltawa, 387, 476
Pomis, Giovanni Pietro de, 365
Pommersfelden, 549
Pompadour, Madame de, siehe Poisson, Jeanne-Antoinette
Pomponne, 125
Poncher, Jean de, 198
Ponikiewski, Johannes, 520
Pont-à-Mousson, 166
Pont-aux-Dames, 79
Pont-d'Ain, 90
Pont-de-Vaux, 595, 674
Pont-Sainte-Maxence, 81
Pontefract, 234, 239, 245, 285
Pontigny, 599
Pontoise, 124, 139, 186, 611
Pontpoint, 81
Poore, Richard, 623
Popayán, 532
Poradowski, Stanisław, 520
Porlock, 263
Port-au-Prince, 155
Port-Royal des Champs, 64, 126, 127, 135, 137, 141, 196, 203
Porto, 5, 374, 419, 510, 511
Portsmouth, 229
Portugal, 5, 22, 120, 357, 506, 509–511, 721
Portugal, Eleonore Helena von, 341
Posen, siehe Poznań
Possagno, 456
Posselaigne, Monsignor de, 714
Potocki (Geschlecht), 479
Potocki, Andrzej, 479
Potocki, Anna, 486, 522

Potocki, Felix, 522
Potocki, Joachim, 486
Potocki, Kajetan, 634
Potocki, Pawel, 634
Potocki, Stanisław, 479, 480, 520
Potocki, Stefan, 483
Potsdam, 21, 377, 378
Poules, 81
Powązki-Friedhof, 479, 493, 496, 634
Poynter, William, 630
Poznań, 477, 488, 489, 491–493, 523, 632, 633, 635, 636
Pozowitsch, Johann Franz von, 410
Praecordia, 5, 10, 72, 182, 309, 457–459, 478, 516, 540, 640, 641, 647–653, 688, 689
Prag, 10, 166, 302, 339, 342, 355, 364, 404, 422, 448, 498, 499, 567, 585, 643, 644
Prager Burg, 10, 51, 342, 343, 364
Prager Fenstersturz, 412
Pragmatische Sanktion, 360
Prais, 161
Prayssac, 166
Préaux, 233
Prémery, 606
Přemysliden, 498
Preston, Robert, 295
Preußen, 490, 523
Preußen, Luise von, 20, 21, 377
Preußen, Marie von, 327–329, 417
Preußen, Philippine Charlotte von, 401, 403
Preußisch Eylau, 165
Preysing, Maximilian von, 322
Prieur, Barthélemy, 104, 194, 199
Primaticcio, Francesco, 50, 96, 100, 102, 103, 107, 121, 193
Pristina, 501
Probus, Philippe, 604
Protestantische Union, 312
Protestantischer Friedhof (Rom), 256
Protestantismus, 98, 111, 698
Proust, Marcel, 175

Provence, 111, 305, 506
Provins, 47, 69, 70, 450, 599
Prüm, 661
Pruntrut, 591, 592
Prusnice, 368
Prutz, Hans, 301
Prylbytschi, 487
Prytanée National Militaire, 117
Przemyśl, 483, 633, 634
Przybyszewo, 489, 490
Przyłuski, Leon Michał, 636
Puchot des Alleurs, Pierre, 529
Puckering, John, 248, 288
Pückler, Heinrich von, 375
Pückler-Muskau, Hermann von, 20, 48, 337, 374, 435, 751
Puławy, 492
Puntten, Herkenbertus III. von, 302
Pupping, 13, 539
Pupping, Kloster, 587
Puy-en-Velay, Le, 84, 148, 213, 731
Pyrker, Johann Ladislaus, 645, 687

Quarenghi, Giacomo, 315
Quecksilber, 68
Queen's College Library, 294
Queens, 531
Quélen, Hyacinthe-Louis de, 161
Queluz, 510
Quengo, Louise de, 54
Queuille, Anne de la, 250
Quimper, 617
Quincy, Roger de, 2. Earl of Winchester, 60, 235
Quincy, Saer de, 1. Earl of Winchester, 60, 233, 235
Quintin, Jean, 599
Quinzani, Stefania, 713
Quirinalspalast, 649, 688
Quirinus-Münster (Neuss), 152

Rabat, 444
Raboiska, Stephan Baloch, 369
Rabot, Anna, 288
Rabutin, Celse-Bénigne de, 141

NAMENS-, ORTS- UND SACHREGISTER

Rabutin-Chantal, Marie de, Marquise de Sévigné, 141
Raczyński, Edward, 493, 494, 523
Radbot (Habsburg), 22
Radcliffe of Ordsall, William, 246
Radclyffe, James, 139
Radulph von Coggeshall, 275
Radziwiłł (Geschlecht), 476
Radziwiłł, Dominik, 487, 522
Radziwiłł, Hieronim Florian, 483
Radziwiłł, Jerzy, 483
Radziwiłł, Michal Kasimierz, 520
Radziwiłł, Mikołaj Faustyn, 483
Räcknitz, 166
Raepsaet, Jean-Joseph, 468
Raesfeld, 371
Raguenel, Tiphaïne, 84, 85
Rahewin, 565
Rain am Lech, 314
Rainald von Dassel, 7, 8, 539
Raines, Leonia de, 238
Rainham, 250, 252
Rais, Gilles de, 39
Raismes, 158
Raitenau, Wolf Dietrich von, 581
Raitenhaslach, Kloster, 308, 317, 408, 414, 572, 573, 667
Rambouillet, Schloss, 96, 209
Rambures, Antoine de, 113
Ramillies, 380
Ramsbury, 627
Randolph, Thomas, 1. Earl of Moray, 267
Rangjung Rigpe Dorje, 710
Raniero von Borgo San Sepolcro, 713
Rapperswil, 491, 523
Rasos-Friedhof (Vilnius), 51, 497
Rastatt, 388–390, 438
Rauch, Christian Daniel, 337
Ravaillac, François, 114
Raveneau, Marie-Françoise, 151
Rawlinson, Richard, 255, 289
Reading, 66
Reading Abbey, 219, 238
Reardon, Wendy J., 653

Rechberger, Anton, 426
Reconquista, 77
Redwitz, Weigand von, 548
Reformation, 441, 557, 561, 591, 626, 627
Regensburg, 13, 304, 312, 316, 322, 324, 336, 342, 408, 546, 555, 556, 567, 571, 572, 578, 579, 582, 586, 587, 669, 699
Regensburger Dom, 342, 422, 578, 579, 737
Regensburger Fürstentag, 547
Reich-Ranicki, Marcel, 1, 41
Reichel, Ernst Moritz, 435
Reichenau, Insel, 590
Reichersdorf, 692
Reichstadt, 319, 320, 415, 419
Reichstadt, Joseph Karl Franz, Herzog von, siehe Napoléon II.
Reidinger, Erwin, 430
Reims, 92, 150, 602–604, 610, 611, 620, 676, 682
Reinach-Steinbrunn, Jakob Sigismund von, 591
Reinhardsbrunn, Kloster, 14, 447
Reiter, Christian, 707, 716
Reliquie, 2, 3, 9, 11
Reliquienverehrung, VII, 9, 10, 15, 19, 150, 217, 297, 303, 691–711
Remling, Franz Xaver, 661, 662
Rémusat, Anne-Madeleine, 57, 708
René (Alençon), 89
René I. (Anjou), 88, 89, 190, 610
René le Rouillé, 612
Renaissance, 15, 35, 37, 47, 48, 107, 341, 574
Renault de Coucy, 40, 43
Renaut de Beaujeu, 44
Rennenberg, Wilhelm von, 468
Rennes, 51, 54, 55
Repnin, Wassili Anikitowitsch, 372, 435, 745
Repnin-Wolkonski, Nikolai Grigorjewitsch, 214

Restauration, 126, 160, 161, 202, 205
Resztzak, Stanisław, 635
Retournac, 154
Reuß, 338
Reuß zu Obergreiz, Heinrich I., 371
Reuß zu Schleiz, Heinrich XII., 371
Reuß zu Schleiz, Heinrich XIX., 371
Reuilly, 704
Réunion, La, 459
Reutte, 301
Rewrowski, Bonaventura, 635
Reymont, Władysław, 495, 496, 523
Rhazes, 4
Rhein, 339, 376, 380, 413
Rheinau, Kloster, 339, 593, 673
Rheinbund, 397
Rhodos, 243, 267, 308, 444, 513, 646
Rhodos, Stadt, 646
Rhone, 689
Richard I. (England), 221
Richard II. (England), 218, 226, 627
Richard III. (England), 285
Richard Löwenherz, 5, 15, 16, 18, 47, 51, 53, 60, 64, 66–68, 70, 179, 222, 261, 266, 273, 274, 303, 338, 607, 623, 624, 719, 726
Richard of Inverkeithing, 627
Richard von Cornwall, 60, 180, 221, 223–225, 235, 236, 599
Richard von San Germano, 7, 302, 420
Richard von St. Vanne, Heiliger, 65
Richelieu, Armand-Jean du Plessis, duc de, 111, 116, 121, 125, 128, 134, 141, 600, 601, 615
Richenza von Northeim, 301
Richier, Ligier, 99
Richmond, 226, 240
Riddarholmskyrkan, 315, 511
Riedesel, Albrecht Friedrich Carl, 380
Riedheim, O. von, 668
Riegel, E., 693
Rietberg, 372

Rietberg, Kloster, 363
Rietberg, Konrad IV. von, 575, 668
Rietberg, Maria Ernestine Francisca von, 362, 363, 372
Rieux, René de, 617
Rila, Kloster, 505
Ringier, Oberst, 166
Rio de Janeiro, 52, 378, 533, 752
Riom, 702
Ripaille, 90
Ripaille, Schloss, 648
Riqueti, André Boniface Louis de, vicomte de Mirabeau, 158
Riqueti, Honoré Gabriel de, comte de Mirabeau, 158, 167
Rishanger, William, 223
Rivers, Pitt, 260
Rivière, Bureau de la, 81
Robbia, Girolamo della, 103
Robert (Burgund), 80, 186
Robert I. (Schottland) (the Bruce), 45, 57, 221, 225, 241, 266, 267, 293, 294, 527, 528, 727
Robert II. (Burgund), 80
Robert IV. (Dreux), 75
Robert of Sutton, 625
Roberts, Vaughan, 278
Robespierre, Maximilien de, 157
Robin, Johann, 541
Rochechouart de Mortemart, Françoise de, 124, 129, 137, 598
Rochechouart de Mortemart, Louis Victor de, 129
Rochefort, Guy de, 95
Rochelle, La, 111, 318, 620, 677, 682
Roches, Peter des, 624, 628
Rochester, 630, 685
Rodière, Roger, 113
Römer, 1
Römisches Reich, 9
Rötgen, 440
Rötteln, 305
Rogalin, 494
Rogazionisti del Cuore di Gesù, 706
Roger de Norton, 626

Roger Niger, 624
Rohan, Charlotte de, 169
Rohan, Henri II. de, 121
Rohan, Hercule de, 115, 200
Rohan-Chabot,
　　Louis-François-Auguste de, 597
Rohan-Rochefort, Gasparine de, 371, 434
Rohault, Jacques, 136
Rokeby, William, 628, 684
Rokitansky, Carl von, 348
Rokoko, 586
Rokycana, Jan, 498
Roland, 12, 13, 29, 507
Rolandslied, 29
Rolandslied, 3, 12, 43, 65, 298
Rollingen, Heinrich Hartard von, 559
Rom, 7, 17, 28, 30, 69, 231, 246, 256, 270, 298, 301, 329, 333, 448, 452, 455, 457–459, 461, 475, 513, 516, 547, 565, 573, 574, 576, 590, 592, 595, 607, 609, 612, 614, 622, 626, 627, 636–643, 648, 651, 652, 668, 672, 678, 680, 687, 689, 695, 698–700, 706, 707, 710, 737, 738
Romantik, 6, 20, 45, 48, 256, 257, 290, 336, 365, 373, 489, 495, 527
Romanus, Heiliger, 13, 29
Romé, François, 679
Roncesvalles, 12, 404, 507
Roncevaux, 88
Roncherolles, Michel de, 139
Roosevelt, Franklin D., 530
Roper, Christopher, 4. Baron Teynham, 253
Roper, Helen, 465
Roper, Mary, 253, 465
Roper, Philip, 9. Baron Teynham, 139
Roquevaire, 136, 176
Ros, Robert de, 240
Rosa von Viterbo, Heilige, 695, 696
Rosenbach, Johann Hartmann von, 655
Rosenberg, 321

Rosenkriege, 245
Rosmarin, 5
Rosny-sur-Seine, 172, 212
Rostock, 369
Rote Armee, 478, 637
Rotherhithe, 535
Rotonda de las Personas Ilustres, 533
Rotonde des Valois, 111
Rottmayr, Johann Michael, 584
Rottweil, 129, 305, 434
Rouen, 14, 15, 21, 47, 51, 53, 64, 66–68, 82, 99, 118, 173, 178, 219, 222, 238, 273, 275, 607–608, 611, 613, 614, 678–680, 682, 726
Rousseau, Jean, 167
Rousseau, Jean-Jacques, 155, 171, 466
Roussel, Frémyn, 103
Rouvroy, 679
Rouvroy, duc de Saint-Simon, Louis de, 123, 128
Rouxel de Médavy, Louise, 615
Rouxel, Gabriel, 679
Roveredo, 697
Royal Geographic Society, 534
Royaumont (Abtei), 73
Rudnay, Sándor, 645
Rudolf I. (Österreich), 339
Rudolf I. (HRR), 4, 304, 338–340, 409, 498, 581
Rudolf II. (HRR), 10, 51, 120, 342, 343, 404, 421, 422, 499, 643
Rudolf IV. (Österreich), 359
Rudolf von Schwaben, 9
Rüdesheim, 376
Rueil, Claude de, 613
Rüppur, 562
Rüppur, Reinhard von, 561, 562, 663
Rumänien, 504–505
Rumänien, Ileana von, 505
Rumänien, Maria von, 504, 505
Rumtek, Kloster, 711
Runze, M., 376
Ruprecht I. (Pfalz), 305

Rupt-sur-Saône, 112, 173
Ruscon, Johannes von, 304
Russisch-Polnischer Krieg (1792), 479, 489
Russland, 398, 476, 490, 520, 523, 633, 685
Russocki, Marcjan, 485
Ruyter, Michiel de, 455, 459, 460, 517
Ruzé, Guillaume, 613
Rychnov nad Kněžnou, 643
Rye, Louis de, 598
Ryedale Folk Museum, 246
Rzeszów, 481

Saaleck, Schloss, 576
Saalfeld, 369
Saarlouis, 133
Sachs, Hans, 45
Sachsen, 214, 397
Sachsen, August von, 37
Sachsen, Clemens Wenzeslaus von, 564, 578, 580, 669
Sachsen, Ernst II. von, 573
Sachsen, Georg von, 441
Sachsen, Margarete von, 345, 347, 367
Sachsen, Maria Anna Ferdinanda von, 427
Sachsen, Maria Anna von, 325, 332, 419
Sachsen, Maria Josepha von, 147, 159
Sachsen, Moritz von, 49, 52, 152–154, 211, 399
Sachsen-Eisenach, Friederike Elisabeth von, 399
Sachsen-Hildburghausen, Therese von, 326
Sachsen-Meiningen, Regina von, 23, 346, 379, 399, 462, 502, 754
Sachsen-Teschen, Albert Kasimir von, 355, 427, 429
Sachsen-Weimar, Bernhard von, 583
Sachsen-Weimar, Friedrich von, 469, 499
Sackville, Edward, 4. Earl of Dorset, 250, 294, 295
Sackville, Isabella, Countess of Northampton, 252
Sackville, Thomas, 1. Earl of Dorset, 250
Sacquespée, Marie de, 466
Sacré-Cœur (Marseille), 708
Sacré-Cœur (Paris), 174
Säkularisation, 53, 213, 330, 336, 392, 410, 555, 560, 562, 567, 569, 570, 579, 580, 668
Saigon, siehe Ho-Chi-Minh-Stadt
Saint George's (Bermuda), 531
Saint Mary the Virgin and Saint Ethelbert the King (Hereford), 609
Saint Peter and Saint Paul (Bath), 629
Saint Quintin, John de, 265
Saint Quintin, Lora de, 265
Saint-Aignan (Saint-Laurent-Nouan), 152
Saint-André (Bordeaux), 175
Saint-André de Clermont, 68, 180
Saint-André-des-Arts (Paris), 86
Saint-Antoine de Paris, 131
Saint-Apollinaire (Valence), 618, 652
Saint-Armand, Kloster, 642
Saint-Aubain (Namur), 467
Saint-Aubin d'Angers, 610
Saint-Aubin d'Ennery, 155
Saint-Aurélien (Saint-Pol-de-Léon), 617
Saint-Bénigne de Dijon, 90
Saint-Barthélemy (Crest), 123
Saint-Barthélemy (Prayssac), 166
Saint-Benoit-sur-Loire, 681
Saint-Bernard-aux-Thermes, 700
Saint-Bernardin-de-Sienne, 88, 89
Saint-Bertin (Abtei), 12, 177
Saint-Blaise, Collégiale (Cadillac), 111

Saint-Blaise-et-Sainte-Vierge (Noyen-sur-Seine), 101
Saint-Chéron de Nogent-le-Roi, 193
Saint-Cloud, 231, 472
Saint-Cloud (Collegiale), 110, 111, 144
Saint-Côme-d'Olt, 619
Saint-Corentin-lès-Mantes, 71
Saint-Corneille de Compiègne, 111
Saint-Cyprien (Poitiers), 608
Saint-Cyr-et-Sainte-Julitte (Nevers), 606, 607
Saint-Cyr-l'École, 192
Saint-Denis (Kathedrale), 8, 12, 23, 29, 46, 47, 63, 65, 68, 71–74, 77–81, 83, 85–87, 94, 96, 98, 102, 103, 106, 107, 110, 111, 113–117, 121, 124, 128, 131, 137, 143, 144, 148, 150, 153, 157, 159–163, 172, 180, 183, 185, 189, 190, 192, 196, 197, 199, 202, 212, 213, 218, 222, 229, 231, 298, 449–451, 472, 599, 600, 734, 744
Saint-Denis, Friedhof (Amiens), 604
Saint-Dizier, 99
Saint-Étienne (Bar-le-Duc), 99, 735
Saint-Étienne (Bourges), 609
Saint-Étienne (Caen), 14, 66
Saint-Étienne (Dijon), 615
Saint-Étienne (Montmirail), 132
Saint-Étienne (Rouvroy), 679
Saint-Étienne d'Effiat, 129
Saint-Étienne de Bourges, 86
Saint-Étienne de Caen, 219
Saint-Étienne de Dreux, 75, 124, 209
Saint-Étienne de Limoges, 612
Saint-Étienne de Sens, 611
Saint-Étienne-du-Mont (Paris), 157
Saint-Eustache (Paris), 118, 129, 133, 156, 230
Saint-Èvre de Toul, 131
Saint-Félix, 136
Saint-Félix (Haute-Savoie), 620
Saint-Florentin (Amboise), 90
Saint-Fraimbault-et-Saint-Antoine (Épineu-le-Chevreuil), 613
Saint-François-de-Paule (Paris), 125
Saint-François-de-Sales (Annecy), 701
Saint-François-des-Cordeliers (Nancy), 150, 309
Saint-Georges (Aubevoye), 614
Saint-Germain (Argentan), 704
Saint-Germain (Flers), 55
Saint-Germain de Chastellux-sur-Cure, 129
Saint-Germain-de-Paris (Magny-les-Hameaux), 141
Saint-Germain-des-Prés, 9, 63, 64, 131, 135, 137, 473, 600, 742
Saint-Germain-en-Laye, 121, 138, 139, 208, 231
Saint-Germain-en-Laye, Schloss, 137, 231
Saint-Germain-l'Auxerrois (Aubry-le-Panthou), 619
Saint-Germain-l'Auxerrois (Paris), 99, 101, 148, 162
Saint-Germain-sous-Cailly, 118
Saint-Gervais (Rouen), 219
Saint-Godard (Rouen), 679
Saint-Hilaire (Bazoches), 133
Saint-Hilaire (Lassay-sur-Croisne), 91
Saint-Hippolyte (Maubuisson), 77
Saint-Honoré (Blois), 151
Saint-Ignace (Paris), 125
Saint-Jacques (Douai), 55
Saint-Jacques (Lunéville), 150, 477
Saint-Jacques-du-Haut-Pas (Paris), 126, 142, 196, 203
Saint-Jean (Besançon), 594–596, 674
Saint-Jean (Chateaudun), 189
Saint-Jean du Collachium (Rhodos), 646
Saint-Jean-Baptiste (Percy), 622
Saint-Jean-Baptiste de Lyon, 183, 703

Saint-Jean-Baptiste du Moncel, 81
Saint-Jean-de-l'Habit de Fontevraud, 178
Saint-Jean-de-Latran (Paris), 109, 600
Saint-Joseph-des-Carmes (Paris), 601
Saint-Julien du Mans, 55, 89, 622
Saint-Julien-l'Ars, 704
Saint-Just-et-Saint-Pasteur de Narbonne, 71
Saint-Laurent (Joinville), 107
Saint-Laurent (Le Puy-en-Velay), 84
Saint-Laurent, Nicolas de, 68
Saint-Laurent-Nouan, 152
Saint-Lazare (Paris), 715
Saint-Léonard (L'Haÿ-les-Roses), 158
Saint-Leu-Saint-Gilles (Paris), 137
Saint-Lô, 679
Saint-Louis (La Rochelle), 620
Saint-Louis de La Flèche, 114, 116, 117, 199
Saint-Louis de Poissy, 76, 184
Saint-Louis de Versailles, 449, 691
Saint-Louis des Invalides, 170
Saint-Louis-d'Antin (Paris), 136
Saint-Louis-des-Français d'Istanbul, 529
Saint-Louis-des-Invalides, 131, 163, 164
Saint-Louis-du-Louvre, 602, 634
Saint-Louis-en-l'Île (Paris), 123
Saint-Lubin-des-Joncherets, 209
Saint-Maixent, 171
Saint-Malo, 613
Saint-Martial (Avignon), 604
Saint-Martin (Bousbecque), 119
Saint-Martin (Daillecourt), 140
Saint-Martin (Feigneux), 112
Saint-Martin (Montmorency), 106, 194, 195
Saint-Martin (Nevers), 137
Saint-Martin (Palaiseau), 141
Saint-Martin (Savigny), Abtei, 625
Saint-Martin de Nevers, 607
Saint-Martin de Tours, 89, 190

Saint-Maur (Rouen), 679
Saint-Maur-des-Fossés, 87, 226
Saint-Maure, Jean de, 198
Saint-Maurice (Angers), 613
Saint-Maurice (Lille), 172
Saint-Maurice (Vienne), 98, 734
Saint-Maurice d'Angers, 77, 88, 89, 621
Saint-Maurice d'Oiron, 101
Saint-Mauris, Charles-Emmanuel-Polycarpe de, 156
Saint-Merry (Paris), 125
Saint-Michel-de-Montaigne, 118
Saint-Nicolas (Angers), 610
Saint-Nicolas (Fontenay-le-Comte), 613
Saint-Nicolas (Rouen), 679
Saint-Nicolas d'Angers, 610
Saint-Omer, 138, 177, 231, 613
Saint-Ours (Loches), 189
Saint-Paul-Saint-Louis (Paris), 64, 91, 114, 121, 123–127, 130, 132, 142, 202, 203, 675
Saint-Paulet, Schloss, 131
Saint-Pierre (Dreux), 75
Saint-Pierre (Lille), 613
Saint-Pierre (Martinique), 647
Saint-Pierre (Plaisir), 151
Saint-Pierre d'Angoulême, 85, 111
Saint-Pierre de Boisse (Saint-Côme-d'Olt), 619
Saint-Pierre de Lisieux, 118
Saint-Pierre de Montmartre, 168
Saint-Pierre de Préaux, 59
Saint-Pierre de Préaux, Abtei, 233
Saint-Pierre-de-Gand (Gent), 12
Saint-Pierre-et-Saint-Paul (Cluny), 66, 608
Saint-Pierre-le-Portier (Rouen), 679
Saint-Pierre-les-Dames, Kloster (Reims), 603
Saint-Pierre-Saint-Paul (Pomponne), 125
Saint-Pol-de-Léon, 617

NAMENS-, ORTS- UND SACHREGISTER

Saint-Quentin, 613
Saint-Remi (Amiens), 113
Saint-Remi (Reims), 602, 603
Saint-Roch (Paris), 123, 152, 173
Saint-Sauveur (Blois), 117
Saint-Sauveur (Nevers), 607
Saint-Sauveur de Dinan, 84, 85, 730
Saint-Sernin (Toulouse), 700
Saint-Sixte (Ars-sur-Formans), 704
Saint-Sulpice (Issy-les-Moulineaux), 601
Saint-Sulpice (Nogent-le-Roi), 99
Saint-Sulpice (Paris), 207
Saint-Sulpice (Seine-Port), 155
Saint-Thibault (Commarin), 134
Saint-Thomas (Reims), 603
Saint-Thomas (Straßburg), 52, 153, 211, 745
Saint-Trinité de Trucy, 76
Saint-Urse (Montbard), 135
Saint-Vanne, 65
Saint-Veran, Friedhof (Avignon), 165
Saint-Victor d'Eu (Abtei), 270
Saint-Victor d'Eu, Abtei, 269
Saint-Vincent (Le Mans), 610
Saint-Vincent-de-Paul (Blois), 151
Saint-Vincent-de-Paul (Paris), 703
Saint-Yved (Braine), 75, 447
Sainte-Anne-la-Royale (Paris), 132, 601
Sainte-Cathérine-de-la-Culture, 119
Sainte-Chapelle (Châteaudun), 88
Sainte-Chapelle (Dijon), 81, 131
Sainte-Chapelle (Paris), 135, 183, 184, 190
Sainte-Chapelle (Vincennes), 130, 132, 169, 601
Sainte-Croix d'Orléans, 64, 102, 103, 109, 136, 168, 618
Sainte-Foy (Morlaàs), 507
Sainte-Geneviève (Paris), 129, 136, 155, 166, 625, 676
Sainte-Madeleine (Besançon), 66, 594, 595, 674
Sainte-Marie d'Auch, 614

Sainte-Marie de Fontevraud la Barre, 178
Sainte-Marie-Majeure de Marseille, 705
Sainte-Opportune (Almenêches), 615
Sainte-Thérèse (Abbeville), 605
Sainte-Trinité (Caen), 612
Saintes, 614
Saints-Michel-et-Gudule (Brüssel), 51, 466
Saints-Pierre-et-Paul (Obernai), 621
Sakrileg, 15
Sakskoburggotski, Simeon, 505
Salbei, 5, 25, 673
Saldanha de Mesquita Lobo Albuquerque Castro e Ribafria, António de, 509
Saleph, 14, 301
Salesianer, 636
Salesianerinnen, 615, 632
Salesianerinnenkirche (Wien), 357
Salesianerkloster Sulzbach, 322
Salier, 299, 300, 557
Salinis, Antoine de, 606, 677
Salins, 595, 674
Salins, Hugues I. de, 66, 594, 595, 674
Salisbury, 240, 623, 627, 684
Salisbury Cathedral, 627
Salisbury, Ela of, 240, 627
Salle, 279
Saltwood, 245
Salzach, V, 317, 582
Salzburg, 25, 312, 316, 317, 362, 385, 411, 414, 569, 581–586, 589, 590, 644, 744
Salzburger Dom, 581, 582, 586, 644
Sambia, 259, 534, 537, 721, 752
Sambir, 483
San Antonio (Texas), 705
San Antonio di Padova a Messina, Basilica Santuario di, 706
San Biagio (Venedig), 446, 456
San Bonaventura al Palatino (Rom), 452, 639

San Carlo (Turin), 455
San Ciriaco, Cattedrale di (Ancona), 650
San Domenico (Chioggia), 642, 746
San Domenico (Città di Castello), 696
San Domenico Maggiore (Neapel), 73, 450, 451
San Felice (Venedig), 454
San Filippo Neri (Perugia), 699
San Francesco (Urbino), 651
San Francesco di Castelletto (Genua), 304, 451
San Francesco Santuario Miracolo Eucaristico (Lanciano), 708
San Gennaro, Cattedrale di (Neapel), 72, 651
San Germano, 7, 302, 338, 420
San Giacomo degli Spagnoli (Rom), 640
San Giobbe (Venedig), 454
San Giovanni in Laterano, 640, 648
San Giovanni Rotondo, 707
San Giuseppe (Gaeta), 503
San Giuseppe (Treviso), 702
San Giuseppe da Copertino, Basilica di, 701
San Gregorio (Bari), 454
San Gregorio (Rom), 246
San Lorenzo fuori le mura, Basilica di (Rom), 653
San Lorenzo, Basilica di (Florenz), 347
San Luigi dei Francesi (Rom), 614, 641
San Marcello al Corso (Rom), 641
San Marco (Venedig), 454
San Martino (Venedig), 454
San Nicola, Basilika (Bari), 471
San Nicola, Basilika (Tolentino), 453
San Paolo (Ferrara), 452
San Pedro, Friedhof (Medellín), 532
San Pietro (Frascati), 457
San Pietro in Ciel d'Oro (Pavia), 453
San Pietro in Vincoli, 17, 574, 575, 668
San Pio da Pietrelcina, 707, 708
San Rufino, Cattedrale di (Assisi), 709
San Salvatore (Pavia), 9
San Vigilio, Cattedrale di (Trient), 642
Sancha von der Provence, 225
Sancho IV. (Kastilien), 506
Sancta Maria de Pregnantibus (Vatikan), 457
Sandbach, 246, 287
Sandegg, Kloster, 593
Sandegg, Schloss, 593
Sandt, Maximilian van der, 408, 541
Sanguszko (Geschlecht), 479
Sanguszko, Paweł Karol, 484
Sanguszko-Lubartowicz, Barbara, 484
Sanguszków-Slawucie, 484
Sanguszkowa, Marianna, 484, 521
Sankt Emmeram, 13
Sankt Emmeram, Kloster, 336
Sankt Luzen (Hechingen), 305
Sankt Marxer Friedhof (Wien), 500
Sankt Petersburg, 166, 333, 334, 478
Sansculotten, 543
Sanssouci, 377
Sant Josep i la Mare de Déu, 379
Sant'Agata dei Goti, 270, 458
Sant'Agnese fuori le mura (Rom), 640
Sant'Agostino (Rom), 607
Sant'Andrea della Valle (Rom), 516, 639, 650
Sant'Eufemia (Verona), 452
Sant'Ignazio (Rom), 700
Santa Ana (Caracas), 532
Santa Catarina, 497
Santa Cecilia (Rom), 592, 673
Santa Chiara (Neapel), 172, 367, 451
Santa Chiara della Croce, Kloster, 696
Santa Clara (Kuba), 534

Santa Clara de las Descalzas Reales (Madrid), 508
Santa María de la Sede (Sevilla), 506, 525
Santa María in Ujué, 507
Santa María la Mayor de Trujillo, 508
Santa María la Real, Kloster, 506
Santa Margherita (Montefiascone), 640
Santa Maria Annunziata, Cattedrale di (Otranto), 16
Santa Maria Assunta (Benevento), 640
Santa Maria Assunta (Pisa), 304
Santa Maria Assunta (Siena), 456
Santa Maria Assunta a Bonistallo (Prato), 10, 454
Santa Maria Assunta, Basilica cattedrale di (Padua), 704
Santa Maria Assunta, Cattedrale Metropolitana di (Siena), 445
Santa Maria de Poblet, Kloster, 452, 506
Santa Maria de Valencia, Catedral de, 532
Santa Maria de Vilabertran, Kloster, 506
Santa Maria del Carmine (Neapel), 451
Santa Maria del Fiore (Florenz), 453
Santa Maria dell'Anima (Rom), 639
Santa Maria della Pietà (Rom), 639
Santa Maria della Steccata, Basilica di (Parma), 459
Santa Maria della Vittoria (Rom), 698
Santa Maria di Collemaggio (L'Aquila), 695
Santa Maria di Pogliola, Kloster, 612
Santa Maria Gloriosa dei Frari, 749
Santa Maria Gloriosa dei Frari (Venedig), 355, 375, 455
Santa Maria Icona Vetere (Foggia), 304, 448, 450
Santa Maria in Domnica (Rom), 329
Santa Maria in Gradi (Viterbo), 224
Santa Maria in Vallicella (Rom), 699, 714
Santa Maria la Real de Pamplona, 77, 507
Santa Maria Maddalena (Rom), 699, 738
Santa Maria Maggiore (Assisi), 709
Santa Maria Maggiore (Tivoli), 614
Santa Maria Maggiore (Vartikanstaat), 639
Santa Maria sopra Minerva (Rom), 640
Santa Marta (Kolumbien), 531, 532
Santa Prassede (Rom), 641
Santa Sabina all'Aventino (Rom), 638, 639
Santa Trinità dei Monti (Rom), 612
Santi Ambrogio e Carlo (Rom), 698
Santi Antonio e Annibale Maria (Rom), 706
Santi Severo e Martirio, Abtei, 626
Santi Vincenzo e Anastasio (Rom), 737
Santi Vincenzo e Anastasio a Trevi (Rom), 457, 459, 647–649, 651–653
Santi XII Apostoli (Rom), 231, 457
Santiago de Compostela, 29, 45, 85
Santissimo Nome di Maria (Rom), 641
Santo (Padua), 17, 408
Santo Domingo, 171
Santo Stefano (Venedig), 452
Santos Dumont, Alberto, 52, 378, 533, 752
Santrot, Marie-Hélène, 191
Santuario del Cottolengo Don Orione, 710
Santuario e Stalletta di San Giuseppe, 701
Santuario Santa Gema (Madrid), 707
São João Batista, Friedhof (Rio de Janeiro), 533
São Paulo, 510

São Vicente de Fora (Lissabon), 357, 509, 510
Sapieha, Aleksander Michał, 487
Sapieha, Michał Ksawery, 487
Saragossa, 312, 507, 508
Sarazenen, 75
Sarazin, Jacques, 601
Sarlat-la-Canéda, 151
Saroyan, William, 529
Sarrazin, Jacques, 108, 121, 125, 127
Sarrebruch, Marie de, 113
Sarto, Giuseppe, 702
Sárvár, 328
Sasbach, 131
Saumur, 189
Savage, Thomas, 628
Savigny, 625
Savona, 450
Savoyen, 90, 609
Savoyen, Agnes von, 88
Savoyen, Amadeus VIII. von, 90
Savoyen, Beatrix von, 71, 223
Savoyen, Charlotte von, 90, 92, 190
Savoyen, Eugen von, 91, 135, 152, 362, 379, 381, 430, 613
Savoyen, Henriette Adelheid von, 331
Savoyen, Luise von, 98
Savoyen, Madeleine von, 104, 194
Savoyen, Maria Adelaide von, 145
Savoyen, Maria Theresia von, 172, 365, 366, 432
Savoyen-Carignan, Eugen Johann Franz von, 362
Savoyen-Carignan, Eugen Moritz von, 91, 135, 362, 613
Savoyen-Nemours, Heinrich I. von, 106, 452
Savoyen-Nemours, Heinrich II. von, 91
Savoyen-Nemours, Jakob von, 106, 195
Savoyen-Nemours, Karl-Emanuel von, 195

Say, Robert de, 239
Sceaux, Schloss, 124
Schaar, Hiacynthus, 664
Schaumburg, Adolf III. von, 566
Schaumburg, Anton von, 566
Schaumburg-Lippe, Adolf zu, 397
Schaumburg-Lippe, Emma Auguste zu, 440
Schaumburg-Lippe, Emma Elisabeth zu, 440
Schaumburg-Lippe, Emma Friederike zu, 440
Schaumburg-Lippe, Ernst August zu, 440
Schaumburg-Lippe, Herrmann Otto zu, 440
Schaumburg-Lippe, Moritz Georg zu, 397
Schaw, William, 250
Scheele, Paul-Werner, 541
Schefers, Carl, 415
Schellenberg, 384, 437
Schellenberg, Anna von, 385, 438
Schenk von Stauffenberg, Johann Franz, 580
Schenk von Stauffenberg, Marquard Sebastian, 381, 548, 549
Schenk zu Schweinsberg, Johann Bernhard, 567, 643
Scherenberg, Rudolf II. von, 542, 655, 656
Scherrier, Michiel, 464
Scheyern, Kloster, 307
Schietere, Anna de, 465
Schinkel, Karl Friedrich, 20, 374, 377
Schlüsselau, Kloster, 548, 657
Schlehe, 672
Schleifras, Adalbert von, 568, 665
Schleiz, 434
Schlesien, 498, 631, 643
Schlosskapelle (Wald an der Alz), 310
Schlosskirche Weimar, 372
Schmalkaldischer Bund, 398
Schmidt, Georg, 308

Schmitt, Johann Franz, 659
Schmitt, Leonhard Clemens, 658
Schneekapelle (Arnstorf), 55, 408
Schneewittchen, 40
Schönau, Johann Franz von, 369, 433, 576, 591, 672
Schönborn (Geschlecht), 372, 589
Schönborn, Anselm Franz von, 372, 373, 435
Schönborn, Franz Georg von, 559, 564, 661
Schönborn, Friedrich Karl von, 657
Schönborn, Johann Philipp von, 546, 549, 554, 558, 655, 656
Schönborn, Lothar Franz von, 549, 657
Schönborn-Buchheim, Damian Hugo Philipp von, 550, 557, 559–561, 576, 662
Schönborn-Buchheim, Franz Georg von, 550
Schönborn-Buchheim, Friedrich Karl von, 373, 546, 549, 589
Schönborn-Buchheim, Johann Philipp Franz von, 550
Schönbrunn, Schloss, 355
Schönenberg, Georg von, 561
Schönenberg, Johann VII. von, 393, 563
Schoenes, Stephan, 575
Schöningen, Schloss, 401
Schottland, 250, 266–269, 465, 528, 536
Schottland, Eleonore von, 339
Schottland, Isabella von, 239
Schowkwa, 475, 483
Schrade, Hubert, 13, 17
Schrattenbach, Siegmund III. Christoph von, 586
Schrattenbach, Sigismund von, 362
Schulze, Kaplan, 495
Schwaben, Beatrix von (die Jüngere), 506
Schwaben, Mathilde von, 300
Schwanthaler, Ludwig, 326, 333–335

Schwarza, 369
Schwarzburg, Gerhard von, 656
Schwarzburg, Günther von, 305
Schwarze Madonna, 19, 306, 311, 383, 385, 423, 451, 500
Schwarzenberg, Adam Franz von, 50
Schwarzenberg, Eleonore von, 50
Schwarzes Meer, 505
Schweden, 398, 721
Schweiz, 20, 51, 133, 328, 338, 356, 459–462, 490, 590–594, 697, 721
Schweizer Garde, 713
Scitovský, János, 645
Scopham, Ralph de, 240, 285
Scoraille de Roussille, Marie Angélique de, 137
Scots College (Paris), 64, 138, 139, 207, 231
Scott, Walter, 45, 293, 294
Scottish Catholic Archives, 220
Sebastian, Heiliger, 548
Sebastiansfriedhof (Salzburg), 581, 669
Seckau, 365, 432, 582
Sedan, 316
Seeburg, Wichmann von, 574
Seele, 1–3, 8, 9, 15, 17, 25, 33, 37, 40, 49, 70, 194, 207, 257, 264, 275, 276, 288, 316, 336, 344, 375, 414, 421, 448, 488, 540, 691, 692, 711
Seele, Herz als Sitz der, VI, 1–3, 8, 9, 33, 173, 264, 471, 488, 540, 691, 692
Seelenwaage, 35
Seeon, Kloster, 334
Segovia, 624
Séguier, Pierre, 128, 134
Ségur, Eugène de, 175
Ségur, Louis Gaston de, 175
Ségur, Sophie de, 174, 175
Seine, 519
Seinsheim, Adam Friedrich von, 546, 550, 655

Sektion, 4, 5, 10, 15, 45, 112, 117, 131, 157, 162, 163, 173, 205, 212–214, 228, 229, 232, 256, 257, 281, 286, 304, 307, 316, 318, 323, 327, 342, 347, 348, 358, 365, 375, 399, 403, 413, 422, 424, 435, 447, 471, 494, 501, 502, 515, 532, 540, 542, 545, 547, 548, 557, 567–569, 578, 639, 646, 648, 665, 670, 671, 697, 699, 706, 712
Selbstverbrennung, 39
Seligenthal, Kloster, 410
Selim II., 500
Selle, Adelgundis, 56
Senef, 120
Sengle, Claude de la, 445, 513
Senlis, 612
Sens, 600, 603, 611, 675, 679
Sepp, Johannes Nepomuk, 301
Sers, Jean-Pierre, 167
Seurre, 305
Sevilla, 506
Sewastopol, 170
Seyfried, Johannes, 554
Seymour, Elizabeth, 268
Seymour, Jane, 227, 228
Sfondrati, Cölestin, 461, 592, 673
Sforza, Bona, 471
Sforza, Gian Galeazzo, 471
Shakespeare, William, 244
Shelford, 241
Shelley, Mary, 256, 257, 290
Shelley, Percy Bysshe, 256, 257, 290
Shelley, Percy Florence, 257
Shovell, Cloudesley, 254
Sickingen, Kasimir Anton von, 576
Sickinger, Anselm, 367
Sicklasberg, 336
Sidney Sussex College, 280
Sidney, Ambrosia, 248
Sidney, Henry, 51, 248, 278
Siebeneichen, 321
Siebenjähriger Krieg, 152, 569
Siegen, 395
Siegert, Dekan, 321
Siegfried, 40
Siegfried, Bischof, 299
Siegmund (Österreich-Tirol), 339
Siena, 74, 304, 445, 456, 516
Sieniawa, 492, 493
Sierck, Arnold von, 563
Sierck, Jakob I. von, 563
Sierck, Philipp von, 563
Sievershausen, 398
Sigismund (HRR), 75, 305
Sigismund Franz (Österreich-Tirol), 343, 367
Sigismund I. (Polen), 471
Sigismund II. August, 472
Sigismund III. Wasa, 472, 631
Sikkim, 711
Silber, 48, 147, 212, 213, 324, 326, 327, 329, 333, 354, 377, 434, 504, 511, 532, 559, 672, 687, 702
Simeon II. (Bulgarien), siehe Sakskoburggotski, Simeon
Simmern, Ludwig Philipp von, 316
Simon und Judas Thaddäus (Kołaczkowo), 483
Simor, János, 645
Singlin, Antoine, 141
Sint-Donatianus Brugge, 90, 465
Sint-Martinuskerk (Utrecht), 14
Sint-Michiel (Antwerpen), 463
Sint-Michielskerk (Kortrijk), 464
Sint-Pieter-en-Paul (Mecheln), 464
Sint-Winoksbergen, 465
Sintra, 509
Siptun, Henry, 225
Sirod, 156
Sisi, siehe Österreich-Ungarn, Elisabeth von
Sisteron, 610
Sittikus von Hohenems, Markus, 581
Sitting Bull, 529
Six, Jean, 613
Sixtus IV., Papst, 17
Sixtus V., Papst, 452, 639, 647–649, 688

NAMENS-, ORTS- UND SACHREGISTER

Sizilien, 69, 72, 73, 89, 183, 367, 449, 451, 514, 516, 517, 706, 716
Skaryszew, 488
Skępe, 489
Skevington, Thomas, 628
Skierniewice, 633, 634
Skipton-in-Craven, 249
Skirlaw, Walter, 627, 684
Skórzewski, Franciszek, 487
Skrzynecki, Pfarrer, 634
Slawonien, 351, 425, 681
Slingsby, 263
Slonim, 479
Słowacki, Juliusz, 524
Slowakei, 503–721
Slowenien, 502–503, 504, 721
Sluzk, 483
Smolensk, 170
Smyth, Christopher, 291
Smyth, John, 265
Sobek von Bilenberg, Matthäus Ferdinand, 644, 687
Sobieska, Katarzyna, 476
Sobieska, Maria Karolina, 483
Sobieska, Maria Klementina, 231, 457, 458, 516
Sobieski (Geschlecht), 479
Sobieski, Konstanty Władysław, 475
Sobieszczańska, Konstancja, 488
Soest, 565, 566
Sötern, Philipp Christoph von, 558, 564
Sœurs de Notre-Dame de la Providence, 620
Sofia, 505
Soissons, 51, 64, 76, 84, 135, 599, 600, 732
Soissy, 181
Soisy-Bouy, 599, 675
Sokollu Mehmed Pascha, 500
Solothurn, 20, 490, 491, 593
Somaglia, Magdalena della, 452
Somers, George, 531
Somerset House, 251
Somosierra, 488

Soncino, 713
Sorbonne, 125, 607, 617
Sorel, Agnes, 87, 189
Souchier, Jérôme, 612
Soult, Nicolas Jean-de-Dieu, 148
South Acre, 264
South Petherton, 261
Southampton, 630
Southbourne, 290
Southwark, 629
Souvigny, 86
Souvré, Jacques de, 109
Sowjetunion, 505
Spa, 247
Spaeth, Jean-Louis, 211
Spanien, 12, 13, 16, 22, 131, 266, 341, 342, 404, 506–509, 522, 594, 624, 685, 697, 700, 721
Spanien, Isabella Clara Eugenia von, 466
Spanien, Margarita Theresa von, 426, 428
Spanien, Maria Anna von, 365, 431, 432
Spanien, Maria Ludovica von, 427, 429
Spanien, Maria Teresa von, 143–145
Spanien, Maria von, 342
Spanischer Erbfolgekrieg, 578
Sparadrap, 649
Spaur, Leopold von, 642
Speck von Sternburg, Maximilian, 376, 436
Speiseröhre, 33
Spencer, Diana, 251
Spencer, Henry, 1. Earl of Sunderland, 251
Speyer, 299, 300, 338, 405, 406, 552, 553, 557–561, 564, 576, 661
Speyerer Dom, 299, 300, 338, 553, 557–560
Spezia, La, 256
Spielkartenherz, 1, 41, 48, 54, 55, 69, 76, 77, 82, 85, 117, 127–129, 138, 148, 151, 156–158, 160,

193, 201, 203, 213, 220, 241, 260, 264, 265, 270, 286, 305, 332, 337, 387, 390, 473, 475, 481, 482, 511, 545, 555, 556, 559, 564, 570, 572, 582, 592, 596, 628, 631, 700, 704
Spies, Hans-Bernd, 660
Spina II., Peter de, 316
Spina, Kardinal, 653
Spitalkirche Hl. Geist (Eichstätt), 578
Spitzenberg, Gottfried von, 301, 542
Split, 303
St. Adalbert (Kikół), 489
St. Aegidien (Bernburg), 373
St. Ägidius (Třeboň), 50, 364
St. Alban, 11
St. Albans Abbey, 18, 623, 626
St. Alfege's (Greenwich), 629
St. Alkmund's (Whitchurch), 244, 245
St. Andreas (Düsseldorf), 318, 320
St. Andreas (Köln), 578
St. Andreas (Piber), 588
St. Andreas (Slonim), 479
St. Andrew (Wells), 236
St. Andrew Holborn (London), 253
St. Andrew's (Framingham Earl), 239
St. Andrew's (Plymouth), 248, 252, 254
St. Andrew's (Wimpole), 258
St. Andrew-by-the-Wardrobe (London), 248
St. Andrews, 627
St. Anna (Lubartów), 484
St. Anton (Forchheim), 548
St. Anton (München), 700
St. Antonius (Mainz), 557
St. Antonius (Meisenheim), 318
St. Antonius von Padua und St. Peter von Alcantara (Węgrów), 482
St. Augustin (Wien), 362
St. Augustine's (Canterbury), 9
St. Barnabas (Brampton Bryan), 262
St. Blaise (Haccombe), 264
St. Bonifaz (München), 12, 326, 327

St. Bride's (Douglas), 267, 729
St. Bride's Chapel (Douglasdale), 266
St. Bridget (Bridstow), 262
St. Bridget (Farringdon Without), 250
St. Brixius (Ooigem), 53
St. Cäcilia (Heusenstamm), 372, 373
St. Canice's (Kilkenny), 295
St. Cecilia (Hadham), 252
St. Cuthbert's (Edinburgh), 269
St. Dorothea (Trzcinica), 490
St. Dubricius (Porlock), 263
St. Edmond, Joan de, 51
St. Edmund's College (Old Hall Green), 630
St. Edmunds, Fulk de, 241
St. Edmunds, Joan de, 241
St. Edward the Martyr (Corfe Castle), 263
St. Emmeram (Regensburg), 547, 567, 587
St. Etienne (Aubonne), 460
St. Faith's Church (Bacton), 229
St. Fiden (St. Gallen), 461
St. Gallen, 461, 592, 673
St. Gangolf (Bamberg), 550, 658
St. Gangolf (Mainz), 552, 553, 555, 659
St. Georg (Eisenach), 14
St. Georg (Freising), 578
St. Georg (Neustadt a.d. Waldnaab), 322
St. Giles (Bredon), 261
St. Giles (Coberley), 236, 727
St. Giles (Horsted Keynes), 261
St. Giles and St. Andrews (Barnwell), 242
St. Giles' Cathedral (Edinburgh), 530
St. Giles-without-Cripplegate (London), 248
St. Godehard, Basilika (Hildesheim), 539, 692
St. Gumbertus (Ansbach), 387, 388, 743
St. Hedwig (Milanówek), 495

NAMENS-, ORTS- UND SACHREGISTER

St. Hedwig (Sulzbach-Rosenberg), 322
St. Helen's Bishopsgate (London), 254
St. Helena, 162
St. Hilarius (Ebnet), 576
St-Hippolyte (Poligny), 598
St. Jacques (Brügge), 53
St. Jago de la Vega, 531
St. Jakob (Innsbruck), 367
St. Jakob (Ljubljana), 361
St. Jakob (Nysa), 631
St. Jakob (Obra), 489
St. Jakob (Skaryszew), 488
St. Jakob (Skierniewice), 633, 634
St. Jakob (Wschowa), 489
St. Jakob am Thurn, 312, 362
St.-Jakob-Spital (Rom), 699
St. Jakob zu Prausnitz, 368
St. Jakob, Dom (Innsbruck), 339, 340, 590
St.-Jakobs-Kirche (Ljubljana), 503
St. Jakobus und Agnes (Nysa), 631
St. Januarius, Kloster (Murrhardt), 298
St. Johann (Donaueschingen), 382
St. Johann von Jerusalem (St. Petersburg), 333
St. Johannes (Toruń), 471
St. Johannes der Täufer (Breslau), 632
St. Johannes und Laurentius (Merseburg), 9
St.-Johannes-Stift (Zizers), 461
St. Johannis (Ansbach), 388
St. Johannis und St. Donatus, Dom (Meißen), 397
St. John and St. Elizabeth Hospital (London), 259
St. John the Baptist's (Perth), 266
St. John's (Margate), 265
St. John's Co-Cathedral (Valletta), 445, 446, 456, 646
St. John's College (Oxford), 255
St. John's Seminar (Wonersh), 630

St. John, Ferdinand, 290
St.-Josephs-Oratorium (Montréal), 710
St. Kassian, Kloster, 571
St. Katharina (Sankt Petersburg), 166, 478
St. Kenny's (Kilkenny), 270
St. Kilian (Würzburg), 368, 541, 544–546, 550, 554, 589, 656, 658
St.-Klara-Kirche (Breslau), 482
St. Kyneburgh's (Gloucester), 262
St. Lambrecht, Stift, 588, 672
St. Laurence's Church (Ludlow), 227, 248, 278
St. Laurentius (Schowkwa), 483
St. Ludwig (Saarlouis), 205
St. Magdalena (Altötting), 381
St. Mang (Füssen), 571
St. Marcella (Denbigh), 247
St. Margaret's, Konvent (Edinburgh), 219, 220
St. Margaret's (London), 229
St. Maria in der Kupfergasse (Köln), 437
St. Maria Loreto, Kloster (Salzburg), 582
St. Maria und St. Korbinian (Freising), 571, 669
St. Maria von den Engeln (Brühl), 566
St. Mariä Himmelfahrt (Cîteaux), 593
St. Marien (Celle), 371, 404
St. Marien (Greiz), 371
St. Marien (Nysa), 631
St. Marien, Dom (Erfurt), 303, 581
St. Marienstern, Kloster (Panschwitz-Kuckau), 382
St. Martin (Amberg), 335
St. Martin (Bamberg), 550, 551
St. Martin (Forchheim), 548
St. Martin (Halle, Belgien), 90
St. Martin (Kassel), 380
St. Martin (Mainz), 11
St. Martin (Meßkirch), 384

St. Martin (Sievershausen), 398
St. Martin (York), 233
St. Martin (Zonin, 487
St. Martin zu Mainz, Hoher Dom, 10, 166, 361, 381, 546, 549, 552–554, 558, 657, 659
St. Martin-in-the-Fields (London), 248, 288
St.-Martini-Kirche (Stadthagen), 396
St. Martinus (Utrecht), 299, 301, 468, 642, 725
St. Mary (Buckland), 247, 629
St. Mary (Buslingthorpe), 262
St. Mary (Clifton-on-Dunsmore), 263
St. Mary (Denham), 246
St. Mary (Lillingstone Lovell), 628
St. Mary (Lincoln), 629
St. Mary and St. Bartholomew (Hampton-in-Arden), 261
St. Mary Hall, 255
St.-Mary-in-the-Savoy, 249
St. Mary Magdalen's Hospital (Wotton), 262
St. Mary Magdalene (Hucknall), 258
St. Mary of Jesus (Rabat), 444
St. Mary the Virgin (Bottesford), 240
St. Mary the Virgin (Frampton-on-Severn), 263
St. Mary the Virgin (Tenbury), 261
St. Mary the Virgin (Waltham), 628
St. Mary the Virgin (Wiggenhall), 243
St. Mary the Virgin (Woodford), 261
St. Mary's (Berkeley), 236, 262, 265
St. Mary's (Brabourne), 268
St. Mary's (Broughton), 264
St. Mary's (English Bicknor), 262
St. Mary's (Ewarton), 279
St. Mary's (Haddington), 268
St. Mary's (London), 629, 630
St. Mary's (Maulden), 268
St. Mary's (Wedmore), 247
St. Mary's (Wittenham), 241
St. Mary's Priory (Abergavenny), 234

St. Mauritius und Katharina, Dom (Magdeburg), 12, 298, 573, 574
St. Michael (Antwerpen), 341
St. Michael (München), 309, 312, 328, 331–334, 388, 419, 749
St. Michael (Macclesfield), 628
St. Michael (Würzburg), 541
St. Michael and All Angels (Castle Frome), 260
St.-Michael-Kirche (Brünn), 362
St. Michael zu den Wengen (Ulm), 167
St. Michael's (Ewyas Harold), 242
St. Michael's (Linlithgow), 465
St. Michael's (Newton Purcell), 263
St. Mildred (London), 252
St. Nicholas (Withycombe), 263
St. Nikolaus (Diksmuide), 466
St. Nikolaus (Gurk), 590
St. Nikolaus (Mesolongi), 257
St. Nikolaus und Stanislaus (Jarosław), 479
St. Nikolaus von Tolentino und St. Sebastian (München), 309
St. Nikomed (Mainz), 11
St. Pankratius (Odenthal), 693
St.-Patrokli-Dom (Soest), 566
St. Paul's Cathedral (London), 221, 252, 624
St.-Paul, Kathedrale (Lüttich), 300
St. Paul, Kathedrale (Mdina), 646
St.-Paulus-Dom (Münster), 575
St. Peter (Bruchsal), 557, 559–561
St. Peter (Gent), 177
St. Peter (Köln), 320
St. Peter (Osnabrück), 575
St. Peter (Salzburg), 25
St. Peter and St. Paul (Aldborough), 265
St. Peter and St. Paul (Combe Florey), 238
St. Peter and St. Paul (Mappowder), 260
St. Peter and St. Paul (Stainton), 263

St. Peter and the Holy and Indivisible Trinity (Gloucester), 225
St. Peter und Alexander (Aschaffenburg), 556, 579, 748
St. Peter und Paul (Kamjanez-Podilskyj), 633
St. Peter und Paul (Krakau), 480
St. Peter und Paul (Weimar), 469, 499
St.-Peter-und-Paul-Kathedrale (Poznań), 635
St. Peter's (Bournemouth), 257
St. Peter's (Elford), 262
St. Peter's (Yaxley), 626
St. Philipp und Jakob (Altötting), 314, 316, 317, 324, 328, 417, 666
St. Pierre (Pruntrut), 592, 673
St. Quintin (Mainz), 577
St. Quirin (Tegernsee), 330
St. Remigius (Bonn), 325, 567
St. Salvator und St. Willibald (Eichstätt), 577, 578
St. Saviour and St. Mary Overie, 629, 684
St. Sebastian (Ebersberg), 302
St. Sepulchre (Cambrai), 694
St. Sepulchre-without-Newgate (London), 243
St. Simon und Judas (Goslar), 300
St. Spiridion (Mesolongi), 258
St. Stanislaus (Lubaczów), 637
St. Stanislaus, Kathedrale (Vilnius), 473, 512
St. Stephan (Passau), 335, 569, 570, 643
St. Stephan (Würzburg), 542
St. Stephen's (Careby), 260
St. Swithin's (London), 241
St. Thomae (Soest), 566, 574
St. Thomas (Prag), 112
St. Thomas Cathedral (Portsmouth), 229, 739
St. Thomas of Acon (London), 270
St. Ulrich (Pöcking), 501

St. Ulrich und Afra (Augsburg), 12, 405, 564, 580, 669
St. Urban bei Solothurn, 20
St. Urban, Kloster, 593
St. Veit (Český Krumlov), 50, 364, 431, 500
St. Vitus (Oberherrnhausen), 551
St. Werburgh's Abbey, siehe Chester Cathedral
Stadelmayer, Ludwig, 660
Stadion und Thannhausen, Franz Konrad von, 550
Stadnicki, Anton, 493
Stadnicki, Jan Kanty Edward, 493
Stadthagen, 396, 397
Stafford, Hugh, 2. Earl of Stafford, 243
Stafford-Howard, William, 2. Earl of Stafford, 139
Staffordshire, 235, 243
Stain zu Niederstotzingen, Ferdinand Heinrich vom, 156
Stainton, 263
Stanislaus II. August Poniatowski, 478, 492
Stanisławów, 479
Stanley, Arthur P., 226, 229, 253, 275, 279–281, 630
Stanley, John, 262
Stare Łubki, 496, 523
Starhemberg (Geschlecht), 364
Starnberger See, 327
Stattfeld, Johannes Heinrich, 588, 672
Staufer (Geschlecht), 326
Steenkerke, 133
Steiermark, 351, 421, 425, 502
Steigerwald, 542
Steinbrunn-le-Haut, 591
Steingaden, 27
Steinmann, Karl Heinrich, 401, 441
Stella Maris (Baltschik), 505
Stephan I. (Ungarn), 644, 645
Stephan III. (Bayern), 308, 409, 410

NAMENS-, ORTS- UND SACHREGISTER

Stephansdom (Wien), 22, 312, 331, 339, 341, 344, 346, 350–352, 355, 356, 359, 360, 362, 365, 366, 379, 416, 423, 427, 436, 502, 567, 586–589, 644, 671
Sternberg, Berthold II. von, 542, 544, 655
Sternberg, Jan Josef von, 322
Sternberg, Marie Terezie Violanta von, 322
Steward, Walter (Earl of Athole), 38
Steyr, 361
Stiftskirche St. Gallen, 461
Stiftskirche Stuttgart, 386, 388
Stiftskirche Wertheim, 381, 382
Stiftskirche zur Alten Kapelle (Augsburg), 547
Stigmatisierung, 708
Stigmatisierung, innere, 696, 697, 713
Stinsford, 259, 496, 752
Stirling, 530
Stitchill, Robert, 625
Stoa, 19
Stockhausen-Herbstein, 380
Stockholm, 135, 315, 369, 413, 496, 511
Störck, Anton von, 426
Stolberg, Elisabeth zu, 404
Stone Priory, 243
Stone, Nicholas, 280
Stonyhurst College, 207
Straßburg, 52, 154, 165, 171, 211, 339, 383, 399, 589, 745
Straßburg, Schloss, 590
Strachwitz, Moritz von, 45
Strachwitz, Rupert Graf, 416
Strahov, Kloster, 567, 643
Straub, Johann Baptist, 323
Straubing, 336
Strindberg, Nils, 511
Struensee, Johann Friedrich, 38
Stuart (Geschlecht), 457
Stuart, Anne, 232
Stuart, Charles Edward ('Bonnie Prince Charlie'), 231, 457
Stuart, Esmé, 1. Duke of Lennox, 250
Stuart, Esmé, 2. Duke of Richmond, 250, 281, 288, 741
Stuart, Henrietta Anne, 143, 144, 231
Stuart, Henry Benedict, 457
Stuart, Henry Frederick, 229, 281
Stuart, James Francis Edward, 231, 457, 458, 653
Stuart, James, 1. Duke of Richmond, 250
Stuart, Louisa Maria Teresa, 138, 208
Stuart, Maria, 102, 194, 229, 232, 250
Stuart, Maria Henrietta, 281
Stukeley, William, 227
Sturmius, 12, 567
Sturmy, John, 261
Stuttgart, 164, 298, 334, 386, 388
Styles, John, 261
Styx, 375
Südamerika, 21
Südtirol, 304, 451
Süleyman I., 118, 444, 500, 501
Süleymaniye-Moschee (Istanbul), 500, 501
Süßkind, Albert von, 337, 378
Süßkind, Johann Gottlieb, 337
Suginty, 497
Sulz, Johann Ludwig II. von, 52, 369, 370, 433, 434, 591
Sulz-Brandis (Geschlecht), 370
Sulzbach, 318, 321
Sulzbach-Rosenberg, 321, 322
Suma, Petrus, 422
Sumerer, 43
Suore serve dei poveri, 705
Superga, 362
Surelle, Agnès, 679
Sussex, 238, 261
Sweetheart Abbey, 268
Święciechowo, 378, 495
Swieten, Gerard van, 348, 358

Swinfield, Richard, 626
Sychrov, Schloss, 169
Syrakus, 455, 459
Syrien, 378, 721
Szczecin, 21, 376, 436, 495
Székesfehérvár, 340
Szembek, Franciszek, 486, 522
Szembek, Krzysztof Antoni, 633
Szigetvár, 500
Szlagowski, Bischof, 495
Szymanowska, Stanisława, 497
Szymanowski, Karol, 497
Szymanski, Michael, 634
Szymanski, Nula, 498

Ta Liesse (Valletta), 446
Tabbagh, Xavier, 210
Tait McKenzie, Robert, 269
Talbot, Gilbert, 679
Talbot, John, 1. Earl of Shrewsbury, 244
Talleyrand-Périgord, Alexandre Angélique de, 603
Tancarville, Guillaume IV. de, 60, 68, 82, 180, 679
Tannenberg, 471
Taricheut, 33
Tarradellas, Josep, 508, 509
Tarragona, 131
Tarrant Keyneston, 623
Tarsus, 14, 59, 301, 527
Taschenbergpalais (Dresden), 398
Taswell, William, 279
Tataren, 474
Tatzenkreuz, 317
Taunton, 51, 238
Teba, 266, 293
Tedbald, 29
Teddington, 255
Tegetthoff, Wilhelm von, 359
Tempio Canoviano, 456
Temple Church (London), 239
Temple, Henry John, 3. Viscount Palmerston, 220
Temple, William, 254

Tenbury, 261
Tepeji del Río, 533
Teresa von Ávila, Heilige, 692, 698, 699, 737
Terpentin, 5, 648
Teufel, Johann Christoph von, 361
Tewkesbury Abbey, 224, 225, 241
Texas, 705
Teynkirche (Prag), 498
Theatiner, 601
Theatinerkirche (München), 322, 323, 330–332, 502
Theatrum anatomicum, 157
Theobald I. (Navarra), 60, 69, 449, 450
Theobald II. (Navarra), 47, 61, 69
Theobald IV. de Champagne, siehe Theobald I. (Navarra)
Theobald V. (Blois), 47, 57
Theodor Eustach (Pfalz-Sulzbach), 321
Thietmar von Merseburg, 12, 29, 298, 299, 405
Thilay, 166
Thiselton-Dyer, Thomas Firminger, 217, 255, 264, 294
Thomas d'Angleterre, 44
Thomas de Cantilupe, 625, 626
Thomas, Gabriel-Jules, 682
Thomas, Leo, 620, 682
Thormeyer, Gottlob Friedrich, 214
Thorney, 626
Thorvaldsen, Bertel, 21, 641
Thot, 34
Throckmorton, Francis, 253
Thüngen, Konrad II. von, 544, 655
Thüringen, 14, 397, 399, 502
Thüringer, Johann Theodor, 395
Thun und Hohenstein, Guidobald von, 569, 582, 583, 589, 670
Thun und Hohenstein, Johann Ernst, 583, 584, 670, 671, 744
Thun und Hohenstein, Johann Ernst von, 569, 589

Thun und Hohenstein, Michael Oswald von, 590
Thun und Hohenstein, Wenzeslaus von, 569, 589, 643
Thurn und Taxis, Karl Anselm von, 336
Thurn und Taxis, Max Karl von, 336
Thurn, Schloss, 552
Thymian, 5, 25, 672
Tiber, 697
Tibet, 710
Tiengen, 52
Tiengen, Schloss, 370
Tilly, Johann T'Serclaes von, 47, 50, 187, 314, 315, 350, 368, 369, 408, 412, 582, 741
Tilly, Schloss, 152
Tilly, Werner von, 314
Timm, Uwe, 436
Tirol, 301, 367, 421, 423, 425
Tirol, Margarete von, 304, 451
Tirol, Maria Magdalena von, 343
Tivoli, 614, 639
Tizian, 21, 455
Toddington, 239
Todenis, Robert de, 237
Todi, 17, 574
Toerring-Stein, Adam Lorenz von, 579
Tolbooth, 530
Tolentino, 453, 515
Tolhuis, 141
Tonbridge, 225, 285
Tonnerre, 132
Tortona, 710
Toruń, 471
Toskana, Franz Leopold Ludwig von, 347
Toskanagruft, siehe Kapuzinergruft Wien
Totengericht, 34
Toul, 562
Toulon-sur-Arroux, 168
Toulouse, 700, 704
Tour d'Auvergne (Geschlecht), 128
Tour d'Auvergne, Maurice César de la, 527
Tour d'Auvergne, Théophile Malo Corret, de la, 20
Tournai, 598, 607
Tours, 508, 603
Tower of London, 139, 227, 252, 268
Trachealherz, 17
Trachenberg, 368
Transi, 99
Translation, 9
Transverberation, 698
Trapani, 69, 70, 450
Traubenkirsche, 672
Trazegnies, Jehan de, 466
Třeboň, 50, 364
Tregoz, Clarissa, 242
Trelawny, Edward John, 256, 257
Trennbach, Urban von, 569
Trepsat, Guillaume, 133
Très Riches Heures, 86
Trevi-Brunnen, 457
Treviso, 203, 303, 702, 714
Trient, 642
Trientiner Konzil, 612
Trier, 346, 393, 557–559, 561–565, 580, 589, 661, 669
Trierer Dom, 558, 562–564, 663
Triest, 359
Trifels, 179
Trigo, Samuel, 507
Tristan, 44
Trivolzio, 705, 706
Trojanowski, Wincenty, 491
Trotti, Marquise von, 702
Troyes, 603
Trublevill, Drogo von, 282
Trublevill, Henry de, 235
Truhendingen, Siegfried von, 542
Trujillo, 454, 508
Trumpington, William de, 623
Trzebnica, 482
Tschechien, 50, 169, 362–364, 371, 498–500, 569, 586, 590, 643–644, 721

NAMENS-, ORTS- UND SACHREGISTER

Tschenstochau, siehe Częstochowa
Tschortkiw, 486
Tuchman, Barbara, 75
Tudor, Arthur, 227, 248
Türkei, 19, 59, 406, 529
Tufton, John, 4. Earl of Thanet, 252
Tuilerien, 117, 162
Tulln, 304, 338
Tummers, Harry A., 264
Tunis, 72, 73, 449, 450, 514
Turberville, Henry de, 60
Turi, Anna Maria, 713
Turin, 126, 362, 455, 703
Turjak, Burg, 502, 751
Turmreliquiar, 70
Turno, Kazimierz, 491
Turpin (Erzbischof), 12, 29, 507
Tursellinus, 19
Tutanchamun, 34
Twardowski, Bolesław, 637, 638
Tyburn, 242
Tyrus, 14, 301, 407, 527

Udenheim, 557, 558
Ufford, 243
Ufford, Petronilla, 243
Ufford, Ralph de, 243
Uhland, Ludwig, 40, 45
Ujué, 507
Ukraine, 470, 471, 473, 483, 487, 490, 637, 685, 686, 721
Ulm, 167
Ulrich (Ebersberg), 302
Ulrich, Heiliger, 580
Umbrien, 696, 697
Umstadt, Anselm Casimir Wambolt von, 553
Unbeschuhte Karmelitinnen, 476, 638
Ungarische Akademie der Wissenschaften, 645
Ungarn, 23, 31, 41, 75, 152, 328, 351, 353, 369, 390, 421, 425, 426, 429, 499–503, 519, 644–645, 720, 721

Ungarn, Klementine von, 72, 182, 451
Unsere liebe Frau von Guadalupe (Guadalajara), 646, 710
Unserer Lieben Frau und des Hl. Adalbert, Kathedrale (Esztergom), 645
Urach, Wilhelm von, 334, 388
Urban VII., Papst, 688
Urban VIII., Papst, 314, 412, 688
Urban, Bonifaz Kaspar von, 551
Urbino, 651
Urquhart, Mary, Herzogin von Perth, 138
USA, 22, 490, 498, 523, 721
Usula, 630
Utraquisten, 498
Utrecht, 10, 299, 300, 405, 406, 468, 642, 725

Val, Cathérine du, 679
Val-de-Grâce, Abbaye de, 47, 63, 110, 122, 128, 142–144, 148, 149, 155–157, 162, 209, 213, 231
Valence, 618, 652, 681, 689
Valence, Aymer de, 624, 625, 683, 727
Valence, John de, 223, 240
Valence, Margaret de, 223, 240
Valence, William de, 273, 274
Valenza, 455
Valette, Jean de la, 445
Vallegrande, 534
Valletta, 444–446, 456, 646
Valleyfield, 295
Vallot, Édouard, 607
Valmy, 167, 747
Valois (Geschlecht), 63, 80, 90, 91, 107, 110, 111, 160, 306, 307
Valois, Charles de, 96, 98, 197
Valois, François de, comte d'Alais, 141
Valois, Isabella von, 83, 86, 453, 454
Valois, Jean de, 86, 89
Valois, Jeanne de, 92

Valois, Louis de, duc d'Orléans, 75, 86, 189, 453
Valois, Marguerite de, 117
Valois-Angoulême (Geschlecht), 96
Valois-Angoulême, François-Hercule de, 107
Vanglinghen, Joseph, 426
Varaždin, 390
Vassé, Claude-Louis, 150
Vatikangrotten, 457, 652, 653
Vatikanische Bibliothek, 640
Vatikanstaat, 653, 711
Vauban, Sébastien Le Prestre de, siehe Le Prestre de Vauban, Sébastien
Vaughan, Robert, 248
Vauvillers, 112
Veitsdom (Prag), 339, 342, 421, 498, 499, 643, 644
Velen, Christoph Otto von, 372
Vendée, 220, 618, 681
Vendôme, Schloss, 612
Venedig, 21, 247, 347, 355, 375, 381, 407, 446, 452, 454–456, 645, 702, 749
Venetien, 30
Venezuela, 531, 532, 721
Venosa, 13, 30
Ventura, Angiolo, 446
Vera Cruz, 359
Verden, 571
Verdugo, François de, 51, 470
Verdun, 65
Vere, Robert de, 5. Earl of Oxford, 243
Vere, Rohese de, 238
Vereinigtes Königreich, 719–721
Verklärung-Christi-Kirche (Warschau), 399, 488, 743
Vermicino, 705
Vernon, 152
Vernot, Nicolas, 112, 212, 674
Verona, 452, 515
Versailler Vertrag, 530
Versailles, 64, 109, 123, 127, 131, 141, 203, 449, 504, 691
Vertus, Cathérine de, 142
Verviers, 468
Verzehr des Herzens, 39
Vesalius, Andreas, 17
Vescy, John de, 49, 60, 223, 237, 240, 276
Vetsera, Marie Alexandrine von, 359
Vezia, 491, 522
Via Agrippa, 683
Viala, Joseph Agricol, 157
Vianney, Jean-Marie, 704
Viareggio, 256
Vichte, Jan van der, 466
Vico, Pietro de, 3
Victor II., Papst, 300
Victoria (Vereinigtes Königreich), 138
Vidas, 44
Vieilley, Schloss, 596
Vienne, 98, 453, 648, 734
Vienne, Marc de, 112
Vienne, Maria Judith de, 134
Viertl, Achatius, 323
Vietnam, 39, 711
Vigny, 611
Villafranca del Bierzo, 700
Villeneuve-lès-Avignon, 607
Villette, Charles Michel de, 154, 155
Villiers de L'Isle-Adam, Philippe de, 444, 513
Villiers, George, 1. Duke of Buckingham, 229, 230, 280, 288, 739
Vilnius, 51, 473, 479, 497, 512
Vincennes, 132, 601
Vincennes, Schloss, 130
Vincentius von Prag, 302
Vins, Jean de, 133
Vins, Simon César de, 133
Vinzentinerinnen, 703, 715
Vinzenz von Paul, 703, 704
Virgen del Pilar, 312
Virginia, 531

Virot de Sombreuil, Marie-Maurille, 164
Viscera, siehe Baucheingeweide
Visconti, Gian Galeazzo, 110, 453, 454
Visconti, Valentina, 86
Viterbo, 224, 695
Vitry, Charles de, 605, 677
Vogt, Niklas, 21, 376, 750
Volksmedizin, 41
Voltaire, 135, 154, 155, 167, 171
Voyer, René de, 454, 455, 516

Waadt, 459
Waghäusel, Kloster, 560
Wagram, 488
Wainfleet, William, 265, 628
Wakefield, 285
Wald an der Alz, 310, 316, 408
Waldburg (Geschlecht), 384–386
Waldburg-Friedberg-Trauchburg-Scheer, Joseph Wilhelm Eusebius von, 385
Waldburg-Scheer-Trauchburg, Maria Josepha von, 382
Waldburg-Wolfegg, Ferdinand Ludwig von, 385, 438
Waldburg-Wolfegg, Maximilian Willibald von, 385
Waldburg-Wolfegg-Zeil, Jakob von, 384, 437
Waldegrave, Helen, 253
Walden Abbey, 234, 238, 283, 284
Walderdorff, Adalbert von, 569, 665
Walderdorff, Johann IX. Philipp von, 564, 661
Walderdorff, Philipp Franz Wilderich Nepomuk von, 561
Waldshut, 591
Waldshut-Tiengen, 369, 370, 433, 576, 591
Wales, 285, 628
Wałęsa, Lech, 530
Walewska, Marie, 163, 171, 492

Walezy, Henryk, siehe Heinrich III. (Frankreich)
Wallace, William, 37, 38
Wallfahrt, 19
Wallfahrtskirche Mariahilf (Passau), 570
Wallfahrtskirche Zur schmerzhaften Mutter (Laudenbach), 369
Wallingford Castle, 235
Walpersdorf, 344
Walsingham, Thomas, 248
Walter of Kirkham, 624, 625, 683
Walter von Durham, 276
Walter, Julian, 541
Waltham, 628
Waltham Abbey, 221
Walther, Frédéric-Henri, 169
Walther, Napoléon Frédéric Louis, 169
Waltherdus, Erzbischof, 573
Wangen, Frédéric de, 57
Wangen-Geroldseck, Friedrich von, 592
Ware, 243
Warenne, William de, 3. Earl of Surrey, 60, 234, 238
Warschau, 398, 399, 472–476, 478, 479, 482–484, 488, 491–498, 519, 523, 530, 631, 633–636, 743, 748, 751
Warschauer Aufstand, 495
Wartenberg, Ferdinand Maria von, 310
Wartenberg, Ferdinand Marquart von, 316, 408, 414
Wartenberg, Franz Wilhelm von, 310, 316, 571, 576, 579
Warthe, 470
Wasa (Geschlecht), 137
Wasa, Anna Katharina Konstanze von, 320
Wasa, Karl Ferdinand, 472, 631
Washington, George, 490
Wasserburg, 317, 414
Waterloo, 166

NAMENS-, ORTS- UND SACHREGISTER

Watford, 252
Watteville, Anne Désirée von, 156
Waverley, 625, 628, 683
Waverley Abbey, 623–625
Wawel, 23, 46, 137, 475, 632, 653, 711
Wawel-Kathedrale, 150, 151, 399, 471–473, 475–477, 491, 494, 497, 632
Way, Albert, 179
Weert, 469
Węgrów, 482
Wehrmacht, 491
Weißenburg (Elsaß), 661
Weißenfels, 214, 315, 399, 413
Weißenstein, Schloss, 549
Weißhäupl, A., 326
Weißhaupt, Anton, 331
Weichsel, 470
Weihrauch, 25, 68
Weimar, 372, 469, 499
Weingarten, Kloster, 27
Weingeist, 5, 57, 162, 166, 379, 648, 660
Weinheim, Lothar Franz Horneck von, 657
Weiss-Krejci, Estella, 365
Weissenbach, Theobald, 573, 667
Weizen, 5
Welden, Ludwig Joseph von, 578
Welf VII., 27
Wells, 236, 274, 626, 627
Wells Cathedral, 626
Welser, Philippine, 339, 686
Wemyss Castle, 268
Wemyss, James, 5. Earl of Wemyss, 268
Wendover, Roger of, 68
Wenlock, Walter de, 273, 274
Wensley, 253
Wenzel I. (Böhmen), 304, 305, 498
Wenzelsdom (Olmütz), 643, 644
Wenzeslaus, Heiliger, 687
Wernau, Konrad Wilhelm von, 655
Wertheim, 381

Wessel, Ruth, 183, 189
West Parley, 237
West Wycombe, 255
Westerhof, Danielle, 38, 234
Westerndorf, 336
Westeuropa, 242, 479, 527, 719
Westfälischer Friede, 350, 367, 388, 393, 468
Westfalen, 316
Westfrankenreich, 63, 297
Westminster, 218
Westminster Abbey, 10, 87, 137, 138, 218, 220–224, 226, 228–232, 235, 240, 245, 248, 250, 253, 254, 256, 258, 259, 270, 273, 274, 276, 277, 281, 287, 531, 534, 630, 741
Weston Underwood, 253
Westphalen (Königreich), 399
Wettiner-Gruft, 398, 478
Wetzlar, 395, 555
Whitby, 59, 623
Whitby Abbey, 219, 233
Whitchurch, 244
Whitehead, Paul, 255
Widawa, 486, 522
Widukind von Corvey, 298
Wiebrechtshausen, 404
Wien, V, 4, 19, 21, 22, 163, 165, 166, 304, 307, 310, 312, 338–344, 346, 350, 352, 357, 359, 362, 363, 365, 367, 379, 416, 421, 422, 430–432, 436, 451, 455, 461, 474, 477, 479, 480, 482, 488, 500, 502, 503, 520, 550, 567, 569, 573, 581, 585–589, 644, 645, 658, 667, 707, 746, 747
Wiener Kongress, 490, 492, 641
Wiener Neustädter Dom, 587
Wiener Neustadt, 306, 341, 360, 430, 569, 587, 671
Wiggenhall, 243, 287
Wignacourt, Alof de, 444, 513
Wignacourt, Joachim de, 444, 513
Wik, Paul, 56

Wilanów, 475
Wildenwart, Schloss, 328
Wilhelm (Baden-Baden), 388, 390
Wilhelm der Eroberer, 14, 66, 219, 623
Wilhelm Friedrich (Brandenburg-Ansbach), 387
Wilhelm Hyazinth (Nassau-Siegen), 395, 396, 440
Wilhelm I. (Deutsches Reich), 436
Wilhelm I. (Oranien), 38, 468
Wilhelm I. (Schottland), 239, 266
Wilhelm II. (Bayern), 307
Wilhelm II. (Braunschweig-Calenberg-Göttingen), 404
Wilhelm II. (England), 219
Wilhelm II. (Flandern), 464
Wilhelm II. (Württemberg), 386
Wilhelm III. (England), 231, 232
Wilhelm III. (Oranien), 231, 281, 392
Wilhelm V. (Bayern), 309, 310
Wilhelm V. (Oranien), 402, 469
Wilhelm in Bayern, 330
Wilhelm von Apulien, 13
Wilhelm von Cabestany, 44
Wilhelm, Herzog von Gloucester, 232, 281
William of Kilkenny, 624
Wilson, Woodrow, 530
Wimpole, 258
Winchester, 265, 623–625, 628, 629, 683
Winchester Cathedral, 265, 623–625, 628, 629, 727
Winchester House, 629
Windsor Castle, 232
Windsor, Edward, 3. Baron Windsor, 247
Winna Góra, 492
Winter, Jan Willem de, 167, 469
Winzendorf, 306, 361
Wirsberg, Friedrich von, 543, 655
Wiśnicz, 481, 482, 521
Wiśniowa, 634

Withycombe, 263
Withyham, 252
Witry-lès-Reims, 167
Wittelsbacher (Geschlecht), V, 6, 18, 19, 22, 47, 50, 107, 217, 305–335, 340, 343, 344, 346, 349, 350, 362, 365, 368, 369, 388, 409, 410, 471, 567, 570, 571, 578, 579, 581, 669, 720
Wittenham, 241
Władysław II. Jagiełło, 15, 470, 471
Władysław IV. Wasa, 137, 472, 473, 512
Włocławek, 633
Wołczyn, 478
Wolfach, 341
Wolfegg, 384, 385, 437, 438
Wolfenbüttel, 399, 401, 403, 499, 643
Wolfern, 503
Wolfgang (Fürstenberg), 341
Wolfgang (Pfalz-Zweibrücken), 318
Wolfgang von Regensburg, Heiliger, 13, 539, 586, 587
Wolfgang Wilhelm (Pfalz-Neuburg), 318, 319, 415
Wolfger von Erla, 303
Wolfradt, Anton, 588
Wolfram von Eschenbach, 43
Wolfsgruber, Cölestin, 345, 347
Wolhynien, 490
Wollenweber, Eduard, 327, 328
Wonersh, 630
Woodford, 291
Woodspring Priory, 234
Woodville, Anthony, 2. Earl Rivers, 245, 281
Worcester, 222, 275, 625
Workleye, 235
Worms, 371, 546, 552, 554, 558, 561–562, 564, 579, 660
Wormser Dom, 561
Worsley, Charles, 281
Wotton, 262
Wrana-Palast, 505

Wschowa, 489
Württemberg (Geschlecht), 386–388
Württemberg, Adam von, 388
Württemberg, Anna Maria von, 386
Württemberg, Antonia von, 387
Württemberg, Friedrich von, 334
Württemberg, Katharina von, 164, 214, 387
Württemberg, Paul Wilhelm von, 388
Württemberg, Sibylla von, 387
Württemberg-Winnental, Christiane Charlotte, 387
Württemberg-Winnental, Eleonore Juliane, 387
Württemberg-Winnental, Maximilian Emanuel von, 387, 438, 743
Würzburg, V, 37, 48, 301, 305, 368, 373, 409, 540–545, 547, 549, 550, 552, 554, 557, 568, 589, 654–657, 738
Wurster, Herbert, 666
Wybicki, Józef, 492
Wysocko, 493
Wysokie Litewskie, 487
Wyszyński, Stefan, 636

Yaxley, 626
Yaxley, William de, 626
York, 8, 38, 218, 233, 623, 625, 628
York (Geschlecht), 226
York Minster, 218, 623
Yorke, Philip, 3. Earl of Hardwicke, 258
Yorkshire, 246
Young, Louisa, 278
Yvelines, 96

Zabern, 557
Zähringer (Geschlecht), 388
Zajączek z Wrzący, Władysław, 484, 521
Zajączek, Józef, 493
Załuski, Andrzej Stanisław, 632
Załuski, Martin, 633
Zamość, 475

Zamoyski, Johann Sobiepan, 475
Zamoyski-Palast (Warschau), 494
Zaniemyśl, 493
Zanusi, Jacob, 585
Zasławie, 521
Zboiński (Geschlecht), 489
Zboiński, Ignacy Antoni, 489
ZDF, 45
Zdzięcioł, 483
Zeidler, Bernhard Norbert von, 351
Zeltner, Franciszek, 490
Zeltner, Tadea Emilie, 490, 491
Ziesar, 369
Zimmern, Christoph von, 305
Zimmern, Sibylle von, 305
Zimmern, Wilhelm Werner von, 305, 384, 408
Zink, 48, 672
Zinn, 57, 68, 82, 258, 331, 357, 370, 483, 633, 656, 683
Zinna, 369
Zisterzienser, V, 4, 20, 70, 74, 79, 86, 132, 141, 181, 208, 234, 235, 307, 408, 572, 588, 599, 623, 693, 694, 700
Zisterzienserinnen, 388
Zizers, 22, 31, 461, 462
Znojmo, 448
Zobel von Giebelstadt, Melchior, 543, 655
Zoffingen, Kloster, 317, 414, 576
Zondadari, Marc'Antonio, 445, 456, 516
Zonin, 487
Zschernitz, 214
Zuchwil, 490
Zürich, 22
Zuidersee, 10
Zunge, 5, 66, 302, 325, 344, 348, 351, 373, 484, 550, 553, 554, 558, 564, 567, 572, 589, 659, 661, 664, 691, 711
Zúñiga y Guzmán, Baltasar de, 532, 533
Zurlauben, Plazidus, 20, 593, 673

Zuyle, François van, 465
Zuylen, Schloss, 468
Zweibrücken, 318
Zweifachbegräbnis, 48
Zweistromland, 1
Zweite Polnische Republik, 530
Zweiter Schlesischer Krieg, 399
Zweiter Weltkrieg, 63, 116, 212, 248, 327, 333, 337, 346, 355, 363, 377, 378, 437, 438, 451, 476, 482, 492, 498, 566, 631, 635, 640, 661
Zweites Vatikanisches Konzil, 691
Zwerchfell, 33
Zwettl, Kloster, 303, 407
Zypern, 14, 23, 30, 75, 90, 447, 721